Manual de Medicina de

Emergência

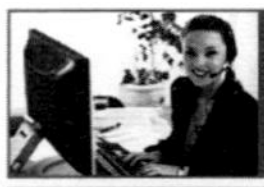

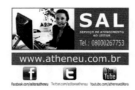

Manual de Medicina de

Emergência

Editores

Hélio Penna Guimarães

Luiz Alexandre Alegretti Borges

Murillo Santucci Cesar de Assunção

Hélder José Lima Reis

IPATRE
Formação que faz a diferença

Atheneu

ABRAMEDE
ASSOCIAÇÃO BRASILEIRA DE MEDICINA DE EMERGÊNCIA

EDITORA ATHENEU

São Paulo —	*Rua Jesuíno Pascoal, 30* *Tel.: (11) 2858-8750* *Fax: (11) 2858-8766* *E-mail: atheneu@atheneu.com.br*
Rio de Janeiro —	*Rua Bambina, 74* *Tel.: (21)3094-1295* *Fax: (21)3094-1284* *E-mail: atheneu@atheneu.com.br*
Belo Horizonte —	*Rua Domingos Vieira, 319 — conj. 1.104*

CAPA: Paulo Verardo

PRODUÇÃO EDITORIAL: MKX Editorial

CIP-BRASIL. Catalogação na Publicação
Sindicato Nacional dos Editores de Livros, RJ

M247

Manual de medicina de emergência / Hélio Penna Guimarães ... [et. al.]. – 1.ed. – Rio de Janeiro : Atheneu, 2016.
1104p.:il.;28cm.

Inclui bibliografia
ISBN 978-85-388-0731-5

1. Primeiros socorros. 2. Emergências médicas. I. Guimarães, Hélio Penna. II. Título.

16-35674 CDD: 616.0252
CDU: 616-083.98

PENNA GUIMARÃES, H.; BORGES, L.A.A.; ASSUNÇÃO, M.S.C.; REIS, H.J.L.
Manual de Medicina de Emergência.

Editores

HÉLIO PENNA GUIMARÃES

Médico Especialista em Clínica Médica, Medicina Intensiva e Cardiologia. Mestre em Gestão de Serviços de Saúde pela Universidade Carlos III, Madri. Master em Gestão de Serviços da Saúde (MBA) pela Fundação Getúlio Vargas (FGV). Doutor em Ciências pela Universidade de São Paulo (USP). Médico Pesquisador Sênior do Instituto de Pesquisa do Hospital do Coração (HCor). Diretor Científico do Instituto Paulista de Treinamento e Ensino (IPATRE-SP). Médico Coordenador da Unidade de Terapia Intensiva (UTI) da Disciplina de Clínica Médica da Universidade Federal de São Paulo (EPM/Unifesp). Professor Titular de Medicina de Urgência e Emergência do Centro Universitário São Camilo (CUSC-SP). Médico Assistente da UTI do Instituto de Infectologia Emilio Ribas-SP. Professor da Disciplina de Habilidades Clínico-Farmacológicas da Faculdade das Américas-FAM-SP. Membro das Câmaras Técnicas de Medicina de Emergência dos Conselhos Regional de Medicina de São Paulo (CREMESP) e Federal de Medicina (CFM). *Fellow* do American College of Physicians (FACP) e American Heart Association (FAHA).

LUIZ ALEXANDRE ALEGRETTI BORGES

Presidente da Associação Brasileira de Medicina de Emergência (ABRAMEDE), Presidente da Associação de Medicina Intensiva Brasileira (AMIB) nos períodos 1991-1993 e 1993-1995, Coordenador da Câmara Técnica de Medicina de Emergência do Conselho Regional de Medicina do Estado do Rio Grande do Sul (CREMERS), Membro da Câmara Técnica de Medicina de Emergência do Conselho Federal de Medicina (CFM), Coordenador da Comissão de Residência Médica (COREME) do Hospital de Pronto Socorro de Porto Alegre (HPS), Médico Intensivista das Unidades de Terapia Intensiva (UTI) do HPS e do Hospital Nossa Senhora da Conceição de Porto Alegre, Título de Especialista em Medicina Intensiva pela AMIB.

MURILLO SANTUCCI CESAR DE ASSUNÇÃO

Médico Especialista em Medicina Intensiva. Mestre em Cirurgia e Experimentação pela Universidade Federal de São Paulo (Unifesp). Intensivista do Centro de Terapia Intensiva Adulto do Hospital Israelita Albert Einstein (HIAE). Coordenador do Protocolo Gerenciado de Sepse do HIAE.

HÉLDER JOSÉ LIMA REIS

Médico Especialista em Medicina Intensiva e Cardiologia. Diarista da Unidade Coronariana da Fundação Pública Estadual Hospital de Clínicas Gaspar Vianna. Médico Instrutor do Instituto Paulista de Treinamento e Ensino (IPATRE). Presidente da Associação Brasileira de Medicina de Emergência (ABRAMEDE) – Regional Pará. Doutorando em Ciências pela Universidade de São Paulo.

Colaboradores

ABEL DE BARROS ARAÚJO FILHO

Médico Assistente da Divisão de Emergências Clínicas do Departamento de Clínica Médica da Faculdade de Medicina de Ribeirão Preto da Universidade de São Paulo.

ADRIANA BOTTONI

Especialista em Medicina Intensiva e em Nutrologia, área de atuação em Nutrição Parenteral e Enteral e em Administração em Saúde, MBA em Economia e Gestão em Saúde pela Universidade Federal de São Paulo, Doutoranda em Bioética pelo Centro Universitário São Camilo, Diretora da Funzionali.

ADRIANA VALENTE FADEL

Médica da Disciplina de Hematologia no Departamento de Clínica Médica da Faculdade Medicina de Botucatu (UNESP).

ADRIANO A. M. TRUFFA

Médico Especialista em Clínica Médica e Cardiologia. Doutor em Cardiologia pela Universidade Federal de São Paulo (Unifesp). Pós-graduação em Pesquisa Clínica na Duke University, NC, EUA. *Fellowship* em Cardiologia pela Duke University, NC, EUA. Médico Plantonista da Unidade de Terapia Intensiva da Disciplina de Clínica Médica da Unifesp.

AFONSO JOSÉ CELENTE SOARES

Professor, Doutor e Especialista em Medicina Intensiva pela Associação de Medicina Intensiva Brasileira (AMIB).

ALBERTO ANTÔNIO IVO DE MEDEIROS FILHO

Médico Especialista em Clínica Médica e Cardiologia.

ALBERTO STARZEWSKI JUNIOR

Médico intervencionista e coordenador operacional médico do SAMU de São Paulo. Professor das disciplinas de Otorrinolaringologia, de Medicina Pré-Hospitalar e Desastres e de Urgências e Emergências na Faculdade de Medicina da Universidade Anhembi Morumbi (Laureate International Universities).

ALEXANDRE NAIME BARBOSA

Professor Doutor de Infectologia pela Faculdade de Medicina da Universidade Estadual de São Paulo (UNESP). Diretor Clínico e Infectologista no Serviço de Ambulatórios Especializados (SAE) de Infectologia "Domingos Alves Meira". Infectologista no Hospital das Clínicas da UNESP.

ÁLVARO RÉA NETO

Professor Adjunto de Medicina do Departamento de Clínica Médica da Universidade Federal do Paraná (UFPR). Diretor do Centro de Estudos e Pesquisas em Emergências e Terapia Intensiva (CEPETI) em Curitiba–PR.

ANA LUIZA MEZZAROBA

Médica Especialista em Medicina Intensiva, Mestranda em Ciências da Saúde da Universidade Estadual de Londrina.

ANA PAULA FREITAS

Medica especializada em Medicina de Emergência, Medicina Interna e Medicina Intensiva. Coordenadora da Residência de Medicina de Emergência do Hospital de Pronto-Socorro de Porto Alegre.

ANDRE FELDMAN

Médico Especialista em Cardiologia, Clínica Médica e Terapia Intensiva. Diretor-instrutor de ACLS pela American Heart Association no Instituto Dante Pazzanese de Cardiologia. Coordenador de Cardiologia AME Jd. Prados. Professor de Cardiologia na Universidade de Santo Amaro – Unisa. Médico da UTI Instituto Dante Pazzanese.

ANDRÉ PINHEIRO WEBER

Médico residente em Medicina de Emergência no Hospital de Pronto-Socorro (HPS) de Porto Alegre. Graduação em Medicina pela Universidade Federal de Pelotas-RS.

ANDREA BOTTONI

Mestre em Nutrição pela Universidade Federal de São Paulo (Unifesp), Doutor em Ciências pela Unifesp, MBA Executivo em Gestão de Saúde pelo Insper, MBA em Gestão Universitária pelo Centro Universitário São Camilo, Docente da Universidade de Mogi das Cruzes, Diretor da Funzionali.

ANDRÉIA KIST FERNANDES

Mestre em Ciências Pneumológicas pela Faculdade de Medicina da Universidade Federal do Rio Grande do Sul. Residência em Medicina de Emergência pelo Hospital de Pronto-Socorro de Porto Alegre. Médica contratada do Serviço de Emergência do Hospital de Clínicas de Porto Alegre e do Hospital de Pronto-Socorro de Porto Alegre.

ANNE GRAZIELLE LIMA BINDÁ

Residente do 3° ano opcional de Clínica Médica pela Escola Paulista de Medicina da Universidade Federal de São Paulo (EPM/Unifesp). Especialista em Clínica Médica pelo Hospital Heliópolis.

ANTHONY J. TOMASSONI

Professor Assistente de Medicina de Emergência do Department of Emergency Medicine, Yale University School of Medicine & Medical Director, Yale New Haven Center for Emergency Preparedness and Disaster Response, Yale New Haven Health System em New Haven - CT (EUA).

ANTONIO CARLOS LIMA POMPEO

Professor Titular da Disciplina de Urologia da Faculdade de Medicina do ABC. Responsável pela equipe Pompeo de Urologia no Hospital do Coração (HCor-SP).

ANTONIO CARLOS MARTTOS

Diretor de Telemedicina e Professor Assistente do Departamento de Cirurgia do Trauma e Terapia Intensiva do Ryder Trauma Center – Jackson Memorial Hospital, Miami, Florida, EUA.

ANTONIO CARLOS MUGAYAR BIANCO

Diretor do Serviço Médico Hospitalar do Instituto Dante Pazzanese de Cardiologia. Chefe da Seção Médica de Pós-Operatório em Adultos do Instituto Dante Pazzanese de Cardiologia. Doutor em Ciências Médicas, Área de Concentração em Cardiologia, pelo Instituto do Coração da Universidade de São Paulo (InCor/USP). Especialista em Medicina Intensiva pela Associação de Medicina Intensiva Brasileira (AMIB).

ANTONIO CARLOS SEGURO

Professor da Disciplina de Nefrologia, Faculdade de Medicina da Universidade de São Paulo. Ex-Chefe da UTI do Instituto de Infectologia Emilio Ribas-IIER-SP.

ANTONIO CORRÊA LOPES NETO

Professor Afiliado da Disciplina de Urologia da Faculdade de Medicina do ABC. Membro da equipe Pompeo de Urologia e Gestor de Urologia no Hospital do Coração (HCor-SP).

ANTÔNIO PAZIN FILHO

Docente da Divisão de Emergências Clínicas do Departamento de Clínica Médica da Faculdade de Medicina de Ribeirão Preto da Universidade de São Paulo.

ARI OJEDA OCAMPO MORÉ

Especialista em Acupuntura. Mestre em Neurociências pela Universidade Federal de Santa Catarina (UFSC). Membro do Grupo de Pesquisa Translacional em Acupuntura da UFSC. Médico do Núcleo de Acupuntura do Hospital Universitário da UFSC.

ARIANE COESTER

Médica emergencista. Professora da Residencia de Medicina de Emergência do Hospital de Pronto-Socorro de Porto Alegre. Mestre em Epidemiologia.

AUGUSTO LIO DA MOTA GONÇALVES FILHO

Médico Radiologista do Hospital São Camilo.

BENEDITO BARRAVIERA

Professor Titular de Infectologia pela Faculdade de Medicina da Universidade Estadual de São Paulo (Unesp). Fundador, Ex-Diretor e Pesquisador do Centro de Estudos de Venenos e Animais Peçonhentos (CEVAP) da Unesp. Editor-Chefe do The Journal of Venomous Animals and Toxins including Tropical Diseases. Coordenador do Grupo de Pesquisa em Toxinologia pela Unesp e Conselho Nacional de Desenvolvimento Científico e Tecnológico (CNPq).

BRUNO FREIRE MARTINS

Residência em Clínica Médica pela Irmandade da Santa Casa de Misericórdia de São Paulo. Residente de Clínica Médica, ano opcional, na Universidade Federal de São Paulo.

BRUNO MONTEIRO TAVARES PEREIRA

Professor Assistente do Departamento de Cirurgia do Trauma na Faculdade de Ciências Médicas da Universidade Estadual de Campinas (FCM/Unicamp).

BRUNO RIBEIRO DE ALMEIDA

Especialista em Clínica Médica, Nefrologia e Medicina Intensiva. *Fellowship in Critical Care Medicine* no Hospital Erasme, Université Libre de Bruxelles, Bélgica. Coordenador da Unidade de Terapia Intensiva (UTI) do Hospital Getúlio Vargas, Preceptor da Residência Médica em Medicina Intensiva da Universidade Estadual do Piauí e Nefrologista do Hospital de Urgência de Teresina.

CAIO AUGUSTO DANTAS PEREIRA

Médico Residente de Oncologia Clínica do Hospital do Câncer de Barretos.

CAIO VINÍCIUS SUARTZ

Médico plantonista do Hospital Militar de Área de São Paulo.

CAMILA TOSCAN

Médica Especialista em Medicina Intensiva.

CARLA ADRIANA L. DE MATOS

Hepatologista da equipe de Transplante de Fígado do Hospital São Paulo.

CARLOS ALBERTO BRANDÃO FERREIRA FILHO

Especialista em Cardiologia e Clínica Médica. Cardiologista e Ecocardiografista no Hospital EMEC e no Centro de Investigação Cardiológica (CIC).

CARLOS DARWIN GOMES DA SILVEIRA

Especialista em Medicina Intensiva pela Associação de Medicina Intensiva Brasileira (AMIB). Especialista em Cardiologia. Professor do Curso de Medicina da Escola Superior de Ciências da Saúde (ESCS). Intensivista do Hospital Santa Luzia Rede D'Or São Luiz - DF.

CARLOS HENRIQUE DUARTE BAHIA

Diretor Geral do SAMU - Macrorregião Centro Oeste.

CARLOS HENRIQUE MIRANDA

Docente da Divisão de Emergências Clínicas do Departamento de Clínica Médica da Faculdade de Medicina de Ribeirão Preto da Universidade de São Paulo.

CARLOS THIENE CUNHA PACHÓN

Especialista em Cardiologia e Eletrofisiologia. Médico assistente do Setor de Arritmias e Marca-passos do Hospital do Coração (HCor), Médico assistente do Setor de Arritmias do Hospital Professor Edmundo Vasconcelos de São Paulo.

CARLOS VITAL TAVARES CORRÊA LIMA

Especialista em Clínica Medica e pós-graduado em Medicina Ocupacional pela Universidade Federal de Pernambuco (UFPE). Membro da Academia Pernambucana de Medicina, sócio-fundador da Sociedade Brasileira de Bioética e da Sociedade Brasileira de Direito Médico. Atual Presidente do Conselho Federal de Medicina (2016).

CAROLINA DA SILVA RODRIGUES

Residente de Terapia Intensiva do Hospital Israelita Albert Einstein.

CEILA MARIA SANT'ANA MALAQUE

Especialista em Infectologia. Mestrado em Doenças Infecciosas e Parasitárias pela Faculdade de Medicina da Universidade de São Paulo (FMUSP). Doutorado pelo Programa de Fisiopatologia Experimental da FMUSP. Médica do Hospital Vital Brazil do Instituto Butantan e médica na Unidade de Terapia Intensiva do Instituto de Infectologia Emílio Ribas.

CÉLIA MANTOVANI

Doutora em Ciências Médicas pela Faculdade de Medicina de Ribeirão Preto da Universidade de São Paulo. *Clinical Assistant Professor* da University of New England College of Osteopathic Medicine no Maine (EUA).

CHRISTIAN NEJM RODERJAN

Médico Diarista das Unidades de Cuidados Intensivos do Hospital São Lucas Copacabana – RJ. Título de Especialista em Medicina Intensiva pela Associação de Medicina Intensiva Brasileira (AMIB). Médico Estatutário do setor de Clínica Médica do Hospital Universitário Clementino Fraga Filho da Universidade Federal do Rio de Janeiro (UFRJ). Mestre em Medicina Clínica Médica pela UFRJ.

CINTIA MAGALHÃES CARVALHO GRION

Médica Especialista em Medicina Intensiva. Professora Adjunta de Medicina Intensiva da Universidade Estadual de Londrina.

CLÁUDIA FREIRE CARDOSO

Pós-graduada em Nutrologia pelo IBEPEGE (Instituto de Estudos e Pesquisas de Gastroenterologia e outras especialidades), Curso de Especialização Médica da Equipe Funzionali.

CLAUDIO PIRAS

Especialista em Medicina Intensiva e Cirurgia Geral. Mestre em Morfologia pela Universidade Federal de Minas Gerais. Doutor em Cirurgia pela Universidade Federal de Minas Gerais. Diploma de Acreditación de la Federación Panamericana e Ibérica de Sociedades de Medicina Crítica y Terapia Intensiva. Médico Intensivista do Vitória Apart Hospital. Professor-Associado do Departamento de Cirurgia da Universidade Federal do Espírito Santo.

CRISTIANE SCHWARZ GELAIN

Residente de Clínica Médica, 3º ano opcional da Escola Paulista de Medicina da Universidade Federal de São Paulo (EPM/Unifesp). Especialista em Clínica Médica pela Sociedade Hospitalar Angelina Caron de Curitiba.

CRISTINA MARTA DEL-BEN

Professora-Associada da Divisão de Psiquiatria, Departamento de Neurociência e Comportamento da Escola de Medicina de Ribeirão Preto da Universidade de São Paulo.

CRISTINA PRATA AMENDOLA

Médica Especialista em Medicina Intensiva. Médica coordenadora da Unidade de Terapia Intensiva do Hospital do Câncer de Barretos.

DAHIR RAMOS DE ANDRADE JÚNIOR

Médico Assistente do Serviço de Clínica Geral e Propedêutica do Hospital das Clínicas da Faculdade de Medicina da Universidade de São Paulo (HC-FMUSP). Doutor em Medicina. Pesquisador do LIM-54 do HC-FMUSP. Membro do Corpo Clínico do Hospital Sírio Libanês.

DANIEL PIRES PENTEADO RIBEIRO

Médico Residente de Radiodiagnóstico do Hospital São Camilo.

DANIELLE TANI ALVES

Médica Assistente do departamento de radiologia do Hospital São Camilo de Radiodiagnóstico do Hospital São Camilo.

DAVID SZPILMAN

Fundador, Ex-Presidente e atual Diretor Médico da Sociedade Brasileira de Salvamento Aquático (SOBRASA). Médico da Unidade de Terapia Intensiva do Hospital Municipal Miguel Couto; Médico da reserva do Corpo de Bombeiros do Estado do Rio de Janeiro, Grupamento de Socorro de Emergência; Membro do Conselho Médico da Federação Internacional de Salvamento Aquático; Membro da Câmara Técnica de Medicina Desportiva do Conselho Regional de Medicina do Estado do Rio de Janeiro (CREMERJ).

DENIS BERNARDI BICHUETTI

Neurologista, Doutor em Ciência pela Universidade Federal de São Paulo (Unifesp), Membro Titular da Academia Brasileira de Neurologia, Professor Adjunto da Disciplina de Neurologia da Unifesp.

DENISE STEINER

Especialista em Dermatologia. Doutora em Dermatologia pela Universidade Estadual de Campinas (Unicamp). Especialista em Hansenologia. Especialista em Saúde Pública pela Faculdade de Saúde Pública da Universidade de São Paulo. Especialista em Medicina do Trabalho. Ex-Presidente da Sociedade Brasileira de Dermatologia – Regional São Paulo. Ex-Presidente da Sociedade Brasileira de Dermatologia.

DIEGO CARDOSO FRAGOSO

Médico Radiologista do Hospital São Camilo.

DIRCEU THIAGO PESSOA DE MELO

Especialista em Cardiologia pelo Instituto do Coração do Hospital das Clínicas da Faculdade de Medicina da Universidade de São Paulo (InCor-HCFMUSP).

EDGAR DE BRITO SOBRINHO

Coordenador das UTIs adulto do Hospital Adventista de Belém. Mestrando Saúde na Amazônia pela Universidade Federal do Pará (UFPA). MBA em gestão Hospitalar UNINTER. Residência médica em Clínica Médica pelo Hospital Universitário João de Barros Barreto e em Medicina Intensiva pela Fundação Pública Estadual Hospital das Clínicas Gaspar Viana.

EDMILSON BASTOS DE MOURA

Especialista em Medicina Intensiva pela Associação de Medicina Intensiva Brasileira (AMIB). Especialista em Cirurgia Geral e Cardiovascular. Mestre em Ciências Médicas pela Universidade Bandeirantes (UnB). Preceptor do PEMI da AMIB e Intensivista do Hospital Santa Luzia Rede D'Or São Luiz - DF. Intensivista no Hospital de Base do Distrito Federal - DF.

EDUARDO GOMES

Médico Especialista em Clínica Médica e Gastroenterologia.

EDUARDO MAIDANA

Médico Assistente do Pronto Socorro de Oftalmologia do Hospital São Paulo da Universidade Federal de São Paulo (Unifesp) de 2008 a 2010. Especialização nos Setores de Doenças Externas e Córnea, Catarata e Cirurgia Refrativa da Unifesp.

EDUARDO SENA

Médico assistente do departamento de radiologia do Hospital São Camilo.

ELCIO SHIYOITI HIRANO

Professor-Associado da Disciplina de Cirurgia do Trauma do Departamento de Cirurgia da Faculdade de Ciências Médicas da Universidade Estadual de Campinas (FCM/Unicamp).

ELISABETH NOGUEIRA MARTINS

Doutora em Medicina pela Universidade Federal de São Paulo (Unifesp); Pós-Doutorado em Retina e Vítreo pela Universidade da Califórnia, Davis (EUA); Médica Assistente do Setor de Trauma Ocular do Departamento de Oftalmologia da Unifesp.

ELMO PEREIRA JR.

Professor Auxiliar da Disciplina de Emergências na Universidade Estácio de Sá. Médico Rotina da Unidade de Terapia Intensiva de Neurologia (NeuroUTI) no Instituto Estadual do Cérebro Paulo Niemeyer. Titulado em Medicina Intensiva pela Associação de Medicina Intensiva Brasileira (AMIB). Membro do WINFOCUS Board of Directors 2015-2016. Coordenador do WINFOCUS Rio de Janeiro.

EMERSON YUKIO KUBO

Médico Intensivista Pediátrico e Nutrólogo. Coordenador da UTI Pediátrica do Hospital Estadual de Diadema. Ex-Médico do Centro de Controle de Intoxicações do Hospital Municipal Dr. Arthur R. Saboya no Jabaquara, SP.

ENDRIC HASEGAWA

Graduação pela Universidade Federal de São Paulo (Unifesp). Residência de Cirurgia Geral e Urologia pela Unifesp. Título de Especialista em Urologia pela Sociedade Brasileira de Urologia (SBU). Doutor em Medicina pela Faculdade de Medicina da Universidade de São Paulo (FMUSP).

ENRIQUE INDALÉCIO PACHÓN MATEO

Especialista em Cardiologia e Eletrofisiologia. Médico Assistente do Hospital do Coração (HCor), do Hospital Professor Edmundo Vasconcelos e do Instituto Dante Pazzanese de Cardiologia.

ERNESTO DALLAVERDE NETO

Reumatologista titulado pela Sociedade Brasileira de Reumatologia, Pós-Douturado em Reumatologia pela Universidade da California em Los Angeles (EUA) e Reumatologista da Faculdade de Medicina do ABC.

FÁBIO FERNANDES

Especialista em Cardiologia pelo Instituto do Coração do Hospital das Clínicas da Faculdade de Medicina da Universidade de São Paulo (InCor-HCFMUSP).

FÁBIO FERREIRA AMORIM

Especialista em Medicina Intensiva pela Associação de Medicina Intensiva Brasileira (AMIB). Doutor em Pneumologia pela Escola Paulista de Medicina da Universidade Federal de São Paulo (EPM/Unifesp). Professor do Curso de Medicina e Coordernador de Pós-Graduação e Extensão da Escola Superior de Ciências da Saúde (ESCS). Intensivista do Hospital Santa Luzia Rede D'Or São Luiz - DF.

FÁBIO FREIRE

Médio Reumatologista. Coordenador da Enfermaria de Clínica Médica Feminina do Hospital São Paulo da Escola Paulista de Medicina da Universidade Federal de São Paulo (EPM/Unifesp).

FABRICIO BRAGAGNOLO

Medico Especialista em Clinica Médica e Endoscopia. Médico assistente do Hospital Moinhos de Vento-RS.

FABRICIUS ANDRE LYRIO TRAPLE

Médico Assistente do Departamento de Radiologia do Hospital São Camilo.

FAN HUI WEN

Médica. Mestrado em Epidemiologia pela Universidade Federal de São Paulo e Doutorado em Saude Coletiva pela Universidade Estadual de Campinas. Médica e Gestora de Projetos do Instituto Butantan - SP.

FÁTIMA MAGRO OSTINI

Médica Assistente do Centro de Terapia Intensiva (CTI) da Unidade de Emergência do Hospital das Clínicas da Faculdade de Medicina de Ribeirão Preto da Universidade de São Paulo. Médica Assistente do Serviço de Terapia Intensiva da Santa Casa de Ribeirão Preto - SP.

FELIPE AUGUSTO HORTÊNCIO

Especialista em Cardiologia. Médico Assistente do Hospital do Coração.

FELIPE NOMINANDO DINIZ OLIVEIRA

Médico Pneumologista titulado pela Associação Médica Brasileira (AMB) e Endoscopista Respiratório com Certificado de Atuação na Área pela AMB.

FERNANDA NASCIMENTO VELLOSO DA SILVA

Médica Especialista em Cardiologia pela Beneficência Portuguesa de São Paulo. Médica Cardiologista do Instituto de Previdência do Município de Belém – PA. Médica cardiologista da Unidade de Referência Especializada do Estado do Pará.

FERNANDO ANAUATE

Acadêmico da Faculdade de Medicina da Universidade Anhembi Morumbi (Laureate International Universities).

FERNANDO BALDY DOS REIS

Chefe da Disciplina de Trauma Ortopédico do Departamento de Ortopedia e Traumatologia da Universidade Federal de São Paulo (DOT/Unifesp). Professor Livre-Docente pela Universidade Federal de São Paulo.

FERNANDO GONZALES CORRÊA

Acadêmico da Faculdade de Medicina da Universidade Anhembi Morumbi (Laureate International Universities).

FERNANDO LUIZ CAVALCANTE LUNDGREN

Médico Especialista em Clínica Médica e Pneumologia.

FLÁVIO ARAÚJO

Especialista em Medicina Intensiva. Médico Assistente da Unidade de Terapia Intensiva (UTI) do Hospital do Mandaqui; Professor do Centro Universitário São Camilo (CUSC-SP); Instrutor do Instituto Paulista de Treinamento e Ensino (IPATRE-SP).

FLÁVIO AUGUSTO DE CARVALHO

Médico Neurologista do Hospital Albert Einstein e da Universidade Federal de São Paulo.

FLÁVIO EDUARDO NÁCUL

Fellowship em Medicina Intensiva da Lahey Clinic & Tufts University, Boston (EUA); Mestre e Doutor em Medicina pela Universidade do Estado do Rio de Janeiro; Médico do CTI - Hospital Universitário Clementino Fraga Filho da Universidade Federal do Rio de Janeiro; Médico do Centro de Terapia Intensiva Cirúrgico do Hospital Pró-Cardíaco no Rio de Janeiro - RJ.

FRANK G. WALTER

Professor-Assistente de Medicina de Emergência do Department of Emergency Medicine, College of Medicine e Professor of Pharmacy Practice & Science, College of Pharmacy da The University of Arizona, em Tucson - AZ (EUA).

FREDERICO BRUZZI DE CARVALHO

Especialista em Clínica Medica e Medicina Intensiva. Ex-*Research Fellow* do Départemént de Soins Intensifs do Hôpital Erasme, em Bruxelas. Coordenador Médico do Centro de Terapia Intensiva do Hospital Eduardo de Menezes, da Fundação Hospitalar do Estado de Minas Gerais - FHEMIG e Médico da Equipe de Clínica Médica 1 do Hospital Unimed -BH.

FREDERICO JOSÉ NEVES MANCUSO

Doutor em Medicina pela Escola Paulista de Medicina da Universidade Federal de São Paulo (EPM/Unifesp). Médico Assistente da EPM/Unifesp.

GABRIELA MATIELO GALLI STARZEWSKI

Médica Intervencionista do SAMU de São Paulo. Médica do Corpo Clínico do Pronto-Socorro Adulto do Conjunto Hospitalar do Mandaqui. Professora da Faculdade de Medicina da Universidade Nove de Julho.

GILVAN VILARINHO S. FILHO

Médico Especialista em Clínica Médica.

GISELE SAMPAIO SILVA

Professora Adjunta da Disciplina de Neurologia Clínica da Universidade Federal de São Paulo (Unifesp), Gerente Médica do Programa Integrado de Neurologia do Hospital Albert Einstein, Doutora em Ciências pela Unifesp e Mestre em Saúde Pública pela Harvard School of Public Health.

GLAUCO ADRIENO WESTPHAL

Especialista em Medicina Intensiva. Doutor em Ciências pela Universidade de São Paulo. Preceptor do Programa de Residência em Medicina Intensiva do Hospital Municipal São José, Coordenador do Serviço de Residência, Ensino e Treinamento do Hospital e Maternidade Santa Joana, Professor da Universidade da Região de Joinville e Vice-Presidente da Sociedade Catarinense de Terapia Intensiva.

GLAUCO BAIOCCHI JUNIOR

Médico Especialista em Alergia e Imunologia Clínica pela Associação Brasileira de Alergia e Imunologia (ASBAI) e Associação Médica Brasileira (AMB). Ex-Presidente da ASBAI - Nacional. Presidente da ASBAI - Regional Goiás (2013-2014). Professor Colaborador do Ambulatório de Alergia e Imunologia da Faculdade de Medicina da Pontifícia Universidade Católica de Goiás (PUC-GO).

GUILHERME BICUDO BARBOSA

Médico Assistente do Setor de Oncologia Pélvica do Hospital Pérola Byington. Médico Assistente da Ginecologia Oncológica do Complexo Hospitalar do Vale do Paraíba.

GUILHERME BONI

Pós-Graduando da Disciplina de Trauma do Departamento de Ortopedia e Traumatologia da Universidade Federal de São Paulo (DOT/Unifesp). Membro do Grupo de Trauma Ortopédico do DOT/Unifesp.

GUILHERME D'ANDRÉA SABA ARRUDA

Médico especialista em Clínica Médica, Medicina Intensiva e Cardiologia. Atualmente, Médico Assistente da Unidade de Terapia Intensiva (UTI) de Pós-Operatório de Cirurgia Cardíaca do Hospital Dante Pazzanese de Cardiologia e Cardiologista do Hospital Edmundo Vasconcelos.

GUILHERME MALANDRINI ANDRIATTE

Médico Residente de Clínica Médica da Escola Paulista de Medicina da Universidade Federal de São Paulo.

GUILHERME MELO FERREIRA

Especialista em Clínica Médica e Cardiologia. Pós-graduação em Eletrofisiologia na Escola Paulista de Medicina da Universidade Federal de São Paulo.

GUSTAVO PEREIRA FRAGA

Professor-Associado e Coordenador da Disciplina de Cirurgia do Trauma do Departamento de Cirurgia da Faculdade de Ciências Médicas da Universidade Estadual de Campinas (Unicamp).

GUTEMBERG LAVOISIER DA CRUZ

Especialista em Clínica Médica com área de atuação em Medicina de Urgência e Emergência pela Sociedade Brasileira de Clínica Médica (SBCM). Especialista em Medicina Intensiva pela Associação de Medicina Intensiva Brasileira (AMIB).

HELDER JOSÉ LIMA REIS

Médico Especialista em Medicina Intensiva e Cardiologia. Diarista da Unidade Coronariana da Fundação Pública Estadual Hospital de Clínicas Gaspar Vianna. Médico Instrutor do Instituto Paulista de Treinamento e Ensino (IPATRE).

Presidente da Associação Brasileira de Medicina de Emergência (ABRAMEDE) – Regional Pará. Doutorando em Ciências pela Universidade de São Paulo.

HÉLIO PENNA GUIMARÃES

Médico Especialista em Clínica Médica, Medicina Intensiva e Cardiologia. Mestre em Gestão de Serviços de Saúde pela Universidade Carlos III, Madri. Master em Gestão de Serviços da Saúde (MBA) pela Fundação Getulio Vargas (FGV). Doutor em Ciências pela Universidade de São Paulo (USP). Médico Pesquisador Sênior do Instituto de Pesquisa do Hospital do Coração (HCor). Diretor Científico do Instituto Paulista de Treinamento e Ensino (IPATRE-SP). Médico Coordenador da Unidade de Terapia Intensiva (UTI) da Disciplina de Clínica Médica da Universidade Federal de São Paulo (EPM/Unifesp). Professor Titular de Medicina de Urgência e Emergência do Centro Universitário São Camilo (CUSC-SP). Médico Assistente da UTI do Instituto de Infectologia Emilio Ribas-SP. Professor da Disciplina de Habilidades Clínico-Farmacológicas da Faculdade das Américas-FAM-SP. Membro das Câmaras Técnicas de Medicina de Emergência dos Conselhos Regional de Medicina de São Paulo (CREMESP) e Federal de Medicina (CFM). *Fellow* do American College of Physicians (FACP) e American Heart Association (FAHA).

HELTON L. A. DEFINO

Professor Titular do Departamento de Biomecânica, Medicina e Reabilitação do Aparelho Locomotor da Faculdade de Medicina de Ribeirão Preto da Universidade de São Paulo (USP).

HUGO CORRÊA DE ANDRADE URBANO

Especialista em Medicina Intensiva pela Associação de Medicina Intensiva Brasileira (AMIB). Coordenador da Unidade de Terapia Intensiva (UTI) Adulto do Hospital Vila da Serra, Nova Lima - MG.

HUMBERTO GRANER MOREIRA

Especialista em Cardiologia e Medicina Intensiva; *Fellow* em Coronariopatias Agudas no Instituto do Coração do Hospital das Clínicas da Faculdade de Medicina da Universidade de São Paulo (InCor-HCFMUSP); Doutor em Cardiologia pela FMUSP; Professor de Cardiologia e Emergências Clínicas da Faculdade de Medicina UniEvangélica, Anápolis, GO.

IGOR GOUVEIA PIETROBOM

Especialista em Clínica Médica e Nefrologia; Médico Nefrologista Assistente da Universidade Federal de São Paulo (Unifesp).

IRAPUÁ FERREIRA RICARTE

Residência Médica em Neurologia pela Universidade Federal de São Paulo (Unifesp). Especialista em Doenças Cerebrovasculares e *Doppler* Transcraniano pela Unifesp. Doutorando do Departamento de Neurologia da Unifesp.

ÍTALO BRUNO DOS SANTOS SOUSA

Médico graduado pela Faculdade de Ciências Médicas de Campina Grande (FCM-CG) e Residente na área de Clínica Médica pela Universidade Federal de São Paulo (Unifesp).

IURI SANTANA NEVILLE

Especialista em Neurocirurgia. Assistente de Neurocirurgia do Hospital das Clínicas da Faculdade de Medicina da Universidade de São Paulo (HCFMUSP).

JAQUELINE TONELOTTO

Médica Intensivista Pediátrica pela Associação de Medicina Intensiva Brasileira (AMIB); Especialista em Neonatologia pela Universidade Federal de São Paulo (Unifesp); Coordenadora Médica do Núcleo de Segurança do Paciente do Hospital Municipal Universitário de São Bernardo da Fundação do ABC (HMUSBC-FUABC); Membro da Health Technology Assessment International (HTAi).

JENNA KADJA NEVES VALENTE

Médico Oncologista Clínico e Preceptor da Oncologia Clínica do Hospital do Câncer de Barretos.

JOÃO PAULO BITTAR

Médico Especialista em Acupuntura pelo Colégio Médico Brasileiro de Acupuntura (CMBA) e Associação Médica Brasileira (AMB). Instrutor do Centro de Ensino, Treinamento e Simulação do Hospital do Coração (CETES-HCor).

JORGE EDUARDO S. S. PINTO

Professor Adjunto da Faculdade de Ciências Médicas da Universidade do Estado do Rio de Janeiro (UERJ). Mestre e Doutor em Medicina pela Faculdade de Medicina da UFRJ. Coordenador do Centro de Terapia Intensiva do Hospital Norte D'Or – Rede D'Or São Luiz. Presidente da Sociedade de Terapia Intensiva do Estado do Rio de Janeiro (SOTIERJ) – biênio 2012-2013.

JORGE LUIS DOS SANTOS VALIATTI

Especialista em Clínica Médica e Medicina Intensiva pela Associação de Medicina Intensiva Brasileira (AMIB). Mestre e Doutor em Medicina pela Disciplina de Anestesiologia, Dor e Terapia Intensiva pela Escola Paulista de Medicina da Universidade Federal de São Paulo (EPM/Unifesp). Professor Adjunto do Curso de Medicina das Faculdades Integradas Padre Albino (FAMECA) em Catanduva-SP. Pós-Doutorando do Programa de Pós-graduação em Fisiopatologia em Clínica Médica da Faculdade Medicina de Botucatu (UNESP).

JORGE MICHEL RIBERA

Médico Cirurgião Vascular, Instrutor do PreHospital Trauma Life Support (PHTLS), Diretor Geral do Grupo de Resgate e Atenção as Urgências e Emergências (GRAU) da Secretaria Estadual da Saúde.

JOSÉ BENEDITO MORATO

Médico Especialista em Pneumologia pela Sociedade Brasileira de Pneumologia e Tisiologia (SBPTAMB) e Medicina Intensiva pela Associação de Medicina Intensiva Brasileira (AMIB). Doutor em Pneumologia pela Universidade de São Paulo (USP). Professor de Pneumologia da Universidade de Santo Amaro (Unisa). Médico Instrutor do Centro de Ensino, Treinamento e Simulação do Hospital do Coração (Cetes-HCor) e do Instituto Paulista de Treinamento e Ensino (IPATRE).

JOSÉ CARLOS MARTINS COELHO JUNIOR

Graduado em Medicina pela Universidade Federal do Maranhão. Residência em Clínica Médica na Universidade Federal do Triângulo Mineiro. Médico Residente do Instituto Dante Pazzanese de Cardiologia.

JOSÉ CARLOS PACHÓN MATEOS

Especialista em Cardiologia e Eletrofisiologia. Doutor em Ciências pela Universidade de São Paulo (USP). Médico-chefe do Serviço de Marcapasso do Instituto Dante Pazzanese de Cardiologia. Diretor do Serviço de Eletrofisiologia, Marcapasso e Arritmias do Hospital do Coração (HCor). Médico responsável pelo Serviço de Arritmias do Hospital Professor Edmundo Vasconcelos.

JOSÉ E. VIDAL

Médico Infectologista do Instituto de Infectologia Emílio Ribas e do Hospital das Clínicas da Faculdade de Medicina da Universidade de São Paulo. Doutor em Ciências. Aperfeiçoamento em Neuroinfectologia.

JOSÉ NORONHA VIEIRA JUNIOR

Residente em Medicina Intensiva pela Universidade Estadual do Piauí (UESPI). Médico Infectologista pela Universidade Federal do Piauí (UFPI). Pós-graduação em Medicina Intensiva pela Faculdade Redentor (Credenciada AMIB). Mestrado em Medicina Tropical pela Fiocruz-PI.

JOSIANE FESTTI

Professor-Assistente de Medicina Intensiva da Universidade Estadual de Londrina.

JOYCE APARECIDA LIRA

Acadêmica da Faculdade de Medicina da Universidade Anhembi Morumbi (Laureate International Universities).

JUANG HORNG JYH

Médico Intensivista Pediátrico Associação de Medicina Intensiva Brasileira (AMIB). Especialista em Nutrição Enteral e Parenteral pela Sociedade Brasileira de Nutrição Parenteral e Enteral (SBNPE). Mestre em Ciências Biológicas – Farmacologia pelo Instituto Benjamin Constant de Botucatu, da Universidade Estadual Paulista (Unesp). Doutor em Pediatria pela Faculdade de Medicina de Botucatu da Unesp. Coordenador do Hospital Sentinela e da Equipe Multiprofissional de Terapia Nutricional (EMTN) do Hospital Municipal Dr. Carmino Caricchio (HMCC) no Tatuapé; Delegado e Coordenador da Câmara Técnica de Medicina Intensiva do Conselho Regional de Medicina de São Paulo (CRM-SP). Membro Fundador do Centro de Assistência Toxicológica (CEATOX) de Botucatu – Unesp.

JULIA DE LIMA ANTONIAZZI

Especialização em Clínica Médica pela Universidade Federal do Estado de São Paulo (Unifesp). Especialização em Cardiologia pelo Instituto do Coração da Universidade de São Paulo (InCor-USP). Especializanda em Medicina Intensiva do Hospital do Servidor Público Estadual em São Paulo – SP. Título de Especialista em Clínica Médica pela Sociedade Brasileira de Clínica Médica (SBCM) e Associação Médica Brasileira (AMB).

JULIANA BATISTA R. PEREIRA

Médica Residente em Medicina de Emergência – Hospital de Pronto-Socorro (HPS) de Porto Alegre. Graduação em Medicina pela Faculdade de Medicina de Marilia - SP.

JULIANA VALÉRIA DE SOUZA FRAMIL

Médica Residente de Infectologia do Instituto de Infectologia Emílio Ribas. Especialista em Clínica Médica pela Sociedade Brasileira de Clínica Médica/Universidade Federal de São Paulo (Unifesp). Médica Instrutora do Centro de Ensino, Treinamento e Simulação do Hospital do Coração (CETES-HCor).

JULIANO GASPARETTO

Médico formado pela Universidade Federal do Paraná (UFPR). Especialista em Medicina Interna pelo Hospital de Clínicas da UFPR. Especialista em Terapia Intensiva - Hospital do Trabalhador SESA/PR. Médico Intensivista Titulado pela Associação de Medicina Intensiva Brasileira (AMIB). Diretor Clínico da Unidade de Terapia Intensiva (UTI) Geral e UTI Cardiovascular do Hospital Santa Casa de Misericórdia de Curitiba. Professor do Curso de Medicina da Pontifícia Universidade Católica do Paraná (PUC/PR). Gerente do Hospital Santa Casa de Misericórdia de Curitiba.

JULIO CESAR GASAL TEIXEIRA

Especialista em Clínica Médica e Cardiologia. Médico Assistente do Pronto-Socorro e da Unidade de Emergência do Hospital do Servidor Público Estadual de São Paulo (HSPE-SP).

JULLIANA BELICO ESTEVES DE CARVALHO

Acadêmica da Faculdade de Medicina da Universidade Anhembi Morumbi (Laureate International Universities).

JUNIA SUEOKA

Especialista em Cirurgia e Clínica Médica. Professora Auxiliar da Disciplina de Medicina de Urgência da Faculdade de

Medicina do ABC. Médica Socorrista do SAMU Resgate – SP pela Secretaria do Estado de São Paulo. Médica especializada em Transporte Aeromédico. Gerente Médica do SAMU Resgate – SP. Gerente Operacional do Grupo de Atendimento e Resgate às Urgências (GRAU) de São Paulo.

KELSON NOBRE VERAS

Médico Intensivista pela Associação de Medicina Intensiva Brasileira (AMIB) e Associação Médica Brasileira (AMB). Título de Mestre pela Fundação Oswaldo Cruz (Fiocruz). Hospital de Urgência de Teresina.

KRISSIA KAMILE SINGER WALLBACH

Especialista em Clínica Médica e Nefrologia. Médica Assistente da UTI da Disciplina de Clínica Médica e Médica Nefrologista Assistente da Universidade Federal de São Paulo (Unifesp).

LEANDRO GARAMBONE DE CERQUEIRA LIMA

Médico Residente (R2) de Clínica Médica da Santa Casa de Misericórdia de Ribeirão Preto – SP.

LEANDRO PEREIRA VIEIRA

Anestesiologista dos Hospitais Luxemburgo e do Instituto de Previdência dos Servidores do Estado de Minas Gerais (IPSE-MG), Belo Horizonte – MG. Intensivista do Hospital Vila da Serra, Belo Horizonte – MG.

LEONARDO LUCENA BORGES

Residência em Medicina de Emergência pelo Hospital de Pronto-Socorro de Porto Alegre. Residência em Medicina Interna pelo Hospital Nossa Senhora da Conceição. Médico contratado do Serviço de Emergência do Hospital de Clínicas de Porto Alegre e do Hospital de Pronto-Socorro de Porto Alegre.

LETÍCIA SANDRE VENDRAME

Especialista em Clínica Médica e Medicina Intensiva. Chefe da Unidade de Terapia Intensiva (UTI) da Disciplina de Clínica Médica de Universidade Federal de São Paulo (Unifesp) e do Hospital Geral de Diadema da Associação Paulista para o Desenvolvimento da Medicina (SPDM).

LICIA MATIELI

Doutora em Medicina pela Universidade Federal de São Paulo (Unifesp); Vice-Coordenadora do Pronto-Socorro de Oftalmologia do Hospital São Paulo (Unifesp); especialização no Setor de Retina e Vítreo da Unifesp.

LÍGIA NIERO-MELO

Mestre e Doutor em Clínica Médica. Chefe da Disciplina de Hematologia no Departamento de Clínica Médica da Faculdade Medicina Botucatu da Universidade Estadual Paulista (Unesp). Citomorfologista do Serviço de Transplante de Medula Óssea – Hospital Amaral Carvalho – Jaú – SP. Morfologista do Comitê de Morfologia do Grupo Brasileiro de Síndromes Mielodisplásicas em Pediatria (GB-SMD-Ped).

LIGIA PERAZA

Especialista em Medicina Intensiva e Clínica Médica. Médica Diarista do Serviço de Terapia Intensiva da Santa Casa de Misericórdia de São Paulo. Médica Intensivista do Instituto Arnaldo Vieira de Carvalho.

LÍLIA RIBEIRO GUERRA

Médica, Farmacêutica e Bioquímica. Mestre em Medicina Clínica, área de Concentração: Doenças Infecciosas e Parasitárias pela Universidade Federal Fluminense (UFF). Doutoranda em Ciências e Biotecnologia pela UFF. Coordenadora Centro de Controle de Intoxicações do Hospital Universitário Antônio Pedro da UFF.

LILIAN FÁTIMA MIGUEL ACHA

Especialista em Medicina Intensiva pela Associação de Medicina Intensiva Brasileira (AMIB) e Nefrologista.

LÍVIA MEDEIROS NEVES CASSEB

Laboratório de Raiva no Instituto Evandro Chagas – PA.

LUANA ALVES TANNOUS

Especialista em Medicina Intensiva. Diretora Clínica do Serviço de Terapia Intensiva do Hospital Universitário Cajuru da Pontifícia Universidade Católica (PUC) – PR. Professora de Urgências e Emergências da Escola de Medicina da PUC-PR. Médica da Central Estadual de Transplantes do Paraná.

LUCAS LOUSADA FERREIRA

Médico Oncologista Clínico e Preceptor da Oncologia Clínica do Hospital do Câncer de Barretos.

LÚCIA ANDRADE

Professora da Disciplina de Nefrologia na Faculdade de Medicina da Universidade de São Paulo.

LUCILENE RUIZ E RESENDE

Doutora e Docente da Disciplina de Hematologia no Departamento de Clínica Médica da Faculdade Medicina Botucatu – Universidade Estadual de São Paulo (Unesp).

LUIS FELIPE CHIAVERINI ENSINA

Mestre em Imunologia pela Universidade de São Paulo. Professor Adjunto da Disciplina de Reumatologia e Imunologia da Universidade de Santo Amaro. Pós-graduando da Disciplina de Alergia, Imunologia e Reumatologia do Departamento de Pediatria da Universidade Federal de São Paulo (Unifesp).

LUIZ ALEXANDRE ALEGRETTI BORGES

Presidente da Associação Brasileira de Medicina de Emergência (ABRAMEDE). Presidente da Associação de Medicina Intensiva Brasileira (AMIB) nos períodos 1991-1993 e 1993-1995. Coordenador da Câmara Técnica de Medicina de Emergência do Conselho Regional de Medicina do Estado do Rio Grande do Sul (CREMERS). Membro da Câmara Técnica de Medicina de Emergência do Conselho Federal de Medicina (CFM). Coordenador da Comissão de Residência Médica (COREME)do Hospital de Pronto-Socorro (HPS) de Porto Alegre. Médico Intensivista das Unidades de Terapia Intensiva (UTIs) do Hospital de Pronto-Socorro de Porto Alegre e do Hospital Nossa Senhora da Conceição de Porto Alegre. Título de Especialista em Medicina Intensiva pela Associação de Medicina Intensiva Brasileira (AMIB).

LUIZ CARLOS DONOSO SCOPPETTA

Chefe do Serviço de Radiodiagnóstico do Hospital São Camilo.

LUIZA HELENA DEGANI COSTA

Médica Pneumologista pela Escola Paulista de Medicina da Universidade Federal de São Paulo (EPM/Unifesp). Plantonista da Unidade de Terapia Intensiva da Disciplina de Clínica Médica da EPM/Unifesp. Pós-graduanda da Disciplina de Pneumologia da EPM/Unifesp. *Research Fellowship* in Pulmonary Medicine at Massachusetts General Hospital – Harvard Medical School (2013-2014).

LUZIA DE FÁTIMA ALVES MARTORELLI

Coordenação de Vigilância em Saúde (COVISA), SP.

MAÍRA THOMAZINI RODRIGUES

Médica Pneumologista pela Escola Paulista de Medicina da Universidade Federal de São Paulo (EPM/Unifesp). Plantonista da UTI da Disciplina de Clínica Médica da EPM/Unifesp. Preceptora da Residência de Pneumologia da EPM/Unifesp.

MANOEL JACOBSEN TEIXEIRA

Especialista em Neurocirurgia. Professor Titular da Disciplina de Neurocirurgia do Departamento de Neurologia da Faculdade de Medicina da Universidade de São Paulo (FMUSP). Diretor Técnico de Serviço de Saúde da Divisão de Neurocirurgia Funcional do Instituto de Psiquiatria, Coordenador do Centro de Dor e Diretor Técnico da Divisão de Neurocirurgia Funcional do Instituto de Psiquiatria do Hospital das Clínicas da FMUSP. Diretor Técnico de Serviço de Saúde de Serviço de Neurocirurgia da Divisão de Clínica Neurocirúrgica das Unidades Médicas e de apoio do Instituto Central do HCFMUSP.

MARA RUBIA FERNANDES DE FIGUEIREDO

Especialista em Pneumologia. Pneumologista do Hospital de Messejana/CE – Sociedade Brasileira de Pneumologia e Tisiologia (SBPT). Membro do Conselho Científico (Comissão de Infecção Respiratória) da SBPT. Presidente da Sociedade Cearense de Pneumologia e Cirurgia Torácica.

MARCELA FIORI GOMES DA COSTA

Médica Especialista em Clínica Médica.

MARCELA GALASSI

Fisioterapeuta da Equipe de Pacientes Graves do Hospital Israelita Albert Einstein (HIAE); Instrutora do Centro de Ensino, Treinamento e Simulação do Hospital do Coração (CETES-HCor) e Instituto Paulista de Treinamento e Ensino (IPATRE).

MARCELO DE OLIVEIRA MAIA

Especialista em Medicina Intensiva pela Associação de Medicina Intensiva Brasileira (AMIB). Especialista em Cirurgia Cardiovascular. Coordenador da Pós-Graduação da AMIB no Distrito Federal. Coordenador de Programa de Especialização (PEMI) da AMIB no Hospital Santa Luzia Rede D'Or São Luiz – DF. Coordenador Médico do Centro de Terapia Intensiva (CTI) do Hospital Santa Luzia Rede D'Or São Luiz DF. Coordenador Médico do CTI do Hospital Regional de Santa Maria SES - DF.

MARCELO SCOMPARIN SAID MONTEIRO

Médico Especialista em Clínica Médica.

MÁRCIO LUÍS DUARTE

Médico Radiologista do Sistema Musculoesquelético do Hospital São Camilo.

MARCOS DE CARVALHO BORGES

Docente da Divisão de Emergências Clínicas do Departamento de Clínica Médica da Faculdade de Medicina de Ribeirão Preto da Universidade de São Paulo.

MARCOS FREITAS KNIBEL

Coordenador Médico das Unidades de Cuidados Intensivos do Hospital São Lucas Copacabana – RJ. Título de Especialista em Medicina Intensiva – Associação de Medicina Intensiva Brasileira (AMIB). Mestre em Medicina Clínica Médica (Medicina Intensiva) – UFRJ.

MARIA FERNANDA NEVES

Médica Residente em Cardiologia, Hospital Pró-Cardíaco, Rio de Janeiro, RJ.

MARIA GABRIELA BAUMGARTEN KUSTER

Pós-Graduanda da Disciplina de Ginecologia Oncológica da Universidade Federal de São Paulo (Unifesp). Preceptora dos Residentes do Departamento de Ginecologia da Unifesp.

MARIA JULIA MACHLINE CARRION

Médica Neurologista, Pesquisadora do Instituto de Pesquisa do Hospital do Coração (HCor).

MARIANA GRANADO BARBOSA

Médico Assistente da Ginecologia Oncológica do Complexo Hospitalar do Vale do Paraíba.

MARIO HENRIQUE ELIAS DE MATTOS

Assistente da Disciplina de Urologia da Faculdade de Medicina do ABC. Membro da equipe Pompeo de Urologia do Hospital do Coração (HCor-SP).

MARIZA D'AGOSTINO DIAS

Médica Intensivista e Hiperbarista. Doutora em Ciências Médicas pela Universidade de São Paulo (USP). Responsável Técnica pelo Grupo Oxigênio Hiperbárico Ltda. – São Paulo, SP.

MAURÍCIO SOARES CARNEIRO

Médico diarista da Unidade de Terapia Intensiva Geral da Fundação Pública Estadual Hospital de Clínicas Gaspar Vianna. Titulação em Medicina Intensiva pela Associação de Medicina Intensiva Brasileira (AMIB) e Associação Médica Brasileira (AMB).

MAURICIO STEDILE

Especialista em Medicina de Emergência pelo Hospital de Pronto-Socorro de Porto Alegre.

MAURO LUIZ DE BRITTO RIBEIRO

Especialista em Cirurgia Geral pelo Hospital Souza Aguiar--RJ. Pós-graduação no Hospital Monte Sinai, em Nova York (EUA). Coordenador da Câmara Técnica de Urgência e Emergência do Conselho Federal de Medicina. Professor da Faculdade de Medicina Uniderp e preceptor da residência médica em Cirurgia Geral na Santa Casa de Campo Grande (MS). Primeiro Vice-Presidente do Conselho Federal de Medicina (gestão atual).

MIRELLA CRISTINE DE OLIVEIRA

Médica Especialista em Medicina Intensiva. Presidente da Associação de Medicina Intensiva Brasileira (AMIB) 2016-2017. Coordenadora do Programa de Especialização em Medicina Intensiva do Centro de Estudos e Pesquisas em Emergências e Terapia Intensiva (CEPETI) Curitiba – PR. Coordenadora da Residência de Medicina Intensiva do Hospital do Trabalhador da Universidade Federal do Paraná (UFPR), Curitiba – PR. Coordenadora da Pós-Graduação em Medicina Intensiva pela AMIB/CEPETI.

MIRELLA PASCINI

Especialista em Clínica Médica e Dermatologia.

MURILLO SANTUCCI CESAR ASSUNÇÃO

Médico Especialista em Medicina Intensiva. Mestre em Cirurgia e Experimentação pela Universidade Federal de São Paulo (Unifesp). Intensivista do Centro de Terapia Intensiva Adulto do Hospital Israelita Albert Einstein (HIAE). Coordenador do Protocolo Gerenciado de Sepse do HIAE.

NÁDIA APARECIDA MENDES SANCHES

Especialista em Clínica Médica pela Irmandade da Santa Casa de Misericórdia de São Paulo. Residente do 3° ano opcional de Clínica Médica na Universidade Federal de São Paulo (Unifesp).

NILTON FREIRE DE ASSIS NETO

Acadêmico da Faculdade de Medicina da Universidade Anhembi Morumbi (Laureate International Universities).

OSMAR MAZETTI JR.

Médico Residente em Medicina de Emergência no Hospital de Pronto-Socorro (HPS) de Porto Alegre. Graduação em Medicina pela Universidade Federal do Rio Grande do Sul.

OSMIR DE CÁSSIA SAMPAIO

Pós-graduando em Ciências da Saúde Aplicadas ao Aparelho Locomotor na Faculdade de Medicina de Ribeirão Preto da Universidade de São Paulo.

PATRÍCIA M. VEIGA DE CARVALHO MELLO

Especialista em Clínica Médica e Medicina Intensiva. Residência em Medicina Intensiva no Cooper Hospital, UMDNJ – EUA. Médica Intensivista titulada pela Associação de Medicina Intensiva Brasileira (AMIB) e SCCM. Mestre em Ciências e Saúde pela Universidade Federal do Piauí. Presidente da Comissão de Título em Medicina Intensiva da AMIB. Supervisora de Residência Médica e Medicina Intensiva do Hospital Getúlio Vargas da Universidade Estadual do Piauí (UESPI). Professora de Medicina de Emergências na UFPI. Coordenadora da Unidade de Terapia Intensiva no Hospital de Terapia Intensiva.

PAULA GERALDES DAVID JOÃO

Especialista em Medicina Intensiva. Médica do Serviço de Terapia Intensiva do Hospital Universitário Cajuru da Pontifícia Universidade Católica do Paraná (PUC-PR). Professora de Urgências e Emergências da Escola de Medicina da PUC-PR.

PAULA SEIXAS VERARDO

Médico do Centro de Terapia Intensiva do Hospital Oeste D'Or – Rede D'Or São Luiz. Médico Residente no Hospital Universitário Pedro Ernesto da Universidade do Estado do Rio de Janeiro – UERJ.

PAULO ANTONIAZZI

Professor de Medicina Intensiva da Faculdade de Medicina do Centro Universitário Barão de Mauá – Ribeirão Preto-SP. Chefe do Serviço de Terapia Intensiva da Santa Casa de Misericórdia de Ribeirão Preto – SP. Membro do Conselho Diretivo da Federação Panamericana e Ibérica de Terapia Intensiva – (FEPIMCTI).

PAULO DE TARSO MONTEIRO ABRAHÃO

Especialista em Pediatria e Terapia Intensiva Pediátrica. Especialização em Medicina de Urgência – SAMU da França. Ex-Coordenador Geral de Urgência e Emergência no Centro de Gerenciamento de Urgências e Emergências (CGUE) do Ministério da Saúde. Ex-Coordenador Geral da Força Nacional do SUS – Ministério da Saúde.

PAULO RICARDO GESSOLO LINS

Coordenador e Diarista da Unidade de Terapia Intensiva (UTI) do Pronto-Socorro e Semi-Intensiva do Hospital Universitário da Escola Paulista de Medicina da Universidade Federal de São Paulo (EPM/Unifesp). Especialista em Nefrologia pela Sociedade Brasileira de Nefrologia.

PAULO ROGÉRIO SCORDAMAGLIO

Médico Assistente do Serviço de Endoscopia Respiratória do Hospital das Clínicas da Faculdade de Medicina da Universidade de São Paulo (HCFMUSP). Médico Especialista em Terapia Intensiva pela Associação de Medicina Intensiva Brasileira (AMIB) e Associação Médica Brasileira (AMB). Fundador do Núcleo de Via Aérea Difícil do HCFMUSP.

PEDRO DE MARCHI

Médico Oncologista Clínico e Preceptor da Oncologia Clínica do Hospital do Câncer de Barretos.

PRISCILA SANDRI

Fisioterapeuta Especialista em Cuidados Intensivos. Instrutora do Centro de Ensino, Treinamento e Simulação do Hospital do Coração (CETES-HCor) e Instituto Paulista de Treinamento e Ensino (IPATRE).

RAFAEL DEZEN GAIOLLA

Médico, Mestre e Doutor da Disciplina de Hematologia no Departamento de Clínica Médica da Faculdade de Medicina de Botucatu da Universidade Estadual de São Paulo (Unesp).

RAUL FAVAS ALENCAR

Médico Especialista em Clínica Médica e Pneumologia. Médico do Hospital de Messejana – Dr. Carlos Alberto Studart Gomes-CE.

RÉGIS ERIC MAIA BARROS

Mestre e Doutor em Ciências Médicas com área de atuação em Saúde Mental pela Faculdade de Medicina de Ribeirão Preto da Universidade de São Paulo.

RENATA BAHRUM

Médica Residente de Radiodiagnóstico do Hospital São Camilo.

RENATA LIGIA VIEIRA GUEDES

Fonoaudióloga, Mestre em Fonoaudiologia pelo Hospital AC Camargo.

RENATA PARRODE BITTAR

Médica Especialista em Alergia e Imunologia Clínica pela Universidade de São Paulo. Médica Especialista em Alergia e Imunologia Clinica pela ASBAI/Associação Médica Brasileira (AMB). Médica instrutora dos cursos de Suporte Avançado de Vida em Cardiologia (ACLS), Suporte Avançado de Vida em Pediatria (PALS) e Suporte Básico de Vida (BLS) da American Heart Association.

RENATO CORREA ALVES MOREIRA

Médico Especialista em Medicina Intensiva. Médico Assistente da Unidade de Terapia Intensiva do Hospital São Camilo.

RENATO MORETTI MARQUES

Doutor em Ciências pela Disciplina de Ginecologia Oncológica na Universidade Federal de São Paulo (Unifesp). Pós doutorando da Disciplina de Ginecologia Oncológica na Unifesp. Professor da Disciplina de Ginecologia e Obstetrícia na Universidade de Taubaté (UNITAU).

RICARDO DEL MANTO

Médico Intensivista e Cirurgião Geral. Título de Terapia Intensiva pela Associação de Medicina Intensiva Brasileira (AMIB). Assistente do Serviço de Terapia Intensiva da Santa Casa de Misericórdia de São Paulo. Médico Intensivista do Hospital Militar de Área de São Paulo.

RICARDO DOMINGOS DELDUQUE

Especialista em Clínica Médica, Pneumologia e Medicina Intensiva pela Associação de Medicina Intensiva Brasileira (AMIB). Professor de Clínica Médica do Curso de Medicina das Faculdades Integradas Padre Albino (FAMECA), Catanduva – SP.

RICARDO RIBEIRO DIAS

Especialista em Clínica Médica e Cardiologia. Doutor em Ciências pela Faculdade de Medicina da Universidade de São Paulo. Responsável pelo Núcleo de Miocardiopatias e Doenças da Aorta pelo Instituto do Coração do Hospital das Clínicas da Faculdade de Medicina da Universidade de São Paulo (InCor-HCFMUSP).

RICARDO VANZETTO

Médico Intensivista Pediátrico, Diretor Médico do Grupo de Resgate e Atenção as Urgências e Emergências (GRAU) da Secretaria Estadual da Saúde.

RITA CATARINA MEDEIROS SOUSA

Médica Especialista em Infectologia. Especialista em Bioquímica com ênfase em Biologia Molecular pela Universidade Paris 7, Mestrado e Doutorado em Virologia pela Universidade Paris 7 – Instituto Pasteur (2002). Professora-Associada da Universidade Federal do Pará (Disciplina de infectologia e Virologia). Pesquisadora Colaboradora do Instituto Evandro Chagas – Laboratório de Vírus Respiratórios. Coordenadora do Mestrado Profissional Saúde na Amazônia, do Núcleo de Medicina Tropical/UFPA.

ROBERTO CAMARGO NARCISO

Doutor em Ciências na Disciplina de Nefrologia pela Escola Paulista de Medicina da Universidade Federal de São Paulo (EPM/Unifesp). Nefrologista e Intensivista da SBIAE – Hospital Israelita Albert Einstein.

ROBERTO MUNIZ JUNIOR

Médico Infectologista. Médico Assistente da Unidade de Terapia Intensiva do Instituto de Infectologia Emilio Ribas. Médico Instrutor do Centro de Ensino, Treinamento e Simulação do Hospital do Coração (HCor).

RODRIGO CRUVINEL FIGUEIREDO

Médico Especialista em Medicina Intensiva pela Universidade Federal de São Paulo (Unifesp) e Associação de Medicina Intensiva Brasileira (AMIB). Coordenador da Unidade de Terapia Intensiva do Hospital e Maternidade São José – Colatina – ES.

RODRIGO MARQUES GONÇALVES

Cardiologista do Instituto Dante Pazzanese de Cardiologia e da Unidade de Pronto-Atendimento do Hospital Albert Einstein. Coordenador do Centro de Simulação Realística do Hospital Samaritano.

RODRIGO MENDONÇA PAULINO

Médico Assistente e Preceptor do Pronto-Socorro Central do Serviço de Emergência da Irmandade da Santa Casa de Misericórdia de São Paulo (ISCMSP). Médico assistente do Hospital Santa Isabel – SP e do Instituto do Câncer do Estado de São Paulo – ICESP.

RODRIGO PALÁCIO DE AZEVEDO

Médico Especialista em Medicina Intensiva pela Universidade Federal de São Paulo (Unifesp) e Associação de Medicina Intensiva Brasileira (AMIB). Editor do blog pacientegrave.com.

ROGÉRIO GOMES DE ALMEIDA NETO

Especialista em Cardiologia e Clínica Médica.

SABRINA BERNARDEZ-PEREIRA

Especialista em Clínica Médica e Cardiologia. Mestre em Ciências Cardiovasculares pela Universidade Federal Fluminense (UFF). Doutor em Ciências Cardiovasculares pela UFF. Coordenadora dos protocolos institucionais do Hospital do Coração (HCor-SP). Pesquisadora no Laboratório de Genética Molecular do InCor/Universidade de São Paulo (USP).

SANDRA REGINA SCHWARZWÄLDER SPROVIERI

Doutora em Ciências da Saúde pelo Departamento de Clínica Médica da Faculdade de Ciências Médicas da Santa Casa de São Paulo (FCMSCSP). Coordenadora Clínica do Serviço de Emergência da Irmandade da Santa Casa de Misericórdia de São Paulo (ISCMSP). Médica Chefe de Clínica da ISCMSP. Professora Adjunta e Chefe da Disciplina de Emergência em Clínica Médica do Departamento de Medicina da FCMSCSP.

SÉRGIO ATALA DIB

Especialista em Clínica Médica e Endocrinologia. Mestrado e Doutorado em Endocrinologia Clínica pela Universidade Federal de São Paulo. Pós-Doutorado na Harvard University. Livre-Docência pela Universidade Federal de São Paulo.

SÉRGIO DOS ANJOS GARNES

Especialista em Nutrologia, Área de Atuação em Nutrição Parenteral e Enteral, Médico Nutrólogo Voluntário do PROATA – Programa de Atenção aos Transtornos Alimentares da Universidade Federal de São Paulo (Unifesp), Diretor da Funzionali.

SIMONE FORTALEZA CASTELO BRANCO

Médica Especialista em Clínica Médica, Pneumologia e Terapia Intensiva. Mestre em Clínica Médica pela Universidade Federal do Ceará (UFC), Professora de Medicina do Centro Universitário Unichristus. Médica Pneumologista da Unidade de Terapia Intensiva Respiratória do Hospital de Messejana – SESA e do Hospital Universitário Walter Cantídio da UFC.

TANIA MARIA MARCIAL

Médica Infectologista do Centro de Informações e Estratégias em Vigilância a Saúde – CIEVS Minas. Mestre em Ciências da Saúde: Infectologia e Medicina Tropical pela Universidade Federal de Minas Gerais. Professora da Disciplina de Doenças Infecciosas e Parasitárias da Faculdade de Saúde e Ecologia Humana – FASEH.

THAIS COLODETTI

Médica Especialista em Clínica Médica pela Escola Paulista de Medicina da Universidade Federal de São Paulo (EPM/Unifesp).

THAIS DANTAS

Médica Residente de Radiodiagnóstico do Hospital São Camilo.

THALES FERNANDO ROQUE BARBA

Especialista em Pediatria, Pneumologia e Alergia pela Escola Paulista de Medicina da Universidade Federal de São Paulo (EPM/Unifesp). Mestre pela EPM/Unifesp. Professor de Pediatria do Curso de Medicina das Faculdades Integradas Padre Albino-Fameca, Catanduva – SP.

THIAGO LUIZ PEREIRA DONOSO SCOPPETTA

Médico Radiologista em Neurorradiologia de Cabeça e Pescoço do Hospital São Camilo.

THIRSO DE SOUSA MUNIZ NASCIMENTO

Residência em Clínica Médica no Hospital Getúlio Vargas (HGV) da Universidade Federal do Piauí (UFPI). Residência em Medicina Intensiva no HGV pela Universidade Estadual do Piauí (UESPI). Médico Clínico do Hospital Universitário da UFPI. Médico do SAMU Aéreo do Estado do Piauí.

TICIANA PAES BATISTA DA SILVA

Especialista em Clínica Médica e Endocrinologia. Mestrado em Endocrinologia Clínica pela Universidade Federal de São Paulo.

TOMÁS SANTILLANA PENA

Especialista em Cardiologia e Eletrofisiologia. Médico Assistente na Casa de Saúde Santa Marcelina. Médico Assistente do Hospital do Coração e do Hospital Edmundo Vasconcelos.

VAGNER MADRINI

Especialista em Clínica Médica pela Universidade Federal de São Paulo (Unifesp). Médico Residente em Cardiologia pelo Instituto do Coração (InCor-SP).

VALDIR AMBRÓSIO MOISÉS

Professor Adjunto da Disciplina de Cardiologia da Escola Paulista de Medicina da Universidade Federal de São Paulo (EPM/Unifesp).

VICTOR AUGUSTO GRÉCIA COUTINHO

Médico Graduado pela Universidade Estadual do Pará.

VIVIANE BERNARDES DE OLIVEIRA CHAIBEN

Especialista em Medicina Intensiva. Médica do Serviço de Terapia Intensiva do Hospital Universitário Cajuru da Pontifícia Universidade Católica do Paraná (PUC-PR). Professora de Urgências e Emergências da Escola de Medicina da PUC-PR.

WELLINGSON SILVA PAIVA

Especialista em Neurocirurgia. Doutor em Ciências pela Universidade de São Paulo (USP). *Fellow* of the Royal Society of Medicine. *Research Fellowship* na Harvard Medical School. Neurocirurgião da Unidade de Emergência e do Grupo de Neuroncologia da Divisão de Neurocirurgia do Hospital das Clínicas da Faculdade de Medicina da USP (FMUSP). Professor responsável pela disciplina MNE 5757 do Programa de Pós-Graduação *stricto sensu* da FMUSP. Professor Livre-Docente do Departamento de Neurologia da FMUSP.

WILSON MASSAYUKI IMANISHI

Médico Assistente do Departamento de Medicina Interna e da Terapia Intensiva do Hospital do Câncer de Barretos.

Dedicatória

Para Patricia e Anna Luisa: por sua compreensão e suporte... e por tudo! Sempre!

A todos os que se dedicam ao cuidado dos pacientes nos Departamentos de Emergência de todo o país e que realmente acreditam que a qualificação e especialização da Medicina de Emergência poderá salvar mais vidas! Muito obrigado por seu incansável trabalho!

Hélio Penna Guimarães

A minha esposa, Iris Helena; meus filhos, Flávia e Tomaz pelo carinho, compreensão dos momentos de ausência e pelo constante estímulo a viver a carreira médica, tanto no cuidar quanto no ensinar, de forma intensa todos os momentos, sempre tendo como objetivo o bem-estar do paciente. Que esta obra possa contribuir na formação e no crescimento dos diferentes profissionais da saúde que irão atuar e daqueles que já atuam nas Emergências e que sirva de estímulo a novas produções.

Luiz Alexandre Borges

Dedico a quem tem me incentivado ao longo dos anos com muito amor e carinho, Glauce, Arthur, Lucas, Rafaella e Manuella e pela paciência também; e aqueles que se dedicam a salvar vidas e cuidar de pacientes graves.

Murillo Santucci Cesar de Assunção

A Deus, por tudo.
Ao meu pai (*in memoriam*).

Hélder Jose Lima Reis

Agradecimentos

Após intenso trabalho finalizamos a 1ª edição do livro *Manual de Medicina de Emergência*.

No intuito de congregar colegas Emergencistas e especialistas de outras aéreas da medicina e dar a esta obra um cunho nacional, contamos com autores e colaboradores de diversas instituições nacionais e internacionais que gentilmente aceitaram este trabalho de contribuir para a bibliografia nacional da Medicina de Emergência.

Esta obra certamente jamais teria se concretizado sem a fundamental e preciosa colaboração de todos.

Aos amigos Alexandre Massa Rzezinski e Paulo da Costa Rzezinski, da Editora Atheneu: muito obrigado pelo companheirismo inabalável de longas jornadas de trabalho e apoio inconteste a mais esta obra.

Ao Instituto Paulista de Treinamento e Ensino – IPATRE, por sua dedicação em mostrar que não há fronteiras para o conhecimento.

Aos amigos editores, Luiz Alexandre, Murillo e Helder.

Hélio Penna Guimarães

Meu agradecimento aos residentes da Emergência do Hospital de Pronto-Socorro de Porto Alegre, Osmar, Juliana e André, pela colaboração da execução dos capítulos, e um agradecimento especial ao Dr. Hélio Penna, pelo convite a minha pessoa para participar como Editor desta importante obra.

Luiz Alexandre Borges

A todos os médicos que estão na linha de frente no atendimento ao paciente crítico.

Hélder Jose Lima Reis

Prefácio

A Medicina de Emergência (ME) envolve conhecimentos e habilidades comuns a diversas especialidades médicas, mas que quando aglutinadas no cenário da emergência demandam a necessidade de um profissional capacitado e habilitado para coordenar equipes e fluxos, organizar, gerir e dimensionar redes, sempre a contento nas diversas etapas e sequências de atendimento com precisão, acurácia e rapidez buscando imediato tratamento e estabilização.

Este livro foi construído com a experiência e dedicação de quatro editores, 223 autores/colaboradores nacionais e internacionais divididos em 112 capítulos, que ofertaram seu tempo e dedicação para compartilhar conhecimentos fundamentais nas mais diversas especialidades e oferecer ferramentas à prática clínica segura do Emergencista.

A ME em seu ambiente pré-hospitalar ou hospitalar abrange cuidados, raciocínio clínico, destrezas manuais e habilidades comportamentais que devem se sobrepor à nebulosidade de fatores externos diversos e ao ruído do estresse; o foco do cuidar com eficiência e segurança é a razão da existência da ME, limitando a morbidade e a mortalidade dos pacientes que diariamente recorrem a seus recursos; trata-se, assim, de uma área em que se exige dedicação, foco, precisão e resiliência.

Essa resiliência levou a ME a construir-se, lenta, mas solidamente, como uma especialidade médica no Brasil, reconhecida apenas em setembro de 2015. Ainda jovem, a ME caminha com suas primeiras disciplinas nas graduações e residências médicas reconhecidas. Há ainda um longo caminho a traçar... mas há muitas vidas para cuidar!

E que os Emergencistas brasileiros possam consolidar esse caminho!

Os Editores

Sumário

Seção 1

Aspectos Gerais: Sinais, Sintomas e Síndromes

1

Anamnese e Exame Físico

Luiz Alexandre Alegretti Borges
Osmar Mazetti Jr.
Juliana Batista R. Pereira
André Pinheiro Weber

O médico na emergência muitas vezes tem que rapidamente avaliar, diagnosticar e tratar múltiplos pacientes em situações distintas, geralmente com informações limitadas, devendo agir para prevenir agravos em mortalidade e morbidade.

Parte da nossa responsabilidade deve incluir a habilidade em realizar o exame físico e a obtenção da história clínica de forma objetiva, bem como, quando necessário, selecionar os exames complementares adequados ao caso do paciente.

Reconhecer pacientes com potencial de agravamento das suas condições e determinar um plano terapêutico adequado dependem dessas habilidades.

Queixas comuns em um pronto-socorro, além do manejo adequado da dor, situações extremas, como o choque e os traumas graves, e situações sociais também envolvem cuidados providos pelo médico da emergência.[1]

AVALIAÇÃO INICIAL

Na avaliação inicial do paciente na emergência a avaliação primária pelo mnemônico ABCDE (Airway, Breathing, Circulation, Disability e Exposure)[2] não é só útil em situações de trauma, mas também organiza a resolução imediata de agravamentos ao longo do atendimento do paciente. Durante a chegada do paciente é importante captarmos informações com equipe pré-hospitalar ou familiares sobre circunstâncias ambientais (como a cena e cinemática do trauma, ingestão de tóxicos) que podem influenciar no estado de saúde do paciente.

A. Via aérea (*Airway*) não é só necessária para garantir as trocas gasosas, podendo-se adotar medidas protetoras (contra aspiração, por exemplo). Também pode ser utilizada como via de administração de alguns fármacos.
B. Respiração (*Breathing*) não depende apenas dos pulmões, e exige a avaliação da cavidade torácica, da musculatura e do sistema nervoso central.
C. A circulação (*Circulation*) pode estar comprometida devido a sangramentos, desidratação, disfunções cardiovasculares, vasoconstrição ou vasodilatação.
D. A avaliação de disfunções (*Disability*) envolve um exame neurológico objetivo, que abrange a avaliação do nível de consciência, do estado mental, das funções motora, sensória e reflexiva, além dos nervos cranianos e disfunções focais. Ferramentas e escalas acessórias, como a de Glasgow (Tabela 1.1), escala validada para trauma cranioencefálico), podem ser necessárias nessa etapa.
E. Exposição (*Exposure*) e avaliação das extremidades são auxiliares na determinação de estados de hiper ou hipotermia, lesões de membros ou tronco e outros agravamentos.

ANAMNESE E EXAME FÍSICO

A história clínica é isoladamente a ferramenta de maior valor para diagnóstico na admissão do paciente no setor de emergência. Quando a unimos ao exame físico, dobramos a

TABELA 1.1 Escala de coma de Glasgow[2]

Abertura ocular	Espontânea Estímulo verbal Estímulo doloroso Ausente	4 3 2 1
Resposta verbal	Orientado Confuso Palavras inapropriadas Sons ininteligíveis Ausente	5 4 3 2 1
Resposta motora	Obedece a comandos verbais Localiza estímulos Retirada inespecífica Padrão flexor Padrão extensor Ausente	6 5 4 3 2 1

acurácia, e ao dispor de exames simples de bioquímica (exames de sangue e de urina) e de imagem como RX e ECG, chega-se a 90% dos diagnósticos.[1] A história deve ser focada na obtenção dos dados relativos à queixa atual e na identificação de informações adicionais relevantes. Em alguns casos, porém, como em pacientes muito graves, pode não haver tempo para a obtenção de informações detalhadas, e é então crucial a obtenção das informações mais importantes ao longo do exame físico ou de outras etapas do atendimento. Quando possível, a obtenção da história junto a um acompanhante deve ser usada.

Informações adicionais complementares à história da queixa atual podem ser obtidas com a ajuda do mnemônico AMPLA (Alergias, Medicamentos, Passado Médico/Prenhez, Líquidos e alimentos ingeridos recentemente, Ambiente e eventos relacionados ao trauma).

Dessa forma, é possível obter informações sobre alergias, uso de medicações, história patológica pregressa, última refeição (que pode ser útil em paciente que serão submetidos a procedimentos de urgência) e situações ambientais que levaram à condição atual. Nessa investigação, nos pacientes vítimas de trauma ou com suspeita de doenças infecciosas, é importante interrogar o histórico vacinal.

Na avaliação da dor, é importante caracterizar fatores de melhora ou piora, tipo da dor, padrões de irradiação, grau da dor e situação em que começou.

A avaliação da queixa deve envolver uma análise minuciosa do sistema orgânico envolvido. Para cada um, é importante não esquecer de interrogar e caracterizar pelo menos estes sintomas:

- **Cardiopulmonares:** tosse, dispneia, ortopneia, palpitações, tontura, síncope, dor torácica.
- **Gastrintestinais:** dor abdominal, náuseas e vômitos, anorexia, constipação, diarreia, sangramentos, alterações da deglutição.
- **Urinários:** disúria, frequência urinária, urgência miccional, hematúria.
- **Ginecológicos:** gravidez, menstruação, contracepção, história sexual ou de DSTs, leucorreia ou sangramentos vaginais, dispareunia, procedimentos prévios.
- **Neurológicos:** fraqueza, alterações da fala, concentração, motoras ou sensitivas, de memória, do comportamento, cefaleia.

Alguns dados da história devem chamar a atenção do médico na emergência: instalação súbita dos sintomas, piora significativa dos sintomas, alterações ou perda da consciência, sintomas cardiorrespiratórios, extremos de idade, imunocomprometimento, pacientes pouco colaborativos ao relatar seu passado médico, história de repetidas consultas da emergência e situação vacinal incompleta.

O exame físico deve ser completo sempre que possível, especialmente nas situações em que há tempo para uma avaliação secundária do paciente, que não deve ser confundida com a reavaliação apenas da queixa primária.

O estado geral do paciente bem como sua aparência são de grande ajuda na determinação de potencial gravidade. Num primeiro contato, já é possível rapidamente, por exemplo, determinar o nível de consciência, o estado de hidratação, a presença de sangramento ou sinais de choque, esforço respiratório, grandes lesões e alterações do estado mental que representem perigo ao paciente ou à equipe.

É importante a avaliação de todos os sinais vitais, para que alterações importantes sejam tratadas rápida e efetivamente. Em pacientes vítimas de trauma, é possível ainda avaliar, pelos sinais vitais, o grau de choque do paciente (o qual auxilia a guiar as medidas de ressuscitação volêmica, Tabela 1.2). Nos pacientes com suspeita de doença infecciosa, a avaliação dos sinais vitais ajuda a determinar a presença de sepse (Tabela 1.3) e sua gravidade, o que futuramente guiará as medidas terapêuticas iniciais e os objetivos da abordagem primária.[4]

FOCANDO NA EMERGÊNCIA

A abordagem no departamento de emergência é mais flexível e não linear como nas outras unidades.[3]

O encontro com o paciente pode não começar com uma história e avaliação completas, e o tratamento pode ser o mais breve possível, visto que alguns estão gravemente doentes e não sobreviverão sem uma intervenção imediata, antes de qualquer avaliação minuciosa.

TABELA 1.2 Grau de choque[2]

	Classe I	Classe II	Classe III	Classe IV
Perda sanguínea (mL)	Até 750	750-1500	1500-2000	>2000
Perda sanguínea (% vol. sanguíneo)	Até 15	15-30	30-40	>40
Frequência de pulso	<100	100-120	120-140	>140
Pressão arterial	Normal	Normal	Diminuída	Diminuída
Pressão de pulso	Normal ou aumentada	Diminuída	Diminuída	Diminuída
Frequência respiratória	14-20	20-30	30-40	>35
Diurese (mL/h)	>30	20-30	5-15	Desprezível
Estado mental	Levemente ansioso	Moderadamente ansioso	Ansioso, confuso	Confuso, letárgico
Reposição volêmica	Cristaloide	Cristaloide	Cristaloide e sangue	Cristaloide e sangue

TABELA 1.3 SRIS e sepse[3]

SRIS: Síndrome da resposta inflamatória sistêmica, apresentar dois ou mais dos critérios ao lado	▪ Temperatura > 38 °C ou < 36 °C ▪ FC > 90 ▪ FR> 20 OU Pa CO_2 menor que 32 mmHg ou ainda necessidade de ventilação mecânica por processo agudo ▪ Leucocitose > 12.000, < 4000 ou bastonetes > 10%
Sepse	SRIS + Foco infeccioso

Quando se toma conhecimento da queixa principal pela triagem, no caminho para o atendimento já é possível formular possíveis diagnósticos.

Um diagnóstico definitivo nem sempre é possível na emergência, contudo um diagnóstico diferencial dinâmico é imperativo.

Os pontos chaves são a queixa principal, a aparência e os sinais vitais, e a pergunta mais importante que se deve fazer é: Esse paciente está doente? Por exemplo, um paciente com dor no tornozelo sentado na maca, falando ao celular, é claramente diferente de um paciente com dispneia e dor torácica.

A aparência e os sinais vitais são importantes para auxiliar nesse raciocínio.O objetivo principal no departamento de emergência é identificar patologias ameaçadoras à vida, que, uma vez identificadas, devem ser objeto de intervenção imediata. Contudo, deve-se manter em mente que uma patologia grave pode ter uma apresentação sutil.

Atentar para tratar a dor e náusea antes de prosseguir a investigação, tanto via oral ou parenteral.

A história médica pregressa é importante para qualquer paciente; o passado cirúrgico pode esclarecer uma dor abdominal, por exemplo. Medicamentos em uso, como se usam e como deveriam ser usados, alteração de dose, alergias, características da reação alérgica (*rash*).

Os sistemas relacionados à queixa principal (QP) devem ser avaliados minuciosamente. Suspeitar sempre, formular mais de uma hipótese diagnóstica se possível.

A investigação laboratorial e complementar de imagem deve ser feita de acordo com a suspeita. Importante considerar que não são isentos de risco e não devem ser pedidos caso não sirvam para alterar ou guiar conduta.

Um ECG deve sempre ser pedido, pois é um exame de baixo custo que auxilia o diagnóstico de várias patologias.

SISTEMATIZANDO

- Identificar os problemas primários e a QP.
- Identificar problemas ameaçadores à vida.
- Tratar dor e sintomas.
- Alta ou internação, onde internar?
- O paciente estará a salvo em casa?
- O que pode ser feito por ele no hospital?

TABELA 1.4 Momentos críticos e possíveis armadilhas na avaliação do paciente na emergência[5]

Momentos críticos	▪ Passagem de plantão ▪ Final do plantão ▪ Pacientes fora de área (Radiologia, por exemplo) ▪ Alta da emergência (há certeza da indicação de alta? Por quais motivos?)
Armadilhas	▪ Pacientes intubados e sedados ▪ Idosos e crianças (sintomas sutis) ▪ Alcoolizados ▪ Psiquiátricos ▪ Sempre solicitar HGT em quadros neurológicos ▪ Sempre avaliar e reavaliar, não "comprar" a impressão inicial

- Todos os pacientes devem ter seguimento, referenciados devidamente.
- Em caso de alta: orientações detalhadas, antecipar evolução esperada e sinais que devem ser observados e retorno se necessário.

REFERÊNCIAS BIBLIOGRÁFICAS

1. Garmel GM. Approach to the emergency patient. In: Garmel GM, Mahadevan SV, editors. An Introduction to Clinical Emergency Medicine. New York: Cambridge University Press; 2012. p. 3-18.
2. American College of Surgeons. Manual de suporte avançado de vida no trauma para médicos – ATLS. 9th ed. Chicago: American College of Surgeons; 2012.
3. Paley L, Zornitzki T, Cohen J, Friedman J, Kozak N, Schattner A. Utility of clinical examination in the diagnosis of emergency department patients admitted to the department of medicine of an academic hospital. Archives of Internal Medicine 2011;171: 1394-96.
4. Martins HS, Brandão Neto RA, Neto AC, Velasco IT. Emergências Clínicas: abordagem prática. 9ªed. Barueri: Manole;2014. p. 217-240.
5. Lapine, A. General Approach to the Emergency Department Patient. Disponível em: <http://hqmeded.com/general-approach-to-the-emergency-department-patient-2/>. Acesso em: 7 out. 2015.

2

Cefaleias

Maria Julia Machline Carrion

INTRODUÇÃO

Cefaleia é uma das queixas mais frequentes na prática clínica diária, tanto em unidades de atenção primária, onde são responsáveis por 9% das consultas, como em unidades de emergência.[1]

Além de ser uma condição prevalente, a cefaleia também representa um fator de incapacidade, o qual limita a vida do indivíduo não só nas suas tarefas laborais, mas também nas suas atividades de lazer.[2]

No presente capítulo iremos abordar os princípios do diagnóstico e tratamento das cefaleias na unidade de emergência, enfatizando as condutas utilizadas no cenário brasileiro.

EPIDEMIOLOGIA

A prevalência global de cefaleia é estimada em 47% da população, sendo que a migrânea representa 10% e a cefaleia tipo tensional, 38%. A prevalência durante a vida é estimada em 66%, sendo 14% para migrânea e 46% para cefaleia do tipo tensional.[3]

Além da alta prevalência, o impacto causado pelas cefaleias nas atividades diárias é considerável. Nesse cenário, a migrânea representa isoladamente o diagnóstico de cefaleia que mais contribui para incapacidade. Em um estudo brasileiro, 86% dos pacientes pesquisados referiam diminuição das suas capacidades relacionada à migrânea.[4] Contudo, a cefaleia do tipo tensional, devido a sua ampla prevalência, representa, como um todo, um impacto muito importante na sociedade.[3]

Nas unidades de emergência, a cefaleia é uma causa frequente de procura por atendimento nos Estados Unidos, respondendo por 1 a 16% dos atendimentos realizados.[5,6] No Brasil, a frequência dos atendimentos por cefaleia varia entre 1 e 2% nos diferentes estudos, sendo que as cefaleias primárias representam a maior parte dos diagnósticos (entre 65 e 77%). Das cefaleias primárias, a migrânea é o motivo de consulta mais frequente, seguida da cefaleia do tipo tensional.[7,8] Dentre as cefaleias secundárias, a cefaleia atribuída à rinossinusite é um diagnóstico prevalente, enquanto a cefaleia atribuída a hemorragia subaracnoide representa apenas 1,5% dos casos.[8]

A CLASSIFICAÇÃO INTERNACIONAL DAS CEFALEIAS (ICHD-3)

A Classificação Internacional das Cefaleias da International Headache Society (IHS) tem a intenção de padronizar, tanto para a aplicação em pesquisas como para a prática clínica, a definição dos tipos de cefaleia,[9] e é livremente disponibilizada para qualquer usuário.[10] A Terceira Classificação Internacional (ICHD-3) pela primeira vez foi publicada na versão beta, antes da versão final, com o intuito de estar sincronizada com a publicação da nova revisão da Classificação Internacional das Doenças (CID 11) da Organização Mundial da Saúde. O objetivo é obter maior congruência entre as classificações e códigos utilizados nas duas classificações (CID 11 e ICHD-3.[10]

A ICHD-3 é dividida em três partes:

- **Primeira Parte:** aborda as Cefaleias Primárias
  - Migrânea.

- Cefaleia do tipo tensional.
- Cefaleias trigêmino-autonômicas.
- Outras cefaleias primárias.

- **Segunda Parte:** aborda as Cefaleias Secundárias
  - Cefaleia atribuída a trauma craniano ou cervical.
  - Cefaleia atribuída a distúrbio vascular craniano ou cervical.
  - Cefaleia atribuída a distúrbio intracraniano não vascular.
  - Cefaleia atribuída a substâncias ou à sua retirada.
  - Cefaleia atribuída a infecções.
  - Cefaleia atribuída a distúrbios da homeostase.
  - Cefaleia ou dor facial, atribuídas a distúrbios do crânio, pescoço, olhos, ouvidos, seios da face, dentes, cavidade oral ou outras estruturas faciais ou cervicais.
  - Cefaleia atribuída a distúrbios psiquiátricos.
- **Terceira Parte:** aborda Neuropatias Cranianas Dolorosas, Outras Dores Faciais e Outras Cefaleias.
  - Neuropatias cranianas dolorosas e outras dores faciais.
  - Outras cefaleias.

A Classificação Completa é um documento bastante extenso, não cabe, nesse momento, sabê-la de cor. O objetivo é que o profissional da saúde entenda os critérios diagnósticos das classes mais frequentes: migrânea, cefaleia do tipo tensional e cefaleia em salvas, saiba diferenciar cefaleias primárias de secundárias e utilize a classificação para detalhar melhor os vários diagnósticos possíveis.

Os diagnósticos são hierárquicos e podem ser detalhados em até cinco níveis. Geralmente os profissionais estão habituados a diagnosticar no primeiro nível e às vezes no segundo; exemplo: 1- Migrânea e 1.1 Migrânea sem aura.

DIAGNÓSTICO DAS CEFALEIAS

É importante no diagnóstico de cefaleia a diferenciação como primária ou secundária. Esse raciocínio envolve não somente o conhecimento dos critérios diagnósticos das cefaleias primárias, mas também a identificação de possíveis sinais e sintomas de alerta. A presença desses chamados "sinais de alarme" sugere a possibilidade de cefaleia secundária e indicaria a necessidade de investigação adicional.

MIGRÂNEA

A migrânea é uma cefaleia primária comumente incapacitante.[10] É mais frequente em mulheres do que homens, numa proporção de 3:1,[9,11] e geralmente acomete pessoas entre a segunda e terceira décadas de vida. Contudo, também pode iniciar tanto na infância quanto na terceira idade. Os dois subtipos mais importantes são a migrânea com aura e a migrânea sem aura.

Migrânea sem Aura

A migrânea sem aura é caracterizada com uma cefaleia recorrente que se manifesta como crises de dor com duração de 4 a 72 horas, unilateral, pulsátil, de moderada a alta intensidade, agravada por atividades físicas de rotina e associada a náusea e fotofobia/fonofobia.

Os critérios diagnósticos estão descritos na Tabela 2.1.

Migrânea com Aura (Tabela 2.2)

CEFALEIA DO TIPO TENSIONAL (TABELA 2.3)

A cefaleia do tipo tensional episódica afeta até 80% das pessoas ao longo da vida. É caracterizada pelos pacientes como "um sintoma normal ou comum", o que pode levar à automedicação e ao abuso de analgésicos sem orientação médica.[9]

A cefaleia do tipo tensional também pode ser classificada como frequente quando, além de preencher os critérios mencionados anteriormente, ocorre na frequência de até 14 dias por mês em média e por um período de 3 meses.

CEFALEIA EM SALVAS

A cefaleia em salvas costuma afetar mais homens do que mulheres, em uma relação de 2,5:1. O diagnóstico é clínico. Porém, muitas vezes os pacientes são submetidos a exames complementares desnecessários, muito provavelmente por não ser um diagnóstico tão lembrado.

TABELA 2.1 Critérios diagnósticos da migrânea sem aura pela ICHD-3[10]

A	Pelo menos cinco crises que preencham os critérios B-D
B	Crises de cefaleia com duração de 4-72 horas (não tratadas ou tratadas sem sucesso)
C	Cefaleia acompanhada por pelo menos duas das características a seguir: 1. localização unilateral 2. caráter pulsátil 3. intensidade moderada a grave 4. agravada por, ou leva a restrição das atividades físicas rotineiras (como caminhar ou subir escadas)
D	Durante as crises, pelo menos um dos seguintes sintomas: 1. náusea e /ou vômito 2. fotofobia e fonofobia
E	Não é mais bem caracterizada por nenhum outro diagnóstico da ICHD-3

TABELA 2.2 Critérios diagnósticos da migrânea com aura pela ICHD-3[10]

A	Pelo menos duas crises que preencham os critérios B-C
B	Uma ou mais das auras (completamente reversíveis) 1. visual 2. sensitiva 3. fala e/ou linguagem 4. motora 5. tronco cerebral 6. retiniana
C	Pelo menos uma das características a seguir: ▪ Pelo menos um dos sintomas de aura avança gradualmente em 5 minutos, e/ou dois ou mais sintomas ocorrem em sucessão ▪ Cada uma das auras dura 5-60 minutos ▪ Pelo menos uma das auras é unilateral ▪ A aura é acompanhada ou precede a cefaleia em até 60 minutos
D	Não é mais bem caracterizada por nenhum outro diagnóstico da ICHD-3 e acidente isquêmico transitório foi excluído

TABELA 2.3 Critérios diagnósticos da cefaleia do tipo tensional pela ICHD3[10]

A	Pelo menos 10 crises com frequência menor que um dia ao mês (em média 12 dias por ano) e que preencham os critérios B-D
B	Duração de 30 minutos a 7 dias.
C	Pelo menos uma das características a seguir: ▪ Localização bilateral ▪ Caráter em pressão (não pulsátil) ▪ Intensidade média ou moderada ▪ Não é agravada por atividade física de rotina (como caminhar ou subir escadas)
D	Ambas as características a seguir ▪ Sem náusea ou vômito ▪ Fotofobia ou Fonofobia (mas nunca as duas concomitantemente)
E	Não é mais bem caracterizada por nenhum outro diagnóstico da ICHD-3

As crises são severas, estritamente unilaterais. A dor é referida na região orbital, supraorbital, temporal ou em combinação. Geralmente dura entre 15 a 180 minutos e ocorre de uma a oito vezes ao dia. Há associação com hiperemia conjuntival ipsilateral, congestão nasal, rinorreia, sudorese facial, miose, ptose ou edema palpebral e/ou agitação ou inquietação.

Os critérios diagnósticos estão descritos na Tabela 2.4[10]

A cefaleia em salvas é chamada episódica quando as crises ocorrem em períodos de 7 dias a 1 ano com período livre de dor com duração de pelo menos 1 mês.

A forma crônica é caracterizada por crises que ocorrem por mais de 1 ano sem remissão, ou com períodos de remissão menores que 1 mês.

TABELA 2.4 Critérios diagnósticos da cefaleia em salvas[10]

A	Pelo menos cinco crises que preencham os critérios B-D
B	Dor unilateral severa orbital, supraorbital, e/ou temporal com duração de 15 a 180 minutos (quando não tratada)
C	Uma ou ambas as características a seguir: 1. Pelo menos um dos sintomas ou sinais ipsilaterais à dor: a. hiperemia conjuntival ou lacrimejamento b. congestão nasal ou rinorreia c. edema palpebral d. sudorese facial e. rubor facial f. sensação de volume no ouvido g. miose e/ou ptose 2. Sensação de inquietude ou agitação
D	Crises com frequência de uma crise em dias alternados e até oito crises por dia por mais da metade do tempo enquanto a doença está ativa
E	Não é mais bem representada por outro diagnóstico da ICHD-3

ABORDAGEM DO PACIENTE

Na maioria dos casos, o diagnóstico é clínico, ou seja, uma anamnese completa e exame físico adequado orientarão o raciocínio diagnóstico e a conduta de forma adequada.

Ao abordar a história da cefaleia, alguns aspectos, observados na Tabela 2.5, são fundamentais:[12]

Em relação ao exame físico, atentar para:

- Exame de fundo de olho para pesquisa de casos de hipertensão intracraniana ou outras situações em que há dor referida na região ocular.
- Sinais meníngeos – diagnóstico de meningites.
- Pressão arterial: pois podem ocorrer cefaleias em vigência de picos hipertensivos, ou que fazem parte de um quadro de pré-eclâmpsia ou eclâmpsia. Deve-se considerar também a possibilidade de hemorragia subaracnoide.
- Algumas infecções sistêmicas também podem causar cefaleia. Atentar para a temperatura axilar.
- Deve-se realizar a palpação de pontos dolorosos, articulação temporomandibular e musculatura cervical em função dos diagnósticos diferenciais de arterites, cefaleia cervicogênica etc.
- As carotidíneas, por dissecção carotídea, também podem ser referidas como cefaleias. É importante atentar para a ausculta das carótidas e, principalmente, considerar esse diagnóstico.

QUANDO DEVEMOS NOS PREOCUPAR COM UM CASO DE CEFALEIA?

IDENTIFICANDO OS SINAIS DE ALARME

A maioria dos pacientes que procuram atendimento médico por cefaleia, mesmo que seja de início recente, terá uma cefaleia primária ou uma causa benigna.[13] No entanto, o médico deve ser cauteloso ao atribuir à cefaleia uma causa benigna na ausência de uma história prévia de cefaleia.

Dessa forma, devemos considerar aspectos da história e exame físico que podem ser indicativos de cefaleia secundária, indicando assim investigação complementar.[14,15] São os chamados sinais de alarme, ou "*red flags*", os quais estão apresentados na Tabela 2.6.

Perante a queixa de "pior cefaleia da vida" ou de início súbito, o clínico deve considerar um acidente vascular hemorrágico (incluindo hemorragia subaracnoide aneurismática), dissecção arterial cervical, trombose de seio venoso ou outras formas de hemorragia intracraniana.[13]

Uma história de cefaleia progressiva, com piora gradual, subaguda, mesmo podendo estar relacionada a cefaleia crônica diária ou por abuso de analgésicos, deve levantar a hipótese de lesão expansiva (a qual também pode produzir sinais focais).[13]

A apresentação clássica de cefaleia, febre e sinais de irritação meníngea é indicativa de meningite, a qual deve ser confirmada através de análise do liquor.[13]

A arterite de células gigantes é uma patologia que acomete indivíduos na sexta década de vida. Faz parte do diagnóstico diferencial de cefaleia e deve ser considerada nos casos de cefaleia de início recente nessa faixa etária.[13]

CEFALEIAS SECUNDÁRIAS IMPORTANTES

Emergências Cerebrovasculares

Hemorragia Subaracnoide Aneurismática (HSA)

A HSA é uma doença devastadora, com altas taxas de mortalidade e morbidade. A rapidez no diagnóstico, enquanto o paciente ainda está neurologicamente intacto, melhora sensivelmente o prognóstico.[13]

TABELA 2.5 Abordagem da história clínica da cefaleia[14,15]

Temporalidade	▪ Por que o paciente está consultando agora? ▪ Quando os sintomas iniciaram? ▪ Qual a frequência e padrão temporal (episódico ou diário)? ▪ Qual a duração dos sintomas?
Caracterização da Dor	▪ Intensidade. ▪ Tipo de dor (em pressão, pulsátil etc.). ▪ Localização e padrão de dispersão. ▪ Graduação da dor através de uma escala que varia entre 0 (ausência de dor) e 10 (a pior dor possível). ▪ Sintomas associados.
Causalidade	▪ Fatores predisponentes ou desencadeantes. ▪ Uso de substâncias ilícitas. ▪ Fatores agravantes ou de alívio. ▪ História familiar de cefaleia.
Responsividade	▪ Que medicações já foram utilizadas, e qual a resposta? ▪ O que o paciente costuma fazer durante as crises? ▪ O quanto as atividades do paciente ficam limitadas durante as crises.
Estado de Saúde entre as Crises	▪ Como está o estado emocional do paciente? ▪ Qual o estado do paciente entre as crises (totalmente assintomático, persistem sintomas)?

TABELA 2.6 Sinais de alarme[14,15]

- A história não é sugestiva de cefaleia primária
- É o primeiro episódio de uma cefaleia aguda
- Houve mudança no padrão da cefaleia
- Cefaleia de instalação súbita
- Pior dor da vida
- Cefaleia desencadeada por atividade física/sexual
- Cefaleia associada a qualquer déficit neurológico focal, mesmo que transitório
- Cefaleia de início recente (menos de 1 ano)
- Cefaleia associada a febre
- Cefaleia associada a outros sintomas incapacitantes
- Cefaleia associada a alteração do nível de consciência
- Cefaleia iniciada após trauma de crânio recente
- Cefaleia de evolução progressiva e noturna
- Cefaleia iniciada após os 50 anos de idade
- História de imunodeficiência, discrasia sanguínea (ou uso de anticoagulantes), neoplasia, doenças genéticas (como síndrome de Marfan)
- Estado de mal migranoso refratário ao tratamento

A apresentação clínica usualmente contempla uma combinação de sintomas e sinais, sendo a cefaleia severa súbita o mais marcante. Contudo, a dor pode ser o único sintoma de apresentação em até um terço dos casos, o que pode acarretar alguma dificuldade ou atraso no diagnóstico. Os pacientes geralmente referem que a dor atinge seu pico de intensidade instantaneamente ou em poucos minutos. Outros sintomas que podem acompanhar o quadro são os sinais de irritação meníngea, náuseas, vômitos, fotofobia, comprometimento do sensório, sinais focais (motores, disfasia), crises epilépticas. Apenas em um paciente em cada dez a apresentação isolada de cefaleia severa súbita será decorrente de HSA. Da mesma forma, os outros sintomas clínicos de HSA também estão presentes em outras doenças. Assim, o quadro clínico isoladamente não permite distinguir HSA, e exames complementares (neuroimagem e punção lombar) são essenciais.[16]

Dissecção Arterial Cervical

As dissecções arteriais cervicais representam uma causa importante de acidente vascular cerebral (AVC) em pacientes jovens, compreendendo 20% dos casos de AVC em pacientes com menos de 45 anos. As dissecções carotídeas representam 70-80% das dissecções cervicais, e as dissecções vertebrais, 15%. O quadro clínico típico é constituído por dor local, cefaleia ou carotidínea acompanhadas ou não de síndrome de Horner ipsilateral. O diagnóstico é realizado através de exames angiográficos, e o tratamento é baseado em anticoagulação.[17]

Trombose de Seio Venoso

A trombose de seio venoso é uma causa importante de AVC a ser considerada em mulheres jovens. A cefaleia nesses casos é um sintoma importante, ocorrendo em praticamente todos os pacientes, e como sintoma isolado em uma grande parte. Diversos fatores de risco estão associados: uso de anticoncepcional oral, gravidez, puerpério, síndrome antifosfolipídio, antecedente de trombose venosa profunda e trombofilias hereditárias. Esses fatores devem ser sempre considerados e pesquisados. O tratamento dá-se através da anticoagulação.[18]

Arterite de Células Gigantes

A arterite de células gigantes (ou arterite temporal) é uma forma comum de vasculite em pessoas na terceira idade, com incidência progressiva a partir dos 50 anos, sendo mais prevalente em mulheres. É um diagnóstico a ser considerado em pacientes nessa faixa etária e que apresentam cefaleia de início recente, disfunção visual, polimialgia reumática e doença inflamatória sistêmica. Por ser uma causa de perda visual permanente, deve ser rapidamente diagnosticada e tratada. Exames laboratoriais corroboram o diagnóstico. Usualmente, as provas de atividade inflamatória como a velocidade de hemossedimentação e a proteína C reativa encontram-se alteradas. O diagnóstico definitivo é dado através da biópsia da artéria temporal, a qual deve ser realizada no mesmo lado dos sintomas. Infiltrado inflamatório com macrófagos ativados e células gigantes são achados patológicos típicos. Os sintomas costumam responder rápida e completamente à terapia com glicocorticoides.[19]

Lesões Expansivas

Neoplasias Intracranianas

Neoplasia cerebral é uma preocupação comum em pacientes que procuram atendimento por queixa de cefaleia leve ou moderada de início recente. A apresentação clínica dos tumores cerebrais geralmente contempla cefaleia em associação com déficits focais e/ou crises epilépticas. Dificilmente a cefaleia será apresentação isolada de outros sinais e sintomas em pacientes que procuram atendimento. Contudo, na população geriátrica esse quadro ocorre com maior frequência, já que a atrofia cerebral permite que o crescimento do tumor avance até fases mais avançadas sem acarretar sinais focais.[13]

A cefaleia classicamente se manifesta com dor noturna, que acorda o paciente, acompanhada por vômitos e com piora à manobra de Valsalva. A característica da dor é variável, sendo descrita como pulsátil, em pressão ou em pontadas.[13]

Hipertensão Intracraniana Idiopática

Hipertensão intracraniana idiopática (HII) é uma síndrome que costuma acometer mais frequentemente mulheres em idade fértil ou obesas, caracterizada por pressão intracraniana (PIC) elevada por causas desconhecidas. Por definição, o termo HII descreve a situação de pacientes com PIC elevada que não está relacionada a distúrbios intracranianos como processos meníngeos, neoplasias intracranianas etc. Entretanto, pacientes que desenvolvem HII secundária a uso de determinadas medicações, ou por trombose de seio venosos, ainda são classificados nessa entidade.[20]

Os critérios diagnósticos de Dandy modificados classificam a HII da seguinte forma:

1. Sinais e sintomas de PIC elevada (cefaleia, náusea, vômitos, alteração visual, papiledema).
2. Ausência de sinais neurológicos focais (exceto paresia de VI nervo craniano uni ou bilateral).
3. Pressão liquórica de abertura ≥ 25 cm de água, sem alteração citológica ou bioquímica.
4. Neuroimagem (ressonância magnética de crânio ou tomografia contemplando pesquisa para trombose de seio venoso) normal.

Os objetivos do tratamento consistem em aliviar os sintomas de PIC elevada e preservar a visão. Alguns fatores isolados estão associados a um pior prognóstico visual: sexo masculino, raça negra, obesidade mórbida, anemia, apneia obstrutiva do sono, início agudo dos sintomas. O manejo se inicia com a punção lombar diagnóstica, que muitas vezes por si só pode aliviar os sintomas, evitando outros procedimentos. Algumas drogas podem auxiliar o tratamento, como, por exemplo, inibidores da anidrase carbônica (acetazolamida), corticoides orais, topiramato. Os pacientes que persistem sintomáticos podem ser submetidos a procedimento cirúrgicos, contudo não há resultados de ensaios clínicos randomizados avaliando prospectivamente e comparando esses métodos.[20]

Doenças Sistêmicas

Cefaleia e Hipertensão Arterial Sistêmica

A cefaleia atribuída à hipertensão arterial sistêmica é descrita como uma dor geralmente bilateral e pulsátil, que usualmente ocorre durante uma elevação súbita da pressão sistólica (≥ 180 mmHg) ou diastólica (≥ 120 mmHg). Costuma aliviar com o tratamento da pressão arterial.[10]

A ICHD-3 classifica da seguinte forma:[10]

A. Qualquer cefaleia que preencha o critério C.

B. Hipertensão é definida como pressão sistólica ≥ 180 mmHg e/ou diastólica ≥120 mmHg demonstradas.

C. Relação de causa e efeito demonstrada por uma ou ambas as situações:
   1. Cefaleia desenvolvida em relação temporal direta com o início da hipertensão
   2. Uma ou ambas as características:
      a. Cefaleia com piora significativa paralela à piora da hipertensão.
      b. Cefaleia que melhora significativamente paralelamente à melhora da hipertensão.

D. Não é mais bem classificada por outra classe da ICHD-3.

Infecções

Meningites/Encefalites

As meningites bacterianas podem ser muitos graves. Os melhores prognósticos dependem de diagnóstico e tratamento precoces. Classicamente, apresentam-se com febre, rigidez de nuca, cefaleia e alteração do sensório. Contudo, a clínica completa só está presente em 50% dos pacientes. A cefaleia, por sua vez, mesmo sendo um sintoma comum de meningite, não apresenta um padrão característico.[13]

As meningites criptocócicas são mais comuns em pacientes imunocomprometidos, ocorrendo ocasionalmente em imunocompetentes. O diagnóstico depende da suspeita do avaliador, já que o quadro clínico pode ser bastante inespecífico (uma cefaleia leve a moderada arrastada, ou simplesmente fadiga).[13]

As meningites virais podem ser bastante sintomáticas, com cefaleia intensa e persistente, e funcionalmente limitantes. Porém, raramente acarretam risco de vida em imunocompetentes sem encefalite associada. Agentes comuns são os enterovírus, herpesvírus e vírus varicela-zoster.[13]

EXAMES COMPLEMENTARES

Na grande maioria das vezes não há necessidade de realização de exames de neuroimagem, já que prevalecem as cefaleias primárias. Portanto, nessas situações, os exames de neuroimagem devem ser evitados caso não tenham sido indicados com a intenção de mudar o tratamento. Contudo, há situações em que se deve considerar a realização de exames complementares no intuito de verificar uma possível cefaleia secundária, mesmo em um paciente com história conhecida de cefaleia crônica.

Uma metanálise de estudos com neuroimagem estimou uma prevalência de 0,2% de anormalidades intracranianas significativas em pacientes com migrânea e exame neurológico normal. Já em pacientes com exame neurológico alterado há maior chance de identificação de alterações nos exames de imagem.[21]

Achados incidentais também podem ocorrer, o que pode aumentar a ansiedade do paciente. Ou seja, só se deve pedir um exame quando realmente a intenção for descartar uma causa para a dor.[15]

Tanto a tomografia computadorizada (TC) como a ressonância magnética (RM) podem ser utilizadas. A RM é mais sensível em identificar alterações de substância branca e alterações vasculares.

Quando há suspeita de hemorragia subaracnoide (HSA) deve-se realizar tomografia de crânio o quanto antes. A sensibilidade do exame é de 98% nas primeiras 12 horas e de 93% nas primeiras 24 horas. Dessa forma, uma tomografia normal não exclui HSA, sendo necessária a realização de uma punção lombar.

Nas cefaleias trigêmino-autonômicas, como a cefaleia em salvas, bem como nas auras migranosas (caracterizadas por déficit focal), é importante descartar causas secundárias, principalmente quando se trata de um primeiro episódio.

A punção lombar com medida de pressão de abertura também é utilizada nos casos de suspeita de infecções do sistema nervoso central e nos casos de pseudotumor cerebral ou hipertensão intracraniana benigna (situação em que há cefaleia intensa com aumento da pressão intracraniana, porém sem lesão expansiva que a justifique).

Outros exames, como radiografia de seios da face, hemograma etc., devem ser solicitados conforme as suspeitas específicas.

ABORDAGEM TERAPÊUTICA

O manejo da crise de cefaleia deve objetivar o alívio da dor e dos sintomas associados, e também iniciar a educação do paciente e encaminhamento a serviços especializados para controle e profilaxia da dor, evitando o retorno à unidade de emergência.[22]

Em todas as situações é importante manter o paciente repousando em decúbito dorsal, em ambiente tranquilo, de preferência na penumbra. Para melhor administração das medicações endovenosas é interessante manter um acesso venoso heparinizado ou com infusão de solução fisiológica.

MIGRÂNEA

O manejo da crise migranosa é baseado primordialmente no reconhecimento da patologia, na verificação dos sinais de alarme, na exclusão de possíveis causas secundárias e no tratamento da dor (seguindo um sistema baseado na intensidade da dor) e sintomas associados. Na Figura 2.1 observamos uma proposta de tratamento escalonado baseada na intensidade da dor.

A Tabela 2.7 apresenta uma relação das opções de drogas mais utilizadas na prática brasileira, de acordo com as recomendações da Sociedade Brasileira de Cefaleia.[22]

No entanto, há situações especiais que exigem manejo particularizado:

- **Cefaleia na Gestante:** Nesses casos não se pode lançar mão de todas as medicações previamente mencionadas devido aos riscos de malefício ao feto. Uma alternativa de tratamento, associada à hidratação, é a associação de dimenidrato 01 ampola im (se a gestante estiver no primeiro trimestre) ou metoclopramida 01 ampola IV diluída (se a gestante estiver no segundo ou terceiro trimestre). Na sequência, pode-se administrar paracetamol 1000 mg VO. Se a dor permanecer, pode-se utilizar dexametasona.[14] É importante também lembrar o diagnóstico diferencial com pré-eclâmpsia.
- **Cefaleia Crônica Diária com Abuso de Analgésicos:** Trata-se do paciente que apresenta crises frequentes em pelo menos 15 dias do mês e que utiliza analgésicos em quantidade exagerada. Nesses casos, uma das medidas mais importantes é descontinuar as medicações analgésicas vigentes. O tratamento consiste em hidratação, reposição hidroeletrolítica, medicações sintomáticas (antieméticos, anti-hipertensivos etc.), e de preferência em regime de internação. A clorpromazina pode ser utilizada como analgésico na dose de 0,1 mg/kg EV em 3 minutos, mantendo-se a hidratação com SF 0,9% e podendo-se repetir de hora em hora (máximo de três repetições).[14] Dexametasona também é uma alternativa interessante, nas doses e posologias já mencionadas.

CEFALEIA DO TIPO TENSIONAL

As crises de cefaleia do tipo tensional são usualmente tratadas com analgésicos simples. Aspirina na dose de 500-1000 mg costuma ser bastante efetiva em ensaios clínicos randomizados, com até 75% dos pacientes referindo melhora em 2 horas.[23] Anti-inflamatórios não esteroides como ibuprofeno, cetoprofeno, naproxeno sódico e diclofenaco potássico também mostraram-se superiores a placebo em ensaios clínicos randomizados.[23,24] Contudo, a baixa taxa

Esquema 1 Migrânea fraca	Esquema 2 Migrânea moderada	Esquema 3 Migrânea forte	Esquema 4 Migrânea refratária ou Estado migranoso
Ácido Acetilsalicílico Paracetamol Dipirona Naproxeno sódico Diclofenaco sódico Ácido tolfenâmico	Ácido acetilsalicílico* Ácido tolfenâmico* Tartarato de Ergotamina* Dihidorergotamina* Sumatriptano** Naratriptano** Zolmitriptano** Rizatriptano**	Dipirona* Sumatriptano** Rizatriptano** Zolmitriptano** Indometacina Clorpromazina Dexametasona Haloperidol	• Internar • Investigar cefaleias secundárias • Hidratar e repor eletrólitos • Dexametasona 10 mg IV • Persistindo a dor: Dexametasona 6 mg de 6 em 6 horas (até 48 horas) + Clorpromazina 0.1 mg/kg IV em 3 minutos, manter infusão de SF 0.9% e repetir a cada 4 horas se necessário.
# Não respondendo em uma hora: usar o esquema 2	# Não respondendo em uma hora: usar o esquema 3	# Não respondendo: usar o esquema 4	

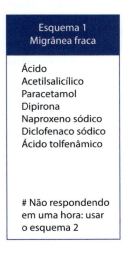

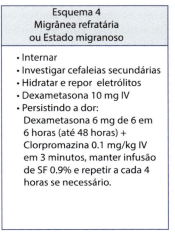

FIGURA 2.1. Tratamento da migrânea.[22] *Associar metoclopramida se náuseas ou vômito. **Não usar nas migrâneas com aura.

TABELA 2.7 Opções farmacológicas para o tratamento da crise de migrânea[22]

Droga	Dose	Posologia	Dose Máxima Diária
Tratamento da Crise Fraca			
Ácido Acetilsalicílico	1000 mg VO	Repetir em 2-4h SN	3 g
Paracetamol	1000 mg VO	Repetir em 2-4h SN	3 g
Naproxeno Sódico	750-1250 mg VO	Repetir em 2-4h SN	1650 mg
Ibuprofeno	800-1200 mg VO	Repetir em 2-4h SN	1600 mg
Diclofenaco	50-100 mg VO	Repetir em 2-4h SN	200 mg
Dipirona	500 mg VO	Repetir em 2-4h SN	2 g
Metoclopramida	10-20 mg VO	Associada a todos os medicamentos SN	*
Tratamento da Crise Moderada			
Ácido Acetilsalicílico	1000 mg VO	Repetir em 2-4h SN	3 g
Ácido Tolfenâmico	200-400 mg VO	Repetir em 2-4h SN	600 mg
Tartarato de Ergotamina	1-2 g VO	Repetir em 1-2h SN	4 g
Di-hidroergotamina	0,5 mg em cada narina	Repetir em 15 min SN	2 mg
Sumatriptano	50-100 mg VO ou 20 mg IN	Repetir SN	200 mg
Naratriptano	2,5 mg VO	Repetir SN	5 mg
Zolmitriptano	2,5-5 mg VO	Repetir SN	7,5 g
Rizatriptano	5-10 mg VO	Repetir SN	20 mg
Tratamento da Crise Forte			
Dipirona	1000 mg IV diluída em SF 0,9%	Repetir SN	2 g
Indometacina	100 mg intrarretal	Repetir 1h SN	200 mg
Clorpromazina	0,1-0,7 mg/kg IV diluída em SF 0,9%	Repetir até 3 vezes nas 24 horas	*
Dexametasona	4 mg IV	Repetir em 12-24h SN	*
Haloperidol	5 mg IM ou IV diluído em SF 0,9%	Repetir em 15 min SN	*
Sumatriptano	6 mg SC ou 20 mg IN ou 50-100 mg VO	Repetir SN	200 mg (VO)
Zolmitriptano	2,5-5 mg VO	Repetir SN	7,5 g
Rizatriptano	5-10 mg VO	Repetir SN	20 mg

de resposta em 2 horas, variando entre 17 e 32% para essa classe de medicamentos, deixa claro o espaço para outras intervenções.[24]

No cenário brasileiro, duas drogas comumente utilizadas são dipirona (1 grama IV) ou diclofenaco 75 mg IM.[14]

A dipirona é uma droga amplamente utilizada não somente no Brasil, mas também na Alemanha e na Espanha. Um estudo brasileiro mostrou benefício do uso de dipirona 1 g (diluída em solução salina) quando comparada ao placebo, com um ganho terapêutico de 30% em 30 minutos e 40% em 60 minutos. Também diminui a recorrência de dor e a necessidade do uso de medicações de resgate.[25]

Uma alternativa bastante interessante é a clorpromazina. Em outro estudo brasileiro, a droga, na dose de 0,1g/kg, mostrou um ganho terapêutico de 36% em 30 minutos e de 56% em 60 minutos, com diminuição tanto da recorrência quanto do uso de medicações de resgate.[26]

CEFALEIA EM SALVAS

Uma terapêutica comumente utilizada e amplamente disponível para o manejo da cefaleia em salvas é a oxigenoterapia.

Preconiza-se o uso de O_2 por máscara nasal, 8-10 litros por minuto, durante 10-15 minutos. Esse método deve ser sempre instituído, exceto em casos de contraindicação bem-estabelecida (por exemplo, enfisema pulmonar).[14] No entanto, nem todos os pacientes respondem a esse tratamento.[24]

Os triptanos costumam ser bastante eficazes.[14] O sumatriptano subcutâneo é o mais eficaz. Sumatriptano oral e zolmitriptano também são utilizados.[24] Vale lembrar que o sumatriptano é contraindicado em pacientes com hipertensão arterial não compensada, doença coronariana ou outras arteriopatias.[14]

CONCLUSÃO

A diferenciação entre cefaleia primária e secundária é a base do manejo das cefaleias em unidade de emergência. O conhecimento dos critérios diagnósticos e dos sinais de alarme é fundamental para a indicação criteriosa de investigação complementar, bem como para o manejo adequado.

REFERÊNCIAS BIBLIOGRÁFICAS

1. Bigal ME, BordiniCA, and Speciali JG. [Headache treatment in an emergency unit of the city of Ribeirao Preto, Brazil]. Arq Neuropsiquiatr, 1999. 57(3B): 813-9.

2. Headaches diagnosis and management of headaches in young people and adults. N.I.f.H.a.C. Excellence, Editor. 2012: United Kingdom.
3. Stovner L, et al. The global burden of headache: a documentation of headache prevalence and disability worldwide. Cephalalgia, 2007. 27(3): 193-210.
4. Bigal ME, et al. [Migraine prevalence and impact in employees of the clinical hospital of the medical school of Ribeirao Preto-USP]. Arq Neuropsiquiatr, 2000. 58(2B): p. 431-6.
5. Rasmussen BK. Epidemiology of headache. Cephalalgia, 1995. 15(1): 45-68.
6. Stewart WF, et al. Prevalence of migraine headache in the United States. Relation to age, income, race, and other sociodemographic factors. JAMA, 1992. 267(1): 64-9.
7. Bigal M, Bordini CA, and Speciali JG. Headache in an emergency room in Brazil. Sao Paulo Med J, 2000. 118(3): 58-62.
8. Silva Jr A, M.D., Rezende F, Pereira G, Morato E, Cunningham M, Camargos S, Frota E, Pimenta R, Pereira S, Christo P, Speciali J, Teixeira A, Gómez R. Frequência dos tipos de cefaleias atendidos no pronto atendimento do Hospital das Clínicas da Universidade Federal de Minas Gerais. Migrâneas Cefaleias, 2008. 11(2): 67-72.
9. Pinto MEB, WH, Klakke A, Ramos A, Stein AT, Castro Filho ED, Pereira CF, Sacramento E. Cefaleia em adultos na atenção primária à saúde: diagnóstico e tratamento. In Projeto Diretrizes. 2009.
10. Headache Classification Committee of the International Headache, The International Classification of Headache Disorders. 3rd edition (beta version). Cephalalgia, 2013. 33(9): 629-808.
11. Bigal ME, Bordini CA, and Speciali JG. Etiology and distribution of headaches in two Brazilian primary care units. Headache, 2000. 40(3): 241-7.
12. MacGregor E, Steiner T, and Davies P. Guidelines for all healthcare professionals in the diagnosis and treatment of migraine, tension-type headache, cluster headcache and medication overuse headache. 2010 [cited 2015 July 15th]; Available from: www.bash.org.uk.
13. Friedman BW and Lipton RB. Headache emergencies: diagnosis and management. Neurol Clin, 2012. 30(1): 43-59, vii.
14. Bigal M, Speciali JG. Protocolos para tratamento da cefaleia aguda, em unidade de emergência. Medicina, Ribeirão Preto, 1999. 32: 486-491.
15. Networ S-SIG. Diagnosis and management of headcache in adults - A national clinical guideline. SIGN- NHS, Editor. Scottish Intercollegiate Guidelines Network: Edinburgh, UK.ANO?
16. Al-Shahi R, et al. Subarachnoid haemorrhage. BMJ, 2006. 333(7561): 235-40.
17. Thanvi B, et al. Carotid and vertebral artery dissection syndromes. Postgrad Med J, 2005. 81(956): 383-8.
18. Christo PP, Carvalho GM, and Gomes Neto AP. [Cerebral venous thrombosis: study of fifteen cases and review of literature]. Rev Assoc Med Bras, 2010. 56(3): 288-92.
19. Villa-ForteA. Giant cell arteritis: suspect it, treat it promptly. Cleve Clin J Med, 2011. 78(4): 265-70.
20. Biousse V, Bruce BB, and Newman NJ. Update on the pathophysiology and management of idiopathic intracranial hypertension. J Neurol Neurosurg Psychiatry, 2012. 83(5): 488-94.
21. Frishberg BM, R.J., Matchar DB, McCRory DC, Pietrzak MP US Headache consortium - Evidence based guidelines in the primary care setting: neuroimaging in patients with non-acute headache. 2008.
22. Krymchantowski AV, Bordini CA, Souza Carvalho D, Dantas D, Zukerman E, Rabelo GD, Fortini I, Freitas Carvalho JJ, Antunes Maciel J, Speciali JG, J Dias Gherpelli JL, Barea LM, Ciciarelli M, Veiga MG, Arruda MA, Kowacs PA, Ferreira Moreira Filho P, Movaretti T, Farias da Silva W, Sanvito W, Fragoso Dadalti Y. Recomendações para o Tratamento da Crise Migranosa - Consenso da Sociedade Brasileira de Cefaleia. Arquivos de Neuropsiquiatria, 2000. 58(2-A): 371-389.
23. Loder Eand Rizzoli P. Tension-type headache. BMJ, 2008. 336(7635): 88-92.
24. Tfelt-Hansen P. Acute pharmacotherapy of migraine, tension-type headache, and cluster headache. J Headache Pain, 2007. 8(2): 127-34.
25. Bigal ME, Bordini CA, and Speciali JG. Intravenous dipyrone for the acute treatment of episodic tension-type headache: a randomized, placebo-controlled, double-blind study. Braz J Med Biol Res, 2002. 35(10): 1139-45.
26. Bigal ME, Bordini CA, and Speciali JG. Intravenous chlorpromazine in the acute treatment of episodic tension-type headache: a randomized, placebo controlled, double-blind study. Arq Neuropsiquiatr, 2002. 60(3-A): 537-41.

3

Síncope, Tontura e Vertigem

Enrique Indalécio Pachón Mateo
José Carlos Pachón Mateos
Carlos Thiene Cunha Pachón
Tomás Santillana Pena
Felipe Augusto Hortêncio

TONTURA

INTRODUÇÃO

"Tontura" é um termo inespecífico frequentemente utilizado por pacientes para descrever sintomas. Os distúrbios mais comuns sob esse termo incluem tontura, vertigem, desequilíbrio inespecífico e pré-síncope. O primeiro passo na avaliação é direcionar o doente com sintomas típicos para uma dessas categorias.

ABORDAGEM GERAL

A proporção de pacientes com diversas etiologias de tontura em pesquisas comunitárias e no departamento de emergência[1] é semelhante: cerca de 40% dos pacientes com tontura têm disfunção vestibular periférica; 10% têm uma lesão vestibular no tronco cerebral; 15% têm um transtorno psiquiátrico; e 25% têm outros problemas, tais como pré-síncope e desequilíbrio. O diagnóstico permanece incerto em cerca de 10% dos casos, e a distribuição das causas varia com a idade. Os idosos têm uma maior incidência de causas centrais de vertigem (aproximadamente 20%), na maioria das vezes devido a acidente vascular cerebral.

A descrição do sintoma pelo paciente é crítica para classificar a etiologia das tonturas. Estudos recentes mostram que a história clínica foi a ferramenta mais sensível para a identificação de vertigem (87%), pré-síncope (74%), distúrbios psiquiátricos (55%) e desequilíbrio (33%). O exame físico geralmente confirma, mas não faz o diagnóstico. Sintomas que surgem com a mudança de posição, alterações da pressão arterial ortostática e pulso, observação da marcha e detecção de nistagmo foram os dados mais úteis no exame físico. A maioria dos transtornos psiquiátricos não é detectada antes de se instituírem testes psicológicos padronizados, e não surpreende que nesse grupo nenhum paciente voluntariamente se identifica como tendo um problema psiquiátrico de tontura.[2]

Fazer perguntas abertas, ouvindo a descrição do paciente de seus sintomas, e verificar e recolher informações adicionais a partir de questões específicas devem permitir ao clínico formar uma hipótese sobre o tipo de tontura. Como exemplo, um paciente que diz que "eu quase desmaiei" pode ser questionado adicionalmente: "Quer dizer que você quase desmaiou?". Uma resposta afirmativa suscita outra questão de confirmação: "Então você sentiu que estava passando mal?". O clínico deve também estabelecer o curso de tempo, procurando agravantes, sintomas concomitantes, idade, condições preexistentes e os achados no exame físico. Esses fatores são especialmente úteis para chegar ao diagnóstico diferencial quando a descrição subjetiva do paciente é difícil de interpretar, tais como sintomas caracterizados como "confusão mental", breve sensação de movimento ou desequilíbrio. O médico pode então decidir sobre a necessidade e a extensão dos testes adicionais e/ou avaliação.

DESEQUILÍBRIO

Desequilíbrio é uma sensação de instabilidade que ocorre principalmente ao andar. A presença de tontura crônica ou desequilíbrio pode causar comprometimento significativo do desempenho físico e social, principalmente nos idosos.

O desequilíbrio pode ser consequência da neuropatia periférica, de um distúrbio musculoesquelético interferindo com a marcha, de alteração vestibular, de problemas do cerebelo e/ou de espondilose cervical. Os doentes com doença de Parkinson sofrem frequentemente de um desequilíbrio e estão sujeitos a hipotensões posturais. A espondilose cervical pode ser associada a tonturas geralmente relacionadas com uma alteração no controle postural, embora isso não seja uma causa de tonturas universalmente aceita. A deficiência visual, seja por doença ocular subjacente ou má iluminação, geralmente agrava a sensação de desequilíbrio, assim como ocorre nos transtornos do cerebelo. Problemas cerebelares podem afetar principalmente a marcha, mas muitas vezes vêm associados a disartria e alterações oculares, como nistagmo, e se o hemisfério cerebelar também está envolvido, haverá perda de coordenação dos membros.

Para se chegar ao diagnóstico de tontura, vertigem ou síncope, é necessário avaliar o tempo de evolução dos sintomas, fatores provocativos que desencadeiam esses sintomas, fatores que agravam (como a movimentação da cabeça ou balançar o corpo), sinais e sintomas associados (como náuseas), presença de alterações oculares (como o nistagmo), instabilidade postural, perda de audição e sinais centrais.

TONTURAS INESPECÍFICAS

São geralmente difíceis para o paciente descrever, o qual geralmente insiste em que se sente tonto. As causas psiquiátricas são as condições primárias dessas tonturas. Vinte e cinco por cento desses pacientes sofrem de depressão, 25% apresentam pânico ou ansiedade, e os demais apresentam dependência química ou alterações da personalidade. A fibromialgia também está frequentemente relacionada a tonturas e vertigens.[3] A hiperventilação é uma causa frequente de tonturas inespecíficas e geralmente ocorre em ambientes estressantes, dura cerca de 20 minutos e desaparece gradualmente.

TONTURAS EM IDOSOS

Merecem uma menção especial devido à elevada prevalência nesse grupo (cerca de 38%). Em um trabalho sobre tonturas em pacientes com mais de 72 anos, 24% tiveram algum grau de tontura persistente ou intermitente nos 2 meses que precederam a avaliação. Sete características[4] foram as mais frequentes nesse grupo e merecem ser avaliadas quando estamos diante desses pacientes: ansiedade; sintomas depressivos; desequilíbrio; infarto do miocárdio prévio; hipotensão postural; cinco ou mais medicações em uso concomitante; e piora da audição. Os medicamentos foram responsáveis pelas tonturas em cerca de 25% dos casos, e apenas 10% dos casos não tinham nenhum dos fatores descritos.

A tontura pode representar o sinal de uma síndrome que deverá ser investigada e esclarecida pelo médico do pronto-socorro para permitir o diagnóstico e o tratamento correto (Figura 3.1).

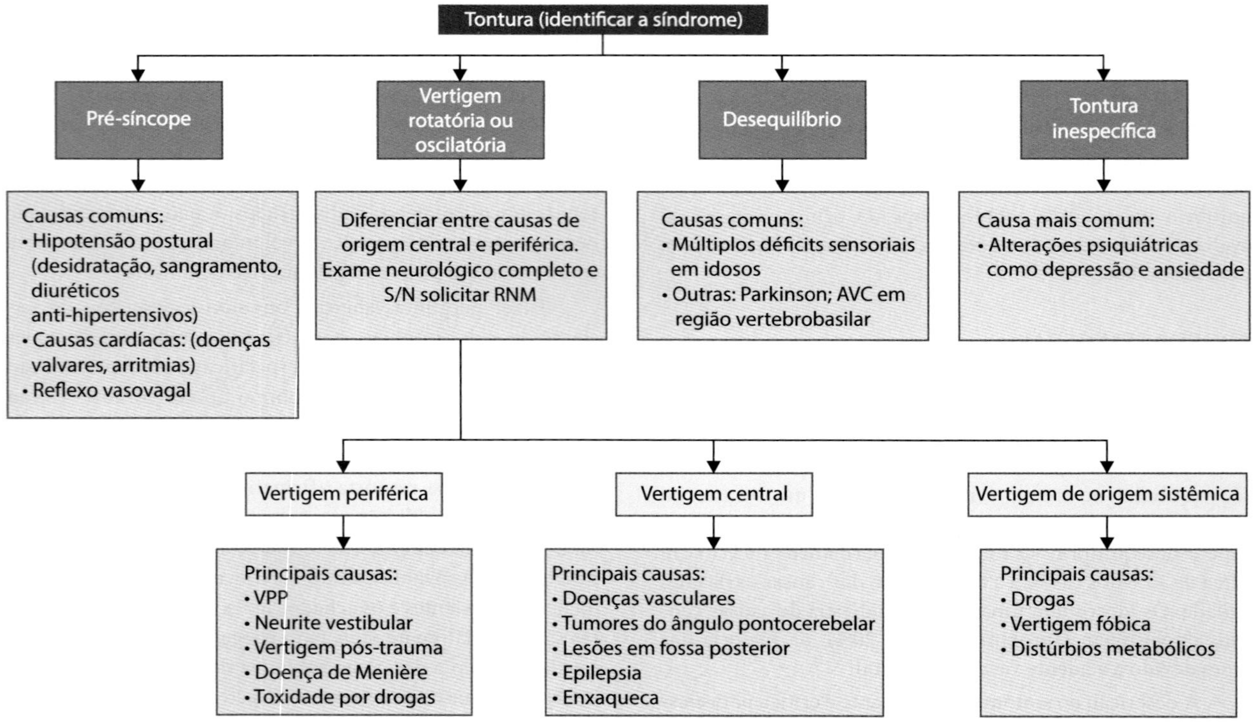

FIGURA 3.1. Fluxograma para auxiliar no diagnóstico diferencial de tontura, vertigem e pré-síncope. VPP: Vertigem posicional periférica. Explicação detalhada no texto.[4]

VERTIGEM

INTRODUÇÃO

A vertigem é um sintoma no qual a pessoa tem a sensação de uma tontura rotatória, podendo causar náuseas, vômitos, sensação de movimento etc.[5] Quase todo mundo já experimentou a vertigem como uma tontura rotatória transitória, imediatamente após se virar rapidamente várias vezes. Também pode ser uma sensação de balançar ou inclinar. Algumas pessoas percebem seu corpo girar, enquanto outras percebem o movimento do meio ambiente. É muito importante fazer o diagnóstico diferencial com outros tipos de tonturas, especialmente aquelas que provocam ou são precedidas do escurecimento visual e perda dos sentidos, pois estas são mais graves e colocam a vida do paciente em risco.

CAUSAS

A vertigem é um sintoma, não um diagnóstico. O corpo detecta a postura e controla o equilíbrio através de órgãos do equilíbrio localizados no ouvido interno. A vertigem surge por causa da assimetria no sistema vestibular devido a danos ou disfunção do labirinto, nervo vestibular, ou estruturas vestibulares centrais no tronco cerebral.[6] A vertigem pode estar relacionada a problemas visuais ou a alterações súbitas da pressão arterial. Muitas condições como infecções bacterianas ou virais, tumores, pressão anormal, inflamação de nervos ou substâncias tóxicas podem afetar o ouvido interno e causar vertigem.

A causa mais comum de vertigem é a doença do movimento, que pode ocorrer em qualquer indivíduo cujo ouvido interno é sensível a determinadas oscilações, como o balanço ou desacelerações e acelerações abruptas. Esses indivíduos podem sentir-se tontos durante viagens de carro ou de barco. A duração dos episódios varia de alguns minutos até algumas horas, e, muitas vezes eles são acompanhados por náuseas e vômitos intensos. A sua causa ainda é desconhecida. As infecções virais que afetam o ouvido interno (labirintite) podem causar uma vertigem que normalmente se manifesta subitamente e piora ao longo de algumas horas. Após alguns dias, a condição pode desaparecer sem nenhum tratamento. Na presença de insuficiência vertebrobasilar, o paciente pode apresentar vários sintomas neurológicos, inclusive a vertigem.

Em vez de um problema limitado ao ouvido, a vertigem pode ser causada por um distúrbio neurológico cerebral (vertigem central), sendo associada a cefaleia, fala pastosa, visão dupla, fraqueza de um dos braços ou de uma das pernas e movimentos descoordenados (Tabela 3.1). Esses distúrbios cerebrais incluem a esclerose múltipla, as fraturas cranianas, as crises convulsivas, as infecções e os tumores (especialmente aqueles localizados na base do cérebro ou em suas proximidades). Como a capacidade do corpo de manter o equilíbrio está relacionada a informações da visão, um defeito nesta, especialmente a diplopia (visão dupla), pode acarretar perda de equilíbrio.

Sendo a vertigem uma queixa frequente na emergência, e ela pode representar um problema simples ou até mesmo um grave problema central, o médico deve solicitar ao paciente que explique seus sintomas e defina o que ele entende por vertigem. Isso porque será necessário fazer o diagnóstico diferencial, já que se pode estar diante de um quadro de maior gravidade e risco de vida, necessitando de tratamento diferenciado. Sempre é importante iniciar a anamnese questionando ao paciente se a vertigem a que se refere é secundária ao escurecimento visual ou se ele percebe que está girando ou o ambiente está em movimento. Essa questão é particularmente importante para afastar causas cardíacas de tonturas e síncopes daquelas de origem labiríntica (Figura 3.1). Detalhes como, por exemplo, o início da tontura, a sua duração, o que a desencadeou, o que a alivia e a concomitância de outros sintomas (por exemplo, cefaleia, surdez, zumbidos ou fraqueza) ajudam a determinar com maior precisão a natureza do problema. O equilíbrio pode ser testado solicitando-se que o paciente fique em pé e imóvel e, em seguida, que ele caminhe sobre uma linha reta, primeiramente com os olhos abertos e, a seguir, com os olhos fechados. Alguns exames laboratoriais podem auxiliar na determinação da causa da tontura e da vertigem. Os exames da audição frequentemente revelam distúrbios do ouvido que afetam tanto o equilíbrio quanto a audição. Outros exames que podem ser realizados incluem estudos radiológicos, a tomografia computadorizada (TC) ou a ressonância magnética (RM) do crânio, principalmente quando há suspeitas de alterações centrais.

A causa mais comum é a vertigem posicional periférica benigna (VPPB), que pode ocorrer em qualquer idade, mas é mais comum em idosos.

Outras causas de vertigem periférica

A. Neurite vestibular (possível etiologia viral), que é um quadro incapacitante de vertigem sem perda de audição;

B. Labirintite, que pode ser produzida por infecções virais ou bacterianas do ouvido médio e mastoide e se associa-se a redução da audição;[7]

TABELA 3.1 Dados clínicos para diferenciação entre vertigem de etiologia periférica e central[1]

	Periférica	Central
Início	Súbito	Gradual
Intensidade	Intensa	Menos intensa
Náusea e Sudorese	Comum	Incomum
Fadiga dos sinais	Sim	Não
Perda de audição	Pode ocorrer	Não
Sintomas do SNC	Não	Presentes

C. Doença de Ménière, produzida por distensão dos canais endolinfáticos e que apresenta vários episódios de vertigem associados a surdez progressiva;

D. Ototoxicidade por medicamentos como aminoglicosídeos, quinino, salicilatos e diurético de alça.

Causas de Vertigem Central

A. Hemorragia ou infarto cerebelar (associa-se a ataxia, Romberg positivo);

B. Insuficiência vertebrobasilar;

C. Tumores do 8º par craniano e do ângulo cerebelopontino.

QUADRO CLÍNICO

A apresentação súbita e severa da vertigem, com padrão paroxístico, sugere causa periférica. É desencadeada com a mudança de posição. O teste de Hallpike pode ser utilizado para o diagnóstico de VPPB, o qual consiste em colocar o paciente sentado com a cabeça virada para um lado, em 45º. A seguir, o paciente é deitado na maca com a cabeça pendente 30º a 45º (sem desvirar a cabeça). Após a manobra o paciente exibirá um nistagmo de curta duração com o componente rápido na direção do ouvido afetado,[8,9] (Figura 3.2). Nesse caso, não é necessário fazer exames de imagem. O nistagmo é um movimento rápido dos olhos, como se o indivíduo estivesse observando os rebotes rápidos de uma bola de tênis de mesa, da esquerda para a direita ou de cima para baixo ou vice-versa.[10,11]

CONDUTA

Sem dúvida nenhuma, o diagnóstico é a parte mais difícil. Tendo-se certeza de que é uma vertigem periférica, iniciar o tratamento com anti-histamínicos como a prometazina 25 a 50 mg IV ou IM se não houver contraindicação. Outros medicamentos que aliviam a vertigem incluem a meclizina, o dimenidrinato, a perfenazina e a escopolamina. A escopolamina, que é particularmente útil na prevenção da doença do movimento, pode ser utilizada sob a forma de adesivos, cuja ação dura vários dias. Todos esses medicamentos podem causar sonolência, especialmente em indivíduos idosos, com exceção da escopolamina. Devem-se encaminhar para diagnóstico adequado e tratamento neurológico os pacientes com suspeita de tumor e outras causas centrais. Nos casos de labirintite bacteriana, deve-se proceder a uma hidratação adequada, repouso, supressão dos sintomas clínicos com analgésico e antitérmico e início de antibioticoterapia adequada. Se possível, coletar adequadamente material da secreção e enviar para cultura e antibiograma, permitindo assim a seleção do melhor antibiótico, principalmente se o paciente esteve recentemente em ambiente hospitalar, situação que pode predispor a bactérias resistentes ao tratamento convencional.

SÍNCOPE

CONCEITO

Síncope é uma perda súbita e momentânea da consciência e do tônus postural, seguida de recuperação espontânea, sem sequelas neurológicas. A diferença entre síncope e morte súbita é que na primeira o paciente se recupera[12] sem a necessidade de manobras de ressuscitação. Caso o paciente tenha sido recuperado da síncope após o uso de manobras de ressuscitação, dizemos que ele teve uma "morte súbita recuperada", o que não só modifica o nome do evento como também a forma como será conduzido o tratamento.

EPIDEMIOLOGIA

A síncope é um sintoma frequente mesmo na população aparentemente normal. Apesar de ocorrer em todas as idades, 80% dos pacientes apresentam mais de 65 anos.[13] Nesses, em 30%, o sintoma é recorrente. É responsável por 1 de cada 2000 consultas pediátricas[14] de emergência. Tem incidência de 6% por ano na população de idosos asilados[15] e está presente na história clínica de até 47% de estudantes universitários. É a causa de 2 a 6% das internações hospitalares e de 3% dos atendimentos de emergência.[16] Na Figura 3.3 o gráfico demonstra a relação entre a idade do paciente e o aparecimento da primeira síncope, mostrando que há uma incidência aumentada nos extremos da vida, ou seja, na adolescência e na velhice.

FISIOPATOLOGIA

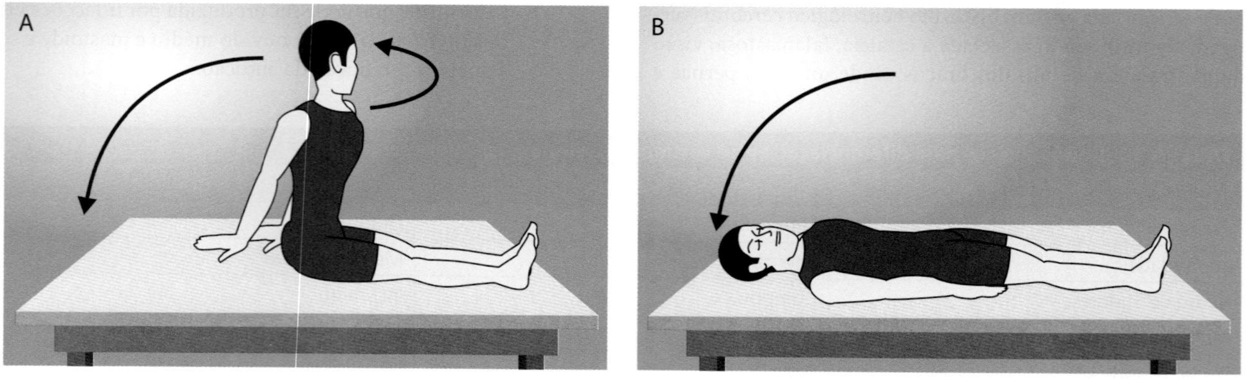

FIGURA 3.2 Teste de Hallpike para avaliação de vertigem de origem periférica. Explicação da manobra no texto.[3]

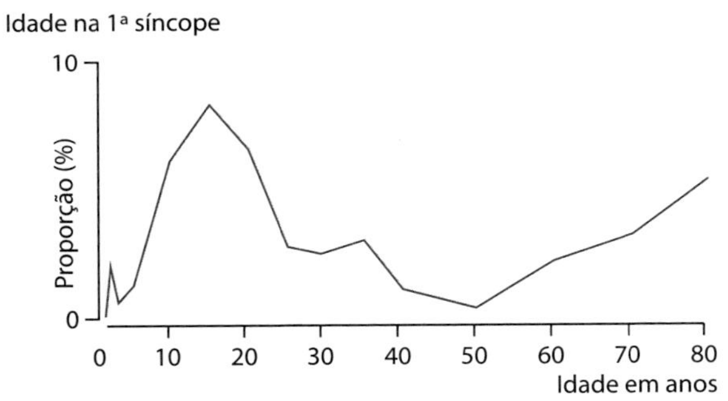

FIGURA 3.3 Gráfico mostrando a incidência do primeiro episódio de síncope em relação à idade do paciente. Notam-se dois picos de incidência, na adolescência e na velhice. (Fonte: Guidelines para o diagnóstico e conduta na síncope – ESC, 2009).

A síncope ou pré-síncope é causada por queda súbita da oxigenação cerebral, mais comumente relacionada a redução do fluxo sanguíneo cerebral. Além disso, mesmo que este seja quantitativamente normal, pode ocorrer síncope ou pré-síncope por falta mais ou menos rápida de nutrientes cerebrais, dentre os quais o principal é a glicose. Basicamente, podemos considerar quatro distúrbios básicos como causas de síncope:

1. Uma queda súbita do débito cardíaco;
2. Uma queda súbita da pressão arterial por redução da resistência vascular periférica;
3. Um aumento brusco da resistência vascular cerebral; e
4. Uma redução significativa da glicemia.

CLASSIFICAÇÃO ETIOLÓGICA E FISIOPATOLÓGICA DA SÍNCOPE

As causas de síncope são numerosas e frequentemente multifatoriais, sendo difícil uma classificação sintética e abrangente. A tendência atual é classificar a síncope em cardíaca, reflexa e por hipotensão ortostática. A mortalidade de pacientes com síncope de origem cardíaca é 18 a 33% em 1 ano, ao passo que a de origem não cardíaca é 0 a 12% e a de causa desconhecida é 6%,[17] além disso, a incidência de morte súbita é significativamente maior nas de origem cardíaca. Portanto, sob o ponto de vista do prognóstico, é conveniente dividi-las basicamente em cardíacas e não cardíacas. Considera-se que as causas cardíacas podem ser não obstrutivas (por arritmias) ou obstrutivas (por obstrução ao esvaziamento ventricular). Por outro lado, as causas não cardíacas podem ser neuromediadas, hipotensão ortostática, neurológicas e psiquiátricas. Finalmente, apesar dos grandes avanços da investigação semiológica e laboratorial, existe o grupo de causa desconhecida (Tabela 3.2).

Fisiopatologia da Síncope Cardíaca Não Obstrutiva (por Arritmias)

As arritmias, além de causa frequente de síncope, compreendem uma população de pacientes com elevado risco de morte súbita. Clinicamente podem se manifestar como a conhecida síndrome de Morgagni-Adams-Stokes, na qual a síncope é provocada por bradi ou taquiarritmia severas. As síncopes de maior risco nesse grupo são relacionadas a taquicardia ventricular pós-infarto do miocárdio, *torsades des pointes*, síndrome do QT longo, síndrome de Wolff-Parkinson-White, taquicardia por efeito pró-arrítmico e bloqueio atrioventricular total.

Fisiopatologia da Síncope por Bradiarritmias

As bradiarritmias ocasionam quadros muito típicos de síncope. A redução abrupta da frequência cardíaca ocasiona queda imediata do débito cardíaco e da pressão arterial média, podendo ocasionar síncope por redução do fluxo sanguíneo cerebral abaixo de 40 mL/minuto/100 g de tecido cerebral. Indivíduos devidamente adaptados podem manter a pressão arterial média na posição ortostática, mesmo com frequências tão baixas quanto 25 a 30 bpm. Entretanto, se a queda da frequência é súbita, pode ocorrer síncope devido ao tempo necessário para a adaptação vasomotora reflexa.

As principais causas de bradiarritmias isoladas ou associadas são:

A. Doença do nó sinusal;
B. Bloqueios atrioventriculares;
C. Bloqueios intraventriculares;

TABELA 3.2 Classificação fisiopatológica e etiológica de síncope [3]

Origem	Tipos	Exemplos
Cardíacas	Não obstrutivas (por arritmias)	Bradiarritmias, Taquiarritmias, Disfunção MP/DAÍ
	Obstrutivas (obstrução à ejeção do VE e/ou VD)	Esquerdas (estenose aórtica valvar/hipertrófica, estenose mitral, mixoma) Direitas (estenose pulmonar, hipertensão pulmonar, embolia pulmonar, mixoma) Outras (falência de bomba, tamponamento, dissecção aórtica, espasmo coronário, infarto do miocárdio etc.)
Não Cardíacas	Neuromediadas	Neurocardiogênica, micção, tosse, defecação, deglutição, neuralgias, síndrome do seio carotídeo, exercício físico, altitude, mergulho etc.
	Hipotensão ortostática	Primária, secundária (drogas, senilidade, neuropatias, metabólicas, hipovolemia etc.)
	Neurológicas	Cerebrovasculares, enxaqueca
	Psiquiátricas	Hiperventilação, autonômicas, conversivas, abuso de drogas
Desconhecida		

D. Disfunção de marca-passo/desfibrilador cardíaco;

E. Bradicardia induzida por drogas.

Caracteristicamente, nessas causas, ocorrem tonturas ou síncope não relacionadas a esforços, consequentes à instalação da bradicardia (Figura 3.4). Entretanto, nos bloqueios de 2° grau frequência-dependentes podem ocorrer síncopes de esforço devido à instalação do bloqueio durante a taquicardia fisiológica do exercício. Isso também acontece nos marca-passos e/ou desfibriladores bicamerais programados no modo DDD e comportamento 2:1 no *upper-rate-limit* ou na mudança automática de modo. Além disso, a síncope pode ocorrer por incompetência cronotrópica, durante esforço físico, sem bloqueio AV, ou, logo após o esforço, por queda rápida da frequência. Na doença do nó sinusal a síncope é mais frequente na síndrome taqui-bradicardia, não só pelas taquicardias, mas, principalmente, pelas pausas subsequentes aos surtos de taquiarritmias (Figura 3.5).

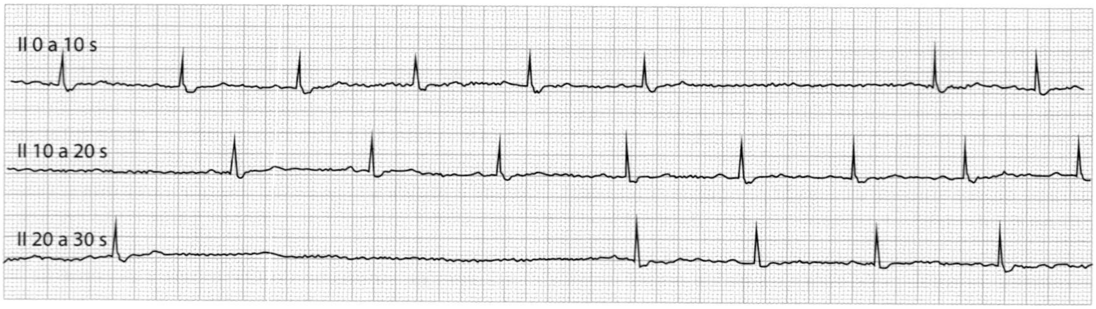

FIGURA 3.4 ECG contínuo (30 segundos) de paciente portador de doença do nó sinusal com síncopes e pré-síncopes. Na última tira observa-se uma pausa sinusal superior a 4,5 segundos.

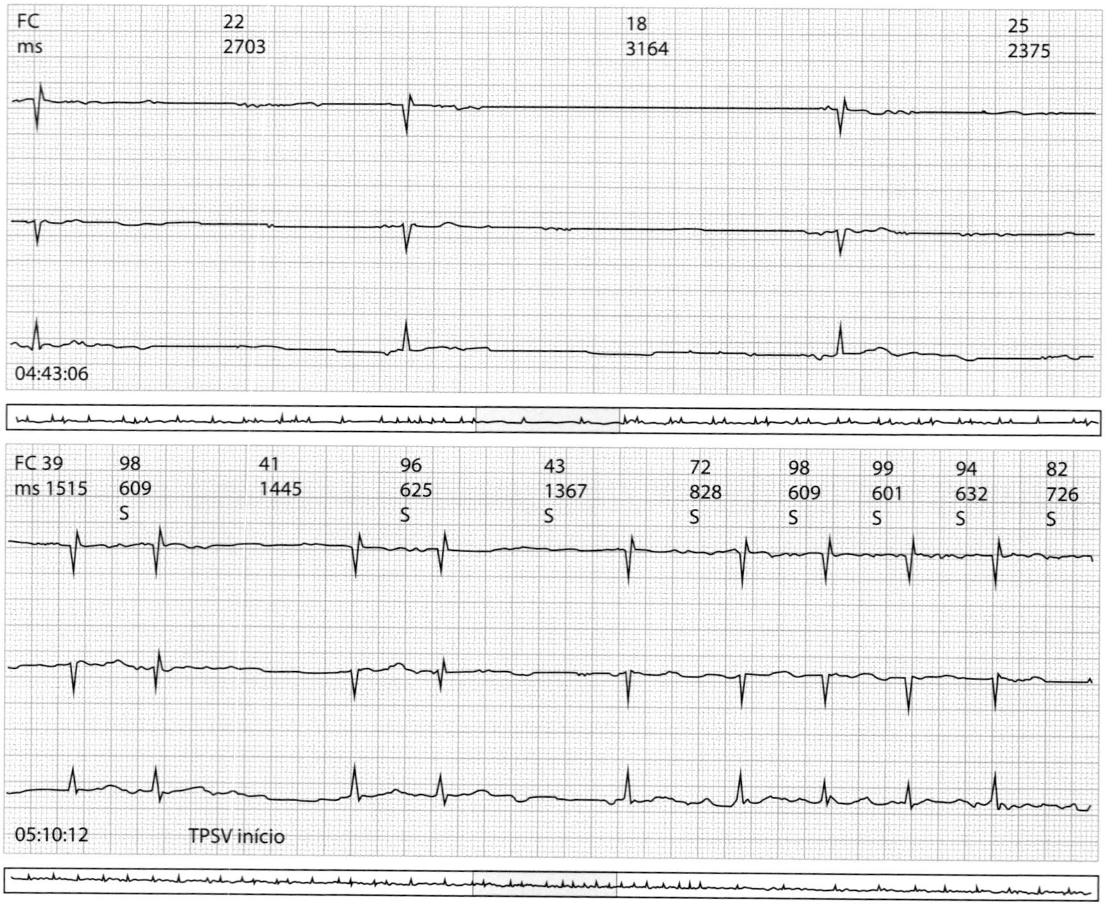

FIGURA 3.5 Traçado de Holter mostrando a alternância entre bradicardia e taquicardia, configurando a síndrome bradi-taquicardia.

Nos casos com fibrilação atrial podem surgir quadros sincopais originados por microembolia cerebral. Em todas essas condições é importante considerar a existência de uma cardiopatia subjacente que poderá ocasionar síncopes por taquiarritmias. A disfunção de marca-passo ou de um desfibrilador pode ocasionar bradiarritmia súbita e síncope por falha de comando, desgaste de bateria, parada do gerador, inibição por miopotenciais, por interferências ou pelo fenômeno de *cross-talk*.

Fisiopatologia da Síncope por Taquiarritmias

Tanto as taquicardias ventriculares como as supraventriculares podem ocasionar síncope, porém o sintoma é muito mais frequente nas ventriculares, na proporção de 10:1. O mecanismo básico é a queda súbita da pressão arterial média pela redução do débito cardíaco devido à frequência muito alta que impede o enchimento ventricular e o funcionamento eficaz das valvas. No entanto, a ativação ventricular anômala, o refluxo das valvas atrioventriculares, a movimentação paradoxal do septo interventricular, a falta de sincronismo atrioventricular e a possível isquemia miocárdica associada parecem ter grande significado na fisiopatologia desse tipo de síncope. De um modo geral, taquicardias ventriculares com frequências >220 bpm ocasionam síncope. Já nas taquicardias supraventriculares não há uma relação nítida entre síncope e a frequência da taquicardia, parecendo ser necessária uma maior interação de respostas autonômicas, à semelhança da síncope neurocardiogênica vasodepressora, para a ocorrência de síncope. Independentemente da origem, um fator coadjuvante de grande importância na determinação da tolerância hemodinâmica à taquicardia é a condição miocárdica. Em qualquer circunstância, a suspeita de síncope relacionada a taquicardia deve ser extensamente investigada pelo fato de ser um sintoma de extrema gravidade e fortemente relacionado à ocorrência de morte súbita (Figura 3.6).

As disfunções de marca-passo e desfibriladores também podem ocasionar síncope por taquiarritmias nas seguintes condições: competição por falha de sensibilidade induzindo fenômeno R/T ou alternância de ciclos, favorecendo a indução de taquiarritmias; taquicardias mediadas em marca-passos fisiológicos (Figura 3.7); taquicardias conduzidas dos átrios para os ventrículos por marca-passos bicamerais sincronizados pelos átrios (fibrilação, flutter ou taquicardia atriais, interferências eletromagnéticas), fenômeno de *runaway* (aceleração excessiva do marca-passo por disfunção do circuito) etc. Além disso, nos desfibriladores, podem ocorrer síncopes relacionadas a disfunções; por exemplo, se ocorrer sensibilidade de miopotenciais, de interferências eletromagnéticas, de ruídos por fratura de eletrodo, ou dupla sensibilidade (QRS e onda T), o sistema poderá detectar alta frequência e iniciar terapia de reversão por *overdrive* em ritmo sinusal, o que, por sua vez, poderá ocasionar taquicardia e síncope. Adicionalmente, mesmo sob funcionamento normal, na tentativa de reverter uma taquicardia hemodinamicamente bem tolerada, o desfibrilador poderá ocasionar sua aceleração e consequente síncope por deterioração hemodinâmica. Muitas taquicardias ventriculares se aceleram quando se tenta reverter com estimulação. Por isso todo aparelho antitaquicardia deve possuir sistema de desfibrilação automática de *backup*.

Fisiopatologia da Síncope Cardíaca por Obstrução ao Fluxo

Também chamadas de síncopes hemodinâmicas, são provocadas por queda no débito cardíaco em decorrência de anomalias estruturais com obstrução dos lados esquerdo ou direito do coração ou de grandes vasos (Tabela 3.2). A impos-

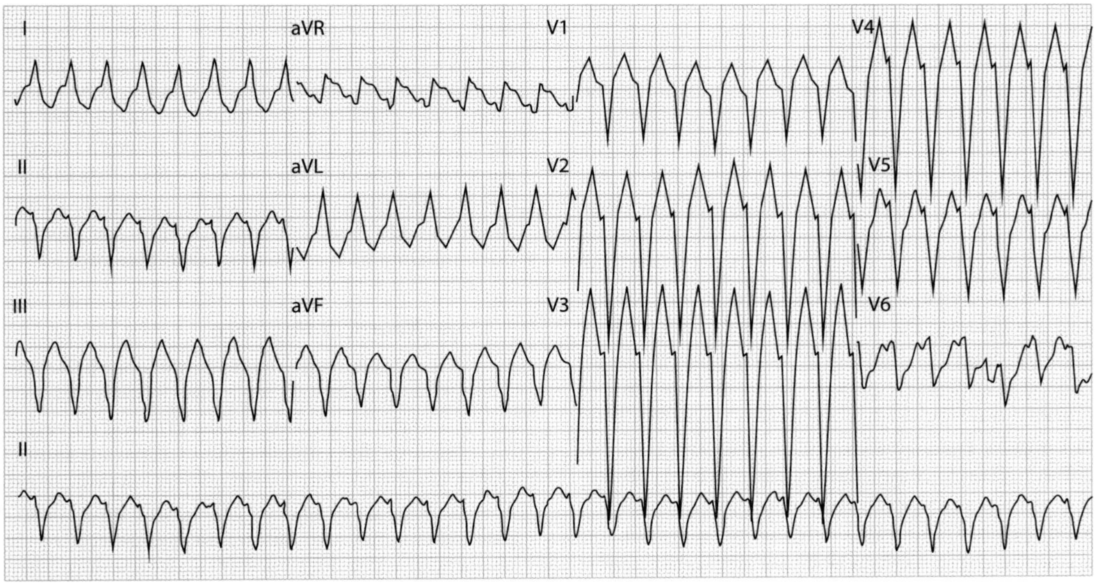

FIGURA 3.6 ECG obtido no PS em portador de síncope ocasionada por taquicardia ventricular sustentada na fase crônica do infarto do miocárdio. Essa é a etiologia de maior incidência de morte súbita entre os portadores de síncope por arritmias.

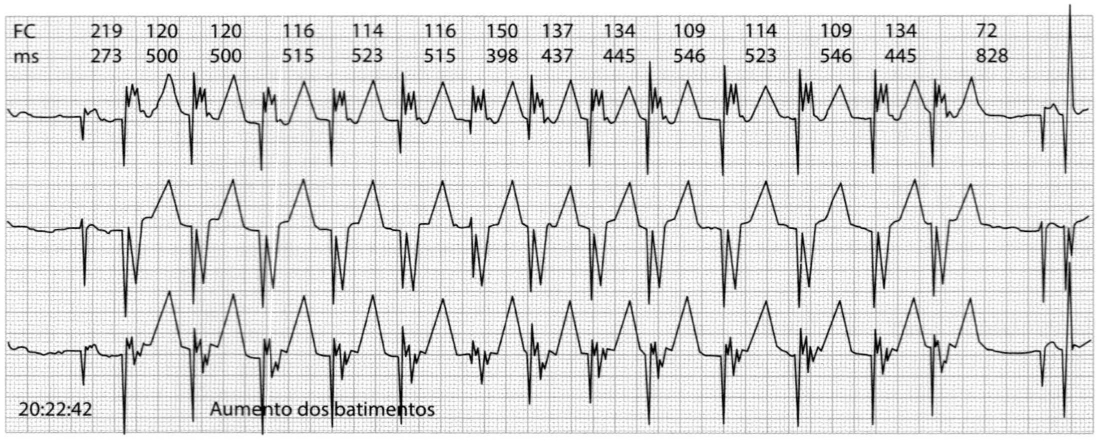

FIGURA 3.7 Traçado de Holter mostrando uma taquicardia produzida pelo marca-passo (taquicardia por reentrada eletrônica) gerando baixo débito transitório. Apesar de a taquicardia nesse caso ser autolimitada, pois o próprio marca-passo a identifica e interrompe, o paciente referia "aumento dos batimentos" associado a tonturas e pré-síncopes.

sibilidade de aumento do débito cardíaco ao esforço explica sua ocorrência tipicamente durante ou logo após exercícios físicos. Entretanto, síncope de repouso não afasta a etiologia obstrutiva, mesmo porque arritmias que frequentemente podem levar a síncope comumente estão presentes como parte da cardiopatia subjacente. A origem obstrutiva é pouco frequente, responde por 2 a 3% das síncopes, sendo metade destas ocasionada por estenose aórtica e um quarto por embolia pulmonar. Outras causas são raras. Na estenose aórtica severa ocorre síncope ao esforço em 42% dos casos. A fisiopatologia é multifatorial e inclui baixo débito cardíaco ao esforço e vasodilatação muscular com hipotensão subsequente. A alta pressão intraventricular, no entanto, provoca estimulação dos barorreceptores com hipotensão reflexa por bradicardia e vasodilatação periférica, à semelhança da síncope neurocardiogênica. Além disso, isquemia miocárdica, bloqueio AV transitório e taquiarritmias atriais e/ou ventriculares podem contribuir para a síncope em alguns casos. Na cardiomiopatia hipertrófica as síncopes são mais frequentes por arritmias do que por obstrução. Na hipertensão pulmonar ocorre síncope relacionada a esforço em 30% dos casos, devido à obstrução ao fluxo associada à baixa resistência periférica pelo exercício, analogamente ao que ocorre na síncope da estenose pulmonar. Cardiopatias congênitas (tetralogia de Fallot, CIA, CIV, PCA) podem apresentar síncope de esforço ou durante choro por inversão do *shunt* com súbita queda da saturação arterial de oxigênio. Tumores primários do coração são raros (6 a 40 vezes menos frequentes que os metastáticos). O mixoma atrial é o tumor cardíaco primário mais frequentemente encontrado. Pode ocasionar obstrução mitral ou tricúspide. Muitas vezes, o comportamento pendular da obstrução pode ocasionar síncope, dispneia e sopros cardíacos que dependem da posição corporal. A estenose mitral raramente ocasiona síncope por si só. Esta pode ser devida a estenose severa, a fibrilação atrial com rápida resposta ventricular, a hipertensão pulmonar ou a embolia cerebral. Na falência de bomba, no tamponamento cardíaco e na dissecção aórtica ocorrem condições equivalentes às síncopes por obstrução ao fluxo e/ou hipovolemia.

Síncope Não Cardíaca

Nessas não há patologia cardíaca associada; entretanto, o coração pode participar como órgão efetuador de reflexos autonômicos.

Fisiopatologia das Síncopes Neuromediadas

Nessas ocorrem bradicardia e vasodilatação reflexas mediadas pelo sistema nervoso autônomo. Os exemplos mais típicos são a síncope neurocardiogênica e a síndrome do seio carotídeo; entretanto, existem causas menos frequentes, tais como: síncope da deglutição, síncope da tosse, síncope do espirro, síncope da micção, síncope da defecação, neuralgia do glossofaríngeo, síncope por estimulação de vias aéreas, síncope do mergulho, síncope de altitude etc. Apesar de, em cada uma dessas condições o estímulo deflagrador ser distinto, ao nível dos centros, das vias eferentes e dos efetuadores a fisiopatologia é a mesma. Em todas ocorre intensa inibição reflexa do centro vasomotor (Figura 3.8), que ocasiona resposta vagal acentuada (bradicardia/assistolia) e/ou intensa inibição do tônus simpático vasomotor (vasodilatação).

Síncope Neurocardiogênica

É a causa mais frequente de síncope em pessoas jovens, aparentemente normais. Ocorrem bradicardia, assistolia e/ou vasodilatação severas, em decorrência de vários estímulos, tais como dor, emoções, estresse, parada súbita de esforço físico, sangramento, permanência em posição ortostática, ação de beta-agonistas etc. Trata-se de um reflexo mediado pelo sistema nervoso autônomo que parece ter sido muito importante na evolução dos animais superiores, para preservar a vida em situações extremas de ataque e defesa. Sua fisiopatologia ainda não está totalmente entendida. Aparentemente, o estímulo inicial está relacionado a uma redução do retorno venoso, a fortes emoções ou mesmo a uma isquemia miocárdica.[18] Numa primeira etapa, a queda da pressão arterial média é compensada pela resposta simpática. O aumento do inotropismo resultante com reduzido volume sistólico permite a estimulação dos mecanorreceptores do ventrículo esquerdo (reflexo de Bezold-Jarisch[19,20]). Estes iniciam uma reação vagal e uma inibição simpática. O resultado é bradicardia e/ou bloqueio AV (Figura 3.8) e vasodilatação. Aparentemente, a perda dos sentidos e do tônus postural, e, consequentemente, queda ao solo, é uma forma dramática porém eficiente para aumentar o retorno venoso e recuperar a normalidade hemodinâmica.

Síndrome do Seio Carotídeo

Trata-se de causa reflexa de síncope comum em pessoas idosas. Sua fisiopatologia está relacionada ao endurecimento esclerodegenerativo de grandes artérias que contêm pressorreceptores. A manifestação mais típica ocorre ao nível dos seios carotídeos. O estímulo para o reflexo é a compressão e/ou o estiramento dessas artérias, que podem ocorrer por movimentos da cabeça e pescoço ou por compressão direta. Nesses casos, como os pressorreceptores são hipersensíveis pelo envolvimento na esclerose da parede do vaso, ocorre, frequentemente, resposta intensa e desproporcional, com acentuada inibição do centro vasomotor. Da mesma forma que na condição anterior, a síncope ocorre por hipotensão súbita por bradicardia ou assistolia com graus variados de vasodilatação.

Hipotensão Ortostática

A posição ortostática promove significativo sequestro de sangue para os membros inferiores e a circulação esplâncnica. Estima-se que 500 a 900 mL de sangue são represados abaixo do coração num adulto normal, nos primeiros segundos subsequentes à assunção da posição ortostática. A redução do retorno venoso resultante reduz a pressão arterial média, diminuindo o estiramento dos pressorreceptores. O resultado é uma liberação do centro vasomotor (menor inibição), com aumento do tônus simpático e redução do tônus vagal produzindo vasoconstrição (aumento da resistência periférica) e aumento da frequência cardíaca (aumento do débito cardíaco), ocasionando aumento da pressão arterial. Obtém-se dessa forma a manutenção da pressão arterial à custa de aumento do tônus simpático, e, como este não tem efeito sobre a microcirculação cerebral, mantém-se praticamente constante o fluxo sanguíneo cerebral. Caso existam falha de algum dos elementos desse arco reflexo e/ou hipovolemia, ocorre hipotensão postural.[21] Os sintomas são muito variados, porém podem surgir cefaleia, sensação de cabeça vazia, tonturas, alterações visuais, sensação de fraqueza intensa e síncope. Tais sintomas tendem a ser piores no período da manhã ou após exercícios e refeições.

As causas mais frequentes de hipotensão ortostática são a hipovolemia e efeitos indesejáveis de drogas (álcool, tranquilizantes, antidepressivos, diuréticos, betabloqueadores, anti-hipertensivos, nitratos, vasodilatadores, antiarrítmicos) ou ainda por idiossincrasia ou alergia. Nos idosos essa condição é particularmente frequente e delicada pelo uso de drogas, por depleção de volume, pela redução da sensibilidade dos pressorreceptores, pela perda excessiva de sódio pelos rins, por frequente associação com doença de Addison senil, por funcionamento inadequado do mecanismo da sede e pela neuropatia degenerativa autonômica comumente associada.

O paciente idoso tem um risco maior de síncope que o jovem porque seu fluxo sanguíneo cerebral é menor. Aos 70 anos de idade existe redução de pelo menos 25% do fluxo sanguíneo cerebral em decorrência da perda de elasticidade do leito vascular. Além disso, os neurorreflexos circulatórios, tais como o pressorreceptor ou barorreflexo, são mais lentos e menos confiáveis nos idosos,[22] tornando o paciente suscetível à síncope em decorrência das mais variadas alterações circulatórias sistêmicas. Condições associadas tais como hipertensão arterial, diabetes, polineuropatias, vasculopatias, insuficiência cardíaca, insuficiência venosa, aumento da pressão venosa central, uso de diuréticos, vasodilatadores, hipotensores etc. aumentam a suscetibilidade.

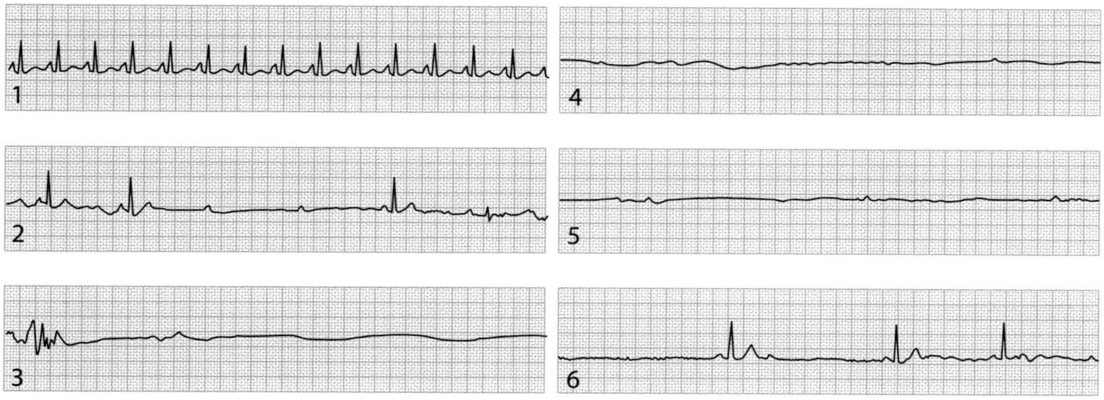

FIGURA 3.8 Traçado de Holter em portador de síncope neurocardiogênica maligna recorrente. Ocorre bloqueio atrioventricular total com assistolia inicial de 3,5 segundos. A seguir, verifica-se outro episódio de assistolia de 25 segundos. No final ocorre recuperação do ritmo, porém em bradicardia severa.

Fisiopatologia das Causas Neurológicas de Síncope

Doença Cerebrovascular

A síncope, apesar de rara nessa condição (6% dos casos), pode ser provocada por acidentes isquêmicos devidos a patologias dos vasos cerebrais (aterosclerótica, inflamatória, degenerativa, embólica, espondilite cervical, doença de Takayasu etc.). Comumente existe envolvimento do sistema vertebrobasilar demonstrando que o mecanismo principal é a obstrução da irrigação das áreas responsáveis pelo equilíbrio e tônus postural. Não obstante, podem ocorrer isquemia em área distante, vasodilatação reativa e "roubo intracerebral", com prejuízo da circulação das regiões envolvidas com tônus motor. Analogamente, pode ocorrer o "roubo extracerebral" (síndrome do roubo da subclávia), causa rara de síncope, relacionada a esforço físico do braço esquerdo, em decorrência de obstrução da artéria subclávia esquerda antes da origem da artéria vertebral. Esta passa a ser irrigada por inversão do fluxo da artéria vertebral esquerda com prejuízo do sistema vertebrobasilar do mesmo lado.

Enxaqueca

O espasmo da artéria basilar pode levar a enxaqueca severa e síncope, por isquemia vertebrobasilar ou por reação vasovagal em decorrência da dor. É mais comum na infância e na adolescência.

Fisiopatologia da Síncope de Origem Psiquiátrica

Trata-se de uma condição difícil de ser avaliada. No entanto, pode ser suspeitada em pacientes poliqueixosos com síncopes de origem indeterminada, nos quais a origem psiquiátrica é identificada em até 25% dos casos.[23] A fisiopatologia não está totalmente definida. Alguns mecanismos foram identificados:

1. Estresse, pânico e ansiedade podem, comprovadamente, ocasionar hiperventilação, hipocapnia, vasoconstrição cerebral e síncope;[24]
2. Alguns casos se devem a síncopes autonômicas neuromediadas deflagradas por fobias psicogênicas em decorrência do distúrbio psiquiátrico;[25]
3. Pânico e estresse podem agravar cardiopatias, ocasionando taquiarritmias severas com síncope, infarto do miocárdio e morte súbita;[26]
4. Estados conversivos,[27] que podem ocasionar síncope sem nenhuma manifestação hemodinâmica; e
5. Abuso de drogas.

Síncope Metabólica

Existem muitas condições que, mesmo sem modificar o fluxo sanguíneo cerebral mas alterando a constituição bioquímica sanguínea, podem levar a estados progressivos de torpor e perda da consciência. Entretanto, raramente, apresentam uma manifestação clínica súbita caracterizando a síncope. Diabéticos em uso crônico de insulina podem, eventualmente, desenvolver hipoglicemia severa. Geralmente esses pacientes toleram níveis muito baixos de glicose sem sintomas significativos; entretanto, quando o teor é muito baixo, pode ocorrer um quadro sincopal.

INCIDÊNCIA DAS ETIOLOGIAS DE SÍNCOPE

As diversas etiologias de síncope têm se modificado nos últimos anos devido à evolução dos métodos diagnósticos. Atualmente a causa mais frequente é a síncope neurocardiogênica. O aumento de sua incidência ocorreu principalmente com uma redução significativa das síncopes de origem desconhecida pelo advento do tilt-teste, ou teste de inclinação.

PROGNÓSTICO DA SÍNCOPE

É geralmente mais dependente da severidade da doença subjacente do que da própria síncope. Doença cardíaca estrutural e hipotensão ortostática no paciente idoso estão associadas a aumento da mortalidade devido a comorbidades.[28] No estudo EGSYS 2[29] foram estudados 398 pacientes atendidos com síncope na unidade de emergência. O seguimento de 614 dias mostrou a ocorrência de mortalidade por qualquer causa em 9,2%, e nesse grupo 82% tinham um ECG anormal e/ou cardiopatia, ao passo que somente 6 óbitos (3%) ocorreram na ausência de anormalidade no ECG ou de cardiopatia, resultando num valor preditivo negativo de 97%. A mortalidade foi significativamente maior nos casos com cardiopatia estrutural ou doença cardiopulmonar do que nas outras causas de síncope.

ATENDIMENTO DO PACIENTE COM SÍNCOPE NA EMERGÊNCIA

Na Tabela 3.3 vemos de forma mais detalhada as causas mais importantes com alto risco de vida imediato.

Síncope é sem dúvida o sintoma mais expressivo e de maior impacto na avaliação do paciente na emergência de arritmia. Ao avaliar o portador de síncope, a questão fundamental é verificar se uma causa de alto risco de morte súbita está presente (Tabelas 3.4 e 3.5). De um modo geral, as causas mais importantes que devem ser consideradas de imediato são:

1. Síncope cardíaca;
2. Perda de sangue e/ou hipovolemia;
3. Embolia pulmonar;
4. Hemorragia subaracnóidea.

Adicionalmente, devem também ser consideradas outras condições, tais como convulsão, acidente vascular cerebral e traumatismo cranioencefálico, apesar de não preencherem claramente os critérios de síncope. Causas muito frequentes, porém de menor risco, incluem síncope neurocardiogênica, hipersensibilidade do seio carotídeo, hipotensão ortostática e ocasionada por medicamentos, (Tabela 3.5).

TABELA 3.3 Condições de alto risco no paciente com síncope[3]
▪ ECG anormal ▪ Histórico de doença cardíaca, principalmente a presença de insuficiência cardíaca ▪ Pressão arterial persistentemente baixa (sistólica <90 mmHg) ▪ Falta de ar com o evento ou durante a avaliação ▪ Hematócrito <30% ▪ Idade avançada e comorbidades associadas ▪ História familiar de morte súbita cardíaca

TABELA 3.4 – Causas de síncope com alto risco de vida[3]
Síncope Cardiovascular
Arritmia
Taquicardia ventricular
Canalopatias (Síndrome do QT longo, Síndrome de Brugada, TV catecolaminérgica etc.)
Bradiarritmias (BAV 2° grau tipo II ou BAVT, Pausas sinusais >3 s)
Isquemia
Síndrome coronariana aguda, Infarto do miocárdio
Anormalidades Estruturais
Valvopatias: Estenose aórtica, Estenose mitral
Cardiomiopatia (Isquêmica, Dilatada, Hipertrófica)
Tamponamento cardíaco
Dissecção aórtica
Mixoma/Trombo atrial
Hemorragia
Trauma com importante perda sanguínea
Sangramento gastrintestinal
Ruptura de tecidos: Aneurisma, baço, cisto ovariano, prenhez ectópica, hemorragia retroperitoneal etc.
Embolia pulmonar
Hemorragia subaracnóidea

O primeiro passo para avaliação de um paciente com suspeita de síncope ou com perda transitória da consciência (TLOC) consiste na obtenção de uma história detalhada, exame físico meticuloso incluindo medida da pressão para investigar hipotensão ortostática e um ECG de 12 derivações. Em casos selecionados, a avaliação inicial poderá incluir um ecocardiograma e um exame de Holter ou telemetria, além de exame neurológico e bioquímica sanguínea.[30]

A avaliação inicial pode levar a diagnósticos tais como síncope reflexa, hipotensão ortostática, arritmia, cardiopatia isquêmica ou cardiopatia estrutural. Nessas circunstâncias, não são necessários mais testes, e o tratamento pode ser iniciado em seguida. É importante considerar que a eficácia diagnóstica da avaliação inicial depende em parte do ambiente clínico. Em dois grandes estudos multicêntricos, o diagnóstico foi estabelecido em 50% dos pacientes avaliados na emergência e em 21% dos casos mais "difíceis" encaminhados a unidades especializadas em síncope.[31] A síncope reflexa (vasovagal, situacional) foi responsável por cerca de dois terços dos diagnósticos, e a síncope arrítmica foi a segunda causa mais frequente, respondendo por 10% dos casos.

É importante uma pesquisa dirigida para sintomas de alto risco, tais como palpitações precedendo a síncope, dispneia, cefaleia, dor precordial, perda súbita da consciência sem pródromos, síncope de esforço, idade avançada e história familiar de morte súbita, além de uma verificação cuidadosa da medicação em uso.

Um problema clínico frequente é a diferenciação entre a síncope verdadeira e um distúrbio comicial (epilepsia, convulsão). Sabemos que o portador de epilepsia pode apresentar o problema sem convulsão generalizada. Por outro lado, o portador de síncope verdadeira pode apresentar contrações tônico-clônicas. Na prática, aproximadamente 5 a 15% dos portadores de síncope têm na realidade uma disritmia cerebral.

Um exame clínico cardíaco e neurológico é muito importante, além da busca detalhada de traumatismo cranioen-

TABELA 3.5 Causas comuns de síncope porém de baixo risco[3]
Síncopes Neuromediadas
Vasovagal ou neurocardiogênica Síncope do seio carotídeo hipersensível Viscerais: micção, defecação, tosse, deglutição Neurogênicas: glossofaríngeo ou trigêmeo
Síncope Ortostática
Hipovolemia, Disfunção autonômica, Repouso prolongado
Síncope Medicamentosa
Medicamentos vasoativos ▪ Beta e Alfabloqueadores, Bloq. Cálcio, Nitratos, Anti-hipertensivos, Diuréticos, Vasodilatadores.
Medicamentos Cardiodepressores (Condução e Automatismo)
Antiarrítmicos, Bloq. de Cálcio, Betabloqueadores, Digoxina
Medicamentos que prolongam o QT
Antiarrítmicos, Antibióticos, Antieméticos, Antipsicóticos, Antidepressivos
Diuréticos

cefálico, inclusive com pesquisa de hemorragia subdural, fratura de punho e de quadril, condições que não raramente acontecem pelo trauma da própria síncope. O eletrocardiograma e o ecocardiograma devem ser realizados em todos os pacientes, com pesquisa de condições de alto risco, tais como infarto, isquemia, bradicardia, taquicardia, bloqueios de ramo, QT longo, pré-excitação, baixa voltagem no plano frontal sugestiva de derrame pericárdico etc. Nenhum exame laboratorial pode ser absolutamente indicado para avaliação de síncope; entretanto, consideram-se os seguintes, baseados em consenso de diretrizes: glicose sérica, hemograma completo, eletrólitos, enzimas cardíacas, CPK e urina I.

Testes provocativos são utilizados para reproduzir a síncope ou anormalidades relacionadas no laboratório, o que, presumidamente, deverá refletir o mecanismo do evento espontâneo. Os de maior utilidade são o tilt-teste, a massagem do seio carotídeo, o registro prolongado do ECG (Holter, telemetria, Looper, Web-Looperetc.), o teste de esforço, o estudo eletrofisiológico invasivo e a cinecoronariografia. O estudo eletrofisiológico está indicado quando a suspeita é de síncope arrítmica por bradi ou taquiarritmia, principalmente em pacientes com infarto prévio, doença do nó sinusal não evidente, bloqueio de ramo, síndrome de Brugada, cardiomiopatias ou história de palpitações. Entretanto, paciente com coração aparentemente normal também são beneficiados pelo estudo, já que podem ser portadores de canalopatias. O teste de esforço está indicado quando a síncope ocorre durante ou logo após esforço físico ou nos casos com dor precordial e suspeita de coronariopatia. O tilt-teste e a massagem do seio carotídeo devem ser considerados no final, após afastadas causas graves de síncope e quando se suspeita de síncope de origem neuromediada.

Estudos de imagem que podem ser úteis incluem os seguintes:

1. Radiografia do tórax: pode identificar um pneumotórax, pneumonia, insuficiência cardíaca, tumor, derrame pleural ou pericárdico, alargamento do mediastino, aneurisma aórtico etc.;
2. Tomografia computadorizada do crânio sem contraste tem pouca capacidade diagnóstica na síncope, porém está indicada em pacientes com déficit neurológico ou com trauma secundário a síncope;
3. Tomografia computadorizada do tórax e abdome está indicada somente em casos específicos, por exemplo, suspeita de dissecção aórtica, ruptura de aneurisma aórtico abdominal ou embolia pulmonar;
4. Ressonância magnética da cabeça e arteriografia podem ser úteis para avaliar comprometimento vascular cerebral;
5. Ventilação-perfusão é apropriada para os casos com suspeita de embolia pulmonar;
6. Ecocardiograma é o exame de escolha para avaliação das causas cardíacas de síncope;
7. Eletrocardiograma tem indicação classe I nas diretrizes de síncope, sendo relevantes as seguintes considerações:
   - ECG normal é um sinal de bom prognóstico;
   - O ECG pode ser diagnóstico no infarto do miocárdio, isquemia miocárdica, e pode fornecer importantes indícios de cardiopatia preexistente ou de arritmias;
   - Bradicardia, pausas sinusais, taquicardia ventricular não sustentada e sustentada e distúrbios da condução atrioventricular e intraventricular são de grande valor, principalmente quando acompanhados de sintomas;
   - Looper tem grande valor diagnóstico, porém deve ser considerado com ressalva nos casos com alto risco de morte súbita, já que não protege o paciente até o novo evento;
   - Holter tem mostrado maior poder preditivo negativo que positivo;
8. Tilt-teste é o exame de eleição quando se suspeita de possível síncope neurocardiogênica, porém tem grande valor diagnóstico nas hipotensões ortostáticas e disautonomias;
9. Eletroencefalograma é de grande utilidade principalmente quando se suspeita de disritmia cerebral;
10. O teste ergométrico é fundamental quando se suspeita de insuficiência coronária ou quando a síncope está relacionada a esforço físico, sendo muito importante a avaliação na fase de esforço e na fase de repouso;
11. A massagem do seio carotídeo é bastante útil quando se suspeita de síndrome do seio carotídeo, porém deve ser realizada com cuidado, pelo risco de lesão vascular nas carótidas. Está contraindicada na presença de sopro carotídeo, e deve-se distinguir com cautela a síndrome do seio carotídeo do seio carotídeo hipersensível.

TRATAMENTO DA SÍNCOPE

Geralmente o paciente está sendo atendido na emergência, sendo necessária a avaliação cuidadosa de possíveis traumatismos ocasionados pela síncope, inclusive hematoma subdural. O tratamento etiológico da síncope depende da definição do mecanismo, conforme mostrado a seguir, segundo as diretrizes da European Society of Cardiology[35] (Quadros 3.1 a 3.7):

CARDIONEUROABLAÇÃO – TRATAMENTO DA SÍNCOPE POR CARDIOINIBIÇÃO SEM MARCA-PASSO

Trata-se de um método que permite uma extensa denervação pós-ganglionar cardíaca reduzindo a inervação vagal através da aplicação endocárdica de radiofrequência por cateter (ablação por cateter).[33,34] O grande desafio é identificar os pontos de entrada da inervação vagal. Com esse objetivo desenvolvemos o mapeamento espectral da superfície endocárdica dos átrios direito e esquerdo. Dessa forma, através de curvas espectrais típicas, são identificados os pontos de inervação do nó sinusal e do nó AV, sendo possível atuar isoladamente sobre a inervação vagal dessas estruturas.

QUADRO 3.1 Síncope reflexa[35]

Tratamento	Classe	NE
Manobras de contração isométrica nos portadores de pródromos	I	B
Marca-passo cardíaco nos casos de predomínio de cardioinibição (*)	IIa	B
Marca-passo cardíaco em portadores de síncopes reflexas frequentes com idade > 40 anos e cardioinibição espontânea documentada (*)	IIa	B
Midodrina pode ser indicada na síncope vasovagal refratária a manobras gerais	IIa	C
Tilt-training pode ser útil, porém depende de aderência do paciente (*)	IIb	B
Marca-passo pode ser indicado em portadores de síncopes recorrentes com resposta cardioinibitória no tilt-teste com idade > 40 anos após falha de outras terapias (*)	IIb	C
Marca-passo não está indicado na ausência de reflexo cardioinibitório	III	C
Betabloqueadores não estão indicados	III	A

* Estudos recentes têm mostrado que nesses casos a cardioneuroablação pode ser uma excelente alternativa de tratamento definitivo, sem a necessidade de implante de marca-passo.[32,33]

QUADRO 3.2 Síncope por hipotensão ortostática[35]

Tratamento	Classe	NE
Hidratação e ingestão salina adequados	I	C
Midodrina deve ser administrada como terapia associada se necessário	IIa	B
Fludrocortisona deve ser administrada como terapia associada se necessário	IIa	C
Manobras de contração isométrica podem ser indicadas	IIb	C
Cintas de contenção abdominal e meias elásticas podem ser indicadas	IIb	C
Dormir com a cabeceira elevada (>10º) pode ser indicado	IIb	C

QUADRO 3.3 Síncope por arritmia cardíaca (marca-passo)[35]

Tratamento	Classe	NE
Marca-passo está indicado na doença do nó sinusal irreversível com síncope	I	C
Marca-passo está indicado na síncope com BAV 2º. grau Mobitz II ou avançado ou no BAVT	I	B
Marca-passo está indicado nos pacientes com síncope, bloqueio de ramo e estudo eletrofisiológico positivo	I	B
Marca-passo deve ser considerado na síncope inexplicada com bloqueio de ramo	IIa	C
Marca-passo deve ser considerado em pacientes com síncope inexplicada, doença do nó sinusal e bradicardia persistente assintomática	IIb	C
Marca-passo não está indicado em pacientes com síncope inexplicada sem evidência de distúrbio de condução	III	C

QUADRO 3.4 Síncope por arritmia cardíaca (ablação por radiofrequência)[35]

Tratamento	Classe	NE
Ablação por cateter está indicada em pacientes com arritmia supraventricular ou ventricular sintomática documentada por ECG	I	C
Ablação por cateter pode ser indicada em pacientes com síncope devida ao início de fibrilação atrial com alta frequência	IIb	C

QUADRO 3.5 Síncope por arritmia cardíaca (terapia farmacológica)[35]

Tratamento	Classe	NE
Drogas antiarrítmicas, incluindo as de controle de frequência, estão indicadas em pacientes com síncope devida ao início de FA com alta frequência	I	C
Terapia com drogas deve ser considerada em pacientes com arritmia supraventricular ou ventricular sintomática no ECG quando a ablação por cateter teve insucesso ou não pode ser realizada	IIa	C

QUADRO 3.6 Síncope por arritmia cardíaca (cardiodesfibrilador implantável)[35]

Tratamento	Classe	NE
CDI está indicado em pacientes com taquicardia ventricular documentada e doença cardíaca estrutural	I	B
CDI está indicado quando uma taquicardia ventricular monomórfica é induzida no estudo eletrofisiológico em pacientes com infarto do miocárdio prévio	I	B
CDI deve ser considerado em pacientes com taquicardia ventricular documentada e cardiomiopatia hereditária ou canalopatia	IIa	B

QUADRO 3.7 Síncope inexplicada (cardiodesfibrilador implantável)[35]

Tratamento	Classe	NE
CDI está indicado nos pacientes com cardiomiopatia isquêmica ou não isquêmica com função ventricular severamente comprometida e insuficiência cardíaca conforme as diretrizes de ressincronização cardíaca	I	A
CDI deve ser considerado nos portadores de cardiomiopatia hipertrófica de alto risco	IIa	C
CDI deve ser considerado nos portadores de displasia arritmogênica do ventrículo direito de alto risco	IIa	C
CDI deve ser considerado nos portadores de síndrome de Brugada com ECG tipo I espontâneo	IIa	B
CDI deve ser considerado nos portadores de síndrome do QT longo de alto risco associado ao uso de betabloqueadores	IIa	B
CDI deve ser considerado nos pacientes com cardiomiopatia isquêmica sem disfunção ventricular ou insuficiência cardíaca severas e estimulação ventricular programada negativa	IIb	C
CDI deve ser considerado nos pacientes com cardiomiopatia não isquêmica sem disfunção ventricular ou insuficiência cardíaca severas	IIb	C

O resultado é um aumento significativo e sustentado da frequência sinusal e da condução AV, permitindo o controle de bradiarritmias que apresentem boa resposta à atropina, principalmente a síncope neurocardiogênica cardioinibidora. O efeito é imediato e se mantém em grande parte na fase crônica com significativa redução da variabilidade RR no Holter de 24h (denervação vagal). A tendência nesses casos é atenuar ou eliminar o reflexo cardioinibitório, obtendo-se o tratamento definitivo da síncope neurocardiogênica sem a necessidade de implante de marca-passo. Esse benefício pode ser facilmente observado na Figura 3.9, na qual se observa melhor resultado da cardioneuroablação em relação ao tratamento clínico e ao implante de marcapasso. Além da evolução clínica praticamente sem a recorrência de síncopes, o benefício da terapia pode ser observado no tilt-teste de controle com o desaparecimento da cardioinibição, tornando-se o tilt-teste negativo (Figura 3.10).

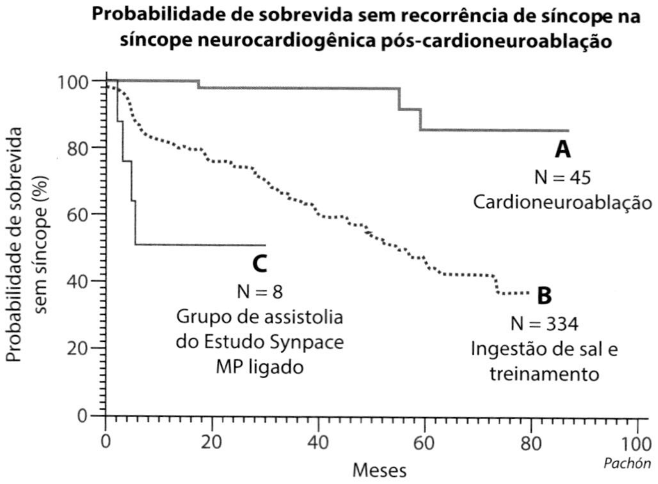

FIGURA 3.9 Curvas de Kaplan-Meier mostrando a probabilidade de recorrência de síncope após diversos tratamentos da síncope neurocardiogênica. A: Cardioneuroablação, B: Aumento da ingestão de sódio e treinamento;[34] e C: Implante de marca-passo com *rate-drop-response*[35] (grupo de assistolia do Estudo Synpace). B e C reproduzidos com autorização dos respectivos autores.

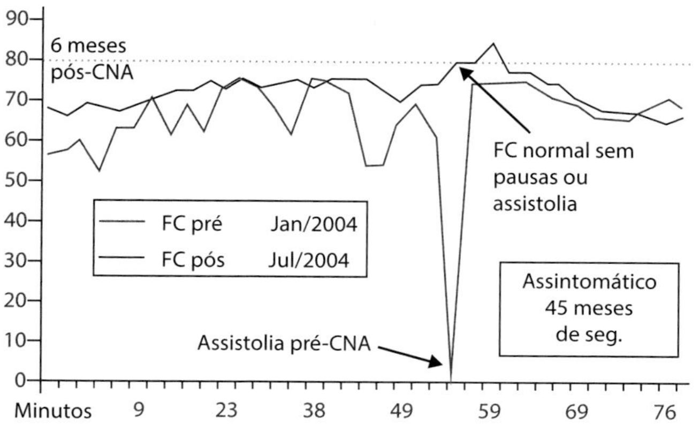

FIGURA 3.10 Exemplo de tilt-teste pré (linha azul) e pós (linha preta) cardioneuroablação. No primeiro ocorre assistolia com síncope devido ao reflexo cardioinibidor (tilt-teste positivo). Um novo tilt-teste após 5 meses da cardioneuroablação mostra comportamento normal da FC, sem pausas, sem assistolia e sem síncope (tilt-teste negativo), estando o paciente assintomático em seguimento de 45 meses.

REFERÊNCIAS BIBLIOGRÁFICAS

1. Newman-Toker DE, Hsieh YH, Camargo CA Jr, Pelletier AJ, Butchy GT, Edlow JÁ. Spectrum of dizziness visits to US emergency departments: cross-sectional analysis from a nationally representative sample. Mayo Clin Proc. 2008;83(7):765.
2. Kroenke K, Lucas CA, Rosenberg ML, Scherokman B, Herbers JE Jr, Wehrle PA, Boggi JO.Causes of persistent dizziness. A prospective study of 100 patients in ambulatory care. Ann Intern Med. 1992;117(11):898.
3. Schmid G, Henningsen P, Dieterich M, Sattel H, Lahmann C.Psychotherapy in dizziness: a systematic review. J Neurol Neurosurg Psychiatry. 2011;82(6):601.
4. Tinetti ME, Williams CS, Gill TM.Dizziness among older adults: a possible geriatric syndrome. Ann Intern Med. 2000;132(5):337;
5. Zingler VC, Cnyrim C, Jahn K, et al. Causative factors and epidemiology of bilateral vestibulopathy in 255 patients. Ann Neurol 2007; 61:524.
6. Baloh RW. Clinical practice. Vestibular neuritis. N Engl J Med 2003; 348:1027.
7. Dallan I, Bruschini L, Nacci A, et al. Drop attacks and vertical vertigo after transtympanic gentamicin: diagnosis and management. Acta Otorhinolaryngol Ital 2005; 25:370.
8. Traccis S, Zoroddu GF, Zecca MT, et al. Evaluating patients with vertigo: bedside examination. Neurol Sci 2004; 25 Suppl 1:S16.
9. Kattah JC, Talkad AV, Wang DZ, et al. HINTS to diagnose stroke in the acute vestibular syndrome: three-step bedside oculomotor examination more sensitive than early MRI diffusion-weighted imaging. Stroke 2009; 40:3504.
10. Newman-Toker DE, Sharma P, Chowdhury M, et al. Penlight-cover test: a new bedside method to unmask nystagmus. J Neurol Neurosurg Psychiatry 2009; 80:900.
11. Yang TH, Oh SY, Kwak K, et al. Topology of brainstem lesions associated with subjective visual vertical tilt. Neurology 2014; 82:1968.
12. Engel GL. Psychologic stress, vasodepressor syncope, and sudden death. Ann Intern Med 1978;89:403-412.
13. Day SC, Cook EF, Funkenstein H, et al. Evaluation and outcome of emergency room patients with transient loss of consciousness. Am J Med 73:15, 1982.
14. Driscoll DJ, Jacobsen SJ, Porter CJ, et al. Syncope in children and adolescents: A population based study of incidence and outcome. Circulation 94:I-54,1996.
15. Lipisitz LA, Ryan SM, Parker JA, et al. Hemodynamic and autonomic nervous system responses to mixed meal ingestion in healthy young and old subjects, and dysautonomics patients with posprandial hypotension. Circulation 87:391, 1993.
16. Kapoor WN. Evaluation of syncope in the elderly. J Am Geriatr Soc 42:426, 1994.
17. Day SC, Cook EF, Funkestein H, Goldman L. Evaluation and outcome of emergency room patients with transient loss of consciousness. Am J Med 1982;73:15-23.
18. Robertson D, Robertson RM. The Bezold-Jarisch reflex: Possible role in limiting myocardial ischemia. Clin Cardiol, 1981; 4: 75-9.
19. Mark AL. The Bezold-Jarisch reflex revisited: clinical implications of inhibitory reflexes originating in the heart. Br Med J 1982; 285: 1599-601.of muscle sympathetic nerve activity in dopamine-beta-hydroxylase deficiency.
20. Hachul D, Sosa EA, Consolim F et al. Reprodutibilidade do teste de inclinação em pacientes com sincope neurocardiogênica. Arq Bras Cardiol 1994,62:3,297-300.
21. Kaufmann-H. Neurally mediated syncope and syncope due to autonomic failure: differences and similarities. J Clin Neurophysiol 1997 May; 14(3): 183-96.
22. Jansen RWMN, Lenders JWM, Thien T, et al. The influence of age and blood pressure on the hemodynamic and humoral response to head-up tilt. J Am Geriatric Soc 37:528-532, 1989.
23. Kapoor WN, Fortunato M, Hanusa BH, Schulberg HC. Psychiatric illnesses in patients with syncope. Am J Med 1995:99;505-512.
24. Koenig D, Linzer M, Pontinen M, et al. Syncope in young adults: Evidence for a combined medical and psychiatric approach. J Intern Med 232:169-176, 1992.
25. Sledge WH. Antecedent psychological factors in the onset of vasovagal syncope. Psychosom Med 40:568-579, 1978.
26. Lown B, DeSilva RA, Reich P, Murawsky BJ. Psychophysiologic factors in sudden cardiac death. Am J Psychiatry 1980;137:1325-1335.
27. American Psychiatric Association: Diagnostic and Statistical Manual of Mental Disorders, ed 4 (DSM-IV). Washington, DC: American Psychiatric Association, 1994.
28. Soteriades ES, Evans JC, Larson MG, et al. Incidence and prognosis of syncope. N Engl J Med 347 2002 878-885.
29. Ungar A, Del Rosso A, Giada F, et al. Early and late outcome of treated patients referred for syncope to emergency department. The EGSYS 2 follow-up study. Eur Heart J 2010; 31: 2021-2026.
30. Brignole M, Hamdan MH, New concepts in the assessment of syncope. J Am Coll Cardiol 2012;59(18):1583-1591.
31. Brignole M, Ungar A, Casagranda I, et al. Prospective multicentre systematic guideline-based management of patients referred

to the syncope units of general hospitals. Europace 2010;12 2010 109-118.

32. Pachon JC, Pachon EI, Pachon JC, Lobo TJ, Pachon MZ, Vargas RN, Jatene AD. "Cardioneuroablation"-- new treatment for neurocardiogenic syncope, functional AV block and sinus dysfunction using catheter RF-ablation. Europace 2005 Jan;7(1):1-13.
33. Pachon JC, Pachon EI, Cunha Pachon MZ, Lobo TJ, Pachon JC, Santillana TG. Catheter ablation of severe neurally mediated reflex (neurocardiogenic or vasovagal) syncope: cardioneuroablation long-term results. Europace 2011- Sep;13(9):1231-42.
34. Barón-Esquivias G, Errázquin F, Pedrote A, Cayuela A, Gómez S, Aguilera A, Campos A, Fernández M, Valle JI, Redondo M, Fernández JM, Martínez A, Burgos J, Martínez-Rubio A. Long-term outcome of patients with vasovagal syncope. Am Heart J 2004 May;147(5):883-9.
35. Raviele A, Giada F, Menozzi C, et al. Vasovagal Syncope and Pacing Trial Investigators. A randomized, double-blind, placebo-controlled study of permanent cardiac pacing for the treatment of recurrent tilt-induced vasovagal syncope. The vasovagal syncope and pacing trial (SYNPACE). 1. Eur Heart J 2004 Oct;25(19):1741-8.

4

Estado de Coma: Abordagem Inicial e Diagnóstico Diferencial

Flávio Augusto de Carvalho
Gisele Sampaio Silva

INTRODUÇÃO

A palavra coma vem do grego *koma*, que significa sono profundo. Coma é portanto um estado semelhante ao sono com uma diferença fundamental: nele o paciente não tem nenhuma resposta proposital ao ambiente e portanto não é possível acordá-lo. Coma é o mais grave dos distúrbios da consciência e consequentemente a mais séria emergência neurológica.

Consciência, por sua vez, pode ser definida como estado de ciência de si mesmo e do ambiente e a presença de responsividade a estímulos externos e necessidades internas. Por outro lado, inconsciência implica a suspensão das atividades mentais que deixam o indivíduo ciente de si mesmo e do ambiente, e está associada à responsividade diminuída a estímulos externos.

Arbitrariamente, costuma-se dividir a avaliação da consciência em nível e conteúdo de consciência. Nível de consciência é a capacidade de despertar ou o nível de alerta do paciente, enquanto conteúdo da consciência engloba qualidade e coerência do pensamento e comportamento (linguagem, raciocínio, orientação espacial). A análise e interpretação dos distúrbios de conteúdo de consciência fogem do escopo deste capítulo; já os níveis de consciência são classicamente divididos entre *sonolência, obnubilação, torpor e coma* e serão abordados a seguir.

COMA: QUADRO CLÍNICO

O grau de disfunção das vias responsáveis pela ativação cortical e vigília é em regra geral proporcional ao nível de consciência; um paciente sonolento, por exemplo, costuma ter a atenção levemente reduzida e tende a ficar de olhos fechados, mas é facilmente acordado ao chamado. O paciente obnubilado, no entanto, não é tão facilmente acordado e demonstra dificuldade em manter-se vígil após acordado. O torpor representa um estágio mais grave de acometimento neurológico em que o paciente geralmente só apresenta alguma resposta localizatória breve ao estímulo sonoro ou doloroso intenso, podendo muitas vezes não apresentar abertura ocular. O paciente comatoso, por sua vez, não apresenta abertura ocular e nenhuma resposta localizatória evidente, o que demonstra grave acometimento das vias de ativação da consciência.Outros distúrbios de consciência incluem o estado vegetativo e o estado de consciência mínima, que serão abordados ao longo deste capítulo. O paciente em coma não tem abertura ocular espontânea, não fala e não apresenta movimentos propositais da face ou dos membros, não tem resposta a estímulos verbais nem resposta motora ou tem apenas movimentos não propositais mediados pela medula espinhal ou tronco encefálico. Em resumo, o paciente em coma não tem movimentos que indiquem algum grau de consciência, por exemplo a resposta localizatória ao estímulo doloroso, e nem pode ser acordado por nenhum estímulo.[1]

Algumas causas de coma são prontamente identificadas, e outras podem precisar de extensa investigação diagnóstica. A avaliação clínica inicial e os primeiros passos terapêuticos devem ocorrer simultaneamente. Um atendimento estruturado permite que causas evidentes de coma sejam rapidamente identificadas e tratadas, e que assim alguns testes sejam reservados para pacientes com diagnósticos mais raros.

TOPOGRAFIA DAS LESÕES QUE PODEM LEVAR AO ESTADO DE COMA

Para que uma lesão resulte em coma, deve ocorrer perda ou depressão da função de ambos os hemisférios cerebrais ou da substância reticular ativadora ascendente (SARA), incluindo a região paramediana das porções superiores do tronco encefálico ou do diencéfalo bilateralmente. Isso significa que existem condições essenciais para o coma: *a disfunção da região que ativa a vigília e nos mantém conscientes (substância reticular ativadora ascendente) e/ou a anulação do funcionamento de seus alvos bilateralmente (hemisférios corticais)*. Lesões unilaterais localizadas nos hemisférios cerebrais ou lesões no tronco encefálico na porção mediana caudal da ponte ou que se situem inferiormente a esse nível usualmente não devem causar coma.[1] No entanto, lesões hemisféricas unilaterais podem causar distúrbios da consciência, inclusive coma, por diversos mecanismos:

1. edema e distorção das áreas encefálicas responsáveis pela vigília
2. aumento da pressão intracraniana e consequente declínio do fluxo sanguíneo cerebral
3. causando deslocamentos teciduais (herniações).

Pela doutrina de Monro-Kellie, porque a calota craniana não é expansível, a soma dos volumes do encéfalo, líquido cefalorraquidiano e sangue intracraniano é constante ao longo do tempo. Essa definição também se aplica aos diversos compartimentos encefálicos (supratentorial direito e esquerdo; infratentorial e espaço subaracnóideo medular).

Num encéfalo normal, o aumento de volume causado por a presença de uma lesão com efeito de massa pode ser compensado por deslocamento de igual volume de líquido cefalorraquidiano do compartimento encefálico em que se encontra a lesão. O deslocamento de líquido cefalorraquidiano e em alguns casos de sangue encefálico permite que a pressão intracraniana se mantenha estável temporariamente. Caso a lesão aumente de tamanho, a quantidade de líquido cefalorraquidiano ou de sangue que pode ser deslocado torna-se mínima, de modo que a complacência do conteúdo intracraniano diminui progressivamente. Quando esse ponto é atingido, mesmo um pequeno aumento do volume da lesão pode causar um grande aumento da pressão intracraniana.

Caso a pressão no compartimento encefálico adjacente esteja normal, esse desequilíbrio tem como consequência a herniação (Tabela 4.1). A fisiopatologia dos sinais e sintomas de uma lesão com efeito de massa que leva o paciente ao estado de coma raramente envolve puramente o aumento da pressão intracraniana, geralmente resultando do desequilíbrio de pressões entre diferentes compartimentos encefálicos com consequentes herniações. As herniações e seus fenômenos acompanhantes (isquemias por compressão direta tecidual e das artérias nutridoras da região) são os responsáveis pelo dano direto ao sistema reticular ativador ascendente localizado na porção superior do tronco encefálico ou diencéfalo bilateralmente.[2]

Conceitualmente portanto, lesões hemisféricas unilaterais geralmente não causam coma agudamente, a não ser que cursem com compressão da substância reticular ativadora ascendente no tronco encefálico[1] (por exemplo, em pacientes com acidente vascular cerebral isquêmico hemisférico que cursa com edema importante, coma devido a compressão do tronco encefálico geralmente acontece no período de pico do edema cerebral, entre o terceiro e quinto dias).

EXAME NEUROLÓGICO DO PACIENTE EM COMA

O exame neurológico do paciente em coma deve ser sistemático e deve sempre incluir:[1,5]

1. Responsividade a estímulos (avaliação do nível de consciência)

TABELA 4.1 Principais tipos de herniações encefálicas e suas características clínicas[1]

Herniação	Topografia	Características Clínicas
Transtentorial uncal	Herniação do úncus através da tenda do cerebelo	Dilatação precoce da pupila ipsilateral, seguida por dilatação da pupila contralateral, perda da movimentação ocular, do reflexo córneo-palpebral, presença de posturas patológicas e alteração do ritmo respiratório
Transtentorial central	Estruturas diencefálicas centrais e do mesencéfalo comprimidas por herniação do encéfalo para baixo através da tenda do cerebelo	Confusão e agitação, padrão respiratório de Cheyne-Stokes, pupilas inicialmente pequenas e depois dilatadas até perda da fotorreação em fases tardias, movimentos desconjugados do olhar, posturas patológicas
Cerebelar ascendente	Deslocamento superior do cerebelo na presença de lesões compressivas de fossa posterior	Pode ocorrer após colocação de derivação ventricular em pacientes com lesões com efeito de massa em fossa posterior
Tonsilar (cerebelar foraminal)	Deslocamento das tonsilas cerebelares através do forame magno	Geralmente não há progressão dos sinais de herniação. Quadro clínico pode ser óbito súbito
Transfalcina	Deslocamento contralateral do giro do cíngulo por baixo da foice cerebral	Oclusão da artéria cerebral anterior pode ser uma complicação

2. Pesquisa de irritação meníngea
3. Avaliação de nervos cranianos
4. Avaliação do padrão respiratório
5. Avaliação da resposta motora

RESPONSIVIDADE A ESTÍMULOS (AVALIAÇÃO DO NÍVEL DE CONSCIÊNCIA)

O exame deve ser iniciado com estímulo auditivo, devendo-se falar o nome do paciente em voz alta e pedir para que ele abra os olhos. Manobras alternativas como bater palmas ou chacoalhar levemente o paciente pelos ombros podem ajudar. O paciente pode não conseguir abrir os olhos por outros motivos que não alteração da consciência, como nos casos de apraxia da abertura ocular. Assim, deve-se tentar sempre outros comandos, como pedir para que o paciente mostre a língua ou movimente os dedos. Caso o paciente não atenda a comandos verbais, deve-se fazer estímulo tátil e doloroso. Pressão supraorbitária ou temporomandibular são estímulos dolorosos adequados e permitem que pacientes tetraplégicos que não apresentam respostas a estímulos dolorosos abaixo do crânio possam ser avaliados. Outras manobras de estímulo doloroso que podem ser utilizadas incluem a compressão esternal e a pressão no leito ungueal. Essas duas últimas manobras devem ser usadas com cautela pelo risco de hematomas e lacerações de pele, principalmente quando feitas de maneira repetida.

PESQUISA DE IRRITAÇÃO MENÍNGEA

Deve-se realizar a flexão passiva do pescoço do paciente (ficando atento para que lesões cervicais tenham sido excluídas em caso de trauma). O observador deve ficar a atento à presença de rigidez na tentativa de flexão nucal, assim como à presença de flexão involuntária dos membros inferiores (sinal de Brudzinski).

AVALIAÇÃO DE NERVOS CRANIANOS

A avaliação ocular deve começar com estímulos visuais (aproximação das mãos do examinador dos olhos do paciente) e verificação se há piscamento ocular. Para tanto, o examinador deve abrir os olhos do paciente e, ao fazê-lo, deve observar se há presença de desvios oculares ou alguma movimentação ocular. Desvios conjugados horizontais do olhar não são incomuns em pacientes comatosos e nem sempre representam lesões de tronco encefálico. Desvios conjugados do olhar vertical, assim como desvios "*skew* " são quase sempre patológicos e podem representar disfunção da porção superior do tronco encefálico (mesencéfalo) ou do III ou IV nervos cranianos. Em pacientes com paralisia de III nervo devido a herniação transtentorial uncal, o olho afetado estará desviado lateral e inferiormente e a pupila estará dilatada e não reativa (o reflexo fotomotor consensual contralateral porém deve estar presente). Lesões que comprimem os núcleos dos terceiros nervos bilateralmente (herniação transtentorial central) causam ptose bilateral, paresia do olhar para cima e pupilas fixas e dilatadas bilateralmente.

Movimento conjugado espontâneo fixo dos olhos para um dos lados pode representar lesão frontal ipsilateral (olhos desviados para o lado da lesão, usualmente para o lado oposto ao do déficit motor), lesão contralateral da substância reticular pontina paramediana (olhos desviados contralateralmente à lesão, usualmente para o mesmo lado do déficit motor) ou reflexo de atividade epileptiforme (se frontal, usualmente os olhos desviam contralateralmente à lesão). *Bobbing* (oscilação) ocular é um movimento rápido dos olhos para baixo com um retorno lento à posição de repouso do olhar, classicamente localizando a lesão na junção pontomedular.

A movimentação ocular extrínseca deve ser testada através do reflexo oculocefálico e do reflexo oculovestibular (provas calóricas). O reflexo oculocefálico só deve ser testado em pacientes sem trauma de coluna cervical. A cabeça do paciente deve ser rapidamente rodada horizontalmente com rápida pausa nos extremos do movimento. Caso o tronco encefálico do paciente esteja intacto, os olhos devem se movimentar na direção oposta àquela em que a cabeça é movimentada. Os movimentos verticais também devem ser testados seguindo o mesmo princípio. A manobra oculovestibular deve ser realizada através da introdução de água ou soro fisiológico gelado (4° Celsius) no canal auditivo do paciente. Para que a manobra seja realizada apropriadamente, deve-se antes realizar otoscopia para excluir a presença de *debris* ou cerúmen e para garantir a integridade da membrana timpânica. A cabeça do paciente durante a realização da manobra deve ser posicionada a 30 graus. Após a introdução da água gelada, os olhos do paciente devem ser observados por 60 segundos. Caso o tronco encefálico esteja intacto, devemos observar movimentação tônica dos olhos para o lado em que água foi injetada. A movimentação vertical pode ser testada através da irrigação simultânea dos dois canais auditivos, mas essa prova raramente é realizada.

O reflexo pupilar deve ser testado utilizando-se uma lanterna potente. Os olhos devem ser testados individualmente. O reflexo direto e o consensual (contração pupilar com o estímulo luminoso contralateral) devem ser testados. Caso haja dúvida, lentes de aumento podem ser utilizadas. Uma importante característica clínica é que *desordens tóxico-metabólicas, apesar de poderem causar miose pupilar, usualmente não cursam com alterações do reflexo fotomotor, portanto a ausência de reflexo fotomotor implica uma provável causa estrutural para o estado de coma*. Pupilas secundárias a lesões pontinas são extremamente mióticas, reflexo da perda da aferência simpática. Pupilas dilatadas não fotorreagentes ou mediofixas são indicativas de lesões mesencefálicas. O exame de fundo de olho deve ser realizado e pode revelar papiledema, indicativo de hipertensão intracraniana, ou hemorragia vítrea típica de hemorragia subaracnóidea (síndrome de Terson). A presença de pulso venoso no exame de fundo de olho torna pouco provável a presença de hipertensão intracraniana.

O reflexo corneano deve ser testado através da instilação de salina estéril no olho ou através do toque na córnea de um cotonete ou pedaço de algodão. A movimentação do palato deve ser testada através do estímulo da faringe posterior, devendo-se observar a presença de reflexo nauseoso. Em paciente intubados essa avaliação pode ser difícil, podendo a manipulação cuidadosa do tubo endotraqueal desencadear o reflexo nauseoso. O reflexo de tosse pode ser testado através da aspiração traqueal.

AVALIAÇÃO DO PADRÃO RESPIRATÓRIO

O padrão respiratório não voluntário é mediado primariamente pelo tronco encefálico baixo (bulbo) e medula espinhal cervical. Lesões em diferentes topografias podem causar padrões respiratórios distintos. Exemplos de padrões respiratórios que podem ser observados em pacientes comatoso incluem:

- **Respiração de Cheyne-Stokes:** oscilação entre períodos de hiperventilação e apneia relativa. Esse padrão respiratório é pouco específico, podendo ser observado em pacientes com lesões encefálicas ou doenças sistêmicas (insuficiência cardíaca congestiva). Caso o paciente não consiga respirar durante a fase de apneia ou desacelerar voluntariamente a respiração na fase de hiperventilação, trata-se provavelmente de uma respiração de Cheyne-Stokes de origem encefálica que pode ser observada em pacientes com lesões hemisféricas bilaterais ou com extensão para o diencéfalo.
- **Hiperventilação central:** padrão rápido, regular, geralmente levando a hipocapnia e alcalose. Lesões que causam hiperventilação central usualmente se localizam nas porções rostrais do tronco encefálico (mesencéfalo baixo ou ponte alta).
- **Respiração apnêustica:** clinicamente, caracteriza-se por pausas respiratórias de até 3 segundos no final da inspiração e ocasionalmente no final da expiração. Lesões nas porções mediais e caudais da ponte (como na oclusão de artéria basilar) podem levar à respiração apnêustica.
- **Respiração atáxica:** padrão irregular e imprevisível de respiração, com inspirações profundas e superficiais. Trata-se de um padrão respiratório muito preocupante, decorrente de acometimento bulbar, usualmente como manifestação tardia de herniações encefálicas, precedendo a apneia.

AVALIAÇÃO DA RESPOSTA MOTORA

Para avaliação da resposta motora do paciente com alteração do nível de consciência, devem ser realizados estímulos dolorosos. Em geral pode ser observado um dos três padrões de resposta motora: movimento proposital, movimento patológico ou ausência de movimento. Movimentos propositais ou voluntários incluem localização ou movimento para evitar o estímulo doloroso ou a retirada não estereotipada de um membro. Para que se faça a distinção entre um movimento patológico e a retirada não estereotipada, muitas vezes é necessária a realização de estímulos múltiplos em diferentes áreas do membro. Respostas patológicas incluem posturas em flexão ou em extensão. Os termos decorticação ou descerebração são muito utilizados como sinônimos de resposta flexora ou extensora, respectivamente, no entanto frequentemente ocorre erro no uso indiscriminado desses termos. Modelos animais sugerem que descerebração ou respostas extensoras acontecem em lesões ao nível do núcleo rubro no mesencéfalo, mas uma correlação anatômica perfeita não foi demonstrada em humanos.[1] Frequentemente essas posturas patológicas acontecem num contínuo, e usualmente posturas extensoras representam lesões mais graves e difusas do tronco encefálico do que respostas flexoras.

Respostas extensoras dos membros superiores se apresentam com extensão do cotovelo e hiperpronação e rotação interna dos membros. Nas pernas, respostas extensoras ocorrem nos joelhos, com rotação interna do quadril e flexão plantar. Respostas flexoras dos membros superiores incluem flexão dos cotovelos, punhos e dedos, com adução dos ombros. Nos membros inferiores a resposta flexora pode se apresentar com tripla flexão (flexão do quadril, joelho e tornozelo).

ESCALAS DE COMA

O nível de consciência pode ser expressado quantitativamente pela Escala de Coma de Glasgow.[6] A Escala de Coma de Glasgow é útil em avaliar sequencialmente o paciente[7] (Tabela 4.2). No entanto, essa escala tem uma série de limitações, como a não avaliação de funções do tronco encefálico, hemiparesia ou afasia. Pacientes com diferentes quadros clínicos podem apresentar a mesma pontuação na escala, portanto recomenda-se registro de todos os itens da escala. A escala FOUR (Full Outline of Unresponsiveness)[8] (Tabela 4.3) incorpora um avaliação mais detalhada das funções de tronco encefálico, e, por já ter sido validada clinicamente, pode ser uma opção ao uso da Escala de Coma de Glasgow.

ETIOLOGIA DAS LESÕES QUE LEVAM AO COMA

As etiologias das lesões que levam ao coma podem ser divididas em:

- Coma sem sinais localizatórios ou irritação meníngea

TABELA 4.2 Escala de coma de Glasgow[6,8]

Variáveis		Escore
Abertura ocular	Espontânea	4
	À voz	3
	À dor	2
	Nenhuma	1
Resposta verbal	Orientada	5
	Confusa	4
	Palavras inapropriadas	3
	Palavras incompreensíveis	2
	Nenhuma	1
Resposta motora	Obedece a comandos	6
	Localiza dor	5
	Movimento de retirada	4
	Flexão anormal	3
	Extensão anormal	2
	Nenhuma	1

TABELA 4.3 Escala FOUR

Resposta Ocular
4 = Pálpebras abertas, acompanha com o olhar ou pisca ao comando
3 = Pálpebras abertas, mas não acompanha com o olhar
2 = Olhos fechados, mas abrem a estímulo auditivo forte (loud voice)
1 = Olhos fechados, mas abrem apenas com dor
0 = Não há abertura ocular, mesmo à dor
Resposta Motora
4 = Faz sinal de OK com as mãos, fecha o punho, ou "sinal de paz"
3 = Localiza a dor
2 = Resposta em flexão à dor
1 = Resposta em extensão à dor
0 = Sem respostas à dor ou mioclonias generalizadas
Reflexos de Tronco Cerebral
4 = Presentes reflexos pupilares e corneanos
3 = Uma pupila fixa e midriática
2 = Reflexos corneanos ou pupilares ausentes
1 = Tanto os reflexos corneanos quanto os pupilares ausentes
0 = Ausência de reflexos corneanos, pupilares ou de tosse
Respiração
4 = Não intubado, com padrão respiratório regular, normal
3 = Não intubado, com padrão respiratório Cheyne-Stokes
2 = Não intubado, com padrão respiratório irregular
1 = Respira com frequência respiratória acima do ventilador
0 = Respira com a frequência respiratória do ventilador, ou apneia

- Coma com sinais de irritação meníngea
- Coma com sinais localizatórios

O coma sem sinais localizatórios muitas vezes nos remete a etiologias de natureza tóxico-metabólica, enquanto o coma com sinais localizatórios e/ou irritação meníngea nos remete ao provável diagnóstico de coma por lesão estrutural central. No entanto, existem exceções, e é relativamente comum a apresentação de sinais focais localizatórios e rebaixamento do nível de consciência em pacientes vitimas de distúrbios metabólicos isolados, em especial naqueles com alguma lesão cerebral preexistente ao quadro.

Exemplos de causas de coma sem sinais localizatórios ou irritação meníngea incluem intoxicação exógena, distúrbios metabólicos, infecções sistêmicas, estado pós-ictal, encefalopatia hipertensiva, concussão cerebral e hidrocefalia. Hemorragia subaracnóidea, meningoencefalites infeciosas e meningite carcinomatosa podem causar coma com sinais de irritação meníngea. Acidente vascular cerebral hemorrágico lobar ou cerebelar (com compressão do tronco encefálico) ou diretamente do tronco encefálico, acidente vascular cerebral isquêmico hemisférico (com compressão do tronco encefálico) ou diretamente do tronco encefálico, hematomas subdurais ou extradurais, contusões e lesões com efeito de massa levando a herniação podem causar coma com sinais localizatórios.

DIAGNÓSTICOS DIFERENCIAIS DE COMA

Estado de coma deve ser diferenciado de diagnósticos como morte encefálica, estado vegetativo, estado de consciência mínima, síndrome do cativeiro (*locked in*) e mutismo acinético.

Na morte encefálica há ausência de atividade cerebral e do tronco encefálico, irreversível e de causa conhecida. Todas as provas de avaliação do tronco encefálico, incluindo o teste da apneia, devem ser compatíveis com ausência de função.[9]

No estado vegetativo, o paciente tem abertura ocular espontânea, pode piscar em resposta a ameaça ou a estímulo doloroso e os olhos se movem intermitentemente no plano horizontal. O paciente permanece inatento e sem consciência do ambiente ou de suas necessidades internas. Não há resposta motora voluntária, apenas postural ou reflexa. Há perda do controle esfincteriano e preservação do ciclo sono-vigília. Estudo recente utilizando ressonância magnética funcional mostrou preservação de algumas funções corticais em pacientes em estado vegetativo, o que pode vir a ser uma mudança de paradigma na definição de estado vegetativo num futuro próximo.[10]

No estado de consciência mínima o paciente é capaz de algum comportamento rudimentar, como seguir um comando simples, gesticular ou produzir palavras soltas ou frases curtas, sempre de maneira inconsistente. Há preservação da habilidade de realizar algumas atividades motoras básicas que demonstram algum grau de atenção.

Pacientes com síndrome do cativeiro ou *locked-in* não apresentam distúrbio da consciência, apenas uma incapacidade de responder adequadamente por estarem tetraplégicos e com incapacidade de realizar mímica facial. Síndrome do cativeiro geralmente decorre por lesão da ponte ventral como resultado de oclusão da artéria basilar.

No mutismo acinético, o paciente permanece inerte e em silêncio como resultado de lesão frontal bilateral, deixando intactas as vias motoras e sensitivas. O paciente fica profundamente apático (falta de impulso para ação - abulia), no entanto registra tudo o que ocorre e se intensamente estimulado pode conversar normalmente.

ABORDAGEM TERAPÊUTICA INICIAL DO PACIENTE EM COMA

Como apresentado no início deste capítulo, o coma constitui a mais grave emergência neurológica. Por esse motivo, o tratamento inicial deve ser realizado assim que o paciente chega à sala de emergência, ao mesmo tempo que se realizam o exame clínico e testes diagnósticos.[11] A abordagem inicial do paciente comatoso deve incluir avaliação de vias aéreas, padrão respiratório e circulatório (ABC) e a aferição imediata da glicemia capilar (ABC-G). Acessos venosos devem ser estabelecidos e exames laboratoriais rapidamente colhidos (Tabela 4.4). Em pacientes com suspeita de intoxica-

TABELA 4.4 Exames laboratoriais iniciais no paciente comatoso
Perfil toxicológico (incluindo nível sérico de drogas e medicamentos, como antiepilépticos)
Glicemia, CO_2, amônia
Função renal
Função hepática
Eletrólitos, gasometria arterial
Hemograma completo, hemoculturas na suspeita de infecção

Fonte: Posner JB..et al. Plum and Posner's diagnosis of stupor and coma.

ção, antídotos devem ser considerados (naloxona para intoxicação por opioide, flumazenil para intoxicação por benzodiazepínicos). Em pacientes com glicemia capilar abaixo de 70 mg/dL, glicose 50% deve ser administrada acompanhada por tiamina 100 mg endovenosa a fim de se evitar a ocorrência de encefalopatia de Wernicke em pacientes que recebem glicose e apresentam risco nutricional elevado. Se há sinais clínicos de herniação intracraniana (por exemplo, dilatação pupilar unilateral), podem-se utilizar medicações osmóticas (manitol ou solução salina hipertônica) até a definição diagnóstica.[12] Antibióticos de amplo espectro devem ser iniciados na suspeita de meningite (se possível coletar hemoculturas antes do início do antibiótico). Se crises epilépticas forem observadas ou se houver suspeita de crises sutis, deve-se considerar tratamento para estado de mal epiléptico.[13] Pacientes em coma pós-parada cardiorrespiratória devem ser avaliados de urgência para tratamento com hipotermia.[14]

Ainda, deve-se considerar a realização de exame de líquido cefalorraquidiano na suspeita de meningoencefalites (no caso do paciente em coma, esse exame deve ser precedido por exame de neuroimagem a fim de se evitar iatrogenia em casos de lesões de massa que gerem gradiente de pressão e risco para herniação). O eletroencefalograma deve ser considerado em casos de suspeita de estado de mal epiléptico não convulsivo. O eletroencefalograma tem sido cada vez mais utilizado na avaliação de pacientes com distúrbios de consciência, mesmo em pacientes sem quadro clínico sugestivo de crise epilépticas, sendo o único método capaz de diagnosticar crises epilépticas sutis ou não convulsivas.

Tomografia computadorizada (TC) de crânio deve ser realizada de emergência na apresentação inicial em todos os pacientes em coma com causa estrutural presumida ou em paciente em coma de causa incerta. A TC de crânio pode revelar presença de infartos cerebrais, hemorragias intracranianas, lesões com efeito de massa e hidrocefalia aguda.

PROGNÓSTICO DAS LESÕES QUE LEVAM AO COMA

Usualmente o coma de causa metabólico (não estrutural) tem um prognóstico melhor do que o coma de etiologia traumática, que por sua vez tem um prognóstico melhor do que o coma de etiologia anóxica.

Em pacientes em coma pós-parada cardiorrespiratória, preditores clássicos de mau prognóstico incluem ausência de reflexos fotomotor, corneopalpebral e oculovestibular e atonia dos quatro membros.[15] Os marcadores prognósticos clássicos pós-parada cardiorrespiratória têm sido reavaliados após o uso rotineiro de hipotermia terapêutica.

CONCLUSÃO

Coma representa o mais grave dos distúrbios de nível de consciência. Muitas condições podem levar à instalação do coma, e um conjunto de achados no exame físico com o auxílio dos exames laboratoriais e de imagem são fundamentais para determinação etiológica. A presença de sinais localizatórios sugere fortemente coma de origem estrutural, e a ausência de sinais localizatórios, em especial a normalidade do exame pupilar, é o dado mais consistente para o diagnóstico clínico de coma de origem metabólica. No entanto, o exame de neuroimagem (TC de crânio ou ressonância magnética de encéfalo) é imperativo nos casos de coma sem etiologia definida. É por fim um desafio médico-diagnóstico, que implica ações rápidas e medidas que se tomadas corretamente têm o poder de salvar uma vida e determinar melhor prognóstico neurológico.

REFERÊNCIAS BIBLIOGRÁFICAS

1. Posner JB et al. Plum and Posner's diagnosis of stupor and coma. 4th ed. Oxford University Press, Inc. 4th ed. C 2007.
2. Ropper AH. Herniation. Handb Clin Neurol 2008;90:79-98.
3. Bussière M, Young GB. Anoxic-ischemic encephalopathy and strokes causing impaired consciousness. Neurol Clin 2011 Nov;29(4):825-36.
4. Acciarresi M, Alberti A. Impaired consciousness. Front Neurol Neurosci 2012;30:34-7.
5. Kampbell WW. DeJong's The Neurologic Examination, 7th ed. Philadelphia: Lippincott Williams & Wilkins, 2005.
6. Teasdale G, Jennett B. Assessment of coma and impaired consciousness. A practical scale. Lancet 1974, 2:81-84.
7. Kornbluth J, Bhardwaj A. Evaluation of coma: a critical appraisal of popular scoring systems. Neurocrit Care 2011 Feb;14(1):134-43.
8. Wijdicks EF, Bamlet WR, Maramattom BV, Manno EM, McClelland RL. Validation of a new coma scale: The FOUR score. Ann Neurol 2005 Oct;58(4):585-93.
9. Resolução CFM nº 1480/97. http://www.portalmedico.org.br/resolucoes/cfm/1997/1480_1997.htm
10. Naci L, Owen AM. making every word count for nonresponsive patients. JAMA Neurol 2013 Aug 12 (online).
11. Huff JS, Stevens RD, Weingart SD, Smith WS. Emergency neurological life support: approach to the patient with coma. Neurocrit Care 2012 Sep;17 Suppl 1:S54-9.
12. Ropper AH. Hyperosmolar therapy for raised intracranial pressure. N Engl J Med 2012 Aug 23;367(8):746-52.
13. Claassen J, Silbergleit R, Weingart SD, Smith WS. Emergency neurological life support: status epilepticus. Neurocrit Care 2012 Sep;17 Suppl 1:S73-8.
14. Neumar RW, Otto CW; Link MS; Kronick SL; Shuster M; Callaway CW. 2010 American Heart Association Guidelines for Cardiopulmonary Resuscitation and Emergency Cardiovascular Care Science. Circulation 2010; 122: S729-S767.
15. Young GB. Clinical practice. Neurologic prognosis after cardiac arrest. N Engl J Med 2009 Aug 6;361(6):605-11.

5

Dor Torácica

Humberto Graner Moreira

INTRODUÇÃO

Dor torácica é uma das queixas mais frequentes no pronto-socorro. Várias condições clínicas podem se apresentar com sintomas de dor torácica, e, apesar de algumas delas serem benignas, outras podem corresponder a situações potencialmente fatais. Por essas razões, o paciente com dor torácica usualmente requer avaliação imediata.

Em 2009, foram registrados 8 milhões de visitas aos departamentos de Emergência nos Estados Unidos devido a dor torácica,[1] o que corresponde a aproximadamente 10% de todos os atendimentos naquele país. Infelizmente, no Brasil não existem dados epidemiológicos sobre a dor torácica no pronto-socorro.

O principal desafio na abordagem da dor torácica é identificar situações que ofereçam risco iminente ao paciente de causas não fatais. A mortalidade de pacientes com infarto agudo do miocárdio que recebem alta erroneamente no pronto-socorro é duas vezes maior do que aqueles que são hospitalizados imediatamente. Por outro lado, para pacientes de baixo risco de complicações, essas preocupações devem ser pesadas contra os custos da hospitalização e o uso desnecessário de recursos diagnósticos e terapêuticos.

Este capítulo revisa a história e os diagnósticos diferenciais de dor torácica, os achados físicos e a importância de investigações adicionais.

HISTÓRIA CLÍNICA E EXAME FÍSICO

Como existem vários diagnósticos diferenciais a serem considerados num paciente com dor torácica (Tabela 5.1), uma abordagem propedêutica sistemática é necessária, tanto para identificar rapidamente pacientes mais graves quanto para descartar causas benignas que podem ser liberadas com segurança. O primeiro e talvez mais importante aspecto é a história clínica. Uma boa anamnese é fundamental para identificar ou descartar algumas causas de dor torácica, assim como estabelecer probabilidades pré-teste que auxiliam na tomada de decisão sobre algum método de investigação complementar.

Na identificação da dor torácica, sete componentes devem ser avaliados:

- **Localização:** é o primeiro componente a ser avaliado, pois é útil na determinação da origem da dor (retroesternal, epigástrica, ombro). No entanto, a localização é um discriminante pobre.[5]
- **Qualidade:** se em aperto, peso, pontada, queimação. Dor em pontada ou agulhada é menos provável de ser causada por isquemia miocárdica. Dor em queimação deve ser avaliada quanto a causas gastrintestinais. Classicamente, a dor da dissecção aórtica é descrita como lancinante ou "que rasga".
- **Intensidade:** tipicamente, a intensidade da dor é

TABELA 5.1 Diagnósticos diferenciais de dor torácica[13]

Cardiovasculares	Pulmonares
▪ Síndromes coronárias agudas	▪ Tromboembolismo pulmonar
▪ Síndromes aórticas agudas	▪ Pleurite e derrame pleural
▪ Pericardite	▪ Pneumotórax
▪ Miocardite	▪ Pneumonia
▪ Angina estável	▪ Neoplasia pulmonar
▪ Valvopatias cardíacas	▪ Hipertensão pulmonar
Relacionadas com a parede torácica	▪ Broncoespasmo (asma, DPOC)
▪ Causas musculoesqueléticas	**Mediastinais**
▪ Doenças reumatológicas	▪ Mediastinite
▪ Fraturas de estresse	▪ Pneumomediastino
▪ Tumor metastático	**Psiquiátricas**
▪ Herpes-zóster	▪ Ansiedade
Gastrintestinais	▪ Depressão
▪ Ruptura esofagiana	▪ Ataque de pânico
▪ Espasmo ou refluxo esofágico	▪ Síndrome de Münchausen
▪ Esofagite	**Estados hiperadrenérgicos**
▪ Pancreatite	▪ Abuso de cocaína
▪ Colecistite	▪ Abuso de anfetaminas
▪ Úlcera péptica	▪ Feocromocitoma

avaliada em uma escala de 1 a 10. No entanto, tem baixa capacidade de discriminar a origem da dor, pois mesmo condições ameaçadoras à vida podem ser referidas como dores de leve intensidade. Por isso, deve ser utilizada para comparar com episódios prévios ou avaliar a evolução com o tratamento.

- **Irradiações:** dor que irradia para mandíbula ou pescoço é classicamente associada a isquemia miocárdica. Irradiação para o dorso pode ser associada a dissecção aórtica ou causas esofagianas. A característica da irradiação pode ser utilizada para suspeitar de síndrome coronariana aguda (SCA) com grande probabilidade.[6]
- **Início da dor:** a dor pode ser de início súbito ou gradual, ou pode ser deflagrada por alguma atividade específica ou período do dia.
- **Duração:** dor rápida e fugaz, ou dores prolongadas e recorrentes possuem baixa probabilidade de origem cardíaca isquêmica.
- **Sintomas associados:** dispneia, diaforese, náuseas e vertigem são sintomas comuns que acompanham algumas das principais causas de dor torácica, como angina, embolia pulmonar, pericardite ou dissecção aórtica. Essa última condição pode se associar a uma série de outros sintomas, dependendo dos ramos arteriais envolvidos, tais como síncope, paraplegia ou paresias, além de dor abdominal.
- **Fatores de melhora ou piora:** existem condições que modificam a característica ou a intensidade da dor. Por exemplo, dor em pontada ventilatório-dependente que piora com certas posições sugere etiologia pleurítica ou pericárdica. Dor mais intensa à noite e que piora após refeições sugere causa gastrintestinal. Por outro lado, deve-se atentar para o fato de que tanto a dor de isquemia miocárdica quanto as esofagianas podem melhorar significativamente com nitratos.

É importante notar que, apesar de necessários para a caracterização clínica da dor torácica, não existe um discriminador perfeito. Vários estudos mostram uma grande variedade de probabilidade para diferentes sinais e sintomas.[9,10] Além disso, idosos,[11] mulheres[12,13] e diabéticos são reconhecidos por apresentar mais sintomas atípicos. Assim, nenhum sintoma é definitivo, e a história clínica e a anamnese são úteis para estreitar as hipóteses diagnósticas e determinar qual o próximo passo mais apropriado na propedêutica desses pacientes.

Para completar a história clínica, deve-se perguntar sobre antecedentes patológicos e hábitos de vida, com a finalidade de se identificar fatores que predispõem a alguma doença em específico. Sexo masculino, idade acima de 55 anos, história familiar de doença arterial coronariana, diabetes mellitus, hipercolesterolemia, hipertensão e tabagismo são importantes fatores de risco para síndromes coronárias agudas. Pacientes jovens com síndrome de Marfan, portadores de valva aórtica bicúspide ou usuários de cocaína estão sob risco para dissecção aórtica. Outros fatores que predispõem à dissecção de aorta incluem: história de doença aórtica, cateterismo recente, hipertensão arterial e tabagismo. O cigarro também é fator de risco para diversas doenças pulmonares, algumas delas cursando com dor torácica. História recente de imobilização prolongada (por exemplo, viagens de longa distância) ou cirurgias, gestantes ou portadores de neoplasias, doença cardiovascular ou doenças pulmonares apresentam risco aumentado para embolia pulmonar.

Muitas vezes o exame físico não é útil em distinguir pacientes com doença cardiovascular e risco iminente de outras causas benignas de dor torácica. Por outro lado, o paciente que se apresenta ansioso, com fácies de sofrimento, dispneico e diaforético tem maior chance de possuir uma condição ameaçadora à vida.

A seguir, comentaremos as principais etiologias de dor torácica que se apresenta no pronto-socorro. Um resumo das principais características e achados de causas de dor torácica ameaçadoras à vida encontra-se na Tabela 5.2.

SÍNDROMES CORONÁRIAS AGUDAS

A dor torácica é o principal sintoma de uma SCA. Classicamente, a dor torácica secundária à isquemia do miocárdio é descrita como sendo em aperto, sensação de "peso", ou queimação, retroesternal, de início súbito, mas de evolução gradual em intensidade. Pode irradiar-se para os ombros, membros superiores, mandíbula ou região epigástrica. Episódios de angina crônica podem tipicamente iniciar-se após exercício físico ou estresse mental, e duram menos que 10 mi-

TABELA 5.2 Detalhes específicos na história clínica da dor torácica

Elementos	Perguntas orientadas	Comentários
Características da dor		
Qualidade	Nas suas próprias palavras, como você descreveria a dor?	Preste atenção na linguagem; considere a subjetividade na descrição
Localização	Aponte com o dedo onde você sente a dor. Aponte ou delimite a área onde você sente a dor	
Irradiação	A dor caminha para algum lugar além do tórax? Onde?	Pode pedir para o paciente demonstrar no examinador quando se referir às costas
Intensidade	Se 10 for a dor mais intensa que você já sentiu, numa escala de 1 a 10, qual a gravidade dessa dor?	Você pode ajudar o paciente com algum referencial: dor nefrética, fratura óssea ou dor de parto são boas referências para nota 10
Início da dor	Quando a dor começou? Você ainda sente dor? Ela melhorou ou piorou desde que tudo começou?	Dor que ainda persiste no momento da avaliação deve receber mais atenção
Duração	Por quanto tempo você sente a dor? A duração é de segundos, minutos ou horas?	Peça para o paciente ser mais preciso na determinação dessa característica
Frequência	Quantas vezes por dia ou por semana você experimenta a dor?	Relevante para dores paroxísticas e recorrentes
Eventos prévios	Quando foi a primeira vez que você teve essa dor? Essa dor é semelhante a um infarto ou angina prévia (se for o caso).	Importante determinar o histórico de DAC prévia e possíveis procedimentos a que o paciente já tenha se submetido
	Fatores precipitantes ou agravantes	
Pleurítica	A dor piora à respiração ou quando tosse?	Distinguir se essas manobras reproduzem a dor parcial ou completamente, e em qual intensidade
Posição	A dor melhora ou piora quando você muda de posição? E quais são essas posições?	Distinguir se essas manobras reproduzem a dor parcial ou completamente. Tente reproduzir as situações durante o exame físico
Palpação	Se eu pressiono seu tórax, você sente a dor?	Quando o paciente delimitar a localização, tente reproduzir a dor com a palpação
Exercícios	A dor se inicia ou piora quando você se esforça (sobe escadas, caminha rápido etc.)?	Importante identificar limiares e padrões de mudança recente, p.ex., a intensidade do esforço realizado para desencadear a dor
Estresse emocional	A ansiedade ou nervosismo alteram a dor?	Existem outros sintomas relacionados ao estresse (p.ex., parestesias em mãos)?
Sintomas associados	Você experimenta outros sintomas no mesmo momento em que sente a dor?	Se a resposta for evasiva, pergunte especificamente por dispneia, náuseas ou vômitos, ou sudorese.
Fatores de alívio	A dor piora à respiração ou quando tosse?	Distinguir se essas manobras reproduzem a dor parcial ou completamente, e em qual intensidade

Fonte: Adaptado de Swap CJ, Nagurney JT. Value and Limitations of Chest Pain History in the Evaluation of Patients With Suspected Acute Coronary Syndromes. JAMA. 2005;294(20):2623-2629.

nutos. Já na SCA, essa dor tem duração usualmente maior que 20 minutos e pode ocorrer mesmo em repouso. Dores descritas como pleuríticas ou em pontadas, que se modificam conforme a posição do corpo e são reprodutíveis à palpação, diminuem a probabilidade de uma SCA. A presença de fatores de risco para doença aterosclerótica aumenta as chances de se tratar de uma SCA. O antecedente de doença arterial coronária crônica também aumenta as chances de um evento agudo de aterotrombose, a principal causa de SCA. É importante perguntar sobre exames complementares prévios, como teste ergométrico, cintilografia ou cateterismo cardíaco, assim como traçar um paralelo entre a dor aguda atual e a angina prévia. Sintomas associados, como náuseas, vômitos, sudorese, dispneia, ou síncope, também são sugestivos.

SÍNDROMES AÓRTICAS AGUDAS

Esse termo abrange as entidades relacionadas com a dissecção aguda da aorta, hematoma intramural aórtico e úlcera penetrante de aorta. Síndromes aórticas agudas acometem mais comumente pacientes com hipertensão arterial entre 50 e 60 anos de idade e oferecem risco iminente, necessitando de pronta identificação e tratamento. A dissecção aórtica aguda, embora pouco frequente no pronto-socorro, é a principal representante dessas síndromes. Possui alta letalidade e tem muitos fatores de risco em comum com a doença coronariana. A dor costuma ser de início súbito, de forte intensidade desde o início (diferente da dor anginosa, que muitas vezes é em crescendo) e pode ser insuportável. Muitas vezes descrita como lancinante, com a sensação de que está rasgando o paciente por dentro, irradiando para outros pontos além da sua região de origem seguindo o percurso da aorta. Sinais autonômicos (palidez cutânea, sudorese profusa) estão associados. O exame físico pode revelar uma crise hipertensiva, diferença de pulsos entre membros, sopro de insuficiência aórtica associada ou não a sinais de insuficiência cardíaca, sinais de derrame pleural e de derrame pericárdico. A extensão da dissecção para outros vasos gera outros sintomas correspondentes à isquemia dos órgãos irrigados pelos mesmos: acidente vascular encefálico, isquemia miocárdica, isquemia mesentérica, obstrução arterial periférica aguda, etc. Tipicamente considerada uma emergência hipertensiva, a presença de sinais de choque e hipotensão tem prognóstico ainda pior.

PERICARDITE

Dor torácica é a apresentação inicial da pericardite aguda na maioria dos casos, exceto algumas raras condições como na pericardite reumática. A dor é caracteristicamente em pontada, de início súbito e progressivo, que piora na posição supina, com movimentos e com a inspiração. A posição sentada, com o tronco ligeiramente inclinado para a frente, usualmente alivia a dor. A dor também pode se irradiar para o dorso, região cervical e membros superiores, o que pode criar dificuldades no diagnóstico diferencial de SCA. Febre baixa é comum e pode preceder o aparecimento da dor torácica. Ao exame físico, os achados podem variar desde o clássico atrito pericárdico até bulhas cardíacas abafadas sem atrito quando houver derrame pericárdico volumoso.

DOENÇA CARDÍACA VALVULAR

Algumas valvopatias aórticas e mitrais podem cursar com dor torácica. Estenose aórtica deve ser considerada sempre que um paciente se apresenta com angina progressiva, dispneia ou síncope. Devido aos resultados auscultatórios característicos, um exame físico pormenorizado do coração é suficiente para elucidar o diagnóstico. A dificuldade na avaliação de pacientes com estenose aórtica é que estes muitas vezes possuem doença arterial coronariana concomitante. Por outro lado, os pacientes com estenose mitral raramente sentem dor torácica. Quando presente, muitas vezes esta se assemelha à angina e mais comumente é resultado de hipertensão pulmonar e hipertrofia do ventrículo direito, além de alguma taquiarritmia atrial associada.

TROMBOEMBOLISMO PULMONAR

O diagnóstico de tromboembolismo pulmonar (TEP) requer um alto índice de suspeita, pois em muitos casos os sintomas são leves e atenuados. O sintoma mais frequente é a dispneia, ocorrendo em mais de 70% dos pacientes. A dor torácica, de origem súbita e muitas vezes pleurítica, é observada em até 66% dos casos. Tosse e hemoptise também podem ocorrer. É importante a avaliação de fatores de risco, contemplados no Escore de Wells, que também leva em consideração a apresentação clínica para estimar probabilidade diagnóstica: suspeita de trombose venosa profunda, taquicardia, imobilização cirúrgica, embolia pulmonar prévia e malignidade. O Escore de Wells deve ser aplicado em qualquer paciente que se apresenta com dor torácica ou dispneia que não é totalmente explicada pela avaliação clínica, radiografia de tórax (RXT) ou eletrocardiograma. Contudo, o escore de probabilidade baixa não exclui o diagnóstico, principalmente se não houver outra hipótese. Isso porque, ocasionalmente, os sintomas podem estar ausentes ou se manifestar de forma leve mesmo em casos de embolia grave.

PNEUMOTÓRAX

Um pneumotórax espontâneo deve ser considerado em qualquer paciente com queixa de dor torácica tipo pleurítica de início súbito, acompanhada de desconforto respiratório. O pneumotórax espontâneo primário ocorre sem um evento precipitante identificável e normalmente acomete homens jovens e tabagistas. Nesse caso, a recorrência é comum. O pneumotórax secundário pode ocorrer como complicação de uma doença pulmonar de base, como DPOC ou pneumocistose.

A grande preocupação é com o pneumotórax hipertensivo. Este é uma condição rara, com grande risco de vida. Ocorre quando o ar progressivamente vai ficando preso no espaço intrapleural durante a inspiração, aumentando a pressão intratorácica e comprometendo o funcionamento do pulmão contralateral, do coração e das estruturas mediastinais. Por isso, pode levar a grave insuficiência respiratória e comprometimento hemodinâmico. Ao exame físico, observa-se murmúrio abolido unilateralmente acompanhado de hipertimpanismo, desvio de traqueia para o lado contralateral e distensão jugular. O diagnóstico deve ser clínico, e o tratamento deve ser emergencial, mesmo antes da realização da radiografia.

OUTRAS CAUSAS PULMONARES DE DOR TORÁCICA

A hipertensão pulmonar pode apresentar dor retroesternal em aperto desencadeada pelo esforço físico, sendo acompanhada de dispneia aos esforços, fadiga e sinais de hipertensão pulmonar. A causa da dor geralmente é atribuída à dilatação das artérias pulmonares e à isquemia do ventrículo direito.

A pneumonia também pode manifestar dor do tipo pleurítica associada a sintomas como febre, tosse produtiva com expectoração purulenta, dispneia,e ausculta pulmonar com estertores ou roncos. A dor torácica ocorre em 30% dos casos. A pleurite, que pode se associar ao quadro pneumônico ou manifestar-se isoladamente, apresenta dor torácica mais frequentemente, além de achados como atrito pleural e sinais de derrame pleural.

Pacientes com neoplasia pulmonar também podem experimentar dor torácica em até 50% dos casos, geralmente associada a tosse, dispneia, perda de peso ou hemoptise. Dor intensa, limitante ou persistente geralmente indica invasão da parede torácica ou mediastinal.

CAUSAS PSICOGÊNICAS OU PSICOSSOMÁTICAS

Dor torácica é uma manifestação comum do transtorno do pânico, depressão e outros transtornos ansiosos. Estimativas apontam que até um terço dos pacientes que se apresentam no pronto-socorro com dor torácica possui algum transtorno psiquiátrico associado ao sintoma. Por outro lado, até 20% dos pacientes com síndromes coronárias agudas também possuem um distúrbio psiquiátrico coexistente, o que pode mascarar o diagnóstico inicial.

Dados a alta prevalência e o impacto funcional negativo a longo prazo, qualquer transtorno psicoemocional deve ser ativamente considerado em pacientes com dor torácica de etiologia incerta. A vigilância maior é necessária pelo fato de que pacientes com transtornos psiquiátricos são muitas vezes estereotipados, mas também podem desenvolver doenças orgânicas que ofereçam riscos. Assim, doenças orgânicas devem ser razoavelmente excluídas antes de se atribuir a dor torácica a uma causa psicogênica.

DOENÇAS ESOFAGIANAS

Muitas desordens esofagianas podem se apresentar com dor torácica cujas características se aproximam muito das da dor anginosa isquêmica. Essas condições incluem doença do refluxo gastroesofágico, desordens de motilidade (espasmo esofagiano e acalasia).

DRGE causa tipicamente uma sensação de queimação retroesternal, associada ou não a outros sintomas dispépticos. A dor pode se irradiar para o dorso e também para a região cervical, que pode ser agravada pela posição supina e não se relaciona com os esforços. Essa é uma informação importante no diagnóstico diferencial de angina em indivíduos ativos, mas de difícil discernimento entre sedentários. Quando associada a dispepsia, a sensibilidade à palpação epigástrica pode sugerir o diagnóstico.

As desordens de motilidade esofagianas são raras. Dor torácica por espasmo esofagiano pode ser quase indistinguível da dor isquêmica do coração. A dor é central, de duração variável, sem fatores precipitantes óbvios, e não necessariamente relacionada à ingesta de alimentos. A nitroglicerina alivia a dor torácica do espasmo de maneira similar à angina. Em alguns casos, pode haver disfagia associada, o que auxilia no diagnóstico diferencial.

DOENÇAS MUSCULOESQUELÉTICAS

Das condições benignas, a dor de origem musculoesquelética é a mais frequente entre os pacientes que visitam o pronto-socorro. Costumam provocar dores contínuas, com duração de horas a dias, geralmente de início insidioso e bem localizadas, algumas vezes paroxísticas. Entre as etiologias mais comuns estão mialgia, costocondrite, lesões ósseas, artralgias e radiculopatias. A costocondrite é um processo inflamatório da cartilagem das articulações costocondrais. Embora seja sugerida como uma condição comum, sua prevalência é incerta. A dor é descrita como em pontada ou "agulhada", bem localizada, e pode se irradiar na medida em que acomete múltiplas articulações costocondrais. Movimentos torácicos como girar o tronco, inspiração profunda ou se levantar podem agravar a dor.

O herpes-zóster é caracterizado pelo surgimento de lesões cutâneas vesiculares unilaterais que acompanham a distribuição de um dermátomo. Pode acometer indivíduos de todas as idade, mas costuma ser mais frequente a partir da sexta década de vida. A dor torácica pode ser intensa e debilitante, e surge cerca de 2 a 3 dias antes do aparecimento das erupções cutâneas, podendo persistir cronicamente mesmo após a resolução do quadro (neuralgia pós-herpética).

ABORDAGEM AO PACIENTE COM DOR TORÁCICA NO PRONTO-SOCORRO

O paciente que se apresenta com dor torácica deve ser avaliado imediatamente. Os sinais vitais (frequência cardíaca, pressão arterial, oximetria de pulso e frequência respiratória) devem ser rapidamente obtidos e o paciente encaminhado para a sala de emergência para monitorização contínua caso haja evidências de condição com ameaça à vida, instabilidade hemodinâmica ou insuficiência respiratória.

A abordagem sistemática do paciente com dor torácica incluindo os principais diagnósticos está sintetizada na Figura 5.1. Para aumentar a eficácia e segurança do manejo desses pacientes, muitos hospitais adotam o modelo de Unidade de Dor Torácica. Essas unidades podem ser localizadas dentro das unidades de emergência ou adjacentes a elas. O principal objetivo dessas unidades é manejar os pacientes de risco baixo a intermediário por meio de protocolos de dor torácica bem-estabelecidos, a fim de se evitar internações desnecessárias ou alta hospitalar não indicada, além de otimizar o uso de recursos diagnósticos e terapêuticos.

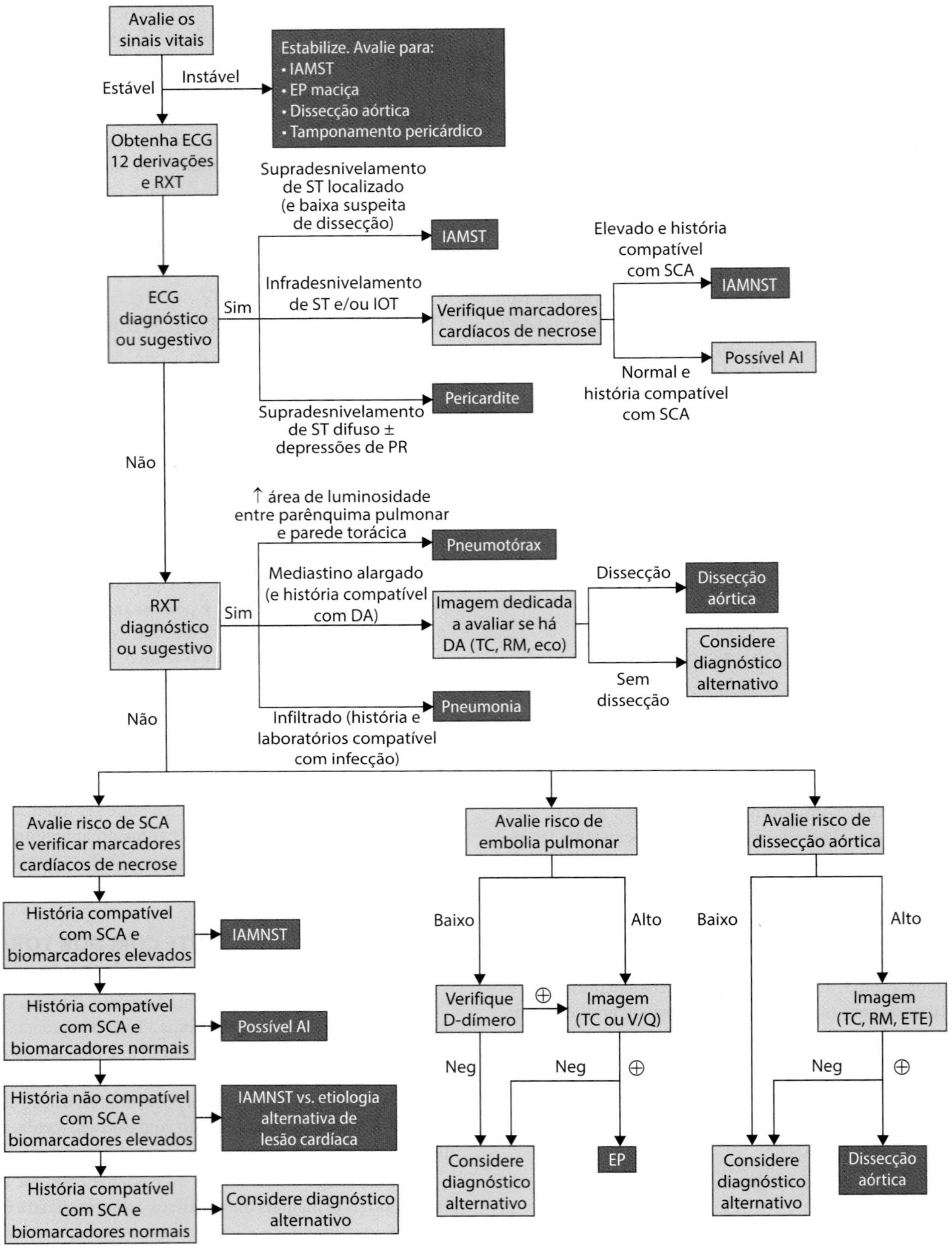

FIGURA 5.1 Algoritmo para a abordagem inicial do paciente com dor torácica. ECG: Eletrocardiograma; SCA: Síndrome coronariana aguda; IAMST: Infarto agudo do miocárdio com supradesnivelamento do segmento ST; RXT: Radiografia de tórax; TC: Tomografia computadorizada; . Fonte: Adaptado de Cannon CP, Lee TH. Approach to the patients with chest pain. In: Bonow RO, Mann DL, Zipes DP, Libby P. Braunwald's Heart Disease: A Textbook of Cardiovascular Medicine, 9thed. Saunders Elsevier, Philadelphia, PA, 2011.

O eletrocardiograma (ECG) deve ser realizado em até 10 minutos em todo paciente com dor torácica ou outro sintoma que sugira SCA. O ECG é uma ferramenta diagnóstica e prognóstica, amplamente acessível, prático e custo-efetivo. O principal objetivo é identificar possíveis causas cardiovasculares de dor torácica, sobretudo SCA. Contudo, o ECG normal não exclui a possibilidade de SCA, mas implica melhor prognóstico do que naqueles pacientes com exame alterado. Além disso, um ECG normal possui um valor preditivo negativo de 80 a 90%, independentemente de o paciente estar apresentando ou não a dor torácica por ocasião da realização do exame. A comparação com traçados eletrocardiográficos prévios, quando possível, melhora a acurácia diagnóstica, assim como a realização de ECGs seriados quando a suspeita ainda é uma SCA.

A radiografia de tórax também deve ser obtida em todos os pacientes com instabilidade hemodinâmica ou com suspeita de condição ameaçadora à vida. Idealmente, deve ser obtida em duas incidências (posteroanterior e perfil lateral), mas a radiografia anteroposterior obtida no leito em aparelho portátil pode ser suficiente em pacientes monitorizados na sala de emergência. Síndromes aórticas agudas alteram a radiografia de toráx em até 90% dos casos, e as alterações clássicas são um alargamento do mediastino ou silhueta aórtica alterada. Pneumotórax e enfisema subcutâneo também são rapidamente identificados na radiografia simples. Pneumomediastino com derrame pleural esquerdo sugere ruptura esofagiana (síndrome de Boerhaave). A maioria das causas pulmonares de dor torácica é identificável ou suspeitada à radiografia de tórax. No entanto, deve-se frisar que a maioria dos casos de SCA e tromboembolismo pulmonar, assim como pericardite sem derrame pericárdico, pode apresentar radiografia normal. No caso de TEP, as alterações radiográficas clássicas são raras, como a corcova de Hampton (zona de consolidação periférica com base pleural e convexidade para o hilo pulmonar) e sinal de Westermark (atenuação da trama vascular).

Com uma boa história clínica, o ECG e a radiografia de tórax, as possibilidades diagnósticas podem ser bastante estreitadas, quando não definidas. A partir dessas informações, exames adicionais podem ser solicitados para se confirmar ou excluir as principais hipóteses levantadas.

Se o ECG inicial e a radiografia de tórax não forem diagnósticos e ainda houver suspeita de SCA, recomenda-se manter o paciente em observação e coletar marcadores de necrose miocárdica, preferencialmente troponinas cardíacas (troponina T ou I) e creatinoquinase fração MB (CKMB). Além disso, nesses casos, também se recomenda a realização de ECG seriado a cada 3 horas. Mesmo que os valores iniciais dos marcadores de necrose miocárdica sejam negativos, uma nova dosagem deve ser obtida em até 6 a 9 horas da amostra inicial para confirmação ou exclusão de possível infarto agudo do miocárdio. Pacientes que mantêm ECG e marcadores de necrose miocárdica normais, não apresentam dor recorrente ou outros preditores de alto risco podem ser encaminhados para a realização de teste não invasivo para isquemia miocárdica. Detalhes do manejo de pacientes com SCA encontram-se no capítulo específico.

Ainda no caso de ECG e radiografia inconclusivos, todo paciente deve ser avaliado com relação ao risco de embolia pulmonar. Pode-se utilizar para isso os critérios de Wells forem Dímero-D é útil para excluir TEP devido ao seu alto valor preditivo negativo em pacientes com probabilidade clínica baixa ou intermediária. Pacientes com alta probabilidade clínica devem ser submetidos diretamente a estudos de imagem. Nesses casos,

O ecocardiograma transtorácico é um exame prontamente disponível e de realização à beira-leito que pode ser útil para avaliar pacientes com pericardite e derrame pericárdico, além da repercussão hemodinâmica de possível embolia pulmonar (sobrecarga ventricular direita) ou SCA (hipocinesia segmentar, disfunção ventricular esquerda). Nos casos de tamponamento pericárdico, o exame também já orienta a punção pericárdica quando indicada. O ecocardiograma transesofágico é útil na suspeita de síndromes aórticas agudas, principalmente em pacientes com instabilidade hemodinâmica que não dispõem de condição de transporte para a realização de tomografia.

A angiotomografia é atualmente o exame complementar de escolha para confirmar TEP ou síndromes aórticas agudas, assim como para determinar a extensão dessas últimas. Tomógrafos mais modernos permitem a realização do exame com uma única infusão de baixo volume de contraste endovenoso, o que também permite a realização do exame mesmo em pacientes com disfunção renal leve a moderada. A angiotomografia de coronárias também está validada para o rápido descarte de possível SCA em pacientes de baixo risco e marcadores de necrose miocárdica normais. Como vantagem, a angiotomografia de coronárias diminui o tempo de permanência do paciente no hospital e a necessidade de recursos invasivos.

A tomografia de tórax de alta resolução pode ser solicitada quando for necessário investigar doença pulmonar de base, além de diferenciar bolhas enfisematosas de pneumotórax verdadeiro e diagnosticar e determinar a extensão do comprometimento mediastinal na ruptura esofágica.

Por fim, todo paciente com dor torácica hemodinamicamente instável deve ser internado e preferencialmente encaminhado para unidade de terapia intensiva. Pacientes com dissecção aórtica, TEP, pneumotórax, tamponamento cardíaco ou mediastinite também requerem admissão hospitalar e tratamento adequado (Tabela 5.3). Maiores detalhes dessas e outras condições são fornecidos em capítulos específicos.

No caso das SCA, pacientes com infarto agudo do miocárdio devem ser internados e encaminhados para terapia de reperfusão (SCA com supra de ST), ou estratificação invasiva ainda na internação (SCA sem supra de ST de risco intermediário a alto). Pacientes com baixo risco com ECG e marcadores de necrose miocárdica seriados normais podem ser submetidos a teste de isquemia ou angiotomografia de coronárias ainda no pronto-socorro e receber alta quando for descartada doença arterial coronária.

CONCLUSÃO

Dor torácica é responsável por uma grande quantidade de visitas ao pronto-socorro, e apresenta um amplo espectro

TABELA 5.3 Diagnóstico diferencial de causas potencialmente ameaçadoras de dor torácica

História clínica	Exame físico	Eletrocardiograma	Radiografia de tórax
Síndromes coronárias agudas			
▪ Dor torácica retroesternal em pressão ou aperto ▪ Início gradual ▪ Irradia para ombros, membros superiores ou mandíbula ▪ Sintomas atípicos mais comuns em idosos, mulheres e diabéticos	▪ Não específico ▪ Casos mais graves apresentam sinais de insuficiência cardíaca ou choque (cardiogênico)	▪ Alterações do segmento ST (infra ou supradesnivelamento) ou de onda T sugestivas de isquemia ▪ ECGs seriados aumentam a sensibilidade do diagnóstico ▪ Ondas Q patológicas sugerem DAC prévia	▪ Não específico ▪ Pode evidenciar alterações sugestivas de insuficiência cardíaca
Dissecção aórtica			
▪ Início súbito de dor fina, lancinante ou "rasgando" ▪ Já inicia na sua intensidade máxima ▪ Irradia para o dorso, região cervical ou abdome ▪ Pode mimetizar AVC, SCA, isquemia mesentérica	▪ Ausência de pulsos em um dos membros ou uma das carótidas ▪ Diferença na PA sistólica >20 mmHg entre os membros superiores ▪ Até 30% apresentam achados neurológicos	▪ Alterações isquêmicas em até 15% ▪ Alterações não específicas de ST-T em 30%	▪ Alargamento do mediastino ou perda do contorno normal da croça da aorta ▪ Pode ser normal em até 10%
Tromboembolismo pulmonar			
▪ Variadas apresentações, incluindo dor pleurítica e dispneia sem dor ▪ Início súbito ▪ Dispneia é mais típica que a dor torácica	▪ Achados inespecíficos ▪ Exame das extremidades pode ser normal ▪ Ausculta pulmonar inespecífica ▪ Taquicardia e taquipneia são comuns	▪ Taquicardia sinusal é o mais comum ▪ S1Q3T3 é raro, mas de alta especificidade ▪ Sinais de sobrecarga de câmaras direitas	▪ Normal na grande maioria ▪ Pode apresentar: atelectasias, derrame pleural, elevação de cúpula diafragmática
Pneumotórax hipertensivo			
▪ Início súbito ▪ Inicialmente dor em pontada e pleurítica ▪ Dispneia é predominante	▪ Exame físico permite diagnóstico mesmo sem exames complementares ▪ Murmúrio diminuído ou ausente unilateralmente ▪ Hipertimpanismo ▪ Enfisema subcutâneo é incomum	▪ Inespecífico	▪ Evidencia ar no espaço pleural e atelectasia pulmonar ipsilateral
Pericardite com tamponamento pericárdico			
▪ Dor em pontada, anterior, que piora com a inspiração ou na posição supina e alivia ao sentar-se inclinado para a frente ▪ Início gradual ▪ Dispneia é comum	▪ Atrito pericárdico ▪ Tamponamento cardíaco pode levar ao choque obstrutivo, com turgência jugular, hipotensão e abafamento de bulhas	▪ Depressão do segmento PR e elevação do segmento ST difusamente ▪ Voltagem diminuída e alternância elétrica presentes em derrames pericárdicos significativos	▪ Área cardíaca aumentada simetricamente (coração em "moringa")
Mediastinite (ruptura esofagiana)			
▪ Vômito repetidos e forçados precedem a ruptura esofagiana ▪ Endoscopia ou procedimento de tubo digestivo alto aumenta o risco ▪ Sintomas respiratórios e do trato gastrintestinal simultâneos	▪ Pode-se apresentar em estado de choque; febre também é comum. ▪ Pode apresentar estertores crepitantes sincronizados ao batimento cardíaco ao longo do mediastino (sinal de Hamman)	▪ Inespecífico	▪ A maioria possui alguma anormalidade: pneumomediastino, derrame pleural, pneumotórax.

Fonte: Modificado de Hollander JE, Chase M. Evaluation of the adult with chest pain in the emergency department. In: UpToDate, Post TW (Ed), UpToDate, Waltham, MA.

de etiologias e diagnósticos diferenciais. Uma boa história clínica é fundamental para definir as principais hipóteses diagnósticas. No atendimento inicial, deve-se procurar reconhecer e excluir o mais breve possível causas ameaçadoras à vida. O ECG deve ser realizado em todo paciente com dor torácica, e a maioria deles também vai requerer uma radiografia de tórax como exame complementar inicial. A partir daí, a solicitação de exames adicionais deve ser otimizada, pois a tríade história clínica + ECG + radiografia de tórax é capaz de estreitar bastante as possíveis suspeitas diagnósticas.

REFERÊNCIAS BIBLIOGRÁFICAS

1. Pope JH, Aufderheide TP, Ruthazer R, et al. Missed diagnoses of acute cardiac ischemia in the emergency department. N Engl J Med 2000;342:1163.
2. Lange RA, Hillis LD. Clinical practice. Acute pericarditis. N Engl J Med 2004;351:2195.
3. Amsterdam EA, Wenger NK, Brindis RG, et al. 2014 AHA/ACC Guideline for the Management of Patients With Non-ST-Elevation Acute Coronary Syndromes: A Report of the American College of Cardiology/American Heart Association Task Force on Practice Guidelines. Circulation 2014;130:e344–e426.
4. O'Gara PT, Kushner FG, Ascheim DD, et al. 2013 ACCF/AHA Guideline for the Management of ST-Elevation Myocardial Infarction: Executive Summary: A Report of the American College of Cardiology Foundation/American Heart Association Task Force on Practice Guidelines. Circulation 2013;127:529–555.
5. Lee TH, Goldman L. Evaluation of the patient with acute chest pain. N Engl J Med 2000; 342:1187.
6. Turnipseed SD, Trythall WS, Diercks DB, et al. Frequency of acute coronary syndrome in patients with normal electrocardiogram performed during presence or absence of chest pain. Acad Emerg Med 2009;16:495.
7. Fesmire FM, Brown MD, Espinosa JA, et al. Critical issues in the evaluation and management of adult patients presenting to the emergency department with suspected pulmonary embolism. Ann Emerg Med 2011;57:628-652.
8. Swap CJ, Nagumey JT. Value and limitations of chest pain history in the evaluation of patients with acute coronary syndromes. JAMA 2005;294:2623-2639.
9. Blomkalns AL, Gibler WB. Chest pain unit concept: rationale and diagnostic strategies. Cardiol Clin 2005;23:411.
10. Hollander JE, Chase M. Evaluation of the adult with chest pain in the emergency department. In: UpToDate, Post TW (Ed.), UpToDate, Waltham, MA. [Acessado em 10 de janeiro de 2016.]
11. Cannon CP, Lee TH. Approach to the patients with chest pain. In: Bonow RO, Mann DL, Zipes DP, Libby P. Braunwald's Heart Disease: A Textbook of Cardiovascular Medicine. 9th ed. Philadelphia, PA: Saunders Elsevier, 2011.
12. Tapson VF. Acute pulmonary embolism. N Engl J Med 2008;358:1037-52.
13. Bassan R, PimentaL, Leaes PE, Timerman A. I Diretriz de Dor Torácica na Sala de Emergência. Arq Bras Cardiol 2002;79(Suppl II):1-22.
14. Brauer RB, Liebermann-Meffert D, Stein HJ, et al. Boerhaave's syndrome: analysis of the literature and report of 18 new cases. Dis Esophagus 1997; 10:64.
15. Meyer MC, Mooney RP, Sekera AK. A critical pathway for patients with acute chest pain and low risk for short-term adverse cardiac events: role of outpatient stress testing. Ann Emerg Med 2006; 47:427.

6

Dispneia

Paulo Antoniazzi
Leandro Garambone de Cerqueira Lima
Julia de Lima Antoniazzi

CLASSIFICAÇÃO

Segundo a American Thoracic Society (ATS), dispneia é um termo utilizado para caracterizar uma experiência subjetiva de desconforto respiratório que compreende sensações qualitativamente distintas e que variam em intensidade.[1] Geralmente é a queixa mais comum nas unidades de emergência em todo o país, acometendo cerca de 50% dos pacientes dessas unidades, com pico de incidência entre os 55 e os 69 anos de idade.

A dispneia pode ser dividida em crônica e aguda. Ela é dita crônica quando a queixa tem mais de 1 mês de duração, e, por não ser o foco principal deste capítulo, não será abordada com detalhes.

A dispneia aguda não tem uma definição precisa na literatura, e sua classificação pode ser difícil devido à subjetividade da queixa, e por isso foram criados scores para sua graduação. A classificação britânica do MRC (Medical Research Council) parece ser a mais adequada para a avaliação da intensidade (Tabela 6.1).

O paciente com dispneia aguda apresenta difíceis desafios no diagnóstico e no manejo clínico. O clínico emergencista deve trabalhar com uma variedade de diagnósticos diferenciais enquanto administra adequado tratamento inicial para, por exemplo, quando ela for uma doença potencialmente ameaçadora à vida. Via aérea, respiração e circulação devem ser garantidas imediatamente, e no momento em que esses parâmetros são obtidos a investigação clínica deve continuar.

Este capítulo tem como objetivo prover diagnósticos diferenciais de causas comuns de dispneia no pronto-socorro, assim como as causas ameaçadoras à vida, descrever os achados clínicos relevantes em cada condição, discutir os temas clássicos e os mais atuais da propedêutica armada e dar recomendações para o tratamento inicial.

TABELA 6.1 Classificação MRC de dispneia[1]

Grau de Dispneia	Esforço Físico
0	Dispneia para realizar exercício intenso
1	Dispneia ao andar depressa ou em subidas leves
2	Dispneia ao caminhar normalmente
3	Dispneia ao andar menos de 100 metros
4	Dispneia para atividades habituais

QUADRO CLÍNICO

As manifestações clínicas dependem da causa da dispneia, e em sua grande maioria o diagnóstico pode ser feito apenas com a história clínica. Iremos abordar na próxima seção o quadro clínico típico de cada causa secundária. A seguir iremos focar, bem objetivamente, os sinais clínicos que o médico emergencista deve procurar nos pacientes com dispneia aguda ameaçadora à vida.

Uma breve inspeção já nos fornece dados suficientes da gravidade do caso. Sinais que sugerem iminente parada respiratória:

- Depressão do nível de consciência
- Cianose
- Incapacidade de manter *drive* respiratório adequado

Muitos pacientes em insuficiência respiratória encontram-se ansiosos, assumem uma posição preferencial de conforto respiratório (posição sentada ou em tripé), e alguns sinais sugestivos de estresse respiratório grave são:

- Tiragem e utilização de musculatura acessória
- Agitação ou confusão mental
- Fala fragmentada
- Intolerância ao decúbito dorsal
- Transpiração excessiva

Em caso de esses sinais de gravidade serem evidenciados no atendimento inicial devemos tomar as medidas necessárias imediatamente, e caso o paciente não os apresente poderemos então proceder a um exame físico mais detalhado. É importante ter em mente que o exame físico do aparelho pulmonar é limitado quanto ao diagnóstico de doenças significativas.[2,3] Alguns sinais e sintomas que devemos procurar no exame geral incluem:

- **Inspeção:** sinais de hipoperfusão, reação alérgica, evidências de trauma
- **Extremidades:** baqueteamento digital sugere hipoxemia crônica, edema de extremidades pode sugerir insuficiência cardíaca descompensada (ICD) como causa da dispneia.
- **Frequência respiratória:** eupneia, taquipneia ou bradipneia podem se alternar durante o curso da doença causadora da dispneia.
- **Oximetria de pulso:** sempre correlacionar com as condições de base do paciente, como obesidade, DPOC, tabagismo e idade avançada. Pode não ser fidedigna na vigência de hipotermia ou instabilidade hemodinâmica.
- **Ausculta pulmonar:**
  - Estridor: predominantemente inspiratório, semelhante a um ronco, e ocorre nas obstruções de vias aéreas. Estridor inspiratório indica obstrução acima das cordas vocais (corpo estranho, epiglotite, angioedema). Estridor expiratório indica obstrução abaixo das cordas vocais (traqueíte bacteriana, corpo estranho, laringotraqueobronquite).
  - Sibilos: sons agudos semelhantes a assobios.Obstrução abaixo do nível da traqueia, e podem ser encontrados na asma, anafilaxia, corpo estranho, ICD, tumores.
  - Estertores: sugerem a presença de fluido interalveolar, como visto em pneumonias ou ICD; entretanto, sua ausência não descarta essas patologias.[2]
  - Murmúrio vesicular diminuído: pode ser causado por qualquer evento que dificulte a entrada de ar nos pulmões, como DPOC grave, asma severa, pneumotórax, hemotórax.
- **Sinais cardiovasculares:**
  - Arritmia: resposta a uma doença vigente, como a taquicardia sinusal na presença de tromboembolismo pulmonar (TEP), ou é a causa da dispneia, como nos casos de fibrilação atrial associada a IC.
  - Bulhas: B3 sugere disfunção sistólica ventricular esquerda (ICD), B4 sugere disfunção ventricular esquerda (HAS, estenose aórtica, cardiomiopatia hipertrófica). Hipofonese/abafamento de bulhas na vigência de clínica sugestiva podem indicar tamponamento cardíaco.
  - Turgência jugular ou refluxo hepatojugular: evidenciam pressão venosa aumentada, estando presentes no tamponamento cardíaco, ICD ou qualquer causa de elevação da pressão intratorácica que diminua o enchimento ventricular direito.
- **Pulso paradoxal:** ocorre em situações onde a função ventricular direita está comprometida (asma severa, TEP, tamponamento cardíaco). Está presente quando a diferença da pressão sistólica é maior que 10 mmHg comparando a pressão após uma expiração normal e após uma inspiração normal.

Algumas características da dispneia podem ser úteis na determinação da causa, conforme mostra a Tabela 6.2.

CAUSAS

Como todo sintoma subjetivo, a queixa de dispneia produz uma quantidade enorme de diagnósticos diferenciais no pensamento do clínico na sala de emergência. É essencial pontuar os mais importantes, seja pela gravidade ou pela relevância estatística de aparecimento para que o clínico tenha um pensamento organizado quando se deparar diante dessas situações:

- **Corpo estranho:** estudos revelam que sua ocorrência

TABELA 6.2 Tipos de dispneia[1]

Tipo	Característica	Causas
Ortopneia	Piora com o decúbito dorsal	IC, paralisia diafragmática, traqueomalácia e obesidade
Platipneia	Piora com o ortostatismo e melhora com o decúbito dorsal	Fístula arteriovenosa pulmonar, síndrome hepatopulmonar
Trepopneia	Dispneia em decúbito lateral	Derrame pleural maciço
Dispneia paroxística noturna	Surge subitamente durante a noite após suportar bem o decúbito inicialmente	Insuficiência ventricular esquerda

em adultos é incomum,[4] aumentando a incidência após os 75 anos. Objetos comuns incluem: moedas, ossos, alimentos; requer intervenção imediata quando são objetos grandes e/ou que ocluem grande parte da via aérea superior.

- **Anafilaxia:** geralmente causada por alimentos, mordeduras de inseto ou medicamentos, a anafilaxia pode causar edema severo das vias aéreas e da língua, com obstrução à passagem do ar, e é definida como uma reação alérgica severa de instalação rápida, sendo potencialmente fatal. Seu imediato reconhecimento e o uso precoce de adrenalina em detrimento da confiança em medidas como anti-histamínicos e corticoides são cruciais para o sucesso do tratamento.[5] Critérios diagnósticos foram definidos para ajudar o clínico na sala de urgência a reconhecer rapidamente essa condição (Tabela 6.3).[6] A administração intramuscular de adrenalina é preferível à subcutânea porque determina um aumento mais rápido de sua concentração plasmática e tecidual, e deve ser aplicada na face anterolateral da coxa a cada 5 a 10 minutos, na dose de 0,2 a 0,5 mg por dose.
- **Trauma de via aérea:** traumas contusos ou perfurantes da cabeça ou pescoço podem causar hemorragias, fratura de laringe, distorção anatômica e/ou edema que podem ocasionar dispneia aguda. Queimaduras de face ou inalação de fumaça podem causar grande risco de comprometimento da via aérea, e a intubação orotraqueal precoce geralmente é indicada.[7]
- **Angioedema:** edema significativo de lábio, língua, faringe e laringe desencadeando intensa dispneia. A pele afetada tem eritema, mas geralmente não é pruriginosa.
- **Tromboembolismo pulmonar (TEP):** deve ser um diagnóstico sempre a ser considerado em quem se apresenta com quadro de dispneia aguda. Existem alguns critérios definidos da probabilidade de essa doença ocorrer, e o mais utilizado é o Escore de Wells (Tabela 6.4).[8,9]
- **DPOC:** exacerbação de DPOC é uma causa extremamente comum de dispneia no pronto atendimento. Os sintomas cardinais para o diagnóstico de exacerbação são as mudanças agudas no quadro clínico crônico, como aumento da dispneia, aumento da frequência e severidade da tosse e aumento no volume e/ou mudança das características da secreção. Aproximadamente 70% das exacerbações de DPOC são desencadeadas por infecções respiratórias. As infecções virais são mais comuns que as bacterianas,[10] e os 30% restantes são causados por poluição, TEP ou causa idiopática.[11] Na sala de emergência, a avaliação inicial deve geralmente conter: saturação de oxigênio, raio-X de tórax, hemograma completo, eletrólitos, glicemia e gasometria arterial, medidas essas que podem nortear o diagnóstico diferencial principalmente com pneumonia, pneumotórax,

TABELA 6.3 Critérios diagnósticos de anafilaxia[5,6]

Quando um dos três critérios abaixo estiver presente, a anafilaxia é provável:
1. Início agudo de uma doença com envolvimento de pele e/ou mucosas (prurido, edema de língua, lábio e/ou úvula, *rash* cutâneo) com a associação de pelo menos um destes fatores: a. Hipotensão arterial b. Comprometimento respiratório (hipóxia, broncoespasmo, estridor)
2. Hipotensão arterial após exposição a um alérgeno conhecido pelo paciente
3. Dois ou mais dos seguintes, após exposição a um provável alérgeno para aquele paciente: a. Comprometimento respiratório b. Sintomas gastrintestinais persistentes (p. ex.: vômitos) c. Sinais e sintomas cutâneos e de mucosas

TABELA 6.4 Critérios de Wells modificado[8]

Achado Clínico	Pontuação
Sintomas clínicos de trombose venosa profunda (TVP)	3,0
Outro diagnóstico menos provável que TEP	3,0
Frequência cardíaca > 100 bpm	1,5
Imobilização (> 3 dias) ou cirurgia nas últimas 4 semanas	1,5
TEP ou TVP prévios	1,5
Hemoptise	1,5
Malignidade (em tratamento, tratado nos últimos 6 meses ou paliativo)	1,5
Probabilidade	**Pontuação**
Provável	> 4,0
Improvável	≤ 4,0

derrame pleural, ICD e TEP. Pacientes com DPOC exacerbada que se apresentam com pneumonia documentada radiologicamente têm prognóstico pior comparado aos pacientes sem pneumonia durante a exacerbação.[12] Mortes precoces em pacientes hospitalizados por DPOC exacerbada têm como causa complicações concomitantes, como insuficiência cardíaca, pneumonia e TEP. Estas devem ser prontamente diagnosticadas e medidas terapêuticas apropriadas iniciadas como forma de reduzir a mortalidade.[13] Uma preocupação global, o uso racional da antibioticoterapia, é especialmente importante no contexto da DPOC exacerbada. Estudos recentes mostram que há uma prescrição exagerada de antibióticos nesses doentes, causando grande impacto no custo do tratamento com aumento na morbidade do paciente, na duração de internações hospitalares e da resistência bacteriana a antibióticos na comunidade.[14] Melhorias devem ser feitas na forma de prescrever os antibióticos, indicados apenas nos casos com critérios clínicos e laboratoriais bem-definidos.

- **Asma:** crises asmáticas apresentam-se com dispneia, opressão torácica e sibilância, e pelo menos um desses sintomas está presente em 90% dos casos. Os princípios básicos no manejo da crise asmática no pronto atendimento são:
  1. definir a gravidade da crise;
  2. evidenciar possíveis gatilhos (pólen, mofo, infecções respiratórias, AINES, má aderência ao tratamento de base);
  3. utilizar inalação com beta-agonistas de curta duração e considerar associação com ipratrópio;
  4. iniciar corticoide sistêmico se não ocorrer resposta imediata e significativa à inalação;
  5. administrar 2 g de sulfato de magnésio EV em pacientes que permanecem em crise ameaçadora à vida após 1 hora da terapia convencional;[15]
  6. realizar reavaliações frequentes (cada 1 ou 2 horas) e objetivas à resposta terapêutica até quando a melhora sustentada for comprovada;
  7. admitir em uma unidade de terapia intensiva ou semi-intensiva os pacientes que não respondem bem após 4 a 6 horas de tratamento.

Para o tratamento da crise asmática existem diversas terapias que podem ser utilizadas, mas não podem ser recomendadas de rotina devido a insuficientes evidências de eficácia. São elas: beta-agonista parenteral, corticoide inalatório, antagonistas dos receptores de leucotrienos. O uso de metilxantinas endovenosas (teofilina, aminofilina) historicamente é recomendado no manejo das crises asmáticas, porém estudos mostraram tratar-se de uma terapia ineficaz nessas situações, além de aumentar os efeitos colaterais quando associados aos beta-agonistas, por isso sua utilização não é mais recomendada.[16]

- **Pneumotórax:** definido como a presença de ar no espaço pleural, secundário a um colapso pulmonar. Introdução contínua de ar a cada respiração sem possibilidade de alívio, devido ao mecanismo de válvula, determina uma situação de gravidade chamada pneumotórax hipertensivo, e em função desse mecanismo qualquer pneumotórax simples pode evoluir para um pneumotórax hipertensivo ameaçador à vida. Além do trauma e de procedimentos médicos (colocação de cateter venoso central), inúmeras condições médicas podem aumentar o risco de desenvolvimento de pneumotórax. Os pneumotórax espontâneos podem ser primários (fumantes, história familiar, síndrome de Marfan) ou secundários (DPOC, fibrose cística, tuberculose, aids com pneumocistose), e os achados clínicos incluem início abrupto, dor torácica, estase jugular, colapso cardiovascular, redução dos sons pulmonares unilateralmente e desvio da traqueia.
- **Pneumonia:** o início da dispneia é paulatino, exceto nas situações onde o paciente já tem uma doença pulmonar crônica. Tosse produtiva, febre, dor pleurítica são os sintomas mais comuns, e ao exame físico estertores crepitantes são audíveis na maioria dos pacientes. No entanto, nenhum grupo de sinais e sintomas é acurado o suficiente para predizer o diagnóstico de pneumonia comunitária.[17] A presença de infiltrados no raio-X de tórax é o padrão-ouro para o diagnóstico quando suportado pela história clínica e dados laboratoriais.[18] O raio-X de tórax é geralmente necessário para o diagnóstico, porém pode ser normal no início da doença, e, nesses casos, pode-se iniciar o tratamento antibacteriano empiricamente e repetir o raio-X em 24-48 horas.
- **Síndrome do desconforto respiratório agudo (SDRA):** uma ampla variedade de condições médicas pode cursar com SDRA, que é caracterizada por uma dispneia rapidamente progressiva, início súbito, hipoxemia refratária e infiltrados pulmonares bilaterais no raio-X de tórax. Sua diferenciação com ICD pode ser difícil puramente por critérios clínicos, e o ecocardiograma e o peptídeo natriurético cerebral (BNP) podem ser de grande ajuda. Causas potenciais incluem: overdose de drogas (cocaína, opioides, aspirina), trauma severo, sepse, choque, infecções virais (hantavirose) e transfusão sanguínea.
- **Síndrome coronariana aguda (SCA):** dispneia pode ser o único sintoma em um paciente sofrendo um infarto do miocárdio, particularmente nos idosos. No pronto-socorro, devemos estar atentos a essa patologia para não subestimar esses pacientes cuja queixa principal é dispneia.
- **Insuficiência cardíaca descompensada (ICD):** a dispneia nesses pacientes é causada por excesso de volume, disfunção sistólica e/ou diastólica e/ou aumento da pós-carga (estenose aórtica, HAS severa, cardiomiopatia hipertrófica). Os sintomas variam desde dispneia leve a edema agudo de pulmão, sendo arritmias, má aderência medicamentosa e infarto agudo do miocárdio (IAM) os gatilhos usuais. Achados comuns no exame físico incluem: taquipneia,

crepitações pulmonares, distensão venosa jugular, B3 em galope e edema periférico. A presença de um desses achados eleva a probabilidade diagnóstica para 80%, e quando três desses estão presentes o diagnóstico está praticamente fechado.

- **Intoxicações:** toxinas podem causar desequilíbrio na função pulmonar, desencadeando a dispneia. Envenenamento por organofosforados, por exemplo, pode causar depressão do centro respiratório no sistema nervoso central (SNC), fraqueza neuromuscular, colapso cardiovascular[19] e broncoespasmo.
- **Anemia:** anemia aguda devido a hemorragia, hemólise ou distúrbio na produção de hemácias pode resultar em dispneia por falta de carreadores de oxigênio para os tecidos.
- **Ascite:** ascites volumosas devido a malignidade ou doença hepática podem distender a cavidade abdominal de tal maneira que aumentam muito a pressão diafragmática e consequentemente o trabalho respiratório. Nesses casos, uma paracentese de alívio com a retirada de grandes volumes ocasiona uma melhora da sintomatologia.[20]
- **Ansiedade:** a maioria descreve a dispneia como uma sensação de sufocamento associada a parestesia, sensação de "bolo" na garganta e palpitação. É um diagnóstico de exclusão no pronto-socorro, e mesmo em pacientes jovens, saudáveis, com crises de ansiedade conhecida, é aconselhável realizar uma história clínica e exame físico dirigidos para identificar possíveis outras causas de dispneia. Um fator de confusão no diagnóstico é que a ansiedade é um sintoma muito comum em diversas condições clínicas (p.ex., DPOC).[21]

INVESTIGAÇÃO

A escolha do exame complementar deve ser guiada pelo contexto da história clínica e achados no exame físico. Testes aleatórios sem levar em consideração os importantes diagnósticos diferenciais apontados anteriormente podem induzir de forma errônea o julgamento clínico e atrasar o tratamento correto da doença causadora da dispneia. Discutiremos a seguir os exames complementares mais solicitados pelo clínico quando ele se deparar com um quadro de dispneia aguda, e dissertar sobre a importância deles no contexto das principais causas de dispneia.

- **Bioimpedância elétrica torácica (Figura 6.1):** é um método não invasivo de monitorização hemodinâmica contínua, que utiliza a corrente elétrica de alta frequência e baixa amplitude para calcular a impedância do fluxo de eletricidade através do tórax. Avalia alterações instantâneas da impedância elétrica e infere parâmetros como o volume sistólico, o débito cardíaco e o fluido torácico total (FTT). No contexto da dispneia, utilizando esses parâmetros hemodinâmicos funcionais em resposta a manobras ortostáticas como a elevação passiva dos membros inferiores, verificou-se ser uma ferramenta importante na caracterização da dispneia causada por ICD das causas não cardíacas.[22]
- **Raio-X de tórax:** é a principal ferramenta diagnóstica utilizada pelo clínico no pronto-socorro, tendo grande potencial no diagnóstico inicial de diversas doenças pulmonares causadoras de dispneia aguda. Desempenha papel crucial no processo diagnóstico no departamento de emergência, pois permite uma visão panorâmica, sendo ao mesmo tempo barato, seguro e rápido de ser realizado.[23] Nosso objetivo é analisar o uso correto do raio-X de tórax nas mais importantes causas de dispneia cardíaca e/ou pulmonar, suas indicações e limitações.
  - DPOC exacerbado – encontra-se anormal em apenas 16% dos casos, e quando presente se limita a alterações como infiltrados inflamatórios ou congestão pulmonar.[24] É utilizado na suspeita de pneumonia associada ou para descartar outras causas de dispneia (derrame pleural, atelectasia, pneumotórax). Características presentes no exame do paciente DPOC são hiperinsuflação pulmonar, tórax em tonel e rebaixamento das cúpulas diafragmáticas.
  - TEP – tem um papel limitado no processo diagnóstico de TEP, e basicamente é utilizado para excluir outras causas comuns de falência respiratória e dor torácica. Em geral é completamente normal, porém muitos autores sugerem que uma observação cuidadosa do raio-X pode mostrar sinais de anormalidades específicas em 90% dos casos;[25] são eles:

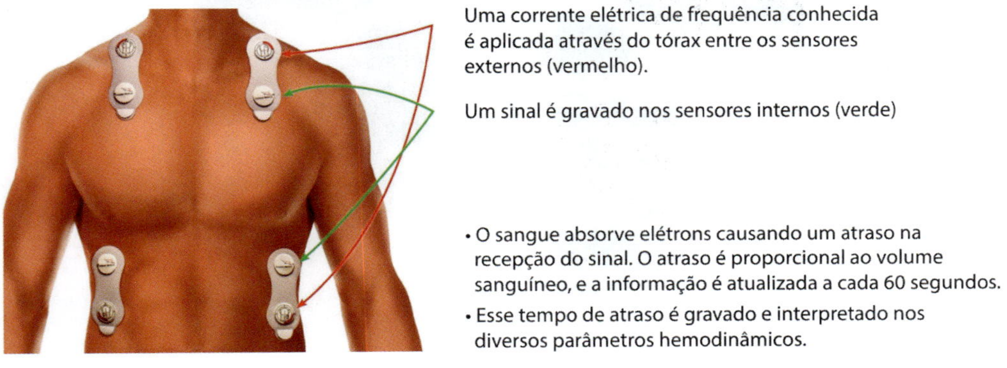
Uma corrente elétrica de frequência conhecida é aplicada através do tórax entre os sensores externos (vermelho).
Um sinal é gravado nos sensores internos (verde)
• O sangue absorve elétrons causando um atraso na recepção do sinal. O atraso é proporcional ao volume sanguíneo, e a informação é atualizada a cada 60 segundos.
• Esse tempo de atraso é gravado e interpretado nos diversos parâmetros hemodinâmicos.

FIGURA 6.1 Bioimpedância elétrica torácica.

- Infiltrados pulmonares: causados por hemorragia ou edema de lóbulos secundários.
- Atelectasia secundária a colapso alveolar (linha de Fleishner), causado por obstrução brônquica, redução do surfactante ou hipoventilação.
- Elevação diafragmática – secundária ao volume pulmonar diminuído, não só pela redução do surfactante mas principalmente pela redução dos movimentos inspiratórios devido a dor pleurítica.
- Derrame pleural – transudato, bilateral, associado a atelectasia.
- Sinal de Westermark (Figura 6.2) – incomum mas altamente específico, corresponde a uma área de vascularização prejudicada (oligoemia), distal ao trombo.
- Corcova de Hampton (Figura 6.3) – opacidade triangular com o ápice voltado para a região hilar. Sinal de interrupção do fluxo sanguíneo para a região pulmonar obstruída pelo trombo.

Apesar desses sinais, o achado radiográfico mais útil é o raio-X normal, com o paciente apresentando dispneia aguda e dor torácica. Nesse contexto, tem a validade de excluir outras condições que potencialmente causam dispneia aguda mas que na maioria das vezes alteram o raio-X.

- Pneumotórax – os sinais radiológicos são mais bem visualizados durante a expiração forçada, e sua sensibilidade diminui quando realizado na posição supina, por isso deve-se dar preferência à posição ortostática.[26] Um pneumotórax capaz de causar dispneia geralmente é visualizado no raio--X, e a característica principal é uma linha branca da pleural visceral separada da pleura parietal por uma coleção de gás. Nenhuma trama vascular é visível nessa região.
- Pneumonia – como já vimos, a presença de infiltrados é o padrão-ouro para o diagnóstico de pneumonia, e, ao contrário do que se pensava antigamente, a aparência desses infiltrados (lobar *versus* difuso) não prediz de forma acurada a natureza da pneumonia (típica *versus* atípica). O aspecto radiológico de um paciente com pneumonia da comunidade pode expressar-se como uma consolidação lobar, infiltrado intersticial e/ou cavitação.

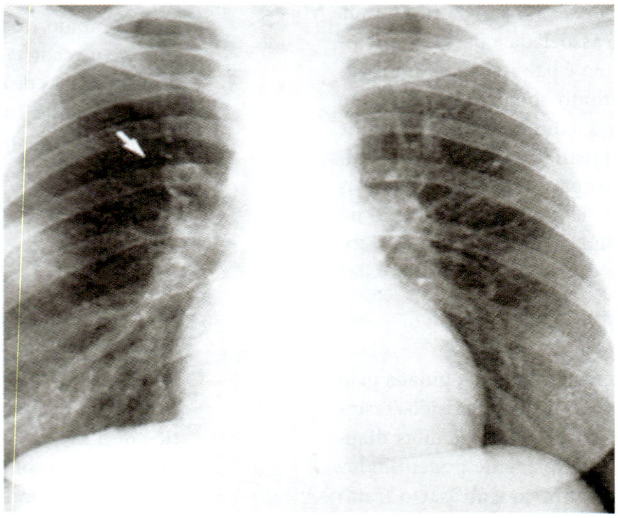

FIGURA 6.2 Sinal de Westermark.

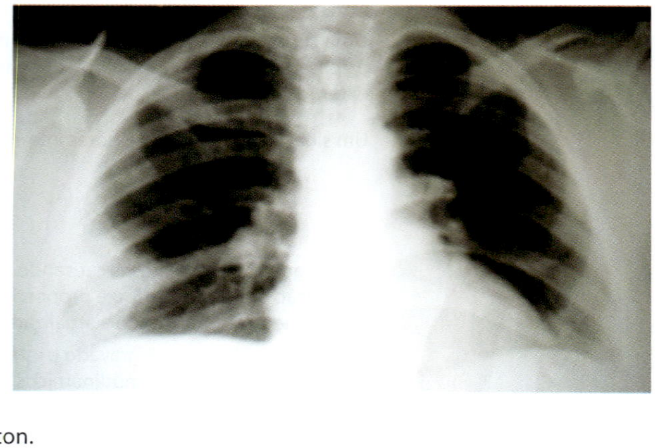

FIGURA 6.3 Corcova de Hampton.

- ICD – sinais de ICD que podem aparecer no raio-X são: cardiomegalia, cefalização da trama vascular pulmonar, edema intersticial e congestão vascular. Derrame pleural pode estar presente, assim como na pneumonia as alterações radiográficas podem demorar para instalar-se após o início do quadro clínico.[27]

- **Ultrassom:** é uma ferramenta eficaz na investigação de importantes causas de dispneia aguda, incluindo tamponamento cardíaco, pneumotórax de relevância clínica ou derrame pleural, e, associado a esses, também pode ser utilizado para identificar anormalidades na motilidade da parede cardíaca, sugestivo de isquemia ou TEP, assim como avaliar presença de trombose venosa profunda, que é um importante sinal sugestivo de TEP em pacientes dispneicos. Quando realizado por um profissional capacitado, ocorre alta concordância diagnóstica com o raio-x X de tórax em pacientes com dispneia. Em pacientes com ultrassom normal, o raio-X também foi normal em 90% dos casos, sugerindo que na emergência, quando o ultrassom torácico é normal, o raio-X também pode ser normal em um grande número de pacientes. Sendo assim, devido à praticidade do exame e à não exposição do paciente a radiação, o ultrassom torácico pode substituir o raio-X de tórax como a primeira rotina radiológica usada em pacientes com dispneia aguda no pronto-socorro,[28] e, quando analisado no espectro da diferenciação entre causas cardíacas e não cardíacas de dispneia, seu valor é ainda mais importante. Uma modalidade integrada e sequencial de avaliação ultrassonográfica, pulmão-coração-veia cava inferior, é extremamente precisa em diferenciar a dispneia entre as causas cardíacas e não cardíacas.[29] Essa modalidade integrada mostrou-se mais eficaz nessa diferenciação quando comparada ao ultrassom pulmonar isolado ou combinado com a análise do BNP.[28] Estudos iniciais com aparelhos de ultrassom ultraportáteis (Figura 6.4) mostraram-se promissores no *screening* inicial das doenças cardíacas. Esses aparelhos permitem excluir ou confirmar, rapidamente, a ICD como a patologia causadora da dispneia sem a necessidade de exames demorados, como a avaliação dos níveis do BNP.[30]
- **Eletrocardiograma:** útil na avaliação de possível causa isquêmica da dispneia, pode sugerir também tromboembolismo pulmonar pelos sinais de sobrecargaventricular direita (p. ex.: padrão S1Q3T3). Sinais de baixa voltagem difusa e alternância elétrica podem sugerir tamponamento cardíaco.
- **Marcadores de lesão miocárdica:** também são uma ferramenta importante para diagnosticar isquemia cardíaca. Possuem especificidade limitada, podendo estar elevados em diversos contextos: TEP, sepse, pericardite, miocardite, uso de varfarina e insuficiência renal.[31]
- **BNP:** a medida do BNP pode ser de ajuda quando o diagnóstico de ICD está em questão. Não é recomendado seu uso indiscriminado em pacientes com dispneia aguda devido ao fato de se elevar em outras condições (p. ex.: insuficiência renal) e não melhorar as taxas de internação hospitalar, a decisão de alta ou o planejamento do tratamento inicial.[32] Valores menores que 100 pg/mL têm um valor preditivo negativo de 90% para ICD. BNP maior que 500 pg/mL sugere fortemente o diagnóstico de ICD. Níveis entre 100-500 pg/mL não são capazes de diferenciar ICD de outras causas de elevação do BNP, e entre as causas de falso-positivo estão: TEP, estados de hipervolemia (insuficiência renal, insuficiência hepática), doente crítico e outras causas de distensão do ventrículo direito (*cor pulmonale*, hipertensão pulmonar).
- **Biomarcadores:** o diagnóstico precoce e o tratamento são fatores críticos para a diminuição da mortalidade e morbidade dos pacientes. O diagnóstico diferencial de dispneia geralmente é desafiador, necessitando de ferramentas diagnósticas que

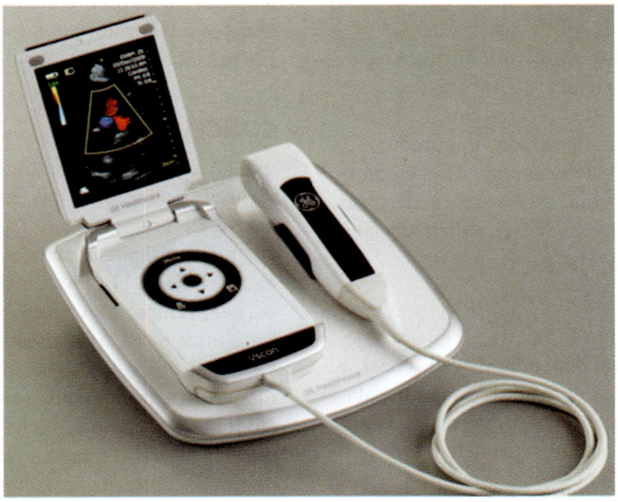

FIGURA 6.4 Ultrassom ultraportátil (aparelho de bolso).

demandam tempo, dinheiro, e que nem sempre estão disponíveis no pronto-socorro. A definição do prognóstico logo no início do tratamento também é de grande importância para o clínico. Identificar precocemente pacientes de alto risco para complicações e mortalidade pode ser o fator decisivo para a internação em uma unidade de terapia intensiva, por exemplo. Diversos novos biomarcadores hormonais podem ajudar no diagnóstico e no prognóstico de pacientes com dispneia na sala de emergência. O pró-peptídeo natriurético atrial MR(MR-proANP) como marcador de ICD, procalcitonina (PCT) como marcador infeccioso e a pró-adrenomedulina MR(MR-proADM) para estratificação de risco e prognóstico são alguns exemplos. A utilização desses três marcadores em conjunto revelou-se eficaz para auxiliar no diagnóstico precoce da causa da dispneia e também na estratificação de risco e prognóstico dos pacientes.[33,34]

- **D-Dímero:** é um teste com alta sensibilidade porém com baixa especificidade, e sua utilização depende da probabilidade pré-teste para TEP do paciente. Pacientes com baixa probabilidade e com D-dímero negativo podem ter descartada a possibilidade de TEP sem outros exames, assim como também não é apropriado utilizar o D-dímero para *screening* em pacientes com alto risco para TEP. Pacientes idosos que fizeram cirurgia recente ou que possuem neoplasia podem ter o D-dímero falsamente aumentado. Valores < 500 ng/mL são considerados negativos e > 500 ng/mL são considerados positivos.
- **Gasometria:** a informação contida numa gasometria arterial falha em distinguir causas pulmonares de causas cardíacas de dispneia.[35] Valores da PaO_2 servem basicamente para triagem e para guiar o tratamento, não servindo para diferenciar as diferentes causas de dispneia. Seu valor preditivo para diagnosticar pacientes com TEP, por exemplo, é muito baixo;[36] em contrapartida, o pH arterial é altamente preditivo para internações em unidade de terapia intensiva e no prognóstico.
- **Tomografia computadorizada do tórax/Angiotomografia computadorizada do tórax:** pode ser usada para o diagnóstico de diversas condições médicas, incluindo TEP, malignidade, pneumonia. É um procedimento que pode ocasionar riscos como: nefropatia induzida por contraste, reações alérgicas ao contraste e à radiação. Deve ser solicitada com discernimento.

TRATAMENTO

O tratamento da dispneia vai depender da causa base, e não é o objetivo deste capítulo nos aprofundarmos no tratamento de cada doença separadamente. Algumas medidas porém são comuns para todos os pacientes dispneicos e devem sempre ser lembradas pelo clínico nesses doentes.

Para qualquer paciente com dispneia aguda devemos prover imediatamente as seguintes medidas terapêuticas: oxigenoterapia, estabelecer acesso venoso periférico, exames laboratoriais, monitorização cardíaca e oximetria de pulso. Em seguida, três objetivos principais devem estar na mente do clínico no pronto-socorro:

1. Otimizar a oxigenação arterial
2. Determinar a necessidade de suporte ventilatório invasivo ou não invasivo
3. Estabelecer a principal causa da dispneia e iniciar o tratamento

A oxigenoterapia é um tratamento potente e acessível para diversas causas de dispneia e deve ser administrada sempre, embora isso não queira dizer que deva ser utilizada sem controle ou critério. Os maiores gastos, tratando-se de gestão hospitalar, não são com medicamentos, mas sim com oxigênio, por isso é imperioso conhecer as indicações e as formas de se utilizar essa terapia.

Para pacientes com dispneia leve e saturação de oxigênio (SO_2) em ar ambiente normal, cateter nasal a 2 L/min geralmente é adequado. Em pacientes com dispneia moderada e queda na SO_2 com cateter, uma progressão para máscara de Venturi com fração inspirada de O_2 (FiO_2) a 30% ou 50% é necessária. O fluxo (L/min) necessário para atingir essa FiO_2 varia conforme o fabricante da máscara e está especificado na mesma. Para pacientes com hipóxia e dificuldade respiratória grave devemos utilizar a máscara de oxigênio com reservatório a 15 L/min, o que garante uma FiO_2 próxima a 100%. Pacientes respirando a 100% entregam aos alvéolos cinco vezes mais oxigênio por unidade de ventilação do que aqueles respirando em ar ambiente.

A oferta de oxigênio para pacientes portadores de DPOC não deve ser exagerada. O alvo da oxigenação para esses pacientes é uma SaO_2 entre 90 e 94%, com o entendimento de que, se esses valores forem ultrapassados, pode resultar em hipercapnia e consequente redução do *drive* ventilatório.

Ao deparar-se com uma situação ameaçadora à vida com grande espectro de diagnósticos diferenciais como a dispneia aguda, é essencial que o médico emergencista não feche o diagnóstico prematuramente. Achados radiológicos, clínicos e laboratoriais que possam contradizer sua impressão inicial devem ser considerados.

CONCLUSÕES

A dispneia é uma percepção subjetiva de desconforto respiratório e é uma das queixas mais comuns no departamento de emergência.[37] Diagnóstico precoce e tratamento adequado são passos críticos para a redução da mortalidade e da morbidade. Por possuir um diagnóstico diferencial extenso, nem sempre isso é facilmente alcançado, por isso a história clínica e o exame físico, apesar de essenciais em alguns pacientes, não são suficientes para realizar uma hipótese diagnóstica consolidada, e exames complementares podem auxiliar no diagnóstico. As diferentes causas base possuem diferentes alvos terapêuticos. As ferramentas diagnósticas devem ser aplicadas corretamente e individualmente para se chegar a um diagnóstico preciso, proporcionando assim um tratamento adequado (Fluxograma 6.1).

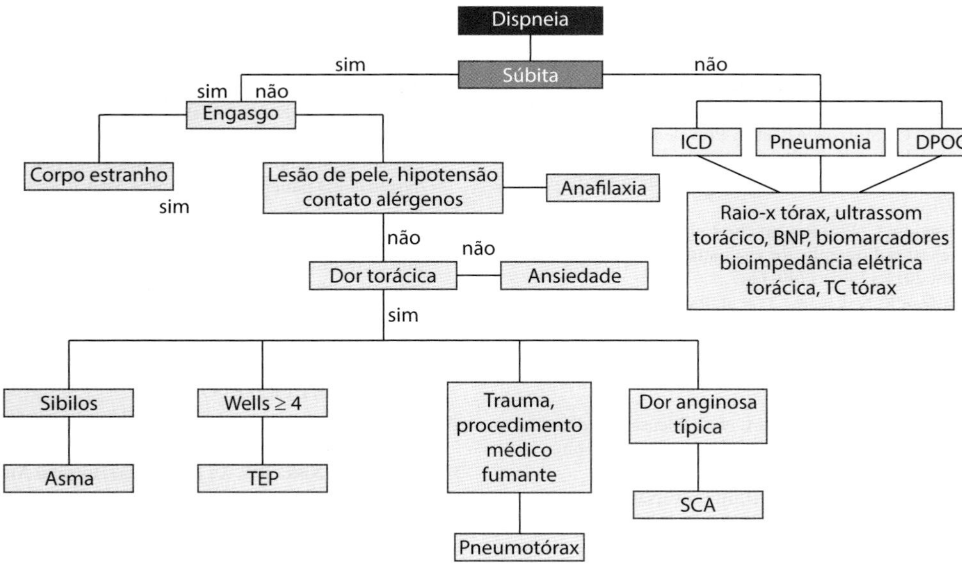

FLUXOGRAMA 6.1 Roteiro diagnóstico.[1]

REFERÊNCIAS BIBLIOGRÁFICAS

1. Parshall MB, Schawartztein RM, Adams L, et al. An official American Thoracic Society statement: update on the mechanisms, assessment, and management of dyspnea. Am J Respir Crit Care Med, 2012;185(4):435-452.
2. Wipf JE, Lipsky BA, Hirschmann JV, et al. Diagnosing pneumonia by physical examination: relevant or relic?. Arch Intern Med, 1999;159(10):1082-1087.
3. Leuppi JD, Dieterle T, Koch G, et al. Diagnostic value of lung auscultation in an emergency room setting. Swiss Med Wkly 2005;135(35-36):520-524.
4. Casalini AG, Majori M, Burlone E, et al. Foreign body aspiration in adults and in children: advantages and consequences of a dedicated protocol in our 30-year experience. J Bronchology Interv Pulmonol 2013; 20(4): 313-321.
5. Pumphrey RS. Lessons for management of anaphylaxis from a study of fatal reactions. Clin Exp Allergy 2000;30(8):1144.
6. Sampson HA, Muñoz-Furlog A, Campbell RL, et al. Second symposium on the definition and management of anaphylaxis: summary report — Second National Institute of Allergy and Infectious Disease/Food Allergy and Anaphylaxis Network symposium. J Allergy Clin Immunol2006;117(2):391-397.
7. Brywczynski JJ, Barrett TW, Lyon JA, et al. Management of penetrating neck injury in the emergency department: a structured literature review. Emerg Med J 2008;25(11):711-715.
8. Belle A, Buller HR, Huisman MV, et al. Effectiveness of managing suspected pulmonary embolism using an algorithm combining clinical probability, D-dimer testing, and computed tomography. JAMA 2006;295:172-9.
9. Wells PS, Anderson DR, Rodger M, et al. Derivation of simple clinical model to categorize patients probability of pulmonary embolism: increasing the models utility with the SimpliRED D-dimer. Thromb Haemost 2000;83:416-420.
10. Mohan A, Chandra S, Agarwal D, et al. Prevalence of viral infection detected by PCR and RT-PCR in patients with acute exacerbation of COPD: a systematic review. Respirology 2010;15(3):536-542.
11. Gan WQ, FitzGerald JM, Carlsten C, et al. Associations of ambient air pollution with chronic obstructive pulmonary disease hospitalization and mortality. Am J Respir Crit Care Med 2013;87:721.
12. Myint PK, Lowe D, Stone RA, et al. U.K. National COPD Resources and Outcomes Project 2008: patients with chronic obstructive pulmonary disease exacerbations who present with radiological pneumonia have worse outcome compared to those with non-pneumonic chronic obstructive pulmonary disease exacerbations. Respiration 2011;82(4):320-327.
13. Zvezdin B, Milutinov S, Kojicic M, et al. A postmortem analysis of major causes of early death in patients hospitalized with COPD exacerbations. Chest2009;136(2):376-380.
14. Campos JL, Hartl S, Pozo-Rodrigues F, et al. Antibiotic prescription for COPD exacerbations admitted to hospital: European COPD Audit. PLoS One 2015;10(4):e0124374.
15. Kew KM, Kirtchuk, Michell CL. Intravenous magnesium sulfate for treating adults with acute asthma in the emergency department. Cochrane Database Syst Rev 2014;5:CD010909.
16. Nair P, Milian SJ, Rowe BH. Addition of intravenous aminophylline to inhaled beta(2)-agonists in adults with acute asthma. Cochrane Database Syst Rev2012;12:CD002742.
17. Metlay JP, Kapoor WN, Fine MJ. Does this patient have community-acquired pneumonia? Diagnosing pneumonia by history and physical examination. JAMA 1997;278(17):1440-1445.
18. Mandell LA, Wunderink RG, Anzueto A, et al. Infectious Diseases Society of America/American Thoracic Society consensus guidelines on the management of community-acquired pneumonia in adults. Clin Infec Dis 2007;44 Suppl 2:S27-S72.
19. Asari Y, Kamijyo Y, Soma K. Changes in the hemodynamic state of patients with acute lethal organophosphate poisoning. Vet Hum Toxicol 2004;46(1):5-9.
20. Angueira CE, Kadakia SC. Effects of large-volume paracentesis on pulmonary function in patients with tense cirrhotic ascites. Hepatology 1994;20(4 Pt1):825-828.
21. Brenes GA. Anxiety and chronic obstructive pulmonary disease: prevalence, impact, and treatment. Psychosom Med 2003; 65(6):963-970.
22. Garcia X, Simon P, Guyette FX, et al. Noninvasive assessment of acute dyspnea in the ED. Chest, 2013;144(2):610-615.
23. Cardinale L, Volpicelli G, Lamorte A, et al. Revisiting signs, strengths and weaknesses of standard chest radiography in patients of acute dyspnea in the Emergency Department. J Thorc Dis 2012;4(4):398-407.
24. Tsai TW, Gallagher E, Lombardi G, et al. Guidelines for the selective ordering of admission chest radiography in adult obstructive airway disease. Ann Emerg Med 1993;22:1854-1858.

25. Fox JC, Irwin Z. Emergency and critical care imaging. Emerg Med Clin North Am 2008;26:787-812.
26. Seow A, Kazerooni EA, Pernicano PG, et al. Comparison of upright inspiratory and expiratory chest radiographs for detecting pneumothoraces. AJR AM J Roentgenol 1996;166(2):313-316.
27. Collins SP, Lindsell CJ, Storrow AB, et al. Prevalence of negative chest radiography results in the emergency department patient with decompensated heart failure. Ann Emerg Med 2006;47(1):13-18.
28. Zanobetti M, Paggioni C, Pini R. Can chest ultrasonography replace standard chest radiography for evaluation of acute dyspnea in the ED?. Chest 2011;139(5):1140-1147.
29. Kajimoto K, Madeen K, Nakayama T, et al. Rapid evaluation by lung-cardiac-inferior vena cava(LCI) integrated ultrasound for differentiating heart failure from pulmonary disease as the cause of acute dyspnea in the emergency setting. Cardiovasc Ultrasound 2012;10:49.
30. Mancuso FJN, Siqueira VN, Moisés VA, et al. Focused cardiac ultrasound using a pocket-size device in the emergency room. Arq Bras Cardiol 2014;103(6):530-537.
31. Thygesen K, Alpert JS, Jaffe AS, et al. Third universal definition of myocardial infarction. Circulation 2012;126(16):2020-2035.
32. Schneider HG, Lam L, Lokuge A, et al. B-Type natriuretic peptide testing, clinical outcomes, and health services use in emergency department patients with dyspnea: a randomized trial. Ann Intern Med 2009; 150(6):365-371.
33. Cinar O, Cevik E, Acar A, et al. Evaluation of mid-regional pro-atrial natriuretic peptide, procalcitonin, and mid-regional pro-adrenomedullin for the diagnosis and risk stratification of dyspneic ED patients. Am J Emerg Med 2012;30:1915-1920.
34. Travaglino F, Russo V, Berardinis BD, et al. Thirty and ninety days mortality predictive value of admission and in-hospital procalcitonin and mid-regional pro-adrenomedullin testing in patients with dyspnea. Results from the VERyfing Dyspnea trial. Am J Emerg Med 2014;32:334-341.
35. Burri E, Polocki M, Drexler B, et al. Value of arterial blood gas analysis in patients with acute dyspnea: an observational study. Crit Care 2011;15(3):R145.
36. Junker C, Gutierrez G. Are arterial blood gases necessary in the evaluation of acutely dyspneic patients? Crit Care 2011;15:176.
37. Nawar EW, Niska RW, Xu J. National Hospital Ambulatory Medical Care Survey: 2005 emergency department summary. Adv Data 2007;386:1-32.

7

Derrames Pleurais

Luiza Helena Degani Costa
Maíra Thomazini Rodrigues

INTRODUÇÃO

Os pulmões são recobertos por um saco pleural seroso que consiste em duas membranas contínuas – a pleura visceral, que reveste o pulmão, e a pleura parietal, que reveste a caixa torácica. O espaço entre as pleuras visceral e parietal, denominado cavidade pleural, tem pressão menor do que a pressão intersticial, favorecendo, portanto, o deslocamento de líquido para dentro da cavidade. Além disso, a membrana pleural também oferece baixa resistência à passagem de água e proteínas. Da confluência desses fatores, resulta que a cavidade pleural é preenchida por uma fina lâmina de líquido de aproximadamente 7 a 20 mL.[1,2] Além de facilitar o deslizamento de uma pleura contra a outra durante a respiração, o líquido pleural gera uma tensão superficial que mantém o pulmão em contato com a caixa torácica, favorecendo assim a mecâncica ventilatória.

Em adultos, estima-se que 0,5 mL de líquido de predomínio linfomonocitário (Tabela 7.1) entre na cavidade pleural por hora. Do mesmo modo que a produção é contínua, também a drenagem desse líquido é feita continuamente por meio de vasos linfáticos pleurais. Sendo assim, o acúmulo de líquido na cavidade pleural resulta necessariamente do aumento da produção e/ou redução da sua capacidade de remoção.

O derrame pleural é definido como acúmulo de líquido no espaço pleural que excede o seu volume fisiológico. Embora ele possa representar uma doença primária da pleura, na maioria das vezes se trata de uma complicação de outras doenças. No entanto, seja qual for a etiologia, um ou mais dos seguintes mecanismos fisiopatológicos estão envolvidos na sua formação:

- Aumento da pressão hidrostática nos vasos pleurais (p. ex.: insuficiência cardíaca).
- Aumento da permeabilidade vascular (p. ex.: derrame parapneumônico).
- Redução da pressão osmótica (p. ex.: síndrome nefrótica).
- Aumento da pressão negativa intrapleural (p. ex.: atelectasia).
- Redução da drenagem linfática (p. ex.: carcinomatose mediastinal).

TABELA 7.1 Contagem diferencial de células no líquido pleural normal

Células	Porcentagem (%)
Macrófagos	75
Linfócitos	23
Mesoteliócitos	2
Neutrófilos	0*
Eosinófilos	0

*Pode estar discretamente aumentado em fumantes, com mediana de 1%.

QUADRO CLÍNICO E AVALIAÇÃO RADIOLÓGICA

Os principais sintomas de derrame pleural são tosse seca, dor torácica ventilatório-dependente e dispneia. Ao exame físico, pode-se notar redução ou ausência local de murmúrio vesicular, broncofonia diminuída localmente e macicez à percussão do tórax. Denomina-se egofonia o som de voz anasalada na ausculta torácica que ocorre na parte superior do derrame pleural. Entretanto, tais sinais de derrame pleural só costumam ser vistos quando o volume de líquido é superior a 300 – 400 mL.

A radiografia de tórax é o exame de imagem mais utilizado na prática clínica para se pesquisar a existência de derrame pleural. O sinal mais precoce de derrame pleural livre na radiografia em posição posteroanterior é a obliteração do seio costofrênico com formação do sinal do menisco (Figura 7.1A); no entanto, tais achados só costumam ser vistos quando o volume de líquido pleural excede 200 mL. Derrames pleurais maiores se manifestam com opacificação do hemitórax acometido e, eventualmente, desvio contralateral do mediastino.

A realização da radiografia em outras incidências aumenta a sensibilidade do método. A radiografia em perfil é capaz de demonstrar obliteração do seio costofrênico posterior quando o volume excede 25 a 50 mL (Figura 7.1B). Por sua vez, a radiografia em decúbito lateral com raios horizontais permite a identificação de líquido livre (Figura 7.1C) em volumes tão pequenos quanto 10 mL e pode, inclusive, orientar a possibilidade de se realizar a toracocentese às cegas (lâmina de líquido ≥ 10 mm é puncionável).

O derrame pleural também pode se acumular no interior das cissuras e, com isso, ser confundido com massas pulmonares. As imagens formadas, no entanto, são caracteristicamente elípticas (Figura 7.2) e somem com o tratamento do derrame pleural.

Vale lembrar que as radiografias realizadas com paciente em decúbito dorsal não demonstram os sinais radiológicos clássicos de derrame pleural, já que o líquido livre tende a se concentrar na região posterior do tórax. Nesses casos, observa-se aumento difuso e mal definido da opacidade do hemitórax, que não oblitera os vasos pulmonares. Pode-se também observar a perda da definição da cúpula diafragmática ipsilateral.

A ultrassonografia (USG) de tórax vem sendo cada vez mais utilizada para o diagnóstico de derrames pleurais. Ela permite não só verificar a presença ou ausência de derrame pleural, mas também inferir se o derrame pleural é um transudato ou exsudato. Além disso, aumenta o sucesso e a segurança da toracocentese quando utilizada para guiar o procedimento. Nesse sentido, a USG de tórax é particularmente útil na avaliação de pacientes acamados e naqueles com derrames pleurais pequenos, nos quais a radiografia de tórax tem menor sensibilidade. A ultrassonografia de tórax tem sensibilidade de quase 100% para derrames pleurais de volume superior a 100 mL.

Derrames pleurais simples, sugestivos de transudato, são visualizados como imagem hipoecogênica ou anecóica delimitada por uma linha hiperecogênica, a pleura visceral. Derrames pleurais complexos, caracterizados pela presença de debris, aumento da ecogenicidade e ocorrência de septações, sugerem exsudato. Embora a ultrassonografia seja um exame operador-dependente e, desse modo, requeira treinamento especializado, os recentes avanços tecnológicos que permitiram o desenvolvimento de aparelhos portáteis trazem consigo a perspectiva de que se torne um recurso indispensável nas unidades de urgência e emergência.

Por fim, a tomografia de tórax com contraste também pode ser utilizada dentro do algoritmo de avaliação do derrame pleural no departamento de emergência, principalmente quando a etiologia do derrame é desconhecida, quando se

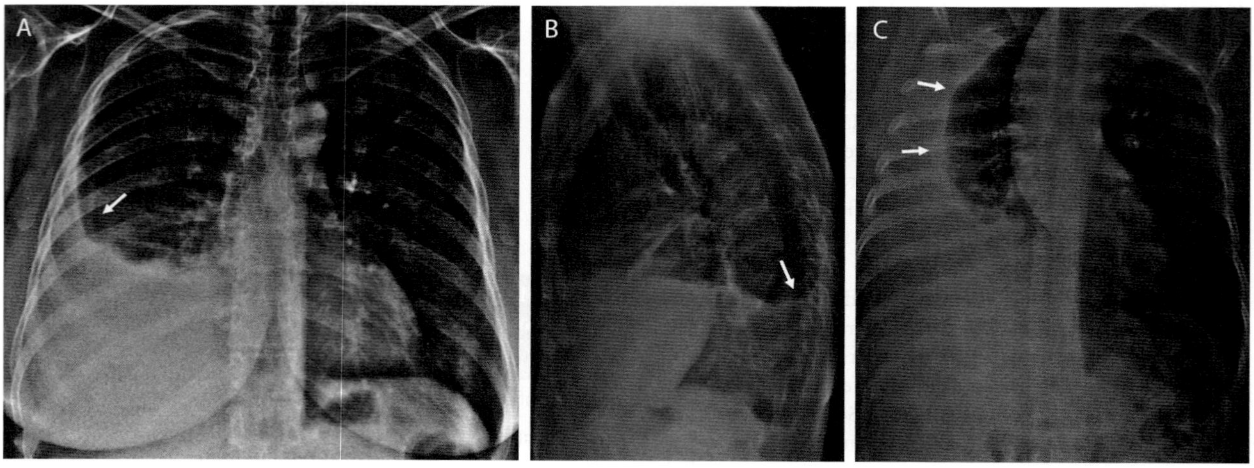

FIGURA 7.1 Derrame pleural tuberculoso. (A): Radiografia posteroanterior mostra o velamento do seio costofrênico D com o sinal do menisco (seta). Quando presentes, esses sinais indicam a presença de pelo menos 200 mL de líquido pleural. *(*B): Radiografia lateral mostra a elevação da base pulmonar e o velamento do seio costofrênico posterior (seta). O borramento do seio costofrênico posterior aparece com pequenos volumes de líquido pleural (25 a 50 mL). (C): Radiografia em decúbito lateral com raios horizontais mostra um derrame pleural volumoso (setas) que separa o pulmão aerado da parede torácica. Fonte: Cortesia do Dr. Elmadan Barroso Jr.

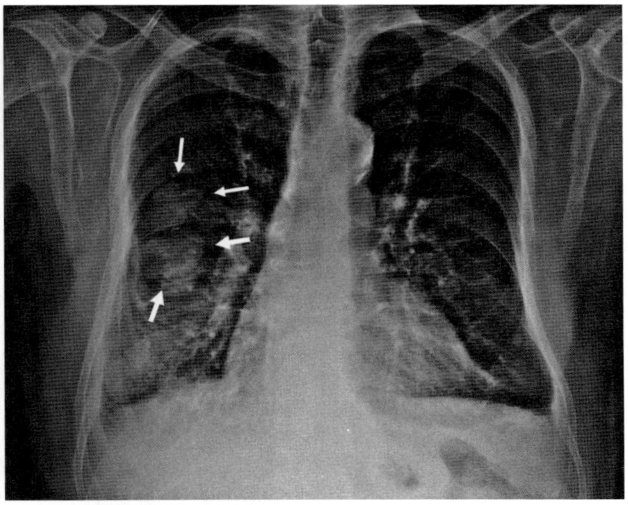

FIGURA 7.2 Pseudotumor na insuficiência cardíaca. Radiografia evidencia formações arredondadas (setas), representando líquido localizado nas fissuras pulmonares. Essas coleções se resolvem com o tratamento da doença de base. Fonte: Cortesia do Dr. Elmadan Barroso Jr.

suspeita de neoplasia ou tromboembolismo pulmonar e quando se deseja avaliar o derrame parapneumônico complicado. O derrame pleural simples se apresenta na tomografia como uma opacidade semilunar nas regiões dependentes do tórax com ecogenicidade intermediária entre a água e os tecidos de partes moles, sendo frequentemente acompanhada de atelectasia do parênquima adjacente (Figura 7.3A).

Derrames pleurais crônicos e complicados podem ser loculados e, por isso, perdem a sua tendência gravitacional e adquirem contornos lobulados, mas o valor da atenuação não se mostra úItil para distinguir transudatos de exsudatos. No caso dos derrames parapneumônicos, o espessamento e hiperatenuação da gordura extrapleural, assim como o sinal da pleura dividida, também são sugestivos de derrame pleural complicado (Figura 7.3B). A presença de espessamento nodular da pleura sugere etiologia neoplásica para o derrame pleural (Figura 7.3C).

TORACOCENTESE

A toracocentese com posterior análise do líquido pleural é determinante na investigação do derrame pleural; o estabelecimento do diagnóstico etiológico será possível na vasta maioria dos casos a partir da associação entre a história clínica, exames laboratoriais e os achados laboratoriais/citopatológicos. No entanto, há certas situações em que a toracocentese diagnóstica não é sequer necessária para estabelecimento da etiologia do derrame pleural, como no caso do derrame pleural livre à direita no paciente com insuficiência cardíaca descompensada.

Caso o objetivo da toracocentese seja também o de aliviar a dispneia, a American Thoracic Society recomenda que não seja retirado mais do que 1 a 1,5 L de líquido pleural, de forma a se evitar o desenvolvimento do edema pulmonar de reexpansão.[3] No entanto, um estudo clínico com 185 pacientes, em que volumes de até 3 L foram drenados a cada toraco-

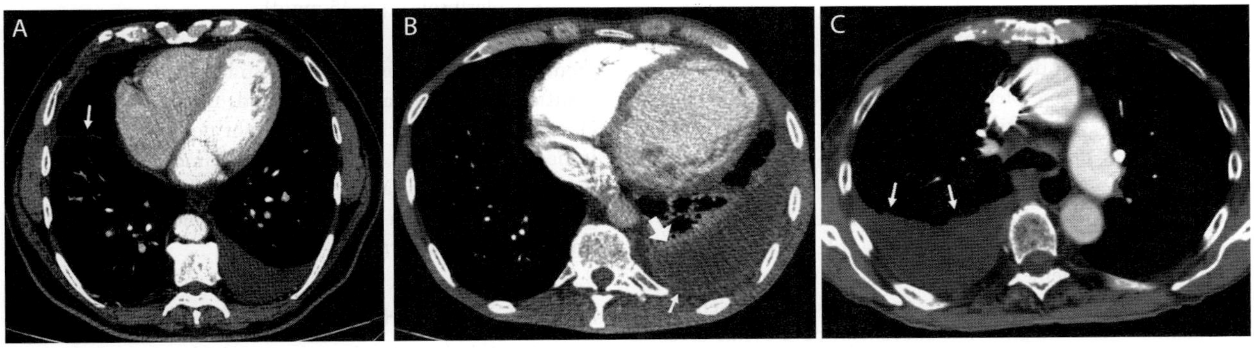

FIGURA 7.3 Cortes axiais tomográficos. (A): TC evidenciando derrame pleural simples à E em paciente com descompensação de insuficiência cardíaca, é possível observar também a presença de líquido em fissura (seta). (B): Empiema pulmonar. TC mostra espessamento de ambas camadas pleurais tanto a parietal (seta pequena), como a visceral (seta grande), o chamado sinal da pleura dividida. O espessamento pleural parietal associado a um derrame pleural sugere que o líquido seja um exsudato. (C): Espessamento nodular pleural (setas) em paciente com derrame pleural por metástase de carcinoma pulmonar. Fonte: Cortesia do Dr. Elmadan Barroso Jr.

centese, obteve uma baixa incidência de edema de reperfusão (2,2%), que também não pareceu se correlacionar com o volume de líquido retirado.[4] Acredita-se, assim, que a velocidade de remoção do líquido seja mais determinante para a ocorrência de edema de reexpansão do que propriamente o volume retirado, de forma que o agravamento de sintomas de tosse, dispneia e dor torácica durante a toracocentese terapêutica deve determinar a imediata interrupção do procedimento independentemente do volume de líquido pleural drenado.

Conforme descrito anteriormente, o uso da ultrassonografia para guiar a toracocentese aumenta as taxas de sucesso da punção e reduz complicações. Uma metanálise demonstrou redução significativa da incidência de pneumotórax iatrogênico nas toracocenteses guiadas por USG quando comparadas às toracocenteses às cegas (4% *versus* 9%, respectivamente).[5] Além disso, a USG é particularmente útil para orientar a punção em pacientes acamados no setor de terapia intensiva, já que nesses casos o líquido concentra-se na parte posterior do tórax e a punção não pode ser realizada seguindo-se as referências anatômicas tradicionais. Por fim, a ultrassonografia tem também como vantagem a possibilidade de diagnóstico precoce de pneumotórax iatrogênico.

ANÁLISE DO LÍQUIDO PLEURAL

ASPECTO DO LÍQUIDO PLEURAL

O primeiro passo na avaliação do líquido pleural é a sua análise macroscópica. O líquido pleural normal é fluido, de coloração amarelo-citrino, sem debris. Alterações no seu aspecto macroscópico indicam processos patológicos, embora raras vezes sejam capazes de estabelecer um diagnóstico ou orientar conduta terapêutica. Duas excessões, no entanto, merecem destaque:

1. a saída de sangue na toracocentese, sendo diagnóstica de hemotórax; e
2. A saída de líquido francamente purulento em paciente com derrame pleural parapneumônico (Figura 7.4), situação em que o diagnóstico de empiema é imediato. Em ambos os casos, a necessidade de drenagem torácica se impõe.

Líquido de aspecto sero-hemático é visto frequentemente em derrames pleurais neoplásicos, porém outras condições podem se apresentar de forma macroscopicamente semelhante, tais como derrame pleural benigno por asbesto, embolia pulmonar e pós-operatório de revascularização miocárdica.

A saída de líquido branco, de aspecto leitoso, deve, imediatamente, suscitar a hipótese de quilotórax ou pseudoquilotórax, devendo-se solicitar os exames necessários para seu diagnóstico bioquímico (triglicerídeos e colesterol). Na prática clínica, frequentemente, confunde-se o aspecto do quilotórax com aquele do empiema, de forma que se deve sempre ter em mente esse diagnóstico diferencial para evitar erros posteriores na terapêutica.

TRANSUDATO OU EXSUDATO?

O segundo passo na análise do líquido pleural é determinar se ele se trata de um transudato ou exsudato, já que tal divisão é capaz de restringir as possibilidades diagnósticas de forma a orientar a continuidade da investigação. O Quadro 7.1 resume os principais diagnósticos diferenciais de derrames pleurais transudativos e exsudativos.

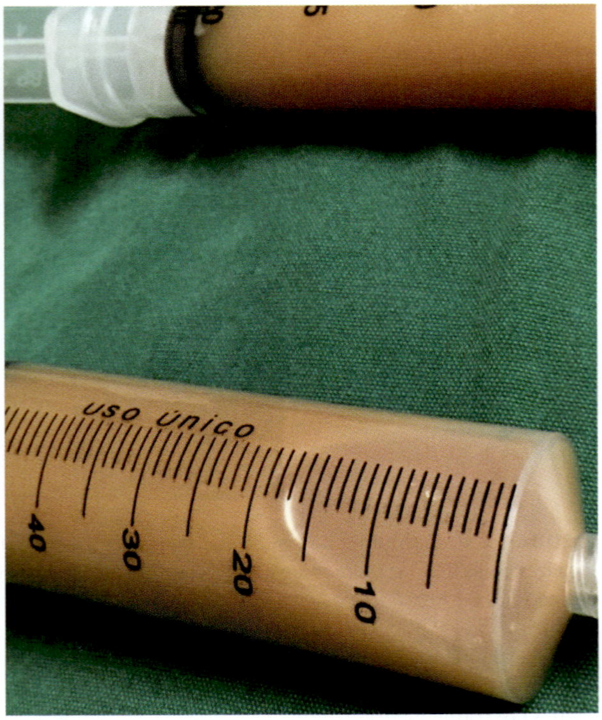

FIGURA 7.4 Aspecto do líquido pleural de paciente com empiema.

Desde 1972, com a publicação dos chamados Critérios de Light,[6] vários critérios bioquímicos vêm sendo utilizados para definir exsudato, a saber:

- $\text{Proteína}_{\text{líquido}}/\text{Proteína}_{\text{sangue}} > 0,5$
- $\text{Proteína}_{\text{sangue}} - \text{Proteína}_{\text{líquido}} < 3,1$ g/dL
- $\text{Albumina}_{\text{sangue}} - \text{Albumina}_{\text{líquido}} \leq 1,2$ g/dL
- $\text{DHL}_{\text{líquido}}/\text{DHL}_{\text{sangue}} > 0,6$
- $\text{DHL}_{\text{líquido}} > 2/3$ do limite superior de normalidade
- $\text{Colesterol}_{\text{líquido}} > 45$ mg/dL

O gradiente de albumina e de proteínas é particularmente útil no diagnóstico de transudatos em pacientes com insuficiência cardíaca (IC) em uso de diuréticos. Nesses pacientes, os critérios clássicos de Light podem erroneamente indicar a presença de exsudato em derrames pleurais transudativos secundários à IC, de forma que a determinação do gradiente de proteína é altamente recomendável para se fazer um diagnóstico assertivo.

AVALIAÇÃO DO pH E DA GLICOSE

O pH do líquido pleural normal é levemente alcalino, de forma que a redução do pH a valores inferiores a 7,3 é um importante dado laboratorial que direciona o raciocínio clínico para alguns poucos diagnósticos diferenciais (Quadro 7.2). A presença de derrame pleural com pH baixo em paciente com suspeita de colagenose pode, por exemplo, suge-

QUADRO 7.1 Principais diagnósticos diferenciais de derrames pleurais transudativos e exsudativos

Transudatos	Exsudatos
Insuficiência cardíaca	Derrame parapneumônico
Síndrome nefrótica	Neoplasia (primária ou metastática)
Hidrotórax hepático	Tuberculose
Diálise peritoneal	Colagenoses (AR e LES)
	Quilotórax e pseudoquilotórax
	Derrame pós-revascularização miocárdica
	Síndrome de Dressler
	Derrame pleural benigno por asbesto

rir o diagnóstico de artrite reumatoide (geralmente pH < 7,2) em detrimento da hipótese de lúpus eritematoso sistêmico (geralmente pH > 7,35). Além disso, o pH baixo também tem valor prognóstico nos derrames neoplásicos e é utilizado para orientar a conduta terapêutica nos derrames parapneumônicos.

No entanto, a medida do pH é muito sensível a erros na coleta do líquido pleural e demora na análise da amostra. A presença de lidocaína na seringa reduz de forma significativa o pH; contudo, a presença de ar na seriga e a demora na análise da amostra superior a 1 hora resultam em aumento do pH medido. Existe uma boa correlação entre a medida do pH e os níveis de glicose no líquido pleural, com a vantagem de que a glicose não é afetada pelos erros de coleta e análise mencionados.[7] Desse modo, a glicose pode ser usada como um indicativo do pH quando ele não está disponível ou quando se suspeita que seu valor esteja falseado.

Assim como o pH, a glicose baixa no líquido pleural tem valor diagnóstico, prognóstico e determinante de conduta. São extremamente raros os derrames pleurais com glicose aumentada (maior do que o nível sérico), podendo ser encontrados em casos de diálise peritoneal, acidentes de punção vascular com acesso venoso central extravascular e ruptura esofágica.

QUADRO 7.2 Principais diagnósticos diferenciais de derrames pleurais de acordo com pH e glicose[1]

pH < 7,3	Glicose < 60 mg/dL
Derrame parapneumônico complicado Tuberculose	Derrame parapneumônico complicado Tuberculose
Artrite reumatoide	Artrite reumatoide
Derrame neoplásico	Derrame neoplásico
Ruptura esofágica	
Paragonomíase	
Hemotórax	Raros: paragonomíase, hemotórax, vasculite de Churg-Strauss, lúpus eritematoso sistêmico

CITOLOGIA TOTAL E DIFERENCIAL

Conforme descrito anteriormente, líquido pleural normal é composto predominantemente de macrófagos e linfócitos. Alterações na contagem diferencial de leucócitos ocorrem em processos patológicos e auxiliam na investigação etiológica dos derrames pleurais. O Quadro 7.3 resume os principais diagnósticos diferenciais de acordo com a contagem diferencial de leucócitos.

ANÁLISE BIOQUÍMICA, MICROBIOLÓGICA E CITOPATOLÓGICA COMPLEMENTAR DO LÍQUIDO PLEURAL

Além dos testes citados anteriormente, outros exames são úteis na investigação da etiologia do derrame pleural.

- **Adenosina Deaminase (ADA):** enzima envolvida no metabolismo das purinas e presente de forma abundante em linfócitos. Seus níveis estão aumentados no empiema e nos derrames pleurais com linfocitose importante, como aqueles secundários à tuberculose (TB), artrite reumatoide e linfomas. No nosso meio, em que a tuberculose é endêmica e de alta prevalência, o valor preditivo positivo da ADA aumentada para diagnóstico de TB pleural é alto, de forma que está autorizado o início empírico do esquema básico no paciente com quadro clínico compatível com TB pleural e líquido pleural linfocítico com ADA > 40 UI/L. Entretanto, em países com baixa prevalência da tuberculose, o valor preditivo positivo da ADA para o seu diagnóstico é igualmente baixo. Nesse contexto, a ADA torna-se mais importante quando seus valores estão baixos (ADA < 40 UI/L), situação em que se pode excluir com segurança a possibilidade de tuberculose (alto valor preditivo negativo).[8,9]
- **Colesterol e triglicerídeos:** a dosagem de colesterol e triglicerídeos deve ser solicitada quando se suspeita de quilotórax ou pseudoquilotórax devido ao aspecto leitoso do líquido pleural. A Tabela 7.2 faz uma análise comparativa entre o quilotórax e o pseudoquilotórax.
- **Análise microbiológica:** pesquisa de bactérias pela coloração com Gram e pela cultura para aeróbio e anaeróbio deve ser feita de rotina caso a hipótese seja de derrame parapneumônico. A pesquisa de bacilo álcool-acidorresistente (BAAR) e a cultura para micobactérias no líquido pleural devem ser solicitadas na suspeita de TB pleural, mas deve-se ter em mente que a sensibilidade desses testes no líquido pleural é baixa e o fato de terem resultados negativos não exclui o diagnóstico. A pesquisa de fungos e parasitas no líquido pleural também pode ser feita quando se suspeita desses diagnósticos.
- **Análise citopatológica e imuno-histoquímica:** na suspeita de derrame pleural neoplásico, uma

QUADRO 7.3 Principais diagnósticos diferenciais de derrames pleurais de acordo com a contagem diferencial de leucócitos

Linfocitose > 50%	Neutrofilia	Eosinofilia > 10%
Tuberculose		Pneumotórax
Linfoma	Parapneumônico	Hemotórax
Outras neoplasias	Tuberculose (inicial)	Neoplasias
Pós-revascularização miocárdica (> 1mês) Síndrome de Dressler	Pseudoquilotórax	Derrame benigno por asbesto
Quilotórax		Secundário a medicamentos
Pós-radioterapia		Idiopático (até 1/3)
Artrite reumatoide		Paragonimíase
		Vasculite de Churg-Strauss

amostra de líquido deve ser enviada para realização de citologia oncótica e imuno-histoquímica. A sensibilidade da análise é maior quanto maior a amostra de líquido pleural enviada, podendo atingir até 90%. Quando a hipótese de derrame neoplásico é forte e não se consegue firmar o diagnóstico com a análise citopatológica do líquido, a biópsia pleural videoassistida está indicada.

- **Outros exames:** mais raramente, outros exames podem ser úteis na investigação diagnóstica dos derrames pleurais. A amilase pode estar aumentada nos derrames pleurais secundários à ruptura esofágica e pancreatite crônica. Hematócrito no líquido superior a 50% do hematócrito do sangue periférico é diagnóstico de hemotórax. Os níveis de fator reumatoide no líquido pleural estarão aumentados na artrite reumatoide (FR > 1:320 e ≥ aos níveis séricos).

TRATAMENTO DAS PRINCIPAIS CAUSAS DE DERRAME PLEURAL NO DEPARTAMENTO DE EMERGÊNCIA

INSUFICIÊNCIA CARDÍACA

A insuficiência cardíaca (IC) é a principal causa de derrame pleural, sendo mais comum nos casos de insuficiência de câmaras esquerdas. O mecanismo fisiopatológico subjacente é o aumento da pressão hidrostática no compartimento venoso, com consequente redução da capacidade de drenagem do líquido pleural.

Clinicamente, o paciente apresenta outros sinais de congestão sistêmica (estase jugular, edema em MMII, ascite, refluxo hepatojugular) e pulmonar (estertores crepitantes bilaterais, dessaturação). Radiologicamente, observa-se derrame pleural bilateral em 69% dos casos, unilateral à direita em 21% dos indivíduos e unilateral à esquerda em apenas 10%.[10,1] Sendo assim, pacientes com quadro clínico compatível com IC descompensada e derrame pleural bilateral ou unilateral à direita não necessitam de investigação adicional.

Nos casos de derrame unilateral à esquerda ou quando se suspeita de outra etiologia para o derrame pleural (p. ex.: parapneumônico, neoplásico, etc.), a toracocentese diagnóstica está indicada. A análise do líquido pleural revela transudato, lembrando que em até 20% dos indivíduos recebendo diurético os critérios tradicionais de Light podem ser compatíveis com exsudato.[10] Nesses casos, é imperiosa a realização dos gradients de albumina e proteína, que serão compatíveis com transudato caso o derrame seja de fato secundário à IC.

O derrame pleural secundário à IC é responsivo a diuréticos e a toracocentese terapêutica raramente é necessária.

HIDROTÓRAX HEPÁTICO

Derrame pleural pode estar presente em aproximadamente 5% dos pacientes com cirrose. Ele ocorre pela passagem de líquido ascítico através de poros no diafragma, deter-

TABELA 7.2 Diferenciação entre quilotórax e pseudoquilotórax[1]

Parâmetro	Quilotórax	Pseudoquilotórax
Etiologia	▪ Geralmente maligno (principalmente linfoma não Hodgkin) ▪ Pós-trauma ou cirurgia com lesão de ducto torácico ▪ Linfangioleiomiomatose ▪ Idiopático	Geralmente se desenvolve em derrames pleurais crônicos devido à inflamação persistente (artrite reumatoide, TB, empiema)
Diagnóstico laboratorial	Triglicerídeos > 110 mg/dL# e Colesterol 65 – 220 mg/dL	Colesterol > 220 mg/dL Triglicerídeos podem ser > 110 mg/dL
Celularidade	Linfocitose	Neutrofilia

TG entre 50 e 110 mg/dL ainda pode ser quilotórax e confirmação depende da identificacão de quilomicrons por eletroforese de lipoproteínas..

minada pelo gradiente de pressão entre os compartmentos torácico e abdominal (pressão negativo no espaço pleural e positiva na cavidade abdominal). Curiosamente, no entanto, até 20% dos pacientes com hidrotórax hepático não apresentam ascite clinicamente identificável.[10,12]

Radiologicamente, observa-se derrame pleural isolado à direita em 80% dos casos, unilateral à esquerda em 17,5% e bilateral em apenas 3% dos indivíduos. A toracocentese diagnóstica está indicada também pelo risco de desenvolvimento de pleurite bacteriana espontânea, análoga à peritonite bacteriana espontânea (PBE). A análise do líquido pleural no hidrotórax hepático não complicado revelará um transudato e seu manejo é clínico, com o tratamento da doença de base e da ascite.

A pleurite bacteriana espontânea, assim como a PBE, é diagnosticada nas seguintes situações:

1. quando a cultura do líquido é positiva para bactérias, na presença de mais de 250 neutrófilos/mm³;
2. na presença de mais de 500 neutrófilos/mm³, independentemente de cultura positiva. O tratamento é puramente clínico, com antibioticoterapia empírica. A drenagem torácica é raramente recomendada.[13,14]

DERRAME PARAPNEUMÔNICO

Todo derrame pleural que é concomitante a pneumonia bacteriana, bronquiectasia infectada ou abscesso pulmonar é considerado, *a priori*, um derrame parapneumônico.[10,15] Até 57% das pneumonias podem estar associadas a derrame pleural, sendo esta uma importante causa de falência da antibioticoterapia empírica.

Os agentes causadores de derrame pleural parapneumônico são distintos quando se comparam infecções comunitárias e hospitalares. Os derrames pleurais associados a pneumonias comunitárias geralmente são causados por *Streptococcus* (> 50%) e bactérias anaeróbias (aproximadamente 20%); contudo, o *Staphylococcus aureus* e *Enterococci* adquirem importância nas pneumonias hospitalares.[16,17]

O derrame parapneumônico pode ser dividido didaticamente em estágios evolutivos, que ocorrem de forma sequencial e com velocidade imprevisível, a saber:

- **Derrame parapneumônico simples:** representa um estágio inflamatório e exsudativo. O líquido encontra-se livre na cavidade e as análises bioquímica e microbiológica revelam pH > 7,3, glicose > 60 mg/dL, DHL < 1.000 UI/L, gram e cultura negativos.
- **Derrame parapneumônico complicado:** representa a existência de infecção no espaço pleural, estimulando a reação inflamatória e evoluindo com formação de traves fibróticas, loculações e pus. Dá-se o nome de empiema ao derrame com líquido francamente purulento. Qualquer um dos achados a seguir é indicativo de derrame complicado, a saber: líquido francamente purulento, pH < 7,2, glicose < 40 mg/dL, DHL > 1000 UI/L, gram e/ou cultura positivos.[18]

O tratamento do derrame pleural parapneumônico é baseado em dois pontos fundamentais:

1. antibioticoterapia empírica com cobertura adequada para os principais agentes etiológicos;
2. avaliação da necessidade de drenagem torácica e limpeza cirúrgica.

Nos pacientes com derrame pleural associado à pneumonia comunitária, a antibioticoterapia inicial empírica com ceftriaxone + clindamicina é adequada. Após 5 ou mais dias de tratamento endovenoso, é possível avaliar a troca para antibióticos de espectro equivalente por via oral (p. ex.: amoxacilina + ácido clavulânico), caso o paciente esteja apresentando boa evolução. O tratamento antibiótico deve ser mantido por 2 a 4 semanas a depender da evolução clinicorradiológica.

A presença de um ou mais critérios de derrame parapneumônico complicado indica a necessidade de drenagem torácica.[18] Caso haja persistência ou aumento do derrame pleural ou não se observe melhora clínica/laboratorial após 3 a 5 dias da drenagem, deve-se considerar as hipóteses de que o dreno esteja obstruído ou mal locado ou que o derrame esteja loculado e apenas uma loja esteja sendo drenada. Nesta situação, recomenda-se realizar avaliação radiológica complementar com USG de tórax e/ou TC de tórax com contraste e solicitar avaliação da cirurgia torácica para a necessidade de limpeza cirúrgica com ou sem decorticação. Aproximadamente 15 a 20% dos pacientes com empiema precisarão de abordagem cirúrgica.

TUBERCULOSE PLEURAL

Ao contrário da TB pulmonar, a TB pleural geralmente tem evolução aguda ou subaguda em pacientes imunocompetentes, com sintomas presentes há 1 a 4 semanas por ocasião do diagnóstico. Em pacientes HIV-positivos, porém, a evolução pode ser mais prolongada. O quadro clínico é de febre vespertina, dispneia, tosse predominantemente seca e dor torácica ventilatório-dependente.

Radiograficamente, verifica-se derrame pleural unilateral pequeno a moderado. A toracocentese diagnóstica demonstra exsudato, com líquido predominantemente linfocítico, redução de mesoteliócitos (frequentemente com 0% de células mesoteliais) e ADA > 40 UI/L, sendo que valores acima de 70 UI/L são praticamente diagnósticos de TB pleural (sensibilidade de 92% e especificidade de 90%).[8,19] Cabe ressaltar que a toracocentese, em um estágio precoce da TB pleural, pode evidenciar neutrofilia; nesses casos, a repunção após 48 horas pode evidenciar a mudança do diferencial de células para predomínio linfocítico.

Conforme citado anteriormente, a pesquisa de BAAR e cultura para micobactérias no líquido pleural têm baixa sensibilidade para o diagnóstico de TB pleural. Sendo assim, no Brasil está autorizado o início empírico de esquema básico nos pacientes com quadro clínico sugestivo e líquido pleural com as características descritas. O diagnóstico de certeza poderá ser firmado, nesses casos, de duas formas:

1. pesquisa de BAAR e cultura para micobactérias no escarro induzido, que serão positivas em até 50% dos pacientes HIV-negativos e 75% do HIV-positivos com TB pleural;[20]
2. biópsia pleural com achado de granuloma com necrose caseosa, com ou sem positividade na colora-

ção de Ziehl-Neelsen e cultura para micobactéria do fragmento pleural.

DERRAME NEOPLÁSICO

A vasta maioria dos derrames pleurais neoplásicos tem origem metastática, sendo os principais causadores os cânceres de pulmão, mama e os linfomas.[21] Conforme já descrito, o líquido pleural frequentemente tem aspecto sero-hemático e a análise bioquímica revela exsudato com linfocitose e/ou eosinofilia.

A possibilidade de derrame neoplásico é reforçada pela presença de espessamento pleural circunferencial e/ou nodular na TC de tórax, mas o diagnóstico de certeza se dá pelo achado de células neoplásicas no líquido pleural e/ou biópsia pleural evidenciando neoplasia. Cabe ressaltar aqui que a biópsia pleural às cegas com agulha de cope, ao contrário do que se verifica na tuberculose, tem baixa sensibilidade para o diagnóstico de derrame neoplásico já que o acometimento pleural não costuma ser difuso. Nessa situação, quando a citologia oncótica no líquido pleural for negativa, está indicada a biópsia pleural videoassistida, que deve ser feita antes de qualquer tentativa de pleurodese.

De forma geral, a sobrevida dos pacientes com derrame neoplásico é baixa e o tratamento é determinado fundamentalmente pela performance funcional do indivíduo, intensidade de sintomas, tipo de tumor, resposta à quimioterapia e grau de reexpansão do pulmão após esvaziamento do derrame pleural. Nos pacientes assintomáticos, a conduta deve ser expectante.[22]

Nos indivíduos sintomáticos, a toracocentese terapêutica com esvaziamento do derrame pleural é a conduta inicial no departamento de emergência. Em seguida, deve-se tentar compreender o grau de funcionalidade do doente. Existem diversas formas de se graduar o *status* funcional de pacientes oncológicos, sendo as escalas de Karnofsky (Quadro 7.4) e ECOG (Quadro 7.5) as mais utilizadas. Desse modo, recomenda-se que[22]:

- **Pacientes com Karnofsky < 30 ou ECOG 3-4:** têm muito baixa expectativa de vida e, portanto, o tratamento de escolha é a realização de toracocenteses de repetição conforme demanda. Nos indivíduos em que o derrame pleural se refaz em menos de 72 horas, está indicada a instalação de cateter tunelizado de longa permanência;
- **Pacientes com Karnofsky > 30 e ECOG 1-2:** está indicada a drenagem torácica com tubo 10-14F. Havendo reexpansão do pulmão ipsilateral após o esvaziamento do derrame pleural, a pleurodese com 4 g de talco ou 10 mL de nitrato de prata 1% está indicada, não sendo necessário aguardar a redução do débito do dreno para valores inferiores a 200 mL/dia para a sua realização. Uma ou mais sessões de pleurodese podem ser necessárias e a retirada do dreno só deve ser feita quando o respectivo débito for inferior a 200 mL/dia. Por fim, nos pacientes em que não se observa a completa expansão do pulmão, a recomendação é instalar um cateter tunelizado de longa permanência, sabendo que até 46% desses indivíduos podem evoluir com pleurodese espontânea em aproximadamente 30 dias da colocação do cateter.[23]

CONCLUSÃO

Derrames pleurais são frequentemente identificados no departamento de emergência, sendo a insuficiência cardíaca descompensada a principal etiologia. No entanto, outras causas são também comuns, tais como pneumonia, neoplasia e tuberculose.

O manejo correto do derrame pleural depende fundalmentalmente da identificação da sua causa, de forma que é imprescindível conhecer os exames necessários na sua investigação e interpretá-los corretamente dentro do contexto clínico.

QUADRO 7.4 Escala de Karnofsky

Pontos	Performance functional
100	Normal, sem queixas
90	Consegue realizar atividades diárias sem problemas; queixas menores evidenciam sintomas da doença
80	Realiza atividades diárias com algum esforço; tem sintomas da doença
70	Consegue manter atividades de autocuidado, mas não consegue trabalhar ou manter a sua rotina habitual
60	Eventualmente precisa de ajuda para realizar atividades de autocuidado, mas consegue fazê-lo sozinho na maioria das vezes
50	Necessita de auxílio considerável e cuidados médicos frequentes
40	Incapacitado, com necessidades especiais de cuidado e auxílio médico
30	Gravemente incapacitado, com indicação de internação hospitalar
20	Muito doente, com indicação de internação hospitalar e suporte intensivo
10	Moribundo – morte iminente
0	Morto

QUADRO 7.5 ECOG / OMS

Grau	Performance functional
0	Consegue realizar atividades diárias sem restrições
1	Realiza atividades de autocuidado e algum trabalho leve, embora não consiga realizar atividades fisicamente extenuantes
2	Consegue manter atividades de autocuidado, mas não consegue trabalhar ou manter a sua rotina habitual. Deambula mais do que 50% do tempo acordado
3	Necessita de auxílio para atividades de autocuidado e fica sentado ou deitado mais do que 50% do tempo acordado
4	Paciente totalmente dependente para atividades de autocuidado e permanece confinado à cadeira ou à cama

REFERÊNCIAS BIBLIOGRÁFICAS

1. Baumann MH. Pleural Disorders. In: ACCP pulmonary medicine board review. 26. ed. Northbrook, IL: American College of Chest Physicians; 2012:641-68.
2. Loddenkemper R. Pleural effusion. In: Palange P, Simonds AK, eds. ERS Handbook. 2. ed. Sheffield, European Respiratory Society; 2013:428-31.
3. Antony VB, Loddenkemper R, Astoul P, et al. Management of malignant pleural effusions. Am J Respir Crit Care Med; 2000;162(5):1987–2001.
4. Feller-Kopman D, Berkowitz D, Boiselle P, Ernst A. Large-volume thoracentesis and the risk of reexpansion pulmonary edema. Ann Thorac Surg; 2007;84(5):1656–1662.
5. Gordon CE, Feller-Kopman D, Balk EM, Smetana GW. Pneumothorax following thoracentesis. A systematic review and meta-analysis. Arch Intern Med; 2010;170(4):332–339.
6. Light RW, MacGregor I, Luchsinger PC, Ball W. Pleural effusions: the diagnostic separation of transudates and exudates. Ann Intern Med; 1972; 77(4):507–512.
7. Rahman NM, Mishra EK, Davies H, Davies RJO, Lee YCG. Clinically important factors influencing the diagnostic measurement of pleural fluid pH and glucose. Am J Respir Crit Care Med; 2008;178(5):483–490.
8. Gopi A, Madhavan S, Sharma SK, Sahn SA. Diagnosis and treatment of tuberculous pleural effusion 2008. Chest; 2007;131(3):880–889.
9. Light RW. Update on tuberculous pleural effusion. Respirology; 2010;15(3):451–458.
10. Light RW. Pleural Diseases. Philadelphia, PA: Lippincott Williams and Wilkins; 2007.
11. Porcel JM. Pleural effusions from congestive heart failure. Semin Respir Crit Care Med; 2010; 31(6):689–697.
12. Alonso JC. Pleural effusion in liver disease. Semin Respir Crit Care Med; 2010;31(6):698–705.
13. Chen TA, Lo GH, Lai KH. Risk factors for spontaneous bacterial empyema in cirrhotic patients with hydrothorax. J Chin Med Assoc; 2003;66(10):579–585.
14. Xiol X, Castellvi JM, Guardiola J, et al. Spontaneous bacterial empyema in cirrhotic patients. A prospective study. Hepatology; 1996;23(4):719–723.
15. Broaddus VC, Light RW. Pleural effusion. In: Mason RJ, Broaddus VC, Martin TR, King TE, Schraufnagel DE, Murray JF, Nadel JA, eds. Murray and Nadel's Textbook of Respiratory Medicine. 5. ed. Philadelphia, PA: Saunders Elsevier; 2010:1719–1763.
16. Rahman NM, Davies RJO. Effusions from infections: parapneumonic effusion and empyema. In: Light RW, Lee YCG, eds. Textbook of Pleural Diseases. London, England: Hodder Arnold; 2008.
17. Maskell N, Batt S, Hedley EL, Davies CWH, Gillespie SH, Davies RJO. The bacteriology of pleural infection by genetic and standard methods and its mortality signficance. Am J Respir Crit Care Med; 2006;174(7):817–823.
18. Davies HE, Davies RJO, Davies CWH. Management of pleural infection in adults: British Thoracic Society pleural disease guidelines; 2010. Thorax. 2010;65(suppl 2):ii41–ii53.
19. Sociedade Brasileira de Pneumologia e Tisiologia. III Diretrizes para Tuberculose da Sociedade Brasileira de Pneumologia e Tisiologia. J Bras Pneumol; 2009;35(10):1018-1048.
20. Conde MB, Loivos AC, Rezende VM, Soares SL, Mello FC, Reingold AL, et al. Yield of sputum induction in the diagnosis of pleural tuberculosis. Am J Respir Crit Care Med; 2003;167(5):723-5.
21. Broaddus VC, Robinson BW. Tumours of the pleura. In: Mason RJ, Broaddus VC, Martin TR, King TE, Schraufnagel DE, Murray JF, Nadel JA, eds. Murray and Nadel's Textbook of Respiratory Medicine. Philadelphia, PA: Saunders Elsevier; 2010:1792–1813.
22. Roberts ME, Neville E, Berrisford RG, Antunes G, Ali NJ, Maskell N. Management of malignant pleural effusion: British Thoracic Society pleural disease guideline; 2010. Thorax. 2010;65(suppl 2): ii32–ii40.
23. Putnam JB, Light RW, Rodriguez RM, et al. A randomized comparison of indwelling pleural catheter and doxycycline pleurodesis in the management of malignant pleural effusions. Cance;. 1999;86(10):1992–1999.

8

Dor Abdominal e Abdome Agudo

Elcio Shiyoiti Hirano
Gustavo Pereira Fraga

INTRODUÇÃO

A dor abdominal é uma queixa que representa entre 5 e 10% das consultas que ocorrem no setor de emergência.[1-3]

O abdome agudo (AA) é considerado uma síndrome cujo principal sintoma é a dor e pode ser de início agudo, intermitente ou gradual, com duração pelo menos de 6 horas, necessitando, geralmente, de tratamento cirúrgico da etiologia suprajacente.[4]

Portanto, é uma entidade na qual o médico emergencista ou o cirurgião devem possuir capacidade e habilidade de definir o diagnóstico precoce, não solicitando exames e condutas adicionais desnecessários, propiciando, dessa forma, melhores chances de cura ou de recuperação do paciente. Consequentemente, reduz os custos na saúde pública sem comprometer a qualidade do atendimento.

Em casos com história completa e seletivos, após discussão e consenso multiprofissional, com ciência e concordância da família, em que o tratamento cirúrgico não trará benefício, esse processo poderá ser evitado (riscos *versus* benefícios), sendo toda terapêutica focada no alívio ou amenização do desconforto do paciente.[5]

O diagnóstico de AA tem dois importantes pilares: anamnese e exame físico do paciente. De modo sequencial, a partir deles elaboram-se as hipóteses diagnósticas, exames pertinentes e conduta. Outros aspectos importantes são o conhecimento da anatomia do abdome e a fisiopatologia das doenças. O diagnóstico ou conduta tardia, às vezes postergados devido ao excesso de exames solicitados, podem não caracterizar uma infração profissional, mas sim de atuação.[6] Pode servir como exemplo o fato de que, na presença de pneumoperitônio no exame radiográfico simples de abdome associado à peritonite, a laparotomia exploradora está indicada, não necessitando de mais investigações.[7]

Atualmente, com a alta demanda dos setores de urgência/emergência, o emergencista ou cirurgião tem menos tempo para atuação à beira do leito, o que, ocasionalmente, pode colocá-lo em um cenário distrativo, prejudicando o diagnóstico precoce.

DOR ABDOMINAL

É o principal sintoma pelo qual se inicia o diagnóstico de AA e deve ser minuciosa e sistematicamente avaliado durante a anamnese e o exame físico. Essa avaliação adequada é importante para definir a necessidade ou não de procedimento cirúrgico.

Na anamnese, as seguintes informações devem ser obtidas em qualquer tipo de dor.[1,8]

A. data e horário do início;
B. localização inicial e atual;
C. instalação súbita ou gradual;
D. apresenta irradiação para outro local;
E. intensidade da dor;
F. tipo/caráter da dor: cólica, pontada, queimação;
G. fatores de melhora;
H. fatores de piora;

I. presença de posição antálgica
J. sintomas associados.

A data do início da dor abdominal contribui para avaliar a evolução do quadro clínico. Por exemplo: a hipótese de apendicite aguda com 1 dia de sintomas sugere um quadro inicial; e 5 dias, associados com febre, indicam complicações.

Em paciente mulheres, deve-se perguntar sobre o ciclo menstrual e se há queixas ginecológicas.

Conforme a localização da dor, pela referência anatômica, pode-se, inicialmente, elaborar a hipótese diagnóstica. Por exemplo: dor em hipocôndrio direito sugere doenças relacionadas à vesícula biliar e vias biliares.

A forma de instalação pode auxiliar se o paciente lembrar o momento do início súbito, estará sugerida perfuração de vísceras ocas (p. ex.: úlcera péptica perfurada).

A dor iniciada em epigastro que se irradia para dorso ou flancos sugere pancreatite aguda, ou aquela que se localizou posteriormente em fossa ilíaca direita faz supor apendicite aguda.

A intensidade e o tipo da dor indicam um processo de instalação abrupta ou gradual. Quando o conteúdo das vísceras ocas, como estômago ou colo perfurados, cai na cavidade peritoneal, inicia-se uma peritonite promovendo uma dor em pontada intensa. Ao passo que, quando ocorre obstrução intestinal, o tipo de dor é em cólica com aumento gradativo da intensidade.

Os fatores de melhora ou piora constituem-se em informações adicionais que complementam o raciocínio diagnóstico. Assim, quando o quando se alimenta e ocorre piora da dor epigástrica ou em hipocôndrio direito, a dor pode pertencer a um quadro, respectivamente, de uma pancreatite aguda ou de uma colecistite aguda.

Além dessas informações, é essencial obter na anamnese:

- comorbidades pregressas;
- história familiar;
- uso de medicações usuais;
- viagem recente; e
- história ginecológica em paciente feminino e sintomas semelhantes anteriores.[1,8]

Os sintomas associados devem ser questionados, entre eles anorexia, febre, diarreia, constipação, flatulência, queixas urinárias, sintomas respiratórios altos e baixos.

EXAME FÍSICO

À anamnese, segue-se o exame físico que deve ser feito de modo completo e sistemático do corpo, sendo realizado no sentido craniocaudal. Dessa forma, pode-se realizar diagnóstico de doenças que simulam AA, ou falso AA. Entre elas, infecção de vias aérea (linfadenite mesentérica), pneumomia de lobo inferior, cetoacidose diabética, crise de falcização, herpes-zóster, uremia, porfiria intermitente, infarto agudo do miocárdio, doenças reumatológicas, pielonefrite, tétano e outras.[8,9]

De modo específico, na região abdominal, essa avaliação inicia-se por inspeção, ausculta, percussão, palpação superficial e profunda (manobras).[4,8,9]

Na inspeção, deve-se avaliar a presença de distensão abdominal, contratura abdominal, movimentos peristálticos, cicatriz de cirurgia anterior, equimoses e hérnias da parede abdominal.

A ausculta deve preceder a percussão e palpação para que não haja estímulo. Os ruídos aéreos aumentados, com timbre metálico, coincidentes com episódios de dor, sugerem quadro de obstrução intestinal. Os ruídos aéreos diminuídos ou ausentes indicam alças intestinais com comprometimento da vitalidade, que ocorrem na trombose/isquemia mesentérica.

A percussão deve-se iniciar na região do abdome com menor intensidade de dor para maior. O timpanismo está relacionado com um quadro de obstrução ou suboclusão intestinal, e a macicez indica líquido na cavidade abdominal (ascite ou sangue).

A palpação profunda também se inicia na região do abdome com menor intensidade de dor para a maior. Realiza-se a pesquisa da presença ou não da descompressão brusca dolorosa, além de manobras específicas, como:[4,8-10]

1. Sinal de Blumberg: descompressão brusca dolorosa presente no ponto de Mc Burney
2. Sinal de Rovsing: promove dor na fossa ilíaca direita comprimindo sequencialmente, sem retirar a mão da parede abdominal, as topografias da fossa ilíaca esquerda, colo ascendente e transverso.
3. Sinal de Murphy: quando se colocam as pontas de dois dedos abaixo da borda costal direita, no ponto correspondente à topografia da vesícula, e solicita-se ao paciente para realizar uma inspiração profunda, se houver interrupção abrupta, o sinal é presente.
4. Sinal de Jobert: presença de hipertimpanismo na região hepática (perda da macicez), indicando pneumoperitônio.
5. Sinal de Giordano: presença de punho percussão lombar dolorosa na região lombar (topografia renal).

Definido o quadro sindrômico de AA, deve-se classificá-lo em inflamatório (ou por inflamação), vascular, perfurativo (ou por perfuração), obstrutivo (ou por obstrução) ou hemorrágico. A partir da definição, deve-se elencar a etiologia mais provável e os diagnósticos diferenciais. Conforme o quadro clínico e os resultados de exames iniciais, o procedimento cirúrgico é indicado, sem necessidade de exames adicionais, que, independentemente dos resultados, não alteram a indicação em, por exemplo, paciente que, com peritonite e pneumoperitônio no exame radiográfico simples de abdome, não é necessário prosseguir com a investigação.[7]

Entretanto, exames laboratoriais pertinentes são solicitados para avaliar o estado clínico, para necessidade ou não de compensação pré ou perioperatória, por exemplo: distúrbios hidreletrolíticos e metabólicos.

Portanto, para que haja diagnóstico precoce de um quadro de AA, é necessário que o raciocínio seja sequencial (Figura 8.1), não permitindo ou diminuindo de forma significativa o retardo nas condutas e condições despercebidas.

Deve-se ressaltar que em paciente instável, a sequência poderá não ser seguida em razão da necessidade emergencial de condutas para restabelecer as funções vitais.

ABDOME AGUDO INFLAMATÓRIO

É um dos tipos mais frequente de AA; dentro as etiologias mais comuns, identificam-se: apendicite aguda; diverticulite de colo; pancreatite aguda; e colecistite aguda.

O quadro clínico da apendicite aguda depende da evolução. Nas formas não complicadas (graus I e II), o paciente apresenta-se estável, geralmente com dor iniciada no andar superior do abdome que, depois, localiza-se em fossa ilíaca direita e sinal de Blumberg presente. Na presença de complicações (graus III e IV), o paciente apresenta-se com febre, queda do estado geral e sinais de peritonite. O diagnóstico é definido pela anamnese e exame físico, quando há eminente dúvida, indica-se método de imagem que, inicialmente, pode ser uma ultrassonografia (USG), seguido de tomografia computadorizada (TC) do abdome, caso necessária. Em paciente do sexo feminino, a USG transvaginal está indicada para avaliar presença de processos ginecológicos que simulam um quadro de apendicite aguda. O exame radiográfico de abdome, na maioria dos casos, não traz sinais específicos. O tratamento em adultos é a conduta cirúrgica, seja pelo método convencional ou laparoscopico.[11]

Na diverticulite aguda dos colos, nas apresentações não complicadas (Hinchey I e II), a conduta inicial é o tratamento clínico.[12] Acomete principalmente idosos e caracteriza-se por dor em fossa ilíaca esquerda. Para diagnóstico e definição do grau de evolução, o método complementar de eleição é a TC do abdome. A colonoscopia é contraindicada, sendo realizada no período posterior da resolução completa do quadro. Nas formas complicadas (Hinchey III e IV), o procedimento cirúrgico é indicado, pois são estágios que caracterizam complicação (perfuração) do processo inflamatório. Entretanto, no Hinchey III, em casos selecionados de doente sem sinais de peritonite e hemodinamicamente estável, há possibilidade de iniciar com antibioticoterapia (ATB)[12] e, não havendo melhora, segue-se com cirurgia. Abcessos maiores do que 5 cm podem ser puncionados, guiados por TC ou USG, associando-se antibioticoterapia.[13] O exame radiográfico de abdome não traz informações importantes nas formas não complicadas, e sim quando ocorre perfuração (pneumoperitônio).

Na pancreatite aguda, a conduta inicial é tratamento clínico. A dor é de forte intensidade em região epigástrica que se irradia para flancos ou dorso. As etiologias mais comuns são a colelitíase ou ingesta alcoólica. O exame inicial a ser solicitado é a dosagem de amilase/lipase. A amilasemia normal não descarta a ocorrência de pancreatite aguda, principalmente em etilista crônico, pois tem pouco parênquima pancreático que produz minimamente a enzima, níveis bem abaixo da normalidade. O exame para avaliar a evolução e/ou complicações é a TC contrastada e, sempre que possível, deve ser indicada após 48 horas do diagnóstico, quando os distúrbios hidreletrolíticos e hipovolemia já foram corrigidos, diminuindo o risco de complicação pelo uso do contraste (lesão renal). A USG pode ser feita no início do diagnóstico para definir se a etiologia é de colelitíase e avaliar se há dilatação das vias biliares extra-hepáticas. O exame radiográfico de abdome não auxilia no diagnóstico ou na condução. A hidratação adequada é primordial para que não ocorra piora das funções orgânicas e, consequentemente, da gravidade da pancreatite aguda. Indica-se punção guiada por TC ou USG da coleção na região do pâncreas se houver confirmação ou alto suspeição de abcesso. A cirurgia é indicada quando não há melhora do quadro clinico infeccioso, após antibioticoterapia (ATB) e/ou punção.

A colecistite aguda litiásica é caracterizada por dor em hipocôndrio direito e com o sinal de Murphy presente. O exame de imagem para o diagnóstico é a USG. A conduta pode ser cirúrgica (convencional ou laparoscopia) ou clínica. Na Universidade Estadual de Campinas (UNICAMP), é preconizada a colecistectomia precoce, na ausência de pancreatite aguda, reservando-se o tratamento não operatório com ATB para paciente selecionados, de alto risco ou com uma descompensação clínica importante. A colecistite aguda litiásica geralmente não apresenta icterícia, esse achado no exame físico ou laboratorial relaciona-se com colestase, que ocorre na coledocolitíase. Em um grupo de pacientes (sob nutrição parenteral prolongada, diabéticos, arteriopatas e idosos) pode surgir a colecistite aguda alitiásica, que deve ser conduzida com colecistectomia urgente, pois a fisiopatologia é a isquemia do órgão, que evolui para perfuração e agravo do quadro clínico.[14]

ABDOME AGUDO PERFURATIVO

Origina-se de uma complicação de uma condição prévia e as mais comuns são ulcera péptica, diverticulite do colo complicada, apendicite aguda e obstrução intestinal.

O exame de imagem inicial é a radiografia simples que consiste nas incidências de abdome ortostático e decúbito dorsal horizontal, tórax com cúpulas diafragmáticas ou abdome em decúbito lateral esquerdo.

O exame radiográfico de abdome é utilizado para tomada de decisão se trouxer informações, o que não ocorre quando é negativo. Portanto, por essa razão é indicado em casos específicos, como perfuração de víscera oca, cálculos do trato urinário, obstrução intestinal, suboclusão intestinal e corpos estranhos ingeridos.[15]

O exame radiográfico de abdome não substitui o valor da anamnese e do exame físico na suspeita de perfuração de víscera oca.[16]

Na presença de pneumoperitônio (Figuras 8.2 e 8.3), no exame radiográfico simples de abdome associado à peritonite, a laparotomia exploradora está indicada, dispensando ou-

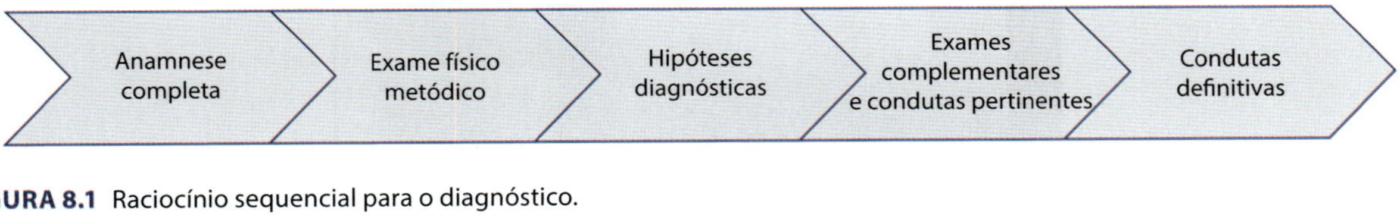

FIGURA 8.1 Raciocínio sequencial para o diagnóstico.

tras investigações.[7] O diagnóstico etiológico é realizado no intraoperatório, demais exames de imagem não modificam a indicação cirúrgica.

ABDOME AGUDO OBSTRUTIVO

Obstrução em qualquer ponto do trato gastrintestinal. Quanto mais distal o comprometimento, maior é a distensão abdominal e mais tardios são os episódios de vômitos. Para todo paciente com queixas de dor abdominal ou vômitos persistentes associados à parada ou diminuição da evacuação e da flatulência, deve-se raciocinar que pode haver um obstáculo mecânico causando uma obstrução ou suboclusão intestinal. Ressalte-se que há situações com ocorrência do íleo paralítico, em que a conduta é essencialmente o tratamento clínico, destacando-se entre essas situações os distúrbios eletrolíticos, o tratamento medicamentoso e as patologias extra-abdominais.

A obstrução mecânica pode ter localização intraluminal, extraluminal ou estar na parede da alça intestinal. Dentro das etiologias mais frequentes, observam-se bridas/aderências, hérnias da parede abdominal, neoplasias, volvo de sigmoide e outros.

Independentemente da causa, é importante realizar anamnese e exame físico adequados e sistematizados, direcionando uma hipótese da etiologia, por exemplo, bridas/aderências em pacientes com cirurgia prévia e intussuscepção ou bolo de *Ascaris lumbricoides* em criança. Nesse último aspecto, pode-se evitar uma cirurgia. Entretanto, na obstrução intestinal pelas outras etiologias, a intervenção tardia pode comprometer a evolução e o prognóstico do paciente, visto que pode ocorrer isquemia e/ou perfuração do segmento intestinal. Portanto, mesmo diante de um paciente hemodinamicamente estável e exames de laboratórios normais, não se deve aguardar que esses itens se alterem.

A condução do AA obstrutivo apresenta três etapas:

1. Correção de distúrbios hidreletrolíticos;
2. Cescompressão intestinal; e
3. Remoção do fator mecânico.[17]

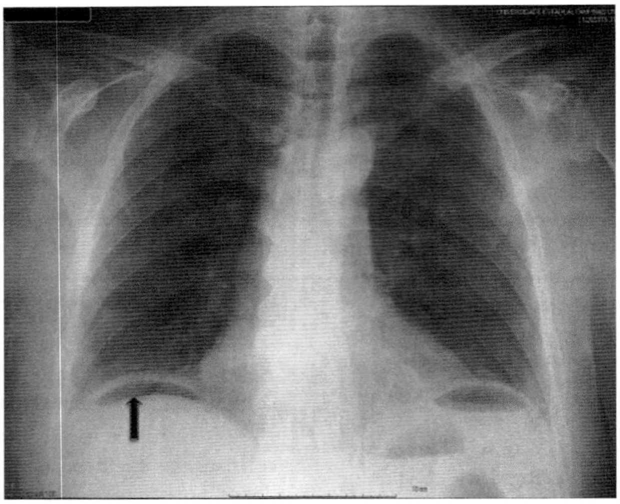

FIGURA 8.2 O exame radiográfico de tórax simples ortostático com cúpulas diafragmáticas demonstrando pneumoperitônio (seta).

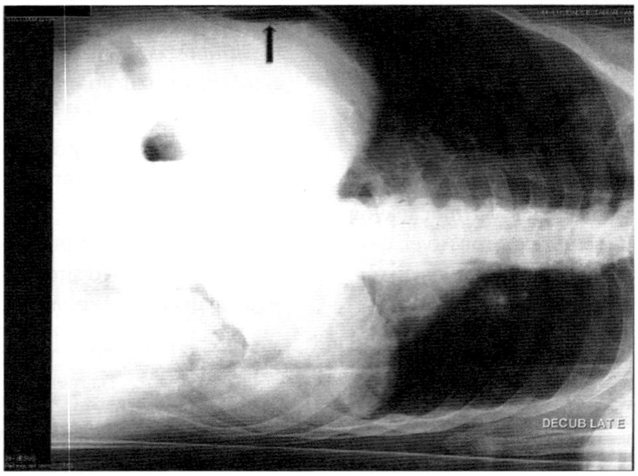

FIGURA 8.3 Exame radiográfico de abdome simples em decúbito lateral esquerdo demonstrando pneumoperitônio (seta).

Quando anamnese, exame físico e exame radiográfico de abdome simples definem um AA obstrutivo, e não de suboclusão, a conduta cirúrgica está indicada. Qualquer exame complementar ou a busca da causa da obstrução mecânica não mudarão a necessidade da laparotomia exploradora, embora a TC de abdome seja cada vez mais utilizada na investigação de AA.

O exame radiográfico de abdome simples normalmente demonstra imagem das haustrações (Figura 8.4). Quando há obstrução intestinal, com envolvimento do intestino delgado, ocorrem níveis hidroaéreos e as pregas coniventes tornam-se evidentes (Figura 8.5 e 8.6).

Quando ocorre obstrução em alça fechada, a isquemia e ruptura do segmento são eminentes. O exemplo clássico e ilustrativo é a neoplasia na região retossigmoide com válvula ileocecal continente; assim, há dois pontos de obstrução, o conteúdo do íleo passa somente para o colo, não há refluxo coloentérico, o que aumenta gradativamente a pressão intracolônica, principalmente na área do ceco, local em que geralmente ocorrem a isquemia e perfuração. Portanto, essa condição é uma emergência cirúrgica,[9] mesmo com exames laboratoriais complementares e sinais vitais normais.

ABDOME AGUDO VASCULAR

Consiste na insuficiência aguda do ramo principal ou tributárias das seguintes estruturas: tronco celíaco; artéria mesentérica superior ou inferior. Também pode ser decorrente de trombose venosa da veia mesentérica ou da veia porta.

O diagnóstico é um desafio. A etiologia pode ser embolia ou trombose. A embolia, geralmente, é de origem cardiogênica, instalação abrupta e acomete ramos arteriais terminais. A trombose provém do processo de arteriosclerose, pode apresentar um quadro crônico (angina mesentérica) e ocorre em ramos arteriais principais. A intensidade da dor é desproporcional aos achados no exame físico.

Na anamnese, pode se obter informações importantes para diagnóstico:

- antecedentes de arritmia cardíaca (p. ex.: fibrilação arterial);
- processos isquêmicos (p. ex.: infarto agudo do miocárdio, acidente vascular cerebral);
- tabagismo;
- diabetes; e
- dor abdominal pós-prandial.

Os exames laboratoriais complementares não auxiliam diretamente no diagnóstico, porém norteiam a correção de distúrbios hidreletrolíticos e metabólicos. A isquemia intestinal, independentemente da etiologia, apresenta lactato sérico elevado. O exame radiográfico simples de abdome deitado e em pé pode demonstrar alças intestinais distendidas sem suas projeções anatômicas intraluminares (haustrações ou pregas coniventes), "alças carecas", que indicam comprometimento da parede pela isquemia, podendo se manifestar como hematoquezia e, na evolução, com perfuração. A TC

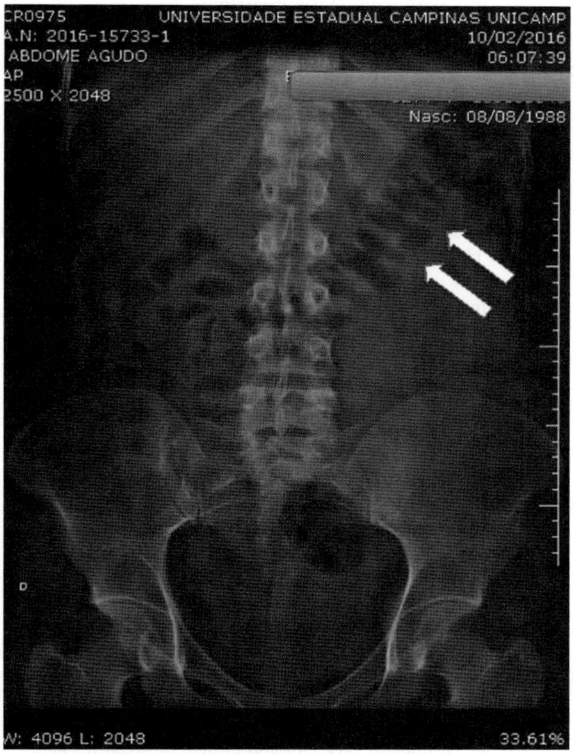

FIGURA 8.4 Exame radiográfico simples de abdome, em decúbito dorsal horizontal demonstrando as haustrações (setas).

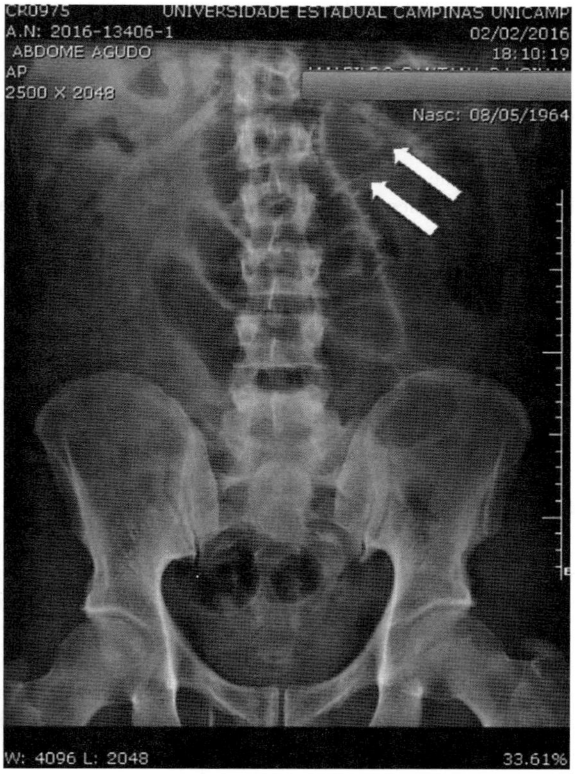

FIGURA 8.5 Exame radiográfico de abdome simples, em decúbito dorsal, demonstrando pregas coniventes (setas).

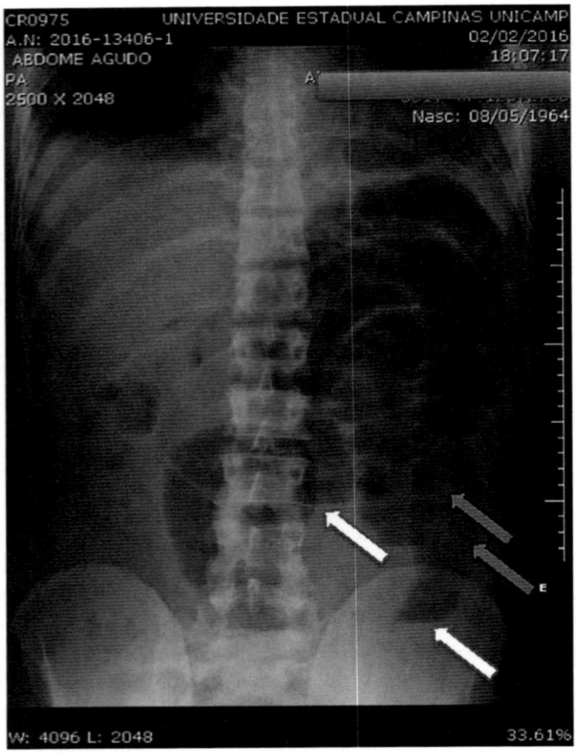

FIGURA 8.6 Exame radiográfico de abdome simples, em ortostático, demonstrando níveis hidroaéreos (setas brancas) e "empilhamento de moedas"/pregas coniventes (seta cinzas).

multislice, com estudo do sistema arterial, permite diagnosticar o local da obstrução vascular.

Conforme os achados da anamnese, exame físico, quadro clínico, exames complementares laboratoriais e de imagens, pode-se definir uma conduta cirúrgica ou uma terapêutica de radiologia intervencionista, como colocação de endoprótese expansível ou administração de medicamentos no local da obstrução.

O intervalo de tempo entre o início do quadro e a intervenção terapêutica é primordial para o prognóstico dos pacientes por serem, na sua maioria, idosos e portadores de comorbidades.

ABDOME AGUDO HEMORRÁGICO

Pode ter origem em qualquer área anatômica do abdome (retroperitônio ou intraperitoneal), ocasionando, por exemplo, aneurismas rotos de artérias principais ou de seus ramos, frequentemente em idosos; gravidez ectópica e cisto ovariano hemorrágico, em mulheres.

Na anamnese (Figura 8.7), é importante obter informações relacionadas a comorbidades, ciclo menstrual, uso de anticoagulantes e condições hereditárias (p. ex.: hemofilia).

No exame físico, a dor abdominal associada com instabilidade hemodinâmica e sinais de anemia aguda indica provavelmente AA de uma causa hemorrágica.

Os exames laboratoriais complementares são indicados conforme a hipótese diagnóstica estabelecida. Por exemplo: para mulher jovem com atraso menstrual, solicita-se dosagem da gonadotrofina coriônica sérica. Da mesma forma, os métodos de imagem: para paciente com tumor pulsátil, indica-se TC *multislice*, podendo estender-se para a região torácica para uma avaliação completa da aorta. O exame radiográfico de abdome não é útil para o diagnóstico nesse tipo de AA.

A conduta é dependente da etiologia; por exemplo, na gravidez ectópica, pode-se fazer uma cirurgia convencional ou por videolaparoscopia.

Durante a anamnese e exame físico, deve ser realizada a reanimação volêmica com cristaloide ou hemoderivados, conforme o quadro clinico.

RECOMENDAÇÕES

1. Em todo paciente que procura auxílio médico em razão de dor abdominal, deve-se descartar a presença de abdome agudo.
2. Valorizar a anamnese e exame físico para evitar situações despercebidas ou diagnóstico tardio.
3. Solicitar exames complementares direcionados e pertinentes.
4. Deve-se ter segurança para alta (ausência total da dor ou sinais de alerta) e anotar no prontuário a reavaliação.
5. Definindo abdome agudo ou se houver dúvida, solicitar avaliação de um cirurgião.

REFERÊNCIAS BIBLIOGRÁFICAS

1. Powers RD, Guertler AT. Abdominal pain in the ED: stability and change over 20 years. Am J Emerg Med. 1995;13(3):301-3.
2. Stone R. Acute abdominal pain. Lippincotts Prim Care Pract. 1998;2(4):341-57.
3. Brewer BJ, Golden GT, Hitch DC, Rudolf LE, Wangensteen SL. Abdominal pain. An analysis of 1.000 consecutive cases in a University Hospital emergency room. Am J Surg. 1976;131(2):219-23.
4. Diethelm AG, Stanley R, Robbin ML. O abdomen agudo. In: Sabiston Jr DC, Lyerly HK (eds). Tratado de cirurgia – as bases biológicas da prática cirúrgica moderna.15. ed. Rio de Janeiro: Editora Guanabara, 2012; p. 769-787.
5. Hossne WS, Hossne RS. Ética em cirurgia (Moral e Deontologia Médica). In: Jr Saad R, Salles RARV, Maia AM, Filho Castro HF (eds). Tratado de Cirurgia do CBC. 2. ed. São Paulo:Editora Atheneu; 2015. p. 1533-44.
6. Sebastião Jurandir. Conduta profissional e responsabilidade civil. In Responsabilidade médica: civil, criminal e ética. Belo Horizonte: Ed. Del Rey. 2003:63-85.
7. Bansal J, Jenaw RK, Rao J, Kankaria J, Agrawal NN. Effectiveness of plain radiography in diagnosing hollow viscus perforation: study of 1,723 patients of perforation peritonitis. Emerg Radiol. 2012;19(2):115-9.
8. Brownson EG, Mandell K. The Acute Abdomen. In: Doreth GM. Current-Diagnosis & Treatment. 14. ed. US: McGraw-Hill Education; 2015. p. 483-97.
9. Assef JC, Perlingeiro JAG. Dor abdominal. In: Assef JC, Perlingeiro, Parreira JG, Soldá SC. Emergências cirúrgicas-traumáticas e não traumáticas-condutas e algoritmos. 2012. São Paulo: Editora Atheneu; 2012. p. 183-88.

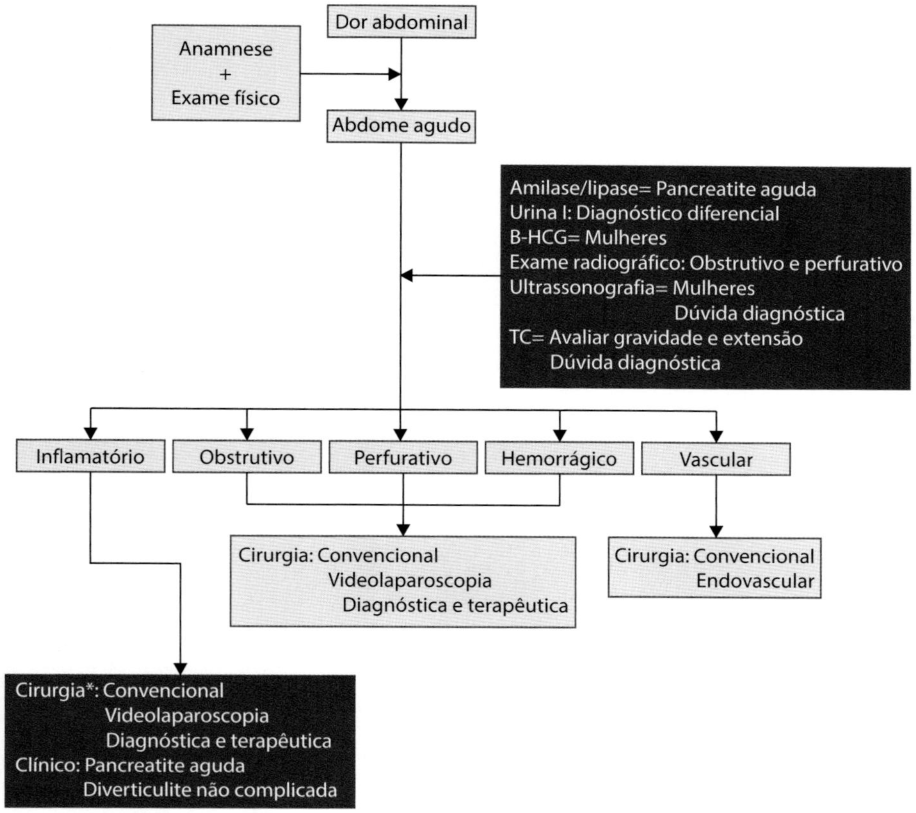

FIGURA 8.7 Algoritmo – Dor abdominal no pronto-socorro. * Complicação ou não melhora com tratamento clínico.

10. Ramos J, Corrêa Netto A. Manual de Propedêutica do Abdômen. Arquivos Médicos dos Hospitais e da Faculdade de Ciências Médicas da Santa Casa de São Paulo. São Paulo: Editora RG-Serviços de Imprensa Ltda. 1945.
11. Hirano ES, Pereira BM, Bustorff-Silva JM, Rizoli S, Nascimento B Jr, Fraga GP. Not complicated acute appendicitis in adults: clinical or surgical treatment? Rev Col Bras Cir. 2012;39(2):159-64.
12. Binda GA, Cuomo R, Laghi A, Nascimento R, Serventi A, Bellini D, et al. Practice parameters for the treatment of colonic diverticular disease: Italian Society of Colon and Rectal Surgery (SICCR) guidelines. Tech Coloproctol. 2015;19(10):615-26.
13. Bin FC, Candelária PAP. Diverticulite aguda. In: Assef JC, Perlingeiro, Parreira JG, Soldá SC. Emergências cirúrgicas-traumáticas e não traumáticas-condutas e algoritmos. São Paulo: Editora Atheneu; 2012. p. 215-20.
14. Gu MG, Kim TN, Song J, Lee JY, Park JS. Risk factors and therapeutic outcomes of acute acalculous cholecystitis. Digestion.2014;90(2):75-80.
15. Gans SL, Stoker J, Boermeester MA. Plain abdominal radiography in acute abdominal pain; past, present, and future. Int J Gen Med. 2012;5:525-33.
16. Alazzawi S, De Rover WS, Morris-Stiff G, Lewis MH. Erect chest radiography in the setting of the acute abdomen: essential tool or an unnecessary waste of resources? Ann R Coll Surg Engl. 2010;92(8):697-9.
17. Starling SV. Afecções Operatórias do Intestino Delgado. In: Jr Saad R, Salles RARV, Maia AM, Filho Castro HF (eds). Tratado de cirurgia do CBC. 2. Ed. São Paulo: Editora Atheneu; 2015. p. 977-94.

9

Ascite

Dahir Ramos de Andrade Júnior

DEFINIÇÃO

Denomina-se ascite o acúmulo de líquido livre de origem patológica na cavidade peritoneal. O termo "ascite" tem origem na palavra grega *askos* que significa saco ou conteúdo de um saco. Desse radical, derivou *askites* e, depois, "ascite". A origem do líquido que se acumula na cavidade peritoneal pode ser o plasma, a bile, o sangue, o suco pancreático, o líquido intestinal, a linfa, a urina, etc. A grande maioria das ascites é formada por líquido derivado do plasma e tem como causa a cirrose hepática.

O volume da ascite determina qual método diagnóstico deverá ser utilizado. A ascite é perceptível ao exame físico com volume acima de 1.500 mL. De 100 a menos de 1.500 mL, a ultrassonografia de abdome deve ser solicitada para o diagnóstico.

O exame físico deve ser realizado com o paciente deitado em decúbito dorsal. Na inspeção, constatamos a presença do abdome em formato de "ventre de batráquio", com o líquido ascítico ocupando preferencialmente os flancos do paciente, pela ação da gravidade. Há três sinais propedêuticos mais utilizados:

1. Macicez do flanco: é verificado se os flancos estão maciços à pescussão. Este sinal auxilia no diagnóstico diferencial dos aumentos de volume abdominal de outra natureza, como obesidade, cistos de ovário, tumores abdominais, gravidez, etc. A ausência de macicez no flanco reduz a chance de haver ascite de grande volume para menos de 10%;
2. Macicez móvel: é pesquisado se a macicez percebida nos flancos se mobiliza com o posicionamento do paciente em decúbito lateral. Tem importância semelhante à macicez do flanco. Este sinal tem sensibilidade de 83% e especificidade de 56% e está presente nas ascites pequenas, médias e grandes;[1]
3. Sinal do piparote ou da onda de fluido: obtido quando com um piparote em um dos lados do abdome e percebida a onda de fluido resultante pela mão espalmada sobre o flanco oposto. É o sinal menos sensível para o diagnóstico de ascite (50%), mas tem alta especificidade (82%). Está presente nas ascites médias e grandes.

FISIOPATOLOGIA

TEORIAS DA FORMAÇÃO DE ASCITE NO CIRRÓTICO

Surgiram, basicamente, para tentar esclarecer a sua fisiopatologia no paciente cirrótico. O desenvolvimento da ascite nos cirróticos é a consequência final de uma série de anormalidades anatômicas, fisiopatológicas e bioquímicas que ocorrem em pacientes com cirrose hepática. Três teorias foram elaboradas ao longo do tempo para explicar o surgimento da ascite nesses pacientes: a do *underfill* (baixo-enchimento), a do *overflow* (superfluxo) e a da vasodilatação. O debate envolvido na formulação dessas teorias baseou-se na determinação de qual seria o estímulo inicial que levaria à retenção renal de água e sódio, etapa necessária para o acúmulo de líquido no organismo. Este fenômeno gerará a ascite, em conjunção com dois fatores localizadores de edema no abdome presentes na cirrose: a hipoalbuminemia e a hipertensão portal. A visão moderna preconiza que as três teorias estão presentes no mesmo paciente com cirrose, em maior ou menor grau dependendo do tempo de doença. A teoria da vasodilatação, principalmente localizada no território esplâncnico, estaria presente na fase pré-ascítica e seria importante em toda a evolução posterior. A teoria do *overflow* seria a mais importante nos primeiros meses do desenvolvimento da ascite no cirrótico, e a teoria do *underfill* explicaria a maior parte dos achados em pacientes com vários meses de ascite.[2]

HIPERTENSÃO PORTAL

Denominada mais precisamente como hipertensão sinusoidal hepática, parece ser necessária para que ocorra a retenção de líquido no cirrótico. Há muitas evidências nesse sentido. Os cirróticos sem hipertensão portal não desenvolvem ascite e edema.[3] Uma pressão portal acima de 12 mmHg é necessária para a retenção de líquido, e a ascite tende a desaparecer se a pressão portal for reduzida a menos de 12 mmHg por qualquer procedimento terapêutico.[4] Curiosamente, o aumento da pressão venosa pré-sinusoidal isoladamente (como ocorre na esquistossomose) não leva à formação de ascite na ausência de um fator predisponente (infecção, sangramento, etc.).

RETENÇÃO DE SÓDIO

A retenção de sódio e água aumenta o volume plasmático, e, se o grau deste aumento for adequado para repor o volume intravascular, haverá diminuição da atividade do sistema vasopressor e normalização da excreção de sódio e água.[3] Dessa forma, a retenção de sódio é um marcador sensível do estado clínico do paciente cirrótico. A presença de retenção de sódio já indica existir pelo menos 50% de redução da função hepática.[3] Há também relação da excreção de sódio com o prognóstico. Em um estudo, pacientes com ascite e sódio urinário abaixo de 10 meq/dia (miliequivalente/dia) tinham uma sobrevida média de 5 a 6 meses, comparada com a sobrevida média de 2 anos para pacientes cirróticos com maior excreção de sódio.[5]

RETENÇÃO DE ÁGUA

Passa a ser prejudicial em pacientes com ascite a partir da retenção de sódio. O motivo principal parece ser o aumento da liberação de ADH (sigla em inglês para hormônio antidiurético). A importância do ADH é constatada em ratos com cirrose, nos quais a administração de um antagonista do receptor ADH restaura quase ao normal a excreção de água livre.[6] Essa dificuldade de excretar água pode lever à hiponatremia e hiposmolaridade.[7,8] É importante também saber que o aumento da secreção de ADH é proporcional à gravidade da cirrose e que o grau de hiponatremia tem correlação com a intensidade da doença hepática e com pior sobrevida.[9]

VASOCONSTRIÇÃO RENAL

A vasodilatação periférica provoca a ativação da vasoconstrição renal levando à redução do fluxo sanguíneo renal.[10] Embora inicialmente a perfusão renal seja mantida por vasodilatadores locais como as prostaglandinas e o óxido nítrico, a progressão natural da doença hepática supera esta proteção e a vasoconstrição passa a predominar, com hipoperfusão renal progressiva e queda gradual da filtração glomerular. No extremo final da vasoconstrição renal, está a síndrome hepatorrenal.

As recentes medicações usadas na terapêutica da síndrome hepatorrenal, a ornipressina e a terlipressina, ilustram a importância da vasodilatação esplâncnica na gênese da isquemia renal. Elas são vasoconstritores esplâncnicos preferenciais e têm produzido bons resultados em pacientes com síndrome hepatorrenal, causando aumento da pressão arterial média, do fluxo sanguíneo renal, da taxa de filtração glomerular e da excreção renal de sódio.[11,12]

GRADUAÇÃO DA ASCITE

Um sistema de graduação da ascite tem sido proposto pelo International Ascites Club:[13]

- Grau 1 = ascite leve detectável apenas pela ultrassonografia;
- Grau 2 = ascite moderada manifestada pela distensão simétrica do abdome;
- Grau 3 = ascite grande com marcante distensão abdominal.

DIAGNÓSTICO DIFERENCIAL

Na maior parte das casuísticas, cerca de 80 a 90% dos casos de ascite são atribuídos à cirrose hepática. Embora haja poucas estatísticas em nosso meio, a cirrose hepática foi também a causa mais frequente de ascite em mil casos coletados em São Paulo por Polak,[14] perfazendo 33,3% do total. Apesar do predomínio de cirrose hepática como etiologia principal, há muitas causas possíveis para a ascite, como se observa no Quadro 9.1.

Cirrose

É a causa mais importante de ascite respondendo por aproximadamente 80% dos casos.[15]

Insuficiência hepática fulminante

Pode causar ascite principalmente em sua fase final, acompanhada por encefalopatia hepática. O surgimento da ascite indica piora do prognóstico. É causa pouco frequente, pois apenas 0,5 a 4% das hepatites virais, etiologia mais comum das hepatites fulminantes, segue este tipo de evolução clínica.[16]

Insuficiência cardíaca (IC)

Nas IC de alto e baixo débito, o mecanismo gerador de ascite é o porejamento de líquido do fígado congesto, a partir de sua superfície. Geralmente, a ascite é precedida pelo edema de membros inferiores na história do paciente, caracterizando a evolução ascendente do edema. As miocardiopatias são as causas mais comuns, seguidas pelas valvulopatias e pela pericardite constritiva. A prevalência varia conforme os estudos, podendo responder por 5 a 13% dos casos de ascite.[14,16]

Síndrome de Budd-Chiari

Causada pela obstrução ao fluxo venoso de saída do fígado, por trombose da veia supra-hepática ou formação de membrana estenosante na veia cava. A síndrome é caracterizada por hepatomegalia, dor abdominal, ascite e histologia hepática compatível. Na maioria das vezes, está associada com diátese trombótica de base, que deve ser investigada. É causa rara de ascite respondendo por menos de 0,1% dos casos.[17]

Doença veno-oclusiva

Nesta doença, ocorre oclusão dos ramos venosos intra-hepáticos das veias de saída do fígado, a partir da veia centrolobular, provocada pelo espessamento da camada íntima dos vasos. É importante causa de ascite em grupos específicos, como os receptores de transplante de medula óssea. Na estatística geral, entretanto, é causa rara de ascite.

QUADRO 9.1 Principais doenças causadoras de ascite

Doenças com hipertensão portal
Cirrose
Insuficiência hepática fulminante
Retardo/Obstrução ao fluxo de saída do sangue hepático ▪ Insuficiência cardíaca congestiva ▪ Pericardite constritiva ▪ Miocardiopatia restritiva ▪ Síndrome de Budd-Chiari ▪ Doença veno-oclusiva
Neoplasias
Infecções
▪ Tuberculose peritoneal ▪ Síndrome de Fitz-Hugh-Curtis ▪ AIDS
Renal
Síndrome nefrótica
Nefrogênica em pacientes sob hemodiálise
Endócrina
▪ Hipotireoidismo (mixedema) ▪ Síndrome de Meig ▪ Struma Ovarii ▪ Síndrome da hiperestimulação ovariana
Pancreática
Biliar
Urinária
Lúpus eritematoso sistêmico
Miscelânea

Neoplasias

Respondem por até 10% dos casos de ascite.[18] Embora possa ocorrer infiltração primária do peritônio, os tumores metastáticos são responsáveis pela grande maioria dos casos desse grupo. O mesotelioma é a neoplasia primária do peritônio. Entre os tumores que podem invadir secundariamente o peritônio, destacam-se:

- tumor de estômago;
- colo;
- pâncreas;
- fígado;
- ovário (*pseudomixoma peritoneii*);
- mama;
- pulmão;
- linfomas; e
- mais raramente, tumores do ânus, bexiga e sarcomas.

Na maioria dos casos de carcinomatose peritoneal, a ascite se forma por exsudação de fluido proteináceo na cavidade, arrastando líquido dos vasos para obter o equilíbrio osmótico. Os tumores intra-abdominais podem provocar ascite também pelo bloqueio dos linfonodos e ruptura de linfáticos, gerando a chamada ascite quilosa. As metástases hepáticas maciças (sem envolvimento peritoneal) podem gerar ascite por produzir hipertensão portal e intrassinusoidal.

Tuberculose peritoneal

Apresenta caráter insidioso e cerca de 70% dos pacientes têm sintomas por mais de 1 a 4 meses antes do diagnóstico. Quando a doença se manifesta, tanto o peritônio visceral quanto o parietal apresentam grande concentração de tubérculos (formação que dá o nome de tuberculose à doença). A ascite se desenvolve por exsudação de fluido proteináceo dos tubérculos. Cerca de 90% dos pacientes com tuberculose peritoneal terão ascite na época do diagnóstico, em geral de tamanho pequeno ou médio.[19] Entre os outros sintomas, a dor abdominal está presente em 95% e a distensão abdominal em 82%. São grupos de risco para desenvolver tuberculose peritoneal:

- pacientes com aids;
- cirróticos;
- diabéticos;
- imunossuprimidos em geral;
- idosos;
- usuários de drogas ilícitas endovenosas;
- pacientes com baixo nível socioeconômico;
- pacientes em programa de diálise peritoneal; e
- aqueles sob tratamento com anti-TNF alpha.[20]

O peritônio é considerado sítio raro de acometimento das formas extrapulmonares da tuberculose. Em países de baixa incidência da doença, responde por 2% dos casos de ascite. Em nosso meio, Polak[14] encontrou peritonite tuberculosa em 13% dos casos de ascite.

Síndrome de Fitz-Hugh-Curtis

Caracteriza-se por peri-hepatite associada com exsudato peri-hepático fibroso, usualmente devido à infecção por

Neisseria gonorrhoeae ou *Chlamydia trachomatis*. A etiologia deve ser suspeitada em mulheres jovens, sexualmente ativas, que desenvolvem febre e ascite neutrocítica. É causa rara de ascite. Em um estudo de 11 pacientes com peritonite por *Chlamydia*, 7 também apresentaram peri-hepatite e ascite.[21]

Infecções em pacientes com aids

As infecções mais associadas com peritonite em pacientes com aids são histoplasmose, tuberculose, complexo *Micobacterium avium*, toxoplasmose e criptococose.[22]

Renal

A distribuição do edema é típica, com anasarca e inchaço matutino do rosto. As alterações da urina facilitam o diagnóstico. A síndrome nefrótica é causa comum de ascite em crianças, mas rara em adultos, sendo responsável por menos de 1% dos casos.[23] A etiologia da ascite nefrogênica, que ocorre em pacientes em programa de hemodiálise, é desconhecida até o momento, respondendo também por menos de 1% dos casos.

Endócrina

A ascite pelo mixedema no hipotireoidismo é gerada pelo aumento da pressão portal, como pode ser provado pelo alto gradiente soro-ascite de albumina nesses casos. É causa rara de ascite. A síndrome de Meig é caracterizada por ascite e derrame pleural causada por neoplasias ovarianas benignas. A síndrome da hiperestimulação ovariana ocorre em mulheres recebendo medicações que aumentam a fertilidade como o citrato de clomifeno, gonadotrofinas (hcG, hmG), FSH ou LH.[24] O *struma ovarii* é o teratoma de ovário que apresenta tecido tireoidiano em sua composição. Todas as doenças do grupo endócrino são causas incomuns de ascite.

Pancreática

Pode ocorrer após formação do pseudocisto de pâncreas, na evolução de pancreatite aguda grave ou de pancreatite crônica agudizada. O pseudocisto não tem uma parede verdadeira e pode se romper na cavidade peritoneal em um ponto frágil. A pancreatite necro-hemorrágica também pode gerar ascite, mesmo sem formação de pseudocisto. O escape de suco pancreático por qualquer motivo arrasta líquido extra para manter o equilíbrio osmótico. As causas pancreáticas respondem por cerca de 1% dos casos de ascite.[25]

Biliar

Causada por fístulas biliares espontâneas ou pós-cirúrgicas. São também causas raras de ascite. A perfuração espontânea da via biliar ocorre principalmente em crianças.[26]

Urinária

Causa muito rara de ascite, em geral em consequência de complicação pós-operatória de cirurgia urológica ou pós-trauma.[27]

Lúpus eritematoso sistêmico

Causa incomum de ascite, podendo até atingir grau 3.[28] Dentro do espectro clínico desta doença, pode haver as seguintes causas para a ascite:

- serosite peritoneal;
- perda entérica de proteínas (por vasculite atingindo os vasos da parede intestinal); e
- síndrome nefrótica devido ao acometimento renal da doença. A serosite peritoneal responde bem ao uso de corticosteroides.

Miscelânea

Neste grupo, estão incluídas causas raras de ascite como endometriose (causadora de ascite hemorrágica), sarcoidose, doença de Crohn (peritonite granulomatosa), pós-cirúrgica por uso de talco (irritação peritoneal), doença de Degos, derrame do conteúdo de cistos e abscessos, peritonite inespecífica crônica do paciente com aids, esquistossomose forma hepatoesplênica, paracoccidioidomicose, etc.[29] A presença de fístula linfática (pós-operatória ou não) é também uma causa rara de ascite.[30]

DIAGNÓSTICO LABORATORIAL

Além da história e do exame físico, a análise do líquido ascítico é a melhor ferramenta para definição diagnóstica dos casos de ascite. Existe um aforismo médico recomendando que "toda ascite de recente começo ou de recente piora deve ser puncionada". Concordamos plenamente com essa afirmação clássica. Se a punção for indicada, deve ser programada a internação em alguma retaguarda hospitalar (hospital-dia, enfermaria ou retaguarda de um pronto-socorro). Em casos em que a causa da ascite for bem conhecida e o paciente estiver assintomático, com o volume do abdome estável, a punção da ascite não será necessária.

A paracentese abdominal para análise do líquido ascítico é a forma mais eficiente para confirmar a presença de ascite, diagnosticar sua causa e determinar se o líquido está infectado.[31] O melhor local de punção foi definido em um estudo baseado na ultrassonografia de abdome. Nesse estudo, o quadrante inferior esquerdo se mostrou superior em relação à linha mediana, por ser a parede abdominal mais fina nesse local e a profundidade do líquido ser maior.[32] Deve-se evitar a punção no ponto equivalente do lado direito do abdome, pela posição fixa do ceco nessa região. Caso seja necessário puncionar o lado direito, deve-se fazê-lo guiado pela ultrassonografia. Recomenda-se, para a punção da ascite, o uso das agulhas de metal calibre 22, evitando-se o emprego do gelco (maior incidência de vazamento da ascite pelo local de punção). Alguns autores recomendam a realização da manobra em "Z" no momento da entrada da agulha na pele para evitar vazamento.[16]

A paracentese abdominal, quando feita corretamente, é um procedimento seguro. Mesmo sem a administração de plasma fresco e/ou plaquetas, o risco de desenvolvimento de um grande hematoma é de 1%.[33] O risco de desenvolvimento de hemoperitônio ou infecção iatrogênica é de

1:1000.[33,34] Em um grande estudo, os pacientes toleraram bem o procedimento até mesmo com valores altos de INR (sigla em inglês para razão normalizada internacional) (até 8,7) e contagem baixa de plaquetas (até 19.000/mm³).[35] Em outro estudo, a taxa de hemorragia pelo procedimento foi de 0,19% e a taxa de morte foi de 0,016%.[36] Não há, portanto, evidências de que o uso profilático de transfusões de plasma ou plaquetas seja necessário para efetuar a paracentese abdominal.[31]

Devemos destacar, também, ser muito rara a punção de uma alça intestinal por acidente na paracentese do abdome. Isso pode ocorrer em ascites muito pequenas, ou com punção sobre cicatriz cirúrgica prévia. Para ocorrer esse tipo de acidente, a alça intestinal deve estar fixa ou ter um ponto de apoio, já que com a sua mobilidade normal "fugirá" da agulha. Percebe-se o acidente quando a seringa se enche de ar ou de líquido intestinal, no momento da punção. Caso isso ocorra, deve-se retirar imediatamente a agulha e encerrar a punção, mantendo o paciente em observação em relação à queixa de dor abdominal progressiva, piora da ascite, febre e quadro séptico por pelo menos 48 horas. Na grande maioria dos casos, nada acontece, pois a parede muscular da alça intestinal se fecha após a retirada da agulha.

Após a observação simples do líquido, deve-se enviá-lo para análise em laboratório. Vários estudos têm procurado padronizar quais exames devem ser solicitados nesse momento para a melhor relação custo-benefício. A contagem celular com diferencial e o gradiente soro-ascite de albumina (GASA) são testes obrigatórios. O gram e a cultura geral do líquido ascítico são indicados se infecção é suspeita. Os exames de proteína total, DHL, glicose e amilase só devem ser feitos quando não for evidente o diagnóstico de ascite por cirrose hepática. Outros testes devem ser feitos apenas com a suspeita do diagnóstico de determinadas doenças:

- **Pesquisa de células neoplásicas:** na suspeita de neoplasias;
- **Pesquisa e cultura para bacilo álcool-acidorresistente (BAAR) + determinação de adenosina deaminase (ADA):** na suspeita de tuberculose;
- **Triglicerídeos:** na dúvida diagnóstica entre ascite quilosa e pseudoquilosa;
- **Bilirrubina:** se a cor do líquido ascítico for sugestiva do escape de bile;
- **Amilase:** se houver suspeita de quadro de pancreatite aguda (Quadro 9.2).

Se for indicado iniciar um tratamento, recomenda-se solicitar os exames de sangue para hemograma, ureia, creatinina, sódio, potássio, albumina sérica (para cálculo do gradiente soro-ascite de albumina), glicemia, sódio urinário (urina de 24 horas) e fração de excreção de sódio (medido pela fórmula U/P sódio dividido por U/P creatinina).

TESTES LABORATORIAIS NA ASCITE

Citológico

A contagem de células com diferencial é um dos testes mais úteis realizados no líquido ascítico para avaliação de infecção. O citológico da ascite deve estar disponível dentro de 1 hora, enquanto a cultura, de forma geral, demora vários dias para ficar pronta.[37] A contagem normal de leucócitos na ascite cirrótica não complicada é de 281 ± 25 células/mm³, sendo o limite superior de 500 células/mm³.[38] O número de leucócitos pode variar com a diurese, atingindo até 1.000 células/mm³, com predomínio de linfócitos.[39] O limite superior de polimorfonucleares (PMN) é de 250/mm³. Os PMN têm meia-vida curta (algumas horas) e são estáveis durante a diurese (ao contrário dos leucócitos totais). Pela influência conhecida da diurese na contagem celular da ascite, deve-se evitar a punção diagnóstica imediatamente após uma diurese do paciente.

A contagem celular é útil para diagnosticar várias doenças relacionadas com a ascite: na peritonite bacteriana espontânea (PBE), há aumento dos leucócitos com predomínio de PMN (> 250/mm³); na tuberculose e na carcinomatose peritoneal, aumentam os leucócitos na ascite com predomínio de linfócitos; na pancreatite, há padrão semelhante à PBE com aumento de PMN.

É importante salientar que a leucocitose periférica não leva a aumento dos PMN no líquido ascítico.[40] Na hepatite alcoólica, por exemplo, não deve ser feito tratamento antibiótico por suspeita de infecção na ascite apenas pela presença de leucocitose periférica. Uma fonte possível de erro na conta-

QUADRO 9.2 Exames que podem ser solicitados no líquido ascítico

Rotina	Opcional	Não Usual/Situações Específicas	Não Tem Utilidade
Contagem de células e diferencial	Glicose	Pesquisa BAAR	pH
Albumina	DHL	Cultura BAAR	Lactato
Proteína total		ADA	Colesterol
Cultura		Pesquisa células neoplásicas	
Gram		Triglicerídeos	
		Bilirrubina	
		Amilase	

BAAR: bacilo álcool-acidorresistente; ADA: adenosina deaminase.

gem de PMN é a hemorragia por uma paracentese traumática, em que ocorre entrada de PMN do sangue na ascite. Nesses casos, deve ser feita correção do número de PMN subtraindo-se um PMN para cada 250 hemáceas/mm³.

Gradiente soro-ascite de albumina (GASA)

O GASA mede indiretamente a pressão portal, identificando a presença de hipertensão portal.[41] Este índice substituiu o conceito antigo de exsudato/transudato baseado em proteína e DHL. Deve-se ter o cuidado de colher a albumina do líquido ascítico e do sangue no mesmo dia. A presença de um gradiente ≥ 1,1 g/dL indica que o paciente tem hipertensão portal com 97% de acurácia.[18] Pacientes com GASA abaixo de 1,1 g/dL (sem hipertensão portal) raramente desenvolvem PBE. Uma exceção a esta regra pode ocorrer em pacientes com síndrome nefrótica.[23]

Gram

O teste de gram tem uma positividade baixa para a pesquisa de PBE, ao redor de 10% para amostras de 50 mL de ascite, com centrifugação, e 7% para o líquido sem centrifugação.[37] Esses valores baixos de detecção são explicados pela sensibilidade do teste de gram, que exige 10.000 bactérias/mL para a sua positividade, ao passo que na PBE ocorre densidade baixa de até 1 a 2 bactérias/mL.[37] Apesar da sua pouca sensibilidade, se múltiplas formas bacterianas forem vistas no teste de gram, o diagnóstico de peritonite secundária é mais provável do que o de PBE.[42]

Cultura

Recomenda-se a coleta de cultura do líquido para todo paciente com ascite de "recente começo e recente piora", mesmo sem sintomas sistêmicos. Os frascos de hemocultura devem ser utilizados para cultura do líquido ascítico (com contagem de PMN ≥ 250 células/mm³), pois aumentam a positividade da cultura de cerca de 50% para 80%.[43] O volume a ser inoculado também é crítico. A inoculação de 10 ou 20 mL em frascos de hemocultura de 100 mL produz taxas de positividade de 93%, enquanto o inóculo de 1 mL alcança positividade de 53%.[43]

Proteína

Pacientes com nível de proteína na ascite < 1 gr/dL tem alto risco de desenvolver PBE.[44] Sabe-se que pacientes com baixa taxa de proteína na ascite têm menor concentração de opsoninas no líquido ascítico. É importante destacar que a concentração total de proteína não se altera durante um episódio de PBE. Outra descoberta recente indica o valor das dosagens de proteína total, glicose e DHL na ascite, para diagnosticar casos duvidosos de PBE. Pacientes com contagem de neutrófilos na ascite compatível com PBE terão baixa probabilidade do diagnóstico se pelo menos dois dos três critérios seguintes estiverem presentes na ascite:

- Proteína total > 1 gr/dL;
- Glicose < 50 mg/dL;
- DHL acima do limite superior para o soro.

Nesses casos, a possibilidade de uma peritonite secundária aumenta. Em um estudo, esses critérios apareceram em 67% dos pacientes com peritonite secundária *versus* 4% dos pacientes com PBE.[45] Não se utiliza mais a razão proteína ascite/soro > ou < 0,5 para classificação de exsudato/transudato. Esse conceito foi substituído pelo índice GASA.

Glicose

A concentração de glicose no líquido ascítico é similar à do soro, a menos que esteja sendo consumida por células do sangue, bactérias ou células carcinomatosas.[44] Os neutrófilos podem consumir grandes quantidades de glicose e a concentração de neutrófilos tem correlação inversa com a concentração de glicose.[44] Na PBE, a concentração de glicose permanece acima de 50 mg/dL, mas em casos de peritonite secundária à perfuração intestinal, a glicose pode ser indetectável.[45]

DHL

Molécula bem maior do que a da glicose e tem maior dificuldade de entrar no líquido ascítico. A maior parte do DHL do líquido ascítico é proveniente da lise dos PMN. No líquido ascítico estéril de um paciente cirrótico, o DHL fica em torno de 43 ± 20 μm/mL, e esses valores sobem durante uma PBE.[44] A razão normal do DHL ascite/soro do cirrótico não complicado é de 0,4. Não se utiliza mais para as ascites a razão DHL ascite/soro > ou < 0,6 para classificação de exsudato/transudato. Esse conceito também foi substituído pelo índice GASA. Se a razão for maior do que 1, o DHL está sendo produzido ativamente na cavidade peritoneal, geralmente por infecção ou tumor.

Amilase

A concentração da amilase na ascite do cirrótico não complicado é de 40 UI/L e a razão ascite/soro é de 0,4. Há duas causas clássicas para o aumento de amilase no líquido ascítico: pancreatite e perfuração intestinal. Qualquer segmento do intestino pode liberar amilase quando perfurado, com exceção da vesícula biliar. Na ascite pancreática, a [amilase] pode chegar a 2.000 UI/L e a razão ascite/soro atinge 6.[46]

Testes para Tuberculose (TBC)

A pesquisa direta de BAAR no líquido ascítico tem uma positividade muito baixa, ao redor de 2%.[47] A cultura do líquido ascítico para TBC tem positividade baixa quando apenas 50 mL de fluido são cultivados. Com volumes maiores de líquido cultivado, em torno de 1 L, a positividade atinge 62 a 83%.[47] A peritonioscopia com cultura da biopsia de peritônio atinge altas taxas de positividade para TBC, ao redor de 100%. Convém salientar que a biopsia do peritônio, nesses casos, deve ser feita com visualização direta, visto que a biopsia às cegas apresenta baixa positividade e riscos de complicação.[48] A concentração de proteína do líquido ascítico é > 3 mg/dL em mais de 95% dos pacientes com peritonite tuberculosa.[19]

A adenosina deaminase (ADA) é uma enzima que degrada purina, sendo necessária para a maturação e diferenciação de células linfóides. Os níveis dessa enzima na ascite sobem na peritonite tuberculosa. A sensibilidade e especificidade da dosagem de ADA, na ascite tuberculosa, é de 100% e 97% respectivamente, utilizando como corte o valor de 33 UI/L.[49] Entretanto, a sensibilidade da determinação da ADA na ascite cai cerca de 30% em pacientes com cirrose (devido à pior imunidade humoral e celular). Portanto, a ADA tem maior utilidade para o diagnóstico de peritonite tuberculosa em pacientes não cirróticos.[50] O diagnóstico de peritonite tuberculosa deve ser considerado em todos os pacientes que apresentam ascite linfocítica inexplicada, com o GASA < 1,1 g/Dl.[51]

Triglicerídeos

Sua dosagem deve ser solicitada quando o líquido ascítico for leitoso. Na ascite quilosa, o nível de triglicerídeos é maior do que 200 mg/dL, podendo atingir valores maiores que 1.000 mg/dL.[52]

Bilirrubina

A dosagem deve ser pedida em pacientes com ascite de cor marrom ou laranja escuro. A concentração normal de bilirrubina na ascite não complicada fica em torno de 0,7 mg/dL. Se a bilirrubina do líquido for maior do que a do soro (principalmente quando superior a 6 mg/dL) e a amilase do líquido ascítico não for elevada, o médico pode suspeitar de perfuração da vesícula biliar, com quadro de coleperitônio.[53]

Células Neoplásicas

A sensibilidade da citologia em detectar carcinomatose peritoneal é de 96,7%, se três amostras são enviadas e processadas prontamente.[54] Entretanto, em outros importantes diagnósticos neoplásicos como nas metástases hepáticas maciças, ascite quilosa por linfoma e no carcinoma hepatocelular, a pesquisa de células neoplásicas na ascite será usualmente negativa. De forma geral, a sensibilidade da citologia para diagnosticar ascites malignas é de 58 a 75%.[55]

Antígeno Carcinoembriônico (CEA)

Um estudo mostrou indícios da utilidade da determinação do CEA na ascite para detecção de ascites neoplásicas.[56] Outro estudo mostrou que um CEA > 5 ng/mL ou a fosfatase alcalina do líquido > 240 UI/L tiveram sensibilidade de 92% e especificidade de 88% para detectar perfuração intestinal no líquido ascético.[57]

Outros testes

Grandes estudos falharam em mostrar a utilidade da determinação of pH e do lactato na ascite para fins diagnósticos.[58] Não há evidências para que estes testes sejam solicitados para análise da ascite em nenhuma situação. O marcador CA125 no soro também não deve ser dosado em pacientes com ascite, pois pode subir simplesmente pela pressão da ascite sobre as células mesoteliais. Este fenômeno causa confusão e possíveis diagnósticos errados de câncer de ovário em mulheres com ascite.[59]

OUTROS MÉTODOS DIAGNÓSTICOS

ULTRASSOM

Pode ser solicitado pelo clínico para esclarecer o diagnóstico em pacientes com dúvida propedêutica quanto à presença de ascite, pois é exame muito sensível, detectando até 100 mL de líquido na cavidade peritoneal.[60] A ultrassonografia também pode fornecer dados sobre a etiologia da hipertensão portal do paciente e sobre o aspecto macroscópico do fígado. A presença de septações finas e móveis do peritônio ao ultrassom sugere o diagnóstico de tuberculose peritoneal.[61]

LAPAROSCOPIA

A laparoscopia com biópsia de peritônio pode ser útil no diagnóstico de ascites de etiologia não esclarecida, mesmo após a investigação habitual realizada pela anamnese e pelos exames de laboratório. A positividade diagnóstica da laparoscopia, no grupo de pacientes com ascites de etiologia indefinida, vai de 86 a 98% dos casos.[62] Na suspeita diagnóstica de tuberculose peritoneal como etiologia da ascite, a laparoscopia com biópsia é o método diagnóstico que apresenta a melhor relação custo benefício.[63]

TOMOGRAFIA COMPUTADORIZADA (TC)

Pode ser útil na suspeita diagnóstica de tuberculose peritoneal, revelando espessamento peritoneal do grande omento.[60] A TC pode também auxiliar o clínico, quando houver suspeita diagnóstica de carcinomatose peritoneal. Nesse caso, a presença de implantes nodulares ou de espessamento irregular do peritônio parietal sugere esse diagnóstico.[64]

COMPLICAÇÕES DA ASCITE

PERITONITE BACTERIANA ESPONTÂNEA (PBE)

Define-se como uma infecção do líquido ascítico sem evidência de fonte intra-abdominal de infecção cirurgicamente tratável, sendo a mais frequente complicação da ascite na cirrose. Em um estudo brasileiro, a sua prevalência entre pacientes internados com cirrose e ascite foi de 11,1% com mortalidade de 21,9%.[65] A PBE está incluída no grupo das infecções espontâneas do líquido ascítico que incluem também a bacterascite monomicrobiana não neutrocítica (BMNN) e a ascite neutrocítica cultura negativa (ANCN). Os elementos necessários para definição dessas entidades são os seguintes:

- **PBE:** obtém-se cultura positiva do líquido ascítico para apenas um agente microbiano (monomicrobiana), com contagem de PMN na ascite acima de 250/mm^3;
- **BMNN:** cultura positiva do líquido ascítico para apenas um agente microbiano, com contagem de PMN na ascite inferior a 250/mm^3;

- **ANCN:** não há crescimento bacteriano nas culturas do líquido ascítico, porém a contagem de PMN é maior que 250/mm^3. Para a definição de ANCN, é importante afastar que algum antibiótico tenha sido administrado (mesmo uma única dose pode negativar a cultura), e que não haja outra explicação para o aumento dos PMN (hemorragia, carcinomatose, tuberculose ou pancreatite).

Para o diagnóstico precoce de PBE, os pacientes com ascite devem sofrer paracentese quando de sua admissão no hospital. Graças a essa prática, aproximadamente 13% dos diagnósticos de PBE são feitos atualmente em pacientes sem sinais e sintomas de infecção.[66] Os sinais e sintomas clínicos de PBE podem ser muito sutis. A ascite impede o desenvolvimento de um abdome rígido ao separar as superfícies visceral e parietal do peritônio. Quando os sintomas ocorrem, os mais comuns são febre, dor abdominal e alteração do estado mental. Entre os exames gerais, os pacientes podem apresentar leucocitose, acidose e alteração da função renal. A febre é a manifestação mais comum de PBE, em geral, em níveis baixos a partir de 37,8°C.

A patogênese da PBE parece se centrar no fenômeno da translocação bacteriana da flora intestinal. A flora entérica, sob determinadas condições, pode se translocar pela mucosa intestinal para o interior de linfáticos mesentéricos, atingindo o sangue e, em seguida, semeando a ascite, deficiente de opsoninas. Pelos conhecimentos atuais, sabemos que a atividade opsônica do líquido ascítico, importante elemento de sua defesa, se relaciona diretamente com a taxa de proteína na ascite.[67] Dessa forma, apenas nas ascites com baixo teor proteico há o risco de desenvolvimento da PBE. Na prática clínica, há apenas dois grupos de pacientes que podem desenvolver PBE: os pacientes com cirrose hepática ou com síndrome nefrótica. Um estudo recente em nosso meio comprovou níveis mais baixos do índice GASA em pacientes com cirrose, ascite e PBE em relação aos cirróticos com ascite sem infecção.[68] É interessante lembrar que 99% das espécies bacterianas que compõem a flora intestinal são anaeróbias, e estas quase nunca causam PBE. A explicação para esse fato estaria nas diferentes capacidades das bactérias de se translocarem: as bactérias gram-negativas translocam mais rapidamente do que as gram-positivas, e estas mais que os anaeróbios.[69] Por esse motivo, as bactérias gram-negativas causam PBE com maior frequência, seguidas pelas gram-positivas. Além disso, o alto PO_2 da ascite dificulta a sobrevivência dos anaeróbios. Os pacientes cirróticos, por sua vez, têm muitos fatores de risco para desenvolver bacteremias, a saber: flora intestinal alterada; permeabilidade intestinal aumentada; e várias disfunções imunes (deficiência de complemento, disfunção de neutrófilos e do sistema mononuclear-macrofágico). A partir do semeamento da ascite com o agente infeccioso, a infecção só se completará se as defesas forem muito fracas ou se o microrganismo for suficientemente virulento. A colonização da ascite com a bactéria, sem produzir infecção, constituiria a bacterascite, que parece ser frequente em pacientes cirróticos assintomáticos.

Outra observação interessante da prática clínica é que o desenvolvimento de PBE é extremamente raro em pacientes com ascites não detectáveis clinicamente.

O termo "PBE complicada" refere-se à PBE acompanhada de qualquer uma das seguintes situações: encefalopatia grau II a IV, choque, hemorragia digestiva alta, íleo paralítico ou alteração da função renal.

PERITONITE BACTERIANA SECUNDÁRIA (PBS)

Deve ser diferenciada obrigatoriamente da PBE. A PBS é definida como uma infecção do líquido ascítico em que há evidência de fonte de infecção intra-abdominal de solução cirúrgica. Nesta condição, a cultura do líquido é positiva, usualmente para múltiplos microrganismos, com contagem de PMN $\geq$ 250 cells/mm^3. Na PBS, os agentes causais mais frequentes são anaeróbios, enterococos, bactérias gram-negativas, gram-positivas e fungos. A presença de ascite também dificulta o diagnóstico de peritonites secundárias, pois mesmo com entrada de material fecal na cavidade abdominal, o abdome cirúrgico não se instala clinicamente.[45] A mortalidade da PBS atinge 100% dos casos se não houver intervenção cirúrgica.[47]

HÉRNIAS

Há maior incidência de hérnias (umbilical, incisional, inguinal e femoral) no paciente com ascite, com prevalência de 20%.[70] Indica-se a cirurgia corretiva em pacientes com hérnia e ascite, desde que a ascite possa ser controlada clinicamente. Em um estudo com 4 anos de seguimento de pacientes com hérnia e ascite houve 14% encarcerações, 35% de ulcerações de pele e 7% de rompimento das hérnias.[70] São indicações para cirurgia de urgência das hérnias em pacientes com ascite:

- ulcerações de pele;
- formação de crostas;
- descoloração negra;
- encarceramento refratário ou ruptura.

DERRAME PLEURAL/HIDROTÓRAX HEPÁTICO

Em pacientes com cirrose e ascite, o derrame pleural pode ser detectado em cerca de 6%. Em cerca de 70% das vezes, o derrame pleural ocorre do lado direito devido, principalmente, a defeitos do diafragma que permitem a passagem do líquido do abdome para o espaço pleural. Os defeitos do diafragma, que normalmente são virtuais, ficam patentes com a pressão do líquido ascítico no abdome. O balanço das pressões locais favorece a passagem do líquido no sentido abdome-pleura, e não no sentido contrário. Contribuem para esse fenômeno a pressão negativa do espaço pleural, a pressão abdominal gerada pelo líquido acumulado e pela descida do diafragma durante a respiração.

Se o derrame pleural for maciço, preenchendo todo o espaço pleural, na ausência concomitante de doença cardiopulmonar, recebe a denominação de hidrotórax hepático. Esse fenômeno ocorre em pacientes com grandes defeitos no hemidiafragma direito, que podem até ser acompanhados por ascites pequenas ou indetectáveis, já que todo o líquido gerado no abdome imediatamente entra no espaço pleural. A conduta nesses casos deve ser o controle adequado da ascite, evitando-se a colocação de drenos no tórax, que são de difícil remoção.

ASCITE TENSA

Denominação das ascites de grande volume (> 10 L) que provocam dificuldade de excursão do diafragma e desconforto respiratório ao paciente. Exige paracentese terapêutica o mais cedo possível. O volume de ascite retirado que trará alívio clínico para o paciente é muito variável, ficando em média por volta de 2 L.

HIPONATREMIA

Pode ocorrer no início do quadro ou após o emprego de diuréticos. É devida à grande queda na excreção de água livre que ocorre em muitos casos, principalmente devido aos altos níveis de ADH.[7] Estes pacientes devem ser submetidos à restrição da ingesta de água livre no início do tratamento.

TRATAMENTO DA ASCITE NO CIRRÓTICO

ASPECTOS GERAIS

Dentro de 10 anos do diagnóstico de cirrose compensada, aproximadamente 58% dos pacientes terão desenvolvido ascite.[71] O conceito de sucesso na terapêutica da ascite envolve a redução do volume do líquido ascítico e do edema periférico ao mínimo possível, sem depleção do volume intravascular. Um volume de ascite menor permite a concentração das opsoninas do líquido, melhorando a defesa local contra infecções.[72] Entre outros benefícios da terapêutica, é possível mencionar a redução do risco de celulite e o menor risco de formação de hérnias abdominais e diafragmáticas. Embora os pacientes se sintam melhor e com melhor qualidade de vida com menos ascite e edema (menos desconforto abdominal, melhor alimentação, melhor mobilidade), não há evidências científicas de que o tratamento da sobrecarga de volume melhore a sobrevida dos cirróticos.

Para o tratamento da ascite dos cirróticos que sofrem internação hospitalar, recomenda-se que o paciente seja colocado em repouso, com restrição de sal na dieta. Nas primeiras 24 horas de internação, deve-se manter o paciente sem diuréticos e solicitar dosagem de sódio no sangue e na urina de 24 horas. O sódio urinário ajudará na compreensão de qual fase da formação da ascite o paciente cirrótico se encontra e, portanto, de quanto diurético ele necessitará. O sódio sérico também orienta quanto à necessidade de restrição hídrica (água livre). Devemos instituir restrição hídrica de 1 a 1,5 L/dia naqueles pacientes com [Na] sérico entre 120 e 125 meq/L. O esquema geral para tratamento da ascite do paciente cirrótico pode ser visto no Quadro 9.3.

Pacientes com outras causas para formação da ascite (não cirrose) usualmente não respondem ao tratamento administrado aos cirróticos. Isso é verdade especialmente para as ascites neoplásicas, em que há muita dificuldade de mobilização do líquido ascítico com restrição de sal e uso de diuréticos.[73]

Entre as medidas gerais envolvidas no tratamento da ascite do cirrótico, está a indicação de abstinência total de álcool, naqueles pacientes que ainda estão em consumo ativo. Essa medida beneficia também os pacientes com outras causas associadas de hepatopatia crônica, como a hepatite C. A abstinência do álcool pode causar melhora da histologia hepática mesmo em pacientes com cirrose alcoólica, acompanhada de redução da pressão portal e da redução da ascite.[74] Outras causas de cirrose com ascite, que apresentam melhora com tratamento específico da doença hepática de base, são a hepatite autoimune e a hepatite B crônica.[75]

O uso de anti-inflamatórios não hormonais deve ser evitado, pois esses medicamentos diminuem a síntese de prostaglandinas renais, causando vasoconstrição renal e diminuindo a resposta aos diuréticos.[76] O uso de inibidores da ECA e bloqueadores do receptor de angiotensina também devem ser evitados, pois podem causar efeitos nocivos. O uso dessas medicações deve ser avaliado caso a caso e, se for necessário, o médico deve monitorizar a função renal e a pressão arterial.[77]

RESTRIÇÃO DE SÓDIO

A remoção da ascite e do edema periférico requer a indução de balanço negativo de sódio. Além do alívio do desconforto abdominal, a remoção do excesso de líquido produz pequena redução da pressão portal,[78] além da melhora da atividade opsônica do líquido ascético.[79]

A restrição de sódio mais utilizada é a de 88 meq/dia (cerca de 2 g de sal), incluindo a soma do sal de todos os alimentos, líquidos e medicações.[33] Entretanto, essa dieta será efetiva na ausência de diuréticos apenas em um subgrupo pequeno de pacientes, que apresentem excreção de sódio urinário em torno de 78 meq/L (considerando que mais 10 meq sejam perdidos de fontes não urinárias). Como esse subgrupo é pequeno, a maioria dos pacientes cirróticos com ascite deverá receber diuréticos, além da restrição de sal.[30]

REMOÇÃO RÁPIDA DE LÍQUIDO ASCÍTICO

A velocidade com que o líquido ascítico pode ser removido na cirrose com ascite, depende da presença ou ausência de edema periférico. Na indução de diurese, o líquido é perdido inicialmente do espaço vascular. Após a queda da pressão intravascular, o edema periférico passa a ser mobilizado para repor o volume plasmático. A mobilização do líquido ascítico é ilimitada enquanto houver edema periférico.[80,81] Ao contrário, pacientes que apresentam apenas ascite sem edema periférico, mobilizam a ascite apenas pelos capilares peritoneais, em uma taxa limitada de 500 a 900 mL/dia. Nesses pacientes, uma remoção de líquido de maior volume com diuréticos pode levar à queda do volume plasmático e à azotemia.[80] Portanto, nos pacientes sem edema periférico, perdas de peso maiores do que 1 kg/dia ou de líquido acima de 1.000 mL/dia resultarão na retirada de líquido de outro compartimento. Se houver necessidade de o paciente perder um volume maior em 2 dias, uma paracentese deve ser realizada.

USO DE DIURÉTICOS

A opção terapêutica que tem mais sucesso é a combinação de doses únicas matinais de espironolactona e furosemide, iniciando com 100 mg e 40 mg respectivamente.[82] Essas doses podem ser dobradas a cada 3 dias se o efeito obtido não for satisfatório. Pela sua farmacologia, a espironolactona deve ser administrada sempre uma vez ao dia. Uma das vantagens dessa associação é evitar a hipocalemia que poderia ocorrer com o uso dos diuréticos de alça apenas e que tem o potencial de desencadear a encefalopatia hepática. As doses máximas recomendadas são 400 mg/dia para espironolactona e 160 mg/dia para o furosemide.[30] Apesar do uso mais consagrado da associação espironolactona + furosemide, alguns estudos sugerem que o uso isolado de espironolactona é também muito efetivo. Pode-se dar preferência ao uso isolado de espironolactona para os pacientes que também apresentem hipocalemia inicialmente. Um dos problemas do uso crônico de espironolactona é a ocorrência de ginecomastia dolorosa. Como alternativa para esses casos, há o amiloride (diurético polpador de potássio), que é menos efetivo do que a espironolactona.[83] De forma geral, os pacientes "sensíveis a diuréticos" deveriam ser tratados preferencialmente com restrição de sal e diuréticos, e não com paracenteses seriadas.

Outro conhecimento interessante é relacionado à via de administração de furosemide para os pacientes com cirrose. Há evidências de que a via intravenosa causa uma redução aguda da função renal do cirrótico e deveria ser evitada.[84] Por outro lado, o furosemide oral é bem absorvido no cirrótico e deve ser usado preferencialmente. Repetindo, a paracentese deve ser a opção terapêutica se o paciente tiver indicação para retirada de líquido ascítico em maior volume e com maior rapidez.

Durante todo o período de internação do cirrótico com ascite, recebendo tratamento com diuréticos, recomenda-se a monitoração da função renal a cada 2 dias. Se em qualquer momento houver surgimento de encefalopatia hepática, hiponatremia < 120 meq/L (apesar da restrição hídrica) ou creatinina > 2 mg/dL, os diuréticos devem ser suspensos e a situação deve ser reavaliada (Figura 9.1). Uma expansão com albumina pode ser tentada nos casos em que não houver recuperação da função renal prontamente.

RESISTÊNCIA AOS DIURÉTICOS

A conduta de restrição de sódio somada ao uso de diuréticos se mostra efetiva em cerca de 90% dos pacientes cirróticos com ascite. Antes que um paciente seja qualificado como "resistente a diuréticos" ou estar apresentando "ascite refratária a diuréticos", é nececessário avaliar qual é a sua excreção de sódio urinário em 24 horas. Para uma dieta com 88 meq de sódio, os pacientes que excretam mais de 78 meq/dia de sódio deveriam perder peso. Se isso não acontece, a aderência à dieta hipossódica deve ser avaliada inicialmente. Se o paciente excretar menos de 78 meq/dia de sódio e já estiver recebendo dose máxima dos diuréticos, ele será corretamente denominado de "resistente a diuréticos", ou estar com "ascite refratária a diuréticos".[85] Esse diagnóstico só deve ser feito após 1 semana de tratamento intensivo com dose máxima de diuréticos, quando não for obtida uma perda maior do que 200 g/dia durante os últimos 4 dias e a excreção urinária de sódio for inferior a 50 meq/dia nesse período. Nos pacientes com verdadeira resistência a diuréticos, parece haver intensa ativação neuro-humoral, que resulta em vasoconstrição renal com aumentada reabsorção de sódio no túbulo proximal (influenciado por angiotensina II e noradrenalina) e no tubo coletor (aldosterona).[85] Um estudo recente sugeriu um teste com 80 mg por via endovenosa (EV) de furosemida em casos suspeitos de resistência a diuréticos. Nesse estudo, os pacientes eram classificados como resistentes a diuréticos se excretassem < 50 meq de sódio na urina após 8 horas da infusão da furosemida.[86]

Objetivando superar a dificuldade da coleta das amostras de urina de 24 horas para determinação do sódio urinário, há evidências preliminares de que a razão Na/K urinária, obtida de uma amostra aleatória de urina ao longo do dia, poderia ser tão boa quanto a urina de 24 horas. Em um estudo, aproximadamente 90% dos pacientes com a razão Na/K > 1, em coletas de urina ao acaso, tinham excreção de sódio de 24 horas > 78 meq/L.[87]

Os pacientes que se tornam resistentes a diuréticos devem sempre ser considerados para o transplante de fígado, pois cerca de 50% evoluem a óbito dentro de 6 meses e 75% morrem em 1 ano.[88]

PARACENTESE

A paracentese é a opção terapêutica correta quando o paciente cirrótico com ascite tiver indicação de perder um volume de líquido maior do que 1.000 mL em 24 horas, como já referido. Estudos mostram que a remoção de um volume de líquido de até 5 L de uma vez por paracentese não tem consequências hemodinâmicas e hormonais e a infusão concomitante de coloides não é necessária.[89] Para paracenteses de volume maior, deve-se efetuar infusão de albumina pós-procedimento na proporção de 6 a 8 gramas de albumina para cada litro de ascite.[90] A paracentese como opção terapêutica ou para diagnóstico das causas/complicações da ascite é um procedimento seguro. Embora aproximadamente 70% dos pacientes com ascite tenham um tempo de protrombina anormal,[32] complicações hemorrágicas do procedimento são incomuns, ocorrendo com coagulação intravascular disseminada (CIVD) e fibrinólise aparente, que afetam menos de 1:1.000 paracenteses.[33]

A paracentese seriada é uma opção para os casos de ascite refratária ao uso de diuréticos. Até mesmo em pacientes com ascite que não excretam sódio na urina, uma paracentese de 6 L pode mantê-los com ascite controlada por um período de 7 a 10 dias.[14]

OPÇÕES CIRÚRGICAS

O uso dos TIPS (*transjugular intrahepatic portosystemic shunts*) deve ser reservado para pacientes com ascite refratária. Uma recente metanálise, comparando o uso dos TIPS com a paracentese em casos de ascite refratária, mostrou que os TIPS foram mais eficientes em remover a ascite, porém não produziram diferenças em relação aos parâmetros mortalidade, sangramento digestivo, infecção e insuficiência renal aguda. Além disso, os pacientes com TIPS desenvolveram mais encefalopatia hepática.[91] Os *shunts* peritoneovenosos

(LeVeen or Denver) ou os *shunts* portossistêmicos cirúrgicos têm indicações muito limitadas até mesmo para os pacientes com ascite refratária. Vários problemas, como a manutenção da permeabilidade do cateter e o número excessivo de complicações, sem vantagens na sobrevida em comparação com a terapêutica clínica, têm levado ao progressivo abandono do uso desse tipo de *shunt*.[92] O uso do TIPS tem alcançado espaço no tratamento das ascites refratárias. Alguns estudos mostram melhora em 86% dos casos, com resolução total da ascite em 57%.[28]

PERITONITE BACTERIANA ESPONTÂNEA

O tratamento antibiótico na PBE deve ser considerado em pacientes com contagem de PMN ≥ 250/mm³ no líquido

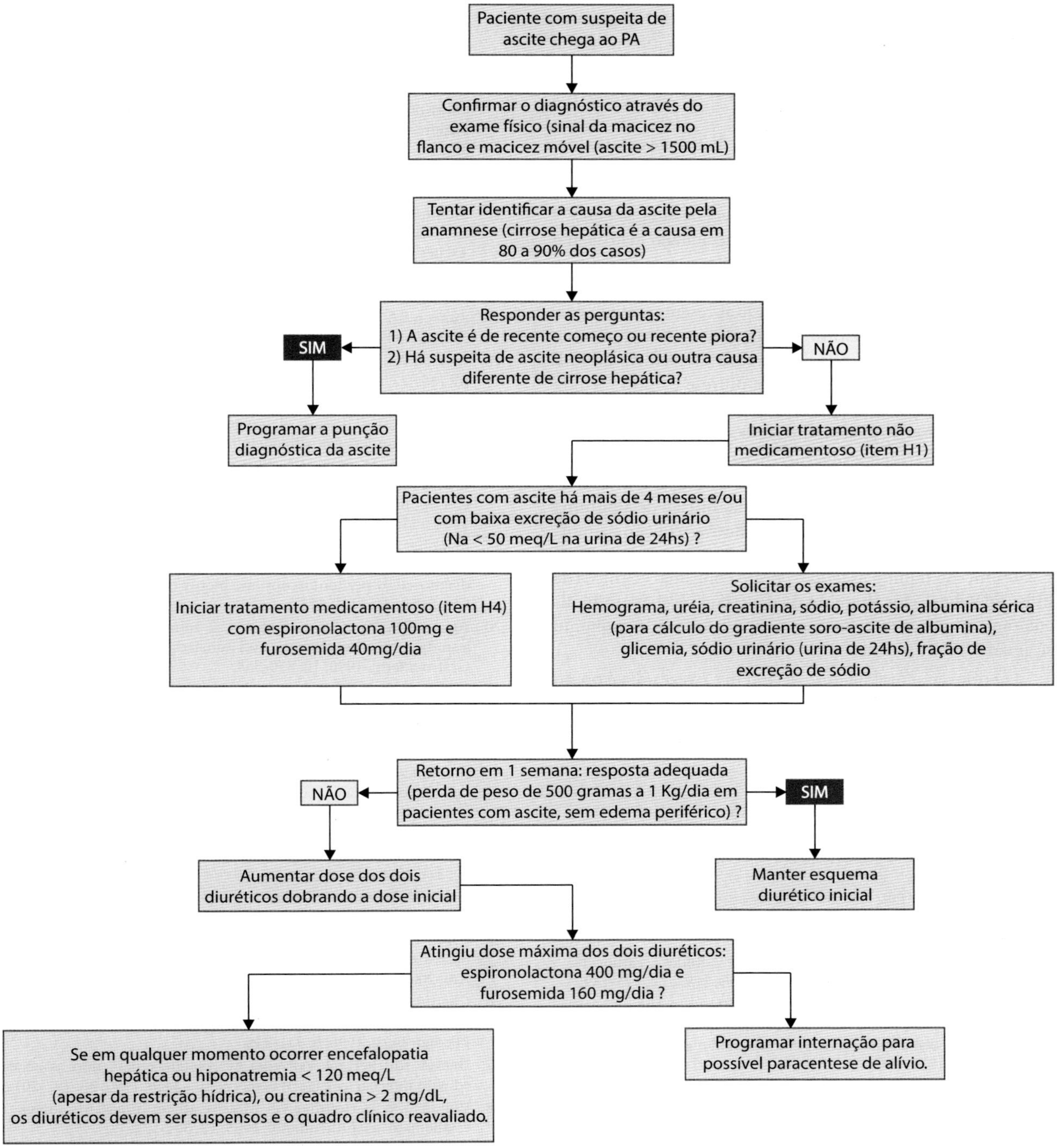

FIGURA 9.1 Algoritmo da abordagem da ascite no pronto atendimento (PA).

ascítico. Para o tratamento da PBE ou da ascite neutrocítica, recomenda-se o uso de cefotaxima EV na dose de 2 g, a cada 8 horas, por 5 dias.[30] A resposta ao tratamento deve ser reavaliada em 48 horas após o início, com nova paracentese. Se a contagem de PMN for menor do que o valor pré-tratamento e na cultura inicial da ascite crescer apenas um agente infeccioso, o paciente provavelmente tem PBE de fato. Se a conduta estiver correta ocorrerá redução de pelo menos 50% na contagem de PMN na ascite nos dias seguintes, acompanhada da negativação das culturas.[30] Se a contagem de PMN aumentar na punção de controle e a cultura do líquido ascítico revelar a presença de mais de um microorganismo, o diagnóstico de PBE deve ser revisto, pois o paciente pode ter provavelmente uma peritonite secundária.

Apesar da recomendação clássica do uso de cefotaxima EV nos casos de PBE, uma recente revisão sobre o uso de antibióticos na PBE não conseguiu reunir evidências suficientes para indicar um esquema antibiótico ideal nesses pacientes.[93] O uso de antibioticoterapia pode ser direcionado pelo agente isolado em cultura. O tratamento da bacterascite não neutrocítica monomicrobiana somente deve ser feito se o paciente tiver sintomas. Para os pacientes que já apresentaram um episódio de PBE, deve-se instituir profilaxia com uso crônico de norfloxacina (400 mg/dia) pela alta taxa de recidiva da PBE nesses casos.[94] Manter e estimular a diurese é outra medida de proteção contra PBE por concentrar o líquido ascítico e melhorar a defesa do paciente contra as bactérias.

Um estudo recente sugeriu o benefício da infusão de albumina na taxa de 1,5 gr/kg dentro de 6 horas da infusão de cefotaxime para PBE, com repetição da infusão de albumina 1 gr/kg no dia 3. Com essa manobra, houve redução da mortalidade de 29% para 10%.[95] Pacientes com contagem de PMN < 250/mm^3 no líquido ascético, porém com sinais clínicos de infecção (febre + dor abdominal), deveriam receber antibioticoterapia empírica de cefotaxime 2 gr 8/8 horas EV, enquanto se aguardam as culturas.[96]

O ofloxacin oral na dose de 400 mg 2 vezes/dia é opção para a cefotaxima EV em paciente sem os seguintes sintomas: vômitos; choque; encefalopatia grau 2 ou maior; ou creatinina sérica maior que 3 mg/dL.[97]

REFERÊNCIAS BIBLIOGRÁFICAS

1. Cattau EL, Benjamin SB, Knuff TE, et al. The accuracy of the physical exam in the diagnosis of suspect ascites. JAMA, 1982; 247: 1164-1166.
2. Andrade Júnior DR, Galvão FHF, Santos AS, Andrade DR. Ascite: estado da arte baseado em evidências. Rev Assoc Med Bras, 2009; 55: 489-496.
3. Gines P, Fernandez-Esparrach G, Arroyo V, Rodes J. Pathogenesis of ascites in cirrhosis. Semin Liver Dis, 1997; 17: 175-189.
4. Reichle FA, Owen OE. Hemodynamic patterns in human hepatic cirrhosis: a prospective randomized study of the hemodynamic sequelae of distal splenorenal (Warren) and mesocaval shunts. Ann Surg, 1979; 190: 523-534.
5. Arroyo V, Bosch J, Gaya-Beltran J, et al. Plasma renin activity and urinary sodium excretion as prognostic indicators in nonazotemic cirrhosis with ascites. Ann Intern Med, 1981; 94: 198-201.
6. Arroyo V, Claria J, Salo J, et al. Antidiuretic hormone and the pathogenesis of water retention in cirrhosis with ascites. Semin Liver Dis, 1994; 14: 44-58.
7. Andrade DR. Estudo da excreção de água livre, água ligada a solutos, sódio e potássio e da filtração glomerular, em pacientes cirróticos com ascite, pela prova da sobrecarga de água. São Paulo, 1966, 87 p. Tese (Doutorado) Faculdade de Medicina, Universidade de São Paulo.
8. Biggins SW, Rodriguez HJ, Bacchetti P, et al. Serum sodium predicts mortality in patients listed for liver transplantation. Hepatology, 2005; 41: 32-39.
9. Heuman DM, Abou-assi SG, Habib A, et al. Persistent ascites and low serum sodium identify patients with cirrhosis and low MELD scores who are at high risk for early death. Hepatology, 2004; 40: 802-810.
10. Sacerdoti D, Bolognesi M, Merkel C, et al. Renal vasoconstriction in cirrhosis evaluated by duplex Doppler ultrasonography. Hepatology, 1993; 17: 219-224.
11. Guevara M, Gines P, Fernandez-Esparrach G, et al. Reversibility of hepatorenal syndrome by prolonged administration of ornipressin and plasma volume expansion. Hepatology, 1998; 27: 35-41.
12. Vallance P, Moncada S. Hyperdynamic circulation in cirrhosis: a role for nitric oxide? Lancet, 1991; 337: 776-778.
13. Moore KP, Wong F, Gines P, et al. The management of ascites in cirrhosis: report on the consensus conference of the International Ascites Club. Hepatology, 2003; 38: 258-266.
14. Polak M. Ascite: fisiopatologia, classificação e conduta diagnóstica. São Paulo, Farmasa, 1987, 104 p.
15. Runyon BA. Care of patients with ascites. N Engl J Med, 1994; 330: 337-342.
16. Runyon BA. Ascites. In: Diseases of the Liver, Schiff L & Schiff ER (eds). 7. ed. J.B. Lippincott Co., Philadelphia, 1993; 990-1015.
17. Runyon BA. Ascites and spontaneous bacterial peritonitis. In: Gastrointestinal disease. Sleisenger MH & Fordtran JS (eds). 5. ed. WB Saunders Co., Philadelphia, 1993; 1977-2003.
18. Runyon BA, Montano AA, Akriviadis EA, et al. The serum-ascites albumin gradient is superior to the exudate-transudate concept in the differential diagnosis of ascites. Ann Intern Med, 1992; 117: 215-220.
19. Manohar A, Simjee AE, Haffejee AA, et al. Symptoms and investigative findings in 145 patients with tuberculous peritonitis diagnosed by peritonioscopy and biopsy over a five year period. Gut, 1990; 31: 1130-1132.
20. Aguado JM, Pons F, Casafont F, et al. Tuberculous peritonitis: a study comparing cirrhotic and noncirrhotic patients. J Clin Gastroenterol, 1990; 12: 550-554.
21. Muller-Schoop JW, Wang SP, Munzinger J, et al. Chlamydia trachomatis as possible cause of peritonitis and perihepatitis in young women. Br Med J, 1978; 1: 1022-1024.
22. Cappell MS, Shetty V. A multicenter, case-controlled study of the clinical presentation and etiology of ascites and of the safety and clinical efficacy of diagnostic abdominal paracentesis in HIV seropositive patients. Am J Gastroenterol, 1994; 89: 2172-2177.
23. Ackerman Z. Ascites in nephrotic syndrome: Incidence, patients' characteristics, and complications. J Clin Gastroenterol, 1996; 22: 31-34.
24. Delbaere A, Smits G, De Leener A, et al. Understanding ovarian hyperstimulation syndrome. Endocrine, 2005; 26: 285-290.
25. Baron TH. Treatment of pancreatic pseudocysts, pancreatic necrosis, and pancreatic duct leaks. Gastrointest Endosc Clin N Am, 2007; 17: 559-579.
26. Chardot C, Iskandarani F, De Dreuzy O, et al. Spontaneous perforation of the biliary tract in infancy: a series of 11 cases. Eur J Pediatr Surg, 1996; 6: 341-346.
27. Dees A, Kluchert SA, van Vliet AC. Pseudo-renal failure associated with internal leakage of urine. Neth J Med, 1990; 37: 197-201.
28. Wilkins KW Jr, Hoffman GS. Massive ascites in systemic lupus erythematosus. J Rheumatol, 1985; 12: 571-574.
29. Saab S, Rickman LS, Lyche KD. Ascites and the acquired immunodeficiency syndrome. Report of 54 cases. Medicine (Baltimore), 1996; 75: 131-141.
30. Miedema EB, Bissada NK, Finkbeiner AE, et al. Chylous ascites

complicating retroperitoneal lymphadenectomy for testis tumors: management with peritoniovenous shunting. J Urol, 1978; 120: 377-382.
31. Runyon BA. Management of adult patients with ascites due to cirrhosis. Hepatology, 1998; 27: 264-272.
32. Sakai H, Sheer TA, Mendler MH, et al. Choosing the location for non-image guided abdominal paracentesis. Liver Int, 2005; 25: 984-986.
33. Runyon BA. Paracentesis of ascitic fluid: a safe procedure. Arch Intern Med, 1986; 146: 2259-2261.
34. McVay PA, Toy PT. Lack of increased bleeding after paracentesis and thoracentesis in patients with mild coagulation abnormalities. Transfusion, 1991; 13: 164-171.
35. Grabau CM, Crago SF, Hoff LK, et al. Performance standards for therapeutic abdominal paracentesis. Hepatology, 2004; 40: 484-488.
36. Pache I, Bilodeau M. Severe haemorrhage following abdominal paracentesis for ascites in patients with liver disease. Aliment Pharmacol Ther, 2005; 21: 525-529.
37. Runyon BA, Canawati HN, Akriviadis EA. Optimization of ascitic fluid culture technique. Gastroenterology, 1988; 95: 1351-1355.
38. Bar-Meir S, Lerner E, Conn HO. Analysis of ascitic fluid in cirrhosis. Dig Dis Sci, 1979; 24: 136-144.
39. Hoefs JC. Increase in ascites WBC and protein concentrations during diuresis in patients with chronic liver disease. Hepatology, 1981; 1: 249-254.
40. Antillon MR, Runyon BA. Effect of marked peripheral leukocytosis on the leukocyte count in ascites. Arch Intern Med, 1991; 151: 509-510.
41. Hoefs, JC. Serum protein concentration and portal pressure determine the ascitic fluid protein concentration in patients with chronic liver disease. J Lab Clin Med, 1983; 102: 260-273.
42. Runyon BA, Hoefs JC. Ascitic fluid analysis in the differentiation of spontaneous bacterial peritonitis from gastrointestinal tract perforation into ascitic fluid. Hepatology, 1984; 4: 447-450.
43. Tanrikulu AC, Aldemir M, Gurkan F, et al. Clinical review of tuberculous peritonitis in 39 patients in Diyarbakir, Turkey. J Gastro Hepatol, 2005; 20: 906-909.
44. Runyon BA. Low-protein-concentration ascitic fluid is predisposed to spontaneous bacterial peritonitis. Gastroenterology, 1986; 91: 1343-1346.
45. Akriviadis EA, Runyon BA. Utility of an algorithm in differentiating spontaneous from secondary bacterial peritonitis. Gastroenterology, 1990; 98: 127-133.
46. Runyon BA. Amylase levels in ascitic fluid. J Clin Gastroenterol, 1987; 9: 172-174.
47. al Karawi MA, Mohamed AE, Yasawy MI, et al. Protean manifestation of gastrointestinal tuberculosis: Report on 130 patients. J Clin Gastroenterol, 1995; 20: 225-232.
48. Marshall JB. Tuberculosis of the gastrointestinal tract and peritoneum. Am J Gastroenterol, 1993; 88: 989-999.
49. Dwivedi M, Misra SP, Misra V, et al. Value of adenosine deaminase estimation in the diagnosis of tuberculous ascites. Am J Gastroenterol, 1990; 85: 1123-1125.
50. Hillebrand DJ, Runyon Ba, Yasmineh W, et al. Ascitic fluid adenosine deaminase insensitivity in detecting tuberculous peritonitis in the United States. Hepatology, 1996; 24: 1408-1412.
51. Sanai FM, Bzeizi KI. Systematic review: tuberculous peritonitis – presenting features, diagnostic strategies and treatment. Aliment Pharmacol Ther, 2005; 22: 685-700.
52. Rector WG Jr. Spontaneous chylous ascites of cirrhosis. J Clin Gastroenterol, 1984; 6: 369-372.
53. Runyon BA. Ascitic fluid bilirubin concentration as a key to the diagnosis of choleperitoneum. J Clin Gastroenterol, 1987; 9: 543-545.
54. Runyon BA, Hoefs JC, Morgan TR. Ascitic fluid analysis in malignancy-related ascites. Hepatology, 1988; 8: 1104-1109.
55. DiBonito L, Falconieri G, Colautti I, et al. The positive peritoneal effusion. A retrospective study of cytopathologic diagnoses with autopsy confirmation. Acta Cytol, 1993; 37: 483-488.
56. Loewenstein MS, Rittgers RA, Feinerman AE, et al. Carcinoembryonic antigen assay of ascites and detection of malignancy. Ann Intern Med, 1978; 88: 635-638.
57. Wu SS, Lin OS, Chen YY, et al. Ascitic fluid carcinoembryonic antigen and alkaline phosphatase levels for the differentiation of primary from secondary bacterial peritonitis with intestinal perforation. J Hepatol, 2001; 34: 215-221.
58. Runyon BA, Antillon MR. Ascitic fluid pH and lactate: Insensitive and nonspecific tests in detecting ascitic fluid infection. Hepatology, 1991; 13: 929-935.
59. Zuckerman E, Lanir A, Sabo E, Rosenvald-Zuckerman T, et al. Cancer antigen 125: a sensitive marker of ascites in patients with cirrhosis. Am J Gastroenterol, 1999; 94: 1613-1618.
60. Goldberg BB, Goodman GA, Clearfield HR. Evaluation of ascites by ultrasound. Radiology, 1970; 96: 15-22.
61. Demirkazik FB, Akhan O, Ozmen MN, et al. US and CT findings in the diagnosis of tuberculous peritonitis. Acta Radiol, 1996; 37: 517-520.
62. Chu CM, Lin SM, Pemg SM, et al. The role of laparoscopy in the evaluation of ascites of unknown origin. Gastrointest Endosc, 1994; 40: 285-289.
63. Anglada MIG, Hernándes FJB, Ruiz AC, et al. Peritoneal tuberculosis. The characteristics of a not infrequent tuberculosis site. Rev Clin Esp, 1992; 190: 393-397.
64. Rodriguez E, Pombo F. Peritoneal tuberculosis versus peritoneal carcinomatosis: distinction based on CT findings. J Comput Assist Tomogr, 1996; 20: 269-272.
65. Coral G, de Mattos AA, Damo DF, et al. Prevalence and prognosis of spontaneous bacterial peritonitis. Experience in patients from general hospital in Porto Alegre, RS, Brazil (1991-2000). Arq Gastroenterol, 2002; 39: 158-162.
66. Runyon BA. Monomicrobial nonneutrocytic bacterascites: a variant of spontaneous bacterial peritonitis. Hepatology, 1990; 12: 710-715.
67. Runyon BA, Morrissey R, Hoefs JC, et al. Opsonic activity of human ascitic fluid: a potentially important protective mechanism against spontaneous bacterial peritonitis. Hepatology, 1985; 5: 634-637.
68. Thiele GB, Silva OM, Fayad L, et al. Clinical and laboratorial features of spontaneous bacterial peritonitis in Southern Brazil. Sao Paulo Med J, 2014; 132: 205-210.
69. Berg RD. Translocation of indigenous bacteria from the intestinal tract. In: Hentges, DJ ed.; Human Intestinal Microflora in Health and Disease; New York, Academic Press, 1983,333–352.
70. Belghiti J, Durand F. Abdominal wall hernias in the setting of cirrhosis. Semin Liver Dis, 1997; 17: 219-226.
71. Gines P, Quintero E, Arroyo V, et al. Compensated cirrhosis: Natural history and prognostic factors. Hepatology, 1987; 7: 122-128.
72. Runyon BA, Van Epps DE. Diuresis of cirrhotic ascites increases its opsonic activity and may help prevent spontaneous bacterial peritonitis. Hepatology, 1986; 6: 396-399.
73. Pockros PJ, Esrason KT, Nguyen C, et al. Mobilization of malignant ascites with diuretics is dependent on ascitic fluid characteristics. Gastroenterology, 1992; 103: 1302-1306.
74. Wensing G, Lotterer E, Link I, et al. Urinary sodium balance in patients with cirrhosis: Relationship to quantitative parameters of liver function. Hepatology, 1997; 26: 1149-1155.
75. Malekzadeh R, Mohamadnejad M, Rakhshani N, et al. Reversibility of cirrhosis in chronic hepatitis B. Clin Gastroenterol Hepatol, 2004; 2: 344-347.
76. Arroyo V, Gines P, Rimola A, et al. Renal function abnormalities, prostaglandins, and effects of nonsteroidal anti-inflammatory drugs in cirrhosis with ascites. An overview with emphasis on pathogenesis. Am J Med, 1986; 81: 104-122.
77. Gines P, Angeli P, Lenz K, et al. EASL clinical practice guideline

on the management of ascites, spontaneous bacterial peritonitis, and hepatorenal syndrome. J Hepatol, 2010; 53: 397-417.

78. Garcia-Pagan JC, Salmeron JM, Feu F, et al. Effects of low-sodium diet and spironolactone on portal pressure in patients with compensated cirrhosis. Hepatology, 1994; 19: 1095-1099.
79. Runyon BA, Antillon MR, McHutchison JG. Diuresis increases ascitic fluid opsonic activity in patients who survive spontaneous bacterial peritonitis. J Hepatol, 1992; 14: 249-252.
80. Pockros PJ, Reynolds TB. Rapid diuresis in patients with ascites from chronic liver disease: The importance of peripheral edema. Gastroenterology, 1986; 90: 1827-1833.
81. Stiehm AJ, Mendler MH, Runyon BA. Detection of diuretic-resistance or diuretic-sensitivity by spot urine Na/K ratios in 729 specimens from cirrhotics with ascites: approximately 90 percent accuracy as compared to 24-hr urine Na excretion (abstract). Hepatology, 2002; 36: 222A.
82. Fogel MR, Sawhney VK, Neal EA, et al. Diuresis in the ascitic patient: A randomized controlled trial of three regimens. J Clin Gastroenterol, 1981; 3: 73-80.
83. Angeli P, Dalla Pria M, De Bei E, et al. Randomized clinical study of the efficacy of amiloride and potassium canrenoate in nonazotemic cirrhotic patients with ascites. Hepatology, 1994; 19: 72-79.
84. Daskalopoulos G, Laffi G, Morgan T, et al. Immediate effects of furosemide on renal hemodynamics in chronic liver disease with ascites. Gastroenterology, 1987; 92: 1859-1863.
85. Runyon BA. Refractory ascites. Semin Liver Dis, 1993; 13: 343-351.
86. Stassen WN, McCullough AJ. Management of ascites. Sem Liver Dis, 1985; 5: 291-307.
87. Such J, Francés R, Pérez-Mateo M. Nitric oxide in patients with cirrhosis and bacterial infections. Metab Brain Dis, 2002; 17: 303-309.
88. Bories P, Garcia-Compean D, Michel H, et al. The treatment of refractory ascites by the LeVeen shunt: a multi-center controlled trial (57 patients). J Hepatol, 1986; 3: 212-218.
89. Peltekian KM, Wong F, Liu PP, et al. Cardiovascular, renal, and neurohormonal responses to single large-volume paracentesis in patients with cirrhosis and diuretic-resistant ascites. Am J Gastroenterol, 1997; 92: 394-399.
90. Salermo F, Badalament S, Incerti P. Repeated paracentesis and i.v. albumin infusion to treat "tense" ascites in cirrhotic patients. A safe alternative therapy. J Hepatol, 1987; 5: 102-108.
91. Saab S, Nieto JM, Lewis SK, et al. TIPS versus paracentesis for cirrhotic patients with refractory ascites. *Cochrane Database of Systematic Reviews* 2006, Issue 4. Art. No.: CD004889. DOI: 10.1002/14651858.CD004889.pub2.
92. Gines P, Arroyo V, Vargas V, et al. Paracentesis with intravenous infusion of albumin as compared with peritoneovenous shunting in cirrhosis with refractory ascites. N Engl J Med, 1991; 325: 829–835.
93. Soares-Weiser K, Brezis M, Leibovici L. Antibiotics for spontaneous bacterial peritonitis in cirrhotics. *Cochrane Database of Systematic Reviews* 2001, Issue 3. Art. No.: CD002232. DOI: 10.1002/14651858.CD002232.
94. Mattos AA. - Ascite: Clínica e Terapêutica. In: Doenças do fígado e vias biliares. Gayotto LCC, Alves VAF (eds). São Paulo: Atheneu; 2001. p. 629-644.
95. Spahr L, Villeneuve JP, Tran HK, et al. Furosemide induced natriuresis as a test to identify cirrhotic patients with refractory ascites. Hepatology, 2001; 33: 28-31.
96. Hoefs JC, Canawati HN, Sapico FL, et al. Spontaneous bacterial peritonitis. Hepatology, 1982; 2: 399–407.
97. Navasa M, Follo A, Llovet JM, et al. Randomized, comparative study of oral ofloxacin versus intravenous cefotaxime in spontaneous bacterial peritonitis. Gastroenterology, 1996; 111: 1011–1017.

10

Icterícia

Fabricio Bragagnolo
Eduardo Gomes
Mauricio Stedile
Camila Toscan

INTRODUÇÃO

Icterícia é um sinal clínico, resultante do aumento da concentração sérica de bilirrubinas, e se apresenta como uma coloração amarelada da pele, mucosa e esclera. Essa última, útil para diferencia-la de outros tipos de hiperpigmentação cutânea.

Pode ser decorrente de uma gama enorme de patologias e ter variadas etiologias. Pode decorrer de situações agudas e graves com grande morbimortalidade e rápida evolução (hepatite viral aguda grave, intoxicação medicamentosa, sepse), de situações crônicas com evolução lenta (neoplasias, doenças autoimunes) ou até de situações sem morbidade associada (síndrome de Gilbert).

O desafio do emergencista, ao se deparar com um paciente ictérico, é identificar a gravidade potencial da situação diferenciando os casos que exijam rápido diagnóstico e introdução precoce de medidas terapêuticas entre aqueles que podem ser encaminhados para tratamento eletivo.[1] Para fazer tal avaliação, é necessário que se tenha uma linha de pensamento que inclua avaliar as principais causas de icterícia e os achados que possam indicar as situações de maior gravidade. Assim sendo, nosso objetivo primeiro é sistematizar uma forma de avaliação inicial que permita identificar as situações em que a icterícia seja um sinal decorrente de uma situação clínica de extrema gravidade, em que as medidas terapêuticas devem ser precoces, diferenciando-as daquelas em que não exista risco imediato e que podem ser investigadas e tratadas de forma ambulatorial.

FISIOPATOLOGIA DA ICTERÍCIA

METABOLISMO NORMAL DA BILIRRUBINA

A bilirrubina é originada dos produtos do grupo heme. Sua produção se dá, na maior parte, pelo catabolismo da hemoglobina contida nos eritrócitos maduros. Uma pequena parte se origina da porção heme de células imaturas do baço, da medula óssea e, mais raramente, de proteínas, como a mioglobina e citocromos.

A hemoglobina é catabolizada nas células reticuloendoteliais, a porção heme é convertida em biliverdina e, posteriormente, em bilirrubina não conjugada ou indireta. Como a bilirrubina não conjugada formada não é solúvel no plasma, ocorre uma ligação estável, mas reversível, com a albumina, para viabilizar seu transporte. A bilirrubina não conjugada, não ligada à albumina, pode atravessar a barreira hematoencefálica e causar danos neurológicos. Nos neonatos, algumas medicações como as sulfonamidas e salicilatos podem competir com a bilirrubina pela ligação com a albumina e aumentar o risco de *kernicterus*.

Quando chegar ao fígado, ocorre a captação da bilirrubina não conjugada pelos hepatócitos em que, mediante o processo de glicoronidação, ela é transformada em bilirrubina conjugada ou direta, que é solúvel.

A bilirrubina conjugada é transportada através das membranas canaliculares para compor a bile, juntamente com os sais biliares. A bile é, então, excretada no intestino, onde participa do processo de digestão e é fundamental para o metabolismo das gorduras.

No intestino, as bactérias do colo metabolizam a maior parte da bilirrubina em estercobilina e uribilinogênio. A primeira é excretada junto às fezes e promove a sua coloração. O segundo é reabsorvido e excretado pelos rins dando a coloração da urina. A bilirrubina conjugada que não foi metabolizada é desconjugada e retorna aos hepatócitos através da circulação porta hepática.[2,3]

ALTERAÇÕES NO METABOLISMO DA BILIRRUBINA

Os níveis séricos normais de bilirrubina total giram em torno de 1,2 mg/dL. Normalmente, a icterícia se torna clinicamente perceptível quando atinge níveis séricos superiores a 2,5 mg/dL, quando, então, se deposita nos tecidos com alto teor de albumina como a pele e escleras, que passam a apresentar uma coloração amarelada chamada de icterícia.

A bilirrubina conjugada é solúvel e penetra nos fluidos corporais mais facilmente do que a bilirrubina indireta. Por isso, a bilirrubina conjugada produz icterícia mais intensa e mais facilmente do que a não conjugada.

CLASSIFICAÇÃO DA ICTERÍCIA

Pré-hepática

- Ocorre aumento da bilirrubina indireta ou não conjugada por aumento da degradação dos produtos da heme.

Hepática

- Aumento da bilirrubina indireta por defeito na conjugação da bilirrubina.
- Aumento da bilirrubina direta por dificuldade de transporte da bilirrubina conjugada através da membrana canalicular.

Pós-hepática ou colestática:

- Aumento da bilirrubina direta ou conjugada por dificuldade de fluxo da bile pelas vias biliares, gerando estase e aumento de pressão nas vias biliares e refluxo nos sinusoides hepáticos.

Ver Figura 10.1 e Quadro 10.1.

DIAGNÓSTICO E ABORDAGEM CLÍNICA

Na abordagem inicial do paciente com icterícia, para que se possa classificar e entender a relevância clínica, deve-se realizar uma anamnese e exame físico que contenham os dados necessários para elaboração de uma hipótese diagnóstica e avaliação de gravidade potencial. Exames complementares laboratoriais contemplando a função hepática são fundamentais, e a realização de ecografia abdominal é mandatória.

Com os dados de história, exame físico e exames complementares, abordaremos os tipos de icterícia e quais as situações de alta gravidade que cada um desses quadros possam apresentar (Quadro 10.2).

Icterícia pré-hepática e por defeito de conjugação

Nestas situações, há o predomínio da bilirrubina indireta e as provas de lesão hepática (TGO e TGP) e permeabilidade biliar (fosfatase alcalina) não apresentam alterações significativas.

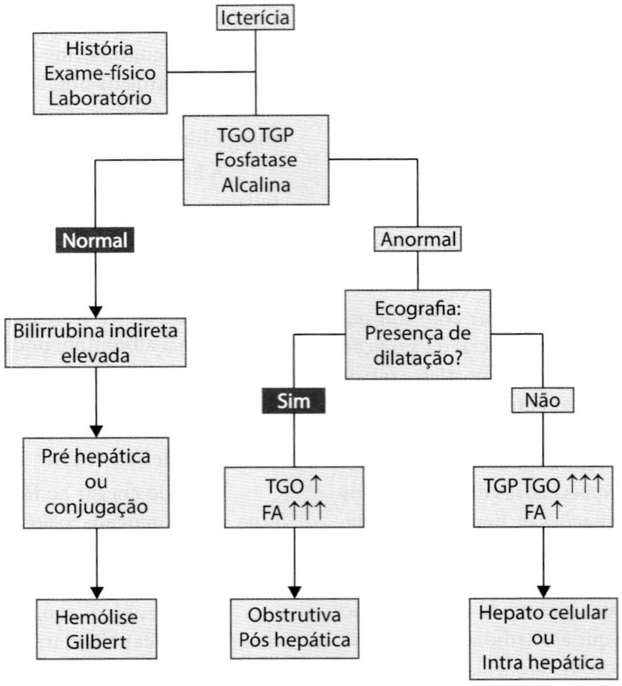

FIGURA 10.1 Definição dos tipos de icterícia.

QUADRO 10.1 Características da icterícia

Característica da icterícia	Local de alteração metabólica	Causa
Aumento da bilirrubina indireta	▪ Pré-hepática: aumento dos produtos da heme ▪ Bilirrubina não conjugada	▪ Hemólises ▪ Anormalidades eritrocitárias ▪ Esferocitose ▪ Doenças enzimáticas ▪ Autoimune ▪ Fármacos ▪ Anormalidades da hemoglobina ▪ Talassemia ▪ Anemia falciforme
	▪ Intra-Hepática ▪ Defeito na conjugação de bilirrubina	▪ Gilbert ▪ Crigler-Najjar
Aumento da bilirrubina direta	▪ Intra-hepática ▪ Defeito no transporte da bilirrubina	▪ Hepatite viral ▪ Fármacos ▪ Álcool ▪ Autoimune ▪ Metabólicas ▪ Transinfecciosas ▪ Rotor ▪ Metabolismo enzimático
	▪ Pós-Hepática	▪ Litíase ▪ Tumor ▪ Doenças autoimunes ▪ Colangite esclerosante ▪ Infecciosas

A síndrome de Gilbert é a causa mais comum deste tipo de icterícia, pois acomete de 4 a 7% da população. Tem caráter intermitente e recorrente, sendo uma condição assintomática e benigna que não requer tratamento. Apresenta-se, geralmente, com bilirrubina total menor do que 5 mg/dL por aumento da bilirrubina indireta, tem transaminases e fosfatase alcalina normais e não apresenta sinais clínicos e laboratoriais de hemólise.

Pacientes que apresentarem sinais ou sintomas de hemólise como anemia, alterações hemodinâmicas, esplenomegalia, dor, devem ser manejados conforme história, uso de drogas ilícitas, fatores étnicos e ter, assim, definida a conduta a seguir.

Icterícia intra-hepática ou hepatocelular

A icterícia hepatocelular se caracteriza por aumento da bilirrubina total, com aumento da bilirrubina direta e grande elevação dos níveis das transaminases (maior do que 10 vezes o normal), sem elevação importante da fosfatase alcalina (até três vezes o valor normal). A ecografia abdominal não mostra dilatação das vias biliares (Figura 10.2).

QUADRO 10.2 História, exame físico e laboratório

História	Exame físico	Laboratório
▪ Pródromos virais	▪ Pressão arterial	▪ Hemograma completo
▪ Uso de álcool	▪ Frequência cardíaca	▪ Transaminases
▪ Medicamentos	▪ Temperatura	▪ Bilirrubinas
▪ Acolia/coluria	▪ HGT	▪ Fosfatase alcalina
▪ Uso de drogas ilícitas	▪ Dor abdominal	▪ Amilase
▪ Tempo de início	▪ Ascite	▪ Creatinina
▪ Trauma prévio	▪ EPS/confusão mental	▪ Ureia
▪ Febre	▪ Esplenomegalia	▪ INR/TP
▪ Infecções recentes	▪ Massa palpável abdominal	▪ Sódio
▪ Emagrecimento	▪ Eritema palmar	▪ Potássio
▪ Prurido	▪ Ginecomastia	▪ Glicemia
▪ Acidente por material biológico	▪ Aranhas vasculares	▪ Considerar:
▪ Hepatopatia prévia		▪ Hemoculturas
▪ Dor Abdominal súbita	**Exame de Imagem**	▪ Gasometria
▪ Calafrios	▪ Ecografia abdominal	▪ Lactato
▪ Episódios anteriores		▪ CPK
		▪ DHL
		▪ COOMBS

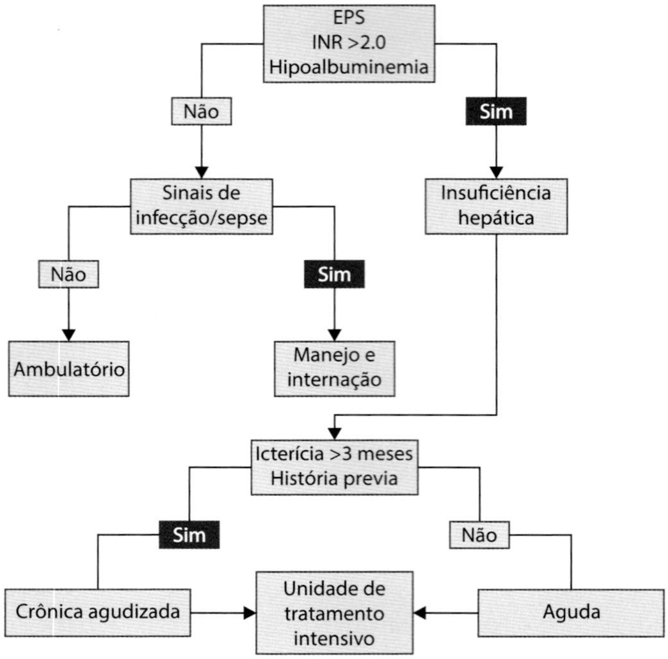

FIGURA 10.2 Icterícia intra-hepática.

As situações mais relevantes a serem identificadas por sua gravidade neste tipo de icterícia são as descritas a seguir.

Icterícia devido à insuficiência hepática aguda grave

A definição empregada no Brasil de insuficiência hepática aguda grave com primazia para transplante hepático é a de Trey e Deividson:[3] aparecimento de encefalopatia portossistêmica (EPS) no intervalo de 8 semanas do quadro ictérico, na ausência de comprometimento prévio da função hepática. A mortalidade varia de 60 a 90%. A saber, a EPS é caracterizada por sinais e sintomas neurológicos em portadores de insuficiência hepática ou *shunt* portossistêmico que não podem ser atribuídos a outra causa. O quadro apresenta desde manifestações subclínicas até o estupor e o coma profundo. O diagnóstico é eminentemente clínico e a classificação encontra-se a seguir:

- **Grau I:** Alterações leves de comportamento e de funções biorregulatórias, como alternância no padrão de sono, distúrbios discretos do comportamento, hálito hepático.
- **Grau II:** Letargia ou apatia, lentidão nas respostas, desorientação no tempo e no espaço, alterações de personalidade, comportamento inadequado, presença de *flapping*.
- **Grau III:** Sonolência e torpor com resposta aos estímulos verbais, desorientação grosseira e agitação psicomotora, desaparecimento do *flapping*.
- **Grau IV:** Coma não responsivo aos estímulos verbais e com resposta flutuante à dor.

As causas mais frequentes de insuficiência hepática aguda grave são medicamentos (paracetamol), hepatites virais (A, B, C e E), hepatite transinfecciosas virais (herpes, Epstein-Baar e citomegalovírus), isquemia hepática, trombose (síndrome de Budd-Chiari), ervas com *Amanita phalloides*, hepatite autoimune, hepatites metabólicas (doença de Wilson, hemocromatose).

O paciente se apresenta com EPS, hipoalbuminemia, ascite e coagulopatia (TP < 50% e/ou RNI > 2). O hemograma é inespecífico, podendo apresentar linfocitose se causa viral ou mesmo se normal.

Deve-se iniciar com medidas de suporte (neurológico, renal, distúrbios da coagulação, respiratório, infecções). Em pacientes que apresentarem EPS graus III e IV deve-se considerar intubação orotraqueal e monitorização da pressão intracraniana. Deve-se sempre usar N-acetilcistína se não houver certeza da etiologia.

Tratamentos específicos como trombólise por radiologia intervencionista, corticoterapia, N-acetilcisteína, antibioticoterapia ou antivirais devem ser usados se a causa for identificada.

Todos os pacientes devem ser admitidos em unidade de terapia intensiva (UTI) e transferidos para centro de realização de transplante hepático.

Icterícia por insuficiência hepática crônica agudizada

Recentemente definida conjuntamente pela American Association for Study of Liver Disease (AASLD) e European Association for the Study of the Liver (EASL),[4] como a deterioração aguda de uma doença hepática pré-existente, frequentemente relacionada a um evento precipitante. Geralmente leva à falência de múltiplos órgãos, ou choque séptico, e apresenta alta mortalidade em 3 meses.

Para se diferenciar a falência hepática própria da progressão da cirrose de uma insuficiência hepática crônica agudizada, o critério fundamental é a reversibilidade da segunda ao se tratar o fator precipitante. Os principais fatores precipitantes são infecções bacterianas, hepatite alcoólica sobreposta, superinfecção viral, fármacos, hemorragia digestiva varicosa e cirurgia. Ainda não existem ferramentas que estabeleçam os fatores de risco para desenvolver a síndrome ou para seu prognóstico. Os cirróticos têm grande predisposição às infecções e é provável que as respostas inflamatórias sistêmicas desencadeadas por elas tenham papel preponderante no estabelecimento da síndrome. Recente estudo europeu encontrou uma mortalidade de 34 a 51%, no período entre 28 e 90 dias.

O tratamento do paciente com insuficiência hepática consiste em identificar o fator precipitante, usar antibióticos indicados pelo sítio de infecção no cirrótico e manejo agressivo das complicações renais, neurológicas, respiratórias e de coagulação em UTI. O transplante hepático é a única opção quando não se consegue resposta e reversão do quadro de insuficiência hepática e de falência de múltiplos órgãos com as medidas acima.

Icterícia na hepatite alcoólica grave

A hepatite alcoólica se caracteriza pela inflamação do parênquima hepático pelo consumo abusivo do álcool (de pelo menos 40 g/dia para homens e 20 g/dia para mulheres). Na sua forma mais grave, há perda de função hepática associada, podendo apresentar icterícia, ascite, EPS, coagulopatia, disfunção renal e febre (mesmo sem infecção associada). A mortalidade gira em torno de 50% e ocorre devido à evolução para insuficiência hepática, sepse, hemorragia digestiva alta e síndrome hepatorrenal.

O diagnóstico de hepatite alcoólica grave é feito pela história de consumo de álcool de longa data, transaminases elevadas (geralmente acima de 400 UI ou TGO de 2 a 6 vezes maior do que o normal), TGO maior do que 2 vezes o valor da TGP e icterícia há menos de 3 meses. A biópsia hepática é o padrão-ouro de avaliação diagnóstica e de gravidade e deve ser considerada nos casos que requeiram tratamento específico. Comumente, devido às alterações de coagulação, é necessária sua realização pela via transjugular, o que restringe a sua utilização.

O modelo prognóstico da função discriminante de Maddrey[4] modificado é usado para estimar a gravidade na hepatite alcoólica grave:

FD= 4,6 (TP {segundos} -TP controle {segundos}) + Bilirrubina Total

Um escore a partir de 32 se relaciona com alta mortalidade a curto prazo e associado à presença de EPS se constitui em indicação de tratamento específico. O tratamento preconizado é prednisona na dose de 40 mg/dia via oral (VO) ou metilprednisolona 32 mg/dia EV. Na impossibilidade de usar corticosteroide a alternativa é pentoxifilina 400 mg por VO a cada 8 horas.[4] Medidas como abstinência, suporte nutricional e manejo das complicações da cirrose são necessárias.

Posteriormente, uma avaliação de resposta deverá ser realizada pelo especialista no 7º dia de tratamento. Os pacientes que apresentarem resposta satisfatória seguirão internados para completar as 4 semanas de corticosteroideterapia.

Icterícia das doenças infecciosas

Várias doenças infecciosas (bacterianas e virais) extra-hepáticas podem se manifestar com icterícia. O ponto a se salientar é que a presença dela, nesses casos, se deve a comprometimento sistêmico grave com falência de órgãos. Nessa situação, a icterícia é sempre um sinal de gravidade.

A. Sepse grave é uma causa de icterícia, pois a resposta inflamatória sistêmica e a liberação de toxinas geram colestase intra-hepática por dano celular, causando aumento da bilirrubina direta. A mortalidade é alta, em torno de 50%, e o uso precoce de antibióticos, preferencialmente na primeira hora, é a medida terapêutica mais importante do ponto de vista prognóstico. A cada hora sem antibiótico, a mortalidade aumenta em 7,8%. O diagnóstico de sepse deve ser feito em todo paciente que apresentar infecção, ou suspeita de infecção, e pelo menos um dos achados a seguir:
   - febre (temperatura axilar acima de 38,5°C) ou hipotermia (temperatura axilar abaixo de 36°C);
   - taquicardia (frequência cardíaca acima de 90 bpm);
   - hipotensão (pressão arterial sistólica abaixo de 90 mmHg ou pressão arterial média abaixo de 70 mmHg);
   - taquipneia (frequência respiratória maior que 20);
   - alteração do estado mental, hiperglicemia na ausência de diabete (glicose acima de 140 mg/dL);
   - leucocitose (acima de 12.000/mm^3);
   - leucopenia (abaixo de 4.000/mm^3) ou leucograma com contagem normal com desvio à esquerda (acima de 10%).

   Todo paciente com diagnóstico de sepse deve ser tratado conforme protocolos estabelecidos.

B. A forma ictero-hemorrágica (doença de Weil) da leptospirose é um quadro grave com alta morbimortalidade. O paciente apresenta um histórico de febre alta de início súbito, mialgias intensas especialmente nas panturrilhas e cefaleia, podendo apresentar hemorragia conjuntival, tosse e rash cutâneo. Nos exames laboratoriais, ocorre, com frequência, elevação das bilirrubinas (em torno do 3º dia), plaquetopenia, discreto aumento de transaminases e fosfatase alcalina, elevação de CPK e da creatinina sérica. O tratamento requer cuidados com a perfusão, função renal, cuidados respiratórios e cuidados com distúrbios de coagulação. Deve-se iniciar antibioticoterapia precoce. A internação hospitalar está indicada em qualquer forma de leptospirose.

C. Doenças febris como febre amarela, dengue hemorrágica, malária, riquetsioses e outras também devem ser lembradas conforme parâmetros geográficos e endêmicos específicos e conduzidas segundo o tratamento específico de cada uma.

Icterícia da gestação

- **Síndrome HELLP[12] (hemolytic elevated liver enzymes low platelet):** ocorre entre a 27ª e a 36ª semanas de gestação em 0,2 a 0,6% das gestantes. As bilirrubinas variam de 5 a 25 mg/dL, com aumento de indireta também, hemólise, elevação de transaminases até 20 vezes o valor normal. Apresenta mortalidade materna de até 25% e fetal de até 9%. O tratamento é manejo em UTI e interrupção da gestação o mais breve possível.
- **Esteatose aguda da gestação:** ocorre entre a 34ª e a 37ª semanas de gestação em até 0,01% das gestantes. Apresenta elevação de transaminases até 50 vezes o valor normal, coagulopatia, aumento de amônia, lactato e ácido úrico. A mortalidade materna é de até 18% e fetal de até 23%. O tratamento é internação em UTI e interrupção da gestação.

Ambos os quadros necessitam de acompanhamento multidisciplinar.

- **Colestase intra-hepática da gestação:** ocorre entre a 25ª e a 32ª semanas de gestação em até 0,1% das gestantes. Apresenta aumento discreto das transaminases, prurido e aumento de ácidos biliares. Não há mortalidade materna e a fetal é baixa. A paciente deverá ser encaminhada para tratamento especializado ambulatorial.

Icterícia pós-hepática ou colestática

Resulta da dificuldade do fluxo biliar chegar até o duodeno. Pode ser decorrente de patologia que ocorra em qualquer lugar desde o hepatócito até a ampola de Vater. Doenças autoimunes ou infecciosas, e até mesmo algumas medicações, podem provocar ectasia das biliares intra-hepáticas, causando colestase sem comprometimento das vias biliares principais. Porém, a causa mais comum de icterícia colestática é a obstrução das vias biliares extra-hepáticas, seja por litíase, tumores e até mesmo parasitas (muito menos frequentemente).

Os pacientes apresentam aumento da bilirrubina direta, aumento importante da fosfatase alcalina (maior do que três vezes) e aumento discreto das transaminases (menor do que cinco vezes). Na ecografia abdominal, a dilatação de vias biliares extra-hepáticas é observada com ou sem fator obstrutivo definido (Figura 10.3).

A icterícia colestática pode ser um quadro de instalação insidiosa, decorrente de doenças crônicas e com sintomas como prurido, emagrecimento, deficiência de vitaminas lipossolúveis (A, D, E, K), osteoporose e coagulopatia. Os tumores, as doenças autoimunes e infecções (CMV e outras oportunistas associadas ao HIV), além de fármacos, são causas de icterícia colestática não aguda e quando identificados devem ser encaminhados para tratamento com especialista.

A instalação abrupta da icterícia colestática, quando acompanhada de dor intensa em quadrante superior direito, sugere como causa a impactação de cálculo coledocociano. Quando associada à febre, calafrios e hipotensão, indica colangite. As causas obstrutivas merecem atenção especial, pois, nessas situações, há uma frequente contaminação da bile pela flora intestinal causando colangite. Sepse e abcesso hepáticos também são complicações da obstrução biliar, assim como a pancreatite. Portanto, são importantes o rápido diagnóstico e o tratamento precoce desses casos, evitando complicações potencialmente muito graves.

A história clínica, o exame físico e laboratoriais, além dos métodos de imagem, permitem diagnosticar a etiologia da obstrução e suas complicações, possibilitando o tratamento adequado.

A ecografia abdominal é o exame inicial preferencial, uma vez que mostra a dilatação das vias biliares com cerca de 90% de sensibilidade, demonstrando o fator obstrutivo em até 75% dos casos. É um exame sem morbidade, de baixo custo, com grande portabilidade e facilmente disponível.

Nos casos em que a ecografia não demonstrou o fator obstrutivo, a realização de colangiorressonância deverá ser a próxima etapa, já que sua sensibilidade é próxima a 100% e a especificidade de até 98% nas obstruções extra-hepáticas. Além disso, trata-se de procedimento não invasivo e com baixa morbidade. Seus pontos negativos são o alto custo, a necessidade de colaboração do paciente em apneias e não estar disponível em muitos centros.

Na falência ecográfica em demostrar causa obstrutiva e indisponibilidade de ressonância, a tomografia computadorizada abdominal pode oferecer subsídios diagnósticos, principalmente em causas tumorais de icterícia.

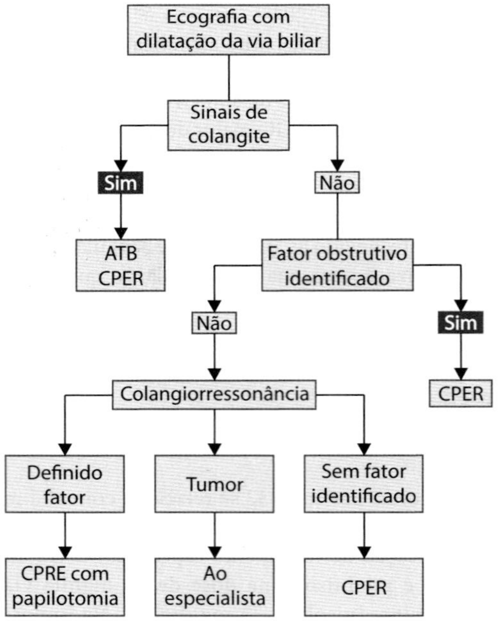

FIGURA 10.3 Icterícia obstrutiva.

Na falha de identificação de causa obstrutiva pelos métodos de imagem e no tratamento preferencial da obstrução calculosa da via biliar, está indicada a colangiopancraetografia endoscópica retrógrada (CPRE). O procedimento tem sensibilidade diagnóstica de 98% e especificidade de aproximadamente 100%. Permite intervenções terapêuticas como papilotomia, retirada de cálculos, colocação de próteses e sondas para drenagem biliar e dilatação de estenoses. Suas desvantagens são o alto custo, a pouca disponibilidade em centros menores e a não possibilidade de realização em pacientes com alterações anatômicas que impossibilitem o acesso à papila duodenal (cirurgia prévia com reconstrução tipo Billroth II ou cirurgia bariátrica). Além disso, por ser um procedimento invasivo, existe uma morbidade de até 4% (perfuração, pancreatite, sangramento papilar) e uma mortalidade de 0,2%.

Na obstrução tumoral de via biliar, há risco mínimo de colangite e o tratamento deve ser planejado entre as condutas endoscópicas (CPER), cirúrgicas e oncológicas.

Após a investigação clínica descrita, os casos obstrutivos que requerem intervenção precoce são os seguintes:

- **Coledocolitíase com ou sem colecistite associada e sem colangite:** O paciente deve ser encaminhado à CPER com papilotomia e retirada de cálculos eletiva e posterior colicistectomia. Nos casos de associação com pancreatite grave e evolução desfavorável, a realização de CPER em até 48 horas melhora o curso da doença.
- **Coledocolitíase com colangite:** O paciente deve receber medidas de suporte, analgesia, antibioticoterapia de amplo espectro para flora intestinal, realizar CPER com papilotomia e retirada de cálculos com urgência, independentemente da associação com pancreatite. Após a estabilização do quadro clínico, está indicada a colicistectomia, preferencialmente na mesma internação.
- **Ascaridíase:**[11] Infestação do ducto biliar parasitaria mais comum em nosso meio. É mais frequente em crianças em áreas de extrema pobreza e baixas condições de higiene. O quadro clínico é idêntico ao da colecolitiase. O tratamento específico do nematódeo deve ser feito com fármaco adequado e a CPER deve ser realizada conforme quadro clinico à semelhança da obstrução por coledocolitíase.

Portanto, o papel do emergencista, frente ao paciente ictérico, é separar as situações extremas daquelas mais brandas, que podem ser investigadas e manejadas de forma eletiva. Todo quadro, na medida do possível, deve ser encaminhado ao especialista, mas sem retardar os tratamentos específicos, fundamentais para o melhor prognóstico do paciente.

REFERÊNCIAS BIBLIOGRÁFICAS

1. Marx, J. Rosen´s emergency medicine: concepts and clinical practice, 8. ed. Philadelphia: Elsevier; 2014. p. 232-237.
2. Martins, H. Pronto Socorro: medicina de emergência. 3. Ed. Barueri: Manole; 2013;453-463.
3. Dooley, J. Sherlock's: diseases of the liver and biliary System. 12. Ed. Oxford: Wiley-Blackwell; 2011. p. 234-256.
4. Zollinger, C. Manual de cuidados intensivos em hepatologia. Barueri: Manole; 2014. p. 286-385.
5. Tintinalli, J. Tintinalli´s emergency medicine: a comprehensive study guide. 7. Ed. New York: McGraw Hill; 2011. p. 566-574.
6. Chowdury, N. Diagnostic approach to the patient with jaundice or asymptomatic hyperbilirrubinemia. 0 2014 UpToDate: http://www.uptodate.com. Software 19.3; 2015.
7. Chowdury, N. Classification and causes of jaundice or asymptomatic hyperbilirrubinemia. 0 2014 UpToDate: http://www.uptodate.com. Software 19.3; 2015.
8. Chowdury, N. Clinical aspects of serum bilirrubin determination. 0 2014 UpToDate: http://www.uptodate.com. Software 19.3; 2015.
9. Chowdury, N. Bilirrubin metabolism. 0 2014 UptoDate: http:www.uptodate.com. Software 19.3; 2015.
10. Guimarães, H. Tratado de medicina de urgência e emergência pronto-socorro e UTI. São Paulo: Editora Atheneu; 2010. p. 999-1013.
11. Ministério da Saúde, doenças infecciosas e parasitarias. 8. Ed. Brasília: Editora do MS; 2010. p. 95-96, 129-136,177-181,222-247,274-282,286-303.
12. Freitas, F. Rotinas em obstetrícia. 6. Ed. Porto Alegre: Artemed; 2011. p. 805-814.
13. Erichsen, E. Manual laboratorial para o clínico. Belo Horizonte: CoopMed; 2009. p. 409-429.
14. Martins, H. Emergências clínicas: abordagem prática. 10. ed. Barueri: Manole; 2015. p. 382-400
15. Greenberger, N. Current diagnosis & treatment: gastroenterology, hepatology & endoscopy. Mc Graw Hill Lange: New York; 2009. p. 403-419.

11

Diarreia Aguda

Adriana Bottoni
Cláudia Freire Cardoso
Sérgio dos Anjos Garnes
Andrea Bottoni

INTRODUÇÃO

O Global Burden of Disease estudo estimou a ocorrência de 1,4 milhão de mortes por doenças diarreicas em 2010.[1] Segundo esse relatório, as doenças diarreicas representam uma das cinco principais causas de morte em todo o mundo e são a segunda principal causa de morte em crianças menores de 5 anos de idade (atrás de infecções respiratórias agudas). A maioria dos casos de diarreia é associada a fontes de água e alimentos contaminados e ao fato de que cerca de 2,4 bilhões de pessoas do mundo inteiro não têm acesso a saneamento básico.[2]

Nas nações em desenvolvimento, as causas infecciosas de diarreia aguda são em grande parte relacionadas a suprimentos de comida e água contaminados. No mundo desenvolvido, o progresso tecnológico e o aumento na produção em massa de alimentos têm, paradoxalmente, contribuído para a persistência de doenças transmitidas por alimentos, apesar de padrões mais elevados de produção de alimentos.[4] Estima-se que cerca de 30% a 70% dos viajantes internacionais vão desenvolver diarreia durante as suas viagens ou após o retorno para casa.[9]

Segundo a Organização Mundial da Saúde, a doença diarreica é uma das principais causas de mortalidade e morbidade infantis no mundo, e principalmente devido a fontes de água e alimentos contaminados.[5] Em todo o mundo, 780 milhões de indivíduos não têm acesso a água potável.[5]

A diarreia ocorre em todo o mundo e está associada a 4% das mortes. É mais comumente causada por infecções gastrintestinais que matam cerca de 2,2 milhões de pessoas no mundo a cada ano, a maioria crianças em países em desenvolvimento. O uso de água na higiene, especialmente na lavagem de mãos, é uma medida preventiva importante. Cabe ressaltar que a água deve ser tratada, pois a água contaminada é uma importante causa de diarreia.[5,6]

A diarreia de causa infecciosa é frequente em todo os países em desenvolvimento. Nesses países, as crianças com menos de 3 anos de idade, em média, apresentam três episódios de diarreia a cada ano. Cada episódio priva a criança da nutrição necessária para o seu desenvolvimento. A diarreia é considerada uma das principais causas da desnutrição, e as crianças desnutridas são mais propensas a ter doença diarreica.[5-7]

As populações em campos de refugiados e assentamentos urbanos não planejados, com acesso limitado a água e instalações sanitárias, estão particularmente em risco de epidemias de diarreia. Alimentos e água contaminados desempenham um papel importante em tais epidemias. O contato direto com um indivíduo infectado pode também contribuir para a propagação de uma epidemia de disenteria.[6-9]

A diarreia aguda no Brasil tem incidência média de cerca de três episódios por ano, por criança, com variações regionais. Esses episódios são autolimitados em grande parte dos casos. Quando não se autolimitam e ultrapassam a duração de duas semanas, deixam de ser diarreia aguda e recebem a denominação diarreia persistente.[12]

O termo diarreia é de origem grega e significa "fluir através de"". A diarreia é definida como uma alteração do movimento intestinal normal, caracterizada pelo aumento na frequência, no volume e no conteúdo de água das fezes, e muitas vezes definida clinicamente como um aumento na frequência de três ou mais evacuações líquidas ou semiformadas em 24 horas. A duração é inferior a 14 dias na diarreia aguda. Pode ser acompanhada de náusea, vômito, desconforto abdominal e sintomas sistêmicos como febre e desnutrição.[1-5]

ETIOLOGIA

Quanto à etiologia, as diarreias podem ser classificadas como infecciosas e não infecciosas. As causas infecciosas de diarreia aguda incluem vírus, bactérias e, menos frequentemente, parasitas. As causas não infecciosas incluem efeitos adversos de medicamentos, processos abdominais agudas, doenças gastrintestinais e doenças endócrinas.[3,5]

Clinicamente, a diarreia infecciosa aguda é classificada em duas síndromes fisiopatológicas, a diarreia não inflamatória (principalmente viral, doença mais branda) e a diarreia inflamatória (principalmente invasiva ou com bactérias produtoras de toxinas, uma doença mais severa).[3,5]

A Tabela 11.1 mostra as principais causas da diarreia aguda, e a Tabela 11.2 compara as diarreias inflamatórias e as não inflamatórias na diarreia aguda infecciosa.

São considerados fatores de risco para desenvolvimento de diarreia: viagens recentes para nações em desenvolvimento, áreas tropicais, forças de paz e trabalhadores voluntários; campistas (fontes naturais de água); alimentos ou circunstâncias alimentares incomuns: frutos do mar, especialmente crus, restaurantes e casa de *fast food*, banquetes e piqueniques. E são considerados grupos de alto risco para diarreia infecciosa: homossexuais, trabalhadores do sexo, usuários de drogas intravenosas, riscos de infecção por HIV; uso recente de antibióticos em instituições: instituições mentais, asilos, hospitais.

A Tabela 11.3 traz dicas de patógenos que podem estar relacionados a alguns veículos de infecção.

TABELA 11.1 Principais causas das diarreias agudas[8,14]

Infecciosas			Não infecciosas
Vírus	Bactérias	Protozoárias	
Rotavirus, Norovirus, Adenovirus, Coronavirus, Astrovirus	*Salmonella, Shigella, Campilobacter, Clostridium difficile, Yersinia enterocolitica, Aeromonas, Escherichia coli, Vibrio cholerae, Vibrio parahaemolyticus, Staphylococcus aureus*	*Cyclospora cayatenesis, Cryptosporidium, Microsporidium, Isospora belli, Giardia lamblia, Enteroamoeba histolytica*	Medicamentos (AINH, antibióticos, diuréticos etc.), Neoplasias, Alergia alimentar, Tireotoxicose, Tumor carcinoide

TABELA 11.2 Síndromes diarreicas não inflamatórias × inflamatórias[3,4]

Fator	Não inflamatória	Inflamatória
Etiologia	Normalmente viral, mas podem ser bactérias	Geralmente invasivas ou produtoras de toxinas bacterianas ou parasitárias.
Fisiopatologia	Geralmente promove a secreção intestinal sem perturbação significativa na mucosa intestinal (mecanismo osmótico, secretor e alteração da motilidade)	Mais suscetíveis a perturbar a integridade da mucosa, o que pode levar a invasão e destruição de tecidos.
História e exame físico	Náuseas, vômitos; normotermia; cólicas abdominais; maior volume de fezes; fezes líquidas não sanguinolentas	Febre, dor abdominal, tenesmo, menor volume das fezes, fezes com sangue
Achados laboratoriais	Ausência de leucócitos nas fezes	Presença de leucócitos nas fezes
Patógenos comuns	*Escherichia coli enterotoxica, Clostridium perfringens, Bacillus cereus, Staphylococcus aureus, Rotavirus, Norovirus, Giardia, Cryptosporidium, Vibrio cholerae*	*Salmonella* (espécies não *typhi*), *Shigella, Campylobacter, E. coli* produtora de toxina Shiga, *E. coli* enteroinvasiva, *Clostridium difficile, Entamoeba histolytica, Yersinia*
Outros	Geralmente doença mais branda. Perda líquida grave pode ocorrer principalmente em pacientes desnutridos	Geralmente mais severa

FISIOPATOLOGIA

Um indivíduo adulto ingere durante o dia em torno de 2000 mL de líquidos e secreta cerca de 7000 a 8000 mL. Desses, 98% são reabsorvidos ao longo do tubo digestivo e apenas 100 a 200 mL são eliminados pelas fezes.

Qualquer mecanismo que interfira nessa relação secreção/absorção, quer seja no aumento da secreção, na diminuição da absorção, ou ambas, vai alterar a quantidade de líquidos presente nas fezes, e isso pode caracterizar a diarreia.[14,15]

O quadro agudo de diarreia pode ocorrer devido a alguns mecanismos:

- **Mecanismo osmótico:** ingestão de carga osmótica que supera a capacidade de digestão e absorção intestinal ou adesão do agente à mucosa e lesão dos enterócitos, com redução da atividade das dissacaridases. Há consequente retenção de líquidos dentro da luz intestinal, devido à presença de solutos osmoticamente ativos não absorvidos, que carreiam água para compensação osmótica. Esses solutos são metabolizados pela via anaeróbica, resultando na produção de radicais ácidos e gases.
- **Mecanismo secretor:** adesão e liberação de enterotoxina que bloqueia o transporte ativo de eletrólitos no enterócito, ocasionando aumento da secreção intestinal, principalmente de ânions cloreto e bicarbonato, acompanhados por água. Entre os medicamentos implicados nesse tipo de diarreia estão: clindamicina; lincomicina; rifampicina; cefalosporinas, sulfametoxazol-trimetoprim, ampicilina, metronidazol, tetraciclina, AINH, sais de ouro.
- **Mecanismo invasor:** lesão da célula epitelial do intestino impede a absorção de nutrientes. Nessa situação pode haver, também, componente secretor, uma vez que a mucosa invadida produz substâncias (bradicinina e histamina) que estimulam a secreção de eletrólitos para a luz intestinal. Ocorre invasão da mucosa com a presença de muco, pus e sangue nas fezes ou invasão da lâmina própria, com disseminação hematogênica e sintomas sistêmicos.

Esses mecanismos podem ocorrer separadamente ou em conjunto. No caso da diarreia mista a fisiopatologia será mista, podendo haver uma infeção por mais de um patógeno ou o microrganismo infectante pode ter a capacidade de comprometer o organismo de diferentes maneiras.[4,15]

Entre os medicamentos implicados na diarreia exsudativa estão: clindamicina; lincomicina; rifampicina; cefalosporinas, sulfametoxazol-trimetoprim, ampicilina, metronidazol, tetraciclina, AINH, sais de ouro.[14,15] No caso de diarreias motoras, os medicamentos envolvidos são: opiáceos, loperamida, difenoxilato, anticolinérgicos.[14,15] E na diarreia secretora temos: laxantes, derivados antracênicos (sene, cáscara sagrada, aloé, ruibarbo), dioctilsulfuccinato de sódio, ácido ricinoleico, bisacodil, fenolftaleína; oxifenisatina, diuréticos (espironolactona, clortalidona, ácido etacrínico, benzotiazínicos, amilorida, triantereno), outros (colchicina, hormônios tireoidianos, teofilina, quinidina e quinina, procinéticos, IECA, bloqueadores do receptor H, isopostol, olsalazina, sais de ouro).[14,15]

TABELA 11.3 Dicas epidemiológicas para diarreia infecciosa[3,4]

Veículo	Patógeno clássico
Água (incluindo alimentos lavados nessa água)	*Vibrio cholerae*, agente *Norwalk*, *Giardia sp.* e *Cryptosporidium sp.*
Alimentos	
Aves domésticas	*Salmonella*, *Campylobacter* e *Shigella sp.*
Carne bovina	*E. coli* entero-hemorrágica, *Taenia saginata*
Carne suína	Tênia
Frutos do mar	*Vibrio cholerae*, *Vibrio parahaemolyticus* e *Vibrio vulnificus*; *Salmonella sp.*; tênia e anisaquiase
Queijo	*Listeria sp.*
Ovos	*Salmonella sp.*
Alimentos contendo maionese	Intoxicações alimentares por *Staphylococcus* e *Clostridium*; *Salmonella*
Tortas	*Salmonella*, *Campylobacter*, *Cryptosporidium* e *Giardia sp.*
Zoonoses (animais de estimação e gado)	Maioria das bactérias, vírus e parasitas entéricos
Interpessoal (incluindo contato sexual)	
Creches	*Shigella*, *Campylobacter*, *Cryptosporidium* e *Giardia sp.*; vírus; *Clostridium difficile*
Hospital, antibióticos ou quimioterapia	*Clostridium difficile*
Piscina	*Giardia* e *Cryptosporidium sp.*
Viagem ao estrangeiro	*E. coli* de vários tipos; *Salmonella*, *Shigella*, *Campylobacter*, *Giardia* e *Cryptosporidium sp.*; *Entamoeba histolytica*

A diarreia pode ser classificada ainda em alta ou baixa, dependendo do local de origem. Na diarreia alta ocorre o comprometimento do intestino delgado, é comum o surgimento de fezes liquefeitas ou pastosas com volume normal ou pouco aumentado, e a dor abdominal periumbilical pode estar presente.[8] Nos casos de diarreia baixa, o comprometimento é predominantemente do intestino grosso; nesses casos observa-se o aumento na frequência das evacuações, e o volume de fezes estará diminuído, as fezes são líquidas e apresentam normalmente muco e sangue. É frequentemente observada lesão na ampola retal. [8]

DIAGNÓSTICO DE DIARREIA

A diarreia aguda é uma patologia autolimitada, e por isso os exames diagnósticos geralmente não são indicados.[3-5]

Os exames complementares, quando indicados, podem ajudar no diagnóstico do agente etiológico (coprocultura, pesquisa de leucócitos, pesquisa de sangue oculto, exame parasitológico de fezes), além de auxiliar no tratamento dos distúrbios hidroeletrolíticos e orientação terapêutica (sódio, potássio, magnésio, gasometria, hemograma).[3,4,23]

O uso indiscriminado de culturas de fezes (coprocultura) na avaliação de diarreia aguda é ineficiente (resultados são positivos em apenas 1,6% para 5,6% dos casos), além de serem exames caros. Não temos ainda na literatura um total consenso sobre a indicação de pedido da cultura de fezes, visto que são baixos os índices de positividade nesse exame.[3,4,23] Alguns estudos sugerem a solicitação desse exame nos casos em que forem detectados sinais de alerta relacionados com a gravidade do caso. De um modo geral, a coprocultura deve ser solicitada para os pacientes com diarreia com sangue, desidratação grave, sintomas que duram mais de três a sete dias, nos imunodeprimidos e nas diarreias dos viajantes.[3-5,23] Também há indicação diante de diarreia aguda em casos de doença inflamatória intestinal, febre, uso recente de antibióticos, no comprometimento de crianças em creches ou orfanatos e história de intercurso sexual anal.[4,23]

No caso de pacientes imunodeprimidos, especialmente naqueles com contagem de linfócitos CD4 inferior a 50 células/mm^3, deve-se solicitar análise específica das fezes para detecção de *Cryptosporidium*, *Microsporidium*, *Ciclosporidium* e *Isospora belli* e, ainda, hemocultura e biópsia intestinal para pesquisa de *Mycobacterium avium* e citomegalovírus.[3,4]

A pesquisa de leucócitos fecais, sangue oculto nas fezes e lactoferrina fecal deve ser realizada nos casos em que forem detectados sinais de alerta.[3-5,23] São testes normalmente utilizados para a confirmação diagnóstica de diarreia inflamatória. Podem ser úteis quando os achados clínicos forem duvidosos. Quando negativos, eliminam a necessidade de cultura de fezes.[3-5,23]

A presença de sangue oculto nas fezes juntamente com teste positivo para leucócitos fecais é forte evidência para o diagnóstico de diarreia de causa bacteriana. O teste isolado de leucócitos fecais apresenta menor sensibilidade e especificidade. A lactoferrina é um marcador para leucócitos fecais, tem alta sensibilidade e especificidade (90 a 100%) na distinção entre uma diarreia inflamatória (infecção bacteriana, doença inflamatória intestinal) e uma de causas não inflamatórias (infecção viral, síndrome do intestino irritável).[3,4]

Os testes de toxinas *Clostridium difficile* A e B são recomendados para pacientes que desenvolvem quadro de diarreia inexplicada após três dias de internação; o teste será positivo em 15% a 20% desses pacientes.[4] Devemos lembrar que o risco de contrair infecção por *C. difficile* aumenta de sete a dez vezes ao longo de todo o período de uso de antibiótico e mantém-se no primeiro mês após a interrupção do antibiótico, e esse risco ainda será três vezes maior no segundo e terceiro meses após a interrupção do antibiótico.[4]

No caso do exame parasitológico de fezes, devem ser coletadas três amostras em dias consecutivos. Esse exame é indicado nos casos de diarreia persistente, que dura mais de sete dias (*Giardia*, *Cryptosporidium*, *Entamoeba histolytica*), na diarreia persistente em creches e orfanatos (*Giardia* e *Cryptosporidium*), diarreia com história de sexo anal (*Giardia*, *Entamoeba histolytica*), imunocomprometidos, surtos na comunidade devido a água contaminada (*Giardia*, *Cryptosporidium*) e diarreia sanguinolenta com febre ou sem presença de leucócitos fecais (amebíase intestinal).[3-5,23]

O resultado do hemograma completo mostrando leucopenia, com desvio para a esquerda, sugere como etiologia patógenos como *Salmonella* ou *Shigella*.[23] Nas diarreias agudas por vírus há frequentemente leucopenia sem desvio.[4,5] Em casos de diarreia mucossanguinolenta com mais de dez dias de duração está indicada a proctoscopia, e nas diarreias consequentes ao uso de antibióticos deve-se proceder à detecção de toxina nas fezes.

O papel da endoscopia no diagnóstico e tratamento da diarreia aguda é limitado. A avaliação endoscópica pode ser considerada se o diagnóstico for incerto após exames de sangue e de fezes de rotina, se a terapêutica empírica for ineficaz ou se os sintomas persistirem. A sigmoidoscopia e a colonoscopia são úteis para fazer a distinção entre doença infecciosa e doença inflamatória intestinal, assim como para avaliar a presença de pseudomembranas ou sinais de isquêmica.[3,4,14]

AVALIAÇÃO CLÍNICA

As informações obtidas com a história clínica são muito importantes para o correto diagnóstico da diarreia aguda. O início, a duração, a intensidade e a frequência de diarreia devem ser sempre pesquisados. Uma atenção particular deve ser dada às características das fezes (por exemplo, aquosa, sanguinolenta, presença de muco, purulenta, biliosa).

A história de ingestão de comidas incomuns e de viagens é útil para avaliar os potenciais riscos. Crianças que ficam parte do dia na creche, indivíduos que residem em lares e asilos, indivíduos que trabalham manipulando alimentos e pacientes recentemente hospitalizados têm, todos, um alto risco de contrair doença diarreica infecciosa. As mulheres grávidas têm 12 vezes maior risco de listeriose, que é contraída principalmente através do consumo de carnes frias, queijos macios e leite *in natura*.[3,4]

TABELA 11.4 Dicas para o diagnóstico da diarreia aguda[3,4]

História	Patógeno e/ou etiologia potencial
Afebril, dor abdominal com diarreia sanguinolenta	*E. coli* produtora de toxina Shiga
Fezes com sangue	*Salmonella*, *Shigella*, *Campylobacter*, *E. coli* produtora de toxina Shiga, *Clostridium difficile*, *Entamoeba histolytica*, *Yersinia*
Camping, consumo de água não tratada	*Giardia*
Exposição a creches	*Rotavirus*, *Cryptosporidium*, *Giardia*, *Shigella*,
Contato sexual fecal-oral	*Salmonella*, *Campylobacter*, doença por protozoários
Admissão em hospital	*C. difficile*, o tratamento tem efeito adverso
Infecção pelo vírus da imunodeficiência humana, imunossupressão	*Cryptosporidium*, *Microsporida*, *Isospora*, *Citomegalovirus*, complexo *Mycobacterium avium intracellulare* -, *Listeria*
Condições médicas associadas à diarreia	Endócrinas: hipertireoidismo, insuficiência adrenocortical, tumor carcinoide, câncer medular da tireoide
	Gastrintestinais: colite ulcerativa, doença de Crohn, síndrome do intestino irritável, doença celíaca, intolerância à lactose, colite isquêmica, câncer colorretal, síndrome do intestino curto, má absorção, gastrinoma, VIPoma, obstrução intestinal, constipação com o excesso líquido
	Outras: apendicite, diverticulite, infecção pelo vírus da imunodeficiência humana, infecções sistêmicas, amiloidose, adnexite
Outras terapias medicamentosas associadas a diarreia	Antibióticos especialmente de amplo espectro, laxantes, antiácidos (com base de magnésio ou cálcio), quimioterapia, colchicina, terapia de radiação pélvica
	Menos comuns: inibidores da bomba de próton, manitol, medicamentos anti-inflamatórios não esteroidais, inibidores da enzima de conversão da angiotensina, medicamentos para baixar o colesterol, lítio
Diarreia persistente com perda de peso	*Giardia*, *Cryptosporidium*, *Cyclospora*
Gravidez	*Listeria*
Uso de antibióticos recentes	*C. difficile*
Sexo anal receptivo, com ou sem dor ou proctite retal	Infecção pelo vírus *Herpes simplex*, clamídia, gonorreia, sífilis
Dor retal ou proctite	*Campylobacter*, *Salmonella*, *Shigella*, *E. histolytica*, *C. difficile*, *Giardia*
Fezes arroz em água	*V. cholerae*
Várias pessoas com orientação alimentar comum têm início agudo de sintomas	Intoxicação alimentar com toxinas pré-formadas
	Início dos sintomas dentro de seis horas: *Staphylococcus*, *B. cereus* (normalmente provoca vômitos)
	Início dos sintomas dentro de oito a 16 horas: *C. perfringens* tipo A (geralmente provoca diarreia)
Viagem para um país em desenvolvimento	*E. coli* enterotoxigênica é mais comum
	Muitos outros patógenos (por exemplo, *Shigella*, *Salmonella*, *E. histolytica*, *Giardia*, *Cryptosporidium*, *Cyclospora*, vírus entéricos) são possíveis por causa de alimentos mal limpos ou malcozidos, ou contaminação fecal de alimentos ou água
Consumo de alimentos comumente associados a doenças transmitidas por alimentos:	
Arroz frito	*Bacillus cereus*
Carne moída crua ou sementes e brotos	*E. coli* produtora de toxina Shiga (por exemplo, *E. coli* O157: H7)
Leite cru	*Salmonella*, *Campylobacter*, *E. coli* produtora de toxina Shiga, *Listeria*
Marisco, especialmente cru ou malcozido	*Vibrio cholerae*, *Vibrio parahaemolyticus*
Carne bovina, suína ou de aves malcozida	*Staphyilococcus aureus*, *Clostridium perfringens*, *Salmonella*, *Listeria* (bovina, suína, aves), *E. coli* produtora de toxina Shiga (carne de porco), *B. cereus* (carne de porco), *Yersinia* (carne de porco), *Campylobacter* (aves)

TABELA 11.5 Características clínicas da diarreia aguda causada por patógenos[3,4,14]

Patógeno	Principal transmissão	Incubação	Febre	Dor abdominal	Náuseas, vômitos ou ambos	Evidência fecal de inflamação	Sangue nas fezes	Fezes com heme positivo
Bactéria								
Campylobacter	Aves domésticas malcozidas, derivados de leite, interpessoal, viagens	1 - 7 dias	Comum	Comum	Ocorre	Comum	Ocorre	Variável
Clostridium difficile	Variável	Nosocomial, uso de antibiótico	Ocorre	Ocorre	Incomum	Comum	Ocorre	Ocorre
Salmonella spp	Surtos, alimentos contaminados (ovos, maionese etc.), aves domésticas, viagens	6 - 72h	Comum	Comum	Ocorre	Comum	Ocorre	Variável
E. coli produtora de toxina Shiga	Surtos, alimentos contaminados, carne malcozida, brotos de sementes crus	1 - 9 dias	incomum	Comum	Ocorre	Incomum	Comum	Comum
Shigella spp	Interpessoal, aves domésticas, viagens	16 - 72h	Comum	Comum	Comum	Comum	Ocorre	Variável
Vibrio spp (não cólera)	Ingestão de frutos do mar	12 - 24h	Variável	Variável	Variável	Variável	Variável	Variavel
Yersinia	Alimentos contaminados	1 - 11 dias	Comum	Comum	Ocorre	Ocorre	Ocorre	Ocorre
Parasita								
Cryptosporidium	Água contaminada, surtos, interpessoal, piscina, viagens	7 - 10 dias	Variável	Variável	Ocorre	Pouco ou nada	Incomum	Incomum
Cyclospora	Surtos de alimentos contaminados, viagens	16 - 72 h	Variável	Variável	Ocorre	Incomum	Incomum	Incomum
Entamoeba histolytica	Viagens	Variável	Ocorre	Ocorre	Variável	Variável	Variável	Comum
Giardia	Água contaminada, má higiene, interpessoal, viagens, piscina	16 - 72 h	incomum	Comum	Ocorre	Incomum	Incomum	Incomum
Vírus								
Rotavirus	Interpessoal	2 - 6 dias	Comum	Comum	Comum	Pouco ou nada	Pouco ou nada	Pouco ou nada
Norovirus	Surto no inverno, frutos do mar malcozidos	16 - 72 h	Variável	Comum	Comum	Incomum	Incomum	Incomum

A história de uso de antibióticos e outros medicamentos deve ser observada em pacientes com diarreia aguda.[1,3,4,8] Práticas sexuais que incluem anal receptivo e contato oral-anal aumentam a possibilidade de inoculação direta retal e transmissão fecal-oral.[1,3,4]

Achados de história associados com causas de diarreia estão resumidos na Tabela 11.4. E a Tabela 11.5 resume as características clínicas de acordo com os prováveis patogenos.

A história clínica também deve incluir as doenças ou cirurgias gastroenterológicas; doenças endócrinas; radioterapia na pelve; e fatores que aumentam o risco de supressão imunológica, incluindo a infecção pelo vírus da imunodeficiência humana, o uso prolongado ou contínuo de esteroides, quimioterapia, e deficiência de imunoglobulina A.[3]

A desidratação é a principal complicação da diarreia aguda. De acordo com a perda, a desidratação é classificada como suave (<5% de emagrecimento), moderada (5 - 10%) ou grave (> 10%); a classificação da gravidade da desidratação é essencial para o tratamento.[22]

A avaliação clínica do paciente deve buscar reconhecer os sinais de desidratação, que incluem diminuição do débito urinário, sede, tontura, alterações no estado mental e aumento da frequência cardíaca. O vômito é sugestivo de doença viral ou doença causada pela ingestão de uma toxina bacteriana pré-formada. Os sintomas mais sugestivos de infecção bacteriana (inflamatória) incluem febre, tenesmo e fezes grosseiramente sangrentas.[4]

O principal objetivo do exame físico é avaliar o grau de desidratação do paciente. Mucosas secas, atraso no tempo de enchimento capilar, aumento na frequência cardíaca, sinais vitais anormais e hipotensão ortostática podem ser sinais úteis na identificação de desidratação mais grave. A febre é mais sugestiva de diarreia inflamatória. O exame abdominal é importante para avaliar a dor e processos abdominais agudas. Um exame retal pode ser útil na avaliação de sangue, sensibilidade retal e consistência das fezes.[4,5]

TRATAMENTO

A prevenção deve ser lembrada ao falarmos de tratamento de diarreia, pois na realidade as medidas de prevenção poderiam diminuir muito a incidência dessa doença. Uma boa higiene, lavagem correta e frequente das mãos, preparação de alimentos de forma segura, acesso a água limpa, saneamento básico são fatores chaves na prevenção da doença diarreica.[2] As Intervenções de saúde pública para promover a lavagem das mãos podem reduzir a incidência de diarreia em aproximadamente um terço.[8]

O desenvolvimento de vacinas tem um importante papel na prevenção das doenças, particularmente nos países em desenvolvimento.[3,4] No caso de diarreia aguda, temos vacinas cuja ação é comprovada e outras em desenvolvimento que podem vir a ajudar na prevenção dessa enfermidade. Dispomos de vacinas eficazes e seguras para rotavírus,[16,19] febre tifoide,[17,19] cólera,[18,19] e estão sob investigação vacinas para *Campylobacter, E. coli* enterotoxigênica e *Shigella*.[20] Uma medida eficaz na contenção de surtos é a notificação às autoridades de saúde pública das doenças de notificação compulsória.[3,4]

O tratamento da diarreia pode ser realizado com algumas ações específicas: a primeira e mais importante é a reidratação oral, podendo ainda ser utilizados medicações antidiarreicas, antimicrobianos, probióticos e suplementação de zinco.

REIDRATAÇÃO ORAL

O primeiro passo no tratamento da diarreia aguda é a reidratação, que de preferência deve ser administrada por via oral. A terapia de reidratação oral (TRO) consiste na administração de soluções apropriadas por via oral para evitar ou corrigir a desidratação produzida pela diarreia.[3,4,14,39]

A TRO é um método custo/efetivo para o manejo da gastroenterite aguda e reduz a necessidade de internação tanto nos países desenvolvidos como nos países em desenvolvimento.[3] A TRO consiste em uma fase de reidratação na qual se administram água e eletrólitos para repor as perdas e na terapia de manutenção para compensar as perdas que persistem após se alcançar a reidratação (e que deve ser acompanhada de uma nutrição apropriada).

O déficit hídrico acumulado pode ser calculado pela diferença entre o peso normal do paciente e seu peso na apresentação com doença diarreica, e deve ser corrigido na fase de reidratação. A seguir, devemos focar na reposição das perdas pela diarreia em evolução e na contínua administração de fluidos de manutenção.[4]

Uma solução de reidratação oral (SRO) deve conter uma mistura correta de sal e glicose em combinação com água. Essa é a solução mais bem utilizada pelo mecanismo de transporte celular do intestino. Em 2002, a Organização Mundial da Saúde aprovou uma SRO com osmolaridade reduzida (250 mOsm/L ou menos em comparação com o padrão anterior de 311 mOsm/L). A SRO com osmolaridade reduzida diminui a eliminação de fezes, os episódios de vômito e a necessidade de reidratação intravenosa,[21] sem aumentar a hiponatremia, em comparação com as SRO padrão. A redução de osmolaridade ORS pode ser alcançada misturando meia colher de chá de sal, 6 colheres de chá de açúcar e 1 litro de água.[3] Se reidratação oral não é viável, a reidratação intravenosa pode ser utilizada.[3-5,21]

O uso da TRO está contraindicado no manejo inicial da desidratação severa e em crianças com íleo paralítico, vômitos frequentes e persistentes (mais de quatro episódios por hora) e afecções bucais dolorosas, tais como um quadro moderado ou severo de mucosite (candidíase oral). Nesses casos, a administração de uma solução SRO por sonda nasogástrica pode salvar a vida de um paciente quando não é possível realizar uma reidratação intravenosa, ou em casos em que o paciente está sendo trasladado para um local onde será possível administrar terapia endovenosa.[3]

A SRO à base de arroz é superior à SRO padrão para adultos e crianças com cólera; pode ser utilizada para tratar esse tipo de pacientes desde que sua preparação seja a conveniente. A SRO de arroz não é superior à SRO padrão no tratamento de crianças com diarreia aguda não colérica, especialmente quando são administrados alimentos pouco depois da reidratação, tal como é recomendado para evitar a desnutrição.[3]

DIETA

A realimentação precoce diminui a permeabilidade intestinal causada pelas infecções, reduz a duração da doença e melhora resultados nutricionais. Isso é particularmente importante nos países em desenvolvimento, onde a desnutrição preexistente é muitas vezes um fator subjacente. Orientações para que o paciente se abstenha de comer alimentos sólidos por 24 horas não parecem úteis no tratamento da diarreia aguda.[3,4]

A prática de suspensão da dieta durante mais de 4 horas é considerada inadequada; a alimentação normal deve ser instituída em pacientes sem sinais de desidratação A dieta deve ser reiniciada imediatamente após a correção de desidratação moderada ou grave (o que normalmente ocorre em 2 a 4 horas após instituído o tratamento) com o uso da TRO ou com a reidratação intravenosa.[3]

A dieta deve ser isosmótica, equilibrada, facilmente digerida e com teor normal em fibras, respeitando-se a anorexia do doente quando esta ocorrer. Preferência deve ser dada para alimentos sem lactose, já que a prevalência de intolerância à lactose é elevada.[23]

PREBIÓTICOS E PREBIÓTICOS NA DIARREIA

Os probióticos são microrganismos vivos que, quando administrados em quantidades apropriadas, conferem benefício à saúde do hospedeiro. Os prebióticos são ingredientes seletivamente fermentados que permitem modificações específicas na composição e/ou atividade da flora intestinal, conferindo assim benefícios à saúde do hospedeiro. A terapia simbiótica consiste na administração conjunta de probióticos e prebióticos a fim de melhorar a sobrevivência de microrganismos ingeridos e para promover a colonização do trato intestinal.[2,3]

Os mecanismos pelos quais os probióticos exercem seus efeitos benéficos não são claros.[26] Contudo, há dados que sustentam mecanismos diversificados incluindo: reforço da função da barreira intestinal através da competição para a adesão aos locais de ligação na mucina e células epiteliais, impedindo assim a colonização prejudicial.[27] O uso de probióticos na modulação do sistema imunológico tem sido pesquisado.[26]

As cepas probióticas mais comumente usadas incluem espécies de *Lactobacillus*, *Bifidobacterium*, *Escherichia coli*, espécies de *Streptococcus*, *Lactococcus lactis* e algumas espécies de Enterococcus. Atualmente, a única levedura probiótica é o *Saccharomyces boulardii*.[25,26] Esses agentes têm sido cada vez mais estudados como um tratamento alternativo/estratégia de prevenção para várias doenças, muitas das quais afetam pacientes criticamente enfermos.

A avaliação do uso de probióticos no tratamento da diarreia aguda em crianças demonstra que as diferentes cepas probióticas, incluindo *L. reuteri* ATCC 55730, *L. rhamnosus* GG, *L. casei* DN-114 001 e *Saccharomyces cerevisiae* (*boulardii*) servem para reduzir a severidade e a duração da diarreia infecciosa aguda em crianças. A administração oral de probióticos encurtaria a duração da doença diarreica aguda em crianças em aproximadamente 1 dia. Existem diversas metanálises de estudos clínicos controlados que mostram resultados consistentes sugerindo que os probióticos são seguros e eficazes.[24-26] A evidência que surge dos estudos na gastroenterite viral é mais convincente que a evidência nas infecções bacterianas ou parasitárias. Os mecanismos de ação são específicos de cada cepa: há evidência de eficácia de algumas cepas de lactobacilos (por exemplo, *Lactobacillus casei GG e Lactobacillus reuteri* ATCC 55730) e para *Saccharomyces boulardii*.[3-4,24-26]

Quanto ao uso de probióticos na prevenção da diarreia aguda na criança e no adulto, existem somente evidências sugestivas de que o *Lactobacillus* GG, *L. casei* DN-114 001 e *S. boulardii* são eficazes em alguma situação específica.[3-4,24-26]

Temos algumas particularidades quanto ao uso de probióticos na diarreia associada ao uso de antibiótico, que discutiremos a seguir. A diarreia associada a antibióticos é uma complicação comum do tratamento antimicrobiano.[28] Muitos autores acreditam que quase 30% dos pacientes tratados com antimicrobianos apresentam diarreia.[26,28] O *Clostridium difficile* é a principal causa de diarreia hospitalar.[3,4,14,24,26-29] A diarreia por *C. difficile* vem aumentando sua incidência e sua morbiletalidade nos últimos anos. Os principais fatores de risco relacionados são uso de antibióticos, idosos e permanência hospitalar prolongada.[29]

Uma revisão da Cochrane concluiu que probióticos estão associados a uma redução da diarreia associada ao uso de antibióticos; no entanto, ainda são necessárias mais pesquisas para determinar quais probióticos estão associados com a maior eficácia.[25-28]

MEDICAÇÃO ANTIDIARREICA

A loperamida é indicada para o tratamento da diarreia aguda em adultos e crianças com mais de 12 anos de idade e para o tratamento sintomático da diarreia crônica em adultos.[30,31] O medicamento não é aprovado para uso em crianças na maioria dos países, embora nos Estados Unidos a loperamida seja aprovada pelo FDA para uso em crianças acima de 2 anos de idade.[30]

A loperamida é um agonista opiáceo sintético que ativa receptores no plexo mioentérico. Esse mecanismo inibe a liberação da acetilcolina, e, assim, há o relaxamento do tônus da musculatura lisa na parede intestinal. Como consequência, há uma melhor segmentação fásica do cólon e inibição do peristaltismo, aumentando dessa maneira o tempo do trânsito colônico e a absorção de água fecal. Estudos mostram que a loperamida pode reduzir a duração da diarreia em até um dia e aumentar a probabilidade de cura clínica às 24 e 48 horas quando administrada com antibióticos para a diarreia do viajante.[32]

A loperamida nunca deve ser usada se há suspeita de doença inflamatória (sangue visível nas fezes, disenteria ou colite aguda).[3,4]

O subsalicilato de bismuto, uma droga antissecretora, é considerada uma alternativa segura em pacientes com febre e diarreia inflamatória.[3,4] Há evidência insuficiente para recomendar o uso do absorvente caulim/pectina e carvão ativado.[4]

O racecadotril é indicado para o tratamento sintomático da diarreia aguda em adultos e crianças.[3,4,30-31] Atua como um inibidor da enzima de endopeptidase. O racecadotril exerce um efeito anti-hipersecretor sem aumentar o tempo de trânsito intestinal. Recentemente, um estudo multicêntrico realizado em 945 pacientes externos concluiu que o racecadotril foi tão eficaz quanto a loperamida na redução da diarreia. Houve uma prevalência menor de efeitos secundários tais como: constipação, anorexia e dor abdominal quando comparados ao uso de loperamida.[3,4,31]

Devido às suas características, o racecadotril vem se mostrando uma opção farmacológica promissora para o tratamento de diarreia em pacientes idosos. No entanto, são necessários mais estudos para avaliar seu papel no tratamento de diarreia aguda nesse grupo específico de pacientes.

ANTIMICROBIANOS

A diarreia aguda é frequentemente autolimitada e causada por vírus, por isso o uso de antibióticos de rotina não é recomendado para a maioria dos adultos com diarreia não grave e diarreia aquosa. O uso excessivo de antibióticos pode levar a: resistência (por exemplo, *Campylobacter*), erradicação da flora normal, prolongamento da doença (por exemplo, superinfecção por *C. difficile*), prolongamento do estado de portador (por exemplo, excreção retardada de *Salmonella*), indução de toxinas Shiga (por exemplo, a partir de *E. coli* produtora de toxina Shiga de) e aumento de custo.[3,4]

Quando utilizados de forma adequada, os antibióticos são eficazes para tratamento de shigelose, campilobacteriose, *C. difficile*, diarreia do viajante e infecções por protozoários.

O tratamento da diarreia do viajante com antibióticos (geralmente uma quinolona) está associado a diminuição da gravidade da doença e uma redução em dois ou três dias da duração da doença.[33,34]

Caso a apresentação clínica do paciente sugira a possibilidade de uma *E. coli* produtora de toxina Shiga como etiologia da diarreia, o uso de antibióticos deve ser evitado, pois pode aumentar o risco de síndrome hemolítico-urêmica.[35]

O tratamento conservador, sem uso de antibiótico, tem menor sucesso na diarreia com duração superior a 10 a 14 dias, e exames e tratamento para infecções por protozoários devem ser considerados nesses casos.[33] Os antibióticos podem ser considerados em pacientes que têm mais de 65 anos, imunodeprimidos, gravemente doentes ou que apresentem quadros sépticos.

A Tabela 11.6 resume a antibioticoterapia a ser utilizada na diarreia aguda.

SUPLEMENTAÇÃO DE ZINCO

Alguns estudos em crianças sugerem que a suplementação de zinco (20 mg por dia durante 10 dias em crianças com mais de 2 meses) pode desempenhar um papel importante no tratamento e na prevenção da diarreia aguda, particularmente em países em desenvolvimento. Esses estudos demonstraram uma diminuição em 20% a 40% do risco de desidratação, da duração e da gravidade do episódio diarreico.[36,37] Pesquisas adicionais são necessárias para avaliar os potenciais benefícios da suplementação de zinco na população adulta.[36,37]

Uma recente diretriz europeia para tratamento de diarreia aguda em crianças[38] traz as seguintes orientações:

- **Reidratação oral:** a solução hiposmolar é o principal tratamento e deve começar o mais cedo possível. A amamentação não deve ser interrompida. Reidratação enteral é superior a reidratação intravenosa.
- **Dieta oral:** a alimentação regular deve continuar sem mudanças na dieta. Os dados sugerem que, em ambiente hospitalar, em lactentes não alimentados ao peito e em crianças pequenas, alimentos isentos de lactose podem ser considerados no tratamento da gastroenterite.
- **Probióticos (com eficácia documentada):** terapia ativa pode reduzir a duração e a gravidade da diarreia. Intervenções eficazes incluem a administração de probióticos específicos, tais como *Lactobacillus* GG ou *Saccharomyces boulardii*, diosmectite ou racecadotril.
- **Antimicrobianos:** os medicamentos anti-infecciosos devem ser administrados em casos excepcionais.
- **Antiemético:** ondansetrona é eficaz contra vômitos. Porém deve-se ter cuidado com seu uso prolongado.
- **Internação hospitalar:** hospitalização geralmente deve ser reservada para crianças que necessitam de reidratação enteral/parenteral; a maioria dos casos pode ser gerenciada em um ambiente ambulatorial. A reidratação intravenosa ultrarrápida não é superior à reidratação padrão oral e pode ser associada a taxas mais elevadas de readmissão.
- **Racecadotril (Tiorfan):** seu uso pode ser considerado (de acordo com a idade); e de smectite também.
- **Não se recomenda o uso de drogas antidiarreicas (loperamida).**
- **O uso de zinco é recomendado em países em desenvolvimento.**

CONCLUSÃO

O ideal para a prevenção da diarreia aguda seria a implementação de saneamento básico em países em desenvolvimento, o adequado tratamento da água, reforço nas práticas de higiene, como lavagem de mãos, e limpeza dos alimentos antes da ingesta. No tratamento da diarreia aguda é fundamental a realização de uma boa anamnese para a correta identificação do tipo de diarreia e do provável patógeno. A correta e pronta reidratação é a primeira e principal ação no tratamento da diarreia aguda.

TABELA 11.6 Resumo da antibioticoterapia na diarreia aguda

Bactéria	Eficácia terapêutica	Medicação preferida
Campylobacter	Disenteria Comprovada e sepse Possivelmente eficaz na enterite	Azitromicina (Zithromax), 500 mg uma vez por dia durante 3 a 5 dias
Clostridium difficile	Comprovada	Metronidazol (Flagyl), 500 mg três vezes por dia durante 10 dias
Escherichia coli enteropatogênica e enteroinvasiva	Possível	Ciprofloxacino, 500 mg duas vezes por dia durante 3 dias
E. coli enterotoxigênica	Comprovada	Ciprofloxacino, 500 mg duas vezes por dia durante 3 dias
Salmonella, espécies não *typhi*	Duvidosa em enterite -Comprovada em infecção grave, sepse ou disenteria	–
E. coli produtora de toxina Shiga	Controverso	Nenhum tratamento
Shigella	Disenteria comprovada	Ciprofloxacino, 500 mg duas vezes ao dia durante 3 dias, ou 2 gramas dose única
Vibrio cholerae	Comprovada	Doxiciclina, dose única de 300 mg
Yersinia	Não é necessário nos casos leves - doença ou enterite Comprovada na doença grave ou bacteremia	–
	Protozoário	
Cryptosporidium	Possível	A terapia pode não ser necessária em pacientes imunocompetentes com doença leve ou em pacientes com aids que têm uma contagem de células CD4 superior a 150 células por mm^3
Cyclospora ou *Isospora*	Comprovada	Associação de Trimetoprim / Sulfametoxazol (TMP / SMX), 160/800 mg duas vezes por dia durante 7 a 10 dias Aids ou imunossupressão: TMP / SMX DS, 160/800 mg, duas a quatro vezes ao dia durante 10 a 14 dias, em seguida três vezes por semana na fase de manutenção
Entamoeba histolytica	Comprovada	Metronidazol, 750 mg, três vezes ao dia durante 5 a 10 dias, associado a paromomicina, de 25 a 35 mg por kg por dia em 3 doses divididas, durante 5 a 10 dias
Giardia	Comprovada	Metronidazol, 250 a 750 mg três vezes ao dia durante 7 a 10 dias
Microsporida	Comprovada	Albendazole, 400 mg duas vezes ao dia durante 3 semanas

Medicações alternativas	Comentários
Eritromicina, 500 mg quatro vezes por dia durante 3 a 5 dias	Considere o tratamento prolongado, se o paciente é imunocomprometido
Ciprofloxacino (Cipro), 500 mg duas vezes por dia durante 5 a 7 dias	–
Vancomicina, 125 mg quatro vezes por dia durante 10 dias	Se um agente antimicrobiano está causando a diarreia, deve ser descontinuado, se possível
TMP / SMX DS, 160/800 mg, duas vezes por dia durante 3 dias	–
TMP / SMX DS, 160/800 mg, duas vezes por dia durante 3 dias Azitromicina, 500 mg por dia durante 3 dias	*E. coli* enterotoxigênica é a causa mais comum de diarreia do viajante
Opções para doença grave: - Ciprofloxacino, 500 mg duas vezes por dia durante 5 a 7 dias TMP / SMX DS, 160/800 mg, duas vezes por dia durante 5 a 7 dias de azitromicina, 500 mg por dia durante 5 a 7 dias	Além de pacientes com doença grave, é adequado para o tratamento de pacientes com menos de 12 meses ou mais de 50 anos e pacientes com uma prótese, doença cardíaca valvular, aterosclerose grave, neoplasia ou uremia
TMP / SMX, 160/800 mg, duas vezes por dia	Os pacientes que estão imunocomprometidos devem ser tratados por 14 dias
Nenhum tratamento	O papel dos antibióticos não é claro; eles geralmente são evitados por causa de sua associação com a síndrome hemolítico-urêmica; - Agentes antimotilidade devem ser evitados.
Azitromicina, 500 mg duas vezes por dia durante 3 dias	Uso de TMP / SMX é limitada por causa da resistência
TMP / SMX DS, 160/800 mg, duas vezes por dia durante 5 dias Ceftriaxona (Rocephin), de 2 a 4 g em dose única	Os pacientes que estão imunocomprometidos devem ser tratados durante 7 a 10 dias
Azitromicina, 1-g em dose única	Doxiciclina e tetraciclina não são recomendadas em crianças devido à possível descoloração dos dentes
Tetraciclina, 500 mg quatro vezes por dia durante 3 dias	
TMP / SMX DS, 160/800 mg, duas vezes por dia durante 3 dias	
Opções para doença grave: - doxiciclina combinada com um aminoglicosídeo	
TMP / SMX DS, 160/800 mg, duas vezes por dia durante 5 dias	–
Ciprofloxacino, 500 mg duas vezes por dia durante 7 a 10 dias	
Protozoário	
Opção para a doença grave: Nitazoxanida (Alinia), 500 mg duas vezes por dia durante 3 dias (pode oferecer mais tempo de tratamento para os casos refratários em pacientes com aids)	Terapia antirretroviral altamente ativa, que atinge reconstituição imune, é adequada para erradicar a doença intestinal em pacientes com aids
–	–
Tinidazol (Tindamax), 2 g por dia, durante 3 dias, mais paromomicina, de 25 a 35 mg por kg por dia em 3 doses divididas, durante 5 a 10 dias	Se o paciente tiver doença grave ou infecção extraintestinal, incluindo abscesso hepático, a sorologia será positiva
Tinidazol, 2 g em dose única	Podem ocorrer recidivas
–	Terapia antirretroviral altamente ativa, que atinge reconstituição imune, é adequada para erradicar a doença intestinal em pacientes com aids

REFERÊNCIAS BIBLIOGRÁFICAS

1. Lozano R, Naghavi M, Foreman K, et al. Global and regional mortality from 235 causes of death for 20 age groups in 1990 and 2010: a systematic analysis for the Global Burden of Disease Study 2010. Lancet 2012; 380:2095.
2. World Health Organization. The treatment of diarrhoea, a manual for physicians and other senior health workers. 4th revision. Geneva, Switzerland: World Health Organization, 2005.
3. Farthing M, Salam MA, Lindberg G, Dite P, Khalif I Salazar-Lindo E, et al. Acute diarrhea in adults and children. A global perspective. J Clin Gastroenterol 2013 Jan;47(1) p.12-20.
4. Barr W, Smith. Acute diarrhea in adults. Am Fam Physician 2014;89(3):180-189.
5. WHO. Diarrhoeal disease. Fact sheet N°330. April 2013. Disponível em: http://www.who.int/mediacentre/factsheets/fs330/en/ Acesso em 18/09/2015.
6. WHO. Water-related diseases. Disponível em: WHO - http://www.who.int/water_sanitation_health/diseases/diarrhoea/e Acesso em 18/09/2015.
7. Freeman MC, Stocks ME, Cumming O, Jeandron A, Higgins JPT, Wolf J, et al. Hygiene and health: systematic review of handwashing practices worldwide and update of health effects. Tropical Medicine and International Health August 2014; 19(8):906-18.
8. Ejemot-Nwadiaro RI, Ehiri JE, Arikpo D, Meremikwu MM, Critchley JA. Hand washing promotion for preventing diarrhoea. Cochrane Database of Systematic Reviews 2015, Issue 9. Art. No.: CD004265. DOI: 10.1002/14651858.CD004265.pub3.
9. Heather CS. Travellers' diarrhoea. BMJ Clin Evid 2015 Apr 30;2015. pii: 0901.
10. Gottlieb T, Heather CS.. Diarrhoea in adults (acute). BMJ Clin Evid 2011 Feb 15;2011.
11. Pércope S. Acute diarrhea. Pediatria Moderna 2015; 51(4): 141-148.
12. Rocha MS, Tesch C, Pestana D. Diarreia viral e bacteriana. In: Liberal E, Vasconcelos MM, Pércope S, Percope F, Gracia J. Gastroenterologia, Séries Soperj. Rio de Janeiro: Editora Guanabara Koogan, 2012:27-42.
13. Portaria do Ministério da Saúde N° 1.271, de 6 de junho de 2014 – define a Lista Nacional de Notificação Compulsória de doenças, agravos e eventos de saúde pública nos serviços de saúde públicos e privados em todo o território nacional. Disponível em: http://bvsms.saude.gov.br/bvs/saudelegis/gm/2014/prt1271_06_06_2014.html Acesso em 26/08/2015.
14. RC Barbuti. Diarreias agudas. Aspectos clínicos, etiológicos e terapêuticos. Revista Brasileira de Medicina 2008; 34(1).
15. WGO- World Gastroenterology Organisation practice guideline: Acute diarrhea. Munich, Germany: World Gastroenterology Organisation (WGO)2008. Disponível em: http://www.guideline.gov/content.aspx?id=47569
16. Soares-Weiser K, Maclehose H, Bergman H, Ben-Aharon I, Nagpal S, Goldberg E, Pitan F, Cunliffe N. Vaccines for preventing rotavirus diarrhoea: vaccines in use. Cochrane Database Syst Rev. 2012 Nov 14;11:CD008521. doi: 10.1002/14651858.CD008521.pub3.
17. Anwar E, Goldberg E, Fraser A, Acosta CJ, Paul M, Leibovici L. Vaccines for preventing typhoid fever. Cochrane Database Syst Rev. 2014 Jan 2;1:CD001261. doi: 10.1002/14651858.CD001261.pub3.
18. Luquero FJ, Grout L, Ciglenecki I, Sakoba K, Traore B, Heile M,et al. Use of *Vibrio cholerae* vaccine in an outbreak in Guinea. N Engl J Med 2014 May 29;370(22):2111-20.
19. O'Ryan M, Vidal R, del Canto F, Salazar JC, Montero D. Vaccines for viral and bacterial pathogens causing acute gastroenteritis: Part I: Overview, vaccines for enteric viruses and *Vibrio cholerae*. Hum Vaccin Immunother 2015;11(3):584-600.
20. O'Ryan M, Vidal R, del Canto F, Carlos Salazar J, Montero D. Vaccines for viral and bacterial pathogens causing acute gastroenteritis: Part II: Vaccines for *Shigella*, *Salmonella*, enterotoxigenic *E. coli* (ETEC) enterohemorragic *E. coli* (EHEC) and *Campylobacter jejuni*. Hum Vaccin Immunother 2015;11(3):601-19.
21. Hahn S, Kim Y, Garner P. Reduced osmolarity oral rehydration solution for treating dehydration due to diarrhoea in children: systematic review. BMJ 2001;323(7304):81-85.
22. Brandt KG, de Castro Antunes MM, da Silva GA. Acute diarrhea: evidence-based management. J Pediatric Infect Dis Soc 2015 Jul 12.
23. Gore J, Surawicz C. Severe acute diarrhea. Gastroenterol Clin North Am 2003; 32: p1249-1267.
24. Sanders ME, Guarnez F, Guerrant R, et al. An update on the use and investigation of probiotics in health and disease. Gut 2013;62(5):787-796.
25. Francisco G, Khan GA, Garisch J, et al. Diretrizes Mundiais da Organização Mundial de Gastroenterologia (Probióticos e Prebióoticos), 2011.
26. Morrow LE, Gogineni V, Malesker AM. Probiotic, prebiotic, and symbiotic use in critically ill patients. Current Opinion 2012;18(2):186-189.
27. Kotzampassi K, Evangelos J,Bourboulis G. Probiotics for infectious diseases: more drugs, less dietary supplementation. International Journal of Antimicrobial Agents 2012; 40: 288- 296.
28. Makic MBF. Management of nausea, vomiting, and diarrhea during critical illness. Advanced Critical Care 2011;22(3):265-274.
29. Junior MS. Recentes mudanças da infecção por *Clostridium difficile*. Einstein 2012;10(1):105-9.
30. Faure C. Role of antidiarrhoeal drugs as adjunctive therapies for acute diarrhoea in children. Int J Pediatr 2013; 612403.
31. Baldi F, Bianco MA, Nardone G, et al. Focus on acute diarrhea. World J Gastroenterol, 2009; 15(27): 3341–3348.
32. Riddle MS, Arnold S, Tribble DR. Effect of adjunctive loperamide in combination with antibiotics on treatment outcomes in traveler's diarrhea: a systematic review and meta-analysis. Clin Infect Dis 2008;47(8): 1007-1014.
33. Guerrant RL, Van Gilder T, Steiner TS, et al.; Infectious Diseases Society of America. Practice guidelines for the management of infectious diarrhea. Clin Infect Dis 2001;32(3):331-351.
34. De Bruyn G, Hahn S, Borwick A. Antibiotic treatment for travellers' diarrhoea. Cochrane Database Syst Rev 2000;(3):CD002242.
35. Steffen R, Hill DR, DuPont HL. Traveler's diarrhea: a clinical review. JAMA 2015 Jan 6;313(1):71-80.
36. Lazzerini M, Ronfani L. Oral zinc for treating diarrhoea in children. Cochrane Database Syst Rev 2013 Jan 31;1.
37. Lamberti LM, Walker CL, Chan KY, Jian WY, Black RE. Oral zinc supplementation for the treatment of acute diarrhea in children: a systematic review and meta-analysis. Nutrients 2013 Nov 21;5(11):4715-40.
38. Guarino A, Ashkenazi S, Gendrel D, Lo Vecchio A, Shamir R, and Szajewska H. European Society for Pediatric Gastroenterology, Hepatology, and Nutrition/European Society for Pediatric Infectious disease. Evidence guidelines for the management of acute gastroenteritis in children in Europe: Update 2014. J Pediatr Gastroenterol Nutr 2014; 59:132-52.
39. Gottlieb T, Heather CS. Diarrhoea in adults (acute). Clinical Evidence 2011;02:901.

12

Derrame Articular

Ernesto Dallaverde Neto

INTRODUÇÃO

O tema derrame articular não se distingue de monoartrite. Quando relacionado ao trauma, fica a cargo da ortopedia; quando não, está relacionado às diversas doenças reumáticas ou às manifestações reumáticas de doenças sistêmicas. O intuito deste capítulo, de acordo com a proposta da obra de um guia auxiliar para o profissional do pronto-socorro, servirá também àquele do pronto atendimento ou de atenção primária, auxiliando na elaboração de hipóteses diagnósticas e na orientação do tratamento do derrame articular com foco nas situações mais comuns da ortopedia e da reumatologia. Não tem a pretensão de esgotar o assunto, principalmente em relação às doenças reumáticas. Embora as doenças reumáticas possam, em algum momento da sua evolução, apresentar quadro de monoartrite com derrame articular, iremos apenas mencioná-las: febre familiar do Mediterrâneo, doença de Behçet, lúpus eritematoso sistêmico, síndrome de Sjögren primária, artrite inflamatória indiferenciada do adulto e tantas outras.

A quantidade de líquido sinovial intra-articular varia de acordo com o tamanho da articulação; o joelho, por exemplo, contém aproximadamente 3,5 mL. Nos estados patológicos ou em decorrência de trauma esse volume aumenta desde discretamente até alcançar volumes variáveis de acordo com a patologia (artrite séptica e artropatia microcristalina provocam os maiores aumentos). A esse aumento de volume do líquido sinovial denominamos derrame articular.

DIAGNÓSTICO

Dependendo do volume e da articulação, pode-se identificá-lo apenas com dados clínicos obtidos da anamnese e do exame local.

A queixa do paciente que apresenta derrame articular é de inchaço da articulação acompanhado de dor, calor, vermelhidão e limitação de movimentos, variando a intensidade e a presença com a sua causa. Ao exame físico nota-se aumento de volume articular, às vezes discreto como na osteoartrite ou mesmo na artrite reumatoide ou até exagerado como na gota, pseudogota, artrite séptica e trauma. O eritema, imperceptível na osteoartrite e discreto nas doenças inflamatórias sistêmicas, é evidente na gota. A palpação pode provocar dor, de intensidade variável de acordo com a etiologia do derrame. Enquanto na osteoartrite não é comum o paciente queixar-se de dor à palpação, no outro extremo temos a gota, em que o paciente apresenta reação de afastamento, pois na sua história é típico referir não tolerar o peso do lençol sobre a articulação. O aumento da temperatura local pode ir desde calor discreto ou só percebido por examinador experiente, como na osteoartrite sem complicação, até intenso, como na artrite séptica. A limitação de movimentos ativos e/ou passivos não depende só do tamanho do derrame, mas do tempo em que a doença vem evoluindo. Em uma osteoartrite ou artrite reumatoide de longa evolução, a limitação pode se dar por causa de deformidades adquiridas durante a evolução. É fundamental que se avalie atentamente a área referida, pois o aumento de volume pode estar relacionado a patologia extra-

-articular, como na bursite pré-patelar ou tendinites, infecções cutâneas como erisipela ou celulite, ou ainda a deformidades observadas na osteoartrite ou na presença de tofos gotosos.

O derrame em joelho é mais fácil identificar do que em articulações como ombros, cotovelos, punhos ou tornozelos. A presença de alguns sinais durante o exame ajuda a pressupor se o derrame é de volume pequeno - 5 a 10 mL (sinal da onda) - ou com volume entre 10 a 15 mL - sinal da tecla; com 20 a 30 mL há preenchimento do espaço suprapatelar, e a simples visualização é suficiente para confirmar a presença do derrame. O joelho é a articulação humana de maior volume e de maior área de superfície de cartilagem, o que talvez explique sua maior suscetibilidade a trauma, dano estrutural relacionado à idade, frequência e predileção para artrites inflamatórias e sépticas.[1] Por esses motivos estaremos nos referindo ao derrame articular de joelho considerando o diagnóstico diferencial das monoartrites, sendo que em outras articulações será citado no diagnóstico diferencial das diversas patologias que podem causar derrame articular.

A história clínica completa tem foco nos antecedentes de trauma recente e passado, doenças preexistentes como infecções agudas ou crônicas, doenças reumáticas, doenças malignas, doenças hematológicas e uso de medicamentos, em especial aqueles que possam levar a alteração da coagulação.

O exame físico deve ser completo, não deixando de avaliar outras articulações que não foram mencionadas na queixa que determinou a procura por socorro médico.

Em emergência, os exames complementares devem ser solicitados de acordo com a suspeita clínica, se infecção ou doença inflamatória, através de hemograma e nada mais além de provas de atividade inflamatória como velocidade de hemossedimentação e proteína C reativa. Tais exames são desnecessários na evidência de origem traumática ou de doença articular degenerativa, pois essas situações não causam alterações.

Estudos de imagem devem começar com radiografia em posteroanterior e perfil em caso de trauma para confirmar ou afastar uma fratura e ultrassonografia em caso de suspeita de sinovite ou para diferenciar envolvimento articular de extra-articular (bursite anserina ou bursite pré-patelar).

A aspiração do líquido sinovial ou punção articular, denominada artrocentese, deve ser realizada em todo paciente que apresentar um derrame articular ou das bolsas que cause dor e desconforto, por exemplo, trauma, gota, pseudogota, artrite séptica etc., pois além de alívio poderá trazer substancial auxílio na confirmação do diagnóstico etiológico, fundamental para a conduta a ser seguida.

Para esse procedimento, devemos informar ao paciente da sua situação e da sua necessidade, com o propósito tanto de diagnóstico como de tratamento do desconforto, e explicar como será realizado. Obtido o consentimento, pede-se que adote o decúbito dorsal, com o joelho o mais estendido possível, uma vez que dor e grandes volumes limitam a extensão do membro.

Para a punção necessitamos de luvas, seringas de 5 a 20 mL, agulha 40 × 12 e lidocaína a 1% (sem adrenalina), sendo suficientes 1 a 2 mL. Após assepsia ampla da região, a agulha deve ser introduzida gradativa e suavemente, num ponto abaixo onde uma linha horizontal tangencial à margem superior da patela cruza outra paralela à borda cefálica medial ou lateralmente à patela,[2] via esta preferencial, pois a cavidade sinovial distende lateralmente em 75% dos pacientes. Injeta-se o anestésico delicadamente até alcançar o espaço articular, e o líquido contido sob pressão passará a seringa com suave aspiração, reservando-se parte do conteúdo para análise. A partir daí utiliza-se a segunda seringa para esvaziar a articulação. No caso da indicação de infiltração, uma terceira seringa deve estar preparada para injetar o produto escolhido após o esvaziamento do espaço articular.

Para análise, o conteúdo da seringa deve ser transferido para tubo estéril para cultura e para um tubo seco para contagem de células com diferencial, pesquisa de cristais, proteínas, glicose, e, se houver suspeita de artrite séptica, a dosagem de lactato será de valia para o diagnóstico diferencial, principalmente quando a cultura vier negativa. A evidência de sinais inflamatórios que acompanham o derrame articular depende da duração e da causa, e o diagnóstico diferencial será o das monoartrites, lembrando que qualquer doença que cause manifestação em mais de uma articulação poderá iniciar o processo com comprometimento de apenas uma articulação. A Figura 12.1 apresenta o algoritmo para diagnóstico etiológico de derrame articular.

TIPOS DE LÍQUIDO SINOVIAL

O líquido sinovial normal ou não inflamatório é amarelo pálido, transparente, tal que o observador consegue ler através de um volume coletado em um tubo de ensaio contraposto a uma escrita. É de alta viscosidade, com concentração de proteína de cerca de um terço da plasmática, baixa celularidade, menos de 200 leucócitos/mm^3, com menos de 25% de neutrófilos polimorfonucleares, a cultura é negativa e os teores de glicose similares aos do plasma.

Em estados patológicos há quatro tipos de líquido sinovial encontrados em volumes variáveis: não inflamatório, inflamatório, séptico e hemorrágico, que, respectivamente, correspondem às principais causas de derrame articular: osteoartrite, doenças inflamatórias sistêmicas e por deposição de cristais, artrites bacterianas e traumas com ou sem fraturas.

A Tabela 12.1 sumariza as principais características dos quatro tipos de líquido sinovial.

DIAGNÓSTICO E CONDUTA

HEMORRÁGICO

Também conhecido como hemartrose, aparece devido a sangramento articular. Tem coloração vermelha, rosada ou marrom. Por causa de fibrinólise crônica, o líquido hemorrágico não coagula, enquanto aquele por acidente de punção que aparece inicialmente com as características da doença de base e passa a ser hemorrágico coagula (Figura 12.2).

As causas são trauma com ou sem fratura, distúrbios da coagulação ou pelo uso de anticoagulantes e tumores da membrana sinovial.

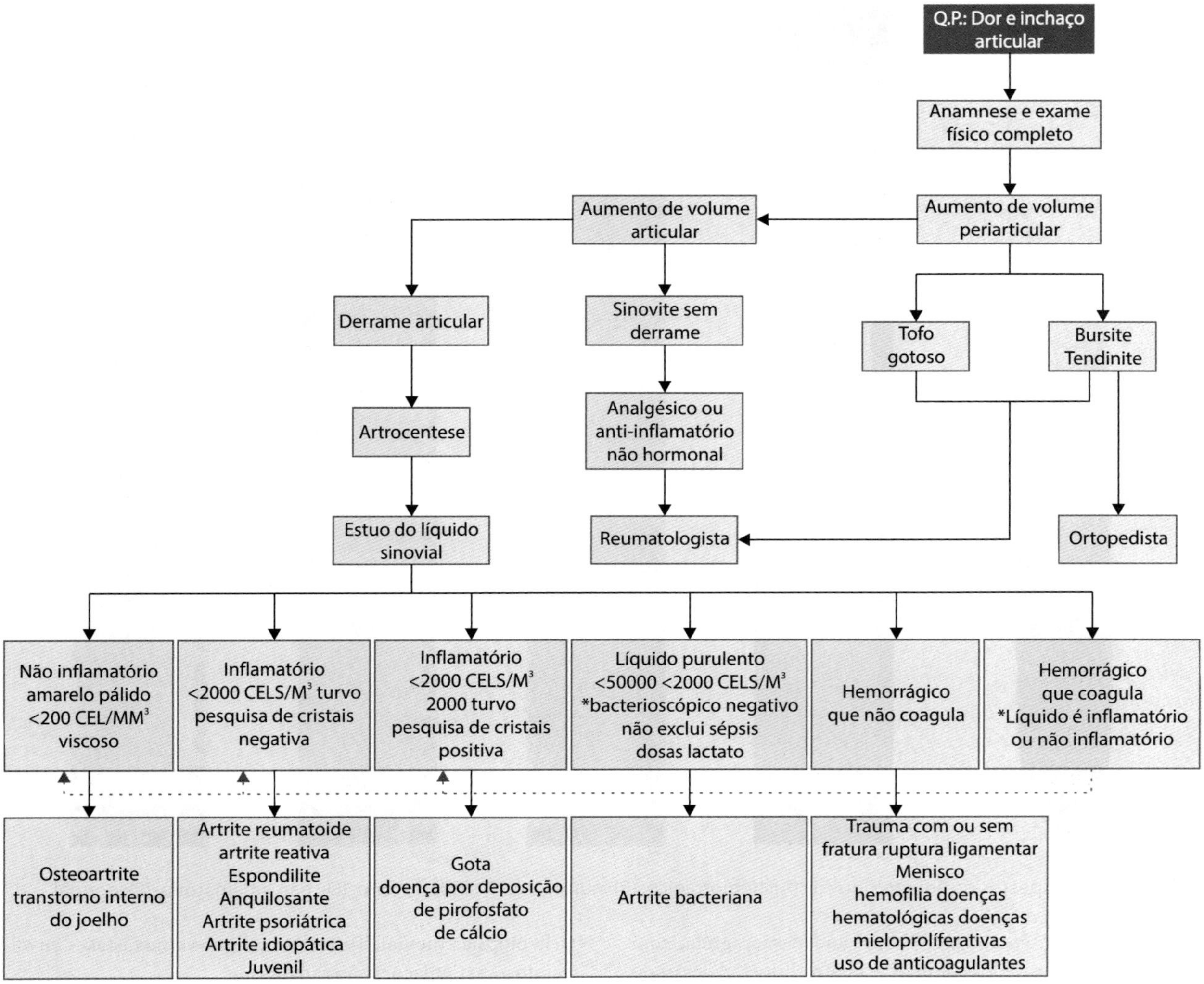

FIGURA 12.1 Algoritmo para diagnóstico etiológico de derrame articular.

TABELA 12.1 Características dos líquidos sinoviais patológicos

Características	Não Inflamatório	Inflamatório	Séptico	Hemorrágico
Aspecto	Transparente	Opaco	Purulento	Sanguinolento
Cor	Amarelo	Amarelo a opalescente	Amarelo a esverdeado	Vermelho
Viscosidade	Alta	Baixa	Variável	Variável
Células/mm³	Zero a 2000	2000 a 100.000	15.000 a > 100.000	200 a 2.000
% PMN	<25	≥ 50	≥ 75	50 a 75
Bacterioscopia/Cultura	Negativa	Negativa	Positivo	Negativo
Presença de cristais		Artropatia microcristalina		
Lactato			> 10 mmol/L³	

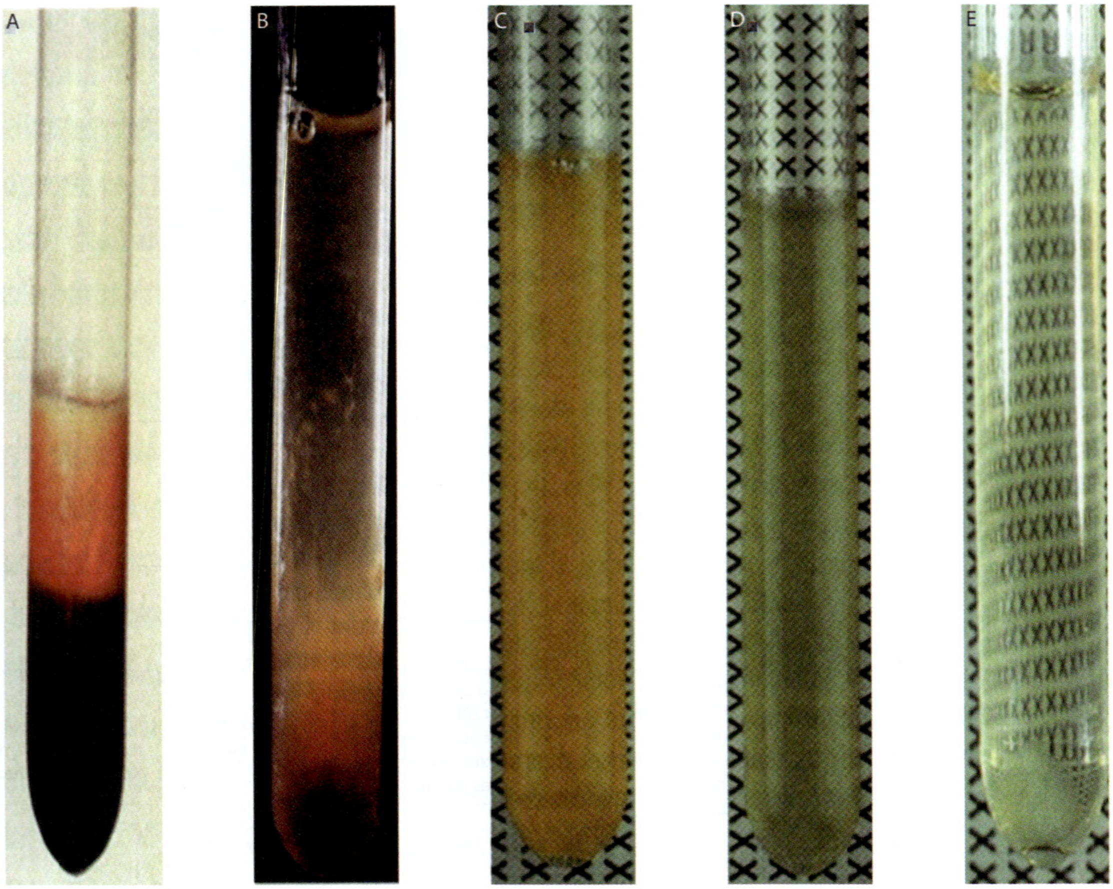

FIGURA 12.2 Aspectos do líquido sinovial: (A): hemorrágico; (B): purulento; (C): inflamatório; (D): não inflamatório; (E): normal.

No trauma, geralmente ocorre após lesão aguda, com edema de início rápido, em duas a quatro horas. A lesão do ligamento cruzado anterior é considerada a causa mais comum de hemartrose.[4,5] Outras causas incluem ruptura de menisco, lesão do ligamento medial, fratura osteocondral e luxação patelar, que podem estar associadas a lesão do ligamento cruzado anterior.

Na que ocorre após traumatismo leve, a causa mais provável é hemofilia ou o uso de anticoagulantes. É dolorosa e recorrente; mais do que dois ou três episódios de sangramento em uma mesma articulação podem levar a hipertrofia sinovial e fibrose e por fim a dano intra-articular, com limitação de movimento, impactando diretamente na qualidade de vida do hemofílico.[6] Doenças hematológicas como anemia falciforme, doenças mieloproliferativas, trombocitose e trombocitopenia podem causar derrame hemorrágico.

Os tumores geralmente são benignos, e os mais comuns são o hemangioma e a sinovite vilonodular pigmentada. O hemangioma sinovial é mais comum em crianças e adolescentes e se apresenta com sangramentos dolorosos e recorrentes. A sinovite vilonodular pigmentada, atualmente denominada tumor sinovial de células gigantes, é um tumor benigno da sinóvia que causa inchaço insidioso; o líquido é marrom escuro ou hemorrágico. O diagnóstico é confirmado pela biópsia sinovial. Tumores malignos e metástases envolvendo as articulações são raros.

Osteoartrite com ruptura de menisco, artropatia de Charcot, doença por deposição de pirofosfato de cálcio, pelagra e artrite séptica, em que são mais frequentes outros tipos de derrame, eventualmente podem apresentar hemartrose.

Em casos de trauma indica-se radiografia simples de joelhos e posteroanterior e perfil com a finalidade diagnóstica de exclusão de fratura ou luxação para avaliar a necessidade de imobilização após ter esvaziado a articulação. Outras medidas a serem tomadas são compressas de gelo e analgésico de potência adequada à dor. O uso de anti-inflamatório é contraindicado até obtido o resultado dos testes de coagulação. Quando se suspeita de doença hematológica o paciente deve ser encaminhado ao hematologista. Na suspeita de outras causas, o tratamento será o do diagnóstico definitivo.

SÉPTICO

É o líquido sinovial da pioartrose ou artrite purulenta, causado pela presença de bactérias e fungos ou micobactérias dentro da articulação. A incidência anual de artrite séptica não gonocócica é de 10 casos para 100.000 habitantes, elevando-se esse número para 70 em pacientes com prótese articular ou artrite reumatoide.[7] A artrite séptica representa 27% dos casos de monoartrite no pronto-socorro.[8]

As infecções bacterianas são as mais comuns, têm evolução rápida de dois a cinco dias, nem sempre acompanhada de febre, com dor local intensa e geralmente de grande volume, que pode recidivar rapidamente mesmo com antibioticoterapia apropriada até que a infecção seja controlada. O joelho em 50% dos casos e a articulação coxofemoral são os locais de predileção,[9] mas podem comprometer mais do que uma articulação.

É causada mais frequentemente por gram-positivos e em pacientes com fatores de predisposição tais como idade avançada, diabetes mellitus, doença articular preexistente, presença de prótese articular ou cirurgia articular recente, infecção cutânea, alcoolismo e abuso de drogas ilícitas de uso intravenoso, portadores de HIV[10] e pós-injeção intra-articular com corticosteroide ou ácido hialurônico.[11]

Staphylococcus aureus, incluindo os resistentes a meticilina, são os mais frequentes, e os estreptococos respondem por uma significativa porcentagem das artrites sépticas. As artrites sépticas causadas por bactérias gram-negativas aeróbias ou anaeróbias estão mais associadas a pacientes imunocomprometidos e com infecção gastrintestinal.

A artrite séptica causada por gonococos é uma das formas causada por infecção gonocócica disseminada; a outra se apresenta com uma tríade: dermatite, tenossinovite e poliartralgia sem artrite purulenta. Na forma de artrite não são encontradas manifestações cutâneas, mas tal diferenciação nem sempre é absoluta, porque o paciente com a tríade pode evoluir para artrite séptica se a doença não for diagnóstica e tratada.[12]

A bactéria no espaço articular causa intensa e rápida reação sinovial, com hiperplasia celular e reação inflamatória intensa em sete dias, liberando citocinas e proteases pelas células inflamatórias que causam degradação da cartilagem e inibem a síntese de cartilagem, formando um derrame articular volumoso que induz a necrose por pressão, acarretando maior perda de cartilagem e do osso. O índice de morbidade da artrite séptica, em estudo retrospectivo de dez anos[13] com análise de 242 casos, alcançou 31,6%, e a mortalidade, 11,5%. Uma pior evolução é esperada em pacientes com idade igual ou superior a 65 anos, diabetes, drenagem aberta e gram-positivos diferentes do *S. aureus*.

No pronto-socorro, ainda sem dados do agente bacteriano causador, drene a articulação. O aspecto é purulento (Figura 12.2B), mas pode ser confundido com o líquido inflamatório (Figura 12.2C) causado pela gota ou pseudogota, que também tem grande quantidade de PMN. Solicite análise do líquido sinovial (Figura 12.2D e 12.2E), incluindo dosagem de lactato[3] (níveis acima de 10 mmMol/L diferenciam de gota ou pseudogota), bacterioscópico e pesquisa de cristais e cultura. Tenha em mente que pode haver coexistência de bactéria em paciente com crise de gota ou pseudogota. Inicie com terapia antibiótica endovenosa de amplo espectro, como cefalosporinas de terceira geração, ceftriaxona 2 g uma vez ao dia ou cefotaxima 2 g de oito em oito horas ou ceftazidima 1 a 2 g de oito em oito horas. Anti-inflamatórios e/ou analgésicos devem ser utilizados para o tratamento da dor, e o paciente deve ser encaminhado para internação e seguimento com reumatologista ou ortopedista experiente em tratamento de artrite séptica, pois pode haver necessidade de drenagem e/ou lavagem articular.

INFLAMATÓRIO

Encontrado nas doenças provocadas por deposição de cristais e nas doenças inflamatórias sistêmicas.

Doenças por deposição de cristais

Gota

Doença relacionada ao aumento do ácido úrico plasmático, que, ultrapassando seu nível de solubilização (7,0 mg/dL, limite máximo da normalidade), passa a se depositar nas articulações na forma de cristais de monourato de sódio, formando coleções, os microtofos, que ao se romperem desencadeiam uma intensa reação inflamatória articular. Tal fenômeno ocorre em crises agudas seguidas por intervalos assintomáticos, denominados períodos intercríticos, que duram meses ou mesmo anos até apresentar novas crises. Doença frequente de incidência crescente, com prevalência de cerca de 1 a 2% dos adultos na Europa e 3,9% nos Estados Unidos, chegando a 7% acima dos 65 anos. O diagnóstico é suspeitado com a história precedente de crises de monoartrite com sinais inflamatórios exuberantes e dor excruciante com duração limitada de cinco a dez dias. Inicialmente em pequenas articulações dos membros inferiores, tendo como local preferencial a primeira articulação metatarsofalangiana; essa artrite denomina-se podagra, e é considerada sinal patognomônico da doença, fazendo parte de critérios clínicos para diagnóstico. Sem tratamento adequado as crises vão se sucedendo com tendência de acometimento do joelho causando derrame volumoso, articulações dos membros superiores e formações de tofos subcutâneos. No exame físico, o encontro de tofos próximos às articulações (Figura 12.3), na bolsa olecraneana ou no pavilhão auricular contribui para a suspeita da etiologia do derrame. A artrocentese é obrigatória, e o encontro de cristais em forma de agulha com birrefringência negativa fecha o diagnóstico. Em pronto-socorro, considero desperdício a coleta de exames para dosagem de ácido úrico, que deverá ser solicitada juntamente com outros exames pelo reumatologista que acompanhará o caso. Após esvaziamento do derrame, recomende ao paciente repouso absoluto até cessar a crise, oriente dieta pobre em proteínas e abstenção de bebida alcóolica. No tratamento da crise opta-se por colchicina na dose de 1,0 mg três vezes ao dia quando houver contraindicação de anti-inflamatórios não hormonais.[14] A colchicina nessa dose pode provocar diarreia, quando deve ser suspensa ou a dose diminuída para 1,0 mg/dia, que deve ser mantida para uso profilático da crise até nova orientação, a ser dada pelo reumatologista a quem o paciente deve ser encaminhado para tratamento da hiperuricemia e avaliação de comorbidades tais como diabetes, hipertensão, dislipidemia e cálculo renal.

Doença por Deposição de Pirofosfato de Cálcio (DDPC)

Artropatia do idoso, geralmente acima de 65 anos de idade, com prevalência superior a 15% e mais de 50% acima dos 84 anos. Está associada às síndromes clínicas e pode ser assintomática, e, com exceção desta, que só é diagnosticada no encontro casual de calcificação da cartilagem (condrocalcinose) na radiografia ou na ultrassonografia da articulação, as demais podem causar derrame articular. A mais contundente, com maior derrame articular, é a pseudogota,[15] com manifestações clínicas típicas de gota. Pode ainda se manifestar com quadro articular de osteoartrite, artrite reumatoide ou neuroartropatia. Encontramos derrames articulares com aspecto semelhante a essas doenças com o diferencial de encontrarmos no líquido sinovial (Tabela 12.1) a presença de cristais romboides com birrefringência positiva, característicos da DDPC. Quando não há disponibilidade de microscópio com luz polarizada para identificar o cristal (MUS ou pirofosfato), a ultrassonografia pode colaborar no diagnóstico diferencial. A deposição de MUS (gota) produz uma densidade linear hiperecogênica (sinal do duplo contorno) sobrepondo-se à superfície da cartilagem articular.[16] Na DDPC de joelho são encontradas áreas hiperecoicas na forma de pontos na cartilagem hialina femoral e no menisco.[17] O consenso atual da EULAR (European Ligue Against Rheumatism) sugere o termo crise aguda de artrite por cristal de pirofosfato em substituição ao termo pseudogota, que se caracteriza por sinais inflamatórios exuberantes, dor intensa e duração usualmente mais longa que a da crise aguda de gota. Responde bem à artrocentese combinada com infiltração com corticosteroides, seguida de repouso e anti-inflamatórios não hormonais. O paciente deve ser encaminhado a tratamento e acompanhamento com reumatologista, que solicitará os exames subsidiários para excluir patologias associadas como hemocromatose, hiperparatireoidismo, hipotireoidismo, entre outras mais raras, e avaliar o grau de lesão articular e a resposta terapêutica de acordo com a forma clínica da doença.

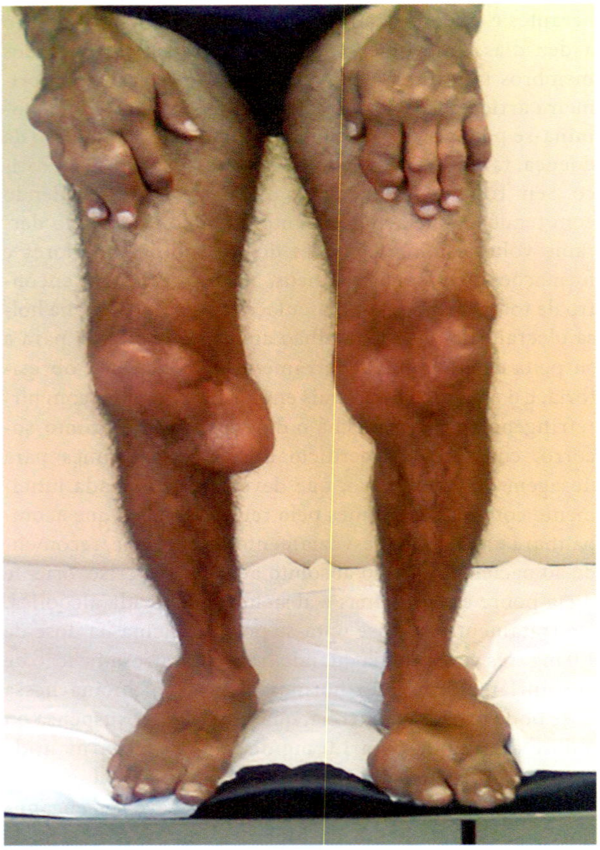

FIGURA 12.3 Paciente portador de tofos gotosos exuberantes em articulações das mãos, joelhos, tornozelos e pés.

Doenças Inflamatórias Sistêmicas

Pelo seu caráter insidioso, a procura de serviços de emergência por esses pacientes não é frequente, mas socorristas e generalistas da atenção primária devem estar atentos à possibilidade, considerando que quaisquer dos diagnósticos aqui considerados possam começar ou em alguma fase da evolução vir a apresentar derrame articular agudo.

Artrite Reumatoide (AR)

Com incidência de 40 para 100.000 em 1% dos caucasianos, é considerada uma doença inflamatória sistêmica. Manifesta-se como poliartrite crônica evolutiva com potencial de causar deformidades e destruição irreversível das articulações, quando não controlada pelo tratamento. Entretanto, monoartrite crônica pode, por até meses, ser a única manifestação da doença reumatoide até que se desenvolva o quadro clássico da poliartrite simétrica predominante em pequenas articulações das mãos e dos pés. No paciente com derrame articular, deve-se ter habilidade para identificar o estado geral do paciente, limitação funcional, e identificar não apenas deformidades articulares típicas da AR como sinais de sinovite em pequenas articulações. O objetivo do tratamento da AR é controlar a doença, impedindo que a inflamação crônica cause destruição articular com o uso de medicamentos modificadores do curso da doença (MMCD) que têm ação imunossupressora (metotrexato, leflunomida, sulfassalazina e biológicos). Mesmo pacientes bem controlados não deixam de ter risco de apresentar quadros agudos emergenciais, como o derrame articular. Geralmente instala-se insidiosamente, o que permite chegar a um grande volume com dor de fraca a moderada intensidade. Entretanto, não deve ser negligenciado, adiando-se a punção articular, pois o derrame articular repetitivo predispõe a frouxidão ligamentar e os volumosos oferecem risco de ruptura da cápsula articular, levando a um quadro de pseudoflebite (dor e eritema na panturrilha).[18] Para tratar o quadro agudo e diminuir o risco de complicações impõe-se a punção articular, e, afastada a hipótese de artrite séptica, a injeção intra-articular com costicosteroide preferencialmente de depósito (ex.: triancinolona hexoacetonida 20 mg/mL) contribuirá para controle da atividade da doença. Como a característica da doença é o envolvimento simétrico, por vezes nos deparamos com derrames bilaterais, podendo ser necessária a artrocentese de ambos os joelhos. O líquido sinovial é do tipo inflamatório, confirmado com a contagem total e diferencial (2.000 a 50.000 leucócitos/mL com 70% de polimorfonucleares), a pesquisa de cristais, bacterioscópico e cultura com a finalidade de afastar, respectivamente, doença microcristalina ou artrite séptica. O paciente dever ser alertado da necessidade do tratamento de base da doença por reumatologista, e, se não estiver em uso de anti-inflamatório não hormonal, há indicação para complementar o tratamento da emergência.

Espondiloartrites

Representam um grupo heterogêneo de doenças inflamatórias articulares com características clínicas e radiológicas semelhantes. Comprometem o esqueleto axial (incluindo sacroilíacas), as articulações periféricas (preferencialmente de membros inferiores) assimetricamente, associadas a dactilite (dedo em salsicha) e entesite (inflamação no ponto de inserção no osso dos ligamentos ou tendões). Outras características são lesões cutâneas e genitais, comprometimento ocular e doença inflamatória intestinal (retocolite ulcerativa ou doença de Crohn). Associação com processo infeccioso pregresso, história familiar e alterações laboratoriais inflamatórias (proteína C reativa) e forte associação com o antígeno de histocompatibilidade B (HLA-B 27)[19] são outras características desse grupo.

Artrite Psoriática (APs)

Manifestação inflamatória poli, oligo ou monoarticular, com ou sem envolvimento do esqueleto axial, que acompanha 15,5%[20] dos pacientes com psoríase, mas pode preceder as lesões cutâneas da psoríase em 15 a 20% dos casos. A incidência é de 6 para 100.000 por ano, e a prevalência, 1 a 2 por 1.000 na população. Os padrões clínicos considerados mais específicos para APs são artrite de interfalangianas distais e artrite mutilante, porém são encontradas manifestações simétricas e às vezes indistinguíveis da AR. O comprometimento axial é semelhante ao da espondilite e da sacroileíte, geralmente assimétrico, relatado pelo paciente, respectivamente, como dor lombar do tipo inflamatória e aquela que piora com o repouso prolongado, acordando o paciente durante a noite, e dor na região glútea com ou sem irradiação para as coxas. Entesite, dactilite e tenossinovite também são encontradas em pacientes com APs. O derrame articular pode se apresentar sem manifestação articular ou axial. O líquido sinovial tem as características do tipo inflamatório, a cavidade articular deve ser esvaziada, e a infiltração com corticosteroide ajudará no êxito terapêutico. Anti-inflamatórios não hormonais como naproxeno, cetoprofeno e meloxicam são úteis no controle da dor e da inflamação.

Artrite Reativa (ARe)

É uma inflamação articular que aparece durante ou logo após um processo infeccioso em outra parte do corpo e o microrganismo não é encontrado na articulação. São considerados causadores *Chlamydia trachomatis, Yersinia, Salmonella, Shigella, Campilobacter, Escherichia coli, Clostridium difficile* e *Chlamydia pneumoniae*. A incidência de artrite reativa seguindo uma infecção por *Campilobacter* é de 9 para 1.000, enquanto para *Salmonella* e *Shigella* é de 12/1.000; a prevalência global é de 30 40 casos para 100.000 adultos, comprometendo tanto homens como mulheres.[21] O que caracteriza a doença é uma artrite aguda mono ou oligoarticular que surge desde alguns dias até semanas após uma infecção. A artrite geralmente é de membros inferiores, associada a dactilite, entesite e dor lombar inflamatória. Atualmente o termo artrite reativa se refere ao que historicamente representa a tríade de artrite pós-infecciosa, uretrite e conjuntivite, por anos conhecida como síndrome de Reiter. Tanto em fase aguda como crônica pode vir acompanhada de manifestações extra- articulares: conjuntivite, uveíte, uretrite, prostatite, cervicite, lesões aftosas orais, erupções cutâneas tais como queratodermite blenorrágica (hiperqueratose na região palmar e plantar), balanite circinada e, raramente, em doenças de longa evolução, cardiopatia valvar. Ao contrário de outras doenças, não há critérios diagnósticos, nem exames laboratoriais específicos. É diagnóstico de exclusão, quando não há evidência de outra patologia que cause oligoartrite, monoartrite ou entesite, em pacientes com oligoartrite assimétrica em extremidade inferior, evidência de infecção precedente como uretrite e diarreia (em 25% dos pacientes a infecção pode ser assintomática). O líquido sinovial é do tipo inflamatório, com 2.000 a 64.000 células por mm^3.[22] Deve ser esvaziado quando traz desconforto e dor, como nas outras doenças reumáticas, com infiltração com corticoide, mas, como o diagnóstico só será concluído pelo reumatologista, é preferível não infiltrar para não mascarar a evolução, o que dificultará o diagnóstico *a posteriori*, pois em pequenos volumes a melhora é obtida apenas com anti-inflamatório não hormonal. Para os casos com doença não responsiva às medidas simples expostas, o reumatologista tem opções de uso de DMCD e dos biológicos.

Espondilite Anquilosante (EA)

Com prevalência de 10,2 casos para cada 10.000 habitantes, é classificada como EA predominantemente axial, EA predominantemente periférica, EA sem manifestação radiológica e EA indiferenciada,[23,24] aqui não detalhadas por serem de importância apenas para o especialista para prognóstico e escolha de tratamento, pois em emergência ou atenção primária o conhecimento de manifestações clínicas que acompanham o derrame articular permite a elaboração da hipótese diagnóstica para a correta orientação terapêutica. Assim, nos deteremos em um quadro clínico geral que é comum a todas, sem nos importarmos com a frequência e os possíveis achados radiológicos, por entender que não cabe ao emergencista solicitar exames complementares que não contribuirão para o atendimento imediato. Todo paciente que não apresenta evidente suspeita das formas de artrite tratadas acima deve ser investigado sobre dor inflamatória lombar, definida com pelo menos quatro das seguintes características: início do desconforto lombar antes dos 40, início insidioso, melhora com exercício, sem melhora com repouso e dor noturna melhorando ao levantar-se. O encontro de apenas três desses critérios é considerado sugestivo. As manifestações periféricas na espondilite anquilosante incluem comprometimento de ombros, coxofemorais, articulação costovertebral, manubrioesternal, esternoclavicular, condroesternal, joelhos e tornozelos, além das demais manifestações comuns a espondiloartropatias, entesite e dactilite. Esses pacientes apresentam dor nas nádegas, um sinal sugestivo de sacroileíte. Como nas demais espondiloartropatias, o atendimento será restrito à urgência, com esvaziamento do derrame articular seguido de infiltração com corticosteroide, prescrição de anti-inflamatório não hormonal e encaminhamento do paciente ao reumatologista para o diagnóstico definitivo e o tratamento com DMCD ou biológicos.

Espondiloartropatias Associadas a Doenças Inflamatórias Intestinais

Doença de Crohn e retocolite ulcerativa apresentam manifestações inflamatórias articulares periféricas e espondilites mais frequentemente que outras doenças que comprometem o intestino e articulações, como, por exemplo, Behçet, doença de Whipple, infecções e doença celíaca. As manifestações periféricas tendem a ser agudas e remitentes, geralmente nas fases iniciais da doença intestinal e às vezes até antes do diagnóstico de doença inflamatória intestinal, sendo o joelho a articulação mais acometida, autolimitada (90% menos do que seis meses) e sem levar a deformidades. Porém, pode ter manifestação crônica com recidivas frequentes comprometendo joelhos, tornozelos, ombros, cotovelos, punhos e interfalangianas proximais raramente precedendo o diagnóstico da doença intestinal.[25] O líquido sinovial com 5.000 a 12.000 células por mm^3 tem predominância de PMN. O tratamento é com anti-inflamatórios não hormonais, e, no caso de derrame de moderado volume ou intenso, punção articular acompanhada de infiltração com corticosteroide.

Artrite Idiopática Juvenil (AIJ)

É a denominação de um grupo de doenças caracterizadas por artrites crônicas que acometem pacientes com idade inferior a 16 anos. Compreende sete subtipos com características de envolvimento articular do tipo oligo ou poliarticular, e, como nas doenças articulares dos adultos, pode iniciar com quadro de monoartrite de início insidioso e, como referido anteriormente, ser motivo de procura de atendimento emergencial.

Não Inflamatório

Com menos ou sem sinais inflamatórios à inspeção e à palpação, respectivamente, rubor ou calor, esse tipo de derrame articular tem aspecto semelhante ao líquido sinovial normal com até 2.000 leucócitos/mm^3 com menos de 25% de PMN. Pode ser causado por osteoartrite, traumas leves (incluindo lesão de ligamentos ou menisco), osteocondrite dissecante ou artropatia neuropática ou osteoartropatia hipertrófica, que, com exceção da osteoartrite, raramente causam derrame que chega determinar uma emergência.

Osteoartrite

É o resultado de uma complexa combinação de predisposição genética, distúrbio da integridade da articulação, inflamação, forças mecânicas e processos celulares e bioquímicos, daí o termo ser mais apropriado do que artrose ou doença articular degenerativa, como era conhecida no passado. A osteoartrite está entre as doenças crônicas mais comuns: estima-se que 45% da população acima de 45 anos tem ou vai desenvolver osteoartrite sintomática de joelho durante a vida.[26] Não é comum causar dor aguda ou intensa, e no caso do joelho, se houver derrame, o estudo do líquido sinovial apresenta característica discretamente inflamatória ou não inflamatória e a pesquisa de cristais é negativa. A punção articular dá alívio ao paciente, e a infiltração com corticosteroide permite prolongar esse alívio por longo espaço de tempo e melhora a mobilidade. A dispensação ao paciente não se limita apenas a associar analgésicos ou anti-inflamatórios: o paciente portador de osteoartrite deve ser orientado e estimulado a um acompanhamento para medidas complementares não somente farmacológicas, mas que contribuam para a melhora da dor crônica e preservem a qualidade de vida. É fundamental que se mantenha a massa muscular e óssea e retarde a degeneração da cartilagem. Isso pode ser conseguido com perda de peso, exercícios,[27] fisioterapia,[28] e com o uso de órteses. Nos casos avançados, a prótese articular vai trazer grande alívio da dor e melhora dos movimentos e da qualidade de vida.

CONCLUSÃO

A queixa do paciente de aumento de volume articular, a história com antecedentes e o exame físico permitem o diagnóstico de derrame articular e fazer hipóteses sobre sua etiologia, tornando-a mais precisa com a análise do líquido sinovial.

A conduta no derrame articular é drenagem do líquido com propósito diagnóstico e alívio dos sintomas, procedimento que não deve ser postergado.

Derrame articular é igual a punção articular.

REFERÊNCIAS BIBLIOGRÁFICAS

1. Anderson BC. Office Orthopedics for Primary Care: Diagnosis and Treatment. 2nd ed. Philadelphia: WB Saunders, 1999.
2. Steinbroker O, Neustadt DH Aspiration and Injection Therapy In Artritis and Musculoskeletal Disorders. NY: Harper & Row Publishers, Inc. 1972.
3. Lenski M, Scherer MA. Diagnostic potential of inflammatory markers in septic arthritis and periprosthetic joint infections: a clinical study with 719 patients. Infect Dis (Lond) 2015 Jun; 47 (6):399-409. doi: 10.3109/00365548.2015.
4. Bomberg BC, McGinty JB Acute hemarthrosis of the knee: indications for diagnostic arthroscopy. Arthroscopy 1990;6(3):221.
5. Maffulli N, Binfield PM, King JB, Good CJ. Acute haemarthrosis of the knee in athletes. A prospective study of 106 cases. J Bone Joint Surg Br 1993; 75(6):945.
6. Gringeri A, Ewenstein B, Reininger A. The burden of bleeding in haemophilia: is one bleed too many? Haemophilia 2014 Jul;20(4):459-63.
7. Kaandorp CJ, Dinant HJ, van De Laar MA, Moens HJ, Prins AP, Dijkmans BA. Incidence and sources of native and prosthetic joint infection: a community based prospective survey. Ann Rheum Dis 1997;56:470–475.
8. Carpenter CR, Schuur JD, Everett WW, Pines JM. Evidence-based diagnostics: adult septic arthritis. Acad Emerg Med 2011 Aug;18(8):781-96.
9. Kaandorp CJ, Van Schaardenburg D, Krijnen P, Habbema JD,

van de Laar MA Risk factors for septic arthritis in patients with joint disease. A prospective study. Arthritis Rheum.1995 Dec; 38(12):1819-25.

10. Saraux A, Taelman H, Blanche P, Batungwanayo J, Clerinx J, Kagame A, et al. HIV infection as a risk factor for septic arthritis. Br J Rheumatol 1997 Mar; 36(3):333-7.
11. Dallaverde Neto E. Septic arthritis due to Streptococcus bovis in a patient with liver cirrhosis due to hepatitis C virus: case report and literature review. Rev Bras Reumatol 2011 Sep Oct;51(5):520-3.
12. Rice PA. Gonococcal arthritis (disseminated gonococcal infection). Infect Dis Clin North Am 2005 Dec;19(4):853-61.
13. Weston VC, Jones AC, Bradbury N, Fawthrop F, Doherty M. Clinical features and outcome of septic arthritis in a single UK Health District 1982-1991. Ann Rheum Dis 1999 Apr;58(4):214-9.
14. Khanna PP, FitzGerald J. Evolution of management of gout: a comparison of recent guidelines. Curr Opin Rheumatol 2015 Mar;27(2):139-46.
15. Rosenthal AK. Pseudogout: Presentation, natural history, and associated conditions. In: Wortmann RL, Schumacher HR Jr, Becker MA, Ryan LM (Eds) Crystal-Induced Arthropathies: Gout, Pseudogout, and Apatite-Associated Syndromes., New York:Taylor and Francis Group, 2006. p.99.
16. Villaverde V, Rosario MP, Loza E, Pérez F. Systematic review of the value of ultrasound and magnetic resonance musculoskeletal imaging in the evaluation of response to treatment of gout. Reumatol Clin 2014 May-Jun;10(3):160-3.
17. Gutierrez M, et al. Ultrasound detection of cartilage calcification at knee level in calcium pyrophosphate deposition disease. Arthritis Care Res (Hoboken) 2014 Jan;66(1):69-73.
18. Katz RS, Zizic TM, Arnold WP, Stevens MB The pseudothrombophlebitis syndrome. Medicine (Baltimore) 1977;56(2):151.
19. Healy PJ, Helliwell PS Classification of the spondyloarthropathies. Curr Opin Rheumatol 2005; 17(4):395.
20. Villani AP, et.al. Prevalence of undiagnosed psoriatic arthritis among psoriasis patients: Systematic review and meta-analysis. J Am Acad Dermatol 2015 Aug;73(2):242-8.
21. Rohekar S, Pope J. Epidemiologic approaches to infection and immunity: the case of reactive arthritis. Curr Opin Rheumatol 2009 Jul; 21(4):386-90.
22. Hannu T, Inman R, Granfors K, Leirisalo-Repo M Reactive arthritis or post-infectious arthritis? Best Pract Res Clin Rheumatol 2006;20(3):419.
23. Sieper J, et.al. New criteria for inflammatory back pain in patients with chronic back pain: a real patient exercise by experts from the Assessment of SpondyloArthritis International Society (ASAS). Ann Rheum Dis 2009 Jun; 68(6):784-8.
24. Paramarta JE, De Rycke L, Ambarus CA, Tak PP, Baeten D. Undifferentiated spondyloarthritis vs ankylosing spondylitis and psoriatic arthritis: a real-life prospective cohort study of clinical presentation and response to treatment. Rheumatology (Oxford) 2013 Oct; 52(10):1873-8.
25. Peluso R, et al. Enteropathic spondyloarthritis: from diagnosis to treatment. Clin Dev Immunol 2013; 2013:631408.
26. Murphy L, et al. Lifetime risk of symptomatic knee osteoarthritis. Arthritis Rheum 2008 Sep 15;59(9):1207-13.
27. Tanaka R, Ozawa J, Kito N, Moriyama H. Efficacy of strengthening or aerobic exercise on pain relief in people with knee osteoarthritis: a systematic review and meta-analysis of randomized controlled trials. Clin Rehabil 2013 Dec; 27(12):1059-71.
28. Nelson AE, Allen KD, Golightly YM, Goode AP, Jordan JM. A systematic review of recommendations and guidelines for the management of osteoarthritis: The chronic osteoarthritis management initiative of the U.S. bone and joint initiative. Semin Arthritis Rheum 2014 Jun;43(6):701-12.

13

Febre

Rodrigo Mendonça Paulino
Sandra Regina Schwarzwälder Sprovieri

INTRODUÇÃO

A procura por atendimento devido a febre é uma das queixas mais comuns observadas no pronto-socorro, podendo estar presente em patologias de origem viral e prognóstico benigno, bem como em doenças graves, com risco iminente de morte em poucas horas.[1,2]

Definida como um aumento anormal da temperatura corporal, causado pela elevação do ponto de ajuste térmico (*set-point*) hipotalâmico, a febre é caracterizada como uma temperatura central acima de 38,3 °C.[3] Contudo, devido à dificuldade de se obter essa aferição, a maioria dos autores e estudos sobre o tema considera febre quando a temperatura axilar ultrapassa 37,8 °C. Se o aumento da temperatura ocorre sem a alteração do *set-point* do centro termorregulatório, chamamos de hipertermia. Nesses casos, o aumento da temperatura ultrapassa a capacidade do organismo de perder calor,[4] exemplificado pelas intermações ou *heat stroke syndrome*, além de certas doenças metabólicas e efeitos de agentes farmacológicos que interferem na termorregulação.

O termo hiperpirexia é utilizado para febres extremamente altas, > 41,5 °C, podendo estar presentes em infecções graves, bem como em hemorragias do sistema nervoso central.

Febre de origem indeterminada (FOI) é definida pela presença de temperatura axilar maior do que 37,8 °C, em várias ocasiões, pelo tempo mínimo de três semanas e após uma semana de investigação hospitalar.[5] Essa definição clássica criada por Petersdorf e Beeson,[6] em 1961, possui algumas controvérsias entre outros autores, que sugerem três consultas ambulatoriais ou três dias de internação hospitalar sem detecção da causa da febre. Posteriormente, na década de 1990, Petersdorf comentou, em um editorial, a mudança do tempo de investigação de FOI, dentro de uma realidade possibilitada pelo avanço tecnológico, que teve como consequência a modernização dos métodos laboratoriais e hospitalares.[7] Também existem subgrupos específicos em que a FOI apresenta algumas particularidades, como no paciente neutropênico, ou associada ao HIV, conforme demonstrado na Tabela 13.1.

FISIOPATOLOGIA

A temperatura corporal normal varia ao longo do dia, com uma oscilação estimada entre 0,5-1,0 °C, controlada pelo centro termorregulador localizado no hipotálamo anterior.[4] Durante a febre, o ponto de ajuste térmico é elevado para temperaturas superiores aos valores considerados normais pelo hipotálamo, sendo que as prostaglandinas E2, PGE2, parecem ser o gatilho para o aumento desse limiar.

Mecanismos como vasoconstrição, diminuindo a perda de calor pela pele, calafrios e tremores, aumento da atividade metabólica e termogênese desencadeada pelos adipócitos e células musculares são responsáveis pelo aumento da temperatura basal. Quando o *set-point* hipotalâmico é restabelecido aos valores habituais, pela redução na concentração de pirógenos ou uso de antipiréticos, a perda de calor é acelerada por mecanismos como vasodilatação e sudorese.

TABELA 13.1 Definições de FOI em diversos grupos[8]

FOI clássica Febre ≥ 37,8 °C em várias ocasiões, duração ≥ três semanas, ausência de diagnóstico após três dias de investigação hospitalar ou três consultas ambulatoriais.
FOI nosocomial Pacientes internados, febre ≥ 37,8 °C em várias ocasiões, ausência de infecção ou doença incubada à admissão, ausência de diagnóstico após três dias, apesar de investigação adequada (incluindo pelo menos 48h de cultura microbiológica).
FOI no paciente neutropênico Neutrófilos < 500 mm³, febre ≥ 37,8 °C em várias ocasiões, ausência de diagnóstico após três dias, apesar de investigação adequada (incluindo pelo menos 48h de cultura microbiológica).
FOI associada ao HIV Infecção pelo HIV, confirmada febre ≥ 37,8 °C em várias ocasiões, duração ≥ quatro semanas (regime ambulatorial), ou ausência de diagnóstico após três dias ou mais em pacientes internados, apesar de investigação adequada (incluindo pelo menos 48h de cultura microbiológica).

Nos casos de hipertermia, o centro termorregulador hipotalâmico permanece inalterado, sendo que o aumento da temperatura ocorre devido a um desbalanço entre a capacidade fisiológica de perder calor e a produção metabólica exagerada ou exposição exógena ao mesmo.

A síndrome serotoninérgica é um conjunto de sinais e sintomas secundários ao estímulo excessivo de serotonina, caracterizada por alterações cognitivas e comportamentais (agitação psicomotora, confusão mental, hipervigilância), autonômicas (taquicardia, midríase e hipertensão ou hipotensão, aumento dos ruídos hidroaéreos, diaforese) e neuromusculares (tremores, hiper-reflexia, clônus). O aumento da temperatura é comum, sendo secundário a agitação, tremores, rigidez muscular, não havendo alteração no ponto de ajuste térmico hipotalâmico e podendo atingir altas temperaturas (> 40 °C).

Deve-se suspeitar de síndrome neuroléptica maligna em pacientes com história de uso de neurolépticos e que apresentem hipertermia, rigidez muscular e sinais extrapiramidais. Essa síndrome pode estar presente nos pacientes em uso de antipsicóticos, independentemente da dose administrada, podendo se desenvolver após apenas uma tomada da medicação. Dentre as medicações, a mais comum é o haloperidol, amplamente utilizado na prática clínica. Nesses casos, o aumento da temperatura também não está relacionado a alterações no *set-point* hipotalâmico e em geral não apresenta aumento exuberante de temperatura corporal como as demais síndromes hipertérmicas.

ETIOLOGIA

Por tratar-se de queixa comum em pronto-socorro, a elevação da temperatura corporal, seja por febre ou hipertermia, tem as mais variadas etiologias. Apesar de as causas infecciosas serem mais comuns e prevalentes, existem inúmeras condições não infecciosas que podem cursar com aumento da temperatura corporal (Tabela 13.2). Por isso, o examinador deve realizar uma anamnese detalhada, porém direcionada, além de exame físico adequado para procurar as possíveis causas da febre. Desse modo, ao lançar mão de exames complementares, a chance de êxito no diagnóstico será maior, evitando-se a solicitação de exames desnecessários.

TABELA 13.2 Principais etiologias de aumento de temperatura no pronto-socorro

Causas infecciosas
▪ Resfriado comum, gripe, faringite, sinusite; ▪ Otite média aguda, mastoidite, abscesso periamigdaliano ou retrofaríngeo; ▪ Pneumonia, bronquite aguda, abscesso pulmonar, tuberculose; ▪ Infecção do trato urinário, cistite, pielonefrite, doença inflamatória pélvica; ▪ Hepatites agudas virais; ▪ Endocardite, miocardite, pericardite; ▪ Gastroenterite, apendicite, colecistite, diverticulite, peritonite infecciosa; ▪ Infecções de pele e tecido subcutâneo (celulite, erisipela); ▪ Meningite, encefalite, meningococcemia; ▪ Dengue, leptospirose, malária, febre Chikungunya, febre amarela, tétano e demais doenças infectocontagiosas.
Causas não infecciosas
▪ Neoplasias (tumores sólidos, neoplasias hematológicas); ▪ Doenças autoimunes (vasculites, artrite reumatoide, sarcoidose, lúpus eritematoso sistêmico etc.); ▪ Hepatites medicamentosas, alcoólicas; ▪ Reação medicamentosa; ▪ Intoxicações exógenas; ▪ Infarto agudo do miocárdio, embolia pulmonar, hemorragia SNC; ▪ Reação transfusional, rejeição a transplante; ▪ Hipertermia maligna; ▪ Síndrome neuroléptica maligna; ▪ Síndrome serotoninérgica, adrenérgica e anticolinérgica; ▪ Síndrome de abstinência e *delirium tremens*; ▪ Intermação (*heat stroke syndrome*).

INVESTIGAÇÃO E INDICADORES DE GRAVIDADE

Na prática clínica, bem como em estudos e pesquisas realizados sobre o assunto, nem todos os pacientes atendidos em um serviço de pronto-socorro necessitam de investigação específica sobre a origem da febre. Estudos prospectivos realizados em departamentos de emergência com pacientes atendidos com presença de febre mostraram uma taxa de alta hospitalar sem necessidade de internação variando entre 27,2 a 58%.[9,10] Para os pacientes com indicação de admissão hospitalar, a presença de indicadores de gravidade pode e deve ser norteadora na tomada de decisão.

Pacientes idosos (> 50[9] ou > 60[11]), com alteração dos sinais vitais (frequência cardíaca, frequência respiratória, pressão arterial e saturação de oxigênio) e com presença de comorbidades de fatores de risco para imunodepressão, possuem maiores chances de evoluir desfavoravelmente (Tabela 13.3).

Dentre os exames laboratoriais, leucocitose ou leucopenia (>16.000 ou <4.000/mm^3), elevação de proteína C reativa, PCR (>10 mg/dL), hemoglobina (<12 ou >17 g/dL), polimorfonucleares > 80%, plaquetas <100.000/mm^3, Urina I infecciosa, exames radiológicos alterados (radiografia de tórax ou abdome, ultrassonografia, tomografia computadorizada de crânio/abdome/tórax)[9] são considerados indicadores de gravidade. Lembrando que nem sempre esses exames estão indicados e serão realizados, principalmente na ausência das alterações de anamnese e exame físico citadas acima.

Lembrar que viagens recentes para áreas endêmicas de patologias infectocontagiosas bem como uso de medicações devem sempre ser questionados, como maneira de investigar outras causas de febre/hipertermia.

A coleta de hemoculturas e uroculturas está sempre indicada em pacientes com queixas sugestivas de infecção, sinais de sepse ou que se apresentam gravemente enfermos, com sinais de instabilidade ou risco elevado para infecções.

Exames específicos como ecocardiograma, análise de líquido cefalorraquidiano e outros líquidos corporais, sorologias e exame toxicológico devem ser solicitados de acordo com a pertinência e a suspeita diagnóstica.

Nos casos de FOI, a ausência de etiologia diagnóstica deve ser aventada após a realização de história e exame físicos completos e minuciosos, hemograma, hemoculturas, bioquímica sanguínea, incluindo enzimas hepáticas e bilirrubinas, sorologias para hepatites A, B e C (se exames hepáticos alterados), análise de Urina I e urocultura e radiografia de tórax. Alguns autores consideram a tomografia parte da investigação adequada na suspeita de FOI.[12]

TABELA 13.3 Comorbidades e fatores de risco para imunodepressão

1. Hipertensão arterial sistêmica.
2. *Diabetes mellitus*.
3. Doença renal crônica.
4. HIV/aids.
5. Neoplasias.
6. Esplenectomizados.
7. Quimioterapia ou radioterapia nos últimos 30 dias.
8. Uso de corticosteroides e imunossupressores.
9. Etilismo.
10. Uso de drogas ilícitas.

TRATAMENTO

O tratamento da febre e hipertermia baseia-se em medidas farmacológicas e físicas, sendo que nos casos de hipertermia as medidas não farmacológicas terão maior importância. As opções terapêuticas estão expostas na Tabela 13.4.

No caso de síndrome neuroléptica maligna, pode-se utilizar a bromocriptina, via oral, 2,5 mg a cada seis ou oito horas (dose máxima 40 mg/dia) ou dantrolene, via parenteral, em *bolus* de 2 mg a cada cinco minutos (dose máxima 10 mg) e manutenção de 1 mg/kg a cada quatro ou seis horas por 24 a 36 horas. Na síndrome serotoninérgica, a cipro-heptadina pode ser utilizada, em dose inicial de 12 mg e doses adicionais de 2 mg a cada duas horas em caso de persistência dos sintomas, com dose de manutenção de 8 mg a cada seis horas.

O uso de benzodiazepínicos também pode ser útil para controle de agitação e diminuição de tremores, e o diazepam 10 mg, por via endovenosa, pode ser realizado até de hora em hora, se necessário. Alguns casos necessitarão de sedação, intubação orotraqueal e uso de bloqueadores neuromusculares não despolarizantes (rocurônio, pancurônio).

CONCLUSÕES

Febre é uma das queixas mais comuns apresentadas no pronto-socorro, sendo definida como temperatura axilar maior de 37,8 °C causada por uma alteração no ponto de ajuste térmico hipotalâmico. Nos casos de hipertermia, esse ponto não está alterado, havendo um desbalanço entre a perda de calor pelo organismo e a produção excessiva ou exposição a altas temperaturas.

Alguns fatores como idade, presença de comorbidades e fatores de risco para imunodepressão e alterações de sinais vitais são considerados sinais de alerta para gravidade e prognóstico desfavorável em pacientes que se apresentam ao pron-

TABELA 13.4 Tratamento da febre e hipertermia no pronto-socorro

Medicamentoso
• Ácido acetilsalicílico (AAS) – 500 a 1.000 mg a cada seis horas, via oral; • Dipirona – 500 a 1.000 mg a cada seis horas, via oral, ou 1 a 2 g a cada seis horas, endovenoso ou intramuscular; • Paracetamol – 500 a 1.000 mg a cada seis horas, via oral; • Ibuprofeno – 200 a 400 mg a cada quatro ou seis horas, via oral.
Não medicamentoso
• Soro fisiológico resfriado endovenoso; • Cobertores hipotérmicos, bolsas de gelo (pescoço, virilha e axilas), imersão em água; • Ventiladores e exposição corpórea; • Hemodiálise ou circulação extracorpórea em casos muito graves.

to-socorro com queixa de aumento da temperatura corporal. Nesses casos, a realização de exames complementares pode e deve ser indicada, de acordo com as queixas apresentadas.

Dentre as causas de hipertermia, a síndrome serotoninérgica e a síndrome neuroléptica maligna são as mais comuns, devendo ser aventadas na presença de exposição a medicações e agonistas serotoninérgicos.

Apesar de estar indicado tratamento para febre, a prioridade sempre será descobrir a causa para posterior tratamento específico. Lembrar que antitérmico é apenas tratamento sintomático.

Nos casos de hipertermia, o uso de drogas antipiréticas por si só não apresenta benefício, sendo o suporte clínico a base do tratamento, mediante medidas físicas para resfriamento, identificação e correção da causa de base.

Lembrar que existem inúmeras causas não infecciosas de aumento de temperatura, incluindo neoplasias, doenças autoimunes e metabólicas.

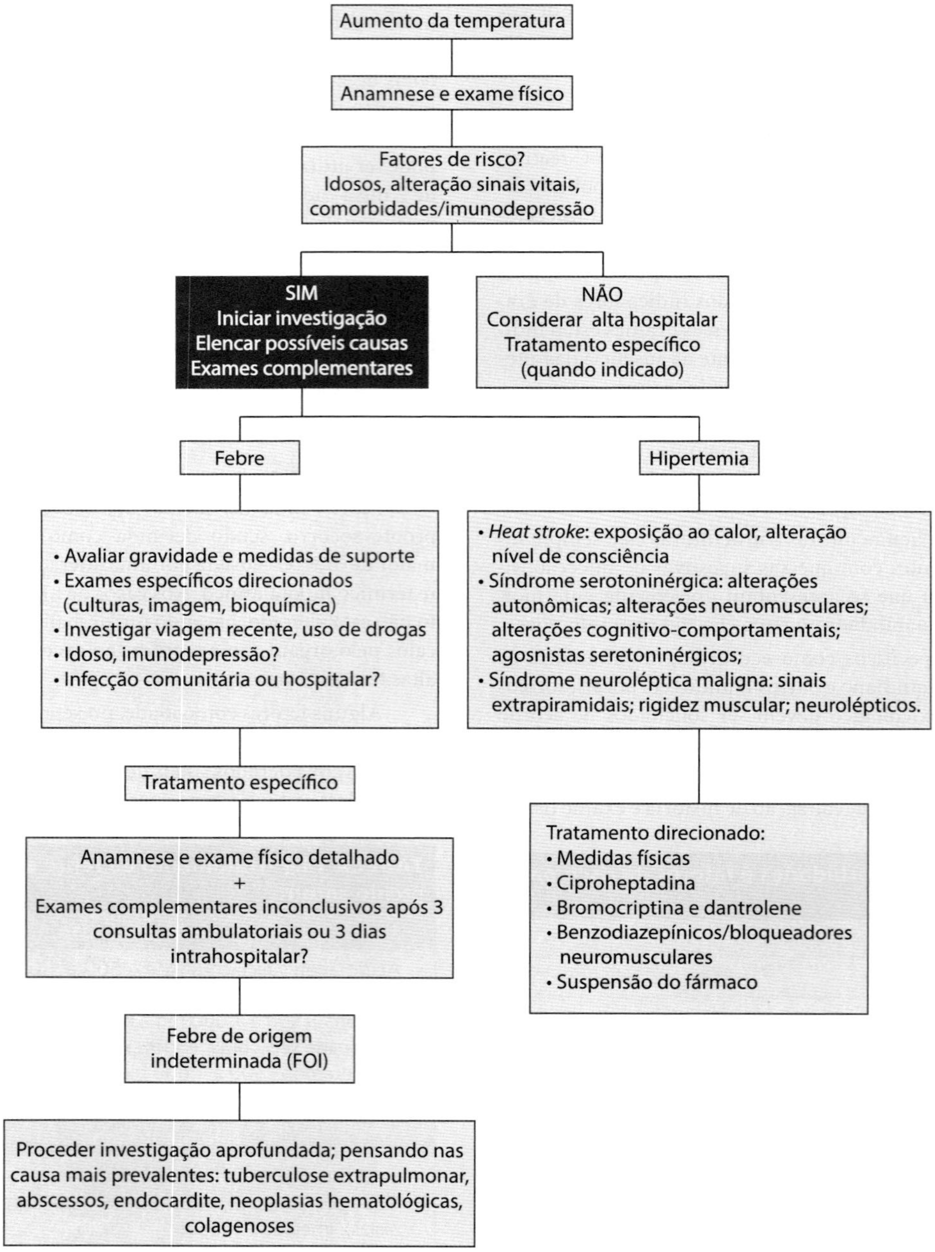

FIGURA 13.1 Abordagem do paciente com aumento de temperatura no pronto-socorro.

REFERÊNCIAS BIBLIOGRÁFICAS

1. Balanzó X, Pujol R y Grupo Intercomarcal de Servicios de Medicina Interna. Estudo multicéntrico de las urgencias em hospitales generales básicos de Catalunya. Med Clin (Barc) 1989; 92:86-90.
2. Talan DA. Infectious disease in the emergency department. Clin Infect Dis 1996; 23:1-14.
3. Guerra CM, Godoy HDL, Ferreira PRA. Abordagem da febre em Medicina Intensiva. In: Guimarães HP, Lopes RD, Lopes AC. Tratado de Medicina de urgência e emergência: pronto-socorro e UTI. São Paulo: Editora Atheneu 2010. pp. 1193-1196.
4. Porat R, Dinarello CA. Pathophysiology and treatment of fever in adults. Disponível em: < www.uptodate.com>. Acesso em: 15 jul. 2015.
5. Petersdorf RG. FUO: how it has changed in 20 years. Hospital Practice 20: 84-89, 1985.
6. Petersdorf RG, Beeson PB. Fever of unexplained origin: report of 100 cases. Medicine 1961; 40(1):196.
7. Petersdorf RG. Fever of unknown origin: an old friend revisited. Archives of Internal Medicine 1992;152: 21-2.
8. Knockaertd C, Vanderschueren S, Blockmans D. Fever of unknown origin in adults: 40 years on. Journal of Internal Medicine 2003; 253: 263-275.
9. Knott JC, Tan SL, Street AC, Bailey M, Cameron P. Febrile adults presenting to the emergency department: outcomes and markers of serious illness. Emerg Med J 2004; 21:170-174.
10. Gur H, Aviram R, Or J, Sidi Y. Unexplained fever in the ED: Analysis of 139 patients. Am J Emerg Med 2003; 21(3):230–5.
11. Lopez JVSM, Rojo JMC, Rodriguez OM, Perez BF, Sedano AF, Clotet NC, Mateo RS, Gaviria AZ. Fiebre em urgencias: detección de patologia grave. Rev Clin Esp 2008; 208(3):130-4.
12. David HB. Approach to the adult with fever of unknown origin. Disponível em: <www.uptodate.com>. Acesso em: 17 ago. 2015.

14

Desidratação

Gilvan Vilarinho S. Filho
José Noronha Vieira Junior
Patrícia M. Veiga de Carvalho Mello

INTRODUÇÃO

O equilíbrio no conteúdo de água corporal é essencial para a manutenção do equilíbrio hidroeletrolítico e da homeostase. Em indivíduos normais, o ganho hídrico é semelhante à perda hídrica. A desidratação se caracteriza pela redução da água corporal total e ocorre em situações patológicas, onde a perda de água supera o ganho (Tabela 14.1).

TABELA 14.1 Principais mecanismos e causas de desidratação

Perdas cutâneas	Febre, sudorese excessiva, queimaduras
Perdas gastrointestinais	Vômitos, diarreia
Perdas respiratórias	Hiperventilação
Perdas urinárias	Uso de diuréticos, diabetes insipidus
Perdas por desvio de líquido	Choques distributivos (anafilático e séptico), cirrose, pancreatite, complicações no pós-operatório de cirurgia abdominal
Hipodipsia	Idosos restritos ao leito, distúrbios psiquiátricos

O ganho hídrico varia com a idade, o nível de atividade física e a temperatura ambiental e ocorre por meio da ingestão de água na forma de líquidos ou alimentos, que em condições normais em adultos de 70 quilos é de aproximadamente 2.100 mL de água por dia, e síntese de água endógena que ocorre no processo de oxidação de carboidratos e que equivale aproximadamente a 200 mL de água por dia. A perda hídrica pode ocorrer por meio de perdas insensíveis através da pele e pela respiração; do suor, o qual varia com o nível de atividade física do indivíduo, e da temperatura ambiental; perda de água pelas fezes; e perda de água pelos rins (urina), que é o meio mais importante pelo qual o corpo mantém o equilíbrio hidroeletrolítico.

COMPOSIÇÃO DOS LÍQUIDOS CORPORAIS

A água corporal total (ACT) corresponde a aproximadamente 45-60% do peso corporal, distribui-se nos compartimentos intracelular (LIC: 66% ACT) e extracelular (LEC: 33% ACT) e varia com a idade, o gênero e a raça.[1,2]

O líquido extracelular (LEC) compreende o líquido intersticial (LIT: 75% do LEC) e o líquido intravascular (LIV: 25% do LEC). Sendo assim, somente 8% da água corporal total encontram-se no espaço intravascular, correspondendo à volemia.[3,4,5]

A maioria das membranas celulares é livremente permeável à água, a qual move-se através de um gradiente de concentração que é gerado pelas propriedades osmóticas de solutos.[6] O poder de movimentação da água através destas membranas é controlado pela tonicidade, a qual depende de osmoles osmoticamente ativos.[7,8] No meio extracelular, os principais osmoles são o sódio, o cloro e o bicarbonato, e no meio intracelular, são o potássio, o cloro e o fosfato. Outros osmoles menos eficazes são os açúcares, os lipídios e as proteínas[7] (Figura 14.1).

DESIDRATAÇÃO *VERSUS* HIPOVOLEMIA

Volemia refere-se ao conteúdo de volume do espaço intravascular, representando o volume circulante efetivo, responsável pela perfusão tissular. Hidratação refere-se ao conteúdo de água corporal total, o que inclui, além do volume presente no espaço intravascular, o conteúdo de fluidos presentes no espaço intersticial bem como em espaços cavitários como derrame pleural ou ascite.

Frequentemente, desidratação e hipovolemia coexistem, bem como hiper-hidratação e hipervolemia. No entanto, é essencial o reconhecimento de pacientes que, apesar de estarem hiper-hidratados, com sinais importantes de edema periférico e derrames cavitários, apresentam-se com depleção do espaço intravascular, podendo estar com hipovolemia franca.

Exemplo clássico dessa situação pode ser descrito no choque anafilático, onde o paciente apresenta-se edemaciado e pode apresentar edema pulmonar não cardiogênico secundário a vasodilatação maciça induzida pela liberação de histamina, e por conta do extravasamento de fluidos estar concomitantemente com importante depleção do espaço intravascular.

A distinção entre estas duas condições é, portanto, de extrema importância, em especial em pacientes com situações de retenção fluida crônica como os cirróticos, cardiopatas e nefropatas, os quais, quando cursam com quadros de hipovolemia, tendem a ter esse diagnóstico retardado pela avaliação equivocada de hiper-hidratação com hipervolemia. Essa compreensão evita erros diagnósticos e principalmente terapêuticos, como, por exemplo, a prática frequente de administração de diuréticos a esses pacientes com sinais de hiper-hidratação, porém hipovolêmicos.

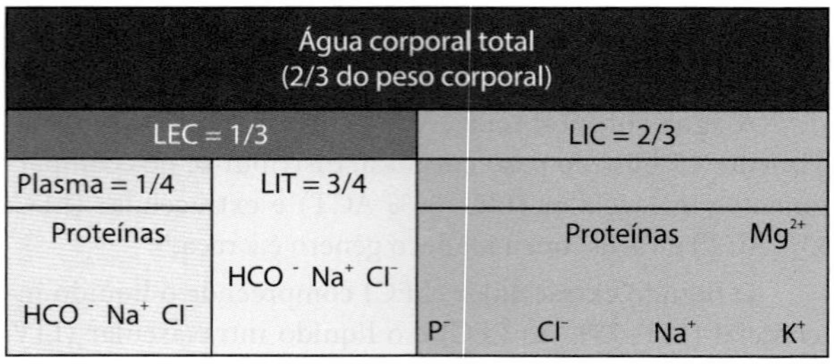

Água corporal total
(2/3 do peso corporal)
LEC = 1/3
LIC = 2/3
Plasma = 1/4
LIT = 3/4
Proteínas
HCO⁻ Na⁺ Cl⁻
HCO⁻ Na⁺ Cl⁻
Proteínas
Mg2+
P⁻
Cl⁻
Na⁺
K⁺

FIGURA 14.1 Distribuição de água e eletrólitos por compartimento celular.

DESIDRATAÇÃO

Quando o organismo perde água a partir da pele, pulmão, intestino e/ou rins (desidratação), o meio extracelular torna-se hipertônico em relação ao meio intracelular, ocorrendo passagem de água do segundo para o primeiro até atingir o equilíbrio osmótico.[7] Sendo assim, na desidratação, todos os compartimentos (LEC e LIC) encolhem em proporção ao seu tamanho inicial para manter o equilíbrio osmótico. Entretanto, como a maior parte da água está no interior das células, o LIC é o compartimento mais comprometido. Por isso, a desidratação raramente compromete a volemia. No entanto, as células neuronais são altamente sensíveis a contração do compartimento intracelular, podendo ocorrer quadro de encefalopatia hiperosmolar, especialmente quando a concentração sérica de sódio se encontra > 170 mEq/L.[6]

O paciente com desidratação apresenta sede, pele áspera com turgor reduzido, mucosas secas, olhos encovados, tônus muscular reduzido, enchimento capilar prolongado, pulso fraco, leve taquicardia, leve oligúria e urina concentrada. Em casos mais graves, pode apresentar sonolência, confusão mental, coma e paralisia respiratória.[11] A apresentação clínica depende do tempo de instalação e da evolução do estado de hipertonicidade. A rápida contração do volume intracelular leva à plasmólise das hemácias na presença de meio hipertônico, com saída excessiva de água, a célula encolhe e sofre danos irreversíveis, ou seja, sofre crenação neurológica. Esses pacientes podem apresentar-se com rebaixamento do nível de consciência, crise convulsiva ou coma.[6]

Quando a hipertonicidade se desenvolve lentamente, os neurônios acumulam osmoles eletrolíticos a curto prazo e osmoles orgânicos a longo prazo, promovendo retorno da água para o compartimento intracelular, restaurando parcialmente o LIC. Este mecanismo de compensação evita inicialmente a crenação neurológica e os pacientes podem permanecer assintomáticos ou apresentar sintomas neurológicos leves. Em contrapartida, o aumento progressivo da concentração intracelular destes osmoles (como em casos de hipertonicidade progressiva) pode causar sintomas neurológicos, como convulsões, coma e quadros de mielinólise pontina central, que se caracteriza por dano neurológico irreversível ocasionado por destruição da bainha de mielina do tronco cerebral.[9,10] Pacientes desnutridos, etilistas, ou com a síndrome de Wernicke-Korsakoff têm maior risco de evoluir com quadros de mielinólise pontina central.

A reposição de água em pacientes com desidratação crônica compensada deve ser cuidadosa, pois sua rápida correção pode precipitar edema cerebral agudo desencadeado quando a entrada de água no meio intracelular por osmose ultrapassa a capacidade celular de reverter os osmoles orgânicos acumulados.[10]

Em casos onde a desidratação leva a hipovolemia, a diminuição do volume circulante efetivo leva a diminuição de fluxo renal, podendo acarretar injúria renal aguda tanto de natureza pré-renal como também levar a necrose tubular aguda e levar a choque hipovolêmico.

Tipos de desidratação

O volume extracelular é regulado principalmente pela ingestão e excreção de sódio, que é o eletrólito extracelular mais abundante. Sua concentração influencia o movimento da água, desse modo, distúrbios do sódio na verdade refletem distúrbios da água.[12] Quando há ganho isotônico de sódio no meio extracelular, não há deslocamento de água do espaço intracelular, e o aumento de volume do espaço extracelular é igual ao volume de solução isotônica infundida. Entretanto, quando este ganho é hipotônico ou hipertônico, o volume do espaço intracelular é alterado de modo correspondente.[22]

Na desidratação isotônica, que é a mais comum, a perda de água é proporcional à perda de eletrólitos. Sendo assim, não ocorre movimento de água do meio intracelular para o extracelular e não há alteração do equilíbrio osmótico, havendo apenas redução de volume do compartimento extracelular. Na desidratação hipertônica, a perda de água é superior à perda de eletrólitos, com aumento da tonicidade do extracelular e translocação rápida de água do LIC para o LEC por osmose. Desse modo, a desidratação hipertônica cursa com elevação da osmolaridade sérica e redução proporcional do volume do LEC e LIC. Como o LIC corresponde a cerca de 66% da água corporal total, há maior perda de volume pelo compartimento intracelular. Na desidratação hipotônica, que é mais rara, a perda de água é inferior à perda de eletrólitos, havendo redução da tonicidade do LEC e translocação de água do LEC para o LIC por osmose. Desse modo, a desidratação hipotônica cursa com redução da osmolaridade sérica e edema celular (Tabela 14.2).

Excluindo as causas infecciosas e metabólicas, a desidratação é um fenômeno mais comum em crianças e idosos. A anamnese e o exame físico podem sinalizar a etiologia e a gravidade do quadro. Deve-se avaliar quantidade e tipo de fluidos ingeridos nas últimas horas (hiper ou hipotônico), débito urinário e características da urina (se concentrada ou diluída) e se hematúria está presente; presença de diarreia, êmese ou febre. Deve-se registrar ainda a presença de comorbidades, uso recente de antibiótico, história de perda de peso, o tipo de dieta ou presença de restrições alimentares, viagens recentes, a possibilidade de intoxicação alimentar ou contato com pessoas doentes, internações hospitalares ou residência em asilos ou instituições de saúde.[23,24]

Em geral, os sinais físicos de desidratação têm pouca especificidade, devendo-se estar atentos à instalação de sintomas neurológicos e de hipovolemia, os quais sinalizam gravidade do quadro e exigem pronta correção.[24]

HIPOVOLEMIA

A hipovolemia ocorre quando se tem uma redução do volume circulante efetivo, que corresponde a aproximadamente 25% do volume do LEC. A maior parte do sódio encontra-se no meio extracelular com o objetivo de reter água neste espaço. Neste distúrbio, a depleção de volume quase sempre é isotônica (perda de água e sódio), a qual é cerca de 2 vezes mais potente do que as perdas de água pura para reduzir o volume sanguíneo.

Seria necessária uma perda isotônica não hemorrágica de cerca de 15% do fluido extracelular, correspondente a 7% da água corporal total. Em contrapartida, seria necessário um déficit de água pura equivalente a 15% da água corporal total para atingir o mesmo limiar hemodinâmico. Perdas isotônicas reduzem o volume circulante efetivo e a taxa de filtração glomerular (TFG), deixando a tonicidade do corpo praticamente inalterada. Por outro lado, um déficit equivalente de água pura não altera a volemia ou a TFG de maneira perceptível, ocasionando principalmente hipernatremia e hipertonicidade.[23] Podemos observar melhor as diferenças nos quadros de hipovolemia e hipertonicidade na Tabela 14.3.

A manutenção da volemia é essencial para a vida e os mecanismos de homeostase neuro-hormonais são altamente sensíveis à redução da mesma. Precocemente, a perda volêmica leva à hipoperfusão tecidual com consequente instalação

TABELA 14.2 Tipos de desidratação e suas principais causas

Tipos de desidratação	Desidratação isotônica	Desidratação hipertônica	Desidratação hipotônica
	Perda de H_2O e eletrólitos	Perda de H_2O > eletrólitos	Perda de H_2O < eletrólitos
Causas	▪ Uso de diuréticos ▪ Vômitos ▪ Hemorragias ▪ Diminuição do aporte de fluidos	▪ Hiperventilação ▪ Febre alta ▪ Diarreia aquosa ▪ Cetoacidose diabética ▪ Diabetes *insipidus* ▪ Jejum prolongado ▪ Administração de fluidos hipertônicos ▪ Excesso de bicarbonato ▪ Dieta enteral sem água	▪ Calor excessivo
Características	▪ Na^+ entre 135 e 145 mEq/L ▪ Osmolaridade sérica entre 275 e 290 mOsm/L ▪ Redução do LEC, sem modificação do equilíbrio osmótico ▪ Não altera LIC	▪ Na^+ >145 mEq/L ▪ Osmolaridade sérica >290 mOsm/L ▪ Redução proporcional do LEC e LIC ▪ Desidratação celular	▪ Na^+ <135 mEq/L ▪ Osmolaridade sérica <275 mOsm/L ▪ Edema celular*

*Este tipo de desidratação pode cursar com aumento da pressão intracraniana (edema celular), causando cefaleia e confusão mental.

de metabolismo anaeróbico e produção de ácido lático, o qual desencadeia resposta de hiperventilação compensatória. No sistema nervoso central, a presença de hipoperfusão cerebral pode levar a sinais de irritabilidade. A elevação dos níveis de lactato e a presença de taquipneia e sinais de irritabilidade representam sinais precoces de choque.

Sequencialmente, com perdas de 15-20% da volemia observam-se taquicardia, vasoconstrição reflexa e aumento da força de contração miocárdica para manter o débito cardíaco e o fluxo sanguíneo para os órgãos vitais. O paciente pode apresentar síncope ortostática e diminuição do volume urinário nessa fase.[13-16]

Inicialmente, o fluxo sanguíneo renal (FSR) e a taxa de filtração glomerular (TFG) são mantidos pela liberação de prostaglandinas, as quais promovem a vasodilatação de arteríolas aferentes renais. Com o agravamento e/ou persistência da hipovolemia ocorre liberação de angiotensina II e aldosterona com vasoconstrição arterial reduzindo o fluxo sanguíneo renal, porém preservando a TFG, levando a um aumento na fração de filtração e maior reabsorção de sódio e ureia nos túbulos renais proximais. Eventualmente os mecanismos de combate à vasoconstrição das arteríolas aferentes falham, levando a uma queda vertiginosa no fluxo sanguíneo renal e na TFG.[17] A redução do FSR se instala com perdas de 10% da volemia e a redução da TFG ocorre com perdas de aproximadamente 20% da volemia.[18,21]

Dessa maneira, a presença de oligúria e elevação de ureia e creatinina, bem como a instalação de hipotensão franca, ocorrem quando mecanismos compensatórios iniciais são sobrepujados, sinalizam perdas volêmicas superiores a 20% do volume circulante efetivo e representam, portanto, sinais tardios da instalação do quadro, sugerem que houve perda de pelo menos 20% da volemia.[17-21] Pacientes portadores de patologias que alteram a parede vascular ou a permeabilidade capilar, como hipertensão ou diabetes, disfunção cardíaca, doença renal crônica, ou em uso de medicamentos que interferem no sistema renina-angiotensina-aldosterona poderão apresentar declínios na TFG em níveis menores de depleção volêmica.[17]

Os principais sinais clínicos de hipovolemia são os sinais de hipoperfusão, rebaixamento do nível de consciência, taquipneia, taquicardia, hipotensão, oligúria ou anúria, redução da perfusão periférica, cianose, extremidades frias, sede, mucosas secas e redução do turgor da pele. A avaliação da volemia é em geral facilmente realizada em casos de extremos, mas pode tornar-se bastante complexa em pacientes críticos, em especial, em pacientes que cursam com condições clínicas que levem a fatores que confundem essa avaliação. Desse modo, nesses pacientes faz-se necessária a integração cuidadosa das informações obtidas na anamnese, exame físico e exames complementares para garantia de avaliação adequada da volemia.[24]

TABELA 14.3 Diferenciação das características clínicas da hipovolemia e da hipertonicidade

Aspectos clínicos	Hipovolemia	Hipertonicidade
História		
Estado mental alterado	+	+++
Ortostase	++	0
Sede	+	+++
Exame físico		
Taquicardia supina/ortostática	++	0
Turgor de pele diminuído	++	+
Mucosas secas	+	+++
Sulcos longitudinais na língua	+	+++
Oligúria	++	+++
Exames laboratoriais		
Hipernatremia e hipertonicidade plasmática	0	+++
Creatinina elevada	++	0
Osmolaridade urinária elevada	++	+++
Diminuição do Na+ urinário	+++	0
Hemoconcentração	+	0
Tratamento		
Tipo de fluido	Salina isotônica	Água livre
Taxa de administração	Rápido	Devagar

Adaptado de: Am J Kidney Dis. 2011 August; 58(2): 302–309.[35]

EXAMES COMPLEMENTARES

A análise conjunta de vários exames laboratoriais é essencial para o diagnóstico, etiologia e gravidade de quadros de desidratação e hipovolemia, mas nenhum isoladamente é patognomônico dessas condições.[24]

A dosagem do sódio sérico ajuda a delinear o tipo de desidratação e terapêutica fluida, a avaliação do estado acidobásico e eletrólitos, além de sinalizar etiologia envolvida no processo de desidratação, essencial para planejamento da terapia hidroeletrolítica. A dosagem de lactato pode sinalizar a existência de hipoperfusão tecidual, avaliação da função renal, da osmolaridade urinária, a avaliação da concentração do sódio urinário e a avaliação da fração de excreção do sódio, também úteis no delineamento diagnostico e terapêutico desses casos.

Na presença de hipovolemia, a urina torna-se concentrada, com osmolaridade muitas vezes superior a 450 mOsmol/kg, mas esta resposta pode não ser observada se a capacidade de concentração urinária estiver prejudicada por doença renal, diurese osmótica, administração de diuréticos ou diabetes insipidus.[25,27,28]

A resposta renal para depleção de volume circulante efetivo é a de promover conservação de sódio e água, numa tentativa de expandir o volume extracelular. Com a exceção dos distúrbios nos quais a reabsorção de sódio é prejudicada, a concentração de sódio na urina em estados de hipovolemia deve ser menor do que 20 mEq/L (podendo ser tão baixa quanto 1 mEq/L). Há duas exceções adicionais em que a concentração de sódio na urina pode ser superior a 20 mEq/L, apesar da presença de hipovolemia: quando existe também uma elevada taxa de reabsorção de água (a taxa de excreção de sódio e o volume de urina são baixos, mas a concentração de sódio na urina é maior do que a esperada); quando o sódio é excretado com outro ânion.[26] Isso ocorre mais frequentemente em alcalose metabólica devido ao vômito ou à sucção nasogástrica. Nestes distúrbios, a alcalose metabólica está associada com uma carga elevada de bicarbonato filtrada. Os estímulos que aumentam a reabsorção renal de sódio e bicarbonato (hipovolemia e hipocalemia) podem por vezes ser insuficientes para remover todo o sódio e bicarbonato filtrados a partir da urina. Sob estas condições, ocorre a excreção urinária de bicarbonato (com sódio como cátion de acompanhamento).

A baixa concentração de sódio na urina (ou uma baixa concentração de cloreto na urina em pacientes que têm alcalose metabólica) sugere portanto a presença de hipoperfusão tecidual e hipovolemia, a menos que haja um fator desencadeante da perda de sal (ex.: diuréticos, doença renal subjacente), isquemia renal seletiva (glomerulonefrite aguda ou estenose bilateral da artéria renal), ou uma dieta de muito baixo teor de sódio.[26] No entanto, uma baixa concentração de sódio na urina pode também estar presente em estados edematosos. Esses pacientes conservam sódio avidamente por cursarem com redução do volume circulante efetivo por redução do débito cardíaco (insuficiência cardíaca), ou por vasodilatação esplâncnica e sequestro de líquido na cavidade peritoneal e *shunts* arteriais (cirrose), ou ainda por terem uma baixa pressão oncótica plasmática (síndrome nefrótica).

A avaliação da fração de excreção de sódio (FENa) é uma alternativa para medição da concentração de sódio na urina. A FENa avalia diretamente o manuseamento de sódio e, em contraste com a concentração de sódio na urina, não é afetada pelas alterações no volume urinário. Sua dosagem é mais útil no diagnóstico diferencial de lesão renal aguda oligúrica, com uma taxa de filtração glomerular reduzida (TFG). Neste cenário, a FENa é geralmente menor que 1 por cento nos doentes com hipovolemia e, acima de 1 por cento quando a oligúria é devido à necrose tubular aguda.[25,27]

Além de exames laboratoriais, avaliação de parâmetros hemodinâmicos é importante na avaliação da volemia. A aferição de pressões no sistema circulatório pode auxiliar nessa avaliação desde que se compreenda as limitações em sua interpretação. Pode-se aferir a pressão venosa central (PVC), ou a pressão de oclusão da artéria pulmonar (POAP) as quais podem ser indicativas da pressão diastólica final do ventrículo esquerdo (PDFVE). Ou seja, afere-se valor de pressão em compartimento direito da circulação na tentativa de estimar o volume em câmara esquerda já que volemia é representada pelo volume diastólico final do ventrículo esquerdo. Valores extremos tendem a ser mais confiáveis, ou seja, valores de PVC ou de POAP muito baixos sugerem hipovolemia e valores muito altos sugerem hipervolemia, no entanto, valores intermediários são falhos nessa avaliação.

A pressão venosa central tende a exceder a PDFVE em pacientes com insuficiência cardíaca direita pura (como a *cor pulmonale* ou na sequência de um infarto agudo do miocárdio do lado direito). Estes pacientes podem ter altos valores de PVC, mesmo na presença de hipovolemia. A pressão de oclusão da artéria pulmonar reflete melhor a volemia em casos de problemas com o ventrículo direito, mas não é fidedigna em condições de hipertensão pulmonar ou insuficiência mitral grave. Dessa maneira, PVC ou POAP não devem ser usadas como um guia para a terapia de reposição volêmica sem que se compreenda suas limitações. A avaliação seriada dessas pressões e a observação de seu comportamento em resposta a bolus de fluidos são mais úteis do que a avaliação isolada de uma aferição.[29]

O uso da ultrassonografia a beira leito por profissionais da emergência e medicina intensiva recentemente tem crescido rapidamente. Uma de suas grandes vantagens está em sua natureza não invasiva e facilidade de operação e poder oferecer informações relevantes. Uma rápida avaliação das quatro câmaras cardíacas pode evidenciar enchimento deficiente o que sugere hipovolemia e a avaliação da variação respiratória do diâmetro da veia cava inferior quando maior que 42% é capaz de predizer que o paciente é fluido responsivo, ou seja, aumentará o débito cardíaco após infusão de fluidos expansores.[30]

TRATAMENTO

O objetivo inicial da abordagem terapêutica deve ser remover ou corrigir o fator causal da desidratação e restaurar o equilíbrio volêmico, hidroeletrolítico e ácido base do paciente. Deve-se identificar e remover prontamente focos infecciosos, iniciar antibioticoterapia apropriada e/ou proceder com hemostasia de hemorragias quando indicado.

Casos de desidratação leve a moderada normalmente respondem a terapia de reidratação oral (TRO).[36] A presença de vômitos geralmente não consiste em contraindicação para TRO, entretanto, se há evidência de obstrução intestinal, íleo-paralítico ou abdome agudo, deve-se iniciar hidratação venosa prontamente.

REPOSIÇÃO HIDROELETROLÍTICA

A necessidade basal de fluido e eletrólitos em um indivíduo adulto em 24 horas é de aproximadamente 30 mL/kg de água, 1 mEq/kg de sódio, potássio e cloro. Em média o indivíduo adulto ingere e perde cerca de 2,5 L de fluidos/dia. Destes, aproximadamente 1,2 L é proveniente da ingestão de líquidos, 1 L proveniente dos alimentos e 300 mL de água endógena proveniente do metabolismo basal. As perdas diárias são de aproximadamente 500 mL através da respiração, 500 mL através da sudorese; 100 mL pelas fezes e aproximadamente 1,4 L pela urina em pacientes com função renal preservada.[4,5] A composição de eletrólitos conforme o tipo de fluido corporal pode ser observada na Tabela 14.4.

Pacientes com hipertermia devem receber 100 mL de fluido a mais por pico febril para cada 1 °C acima de 37 °C. Reposições de magnésio e cálcio só devem ser ofertadas para corrigir déficits estabelecidos, ou em pacientes em dieta zero a alguns dias, hepatopatas ou indivíduos com diarreia profusa.[37] Caso haja sinais de hipoperfusão e hipovolemia, a reposição volêmica deve ser realizada com soluções isotônicas em bolus, ou seja, alíquotas de volume de 250 ou 500 mL em 20 a 30 minutos até correção da volemia.

TIPOS DE FLUIDO

A composição do fluido utilizado vai depender das características da perda e distúrbios hidroeletrolíticos subjacentes. Desse modo, soluções hipotônicas como salina a 0,45% ou dextrose a 0,5% devem ser reservadas para indivíduos com desidratação hipertônica; soluções isotônicas como salina a 0,9% e ringer lactato para indivíduos com desidratação isotônica e, salina hipertônica nos casos de desidratação hipotônica. Pacientes desidratados euvolêmicos devem ser reidratados com solução glicofisiológica, que também será utilizada em pacientes hipoglicêmicos, alcoolizados ou com cetose de jejum.[35-37] Os tipos de fluidos endovenosos utilizados mais frequentemente são caracterizados na Tabela 14.5.

A velocidade de infusão de fluidos depende da severidade da desidratação, se há hipovolemia ou não e se o distúrbio de sódio envolvido é agudo ou crônico.

Pacientes cuja desidratação é hipertônica e a mesma se desenvolveu em um período de horas, a correção rápida (1 mEq/L/hora) melhora o prognóstico sem o risco de edema cerebral. Nos pacientes com hipernatremia crônica, o tratamento agressivo com soluções hipotônicas pode causar ede-

TABELA 14.4 Composição eletrolítica média por tipo de secreção perdida

TIPO DE PERDA	Composição eletrolítica média			
	Na^+ (mEq/L)	K^+ (mEq/L)	Cl^- (mEq/L)	HCO_3^- (mEq/L)
Suor	30-50	5	50	-
Secreções gástricas	20	10	10	-
Suco pancreático	130	5	35	115
Bile	145	5	100	25
Líquido duodenal	60	15	100	10
Líquido ileal	100	10	60	60
Diarreia colônica	1401	10	85	60

Adaptado de Current Medical Diagnosis and Treatment. 2011. September. 21:842.[37]

TABELA 14.5 Características das soluções parenterais mais utilizadas

Solução	Osmolaridade (mOsm/Kg)	Glicose (g/L)	Na^+ (mmol/L)	Cl^- (mmol/L)
SG 5%	278	50	-	-
SG 10%	556	100	-	-
SG 50%	2.778	500	-	-
NaCl 0,45%	154	-	77	77
NaCl 0,9%	308	-	154	154
NaCl 3%	1.026	-	513	513
Ringer Lactato	274	-	130	109

Uma ampola de 50 mL de $NaHCO_3$ a 8,4% contém 50 mmol de Na^+ e de $HCO3^-$. RL: também contém 4 mmol/L de K^+, 1,5 mmol/L de Ca^{2+} e 28 mmol/L de lactato.

ma cerebral, o que pode levar a coma, convulsões e até mesmo a morte, sendo prudente, portanto, uma reposição lenta. A redução da concentração de sódio em uma taxa máxima de 0,5 mEq/L/hora previne o edema cerebral. Consequentemente, a queda almejada na concentração sérica de sódio não deve exceder 10 mEq/L/dia.[22,35,39]

O mesmo princípio deve ser levado em consideração nos casos de desidratação hipotônica no intuito de se evitar uma desmielinização osmótica (pontina ou extra-pontina) devido a rápida correção da hiponatremia crônica (> 2 mEq/L/h ou 12 mEq/L/dia), desse modo, recomenda-se uma taxa que não ultrapasse um ganho de sódio sérico maior que 8 mEq/L/dia. Uma correção parcial rápida de hiponatremia sintomática não tem sido associado a efeitos adversos, portanto, se o paciente é sintomático (convulsões, rebaixamento do nível de consciência), está indicada uma correção parcial mais rápida de modo que pode-se realizar uma infusão inicial de 1 a 2 mEq/L/h nas primeiras três horas, distribuindo o restante da solução nas 21h subsequentes objetivando a meta de ganho de 8 mEq/L/dia.[22,37,38]

Para determinar o volume de solução a ser infundido e estimar a variação esperada na natremia existem várias fórmulas como a proposta por Androgué e Madias descrita na Tabela 14.6. No entanto, essas fórmulas são úteis no início dessa reposição a qual deve ser titulada de maneira mais fidedigna através da dosagem seriada do sódio sérico.

A adição de potássio nas soluções de hidratação venosa está indicada para pacientes que tenham desenvolvido hipocalemia.[37] Existem situações onde a depleção de potássio se faz presente sem haver uma queda no potássio sérico, que pode estar normal ou até elevado; sendo exemplos clássicos a cetoacidose diabética e a hiperglicemia não-cetótica, condições clínicas onde tanto a hiperosmolaridade quanto a deficiência de insulina promovem a saída de potássio das células, mascarando seu consumo. Raramente o potássio sérico será baixo na ausência de um consumo real do íon, no entanto tal achado pode estar presente em casos de tireotoxicose ou paralisia periódica familiar hipocalêmica.[31,32]

O potássio é tão osmoticamente ativo quanto o sódio, de tal maneira que a adição de 40 mEq de potássio em 1L de solução salina a 0,45% (77 mEq/L de Na^+) cria uma solução com menos água livre (correspondente a uma salina a 0,75%). Desse modo devemos redobrar a atenção ao infundir soluções com potássio em pacientes com hiperosmolaridade plasmática como os hipernatrêmicos ou com diabetes mellitus descompensado.

Pacientes com hipovolemia grave e instabilidade hemodinâmica devem receber cerca de 30 mL/Kg de solução cristaloide nas primeiras 3 horas objetivando queda do lactato sérico e um débito urinário maior ou igual a 0,5 mL/Kg/h.[40] Nos casos de hipovolemia leve a moderada a administração de fluidos deve apenas superar o volume de perdas (débito urinário + perdas insensíveis + outra fonte de perda. Ex.: diarreia) o que pode ser conseguido com um balanço hídrico positivo em cerca de 50 a 100 mL/h.

CONCLUSÃO

A desidratação é comum e pode acompanhar-se de importantes distúrbios hidroeletrolíticos e do equilíbrio ácido base, além de poder evoluir para hipovolemia e choque hipovolêmico. O conhecimento da homeostase dos eletrólitos e da fisiopatologia de seus distúrbios é essencial para a adequada condução desses pacientes.

REFERÊNCIAS BIBLIOGRÁFICAS

1. Chumlea WC, Guo SS, Zeller CM, et al. Total body water reference values and prediction equations for adults. Kidney Int. 2001; 59:2250-2258.
2. Watson PE, Watson ID, Batt RD. Total body water volumes for adult males and females estimated from simple anthropometric measurements. Am J Clin Nutr. 1980; 33:27-39.
3. Gamble JL. Chemical anatomy, physiology and pathology of extracellular fluid: A lecture syllabus. Department of Pediatrics, Harvard Medical School, Boston, 1939.
4. Edelmans IS, Leibman J. Anatomy of body water and electrolytes. Am J Med. 1959; 27:256-77.
5. Moore FD, Olesson KH, McMurray JD, et al. The Body Cell. Mass and Its supporting environment: Body Composition in Health and Disease, Philadelphia, WB Saunders, 1963.
6. Feig PU, McCurdy DK. The hypertonic state. N Engl J Med. 1977; 297:1444-54.
7. Gilman A. The relation between blood osmotic pressure, fluid distribution and voluntary water intake. Am J Physiol. 1937; 120:323-30.
8. Goldberg M. Hyponatremia. Med Clin North Am. 1981; 65:251-69.
9. Hoffmann EK, Lambert IH, Pedersen SF. Physiology of cell volume regulation in vertebrates. Physiol Rev. 2009; 89:193-277.
10. McManus ML, Churchwell KB, Strange K. Regulation of cell volume in health and disease. N Engl J Med. 1995; 333:1260-1266.
11. Leaf A. Regulation of intracellular fluid volume and disease. Am J Med. 1970; 19:291-5.
12. Edelman IS, Leibman J, O'Meara MP, et al. Interrelations between serum sodium concentration, serum osmolarity and total exchangeable sodium, total exchangeable potassium and total body water. J Clin Invest. 1958; 37:1236-56.
13. Gauer OH, Henry JP, Behn C. The regulation of extracellular fluid volume. Annu Rev Physiol. 1970; 32:547-595.
14. Drucker WR, Chadwick CD, Gann DS. Transcapillary refill in hemorrhage and shock. Arch Surg. 1981; 116:1344-1353.

TABELA 14.6 Fórmula de Androgué e Madias[38]

Uso	Fórmula
Estimativa do efeito de 1 litro de solução infundida no Na^+ sérico do paciente	(Na^+ em 1L da solução – Na^+ sérico) água corporal total* + 1
Estimativa do efeito de 1 litro de solução contendo Na^+ e K^+ infundida no Na^+ sérico do paciente	(Na^+ + K^+ em 1L da solução) – Na^+ sérico água corporal total + 1

*A água corporal total estimada (em litros) é calculada como uma fração constante do peso corporal. A constante é 0,6 em crianças; 0,6 e 0,5 em homens e mulheres jovens, respectivamente; e 0,5 e 0,45 em homens e mulheres idosos.

15. Knopp R, Claypool R, Leonardi D. Use of the tilt test in measuring acute blood loss. Ann Emerg Med. 1980; 9:72–75.
16. McGee S, Abernethy WB 3rd, Simel DL. The rational clinical examination. Is this patient hypovolemic? JAMA. 1999; 281:1022–1029.
17. Badr KF, Ichikawa I. Prerenal failure: a deleterious shift from renal compensation to decompensation. N Engl J Med. 1988; 319:623–629.
18. Lauson HD, Bradley SE, Cournand A, Andrews VV. The renal circulation in shock. J Clin Invest. 1944; 23:381–402.
19. Lombardo TA, Eisenberg S, Oliver BB, Viar WN, Eddleman EE Jr. Harrison TR. Effects of bleeding on electrolyte excretion and on glomerular filtration. Circulation. 1951; 3:260–270.
20. Stone AM, Stahl WM. Renal effects of hemorrhage in normal man. Ann Surg. 1970; 172:825–836.
21. Wiggins WS, Manry CH, Lyons RH, Pitts RF. The effect of salt loading and salt depletion on renal function and electrolyte excretion in man. Circulation. 1951; 3:275–281.
22. Earley LE, Daugharty TM. Sodium metabolism. N Engl Med. 1969; 281:72-86.
23. Nadal JW, Pedersen S, Maddock WG. A comparison between dehydration from salt loss and from water deprivation. J Clin Invest. 1941; 20:691–703.
24. Leaf A. Dehydration in elderly. N Engl J Med. 1984; 311:791–792.
25. Miller TR, Anderson RJ, Linas SL, et al. Urinary diagnostic indices in acute renal failure: a prospective study. Ann Intern Med 1978; 89:47.
26. Sherman RA, Eisinger RP. The use (and misuse) of urinary sodium and chloride measurements. JAMA 1982; 247:3121.
27. Espinel CH, Gregory AW. Differential diagnosis of acute renal failure. Clin Nephrol 1980; 13:73.
28. Rose BD. Pathophysiology of Renal Disease, 2d ed, McGraw-Hill, New York City 1987. p. 82.
29. Marik PE, Baram M, Vahid B. Does central venous pressure predict fluid responsiveness? A systematic review of the literature and the tale of seven mares. Chest 2008; 134:172.
30. Airapetian et al. Does inferior vena cava respiratory variability predict fluid responsiveness in spontaneously breathing patients? Critical Care (2015) 19:400.
31. Matz R. Management of the hyperosmolar hyperglycemic syndrome. Am Fam Physician. 1999; 60:1468–1476.
32. Zeitler P, Haqq A, Rosenbloom A, Glaser N. Hyperglycemic hyperosmolar syndrome in children: pathophysiological considerations and suggested guidelines for treatment. J Pediatr. 2010
33. Pollock AS, Arieff AI. Abnormalities of cell volume regulation and their functional consequences. Am J Physiol. 1980; 239:F195–205.
34. Bankir L, Bouby N, Trinh-Trang-Tan MM, Ahloulay M, Promeneur D. Direct and indirect cost of urea excretion. Kidney Int. 1996; 49:1598–1607.
35. Bhave G, Neilson EG. Volume depletion versus dehydration: how understanding the difference can guide therapy. Am J Kidney Dis. 2011 August; 58(2): 302–309.
36. Atherly-John YC, Cunningham SJ, Crain EF. A randomized trial of oral vs intravenous rehydration in a pediatric emergency department. Arch Pediatr Adolesc Med. 2002 Dec. 156(12):1240-3.
37. Current Medical Diagnosis and Treatment. 2011. September. 21:842.
38. Adrogué HJ e Madias NE. Hyponatremia. N Engl J Med. 2000 342: 1581-1589
39. Adrogué HJ e Madias NE. Hypernatremia. N Engl J Med. 2000 342:1493-1499
40. Dellinger et al., International guidelines for management of severe sepsis and septic shock: Crit Care Med. 2012.

Seção 2

Medicina Pré-Hospitalar

15

Princípios de Medicina Pré-Hospitalar

Carlos Henrique Duarte Bahia

A medicina pré-hospitalar no Brasil ainda está em seus primeiros passos, e, como tal, encontra-se em processo de constante aprimoramento, contando com os esforços daqueles que são verdadeiramente apaixonados por esse tipo de atendimento. O serviço de atendimento pré-hospitalar (APH) teve sua gênese na necessidade de atendimento de pacientes clínicos ou traumáticos por parte de uma equipe capacitada e no menor tempo possível, ampliando assim as chances de sobrevida dos mesmos, bem como diminuindo sequelas consequentes do retardo do atendimento ou de imperícias.

HISTÓRIA

O APH ocorre desde o período das grandes guerras, mais precisamente no século XVIII, período napoleônico, no qual os soldados feridos em campo de batalha eram transportados em carroças com tração animal, para serem atendidos por médicos, longe das regiões de conflitos (Figura 15.1).

Em 1792, o cirurgião e chefe militar Dominique Larrey inicia a prática de oferecer os cuidados iniciais a soldados feridos no próprio campo de batalha, com o intuito de prevenir possíveis complicações. Nas guerras mais recentes também se confirmaram os benefícios do atendimento precoce, sendo palco frequente de atendimentos pré-hospitalares. [1] Os combatentes recebiam treinamentos de primeiros socorros a fim de prestar atendimento a seus colegas logo após a ocorrência de uma lesão no campo de batalha e durante o transporte até o hospital de guerra.

No Brasil, em julho de 1856, tem início a história do Corpo de Bombeiros. O Decreto Imperial nº 1775, assinado pelo Imperador Dom Pedro II, instituiu o Corpo Provisório de Bombeiros da Corte, no Rio de Janeiro. O primeiro serviço contra incêndios era responsável por orientar medidas de socorro, cabendo á equipe técnica a supervisão dos trabalhos de salvamento e extinção do fogo. Em 1899, o Corpo de Bombei-

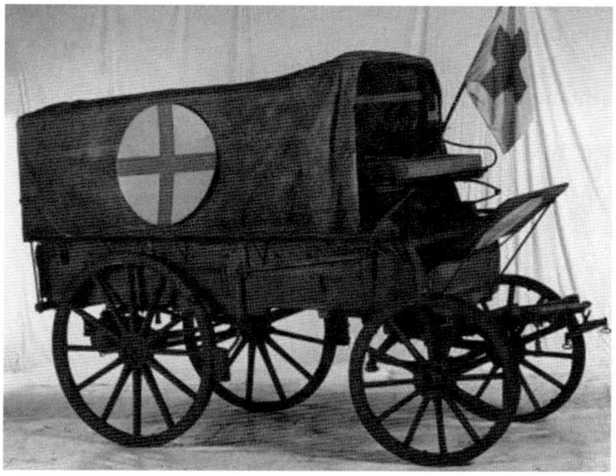

FIGURA 15.1 Os soldados feridos em campo de batalha eram transportados em carroças com tração animal. Fonte: Google imagens.

ros põe em ação a primeira ambulância (de tração animal) para realizar o referido atendimento.

Em junho de 1913, uma nova era se inicia no Corpo de Bombeiros, com a introdução da tração mecânica. O galopar dos cavalos seria, gradativamente, substituído pelo ronco possante dos motores dos carros dos Bombeiros (Figura 15.2).

As autoridades públicas, juntamente com os profissionais da área de saúde, vendo as experiências dos militares e observando o aumento da migração da população para áreas urbanas e o número de vítimas em acidentes, principalmente os automobilísticos, iniciam a elaboração de projetos que visavam implementar o atendimento pré-hospitalar na área civil, o que veio a se tornar realidade a partir dos anos 1950.

Na França, também a partir de 1950, passaram a ser formadas as equipes devidamente capacitadas para o APH, que realizavam atendimentos em acidentes e a transferência hospitalar de pacientes graves. Em 1960, na França, através da Lei nº 70-1318, foi criado o Serviço de Atendimento Móvel de Urgência e Reanimação (SMUR), que a partir de 1968 foi transformado em SAMU (Serviço de Atendimento Médico de Urgência). O serviço tinha a atribuição de coordenar as atividades dos Serviços Móveis de Urgência (SMUR), que haviam se expandido por toda a França e em outros países, com regulação médica e outros recursos.

Em 1959 foi aprovado no Senado Federal do Brasil o Decreto nº 46.349, que institui o Regulamento do Serviço de Assistência Médica Domiciliar e de Urgência (Samdu), que ficou em vigor por sete anos, tendo sido extinto em 1966.

Em 1969, o governo de São Paulo implantou o Sistema de Ajuda ao Usuário nas rodovias, o Dersa (Desenvolvimento Rodoviário S.A.), composto por um serviço de Atendimento de Primeiros Socorros, com ambulância e profissionais de nível médio, controlados por médicos a distância, tendo sido a primeira concessionária de rodovias no Brasil.

Em 1979, foi assinado um protocolo de intenções entre a Prefeitura do Município de São Paulo e o Corpo de Bombeiros da Polícia Militar do Estado de São Paulo, constituindo um serviço de ambulâncias da prefeitura, para o qual alguns funcionários da Secretaria Municipal de saúde foram treinados.

Em 1981, informalmente, um grupo de médicos, representantes do Pronto-Socorro do Hospital das Clínicas - HC,

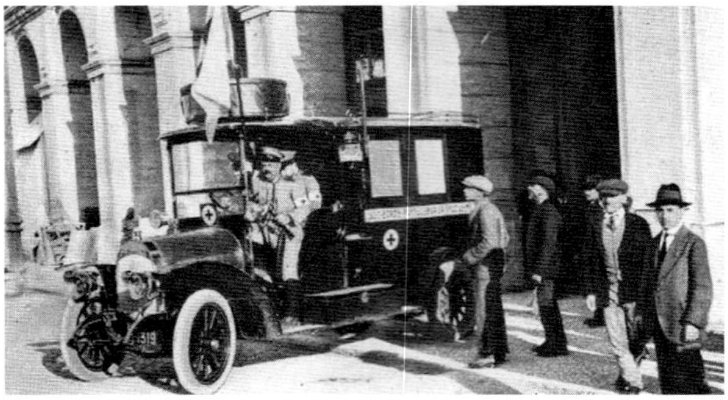

FIGURA 15.2 O galopar dos cavalos seria, gradativamente, substituído pelo ronco possante dos motores dos carros dos Bombeiros. Fonte: Google Imagens.

da Secretaria de Higiene e Saúde do Município de São Paulo, do Hospital Heliópolis e da Santa Casa de São Paulo, debateu a assistência às urgências no município e concluiu que, além do atendimento na via pública, deveria ser instituído um sistema de referência para encaminhamento dos acidentados aos locais próximos das ocorrências.

Em 22 de maio de 1989, através da resolução conjunta SS-SSP 042 de 22/05/89, assinada entre a Secretaria de Estado da Saúde e a Secretaria da Segurança Pública, através do Corpo de Bombeiros e Grupamento de Radiopatrulha Aéreo (GRPAe), teve origem o Projeto Resgate. Foram então traçados os objetivos a serem alcançados, a definição da missão de cada membro integrante do sistema, os objetivos, as responsabilidades sobre o atendimento pré-hospitalar, centro de comunicações, protocolos de procedimentos e de atendimento. Essas duas Secretarias Estaduais, de Segurança Pública e Saúde, selaram essa integração, culminando com a criação da Comissão de Atendimento Médico às Emergências do Estado de São Paulo (Cameesp). Seus integrantes elaboraram uma proposta para o desenvolvimento do projeto piloto de atendimento pré-hospitalar, denominado "Projeto Resgate". O Serviço teve início efetivamente em 1990, com atuação na Grande São Paulo e em 14 municípios do Estado, sendo empregadas 36 Unidades de Resgate, duas Unidades de Suporte Avançado e um helicóptero. Esse projeto inicial foi se expandindo por todo o Estado, aumentando o número de viaturas e de pessoal, até que em 10 de março de 1994, através do Decreto no 38.432, o Serviço de Resgate foi consolidado e sua operacionalização atribuída exclusivamente à Polícia Militar do Estado de São Paulo, por intermédio do Corpo de Bombeiros e do Grupamento de Radiopatrulha Aérea.[2]

Outro modelo misto consiste no Sistema Integrado de Atendimento ao Trauma e Emergências (SIATE), proposto pelo Ministério da Saúde (MS) e implantado inicialmente, em 1990, em Curitiba, numa ação conjunta entre a Secretaria de Estado de Saúde (SES) e a Secretaria de Segurança Pública (SSP).

Em 1988, o Conselho Federal de Medicina - CFM publicou a Resolução nº 1529/98, que normatizava a atividade médica na área da urgência/emergência e no pré-hospitalar, que foi revogada pela Resolução CFM nº 1.671/2003.[3]

Em 1999, o Ministério de Saúde, através da Portaria nº 824/GM de junho de 1999, aprova o texto de Normatização de Atendimento Pré-Hospitalar, constante do anexo dessa Portaria.[4]

A Portaria nº 814/GM, de 1º de junho de 2001, estabelece a normatização dos serviços de atendimento pré-hospitalar móvel de urgências e define princípios e diretrizes da regulação médica das urgências.[5]

A Portaria nº 2048/GM, de 5 novembro de 2002, regulamenta o atendimento das urgências e emergências no Brasil, qualificando os atendimentos no pré-hospitalar fixo e móvel.

O Ministério da Saúde lançou, em 2003, a Política Nacional de Urgência e Emergência com o intuito de estruturar e organizar a rede de urgência e emergência no país, almejando a integração dos serviços. Hoje, a atenção primária é constituída pelas unidades básicas de saúde e Equipes de Saúde da Família, enquanto o nível intermediário de atenção fica a cargo do Samu 192 (Serviço de Atendimento Móvel de Urgência), das Unidades de Pronto Atendimento (UPA 24H), e o atendimento de média e alta complexidade é feito nos hospitais.[6]

CARACTERÍSTICAS

O Serviço Pré-hospitalar atende apenas às urgências e emergências, sejam elas clinicas ou traumáticas. Temos hoje os serviços pré-hospitalar fixo e pré-hospitalar móvel.

ATENDIMENTO PRÉ-HOSPITALAR FIXO

É aquela assistência prestada, num primeiro nível de atenção, aos pacientes portadores de quadros agudos, de natureza clínica, traumática ou ainda psiquiátrica, que possam levar a sofrimento, sequelas ou mesmo à morte, provendo um atendimento e/ou transporte adequados. São unidades de saúde não hospitalares, mas caracterizadas como um pronto-socorro. Dentre elas podemos destacar: clinicas, consultórios, estratégia da saúde da família, pronto atendimento, CAIS (Centro de Atendimento Integrado de Saúde), CIAMS (Centro Integrado de Atenção Médico Sanitária), entre outras unidades não hospitalares que prestam atendimento a urgências e emergências.

ATENDIMENTO PRÉ-HOSPITALAR MÓVEL

É o atendimento que procura chegar precocemente à vítima, após ter ocorrido um agravo à saúde (clinico, cirúrgico, traumático, psiquiátrico) que possa levar a sofrimento, sequelas ou mesmo à morte, sendo necessário, portanto, prestar-lhe atendimento e/ou transporte adequado a um serviço de saúde devidamente hierarquizado.[7] Esse serviço deve ser entendido como uma atribuição da área da saúde, sendo vinculado a uma Central de Regulação, com equipe e frota de veículos compatíveis com as necessidades de saúde da população de um município ou uma região, podendo, portanto, extrapolar os limites municipais.

A principal regra do atendimento pré-hospitalar é a segurança da equipe. Só deve ser autorizada qualquer atuação se a cena for segura. Caso haja risco, é recomendável esperar que outras equipes especializadas atuem para que em seguida seja prestado o atendimento.

O atendimento no local é monitorado via rádio pelo médico regulador, que orienta a equipe de intervenção quanto aos procedimentos necessários à conclusão do caso. Esse médico define qual o veículo a ser enviado, e após o atendimento é esse mesmo médico regulador que decide para onde remover o paciente.

PROFISSIONAIS QUE COMPÕEM O PRÉ-HOSPITALAR

TELEATENDENTE DE REGULAÇÃO MÉDICA

Profissional de nível médio, que atende as ligações com solicitações de auxílio, anotando com bastante atenção o endereço da ocorrência e repassando a ligação para o médico regulador.

MÉDICO REGULADOR

Profissional médico, que recebe a ligação do teleatendente, colhe o maior número de informações oferecidas pelo solicitante e define se deve enviar veículo e o tipo que deve ser enviado.

RADIOPERADOR

Profissional de nível médio, que controla a frota após a liberação do médico regulador, enviando o veículo mais próximo da vítima, escolhido pelo médico.

TÉCNICO DE ENFERMAGEM SOCORRISTA

Profissional técnico de enfermagem, que faz parte da equipe de um dos veículos de socorro (Unidade de Suporte Básico), que realizara o atendimento *in loco*, sob orientação do médico regulador.

ENFERMEIRO INTERVENCIONISTA

Profissional enfermeiro(a), que faz parte da equipe de um dos veículos de atendimento, que realizará o atendimento *in loco*, sob orientação do médico regulador.

MÉDICO INTERVENCIONISTA

Profissional médico, que faz parte da equipe de um dos veículos de atendimento (Unidade de Suporte Avançado), que realizará o atendimento sob orientação do médico regulador.

CONDUTOR SOCORRISTA

Profissional de nível básico, habilitado a conduzir veículos de urgência padronizados pelo código sanitário e capacitado em primeiros socorros. Faz parte da equipe que conduz os veículos que prestará o socorro às vítimas, sejam unidades de suporte básico ou avançado, e que, além de levar toda a equipe ao local, deverá ajudar no atendimento. No caso de outros serviços do pré-hospitalar que envolvem veículos diferenciados como os aéreos, aquáticos e motolâncias, atuam outros profissionais especializados, conforme exigências específicas de cada serviço.

TIPOS DE VEÍCULOS PARA O ATENDIMENTO PRÉ-HOSPITALAR

- **Ambulâncias:** veículo (terrestre, aéreo ou aquático) que se destine exclusivamente ao transporte de enfermos. São classificadas em:
  - TIPO A: ambulância de transporte destinado ao transporte em decúbito horizontal de pacientes que não apresentam risco de vida, para remoções simples e de caráter eletivo.
  - TIPO B: ambulância de suporte básico, destinado ao transporte inter-hospitalar de pacientes com risco de vida conhecido e ao atendimento pré-hospitalar de pacientes com risco de vida desconhecido, não classificado, com potencial de necessitar de intervenção médica no local e/ou durante o transporte até o serviço de destino.

- TIPO C: ambulância de resgate/atendimento de urgências pré-hospitalares de pacientes vítimas de acidentes ou pacientes em locais de difícil acesso, com equipamentos de salvamento (terrestre, aquático e em alturas).
- TIPO D: ambulância de suporte avançado destinado ao atendimento e transporte de pacientes de alto risco em emergências pré-hospitalares e/ou de transporte inter-hospitalar que necessitam de cuidados médicos intensivos. Deve contar como equipamentos médicos necessários para essa função.
- TIPO E: aeronave de transporte médico, de asa fixa ou rotativa, utilizada para transporte inter-hospitalar de pacientes, e aeronave de asa rotativa para ações de resgate, dotada de equipamentos médicos homologados pelo Departamento de Aviação Civil - DAC.
- TIPO F: embarcação de transporte médico, motorizado, destinado ao transporte por via marítima ou fluvial. Deve possuir os equipamentos médicos necessários ao atendimento de pacientes conforme a gravidade.[7]

RESPONSABILIDADES

Cada profissional que compõe o serviço de atendimento pré-hospitalar é responsável pelos seus atos, mas a maior responsabilidade do atendimento é do médico regulador, pois é a ele que cabe a definição de enviar ou não o recurso. Sendo positivo o envio, ele deve definir qual o tipo de veículo, além de controlar o tempo de resposta de todos os atendimentos. Define também para onde o paciente deve ser encaminhado após o atendimento no local.

Em relação ao tempo do atendimento, é importante destacar a Resolução CRM-PR n° 54/1995, que orienta o atendimento de traumas e acidentes, considerando que o atendimento de emergência nesses casos deve procurar atingir o objetivo de chegar a qualquer ponto da área de abrangência em um prazo máximo de 10 (dez) minutos. Em tese, podemos inferir que esse também seria o tempo ideal para atendimento às emergências clínicas selecionadas pelo médico regulador. A prática mundial nesse tipo de atendimento revela a existência de variações de 14 a 73 minutos; contudo, parece haver o consenso de que a primeira hora é fundamental no atendimento de qualquer situação emergencial.[8]

Outro aspecto a ser levantado é o respeito à privacidade do paciente.[10] A equipe deve procurar manter o máximo possível de discrição ao coletar informações pessoais, antecedentes médicos, uso de substâncias ou fatores relacionados à ocorrência. Essas informações também não devem ser divulgadas a pessoas estranhas às equipes de suporte, como circunstantes e até mesmo repórteres presentes, mantendo assim o respectivo sigilo. A mesma postura deve ser mantida ao examinar o paciente, fazendo-o de preferência em lugar protegido ou de forma parcial.[9]

A equipe também é responsável por elaborar ficha de atendimento, com letra legível, desde o início do mesmo.[9]

A Resolução do CFM nº 1.671/03, em seu Art. 1º, determina que o sistema de atendimento pré-hospitalar é um serviço médico e, portanto, sua coordenação, regulação e supervisão direta e a distância devem ser efetuadas por médico, com ações que possibilitem a realização de diagnóstico imediato nos agravos ocorridos, com a consequente terapêutica.[10] A chamada "regulação médica" das emergências é o elemento ordenador e orientador da atenção pré-hospitalar. Faz o enlace com o nível hospitalar e abarca duas dimensões de competência: a decisão técnica ante os pedidos de socorro e a decisão gestora dos meios disponíveis.

REFERÊNCIAS BIBLIOGRÁFICAS

1. Fontanella JM & Carli P. Les matériels et les techniques de réanimation pré-hospitalière – Les Unités Mobiles Hospitalière des Samu. In: SFEM eds. Collection Médicene d'Urgence-SAMU, 1992.
2. Naemt, PHTLS, Editora Artmed. Porto Alegre. 2016:709 p.
3. Resolução CFM n°1.671/03, publicada no DOU, de 29 julho 2003, Seção I, pp. 75-78.
4. Portaria do Ministério da Saúde nº 824/GM, publicada no DOU-120-E Seç. I de 25.6.99.
5. Portaria do Ministério de Saúde nº 814/GM, publicado no DOU 01.6.01.
6. Datasus. Departamento de informática do SUS, 2015.
7. Portaria do Ministério da Saúde n° 2048 de 5 novembro de 2002.
8. Parecer nº 2109/2009 CRM-PR de julho de 2009.
9. Conselho Federal de Medicina. Resolução CFM n.º 1.931, 2009.
10. Conselho Federal de Medicina. Resolução CFM nº 1.671/03.

16

Transporte Pré-Hospitalar e Aeromédico

Junia Sueoka

Entende-se por transporte pré-hospitalar aqueles transportes em que os doentes são provenientes do pré-hospitalar fixo ou móvel e que necessitem ser transferidos para uma estrutura hospitalar onde receberão o atendimento completo para seu tratamento definitivo.

Quando o doente é atendido pela equipe de APH (Atendimento Pré-Hospitalar) no local do acidente ou ainda em alguma estrutura física que não seja um ambiente hospitalar, como em residência, locais de trabalho, shopping etc. e é transportado pelo pré-hospitalar móvel, chamamos de resgate. É quando é feito o atendimento primário.

Podemos chamá-lo de atendimento pré- hospitalar móvel primário quando o pedido de socorro for oriundo de um cidadão, ou de atendimento pré-hospitalar móvel secundário quando a solicitação partir de um serviço de saúde, no qual o paciente já tenha recebido o primeiro atendimento necessário à estabilização do quadro de urgência apresentado, mas necessite ser conduzido a outro serviço de maior complexidade para a continuidade do tratamento.

No caso de resgate de vítimas, o atendimento será feito pelas equipes do Pré-Hospitalar básico (SBV – suporte básico de vida) ou avançado (SAV – suporte avançado de vida ou USA – unidade de suporte avançado tanto aéreo quanto terrestre) no local do trauma.

Todas as equipes que farão o atendimento têm como princípio fazer a segurança de cena antes de qualquer outro tipo de procedimento. Só depois da cena assegurada é que as equipes podem entrar na cena e fazer o atendimento do doente efetivamente, caso contrário estará sendo induzido o aumento do número de vítimas se acontecer algo em uma cena que não esteja segura.

Depois de realizada a segurança de cena e estando a equipe devidamente paramentada, inicia-se a avaliação primária da vítima seguindo o ABCDE do trauma em caso de trauma ou utilizando protocolos mundiais no atendimento dos casos clínicos ou outros.

Essa avaliação primária é rápida (pode ser feita em até 30 segundos, dependendo da habilidade do socorrista) e deverá ser feita mesmo que o paciente já esteja internado no outro serviço, pois é dessa maneira que identificamos se há ou não alguma situação que contraindique a transferência.

Preconizamos que na avaliação primária, uma vez identificado o problema, este deve ser corrigido imediatamente, já que o atendimento obedece à sequência das prioridades para manter o bom funcionamento do organismo.

Para facilitar, utilizamos o mnemônico proveniente do inglês:

- **A.** Airway – Via Aérea, oxigênio e colar cervical.
- **B.** Breathing – Boa respiração
- **C.** Circulation – Circulação
- **D.** Disability – Déficit neurológico
- **E.** Exposure – Exposição e prevenção de hipotermia.

Não adianta controlar um sangramento se a vítima estiver com obstrução da via aérea ou não estiver respirando, pois ela vai evoluir com hipóxia e, se não tratada em tempo e adequadamente, evoluirá para morte celular e consequente morte do organismo.

AVALIANDO A "LETRA A" DO ATENDIMENTO[1-4]

Toda a via aérea deve estar pérvia, ou seja, livre de obstruções.

Deve-se permeabilizar a via aérea antes de sair do local de origem.

Caso essa via aérea esteja obstruída por qualquer secreção, corpos estranhos ou devido à queda da base da língua em vítimas inconscientes, deve ser desobstruída assim que for identificada e imediatamente após deve ser ofertado oxigênio por máscara de alto fluxo não reinalante para vítimas com respiração espontânea ou proceder a intubação se houver indicação, pois a vítima se encontra hipoxêmica pela obstrução prévia. É recomendado que se faça a oferta de 10 a 15 L/min de oxigênio pela máscara ou ventilação assistida com a FiO_2 de 100% inicialmente para a manutenção adequada da oxigenação da vítima.

Em casos de obstrução por secreções, a equipe deverá solicitar que seja feita a aspiração para permeabilizar a via aérea, utilizando um aspirador e uma sonda de aspiração de tamanho adequado para a necessidade.

No caso de trauma, é recomendado que se use uma sonda de aspiração rígida para direcionar a aspiração e evitar problemas em situações em que haja suspeita de fratura de base de crânio (sinal do guaxinim, otorragia etc.).

Existem outras situações que comprometem a via aérea, impedindo o livre fluxo de ar para os pulmões, levando ao quadro de hipóxia. São indicações absolutas de intubação para assegurar a permeabilização da via aérea, e citadas a seguir:

- Queimadura de via aérea
  - Nessa situação, a mucosa queimada vai edemaciar e dificultar a passagem do ar e, se não for corrigida rapidamente, pode evoluir até uma parada respiratória por obstrução total da via aérea.
  - Quando identificada hiperemia da mucosa oral, sobrancelhas, cílios ou vibrissas nasais em uma vítima de incêndio ou explosão ambiental, a possibilidade de acontecer a obstrução da via aérea causada pelo edema progressivo é grande e a via aérea deve ser permeabilizada antes que isso ocorra, mesmo que a vítima esteja com uma saturação de oxigênio dentro dos parâmetros normais e o nível de consciência intacto. Não se deve esquecer que a oximetria de pulso pode estar prejudicada em situações em que haja intoxicação por monóxido de carbono. Nesses casos, a saturação estará alta devido à presença de carboxi-hemoglobina e pode mostrar uma falsa sensação de que está tudo bem pelo fato de a saturação estar ótima.
  - Deve ser intubada utilizando a sequência rápida de intubação, só tomando cuidado na utilização do bloqueador neuromuscular por causa da liberação de potássio, uma vez que grandes queimados já podem estar com uma hipercalemia.
- Fuligem na via aérea
  - Quando está presente, a fuligem é uma situação de gravidade porque impede que o oxigênio seja captado pelos alvéolos que estão "sujos" e, consequentemente, o oxigênio não passa para a circulação.
- Hematoma cervical em expansão
  - Qualquer situação que leve um hematoma a aumentar progressivamente na região cervical poderá levar a uma obstrução por desvio da traqueia e/ou por compressão extrínseca da via aérea.

Na letra "A" ainda nos preocupamos com a coluna cervical, pois um descuido em um paciente com um potencial de lesão cervical causada pelo trauma pode deixá-lo paraplégico ou tetraplégico e pode, inclusive, piorar a situação de hipóxia devido à hipoventilação. Isso pode acontecer se for causada pela lesão de nervos que movimentam o diafragma ou a musculatura intercostal (musculatura acessória da respiração) interferindo na dinâmica respiratória, dependendo do nível de lesão raquimedular.

AVALIANDO A "LETRA B" DO ATENDIMENTO[1-2]

O tórax pode sofrer alterações decorrentes do trauma, que podem ser desde uma contusão torácica até um quadro mais grave, como um pneumotórax hipertensivo, que é uma emergência.

Um trauma direto no tórax pode ocasionar um trauma fechado ou penetrante.

O trauma fechado, dependendo do mecanismo de trauma, pode levar a um quadro de:

- Fratura de arcos costais;
- Contusão pulmonar;
- Pneumotórax simples ou hipertensivo;
- Contusão miocárdica;
- Hemotórax de pequena monta ou maciço.

No trauma penetrante o ferimento pode lesar órgãos internos:

- **Coração:** o que pode levar a um quadro de tamponamento cardíaco ou sangramento intenso e grave.
- **Pulmão:** o que pode causar um pneumotórax simples ou hipertensivo se for fechado e um ferimento soprante se for um trauma aberto.
- **Grandes vasos:** podendo levar a um sangramento intenso e grave.

A cavidade torácica comporta uma grande quantidade de sangue e o paciente pode perder parte considerável da volemia. Se isso acontecer, a vítima apresentará um choque do tipo hipovolêmico, que pode ser de moderado a grave (classe III ou IV).

A avaliação deve ser feita através do exame físico:

- Inspeção para verificar:
  - Expansibilidade
  - Simetria
- Palpação por segmentos e, se for encontrada lesão, dedilhar o local acometido em busca de:
  - Fraturas
  - Enfisema subcutâneo
  - Abaulamentos ou depressões
- Ausculta de todos os campos pleuropulmonares, quando se pode verificar:
  - Roncos

- Sibilos
- Estertores
- Diminuição do murmúrio vesicular
- Ausência de sons adventícios
- Percussão
  - Não se faz na cena do trauma e nem no APH móvel
  - Pode ser feita no pré-hospitalar fixo
  - Hipertimpanismo pode indicar pneumotórax hipertensivo
  - Macicez pode indicar hemotórax

Além das causas de trauma direto no tórax, quando estivermos diante de uma vítima de queimadura de tórax, em que a superfície torácica acometida é grande, devemos nos preocupar com a possibilidade de essa vítima evoluir com escaras provocadas pela queimadura de terceiro grau, que podem formar uma carapaça, impedindo a expansibilidade torácica e consequentemente a ventilação adequada. Nesses casos, devemos proceder a escarotomia se estivermos distantes do serviço de queimados ou levarmos diretamente a ele caso estejamos próximos.

AVALIANDO A "LETRA C" DO ATENDIMENTO[1-4]

Quando a circulação está comprometida devido à perda sanguínea e, dependendo do volume perdido, pode levar a um quadro de choque moderado a grave.

O exame físico bem-feito nos ajuda a entender por onde a vítima pode estar perdendo o sangue, e, dependendo dessa localização, podemos ajudar a contê-lo.

Estes são os locais onde podemos perder uma grande quantidade de sangue sem que seja exteriorizado:

- **Tórax:** pode conter até 3 litros de sangue em cada hemitórax
- **Abdome:** pode conter grandes quantidades de sangue antes de evidenciar-se pelo exame físico
- **Ossos longos como o fêmur ou o úmero:** pode levar a grandes perdas de sangue em cada foco de fratura. Estima-se que uma fratura de fêmur possa levar à perda de até 2 litros.
- **Bacia ou pelve:** pode levar a uma perda maciça culminando em morte, principalmente na fratura "em livro aberto", quando ocorre a disjunção da sínfise púbica, abrindo a pelve e rompendo os vasos, o que pode levar a um sangramento retroabdominal intenso.

Para avaliar a circulação, verificamos:

Um "H" e 3 "Ps"

- **Hemorragia externa ou interna (suspeita):** primeira parte da avaliação
  - Externa – compressão direta do ponto sangrante. Se não resolver, utiliza-se o torniquete, de uma maneira que diminua o ponto de sangramento e que pare com a compressão externa.
  - Interna – em fraturas de ossos longos ou de bacia, faz-se a imobilização do foco de fratura, diminuindo o sangramento.
- **Pulso:** a qualidade do pulso periférico (radial ou pedioso) nos dirá como a volemia está. Se o pulso estiver:
  - Cheio, forte e com uma frequência boa – não há indícios de estar com perda sanguínea importante.
  - Se o pulso estiver cheio, mas taquicárdico, pode sugerir uma perda sanguínea em quantidade menor e que o organismo esteja conseguindo compensar o estado hemodinâmico.
  - Filiforme e rápido – apresenta um sangramento moderado, necessitando de contenção imediata da hemorragia e reposição volêmica com cristaloide e sangue.
  - Ausente – o sangramento foi tão grande a ponto de não ter pulso periférico. Deve-se verificar a qualidade do pulso central. Se estiver fino e rápido, vai precisar de reposição volêmica com cristaloide e sangue rapidamente.
- **Pele:** a pele pode estar:
  - Pálida – demonstra que a perda de glóbulos vermelhos foi intensa a ponto de estar em menor quantidade na pele e mucosas.
  - Fria – quem perde sangue perde calor, pois somos animais de sangue quente.
  - Úmida e pegajosa – indica que os mecanismos de compensação estão em estágio crítico na tentativa de manter a homeostase.
- Perfusão periférica: indica a situação da vasoconstrição periférica. Normal até dois segundos, porém pode sofrer interferência externa, como por exemplo quando a vítima está exposta a baixas temperaturas. Algumas pessoas apresentam alterações vasculares periféricas que podem confundir o socorrista, como é o caso de idosos ou portadores de síndrome de Raynaud (vasculopatia periférica).

AVALIANDO A "LETRA D" DO ATENDIMENTO[1-2]

É importante avaliarmos a vítima para determinar se há alguma alteração neurológica que sugira um comprometimento da função cerebral decorrente do trauma.

Lembre-se que agitação psicomotora ou rebaixamento do nível de consciência, na grande maioria das vezes, acontecem devido a um quadro de hipóxia, hipovolemia ou hipoglicemia, as principais causas de lesões cerebrais secundárias.

Avalia-se o doente utilizando a Escala de Coma de Glasgow (Tabela 16.1) e estimulando luminosamente as pupilas para saber sua resposta (Figura 16.1).

AVALIANDO A "LETRA E" DO ATENDIMENTO[2]

A exposição do doente deve ser realizada antes de sair do local de origem para que eventuais lesões já existentes não sejam depositadas na responsabilidade da equipe de transporte, ou seja, uma vez identificados uma lesão de pele, hematomas, equimoses, ferimentos de qualquer natureza etc., devem ser mostrados para a equipe da origem e registrados no relatório de transferência para ser entregue no hospital de destino com essa anotação.

TABELA 16.1 Escala de Coma de Glasgow[4]

Parâmetros	Resposta obtida	Pontos
Abertura ocular	Espontânea	4
	Às solicitações verbais	3
	Com estímulo doloroso	2
	Nenhum	1
Resposta verbal	Orientado	5
	Confuso	4
	Palavras desconexas	3
	Sons incompreensíveis	2
	Nenhuma	1
Melhor resposta motora	Obedece aos comandos	6
	Localiza e retrai	5
	Movimentos incoordenados	4
	Flexão anormal (decorticação)	3
	Extensão anormal (descerebração)	2
	Nenhuma	1

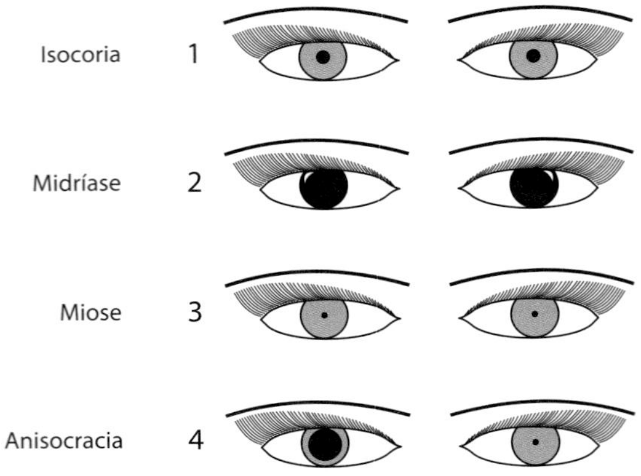

FIGURA 16.1 Pupilas.[4]

Avaliar adequadamente a circulação distal quando houver imobilizações, para se certificar de que não há comprometimento vascular causado eventualmente, por exemplo, por uma síndrome compartimental. Se isso acontecer, deve ser feita a retirada imediata da imobilização e, se não resolver, deve-se proceder a fasciotomia e/ou escarotomia.

Lembrar-se de que para ser feita a exposição do doente, o mesmo deve estar em local protegido e longe da possibilidade de alguém filmá-lo ou fotografá-lo, além de prevenir a hipotermia.

Não é necessário fazer a retirada total da roupa do doente, a não ser que esteja no ambiente intra-hospitalar e que, após a retirada da roupa, já pode ser coberto com o lençol.

Nos casos de atendimento feito pela equipe de resgate aéreo, como por exemplo o Águia da Polícia Militar do Estado de São Paulo, a equipe é acionada quando existe um acidente em que a vítima está em local de difícil acesso (soterramento, desabamento, preso em ferragens), quando a cinemática do trauma é muito grave ou quando a vítima é grave e está distante de um centro de referência para o tratamento necessário para a sua boa recuperação.

Para ter autorização de pouso fora de helipontos homologados, deve existir uma lei que autorize essa operação de acordo com uma legislação específica para tal, sendo nesse caso autorizado o pouso em locais não homologados, porém somente para a polícia militar, bombeiros ou a polícia rodoviária federal.

Essas aeronaves são reguladas por um médico da central de regulação, que receberá informações sobre o caso e escolherá para qual hospital a vítima será enviada, após fazer contato com o hospital de destino e acertar com o plantão administrativo a recepção da aeronave.

A partir desse acerto, o plantão administrativo aciona a equipe que receberá a vítima no heliponto para que, então, todos sigam até a sala de emergência para a passagem completa do caso e a realização dos procedimentos necessários para então encaminhar o doente para a realização do tratamento definitivo.

A equipe que receberá a aeronave deve conter no mínimo um médico, uma enfermeira, um técnico e um auxiliar da gasoterapia.

Quando o paciente já foi atendido por uma equipe de saúde (atendimento primário) e é levado para uma estrutura de saúde como uma UBS, UPA, AMA ou Pronto Atendimento, a equipe que atender o doente nessa estrutura fará o atendimento secundário; porém, se o paciente procurar esses mesmos serviços por meio próprio, é considerado atendimento primário.

Uma vez o doente atendido e avaliado pelo médico no hospital de origem, o responsável pelo atendimento determinará se há a necessidade de o doente ser transferido para outro local com mais recurso para efetuar o tratamento definitivo.

A transferência de um doente deve ser sempre de um local com menos recurso para outro com mais recurso, a não ser que não haja mais o que ser feito por ele e este necessitar somente de suporte para cuidados paliativos em casos terminais.

Caso tenha indicação de transferência, o médico da origem deverá fazer o contato com uma central de regulação, em que o médico regulador, que é a autoridade sanitária da região em que se encontra, colherá todas as informações possíveis para elucidar o quadro com o colega solicitante, confirmará a indicação e necessidade do transporte e verificará qual é a melhor estrutura hospitalar necessária para dar o atendimento ao doente. Uma vez de acordo com a transferência, inicia-se o processo de procura por vagas que melhor se ajuste ao caso.

Uma vez localizadas a especialidade e a vaga, o médico regulador passa o caso para o médico do hospital de destino e solicita a vaga para providenciar o tratamento definitivo do doente. Eventualmente, quando se trata de uma emergência cirúrgica ou que necessite de um procedimento que só aquele hospital pode oferecer e não há vaga em lugar nenhum onde haja a especialidade requerida, o médico regulador tem a autonomia para determinar a vaga zero (que independe de se ter a vaga ou não para acomodação), dando ciência ao médico do hospital de destino que está encaminhando o doente mesmo sem na falta da vaga, uma vez que nessa situação, se não for operado em tempo ou não receber a terapêutica adequada, o doente poderá morrer.

A transferência pode ser feita por uma equipe básica ou avançada em uma ambulância terrestre (básica ou UTI, respectivamente) ou ambulância UTI aérea de asa rotativa (helicóptero) ou asa fixa (avião), sendo nesses casos somente com equipe avançada e especializada em transporte aeromédico.

Para fazer o transporte de vítimas que estão em algum local de saúde de baixa complexidade e que necessitem ser transportadas para outro local de saúde de complexidade maior para realização do seu tratamento definitivo, devemos seguir alguns passos importantes a fim de que a operação da transferência e o doente não sejam prejudicados.

Quando há a necessidade de se realizar esse transporte, o médico da unidade de origem deve enviar um relatório médico completo, onde constem todo o quadro clínico do doente, desde a sua chegada no serviço, toda a sua evolução no período em que está sendo tratado na origem, qual o tratamento instituído e sua resposta à terapêutica, para que o médico regulador possa avaliar e verificar qual será o melhor hospital de referência para encaminhar o mesmo.

Após avaliação de todo o caso, o médico regulador fará contato com a unidade de destino e encaminhará a solicitação da transferência para o médico que fará o tratamento definitivo. Esse profissional no destino avaliará o caso e aceitará ou não, de acordo com a disponibilidade do recurso necessário para atender o doente da maneira mais adequada.

Uma vez acertadas a vaga e a disponibilidade dos recursos necessários para a condução do caso do doente, inicia-se o processo de transferência inter-hospitalar.

A equipe de transporte é acionada para que se prepare.

Rotineiramente, a equipe que assume o plantão deverá efetuar, assim que chegar e o mais rápido possível, a conferência de todo o material e medicamento existentes na ambulância, assim como o motorista da ambulância checa a viatura para verificar se ela está em bom funcionamento, se há a necessidade de ser feito algum reparo ou manutenção para que não coloque a equipe em risco durante o deslocamento, além de checar se o suprimento de oxigênio está suficiente para o plantão. Caso não esteja, precisa ser substituído por um cilindro cheio. A equipe médica deverá avaliar a condição das baterias dos equipamentos para verificar se não é necessário sua substituição ou carregamento.

Todo serviço de remoção deverá ter um *check list*, no qual constem todos os materiais, equipamentos e quais os procedimentos de checagem a serem tomados a partir do acionamento, para que não falte nada para a realização do transporte com segurança.

Habitualmente, os serviços disponibilizam os materiais/medicamentos na forma de kits, que são mochilas ou bolsas que contêm os materiais necessários para o atendimento da grande maioria dos casos, sejam eles básicos para as unidades básicas ou mais completos nos casos em que se utilize a equipe avançada. Eventualmente é necessário levar equipamento mais específico, como por exemplo o gerador de marca-passo em caso de um bloqueio atrioventricular de terceiro grau ou algum material/medicamento para alguns casos específicos.

O responsável pela equipe deve:

1. Solicitar dados e o quadro clínico do doente a ser transferido para a sua identificação e planejamento do transporte.
2. Realizar a confirmação da reserva da vaga no hospital de destino, que deverá ser assegurada pela respectiva central de vagas.

   É importante que um acompanhante do doente esteja junto na transferência para que providencie sua internação no hospital de destino, onde fornecerá dados suficientes para a sua completa identificação e assinará o termo de responsabilidade. Em casos que sejam um quadro de emergência, em que a transferência não puder aguardar, o doente não tenha acompanhante, que esteja sem documentos que o identifiquem e que seja necessário realizar sua transferência imediata para o tratamento definitivo, a equipe deverá recolher o máximo de dados para registro, como características físicas, vestimentas, sinais corporais como marcas de nascença, tatuagens ou detalhes anatômicos que possam identificá-lo.
3. Saber qual é o quadro clínico do doente, a indicação e necessidade de sua transferência para que sejam providenciados os recursos adequados para a manutenção das condições mínimas durante a transferência.

   A mentalidade da equipe de transporte deve ser trabalhada para que possam pensar em conjunto e providenciar tudo o que seja necessário, como se fosse o quadro mais complicado possível, levando todo material/medicamento que possa ser utilizado para evitar de não dispor de algum deles em eventuais complicações que possam acontecer durante o trajeto, necessários para a realização do transporte com segurança para o doente.
4. A equipe que seguirá para a transferência deverá fazer o planejamento logístico em relação à alimentação da equipe e do paciente durante o transporte, se este for de longa duração.

Levar recursos financeiros para eventuais gastos necessários como pagamento de alimentação da equipe, hospedagem, combustível, pedágios ou eventuais consertos que possam aparecer durante o trajeto.

5. Durante o trajeto de ida, é importante que a equipe se preocupe em carregar todas as baterias dos equipamentos que serão utilizados ao chegar na origem, para que todas elas estejam cheias à chegada na origem. Além disso, preferencialmente, a equipe deve ir descansando para que na volta tanto o médico como o enfermeiro ou técnico de enfermagem estejam em plenas condições de desempenho para se dedicar a solucionar eventuais alterações clínicas graves que poderão levar o doente a uma situação crítica ou até a morte.
6. Quando a equipe chegar ao hospital de origem, o responsável pelo transporte deverá conversar com o médico e o enfermeiro (para equipes avançadas) ou com o enfermeiro (para equipes básicas) da origem para saber os detalhes do caso, avaliar o doente e verificar se há condições de ser feita a remoção.

A avaliação será feita para determinar se o doente tem condições de ser transportado e identificar quais são os itens necessários a serem utilizados para a manutenção das condições mínimas, mantendo o paciente estável durante todo o transporte.

Para atendimento e preparo da vítima para o transporte, seguimos um protocolo de atendimento mundialmente conhecido como avaliação primária (ABCDE do trauma), avaliação secundária (avaliação mais detalhada – da cabeça aos pés, aferição dos dados vitais e história SAMPLA) e reavaliação durante todo o trajeto até chegada ao hospital de tratamento definitivo.

AVALIAÇÃO SECUNDÁRIA

É composta por três partes: avaliação detalhada da cabeça aos pés, dados vitais e história SAMPLA.

Uma vez descartado o risco de morte, que deve ser investigado na avaliação primária, podemos proceder à avaliação secundária, pois ela é mais demorada, mais detalhada.

Essa avaliação mais detalhada inclui um exame físico da cabeça aos pés, procurando lesões que possam ter passado desapercebidas no exame primário.

- **Crânio:** palpa-se todo o couro cabeludo em busca de eventuais hematomas, ferimentos cortocontusos, fraturas ou afundamento do crânio. Após palpar o couro cabeludo, observe para ver se não há sangue na luva, pois se existir é porque tem algum sangramento que o levou a sujar as luvas.
- **Face:** palpação periorbital, base do nariz, maxila e mandíbula.
- **Pescoço:** inspeção em busca de hematomas, abaulamentos, jugular bilateral, palpação de traqueia, palpação de coluna cervical.
- **Palpação de clavículas.**
- **Tórax:** inspeção para identificar a expansibilidade e a simetria. Palpação do gradeado costal por áreas. Se estiver crepitando, faz-se o dedilhamento para identificar qual costela está quebrada. Ausculta pulmonar.
- **Abdome:** inspeção da parede abdominal, identificando hematomas, abaulamentos, depressões etc.
- **Palpação:** dependendo do local palpado, pode haver tensão de parede ou dor localizada. Essa dor é suficiente para sugerir um trauma abdominal fechado, e o hospital que irá receber o doente terá que saber como estava na sua primeira avaliação.

Ausculta e percussão abdominal complementam o exame abdominal no ambiente intra-hospitalar.

1. Exame da bacia para identificar crepitações ósseas ou dor à palpação.
2. Membros inferiores: inspeção e palpação do trajeto ósseo.
3. Membros superiores: inspeção e palpação do trajeto ósseo.
4. Inspeção e palpação do dorso.

DADOS VITAIS

Pressão arterial, pulso, frequência respiratória, Sat O_2, Escala de Coma de Glasgow.

HISTÓRIA SAMPLA

São dados sobre a vida do doente que nos ajudarão a conduzir melhor o caso.

- **S – Sinais e sintomas:** é muito importante conversarmos com o doente; então, pergunte quais são seus sintomas. Sinais nós identificamos pela inspeção do doente.
- **A – Alergias:** antes de ministrar alguma medicação, pergunte ao doente se ele tem alguma alergia.
- **M – Medicações em uso:** saber se faz uso de alguma medicação nos faz entender algumas situações que não são compatíveis com o quadro do doente ou com o mecanismo de trauma. Um exemplo típico disso é quando o doente faz uso de betabloqueadores e a frequência cardíaca não aumenta na vigência de choque, a primeira resposta do organismo à perda de sangue.
- **P – Passado médico:** é muito importante sabermos se o doente apresenta alguma patologia prévia. Será importante para passarmos para a equipe que irá recebê-lo. Prenhez em mulher de idade fértil deve ser investigada sempre, pois se a mulher estiver grávida sua fisiologia está modificada e consequentemente alguns sinais ou sintomas podem ou não estar presentes.
- **L – Líquidos ou alimentos ingeridos:** devemos saber qual foi a última refeição que comeu ou bebeu, inclusive somente água, para passarmos a informação ao hospital de destino.
- **A – Ambiente:** o que foi que aconteceu? Muitas vezes, só o doente sabe realmente o que foi que aconteceu. Nesse caso, nem sempre o que foi passado como natureza da ocorrência é real.

Por que perguntar tudo isso é importante?

Porque esse pode ser o último momento em que o doente tenha consciência para passar todas as informações sobre sua saúde.

REAVALIAÇÃO

A reavaliação consiste em reexaminar o doente quantas vezes forem necessárias, de acordo com a gravidade do quadro.

A reavaliação das letras A, B, C e D da avaliação primária pode nos mostrar se o doente está melhorando ou piorando, ou simplesmente nos mostrar a tendência da sua evolução. Não é necessário reavaliar a exposição novamente, a não ser que haja alguma lesão que necessite de acompanhamento ou o doente tenha sofrido um novo trauma.

O mais importante em um transporte, quer seja terrestre ou aéreo, é que o doente tem que estar bem avaliado e a equipe deve recolher o máximo de informações, como por exemplo, se ele foi medicado, a quantidade de medicações utilizadas, se está se alimentando ou em jejum, alguma situação que inspire cuidados etc.

TRANSPORTE AEROMÉDICO

O transporte aeromédico é um transporte mais delicado, uma vez que normalmente o doente está mais grave para que esse recurso seja utilizado.

Devemos avaliar também o custo/benefício.

Fazemos um cálculo de tempo/distância para podermos avaliar qual é o melhor recurso a ser utilizado, pois nem sempre o helicóptero ou o avião é possível de ser enviado ou o benefício será maior.

É comum as pessoas entenderem que o transporte por via aérea é sempre o melhor, porém existem alguns casos em que o transporte por via aérea fica inviável. Um exemplo típico é quando o doente é atendido em um local onde o pouso da aeronave próximo ao hospital não existe ou é impraticável. Nesses casos, o helicóptero pousa mais longe e necessita de apoio de uma ambulância, e às vezes, se o transporte tivesse sido só de ambulância, talvez fosse mais rápido.

Para se efetuar um transporte por via aérea com segurança, o doente tem que ser avaliado, e, se houver qualquer situação em que possa ser necessário realizar um procedimento a bordo, indicamos realizá-lo antes do início do transporte, uma vez que o espaço dentro da aeronave é muito restrito, inviabilizando a utilização de técnicas adequadas para sua realização.

O voo realizado pelo helicóptero via de regra não é muito diferente do transporte terrestre, porque ele voa em uma altitude em que não há muita mudança na fisiologia de voo que requeira cuidados maiores.

Todo transporte de um doente crítico deve seguir o rigor na sua avaliação e preparo.

FISIOLOGIA DE VOO

Existem alterações fisiológicas que acontecem na altitude elevada.

A atmosfera é dividida em camadas, e as mais importantes para nós são as duas que estão mais próximas da superfície terrestre:

1. A troposfera, do nível do mar até 10 km de altitude, ou 32.800 pés
2. A estratosfera (acima de 10 km até 50 km). A grande maioria dos voos comerciais viaja entre 30.000 a 43.000 pés, o que corresponde de 9 a 13 km de altitude.

A altitude interfere diretamente em nosso organismo, o que pode ser entendido se soubermos algumas leis da física.

A lei de Boyle-Mariott é uma das mais importantes para entendermos o que acontece em nosso organismo quando voamos.

LEI DE BOYLE-MARIOTT

Essa lei diz que conforme a altitude aumenta a pressão atmosférica diminui, causando a expansão do volume dos gases, ou seja, quanto mais próximo da superfície terrestre, maior é a pressão e menor é o volume dos gases. O que é uma pequena bolha em solo pode se transformar em uma enorme bolha na altitude.

Temos vários gases em nosso organismo, e, conforme a exposição e a altitude, esses gases sofrem alterações que podem comprometer a nossa fisiologia.

Se tivermos uma condição em que há a presença de ar livre em uma determinada cavidade em solo, como por exemplo um pneumotórax laminar que não seja visível ao RX, ele pode se tornar hipertensivo na altitude. Suspeitamos dessa situação em uma vítima de acidente automobilístico com trauma torácico com fraturas de alguns arcos costais sucessivos.

A força exercida sobre uma costela para culminar em fratura deve ser grande o suficiente para empurrar a costela para dentro do tórax até fraturá-la. Se a força for grande e quebrar mais do que dois arcos costais sucessivos, certamente haverá lesão das pleuras parietais e viscerais, causada pelo fragmento do arco costal quebrado.

Como existe essa possibilidade, via de regra optamos por realizar a drenagem do tórax ainda no hospital de origem, pois na altitude fica muito difícil realizar tal procedimento devido à falta de espaço. Para isso instalamos a válvula de Heimlich, que funciona como um selo d'água, e não é necessário colocar frasco com soro.

Uma outra situação em que essa lei pode interferir é no caso de um abdome obstrutivo em alça fechada, como por exemplo um volvo de sigmoide por torção completa. Nesse caso devemos realizar a cirurgia antes do transporte.

Patologias que sofrem o efeito da Lei de Boyle-Mariotte na altitude: aerogastria, aerocolia, aerodontalgia, barossinusite, barotite etc.

LEI DE DALTON[1-3]

A pressão de uma mistura de gases é igual à soma das pressões parciais de cada gás.

À medida que a altitude aumenta, a pressão ambiental diminui e a pressão do oxigênio não é suficiente para atingir a circulação sanguínea, levando a um quadro de hipóxia.

A concentração de oxigênio é menor na altitude.

Esse é um dos motivos pelo qual temos que oferecer oxigênio por máscara de alto fluxo não reinalante para o doente não ficar hipoxêmico.

LEI DE HENRY

A quantidade de um gás dissolvido em uma solução é diretamente proporcional à pressão parcial desse gás na solução.

Observamos isso no refrigerante, quando se coloca o gás no seu interior e ele fica dissolvido no líquido devido à pressão exercida no gás antes de tamparmos a garrafa. Quando abrimos a garrafa de refrigerante, as bolhas aparecem devido à diminuição da pressão.

O exemplo prático dessa situação é quando fazemos o mergulho autônomo, que é com o cilindro de ar comprimido. O gás que respiramos sob pressão, conforme aprofundamos, se dissolve no nosso sangue, e quando voltamos à superfície terrestre o gás pode aparecer. Se a volta for muito rápida, não temos tempo para lidar com a situação, o que pode provocar uma embolia gasosa, que é um quadro bastante grave.

Se isso acontecer, o tratamento é o doente ser submetido à câmara hiperbárica para que as bolhas dissolvidas possam ser eliminadas vagarosamente até que não haja mais perigo de causarem danos ao organismo.

LEI DE CHARLES[3-5]

Em um volume constante, a pressão de um gás é diretamente proporcional à sua temperatura.

Vemos isso no mesmo exemplo da garrafa de refrigerante, porém quando comparamos um refrigerante gelado e um quente. No líquido gelado, quando abrimos a garrafa, as bolhas são menores, ao contrário do refrigerante quente: quando abrimos a garrafa, as bolhas são maiores, e a pressão de escape também.

LEI DA DIFUSÃO DOS GASES[3-5]

Um gás se difundirá de um local de maior concentração para outro de menor concentração.

Dependendo da altitude, a difusão dos gases está comprometida. Como a pressão do oxigênio é menor, ele não consegue atingir a circulação, e a tendência é o oxigênio sair do nosso organismo.

Quando estamos ventilando mecanicamente um doente, temos que tomar cuidado com a modalidade de ventilação utilizada, porque podemos incorrer na dificuldade de manter a oxigenação adequada e o doente evoluir com hipóxia.

Todas essas leis interferem no nosso organismo, e, portanto, devemos atentar a isso e tratar o doente durante o transporte, corrigindo as possíveis alterações que acontecem em voo.

No transporte aeromédico, se não tivermos conhecimento dessas leis e de seus efeitos no nosso organismo, o paciente poderá sofrer os efeitos decorrentes de todas essas alterações.

Compreender as alterações que o doente pode apresentar durante o transporte e saber como tratar são o fator mais importante para o sucesso na transferência.

ESTRESSE DE VOO

As alterações fisiológicas na altitude podem nos levar à situação de estresse de voo, uma das principais causas de alterações que podem acontecer durante o transporte, tanto para o doente quanto para a equipe. O não conhecimento dessas causas pode culminar em uma evolução desfavorável ao doente e à equipe.

A hipóxia é a mais grave delas, sendo que ela pode ser dividida em quatro tipos:

Hipoxêmica

Acontece por deficiência de O_2 no sangue arterial, devido à queda da pO_2 alveolar.

Condições: altitude, asma, pneumonia e obstrução da árvore respiratória.

Isso acontece quando a captação de oxigênio está comprometida pelas situações acima.

Se o problema não for devidamente tratado quando iniciado, pode acarretar hipoxemia grave e levar o doente a apresentar, inclusive, uma parada cardiorrespiratória em voo. Essa situação é completamente desfavorável dentro da aeronave, pois ela tem espaço restrito e nem sempre será possível proceder a reanimação cardiopulmonar adequadamente.

Alguns socorristas imaginam que o doente só estará em hipoxemia quando apresentar cianose de extremidades. Esse não é um pensamento adequado, porque a hipóxia é um sinal tardio e, quando ela aparece, o organismo já estará em sofrimento há algum tempo.

Anêmica[3-5]

Deficiência no transporte de O_2 para os tecidos.

Condições: anemia aguda causada pela perda significativa de hemácias e queda do nível de hemoglobina. Sem carreador, o O_2 não chega às células.

A partir de uma determinada perda, a quantidade de hemoglobina disponível na circulação não será suficiente para levar a quantidade de oxigênio necessária para a manutenção das necessidades básicas orgânicas principais, colocando em risco o organismo como um todo. Como na altitude o ar é rarefeito de oxigênio devido à baixa pressão atmosférica, não devemos transportar um doente em grandes altitudes (avião) sem suplemento de oxigênio quando estiver em respiração espontânea, mesmo em cabine pressurizada, onde teoricamente não teríamos problemas. Se o doente estiver intubado, devemos realizar gasometria arterial para verificar a pO_2 do doente e verificar a necessidade de melhorar a oferta de O_2 se for possível, ou solicitar ao piloto que voe mais baixo se a oferta já estiver no máximo.

Não é recomendado que se faça transporte de doentes críticos e que estejam com o nível de hemoglobina abaixo de 8 por aeronave de asa fixa, pois nesses níveis a hipoxemia pode se agravar muito e causar um impacto desastroso na evolução do doente.

Nesses casos, o organismo já está em hipóxia e poderá se agravar na altitude, portanto o doente deve ser transfundido previamente ao transporte, com término da transfusão pelo menos duas horas antes do voo.

Em caso de aeronave de cabine não pressurizada, o risco de evoluir com hipoxemia é maior, pois, dependendo da altitude em que ela estiver, a concentração de oxigênio é muito baixa e se não ofertarmos oxigênio a boa evolução do quadro pode ficar bastante comprometida. Infelizmente não temos como identificar previamente essas alterações se o doente não estiver devidamente monitorizado em um aparelho multiparamétrico.

Uma outra situação que pode simular uma anemia aguda são os casos de vítimas de queimadura e que estejam com intoxicação por monóxido de carbono – o CO se liga à hemoglobina com 240 vezes mais força que a ligação do O_2, formando carboxi-hemoglobina, que não deixa o O_2 ser captado pela hemoglobina. Além de grave, essa situação pode induzir o socorrista ao erro, pois, quando instalamos a oximetria de pulso no doente, ele terá níveis de saturação de oxigênio "normal", uma vez que a carboxi-hemoglobina simula uma hemoglobina bem saturada de oxigênio e a equipe supõe que o doente não necessita de suporte grande de oxigênio. Esse pensamento está totalmente errado, porque para reverter essa situação devemos tratá-lo com oferta de oxigênio a 100%.

Estagnante ou isquêmica[3-5]

Causada pela deficiência circulatória.

Condições: ICC, espasmos arteriais, tromboses, carga G, respiração por pressão positiva etc.

Em doentes com alteração na dinâmica circulatória a situação pode piorar devido à ação da aceleração e desaceleração da aeronave. Nesses casos, devemos atentar à situação do doente dentro da aeronave, tomando condutas para minimizar esses efeitos no organismo da vítima, que já está sofrendo alterações importantes, de acordo com o quadro apresentado.

Histotóxica[3-5]

Ação de toxinas sobre as enzimas respiratórias.

Condições: intoxicação por cianeto, que é extremamente grave por ser fatal, e, dependendo do nível de intoxicação, a morte é imediata.

O cianeto é extremamente danoso ao nosso organismo porque se liga rapidamente à citocromo oxidase e bloqueia a cadeia respiratória.

Os possíveis doentes que apresentam esse tipo de intoxicação são os grandes queimados em decorrência de incêndio em local confinado, já que a inalação do cianeto pode ser intensa, por exemplo, locais com produtos que contenham substâncias derivadas de petróleo, como espuma, isopor, carpetes, plásticos etc.

O socorrista tem que pensar nessa possibilidade e fazer uma avaliação física mais detalhada, pois o doente apresentará fácies com um rubor arroxeado. Não há em nosso meio um aparelho que possa verificar os níveis de cianeto presentes, como faz um coxímetro, que mede o nível de CO (monóxido de carbono).

Caso haja a suspeita, faz-se o tratamento com o Cyanokit™, que é o tratamento emergencial.

Outra situação de estresse de voo que pode acontecer é a hipotermia causada pela baixa temperatura na altitude. Para cada 1000 pés de altitude, a temperatura cai 2 °C. Como a aeronave de asa fixa voa muito alto, a temperatura cai e a situação do doente de trauma pode piorar muito. Geralmente o socorrista não percebe isso porque está em movimento e de uniforme de manga comprida, portanto não estará sob efeito da baixa temperatura como estará o doente.

Assim, lembre-se sempre de cobrir o seu doente durante um transporte aeromédico.

O transporte pré-hospitalar ou aeromédico de um doente crítico deve ser feito por uma equipe especializada e acostumada a identificar as diversas alterações possíveis de acontecer para cada caso. Eles devem estar aptos a tratar essas alterações assim que se apresentarem para não prejudicar ainda mais uma vítima que necessite de cuidados intensivos.

REFERÊNCIAS BIBLIOGRÁFICAS

1. Air Medical Physician Association Handbook – AMPA – 1994.
2. Portaria nº 2048 do MS, de 2002.
3. Renee S. Holleran. ASTNA Patient Transport: Principles and Practice, 4th Edition. Missouri. Mosby Elsevier. 2003:748p.
4. PHTLS, Naemt 7ª ed. NAEMT, Editora Artmed.Porto Alegre. 2016:709 p.
5. Apostila do curso Transporte Aeromédico do IESSP – Instituto de Ensino em Saúde de São Paulo. 2016.

17

Avaliação Inicial e Abordagem ao Politraumatizado

Alberto Starzewski Junior
Gabriela Matielo Galli Starzewski
Joyce Aparecida Lira
Julliana Belico Esteves de Carvalho

INTRODUÇÃO

O trauma é um importante evento causador de morbimortalidade no mundo, sendo a causa de morte mais comum na faixa etária de 1 a 44 anos. Aproximadamente 80% das mortes em adolescentes e 60% na infância são decorrentes de trauma. Nos idosos, aparece como a sétima causa de óbito. O trauma pode levar a morte em segundos, minutos, horas ou dias.[1] Precocemente, um indivíduo politraumatizado pode morrer de graves lesões cranioencefálicas, cervicais, cardíacas, na aorta e em outros vasos calibrosos.[2,3] Após esse período os óbitos são decorrentes de hematomas subdural ou epidural, ruptura de baço, hemopneumotórax, lesões hepáticas e fraturas pélvicas.[3] Mais tardiamente, as mortes são secundárias a sepse e/ou falência de múltiplos órgãos e sistemas.

As principais causas de trauma são os acidentes automobilísticos, as agressões, as quedas de altura e os acidentes esportivos.[4] O principal grupo acometido são homens adultos jovens.[3] A mortalidade causada por trauma equivale a aproximadamente 10% das causas de morte, e a Organização Mundial de Saúde (OMS) prevê que esse número irá aumentar até o ano de 2030. Esta é considerada a terceira causa de morte mais prevalente no mundo, sendo superada apenas pelas neoplasias e doenças cardiovasculares. No Brasil é considerada a primeira causa de morte na faixa etária de 5 a 39 anos, desde 1980.[5]

Os acidentes automobilísticos compõem uma séria preocupação para a saúde pública. Em 2011, foram registrados 43.250 óbitos por acidentes de trânsito, segundo o Ministério da Saúde. E o mesmo afirma que houve um crescimento de 40% no número de óbitos por tais acidentes causados entre 2002 e 2011.[5]

O exame clínico é de suma importância para a avaliação e o manejo do paciente traumatizado, pois o trauma pode acometer desde planos superficiais, como a pele, plano gorduroso, muscular, até estruturas neurovasculares, ósseas e encefálicas.[2] O ideal no manejo do paciente é associar a clínica a exames subsidiários para obter o quadro completo do paciente e determinar a melhor abordagem e tratamento deste.

O tratamento de um politraumatizado grave requer rápida avaliação das lesões e instituição de medidas terapêuticas de suporte de vida. Para isso, é desejável uma abordagem sistematizada que possa ser aplicada com precisão e agilidade. As fases que compõem esse tratamento são a preparação, a triagem, uma rápida avaliação primária, reanimação das funções vitais e a utilização de medidas auxiliares, avaliação secundária minuciosa e nova reanimação do doente quando necessário até a realização do tratamento definitivo.[6]

PREPARAÇÃO

O início dessa fase ocorre no ambiente pré-hospitalar, e todos os eventos devem ser coordenados com o médico do intra-hospitalar que irá receber o doente.

Na fase pré-hospitalar a ênfase deve ser dada a manutenção da via aérea, controle da hemorragia externa e do choque, imobilização e transporte do doente ao hospital especializado. Todo esse processo deve ser realizado para abreviar a permanência no local do acidente, encaminhando o paciente de forma segura à unidade de tratamento definitivo.

Na fase hospitalar, o planejamento antecipado à chegada do doente traumatizado é essencial: tudo deve estar organizado e testado, assim como soluções cristaloides aquecidas, equipamentos de monitorização prontos e disponíveis, resposta rápida do laboratório, da radiologia, do banco de sangue e da equipe médica e de enfermagem. Todo o pessoal deve estar treinado e com equipamentos de proteção individual para se prevenir contra doenças transmissíveis.

TRIAGEM

A triagem envolve a classificação dos doentes de acordo com o tipo de tratamento necessário e os recursos disponíveis no hospital.

Em incidentes em que o número de pacientes e a gravidade das lesões por eles apresentadas não excedem a capacidade de atendimento do hospital, os doentes mais graves serão atendidos primeiro. Já em eventos em que o número de doentes excede a capacidade de atendimento do hospital e da equipe (múltiplas vítimas ou vítimas em massa), os doentes com maior chance de sobreviver serão atendidos primeiro.

AVALIAÇÃO PRIMÁRIA E REANIMAÇÃO

A avaliação primária do politraumatizado deve ser rápida e precisa. Os doentes devem ser avaliados e as prioridades de tratamento serão estabelecidas de acordo com suas lesões, sinais vitais e o mecanismo da lesão.[6] O objetivo dessa fase é a identificação e o atendimento (resolução) rápido das condições que ameacem a vida do paciente.

As lesões que devem ser reconhecidas e rapidamente abordadas apresentam risco iminente, e, portanto, a avaliação primária deve seguir uma sequência de prioridades. Essa sequência é a mesma para todas as faixas etárias, e é composta pelo "ABCDE" do trauma:

- A – (*Airway*) Vias Aéreas com Proteção da Coluna Cervical
- B – (*Breathing*) Respiração e Ventilação
- C – (*Circulation*) Circulação com Controle de Hemorragias
- D – (*Disability*) Incapacidades e Estado Neurológico
- E – (*Exposure*) Exposição e Controle da Hipotermia

A avaliação clínica de cada item do "ABCDE" do trauma compõe o diagnóstico e a tomada de decisões sobre o estado de saúde do paciente antes de se avançar para o próximo item da escala. As prioridades de atendimento de um doente pediátrico, idoso e gestantes são as mesmas das de um adulto embora cada qual tenha suas particularidades anatômicas e fisiológicas.

Nos pacientes pediátricos, os diferentes mecanismos podem provocar padrões distintos de trauma devido suas características anatômicas e fisiológicas. Podemos citar a flexibilidade do esqueleto devido a sua calcificação incompleta e também a presença de múltiplos núcleos de crescimento ativo em que a presença de fraturas indicaria um trauma de intensa energia ou a maior possibilidade de lesões de órgãos internos na ausência de lesões ósseas. Também são mais comuns em pacientes pediátricos a hipóxia e a hipotermia.[6,7] Os profissionais que atendem um trauma pediátrico devem estar cientes das possíveis implicações futuras no estado psicológico e no crescimento e desenvolvimento dessa criança.

A reanimação em pacientes idosos exige cuidados especiais, sendo necessária uma monitorização invasiva precoce para um melhor prognóstico. Algumas doenças podem comprometer o processo de resposta do paciente idoso ao trauma, como doenças cardíacas crônicas, respiratórias, metabólicas, bem como o uso de medicamentos, como, por exemplo, betabloqueadores.[6]

Gestantes podem também apresentar modificações na resposta ao trauma por alterações anatômicas e fisiológicas. Na paciente gestante a hipovolemia é reconhecida com maior dificuldade e pode apresentar perdas sanguíneas de até 1500 mL sem que haja sinais e sintomas de hipovolemia, já ocorrendo entretanto o sofrimento fetal. Temos ainda que a posição supina pode reduzir em até 30% o débito cardíaco, por compressão da veia cava, assim a gestante traumatizada deve ter o útero deslocado manualmente para a esquerda ou deve ser colocada em semidecúbito lateral esquerdo sob prancha rígida. A avaliação primária "ABCDE" da gestante inclui a letra "F" (Feto) no final, quando devem ser avaliados principalmente os batimentos cardíacos fetais e sua vitalidade. O melhor tratamento inicial para o feto, além de sua avaliação precoce, é a reanimação da mãe. Não podemos esquecer que as mães fator Rh-negativas devem receber imunoglobulina, a menos que a lesão seja longe do útero.

A – MANUTENÇÃO DAS VIAS AÉREAS COM PROTEÇÃO DA COLUNA CERVICAL

A obstrução de vias aéreas é um quadro que pode tirar a vida do paciente em poucos minutos, por isso o diagnóstico e sua abordagem são prioridade na avaliação do traumatizado. Devemos nesse momento procurar por sinais de obstrução das vias aéreas, causada por corpo estranho, dentes, coágulos, fraturas faciais, mandibulares ou laríngeas.

Uma forma rápida de realizar essa avaliação é conversar com o paciente, pedindo, por exemplo, que ele diga o seu nome. Se ele consegue se comunicar verbalmente, é pouco provável que a obstrução da via aérea represente um risco imediato, porém deve ser reavaliada em curtos períodos de tempo.

Quando as vias aéreas do paciente se encontram obstruídas, a medida inicial para permeabilizar consiste na manobra de tração da mandíbula (*jaw thrust*) (Figura 17.1) ou elevação do mento (*chin lift*) (Figura 17.2). Ambas devem ser realizadas sem a mobilização da coluna cervical. Na identificação de corpo estranho, dentes ou quantidade excessiva de sangue, deve-se realizar a aspiração utilizando uma cânula rígida.

Podemos utilizar como recursos para manter a via aérea pérvia uma cânula orofaríngea (Figura 17.3) ou uma cânula nasofaríngea flexível (Figura 17.4). A cânula orofaríngea é contraindicada para pacientes com reflexo do vômito presente.

O paciente que está com rebaixamento do nível de consciência deverá ter garantida uma via aérea definitiva (tubo endotraqueal, com balão insuflado, devidamente fixado e com oferta de oxigênio) através da intubação orotraqueal ou de uma cricotireostomia cirúrgica de urgência.[8] São alternativas para as vias aéreas definitivas a máscara laríngea, o tubo duplo lúmen, a tubo laríngeo e a cricotireostomia por punção. Nas suspeitas de lesão laríngea, por risco de exacerbação das lesões, avulsão, laceração ou falso trajeto, o procedimento de escolha é a traqueostomia sob anestesia local.

Durante toda essa fase de abordagem da via aérea, é necessário estabilizar a coluna cervical do paciente, evitando a hiperextensão, a hiperflexão ou a rotação. Essa estabilização pode ser inicialmente manual, com manutenção da coluna cervical em posição neutra durante as manobras, e após, caso ainda não tenha sido realizado, deve ser colocado no paciente um colar cervical no tamanho adequado. O colar cervical não deve limitar a abertura da boca (espontânea ou pelo médico) e não deve obstruir ou dificultar a ventilação, sendo de tamanho correto ou ajustado corretamente nos colares ajustáveis. A medida da lateral da estrutura rígida do colar deve corresponder à medida do pescoço, entre a mandíbula e o ombro do paciente. O colar cervical não deve ser retirado nesse momento da abordagem do paciente, só devendo ser retirado uma vez excluída a hipótese de lesão cervical.[8] Deve-se considerar a existência de lesão de coluna cervical em todos os traumatismos multissistêmicos e principalmente na existência de traumatismo fechado acima da clavícula ou nível de consciência alterado.

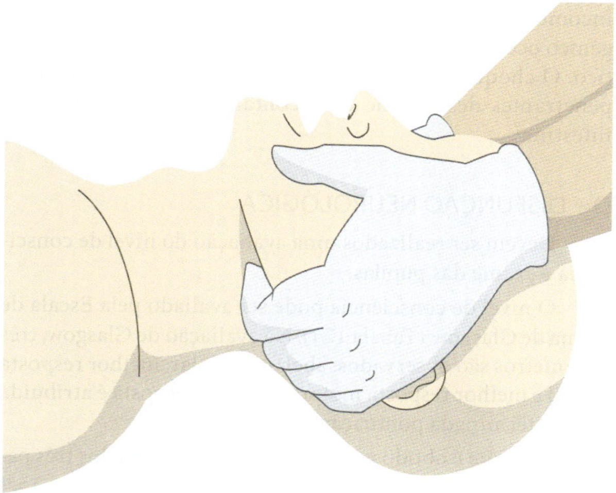

FIGURA 17.1 Manobra de *jaw thrust.*

B – RESPIRAÇÃO E VENTILAÇÃO

Assim como a permeabilidade das vias aéreas é de vital importância, a ventilação e a troca gasosa devem ser avaliadas na sequência.

Os quadros que devem ser prontamente diagnosticados e abordados são a hipóxia, a parada respiratória, o pneumotórax hipertensivo, o pneumotórax aberto, o hemotórax maciço e o tórax instável com contusão pulmonar.[6,8]

Os parâmetros iniciais a serem observados são a frequência respiratória, a profundidade dos movimentos respira-

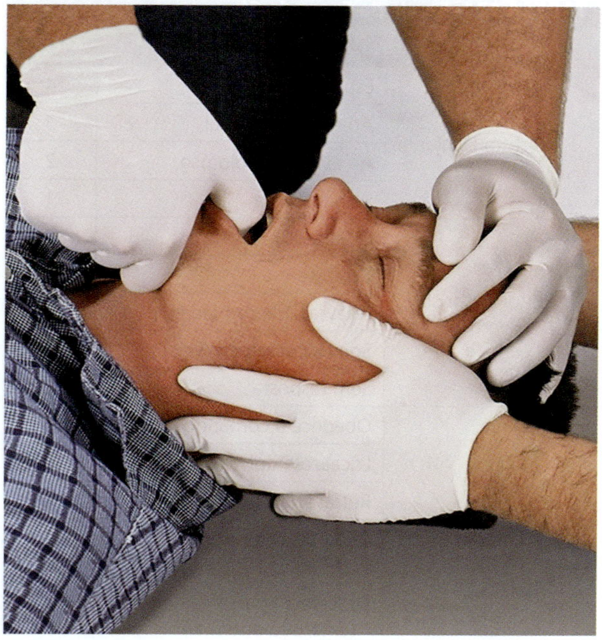

FIGURA 17.2 Manobra de *chin lift.*

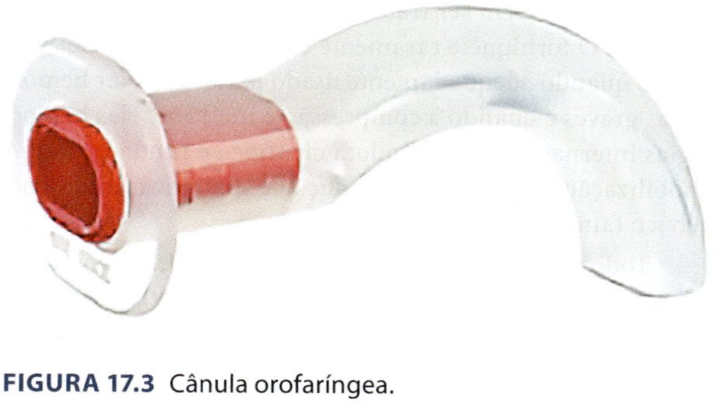

FIGURA 17.3 Cânula orofaríngea.

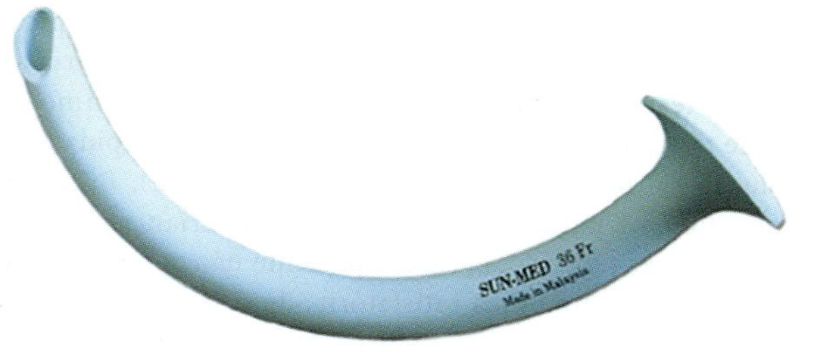

FIGURA 17.4 Cânula nasofaríngea flexível.

tórios e a oximetria. A avaliação deve ser realizada através da inspeção do pescoço e tórax (desvio de traqueia, assimetrias, deformidades, sinais de fraturas, uso de musculatura acessória), ausculta pulmonar, palpação e percussão (presença de macicez ou timpanismo).

Os quadros devem ser abordados com oferta de oxigênio (cateter, máscara ou bolsa-válvula-máscara com reservatório), e especificamente com descompressão do pneumotórax hipertensivo (toracocentese com agulha de grosso calibre no segundo espaço intercostal, rente à borda superior da costela, na linha hemiclavicular do hemitórax afetado), oclusão do pneumotórax aberto com curativo de três pontas, drenagem torácica, abordagem do choque no hemotórax maciço e analgesia no tórax instável.

C – CIRCULAÇÃO COM CONTROLE DE HEMORRAGIAS

As condições que ameaçam a vida e que devem ser descartadas nesse momento da avaliação são basicamente os choques (hipovolêmico, cardiogênico, obstrutivo e distributivo) e o tamponamento cardíaco.

Os parâmetros a serem avaliados são frequência cardíaca, pulsos periféricos e centrais, pressão arterial e perfusão periférica. Deve-se buscar a presença de sangramentos, estase jugular, abafamento de bulhas e alterações no exame do anel pélvico.

Quando um paciente politraumatizado se encontra hipotenso, a hipotensão deve ser considerada secundária a hipovolemia, até que algo nos leve a pensar diferente desse quadro.[8] Inicialmente deve-se procurar e abordar as fontes de sangramento externas. Também devemos suspeitar da possibilidade de hemorragias internas (trauma torácico, trauma abdominal ou fraturas de ossos longos e pelve). As hemorragias externas devem ser tratadas com pressão direta no local da ferida. O torniquete raramente é utilizado, mas é efetivo e seguro quando adequadamente usado para controlar hemorragias graves e quando a compressão é ineficaz.[9] Nas hemorragias internas ativas, a conduta cirúrgica é fundamental. A imobilização de fraturas e a redução e estabilização do anel pélvico também são de suma importância.

Todo paciente politraumatizado deve receber dois cateteres intravenosos calibrosos, sendo o acesso intraósseo uma alternativa tanto em crianças quanto em adultos (na presença de material específico para tal e com treinamento da equipe). Uma alternativa é a dissecção venosa. No momento em que é obtido o acesso, deve ser coletada uma amostra de sangue para tipagem sanguínea em todos os pacientes, prova cruzada, análises químicas e hematológicas, gasometria arterial e teste de gravidez em pacientes do sexo feminino em idade fértil. Feito isso, deve-se iniciar a infusão rápida, com solução salina isotônica, aquecida (37 a 40 °C), iniciando com 2000 mL para adultos e 20 mL/kg nas crianças. A infusão pode ser repetida, e, caso o paciente não apresente uma resposta hemodinâmica satisfatória, deve ser considerada a infusão de sangue.[8] Nos quadros de hemorragias internas pode-se permitir níveis pressóricos abaixo dos normais, mantendo uma pressão sistólica entre 80 e 90 mmHg até que a hemorragia possa ser controlada, realizando assim uma "hipotensão permissiva".[10]

O choque cardiogênico ocorre no trauma por disfunção miocárdica causada pelo traumatismo contuso do coração, por embolia gasosa e mais raramente por infarto agudo do miocárdio associado ao trauma.[6]

O choque obstrutivo pode ocorrer por um pneumotórax (abordado no item anterior) ou pelo tamponamento cardíaco (trauma fechado ou penetrante). A melhor conduta para o tamponamento é cirúrgica, porém a pericardiocentese pode ser uma medida paliativa temporária quando não for possível a realização da toracotomia de imediato e existe grande comprometimento hemodinâmico.

O choque distributivo associado ao trauma na avaliação inicial é o choque neurogênico, sendo o choque séptico incomum imediatamente após o trauma. O choque neurogênico ocorre por lesão medular com perda do tônus simpático. O choque séptico pode ser ocasionado por ferimentos penetrantes de abdome com contaminação por conteúdo intestinal.

D – DISFUNÇÃO NEUROLÓGICA

Devem ser realizados uma avaliação do nível de consciência e exame das pupilas.

O nível de consciência pode ser avaliado pela Escala de Coma de Glasgow (Tabela 17.1). Na avaliação de Glasgow, três parâmetros são observados: abertura ocular, melhor resposta verbal e melhor resposta motora, e a cada resposta é atribuída uma determinada pontuação:

O escore é obtido pela soma das pontuações dos três parâmetros, sendo o valor mínimo 3 e o valor máximo, 15.[11] Valores abaixo ou iguais a 8 indicam coma ou traumatismo

TABELA 17.1 Escala de Coma de Glasgow

Variáveis		Escore
Abertura Ocular	Espontânea	4
	Ao estímulo verbal	3
	Ao estímulo doloroso	2
	Sem resposta	1
Melhor Resposta Verbal	Orientado	5
	Confuso	4
	Palavras inapropriadas	3
	Sons incompreensíveis	2
	Sem resposta	1
Melhor Resposta Motora	Obedece a comandos	6
	Localiza a dor	5
	Retrai à dor (flexão normal)	4
	Decorticação (flexão anormal)	3
	Descerebração (extensão anormal)	2
	Sem resposta	1

cranioencefálico (TCE) grave e exigem o estabelecimento de uma via aérea definitiva (intubação orotraqueal ou cricotireostomia cirúrgica) ou uma alternativa (máscara laríngea, tubo duplo lúmen ou tubo laríngeo).

O rebaixamento do nível de consciência pode representar diminuição na oxigenação, diminuição da perfusão cerebral ou resultado de traumatismo cranioencefálico direto. Abuso de álcool e drogas, assim como a hipoglicemia, também pode alterar o nível de consciência do paciente.[6,8] Após correção da ventilação, da oxigenação e da perfusão, uma alteração de nível de consciência deve ser considerada originária de um trauma ao sistema nervoso central até que se prove o contrário.

Em relação ao exame pupilar, deve-se avaliar seu tamanho (normal, midríase ou miose), a simetria (isocóricas ou anisocóricas) e a reação pupilar (reflexo fotomotor).

O tamanho das pupilas é de 3 a 4 mm, e elas reagem à presença de luz direta ou indireta, contraindo-se (miose) ou dilatando-se na privação da luz (midríase); esses são os quadros fisiológicos. A anisocoria (assimetria pupilar) deve levantar a hipótese de uma lesão cerebral com herniação.

E – EXPOSIÇÃO E CONTROLE DA HIPOTERMIA

No final da avaliação primária, o paciente deve ser totalmente despido, tendo-se cuidado para não causar hipotermia.

O objetivo é a busca de outras lesões que tenham passado despercebidas durante o restante da avaliação. Aqui também deve ser examinado o dorso do paciente, se ainda não realizado, com o rolamento em bloco e estabilização da coluna cervical (Figura 17.5).

As roupas devem ser removidas com o paciente em ambiente isolado, para preservar sua privacidade e em ambiente aquecido.

Após o exame, deve-se providenciar cobertores ou dispositivos de aquecimento externo.

MEDIDAS AUXILIARES À AVALIAÇÃO PRIMÁRIA E À REANIMAÇÃO

Algumas manobras de ressuscitação e monitorações devem ser feitas nos pacientes politraumatizados.

No eletrocardiograma (ECG) devemos atentar para os casos de taquicardia inexplicável, fibrilação atrial, extrassístoles e mudanças no segmento ST, pois podem indicar contusão cardíaca. É necessário, ainda, identificar bradicardia, condução aberrante ou extrassístoles, pois são indicadores de hipóxia ou hipoperfusão.[8] Nos pacientes monitorizados com parada cardiorrespiratória, a atividade elétrica sem pulso (AESP) pode indicar tamponamento cardíaco, pneumotórax hipertensivo ou hipovolemia profunda.

A introdução de sonda uretral deve ser realizada para identificar hematúria e quantificar o débito urinário. A presença de hematúria indica lesão intra-abdominal. Já o débito urinário é um parâmetro a ser considerado para a monitorização da perfusão tecidual e da volemia do paciente. A sondagem é contraindicada em casos de suspeita de lesão uretral (sangue no meato uretral, equimose perineal, sangue no escroto, deslocamento cranial da próstata ao toque retal ou quando não é palpável e fratura pélvica). Sendo assim, antes da colocação da sonda uretral deve ser realizado o toque retal. Uma amostra de urina deve ser enviada ao laboratório para realização de exames de rotina.

A sonda gástrica é indicada para reduzir a distensão gástrica e diminuir os riscos de aspiração. Na suspeita de fraturas de base de crânio, a sondagem deve ser feita por via oral.

Outros exames que devem ser considerados são as radiografias de tórax e pelve, além da avaliação ultrassonográfica ou lavagem peritoneal diagnóstica. A Avaliação Ultrassonográfica Direcionada para o Trauma (FAST - Focused Assessment Sonography in Trauma) tem por objetivo detectar hemorragias internas de uma maneira rápida, através da procura de líquido livre nos espaços pericárdico, intraperitoneal e pleural (hemorragias).[12]

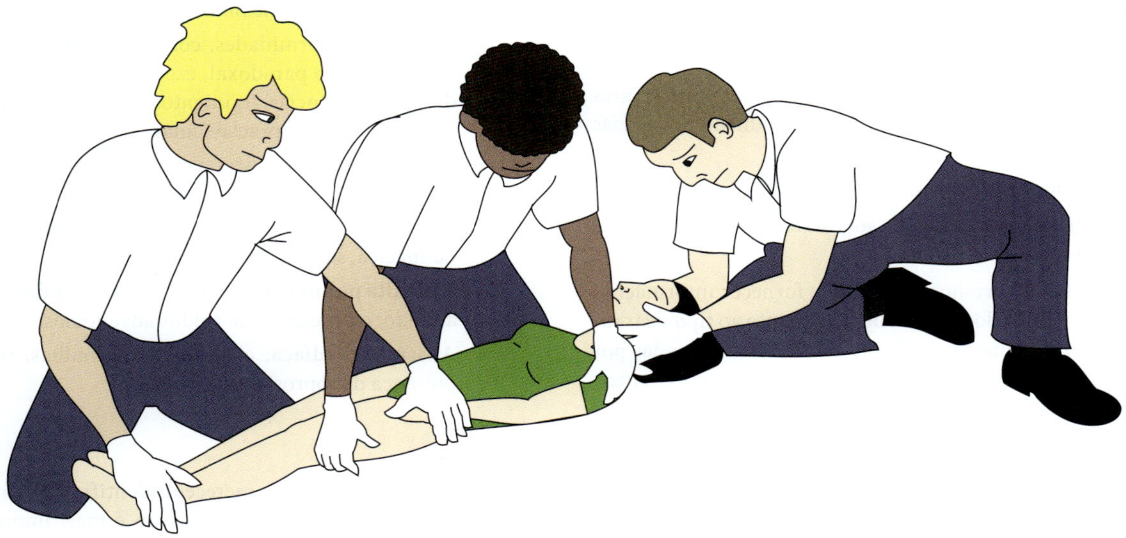

FIGURA 17.5 Rolamento em bloco.

Ao final da avaliação primária e da reanimação, o médico tem informações suficientes para avaliar a necessidade de transferência do paciente para outro serviço com mais recursos. Caso essa decisão seja tomada, deve ser feita a comunicação entre o médico que está atendendo o doente e o médico que irá –recebê-lo.

AVALIAÇÃO SECUNDÁRIA

A avaliação secundária é o exame realizado no doente traumatizado da cabeça aos pés, que abrange a história clínica e o exame físicos completos somados a reavaliação de todos os sinais vitais.[6,8] Ela somente deverá ser iniciada após a realização da avaliação primária e quando o paciente demonstrar tendência à normalização de suas funções vitais com a reanimação.[6,13]

Nos atendimentos pré-hospitalares, caso a vítima se apresente em estado crítico na cena, ela deverá ser transportada imediatamente após o término da avaliação primária, não se iniciando a avaliação secundária.

Na avaliação secundária, após uma breve anamnese, deve ser feita a avaliação minuciosa de cada região do corpo para diminuir a possibilidade de passar despercebida uma lesão.[14] O exame segue direção craniocaudal, terminando com a avaliação das extremidades de proximal para distal e com o exame neurológico mais detalhado que o da avaliação primária. A seguir apresenta-se um detalhamento do que deve ser buscado.

HISTÓRICO "SAMPLA"

Toda avaliação deve conter o mecanismo de trauma do acidente e um rápido histórico do doente. Essas informações podem ser coletadas com o paciente, familiares ou testemunhas. Para isso deverá ser utilizado o mnemônico SAMPLE, formado pelas iniciais de cada etapa:[3,8]

- **Sintomas:** queixas do paciente;
- **Alergias:** principalmente a medicamentos;
- **Medicações:** medicamentos de uso habitual (prescritos ou não);
- **Passado médico:** problemas clínicos importantes para os quais o doente recebe tratamento, cirurgias prévias e gravidez;
- **Líquidos e alimentos:** ingeridos recentemente;
- **Eventos:** que levaram ao trauma e mecanismo de trauma.

A equipe do pré-hospitalar pode fornecer informações valiosas ao médico do pronto-socorro quanto ao tipo de trauma (fechado ou penetrante), lesões térmicas ou causadas por ambientes perigosos (exposições a elementos químicos, tóxicos e irradiação).

Exame Físico Geral

Iniciamos observando o aspecto geral do doente, sua temperatura, cor e turgor da pele, além da cor e hidratação das mucosas.

Cabeça

Ao exame de inspeção e palpação da cabeça e da face, o objetivo é identificar lacerações, contusões, abrasões, assimetrias, defeitos ósseos, hemorragias, anormalidades nos olhos, pálpebras, orelha, nariz, boca e mandíbula.

- **Couro cabeludo:** palpação em busca de lesões de partes moles;
- **Ossos da face e crânio:** crepitações, desvios, mobilidade anormal e depressões (afundamento);
- **Olhos:** hemorragias, lesões penetrantes, remover lentes de contato (antes que ocorra edema), alterações da acuidade visual e encarceramento ocular;
- **Pupilas:** tamanho, simetria, formatos irregulares e reatividade à luz;
- **Pálpebras:** edema periocular e equimoses;
- **Orelha, nariz e boca:** presença de sangue, liquor, secreções, corpos estranhos, dentes, ferimentos e lacerações de partes moles.

Pescoço

Doentes com lesões correspondentes a trauma craniano e maxilofacial devem ser considerados portadores de lesões instáveis de coluna cervical. A imobilização do pescoço é impreterível até a sua total avaliação.

- **Inspeção:** lacerações, contusões, abrasões, deformidades, assimetrias, lesões penetrantes, desvio de traqueia e estase jugular;
- **Palpação:** em posição linear neutra e de forma cuidadosa, procurando enfisema subcutâneo, crepitação, dor (fratura, luxação ou lesão ligamentar), simetria dos pulsos e frêmitos na artéria carótida;
- **Ausculta:** artérias carótidas (procura de sopros).

Tórax

Pode absorver uma quantidade alta de energia no trauma por suas características de flexibilidade, elasticidade e força.

- **Inspeção:** deformidades, contusões, abrasões, áreas de movimento paradoxal, excursão torácica bilateral desigual, saliências, ferimentos penetrantes ou retração intercostal, supraclavicular ou supraesternal;
- **Palpação:** crepitações ósseas, dor e enfisema subcutâneo;
- **Percussão:** hipertimpânica, sugerindo pneumotórax, ou maciça, sugerindo hemotórax;
- **Ausculta pulmonar:** murmúrio vesicular diminuído, abolido, ou presença de ruídos adventícios;
- **Ausculta cardíaca:** abafamento de bulhas, ritmo e presença de sopros.

Abdome

As lesões abdominais merecem identificação rápida e tratamento adequado. Sua identificação é mais importante do que o diagnóstico preciso, e o acompanhamento de um cirurgião precocemente é fundamental. A reavaliação deve ser frequente e de preferência pelo mesmo observador.[3,6,8] O abdome deve ser dividido em quatro quadrantes, e cada um deve ser examinado no sentido horário.

- **Inspeção:** abrasão, equimoses, contusões, lacerações, ferimentos penetrantes, evisceração, sinal do cinto de segurança (contusão transversal próxima do umbigo que pode indicar lesões de vísceras ocas ou fratura de coluna lombar);
- **Palpação:** dor à palpação ou à descompressão, massas, rigidez, posição de defesa ou presença de útero gravídico;
- **Ausculta:** presença ou ausência de ruídos hidroaéreos.

Pelve e Períneo

Fraturas pélvicas podem acarretar lesões hemorrágicas internas maciças, e, se não tratadas, podem levar a deterioração rápida do paciente. O períneo deve ser examinado para corroborar as hipóteses.[3,6,8,14]

- **Inspeção:** abrasões, lacerações, equimoses, hematomas, contusões, fraturas expostas, assimetrias, sinais de distensão e hemorragia uretral;
- **Palpação:** deve ser realizada uma só vez, procurando instabilidade ou crepitações. Com a palma das mãos, realizar uma pressão anteroposterior suave na sínfise púbica e pressão manual nas cristas ilíacas bilateralmente;
- **Toque retal (se ainda não realizado):** hemorragia retal, tônus do esfíncter, integridade de parede intestinal, presença de espículas ósseas e posição da próstata;
- **Avaliação vaginal:** presença de sangue e lacerações.

Dorso

O exame do dorso é realizado quando o doente é lateralizado em bloco, como é demonstrado na Figura 17.5.

- **Inspeção:** equimoses, ferimentos, contusões, abrasões, lacerações, assimetrias, deformidades, ferimentos penetrantes e hemorragias;
- **Palpação:** crepitações ósseas, dor, enfisema subcutâneo, palpação de toda a extensão da coluna vertebral à procura de fraturas, crepitações, sensibilidade, dor e deformidades;
- **Ausculta pulmonar:** face posterior do tórax.

Extremidades

Inicia-se nas cinturas escapular e pélvica em direção à porção mais distal do membro avaliado. Cada osso e articulação devem ser avaliados individualmente. A imobilização deverá ser realizada se houver qualquer suspeita de fratura até confirmação radiológica. Logo após a imobilização, checar pulso e sensibilidade da extremidade.[6,8] Deve-se também considerar a possibilidade de síndrome compartimental no paciente vítima de trauma.

- **Inspeção:** deformidades ósseas e articulares, desalinhamentos, equimoses, hematomas, lacerações, fraturas expostas, hemorragias ou lesões penetrantes;
- **Palpação:** crepitações, sensibilidade, dor ou movimento incomum, palpação dos pulsos periféricos e avaliação da função de nervos motores e sensitivos.

Exame Neurológico

Nessa etapa deve ser realizado um exame neurológico mais abrangente, reavaliando o nível de consciência com a Escala de Coma de Glasgow novamente, as respostas pupilares e efetivando a avaliação sensorial e motora das extremidades. Todas as alterações de déficits neurológicos devem ser documentadas quando identificadas, e deve ser solicitada a avaliação de um neurocirurgião ou ortopedista. A proteção da coluna, com a movimentação em bloco, é sempre necessária até que seja excluída lesão medular.[3,6,8,14]

- **Avaliação do nível de consciência:** Escala de Coma de Glasgow;
- **Avaliação das pupilas:** tamanho, simetria e reflexo;
- **Avaliação motora dos membros;**
- **Avaliação sensitiva nas extremidades.**

MEDIDAS AUXILIARES À AVALIAÇÃO SECUNDÁRIA

Durante a avaliação secundária podem ser realizados testes diagnósticos complementares para identificar lesões específicas quando suspeitas. Esses testes são as radiografias adicionais (coluna e extremidades), tomografia computadorizada (cabeça, tórax, abdome e coluna), urografia excretora, arteriografia, ultrassonografia transesofágica, broncoscopia, endoscopia digestiva alta, entre outros.

REAVALIAÇÃO E MONITORIZAÇÃO CONTÍNUA

O paciente politraumatizado deve ser avaliado constantemente para garantir que novos quadros não sejam negligenciados ou que ocorra uma deterioração dos diagnosticados e abordados previamente. Com a sistematização da abordagem inicial, o "ABCDE", as lesões com risco iminente à vida são tratadas mais precocemente e as menos graves são evidenciadas subsequentemente. O prognóstico também pode ser afetado pelas enfermidades preexistentes, e deve-se prestar atenção a qualquer mudança significativa na condição do doente para que a reavaliação seja realizada o mais breve possível.[3,6,8,14]

Qualquer alteração significativa no quadro do paciente, em qualquer momento de sua abordagem, deve redirecionar o exame para o início da avaliação primária.

A monitorização do paciente é de fundamental importância para que seja possível obter um panorama geral do quadro e sua estabilidade. Devemos considerar monitorização constante dos sinais vitais, medidas dos gases arteriais, monitorização cardíaca, oximetria, capnografia (doentes intubados) e o débito urinário (mínimo de 0,5 mL/kg/h no adulto e 1 mL/kg/h em crianças acima de 1 ano).[6]

O manejo da dor deve ser considerado, e analgesia deverá ser feita sempre que necessário. A administração de analgésicos deverá ser cautelosa para que se evite a depressão respiratória (opioides) ou o mascaramento de lesões sutis, mas deve fornecer conforto e alívio ao paciente.

TRATAMENTO DEFINITIVO

O tratamento definitivo se caracteriza como a fase final do atendimento ao doente. Em geral muitas das lesões do politraumatizado dependem de abordagens cirúrgicas, e qualquer ação desnecessária que postergue a ida do doente ao centro cirúrgico irá reduzir a sua chance de sobrevida.[6]

A transferência de serviço deve ser considerada toda vez que as necessidades de tratamento do doente excederem a capacidade da instituição em que ele se encontra. Para isso, é necessária a avaliação detalhada das lesões, assim como da equipe, dos recursos e dos equipamentos.[8] Diante da decisão de transferência, esta deverá ser para o hospital adequado mais próximo e com ciência e aprovação da equipe que receberá esse doente.

Todos os pacientes vítimas de trauma devem ser abordados quanto à profilaxia antitetânica.[15]

A Tabela 17.2 resume as fases da abordagem ao traumatizado.

TABELA 17.2 Abordagem ao traumatizado

Preparação		
Avaliação primária		
A: Vias aéreas com proteção da coluna cervical	▪ Descartar obstrução de vias aéreas ▪ Proteção da coluna cervical	
B: Respiração e ventilação	▪ Hipóxia ▪ Parada respiratória ▪ Pneumotórax hipertensivo	▪ Pneumotórax aberto ▪ Hemotórax maciço ▪ Tórax instável com contusão pulmonar
C: Circulação com controle de hemorragias	▪ Choque hipovolêmico ▪ Choque cardiogênico	▪ Choque obstrutivo (tamponamento cardíaco) ▪ Choque neurogênico
D: Incapacidade e estado neurológico	▪ Escala de Coma de Glasgow ▪ Avaliação das pupilas (tamanho, simetria e reflexo)	
E: Exposição e controle da hipotermia		
Medidas auxiliares à avaliação primária e à reanimação		
ECG		
Sonda uretal		
Sonda gástrica		
Radiografias	Tórax e pelve	
FAST		
Lavagem peritoneal diagnóstica		
Avaliação secundária		
Histórico "SAMPLA"	▪ Sintomas ▪ Alergias ▪ Medicações	▪ Passado médico ▪ Líquidos e alimentos ▪ Ambiente
Exame físico geral		
Cabeça	▪ Couro cabeludo ▪ Ossos da face e crânio ▪ Olhos ▪ Pupilas	▪ Pálpebras ▪ Orelha ▪ Nariz ▪ Boca
Pescoço	▪ Inspeção ▪ Palpação ▪ Ausculta	
Tórax	▪ Inspeção ▪ Palpação ▪ Percussão	▪ Ausculta pulmonar ▪ Ausculta cardíaca
Abdome	Inspeção Palpação Ausculta	
Pelve e períneo	▪ Inspeção ▪ Palpação	▪ Toque retal ▪ Avaliação vaginal

Continua

Continuação

TABELA 17.2 Abordagem ao traumatizado

Preparação		
Exame físico geral		
Dorso	▪ Inspeção ▪ Palpação ▪ Ausculta pulmonar	
Extremidades	▪ Inspeção ▪ Palpação	
Exame neurológico	▪ Escala de Coma de Glasgow ▪ Avaliação das pupilas (tamanho, simetria e reflexo)	▪ Avaliação motora ▪ Avaliação sensitiva
Medidas auxiliares à avaliação secundária		
Radiografias	Coluna e extremidades	
Tomografia computadorizada	Cabeça, tórax, abdome e coluna	
Urografia excretora		
Arteriografia		
Ultrassonografia transesofágica		
Broncoscopia		
Endoscopia digestiva alta		
Reavaliação e monitorização contínua		
Sinais vitais	Capnografia (doentes intubados)	
Medidas dos gases arteriais	Débito urinário	
Monitorização cardíaca	Analgesia	
Oximetria		

REFERÊNCIAS BIBLIOGRÁFICAS

1. Ali M, Betancourt M, Hernández B. Atención al paciente politraumatizado. Salud Online 2007;7(2):43-54.
2. Rocha NSM, Andrade JR, Jayanthi SK. Imagem no trauma de face/Imaging in facial trauma. Revista de Medicina. 2011;90(4):169-73.
3. Albino RM, Riggenbach V. Atendimento hospitalar inicial ao politraumatizado. Arquivos Catarinenses de Medicina 2004;33:18-22.
4. Hopper RA, Salemy S, Sze RW. Diagnosis of midface fractures with CT: what the surgeon needs to know. Radiographics 2006;26(3):783-93.
5. Padovani C, Silva JM, Tanaka C. Perfil dos pacientes politraumatizados graves atendidos em um serviço público de referência. Arq Ciênc Saúde 2014;21(3):41-45.
6. Colégio Americano de Cirurgiões. ATLS - Suporte Avançado de Vida no Trauma para Médicos. 9a ed. Chicago, 2012.
7. Abramovici S, Souza RL. Abordagem em criança politraumatizada. Jornal de Pediatria 1999; 75(2):S268-S278.
8. National Association of Emergency Medical Technicians. PHTLS - Atendimento Pré- Hospitalar ao Traumatizado. 7a ed. Rio de Janeiro: Elsevier, 2011.
9. Walters TJ et al. Issues related to the use of tourniquets on the battlefield. Military Medicine, 2005;170(9):770-775.
10. Spahn DR et al. Management of bleeding and coagulopathy following major trauma: an updated European guideline. Critical Care 2013;17(2):R76(1-45).
11. Moore L, Lavoie A, Camden S. Statistical validation of the Glasgow Coma Score. J Trauma 2006;60:1238-1244.
12. Segura-grau E, Segura A, Algaba M, Oviedo AA. Emergency ultrasound E-FAST. Rev Soc Port Anestesiol 2014;23:30-35.
13. Martins H, Damasceno MC, Awada S. Pronto-socorro: medicina de emergência. 3a ed. São Paulo: Manole, 2012;605-631.
14. Coelho BQ, Carbajo N, Martins HH, Polly M, Furst R, Polimanti AC, Faro Jr MP. Importância da reavaliação primária seriada na condução do politraumatizado – relato de caso e revisão da literatura. Revista de Medicina 2014;93(4):159-64.
15. Ministério da Saúde: Secretaria de Vigilância em Saúde. Doenças infecciosas e parasitárias: guia de bolso. 6a ed. Brasília: Ministério da Saúde, 2005.

18

Incidente de Múltiplas Vítimas e Desastres

Jorge Michel Ribera
Ricardo Vanzetto

TÓPICOS IMPORTANTES

- Centros urbanos, com alta densidade demográfica, expõem a sociedade a condições de risco envolvendo vítimas em massa em acidentes automobilísticos, trens, ônibus e outros transportes coletivos.
- O crescimento das cidades tem aproximado as habitações das indústrias e dos seus riscos de explosão ambiental, incêndios e proximidade de incidentes com produtos perigosos.
- A evidente mudança climática, com exacerbação do volume de chuvas, associada à ocupação de áreas de risco, tem determinado desastres frequentes.
- Guerras, atentados terroristas, alta criminalidade e conflitos urbanos são cenários globalizados e frequentes em nossos noticiários.
- O envelhecimento urbano, bem como a busca do "barateamento" das construções, tem promovido elementos facilitadores de colapsamentos estruturais.

INTRODUÇÃO E DEFINIÇÕES

A evolução tecnológica e a urbanização com o aumento da densidade demográfica, associado à maior mobilidade da população, têm causado sinistros em volume e gravidade crescentes. Em contrapartida, a medicina evoluiu grandemente, fruto da presença desses eventos e das guerras, e com eles aprendemos a levar o hospital para a rua. Desenvolvemos o atendimento pré-hospitalar, abreviando a percepção médica, selecionando as vítimas mais graves, interpondo as terapias vitais, para que o sucesso maior fosse alcançado no ambiente hospitalar, para uma maioria de vítimas com a menor morbidade possível diante do fato nefasto.

Notoriamente evidenciamos a agressividade das mudanças climáticas diante da fragilidade dos centros urbanos, bem como comprometimento do solo em áreas anteriormente julgadas seguras, determinando avalanches de terra, gerando áreas de risco, inclusive em áreas rurais, anteriormente seguras (grande volume de água por metro quadrado). Os abalos sísmicos não ficam atrás, e mesmo nosso país, que não se apoia sobre nenhuma falha ou entre placas tectônicas, tem apresentado, em algumas áreas, reflexos de terremoto de até 5,0 a 6,0 na escala Richter.[1-2]

Explosões ambientais, bem como edificações malconstruídas, podem determinar o colapsamento estrutural com múltiplas vítimas em qualquer área urbana. Acidentes aéreos, apesar de toda a cautela e protocolos de manutenção, não são zero. Em 2009, o índice de acidentes no Brasil era de 1,44 acidentes para cada 1 milhão de voos, enquanto a média internacional foi de 0,722, nos EUA foi de 0,21 e na Europa, de 0,32.[1-2,5-7]

Como se não bastasse o risco iminente, os prontos-socorros dos hospitais em nosso país já se apresentam rotineiramente em situação de caos, despreparados para uma aguda alta demanda e sem planos de contingência.

Citaremos a seguir algumas definições para nos acostumarmos com os termos mais empregados.[1,3,5-8]

- **Desastre:** tanto naturais quanto os produzidos pelo homem, podem afetar toda a comunidade. As comunidades são especialmente vulneráveis, quando os sistemas locais e nacionais, principalmente os sistemas de saúde, são incapazes de fazer frente às consequências de uma crise, devido a um aumento repentino da demanda. (Organização Mundial de Saúde) Os desastres podem ser naturais ou antropogênicos.
- **Catástrofe:** é um fenômeno ecológico, súbito e de magnitude suficiente para requerer assistência externa. (Organização Mundial de Saúde).
- **Incidente:** evento acidental ou deliberadamente causado.
- **Acidente:** é um evento indesejável e inesperado que causa danos pessoais, materiais e financeiros, de modo não intencional. (Emergency Management Australia, 1998).
- **Incidente de múltiplas vítimas (IMV):** evento de qualquer natureza que determine um maior volume de vítimas, em um pequeno lapso de tempo, de forma a comprometer os recursos habitualmente disponibilizados (Organização Mundial de Saúde)

CLASSIFICAÇÃO DE DESASTRES E IMV

Existem várias formas de se classificar, a depender dos critérios analisados (Quadro18.1).[1,3-4,8-12,14]

DESASTRE - GRAU I

Incidente em área de limites precisos e abordagem habitual, com recursos suficientes no local, geralmente não necessitam de Posto Médico Avançado (PMA). A rede hospitalar se encontra a menos de 30 minutos do foco (Resposta Nível I). Ex.: incidentes com ônibus, deslizamentos, eventos etc., próximo aos centros (incidentes em locais com agrupamento de pessoas ou de veículos coletivos).

DESASTRE - GRAU II

Incidente em área de limites precisos, porém com tempo prolongado de chegada à rede hospitalar (> 30 minutos), determinado pela distância, dificuldade de acesso ou insuficiência de recursos para transporte (acidentes em rodovias etc.) suportado por um PMA. Ideal a utilização de transporte aeromédico por asa rotativa, e o PMA pode ter atributos mais intensivos e prolongados, a depender do tempo de evacuação (Resposta Nível I ou II).

DESASTRE - GRAU III

Evento de dimensão ou disposição anormal, a ponto de determinar múltiplos incidentes críticos e não contíguos, necessariamente. Impõe dispersão de equipes médicas (por helicóptero ou por terra) próximas aos focos esparsos. A rede hospitalar pode ter acesso ou estrutura comprometida, podendo se fazer necessária a montagem de PMAs ou de um Posto Médico com características de Pronto Atendimento, devido à necessidade de um período de atuação mais prolongado (Resposta Nível II ou III). Ex.: enchentes e deslizamentos atingindo diversos núcleos urbanos simultaneamente, gerando insuficiência de recursos gerais a populações (desde saúde, alimentação, comunicação e energia).

DESASTRE - GRAU IV

Evento de proporções "catastróficas", gerando enorme quantidade de vítimas ("vítimas em massa") e determinando inclusive comprometimento da rede hospitalar, por dano estrutural e/ou por excessiva demanda. Necessita de transporte aeromédico para desviar vítimas de alta complexidade para outros centros (Resposta Nível III), mais distantes ou até

QUADRO 18.1 Classificação de desastres e IMV

Elemento Causal	
Natural	Antropogênico
Climáticos – enchentes, furacões etc.	Não intencional – acidentes aéreos, estruturas colapsadas
Geofísicos – vulcões, terremotos	Intencional - terrorismo
Ambiente	
Aberto	Fechado
Duração	
Finita	Em curso
Natureza das lesões: Queimaduras, químicas, esmagamento, explosão etc.	
Nível de Resposta	
Nível I	Requer recursos locais somente
Nível II	Requer recursos regionais
Nível III	Requer recursos estaduais e nacionais

(Adaptado de: Scandinavian Journal of Surgery 2005;94:267-271.) Do ponto de vista operacional, desenvolvemos uma classificação logístico-operacional, para os eventos de desastres e múltiplas vítimas, vivenciados em nosso país, junto ao grupo de resgate de São Paulo (GRAU – Grupo de Resgate e Atenção às Urgências e Emergências - SES).[4,13]

mesmo a criação de hospitais de campanha e MASHs (*mobile army surgery hospital*), nas situações mais críticas, bem como a criação de Área de Concentração de Vítimas. Ex.: terremotos de alta magnitude, tsunamis etc.

ATENDIMENTO PRÉ-HOSPITALAR[13]

O atendimento às vítimas de desastres se divide em duas etapas:

- Atendimento em campo
- Atendimento hospitalar
- Atendimento em campo

Por tratar de evento imprevisível, todo o trâmite de montagem e organização será realizado instantaneamente, compondo os seguintes eventos:

- Organização
- Central de Regulação
- Triagem na cena
- Evacuação da cena
- Posto Médico Avançado (PMA)
- Transporte para Hospital

ORGANIZAÇÃO[1,3,13,14]

Esse atendimento exigirá um suporte mais robusto quanto maior for a sua grandeza. Incidentes de múltiplas vítimas ocorrem frequentemente em grandes centros urbanos, como acidentes automobilísticos compreendendo ônibus, lotações ou vários veículos, porém esses locais costumam ter varias ambulâncias, e, assim sendo, tais incidentes têm rápida classificação, suporte de vida imediato para as vítimas mais graves e transporte para os hospitais, conforme a sua gravidade, sem a necessidade de montagem de posto médico ou central de comando.

Para desastres de grande porte, urge um status organizacional, que também dependerá da sua extensão em área, da dificuldade de evacuação das vítimas, bem como para acessá-las e transportá-las, e do tempo de duração (ex.: terremoto do Haiti 2010, desastre do Rio de Janeiro 2011, Mariana 2015).

Para tais eventos, impõe-se uma organização central. Aplicamos em São Paulo, junto ao Corpo de Bombeiros, o SCI (sistema de comando de incidentes) ou SICOE (sistema de comando e operações de emergências), do qual o GRAU participa, na célula de logística e operações, explicadas na Figura 18.1.[13]

- **Coordenação do Desastre:** incidentes de grande magnitude impõem uma coordenação única, atuando junto a todos os setores envolvidos, desenvolvendo a sinergia entre os setores e objetivando as ações diante de uma observação macro da situação. Dentro dessa Coordenação do Desastre, costuma estar à frente a Defesa Civil.
- **Segurança:** não é relativa somente ao policiamento, mas também a outros recursos como Cetesb, Eletropaulo, IPT, especialistas em produtos perigosos e biológicos.
- **Operações:** incluem os bombeiros, médicos, enfermeiros, socorristas e outros que se julgarem oportunos para a situação, como tratoristas e operadores de maquinário especial.
- **Planejamento:** grupo com conhecimento operacional, planejando as ações e as necessidades, coletando e avaliando as informações e mudando ou mantendo a estratégia na linha do tempo.
- **Logística:** provisiona recursos para o desempenho operacional, atentando para escala e revezamento de equipes, materiais e equipamentos, transporte e alimentação.
- **Finanças e administrativo:** executa a contabilidade e viabiliza recursos financeiros para a demanda solicitada.

Os incidentes de múltiplas vítimas geralmente têm uma extensão quantificada através de uma rápida olhada, por exemplo, incidente automobilístico. Nos primeiros minutos temos ideia do volume de vítimas e da gravidade, observando ou recebendo informes de outros que já estavam na cena.

Desastres de maior vulto, com grandes áreas envolvidas, a magnitude, bem como a estratégia, têm uma melhor visualização pelo ar, onde podem ser identificados focos de incêndio, diferentes acessos, estruturas colapsadas, elaboração de rota de fuga, montagem de PMA etc.

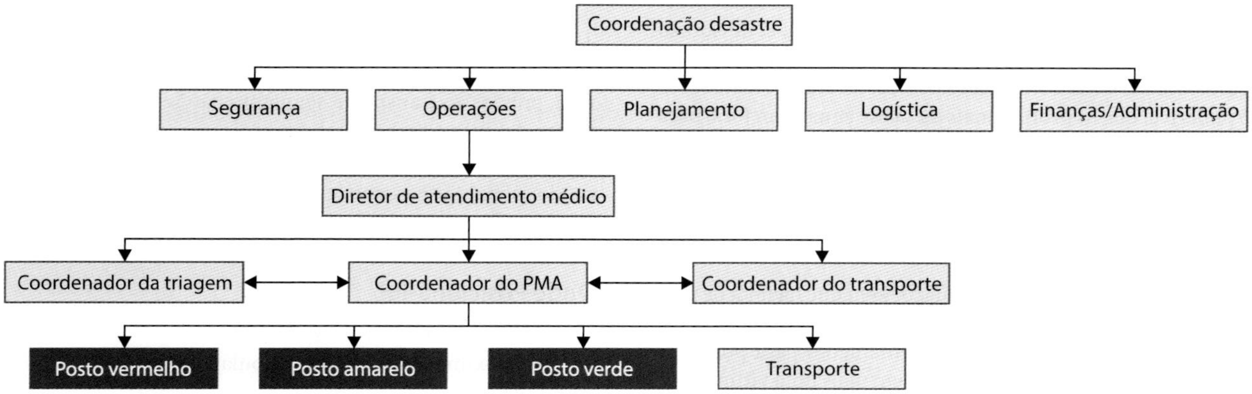

FIGURA 18.1 SCI (sistema de comando de incidentes) ou SICOE (sistema de comando e operações de emergências), do qual o GRAU participa, na célula de logística e operações.[13]

CENTRAL DE REGULAÇÃO[13]

Pode ser locada junto à coordenação do desastre (SCI) ou ser regulada por uma central fixa já existente e que já trata desse encargo habitualmente (ex.: SAMU, bombeiros etc.).

- Tem por finalidade alertar, definir e comunicar os hospitais de destino.
- Atende a demanda de recursos solicitados pelo PMA e sua logística.
- Mantém contato com o Coordenador Médico do PMA.

TRIAGEM[11-13]

Objetiva selecionar rapidamente todas as vítimas, para priorizar a retirada dos mais graves.

No Brasil utilizamos, o *S.T.A.R.T.- Simple Triage and Rapid Treatment*. De metodologia simples, consiste em parâmetros clínicos rápidos a serem pesquisados em segundos.

Utiliza-se a classificação por cores (Figura 18.2):

- **Vermelha:** vítimas apresentam comprometimento respiratório (qualquer nível), avaliado por taquipneia ou bradipneia, ou comprometimento hemodinâmico, avaliado pela lentificação da perfusão tecidual e alteração do nível de consciência. Necessitam de suporte de vida imediata e rápido transporte para o hospital, respeitando a "Golden Hour". Devem ingressar no hospital em menos de 1 hora do incidente.
- **Amarela:** vítimas sem critérios para vermelha, porém não deambulam ou apresentam queimaduras menores, fraturas, lesões que podem aguardar. Esse nível de gravidade pode aguardar o hospital por mais que 1 hora.
- **Verde:** são vítimas que não apresentam lesões ou leves o suficiente que permitem a mobilidade por meios próprios.
- **Cinza ou Preta:** vítimas inviáveis.

Esta ficha é um padrão a ser utilizado, permanecendo uma parte da mesma com a equipe de pré-hospitalar, permitindo a conferência numérica com cada um dos hospitais.

A triagem na cena é preferencialmente realizada por bombeiros, com equipamentos de proteção individual (EPI) adequados, pois esta se realiza em área instável, e, devido ao recente incidente, raramente a cena pode ser considerada segura para permitir a entrada de pessoal de saúde. Além disso, é preferível que os profissionais da saúde aguardem fora, para que possam realizar o seu trabalho mais efetivamente, como em um PMA ou na decisão ou no próprio transporte, já que a função de triagem deve ser extremamente rápida, sem intervenções, apenas a retificação da via aérea, para distinguir uma vítima cinza da vermelha.

Excepcionalmente, em situações em que há falta de pessoas para triagem, o pessoal da saúde poderá entrar na cena, desde que com EPI adequado e treinamento para ponderar sobre os riscos e não se transformar em mais uma vítima. Outra exceção para entrada de equipe médica na cena trata da situação das vítimas presas, que necessitarão de algum tipo de intervenção médica durante o procedimento de retirada, que às vezes pode levar horas, porém sempre mantendo a cena o mais segura possível. Lembrar de priorizar para retirada as vítimas que estiverem livres, antes de dar atenção às vítimas de maior complexidade.

A sinalização é feita através de cartão, pulseira ou algo que possa identificar a cor.

As falhas na triagem podem ocorrer pelos seguintes motivos:

- Visibilidade comprometida.
- EPI & Equipamento de resgate (EPR) afetam a percepção (luvas e máscara).
- Estresse do avaliador.
- Estresse das vítimas (hiperventilação).
- Tempo entre triagem e retirada pode agravar o caso.
- Temperatura ambiental.

Frequentemente observamos em casos reais a *overtriage*, que significa que haverá mais casos de pseudovermelhos do que os de fato o são, por pautar-se em sinais frequentemente alterados no momento agudo do desastre, em que o emocional da vítima determina a hiperventilação, bem como a palidez cutânea, induzindo o avaliador a classificá-la como "vermelha".

Apesar das falhas citadas acima, é um método que até o momento tem se mostrado útil para uma primeira e rápida identificação dos mais graves.

EVACUAÇÃO DA CENA (ÁREA QUENTE)

Preferencialmente executada com pranchas e a devida imobilização, sem perder o objetivo dessa etapa, que é a retirada rápida do maior número de vítimas no menor espaço de tempo.

Nem sempre porém haverá pranchas ou tempo para o transporte com imobilização, principalmente quando há riscos locais (Figuras 18.3, 18.4, 18.5 e 18.6).

POSTO MÉDICO AVANÇADO

Deve operar com radiocomunicação, com escuta auricular (excessivo barulho), em faixa exclusiva para o PMA.

Quando devemos montar um Posto Médico?

Quando tivermos a probabilidade de um certo volume de vítimas, que determine a necessidade de um ambiente onde se possam adiantar procedimentos para suporte de vida, prévios ao transporte, enquanto não se alcança o tratamento definitivo no hospital.

Confirma-se a classificação antes do embarque, priorizando as mais graves que se beneficiarão do tratamento mais imediato (Figura 18.7).

Onde Posicioná-lo?

Sempre na área fria (Figura18.8):

- Próximo ao bolsão das ambulâncias.
- Na rota de fuga.
- Fácil aproximação de vítimas oriundas da cena.
- Sem travessia de veículos entre a cena e o PMA.

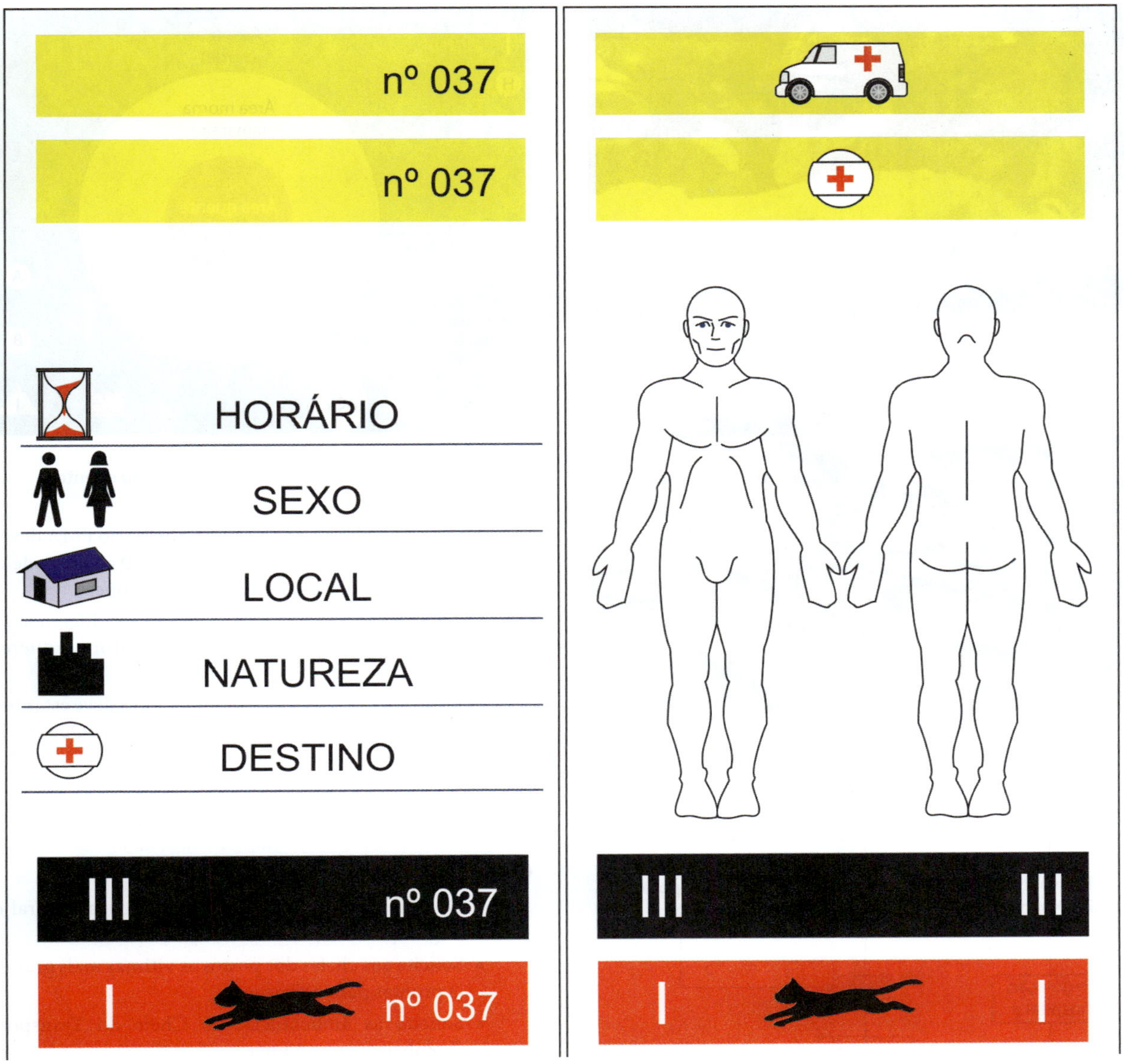

FIGURA 18.2 O S.T.A.R.T. - *Simple Triage and Rapid Treatment.*[13]

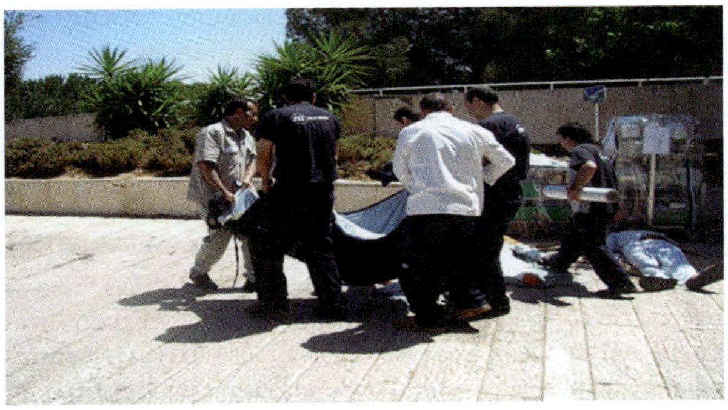

FIGURA 18.3 Dificuldades para trasnporte em locais de risco.

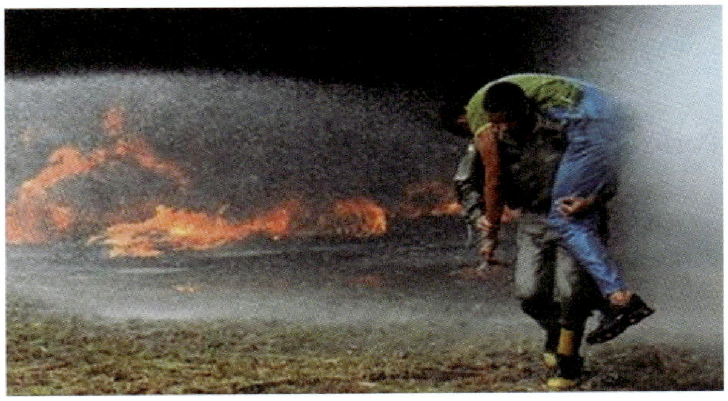

FIGURA 18.4 Dificuldades para transporte em locais de risco.

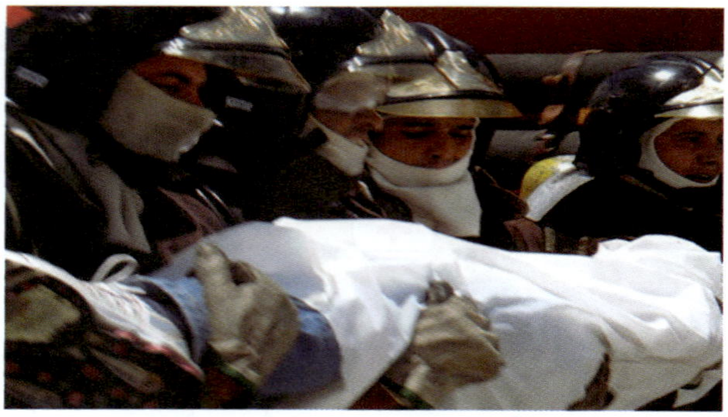

FIGURA 18.5 Adaptações para transporte em condiçoes de risco.

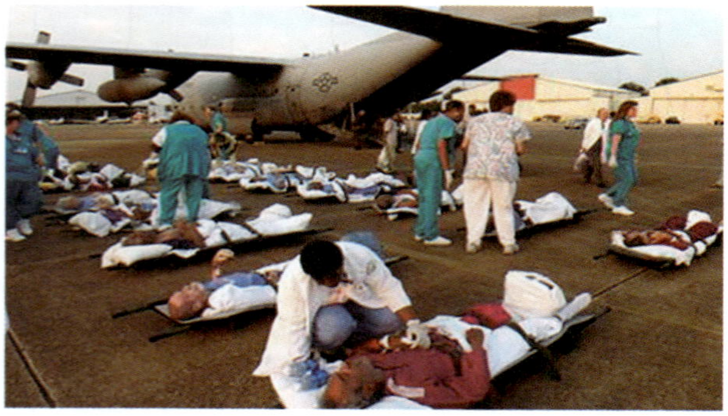

FIGURA 18.6 Triagem para transporte.

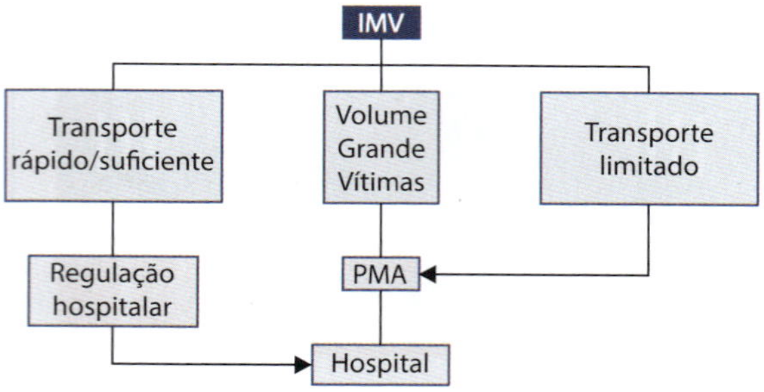

FIGURA 18.7 Classificação de IMV.

- Visualização fácil dos postos.
- Com o sentido do vento do PMA para a Zona Quente (evitando gases e fumaça sobre as vítimas)
- Vento

Posicionamento dos postos

Os postos vermelho e amarelo são posicionados próximos para facilitar a reclassificação e o reposicionamento, se necessário.

Os postos vermelho e amarelo devem ser os mais próximos do acesso às ambulâncias.

O verde deve estar distante destes, para evitar estresse.

É importante a percepção visual dos postos a distância, através de lonas e/ou bandeiras.

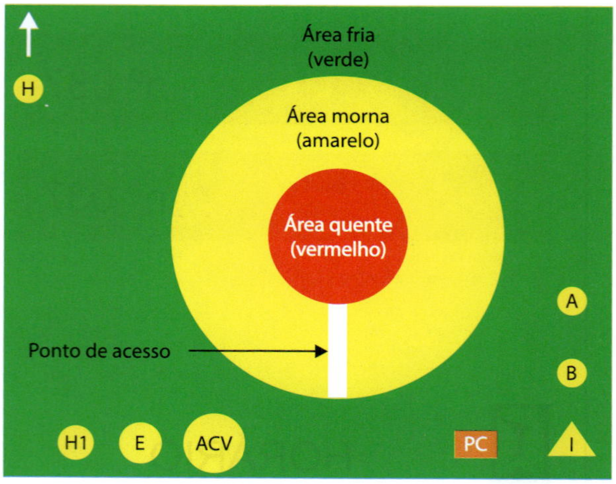

FIGURA 18.8 Áreas de ocorrência e acesso ao evento.

Da mesma forma, a equipe que trabalha no PMA deverá ser identificada em médicos e enfermagem. O colete pode ser a maneira mais pratica para diferenciar a equipe.

Os coordenadores dos postos devem ser diferenciados por coletes e/ou capacetes/bonés; com este último a diferenciação é mais evidente.

O posto cinza é o último a ser montado e deve estar bem afastado do campo visual das vítimas e da Zona Quente (Figura 18.9).

Hierarquia do Posto Médico Avançado

Coordenador do PMA[13]

- Destina as ambulâncias, conforme a sua Central de Regulação.
- Solicita aos chefes dos postos as vítimas mais graves e já prontas para embarque.
- Solicita as ambulâncias ao Chefe do Transporte (bombeiro), uma a uma.
- Distribui os recursos médicos no PMA, conforme a necessidade a cada momento (Figura 18.10).

Transporte para Hospital[1,13,14]

Quando a quantidade de vítimas é excessiva e dispersa em uma área muito grande, há de se criar uma Área de Concentração de Vítimas, onde podemos ter grandes ganhos logísticos, ao contrário de vários PMAs, em equipamentos, medicações e equipes, bem como no controle e terapia, facilitando também a evacuação das mesmas.

O médico entra para atendimento na Zona Quente?

Na presença de desastre com múltiplas vítimas,[13] faz-se necessário considerar que o atendimento deve ser centralizado, haja vista que nesses casos os recursos são escassos, principalmente na cena. Desse modo, seria um erro logístico empenhar um médico em uma área de risco, onde deve entrar apenas o pessoal com qualificação para isso, além de estarem

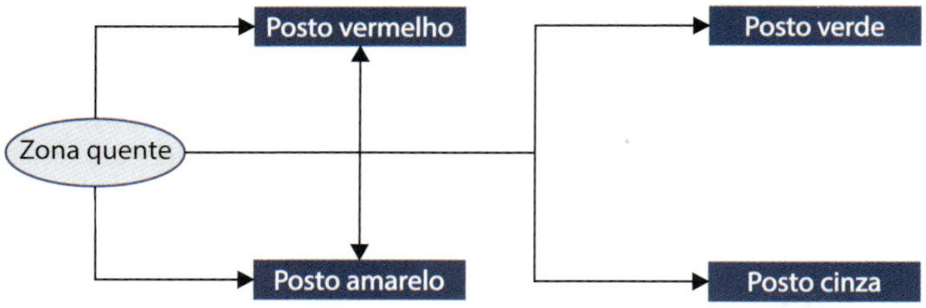

FIGURA 18.9 O posto cinza, o último a ser montado e deve estar bem afastado do campo visual das vítimas e da Zona Quente.

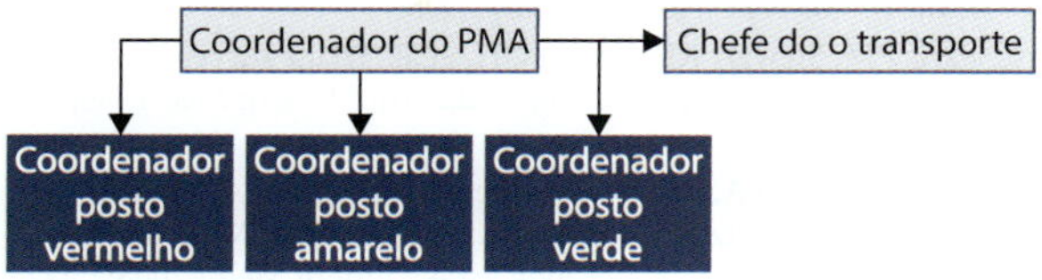

FIGURA 18.10 Atividades de coordenador do PMA.

com EPI adequado. Lembrando que a efetividade do médico é muito mais bem aproveitada em um ambiente que concentre as vítimas do que em um ambiente em que elas se encontram esparsas.

Existem casos de exceção, em que se permite a entrada da equipe de saúde na Zona Quente:[1,3,13]

- Vítima presa na Zona Quente e cuja liberação necessita de procedimentos de analgesia ou até cirúrgicos.
- Em situações de colapsamento estrutural (BREC – busca e resgate em estruturas colapsadas), existem equipes treinadas para esse trabalho, denominadas USAR (*urban search and rescue*). São equipes treinadas no Corpo de Bombeiros e que contam com médico e enfermeiro. Essa equipe tem a tarefa de chegar até a vítima, através do rompimento de estruturas e escoramentos. A equipe médica tem a mesma capacidade e conhecimento para esse trabalho, revezando-se com a equipe, e, ao alcançarem a vítima, iniciam os procedimentos possíveis, já que essas retiradas podem ultrapassar várias horas ou até mais que um dia. Essas vítimas frequentemente encontram-se desidratadas e com distúrbios metabólicos (Figuras 18.11 e 18.12).

O transporte é um dos elementos decisivos de sucesso.

O tempo de evacuação das vítimas para o tratamento definitivo dependerá de distância, trânsito, obstáculos, tempo de retorno e quantidade de vítimas x disponibilidade de veículos. As vítimas vermelhas deverão ser transportadas prioritariamente, e sempre que possível acompanhadas por médico em ambulância UTI, porém, a depender do volume de vítimas, esse tipo de transporte pode estar limitado e assim deverão ser transportadas duas vítimas por veículo. Habitualmente, e caso não haja médicos suficientes, o PMA deverá preparar, o melhor possível, a vítima para o transporte, como passando uma via aérea segura ou tratando um pneumotórax.

Helicópteros aeromédicos são eficientes para as vítimas mais graves, por minimizarem em muito o tempo de chegada no hospital. Têm a propriedade de transportar para hospitais mais distantes do foco, aliviando a sobrecarga de vítimas críticas nos hospitais da região.

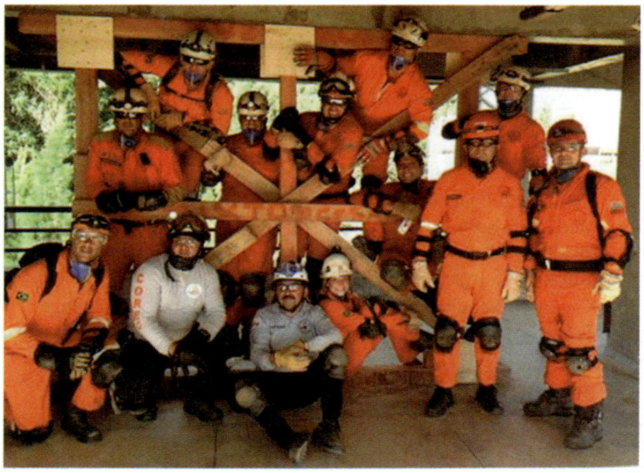

FIGURA 18.11 Equipes treinadas, denominadas USAR (*urban search and rescue*).

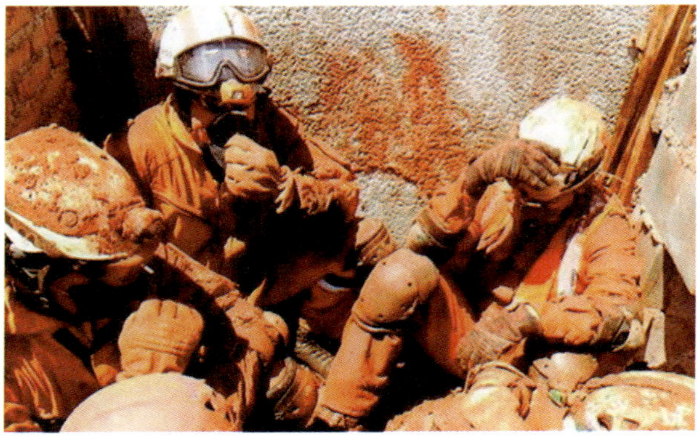

FIGURA 18.12 Equipes treinadas, denominadas USAR (*urban search and rescue*).

As vítimas amarelas são preferencialmente transportadas por ambulâncias simples, e aos pares, se possível, para que os recursos sejam primariamente otimizados. Os hospitais de destino, a vítima embarcada e a ambulância deverão ser registrados por um anotador antes da saída do veículo, para compilação desses dados posteriormente.

As vítimas verdes poderão ser transportadas por qualquer tipo de veículo coletivo, furgões etc. O momento da evacuação dependerá da disponibilidade e não deve ser prioritário, a não ser que a presença dessas vítimas seja maciça e de difícil controle.

Deve-se ter em conta que não devemos transferir o desastre para um único hospital, mas sim distribuir ao máximo os pacientes para vários hospitais, lembrando que os hospitais mais próximos podem ficar rapidamente saturados pelas vítimas encaminhadas por leigos e pela demanda espontânea perifericamente ao desastre.

REFERÊNCIAS BIBLIOGRÁFICAS

1. Briggs SM, Brinsfield KH, eds. Advanced Disaster Medical Response Manual for Providers. Boston, Mass.: Harvard Medical International; 2003.
2. Burkle FM. Mass casualty management of a large-scale bioterrorist event: an epidemiological approach that shapes triage decision. Emer Med Clin N Am, 2002; 20: 409-36.
3. Emergency Management Australia (EMA), Canberra, Australia, EMA. Australian emergency management glossary. (Australian emergency manual). Emergency Management Australia (EMA), Canberra, Australia, 1998.
4. Hammond J. Department of Surgery, Robert Wood Johnson Medical School, New Brunswick, NJ, USA. Mass Casualty Incidents: Planning implications for trauma care. Scandinavian Journal of Surgery 2005; 94: 267-271.
5. Koenig K, Schultz C. Disaster Medicine. Londres. Cambridge University Press. 2011.
6. Levi L, Bregman D, Geva H, et al. Hospital disaster management simulation system. Prehospital Disaster Med 1998; 13(1): 29-34.
7. Mehta S. Disaster and mass casualty management in a hospital: How well are we prepared? J Postgrad Med 2006;52:89-90.
8. Ministério da Integração Social. Secretaria Nacional de Defesa Civil. Departamento de Atenção Especializada. Manual de Medicina de Desastres. Vol. 1. Brasília, 2007.
9. Ministério da Saúde. Secretaria de Atenção à Saúde. Departamento de Atenção Especializada. Regulação Médica das Urgências. Brasília: Editora do Ministério da Saúde, 2006.
10. New York Center for Terrorism Planning and Preparedness. NY Crisis Counselling Guide - NYCTP Mass Casualty/Trauma Event Protocol for NYC Hospitals, July 2006.
11. Paris PM, Stewart RD, Pelton GH, et al. Triage success in disasters: dynamic victim-tracking cards. Am J Emerg Med 1985; 3(4): 323-6.
12. Raiter Y, Farfel A, Lehavi O, Goren OB, Shamiss A, Priel Z, Koren I, Schwartz D, Goldberg A, Bar-Dayan Y. Mass casualty incident management, Tel Aviv, Israel. Emerg Med J 2008;25:225-229. doi:10.1136/emj2007.052399.
13. Ribera J, Ferriani G, Damasceno C. Livro Pré-Hospitalar-GRAU- Grupo de Resgate e Atenção às Urgências e Emergências. 2ª ed. São Paulo: Editora Manole, 2015.
14. World Health Organization – WHO. 2010. Disponível em: http://www.euro.who.int/emergencies.

Seção 3

Intervenções e Procedimentos Básicos

19

Manuseio da Via Aérea e Oxigenoterapia

Felipe Nominando Diniz Oliveira
Paulo Rogério Scordamaglio

MANEJO BÁSICO DA VIA AÉREA E OXIGENOTERAPIA

O manejo básico da via aérea é um conhecimento essencial na prática médica diária dos médicos emergencistas e na dos demais profissionais de saúde, sendo a ventilação com bolsa-máscara um dos pilares para essa finalidade, especialmente quando há inadequação da ventilação. Antes de discutir as principais técnicas no manejo básico da via aérea, este capítulo abordará as causas de alteração na ventilação.

Uma redução no esforço respiratório poderia levar à hipoventilação do paciente. Isso poderia tanto ter causas externas (p. ex.: sedação) como intrínsecas (alteração no "drive" respiratório central). Muitas vezes, é equivocada a avaliação do profissional de saúde no reconhecimento precoce da falha na adequação do esforço respiratório.[1]

O outro grupo de causas de redução na ventilação contempla a obstrução das vias aéreas, que pode ocorrer em pacientes com alteração no nível de consciência, pois pode haver queda da língua, perda do tônus muscular do palato e flacidez das paredes faríngeas, assim como pode acontecer pela presença de um corpo estranho, secreção/sangue, etc.[2]

Existem alguns dispositivos auxiliares e algumas manobras que podem ajudar na correção desses distúrbios. Em primeiro lugar, deve-se posicionar o paciente de maneira adequada, havendo algumas medidas simples que ajudam a garantir a perviedade das vias aéreas. Uma delas é a *head-tilt chin-lift*, que consiste em uma leve extensão cervical e elevação do mento. Se houver alguma suspeita de lesão cervical, outra manobra deverá ser feita: a *jaw-thrust*, em que há o deslocamento anterior da mandíbula.

Em relação aos dispositivos, são descritos a seguir os modelos principais, bastante úteis no manejo básico da via aérea:

- **Cânula orofaríngea (Figura 19.1):** Deve ser utilizada apenas em pacientes inconscientes com risco acentuado de obstrução da via aérea (queda da língua principalmente), pois pode provocar náuseas e vômitos. Existem vários tamanhos deste dispositivo, também conhecido como Guedel, que devem ser escolhidos baseando-se na distância entre o ângulo da mandíbula (lobo inferior da orelha) e a boca. Em relação à inserção do dispositivo, esta deve se dar com a parte convexa voltada para a língua do paciente e sendo girada em 180 graus conforme a proximidade da cânula da parede da faringe.
- **Cânula nasofaríngea:** Consiste em um tubo oco de plástico ou de borracha suave que é inserido pelo nariz em direção à faringe posterior. Mais bem tolerado do que a cânula orofaríngea, permitindo, pois, o uso em pacientes semiconscientes. Antes de sua inserção, lubrifica-se o dispositivo com uma solução com água ou um gel anestésico. Uma das complicações para as quais se deve atentar é o risco de sangramento da mucosa nasal, podendo levar à aspiração de sangue ou de coágulos.[3]

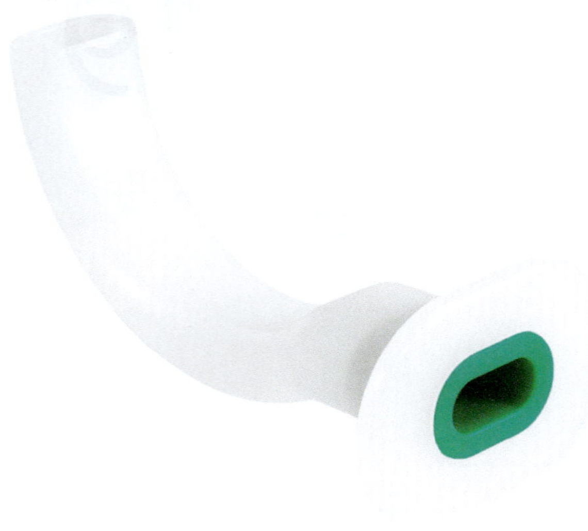

FIGURA 19.1 Cânula orofaríngea.

VENTILAÇÃO COM BOLSA-MÁSCARA

Uma das tarefas mais importantes para o manejo da via aérea, sendo, no entanto, uma das técnicas mais difíceis de execução correta. Quando feita de forma adequada, permite ao médico ventilar e oxigenar o paciente efetivamente, havendo tempo, então, para um planejamento seguro e mais calmo para uma via aérea definitiva, como intubação endotraqueal.

Inicialmente, deve-se posicionar corretamente o paciente para que fique patente a via aérea, usando as manobras já citadas e/ou os dispositivos auxiliares. Depois, acopla-se a máscara à face do paciente, devendo ficar três pontos cobertos por ela: ponte do nariz; as eminências malares; e a crista alveolar mandibular. Para segurar a máscara, existem duas técnicas, uma para um único operador realizar e a outra quando há dois profissionais. Na primeira, com a mão não dominante, o médico deve segurar a máscara formando um "C" com o polegar e indicador, ficando os outros dedos fixados na parte inferior da mandíbula, em forma de um "E", elevando o mento. Quando há dois profissionais, um deles ficará responsável pela ventilação, enquanto o outro, com as duas mãos, poderá fazer a vedação da máscara e abertura da via aérea. Embora as duas técnicas sejam efetivas, foi visto um aumento do volume-minuto e redução nos episódios de ventilação inadequada quando havia dois operadores.[4]

Apesar de sua efetividade, alguns problemas podem acontecer com esse dispositivo, impedindo a ventilação adequada do paciente. Pode-se destacar a inexperiência do profissional, a inadequada vedação da máscara (barba, edêntulo), tamanho incorreto da máscara, posicionamento errôneo do paciente, etc. Outros erros que devem ser evitados são a ventilação excessivamente rápida e com pressão elevada, além de uso de grandes volumes correntes.

OXIGENOTERAPIA

Oxigenoterapia suplementar é usada frequentemente em pacientes enfermos, devendo ser administrada sempre que houver queda significativa na saturação periférica de oxigênio ou sinais clínicos de hipoxemia. Os principais fatores que podem levar à hipoxemia são distúrbios na relação ventilação-perfusão (V/Q), hipoventilação alveolar, baixa fração inspirada de oxigênio (altitudes elevadas), *shunt* direito-esquerda. Das causas de alteração V/Q, destacam-se o edema pulmonar e a síndrome da angústia respiratória.[5,6] Dos fatores que levam à hipoventilação alveolar, alguns exemplos seriam a intoxicação por opioide provocando depressão respiratória e alterações no drive central respiratório.

Existem diversas maneiras de fornecimento de oxigênio, seja através da cânula nasal, seja através de ventilação mecânica invasiva. Entretanto, serão discutidas aqui inicialmente os modos mais simples de oxigenoterapia.

SISTEMA DE BAIXO FLUXO

- **Cânula nasal (Figura 19.2):** tubo de plástico com orifícios que se abrem na projeção das narinas. Mais confortável, porém não se deve usar fluxo com valores acima de 5 L/minuto, pois pode haver ressecamento nasal e até epistaxe.
- **Cateter nasal (Figura 19.3):** cateter flexível com múltiplos orifícios na sua extremidade, porém sua ponta fica posicionada na faringe. Tem aspectos similares aos da cânula nasal – fluxo, ressecamento da via aérea, temas apresenta como potencial vantagem a redução do risco de, pelo colabamento das vias aéreas superiores (língua, paredes da orofaringe), haver impedimento na chegada do fluxo aéreo à região glótica.
- **Máscara facial simples:** consegue fornecer maior concentração de oxigênio (em torno de até 60%), ficando posicionada cobrindo a boca e o nariz. O fluxo empregado varia entre 5 e 15 L/minuto. Tem como limitação dificultar a alimentação e a hidratação durante o uso, assim como impede a expectoração adequada.

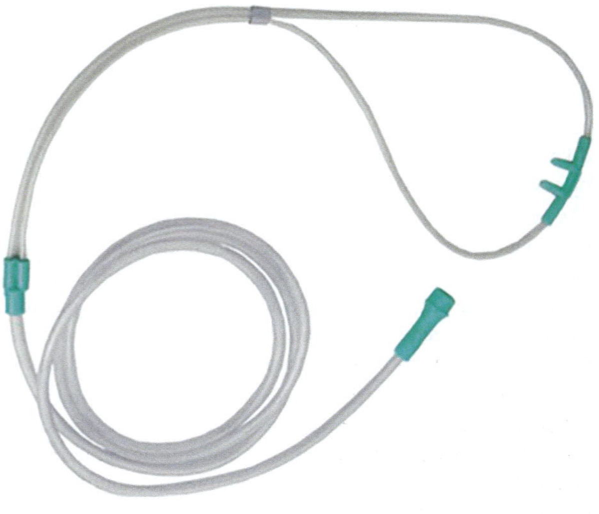

FIGURA 19.2 Cânula nasal.

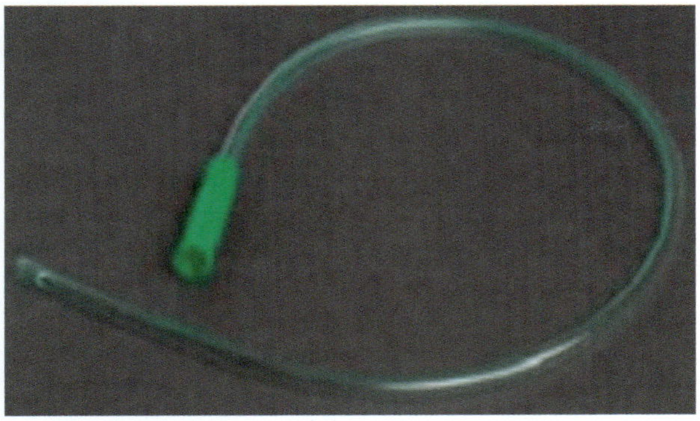

FIGURA 19.3 Cateter nasal.

SISTEMA DE ALTO FLUXO

- **Máscara de Venturi:** existem diversos modelos com adaptadores de FiO_2 distintos, permitindo fluxos maiores e mais previsíveis de oxigênio. O conjunto é composto de uma máscara, traqueia, ligação para o fluxômetro, adaptador para inalação e a pipeta com diferentes percentuais de FiO_2 (Figura 19.4).

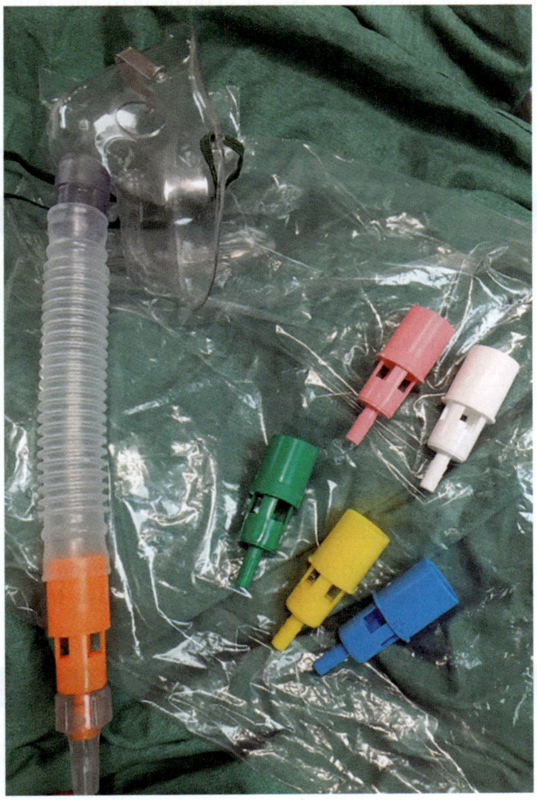

FIGURA 19.4 Kit Venturi. Observem-se as diversas pipetas com cores diferentes, cada uma representando uma FiO_2 distinta: azul, 24% (3 L/minuto); amarela, 28% (6 L/minuto); branca, 31% (8 L/minuto); verde, 35% (12 L/minuto); rosa, 40% (15 L/minuto); e laranja, 50% (15 L/minuto).

- **Máscara com reservatório de oxigênio (Figura 19.5):** constituída de uma máscara facial acoplada a uma bolsa-reservatório. Existe um modelo com sistema parcial de reinalação que fornece entre 50 e 60% de concentração de oxigênio com um fluxo de 10 a 12 L/minuto. Neste dispositivo, a bolsa-reservatório pode conter alguma quantidade de gás exalado com CO_2, embora isso não costume ser relevante. O outro modelo consiste em um sistema de reinalação, limitando, assim, a mistura de oxigênio ofertado com os gases exalados. Com o fluxo entre 10 e 15 L/minuto e um bom acoplamento da máscara, a FiO_2 pode superar 95%.[7]

MANEJO DA VIA AÉREA DIFÍCIL[8]

Não há uma definição universal para via aérea difícil, mas poderemos considerar que se trataria de uma situação em que um anestesiologista experiente tem dificuldade em ventilar o paciente com máscara facial ou em realizar a intubação traqueal. Nessa avaliação, também é levada em consideração a dificuldade em ventilar com dispositivo supraglótico, assim como a limitação à laringoscopia.

Os pontos a seguir devem ser considerados para avaliar a possibilidade de via aérea difícil e manejo:

- **Avaliação da via aérea:** uma anamnese com histórico sobre via aérea para detectar fatores médicos, cirúrgicos e até anestésicos que possam indicar a presença de uma via aérea difícil deverá ser realizada se factível,

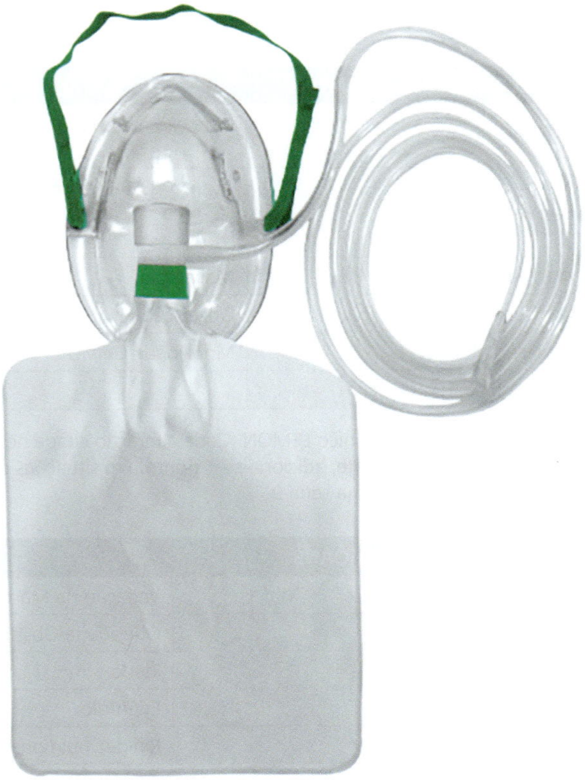

FIGURA 19.5 Máscara com reservatório.

assim como histórico de procedimentos prévios com manejo da via aérea. Além disso, o exame clínico poderá detectar algumas características que poderiam indicar a presença de uma via aérea difícil, por isso deverá ser realizado sempre que possível. Existem alguns métodos mnemônicos que podem auxiliar para predizer o cenário de via aérea difícil: LEMON 9 (Tabela 19.1) – dificuldade na laringoscopia e MOANS 10 (Tabela 19.2) – dificuldade em ventilar com bolsa-máscara.

- **Preparo básico:** deve estar disponível uma unidade/estojo de via aérea difícil. Além disso, se possível, orientar o paciente sobre os riscos do procedimento. Outra coisa importante seria a disponibilidade de outro médico, caso haja alguma dificuldade no manejo da via aérea. Também é recomendado que se faça a oxigenação com máscara facial antes de iniciar todo o processo de manipulação da via aérea e, de preferência, também suplementar com oxigênio durante as tentativas de intubação.
- **Estratégia para intubação:** o médico deve ter um planejamento para intubar uma via aérea difícil. O algoritmo a seguir (Figura 19.6) resume a estratégia recomendada pela Sociedade Americana de Anestesiologia, devendo sempre levar em consideração as condições clínicas do paciente, o potencial de urgência do procedimento e a habilidade do profissional que realizará a intubação. Considerar, ainda, a possibilidade de intubação com paciente acordado ou após anestesia geral, técnicas menos ou mais invasivas, uso de dispositivos auxiliares/ópticos como procedimento inicial, manutenção ou não de ventilação espontânea.

INTUBAÇÃO TRAQUEAL

Uma das prioridades do médico que atende um paciente instável clinicamente é a garantia de uma via aérea segura. Nesses pacientes mais críticos, a intubação traqueal é a modalidade de obtenção de via aérea artificial mais utilizada para oxigenação e ventilação, devendo, pois, ser obtida de forma rápida e segura principalmente naqueles com reserva cardiocirculatória limitada.[9,10]

A intubação endotraqueal de emergência é um procedimento complexo, podendo apresentar complicações diversas, entre as quais destacam-se hipoxemia grave, hipotensão e morte.[11-13] Martin[14] et al, em um estudo prospectivo de 8 anos de um centro terciário, observaram dificuldade em intubação em torno de 10,3% e complicações relacionadas às vias aéreas de 4,2%, como aspiração em 2,8%, intubação esofagiana em 1,3%, fratura odontológica em 0,2% e pneumotórax 0,1%.

Em situações de emergência, muitas vezes é necessário acessar a via aérea mais rapidamente, sendo, então, a intubação em sequência rápida uma opção adequada em, por exemplo, paciente sob risco de aspiração ou de perda iminente de permeabilidade da via aérea, como a vítima de um trauma ou um grande queimado, assim como paciente com hipoxemia grave, necessitando de ventilação mecânica. A intubação em sequência rápida clássica envolve a aplicação de pressão da cricoide com a manobra de Sellick e a administração sucessi-

TABELA 19.1 Escala LEMON

L - Look	Inspeção externa	Barba, grandes incisivos Macroglossia, trauma
E - Evaluate	Avaliar – 3-3-2 dedos	3 dedos de abertura bucal 3 dedos mento-hioide 2 dedos hioide-tireoide
M - Mallampati	Mallampati	≥ 3
O - Obstruction	Obstrução	Secreção, corpo estranho
N - Neck Mobility	Mobilidade Cervical	Colar cervical, restrição na extensão ou flexão
Pontos: 0 → 10		

Aplicabilidade do mnemônico LEMON. Cada alteração citada no *Look* adiciona 1 ponto (máximo de 4). No Evaluate, máximo de 3 pontos. Quanto ao restante, adiciona-se 1 ponto. Em situações de emergência, muitas vezes é impossível avaliar o Mallampati. Nesse casso, a pontuação máxima seria 9.

TABELA 19.2 Escala MOANS

M - Mask Seal	Vedação da Máscara	Alteração da anatomia, barba
O - Obesity/Obstruction	Obesidade/Obstrução	IMC > 26, gestação
A - Aged	Idade	≥ 55
N - No teeth	Edêntulo	Edêntulo
S - Stiff Lungs	Rigidez pulmonar	DPOC, asma, edema pulmonar

Avaliação de dificuldade na ventilação com bolsa-máscara. Embora não haja uma clara correlação entre esses atributos e o grau de dificuldade, eles servem para determinar se alguma dificuldade é provável.

va de um fármaco de rápida ação de indução e de um bloqueador neuromuscular.[15]

Resumidamente, é possível sintetizar a realização deste procedimento em alguns passos. Inicialmente, preparar e checar os equipamentos. Em seguida, o uso de pré-medicações (antes da indução e paralisia muscular) serviria para diminuir a ansiedade e reduzir os reflexos fisiológicos ao manuseio da via aérea. Entre as pré-medicações, citem-se o fentanil, o midazolam, a lidocaína e a atropina. O paciente, então, deverá ficar na posição olfativa, ser pré-oxigenado por

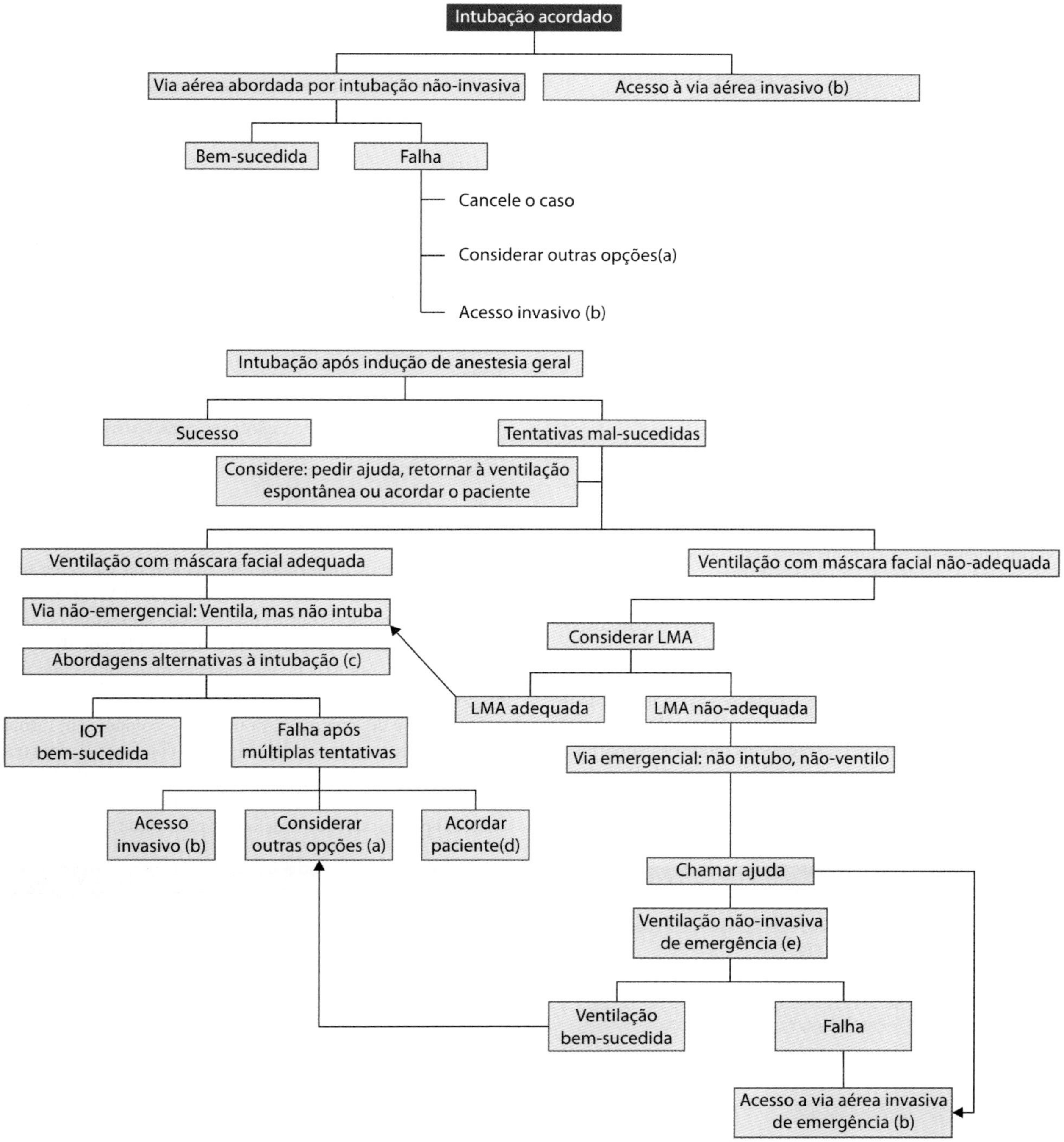

FIGURA 19.6 Algoritmo adaptado da Sociedade Americana de Anestesiologia.[8] (a): Outras opções incluem cirurgia utilizando a máscara laringe (LMA), infiltração com anestésico local ou bloqueio nervoso regional. (b): Acesso invasivo à via aérea inclui via aérea cirúrgica ou percutânea, *jet ventilation*, intubação retrógrada. (c): Abordagens alternativas incluem laringoscopia videoassistida, lâminas alternativas do laringoscópio, intubação com fibroscópio, etc. (d): Considerar repreparar o paciente para intubação acordado ou cancelar a cirurgia. (e): Ventilação não invasiva de emergência consiste de um dispositivo supraglótico, como a LMA.

normalmente 3 minutos com oxigênio a 100% para aumentar a reserva desse gás no sangue e prevenir hipoxemia – lembrar que, quando induzido o bloqueio neuromuscular, a ventilação com máscara não costuma ser realizada.[16] O próximo passo seria a manobra de Sellick, que, embora questionável, poderia reduzir o risco de aspiração, sendo aplicada uma pressão na cartilagem cricoide por outro profissional em direção posterior contra a coluna cervical. Porém, caso haja dificuldade em ventilar o paciente ou na visualização das pregas vocais com essa manobra, ela poderá ser liberada.[17] Em seguida, recomenda-se a administração da medicação indutora (propofol, etomidato, midazolam), seguida imediatamente pelo bloqueador neuromuscular (succinilcolina, rocurônio, cisatracúrio, etc.). Um resumo das medicações mais utilizadas pode ser visto na Tabela 19.3, a seguir.[18] Após a paralisia do paciente, procede-se à intubação traqueal e, depois, aos cuidados pós-intubação.

É possível dizer, em síntese, que a sequência rápida seria usada para proteção da via aérea definitiva em pacientes não cooperativos, sem jejum, instáveis e criticamente enfermos. Escolher a pré-medicação apropriada, medicação de indução e paralítica maximizará o sucesso da intubação traqueal e minimizará as complicações.[18]

DISPOSITIVOS SUPRAGLÓTICOS

Os dispositivos supraglóticos, também denominados extraglóticos, são aqueles que estabelecem uma via aérea para oxigenação e ventilação sem haver transposição da glote. Normalmente, provocam menos alterações cardiocirculatórias quando comparados às da intubação convencional. Embora sejam usados em diversas ocasiões, é na via aérea difícil que eles ganham um papel fundamental. Os principais dispositivos são a máscara laríngea e o tubo laríngeo.

Desde seu desenvolvimento, a máscara laríngea tem revolucionado a arte de manejo da via aérea.[19] e um número cada vez crescente de novos produtos se tornou disponível no mercado, de forma geral, derivados dos modelos primários.

As principais indicações seriam nos casos de intervenções cirúrgicas sob anestesia geral (eletivamente) e, sobretudo, na via aérea difícil, seja no resgate da ventilação, seja como auxílio para via aérea definitiva (intubação); também em situações emergenciais, quando não é possível ventilar o paciente com máscara facial ou na falha de intubação sob laringoscopia direta.

Embora não exista uma contraindicação absoluta ao uso desses materiais, devendo sempre ser observada, caso a caso, a urgência da necessidade de se estabelecer uma maneira de ventilar o paciente, pode-se considerar algumas situações em que o uso do dispositivo supraglótico não seria adequado, como nos pacientes com risco aumentado de aspiração gástrica, naqueles com necessidade de ventilação com pressão muito positiva, ou naqueles com doença na cavidade orofaríngea.

Atualmente, os dispositivos extraglóticos podem ser divididos em de 1ª geração, um tubo simples único que se situa acima da glote; e em de 2ª geração, que apresenta um tubo adicional de drenagem.[20]

No entanto, poucos estudos comparando esses diversos produtos têm sido realizados, não havendo dados mostrando superioridade inquestionável de um deles sobre os demais.[21,22]

De qualquer modo, este capítulo descreverá alguns dos principais dispositivos extraglóticos, características e potenciais vantagens.[23]

MÁSCARA LARÍNGEA CLÁSSICA (CLMA)

A introdução da máscara laríngea talvez tenha sido um dos avanços mais importantes no manejo da via aérea nos últimos anos, desde o tubo endotraqueal. A cLMA é precursora de quase todos os outros dispositivos supraglóticos, tem desenho simples, com eficiência comprovada por diversos estudos, sendo, por isso, talvez, uma das mais conhecidas pelos médicos (Figura 19.7).

Trata-se de uma máscara inflável – balonete em forma de gota na extremidade – ligada a um tubo flexível, em cuja extremidade encontra-se um adaptador de 15 mm de diâmetro. Na face laríngea do balonete, há duas barras paralelas (barras epiglóticas), que funcionam para evitar obstrução da

TABELA 19.3 Propriedade das pré-medicações, agentes indutores e bloqueadores neuromusculares

Agente	Dose	Início de ação	Meia-vida	Evitar	Considerar
Midazolam	Pré: 1-2 mg Indução: 0,3 mg/kg	60-90 s	1-4 h	Instabilidade hemodinâmica, doença hepática	Pré: ansiedade, intubação predita difícil
Fentanil	Pré: 1-3 µg/kg	< 30 s	2-4 h	Hipotensão, rigidez muscular	Resposta simpática aumentada
Propofol	1-2 mg/kg	15-45 s	5-10 min	Hipotensão, Baixa fração de ejeção	Estabilidade hemodinâmica, trauma craniano
Etomidato	0,3 mg/kg	15-45 s	3-12 min	Choque séptico	Instabilidade hemodinâmica
Succinilcolina	1,5 mg/kg	1-1,5 min	3-6 min	Hipercalemia, hipertermia maligna	Pacientes sem contraindicações

h: hora(s); min: minuto(s); s: segundo(s). Adaptado de Stollins JL.[18]

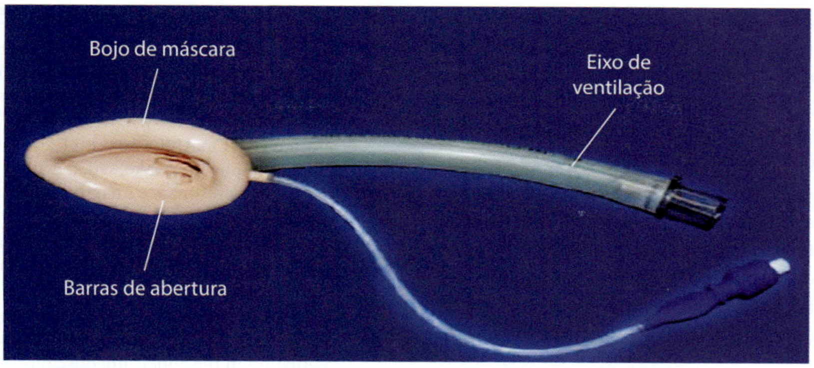

FIGURA 19.7 Máscara laríngea clássica.[23]

ventilação à epiglote. Além disso, existe um tubo fino que liga o balonete à válvula para insuflação.

Para sua inserção, algumas recomendações devem ser observadas. Uma delas é que se tenha mais de um tamanho do dispositivo em mãos, caso o tamanho suposto não fique adequado. Também é frisado que se deve lubrificar a máscara com gel à base de água (evitar aqueles de silicone – degradam o material, assim como aqueles de lidocaína – potencialmente neurotóxicos e reduzem retorno do reflexo protetor quando retirado o dispositivo, também podendo levar a reações alérgicas). Outra recomendação é ter disponíveis uma seringa de 20 ou 60 mL para insuflar o balonete e uma fita adesiva para fixação da máscara.

Em relação ao tamanho das cLMA, a referência é o peso do paciente conforme a Tabela 19.4.

Existem algumas formas de se inserir a cLMA: desinsuflare o balonete (mantendo sua superfície livre de dobras), lubrificar o dispositivo, posicionar a cabeça do paciente adequadamente (estendendo a cabeça e fletindo o pescoço), aplicar a máscara contra o palato duro (normalmente segurando a máscara com o dedo indicador) e progredir em direção craniposterior. Após o posicionamento da cLMA, insufla-se a máscara com uma seringa (volume determinado pelo tamanho do dispositivo) para fixá-la.

PROSEAL® MÁSCARA LARÍNGEA (PLMA)

A ProSeal (Figura 19.8) foi desenvolvida com algumas inovações em relação à máscara laríngea, sendo a mais importante delas a presença de um tubo de drenagem gástrica. Além disso, também vale ressaltar o bloco de mordida para evitar a obstrução da via aérea pelo paciente. Outro fator importante é o aumento da pressão de selamento faríngeo quando comparado à cLMA, permitindo, então, ventilação com maiores níveis de pressão, útil em paciente com baixa complacência pulmonar e em obesos.[24]

TABELA 19.4 Máscara laríngea de acordo com o peso do paciente

cLMA			
# 1	< 5 kg	#3	30-50 kg
# 1 ½	5-10 kg	#4	50-70 kg
#2	10-20 kg	#5	70-100 kg
#2 ½	20-30 kg	#6	> 100 kg

Existem algumas técnicas de inserção da pLMA, uma delas é similar à inserção da cLMA, usando o dedo indicador; outra é com ajuda de um introdutor; ou pelo avanço até a hipofaringe através de um bougie elástico. É necessário seguir corretamente as recomendações de inserção do dispositivo.

MÁSCARA LARÍNGEA DE INTUBAÇÃO (ILMA) – FASTRACH®

A Fastrach (Figura 19.9) tem uma haste metálica curvada que se se encaixa no espaço orofaríngeo, enquanto a posição da cabeça e do pescoço do paciente permanece neutra. Diferente da cLMA, no lugar das barras de abertura da máscara, há uma única aba de elevação da epiglote na sua extremidade anterior. Durante a intubação, a ponta da aba está empurrada para cima pelo tubo traqueal, desviando a epiglote anteriormente para a passagem do tubo traqueal através da glote. Devido à pega rígida, é possível inserir o dispositivo a partir de qualquer posição sem extensão da cabeça do paciente, um recurso útil para pacientes com limitada mobilidade da coluna cervical.

TUBO LARÍNGEO®

O tubo laríngeo (LT; King Systems, Noblesville, Estados Unidos) (Figura 19.10) foi desenvolvido após o combitube e a

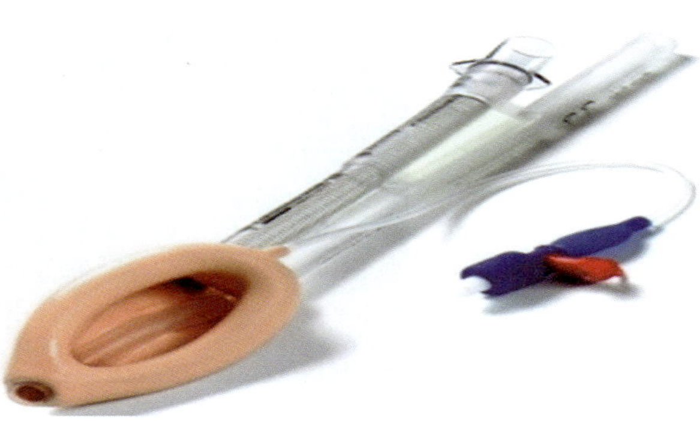

FIGURA 19.8 Máscara ProSeal.

máscara laríngea. Como o primeiro, ele tem um balonete inflável faríngeo e outro esofágico (distal, menor, esofágico; proximal, maior, faríngeo), porém ele é mais curto, tem um único lúmen mais largo em vez de dois menores e usa apenas uma válvula de insuflação para os dois cuffs. O lúmen para ventilação localiza-se entre os dois balonetes.

Antes de inseri-los, os cuffs devem estar desinflados e lubrificados. A cabeça do paciente pode estar em posição neutra ou olfativa. Introduz-se o LT pela cavidade oral, ao longo da linha média da língua, com a ponta contra o palato duro, em direção caudal, até que se perceba uma resistência. Depois, coloca-se uma pressão acima de 60 cm H20 no cuff.

À semelhança dos demais dispositivos extraglóticos, o tubo laríngeo é indicado em situações de emergência no manejo das vias aéreas quando se necessita ventilar e oxigenar o paciente inconsciente, arresponsivo ou com bloqueio neuromuscular.

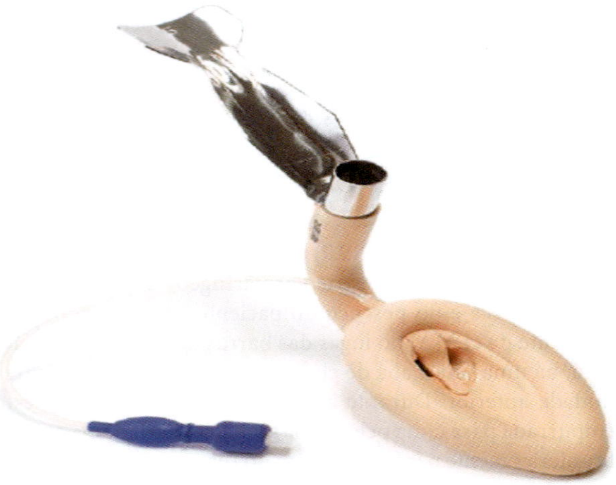

FIGURA 19.9 Fastrach. Notem-se a estrutura rígida e a curvatura da máscara, permitindo sua inserção com a cabeça e pescoço do paciente em posição neutra.

REFERÊNCIAS BIBLIOGRÁFICAS

1. Ruppert M, Reith MW, Widmann JH, et al. Checking for breathing: evaluation of the diagnostic capability of emergency medical services personnel, physicians, medical students, and medical laypersons. Ann Emerg Med; 1999; 34:720.
2. Shorten GD, Opie NJ, Graziotti P, et al. Assessment of upper airway anatomy in awake, sedated and anaesthetized patients using magnetic resonance imaging. Anaesth Intensive Care; 1994; 22:165
3. Robert K, Whalley H, Bleetman A. The nasopharyngeal airway: dispelling myths and estabilishing the facts. Emerg Med J; 2005; 22:394.
4. Joffe AM, Hetzel S, Liew EC. A two-handed jaw-thrust technique is superior to the one-handed "EC-clamp" technique for mask ventilation in the apneic unconscious person. Anesthesiology; 2010; 113:873.
5. Cotter G, Kaluski E, Moshkovitz Y, Milovanov O, et al. Pulmonary edema: new insight of pathogenesis and treatment. Curr Opin Cardiol; 2001; 16:159-63.
6. Villar J, Blanco J, Kacmarek RM. Acute respiratory distress syndrome definition: do we need a change? Curr Opin Crit Care; 2011; 17:13-7.
7. Boumphrey SM, Morris EA, Kinsella SM. 100% inspired oxygen from a Hudson mask- a realistic goal? Ressuscitation; 2003; 57:69.
8. American Society of Anesthesiologists: practice guidelines for management of the difficult airway: an updated report by the task force on difficult airway management. Anesthesiology; 2013; 118:251-70.
9. Reed MJ, Dunn MJG, Mackeown DW. Can an airway assessment score predict difficulty at intubation in the emergency department? Emerg Med J; 2005; 22:99-102.
10. Murphy M, Walls RM. Identification of the difficult anda failed airway. In: Manual of emergency airway management. Walls RN, Murphy MF, Luten RC. (Eds), Lippincott Williams & Wilkins, Philadelphia; 2004. p. 70.
11. Jaber S, Amraoui J, Lefrant J, et al. Clinical practice and risk factors for immediate complications of endotracheal intubation in the intensive care unit: a prospective, multiple-center study. Crit Care Med; 2006;34(9):2355-2361.
12. Mort TC. Complications of emergency tracheal intubation: hemodynamic alterations – part I. J Intensive Care Med. 2007; 22(3):157-165.
13. Mort TC. Complications of emergency tracheal intubation: immediate airway-related consequences —part II. J Intensive Care Med. 2007; 22(4):208-215

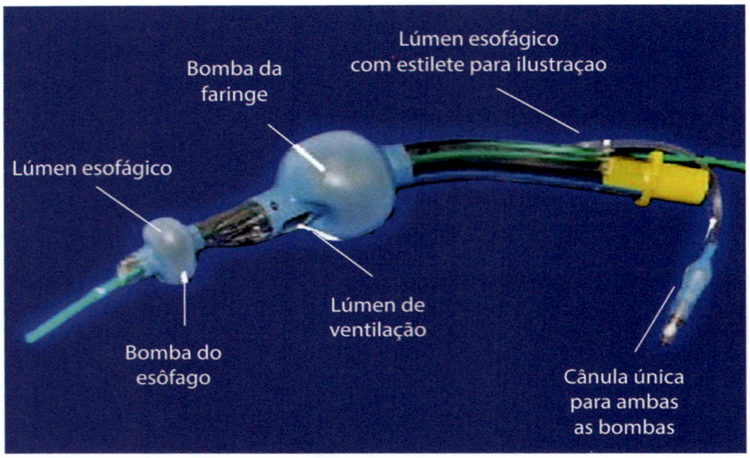

FIGURA 19.10 King-LTS-D (tubo laríngeo). Percebe-se a presença de dois balonetes (esofágico e faríngeo) com uma única válvula de insuflação.[23]

14. Lizabeth D. Martin, Jill M. Mhyre, et al. 3,423 Emergency tracheal intubations at a university hospital: airway outcomes and complications. Anesthesiology; 2011; 114:42– 8
15. Mace SA. Challenges and advances in intubation: rapid sequence intubation. Emerg Med Clin N Am; 2008;26:1043-1068.
16. Tanoubi I, Drolet P, Donati F. Optimizing prexoygenation in adults. Can J Anaesth; 2009; 56:449.
17. Ellis, DY, Harris, T, Zideman, D. Cricoid pressure in emergency department rapid sequence tracheal intubations: a risk-benefit analysis. Ann Emerg Med; 2007; 50:653.
18. Stollings JL, Diedrich SA, Oyen LJ, Brown DR. Rapid-sequence intubation: a review of the process and considerations when choosingmedications. Ann Pharmacother; 2014 Jan;48(1):62-76.
19. Brain AI. The laryngeal mask – a new concept in airway management. Br J Anaesth; 1983; 55: 801-805.
20. Miller DM. A proposed classification and scoring system for supraglottica sealing airways: a brief review. Anesth Analg; 2004; 99:1553-1559.
21. Russi CS, Miller L, Hartley MJ. A comparison of the King-LT to endotracheal intubation and combitube in a simulated difficult airway. Prehosp Emerg Care; 2008; 12:35.
22. Asai T, Shingu K. The laryngeal tube. Br J Anaesth 2005; 95:729.
23. Hernandez MR, Klock Jr PA, Ovassapian A. Evolution of the extraglottic airway: a review of its history, applications, and practical tips for success. Anesth Analg; 2012; 114:349-368.
24. Natalini G, Franceschetti ME, Pantelidi MT, Rosano A, Lanza G, Bernardini A. Comparison of the standard laryngeal mask airway and the ProSeal laryngeal mask airway in obese patients. Br J Anaesth; 2003;90:323–6.

20

Acessos Vasculares

Ricardo Del Manto
Ligia Peraza
Caio Vinícius Suartz

INTRODUÇÃO

O primeiro relato de que se tem notícia na literatura médica sobre a cateterização intravascular data de 1733, quando Stephen Hales realizou a medida direta das pressões arterial e venosa em animais, utilizando cânulas de latão, antes, durante e após a indução de choque hemorrágico. Em seres humanos, atribui-se a Faivre, em 1856, a primeira mensuração direta de pressão arterial, após a canulação da artéria de um membro amputado.

Ao longo do tempo, novos dispositivos vasculares foram desenvolvidos, permitindo não só a infusão de fármacos e soluções, mas também a monitorização hemodinâmica, a colocação de implante de eletrodos temporários ou definitivos para o controle das arritmias cardíacas e a via de acesso para a realização de terapias dialíticas.

DEFINIÇÃO

Os cateteres intravasculares são indispensáveis na prática da medicina moderna. Os cateteres venosos periféricos são os dispositivos mais frequentemente utilizados na prática diária em virtude de sua disponibilidade e da facilidade em sua inserção.

Define-se por canulação venosa central o posicionamento de um dispositivo apropriado de acesso vascular que, independentemente do local de sua inserção, atinja a veia cava superior ou inferior.[1]

Os cateteres vasculares podem ser classificados por diferentes aspectos:

- **tipo de vaso sanguíneo:** venoso, periférico, central ou arterial;
- **tempo de utilização:** curta ou longa duração;
- **sítio de inserção:** subclávia, femoral, jugular interna, periférico, cateter central inserido perifericamente;
- **percurso até o vaso:** tunelizado e não tunelizado;
- **extensão:** curta ou longa;
- **número de lúmens:** de um até cinco lúmens.

DISPOSITIVOS VASCULARES

CATETER VENOSO PERIFÉRICO

Pode ser considerado um procedimento rápido e de simples execução. Utilizam-se os dispositivos plásticos tipo "cateter sobre agulha", disponíveis em diferentes calibres, para a canulação percutânea. A Tabela 20.1 mostra a velocidade de infusão conforme o calibre do cateter.

Nas situações de emergência, a via de obtenção do acesso será preferencialmente realizada nas veias periféricas dos membros superiores, nas suas faces flexoras, evitando-se as articulações, a fim de garantir maior mobilidade e utilização por um tempo mais prolongado. As veias dos membros inferiores devem ser evitadas em razão do precário retorno venoso.[2]

TABELA 20.1 Velocidade de infusão dos dispositivos periféricos conforme seu calibre.

Calibre do cateter	Cor do cateter	Volume de infusão (mL/minuto)
22	azul	42
20	rosa	67
18	verde	103
16	cinza	236
14	laranja	270

Para realizar a punção venosa periférica, deve-se avaliar o melhor local de inserção e escolhe-se o calibre adequado do dispositivo para evitar complicações mecânicas e infecciosas e, desta maneira, proporcionar-se a adequada infusão de fluidos e soluções (Figura 20.1).

Os cateteres de menor calibre, embora permitam uma infusão mais lenta de fluidos, se relacionam a menor lesão de túnica íntima e menor risco de complicações. Os dispositivos mais calibrosos se associam a maiores incidências de flebites e problemas mecânicos

O tempo de permanência dos dispositivos se relaciona principalmente à possibilidade do risco de infecção de corrente sanguínea. De acordo com protocolos, recomenda-se a troca dos dispositivos de inserção periférica a cada 48 a 72 horas.

TÉCNICA DE ACESSO VENOSO PERIFÉRICO

Material

- Cateter sobre a agulha
- Luvas de procedimento
- Garrote
- Algodão
- Álcool 70%
- Fita adesiva tipo Micropore® 2,5 cm

Procedimento

1. Informar ao paciente o procedimento.
2. Calçar as luvas de procedimento.

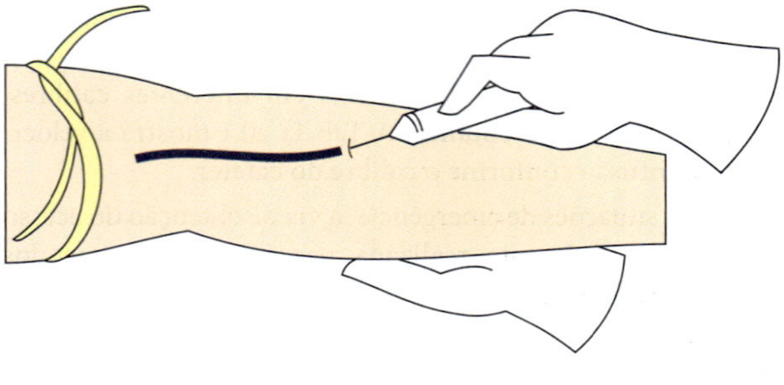

FIGURA 20.1 Cateterização de veia periférica.

3. Realizar a escolha da veia a ser puncionada utilizando-se, preferencialmente, o sentido distal para proximal.
4. Garrotear o membro cerca de 20 cm acima do local de punção.
5. Realizar antissepsia do local com algodão embebido em álcool por meio de movimentos circulares partindo do local de punção para periferia sem retornar.
6. Realizar a punção com o cateter em um ângulo de 30 graus com a pele (manter o bisel da agulha voltado para cima).
7. Observar se há refluxo de sangue no canhão do dispositivo conforme a progressão do cateter. O preenchimento da câmara posterior com sangue indica que a veia foi puncionada pelo cateter.
8. Aplicar uma pressão acima do local da inserção com o dedo indicador da mão não dominante
9. Retirar a agulha e progredir o cateter.
10. Fixar o cateter com esparadrapo ou Micropore 2,5 cm.

CATETER CENTRAL DE INSERÇÃO PERIFÉRICA (PICC)

Apresenta baixos índices de infecções e complicações, tanto no ato de sua inserção, como em sua manutenção e retirada.[2] Pode ser considerado uma opção terapêutica eficaz quando existem contraindicações absolutas ou relativas na utilização de acessos venosos centrais.[3]

É utilizado para administração de fármacos por via venosa, especialmente medicações irritantes, infusão de soluções hiperosmolares e hemoderivados, coleta de amostras sanguíneas e medida de pressão venosa central.[4]

O PICC é um dispositivo intravenoso inserido através da punção periférica de uma veia da extremidade superior e progride por meio de uma agulha introdutora com a ajuda do fluxo sanguíneo, até a entrada da veia cava superior, adquirindo características de cateter central. Esse dispositivo pode ter um ou mais lúmens. Quanto ao calibre, este varia de 14 a 24 Gauge ou de 1 a 5 French (Fr) (Figura 20.2).

TÉCNICA CATETER VENOSO CENTRAL DE INSERÇÃO PERIFÉRICA

Material

- Material para assepsia e antissepsia
- Gaze estéril
- Campo estéril
- Avental estéril, óculos de proteção, luva estéril, máscara, gorro
- Equipo extensor dupla via
- Garrote
- Fita métrica não estéril
- Cateter de calibre adequado ao paciente
- Introdutor
- Fita adesiva tipo Micropore® 2,5 cm
- Curativo transparente grande 6 × 7 cm (padronizado)

Procedimento

1. Orientar o paciente quanto ao procedimento da passagem do cateter e solicitar o consentimento formal de acordo com as circunstâncias do quadro clínico.
2. Posicionar o paciente em decúbito dorsal e colocar o membro selecionado para punção em um ângulo de 90 graus em relação ao tórax.
3. Garrotear o membro escolhido para punção.
4. Realizar o exame físico dos vasos sanguíneos através da técnica de inspeção e palpação (no mínimo 2 a 3 opções para o acesso).
5. Retirar o garrote após o exame físico.
6. Mensurar com a fita métrica:

   Perímetro braquial

   - Distância entre o possível ponto de punção e a articulação escápulo-umeral; desse ponto até a fúrcula esternal e, em seguida, até o 3º espaço intercostal, acrescentar ao valor mensurado aproximadamente 3 cm.
7. Realizar a degermação do sítio de inserção com solução padronizada, iniciar pelo ponto de punção e se estendendo a um diâmetro de até 25 cm.
8. Repetir a mesma técnica com antisséptico alcoólico.
9. Realizar paramentação com equipamento de proteção individual estéril.
10. Posicionar os campos estéreis: colocar campo fenestrado sob o local a ser puncionado e outro campo cirúrgico cobrindo o paciente.
11. Instilar soro fisiológico (SF) 0,9% no cateter e observar se há vazamento ao longo do cateter.
12. Solicitar que um auxiliar garroteie o braço do paciente.

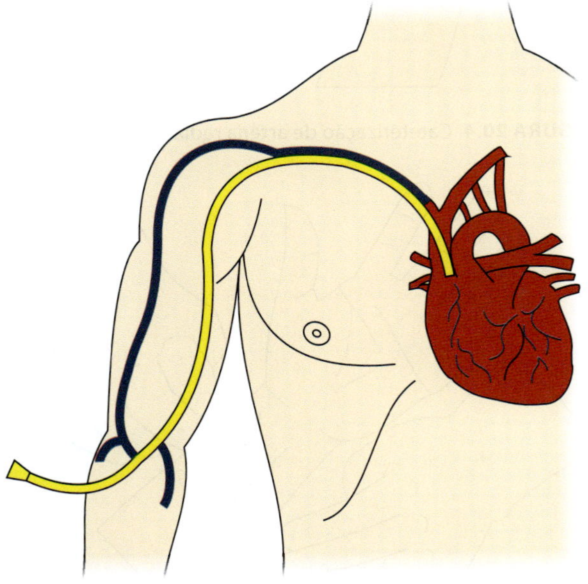

FIGURA 20.2 Posicionamento final do cateter central de inserção periférica.

13. Realizar punção venosa e liberar o garrote.
14. Introduzir o cateter vagarosamente até o local previamente aferido.
15. Remover o fio-guia junto com o introdutor.
16. Desconectar o fio-guia do cateter.
17. Cortar 0,5 cm da ponta do cateter para a introdução do reparo.
18. Introduzir o reparo com movimentos giratórios e testar a perviedade do cateter utilizando seringa de 10 mL com SF 0,9%. Observar se não há extravasamento local.
19. Encaixar as duas peças do reparo para fixação do cateter.
20. Fixar o cateter.
21. Solicitar radiografia para confirmar o posicionamento do cateter e eventuais complicações.

CATETER ARTERIAL

A canulação de uma artéria periférica é uma técnica segura, frequentemente empregada para a monitorização da pressão arterial média e para a coleta de amostras de sangue e gasometria nos doentes críticos.

A punção e a canulação da artéria podem estar associadas a vasoespasmo, coagulação intravascular ou sangramento periarterial e formação de hematoma. Esses fatores podem resultar em diminuição do fluxo sanguíneo nos tecidos irrigados por aquela artéria. Portanto, é essencial que se considere a existência de um fluxo sanguíneo colateral adequado quando da escolha do local para a canulação arterial. As artérias das mãos (artérias radial e ulnar) e dos pés (artéria dorsal do pé), geralmente, apresentam bom fluxo colateral. O fluxo colateral em torno da artéria braquial é inadequado. A artéria femoral apresenta um fluxo colateral pobre abaixo do ligamento inguinal. Em geral, é mais fácil palpar, estabilizar e puncionar as artérias superficiais.

É mandatório que se assegure a existência de um fluxo colateral adequado antes da colocação do cateter na artéria radial. A falha nesse procedimento pode resultar em isquemia e possível gangrena dos dedos das mãos.

O teste de Allen modificado é o método tradicionalmente recomendado para a demonstração da adequação do fluxo colateral da artéria ulnar para os dedos das mãos. A mão do paciente é fechada firmemente formando um punho, fazendo, assim, o sangue ser bombeado. Aplica-se uma pressão diretamente no punho para comprimir ambas as artérias – ulnar e radial. Então, a mão é relaxada, mas não completamente estendida, revelando palidez da palma e dos dedos. A pressão obstrutiva é removida apenas da artéria ulnar, enquanto são observados a palma, os dedos e o polegar do paciente. Eles devem começar a enrubescer dentro de 10 a 15 segundos, quando o sangue que flui da artéria ulnar retorna aos leitos capilares esvaziados. Um teste de Allen modificado positivo confirma que o fluxo colateral da artéria ulnar é adequado e que se pode colocar um cateter de demora na artéria radial com segurança. A falha na ocorrência de rubor em toda a mão com a descompressão da artéria ulnar é considerada teste de Allen modificado negativo, que está associado com fluxo dominante pela artéria radial ou com interrupção no arco palmar superficial. Na presença de um teste de Allen modificado negativo, a artéria radial não deve ser canulada sob quaisquer circunstâncias.[5] (Figura 20.3)

TÉCNICA PRESSÃO ARTERIAL INVASIVA

Observe a Figura 20.4.

ARTÉRIA RADIAL

Material

- Material para assepsia e antissepsia
- Campo estéril
- Avental estéril, óculos de proteção, luva estéril, máscara, gorro
- Cateter arterial próprio para artéria (um cateter, um fio-guia e uma agulha especial) ou cateter sobre agulha (nuúero 20 G ou menores)
- Seringa de 5 mL e agulha calibre 25
- Lidocaína 2%
- Solução salina 0,9% de 500 Ml
- Heparina sódica 0,5 mL
- Transdutor de pressão
- Módulo próprio para aferição da pressão arterial média (PAM)
- Fita adesiva tipo Micropore 2,5 cm

Procedimento

1. Comunicar ao paciente sobre a necessidade do procedimento, expor as possíveis complicações e obter seu consentimento.
2. Posicionar o paciente de forma a manter o braço abduzido e em hiperextensão do pulso de forma a evidenciar a região a ser puncionar.
3. Realizar o teste de Allen.
    - Palpar pulso da artéria radial e pulso da artéria ulnar na região distal do antebraço.
    - Pressionar ambas artérias concomitantemente.
    - Solicitar ao paciente que abra e feche sua mão repetidas vezes.
    - Observe a palidez cutânea na palma da mão.
    - Diminuir a pressão no trajeto da artéria ulnar e observar se o tempo de enchimento capilar for menor do que 5 segundos.
    - Caso o tempo de enchimento capilar seja menor do que 5 segundos, o profissional poderá executar a técnica de punção da artéria radial.
    - Caso o tempo de enchimento capilar seja maior do que 5 segundos, o profissional não poderá executar a punção da artéria radial naquele membro.
4. Desgermar área distal do antebraço e da mão.
5. Paramentacao: torro, máscara, capote e luva estéril.
6. Realizar antissepsia da região do antebraço e da mão.
7. Colocação de campos estéreis.
8. Realizar botão anestésico com lidocaína 2%.

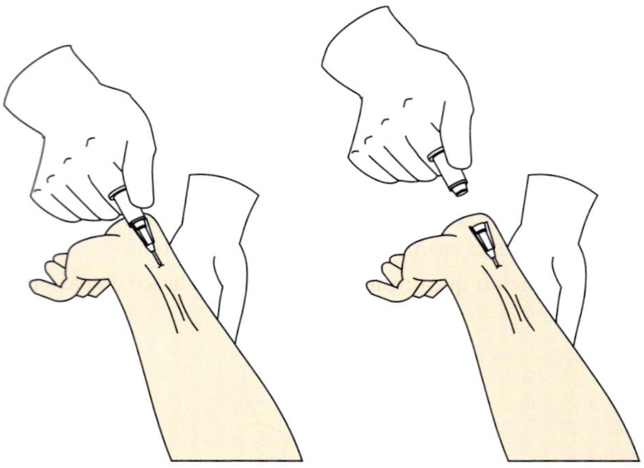

FIGURA 20.4 Cateterização de artéria radial.

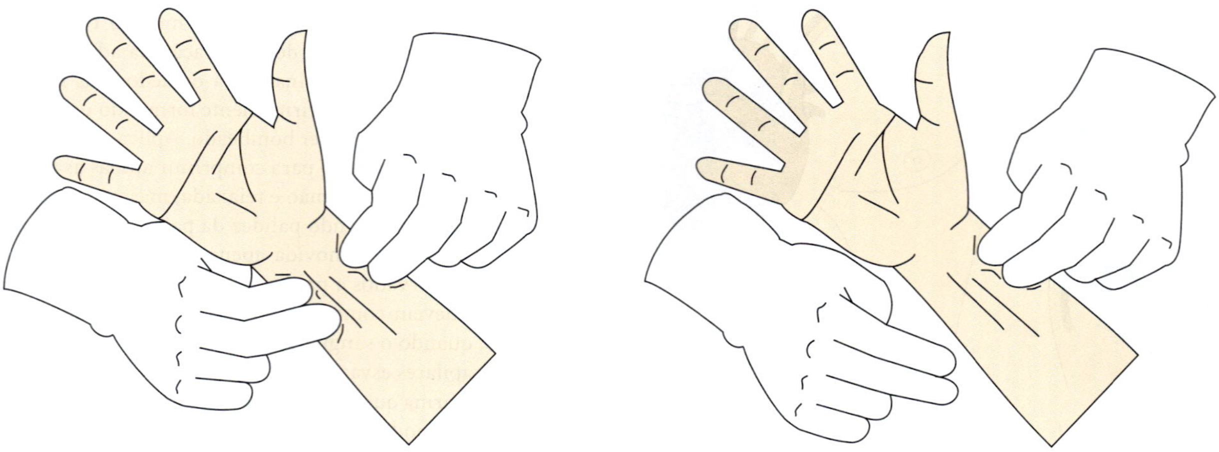

FIGURA 20.3 Realização de teste de Allen.

9. Inserir o cateter sobre agulha em um ângulo de 30° com a pele e avance para dentro da artéria até que surja sangue no canhão da agulha.
10. Manter a agulha fixa na posição e avançar o cateter em direção à artéria.
11. Introduzir o cateter por inteiro na artéria ao mesmo tempo que retrai a agulha (Figura 20.4).
12. Retirar todo ar da linha do sistema de aferição.
13. Conectar o cateter ao sistema de aferição (linha, transdutor de pressão, equipo pressurizado em 30 mmHg com 500 mL de SF 0,9% associado à heparina sódica 0,5 mL).
14. Fixar o cateter à pele (manter o primeiro curativo com gazes estéreis).
15. Calibrar o sistema o zerando em relação ao quarto espaço intercostal na altura da linha axilar média.

ARTÉRIA FEMORAL

Ver a Figura 20.5.

Material

- Material para assepsia e antissepsia
- Campo estéril
- Avental estéril, óculos de proteção, luva estéril, máscara, gorro

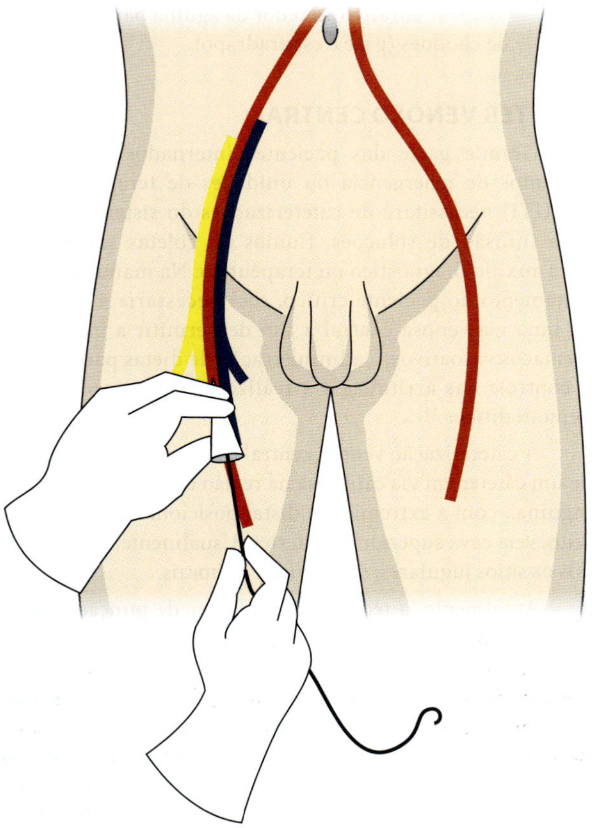

FIGURA 20.5 Punção da artéria femoral.

- Cateter arterial próprio para artéria (um cateter, um fio-guia e uma agulha especial) cateter sobre agulha (número 20 G ou menores)
- Seringa de 5 mL e agulha calibre 25
- Lidocaína 2%
- Solução salina 0,9% de 500 mL
- Heparina sódica 0,5 mL
- Transdutor de pressão
- Módulo próprio para aferição da PAM
- Fita adesiva tipo Micropore 2,5 cm

Procedimento

Técnica

1. Comunicar ao paciente sobre a necessidade do procedimento, expor as possíveis complicações e obter seu consentimento.
2. Posicionar o paciente em posição supino no leito com os joelhos um pouco afastados.
3. Colocar a paramentação para o procedimento (gorro, máscara, proteção ocular, avental e luvas esterilizadas).
4. Realizar a degermação da região inguinal e, em seguida, antissepsia.
5. Cobrir com os campos esterilizados deixando descoberta a região inguinal a ser puncionada.
6. Anestesiar o local de punção com a lidocaína 2%.
7. Segurar a agulha com o cateter em um angulo de 15 graus em relação à linha média e 45 graus de inclinação com a pele. Palpar a artéria femoral com a outra mão (Figura 20.5).
8. Realizar a punção abaixo do ligamento inguinal, distalmente ao local no qual está sendo sentido o pulso da artéria femoral.
9. Observar o momento no qual o sangue retorna ao canhão da agulha.
10. Introduzir o cateter todo dentro da artéria ao mesmo tempo em que se retrai a agulha.
11. Retirar todo ar da linha do sistema de aferição.
12. Conectar o cateter ao sistema de aferição (linha, transdutor de pressão, equipo pressurizado em 30 mmHg com 500 mL de SF 0,9% associado à heparina sódica 0,5 mL).
13. Fixar bem o cateter com Micropore e realizar curativo estéril mais externamente.

INTRAÓSSEO

A cateterização intraóssea proporciona acesso ao plexo venoso da medula óssea, que se conecta com a circulação venosa sistêmica, constituindo via rápida, segura e confiável para a administração de fluidos, medicamentos e hemoderivados. Esse procedimento é seguro, rápido com baixo risco de lesão de estruturas e pequenas taxas de complicações.[6]

No entanto, algumas desvantagens podem ser apontadas como possibilidade de flebite, infecção, trombose e menor durabilidade do acesso. Necessário lembrar que as medicações e os fluídos podem não atingir a circulação central, podendo, dessa maneira, extravasar, causando a necroses e síndrome compartimental.

O acesso intraósseo pode ser estabelecido mais rapidamente do que o acesso venoso central, usualmente em 30 a 60 segundos,[7] podendo ser indicado quando não se obtém sucesso na cataterização periférica. As contraindicações à obtenção do acesso intraósseo incluem fratura no osso a ser puncionado, presença de dispositivo ortopédico ou prótese no membro, infecção de pele ou partes moles subjacentes ao local de inserção e doenças ósseas (osteogênese imperfeita, osteopenia e osteopetrose).

A cateterização é obtida pela utilização de um dispositivo rígido com estilete,[8] ou acessos dotados de dispositivo com gatilho. Após a realização da punção, deve-se confirmar o posicionamento adequado do acesso, quer seja pela aspiração com retorno de sangue pelo dispositivo, quer seja pela infusão de cristaloides sem resistência ou extravazamentos.[9,10] (Figura 20.6)

TÉCNICA PUNÇÃO INTRAÓSSEA

Material

- Luvas de esterilizadas
- Material para assepsia e antissepsia
- Agulhas intraósseas /agulha para raquianestesia (número 18 ou 20)
- Seringa de 10 mL
- Soro fisiológico 10 mL
- Gaze
- Esparadrapo

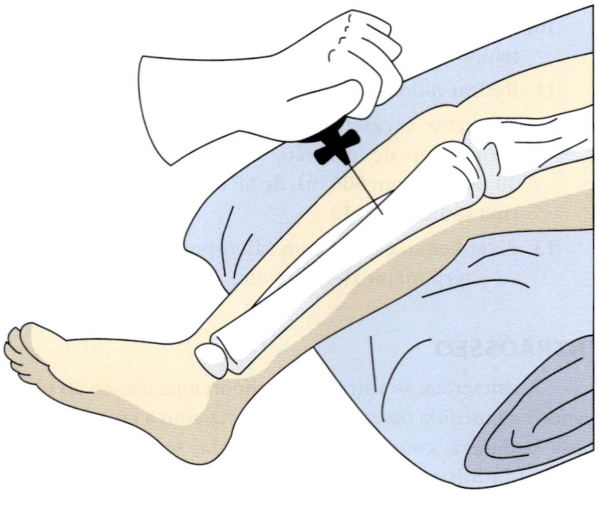

FIGURA 20.6 Punção intraóssea.

Procedimento

1. Posicionar o paciente em decúbito dorsal horizontal, joelho ipsilateral ao lado da punção semifletido com leve rotação externa e apoiado em um coxim.
2. Escolher o local da punção:
   - Tíbia distal: na superfície medial da tíbia, próxima ao maléolo medial.
   - Tíbia proximal: na superficie anteromedial da tíbia, 1 a 2 cm distais da tuberosidade tibial, com a agulha direcionada caudalmente.
3. Colocar luvas esterilizadas.
4. Realizar antissepsia da região a ser puncionada com solução padronizada.
5. Introduzir agulha com inclinação de 30 graus em relação à pele em direção crânio-caudal (evitar a punção da cartilagem de crescimento metafisária).
6. A penetração da agulha na cavidade medular pode ser determinada pelos seguintes parâmetros:
   - Perda discreta de resistência óssea;
   - A agulha permanece na posição sem suporte.
7. Infundir bolo de 10 mL de soro fisiológico com uma seringa (não deve haver resistência ou infiltração de tecido celular subcutâneo).
8. Se não houver alguma das complicações descritas, deve-se conectar o equipo de soro e afixá-lo à coxa. Realizar curativo ao redor da agulha para protegê-la de choques (gaze e esparadrapo).

CATETER VENOSO CENTRAL

Grande parte dos pacientes internados nos departamentos de emergência ou unidades de terapia intensiva (UTI) necessitará de cateterizações do sistema venoso, para infusão de soluções, fluidos ou coletas sanguíneas, para auxilio diagnóstico ou terapêutico. Na manutenção do tratamento do paciente crítico, será necessária a obtenção de uma via venosa central a fim de permitir a infusão de fármacos vasoativos, a administração de dietas parenterais, o controle das arritmias e a realização de procedimentos hemodialíticos.[11]

A cateterização venosa central é realizada pela inserção de um cateter em via calibrosa na região cervical, torácica ou inguinal, com a extremidade distal posicionada no átrio direito, veia cava superior ou inferior. Usualmente, são utilizados os sítios jugulares, subclávios e femorais.

Atualmente, a técnica de Seldinger de punção venosa (inserção sobre o fio-guia) é a mais segura e utilizada, permitindo a inserção de dispositivos de variados lúmens e calibres. O vaso é puncionado com uma agulha longa, de pequeno calibre, por dentro da qual avança-se um fio-guia. Com o fio-guia na posição adequada, um dispositivo de dilatação venosa é introduzido vestindo o próprio. A seguir, o cateter é passado vestindo o fio-guia até a posição desejada. O cateter pode permanecer por dias ou semanas, desde que não haja sinais sugestivos de infecção.

TÉCNICA ACESSOS VENOSOS PROFUNDOS

VEIA SUBCLÁVIA

Material

- Material para assepsia e antissepsia
- Campo estéril
- Avental estéril, óculos de proteção, luva estéril, máscara e gorro
- Lidocaína 2% sem vasoconstrictor
- Seringas de 10 e 20 mL
- Agulha calibre 25 com 1 polegada
- Agulha calibre 20 com 1,5 polegada
- Agulha calibre 18 com 2,5 polegadas
- Fio-guia
- Bisturi lâmina número 11
- Bainha dilatadora
- Cateter duplo ou triplo lúmen
- Equipo de soro
- Soro fisiológico
- Material estéril para sutura (pinça, porta-agulhas, tesoura)
- Fio de nylon 3-0 agulhado
- Gaze estéril
- Fita adesiva tipo Micropore 2,5 cm

Procedimento

1. Comunicar, esclarecer as dúvidas e obter autorização do paciente se as circunstâncias permitirem.
2. Realizar a degermação do sítio de inserção (região da fossa infraclavicular e parede torácica anterior do lado ipsilateral à punção) com solução padronizada, iniciar pelo ponto de punção e se estender a um diâmetro de até 25 cm.
3. Repetir a mesma técnica com antisséptico alcoólico.
4. Posicionar o paciente em posição de Trendelemburg com coxim interescapular.
5. Realizar a paramentação para o procedimento (gorro, máscara, proteção ocular, avental e luvas esterilizadas).
6. Realize antissepsia da parede anterior do hemitórax com ênfase na região da fossa infraclavicular.
7. Cobrir o paciente com campos esterilizados deixando a região infraclavicular descoberta.
8. Medir o tamanho aproximado do cateter do local da punção à região precordial.
9. Palpar entre o terço médio e o distal da clavícula em região do trígono deltoclavopeitoral e puncionar com agulha calibre 25 injetando anestésico local (lidocaína 2%) até atingir planos profundos.
10. Anestesiar o periósteo da clavícula (sempre realizar aspiração antes da instilação de anestésico).
11. Realizar a punção entre o terço médio e o distal da clavícula com agulha 18 e seringa de 10 mL apontando para região da fúrcula, passando por debaixo da clavícula e sempre aplicando leve pressão negativa.
12. Obtido fluxo venoso na seringa, remover a seringa e tampar rapidamente o canhão da agulha com o dedo.
13. Introduzir o fio-guia por dentro da agulha (nunca soltar o fio-guia).
14. Após a introdução de dois terços do fio-guia, retirar a agulha e realizar pequena incisão com bisturi na pele no local de introdução do fio-guia.
15. Introduzir a bainha dilatadora e retirá-la depois de dilatado o pertuito.
16. Introduzir o cateter orientado pelo fio-guia.
17. Introduzir o cateter até a medida obtida anteriormente com a aferição do ponto de punção até o precórdio.
18. Retirar fio-guia, conectar a via distal ao equipo de soro fisiológico.
19. Realizar teste de fluxo e refluxo (primeiro, observar se há gotejamento no frasco do equipo. Em seguida, solicitar a uma segunda pessoa que abaixe o frasco além do nível da punção; caso haja refluxo, o teste ocorreu sem intercorrências. Na falha do teste, interromper a infusão, checar o cateter e sua posição).
20. Realizar a fixação do cateter com sutura (utilizar nylon 3-0).
21. Realizar curativo estéril.
22. Solicitar radiografia de tórax para checar posicionamento e complicações.

VEIA JUGULAR INTERNA

Obseve a Figura 20.7.

Material

- Material para assepsia e antissepsia
- Campo estéril
- Avental estéril, óculos de proteção, luva estéril, máscara, gorro
- Lidocaína 2% sem vasoconstrictor
- Seringas de 10 e 20 mL
- Agulha calibre 25 com 1 polegada
- Agulha calibre 20 com 1,5 polegada.
- Agulha calibre 18 com 2,5 polegadas
- Fio-guia
- Bisturi lâmina número 11
- Bainha dilatadora
- Cateter duplo ou triplo lúmen
- Equipo de soro
- Soro fisiológico
- Material estéril para sutura (pinça, porta-agulhas, tesoura)
- Fio de nylon 3-0 agulhado
- Gaze estéril
- Fita adesiva tipo Micropore 2,5 cm.

Procedimento

Técnica Anterior

1. Comunicar, esclarecer as dúvidas e obter autorização do paciente se as circunstâncias permitirem.
2. Realizar a degermação do sítio de inserção (região cervical e parede anterior do hemitórax a ser puncionado) com solução padronizada, iniciar pelo ponto de punção e se estendendo a um diâmetro de 25 cm.
3. Repetir a mesma técnica com antisséptico alcoólico.
4. Posicionar o paciente em posição de Trendelemburg com coxim interescapular.
5. Realizar paramentação para o procedimento (Gorro, máscara, proteção ocular, avental e luvas esterilizadas).
6. Realizar antissepsia da região cervical e da parede anterior do hemitórax com ênfase na região anterior ao músculo esternocleidomastóideo.
7. Cobrir o paciente com campos esterilizados deixando a região cervical a ser puncionada descoberta.
8. Medir o tamanho aproximado do cateter do local da punção (vértice do triângulo formado pelo ventre clavicular e esternal do músculo esternocleidomastóideo) a região precordial.
9. Palpar ventre clavicular e esternal do músculo esternocleidomastóideo, localizar o vértice do triângulo formado por ambos e puncionar com agulha calibre 25 injetando anestésico local (lidocaína 2%) até planos profundos.
10. Anestesiar realizando aspiração antes da instilação de anestésico.
11. Realizar punção no vértice do triângulo formado pelo ventre esternal e clavicular do músculo esternocleidomastóideo com agulha 18 e seringa 10 mL, apontando para o mamilo ipsilateral. Manter ângulo de 45 graus com a pele, sempre aplicando leve pressão negativa; com a outra mão, palpar pulso carotídeo medialmente afastando-o para medial do lugar da punção.
12. Obtido fluxo venoso na seringa, removera a seringa e tampar rapidamente o canhão da agulha com o dedo.
13. Introduzir o fio-guia por dentro da agulha (nunca soltar o fio-guia).
14. Após a introdução de dois terços do fio guia, retirar a agulha e realizar pequena incisão com bisturi na pele no local de introdução do fio-guia.
15. Introduzir a bainha dilatadora e retirá-la depois de dilatado o pertuito.
16. Introduzir o cateter orientado pelo fio-guia.
17. Introduzir o cateter até a medida obtida anteriormente com a aferição do ponto de punção até o precórdio.
18. Retirar fio-guia, conectar a via distal ao equipo de soro fisiológico.
19. Realizar teste de fluxo e refluxo (primeiro, observar se há gotejamento no frasco do equipo. Em seguida, solicitar a uma segunda pessoa que abaixe o frasco além do nível da punção; caso haja refluxo, o teste ocorreu sem intercorrências. Na falha do teste, interromper a infusão, checar o cateter e sua posição).
20. Realizar a fixação do cateter com sutura (utilizar nylon 3-0).
21. Realizar curativo estéril.
22. Solicitar radiografia de tórax para checar posicionamento e complicações.

Técnica Posterior (Figura 20.8)

1. Comunicar, esclarecer as dúvidas e obter autorização do paciente se as circunstâncias permitirem.

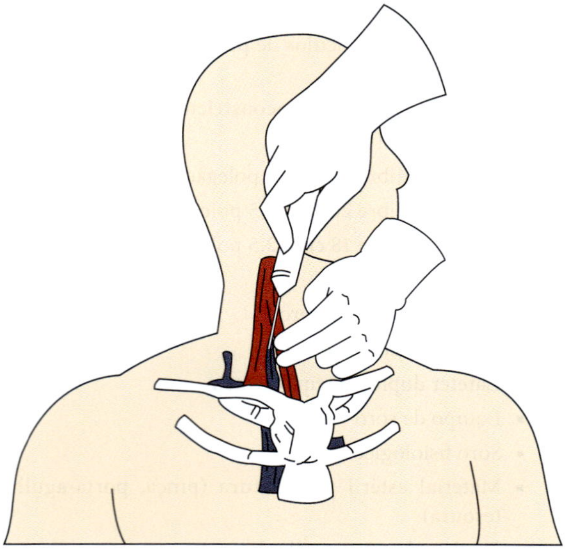

FIGURA 20.7 Punção de veia jugular interna utilizando a técnica anterior.

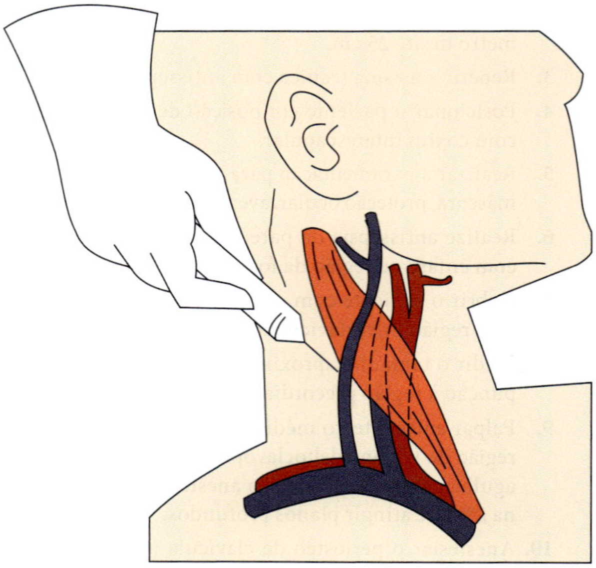

FIGURA 20.8 Punção de veia jugular interna utilizando a técnica posterior.

2. Realizar a degermação do sítio de inserção (região cervical e parede anterior do hemitórax a ser puncionado) com solução padronizada, iniciar pelo ponto de punção e se estendendo a um diâmetro de 25 cm.
3. Repetir a mesma técnica com antisséptico alcoólico.
4. Posicionar o paciente em posição de Trendelemburg com coxim interescapular.
5. Realizar paramentação para o procedimento (gorro, máscara, proteção ocular, avental e luvas esterilizadas).
6. Realizar antissepsia da região cervical e da parede anterior do hemitórax com ênfase na região posterior ao músculo esternocleidomastóideo.
7. Cobrir o paciente com campos esterilizados deixando a região cervical a ser puncionada descoberta.
8. Medir o tamanho aproximado do cateter do local da punção (cruzamento da veia jugular externa com o músculo esternocleidomastóideo) até a região precordial.
9. Palpar o ventre clavicular do músculo esternocleidomastóideo, localizar a veia jugular externa e puncionar no vértice do cruzamento com agulha calibre 25 injetando anestésico local (lidocaína 2%) até planos profundos.
10. Anestesiar realizando aspiração antes da instilação de anestésico.
11. Realizar a punção no vértice do cruzamento entre o músculo esternocleidomastóideo com a veia jugular externa apontando para o mamilo contralateral com agulha número 18 e seringa de 10 mL. Manter ângulo de 45 graus com a pele, sempre aplicando leve pressão negativa.
12. Obtido fluxo venoso na seringa, remover a seringa e tampar rapidamente o canhão da agulha com o dedo.
13. Introduzir o fio-guia por dentro da agulha (nunca soltar o fio-guia).
14. Após a introdução de dois terços do fio guia, retirar a agulha e realizar pequena incisão com bisturi na pele no local de introdução do fio-guia.
15. Introduzir a bainha dilatadora e retirá-la depois de dilatado o pertuito.
16. Introduzir o cateter orientado pelo fio-guia.
17. Introduzir o cateter até a medida obtida anteriormente com a aferição do ponto de punção até o precórdio.
18. Retirar fio-guia, conectar a via distal ao equipo de soro fisiológico.
19. Realizar teste de fluxo e refluxo (primeiro, observar se há gotejamento no frasco do equipo. Em seguida, solicitar a uma segunda pessoa que abaixe o frasco além do nível da punção; caso haja refluxo, o teste ocorreu sem intercorrências. Na falha do teste, interromper a infusão, checar o cateter e sua posição).
20. Realizar a fixação do cateter com sutura (utilizar nylon 3-0).
21. Realizar curativo estéril.
22. Solicitar radiografia de tórax para checar posicionamento e complicações.

TÉCNICA VEIA FEMORAL (FIGURA 20.9)

Material

- Material para assepsia e antissepsia
- Campo estéril
- Avental estéril, óculos de proteção, luva estéril, máscara, gorro
- Lidocaína 2% sem vasoconstrictor
- Seringas de 10 e 20 mL
- Agulha calibre 25 com 1 polegada
- Agulha calibre 20 com 1,5 polegada
- Agulha calibre 18 com 2,5 polegadas
- Fio-guia
- Bisturi lâmina número 11
- Bainha dilatadora
- Cateter duplo ou triplo lúmen
- Equipo de soro
- Soro fisiológico
- Material estéril para sutura (pinça, porta-agulhas, tesoura)
- Fio de nylon 3-0 agulhado
- Gaze estéril
- Fita adesiva tipo Micropore 2,5 cm

Procedimento

1. Comunicar, esclarecer as dúvidas e obter autorização do paciente se as circunstâncias permitirem.
2. Realizar a degermação do sítio de inserção (região inguinal) com solução padronizada, iniciar pelo ponto de punção e se estendendo até um diâmetro de 25 cm.

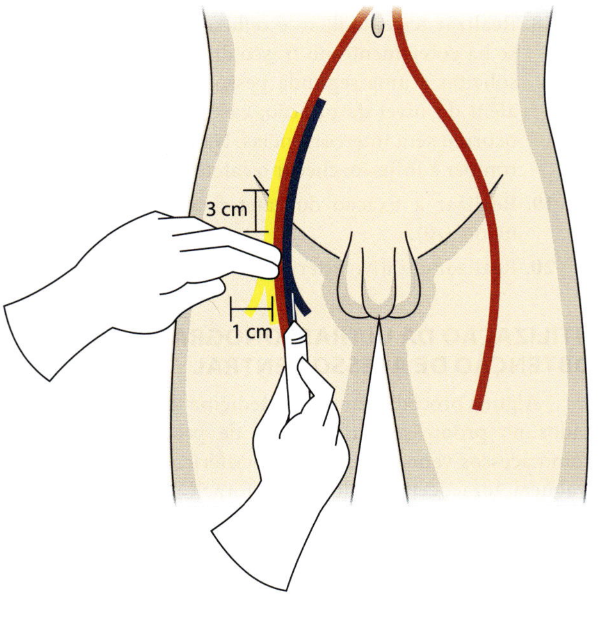

FIGURA 20.9 Punção da veia femoral.

3. Repetir a mesma técnica com antisséptico alcoólico.
4. Posicionar o paciente em decúbito dorsal horizontal com joelhos afastados.
5. Realizar paramentação para o procedimento (gorro, máscara, proteção ocular, avental e luvas esterilizadas).
6. Realize novamente antissepsia da região inguinal.
7. Cobrir o paciente com campos esterilizados, deixando exposta apenas a região inguinal.
8. Palpar a 3 cm do ligamento inguinal ipsilateral o pulso da artéria femoral. A veia femoral se encontra a 1 cm em direção medial. Realizar a punção no vértice do cruzamento com agulha calibre 25, injetando anestésico local (lidocaína 2%) até planos atingir profundos.
9. Anestesiar realizando aspiração antes da instilação de anestésico.
10. Realizar punção a 3 cm do ligamento inguinal e 1 cm medialmente ao pulso da artéria femoral com agulha 18 e seringa 10 mL. Manter um ângulo de 45 graus com a pele sempre aplicando leve pressão negativa.
11. Obtido fluxo venoso na seringa, remover a seringa e tampe rapidamente o canhão da agulha com o dedo.
12. Introduzir o fio-guia por dentro da agulha (nunca soltar o fio-guia).
13. Após a introdução de dois terços do fio-guia, retirar a agulha e realizar pequena incisão com bisturi na pele no local de introdução do fio-guia.
14. Introduzir a bainha dilatadora e a retirar depois de dilatado o pertuito.
15. Introduzir o cateter orientado pelo fio-guia.
16. Introduzir o cateter até a medida obtida anteriormente com a aferição do ponto de punção até o precórdio.
17. Retirar o fio-guia, conectar a via distal ao equipo de soro fisiológico.
18. Realizar teste de fluxo e refluxo (primeiro, observar se há gotejamento no frasco do equipo. Em seguida, solicitar a uma segunda pessoa que abaixe o frasco além do nível da punção; caso haja refluxo, o teste ocorreu sem intercorrências. Na falha do teste, interromper a infusão, checar o cateter e sua posição).
19. Realizar a fixação do cateter com sutura (utilizar nylon 3-0).
20. Realizar curativo estéril.

UTILIZAÇÃO DA ULTRASSONOGRAFIA PARA OBTENÇÃO DE ACESSO CENTRAL

Alguns procedimentos de Medicina de Urgência, realizados no pronto-socorro e salas de pronto-atendimento, como acessos venosos centrais e periféricos, intubação orotraqueal, toracocentese, drenagem torácica, paracentese, implante de marca-passo venoso, podem ser assistidos ou guiados por ultrassonografia, reduzindo as taxas de complicações e morbidade ao paciente.[12] Atualmente, são inseridos mais de 5 milhões de cateteres venosos centrais nos Estados Unidos, associados com uma taxa de complicação ao redor de 15%.[13] As principais complicações deste procedimento são a punção arterial, pneumotórax, hematoma e, em uma grande parcela, insucesso na inserção do cateter (chegando até 35%). Diversos fatores relacionam-se a essas percentagens como a experiência do operador, os fatores anatômicos do paciente, obesidade mórbida, coagulopatia, urgência do procedimento. Alguns fatos interessantes sobre a anatomia e posicionamento da veia jugular interna em relação à artéria carótida demonstram que, em 50% das vezes, a veia jugular posiciona-se anteriormente à artéria carótida[14] e, com a utilização da ultrassonografia, é possível precisar sua localização assim como diâmetro, e situações adversas como trombose da veia; esses achados, sem dúvida, oferecem mais informações para facilitar a inserção e ou mudança do local de punção. A via preferencial de acesso venoso central guiado por ultrassonografia é a veia jugular interna

A técnica deve seguir os mesmos passos da inserção convencional de acesso venoso central: assepsia e antissepsia do operador e do paciente; colocação de campos estéreis; utilização de dispositivos estéreis protegendo o transdutor (luva estéril e/ou dispositivo específico de transdutor); colocação de gel estéril entre a interface do transdutor e da superfície corpórea do paciente e entre o transdutor e o dispositivo estéril, para facilitar a propagação de onda e diminuir os artefatos. A técnica pode ser realizada com dois operadores, ou seja, um posicionando o transdutor e o outro realizando a punção, ou um operador realizando todo o procedimento. Pode se realizar a técnica estática de punção,[15] ou seja, realizando a avaliação anatômica da veia em que será inserido o cateter e demarcando o ponto de punção. Outra maneira de realizar a punção é pela técnica dinâmica que possibilita a visualização em tempo real do cateter, com avaliação imediata de complicações. Em ambas as técnicas, a orientação do transdutor em relação às estruturas anatômicas pode ser com eixo transversal (eixo curto) ou eixo longitudinal/eixo longo. Para a diferenciação das estruturas anatômicas nesse caso, a visualização da veia jugular e da artéria carótida se faz através de movimentos de compressão, utilizando o transdutor (sinal de compressibilidade de sistema venoso). Outras formas de diferenciar esses vasos é realizando-se a compressão do fígado (refluxo hepato-jugular) e observando-se o ingurgitamento do sistema venoso. Formas mais avançadas incluem o modo doppler. Com esse método, é possível avaliar trombose dos segmentos potencias de punção, evitando, assim, complicações. Algumas manobras à beira do leito facilitam a punção: posição de Trendelenburg; e a manobra de Valsalva (aumento da pressão intratorácica). Deve-se posicionar a veia no centro do monitor e realizar a inserção da agulha em um ângulo de 45 graus em relação ao transdutor e equidistante deste com a veia, semelhante ao teorema de Pitágoras. Uma vez transpassada a pele, no sentido transversal, deve-se progredir a agulha em direção à parede anterior da veia, tendo como referência sua movimentação

Após certificar-se de que a agulha está no interior da veia, através da aspiração de sangue na agulha, retira-se o êmbolo da seringa e introduz-se o fio-guia pela técnica usual (Seldinger). A vantagem da técnica de eixo transversal (eixo curto) deve-se ao menor tempo de curva de aprendizagem e possibilidade de visualização das veias menores. A visualização do eixo longitudinal (eixo longo) permite uma melhor visualização da progressão do fio-guia, diminuindo, assim, a possibilidade de perfuração da parte posterior da veia.[16]

DISSECÇÕES VENOSAS

A cateterização venosa por dissecção tem sido menos utilizada nos serviços de emergência ao longo do tempo devido à evolução dos cateteres centrais e ao amplo conhecimento e aprendizado da técnica de Seldinger pelos médicos emergencistas.

Atualmente, sua principal indicação pode ser considerada nos pacientes politraumatizados graves sem condições de acessos periféricos, em obesos, portadores de fragilidade capilar ou pacientes que apresentam distúrbios graves de coagulação.

O sítio preferencial de inserção do dispositivo é a veia basílica por ser mais superficial, ser continuada diretamente pela veia axilar e ter maior calibre. É possível utilizar como segunda opção as veias braquiais no terço médio da face interna do braço, a veia cefálica no sulco deltopeitoral e a veia safena junto ao maléolo medial.

O procedimento é realizado nas extremidades superiores ou inferiores, sem risco de desenvolvimento de hemotórax ou pneumotórax. Entretanto, lesões inadvertidas de nervos e artérias durante a realização do procedimento estão descritas na literatura, devendo o procedimento ser realizado por profissional experiente (Figura 20.10).

TÉCNICA DISSECÇÃO VENOSA

Material

- Material para assepsia e antissepsia
- Campo estéril
- Avental estéril, óculos de proteção, luva estéril, máscara, gorro
- Lidocaína 2% sem vasoconstrictor
- Agulha calibre 25 com 1 polegada
- Agulha calibre 20 com 1,5 polegada
- Bisturi e lâmina números 20 e 11
- Pinça hemostática mosquito curva
- Pinça para sutura
- Seringas de 2 e 10 mL
- Cuba de soro
- Campos cirúrgicos
- Gaze estéril
- Afastadores teciduais
- Pinças retas para fixação da extremidade vascular
- Cateteres plásticos
- Luvas estéreis
- Fios de sutura 3-0
- Fios de algodao 4-0
- Torniquete
- Soro fisiológico

Procedimento

1. Orientar o paciente quanto ao procedimento da passagem do cateter e solicitar o consentimento formal de acordo com as circunstâncias do quadro clínico.
2. Posicionar o paciente em decúbito dorsal e fixar o membro selecionado.
3. Realizar a degermação do sítio de inserção com solução padronizada, iniciar pelo local de dissecção (maléolo medial/fossa antecubital) e estender a um diâmetro de até 25 cm.
4. Repetir a mesma técnica com antisséptico alcoólico.
5. Realizar a paramentação com equipamento de proteção individual estéril.
6. Posicionar os campos estéreis: colocar campos cirúrgicos, deixando exposta apenas a região a ser dissecada (tornozelo/fossa antecubital)
7. Identificar o local de incisão e infiltrar anestésico com agulha calibre 20 (aspirar antes de injetar lidocaína).
8. Aplicar um torniquete abaixo do joelho.
9. Fazer na pele uma incisão transversa:
   - Veia safena: proximal e anterior ao maléolo medial, com um 1 a 2 cm de extensão.
   - Veia basílica: no triângulo epicondilar, junto àparte distal medial do bíceps.
   - Veia cefálica: na margem lateral da fossa antecubital, anterior e medial da face lateral do bíceps.
10. Realizar hemostasia adequada com gaze.

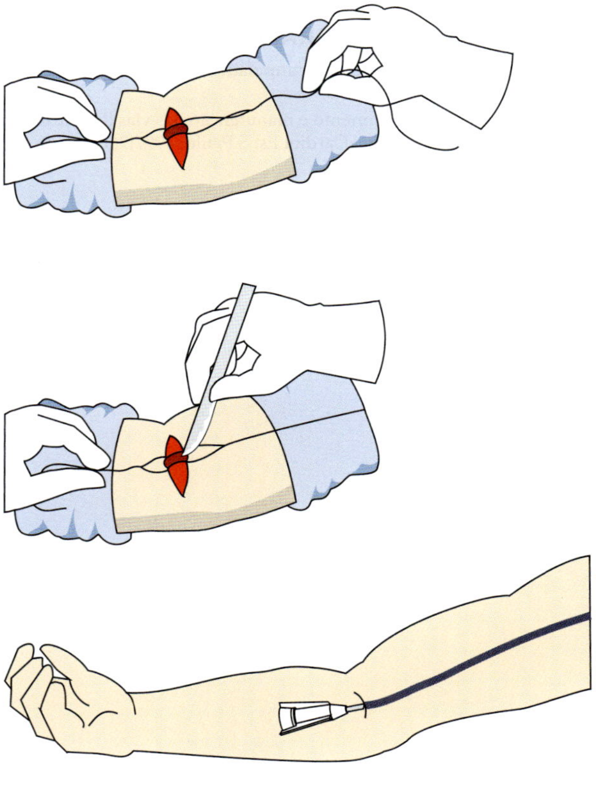

FIGURA 20.10 Dissecção venosa de membro superior.

11. Dissecar com pinça hemostática curva mosquito em direção paralela ao vaso. Identificar a veia por uma cor azulada (dissecar toda sua circunferência).
12. Realizar reparos passando 2 fios de algodão 4-0 ao redor do trajeto dissecado.
13. Selecionar o cateter e fazer um discreto bisel em sua ponta.
14. Introduzir soro fisiológico no seu interior para testar o fluxo e retirar todo ar de todo seu interior.
15. Tracionar as duas extremidades reparadas com fios de algodão e realizar venotomia em "V" em cerca de 40% do diâmetro da veia.
16. Segurar o cateter a 1 cm de sua ponta com uma pinça. Estabilizar o vaso com a mão oposta, exercendo uma leve tração na região distal da veia pelo guia de sutura.
17. Inserir a ponta do cateter com o bisel para baixo, junto àincisão em "V" feita na veia (introduzir cerca de 7 cm). Observar se há refluxo de sangue pelo cateter.
18. Remover o torniquete.
19. Amarrar com o fio de sutura reparado a veia em sua extremidade proximal, segurando o cateter em sua posição (evitar pressão excessiva para não causar obstrução do cateter).
20. Checar o sistema realizando infusão de soro fisiológico (deve haver fluxo livre).
21. Suturar o cateter à pele.
22. Realizar curativo estéril (evitar excesso de bandagem sobre o local de dissecção).

REFERÊNCIAS BIBLIOGRÁFICAS

1. Okutubo FA. Central venous cannulation: how to do it. Brit J Hosp Med; 1997;57:368-70.
2. Stefanini E. Estabelecimento e manutenção das vias de infusão de medicamentos. Rev Soc Cardiol Est S Paulo; 1997;7(1):65-70.
3. Beghetto M, Victorino J, Teixeira L, et al. Fatores de risco para infecção relacionada a cateter venoso central. Rev Bras Ter Intensiva; 2002;14:107-113.
4. Freitas LCM, Raposo LCM, Finoquio RA. Instalação, manutenção e manuseio de cateteres venosos centrais de inserção periférica em pacientes submetidos a tratamento quimioterápico. Rev Bras Cancerol; 1999;45:19-29.
5. Black IH, Blosser AS, Murray WB. Central venous pressure measurements: peripherally inserted catheters versus centrally inserted catheters. Crit Care Med; 2000;28:3833-3836.
6. Fragen RJ: Arterial catheterization and maintenance of indwelling arterial lines. In Beal JM, editor: Critical care for surgical patients, New York: Macmillan; 1982 p. 91-101.
7. American Heart Association. PALS - Pediatric Advanced Life Support. Provider Manual; 2002.
8. Ortega R, Sekhar P, Song M, Hansen CJ, Peterson L. Peripheral intravenous cannulation. N Engl J Med; 2008; 359:e26.
9. Mega LL. Procedimentos em terapia intensiva. In: Carlotti APCPC, ed. Manual de Rotinas de Terapia Intensiva Pediátrica. Tecmedd, Ribeirão Preto. p. 373-94, 2005.
10. Nagler J, Krauss B. Intraosseous catheter placement in children. N Engl J Med; 2011; 364:e14.
11. Amshel CE, Palestry JA, Dudrick SJ. Are chest x-ray mandatory following central venous recatheterization over a wire? Am Surg; 1998;64:499-50.
12. Lichtenstein DA. General Ultrasound in the Critically Ill. Berlin, DE, Springer-Verlag, 2004.
13. McGee DC, Gould MK. Preventing complications of central venous catheterization. N Engl J Med; 2003;348:1123-1133.
14. Turba UC, Uflacker R, Hannegan C, et al. Anatomic relationship of the internal jugular vein and the common carotid artery applied to percutaneous transjugular procedures. Cardiovasc Intervent Radiol; 2005;28:303-306.
15. Denys BG, Uretsky BF, Reddy PS. Ultrasound-assisted cannulation of the internal jugular vein. A prospective comparison to the external landmark-guided technique. Circulation; 1993;87:1557-1562.
16. Flato UAP, Guimarães HP, Lopes RD. Ultrassonografia em medicina de urgência: ferramenta útil para o clínico na emergência. Rev Bras Clin Med; 2008; 6: 177-183.

21

Reposição Volêmica

Daniel Zoppi
Carlos Henrique Miranda
Antônio Pazin-Filho
Marcos de Carvalho Borges

INTRODUÇÃO

Reposição volêmica consiste na administração de fluidos para manutenção da volemia e perfusão de tecidos em condição na qual o paciente se encontra com a distribuição do volume alterada. A administração de fluidos é uma das terapias mais comuns na medicina de urgência.[1] Desde 1832, quando foi utilizada com sucesso no tratamento de pacientes com hipotensão grave secundária ao cólera, muitos estudos foram publicados e diferentes fluidos desenvolvidos para essa finalidade.[2] A reposição volêmica se mostrou fundamental no tratamento de diversas doenças, devendo o seu uso ser considerado a prescrição de um medicamento, que tem indicação, contraindicação, efeito adverso e dose específicos. Deste modo, torna-se importante conhecer alguns princípios fisiológicos da distribuição dos fluidos corporais, as indicações e a composição de diferentes soluções para otimizar sua prescrição.

PRINCÍPIOS FISIOLÓGICOS

Uma pessoa de 70 kg tem aproximadamente 60% do peso corporal constituído de água, a qual se divide nos compartimentos intracelular (40% do peso) e extracelular (20% do peso). O compartimento extracelular é subdividido em espaços intersticial (15% do peso) e intravascular (5% do peso).[3] Assim, o volume de sangue do espaço intravascular, denominado volemia, corresponde a apenas 8,3% do volume de água corporal total. Esse conhecimento é importante durante a reposição volêmica, pois pode haver passagem de água de um compartimento ao outro, na maioria das vezes do intra para o extravascular, o que pode levar a expansão inadequada da volemia ou causar edema intersticial ou intracelular. (Figura 21.1)

Durante a reposição volêmica, na maior parte das vezes, expandimos inicialmente o compartimento intravascular e posteriormente esse fluido se redistribui para os espaços intersticial e intracelular. A passagem do fluido do intravascular para os demais compartimentos depende de três fatores básicos: pressão hidrostática, pressão coloidosmótica e permeabilidade vascular. Recentemente, vem sendo também descrita a participação do glicocálix endotelial, uma rede de proteínas de membranas (glicoproteínas e proteoglicanas) que reveste todo o endotélio vascular, a qual parece ter um papel central no controle da permeabilidade vascular, principalmente em algumas condições clínicas, como na sepse.[4]

A pressão coloidosmótica é o principal determinante da distribuição e do movimento da água entre os diferentes compartimentos.[3] Quando há redução da osmolaridade em um meio, a água passa livremente em direção ao meio de maior osmolaridade, na tentativa de restabelecer o equilíbrio. A Figura 21.2 mostra os principais determinantes da osmolaridade dentro de cada compartimento.

Adicionalmente, a distribuição das soluções de hidratação entre os diferentes compartimentos também depende da tonicidade do líquido, ou seja, da osmolaridade efetiva da solução administrada. Soluções de maior osmolaridade, como a albumina, promoverão maior expansão do intravascular, pois a água será redirecionada de outros compartimentos para o intravascular, enquanto soluções hipotônicas, como a solução glicosada, serão rapidamente deslocadas do intravascular para os outros compartimentos. Na Tabela 21.1 encontra-se a osmolaridade das diferentes soluções disponíveis para reposição volêmica.

Em relação ao efeito fisiológico, podemos dizer que na grande maioria das condições clínicas a reposição volêmica é utilizada com o intuito de expandir o compartimento intravascular, ou seja, aumentar a pré-carga e consequentemente, pelo mecanismo de Frank-Starling, aumentar o débito cardíaco, acarretando uma melhora na perfusão tecidual. Porém, é importante lembrar que o mecanismo de Frank-Starling é limitado, ou seja, o aumento da pré-carga acarretará um aumento no débito cardíaco até um certo limite, entrando depois numa fase não responsiva, na qual, por mais que seja infundido volume, não haverá aumento no débito cardíaco. (Figura 21.3)

Aqui se faz necessário detalhar o mecanismo de Frank-Starling para melhor compreensão de um erro comum na prática clínica. Basicamente, esse mecanismo corresponde à propriedade das células cardíacas de aumentar o seu encurtamento em relação direta com o grau de distensão a que essas fibras são expostas. Em modelos experimentais, isso foi demonstrado mensurando-se a distensão de fibra em unidades de pressão (mmHg), e o aumento da contração, embora possa ser demonstrado nas mesmas uni-

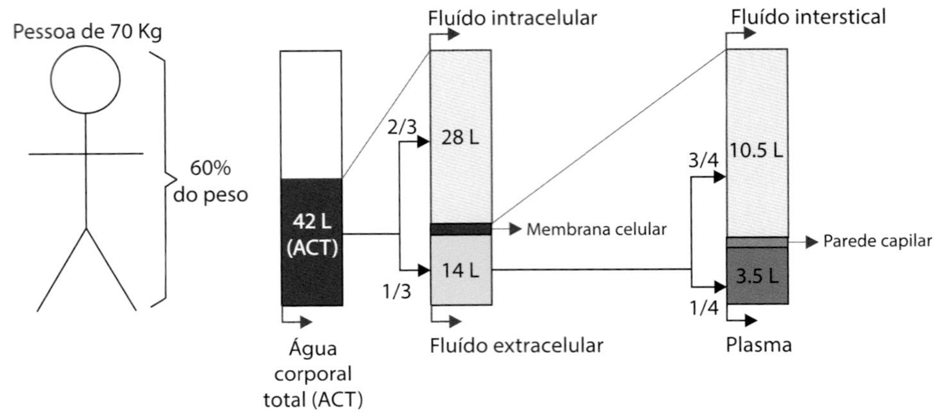

FIGURA 21.1 Distribuição do líquido corporal nos diversos compartimentos.

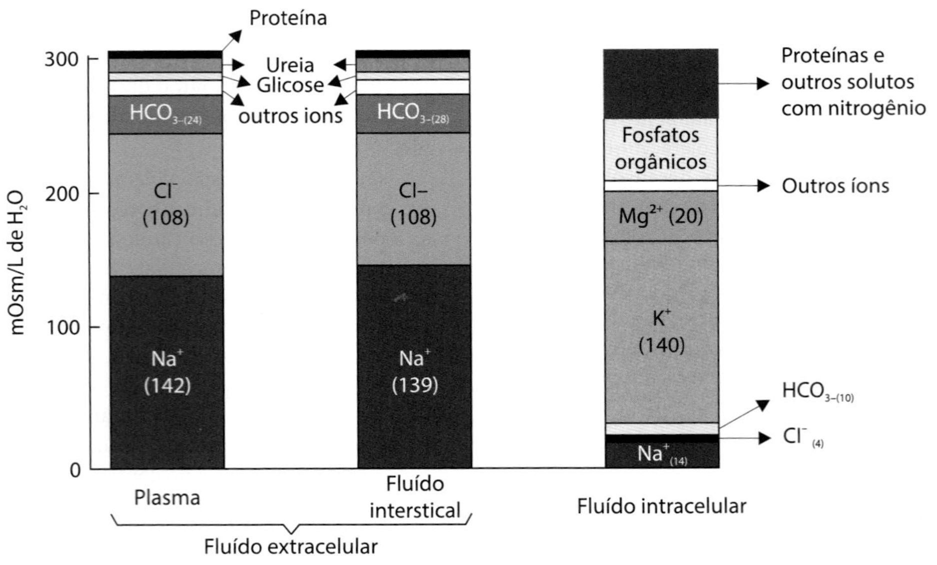

FIGURA 21.2 Comparação da composição do líquido extracelular (plasma e interstício) e do intracelular e os respectivos determinantes da osmolaridade da solução.

TABELA 21.1 Composição das principais soluções utilizadas para expansão volêmica

Tipo de solução	Características físico-químicas									
	Sódio (mmol/L)	Potássio (mmol/L)	Cálcio (mmol/L)	Magnésio (mmol/L)	Cloro (mmol/L)	Outro componentes	Glicose (g/L)	pH	Osmolaridade (mOsm/L)	Duração Expansão (horas)
Coloides										
Plasma	135	4,5-5,0	2,2-2,6	0,8-1,0	94-111	Bicarbonato	0,9	7,4	291	-
Albumina 20%	-	-	-	-	-	-	-	-	-	2-4
Albumina 5%	150	-	-	-	150	-	-	-	300	2-4
Gelatina 4%	145	-	-	-	145	-	-	-	290	1-2
Voluven 6%	154	-	-	-	154	-	-	-	308	4-8
Cristaloides										
NaCl 0,9%	154	-	-	-	154	-	-	6,0	308	0,2
Hartman	131	5	4	0	111	Lactato	-	6,0	278	0,2
Ringer simples	147	4	4,95	-	156	-	-	-	312	-
Ringer lactato	130	4	2,7	-	109	Lactato	-	6,5	274	0,2
Ringer acetato	130	5	2	2	112	Acetato	-	7,0	276	-
Plasma-Lyte	140	5	-	3	98	Acetato Gluconato	-	7,4	294	-
Glisodado 5%	-	-	-	-	-	-	50	4,5	252	-
SG5% + NaCl 0,45%	77	-	-	-	77	-	50	5,0	406	-
NaCl 7,5%	1284	-	-	-	1284	-	-	6,0	2568	-

dades, foi correlacionado com o aumento do volume de ejeção do ventrículo (mL/min). Desse modo foram construídos os primeiros gráficos dessa associação, como o demonstrado na primeira parte da Figura 21.3, antes da linha tracejada. No entanto, essa relação entre pressão de distensão e ejeção ventricular guarda relação direta (linear) apenas em algumas condições, que são influenciadas por vários fatores de condição que respondem pelo comportamento da segunda parte da Figura 21.3 (após a linha tracejada). Exemplos desses fatores de confusão são a presença de cardiopatias estruturais, que alteram a relação de contração causada pela

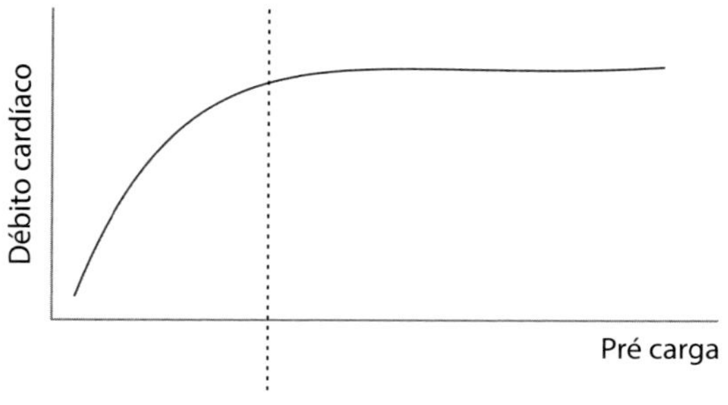

FIGURA 21.3 Curva de Frank-Starling mostrando a relação entre a pré-carga (mmHg) e o débito cardíaco (mL/min). A linha tracejada separa a fase pré-carga responsiva (esquerda da linha) da não responsiva (direita da linha).

distensão, como pode ser observado nas cardiopatias dilatadas e restritivas. Nessas condições, grandes incrementos da distensão da fibra miocárdica podem ser necessários para que se obtenha o mínimo incremento da ejeção ventricular, fazendo com que a primeira parte da curva da Figura 21.3 seja menos acentuada.

Um corolário desse conhecimento é a transposição desses conceitos para a prática clínica, quando se busca mensurar a distensão das fibras cardíacas através da medida da pressão venosa central. Em corações normais que tenham depleção de volume (sangramento, por exemplo), incrementos de volume implicarão maior distensão da fibra cardíaca do modo esperado, e alcançaremos um estado volêmico adequado quando a pressão venosa central se normalizar. No entanto, em estados de disfunção miocárdica, essa relação deixa de ser linear e pequenos incrementos de volume podem implicar aumentos desproporcionais da PVC, sem que isso reflita que a volemia desejada foi alcançada. De modo similar, em estados de choque distributivo, como a sepse, essa relação pode estar alterada no sentido inverso, com grandes incrementos de volume sendo necessários para alcançar uma pressão venosa central adequada, mas que mesmo assim não reflitam adequada volemia. Nessas situações, a avaliação sequencial da pressão venosa central diante dos estímulos de volume ou mesmo outros parâmetros de monitorização, como o uso de monitorização com cateter Swan-Ganz ou níveis séricos de lactato, podem ser necessários.

Um ponto importante a destacar sobre reposição volêmica é que ela é muito influenciada pela osmolaridade da solução em relação à do plasma, pois esse é um fator determinante e um dos principais motivos de complicações agudas. Porém, nosso conhecimento sobre a fisiopatologia dos mecanismos homeostáticos, principalmente em nível de microcirculação e endotélio, está se ampliando e poderá modificar alguns paradigmas num futuro próximo.

QUANDO UTILIZAR?

A principal indicação da reposição volêmica é no tratamento dos diferentes tipos de choque, tais como choque hipovolêmico hemorrágico (ex.: trauma), choque hipovolêmico não hemorrágico (ex.: vômitos, diarreia, cetoacidose diabética), choque distributivo (ex.: sepse, anafilaxia) e até mesmo no choque cardiogênico, principalmente se o paciente não apresentar sinais evidentes de congestão pulmonar, como observado durante o acometimento do ventrículo direito.

A reposição volêmica também está indicada em outras situações, mesmo antes do estabelecimento pleno do choque circulatório, tais como desidratação, infecção pelo vírus da dengue etc. Nesses casos, tem como objetivo evitar o estabelecimento do colapso circulatório. Além disso, a reposição volêmica poderá ser utilizada para prevenção de lesões de órgãos-alvo, principalmente renal, como na rabdomiólise ou na realização de exames com contrastes iodados.

QUE SOLUÇÃO EMPREGAR?

Primeiramente, para decidir que fluido será utilizado, é importante conhecer a composição das principais soluções disponíveis (Tabela 21.1), que podem ser divididas em dois grandes grupos: cristaloides e coloides.

CRISTALOIDES

Os cristaloides são um grupo bastante amplo, constituído de solução de íons inorgânicos ou pequenas moléculas orgânicas dissolvidas em água. Podem ser iso, hipo ou hipertônicos, e, na sua maioria, possuem uma regra de 3:1, ou seja, a cada 3 litros infundidos somente 1 ficará no intravascular e 2 serão distribuídos para os outros compartimentos. Os principais exemplos são: solução salina (SS) a 0,9% (ou solução fisiológica, SF 0,9%); SS 3%, SS 7%, solução glicosada (SG) 5%, Ringer simples (RS), Ringer lactato (RL), Plasma-Lyte. As características dos principais cristaloides são descritas a seguir.

A SF 0,9%, isotônica em relação ao plasma, tem baixo custo e grande disponibilidade. É a solução mais utilizada na prática clínica, e possui como principal efeito colateral a acidose metabólica hiperclorêmica. Esse efeito pode ser explicado por dois mecanismos: diluição do bicarbonato e aumento do íon cloreto aplicado na teoria de Stewart (diferença de íons fortes). Ainda, sabe-se que a acidose metabólica hiperclorêmica começa durante a infusão da SF 0,9%, tem sua intensidade diretamente proporcional à quantidade de fluido infundido e pode durar várias horas, mesmo em voluntários sadios.[5] Em um estudo com 760 pacientes em que foi comparado o uso de fluidos ricos em cloro (SF 0,9%, gelatina 4% ou albumina 4%) com soluções com menos cloro (Hartmann, Plasma-Lyte 148 ou albumina 20% pobre em cloro), observou-se redução significativa de lesão renal aguda (LRA) e terapia renal substitutiva (TRS) no grupo com restrição de cloro.[6]

A solução de Ringer lactato contém menos sódio que a SF 0,9%, porém se mantém isotônica pela adição de cálcio e potássio. O lactato é metabolizado por duas vias diferentes: pela gliconeogênese (70% do *clearance* do lactato) com produção de piruvato e aumento transitório de glicose, e por oxidação, formando CO_2 e H_2O, que desloca o equilíbrio para formação de bicarbonato.[7] Deste modo, essa solução apresenta discreto efeito alcalinizante, que é a sua principal vantagem em relação à SF 0,9%.

A SG 5% pode ser útil para manter um aporte calórico mínimo em pacientes em jejum, mas não é uma boa opção para reposição volêmica, já que é uma solução hipotônica em relação ao plasma. Assim, ela é rapidamente redistribuída para fora do compartimento intravascular, não contribuindo efetivamente para expansão da volemia.[8]

O Plasma-Lyte é uma solução mais recente, já disponível no Brasil. Sua composição apresenta acetato e gluconato, que são metabolizados em bicarbonato, apresentando efeito alcanilizante. Estudos pequenos mostram melhora dos parâmetros acidobásicos, com melhora acentuada da acidose metabólica.[21-23]

COLOIDES

O grupo dos coloides é constituído de solução com grandes moléculas orgânicas, como a albumina, ou sintéticas, como as gelatinas. As características dos principais coloides são descritas a seguir.

A albumina é um coloide derivado do plasma humano, disponível em concentração 5% (isotônicas em relação ao plasma) e 20% (hipertônicas). Ela causa um aumento da pressão coloidosmótica plasmática, portanto desloca fluidos do espaço intersticial para o espaço intravascular. Deste modo 1,1 mL de albumina 20% causa expansão da volemia proporcional a 20 mL de SF 0,9%. Sua grande desvantagem é ser um hemoderivado, além de apresentar alto custo.

Os coloides sintéticos apresentam diferentes constituições, como o HES (*hydroxyethyl starch*), gelatinas e dextrano (polímero de glicose produzido por bactéria e meio de sacarose). A principal vantagem dessas soluções seria causar expansão da volemia semelhante à albumina, porém com uma solução de menor custo. Contudo, dados acumulados desde 2006 apontam importantes efeitos colaterais dessas soluções como: anafilaxia, LRA e coagulopatia, o que limita a sua utilização.[9] Novas formulações estão sendo pesquisadas, com o objetivo de reduzir a ocorrência desses efeitos colaterais.

Após o conhecimento das principais soluções disponíveis para a reposição volêmica, podemos discutir sobre os principais ensaios clínicos que compararam essas diferentes soluções.

COMPARAÇÃO DE CRISTALOIDES *VERSUS* COLOIDE SINTÉTICO

Em 2008, o estudo VISEP avaliou o uso de HES 10% na sepse, em comparação com Ringer lactato, e concluiu que a administração de HES 10% estava associada a altas taxas de LRA e de TRS, tendo sua toxicidade aumentado de acordo com a dose acumulada.[10]

Em 2012, dois grandes estudos, CHEST, que avaliou 7000 pacientes comparando HES e SF 0,9%, e 6S, que avaliou 798 pacientes comparando HES e Ringer na sepse, apresentaram resultados negativos nos grupos que fizeram uso do coloide sintético. O primeiro evidenciou aumento na TRS, enquanto o segundo mostrou aumento da TRS e da mortalidade em 90 dias, ambos no grupo que fez uso do HES.[11,12]

Por outro lado, em 2013, o estudo CRISTAL avaliou o uso de diferentes coloides (gelatina, dextrano, *hydroxyethyl starches*, albumina 4% ou 20%) em comparação com cristaloides (SF 0,9% ou hipertônica e Ringer lactato) em 2857 pacientes com necessidade de expansão volêmica em Unidade de Terapia Intensiva (UTI). Nesse estudo, não houve alteração da mortalidade em 28 dias, porém houve redução da mortalidade em 90 dias no grupo que utilizou coloide como expansor. Contudo, deve-se destacar que esse estudo apresentou importantes limitações, como a comparação de duas estratégias com fluidos muito diferentes entre si, e não foi um estudo duplo-cego.[13]

Uma revisão sistemática recente sobre mortalidade relacionada à infusão de coloides *versus* cristaloides avaliou separadamente o uso da albumina em 24 ensaios clínicos, HES em 25, gelatina em 11 e dextrano em nove, e concluiu que os coloides não apresentaram nenhuma vantagem em relação aos cristaloides e que o HES pode, inclusive, aumentar a mortalidade.[14]

Em conclusão, não existe evidência de superioridade dos coloides sintéticos em relação aos cristaloides; por outro lado, existem evidências de aumento de efeitos adversos, como LRA e coagulopatia, com o uso dessas soluções. Deste modo, o uso de coloides sintéticos deve ser restrito e cauteloso.

CRISTALOIDE *VERSUS* ALBUMINA

O estudo SAFE, realizado em 2004, foi um grande estudo randomizado que avaliou mortalidade em 28 dias em 6997 pacientes que receberam albumina 4% *versus* SF 0,9%. Não houve diferença entre os grupos em relação a mortalidade, tempo de ventilação mecânica e necessidade de hemodiálise. Análise de subgrupos mostrou redução de mortalidade com o uso do cristaloide em pacientes com traumatismo cranioencefálico e redução de mortalidade com a albumina em pacientes com sepse grave. Porém, esses resultados devem ser avaliados com ressalva, pois trata-se somente de análise de subgrupos.[15]

Em 2014, o estudo ALBIOS avaliou o uso de albumina 20% associada a cristaloide ou apenas cristaloide em 1818 pacientes com sepse grave ou choque séptico. A mortalidade em 28 e 90 dias foi semelhante em ambos os grupos. Houve um benefício secundário da albumina observado apenas no alcance mais rápido da meta pressórica, no balanço hídrico mais negativo nos sete primeiros dias e redução de mortalidade em 90 dias, em uma análise *post hoc*, apenas no grupo com choque séptico.[16]

Recente revisão sistemática avaliou 18 artigos de sepse, sepse grave e choque séptico e mostrou que o uso da albumina é seguro, apesar de não prover nenhum benefício em relação à redução de mortalidade.[17]

Por fim, estudos em grupos específicos, como pacientes cirróticos, parecem mostrar superioridade da expansão volêmica com albumina em situações específicas, como na suspeita de síndrome hepatorrenal ou no tratamento de peritonite bacteriana espontânea, para diminuir a incidência de LRA.[18,19]

CRISTALOIDES BALANCEADOS *VERSUS* SF 0,9%

Existem diversos estudos comparativos entre diferentes soluções cristaloides, mas em sua maioria são trabalhos com pequeno tamanho amostral. Em nosso conhecimento, não existe nenhum estudo clínico randomizado de larga escala comparando SF 0,9% e cristaloides balanceados. Aparentemente, os cristaloides balanceados são mais fisiológicos que a SF 0,9%, principalmente diminuindo a ocorrência de acidose hiperclorêmica durante expansão volêmica agressiva. Contudo, falta evidência científica em relação a desfechos clínicos mais relevantes, como mortalidade.[20]

O Ringer lactato e o Plasma-Lyte são os dois principais exemplos de cristaloides balanceados. Em relação ao Plasma-Lyte, estudos no trauma e na cetoacidose diabética mostraram melhora mais acentuada da acidose no grupo que recebeu Plasma-Lyte em relação à SF 0,9%.[21,22] Um estudo clínico randomizado denominado SPLIT (Saline v Plasma-Lyte 148 for Intravenous Fluid Therapy) encontra-se em andamento para avaliação do impacto dessa solução em outros desfechos clínicos, como mortalidade.[23]

RESUMO DOS PRINCIPAIS ACHADOS DAS DIFERENTES SOLUÇÕES

Após a revisão desses estudos mencionados anteriormente, pode-se chegar a algumas conclusões: os cristaloides permanecem as soluções com melhor custo-benefício e com maior acessibilidade para expansão volêmica, constituindo-se na primeira opção. Na alcalose metabólica, preferir as soluções não balanceadas. No TCE ou edema cerebral, hipercalemia e hipercalcemia, deve-se preferir a SF 0,9%. Em caso de expansão volêmica agressiva, talvez haja benefício em utilizar cristaloides balanceados como o Ringer Lactato e Plasma-Lyte. A albumina é tão segura quanto cristaloide, porém não apresenta benefício adicional comprovado e tem maior custo; assim, seu uso deve ser restrito a algumas situações específicas, por exemplo, pacientes cirróticos. Em situações de edema cerebral não se deve usar albumina. De maneira geral, os coloides sintéticos devem ser evitados, pois podem causar efeitos colaterais graves. Soluções hipotônicas, como SG 5%, não devem ser utilizadas para expansão volêmica.

QUAL VIA DE ADMINISTRAÇÃO UTILIZAR?

A via de administração é uma etapa importante para otimização da reposição volêmica. As vantagens e desvantagens de cada via estão descritas na Tabela 21.2.

No paciente com choque circulatório, a via endovenosa é a de escolha, podendo ser um acesso periférico ou central. No entanto, a ressuscitação volêmica deve ser iniciada em acesso periférico de grosso calibre, pois essa via permite a infusão de grandes volumes, além ser um acesso de rápida e fácil aquisição. Para o acesso central, em geral são utilizados cateteres que são pouco calibrosos e muito compridos, o que lentifica a infusão da solução. Além disso, geralmente, a sua inserção é mais demorada e pode apresentar complicações. Assim, apesar de adequado em algumas situações, o acesso central não deve ser priorizado inicialmente, especialmente em situações mais graves. A via intraóssea é uma boa opção nas situações de dificuldade em se conseguir um acesso venoso periférico. Em algumas situações, como paciente desidratado sem choque circulatório, pode-se optar pela hidratação oral. Por fim, mais recentemente, a via subcutânea (hipodermóclise) tem sido utilizada, especialmente em pacientes em cuidados paliativos e com dificuldade para acesso periférico.[24,25]

QUAL O VOLUME DE FLUIDO A SER UTILIZADO?

Para decidir o volume de fluido que deverá ser utilizado, é importante saber e reconhecer que a reposição volêmica ocorre em três fases, cada uma das quais tem objetivos diferentes (Figura 21.4). As três fases são: fase I ou ressuscitação, fase II ou manutenção/homeostase e fase III ou remoção/recuperação. Na fase I ou ressuscitação, os objetivos são: corrigir a hipovolemia, que pode ser decorrente de perdas ou alteração da distribuição, aumentar a pré-carga, a fim de melhorar o débito cardíaco e manter ou melhorar a perfusão tecidual. Assim, durante essa fase, faz-se infusão significativa de volume, e, consequentemente, o balanço hídrico deverá ficar positivo. Na fase II ou manutenção/homeostase, o objetivo principal é manter a volemia estável, ou seja, nessa fase deve-se fornecer somente a necessidade diária do paciente; consequentemente, a reposição será menos agressiva e o balanço hídrico deverá ficar próximo a zero em 24h. A fase III ou remoção/recuperação está relacionada com a recuperação do paciente, e nela, geralmente, ocorre aumento da diurese e o balanço hídrico poderá ficar discretamente negativo, caso o paciente esteja hipervolêmico.[26]

Um dos objetivos mais importantes e difíceis para o clínico é diferenciar a mudança de fases, principalmente a tran-

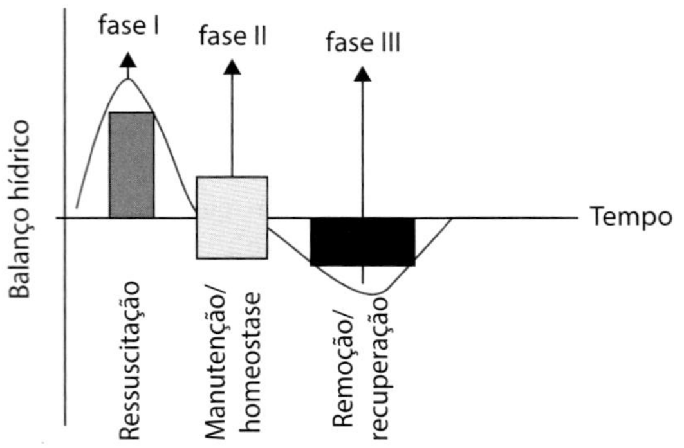

FIGURA 21.4 Fases teóricas da reposição volêmica e do balanço hídrico observadas em pacientes críticos.

TABELA 21.2 Principais vias de administração utilizadas para reposição volêmica

VIA		Vantagens	Desvantagens
Endovenosa	Periférica	Rápida; pouca complicação	No paciente com hipotensão grave, sua obtenção nem sempre é fácil
	Central	Segura; permite avaliar alguns dados hemodinâmicos; permite fazer medicações importantes (drogas vasoativas, potássio em maior dose etc.)	Mais demorada; mais invasiva; maior risco de complicações (hematoma, pneumotórax, hemotórax, infecção etc.)
Intraóssea		Rápida; técnica simples	Risco de extravasar; infecção; hematoma. Deve ser mantida por, no máximo, 6 a 12h, enquanto não se consegue outro acesso venoso adequado
Dissecção de veia		Visualização direta do vaso	Lenta, precisa conhecer bem a técnica e ser treinado, risco de complicação. Está sendo recomendada cada vez menos
Oral/Enteral		Rápida; não invasiva; utilizada em desidratação leve	Necessita de tolerância gastrintestinal; não deve ser utilizada no choque; não permite a infusão de grandes volumes
Hipodermóclise (subcutâneo)		Baixo risco; baixo custo; pode ser usada em domicílio. Muito usada em pacientes em cuidados paliativos para conforto. Tem descrições de infusão de até 2 a 3 L/24h (1000 mL por sítio de punção)	Permite repor baixos volumes; reposição lenta; não pode ser usado no choque.

sição da fase de ressuscitação para a fase de manutenção. Ou seja, determinar se o paciente atingiu o ponto ideal/ótimo da volemia, evitando-se assim a hipovolemia, que pode levar a lesão renal e perfusão tecidual inadequada, e também a hipervolemia, que pode levar a congestão pulmonar e edema tecidual.[27-29]) (Figura 21.5).

Além das diferentes fases da reposição volêmica, a quantidade de fluidos a ser administrada deve ser individualizada levando em consideração vários aspectos como:

- **Idade:** com o avançar da idade ocorrem redução da quantidade de água corporal e aumento da gordura; com isso, a reposição volêmica necessita de menor quantidade de água. Além disso, idosos, frequentemente, possuem diversas comorbidades que exigem uma reposição volêmica mais cautelosa.
- **Peso:** grandeza diretamente proporcional à volemia basal, ou seja, quanto maior o peso maior a quantidade de volume necessária para a expansão volêmica.
- **Doenças de base do paciente:** em algumas doenças deve-se fazer reposição volêmica mais cautelosa, por exemplo, nos pacientes com insuficiência cardíaca, síndrome do desconforto respiratório do adulto (SDRA), insuficiência renal crônica etc.

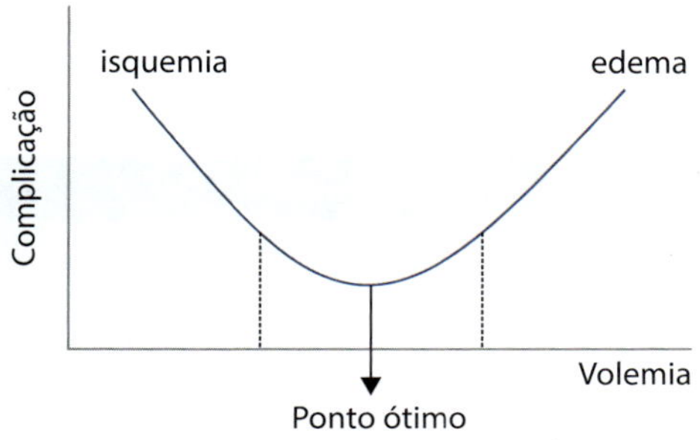

FIGURA 21.5 Curva mostrando a relação entre desfechos deletérios e volemia. A meta da reposição volêmica é encontrar o ponto ótimo da volemia, pois desvios da volemia nos dois sentidos aumentam complicações.

- **Doença atual que levou a necessidade de reposição volêmica:**
  - sepse: recomendam-se a infusão inicial de 30 mL/kg de cristaloide e reavaliações guiadas por metas sobre a necessidade de mais fluido.[30]
  - choque hemorrágico: sempre que possível deve-se utilizar solução cristaloide, preferencialmente Ringer Lactato, aquecida, exceto no TCE, em que soluções isotônicas devem ser a opção inicial.[31] Além disso, no trauma, deve-se também estimar as perdas a serem repostas de acordo com parâmetros objetivos, como pressão arterial, frequência cardíaca, nível de consciência etc., conforme mostrado na Tabela 21.3. Atualmente, nos pacientes graves com trauma, existe uma tendência a se priorizar, precocemente, os hemoderivados (hemácias, plasma e plaqueta) em detrimento dos cristaloides.[32]
  - cetoacidose diabética: sugere-se reposição inicial de 15 a 20 mL/kg/h (cerca de 1 L/h) de SF 0,9%. Após estabilização dos parâmetros hemodinâmicos e resultado dos eletrólitos, deve-se avaliar a necessidade de infusão de potássio e ajustar a infusão de SF 0,9% ou 0,45%, de 250 a 500 mL/h, de acordo com o nível de sódio.[33]
  - dengue: segundo recomendação do Ministério da Saúde (2013), deve-se classificar a gravidade da dengue e repor volume conforme a gravidade.
  - cirrose hepática: com presença de ascite e LRA deve-se considerar expansão volêmica com albumina (1 g/kg/dia por dois dias) antes de assumir o diagnóstico de síndrome hepatorrenal. Nos pacientes com diagnóstico de peritonite bacteriana espontânea, considerar albumina como profilaxia para o desenvolvimento de síndrome hepatorrenal (1,5 g/kg no primeiro dia e 1 g/kg no terceiro).
  - rabdomiólise: recomenda-se SF 0,9% em grandes volumes, podendo chegar a 6 litros em 24 horas, tentando manter uma diurese em torno de 200 mL/h.[34]

TABELA 21.3 Classificação do choque hipovolêmico segundo o ATLS (Advanced Trauma Life Support)

	Classe I	Classe II	Classe III	Classe IV
Perda volêmica (%)	< 15%	15 - 30%	30 - 40%	> 40%
Perda volêmica(mL) para paciente 70 kg	< 750	750 - 1500	1500 – 2000	> 2000
Frequência cardíaca	< 100/min	> 100/min	> 120/min	> 140/min
Pressão arterial	Sem alteração	Sem alteração	Hipotensão	Hipotensão
Preenchimento capilar	Sem alteração	Prolongado	Prolongado	Prolongado
Frequência respiratória	< 20/min	20 – 30/min	30 – 40/min	> 35/min
Débito urinário (mL/h)	> 30	20 – 30	5 - 20	Desprezível
Consciência	Pouco ansioso	Ansioso	Ansioso-confuso	Confuso-lertárgico
Reposição volêmica	Cristaloide	Cristaloide	Cristaloide + concentrado de hemácias	Cristaloide + concentrado de hemácias

- grande queimado: recomenda-se a fórmula (2 a 4 × peso em kg × percentagem de área de superfície corporal queimada) em mL de Ringer Lactato nas primeiras 24h (50% desse volume nas primeiras oito horas e o restante nas outras 16 horas).
- profilaxia para nefrotoxicidade por contraste iodado: recomendada em pacientes idosos, diabéticos e com alteração da função renal que serão submetidos a exame contrastado (SF 0,9% 1,5 mL/kg/h de 3 a 12h antes do exame e manter 1 mL/kg/h por mais seis a 12 horas, para manter diurese de 150 mL/h).[35]

Além desses fatores, é importante mencionar que, embora o presente capítulo verse sobre a reposição da volemia, o balanço hidroeletrolítico e acidobásico deve ser levado em consideração durante todas as fases de hidratação.

COMO MONITORIZAR?

A monitorização da reposição volêmica, buscando-se atingir a volemia ideal, é uma das tarefas mais desafiadoras para o médico. A realização de um balanço hídrico rigoroso é um passo fundamental nessa etapa. Nas fases II e III da expansão volêmica, o balanço hídrico pode guiar o volume de solução a ser reposto. A maior dificuldade refere-se à fase I (ressuscitação), pois é um grande desafio determinar a quantidade ideal de fluido e o quão positivo o balanço poderá ficar.

Existem diversos parâmetros que auxiliam a monitorizar e acompanhar a resposta à infusão de volume na fase de ressuscitação volêmica, desde parâmetros simples de fácil acesso, como redução da frequência cardíaca, elevação da pressão arterial média, restauração adequada da diurese (>0,5 mL/kg/h), até parâmetros mais sofisticados, que necessitam de monitorização invasiva, como pressão venosa central, variação do volume sistólico, variação do débito cardíaco, variação da pressão de pulso etc.[36,37] A Tabela 21.4 mostra as vantagens e desvantagens de cada um desses parâmetros. É importante enfatizar que não existe um parâmetro ideal para acompanhar a resposta à ressuscitação volêmica, todos apresentam limitações importantes. Portanto, na tentativa de otimizar a ressuscitação volêmica e atingir o ponto de volemia ideal, esses parâmetros devem ser utilizados conjuntamente, sempre levando em consideração as características de cada paciente, as comorbidades e a doença atual que levaram à necessidade de reposição volêmica. (Figura 21.6)

Para as fases II e III, pode-se utilizar o balanço hídrico, que é uma técnica simples, fácil, de baixo custo, e muito útil quando bem feita. Basicamente, envolve somar os "ganhos" (avaliação da entrada) e subtrair as "perdas" (avaliação da saída) de líquidos de um paciente. Um bom balanço hídrico, de maneira geral, deve ser realizado parcialmente a cada seis horas e, por completo, a cada 24h. Seguem alguns princípios importantes para seu uso:[38]

TABELA 21.4 Principais parâmetros utilizados para monitorização da resposta a expansão volêmica

Parâmetro		Comentário	Vantagem	Desvantagem
Peso diário em jejum		Mais adequada para controle terapêutico do que para avaliação inicial	Simples, baixo custo	Dificuldade para pesar, sem mudanças a curto prazo
Sinais /Sintomas	Hipervolemia	Edema, ortopneia, congestão pulmonar, estase jugular, hepatomegalia, distensão abdominal	Simples, ajudam no diagnóstico etiológico	Inespecíficos, pouco sensíveis para avaliação da responsividade volêmica, podem ser causados pela doença de base.
	Hipovolemia	Sede, fadiga, oligúria, elevação da FC, confusão, enchimento capilar lentificado, diminuição do turgor da pele, mucosas secas, extremidades frias		
Pressão Arterial (PA)		Fundamental na avalição do paciente, pode ser avaliada invasiva ou não invasivamente	Simples, baixo custo, melhora com a expansão volêmica	A hipotensão ocorre somente quando hipovolemia é muito acentuada. É um sinal tardio da má-perfusão
Lactato		Elevação indica má-perfusão periférica	Fácil coleta, permite reavaliações após a expansão volêmica	Não se eleva em todos os casos de choque, outras doenças podem alterar
Pressão venosa central (PVC)	Δ PVC	Variação da PVC ≥ 1 mmHg com a respiração espontânea	Seleciona grupo responsivo a volume	Difícil avaliação, presente em pequena percentagem
	Valor isolado	8 a 12 mmHg (ventilação espontânea) 12 a 15 mmHg (ventilação mecânica)	Fácil avaliação, útil nos extremos (quando muito baixa indica hipovolemia)	Necessidade de acesso central, relação ruim com a volemia, não seleciona os pacientes responsivos

Continua

Continuação

TABELA 21.4 Principais parâmetros utilizados para monitorização da resposta a expansão volêmica

Parâmetro	Comentário	Vantagem	Desvantagem
Saturação venosa central ($SvcO_2$)	Normal: 68 a 77%. Valores reduzidos indicam débito cardíaco inadequado para a situação	Avaliação contínua ou seriada	Necessidade de acesso central, outros fatores influenciam no valor
Elevação passiva das pernas (EPP)	Aferição basal em decúbito dorsal, cabeceira a 45° e pernas na horizontal. Depois, cabeceira na horizontal e pernas elevadas a 45°. Após 4 minutos, faz-se nova aferição (promove alteração semelhante a fazer 300 mL de volume). ≥10-15% do volume sistólico com a manobra indicam responsividade	Sensibilidade: 41% Especificidade: 91% Não invasivo, não precisa administrar fluidos	Depende de outros parâmetros hemodinâmicos para checar a resposta, como o volume sistólico
Variação da veia cava (ΔVC) – Inferior (existem duas fórmulas empregadas, com diferentes valores de corte)	$\frac{VCI_{máx} - VCI_{min}}{VCI_{min}}$ Variação > 13%: indica responsividade a volume	Não invasivo e baixo custo	Necessita ter ultrassom e treinamento, a avaliação da cava inferior é mais prática (janela subcostal), para avaliação da cava superior há necessidade de ecocardiografia transesofágica
	$\frac{VCI_{máx} - VCI_{min}}{(VCI_{máx} + VCI_{min})/2}$ Variação > 18%: indica responsividade a volume		
Variação da veia cava (ΔVC) – Superior (Ventilação mecânica)	$\frac{VCS_{máx} - VCS_{min}}{VCS_{máx}}$ Variação > 36%: indica responsividade a volume		
Variação na pressão de pulso (Delta PP)	Variação da pressão de pulso com a respiração >13% indica responsividade a volume $\text{Delta PP } \% = \frac{100 \times (PP_{máx} - PP_{min})}{[(PP_{máx} + PP_{min}) \div 2]}$	Sensibilidade: 94%. Especificidade: 96%	Necessidade pressão arterial invasiva,de ventilação controlada, PEEP baixo e ausência de arritmia
Variação do volume sistólico (VVS)	Avaliar variação do volume sistólico com a respiração ≥ 10-13% indicam responsividade a volume	Preciso, rápida aferição	Necessidade recurso tecnológico invasivo, interferência com parâmetros ventilatórios
Cateter da artéria pulmonar (Swan-Ganz)	Avaliação do débito cardíaco, elevação > 15% com expansão volêmica indica responsividade	Padrão-ouro	Invasivo, complicações, resposta somente após infusão de volume

- **avaliação da saída:** diurese (a sonda vesical de demora permite uma mensuração mais precisa da diurese, porém é um procedimento invasivo, e em paciente menos grave pode-se utilizar o coletor urinário ou simplesmente pedir ao paciente para guardar diurese); difusão da pele ≈ 300 a 400 mL/dia; trato respiratório ≈ 300 mL/dia; sudorese ≈ 100 mL/dia; fezes ≈ 100 a 200 mL/dia. É importante ressaltar que, conforme o quadro clínico, o paciente pode perder mais líquido por determinado órgão, por exemplo: o paciente queimado chega a perder cerca de 3 a 5 L/dia na difusão da pele; pacientes em climas quentes ou com sudorese excessiva podem perder até cerca de 1 a 2 L/h; a febre aumenta a evaporação e a frequência respiratória, estimando-se que cada grau de temperatura acima de 37 °C mantido durante uma hora corresponde a um aumento de até 500 mL de perda hídrica/dia; perda digestiva por vômito, sondas, íleo adinâmico podem atingir até cerca de 6 L/dia. Quando não for possível contabilizar as saídas ou em casos de dúvidas, outra estratégia é avaliar a variação do peso do paciente.
- **avaliação das entradas:** devem-se contabilizar a dieta oral e água oral, dieta enteral e água livre nos intervalos, medicações endovenosas, sedação, sangue, plasma, soluções e outros. Em condições normais, um adulto sem doenças necessita de 30 a 35 mL/kg/dia (ex.: um adulto de 70 kg necessita de aproximadamente 2100 a 2450 mL/dia), divididos em alimentos líquidos (700 a 1500 mL/dia), alimentos sólidos (600 a 700 mL/dia), água de oxidação ou endógena (200 a 300 mL/dia).[38]

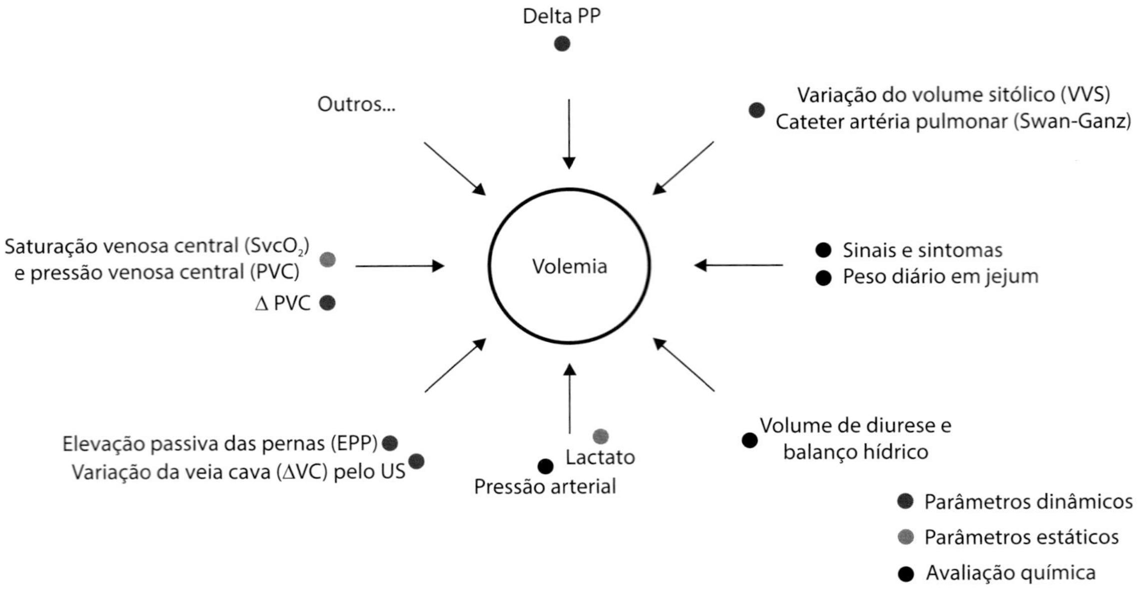

FIGURA 21.6 Parâmetros utilizados para avaliação da resposta da expansão volêmica.

CONCLUSÃO

A reposição volêmica é parte fundamental do tratamento de várias situações clínicas, principalmente de estados de choque circulatório. A prescrição de fluidos deve ser encarada assim como a de outros medicamentos, selecionando adequadamente o tipo de fluido, a via de administração e a dose adequada. Desta maneira, otimizam-se os resultados dessa intervenção terapêutica, objetivando a restauração volêmica mais próxima do ideal.

REFERÊNCIAS BIBLIOGRÁFICAS

1. Myburgh JA. Fluid resuscitation in acute medicine: what is the current situation? Journal of Internal Medicine 2015; 277; 58–68.
2. Lewins R. Saline injections into the veins. London Medical Gazett 1832:257-268.
3. Davison, D, et al. Fluid management in adults and children: Core Curriculum 2014. Am J Kidney Dis 2014; 63(4):700-712.
4. Myburgh J A, Mythen MG. Resuscitation fluids. N Engl J Med 2013; 369:1243-1251.
5. Ince C, Groeneveld AB. The case for 0.9% NaCl: is the undefendable, defensible? Kidney International 2014;86:1087-1095.
6. Yunos NM, et al. Association between a chloride-liberal vs chloride-restrictive intravenous fluid administration strategy and kidney injury in critically ill adults. JAMA 2012;308:1566-1572.
7. Van Zyl DG, Rheeder YP, Delport E. Fluid management in diabetic acidosis —Ringer's lactate versus normal saline: a randomized controlled trial. Q J Med 2012; 105: 337–343.
8. Guyton AC, Hall JE. Fisiologia médica. 11a ed. Rio de Janeiro: Futura, 2006, p. 291-302.
9. Knobel E. Condutas no paciente grave. 3a ed. São Paulo: Atheneu, 2006, p. 111-121 e 2403.
10. Brunkhorst FM, Engel C, Bloos F, Meier-Hellmann A, Ragaller M, Weiler N, et al. Intensive insulin therapy and pentastarch resuscitation in severe sepsis. N Engl J Med 2008; 358: 125–139.
11. Myburgh JA, et al. Hydroxyethyl starch or saline for fluid resuscitation in intensive care. N Engl J Med 2012;367:1901-11.
12. Perner A, et al. Hydroxyethyl Starch 130/0.42 versus Ringer's Acetate in severe sepsis. N Engl J Med 2012;367:124-34.
13. Annane D, Siami S, Jaber S, Martin C, Elatrous S, Declère AD, et al. Effects of fluid resuscitation with colloids vs crystalloids on mortality in critically ill patients presenting with hypovolemic shock: the CRISTAL randomized trial. JAMA 2013; 310: 1809–1817.
14. Perel P, Roberts I, Ker K. Colloids versus crystalloids for fluid resuscitation in critically ill patients. Cochrane Database of Systematic Reviews 2013, Issue 2. Art. No.: CD000567. DOI: 10.1002/14651858.CD000567.pub6.
15. The SAFE Study Investigators. A comparison of albumin and saline for fluid resuscitation in the intensive care unit. N Engl J Med 2004; 350:2247-56.
16. Caironi P, Tognoni G, Gattinoni L et al. Albumin replacement in severe sepsis or septic shock. N Engl J Med 2014;370:1412-1421.
17. Patel A, et al. Randomised trials of human albumin for adults with sepsis: systematic review and meta-analysis with trial sequential analysis of all-cause mortality. BMJ 2014;349:g4561.
18. Angeli P, et al. Diagnosis and management of acute kidney injury in patients with cirrhosis: Revised consensus recommendations of the International Club of Ascites. Journal of Hepatology 2015, 64(4):531-537.
19. Runyon B A. AASLD Guideline: Management of adult patients with ascites due to cirrhosis: update 2012. Hepatology 2013.
20. Lobo D N, Awad S. Should chloride-rich crystalloids remain the mainstay of fluid resuscitation to prevent 'pre-renal' acute kidney injury?: con. Kidney International 2014;86:1096-1105.
21. Young JB et al. Saline versus Plasma-Lyte A in initial resuscitation of trauma patients. Ann Surg 2014;259:255–262.
22. Hua HR et al. Plasma-Lyte 148 vs 0.9% saline for fluid resuscitation in diabetic ketoacidosis. Journal of Critical Care 2012; 27, 138–145.
23. Reddy SK et al. Overview of the study protocols and statistical analysis plan for the Saline versus Plasma-Lyte 148 for Intravenous Fluid Therapy (SPLIT) research program. Crit Care Resusc 2015; 17: 29–36.
24. Shelly P D, et al. Videos in clinical medicine. Insertion of an intraosseous needle in adults. N Engl J Med 2014; 370:e35(1)--e35(5).
25. Instituto Nacional do Câncer (Inca). Série Cuidados Paliativos. Terapia subcutânea no câncer avançado. Rio de Janeiro: Inca, 2009. p. 9-27.

26. McDermid RC, et al. Controversies in fluid therapy. World J Crit Care Med 2014; 3(1): 24-33.
27. Nadeau-Fredette AC, Bouchard J. Fluid management and use of diuretics in acute kidney injury. Adv Chronic Kidney Dis 2013;20:44-55.
28. Ávila MON et al. Balanço hídrico, injúria renal aguda e mortalidade de pacientes em unidade de terapia intensiva. J Bras Nefrol 2014, 36: 379-388.
29. Murugan R, Kellum JA. Fluid balance and outcome in acute kidney injury: is fluid really the best medicine? Crit Care Med 2012;40:1970-1972.
30. Dellinger RP, et al. Surviving sepsis campaign: international guidelines for management of severe sepsis and septic shock: 2012. Crit Care Med 2013; 41:580-637.
31. Spahn DR, et al. Management of bleeding and coagulopathy following major trauma: an updated European guideline. Crit Care Med 2013;17:1-45.
32. Mattox KL. The ebb and flow of fluid (as in resuscitation). Eur J Trauma Emerg Surg 2015, 41: 119-127.
33. Perilli G, Saraceni C, Daniels MN, et al. Diabetic ketoacidosis: a review and update. Curr Emerg Hosp Med Rep 2013; 1: 10–17.
34. Zimmerman JL, Shen MC. Rhabdomyolysis. Chest 2013, 144: 1058-1065.
35. KDIGO CKD Work Group. KDIGO 2012 clinical practice guideline for the evaluation and management of chronic kidney disease. Kidney International Supplements 2013; 3:1-150.
36. Kalantari K, et al. Assessment of intravascular volume status and volume responsiveness in critically ill patients. Kidney International 2013;83:1017-1028.
37. Flato UAPF et al. Ecocardiografia à beira do leito em terapia intensiva: uma realidade ou um sonho distante? Rev Bras Ter Intensiva 2009; 21(4):437-445.
38. Ceneviva R, Vicente YAMVA. Equilíbrio hidroeletrolítico e hidratação no paciente cirúrgico. Medicina (Ribeirão Preto) 2008; 41 (3): 287-300.

22

Fármacos Vasoativos e Inotrópicos

Julio Cesar Gasal Teixeira
Bruno Ribeiro de Almeida

INTRODUÇÃO

As drogas vasoativas estão entre os medicamentos frequentemente prescritos no manejo de doentes graves que são atendidos nos departamentos de urgência e emergência. O manejo correto dessa classe de medicações se torna fundamental para todo médico emergencista. Assim, este capítulo traz orientações gerais para o uso de cada droga, além de servir de guia rápido para consulta de diluições, doses e precauções quanto ao uso de tais fármacos.

DROGAS VASOATIVAS E INOTRÓPICAS

Drogas vasoativas e inotrópicas são substâncias que apresentam efeitos vasculares periféricos, pulmonares ou cardíacos, sejam eles diretos ou indiretos, atuando em pequenas doses e com respostas dose-dependentes, de efeito rápido e curto, através de receptores situados no endotélio vascular. São empregadas no manejo dos estados de choque circulatório de qualquer etiologia, como uma das ferramentas atuantes para restaurar os parâmetros hemodinâmicos e o equilíbrio entre a oferta e o consumo de oxigênio no organismo.

Possuem efeitos adversos consideráveis, daí a importância do conhecimento de suas ações, indicações, benefícios e efeitos colaterais.

CATECOLAMINAS

As catecolaminas são as drogas vasoativas mais utilizadas como inotrópicos e vasopressores. Suas ações são determinadas pelas ligações às três classes de receptores: alfa, beta e dopa, cuja distribuição e efeitos principais no organismo podem ser conferidos na Tabela 22.1.

Na Tabela 22.2 são listados as principais catecolaminas e seus efeitos em cada tipo de receptor.

PRINCIPAIS CATECOLAMINAS

Veja os Quadros 22.1, 22.2 e 22.3.

VASODILATADORES

Os vasodilatadores são usados em diversas situações comuns em Sala de Emergência. Seu efeito hipotensor é útil no controle de emergências hipertensivas, edema agudo de pulmão e dissecção aórtica. Além disso, podem ser empregados no tratamento da isquemia miocárdica (nitroglicerina), pois agem reduzindo a pré e a pós-carga, resultando numa melhor performance cardíaca, com incremento do débito, aumento do fluxo sanguíneo e oferta de oxigênio subendocárdico, e ajudam no controle da dor de origem isquêmica. Classificam-se, de acordo com seu sítio de ação, em vasodilatadores venosos (nitroglicerina), arteriolares (hidralazina) e de ação mista (nitroprussiato). Os principais fármacos usados em Sala de Emergência podem ser observados nos Quadros 22.4 e 22.5.

TABELA 22.1 Receptores de catecolaminas – distribuição e efeitos

Receptor	Localização	Efeito
Dopaminérgico tipo 1 (pós-sináptico)	Coração Vasos Rins	Vasodilatação coronariana Vasodilatação Diurese e natriurese
Dopaminérgico tipo 2 Pré-sináptico Pós-sináptico	 Vasos Rins e suprarrenais	 Vasodilatação Diminui a liberação de renina e de aldosterona
Beta 1 (β1) pós-sináptico	Coração	Inotrópico, cronotrópico e aumento na velocidade de condução
Beta 2 (β2) pós-sináptico	Vasos Coração	Vasodilatação Inotrópico e cronotrópico
Alfa 1 (α1) pós-sináptico	Vasos	Vasoconstrição e aumento da pressão arterial
Alfa 2 (α2) Pré-sináptico Pós-sináptico	 Vasos, coração Vasos	 Inibição da liberação de noradrenalina Vasoconstrição e aumento da pressão arterial

Adaptado de Ostini FM et al. O uso de drogas vasoativas em terapia intensiva. Medicina, Ribeirão Preto, jul./set. 1998; 31: 400-411.

TABELA 22.2 Intensidade dos efeitos das catecolaminas em seus receptores

Catecolaminas	Receptores				
	Dopa	β1	β2	α1	α2
Norepinefrina	-	+++	+	+++	+++
Epinefrina	-	+++	+++	+++	+++
Dopamina	+++	++/+++	++	+++	+
Dobutamina	-	+++	+	-/+	-

Legenda: (-/+) ou (+) = estimulação relativa; (-) = ausência de estimulação. Adaptado de Ostini FM et al. O uso de drogas vasoativas em terapia intensiva. Medicina, Ribeirão Preto, jul./set. 1998; 31: 400-411.

QUADRO 22.1 Dopamina (cloridrato de dopamina)

Apresentações e diluição	Indicações	Posologia	Precauções
▪ Ampolas com 50 mg em 10 mL ▪ Solução sugerida: 5 ampolas em 200 mL de SF 0,9% ou SG 5% ▪ Concentração da solução = 1 mg/mL	▪ Tratamento de hipotensão com sinais e sintomas de choque ▪ Segundo fármaco no tratamento da bradicardia sintomática	▪ Dose dopa: 1-5 mcg/kg/min ▪ Dose beta: 5-10 mcg/kg/min ▪ Dose alfa: >10 mcg/kg/min	▪ Usar em pacientes hipovolêmicos após reposição adequada de volume ▪ Pode causar taquiarritmias supraventriculares e ventriculares e vasoconstrição excessiva ▪ Necrose tecidual em casos de extravasamento ▪ Não misturar com bicarbonato de sódio

QUADRO 22.2 Noradrenalina (norepinefrina)

Apresentações e diluição	Indicações	Posologia	Precauções
▪ Ampolas com 4 mg em 4 mL ▪ Solução sugerida: 4 ampolas em 234 mL de SF 0,9% ou SG 5%. ▪ Concentração da solução = 64 mcg/mL	▪ Tratamento de choque com hipotensão hemodinamicamente significativa, com resistência periférica total baixa	▪ Iniciar com 0,05-1,0 mcg/kg/min ajustada até melhora da pressão arterial ▪ Máximo de 1,5-2,0 mcg/kg/min	▪ Aumenta o consumo de oxigênio do miocárdio ▪ Pode induzir arritmias ▪ O extravasamento causa necrose tecidual; dar preferência a acesso central ▪ Evitar em gestantes, tem efeito contrátil uterino

QUADRO 22.3 Dobutamina (cloridrato de dobutamina)

Apresentações e diluição	Indicações	Posologia	Precauções
▪ Ampolas com 250 mg em 20 mL ▪ Solução sugerida: 1 ampola em 230 mL de SF 0,9% ou SG 5% ▪ Concentração da solução = 1 mg/mL	▪ Considerar o uso para casos de disfunção ventricular e queda do débito cardíaco, com PAS de 70-100 mmHg e sem sinais de choque	▪ 2-20 mcg/kg/min	▪ Evitar o uso em pacientes com PAS < 100 mmHg e sinais de choque ▪ Pode causar taquiarritmias, flutuações na PA ▪ Não misturar a bicarbonato de sódio

QUADRO 22.4 Nitroprussiato de sódio (nitroprussionato de sódio)

Apresentações e diluição	Indicações	Posologia	Precauções
▪ Ampolas com 50 mg em 2 mL. ▪ Solução sugerida: 1 ampola em 250 mL de SG 5%. ▪ Concentração da solução = 0,2 mg/mL	▪ Emergências hipertensivas ▪ Para reduzir a pós-carga em situações em que as pressões de enchimento do VE estão elevadas: IC, edema agudo de pulmão, insuficiências mitral ou aórtica agudas	▪ Iniciar a 0,1 mcg/kg/min e aumentar a dose conforme o necessário a cada 3-5 minutos, até 10 mcg/kg/min	▪ Fotossensibilidade: usar equipo apropriado ▪ Pode causar hipotensão, intoxicação por tiocianeto ▪ Pode causar cefaleia, náusea, vômitos

QUADRO 22.5 Nitroglicerina

Apresentações e diluição	Indicações	Posologia	Precauções
▪ Ampolas com 50 mg em 10 mL. ▪ Solução sugerida: 1 ampola em 250 mL de AD em frasco de vidro ▪ Concentração da solução = 0,2 mg/mL	▪ Antianginoso em pacientes com provável dor torácica isquêmica ▪ Nas primeiras 24-48h pós-IAM ▪ Urgência hipertensiva associada à SCA	▪ Iniciar com 25 mcg/min, com aumento de 5-10 mcg/min a cada 10 minutos, até controle da dor ou hipotensão.	Não usar em frasco plástico Contraindicações: ▪ Hipotensão ▪ Bradicardia ▪ Infarto de VD ▪ Uso de sildenafila nas últimas 24h

REFERÊNCIAS BIBLIOGRÁFICAS

1. American Heart Association (AHA) Guidelines Update for CPR and Emergency Cardiovascular Care (ECC) 2015.
2. Ostini FM et al. O uso de drogas vasoativas em Terapia Intensiva. Medicina, Ribeirão Preto 1998;31: 400-11.
3. Silva E et al. Drogas vasoativas. In: Knobel E. Condutas no paciente grave. 3 ed. São Paulo: Atheneu, 2006.
4. Teixeira, JCG. Unidade de Emergência – Condutas em Medicina de Urgência. 3 ed. São Paulo: Atheneu, 2014.

23

Analgesia e Sedação na Emergência

Ariane Coester

ANALGESIA E SEDAÇÃO NA EMERGÊNCIA

A dor é uma das principais queixas de pacientes que procuram a emergência.[1,2] A analgesia e a sedação adequadas são primordiais para um atendimento de qualidade na emergência. Por esse motivo, o médico emergencista deve ser treinado para realizar sedação e analgesia, monitorizar as respostas do paciente às medicações e, depois de estas serem administradas, tratar as potenciais complicações.

ANALGESIA

Dependendo da sua intensidade e localização, a dor deve ser considerada uma emergência médica e, por isso, o seu manejo deve se iniciar na triagem com registro de sua intensidade, duração, localização, qualidade e o que a exacerba e o que a alivia. Além disso, também é importante estabelecer se a dor é aguda, crônica, recorrente ou relacionada à neoplasia.

Infelizmente não existe nenhum teste fisiológico para medir a intensidade da dor.[3] Pacientes com patologias semelhantes podem referir dor de formas diferentes.[4] A correlação entre sinais como taquicardia, taquipneia, hipertensão e diaforese com a intensidade da dor tambem é pobre.[5]

A expressão de dor depende de um interação complexa cognitiva, comportamental e sociocultural e, por isso, o relato subjetivo do paciente, e não a impressão do avaliador, deve ser usado como base para avaliação e tratamento.[6,7]

Existem várias escalas de dor já validadas para auxiliar na estimativa de intensidade da dor e na respectiva monitorização. A escala numérica é a mais usada em emergência, pois não requer habilidade visual ou manual do paciente. O paciente dá uma nota de zero a dez para sua dor, em que zero seria sem dor e 10, a pior dor possível. A nota, em geral, é dada verbalmente, mas pode ser escrita ou demonstrada com os dedos em caso de o paciente ter dificuldade de fala. De zero a 3, a dor é considerada fraca; de 4 a 6, é moderada; e de 7 a 10, intensa.Também podem ser usadas escalas visuais como a de faces expressando emoções de felicidade até tristeza,[8] mas estas precisam estar impressas para que o paciente possa assinalar a intensidade da sua dor e, geralmente, são reservadas para crianças e/ou pacientes com comprometimento cognitivo.

Depois da avaliação inicial, a analgesia adequada deve ser feita concomitantemente com o diagnóstico e tratamento do fator precipitante da dor. Por motivos diversos, frequentemente os pacientes demoram para receber analgesia ou recebem subdoses na emergência. É importante ressaltar que não há evidência de que o uso de opioide para analgesia comprometa a habilidade do médico de fazer o diagnóstico da causa da dor aguda, mesmo nos casos de dor abdominal.[9,10] Ao contrário, a adminstração de analgesia pode aumentar a acurácia do exame fisico do paciente. Além disso, o tratamento inadequado da dor está associado a desfechos fisiológicos negativos, incluindo o comprometimento da função imune, o aumento do simpático da resistência vascular periférica, do consumo de oxigênio cardíaco, da produção de dióxido de carbono[11] e da hipercoagulabilidade e a diminuição da motilidade gástrica. É importante ressaltar que o tratamento inadequado da dor aguda pode propiciar o desenvolvimento de dor crônica.

Embora, às vezes, possa ser difícil diferenciar dor aguda de crônica, principalmente porque toda dor crônica ja foi aguda e, em algumas situações, a crônica se agudiza, é importante que isso seja estabelecido, pois elas têm causas fisiológicas diferentes e, por isso, requerem abordagem distintas (Tabela 23.1). Quando a dor é aguda, a meta é sua redução para pelo menos uma nota 3 de uma escala de 10. Para isso, é possível usar medicações como anti-inflamatórios, dipirona e paracetamol nos casos de dor leveJá nos casos em que a dor é de moderada a intensa, frequentemente a medicação de escolha é um opiaceo ou cetamina. Nos pacientes com dor crônica, a dor pode resultar de exacerbação da dor crônica na vigência de tratamento apropriado ou de dor crônica não tratada adequadamente. No primeiro caso, o tratamento é semelhante ao da dor aguda, e a meta é levar o paciente de volta ao seu estado basal. Já para os pacientes que tiverem um intervalo no tratamento ou que nunca receberam tratamento adequado para dor crônica, deve-se fazer um plano de tratamento com paracetamol, anti-inflamatórios não esteroides (AINES), tramadol e outras medicações usadas no tratamento de dores crônicas e dores neuropáticas, juntamente com a revisão e a criação de um plano de analgesia a longo prazo e do envolvimento de uma equipe multidiciplinar como fisioterapeutas e psiquiatras.

Dor recorrente é um subtipo de dor crônica em que o paciente tem episódios similares repetidos de dor (p. ex.: ciatalgial, migranea e dor da doença inflamatória intestinal) e seu tratamento é similar ao da dor aguda, mas deve incluir um plano de prevenção da recorrência. Já na dor crônica por doença maligna, deve-se procurar novo foco de processo neoplásico se houver mudança significante no padrão da dor e priorizar os opiáceos de longa ação transdérmicos nos casos das dores crônicas.

Independentemente do tipo de dor a ser tratada, em cada interação com o paciente, deve-se fazer um balanço entre o alívio do sofrimento e o tratamento da condição médica subjacente.

O manejo adequado da dor na emergência requer a escolha do agente farmacológico adequado para a intensidade da dor, de início de ação rápida, de fácil administração, seguro e eficaz.

SEDAÇÃO E ANALGESIA PARA PROCEDIMENTOS

Redução de fraturas, incisão e drenagem de abcessos, cardioversão, toracostomia, punção lombar, reparo de ferimentos complexos e exames de imagem e diagnóstico desconfortáveis ou nos quais o paciente precisa ser colaborativo são comuns na emergência. Sedação e analgesia para procedimento (SAP) constituem a técnica de administrar o agente dissociativo e/ou sedativo usualmente com um analgésico para induzir um estado em que o paciente possa tolerar procedimentos desagradáveis, enquanto mantém função cardiorrespiratória adequada. A SAP difere da anestesia porque, na maioria das vezes, não pode ser planejada com antecedência por ser realizada em caráter de urgência ou emergência em pacientes que podem ter doenças sistêmicas graves e ou não estar em jejum.

O risco de o paciente apresentar complicações em virtude de comorbidades pode ser previsto com o uso da escala para anestesia ASA[12] (Tabela 23.2), em que as classes I e II têm baixo risco de complicações; e as III e IV têm risco aumentado de complicações e, dependendo do tipo de sedação necessária e do procedimento a ser realizado, beneficiam-se do ambiente controlado do bloco cirúrgico.

Antes de se iniciar a SAP, deve-se fazer uma história centrada no tempo de jejum estimado, história de alergias e uso de drogas ilícitas e de álcool que possam interferir na sedação. O risco de aspiração aumenta com o nível da sedação e, embora a associação americana de anestesiologia recomende um período mínimo de jejum de 2 horas após ingestão de líquido claro e 4 horas após ingestão de outros alimentos para realização de SAP, a necessidade do tempo de jejum tem de ser contrabalanceada com a urgência do procedimento.

TABELA 23.2 Classificação de risco da Associação Americana de Anestesiologia

Classe I	Paciente saudável
Classe II	Paciente com doença sistêmica leve
Classe III	Paciente com doença sistêmica grave
Classe IV	Paciente com doença sistêmica grave que é uma constante ameaça de vida
Classe V	Paciente moribundo que não sobreviverá sem o procedimento

TABELA 23.1 Seleção da medicação conforme o tipo de procedimento

Tipo de procedimento	Exemplos	Recomendação	Alternativa
Não doloroso	Exames de imagem	Midazolam	Propofol etomidato
Pouco ou moderadamente doloroso, muito ansiogênico	Acesso venoso central Punção lombar	Midazolam + fentanil Propofol + fentanil Cetamina	Etomidato + fentanil
Muita dor, muito ansiogênico	Redução de fratura Drenagem de abcesso Cardioversão Toracostomia	Midazolam + fentanil Propofol +fentanil Cetamina	Etomidato+fentanil Propofol +cetamina

Também, quando possível, realiza-se um exame físico direcionado para identifcar via aérea difícil ou problemas cardiorrespiratórios (hipovolemia, doença broncopulmonar obstrutiva ou asma).

O primeiro passo para realização de sedação para procedimento é estabelecer o nível de sedação necessária. Deve-se preconizar o nível de sedação mais leve apropriado para fazer o procedimento e evitar complicações. Além disso, é importante considerar o tipo de procedimento: não doloroso, sem exigir imobilização, como tomografia e ressonância magnética; levemente doloroso, mas ansiogênico, como sutura e punção lombar; e muito doloroso e ou ansiogênico, como redução de fratura, drenagem de abcesso, cardioversão. Também é importante prever o tempo de duração do procedimento e se há possibilidade de esse tempo ser prolongado.

A escala de sedação mais utilizada é a da Associação Americana de Anestesia (ASA) que divide a sedação em mínima, moderada, profunda, dissociativa e anestesia geral (Tabela 23.3). Na sedação mínima ou leve, o paciente responde normalmente ao comando verbal e, embora as funções cognitivas e a coordenação possam estar comprometidas, as funções ventilatórias e cardiovasculares são preservadas. Esse tipo de sedação é ideal para procedimentos como punção lombar, exame após estupro, redução de fratura simples e drenagem de abcesso, em que a analgesia é feita com anestésico local ou bloqueio regional guiado por ultrassom e em que é preciso colaboração do paciente. As medicações normalmente usadas são midazolam, fentanil e dose baixa de cetamina.

Na sedação moderada, o paciente responde ao comando sozinho ou por estímulo tátil leve. A via aérea fica protegida e a ventilação espontânea é adequada é utilizada para situações em que é necessário relaxamento muscular. Os procedimentos que requerem sedação moderada são redução de deslocamento de ombro, cardioversão sincronizada e drenagem de tórax e os agentes normalmente usados são propofol, cetamina, etomidato e uma combinação de midazolam com fentanil. Na sedação profunda, o paciente não pode ser acordado facilmente, mas responde após repetição do estímulo ou estímulo doloroso. A habilidade de ventilar pode ser comprometida e o paciente pode precisar de suporte ventilatório temporario por apneia ou bradipneia. A sedação profunda é utilizada para procedimentos muito dolorosos e as medicações utilizadas são as mesmas para a sedação moderada. Na anestesia geral, o paciente não pode ser acordado nem por estímuo doloroso e, frequentemente, não consegue ventilar sem auxílio de pressão positiva.

Estado dissociativo é um estado cataléptico caracterizado por analgesia profunda e amnésia enquanto são preservados o reflexo de proteção da via aérea, ventilação espontânea e estabilidade cardiopulmonar. A medicação mais usada para isso é a cetamina. A progresso de sedação leve para anestesia geral é dinâmica e de difícil previsão, por isso o médico deve estar preparado para manejar pacientes com anestesia geral e pode até ser interrompido durante o processo, mas não deve ter outras responsabilidades que possam interferir na monitorização e documentação da sedação, desde o início desta até a recuperação do paciente.

A parte mais importante da monitorização durante a sedação e analgesia é a observação visual da ventilação da consciência do paciente. Outros componentes que devem ser monitorizados são a frequência respiratória, frequência cardíaca, pressão sanguínea, saturação de oxigênio. A ASA recomenda monitorização com capnógrafo para sedação modera a profunda.

O segundo passo para realizar a SAP é a seleção da medicação que deve ser feita considerando o efeito desejado, os riscos e benefícios e a logística da administração. O agente ideal proporciona analgesia, ansiolise, amnésia e sonolência, além de ter rápido início de ação e resultados previsíveis sem efeitos adversos. Em geral, a via de administração escolhida

TABELA 23.3 Níveis de sedação e doses iniciais das principais medicações para atingi-las

Sedação mínima	Paciente levemente sedado, responde a comandos verbais
Midazolam	0,1 mg/kg IV ou IM
Fentanil	1,5 μg/kg IV
Cetamina	Menos de 1 mg/kg IV
Sedação moderada a profunda	**Paciente responde a comandos verbais ou ao estímulo tátil leve**
Propofol	1-2 mg/kg IV
Etomidato	0,1-0,3 mg/kg IV
Cetamina	1 mg/kg IV 2-4 mg/kg IM
Sedação profunda	**Paciente responde a estímulo doloroso repetido**
Propofol	1-2 mg/kg IV seguido de 0,5 mg/kg a cada 3 minutos, dar metade da dose para idosos
Cetamina	1-2 mg/kg IV
Estado dissociativo	**Não responde a estímulo doloroso, mas mantém a ventilação espontânea**
Cetamina	1-2 mg/kg IV
Anestesia geral	**Não responde estímulo doloroso e frequentemente precisa de suporte ventilatório**
	Mesmas medicações da sedação moderada a profunda

é a endovenosa, pois produz resultado rápido e seguro, mas, em algumas situações, pode ser necessária a utilização de outras vias como a intramuscular (IM), oral (VO), transmucosa, intranasal ou retal. Essas vias alternativas são difíceis de titular e têm resultados imprevisíveis, podendo levar à sedação prolongada.

MEDICAÇÕES ANALGÉSICAS

NÃO OPIÁCEOS (TABELA 23.4)

Paracetamol é a medicação de escolha para controle de febre e dor leve, como também para associação com outras medicações, como opioides, no traramento de dor mais intensa. É, normalmente, bem tolerado em doses terapêuticas usuais (750 mg a 1 g a cada 4 a 6horas, não exceder 4 g/dia), não sendo necessário ajustá-las em pacientes com doença hepática e renal leve, embora seu uso côonico nesses pacientes deva ser evitado sob pena de piora da função renal. Pode provocar supressão da medula (neutropenia, trombocitopenia e agranulocitose) e rashes e deve ser usado com cautela nos pacientes com história de urticária por salicilatos em virtude da possibilidade de reação cruzada. O uso concomitante de paracetamol com anticonvulsivantes como fenitoína, barbitúricos e carbamazepina aumenta a conversão do parcetamol em metabolito tóxico, o que normalmente não tem repercussão ciínica nas doses usuais para manejo de dor na emergência. Já o aumento da razão normalizada internacional (RNI), nos pacientes que usam paracetamol associado à varfarina, é raro e costuma acontecer somente naqueles em uso de doses altas (mais de 9 g/semana).

Dipirona é utilizada para tratamento de febre e de dor leve a moderada. Tem várias apresentações, mas, na emergência, costuma ser usada na forma intravenosa. O efeito analgésico e antipirético pode ser esperado em 30 a 60 minutos após a administração e, em geral, dura aproximadamente 4 horas. Raramente pode induzir agranulocitose ou trombocitopenia e deve ser evitada em certas doenças metabólicas tais como porfiria hepática aguda intermitente (risco de indução de crises de porfiria) e deficiência congênita da glicose-6-fosfato-desidrogenase (risco de hemólise). Outros efeitos adversos são asma analgésica e outros tipos de reações alérgicas e hipotensão que, normalmente, é transitória.

Anti-inflamatórios nao esteroides (AINES) (ácido acetilsalicílico, naproxeno, indometacina, ibuprofeno, ketorolac) são excelentes analgésicos e anti-inflamatórios. Os AINES têm efeitos sinérgicos com opioides e podem reduzir a quantidade de oipioide necessário para alívio da dor. *São tão efetivos quanto opioides para dores leves e moderadas, podem ser administrados VO e IM,* existindo poucas vantagens em administrá-los na forma endovenosa. Embora não causem sedação, depressão respiratória, retenção urinária ou constipação, os AINES têm mais efeitos adversos do que qualquer outra medicação analgésica. Esses efeitos adversos incluem disfunção plaquetária, nefropatia, cefaleia, tontura, irritação gástrica e sangramento gastrintestinal, sendo que a maior parte deles ocorre em pacientes que tomam AINES cronicamente para doenças como artrite reumatoide e osteoartrite. O uso de inibidores da bomba de prótons diminui o risco de sangramento digestivo.

Todos os AINES aumentam o risco de morte por causa cardiológica em pacientes com risco de doença cardiológica isquêmica, embora agentes associados à ciclogenase-2 estejam associados com maior risco. Insuficiência renal aguda foi registrada em pacientes mais idosos e com volume mais depletado ou com doenças renais ou cardíacas preexistentes e/ou que estejam tomando diuréticos.

TABELA 23.4 Analgésicos não opiáceos mais utilizados em emergência

<table>
<tr><th>Medicação</th><th>Dose para adultos</th><th>Efeitos adversos</th></tr>
<tr><td>Paracetamol</td><td>500-1.000 mg VO a cada 4 horas, não exceder 4 g/dia</td><td>Necrose e insuficiência hepática, hemólise em pacientes com deficiência de G6PD</td></tr>
<tr><td>Ácido acetilsalicílico</td><td>600-1.000 mg VO, a cada 4 horas, não exeder 4 g/dia</td><td>Tinnitus, acidose metabólica, toxicidade do sistema nervoso central</td></tr>
<tr><td>Dipirona</td><td>500-1.000 mg VO ou IV, a cada 6 horas, máximo 6 g/dia</td><td>Náusea, vômitos, agranulocitose, hipotensão e reações anafiláticas e alérgicas</td></tr>
<tr><td colspan="3">Anti-inflamatórios não esteroides</td></tr>
<tr><td>Tenoxican</td><td>20-40 mg/dia IV, IM, VO, via retal dependendo da intensidade da dor</td><td rowspan="3">▪ Desconforto gástrico, epigástrico e abdominal; dispepsia; pirose e náusea.
▪ Sistema nervoso central: vertigem e cefaleia. Reação incomum (infrequente) (> 1/1.000 e < 1/100), maior que 0,1% e menor que 1%.
▪ Trato gastrintestinal: constipação; diarreia; estomatite; gastrite; vômitos; sangramento gastrintestinal; úlceras; melena.
▪ Sistema nervoso central: fadiga; distúrbios do sono; perda do apetite; secura na boca; vertigem.
▪ Pele: prurido; eritema exantema, erupção cutânea (rash).
▪ Trato urinário e sistema renal: aumento de creatinina; edema.
▪ Tratos hepáticos e biliares: hiperbilirrubinemia (icterícia não especificada); atividade enzimática hepática aumentada (aumento dos níveis de transaminases e da desidrogenase lática (DHL)).
▪ Não deve ser administrado em gestantes no último trimestre de gestação e deve ser usado com cautela nos outros períodos gestacionais.</td></tr>
<tr><td>Ibuprofeno</td><td>400-800mg VO a cada 4 a 6 horas</td></tr>
<tr><td>Cetoprofeno</td><td>100-200 mg/dia VO IV, divididos em 2 vezes</td></tr>
</table>

Ibuprofeno é o anti-inflamatório mais usado, com apresentação em comprimidos, suspensão e supositório. Ele é rapidamente absorvido e tem interação mínima com outras medicações. A dose analgésica para adutltos é 400 mg e a anti-inflamatória é de 600 a 800 mg. Nenhum AINE é mais efetivo do que o ibuprofeno 400 mg.

Inibidores da cicloxigenase (COX) são mais caros e não há evidência de que sejam superiores em eficácia e segurança do que os outros AINES.

INTERAÇÕES MEDICAMENTOSAS DOS ANTI-INFLAMATÓRIOS NÃO ESTEROIDES

Os AINES têm efeito aditivo positivo quando associado ao paracetamol e podem comprometer o efeito protetor do ácido acetilsalicílico, embora isso não restrinja o seu uso na dor aguda. Já o seu uso concomitante com anticoagulantes deve ser desencorajado, pois essa associação aumenta o risco de sangramento gastrintestinal e, nos pacientes que usam varfarina, aumenta o tempo de protrombina. O uso associado a inibidores da enzima conversora da angiotensina (ECA) também deve ser evitado, pois pode *comprometer o efeito anti-hipertensivo destes, além de comprometer a função renal. Nos pacientes que usam diuréticos, os AINES aumentam o risco de desenvolver insuficiência renal e nos que usam glicocorticosteroides aumentam o risco de úlcera.*

Os AINES tambem aumentam a reabsorção e podem diminuir a excreção do lítio, tornando este tóxico e requerendo redução da dose quando prescritos em conjunto. *A coadministração crônica com metrotexate aumenta a concentração sérica deste, resultando em toxicidade grave.*

OPIÁCEOS (TABELA 23.5)

São as medicações de escolha para o tratamento da dor aguda de moderada a intensa e são frequentemente utilizadas como analgésicos na SAP. São relativamente seguros em termos de toxicidade e de probabilidade de causar dependência futura e seu uso deve ser encorajado na emergência. A morfina costuma ser a 1ª escolha para o tratamento da dor intensa na emergência por sua disponibilidade e fácil titulação.

O efeito dos opiáceos varia muito entre os individuos e, por isso, é necessário realizar titulação para atingir a analgesia desejada com mínimos efeitos adversos. Os opiáceos podem produzir depressão respiratória principalmente quando são associados com benzodiazepínicos ou naqueles pacientes em que a causa da dor é resolvida após o tratamento da patologia de base. A depressão respiratória não costuma acontecer em pacientes com dor intensa e costuma ser transitória, geralmente respondendo ao estímulo verbal ou tátil e, muito raramente, necessitando de intervensões mais agressivas. Reações alérgicas e hipotensão são raras, sendo que a primeira normalmente se resolve com uso de anti-histamiíico e a última costuma ser transitória.

A forma mais efetiva de fazer a titulação é intravenosa, a via intramuscular tem sérias desvantagens e não é aconselhável para o tratamento da dor aguda. Pacientes com dor leve a moderada são mais bem tratados com opioides VO. Se não for possível o acesso venoso e o paciente não tolerar VO, a rota alternativa é a subcutânea (SC), menos dolorosa do que a IM e com tempo de início similar. Opioides também podem ser administrados VO, transmucosa e intranasal. A dose deve levar em conta a idade, massa corporal e exposição prévia crônica a opiáceo. Uma história passada ou recente de adição a opioide é uma contraindicação ao uso dela. A exceção da meperidina, que não deve mais ser usada na emergência, não existe evidência para recomendar o uso de um opioide em detrimento de outro, quando em doses equivalentes.

MORFINA

Doses iniciais de 0,1 mg/kg seguidas de titulação, com pico de efeito em 30 minutos. Libera mais histamina e, por isso, produz mais hipotensao. Também pode produzir depressão respiratória, principalemente quando associada a benzodiazepínicos. É metabolizada pelo fígado em um metabólito ativo e excretada pelo rim, o que pode amentar a sua meia-vida em pacientes que têm insuficiência hepática ou renal.

TABELA 23.5 Doses e efeito dos opiáceos para analgesia

Medicação	Dose	Farmacocinética	Efeitos adversos		Titulação
Morfina	0,1 mg kg IV 10 mg IM 0,3 mg/kg VO	Início 1-2 minutos IV 10-15 minutos SC IM Pico 3-5 minutos IV 15-10 minutos IM Duraçao 1-2 horas IV 3-4 horas IM ou SC	Náusea, hipotensão transitória, vômitos, prurido, constipação,retenção urinária, confusão, depressão respiratória	Raramente associada com tremores, mioclonia, delírio ou convulsões	0,05 mg/kg cada 3-5 minutos
Fentanil	1µg/kg	Início < 1 minuto (IV) Pico 2-5 minutos (IV) Duração 30-60 minutos (IV)	Altas doses podem provocar tórax rígido (> 5 mg/kg IV)	Medicamento de escolha em paciente com insuficiência renal	0,75 µg/kg cada 2-3 minutos
Tramal	50-100 mg VO	Início 10-15 minutos Duração 4-6 horas VO	Efeitos adversos do sistema nervoso central comuns	Náusea, vômito, tontura, hipotensão ortostática e sedação	

FENTANIL

Opioide potente de fácil titulação e de relativa curta duração. Tem início de ação rápido (menos de 2 minutos quando administrado IV e pico em 2 a 3 minutos) e duração de 30 a 60 minutos. Pode ser administrado transmucosa, VO, transdérmica, intranasal e por nebulização (alternativa em pacientes sem acesso venoso na dose de 3 µg/kg). Por todas essas características, é ideal para pacientes que precisam de analgesia para realização de procedimentos seriados. Quando comparado à morfina, está mais associado à depressão respiratória, mas liberar menos histamina ocasionando menos efeitos periféricos. Além disso, tem baixa incidência (1,1%) de complicações sérias. A síndrome do tórax rígido, usualmente, ocorre com doses maiores do que 7 µg/kg; não responde ao uso de naloxone e, quase sempre, é necessária a intubação por sequência rápida com uso de bloqueador neuromuscular para ventilar o paciente. Pode ser usado junto com midazolam para sedação de moderada a profunda. Uma única dose de 1 a 2 µg/kg de fentanil é dada antes do agente sedativo e pode ser titulada a cada 1 a 2 minutos juntamente com o agente sedativo para atingir a analgesia e a sedação desejadas.

TRAMADOL

Comparado com opioides tradicionais, baixas doses de tramadol têm mais efeitos favoráveis e apresentam baixo risco para adição no uso crônico. Os efeitos adversos mais comuns do tramadol são náusea, vômito, tontura, hipotensão ortostática e sedação e estão mais relacionados a doses mais altas. Esses efeitos podem ser minimizados se a medicação for diluída em solução fisiológica e costumam ser só parcialmente revertidos pelo naloxone.

MEDICAÇÕES ANALGÉSICAS E DISSOCIATIVAS

CETAMINA

Continua ganhando popularidade em adultos e está se tornando uma das medicações mais usadas para sedação na emergência. Produz um estado de dissociação por disrupção do sistema tâlamo-neocortical e o sistema límbico caracterizado por analgesia, sedação e amnésia. Apresenta várias vantagens na sedação e analgesia para procedimentos, pois induz sedação e analgesia profunda sem depressão respiratória. Os reflexos protetores da via aérea como tosse, deglutição e tônus muscular da língua e da faringe são preservados. Por muito tempo acreditou-se que a cetamina aumentava a pressão intracraniana e que, portanto, não deveria ser usada em pacientes com trauma cranioencefálico ou patologias intracranianas agudas. Mas, recentemente, novos estudos têm demonstrado que ela é segura e não aumenta a pressão intracraniana.[13-15] A cetamina também não tem quase efeito cardiovascular, não altera a pressão arterial e induz broncodilatação por relaxar a musculatura lisa e, por isso, é bem tolerado em pacientes com doença cardiovascular e pulmonar reativa. Tem rápido início de ação e curta duração se administrada via IV ou IM. Doses repetidas são bem toleradas em procedimentos prolongados com resultados previsíveis, mas podem levar a longo período de recuperação e aumento da incidência de emese. Em doses baixas (menos de 1 mg/kg IV), produz apenas analgesia e sedação e é ideal para pequenos procedimentos como suturas;[16] e, em doses um pouco mais elevadas (12 mg/kg IV ou 3 a 4 mg/kg IM), é dissociativa e ideal para procedimentos muito dolorosos ou que requerem sedação mais prolongada. Pode ser administrada IV, IM, intranasal, VO e retal. A via IM produz uma sedação de 40 minutos comparada com os 15 minutos via IV. A recuperação completa ocorre em 1 a 2 horas. Pode provocar laringoespasmo e reações alérgicas, além de hipersalivação e emese, geralmente, quando administrada em dose alta ou rapidamente, mas esses sintomas costumam ser passageiros. A cetamina aumenta a pressão intraocular e deve ser evitada em pacientes com lesão ocular ou glaucoma. O efeito adverso mais comum no uso da cetmina são pesadelos e alucinações na hora de acordar e ocorrem em 15% dos pacientes. São, frequentemente, leves e acometem mais mulheres e pacientes psiquiátricos. Benzodiazepínicos podem ser usados para o controle desse fenômeno, mas não devem ser usados preventivamente. A cetamina é contraindicada em pacientes com psicose mesmo os controlados.

CETAMINA COM PROPOFOL (KETOFOL)

A cetamina parece ter efeito sinérgico com o propofol. Enquanto ela produz analgesia e estimula o sistema cardiovascular e respiratório fazendo um contrabalanço na depressão respiratória e hipotensão provocadas pelo propofol, ele ameniza as aluncinações e os vômitos provocados pela cetamina mediante seu efeito sedativo e hipnótico. O ketofol não parece ser superior à cetamina ou ao propofol usados separadamente.

MEDICAÇÕES SEDATIVAS

Hipnótico que tem início de ação rápido, curta ação e eficácia previsível para produzir sedação moderada a profunda, o propofol pode ser utilizado em crianças e adultos. ele não tem propriedade analgésica e, por isso, tem de ser administrado com outra medicação para dor como a cetamina. Também apresenta um efeito antiemético importante e diminui a pressão intracraniana. Está associado a menos complicações do que o etomidato em pacientes que recebem múltiplas doses e é de titulação muito mais fácil. O efeito adverso mais grave do propofol é depressão respiratória súbita e apneia, também pode surgir hipotensão que é mais comum em pacientes hipovolêmicos ou com ASA III ou IV e, geralmente, transitória. Deve-se corrigir a hipovolemia antes da administração do propofol e administrar doses reduzidas em pacientes idosos (0,25 a 0,5 mg/kg) porque eles fazem mais hipotensão; é contraindicado para pacientes com alergia a ovo e proteína de soja. Provoca dor quando administrado, então deve ser antecedido em 10 segundos pela administração de lidocaína ou fentanil. A dose intravenosa inicial é um bolo de 0,5 a 1 mg/kg, que deve ser titulado a cada 1 a 3 minutos, com doses de 0,25 a 0,5 mg/kg. Seu efeito começa em 30 a 60 segundos após administrado e dura de 6 a 10 minutos. Se o tempo do procedimento for superior a esse tempo, doses complementares podem ser administradas.

ETOMIDATO

Sedativo e hipnótico de início de ação rápida (30 a 60 segundos) e de curta duração (5 a 10 minutos). Apresenta mínimos efeitos cardiovasculares e respiratórios e, provavelmente, tem benefícios na perfusão cerebral, o que o torna ideal para procedimentos rápidos como intubação orotraqueal. Não causa efeito analgésico e é o agente de escolha em pacientes hemodinamicamente instáveis ou com aumento da pressão intracraniana que necessitam de hipnose e de sedação profunda.

É de mais difícil titulação do que outros agentes hipnóticos. Produz menos hipotensão do que o propofol. Mioclonias acontecem em 20% dos pacientes e podem atrapalhar o procedimento. É conhecido por suprimir a adrenal e deve-se evitar o seu uso em pacientes graves, pois piora o prognóstico. Apesar disso, o efeito de depressão da adrenal não parece ser clinicamente significativo quando o etomidato é administrado em dose única para sedação.[17-19] Efeitos adversos ocorrem mais frequentemente quando ele é infundido rapidamente IV, em altas doses e em idosos e incluem apneia, depressão respiratória, mioclonia, náusea, vômitos.

A dose inicial é de 0,1 mg/kg, administrada IV, lentamente, em 1 a 2 minutos. Doses adicionais de 0,05 a 0,1 mg/kg podem ser administradas a cada 2 a 3 minutos até a sedação desejada ser atingida.Como não tem efeito analgésico, precisa ser administrado com morfina ou fentanil.

AGENTES SEDATIVOS

Benzodiazepínicos são potentes amnésicos, hipnóticos e ansiolíticos, além de anticonvulsivantes e produzirem propriedades relaxantes.

Midazolam é um benzodiazepínico de curta ação cujo pico de ação ocorre em 2 a 3 minutos, com duração de 30 a 60 minutos e pode causar amnésia retrógrada de até 20 a 30minutos. A dose inicial é de 0,05 mg/kg IV ou IM. A via IM demora um pouco mais para fazer efeito, mas pode ser interessante naqueles pacientes em que naã se tem acesso venoso, não necessitam de analgesia e precisam fazer um exame de imagem, por exemplo.

Midazolan causa depressão respiratória (hipoventilaçao e hipoxemia), depressão cardiovascular, hipotensão e agitação (15% dos pacientes) que podem ser revertidos com uso de flumazenil. Midazolan pode ser administrado IV, VO, intranasal ou IM. A via intravenosa é a que propicia duração e açao mais previsível. A intranasal pode irritar a mucosa nasal e provocar dor e ansiedade.

Deve-se usar doses menores em idosos porque eles têm metabolismo hepático mais lento e podem sofrer prolongamento do efeito. Midazolam é lipofílico e tem seu efeito amplificado em pacientes obesos, aumentando a meia-vida plasmática em 8 horas com doses altas ou repetidas. Pacientes alcoolistas necessitam de doses mais altas para alcançar efeitos clínicos semelhantes por tolerância cruzada.

MEDICAÇÕES DE RESGATE

Devem ser usadas quando é necessária a reversão completa de um efeito adverso. Não devem ser usados para reversão eletiva da medicação após SAP.

FLUMAZENIL

Antagonista dos benzodiazepínicos que reverte o efeito sedativo, mas não reverte completamente a depressão respiratória. Tem início de ação rápida, de 1 a 2 minutos, com pico de ação em 5 a 10 minutos e duração de 30a 90 minutos. O paciente tem de ser monitorizado e observado porque os efeitos adversos podem retornar se o benzodiazepínico usado for de longa ação. Deve ser usado na dose de 0,1 a 0,2 mg IV a cada 1 a 2 horas até o efeito desejado ser atingido. Deve ser usado com cautela em pacientes com história de crises convulsivas porque pode precipitar estado epilético.

NALOXONE

Antagonista de opioide que pode ser administrado IV, IM, SC ou via tubo endotraqueal. Geralmente é usado para reverter depressão respiratória induzida por opioide. Aplicam-se doses repetidas de 0,1 a 0,2 mg IV a cada 1 a 2 minutos até que seja revertido o efeito adverso do opioide, mantendo-se, quando possível, o efeito analgésico. Tem ação de início rápido e meia-vida de aproximadamente 45 minutos, mas clinicamente seu efeito dura de 15 a 30 minutos. É importante lembrar de manter o paciente monitorizado porque o tempo de duração do naloxone geralmente é mais curto do que o dos opioides e, em virtude disso, os efeitos adversos podem voltar, sobretudo, nos pacientes que usaram fentanil que costuma depositar-se na periferia. Se o paciente for dependente de opioides, o naloxone pode provocar síndrome de abstinência. O uso de naloxone tem pouco risco, mas há descrição de arritmias, convulsões e até de edema pulmonar.

ANALGESIA EM SITUAÇÕES ESPECÍFICAS

DOR NEUROPÁTICA

Pacientes com neuropatia são de difícil tratamento com analgésicos comuns e podem ser resistentes ao uso de opioides de curta ação. Pode ser difícil identificar esses pacientes na emergência, mas, se houver suspeita, terapia mais especifica deve ser realizada. Opioides de longa ação, antidepressivos tricíclicos anticonvulsivantes (gabapentina, fenitoina, carbamazepina e ácido valproico) têm sido todos efetivos para dor neuropática (Tabela 23.6). Pacientes que já usam essas medicações podem estar precisando de adequação da dose ou associação de outro agente, o que deve ser discutido com o médico assistente.

TRAUMA

Pacientes politraumatizados, hemodinamicamente instáveis, com instabilidade respiratória ou queimados beneficiam-se de etomidato, cetamina e/ou fentanil em bolo, seguido de infusão contínua de fentanil, pois apresentam menos efeitos hemodinâmicos. Anti-inflamatórios não devem ser administrados a pacientes com traumas graves por risco de sangramento excessivo em virtude de disfunção plaquetária e piora da função renal em paciente com volume depletado.

TABELA 23.6 Medicações usadas para o tratamento de dores neuropáticas

Medicação	Dose inicial	Dose diária (dose máxima)	Uso
Amitriptilina	0,1 mg/kg VO à noite	0,5-2 mg/kg/dia (150 mg/dia)	Dor crônica
Carbamazepina	100 mg VI 2 vezes/dia	200-4.000 mg 2 vezes/ dia (1.200 mg/dia)	Neuralgia do trigêmeo e pós-herpética e neuropatia diabética
Gabapentina	300 mg/dia VO	300-1.200 mg VO, 3 vezes/dia (3.600 mg/dia)	

Idosos têm menor habilidade de manter a via aérea pérvia e drive ventilatório; apresentam reflexo de tosse diminuído e incompetência do esfíncter gastresofágico, o que aumenta o risco de aspiraçãoe; têm risco aumentado de interação medicamentosa e interação da medicação com a patologia de base; seu metabolismo é mais lento;e demoram mais para excretar as medicações; e são mais sensíveis à sedação. O etomidato é uma boa alternativa para idosos porque provoca efeito cardiovascular mínimo. Para procedimentos doloridos, pode-se associar morfina. Propofol tem picos de concentração maior do que em adultos jovens e aumenta, consequentemente, o risco de depressão respiratória e, por isso, deve-se usar a metade da dose. Pacientes idosos também são mais sucetíveis a efeitos adversos neurológicos, razão pela qual deve-se empregar benzodiazepínicos com cuidado nessa população.

Sedação para realização de endoscopia e colonoscopia, na emergência, pode causar reflexo vasovagal, como bradicardia e hipotensão, pela passagem do endoscópio ou pela distenção gástrica causada pela distenção gasosa da colonoscopia. A reação, geralmente, é transitória e, em caso de bradicardia persistente, pode ser usada a atropina, mas não é recomendado o seu uso preventivo já que pode produzir ileo e distenção abdominal. Além disso, a passagem do endoscópio pela faringe e pelo esôfago aumenta o risco de hipoxia, apneia e aspiração.

SEDAÇÃO PARA CARDIOVERSÃO

A cardioversão costuma ser um procedimento extremamente ansiogênico e doloroso. Como a maior parte dos pacientes submetidos à cardioversão na emergência tem uma patologia cardiológica de base e, por isso, está mais suscetível a alterações cardiorespiratórias e hemodinâmicas, o ideal é que medicamentos que tenham menos efeitos cardiorrespiratórios, como o etomidato (0,3 mg/kg IV) associado a fentanil (3 µg/kg, IV, lento) ou cetamina (2 mg/kg, IV), sejam usados. Medicações alternativas seriam propofol e midazolan.

Complicações da sedação para procedimento acontecem em 2,3 a 7,7% dos pacientes e incluem intubação orotoraqueal, tratamento de hipotensão e arritmia.

A maior parte das complicações surge logo depois da administração do sedativo. A ocorrência de efeitos adversos depois de mais de 5 minutos do final do procedimento é rara (< 1%). Sempre quando possível, em pacientes não entubados que necessitam de sedação, deve ser dada dose única de sedativo em bolo. Pacientes que necessitam de procedimentos extensos que não podem ser feitos com dose única têm maior risco de complicação e devem ser levados ao bloco cirúrgico.

CRITÉRIOS PARA LIBERAÇÃO DO PACIENTE APÓS SEDAÇÃO E ANALGESIA PARA PROCEDIMENTOS

Para poder ser liberado após a SAP, o paciente precisa ter recuperado as suas funções cognitivas e motoras. Se ele for liberado para casa, preferencialmente deve ser acompanhado por uma pessoa adulta e deve ser orientado a não dirigir ou realizar atividades perigosas como nadar, andar de bicicleta ou manusear máquinas que possam colocar a sua vida em risco nas primeiras 12 a 24 horas seguintes à realização da SAP, pois pode apresenetar déficits cognitivos e sonolência leve residual.

REFERÊNCIAS BIBLIOGRÁFICAS

1. SA Berben. Pain prevalence and pain relief in trauma patients in the Accident & Emergency department. 2008, Injury, p. 39:578-585.
2. WH, Cordell. The high prevalence of pain in emergency medical. 2002, Am J Emerg Med, v. 20, p. 165-169.
3. Bossart P, Fosnocht D, Swanson E. Changes in heart rate do not correlate with changes in pain intensity in emergency department patients. s.l.: J Emerg Med, 2007, v. 32. p. 19-22.
4. Miner JR, Kapella KC. Variations in perceived pain measurements within and between subjects using a standart painful stimulus. s283, s.l.: Acad Emerg Med, 2007, v. 14.
5. Marco CA, Plewa MC, Buderer N, Hymel G, Cooper J.Self-reported pain scores in the emergency departemnet. Lack of association with vital signs. p. 974-979, s.l.: Acad Emerg Med, 2006, v. 13.
6. Todd KH, Deaton C, D 'Adamo AP, Goe L. Ethnicity and analgesic practice. p. 11-16, s.l.: Ann Emerg Med, 2000, v. 35.
7. Tamayo-SarverJH, Hinze SW, Cydulka RK, Baker DW.Racial and ethnic disparities in emergency department analgesic prescription. p. 2067-2073, s.l.: J Public Health, 2003, v. 93.
8. Tyler DC, Tu A, Douthit J, Chapman CR. Toward validation of pain. p. 301-309, s.l.: Pain, 1993, v. 52.
9. Brewster GS, Herbert ME, Hoffman JR. Medical myth: analgesia should not be given to patients with an acute abdome becaus it obscures the diagnosis. p. 209-210, s.l.: West J Med, 2000, v. 172.
10. Effects of morphine analgesia on diagnostic accuracyin Emergency Department patients with abdominal pain: a prospective, randomized trial. p. 18-31, s.l.: J Am Coll Surg, 2003, v. 196.
11. LO, Høiset and Hisda Jl, Hoff IE, Hagen OA, Landsverk SA, Kirkebøen KA. Tissue oxygen saturation and finger perfusion index in central hypovolemia: influence of pain. p. 747-756, s.l.: Critical Care Medicine, 2015, v. 43.
12. J, Fitz-Henry. The ASA classification and peri-operative risk. p. 185-187, s.l.: Ann R CollvSurg Engl, 2011, v. 93.
13. Wang X, Ding X, Tong Y, Zong J, Zhao X, Ren H, Li Q. Ketamine does not increase intracranial pressure compared with opioids: meta-analysis of randomized controlled trials. p. 821-827, s.l.: J Anesth., 2014, v. 28(6).
14. Zeiler FA1, Teitelbaum J, West M, Gillman LM. The ketamine effect on ICP in traumatic brain injury. p. 163-173, s.l.: Neurocrit Care, 2014, v. 21.

15. Cohen L, Athaide V, Wickham ME. Doyle-Waters MM, Rose NGW, Hohl CM. The effect of ketamine on intracranial and cerebral perfusion pressure and health outcomes: a systematic review. p. 43-51, s.l.: Annals of Emergency Medicine, 2015, v. 65.
16. Miller JP, Schauer SG, Ganem VJ, Bebarta VS.Low-dose ketamine vs morphine for acute pain in the ED: a randomized controlled trial. p. 402-408, s.l.: Am J Emerg Med., 2015, v. 33.
17. Todd KH, Funk KG, Funk JP, Bonacci R. Clinical significance of reported changes in pain severity. p. 485-489, s.l.: Ann Emerg MEd, 1996, v. 27.

24

Ultrassonografia para o Emergencista

Elmo Pereira Jr.

INTRODUÇÃO

A ultrassonografia à do beira-leito (do inglês, *point-of-care*) trouxe grande contribuição à acurácia diagnóstica e à realização de procedimentos em pacientes críticos. Distingue-se da ultrassonografia convencional, realizada por imagenologistas, por ser limitada à resolução de problemas diagnósticos específicos, como o choque, a insuficiência respiratória, ou a avaliação do paciente com politrauma.[1]

Neste capítulo, serão revistos a técnica de obtenção e a interpretação das principais modalidades da ultrassonografia para o emergencista, o exame pulmonar, o exame cardíaco, o exame abdominal, o exame vascular e o acesso vascular guiado por ultrassonografia.

PRINCÍPIOS FÍSICOS E INSTRUMENTAÇÃO

Ao utilizar um equipamento de ultrassonografia pela primeira vez, deve-se reconhecer as sondas (também chamadas transdutores) disponíveis, suas respectivas frequências de onda e os comandos do equipamento.

As sondas que trabalham com baixa frequência, entre 1 e 5 MHz, emitem ondas com grande comprimento de onda e, portanto, são adequadas para examinar estruturas profundas. De modo contrário, as sondas que trabalham com alta frequência, acima de 10 MHz, emitem ondas com comprimento de onda curto e, portanto, são adequadas para examinar estruturas superficiais.

Analisando os botões disponíveis, devemos identificar os seletores de modos ultrassonográficos, sendo o modo B (bidimensional ou brilho, do inglês *bright*) e o modo M (do inglês *movement*) os mais utilizados para a ultrassonografia à beira do leito. Os outros comandos essenciais no ajuste da imagem são o ganho e a profundidade (Figura 24.1). O ajuste de ganho torna a imagem na tela mais brilhante ou menos brilhante, sendo útil para proporcionar o máximo de contraste entre as estruturas examinadas (Figura 24.2). A profundidade é o ajuste da escala de distâncias representada na tela. Caso a estrutura superficial esteja sendo examinada, reduz-se a profundidade; para examinar estruturas profundas, aumenta-se a profundidade (Figura 24.3).

ULTRASSONOGRAFIA PULMONAR

Sendo o pulmão um órgão aerado, a imagenologia tradicional o considera inacessível à ultrassonografia. Esse paradigma foi revisitado pelo Prof. Daniel Lichtenstein, intensivista do *Hôpital Ambroise-Paré*, Paris, França. Desde a década de 1980, o Prof. Lichtenstein vem aperfeiçoando esta técnica e foi responsável pela descrição dos sinais ultrassonográficos relacionados às principais patologias pleuropulmonares encontradas em paciente críticos.

A base da ultrassonografia pulmonar é a análise dos artefatos gerados entre o ultrassom e a superfície pleural. Esses artefatos apresentam padrões consistentes, de acordo com a composição do parênquima subjacente e o conteúdo do espaço pleural.

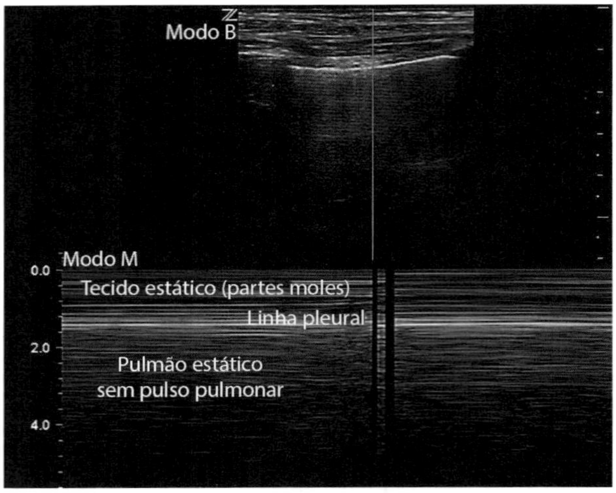

FIGURA 24.6 Sinal da estratosfera ou do código de barras. Este sinal tem alta acurácia para o diagnóstico de pneumotórax (adaptado de Killu, 2010).

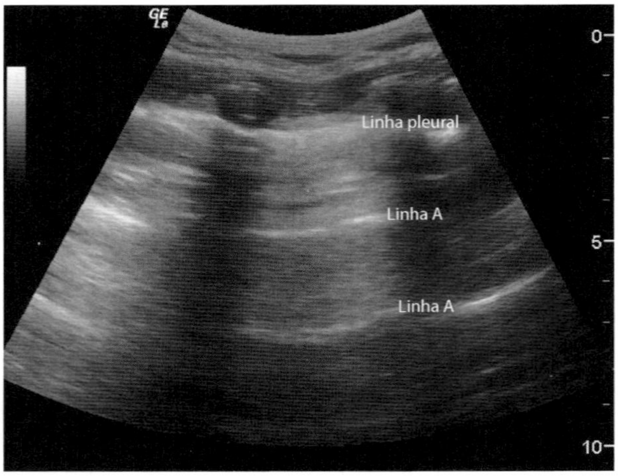

FIGURA 24.7 As linhas A são artefatos de reverberação pleural, que surgem na presença de ar subpleural, como no pulmão aerado sadio, na DPOC, no pneumotórax (adaptado de Killu, 2010).

O deslizamento ocorre de forma sincrônica à ventilação pulmonar, sendo útil para excluir a intubação seletiva, em que não se observa deslizamento sincrônico com ventilação no pulmão excluído. Outras condições que cursam com abolição do deslizamento pleural são a atelectasia, a pleurodese e o pneumotórax. Quanto ao último, observa-se a superioridade da ultrassonografia em relação à radiologia simples, pois a ausência de deslizamento pleural apresenta sensibilidade de 100% e especificidade de 78%, ou seja, com a detecção do deslizamento pleural, exclui-se o pneumotórax na área examinada.[2] A ultrassonografia também é útil para a confirmação de sua presença, por meio da detecção do ponto pulmonar, o ponto de encontro entre a câmara do pneumotórax e a área preservada, onde a aposição entre as pleuras parietal e visceral está mantida e, portanto, existe deslizamento pleural. Na mesma imagem ultrassonográfica, observa-se uma região onde o deslizamento ocorre e outra onde ele está abolido. O ponto pulmonar apresenta sensibilidade de 79% e especificidade de 100% para o diagnóstico do pneumotórax.[3]

Para o diagnóstico diferencial das condições com as quais os médicos emergencistas se deparam na UTI, após o correto posicionamento da sonda (identificação do sinal do morcego) e da detecção do deslizamento pleural, o próximo passo é examinar os artefatos subpleurais.

No caso de um pulmão aerado ("seco"), sabe-se que o ultrassom é completamente refletido e, portanto, a imagem subpleural corresponde aos artefatos de ecos da pleura, linhas horizontais equidistantes entre si, denominadas linhas A (Figura 24.7). Um pulmão que apresente apenas linhas A apresenta, portanto, um padrão A. Não se pode afirmar que um padrão A é sinônimo de um pulmão "normal", haja vista que patologias como doença pulmonar obstrutiva crônica, asma ou embolia pulmonar cursam com insuficiência respiratória e apresentam esse padrão. No evento de um pneumotórax, da mesma maneira, detecta-se ar abaixo da linha pleural, acarretando o mesmo padrão A, daí a importância de determinar previamente a existência ou ausência do deslizamento pleural para realizar o diagnóstico diferencial.

No caso de um pulmão edemaciado ("úmido"), seja difusamente, como no edema pulmonar cardiogênico ou na síndrome do desconforto respiratório agudo (SDRA), seja localizado, como na pneumonia, as ondas de ultrassom passam a propagar-se pelo parênquima, através dos septos interlobulares espessados, acarretando linhas verticais denominadas linhas B (Figura 24.8). Esse pulmão apresenta, portanto, um padrão B, que pode ser difuso ou localizado. Importante ressaltar que, para se conseguir observar as linhas B, não deve haver ar entre a sonda e o pulmão examinado, ou seja, na ocorrência de um pneumotórax, esse padrão desaparece, mesmo com um pulmão "úmido".[4]

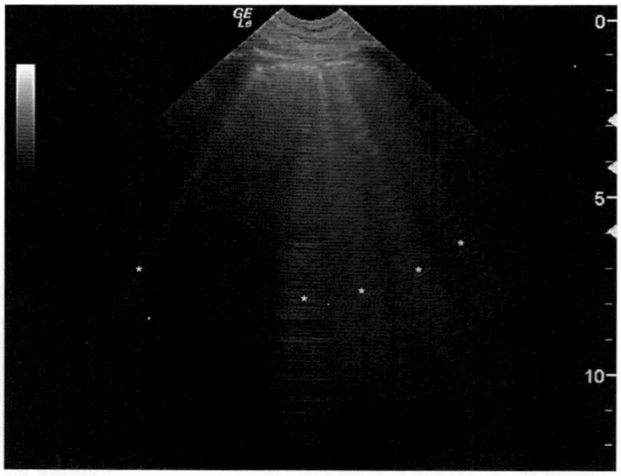

FIGURA 24.8 As linhas B (asteriscos) são artefatos presentes no edema pulmonar, devido ao edema dos septos interlobulares. Caracteristicamente, iniciam-se na linha pleural, estendem-se à região mais profunda da imagem, se movimentam juntamente à linha pleural e "apagam" as linhas A (adaptado de Killu, 2010).

No evento da perda completa do componente aéreo, não se observam mais artefatos, e sim o parênquima pulmonar de fato, agora consolidado, o que é denominado padrão C (Figura 24.9). O diagnóstico diferencial desse padrão recai sobre as condensações e as atelectasias pulmonares.

Se observarmos uma região homogênea hipoecogênica ou mesmo anecogênica no espaço subpleural, estamos diante de um derrame pleural, seja exsudato ou transudato, usualmente acompanhado de um pulmão consolidado subjacente (atelectasia compressiva). A esse padrão, denomina-se padrão D (Figura 24.10).

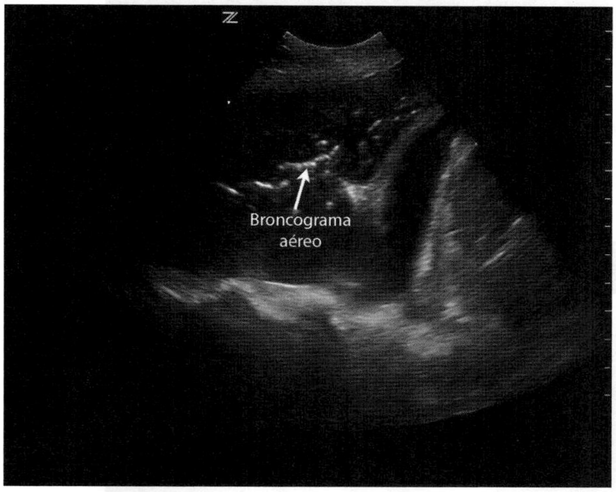

FIGURA 24.9 Consolidação pulmonar (padrão C) – observe a presença de um pulmão sem os artefatos mencionados anteriormente (linhas A ou linhas B), mas com aspecto de órgão sólido. Ademais, notamos imagem hiperecogênicas reticulares permeando o pulmão, o chamado broncograma aéreo, confirmando o diagnóstico de condensação pulmonar (adaptado de Killu, 2010).

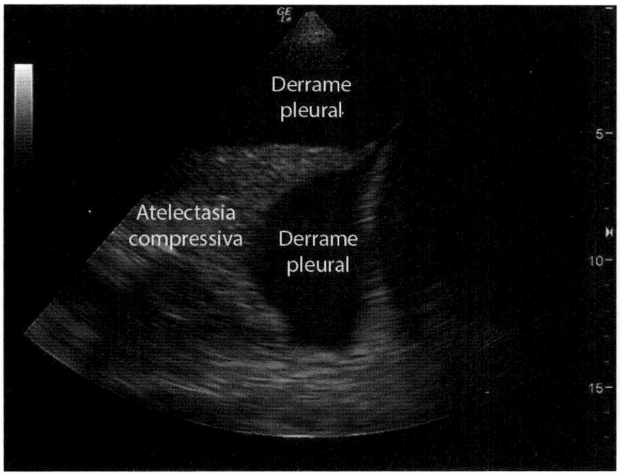

FIGURA 24.10 Derrame pleural (padrão D) – observe uma imagem consolidada (atelectasia compressiva), secundária a um derrame pleural volumoso (adaptado de Killu, 2010).

Em 2008, com o intuito de avaliar o potencial da ultrassonografia pulmonar para o diagnóstico diferencial da insuficiência respiratória aguda, Lichtenstein e Mezière avaliaram 260 pacientes de acordo com o sistema de padrões descritos, denominado BLUE – *Bedside Lung Ultrasound in Emergency* (também um trocadilho com a cianose: *when your patient is blue, promptly perform a BLUE protocol*).[5]

Os autores encontraram os seguintes resultados:

- um padrão A com deslizamento pleural diagnosticou asma ou DPOC com sensibilidade de 89% e especificidade de 97%;
- um padrão B difuso com deslizamento pleural diagnosticou edema pulmonar com sensibilidade de 97% e especificidade de 95%;
- um padrão A com trombose venosa profunda diagnosticou TEP com sensibilidade de 81% e especificidade de 99%;
- um padrão A sem deslizamento pleural na zona 1 (padrão A) com ponto pulmonar diagnosticou pneumotórax com sensibilidade de 81% e especificidade de 100%;
- um padrão C ou padrão B assimétrico ou padrão B sem deslizamento pleural diagnosticou pneumonia com sensibilidade de 89% e especificidade de 94%;
- A acurácia geral do método alcançou 90,5% em relação ao padrão-ouro de cada diagnóstico.

Em 2012, as diretrizes para realização da ultrassonografia pulmonar foram publicadas no ensejo de uma conferência de consenso da World Interactive Network Focused On Critical UltraSound, a WINFOCUS.[6]

ULTRASSONOGRAFIA CARDÍACA

No choque hipovolêmico e distributivo, sabe-se que o principal mecanismo da redução do débito cardíaco é a redução da pré-carga; no choque obstrutivo por tamponamento, o gradiente de pressão entre a cavidade pericárdica e as câmaras direitas gera restrição no enchimento ventricular direito, o que acarreta redução do volume diastólico final do VD (VDFVD); no choque obstrutivo por embolia pulmonar, a pós-carga elevada do VD provoca dilatação dessa cavidade, prejuízo no fluxo vascular pulmonar, com consequente redução do volume diastólico final do ventrículo esquerdo (VDFVE); por fim, a queda no inotropismo do VE gera o choque cardiogênico.

Esses fenômenos fisiopatológicos podem ser observados na ultrassonografia cardíaca que, associada a outras modalidades de exame, oferece alta acurácia para seu reconhecimento,[7-9] proporcionando um guia terapêutico não invasivo, factível, rápido e de baixo custo.

As janelas cardíacas e seus respectivos cortes úteis para o diagnóstico diferencial são a paraesternal esquerda, eixo longo e eixo curto; apical em 4 câmaras; e subxifoide, 4 câmaras e eixo longo de veia cava inferior[10] (Figuras 24.11 a 24.15).

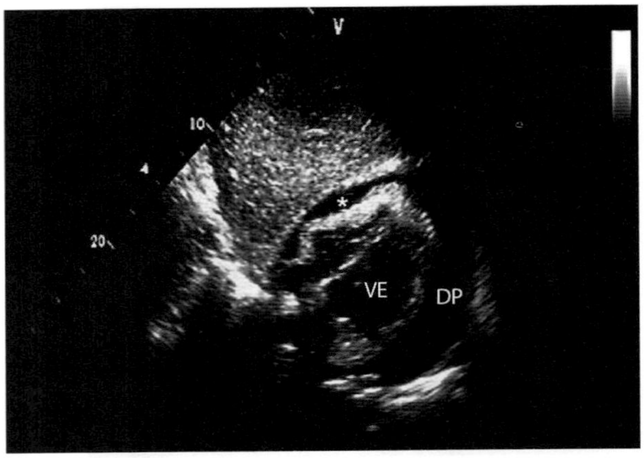

FIGURA 24.17 Tamponamento cardíaco. Nota-se a restrição de enchimento do ventrículo direito (asterisco) secundária ao aumento da pressão na cavidade pericárdica pelo derrame (DP). Devido à redução de sua pré-carga, o ventrículo esquerdo (VE) encontra-se reduzido de volume (adaptado de Killu, 2010).

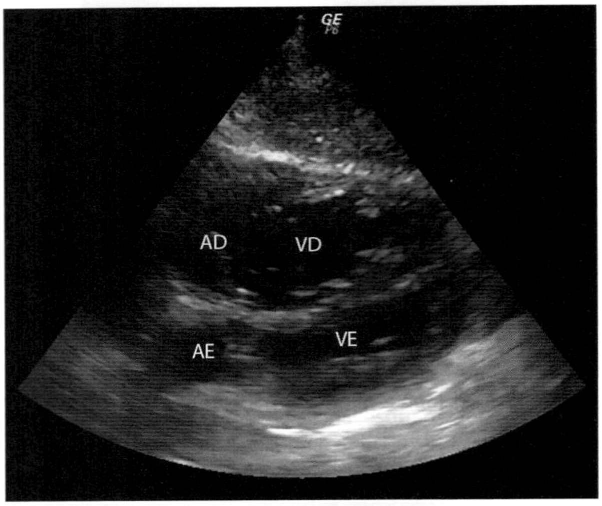

FIGURA 24.18 Embolia pulmonar. Observamos o aspecto reduzido do ventrículo esquerdo durante a diástole e uma relação entre ventrículos direito e esquerdo maior que 1. VD: ventrículo direito; VE: ventrículo esquerdo; AD: átrio direito; AE: átrio esquerdo.

ULTRASSONOGRAFIA ABDOMINAL

Na década de 1970, a ultrassonografia abdominal foi a primeira modalidade realizada à beira do leito, por cirurgiões na Alemanha e Japão, com o intuito de reduzir a necessidade do lavado peritoneal diagnóstico. Na década de 1980, o American College of Surgery passa a difundir a técnica sob o nome de *Focused Assessment with Sonography for Trauma* (FAST*) e, na década em 1990, promove a primeira conferência de consenso sobre as diretrizes para sua realização.[12] Na década de 2000, foi proposto acrescentar janelas torácicas ao FAST original, com o objetivo de detectar também pneumotóraces e hemotóraces traumáticos, o que se denominou e-FAST. Atualmente, está em curso a revisão do consenso de 1999, promovida pela WINFOCUS.

O exame FAST* é considerado uma ferramenta útil para a detecção de líquido livre (sangue) nas cavidades abdominal e pericárdica após trauma toracoabdominal fechado.

A ultrassonografia tem acurácia para detecção de 250 mL de líquido livre na cavidade abdominal.[13] É mais acurado que o lavado peritoneal diagnóstico, quando realizado seriadamente,[14,15] com acurácia superior a 95% em diversos estudos.[16-20] Para o diagnóstico de derrame pericárdico, foi demonstrada acurácia de 97,3 a 100% com a utilização da janela subxifoide.[21,22] Considerando o pneumotórax traumático, uma metanálise demonstrou sensibilidade e especificidade combinadas de 89 e 99%, respectivamente.[23] Por fim, outra metanálise concluiu que a ultrassonografia à beira do leito apresenta sensibilidade e especificidade combinadas de 93 e 96%, respectivamente, no diagnóstico de efusões pleurais.[24]

O e-FAST é realizado através do exame de seis janelas ultrassonográficas:

- hepatorrenal (Figura 24.20);
- esplenorrenal (Figura 24.21);
- suprapúbica (Figura 24.22);
- subxifoide (Figura 24.23); e
- duas janelas torácicas (mesma técnica descrita no tópico "Ultrassonografia pulmonar" deste capítulo). Nota-se que as janelas hepatorrenal e esplenorrenal têm objetivos de detectar líquido livre na cavidade abdominal (hemoperitôneo) e na cavidade torácica (hemotórax).

ULTRASSONOGRAFIA VASCULAR

ULTRASSONOGRAFIA DO TROMBO EMBOLISMO VENOSO

A ultrassonografia tem elevada acurácia para o diagnóstico da trombose venosa profunda (TVP) proximal sintomática, com sensibilidade de 96,1% e especificidade de 96,8%.[25] No contexto do choque ou insuficiência respiratória, deve ser realizada em conjunto com a ultrassonografia pulmonar e a cardíaca, para o diagnóstico de tromboembolismo pulmonar (TEP). Esse protocolo multiorgânico apresenta sensibilidade de 90% e especificidade de 86,2% para o TEP e, caso associado a um dímero D negativo, tem a sensibilidade elevada para 100%.[26]

O exame é realizado mediante inspeção das veias e da técnica compressiva em dois pontos. Com o marcador da sonda linear de alta frequência voltado para o lado direito do paciente, realiza-se um corte transversal na altura do ligamento inguinal, localizando a junção safeno-femoral (Figura 24.24); e na altura da fossa poplítea (Figura 24.25). Note a íntima relação entre a veia femoral comum e a artéria femoral comum; e entre a veia poplítea e a artéria poplítea. O grau de compressão ideal é aquele que deforma a artéria parcialmente.

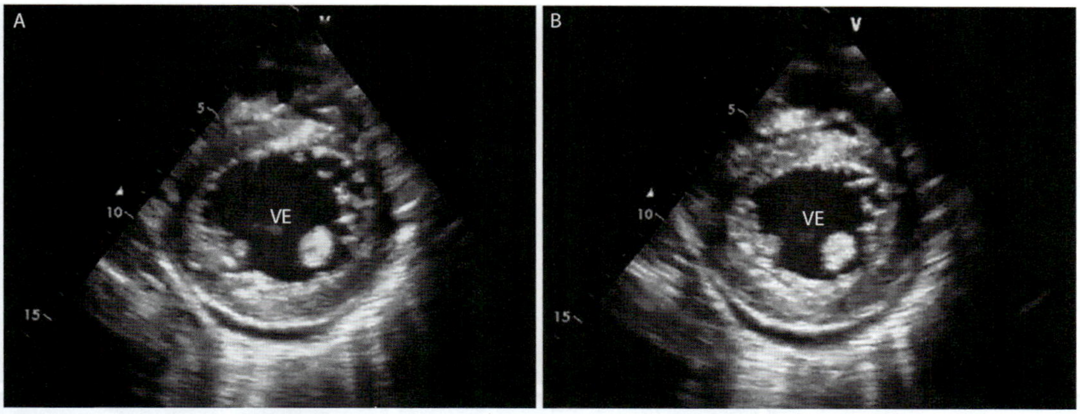

FIGURA 24.19 Disfunção sistólica grave de ventrículo esquerdo. Em uma janela paraesternal esquerda, eixo curto, observamos a pequena variação entre diástole (A): e sístole (B): na avaliação da área ventricular esquerda. VE: ventrículo esquerdo.

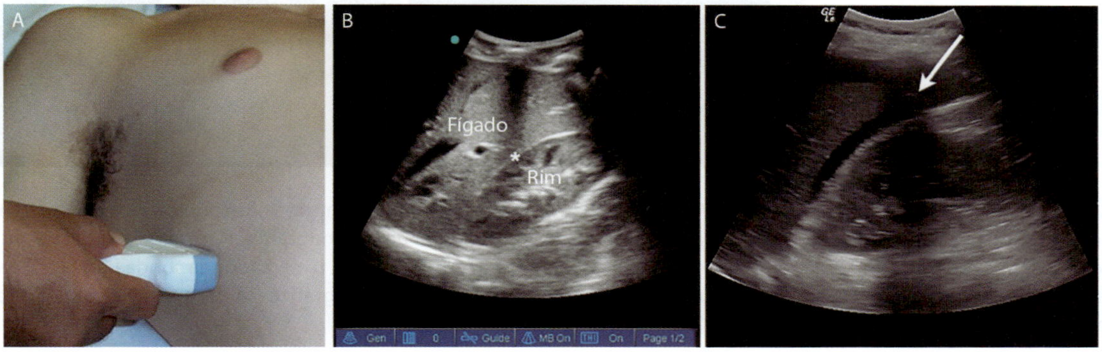

FIGURA 24.20 Janela hepatorrenal. (A): Técnica – A sonda encontra-se na linha axilar média direita, entre o sétimo e o nono espaços intercostais. O marcador da sonda (*index*) está voltado para a região cefálica do paciente. Para buscar hemotórax, realizamos uma varredura em direção ao quinto espaço intercostal; (B): Imagem ultrassonográfica – O asterisco assinala o espaço hepatorrenal ou espaço de Morrison; (C): Imagem ultrassonográfica – A seta indica a presença de hemoperitôneo (adaptado de Killu, 2010).

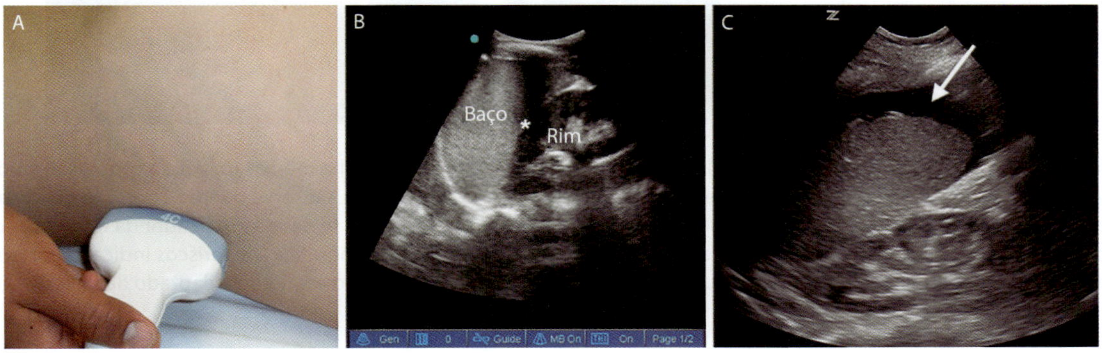

FIGURA 24.21 Janela esplenorrenal. (A): Técnica – A sonda encontra-se na linha axilar média esquerda, entre o quinto e o sétimo espaços intercostais. O marcador da sonda (*index*) está voltado para a região cefálica do paciente. Para buscar hemotórax, realizamos uma varredura em direção ao quarto espaço intercostal; (B): Imagem ultrassonográfica – O asterisco assinala o espaço esplenorrenal; (C): Imagem ultrassonográfica – A seta indica a presença de hemoperitôneo (adaptado de Killu, 2010).

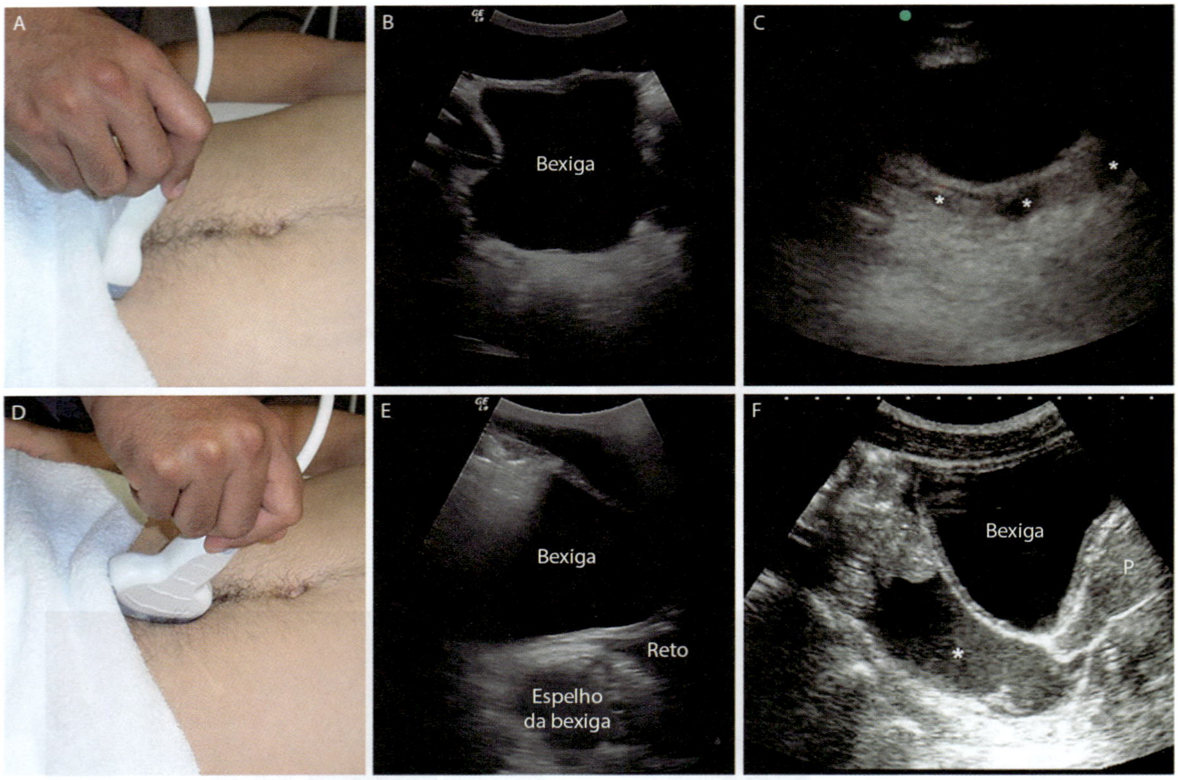

FIGURA 24.22 Janela suprapúbica. (A)>: Técnica – A sonda encontra-se imediatamente acima da sínfise púbica. Para o corte transversal, o marcador da sonda (*index*) está voltado para a direita do paciente; (B): Imagem ultrassonográfica; (C): Imagem ultrassonográfica – Asteriscos indicam a presença de hemoperitôneo; (D): Técnica – Para o corte longitudinal, o marcador da sonda (index) está voltado para a região cefálica do paciente; (E): Imagem ultrassonográfica; (F): Imagem ultrassonográfica – Asteriscos indicam a presença de hemoperitôneo. P: próstata (adaptado de Killu, 2010).

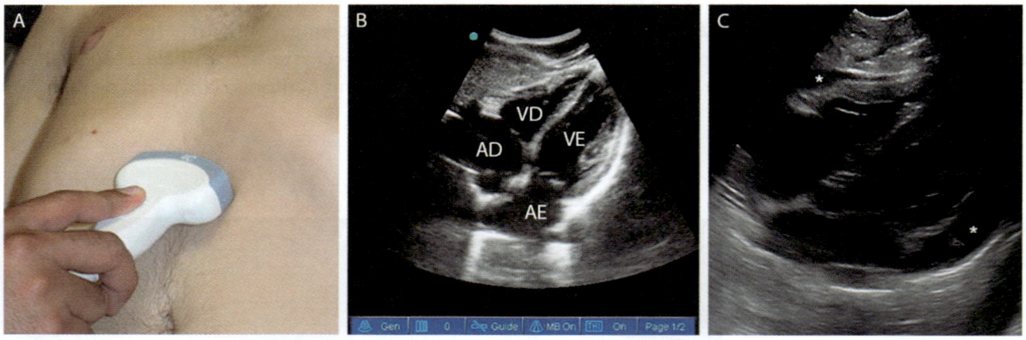

FIGURA 24.23 Janela subxifoide, 4 câmaras. (A): Técnica – A sonda encontra-se na linha média, abaixo do processo xifoide, com inclinação de 15o. O marcador da sonda (*index*) está voltado para a direita do paciente. Observe que, ao contrário do exame ecocardiográfico, utilizamos o marcador invertido 180o ao que fizemos anteriormente. Isso se deve ao marcador da tela, que, no *preset* cardíaco, encontra-se invertido; (B): Imagem ultrassonográfica; (C): Imagem ultrassonográfica – asteriscos indicam a presença de hemopericárdio. VD: ventrículo direito; VE: ventrículo esquerdo; AD: átrio direito; AE: átrio esquerdo (adaptado de Killu, 2010).

A visualização de material hiperecogênico no interior da veia femoral, safena magna ou poplítea ou a ausência de compressibilidade do vaso significam um exame positivo.

ACESSO VASCULAR GUIADO POR ULTRASSONOGRAFIA

A ultrassonografia *point-of-care* para auxílio na passagem de acessos centrais trouxe mais segurança para o

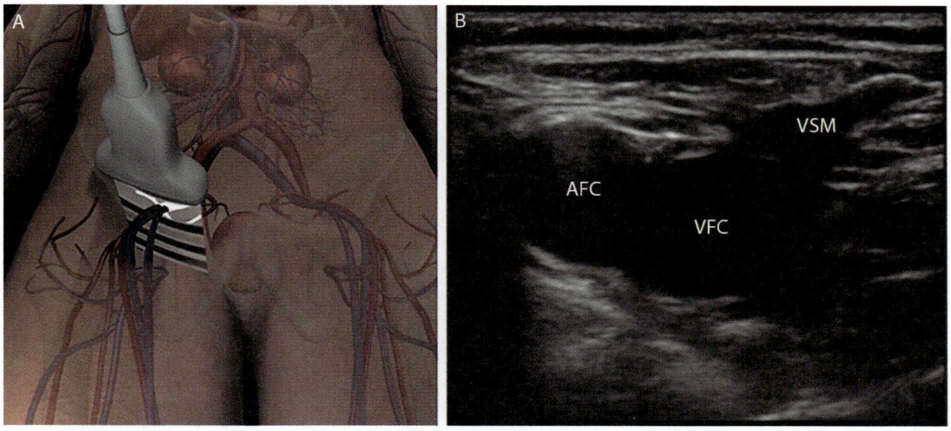

FIGURA 24.24 Junção safeno-femoral. (A): Técnica – uma sonda linear, de alta frequência, é posicionada na região do ligamento inguinal, a 90o, com o marcador voltado para a direita do paciente; (B): Imagem ultrassonográfica – observamos a ausência de material hiperecogênico no interior da veia femoral comum, que, durante a compressão, deve colapsar completamente. AFC: artéria femoral comum; VFC: veia femoral comum; VSM: veia safena magna (adaptado de Killu, 2010).

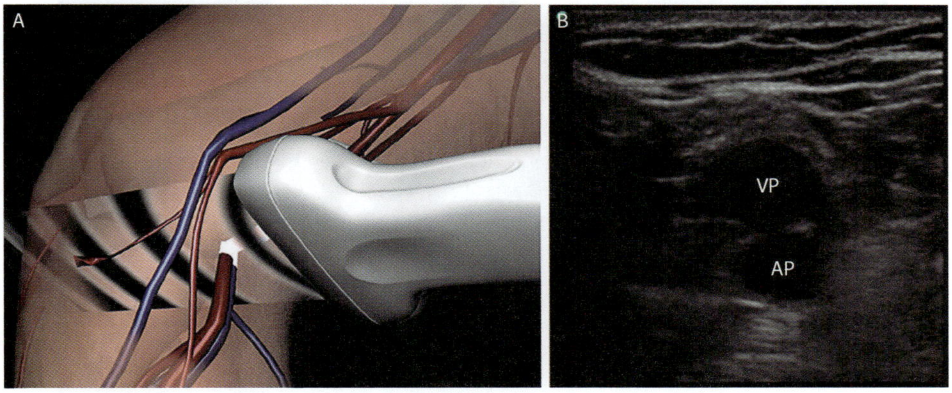

FIGURA 24.25 Fossa poplítea (A): Técnica – uma sonda linear, de alta frequência, é posicionada na região poplítea, a 90o, com o marcador voltado para a direita do paciente; (B): Imagem ultrassonográfica – observamos a ausência de material hiperecogênico no interior da veia poplítea, que, durante a compressão, deve colapsar completamente. VP: veia poplítea; AP: artéria poplítea (adaptado de Killu, 2010).

procedimento e é recomendada de rotina por diversas entidades médicas, como a Agency for Healthcare Research and Quality (AHRQ) e a World Interactive Network Focused On Critical UltraSound (WINFOCUS).[27]

Denomina-se técnica guiada quando se utiliza a ultrassonografia durante o procedimento, e técnica assistida quando se realiza o exame apenas anteriormente, com intuito de verificar a anatomia e suas variações, além da presença de trombose, o que contraindica o acesso naquele sítio. A literatura recomenda a utilização da técnica guiada sempre que possível, por apresentar desfechos mais positivos. O uso da ultrassonografia acarreta redução de incidência de pneumotóraces, punção arterial inadvertida, formação de hematoma e redução do tempo do procedimento.[28]

A sonda deve ser envolta em uma bainha estéril, presente em *kits* próprios para o procedimento, que também contam com gel e bandas elásticas estéreis.

É possível realizar a punção por meio da visualização do vaso em um corte transversal, que proporciona maior facilidade na execução (Figura 24.26), ou longitudinal, que proporciona visualização direta da agulha durante sua progressão (Figura 24.27). Após a introdução da agulha no interior do vaso, procede-se à passagem do fio-guia, cuja posição deve ser confirmada com a ultrassonografia (Figura 24.28) e, só então, utiliza-se o dilatador e realiza-se a passagem do cateter.

A exclusão do pneumotórax é realizada pela detecção do deslizamento pleural ao modo B ou do sinal da praia ao modo M, descritos no tópico "Ultrassonografia pulmonar".

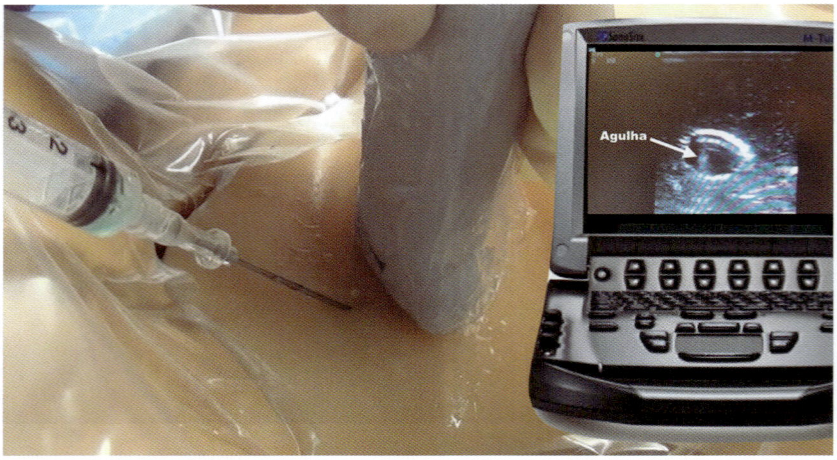

FIGURA 24.26 Punção venosa profunda em corte transversal. Apesar de tecnicamente mais simples, não acompanhamos toda a progressão da agulha no paciente, apenas em um corte. Para evitar transfixação da veia, medimos a profundidade do vaso e puncionamos a pele afastando a agulha da sonda com a mesma distância. Observe a utilização de capa estéril protegendo a sonda.

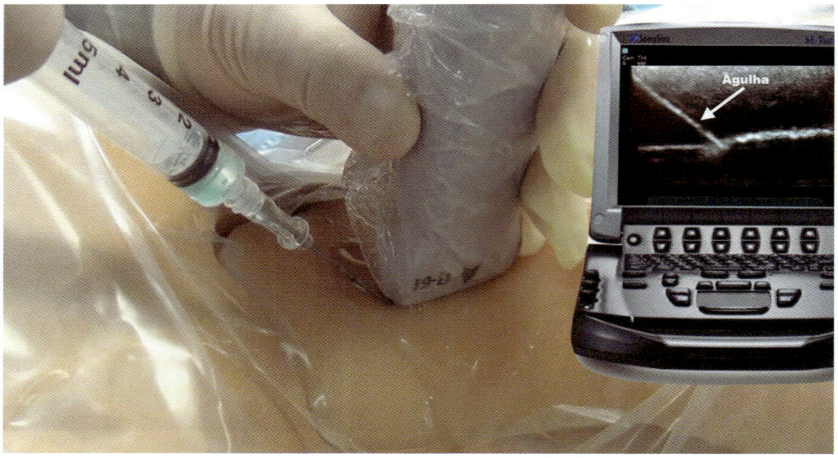

FIGURA 24.27 Punção venosa profunda em corte longitudinal. Com esta técnica, acompanhamos toda a progressão da agulha no paciente, evitando a transfixação da veia. Observe a utilização de capa estéril protegendo a sonda.

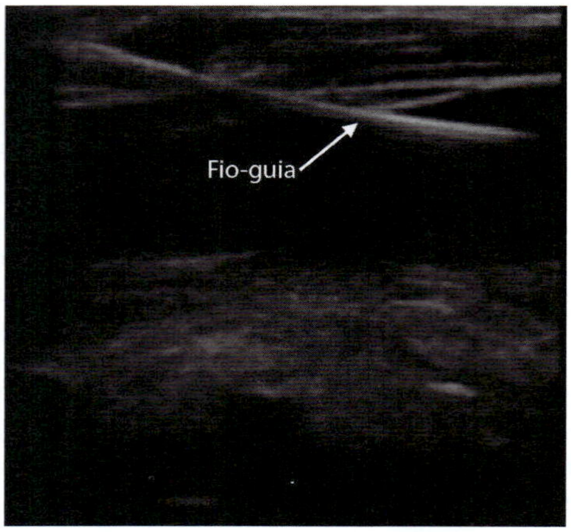

FIGURA 24.28 Visualização do fio-guia no interior do vaso.

REFERÊNCIAS BIBLIOGRÁFICAS

1. Moore CL, Copel JA. Point-of-care ultrasonography. N Engl J Med; 2011 Feb 24;364(8):749–57.
2. Lichtenstein DA, Mezière G, Lascols N, Biderman P, Courret J-P, Gepner A, et al. Ultrasound diagnosis of occult pneumothorax. Crit Care Med; 2005 Jun;33(6):1231–8.
3. Lichtenstein D, Mezière G, Biderman P, Gepner A. The "lung point": an ultrasound sign specific to pneumothorax. Intensive Care Med; 2000 Oct;26(10):1434–40.
4. Lichtenstein D, Mezière G, Biderman P, Gepner A, Barré O. The comet-tail artifact. An ultrasound sign of alveolar-interstitial syndrome. Am J Respir Crit Care Med; 1997 Nov;156(5):1640–6.
5. Lichtenstein DA, Mezière GA. Relevance of lung ultrasound in the diagnosis of acute respiratory failure: the BLUE protocol. Chest; 2008 Jul;134(1):117–25.
6. Volpicelli G, Elbarbary M, Blaivas M, Lichtenstein DA, Mathis G, Kirkpatrick AW, et al. International evidence-based recommendations for point-of-care lung ultrasound. Intensive Care Med; 2012 Apr;38(4):577–91.

7. Ghane MR, Gharib M, Ebrahimi A, Saeedi M, Akbari-Kamrani M, Rezaee M, et al. Accuracy of early rapid ultrasound in shock (RUSH) examination performed by emergency physician for diagnosis of shock etiology in critically ill patients. J Emerg Trauma Shock; 2015 Jan;8(1):5–10.
8. Ghane MR, Gharib MH, Ebrahimi A, Samimi K, Rezaee M, Rasouli HR, et al. Accuracy of Rapid Ultrasound in Shock (RUSH) exam for diagnosis of shock in critically ill patients. Trauma Mon; 2015 Feb;20(1):e20095.
9. Bagheri-Hariri S, Yekesadat M, Farahmand S, Arbab M, Sedaghat M, Shahlafar N, et al. The impact of using RUSH protocol for diagnosing the type of unknown shock in the emergency department. Emerg Radiol; 2015 Oct;22(5):517–20.
10. Jensen MB, Sloth E, Larsen KM, Schmidt MB. Transthoracic echocardiography for cardiopulmonary monitoring in intensive care. Eur J Anaesthesiol; 2004 Sep;21(9):700–7.
11. Via G, Hussain A, Wells M, Reardon R, Elbarbary M, Noble VE, et al. International evidence-based recommendations for focused cardiac ultrasound. J Am Soc Echocardiogr. Elsevier; 2014 Jul;27(7):683.e1–683.e33.
12. Scalea TM, Rodriguez A, Chiu WC, Brenneman FD, Fallon WF, Kato K, et al. Focused Assessment with Sonography for Trauma (FAST): results from an international consensus conference; 1999. pp. 466–72.
13. Branney SW, Wolfe RE, Moore EE, Albert NP, Heinig M, Mestek M, et al. Quantitative sensitivity of ultrasound in detecting free intraperitoneal fluid. J Trauma; 1995 Aug;39(2):375–80.
14. Henneman PL, Marx JA, Moore EE, Cantrill SV, Ammons LA. Diagnostic peritoneal lavage: accuracy in predicting necessary laparotomy following blunt and penetrating trauma. J Trauma; 1990 Nov;30(11):1345–55.
15. McKenney KL, McKenney MG, Cohn SM, Compton R, Nunez DB, Dolich M, et al. Hemoperitoneum score helps determine need for therapeutic laparotomy. J Trauma; 2001 Apr;50(4):650–4–discussion654–6.
16. Kimura A, Otsuka T. Emergency center ultrasonography in the evaluation of hemoperitoneum: a prospective study. J Trauma; 1991 Jan;31(1):20–3.
17. Röthlin MA, Näf R, Amgwerd M, Candinas D, Frick T, Trentz O. Ultrasound in blunt abdominal and thoracic trauma. J Trauma; 1993 Apr;34(4):488–95.
18. Rozycki GS, Ochsner MG, Jaffin JH, Champion HR. Prospective evaluation of surgeons' use of ultrasound in the evaluation of trauma patients. J Trauma; 1993 Apr;34(4):516–26–discussion526–7.
19. Ma OJ, Mateer JR, Ogata M, Kefer MP, Wittmann D, Aprahamian C. Prospective analysis of a rapid trauma ultrasound examination performed by emergency physicians. J Trauma; 1995 Jun;38(6):879–85.
20. Bode PJ, Edwards MJ, Kruit MC, van Vugt AB. Sonography in a clinical algorithm for early evaluation of 1671 patients with blunt abdominal trauma. American Journal of Roentgenology; 1999 Apr;172(4):905–11.
21. Rozycki GS, Feliciano DV, Schmidt JA, Cushman JG, Sisley AC, Ingram W, et al. The role of surgeon-performed ultrasound in patients with possible cardiac wounds. Ann Surg. Lippincott, Williams, and Wilkins; 1996 Jun;223(6):737–44–discussion744–6.
22. Rozycki GS, Feliciano DV, Ochsner MG, Knudson MM, Hoyt DB, Davis F, et al. The role of ultrasound in patients with possible penetrating cardiac wounds: a prospective multicenter study. J Trauma; 1999 Apr;46(4):543–51–discussion551–2.
23. Ding W, Shen Y, Yang J, He X, Zhang M. Diagnosis of pneumothorax by radiography and ultrasonography: a meta-analysis. Chest; 2011 Oct;140(4):859–66.
24. Grimberg A, Shigueoka DC, Atallah AN, Ajzen S, Iared W. Diagnostic accuracy of sonography for pleural effusion: systematic review. Sao Paulo Med J; 2010;128(2):90–5.
25. Pomero F, Dentali F, Borretta V, Bonzini M, Melchio R, Douketis JD, et al. Accuracy of emergency physician-performed ultrasonography in the diagnosis of deep-vein thrombosis: a systematic review and meta-analysis. Thromb Haemost; 2013 Jan;109(1):137–45.
26. Nazerian P, Vanni S, Volpicelli G, Gigli C, Zanobetti M, Bartolucci M, et al. Accuracy of point-of-care multiorgan ultrasonography for the diagnosis of pulmonary embolism. Chest; 2014 May;145(5):950–7.
27. Lamperti M, Bodenham AR, Pittiruti M, Blaivas M, Augoustides JG, Elbarbary M, et al. International evidence-based recommendations on ultrasound-guided vascular access. Intensive Care Med; 2012 Jul;38(7):1105–17.
28. Randolph AG, Cook DJ, Gonzales CA, Pribble CG. Ultrasound guidance for placement of central venous catheters: a meta-analysis of the literature. Crit Care Med; 1996 Dec;24(12):2053–8.
29. Killu K, Dulchavsky S, Coba V. The ICU Ultrasound Pocket Book. Detroit: independent publish; 2010.
30. Noble V, Nelson B. Manual of Emergency and Critical Care Ultrasound. 2nd ed. New York: Cambridge University Press; 2011.

25

Drenagem Torácica

Ana Paula Freitas

INTRODUÇÃO

O espaço pleural consiste num espaço virtual entre as pleuras parietal e visceral do pulmão, possui pressão negativa e é o responsável por facilitar o deslizamento pleural, fundamental para uma adequada ventilação. Esse espaço virtual pode ser preenchido por fluidos ou ar em decorrência de diversas patologias ou como consequência de trauma. A drenagem torácica é o procedimento que visa retirar esse componente estranho que se acumula no espaço pleural, visando restituir a pressão negativa entre as pleuras visceral e parietal e, por conseguinte retornar ao normal os mecanismos responsáveis pela ventilação.

A seguir listamos as principais patologias que levam à perda de pressão negativa interpleural.

- **Pneumotórax:** consiste no acúmulo de ar entre as pleuras parietal e pleural. Pode evoluir para pneumotórax hipertensivo, que se caracteriza por instabilidade hemodinâmica decorrente de um acúmulo importante de ar no espaço pleural. O pneumotórax hipertensivo requer imediata descompressão para evitar a evolução para parada cardiorrespiratória, seguida da drenagem torácica. Essa descompressão é feita através de uma punção com abocath calibroso na linha hemiclavicular anterior do hemitórax comprometido.
- **Hemotórax:** é a presença de sangue no espaço pleural, decorrente de trauma ou evolução de patologias crônicas, bem como de uma complicação de procedimentos cirúrgicos.
- **Empiema:** é o acúmulo de secreção purulenta no espaço pleural, geralmente como complicação de uma infecção pulmonar.
- **Quilotórax:** consiste no acúmulo de linfa no espaço pleural, em decorrência de lesão do duto torácico.

AVALIAÇÃO

Todo paciente com trauma torácico, fechado ou aberto, ou com história de ter realizado procedimento invasivo torácico recentemente, deve ser investigado quanto à possibilidade de alteração pleuropulmonar.

Alterações na ausculta e/ou na percussão torácica podem indicar patologias, mas não são determinantes para que se exclua a presença de ar ou fluido entre as pleuras. A investigação pleural é feita através de imagem, mais comumente com radiografia de tórax, onde se avaliam o parênquima pulmonar procurando por alterações nas tramas vasculares ou no mediastino, por desvio de traqueia, borramento do seio costofrênico ou diminuição da expansão pulmonar. Também pode ser realizada a ecografia pulmonar, onde é possível visualizar se há ou não deslizamento entre as pleuras e a presença de fluidos. A ecografia tem a vantagem de ser dinâmica e tem melhor acurácia que o exame radiográfico, com a vantagem adicional de ausência de radiação, na dependência do treinamento e *expertise* do operador para obtenção das respostas procuradas. O padrão ouro na avaliação pleuropulmonar é a tomografia de tórax sem contraste, que pode identificar o mais diminuto pneumotórax e quantificar e localizar um hemotórax, apresentando obviamente os inconvenientes da radiação.

PROCEDIMENTO

A drenagem torácica é realizada com técnica cirúrgica estéril, em um ambiente iluminado (preferencialmente com foco), em maca que possibilite a inclinação da cabeceira. O dreno utilizado pode variar de tamanho de acordo com o tipo de patologia pleural que se pretende drenar, dando preferência aos mais finos quando existe somente ar entre as pleuras (por exemplo, pneumotórax espontâneo), e aos mais calibrosos quando se pretende drenar fluidos e/ou evitar oclusões por grumos (como no caso de pneumotórax ou hemotórax traumático). Todo o sistema deve ser fechado em selo d´agua, e pode ser ligado em aspiração contínua para otimizar a drenagem em casos específicos. Utiliza-se anestésico local, com ou sem analgesia sistêmica associada, podendo-se utilizar ansiolíticos como benzodiazepínicos se necessário. O paciente deve ser monitorizado durante o procedimento.

MATERIAL

Touca, luva estéril, máscara cirúrgica, óculos de procedimento e capote. Gases, xilocaína 1%, clorexidina 1%, campos estéreis. Agulhas média e grande, seringa. Drenos torácicos de variados tamanhos, 2 pinças Kelly, pinça Mayo, fio nylon 0 e fio seda 0, lâmina de bisturi e porta-agulha. Sistema de drenagem em selo d'água.

ROTEIRO

1. Após separar o material, coloca-se o paciente deitado com o lado a ser drenado exposto, de preferência com o aprisionamento da mão na cabeceira de mesmo lado, para evitar contato ou retirada/flexão reflexa.
2. Identificam-se as linhas axilares média e anterior, e o quarto e quinto espaços intercostais, com referência do mamilo. Na presença de obesidade ou de grandes mamas, faz-se necessária a adequação do campo com esparadrapos. Marca-se o local apropriado.
3. Após a devida assepsia e paramentação, realiza-se antissepsia do local onde será introduzido o dreno e colocação de campos estéreis.
4. Mede-se o dreno a ser utilizado, o local de introdução, geralmente no quarto espaço intercostal entre a linha axilar média e a anterior, até próximo do ápice pulmonar, e prende-se com uma pinça Kelly, para determinar a profundidade inserida e manter o sistema fechado logo após a introdução do dreno. Deve-se atentar para que na extremidade junto à Kelly não haja furos próximos, evitando enfisema pós-drenagem. É possível facilitar a introdução do tubo cortando-se a ponta tornando-a um bisel.
5. Colocar a pinça de Mayo na mesma direção do bisel, como guia de introdução, não ultrapassando a ponta do tubo. Deixar o tubo com as duas extremidades fechadas em local estéril de fácil acesso.
6. Anestesiar o local a ser inserido, iniciando com botão anestésico subcutâneo, procurando infiltrar na região inferior da costela superior. Podem-se fazer infiltrações mais posteriores, mais próximas à escápula, e/ou associar infiltrações um ou dois níveis acima e abaixo do local a ser inserido para a introdução do dreno. Neste momento, pode ser realizada a sedação e/ou analgesia sistêmica.
7. Com a lâmina de bisturi, realizar uma incisão cutânea na pele não muito maior que calibre do dreno escolhido, perpendicular ao espaço intercostal. Após atravessar a pele, divulsiona-se com a pinça Kelly, suavemente procurando encontrar a borda inferior do arco costal, estando sempre com a concavidade voltada para baixo e de preferência sem tirar do trajeto.
8. Após passar pela musculatura intercostal é possível observar a saída ativa de ar e/ou fluidos. Neste momento, com o dedo, verifica-se se está na cavidade pleural, identificando o pulmão e o diafragma. Se houver história de trauma de costela importante, com crepitações, cuidado com acidentes.
9. Introduz-se, então, o dreno com a pinça de Mayo, em direção posterior e superior no tórax, retirando-se concomitantemente a pinça e introduzindo o dreno até o limite definido previamente com o Kelly.
10. Conectar o dreno ao sistema de selo d'água já devidamente preparado, com sua ponta submersa pelo menos a dois centímetros de profundidade, e retirar o Kelly, com o cuidado de não soltar o dreno ou deslocá-lo.
11. Após observar se há oscilação no sistema, definido assim a posição torácica do dreno, é preciso fixá-lo. Para isso se realiza um ponto em U ao redor do dreno na pele que o circunda, utilizando fio nylon 0. Fecha-se o orifício com pressão no dreno e nó quadrado, retira-se a agulha e, com as pontas restantes do fio deixado de maneira simétrica, inicia-se o trancamento do dreno através da técnica de bailarina, fixando com ponto simples no final. Por segurança, realiza-se mais duas amarras sobre o dreno, no início junto à pele e no final da bailarina, com fio seda 0.
12. Com a certeza da oscilação, deve-se realizar curativo ao redor do dreno e sua fixação no paciente, com esparadrapos. Após a retirada dos campos e perfurocortantes, é necessário realizar um exame de imagem para verificar a posição do dreno – radiografia de tórax.

COMPLICAÇÕES

A complicação mais importante da drenagem torácica é a inserção abdominal do dreno, levando a lesão visceral. Diminui-se este risco com a inserção do dreno acima da transição tóraco-abdominal. Outras complicações consistem em infecções associadas ao procedimento e irritação do diafragma pelo posicionamento do dreno.

Drenagens imediatas acima de 1,5 litro, alto volume de drenagem e paciente com instabilidade hemodinâmica são indicativos de necessidade de toracotomia, e um cirurgião deve ser chamado imediatamente para avaliar o paciente.

Derrame pleural volumoso e de longa data não devem ser drenados de maneira abrupta ou rápida, por risco de edema pulmonar de reexpansão.

Os casos de hemotórax agudo de grande volume estão indicados a autotransfusão.

Durante o procedimento, atentar sempre para lesões em vasos e nervos em posição anatômica, e após o procedimento manter analgesia que possibilite a reexpansão apropriada.

RETIRADA DO DRENO

Após a estabilização hemodinâmica, com a total expansão do pulmão verificada por radiografia de tórax, com a drenagem menor que 100 ml nas últimas 24 horas e resolução da infecção no caso de empiema, o dreno pode ser retirado. Cuidados devem ser tomados para que se oclua ao mesmo tempo que se retira o dreno e se mantenha em observação de novo episódio decorrente da sua retirada (Figura 25.1).

DRENAGEM TUBULAR FECHADA

TÉCNICA

A introdução correta de um dreno torácico reduz o desconforto sofrido pelo paciente, não oferece dificuldades para o cirurgião e assegura o posicionamento adequado na cavidade pleural. A anestesia local com lidocaína geralmente deve incluir a pele, o periósteo das costelas superior e inferior e o feixe vasculonervoso que fica posicionado na borda inferior do arco costal (Figura 25.2). Nesse mesmo local, a toracocentese ascendente (Figura 25.2B) identifica a intercorrência por ar ou líquido, permitindo que se introduza o dreno no local desejado. Um dreno torácico, sem auxílio da toracocentese, poderá ser deslocado inadvertidamente abaixo do diafragma, resultando principalmente de lesão de fígado ou de baço.

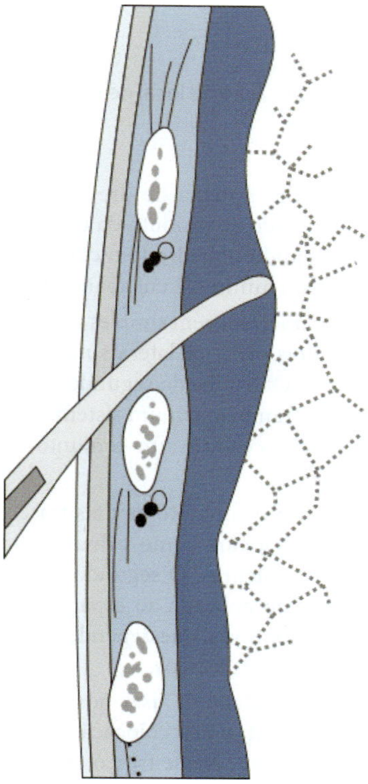

FIGURA 25.1 Atenção para os vasos e nervos, introdução do tubo através da face superior da costela inferior.

Quando a região axilar é usada como referência para a introdução do dreno tubular, deve-se evitar a transfixação dos músculos peitoral e dorsal, por menor risco de acidentes ou dor. Para tratamento do hemotórax é preferível que o posicionamento seja o mais baixo na linha axilar posterior. Na mulher, por razões estéticas, é aconselhável a introdução do dreno junto ao sulco mamário, na linha axilar média ou anterior, dependendo do volume da mama.

A escolha do dreno é feita de acordo com a natureza da intercorrência pleural. Um pneumotórax simples pode ser tratado com um dreno de diâmetro interno de 5 a 9 mm (n. 16 a 28 F); um exsudato ou um hemotórax necessitarão de drenos mais calibrosos, de 9 a 12 mm (n. 36 a 40 F). É recomendável que no trauma sejam usados drenos mais calibrosos, não inferiores a 28 F para o adulto.

Uma incisão de 2 a 3 cm, transversal, é feita paralela à costela, de preferência tracionando-se a pele antes de incisar, no sentido cranial. Essa pequena manobra favorecerá a verticalização do dreno, orientando-o no sentido do ápice da cavidade torácica. Alguns drenos torácicos possuem um guia trocater, que serve como introdutor. Na prática, é usado um trocater ou, mais frequentemente, uma pinça hemostática curva Crile. Inicialmente, ela é introduzida com a ponta perpendicular ao bordo superior da costela, com a concavidade da pinça para a parede do tórax, e, ao passar o músculo intercostal e a pleura parietal, sua ponta é orientada no sentido da pleura parietal, com sua convexidade para a parede do tórax. Com essa manobra, diminuímos os riscos de lesar o pulmão e o feixe nervoso. Naqueles casos em que há uma suspeita clínico-radiológica de aderências pleuropulmonares, é preferível a substituição da pinça pelo dedo indicador, promovendo uma dissecação romba para localizar a coleção pleural e, após, introduzir o dreno.

É aconselhável que se determine o quanto o dreno será introduzido no espaço pleural. A medida aproximada pode ser obtida com o próprio dreno, medindo-se externamente a linha clavicular até o limite da pequena incisão na qual se introduzirá o dreno. Os furos laterais ou "canaletas" não podem ficar localizados no subcutâneo, mas pelo menos de 3 a 5 cm da pleura parietal. A constatação de seu adequado posicionamento pode ser obtida com radiografias de tórax de frente e perfil, se necessário.

Fixação do dreno na parede do tórax. A pequena incisão transversal é fechada com um ponto em U (Figura 25.3), circundando o dreno. Apenas um nó é dado na borda superior da pele, e o fio trança o dreno, terminando por um "meio-tope", semelhante ao do cadarço do sapato. Outro fio é atado no dreno transversalmente sobre o fio trançado longitudinalmente. Poderão auxiliar na fixação externa pequenas fitas adesivas à pele, nunca ao fio da sutura. Essa manobra permitirá o fechamento do orifício da pele com a utilização do próprio fio usado na fixação, quando o dreno for dispensado.

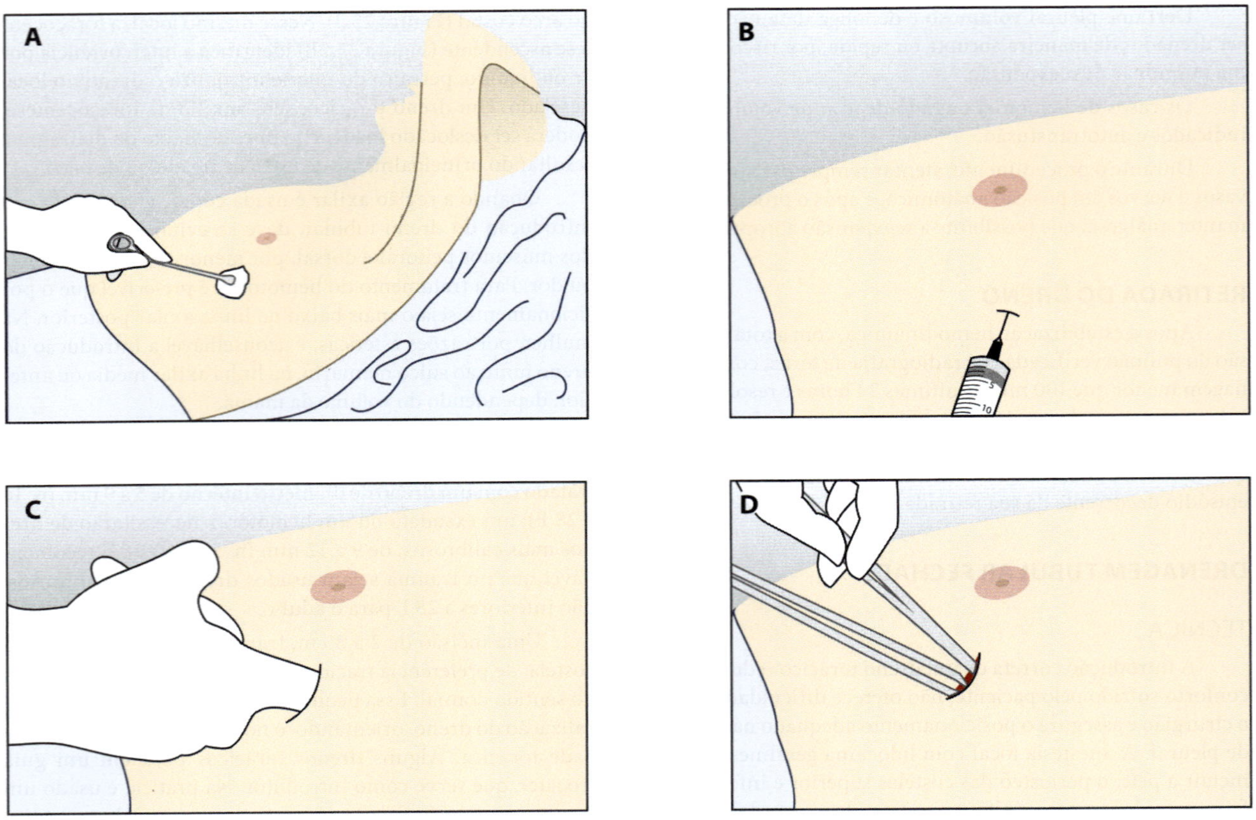

FIGURA 25.2 (A): Posicionamento do paciente; (B): toracocentese ascendente para identificação de local de inserção de dreno torácico; (C): exploração digital da cavidade; (D): inserção de dreno torácico.

SISTEMA DE DRENAGEM SUBAQUÁTICA

Normalmente são utilizados frascos com capacidade superior a 5 litros e altura de 20 a 25 cm. Podem-se utilizar até três frascos, para um sistema de drenagem sob aspiração, com um coletor isolado ao produto da drenagem, ou apenas um frasco, com líquido impedindo o colapso pulmonar por uma haste imersa no mínimo 2 cm abaixo da água.

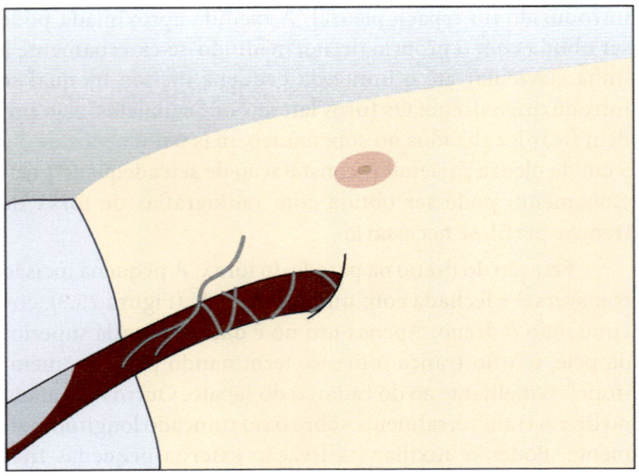

FIGURA 25.3 Fixação do dreno à parede do tórax (ponto em U) e fio de segurança em dreno torácico.

Os frascos para drenagem simples podem ter uma haste imersa e um ou dois orifícios laterais na tampa em contato com o ar ambiente. O detalhe do segundo frasco permite que ele possa ser usado também em um sistema de drenagem aspirativa, quando é necessário um conjunto de dois frascos pelo menos.

Ao se utilizar um conjunto de dois frascos, necessariamente um deles funcionará como válvula unidirecional, no sentido eferente das pleuras. O segundo frasco controlará a quantidade de sucção aplicada ao espaço pleural, por uma fonte de aspiração contínua, que depende da diferença da coluna líquida entre os dois frascos.

Existe a possibilidade de usarmos um sistema coletor ligado ao dreno pleural, sem a colocação de haste imersa ou líquido no frasco coletor. Nesse frasco, pode-se inserir aspiração contínua ou não. No trauma no qual há sangramento continuado, ele é utilizado para coletar sangue com a finalidade de autotransfusão. Esse recipiente pode ser substituído por filtros e bolsas coletoras de sangue, contanto que mantenham o sistema fechado.

O sistema de três frascos requer uma fonte geradora de sucção contínua. O primeiro vidro coletor não interfere no sistema de drenagem aspirativa. O segundo funciona como válvula unidirecional e o terceiro controla a sucção exercida sobre o sistema. A fonte geradora de sucção estará condicionada à diferença de profundidade das hastes submersas (2-20 = 18 cm H_2O).

Atualmente existem sistemas de drenagem mais simplificados, onde os frascos de drenagem são substituídos por apenas um único sistema, constituído por uma câmara coletora, câmara de selo d'água e câmara para controle de sucção.

CRITÉRIOS PARA A RETIRADA DO DRENO

A. Fluxo de drenagem líquida menor de 150 mL/24 horas (2 mL/kg/dia);

B. De 12 a 24 horas após cessada a fuga aérea;

C. Resolução de intercorrência pleural;

D. Tempo máximo de 10 dias de drenagem, mesmo quando não resolvida a intercorrência pleura;

E. Pulmão completamente expandido;

F. Se em ventilação mecânica, PEE < 10 cmH_20

REFERÊNCIAS BIBLIOGRÁFICAS

1. Miller KS, Sahn SA. Chest tubes - indications, technique, management and complications. Chest.1987;91:258-64
2. Munnell ER. Thoracic drainage. Ann Thorac Surg. 1997;63:1497-502.
3. Perfeito JAJ. Técnicas cirúrgicas de pleurodese nas afecções pleurais - Punção e drenagem pleural. In: Cukier, A.; Nakatani, J.; Morroni, N. - Pneumologia: atualização e reciclagem. São Paulo: Atheneu, 1997. p. 609-15.
4. Perfeito JAJ, Crotti PLR, Succi JE, Leão LEV. Procedimentos de urgência em cirurgia torácica. In: Burihan E. Emergências em cirurgia. São Paulo, Sarvier, 1995. p.125-36. Desauliers DJ. More about tubes and suction systemes. In: Delarkue NC.; Escharpasse F. Thoracic surgery: surgical management of pleural diseases. International Trendes in General Thoracic Surgery. vol. 6. St. Louis: CV Mosby, 1990.
5. Felicetti JC, Corso CO, Mesquita CAC. Drenagem pleural fechada (toracostomia com tubo). In: NASI, L.A. Rotinas em pronto-socorro. Porto Alegre: Artes Médicas, 1994. cap. 9, p. 44-49.
6. Felicetti J, Camargo J. Trauma torácico. In: Corrêa da Silva L, 1°ed. Condutas em Pneumologia. Vol. 2. Rio de Janeiro: Revinter, 2001:1053-1075.
7. J. Grégorie J, Deslauries J.Closed drainage and suction systems. In: Pearson JG, Thoracic surgery. 2°ed. Philadelphia: Churchill Linvigstone, 2002. cap. 47, p.1281-1300.
8. Light RW. Parapneumonic effusions and infections of the pleural space. In: Pleural diseases. Phyladelphia: Lea & Febiger, 1983. cap. 9, p. 101-118.
9. Munnell ER. Thoracic Drainage. Ann Thorac Surg, 1997; 63:1497-1502.
10. Baumann MH; Strange C, Heffner JE, et al Magement of Spontaneous Pneumothorax. Ana American College of Chest Physicians Delphi Consensus Statement. Chest, 2001; 119:669-680.
11. Paris F, Deslauries J, Calvo V. Empyema and bronchopleural fistula. In: Pearson JG Thoracic Surgery. 2. ed. Philadelphia: Churchill Linvigstone, 2002. cap. 41, p. 1171-1194.
12. Pinto JAF, Leite AG, Calvet D. Drenagem torácica: princípio básicos. In: Filho D, Cardoso P, Pinto J, Schneider A, 1. ed. Manual de cirurgia torácica. Rio de Janeiro: Revinter, 2001:109-125.
13. Sandur S, Stoller J K. Pulmonary complications of mechanical ventilation. Clin Chest Med. 1999,20: 223-247.
14. Strange C. Pleural complications in the intensive care unit. Clin Chest Med. 1999,20: 317-325.
15. Mansour K, Bongiorno P. Blunt trauma: Chest wall, lung, pleura, heart, great vessels, thoracic duct, and esophagus. In: Pearson F, Cooper J, Deslauries J, et al., 2nd ed. Thoracic surgery. Philadelphia: Churchill Linvigstone, 2002:1832-1849.
16. Richardson J, Miller F, Carrillo E, Spain D. Complex thoracic injuries. Surg Clin North Am. 1996; 76:725-748.

Seção 4

Emergências Neurológicas e Psiquiátricas

26

Acidente Vascular Cerebral Isquêmico

Kelson Nobre Veras
Irapuá Ferreira Ricarte

INTRODUÇÃO

O acidente vascular cerebral isquêmico (AVC) é a principal causa de morte em todo o mundo após a doença cardíaca isquêmica. Nas sociedades ocidentais, cerca de 80% dos AVC são causados por isquemia cerebral e o restante, por hemoragias. A incidência aumenta com a idade, uma vez que a aterosclerose e o cardioembolismo são as principais causas de isquemia cerebral. As causas incomuns devem ser consideradas especialmente em pacientes mais jovens (p. ex.: abaixo de 50 anos de idade) e sem fatores de risco cardiovascular aparentes.[1]

No Brasil, em 2012, foram registradas 172.526 internações no Sistema Único de Saúde (SUS) por AVC, segundo os dados de domínio público (DATASUS) do Ministério da Saúde. Segundo a mesma fonte, o número de óbitos por doença cerebrovascular em 2011 foi de 100.751 casos, sendo a taxa de mortalidade de 52,4 para cada 100 mil habitantes.

QUADRO CLÍNICO

As manifestações clínicas do AVC dependem do território arterial acometido (Tabela 26.1).

Na maioria dos casos de AVC, o diagnóstico é simples. O AVC caracteriza-se, tipicamente, por déficit neurológico focal súbito, no entanto, sobretudo em alguns pacientes com características incomuns (p. ex.: instalação gradual, convulsões como sintoma inicial ou alterações do nível de consciência), o diagnóstico diferencial deve incluir enxaqueca, paralisia pós-ictal, hipoglicemia, transtorno conversivo, hematoma subdural e tumores cerebrais (Tabela 26.2).[1,2]

TABELA 26.1 Quadro clínico de acordo com território arterial acometido[7]

Artéria acometida	Quadro clínico
Artéria cerebral anterior	Fraqueza em membro inferior contralateral.
Artéria cerebral média	Hemiparesia/hipoestesia contralateral, desvio do olhar conjugado para o lado da lesão, distúrbio de fala ou linguagem (lesão do lobo dominante).
Artéria cerebral posterior	Defeito do campo visual, cegueira cortical (lesão bilateral).
Artéria basilar/vertebrais	Vertigem, ataxia/desequilíbrio, nervos cranianos, síndrome alternans, desvio do olhar conjugado contralateral à lesão.
Artérias perfurantes	Síndrome lacunar (hemiparesia pura, hipoestesia pura, síndrome sensitivo-motora, ataxia-hemiparesia).

TABELA 26.2 Diagnóstico diferencial do AVC[7]

Transtorno conversivo	Ausência de déficits objetivos de nervos cranianos, achados neurológicos em distribuição não vascular, exame neurológico inconsistente
Epilepsia	Histórico de convulsões, convulsão presenciada, paralisia pós-ictal (paralisia de Todd)
Hipoglicemia	Histórico de diabetes, glicose sérica baixa
Enxaqueca com aura (enxaqueca complicada)	História de eventos similares, aura precedente, cefaleia
Encefalopatia hipertensiva	Cefaleia, delírios, hipertensão significativa, cegueira cortical, edema cerebral, convulsões
Encefalopatia de Wernicke	História de abuso de álcool, ataxia, oftalmoplegia, confusão
Abscesso cerebral	História de abuso de drogas, endocardite, implante de dispositivo médico com febre
Tumor do SNC	Progressão gradual dos sintomas, outro tumor primário, apresentação clínica com convulsões
Intoxicação medicamentosa	Lítio, fenitoína, carbamazepina

SNC: sistema nervoso central.

CLASSIFICAÇÃO ETIOLÓGICA

Um esquema de classificação etiológica amplamente utilizado é o TOAST.[3] Essa escala divide os AVC de acordo com o mecanismo fisiopatológico responsável pelo evento isquêmico. Ela classifica os eventos isquêmicos em cinco subgrupos etiológicos de acordo com características clínicas e resultados de exames complementares: aterosclerose de grandes artérias; cardioembólico; aterosclerose de pequenas artérias; outras causas; e mecanismo criptogênico/indeterminado. Recentemente, classificações mais detalhadas foram propostas com base nos avanços em neuroimagem que tornaram mais comum a identificação das causas, sejam vasculares, sejam cardíacas do AVC (SSS-TOAST e Causative Classification System (classificação CS)).[4,5] A seguir, os critérios utilizados na classificação CS para os diagnósticos definitivos dos subgrupos etiológicos. Essa classificação permite ainda a categorização em causas prováveis ou possíveis quando a investigação etiológica encontra evidências menos robustas das causas da lesão isquêmica.

- **Aterosclerose de grandes artérias definitiva:** presença de oclusão ou estenose aterosclerótica superior a 50% ou menor do que 50% com evidência de ulceração de placa ou trombose em artérias intracranianas ou extracranianas clinicamente responsáveis pelo evento e ausência de evento isquêmico agudo em outro território que não o da artéria ocluída ou com estenose.
- **Embolia cardioaórtica definitiva:** presença de fonte emboligênica cardioaórtica de alto risco (Tabela 26.3).
- **Oclusão de pequenas artérias:** imagem evidenciando infarto agudo com menos 20 mm de diâmetro no território de artérias penetrantes na ausência de doença da artéria nutridora.
- **Outras causas:** presença de processo patológico envolvendo artérias nutridoras do cérebro (p. ex.: dissecção arterial).

Causas indeterminadas:

- **Embolia criptogênica:** evidência angiográfica de oclusão arterial abrupta, sugerindo a presença de um coágulo em artéria intracraniana de aspecto normal, ou evidência angiográfica de recanalização arterial de artéria previamente ocluída ou, ainda, a presença de infartos múltiplos temporalmente relacionados sem evidência de anomalias nos vasos nutridores.
- **Criptogênica (outros):** não preenchem critérios para embolia criptogênica.
- **Avaliação incompleta:** pacientes que não terminaram investigação diagnóstica.
- **Não classificável:** presença de mais de um mecanismo, não sendo possível distinguir a causa do evento isquêmico (p. ex.: fibrilação atrial em paciente com estenose carotídea ipsilateral ao AVC).

ABORDAGEM INICIAL

A abordagem inicial do paciente com AVC é similar a outros pacientes críticos: estabilização das vias aéreas, respiração e circulação (ABC). Após o suporte básico de vida e determinação dos sinais vitais, como pressão arterial, frequência cardíaca, temperatura e saturação de oxigênio, devem ser realizados a anamnese e exame físico detalhado. O objetivo inicial é excluir possíveis doenças que possam mimetizar o AVC para tratar de forma adequada a causa dos sintomas (Tabela 26.2).

TABELA 26.3 Fontes de embolia cardioaórtica de alto risco[7]

- Trombos intracavitários (átrio ou ventrículo esquerdo)
- Fibrilação atrial (incluindo fibrilação atrial paroxística)
- Doença do nó sinusal
- Flutter atrial
- Infarto do miocárdio recente (dentro de 1 mês do AVC)
- Estenose mitral ou lesão reumática valvar
- Próteses valvares mecânicas ou biológicas
- Infarto do miocárdio prévio com fração de ejeção < 28%
- Miocardiopatia dilatada com fração de ejeção < 40%
- Endocardite bacteriana e endocardite não infecciosa
- Mixoma atrial esquerdo e fibroelastoma papilar
- Forame oval patente com embolia sistêmica associada

AVC: acidente vascular cerebral.

A determinação da hora do surgimento dos sintomas neurológicos é fundamental na coleta da história do paciente, uma vez que terá papel determinante na decisão de administrar ou não terapia trombolítica. Para os pacientes cujos sintomas de AVC são notados quando estes despertam, o tempo de início é definido como o último momento em que o paciente estava acordado e assintomático ou reconhecido como "normal".[2]

O exame neurológico inicial deve ser breve, mas completo. O uso de um exame neurológico padronizado assegura que os principais componentes do exame neurológico sejam realizados em tempo e de maneira uniforme. Entre as várias escalas desenvolvidas para quantificar a gravidade do déficit neurológico, a National Institutes of Health Stroke Scale (NIHSS) é a mais frequentemente utilizada.[6] A escala do NIH pode ser executada rapidamente por uma ampla gama de profissionais de saúde (Tabela 26.4).[7] A utilização de uma escala de avaliação padronizada ajuda a quantificar o grau de déficit neurológico, facilita a comunicação, oferece um prognóstico precoce, ajuda a selecionar pacientes para várias intervenções e identifica o potencial de complicações.[2]

Dada a curta janela terapêutica para o tratamento, a estrutura hospitalar deve estar organizada de modo a permitir que essa avaliação seja feita dentro dos parâmetros de tempo estabelecidos pelas diretrizes (Tabela 26.5).

EXAMES LABORATORIAIS

Uma vez que o tempo é essencial, uma investigação laboratorial sucinta deve ser solicitada inicialmente em pacientes com suspeita de AVC. Os testes laboratoriais servem, sobretudo, para excluir diagnósticos alternativos importantes (especialmente hemorragia intracraniana), para avaliar comorbidades graves (diabetes, insuficiência renal, discrasias sanguíneas, isquemia miocárdica), ajudar na seleção do tratamento e para pesquisar complicações médicas ou neurológicas agudas do AVC. Os testes laboratoriais a ser considerados em todos os pacientes incluem glicemia, hemograma, eletrólitos, ureia e creatinina, marcadores cardíacos, tempo de protrombina (TP) com razão normatizada internacional (RNI) e tempo de tromboplastina parcial ativada (TTPa).[2] O único exame que deve preceder o início do uso do rtPA (ativador tecidual do plasminogênio recombinante ativado) é a glicose sérica (podendo ser um exame de glicemia capilar), uma vez que a hipoglicemia contraindica temporariamente a trombólise. Nem mesmo a contagem de plaquetas e as provas de coagulação devem retardar a terapia trombolítica, a não ser nos pacientes em uso de anticoagulantes prévios ou com história de disfunção hepática ou distúrbio da coagulação.

O eletrocardiograma (ECG) de admissão pode identificar uma fibrilação atrial, no entanto, a ausência dessa arritmia no ECG de chegada não exclui a possibilidade da fibrilação atrial como causa do evento. Infarto agudo do miocárdio (IAM) e AVC podem apresentar-se simultaneamente, com um precipitando o outro. O ECG basal e biomarcadores cardíacos podem identificar isquemia miocárdica concomitante. É importante destacar que, apesar de sua importância, a realização do ECG não deve atrasar a terapia fibrinolítca. A troponina é o marcador de eleição por causa de sua maior sensibilidade e especificidade sobre a CK-MB. O AVC também pode causar alterações no ECG e, ocasionalmente, cardiomiopatia por via neuro-humoral.[2]

A ecocardiografia nas primeiras horas após o início do AVC é necessária apenas em casos raros, como na suspeita de endocardite infecciosa. Posteriormente, a ecocardiografia pode ser indicada para descartar cardioembolismo.[1]

Na ausência de suspeita clínica de doença pulmonar, cardíaca ou vascular subjacente, a utilidade da radiografia de tórax de rotina é discutível, uma vez que a frequência de informações relevantes com esse exame é ínfima. Quando realizado, ele não deve atrasar a administração da fibrinólise.[2]

O infarto cerebral não pode ser distinguido com segurança da hemorragia intracerebral com base apenas nos sinais e sintomas. Em todos os pacientes com suspeita de AVC, é necessária a tomografia computadorizada ou ressonância magnética do crânio. A tomografia computadorizada de crânio sem contraste é mais amplamente disponível, mais rápida, menos suscetível a artefatos de movimento e menos cara que a ressonância magnética. A tomografia computadorizada de crânio sem contraste é suficiente para a identificação de contraindicações para fibrinólise, uma vez que exclui de maneira definitiva hemorragia parenquimatosa.[2] Contudo, a ressonância magnética tem uma sensibilidade muito maior do que a tomografia computadorizada para alterações isquêmicas agudas, principalmente na fossa posterior e nas primeiras horas depois de um AVC.[1] Com o advento da fibrinólise endovenosa, cresceu o interesse em utilizar a tomografia computadorizada para identificar o AVC na fase hiperaguda. Nas primeiras 6 horas de um evento isquêmico, podem aparecer sinais precoces de isquemia cerebral. Um sinal tomográfico de isquemia cerebral durante as primeiras horas após o início dos sintomas é a perda de diferenciação entre as substâncias branca e cinzenta devido ao edema isquêmico. Esse sinal pode se manifestar como perda de distinção entre os núcleos dos gânglios da base (obscurecimento lenticular) ou perda dos sulcos corticais. Outro sinal tomográfico útil é o aumento da densidade dentro da artéria obstruída, usualmente verificado na artéria cerebral média (sinal da artéria hiperdensa - Figura 26.1). A oclusão de um grande vaso normalmente provoca grave acidente vascular encefálico, além de ser forte preditor de deteriorização neurológica (75% de valor preditivo positivo). O sinal da artéria hiperdensa, no entanto, é visto apenas em cerca de um terço a metade dos casos de trombose angiograficamente comprovada.[2] A ocorrência de sinais precoces não contraindica a terapia trombolítica. O único sinal radiológico de isquemia que configura contraindicação à trombólise é a presença de hipodensidade maior do que um terço do território da artéria cerebral média.

O uso da ressonância de crânio (RM) na fase aguda do AVC é restrita a alguns centros e pode ser especificamente útil em algumas situações. Quando o exame de RM estiver disponível, a sequência de difusão deve ser sempre realizada pois apresenta maior sensibilidade para regiões isquêmicas, podendo detectar a área infartada nos primeiros 30 minutos. Comparando com a TC, as vantagens incluem uma maior capacidade de identificar pequenos infartos corticais, infartos

TABELA 26.4 Escala de AVC do National Institute of Health (NIH)[7]

Descrição	Respostas e escalas
1A – Nível de consciência	0 – Alerta 1 – Sonolento 2 – Obnubilado 3 – Coma/não responsivo
1B – Perguntas de orientação (mês e idade)	0 – Responde ambas corretamente 1 – Responde uma corretamente 2 – Nenhuma resposta correta
1C – Resposta a comandos (abrir e fechar os olhos; depois, abrir e fechar a mão não parética)	0 – Executa ambas as tarefas corretamente 1 – Executa uma tarefa corretamente 2 – Não executa nenhuma tarefa
2 – Melhor olhar conjugado (somente movimentos oculares horizontais são testados)	0 – Normal 1 – Paralisia parcial do olhar 2 – Paralisia completa do olhar
3 – Campos visuais (quadrantes superiores e inferiores são testados mediante contagem dos dedos)	0 – Nenhum defeito no campo visual 1 – Hemianopsia parcial 2 –Hemianopsia completa 3 – Hemianopsia bilateral
4 – Paralisia facial (mostrar os dentes e fechar os olhos)	0 – Normal 1 – Paralisia facial leve 2 – Paralisia facial parcial (paralisia facial central: parte inferior da face) 3 – Paralisia facial unilateral completa (regiões superior e inferior da face)
5 – Função motora (braços) a. Esquerdo b. Direito Braços estendidos a 90 graus (sentado) ou 45 grays (deitado) com palmas para baixo por 10 segundos	0 – Sem queda 1 – Queda antes dos 10 segundos 2 – Algum esforço contra a gravidade 3 – Nenhum esforço contra a gravidade 4 – Nenhum movimento
6 – Função motora (pernas) a. Esquerda b. Direita Extensão a 30 graus na posição supina por 5 segundos	0 – Sem queda 1 – Queda antes dos 5 segundos 2 – Algum esforço contra a gravidade 3 – Nenhum esforço contra a gravidade 4 – Nenhum movimento
7 – Ataxia dos membros Testes index-nariz e calcanhar-joelho	0 – Ausente 1 – Ataxia em um membro 2 – Ataxia nos dois membros
8 – Sensibilidade Avaliar mímica facial ao beliscar ou a resposta de retirada ao estímulo doloroso (avaliar braços, pernas, tronco e face)	0 – Sem perda sensorial 1 – Perda sensorial leve a moderada 2 – Perda sensorial grave ou total
9 – Melhor linguagem (imagens e frases em lista anexa)	0 – Normal 1 – Afasia leve a moderada 2 – Afasia grave 3 – Mudo (afasia global)
10 – Disartria (palavras em lista anexa)	0 – Normal 1 – Disartria leve a moderada 2 – Disartria grave
11 Extinção ou desatenção (anteriormente negligência) Informações obtidas nos testes anteriores	0 – Nenhuma anormalidade 1 – Desatenção visual, tátil, auditiva, espacial ou pessoal, ou extinção à estimulação simultânea em uma das modalidades sensoriais 2 – Profunda hemidesatenção ou hemidesatenção para mais de uma modalidade

AVC: acidente vascular encefálico; NIH: National Institute of Health.

TABELA 26.5 Tempos preconizados no atendimento do AVC agudo[2]

Da admissão até avaliação médica	10 minutos
Da admissão até avaliação do neurologista	15 minutos
Da admissão até realização da TC de crânio	25 minutos
Da admissão até interpretação da TC de crânio	45 minutos
Da admissão até infusão de rtPA	60 minutos
Da admissão até disponibilidade de neurocirurgião	2 horas

AVC: acidente vasulcar cerebelo; TC: tomografia computadorizada; rtPA: ativador tecidual do plasminogênio recombinante ativado.

lacunares e eventos isquêmicos de circulação posterior. A principais limitações incluem o custo, a pouca disponibilidade do método, a duração relativamente longa e contraindicações do paciente como claustrofobia, presença de marcapasso e implantes metálicos, além de ser sujeita a artefatos de movimento naqueles pacientes agitados.[2]

Na fase aguda do AVC isquêmico, um exame de vasos intra e extracranianos (angiotomografia, angioressonância ou angiografia) pode ser realizado para detectar oclusão ou estenose de grandes vasos. Essa informação é particularmente importante naqueles centros que dispõe de estrutura para instituir terapêuticas de recanalização intra-arterial. O estudo dos vasos através de exames de imagem não deve retardar o início da terapêutica naqueles pacientes elegíveis para trombólise endovenosa.[2]

O doppler transcraniano (DTC) é um método rápido, realizado à beira do leito e útil no diagnóstico de oclusão de grandes vasos e na monitorização dos efeitos da terapia trombolítica, podendo detectar a ocorrência ou não de reperfusão da artéria acometida.[2]

TRATAMENTO

TRATAMENTO GERAL

Alocação do Paciente

Diversos estudos demonstraram a utilidade da internação em unidades de AVC em diminuir mortalidade e incapacidade após esse evento. Os efeitos da internação em unidades especializadas persistem por anos após o evento agudo e são comparáveis aos efeitos do uso do rtPA endovenoso. Portanto, os pacientes com AVC devem ser preferencialmente alocados em unidades neurológicas especializadas.[2]

Primeiros Cuidados

Os primeiros cuidados de um paciente com um provável AVC são semelhantes aos de outros pacientes críticos: estabilização imediata das vias aéreas, da respiração e da circulação. Esta etapa é rapidamente seguida por uma avaliação dos déficits neurológicos e possíveis comorbidades. Em pacientes com rebaixamento do nível de consciência e disfunção bulbar que causem disfunção ventilatória, é necessária intubação orotraqueal para suporte ventilatório. Suplementação com oxigênio deve ser realizada somente naqueles pacientes com saturação de oxigênio abaixo de 95%.

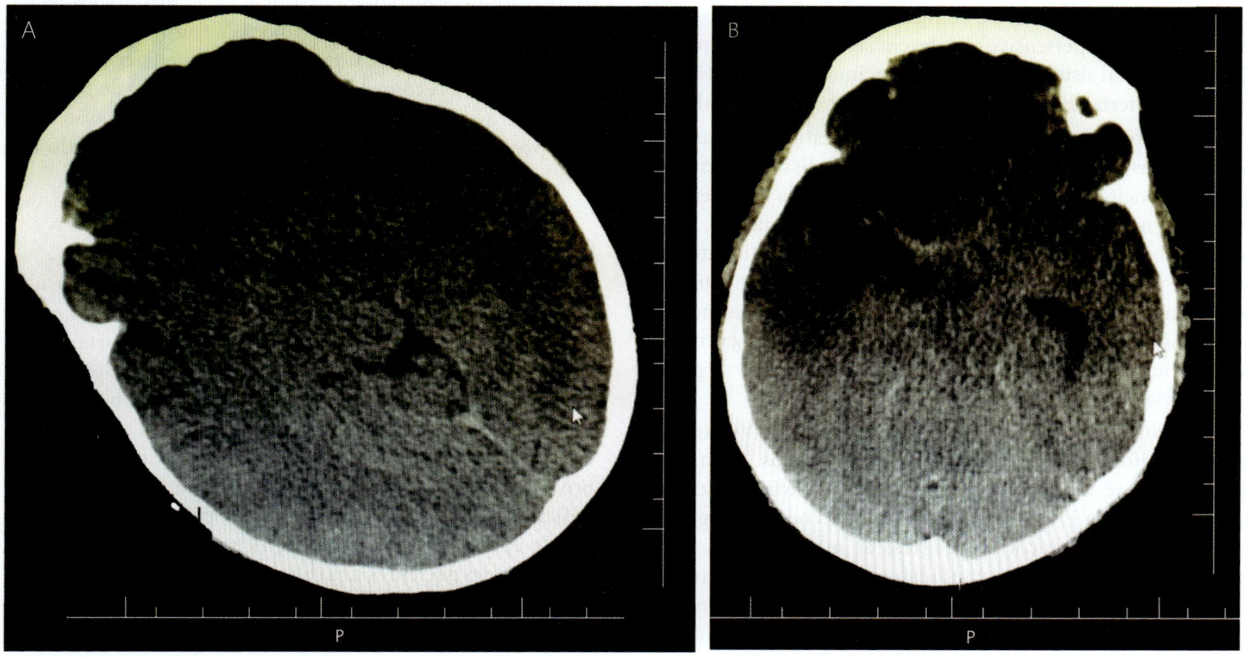

FIGURA 26.1 (A): Tomografia computadorizada de crânio sem contraste mostrando apagamento de sulcos e da fissura silviana à direita (compare-se com o lado esquerdo para melhor evidenciar as alterações descritas). (B): Tomografia computadorizada de crânio realizada 48 horas após a imagem anterior.

Posicionamento do Paciente

O posicionamento do paciente pode influenciar a saturação de oxigênio, a pressão de perfusão cerebral, a velocidade média de fluxo na artéria cerebral média e a pressão intracraniana (PIC). Contudo, a posição ideal para otimizar esses parâmetros no paciente com AVC é desconhecida, sendo frequentemente necessário equilibrar interesses muitas vezes conflitantes. Pacientes com risco de obstrução das vias aéreas ou aspiração e aqueles com suspeita de PIC elevada devem ter a cabeceira da cama elevada a 30 graus.[2]

Manejo da Temperatura

A hipertermia (temperatura ≥ 38 °C) está associada com mau prognóstico neurológico no AVC, possivelmente devido a aumento das demandas metabólicas, maior liberação de neurotransmissores e aumento da produção de radicais livres. A hipertermia deve ser combatida com antipiréticos e as causas infecciosas devem ser identificadas e tratadas. Por outro lado, os estudos avaliando a utilidade da hipotermia induzida para o tratamento de pacientes com AVC ainda são pequenos, têm apresentado resultados conflitantes e não identificaram a técnica e o momento ideais para a indução da hipotermia. Adicionalmente, as complicações usuais da hipotermia determinam um perfil de segurança preocupante para pacientes com AVC.[2]

Manejo da Pressão Arterial

Em pacientes com hipertensão severa e que não são candidatos a fibrinólise, sugere-se reduzir a pressão arterial em 15% durante as primeiras 24 horas após o início do AVC. A pressão arterial exata que serviria como gatilho para o início dos anti-hipertensivos não é conhecida, contudo há consenso de que os anti-hipertensivos só devem ser iniciados quando a pressão arterial sistólica (PAS) estiver acima de 220 mmHg ou a pressão arterial diastólica (PAD) for maior que 120 mmHg.[2]

Adicionalmente, o AVC agudo pode estar acompanhado de certas condições clínicas, como IAM, dissecção aórtica e insuficiência cardíaca, nas quais o controle da hipertensão arterial é mandatório. Desconhece-se, nessas situações, qual seria a abordagem ideal da pressão arterial. Atualmente, os alvos de pressão arterial (PA) são baseados no julgamento clínico. Uma estimativa razoável pode ser reduzir, inicialmente, a pressão arterial sistólica em 15% e monitorar uma eventual deterioração neurológica relacionada com a redução da pressão arterial.[2]

O controle da presão arterial durante um AVC agudo deve ser feito com anti-hipertensivos endovenosos. Até o momento, não se identificou um anti-hipertensivo de escolha para controle da PA em todos os pacientes com AVC agudo. Contudo, recomendações específicas de manejo da PA para pacientes com AVC agudo candidatos a tratamento fibrinolítico foram estabelecidas. Essas recomendações consistem em reduzir a PA para níveis abaixo de 185/110 mmHg (Tabela 26.6).[2,8,9] Naqueles pacientes previamente hipertensos, é razoável reiniciar o tratamento anti-hipertensivo oral após as primeiras 24 horas caso o paciente permaneça estável do ponto de vista neurológico.

A hipotensão arterial é rara no AVC, a ponto de sua presença sugerir uma outra causa, como arritmia ou isquemia cardíaca, dissecção da aorta ou choque. O cérebro é especialmente vulnerável à hipotensão durante o AVC agudo devido à perda da autorregulação cerebral.[2] Portanto, a hipotensão arterial deve ser investigada e adequadamente revertida.

Manejo Volêmico

A hipovolemia pode predispor à hipoperfusão e agravar a lesão cerebral isquêmica, causar insuficiência renal e predispor à trombose. A hipervolemia pode exacerbar edema cerebral e sobrecarregar o miocárdio. Assim, a euvolemia é desejável. Soluções hipotônicas, tais como solução glicosada a 5% ou solução salina a 0,45%, são desaconselhadas, uma vez que proporção substancial dessas soluções é distribuída nos espaços intracelulares e pode exacerbar o edema cerebral. Soluções isotônicas, como solução salina a 0,9% distribuem-se de maneira mais uniforme nos espaços extracelulares (intersticial e intravascular) e podem ser melhores para pacientes com AVC agudo.[2]

Terapia Triplo H

O AVC é resultado da oclusão de uma artéria, com consequente redução do fluxo sanguíneo cerebral (FSC) regional, demarcada em duas regiões distintas: o centro com redução severa do FSC e a zona de penumbra com redução moderada do FSC. A penumbra permanece viável por horas porque algum grau de fluxo sanguíneo é sustentado por colaterais e dilatação arteriolar. Por mais de três décadas, os investigadores estudaram intervenções destinadas a aumentar a perfusão cerebral no AVC agudo. Até o momento, nenhum estudo clínico demonstrou eficácia inequívoca da hemodiluição pela expansão volêmica ou da hipertensão induzida. Desse modo, a hemodiluição mediante expansão volêmica não é recomendada para o tratamento de pacientes com AVC agudo, bem como a utilidade da hipertensão induzida por medicamentos em pacientes com AVC agudo não está bem estabelecida.[2]

Controle Glicêmico

Vários estudos observacionais têm encontrado uma associação entre hiperglicemia e resultados clínicos piores comparado aos da normoglicemia. É sensato, portanto, seguir a diretriz da American Diabetes Association para manter a glicemia entre 140 e 180 mg/dL em todos os pacientes hospitalizados.[10] Contudo, a hipoglicemia traz riscos específicos para o cérebro normal e um risco maior para o cérebro lesado. Hipoglicemia grave pode produzir ou agravar déficits neurológicos focais, encefalopatia, convulsões ou estado epiléptico, disfunção cognitiva permanente e morte. Portanto, em pacientes neurológicos sob uso de insulina endovenosa contínua, deve-se evitar glicemias abaixo de 100 mg/dL, para minimizar os efeitos adversos.[10] Ensaios clínicos são urgentemente necessários para determinar os níveis ótimos de controle glicêmico e uma glicemia-alvo mínima segura em relação à mortalidade e morbidade para pacientes com lesões neurológicas.

TABELA 26.6 Manejo da hipertensão arterial antes da infusão de rtPA[2,8]
▪ Evitar a infusão rtPA até controle da PA. ▪ Monitorar PA a cada 15 minutos por 2 horas a partir do início da terapia com rtPA; em seguida, a cada 30 minutos durante 6 horas e, depois, a cada hora por 16 horas. ▪ Objetivo: PAS < 185 mmHg ou PAD < 110 mmHg.
1. Metoprolol (1 ampola = 5 mL; 1 mg/mL): ▪ 5 mg em EV lento (1 mg/min) a cada 10 minutos; ▪ dose máxima de 20 mg.
2. Esmolol (1 ampola = 10 mL; 10 mg/mL): diluir 01 ampola em 90 mL de solução salina a 0,9% (concentração = 1000 μg/mL) ▪ Bolo de 500 μg/kg (0,5 mL/kg) em 1 minuto, seguido por uma infusão contínua a 50 μg/kg/min (0,05 mL/kg/min) por 4 minutos; ▪ Se PA ainda inadequada: novo bolo de 500 μg/kg (0,5 mL/kg) em 1 minuto e dobrar velocidade de infusão contínua (100 μg/kg/min ou 0,1 mL/kg/min) durante mais 4 minutos; ▪ Se PA ainda inadequada: novo bolo de 500 μg/kg (0,5 mL/kg) em 1 minuto e aumentar infusão contínua para 150 μg/kg/min (0,15 mL/kg/min) durante mais 4 min; ▪ Se PA ainda inadequada: novo bolo de 500 μg/kg (0,5 mL/kg) em 1 minuto e aumentar infusão contínua para 200 μg/kg/min ou 0,2 mL/kg/min (dose máxima); ▪ Em caso de hipotensão, sua ação é rapidamente revertida pela diminuição ou interrupção da infusão. ▪ Precauções: ▫ Irritação venosa, incluindo tromboflebite; extravasamento pode acarretar uma reação local grave e possível necrose de pele. ▫ Metabólito do esmolol é excretado primariamente pelos rins; administrar com precaução a pacientes com função renal prejudicada.
3. Nitroprussiato de sódio (FA liofilizado com 50 mg): diluir um FA em 250 a 500 mL de solução salina a 0,9% (concentrações de 200 μg/mL e 100μg/mL, respectivamente) ▪ Reservar para pacientes com broncoespasmo, bradicardia, bloqueio cardíaco, insuficiência cardíaca ou hipertensão não controlada; ▪ Iniciar com 0,1 a 0,2 μg/kg/min (na prática, 5 a 10 mL/h), com aumentos de 0,2 μg/kg/min a cada 3 a 5 minutos até alcançar resposta clínica (dose máxima: 5 μg/kg/min); ▪ Em caso de hipotensão, sua ação é rapidamente revertida pela diminuição ou interrupção da infusão; ▪ A solução é fotossensível e deve ser trocada a cada 3 a 6 horas; ▪ O nitroprussiato diminui o fluxo sanguíneo cerebral ao mesmo tempo em que aumenta a PIC, efeitos que são particularmente desfavoráveis em pacientes com encefalopatia hipertensiva ou após um AVC.

EV: (via) endovenosa; min: minuto(s); h: hora(s); PA: pressão arterial; PAS: pressão arterial sistólica; PIC: pressão intracraniana; AVC: acidente vascular encefálico; rtPA: ativador tecidual do plasminogênio recombinante ativado; FA: frasco-ampola.

Tromboprofilaxia

Pacientes com AVC agudo estão sob risco aumentado de trombose venosa profunda e embolia pulmonar, risco que aumenta com a idade e gravidade do AVC. Heparinas não fracionada ou de baixo peso molecular em doses profiláticas estão recomendadas, principalmente em pacientes imobilizados no leito. O anticoagulante só deve ser utilizado 24 horas após trombólise. Meias de compressão graduada isoladamente não reduzem a incidência de trombose venosa profunda no AVC agudo.[11] Na presença de impossibilidade da profilxaxia medicamentosa, a compressão pneumática intermente é uma opção.[12]

Anticonvulsivantes

Nenhum estudo até o momento demonstrou um benefício com o uso de anticonvulsivante profilático após o AVC. Portanto, o uso profilático de anticovulsivantes não é recomendado. Crises convulsivas recorrentes após o AVC, porém, devem ser tratadas de maneira semelhante a outras condições neurológicas agudas.[2]

TRATAMENTO ESPECÍFICO

Terapia Fibrinolítica

O ativador tecidual recombinante do plasminogênio (rtPA, alteplase) é uma protease que atua pela intensificação da conversão do plasminogênio em plasmina. A plasmina atua nos coágulos de fibrina causando sua dissolução. A atividade do rtPA é bastante amplificada na presença de fibrina, aumentando a fibrinólise especificamente nos sítios de trombose.[13]

O benefício da terapia com rtPA é tempo-dependente, devendo o tratamento ser iniciado o mais rapidamente possível. O rtPA venoso é recomendado para pacientes selecionados (Tabela 26.7) que podem ser tratados dentro de 3 horas do início do AVC. Adicionalmente, os resultados do estudo ECASS III[14] sugerem que o rtPA venoso pode ser administrado com segurança e pode melhorar os resultados em pacientes selecionados tratados entre 3 e 4,5 horas após o AVC. Os critérios de elegibilidade para o tratamento nesse período de tempo são semelhantes àqueles para pacientes atendidos dentro de 3 horas, com os critérios de exclusão adicionais descritos na Tabela 26.8. Independentemente, quanto mais precoce a administração do rtPA, melhores os benefícios. Portanto, idealmente, o tempo porta-agulha (tempo da chegada ao hospital à administração da dose em bolo), deve ser dentro de 60 minutos.[2] Na Tabela 26.9, encontra-se descrito o protocolo para administração do rtPA.

A. Em pacientes sem uso recente de anticoagulantes orais ou heparina, o tratamento com rtPA pode ser iniciado antes dos resultados dos testes de coagulação, mas deve ser interrompido se o RNI for > 1,7 ou TP estiver elevado.

B. O uso de rtPA endovenoso em pacientes que tomam inibidores diretos da trombina ou inibidores diretos do fator Xa pode ser prejudicial e não é recomendado a menos que testes de laboratório sensíveis, tais como TTPa, RNI, contagem de plaquetas ou teste diretos de atividade do fator Xa estejam normais, ou, ainda, que o paciente não tenha recebido uma dose desses agentes há mais de 2 dias (com função renal normal).

C. Sintomas que não são potencialmente incapacitantes no momento.

D. A eficácia do tratamento intravenoso com rtPA não está bem estabelecida e requer estudos adicionais para pacientes elegíveis no período de tempo entre 3 e 4,5 horas após o AVC, mas que apresentam um ou mais dos critérios de exclusão relativos aqui listados.

A principal complicação da terapia trombolítica no AVC agudo é a hemorragia. A hemorragia intracraniana sintomática ocorre em 1,7 a 8% dos pacientes tratados, sendo que pacientes com AVC grave apresentam um risco maior de hemorragia. Apesar disso, não há evidências de que esse subgrupo não se beneficie com o rtPA venoso. A hemorragia sintomática não é aumentada em idosos, mas os resultados são piores e a mortalidade aumenta. Além da idade e pontuação NIHSS, outros fatores de risco independentes para hemorragia intracraniana sintomática incluem a extensão da hipodensidade na tomografia de crânio basal, níveis elevados de glicemia e persistência da oclusão arterial proximal por mais de 2 horas após a administração do bolo de rtPA. A transformação hemorrágica do AVC, sem nenhuma alteração clínica (hemorragia assintomática), ocorre mais frequentemente do

TABELA 26.7 Características de inclusão e exclusão dos pacientes com AVC para uso de rtPA EV dentro de 3 horas do início dos sintomas[2,8]

Critérios de inclusão
▪ Diagnóstico de AVC causando déficit neurológico mensurável ▪ Início dos sintomas há menos de 3 horas antes início do tratamento ▪ Idade ≥ 18 anos
Critérios de Exclusão
▪ Hemorragia intracraniana atual ou prévia ▪ Trauma cerebral severo ou AVC anterior nos últimos 3 meses ▪ PAS ≥ 185 mmHg ou PAD ≥ 110 mmHg (em três ocasiões, com 10 minutos de intervalo) refratária ao tratamento anti-hipertensivo) ▪ Sangramento interno ativo ▪ Neoplasia intracraniana, malformação arteriovenosa ou aneurisma ▪ Sintomas sugestivos de hemorragia subaracnoide ▪ Cirurgia intracraniana ou espinhal recente ▪ Diátese hemorrágica, incluindo: ▫ Plaquetas < 100.000/mm³ ▫ Uso de heparina nas últimas 48 horas, resultando em TTPa acima do limite superior da normalidade ▫ Uso de anticoagulante oral com RIN > 1,7 ou TP > 15 segundos [a] ▫ Uso atual de inibidores diretos da trombina (lepirudina, bivalirudina, ximelagatran, argatroban, dabigatran) ou inibidores diretos do fator Xa (rivaroxaban) [b] ▪ Glicemia ≤ 50 mg/dL ▪ Evidência tomográfica de infartos multilobares (Figura 26.1C): hipodensidade em mais de um terço do território da artéria cerebral média; preditivo de transformação hemorrágica da isquemia ▪ Punção arterial em local não compressível nos 7 dias anteriores
Critérios de Exclusão Relativos
Pacientes com uma ou mais contraindicações relativas, podem usar rtPA com cuidadosa consideração e ponderação da relação risco/benefício ▪ Apenas sintomas discretos [c] ou de rápida resolução ▪ Gravidez ▪ Quadro inicial de convulsões com déficits neurológicos residuais pós-ictais ▪ Cirurgia de grande porte ou trauma severo nos últimos 14 dias ▪ Hemorragia do trato gastrintestinal ou urinário nos últimos 21 dias ▪ IAM nos últimos 3 meses

RIN: razão internacional normatizada; TTPa: tempo de tromboplastina parcial ativada; rtPA: ativador tecidual do plasminogênio recombinante ativado; EV: endovenoso(a); AVC: acidente vascular cerebral isquêmico; PAS: pressão arterial sistólica; PAD: pressão arterial diastólica; IAM: infarto agudo do miocárdio.

TABELA 26.8 Características de inclusão e exclusão para uso de rtPA em pacientes com AVC agudo que se apresentam dentro de 3 a 4,5 horas do início dos sintomas[2]

Critérios de inclusão
Diagnóstico de AVC causando déficit neurológico mensurável
Início dos sintomas dentro de 3 a 4,5 horas antes do início do tratamento
Critérios de exclusão relativos
Idade > 80 anos
AVC grave (NIHSS > 25)
Uso de anticoagulante oral, independentemente de RIN
História de tanto diabetes como AVC prévios

AVC: acidente vascular cerebral; NIHSS: National Institutes of Health Stroke Scale; RIN: razão internacional normatizada.

que a hemorragia sintomática e pode estar associada com a reperfusão e, em alguns casos, melhora clínica.[13]

Os sintomas de transformação hemorrágica incluem cefaleia, náuseas, vômitos, rebaixamento do nível de consciência, aumento da pressão arterial e piora do déficit neurológico. Na suspeita de sangramento, deve-se suspender a trombólise e realizar TC de crânio imediatamente. Se presente, deve-se solicitar hemograma e provas de coagulação (TTPa, TP e fibrinogênio) e transfundir 6 a 8 unidades de crioprecipitado. Plasma fresco fresco congelado pode ser utilizado na ausência de crioprecipitado. O manejo deve ser guiado de acordo com o resultado das provas de coagulação. Repõe-se novamente crioprecipitado caso fibrinogênio esteja baixo, plaquetas se houver plaquetopenia e plasma fresco congelado se TAP ou TTPA anormal. Nos hematomas volumosos, deve-se considerar abordagem neurocirúrgica.

Hemorragia sistêmica grave (extracraniana) foi observada em 0,4 a 1,5% dos pacientes. As recomendações para o tratamento de hemorragia intracraniana ou sistêmica grave após terapia trombolítica incluem a administração de crioprecipitado e plaquetas, embora se careça de diretrizes baseadas em evidências para tal abordagem.[13]

O angioedema da língua, lábios, face ou pescoço ocorre em 1 a 5% dos doentes tratados com rtPA por via endovenosa. Na maioria dos casos, os sintomas são leves e resolvem-se rapidamente. O uso concomitante de inibidores da enzima conversora da angiotensina é fortemente associado a essa complicação. O tratamento inclui corticosteroides e anti-histamínicos. Em casos raros, o edema da faringe é suficientemente severo para comprometer a respiração, podendo necessitar de intubação traqueal.[13]

Outros Agentes Fibrinolíticos

A utilidade de outros agentes fibrinolíticos (tenecteplase, reteplase, desmoteplase, uroquinase) não está bem estabelecida e, portanto, seu uso está restrito ao contexto de estudos clínicos. Não é recomendada a administração intravenosa de estreptoquinase para o tratamento do AVC devido a taxas inaceitavelmente elevadas de eventos hemorrágicos.[2]

Trombólise Intra-Arterial

Tratamento trombolítico intra-arterial pode beneficiar pacientes com AVC devido à oclusão da artéria cerebral média cuidadosamente selecionados dentro de 6 horas do início dos sintomas. A medicação utilizada em estudo clínico randomizado controlado que mostrou o benefício da trombólise intra-arterial para pacientes com AVC foi a pró-uroquinase, não mais disponível comercialmente. Atualmente, utiliza-se o rtPA intra-arterial, apesar de esse agente não ter sido estudado em ensaios clínicos randomizados.

A trombólise intra-arterial é, portanto, uma alternativa naqueles pacientes com contraindicações à trombólise endovenosa. Algumas situações na prática incluem pacientes entre 4 horas e meia e 6 horas do início dos sintomas ou história de cirurgia recente. A trombólise intra-arterial não deve ser realizada como 1ª opção se o paciente é elegível à trombólise endovenosa. Assim como na trombólise endovenosa, no tratamento intra-arterial quanto mais precoce a recanalização, maior a chance de desfecho clínico satisfatório.[2] A trombólise intra-arterial de forma isolada é um procedimento praticamente não utilizado em pacientes com AVC elegíveis para tratamento endovascular. O método en-

TABELA 26.9 Tratamento do AVC com rtPA[2,8]

- Infundir 0,9 mg/kg (dose máxima de 90 mg), sendo 10% da dose administrada em bolo e o restante infundido em 1 hora.
- Admitir o paciente em UTI ou unidade de AVC para monitoramento.
- Se o paciente desenvolve cefaleia severa, hipertensão aguda, náuseas ou vômitos ou tem uma piora do exame neurológico, descontinuar a infusão de rtPA e obter TC de urgência.
- Monitorar PA e realizar avaliações neurológicas a cada 15 minutos durante e após a infusão de rtPA por 2 horas; então, a cada 30 minutos por 6 horas; então, de hora em hora até 24 horas após o término da infusão de rtPA.
- Aumentar a frequência das medidas da PA, se a PAS > 180 mmHg ou se a PAD > 105 mmHg; administrar medicamentos anti-hipertensivos para manter a PA igual ou abaixo desses níveis (Tabela 26.6).
- Não administrar heparina, antiagregante plaquetário ou anticoagulante oral nas primeiras 24 horas do uso do trombolítico.
- Manter o paciente em jejum por 24 horas pelo risco de hemorragia e necessidade de intervenção cirúrgica de urgência.
- Adiar, sempre que possível, colocação de sonda nasoentérica ou sonda vesical, cateterização venosa central ou punção arterial nas primeiras 24 horas.
- Obter TC ou RM de controle 24 horas após a infusão do rtPA, antes de iniciar anticoagulantes ou antiplaquetários.

TC: tomografia computadorizada; RM: ressonância magnética; rtPA: ativador tecidual do plasminogênio recombinante ativado; AVC: acidente vascular cerebral isquêmico; PAS: pressão arterial sistólica; PAD: pressão arterial diastólica; PAS: pressão arteriam sistólica.

dovascular mais amplamente difundido e estudado é a trombectomia mecânica.

Trombectomia Mecânica

Estratégia de reperfusão que pode ser utilizada em pacientes com oclusão de grandes vasos que apresentam contraindicação ou não respondem à terapia trombolítica endovenosa. Pode ser utilizada até 8 horas do início dos sintomas. Em AVC de circulação posterior, a janela terapêutica pode ser estendida até 12 a 24 horas em casos cuidadosamente selecionados.[2]

Atualmente, há quatro dispositivos aprovados pela Food and Drug Administration (FDA) para recanalização mecânica. O dispositivo MERCI demonstrou uma taxa de recanalização de 48% em oclusão de grandes artérias intracranianas até 8 horas após a instalação dos sintomas. O Penumbra é um dispositivo de aspiração do trombo liberado em 2007, com taxa de cerca de 82% de recanalização. Recentemente, dois novos dispositivos denominados de *stent-retrievers* foram liberados, o Solitaire e o Trevo. Eles são uma combinação de *stents* cerebrais removíveis e dispositivos de remoção de trombos. Os estudos demonstraram maior taxa de recanalização com a utilização tanto do Solitaire quanto do Trevo quando comparado com o MERCI.[2]

Até recentemente, uma crítica aos dispositivos de recanalização intra-arterial é que, a despeito das excelentes taxas de recanalização, os estudos ainda não eram definitivos quanto à melhora dos desfechos clínicos. O ensaio clínico IMS-III não demonstrou benefício da trombólise endovenosa associada à trombólise mecânica (principalmente utilizando MERCI e Penumbra) em relação à trombólise endovenosa isolada.[15] No entanto, estudo recente (MR CLEAN)[16] demonstrou que em pacientes com AVC causado por oclusão próximal de artéria intracraniana, a realização de trombectomia mecânica dentro de 6 horas do início dos sintomas é um tratamento seguro e efetivo na redução da incapacidade. Uma diferença em relação aos estudos anteriores foi a utilização dos *stent-retrievers* em 81% dos pacientes. Nos estudos anteriores, como o IMS-III, foram usados dispositivos com menor taxa de recanalização em grande porcentagem de pacientes.

Anticoagulação

A anticoagulação de urgência não é recomendada para o tratamento de pacientes com AVC agudo. A anticoagulação, utilizando qualquer heparina de baixo peso molecular ou heparina não fracionada, não impede a piora neurológica, não melhora os resultados do AVC agudo e não diminui o risco de AVC recorrente precoce, inclusive entre os pacientes com fontes cardioembólicas. Adicionalmente, há aumento do risco de complicações hemorrágicas com a anticoagulação de urgência. O papel de anticoagulantes como adjuvante em adição à fibrinólise mecânica ou farmacológica ainda não foi estabelecido.[1,2] A anticoagulação para tratar condições não cerebrovasculares não é recomendada para pacientes com AVC moderado a grave devido ao aumento do risco de graves complicações hemorrágicas intracranianas.[2]

Antiagregantes Plaquetários

Atualmente, os dados disponíveis demonstram uma redução pequena, mas estatisticamente significante na mortalidade e nos resultados desfavoráveis com a administração de ácido acetilsalicílico dentro de 48 horas após o AVC (dose oral inicial de 300 mg, seguida por 75 a 200 mg/dia). Uma vez que o efeito do ácido acetilsalicílico em combinação com rtPA é incerto, é aconselhável evitar o ácido acetilsalicílico por 24 horas nos pacientes tratados com terapêutica trombolítica.[1]

Recentemente, o estudo CHANCE testou a administração de clopidogrel associado ao ácido acetilsalicílico em pacientes com AVC leve (pontuação NIHSS de 3 ou menos) ou ataque isquêmico transitório de alto risco (escore $ABCD^2 \geq 4$). O clopidogrel foi administrado na dose inicial de 300 mg, seguido por 75 mg diários durante 90 dias, associado ao ácido acetilsalicílico na dose de 75 mg/dia por 21 dias, ambos iniciados dentro de 24 horas do surgimento dos sintomas. O desfecho primário de eficácia foi um novo episódio de AVC (isquêmico ou hemorrágico) em 90 dias. O estudo mostrou que o tratamento com clopidogrel associado ao ácido acetilsalicílico foi superior ao do ácido acetilsalicílico isoladamente na redução de novo evento de AVC (8,2% contra 11,7%; razão de risco de 0,68; IC 95% 0,57-0,81; $P < 0,001$). Hemorragia moderada ou grave ocorreu em igual proporção em ambos grupos (0,3%).[17]

Sonotrombólise

Sua eficácia para o tratamento de pacientes com AVC agudo não está bem estabelecida. Um estudo de fase 2 utilizando ultrassom doppler transcraniano aplicado de forma contínua por 2 horas, associado a rtPA endovenoso, mostrou taxas de recanalização de 83% contra 50% nos pacientes tratados exclusivamente com rtPA endovenoso. A frequência de hemorragia intracraniana foi de 3,8% nos dois grupos (Alexandrov AV, 2004).[18]

COMPLICAÇÕES

Complicações Clínicas

A pneumonia é a infecção mais prevalente e é uma importante causa de morte no paciente com AVC. É mais frequente nos pacientes mais graves, acamados e com tosse ineficaz. Deve ser tratada com antibiótico adequado. Não é recomendado o uso de antibióticos profiláticos.

Embolia pulmonar é responsável por até 10% das mortes em pacientes pós-AVC. É recomendada profilaxia para tromboembolismo venoso pós-AVC de preferência com heparina de baixo peso molecular. Na impossibilidade de profilaxia medicamentosa, meias elásticas ou compressão pneumática intermitente devem ser utilizadas.

Edema Cerebral

O infarto cerebral agudo é geralmente seguido por uma deterioração tardia, causada por edema do tecido infartado. Embora o edema citotóxico apresente um auge, usualmente,

3 a 4 dias após a lesão, a reperfusão precoce de uma grande área de tecidos necrótico pode acelerar o edema para um nível potencialmente crítico dentro das primeiras 24 horas. Quando ocorre uma lesão maior que 50% do território da artéria cerebral média, o edema resultante pode ser fatal. Essa condição é chamada de AVC maligno de artéria cerebral média e tem uma mortalidade em torno de 80%.

Pacientes com AVC grave ou infarto da fossa posterior tem maior risco de evoluir com hipertensão intracraniana e herniação cerebral devido à compressão do tronco encefálico, necessitando de observação cuidadosa para intervenção precoce no caso de edema potencialmente fatal.

Quando o edema produz aumento da PIC, condutas para hipertensão intracraniana semelhantes às utilizadas no trauma cranioencefálico e na hemorragia intracraniana espontânea devem ser iniciadas, incluindo hiperventilação e terapia osmótica.[2] Contudo, nenhuma conduta clínica se mostrou eficaz.

A craniectomia descompressiva com expansão dural resulta em uma redução na mortalidade no infarto supratentorial com edema. Esse efeito, por enquanto, está comprovado apenas em pacientes abaixo de 60 anos de idade com infarto unilateral da artéria cerebral média que deterioram neurologicamente dentro de 48 horas, apesar da terapêutica médica.[19] Nesses pacientes, houve uma redução da mortalidade de 78 para 29%, com melhora funcional nos sobreviventes submetidos ao procedimento cirúrgico.

A hemicraniectomia descompressiva precoce nos pacientes acima de 60 anos com infarto maligno não apresentou resultados tão bons. O estudo DESTINY II [20] mostrou redução da mortalidade no grupo submetido à cirurgia descompressiva precoce; todavia, sem diferença quanto à proporção de pacientes que sobreviveram sem incapacidade moderadamente grave (incapacidade de andar sem ajuda e incapacidade de atender às próprias necessidades corporais sem assistência).

A craniectomia suboccipital com expansão dural também deve ser realizada em pacientes com infarto cerebelar com edema que deterioram neurologicamente, apesar da terapêutica clínica máxima.[19]

CONCLUSÃO

O AVC é a principal causa de morte em todo o mundo após a doença cardíaca isquêmica. A determinação da hora do surgimento dos sintomas neurológicos é fundamental em razão de sua importância na decisão de administrar ou não terapia trombolítica. O médico que atende o AVC na urgência deve familiarizar-se com os sinais tomográficos precoces de isquemia cerebral para otimizar o tratamento trombolítico dentro da janela terapêutica de 4,5 horas. A principal complicação da terapia trombolítica no AVC agudo é a hemorragia, portanto, pacientes com alto risco dessa complicação devem ser excluídos dos protocolos de trombólise. A craniectomia descompressiva reduz a mortalidade no infarto supratentorial com edema, efeito mais nítido em pacientes abaixo de 60 anos de idade. O recente estudo MR CLEAN aproximou ainda mais o tratamento do AVC à abordagem do IAM ao demonstrar a utilidade da trombectomia mecânica na recanalização da obstrução proximal de grandes vasos dentro de 6 horas do inicio dos sintomas.

REFERÊNCIAS BIBLIOGRÁFICAS

1. van der Worp HB, Gijn JV. Acute ischemic stroke. N Engl J Med; 2007;357:572-79.
2. Jauch EC, Saver JL, Adams HP Jr., Bruno A, Connors JJ, Demaerschalk BM, et al. Guidelines for the early management of patients with acute ischemic stroke: a guideline for healthcare professionals from the American Heart Association/American Stroke Association. Stroke; 2013;44:870–947.
3. Adams HP Jr, Bendixen BH, Kappelle LJ, Biller J, Love BB, Gordon DL, Marsh EE 3rd., et al. Classification of subtype of acute ischemic stroke. Definitions for use in a multicenter clinical trial. TOAST. Trial of Org 10172 in AcuteStroke Treatment. Stroke; 1993;24:35-41.
4. Ay H, Furie KL, Singhal A, Smith WS, Sorensen AG, Koroshetz WJ. An evidence-based causative classification system for acute ischemic stroke. Ann Neurol; 2005;58:688–97.
5. Ay H, Benner T, Arsava EM, Furie KL, Singhal AB, Jensen MB, et al. A computerized algorithm for etiologic classification of ischemic stroke: the Causative Classification of Stroke System. Stroke; 2007;38:2979–2984
6. Brott T, Adams HP Jr, Olinger CP, Marler JR, Barsan WG, Biller J, et al. Measurements of acute cerebral infarction: a clinical examination scale. Stroke; 1989;20:864-70.
7. Brasil. Ministério da Saúde. Secretaria de Atenção à Saúde. Departamento de Atenção Especializada. Manual de rotinas para atenção ao AVC/ Ministério da Saúde, Secretaria de Atenção à Saúde, Departamento de Atenção Especializada, Brasília, Editora do Ministério da Saúde; 2013.
8. Martins SCO, Freitas GR, Pontes-Neto OM, Pieri A, Moro CHC, Jesus PAP, Longo A, Evaristo EF, Carvalho JJF, Fernandes JG, Gagliardi RJ, Oliveira-Filho J and Executive Committee from the Brazilian Stroke Society and the Scientific Department in Cerebrovascular Diseases of the Brazilian Academy of Neurology. Guidelines for acute ischemic stroke treatment – part II: stroke treatment. Arq. Neuro-Psiquiatr; 2012;70:885-893.
9. Marik PE and Varon J. Hypertensive crises. Chest; 2007;131:1949-1962.
10. Jacobi J, Bircher N, Krinsley J. Guidelines for the use of an insulin infusion for the management of hyperglycemia in critically ill patients. Crit Care Med; 2012;40:3251-3276.
11. CLOTS Trials Collaboration, Dennis M, Sandercock PA, Reid J, Graham C, Murray G, et al. Effectiveness of thigh-length graduated compression stockings to reduce the risk of deep vein thrombosis after stroke (CLOTS trial 1): a multicentre, randomized controlled trial. Lancet; 2009;373:1958-1965.
12. CLOTS (Clots in Legs Or sTockings after Stroke) trials collaboration, Dennis M, Sandercock PA, Reid J, Graham C, Forbes J, et al. Effectiveness of intermittent pneumatic compression in reduction of risk of deep vein thrombosis in patients who have had a stroke (CLOTS 3): a multicentre randomised controlled trial. Lancet; 2013;382:516-24.
13. Wechsler LR. Intravenous thrombolytic therapy for acute ischemic stroke. N Engl J Med; 2011;364:2138-46.
14. Hacke W, Kaste M, Bluhmki E, Brozman M, Davalos A, Guidetti D, et al. Thrombolysis with alteplase 3 to 4.5 hours after acute ischemic stroke. N Engl J Med; 2008;359:1317–29.
15. Broderick JP, Palesch YY, Demchuk AM, Yeatts SD, Khatri P, Hill MD, et al. Endovascular therapy after intravenous t-PA versus t-PA alone for stroke. N Engl J Med; 2013;368:893-903.
16. Berkhemer OA, Fransen PS, Beumer D, van den Berg LA, Lingsma HF, Yoo AJ, et al. A Randomized trial of intra-arterial treatment for acute ischemic stroke. N Engl J Med; 2015; 372:11-20.
17. Wang Y, Wang Y, Zhao X, Liu L, Wang D, Wang C, et al. Clopidogrel with aspirin in acute minor stroke or transient ischemic attack. N Engl J Med; 2013;369:11-9.

18. Alexandrov AV, Molina CA, Grotta JC, Garami Z, Ford SR, Alvarez-Sabin J, et al. for CLOTBUST Investigators. Ultrasound-enhanced systemic thrombolysis for acute ischemic stroke. N Engl J Med; 2004;351:2170-78.
19. Wijdicks EF, Sheth KN, Carter BS, Greer DM, Kasner SE, Kimberly WT, et al. American Heart Association Stroke Council. Recommendations for the management of cerebral and cerebellar infarction with swelling: a statement for healthcare professionals from the American Heart Association/American Stroke Association. Stroke; 2014;45:1222-38.
20. Juttler E, Unterberg A, Woitzik J, Bösel J, Amiri H, Sakowitz OW, et al. Destiny II Investigators. Hemicraniectomy in older patients with extensive middle-cerebral-artery stroke. N Engl J Med; 2014;370:1091-1100.

27

Acidente Vascular Hemorrágico

Manoel Jacobsen Teixeira
Iuri Santana Neville
Wellingson Silva Paiva

INTRODUÇÃO

A hemorragia intracerebral espontânea responde por até 10% de todos os casos de acidentes vasculares encefálicos (AVC) e, em cerca de 50%, a evolução é fatal. Há ainda muita controvérsia a respeito do tratamento dessa condição e nem o tratamento clínico ou o cirúrgico mostraram-se eficazes o suficiente para diminuir a morbimortalidade. Os principais fatores relacionados com evolução desfavorável descritos na literatura são volume do hematoma, escore de admissão na escala de Glasgow para coma, extensão hemorrágica intraventricular ou subaracnóidea, hidrocefalia, uso de agentes anticogulantes e magnitude do edema associado.[1,2]

Os dados oficiais de mortalidade no Brasil revelam que a doença cerebrovascular é a principal causa de morte, sendo responsável por mais óbitos do que a doença coronária nos últimos 40 anos, um fato que diferencia o nosso país dos demais no hemisfério ocidental (DATASUS).[1]

As hemorragias intracranianas (HIC) espontâneas, um dos subtipos de acidente vascular cerebral (AVC), são uma importante causa de morbidade e mortalidade no mundo, com taxas superiores às notadas nos outros subtipos de AVC.[2,3]

Apesar da tendência declinante das taxas de mortalidade por doença cerebrovascular no país, a magnitude da doença é de grande importância, principalmente levando-se em consideração as outras consequências da doença cerebrovascular como a invalidez, com alto custo social. Embora tenha ocorrido um aumento no número de internações de pacientes com HIC nos últimos 10 anos, a mortalidade permaneceu inalterada e ainda é uma condição catastrófica para os pacientes e seus familiares.[1]

FISIOPATOLOGIA

As HIC podem ser classificadas em primárias ou secundárias (induzidas pelo uso de anticoagulantes) e apresentam fisiopatologia semelhante.[4] Acometem, principalmente, os lobos cerebrais, gânglios da base, tálamo, tronco cerebral (predominantemente a ponte) e o cerebelo como o resultado da ruptura de vasos cerebrais afetados pelos efeitos degenerativos da hipertensão arterial sistêmica (HAS) ou da angiopatia amiloide. Boa parte dos sangramentos ocorre próximo à ou na bifurcação das artérias perfurantes que se originam dos grandes vasos intracranianos.[3,5] O sangramento que sucede à ruptura dos vasos cerebrais causa uma lesão primária no tecido cerebral, decorrente da desconexão dos neurônios e das células da glia provocada pelo efeito expansivo do hematoma, resultando em oligoemia, liberação de neurotransmissores (especialmente o glutamato), disfunção mitocondrial e despolarização da membrana neuronal.[6-8] Uma cascada se sucede ao evento inicial, dando início a uma série de lesões secundárias em decorrência do efeito tóxico dos produtos de degradação da coagulação e da hemoglobina, particularmente a trombina, que ativa a micróglia após 4 horas do ictus.[9-12]

DIAGNÓSTICO

Realizado mediante tomografia computadorizada de crânio (TC) que é capaz de mostrar a hemorragia como uma lesão hiperdensa logo após a sua ocorrência.[13,14] A ressonância nuclear magnética (RNM) de encéfalo pode ser útil para identificar a etiologia da HIC. A arteriografia dos quatro vasos cerebrais deve ser realizada quando a suspeita de HIC secundária à ruptura de aneurisma cerebral ou de uma malformação arteriovenosa (MAV) é levantada.[15] A recomendação é de que seja feita em todos aqueles pacientes que não se enquadrem no perfil de HIC devido à HAS. Portanto, não está indicada nos pacientes com mais de 45 anos, previamente hipertensos e com HIC talâmica, putaminal ou em fossa posterior. Caso o resultado seja negativo para aneurisma cerebral ou MAV, o exame deve ser repetido após a absorção do hematoma, por volta de 2 a 3 meses.[2]

TRATAMENTO

Pode ser dividido em tratamento clínico e cirúrgico. O primeiro envolve medidas de suporte ventilatório, controle dos níveis pressóricos, da glicemia e de distúrbios metabólicos. O risco de deterioração neurológica e instabilidade cardiovascular é máximo nas primeiras 24 horas após o início dos sintomas e, portanto, os pacientes devem ser mantidos em uma unidade de cuidados intensivos ou de tratamento de AVC.[15] Diversos estudos já procuraram definir os níveis tensionais ideais para o tratamento desses pacientes na fase aguda já que, se por um lado os altos níveis tensionais podem aumentar o risco de expansão do hematoma; por outro lado, os baixos níveis pressóricos ocasionam a queda da pressão de perfusão cerebral, levando à isquemia secundária de regiões na chamada zona de penumbra.[16-19]

Já o tratamento cirúrgico consiste em:

1. Monitorização da pressão intracraniana (PIC);
2. Tratamento da hemorragia intraventricular;
3. Exérese do hematoma.

Atualmente, não há um acordo sobre a seleção do tipo de tratamento para os pacientes com HIC, e a decisão sobre quando o tratamento cirúrgico seria o mais indicado permanece controversa.[20] Nota-se uma grande variabilidade nas taxas de cirurgia para o tratamento das HIC, realizada raramente em países como a Holanda, porém alcançando até 50% dos pacientes em alguns centros na Alemanha e Japão.[21] Na literatura, encontram-se estudos randomizados (o primeiro publicado em 1961, na era anterior ao microscópio e à tomografia de crânio; e o mais recente publicado em 2006) comparando pacientes com HIC tratados clinicamente aos tratados de maneira conservadora. Os resultados são conflitantes, mas apresentam uma tendência a favorecer os pacientes tratados de maneira cirúrgica na atualidade, com técnicas mais adequadas de neuroanestesia, bem como na melhoria dos métodos diagnósticos e dos equipamentos utilizados na cirurgia.

TRATAMENTO CLÍNICO

Baseia-se nos achados de estudos prévios randomizados que não mostraram benefício no tratamento cirúrgico possivelmente devido às lesões cerebrais adicionais advindas da manipulação de parênquima cerebral íntegro no acesso ao hematoma.[22]

EM QUEM INTERVIR CIRURGICAMENTE?

Os casos clássicos, em que a terapia cirúrgica se mostra eficaz, são os pacientes com menos de 60 anos, com hemorragias superficiais em hemisfério direito, que pioram neurologicamente. Pacientes com escore menor ou igual a 14 na escala Glasgow e com hematoma supratentorial maior do que 5 cm de diâmetro ou 30 cm^3, com localização lobar, podem beneficiar-se da cirurgia, em contraste com aqueles que apresentam hematomas menores.[22-25] Entretanto, a cirurgia inequívoca e as diretrizes para intervenção não são bem claras, pois a maioria dos estudos randomizados tem sido inconclusiva. Apesar de o tamanho do hematoma influenciar na decisão cirúrgica, a acessibilidade ao coágulo é mais importante. (Figura 27.1)

MONITORIZAÇÃO DA PRESSÃO INTRACRANIANA (PIC)

Este recurso é útil em pacientes com o comprometimento do nível de consciência. A monitorização da PIC consegue identificar pacientes com risco de deterioração neurológica devido ao aumento em excesso da PIC. Apresenta um papel importante dentro das unidades de cuidados intensivos, orientando a terapêutica para manter a pressão de perfusão cerebral entre 50 e 70 mmHg.[26]

TÉCNICAS CIRÚRGICAS NO TRATAMENTO DO HEMATOMA

A exérese do hematoma pode ser realizada por três técnicas:

1. Craniotomia clássica;
2. Drenagem estereotáctica;
3. Drenagem através da neuroendoscopia.

A craniotomia é o procedimento cirúrgico mais utilizado nos casos de AVCh. Juvela e colaboradores,[28] em um estudo em que foi comparada a cirurgia com o tratamento clínico em pacientes com déficits neurológicos severos ou rebaixamento do nível de consciência, não encontraram diferença estatística significativa. No grupo cirúrgico, a mortalidade foi de 46% e 50% tornaram-se dependentes; enquanto no grupo, clínico 38% morreram e 42% ficaram com sequelas graves. Em um trial randomizado (STICH) em que foram avaliados 1.033 pacientes, entre os pacientes submetidos ao tratamento cirúrgico, 26% tiveram prognóstico favorável comparados com 24% dos pacientes randomizados para o tratamento conservador.[22] Até o momento, nenhum estudo controlado demonstrou a superioridade do tratamento cirúrgico em relação aos cuidados clínicos intensivos.

Drenagem extereotáxica do hematoma: técnica minimamente invasiva, com grande utilidade para drenagem de hematomas profundos (p. ex.: HIC putaminal). A sua eficácia foi comprovada em estudo randomizado.[27] Pode ser realizada apenas com anestesia local, útil em pacientes com alto risco cirúrgico.

Tratamento endoscópico das HIC: Por muito tempo considerada uma técnica investigacional, mas atualmente com eficácia comprovada em estudos randomizados, sendo o primeiro grande estudo publicado em 1989.[23] Considerada uma técnica minimamente invasiva, realizada através de pequena incisão na pele seguida de uma trepanação ou minicraniotomia. Permite a colocação de derivação ventricular externa (DVE) sob visualização direta nos casos em que os ventrículos são acessados durante a cirurgia para lavagem endoscópica e exérese do hemoventrículo. Na maioria dos casos, a exérese do hematoma é feita sem a identificação de um foco ativo de sangramento (cerca de 70% dos casos).[24]

HEMORRAGIA CEREBELAR

Os pacientes com esse tipo de hemorragia podem apresentar-se à admissão com queixa apenas de cefaleia rapidamente progressiva, ao contrário daqueles com hematomas de tronco que se encontram em coma, na maioria das vezes. A expansão desse hematoma pode comprimir o quarto ventrículo e causar hidrocefalia aguda. A piora do nível de consciência nesses pacientes deve-se à compressão do mesencéfalo ou à hidrocefalia, e o retardo na conduta cirúrgica pode ser fatal. Nos casos em que os pacientes estão torporosos ou em coma, é prudente a realização de DVE e craniotomia ou craniectomia suboccipital de urgência.[16] Mesmo em pacientes com escore na escala Glasgow para coma de 15, se o volume do hematoma ultrapassar 15 cm^3 ou se seu maior diâmetro for maior do que 3 cm, pode-se realizar craniotomia/cra- niectomia suboccipital sem ou com ventriculostomia, dependendo se há ou não hidrocefalia na tomografia computadorizada (TC) de crânio pré-operatória.[23] Nos casos de hemorragia estritamente vermiana, sugere-se tratamento conservador em pacientes com escore maior do que 13 na escala Glasgow e apenas a realização de ventriculostomia em pacientes com nível de consciência mais rebaixados. Foram encontrados, em um estudo prospectivo, 100% de boa evolução neurológica em 3 meses de utilização desse protocolo.[2]

E se o paciente já se apresentar na admissão em coma profundo? Da Pian e colaboradores[10] encontraram mortalidade de 100% nesses casos, mesmo nos pacientes submetidos à cirurgia de urgência, resultado semelhante encontrado por diversos autores.[2,4,26] É importante salientar que alguns autores[18] relatam que a perda de reflexos do tronco cerebral por compressão direta pode ser reversível. Infelizmente, ainda são necessários estudos controlados com base no tempo de coma, padrão pupilar e tipo de terapêutica para saber quais os pacientes poderão se beneficiar do procedimento cirúrgico nesses casos.

HEMORRAGIA PONTINA

Da Pian e colaboradores[10] estudaram hemorragia no tronco cerebral e não encontraram diferenças entre o tratamento clínico e o cirúrgico. Enquanto os hematomas maiores do que 1,8 cm serem fatais ou causarem graves sequelas, os hematomas pequenos estão relacionados com um bom prognóstico funcional em 90% dos pacientes (Quadro 27.1).

CONCLUSÃO

QUADRO 27.1 Características que indicam melhores resultados quando tratados cirurgicamente, através da drenagem do hematoma

1. Delta T do ictus > cirurgia: até 12 horas;
2. *Status* neurológico: não comatosos ou em plena deterioração neurológica;
3. Localização: subcortical (< 1 cm do córtex cerebral), lobar e putaminal;
4. Volume: maior do que 30 mL, porém menor do que 80 mL;
5. Hidrocefalia obstrutiva;
6. Compressão do tronco cerebral.

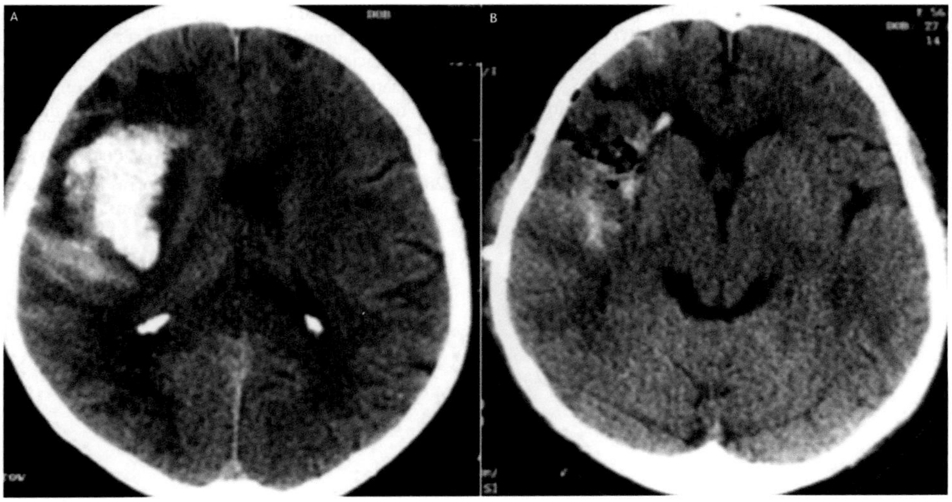

FIGURA 27.1 (A): Hematoma lobar em paciente do sexo feminino, 56 anos, hipertensa, diâmetro de 4,7 cm. Indicado tratamento cirúrgico. (B): Tomografia de crânio pós-operatória.

As HIC ainda são catastróficas para os pacientes, seus familiares e para a saúde pública e, apesar dos avanços na medicina, a mortalidade permaneceu inalterada na última década. Vale ressaltar que a decisão sobre o melhor tratamento a ser adotado deve ser individualizada já que os pacientes com HIC podem se beneficiar do procedimento cirúrgico desde que bem selecionados. Ainda, os estudos atuais mostram uma tendência da superioridade dos procedimentos minimamente invasivos, com menor risco de lesão encefálica decorrente do acesso cirúrgico ao hematoma.

REFERÊNCIAS BIBLIOGRÁFICAS

1. Lotufo PA. Mortalidade pela doença cerebrovascular no Brasil. Rev Bras Hipertens; 2000;4:387–391.
2. Greenberg MS. Handbook of Neurosurgery. 6th edition. M-Login Brothers; 2005.
3. Qureshi AI, Tuhrim S, Broderick JP, Batjer HH, Hondo H, Hanley DF. Spontaneous intracerebral hemorrhage. N Engl J Med; 2001;344(19):1450–1460.
4. Steiner T, Rosand J, Diringer M. Intracerebral hemorrhage associated with oral anticoagulant therapy: current practices and unresolved questions. Stroke; 2006;37(1):256–262.
5. Takebayashi S, Kaneko M. Electron microscopic studies of ruptured arteries in hypertensive intracerebral hemorrhage. Stroke; 1983;14(1):28–36.
6. Graham DI, McIntosh TK, Maxwell WL, Nicoll JA. Recent advances in neurotrauma. J Neuropathol Exp Neurol; 2000;59(8):641–651.
7. Lusardi TA, Wolf JA, Putt ME, Smith DH, Meaney DF. Effect of acute calcium influx after mechanical stretch injury in vitro on the viability of hippocampal neurons. J Neurotrauma; 2004;21(1):61–72.
8. Qureshi AI, Ali Z, Suri MF, et al. Extracellular glutamate and other amino acids in experimental intracerebral hemorrhage: an in vivo microdialysis study. Crit Care Med 2003;31(5):1482–1489 PubMed.
9. Nakamura T, Xi G, Park JW, Hua Y, Hoff JT, Keep RF. Holo-transferrin and thrombin can interact to cause brain damage. Stroke 2005;36(2):348–352.
10. Da Pian, R, Bazzan, A, Pasqualin A. Surgical versus medical treatment of spontaneous posterior fossa hematomas: a cooperative study on 205 cases. Neurol Res; 1984;6:145-51.
11. Wagner KR, Packard BA, Hall CL, et al. Protein oxidation and heme oxygenase-1 induction in porcine white matter following intracerebral infusions of whole blood or plasma. Dev Neurosci; 2002;24(2-3):154–160.
12. Xi G, Keep RF, Hoff JT. Mechanisms of brain injury after intracerebral hemorrhage. Lancet Neurol; 2006;5(1):53–63.
13. Fiebach JB, Schellinger PD, Gass A, et al; Kompetenznetzwerk Schlaganfall B5. Stroke magnetic resonance imaging is accurate in hyperacute intracerebral hemorrhage: a multicenter study on the validity of stroke imaging. Stroke; 2004;35(2):502–506.
14. Kidwell CS, Chalela JA, Saver JL, et al. Comparison of MRI and CT for detection of acute intracerebral hemorrhage. JAMA; 2004;292(15):1823–1830.
15. Broderick JP, Adams HP Jr, Barsan W, et al. Guidelines for the management of spontaneous intracerebral hemorrhage: a statement for healthcare professionals from a special writing group of the Stroke Council, American Heart Association. Stroke; 1999;30(4):905–915.
16. Anderson CS, Huang Y, Wang JG, et al; INTERACT Investigators. Intensive blood pressure reduction in acute cerebral hemorrhage trial (INTERACT): a randomised pilot trial. Lancet Neurol; 2008;7(5):391–399.
17. Oliveira-Filho J, Silva SC, Trabuco CC, Pedreira BB, Sousa EU, Bacellar A. Detrimental effect of blood pressure reduction in the first 24 hours of acute stroke onset. Neurology; 2003;61(8):1047–1051.
18. Qureshi AI. Antihypertensive treatment of acute cerebral hemorrhage (ATACH): rationale and design. Neurocrit Care; 2007;6(1):56–66.
19. Qureshi AI. Antihypertensive treatment of acute cerebral hemorrhage (ATACH) trial: International Stroke Conference; New Orleans, LA; 2008; 20–22.
20. Fernandes HM, Gregson B, Siddique S, Mendelow AD. Surgery in intracerebral hemorrhage. The uncertainty continues. Stroke; 2000;31(10):2511–2516.
21. Qureshi AI, Mendelow AD, Hanley DF. Intracerebral hemorrhage. Lancet; 2009;373(9675):1632–1644.
22. Mendelow AD, Gregson BA, Fernandes HM, et al; STICH investigators. Early surgery versus initial conservative treatment in patients with spontaneous supratentorial intracerebral hematomas in the International Surgical Trial in Intracerebral Hemorrhage (STICH): a randomised trial. Lancet; 2005;365(9457):387–397.
23. Auer LM, Deinsberger W, Niederkorn K, et al. Endoscopic surgery versus medical treatment for spontaneous intracerebral hematoma: a randomized study. J Neurosurg; 1989;70(4):530–535.
24. Kuo LT, Chen CM, Li CH, et al. Early endoscope-assisted hematoma evacuation in patients with supratentorial intracerebral hemorrhage: case selection, surgical technique, and long-term results. Neurosurg Focus; 2011;30(4):E9.
25. Pantazis G, Tsitsopoulos P, Mihas C, Katsiva V, Stavrianos V, Zymaris S. Early surgical treatment vs conservative management for spontaneous supratentorial intracerebral hematomas: a prospective randomized study. Surg Neurol; 2006;66(5):492–501, discussion 501–502.
26. Morgenstern LB, Hemphill JC III, Anderson C, et al; American Heart Association Stroke Council and Council on Cardiovascular Nursing. Guidelines for the management of spontaneous intracerebral hemorrhage: a guideline for healthcare professionals from the American Heart Association/American Stroke Association. Stroke; 2010;41(9):2108–2129.
27. Hattori N, Katayama Y, Maya Y, Gatherer A. Impact of stereotactic hematoma evacuation on activities of daily living during the chronic period following spontaneous putaminal hemorrhage: a randomized study. J Neurosurg; 2004;101(3):417–420.
28. Juvela S, Poussa K, Lehto H, Porras M. Stroke. Natural history of unruptured intracranial aneurysms: a long-term follow-up study. 2013 Sep;44(9):2414-21.

28

Traumatismo Raquimedular

Helton Luiz Aparecido Defino
Osmir de Cássia Sampaio

INTRODUÇÃO

O trauma raquimedular (TRM) com lesão da medula espinhal (LME) configura-se como um grande problema de saúde pública, pois suas consequências podem ser incapacitantes e devastadoras, devido ao comprometimento neurológico sensitivo-motor e aos mecanismos neuronais de controle fisiológicos. O trauma, atualmente, é considerado a principal causa de morte geral no mundo contemporâneo. O trauma raquimedular é uma condição que afeta todas as comunidades e regiões do mundo. Prevalece em indivíduos jovens (entre 18 e 35 anos de idade) e ocorre, preferencialmente, no sexo masculino, na proporção de 4:1, determinando consequências socioeconômicas de grande magnitude. É mais frequente na região cervical, seguida da coluna torácica e lombar (Figura 28.1). Configura-se, portanto, um grande desafio à comunidade científica, médica, como também ao Estado, em decorrência do alto custo para o tratamento dessa enfermidade. A despeito dos efeitos debilitantes, redução definitiva da qualidade de vida, enorme custo social, financeiro e emocional às vítimas, como também do imenso custo à sociedade, o tratamento clínico na atualidade oferece ainda modestos benefícios.[3,9,11,13,21,23]

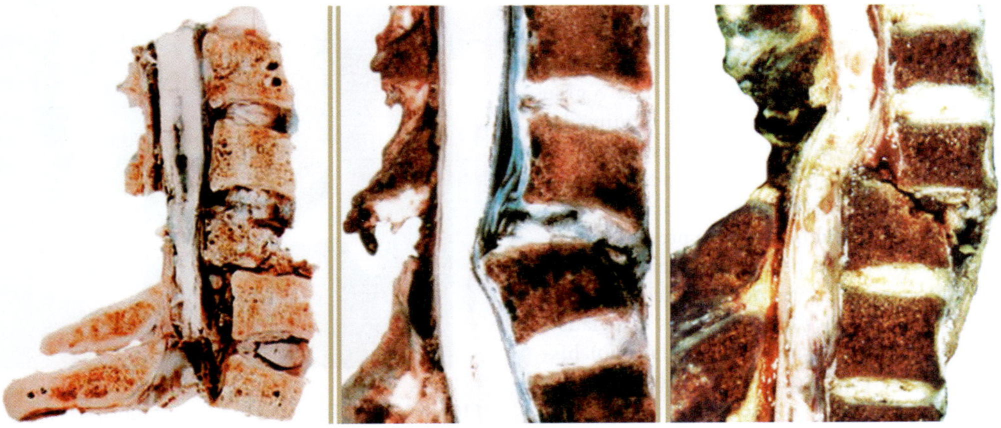

FIGURA 28.1 Exemplos de lesão traumática da medula espinhal. Fonte: Arquivo pessoal dos autores.

Estima-se a ocorrência de 40 casos de LME por milhão de habitantes, totalizando cerca de 12 mil novos casos de lesados medulares por ano, sem contabilizar as vítimas que vão a óbito no local do acidente. Dessas, 80,8% são do sexo masculino, 66,2% são brancos e adultos jovens (com idade média de 35 anos). As causas frequentes são de origem traumática: acidentes automobilísticos (41,3%), seguidos por quedas (27,3%), atos de violência (principalmente por ferimentos com armas de fogo, 15%), esportes e atividades recreativas (7,9%).[1,3,7]

No Brasil, ocorrem anualmente cerca de 40 casos novos por milhão de habitantes, perfazendo um total de seis a oito mil casos por ano. Acidentes automobilísticos, queda de altura, acidente por mergulho em água rasa e ferimentos por arma de fogo têm sido as principais causas de traumatismo raquimedular. A frequência dos TRM em decorrência de ferimentos por projéteis de arma de fogo tem aumentado de modo considerável, refletindo o alto nível de violência nos grandes centros.[7,15]

Apesar de no Brasil não haver dados estatísticos oficiais, pode- se ter uma estimativa a partir dos que apontam como as maiores causas de lesão medular no país os acidentes com arma de fogo (43,5%), acidentes automobilísticos (30,5%), quedas de altura (13%) e mergulho em águas rasas (6,8%). A porcentagem das causas de TRM nos diferentes países apresenta diferenças que estão relacionadas com os hábitos culturais, lazer e condições sociogeograficas.[7,15]

A partir da Segunda Guerra Mundial o prognóstico de TRM começou a ser modificado. Os médicos que assistiam as vítimas em campo de batalha observaram que os soldados acometidos de ferimentos medulares sobreviviam por muito tempo, apesar das limitações motoras, sensoriais e/ou autonômicas imposta pela lesão. O resultado dessas observações foi a motivação à criação de centros de emergência, protocolos de atendimento e prevenção, incentivo a pesquisas para melhor compreensão da fisiopatologia envolvida nesse processo, prevenção às complicações e tratamento dessa doença com novas técnicas cirúrgicas, medicamentos e procedimentos de reabilitação. Entretanto, a lesão medular continua sendo um dos maiores desafios da neurologia.[2,4,17]

O objetivo maior nos últimos anos da comunidade científica voltada a essa área é encontrar novas intervenções terapêuticas que possibilitem prevenir ou minimizar as sequelas decorrentes do trauma.[2,8,16]

A atividade profissional e o trabalho têm sido o grau dos objetivos do tratamento dos traumatismos raquimedulares e reabilitação dos pacientes. O retorno às atividades vocacionais produtivas tem mostrado ser de benefício para a saúde mental e física dos pacientes que são vítimas de TRM. Os fatores que auxiliam ou prejudicam nesse processo de reabilitação e retorno às atividades profissionais estão relacionados a vários aspectos como: fatores demográficos (nível de educação, sexo, raça e estado civil), lesão (lesões associadas, nível da lesão, condição funcional no momento da lesão), história do emprego, fatores psicossociais (transporte, satisfação, motivação, expectativas e suporte social). O recebimento de benefícios tem sido relacionado a baixa taxa de atividade profissional (até 50%).[15,17,19]

ETIOLOGIA DAS LESÕES TRAUMÁTICAS DA MEDULA ESPINHAL

A lesão das estruturas nervosas da coluna vertebral pode ser provocada por diferentes mecanismos, destacando-se a compressão mecânica, a lesão vascular e as lesões produzidas pelos projéteis de arma de fogo. A compressão mecânica dos elementos do sistema nervoso no interior do canal vertebral pode ser produzida por fragmentos ósseos deslocados do corpo vertebral ou elementos posteriores da vértebra, pelo disco intervertebral, por hematoma ou pela angulação ou desalinhamento provocado pelas deformidades do segmento vertebral.(Figura 28.1) A retropulsão do fragmento da parede posterior do corpo da vértebra para o interior do canal vertebral tem sido apontada como a causa mais frequente da compressão das estruturas nervosas nas fraturas da coluna vertebral, e as lesões neurológicas associadas com as fraturas do tipo explosão têm sido descritas em 50 a 60% dos pacientes.[25-27] A retropulsão do fragmento da parede posterior da vértebra para o interior do canal vertebral ocorre como conseqüência das forças de compressão axial aplicadas sobre o corpo vertebral (Figura 28.2). No entanto, a energia relacionada com o trauma do segmento vertebral tem sido apontada como o principal fator na gênese da lesão das estruturas nervosas, pois a imagem dos fragmentos ósseos do corpo vertebral visualizada à tomografia computadorizada representaria apenas a posição de repouso do fragmento ósseo após o traumatismo.[20]

A posição dos fragmentos ósseos que é visualizada nos exames de imagem não corresponde ao deslocamento real que ocorre no momento do trauma, explicando a falta de correlação entre os achados dos exames de imagem e o quadro neurológico de alguns pacientes.

Não existe correlação entre o déficit neurológico e a presença de fragmento ósseo no interior do canal vertebral, embora pareça existir correlação entre a forma do canal vertebral e a sua área residual observada na avaliação inicial, e a

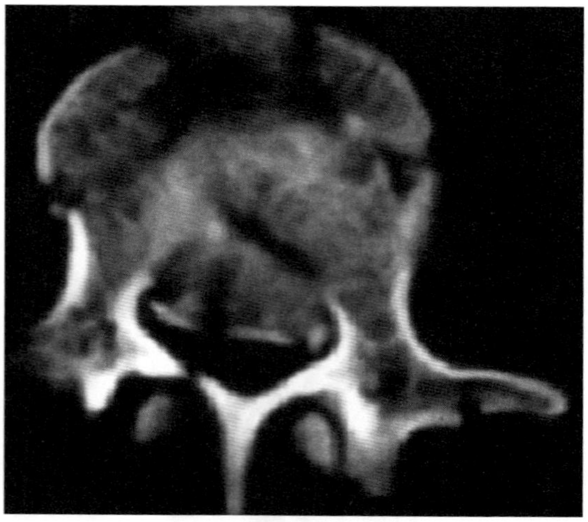

FIGURA 28.2 Tomografia computadorizada ilustrando a compressão do canal vertebral da parede posterior do corpo da vértebra pelo fragmento ósseo. Fonte: Arquivo próprio.

presença do déficit neurológico que as fraturas associadas à lesão neurológica acima do nível do cone medular apresentavam 35% de estenose do canal vertebral, e aquelas associadas a lesão da cauda equina apresentavam 45% de estenose. Observou-se também que os fragmentos que reduziam o diâmetro sagital médio eram os prováveis responsáveis pela lesão neurológica.[7,18,20]

A compressão das estruturas nervosas pela lâmina ou outros elementos posteriores das vértebras pode ocorrer nas lesões causadas pelas forças torcionais. O disco intervertebral pode também comprimir as estruturas nervosas e deve ser considerado na avaliação dos pacientes e na elaboração do tratamento. O deslocamento dos discos intervertebrais deve ser também avaliado durante a redução das luxações ou fraturas, pois ele pode ser deslocado para o interior do canal vertebral, causando lesão a estruturas nervosas que permaneceram intactas após o trauma. (Figura 28.3)

A lesão neurológica resultante do aumento da cifose do segmento vertebral geralmente ocorre de modo lento e progressivo, como resultado de lesões múltiplas dos corpos vertebrais, lesões graves do corpo vertebral ou lesões iatrogênicas envolvendo a remoção das estruturas estabilizadoras do segmento vertebral.

O desvio translacional dos componentes do segmento vertebral é consequente a extensa lesão das estruturas osteoligamentares, que são lesões muito instáveis e reduzem o diâmetro do canal vertebral. Embora existam exceções, essas lesões geralmente estão associadas a altas porcentagens de lesão neurológica, que têm sido relatadas como totais em até 70% dos pacientes.[27] (Figura 28.4)

As lesões nervosas de etiologia vascular são muito raras, e nessas lesões o nível das alterações das funções neurológicas é proximal ao nível da lesão e o prognóstico de recuperação neurológica não é favorável.[6,10,14]

As lesões causadas pelos projéteis de arma de fogo dependem do calibre do projétil e do local da lesão. As lesões neurológicas são causadas pela lesão direta das estruturas do sistema nervoso e pela energia dissipada durante o impacto do projétil. A energia dissipada aos tecidos vizinhos durante o impacto do projétil de arma de fogo pode ampliar a lesão das estruturas nervosas ou ser a responsável pela sua ocorrência, mesmo na ausência de lesão das estruturas nervosas pelo projétil.

Nas crianças a lesão da medula espinhal pode ocorrer sem alterações nas radiografias simples, e essa situação clínica é denominada SCIWORA (*spinal cord injury without radiographic abnormality*). A flexibilidade e elasticidade da coluna vertebral da criança estão diretamente relacionadas

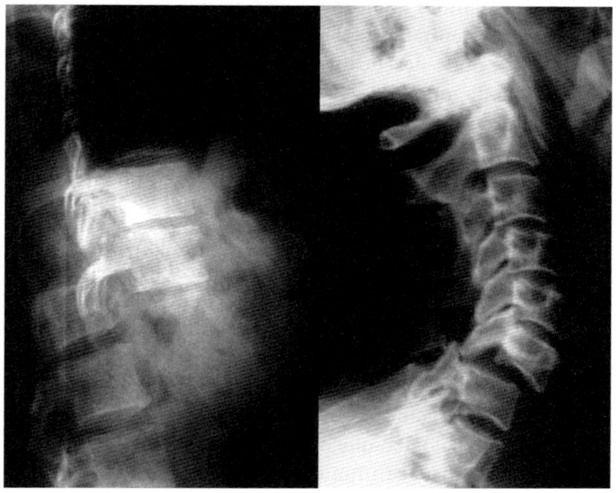

FIGURA 28.4 Exemplos de lesão da medula espinhal devido a translação do segmento vertebral. Fonte: Arquivo próprio.

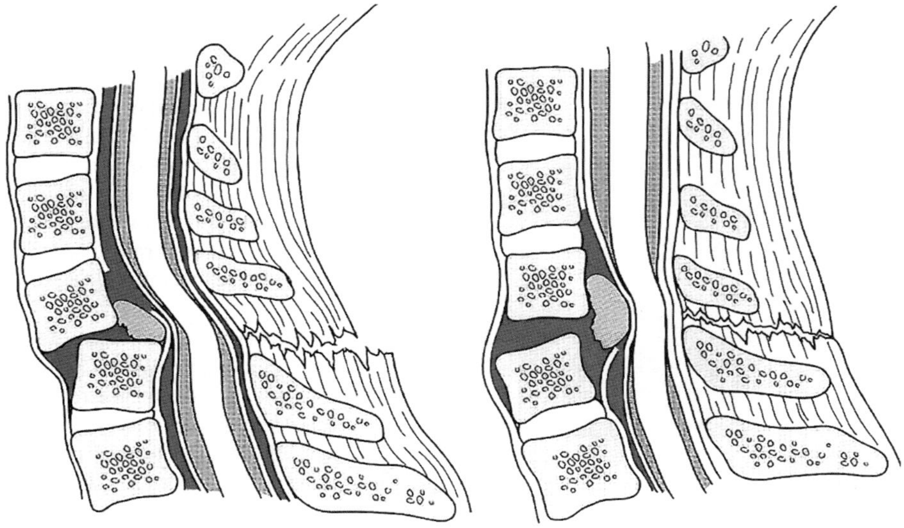

FIGURA 28.3 Compressão da medula espinhal causada pelo deslocamento do disco intervertebral. Fonte: Skeletal trauma - Browner et al. Elsevier.

com a ausência das lesões ósseas visíveis nas radiografias simples após traumas, e existem evidências de que o mecanismo de hiperextensão seria o mecanismo predominante na produção da lesão. Lesões através da placa de crescimento ou fises vertebrais têm sido descritas.[19,22,24] (Figura 28.5)

FISIOPATOLOGIA

A lesão da medula espinhal é considerada incapacitante funcional, devido à interrupção na transmissão da comunicação entre os neurônios corticais e suas conexões medulares, as quais podem interromper as vias aferentes e eferentes entre o encéfalo e todas as partes do corpo abaixo do nível da lesão.[1,5,22]

As lesões ao nível medular provocam acometimentos em diferentes sistemas e órgãos do corpo humano, sendo mais evidente o comprometimento nos sistemas: motor, sensorial, urogenital, gastrointestinal e cardiorrespiratório.[7] Além disso, pode desencadear complicações decorrentes da diminuição da mobilidade, algumas das quais são de caráter progressivo como: úlceras de pressão, espasticidade, osteoporose, hipotensão postural, contraturas, deformidades, trombose venosa profunda e dor neuropática, que podem agravar o quadro clínico do paciente.[11-12,22]

A alteração das funções normais da medula espinhal que ocorre após o seu traumatismo é consequente ao trauma primário, e também a um mecanismo secundário, que abrange uma sequência de reações bioquímicas e celulares desencadeadas pelo trauma primário e que amplia a lesão inicial no sentido cranial ou caudal, podendo causar morte celular. O mecanismo secundário da lesão explica a piora do quadro neurológico que ocorre após a fase aguda, e o seu entendimento fornece uma oportunidade para a utilização de intervenções terapêuticas visando reduzir a extensão dos danos à medula espinhal. As alterações da medula espinhal resultantes da transferência da energia cinética para a medula espinhal são denominadas lesões primárias, e geralmente são uma associação do impacto inicial sobre a medula espinhal e sua subsequente compressão pelos elementos osteoligamentares do segmento vertebral ou corpo estranho (projétil de arma de fogo).

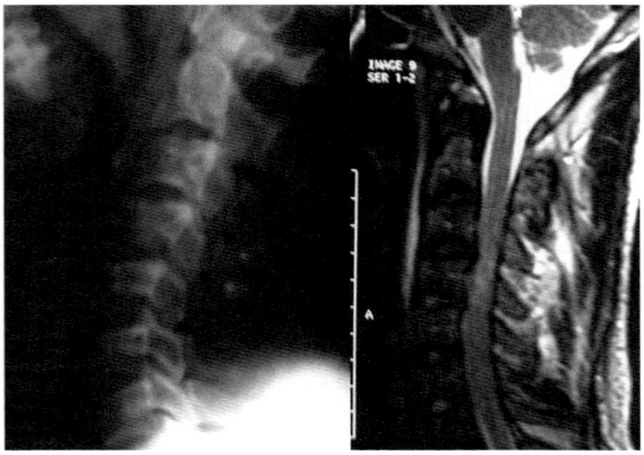

FIGURA 28.5 Radiografia (A) e ressonância magnética de paciente com lesão neurológica Frankel A após traumatismo da coluna cervical, e sem evidências de lesão óssea ou ligamentar (SCIWORA – *spinal cord injuty without obvious radiographic abnormality*). Fonte: arquivo próprio.

A lesão primária ocorre quando a energia dissipada pelo trauma supera a capacidade da medula espinhal em dissipar a energia do impacto. A energia é diretamente transmitida para a medula espinhal e a lesão mecânica inicial resulta da combinação dos vetores das forças, e geralmente o impacto é transitório. No entanto, a compressão das estruturas nervosas após o trauma inicial pode ocorrer pelos fragmentos ósseos ou do disco intervertebral deslocados durante o trauma. Imediatamente após a lesão inicial a medula espinhal pode apresentar laceração, contusão, compressão ou concussão, e esses fenômenos podem ocorrer isoladamente ou associados. (Figuras 28.4, 28.5 e 28.6)

A transferência de energia cinética para a medula espinhal, o rompimento dos axônios, a lesão das células nervosas e a rotura dos vasos sanguíneos causam a lesão primária da medula espinhal, e no estágio agudo da lesão (até 8 horas após o trauma) ocorre hemorragiam e necrose da substância cinzenta, seguida de edema e hemorragia. Formam-se petéquias hemorrágicas na substância cinzenta, logo no primeiro minuto após a lesão da medula espinhal. As petéquias hemorrágicas se aglutinam durante a primeira hora, resultando na necrose central hemorrágica, que pode se estender para a substância branca nas 4 a 8 horas seguintes, como consequência de uma redução geral do fluxo sanguíneo no local da lesão. As alterações patológicas detectadas na fase aguda estão relacionadas com a microcirculação da substância cinzenta central, e a magnitude do impacto ou a compressão determinam a extensão da necrose hemorrágica. A eosinofilia citoplasmática dos neurônios é o primeiro sinal de alteração necrótica, que surge em regiões esparsas da substância cinzenta na primeira hora após a lesão. As alterações necróticas também incluem os neurônios dilacerados, com núcleos indistintos, perda do corpúsculo de Nissl, forma irregular e hipercromatização do citoplasma. Oito horas após a lesão, as células da glia que estão no local da lesão são igualmente vulneráveis, apresentando evidências de apoptose ou morte celular programada no mesmo intervalo de tempo.[22] A seguir, células inflamatórias migram para o local da lesão, acompanhadas de proliferação de células da glia, e no período de uma a quatro semanas ocorre a formação de tecido cicatricial e cistos no interior da medula espinhal. A fase subaguda é caracterizada pelo recrutamento de células diferenciadas para a área da lesão, e ocorre gliose reativa com resposta inflamatória aguda clássica no local da lesão.[12,17-18,22]

As alterações histopatológicas da medula espinhal duram entre 48 horas a uma semana após a lesão, ocorrendo diminuição do edema intersticial e reabsorção do hematoma e restos celulares após esse período. O tecido nervoso degenerado é reabsorvido e inicia a formação de uma cavitação central da medula espinhal, podendo ocorrer a formação de cistos que coalescem para formam cavidades que são preenchidas com liquor. A formação dessas cavidades (siringomielia pós-traumática) ocorre mais frequentemente nos pacientes com lesões graves. O tecido fibroso cicatricial da medula espinhal, que é oriundo dos astrócitos adjacentes ou dos fibroblastos sistêmicos, abrange a medula espinhal lesada, a leptomeninge (aracnoide e pia-máter) e o periósteo adjacente, resultando numa medula espinhal esclerótica, aderente e com obliteração dos espaços subaracnoide e subdural. A fase tardia da lesão corresponde ao período de semanas e mesesapós a lesão, e é caracterizada pelo desaparecimento dos macrófagos fagocitários do local da lesão, levando ao aparecimento de um cisto cheio de fluido, seguindo-se do aparecimento do tecido cicatricial. Em raras situações esses pequenos cistos coalescem e formam cavidades que são denominadas siringomielia pós-traumática, que apresentam líquido claro e xantocrômico no seu interior, são revestidas por macrófagos e astrócitos e podem comprometer a função neurológica residual. Ocorre também a perda de mielina na substância branca, sugerindo mecanismos adicionais de lesão.[12,16,22-23]

A separação física dos tratos da medula espinhal geralmente não ocorre nos traumatismos não penetrantes da medula espinhal.[6,22] A separação dos axônios é um processo gradual, que ocorre no local da lesão após alguns dias do traumatismo, sendo o resultado de uma série de eventos patológicos, relacionados à lesão da membrana celular e suas proteínas, e não à separação física imediata do axônio. A interrupção da condução do estímulo nervoso imediatamente após o trauma, provocado pela energia cinética da lesão, pode ser devida a uma despolarização imediata da membrana do axônio, associada à falha de sua repolarização, que ocasiona perda de potássio pelo axônio.[7]

As lesões secundárias são desencadeadas pelo traumatismo primário e uma sequência de eventos envolvendo alterações vasculares (isquemia, falha da autorregulação, choque neurogênico, hemorragia, alteração da microcirculação, vasoespasmo, trombose), alterações iônicas (aumento da concentração de cálcio intracelular, aumento extracelular de potássio, aumento da permeabilidade ao sódio), acúmulo de neurotransmissores (serotonina, catecolaminas, glutamato extracelular), ácido araquidônico e radicais livres (produção de ecosanoides e peroxidação lipídica), opioides endógenos, edema, processo inflamatório, morte celular programada e apoptose. A redução do fluxo sanguíneo, a hemorragia, o edema da medula espinhal e a queda da pressão sanguínea conduzem às lesões adicionais da medula espinhal. A redução do fluxo sanguíneo pode provocar a morte das células e dos axônios que inicialmente não foram lesados pelo traumatismo. Os mediadores da lesão secundária (edema, processo inflamatório, isquemia, fatores de crescimento, citocinas, fluxo de cálcio, reperfusão e radicais livres) causam os seus efeitos por meio de mecanismos complexos e ainda não totalmente compreendidos, desencadeados imediatamente após a lesão, ocorrendo um período de tempo antes das manifestações histológicas e a morte celular. Esse componente secundário da lesão medular é mediado ativamente por processos celulares e moleculares, desenvolve-se por muitas horas e pode ser alterado por meio de intervenções farmacológicas, ao contrário da lesão primária, que ocorre abruptamente e não pode ser controlada.[11,22]

As principais modificações medulares em decorrência da lesão secundária seriam:

- **Alteração do fluxo sanguíneo:** a redução da perfusão tecidual pós-traumática é causada pela lesão vascular direta, pelo espasmo e pela oclusão. A liberação das aminas vasoativas no momento do trauma tem sido apontada como um dos responsáveis pela redução do fluxo sanguíneo. A redução do fluxo sanguíneo diminui a oxigenação dos tecidos e a depleção dos fosfatos de alta energia. Não está ainda esclarecido se a diminuição do fluxo sanguíneo seria resultante da hipotensão pós-traumática ou da perda da autorregulação.[17,22]
- **Edema:** o trauma mecânico produz o rompimento dos vasos sanguíneos e da barreira hematocefálica, resultando em edema vasogênico, que causa a compressão

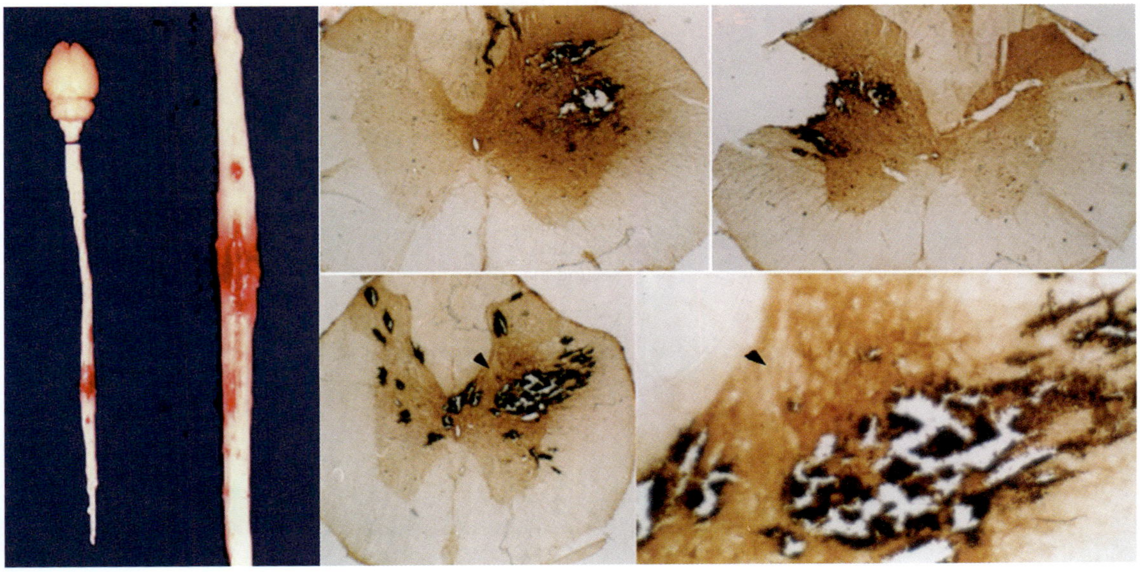

FIGURA 28.6 Aspectos da lesão macroscópica (esquerda) e microscópica (direita) da lesão medular traumática. Fonte: Arquivo próprio.

tecidual e concentração anormal dos eletrólitos.

- **Metabolitos:** em condições fisiológicas, o potássio apresenta alta concentração intracelular, e a sua liberação pelos neurônios lesados eleva a sua concentração extracelular e consequente perda da capacidade de condução do impulso nervoso. O cálcio em condições fisiológicas apresenta baixa concentração intracelular, e o seu fluxo para o interior da célula tem sido apontado como a última fase antes da morte celular. O aumento da concentração intracelular do cálcio é resultante também da liberação do cálcio das organelas intracelulares, e o aumento do cálcio intracelular resulta também na ativação das proteases e fosfolipases dependentes do cálcio.
- **Fornação de radicais livres e hidrólise de fosfolipídios:** a peroxidação lipídica dos fosfolipídios da membrana celular lesada é a principal fonte dos radicais livres, e esses elementos são também produzidos e liberados pelas células do local da lesão e por aquelas que migram. A produção dos radicais livres ocasiona lesão adicional, rompendo a barreira hematocefálica, expondo o sistema nervoso central a lesões adicionais.
- **Excitotoxinas:** no local da lesão ocorre a liberação de aminoácidos como o glutamato e o aspartato, cuja concentração extracelular provoca o fluxo de cálcio para o interior das células, que é seguido de seus efeitos celulares nocivos.
- **Eicosanoides:** o ácido araquidônico liberado durante a lesão da membrana celular ativa a ciclo-oxigenase ou a lipoxigenase, resultando na produção de prostaglandinas, prostaciclinas, tromboxanos e leucotrienos, que são potentes vasoconstritores, atraem os polimorfonucleares e estão relacionados com a produção de radicais livres.

A isquemia do sistema nervoso central é caracterizada por grande influxo de cálcio para as células,[8] e ocorrem reações metabólicas como falha das mitocôndrias e ativação das fosfolipases, proteases e adenosina trifosfatase, cujo resultado é a perda de energia e o colapso da membrana celular, que também é mediado pela produção de radicais livres e ativação das fosfolipases e lipases. A impossibilidade da célula em converter completamente o oxigênio em dióxido de carbono e água promove a formação de radicais livres, que resulta em peroxidação lipídica e subsequente falha da membrana celular. Esses eventos têm justificado a utilização de drogas com o objetivo de inibir a peroxidação lipídica e reduzir as lesões secundárias.[9,22]

Além dos dos fatores mencionados, a hipotensão sistêmica pode agravar a disfunção da microcirculação e exacerbar a lesão neuronal.[27] Na fase aguda, além das alterações do fluxo sanguíneo e consequentemente isquemia, evidenciam-se edema, acúmulo de cálcio intracelular e de potássio no espaço extracelular, hidrólise de fosfolipídios, formação de radicais livres, liberação de aminoácidos excitatórios como glutamato e aspartato, além de migração de células inflamatórias, ativação da micróglia e presença de fatores inibitórios.[22] Desse modo, ocorre alto índice de degradação tecidual, resultando em morte celular com necrose e apoptose das células neurais e gliais em torno do local da lesão estabelecendo, por fim, mudanças biomecânicas e patológicas que podem causar deterioração funcional e comprometer a integridade estrutural da medula espinhal.[21,22,26] (Figuras 28.6 e 28.7)

Estudos demonstram que pacientes vítimas de lesão medular associada a outras lesões (politraumas) apresentam

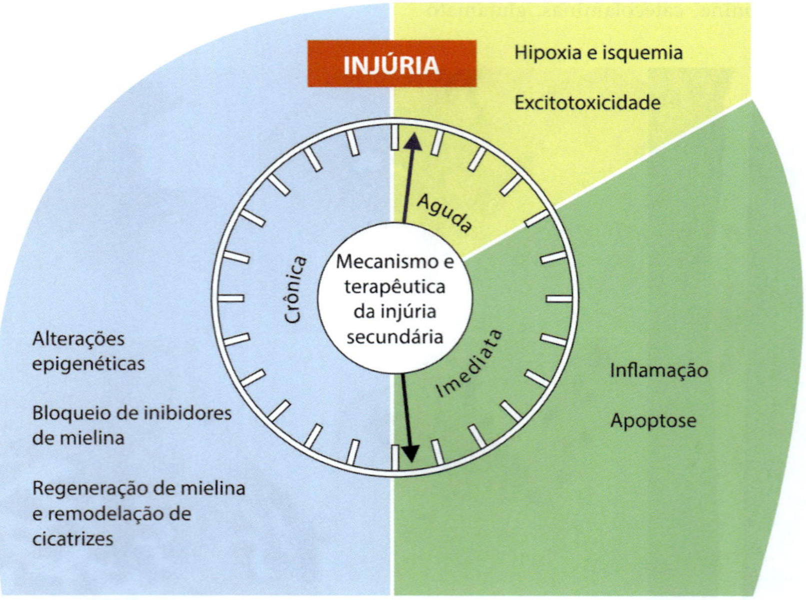

FIGURA 28.7 Representação esquemática das fases primária e secundária da lesão traumática da medula espinhal. Fonte: http://www.nature.com/sc/journal.

déficit neurológico inicial mais severo, recuperação neurológica pobre, assim como aumento da incidência de mortalidade, atribuindo-se a hipotensão como a principal responsável pela evolução neurológica menos favorável. Vários trabalhos têm demonstrado a frequente associação de múltiplos traumas com hipotensão e hipóxia, determinando assim um dano adicional à medular espinhal. A medula espinhal é mais vulnerável a hipotensão porque ocorre a perda da autorregulação do fluxo sanguíneo medular imediatamente após a lesão, o que agrava a isquemia local.[9,11,22]

CONSIDERAÇÕES CLÍNICAS

A localização anatômica da lesão está diretamente relacionada ao mecanismo de trauma e às características anatômicas do segmento vertebral. A coluna cervical é a mais vulnerável à lesão da medula espinhal, devido a sua maior mobilidade, menor tamanho e resistência das vértebras. Cerca de 55% das lesões medulares estão localizadas na coluna cervical, 15%, na coluna torácica (T1-T11) e 4% na coluna toracolombar ou lombossacral. A distribuição anatômica da lesão medular é diferente quando a incidência ou a prevalência da lesão é considerada. As lesões cervicais apresentam maior porcentagem quando a incidência é considerada, refletindo a alta taxa de mortalidade dessas lesões.

O mecanismo de trauma está relacionado com a lesão da medula espinhal, e nas fraturas da coluna torácica e lombar os traumas causados pelo mecanismo de rotação apresentam a maior porcentagem de lesão da medula espinhal. A correlação entre os tipos de lesão do segmento vertebral e a lesão neurológica evidenciou que as luxações anteriores e as fraturas-luxações estão mais associadas com as lesões medulares completas que com as fraturas do tipo explosão ou compressão.[3,9]

A incidência da lesão medular sem alterações radiológicas, conhecida como "SCIWORA" (*spinal cord injury whitout obvious radiologic abnormality*), é mais frequente nas crianças e nos pacientes idosos. A espondilose cervical é a alteração preexistente mais frequentemente observada nas LTME, atingindo 10% em algumas séries.[19]

Cerca de 20 a 70% dos pacientes com LTME apresentam outras lesões graves (TCE, lesão torácica ou abdominal), geralmente provocadas por traumas de alta energia. Cerca de 5 a 10% dos pacientes que sofrem traumatismo na cabeça apresentam LTME 137, e 25 a 50% dos pacientes com TME apresentam lesões associadas da cabeça 137, associação essa que possui grande significado clínico para o diagnóstico das lesões.[20,25,27]

A presença de malformação congênita (instabilidade atlantoaxial, anquilose, medula presa) aumenta a probabilidade da ocorrência da lesão traumática da medula espinhal.

A expectativa de vida dos pacientes com lesão traumática da medula espinhal é menor que a da população geral, mesmo nos pacientes que apresentam apenas lesão motora. A expectativa de vida se reduz com o aumento da idade, a gravidade da lesão e a necessidade de ventilação para a respiração. Os pacientes com lesão localizada entre C1-C3 possuem mortalidade 6,6 vezes maior com relação aos paraplégicos, e a lesão C4-C5 e C6-C8, 2,5 e 1,5 vezes, respectivamente.[1,7,11] A mortalidade é maior no primeiro ano de vida, e está principalmente relacionada a problemas respiratórios ou cardiológicos. No passado, o sistema urinário era a principal causa de óbito após o primeiro ano, tendo essa situação sido revertida graças às medidas clínicas que têm sido adotadas.[8]

SÍNDROMES MEDULARES

A avaliação clínica dos pacientes determina o nível de lesão neurológica, que é considerada o segmento mais caudal da medula espinhal que apresenta as funções sensitivas e motoras normais de ambos os lados. O termo nível sensitivo refere-se ao nível mais caudal da medula espinhal que apresenta sensibilidade normal, podendo do mesmo modo ser definido o nível motor. O nível esquelético da lesão é determinado por meio de radiografias e corresponde à vértebra lesionada.

A lesão medular é denominada completa quando existe ausência de sensibilidade e de função motora nos segmentos sacrais baixos da medula espinhal, e incompleta nas situações em que é observada preservação parcial das funções motoras abaixo do nível neurológico e inclui os segmentos sacrais baixos da medula espinhal.

Algumas síndromes medulares têm sido descritas, e apresentam quadro neurológico característico, dependendo da localização da lesão no interior da medula espinhal (Figura 28.8). A síndrome da medula central ocorre principalmente na região cervical e apresenta comprometimento dos membros superiores mais acentuado que dos membros inferiores. Na síndrome da medula anterior existem preservação da propriocepção e perda variável da função motora e da sensibilidade à dor. Na síndrome de Brown-Séquard, a hemissecção da medula ocasiona perda da função motora e proprioceptiva do lado da lesão e perda da sensibilidade à dor e à temperatura do lado oposto. Na síndrome da medula posterior, a função motora e a sensibilidade à dor e tato estão preservadas, enquanto a propriocepção está alterada. A lesão da medula espinhal ao nível sacral, geralmente ao nível ósseo de T12-L1 (síndrome do cone medular), resulta em incontinência fecal e vesical e alteração da função sexual. A sensibilidade está alterada nos três a quatro segmentos sacrais distais e segmentos coccígeos (anestesia em cela) e o reflexo bulbocavernoso encontra-se ausente. A lesão isolada dos nervos espinhais da cauda equina (lesão da cauda equina) no interior do canal vertebral geralmente ocorre nas fraturas distais a L1-L2, e na verdade não são lesões da medula espinhal. O quadro clínico depende da raiz atingida, e podem ser obervados paresia do membro inferior, arreflexia, distúrbios da sensibilidade e também incontinência fecal e vesical.

O termo tetraplegia refere-se à perda da função motora e/ou sensitiva nos segmentos cervicais da medula espinhal devido a lesão dos elementos neuronais no interior do canal vertebral. A tetraplegia resulta em alteração das funções dos membros superiores, tronco, membros inferiores e órgãos pélvicos, não sendo incluídas nessa categoria de lesão as lesões do plexo braquial e nervos periféricos fora do canal vertebral.

A paraplegia refere-se à perda da função motora e/ou sensitiva nos segmentos torácicos, lombares e sacrais da medula espinhal, secundária a lesão dos elementos neurais no interior do canal vertebral. Esse termo pode ser utilizado para definir as lesões da cauda equina e cone medular, mas não para as lesões do plexo lombosssacral e lesões dos nervos periféricos localizadas fora do canal vertebral.

TRATAMENTO

Não existe até o momento nenhum tratamento efetivo e capaz de restaurar a lesão da medula espinhal, e os tratamentos disponíveis tem como principais objetivos minimizar a lesão neurológica na fase aguda e propiciar condições para a recuperação das funções da medula espinhal.

O tratamento dos TRM deve ter início no momento do atendimento inicial, ainda fora do ambiente hospitalar, durante o resgate e transporte dos pacientes, com o objetivo de evitar lesões adicionais ou ampliação das lesões já existentes. A imobilização da coluna cervical deve ser realizada em todos os pacientes politraumatizados e retirada somente após a confirmação da ausência de lesão. Cuidados especiais devem ser tomados durante o transporte dos pacientes e durante a retirada de capacetes de ciclistas ou motociclistas vítimas de acidente. (Figura 28.9) Antes da realização dos exames de imagem não é possível a determinação da presença de um fragmento ósseo comprimindo a medula espinhal ou da constatação da ocorrência de um desvio momentâneo do segmento vertebral, de modo que o paciente deve ser manipulado com todo o cuidado para evitar que movimentos adicionais provoquem lesões adicionais. As cargas fisiológicas sobre a coluna vertebral são evitadas por meio do transporte dos pacientes em decúbito sobre uma superfície rígida e firme, e com a coluna imobilizada por meio da aplicação de colar cervical ou sacos de areia colocados do lado do pescoço e dos ombros. Qualquer movimentação do paciente deve ser realizada com atenção ao alinhamento da coluna vertebral, e a cabeça e o tronco devem ser mantidos alinhados. Nas crianças devido ao maior volume do crânio em relação ao tronco, a coluna cervical fica flexionada durante o decúbito dorsal, devendo essa posição ser corrigida por meio da elevação do tronco, que pode ser efetuada com a colocação de almofadas abaixo dos ombros.[4,7,13,17-18,26]

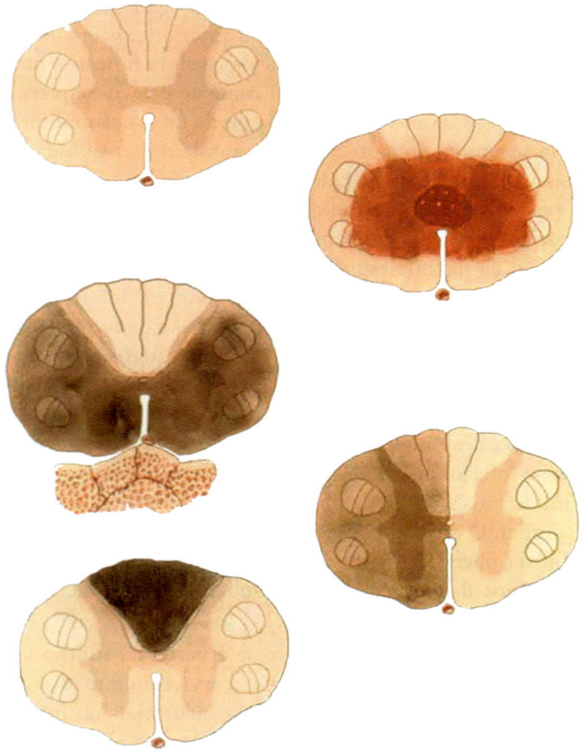

FIGURA 28.8 Síndromes medulares. Fonte: Adaptado de Netter.

O tratamento na emergência tem como principal objetivo a manutenção e o restabelecimento das funções vitais do paciente (ABC – vias aéreas, respiração e circulação), de modo que o tratamento específico da lesão do segmento vertebral com lesão medular é realizado somente após a resolução dessa fase. É importante lembrar a ocorrência do choque neurogênico (hipotensão associada à bradicardia) nos pacientes com lesão acima de T6 para evitar-se a administração de líquidos e conseqüente sobrecarga hídrica.

O tratamento das lesões traumáticas da medula espinhal deve abordar não somente o segmento vertebral lesado, mas também setores sem ligação morfológica direta com a coluna e a medula espinhal, mas que apresentam importante papel na fisiopatologia da sua lesão.[7,22] Dentre esses, destaca-se a manutenção da pressão arterial, tópico que não tem sido muito abordado nos estudos experimentais. O fluxo de sangue da medula espinhal pode ser reduzido por alterações vasculares locais e sistêmicas, estendendo assim a lesão secundária.[5-7]

Os avanços tecnológicos na área de reabilitação, os cuidados médicos, a prevenção, o controle das infecções secundárias que podem se desenvolver após o trauma, a capacidade de lidar com todas as complicações da lesão medular promoveu o aumento da qualidade e sobrevida dos pacientes com esse tipo de lesão, incrementando assim a pesquisa de terapias voltadas para a desmielinização crônica.[4,8,12]

Essa é uma área que tem crescido muito no estudo da lesão medular, pois está relacionada à regeneração do tecido nervoso central após lesão. Extensa pesquisa tem sido realizada nessa área, e tentativas de tratamento experimental utilizando transplante de células, terapia genética, RNAi, estimulação elétrica etc têm sido utilizadas.[11]

Os transplantes celulares configuram uma alternativa promissora na recuperação morfofuncional de pacientes vítimas de trauma da medula espinhal. Diversas técnicas buscam a reconstituição do tecido nervoso lesionado, através do implante de células diferenciadas de tecido do SNC fetal, promovendo o desenvolvimento de um meio favorável à regeneração tecidual.[11]

Células nervosas da bainha olfatória, encontradas no bulbo e nervo olfatórios, local de contínuo crescimento celular, utilizadas com o objetivo de promover regeneração axonal, funcionaram como suporte para a mielinização dos

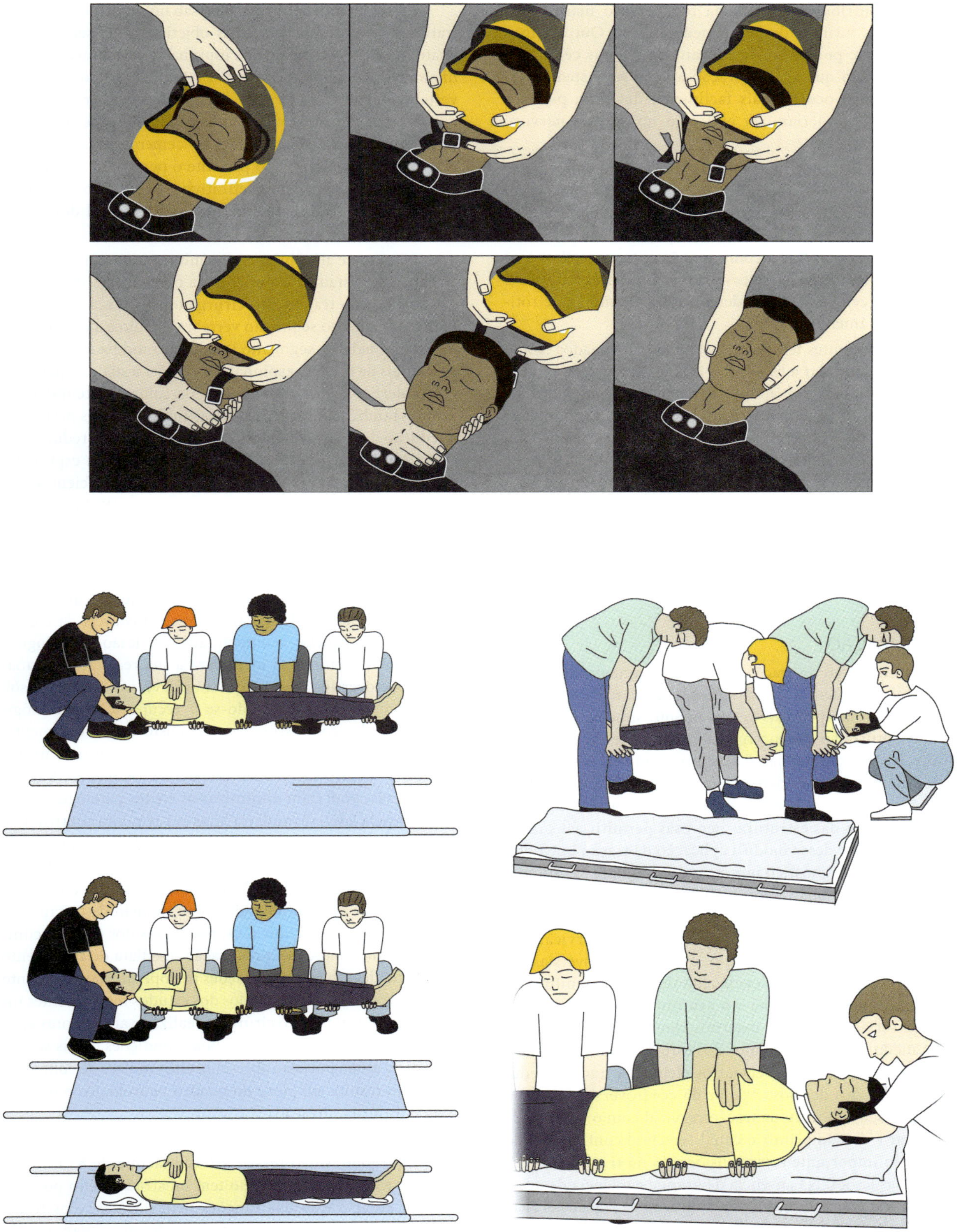

FIGURA 28.9 Cuidados e manobras especiais para o atendimento e transporte do paciente. Fonte: Adaptado de Defino HLA. Lesões traumáticas da coluna vertebral. Editora Bevilacqua, 2005.

axônios, contribuindo assim na recuperação neurológica de pacientes vítimas de lesão medular.[8,10,14] Outros tipos de células que podem ser transplantadas são as células de Schwann, visto que a regeneração axonal no sistema nervoso periférico ocorre mais facilmente devido a particularidades que poderiam ser aplicadas no sistema nervoso central.[13,16,18]

As células-tronco representam hoje outro tipo celular promissor, pela sua capacidade de crescer e se diferenciar em células que compõem os diferentes tecidos do organismo. São utilizadas em diversos estudos na espécie humana, com o objetivo de reconstituir a comunicação entre o cérebro e os membros, mas ainda são necessários muitos anos antes de o transplante celular ser considerado uma possibilidade rotineira de tratamento.[18,21,26]

Vários agentes terapêuticos têm sido utilizados com o objetivo de modular a hipóxia, a isquemia, a exocitoxidase, processo inflamatório, apoptose, regeneração da mielina e regeneração do tecido cicatricial. O sucesso da modulação terapêutica da Minocclina, Oxicito, Riluzone, Premarim, Cetarin e ATI-355 foi observado em estudos pré-clínicos e clínicos. Espera-se que os conhecimentos adquiridos com esses estudos possam ser aplicados no tratamento efetivo do TRM. Numerosos e complexos mecanismos fisiopatológicos ocorrem ao mesmo tempo no TRM, indicando que uma terapia simples e única talvez não seja a solução mais adequada.[18,23,26]

IMOBILIZAÇÃO

A utilização de tração ou o realinhamento da coluna vertebral permitem a descompressão do canal vertebral, e são medidas terapêuticas relativamente simples e que devem ser utilizadas precocemente como parte do tratamento das lesões traumáticas da medula espinhal. Os estudos experimentais têm evidenciado a existência de uma janela terapêutica de 6 a 8 horas após o trauma, durante a qual a descompressão das estruturas nervosas permitiria a sua recuperação,[14-15] e desse modo a aplicação da tração imediatamente após o diagnóstico por meio das radiografias simples seria o método mais rápido e eficiente para a obtenção da descompressão do canal vertebral. A recuperação das funções neurológicas após a aplicação da tração cervical tem sido relatada.[7,11-12,21]. No entanto, existem controvérsias em torno desse tema, pois há evidências de que a magnitude da força produtora do trauma e o seu impacto inicial sobre a medula seriam os fatores determinantes do prognóstico da lesão medular.[21] Os resultados dos estudos clínicos não têm sido suficientes para evidenciar os efeitos da tração e redução precoce dos desvios. Apesar da controvérsia em torno do assunto, a aplicação da tração cervical com o objetivo de realinhar e descomprimir o canal vertebral continua sendo um ponto importante a ser considerado no tratamento inicial dessas lesões. Na ausência de grande evidência de que a ressonância magnética antes da aplicação da tração cervical poderia alterar o tratamento definitivo ou trazer benefícios, a tração deve ser realizada o mais rápido possível, pois, embora sem suporte científico, continua sendo uma importante etapa do tratamento.

O tratamento definitivo da lesão no segmento vertebral fraturado tem como principais objetivos a preservação da anatomia e função da medula espinhal, a restauração do alinhamento da coluna vertebral, a estabilização do segmento vertebral lesado, a prevenção de complicações gerais e locais e o restabelecimento precoce das atividades dos pacientes, devendo ser realizado o mais precocemente possível, desde que as condições gerais do paciente o permitam. Na impossibilidade de o tratamento definitivo ser realizado, a redução da fratura e o realinhamento do canal vertebral devem ser realizados por meio de tração.

Não existe até o momento nenhum tratamento cirúrgico capaz de restaurar as funções da medula espinhal lesada, e o objetivo do tratamento cirúrgico é apenas a redução, o realinhamento do segmento vertebral lesado e a restauração da estabilidade do segmento lesado, de modo a evitar lesões adicionais da medula espinhal e favorecer a sua recuperação. Os modernos métodos de fixação da coluna vertebral apresentam também vantagens clínicas indiretas, pois permitem a redução do tempo de internação dos pacientes, reduzem as complicações secundárias ao trauma da medula espinhal e permitem o início precoce da reabilitação dos pacientes sem a utilização de imobilização externa, o que facilita a reabilitação no período pós-operatório. As alternativas de tratamento dos segmentos vertebrais lesados estão expostas nos capítulos anteriores.

Existem evidências suficientes para justificar o tratamento cirúrgico das lesões traumáticas instáveis da coluna vertebral, ou aquelas acompanhadas de lesão neurológica. No entanto, o momento ideal para a sua realização permanece controvertido, e essa questão deve ser analisada sob vários ângulos, considerando-se a recuperação neurológica, as complicações associadas e o custo do procedimento. Teoricamente, o tratamento medicamentoso e o cirúrgico realizados dentro da "janela terapêutica", isto é, até 8 horas após a lesão, poderiam minimizar os efeitos patológicos provocados pela lesão secundária, mas existe muita controvérsia acerca desse tópico. Embora experimentalmente tenha sido demonstrado o efeito benéfico da descompressão das estruturas nervosas após 1 a 3 horas da ocorrência da lesão,[22] isso não pôde ser reproduzido como modelo de tratamento cirúrgico na prática clínica. Os resultados dos estudos clínicos têm contraindicado a realização imediata do tratamento cirúrgico, devido às complicações perioperatórias e aumento da taxa de óbitos. Os resultados dos estudos mais recentes indicam que o tratamento cirúrgico realizado até 72 horas após o trauma e com o paciente em boas condições gerais seria a tendência atual, pois não apresenta altos índices de complicações, não resulta em piora do quadro neurológico e reduz o tempo de hospitalização.[7,22]

A manutenção das condições cardiopulmonares e níveis adequados da pressão arterial (acima de 85 mmHg) durante a fase aguda da lesão tem mostrado efeito positivo sobre a recuperação das funções neurológicas, e os resultados dos estudos clínicos têm indicado que a manutenção da volemia adequada e da pressão arterial na fase aguda do tratamento otimiza a recuperação neurológica da lesão da medula espinhal.[4,11]

Nossa conduta atual tem sido no sentido de realizar a estabilização precoce das lesões, desde que as condições gerais do paciente, a composição da equipe cirúrgica e os recursos necessários para a realização do tratamento sejam os mais adequados possíveis. O tratamento cirúrgico, ainda que não tenha tido sua atuação sobre a recuperação neurológica claramente evidenciada, facilita a mobilização precoce dos pacientes e promove de modo mais rápido a reabilitação e a reintegração social.

O tratamento na fase aguda das lesões traumáticas da medula espinhal é composto por uma série de ações que tem o objetivo de otimizar a recuperação da lesão neurológica, aplicadas dentro da janela terapêutica, devendo ser considerados o transporte do paciente e sua imobilização adequada; a manutenção da volemia e pressão sanguínea adequada para a perfusão da medula espinhal; reconhecimento do choque medular e diagnóstico diferencial com outros tipos de choque; diagnóstico da lesão do segmento vertebral por meio de radiografias simples; administração de metilprednisolona em até 8 horas após o trauma; instalação de tração craniana para realinhamento ou redução da coluna cervical; e cirurgia para a estabilização e descompressão do segmento vertebral de acordo com a sua indicação.

DESCOMPRESSSÃO DO CANAL MEDULAR

O prognóstico da lesão neurológica é muito variável e está relacionado a vários fatores como a idade, a duração dos sintomas, a localização anatômica da lesão, a integridade histológica e a compressão do tecido nervoso. As lesões do sistema nervoso central apresentam limitado poder de regeneração, comparadas com as lesões dos nervos periféricos, nas quais as degenerações causadas por esmagamento apresentam potencial de recuperação quando o epineuro permanece íntegro.[22]

As lesões incompletas apresentam melhor prognóstico de recuperação, que está relacionado a fatores intrínsecos da medula espinhal (edema, hemorragia, contusão) e a fatores extrínsecos (redução incompleta da fratura, compressão residual de osso e partes moles).[8,22]

A recuperação das funções neurológicas ocorre na maioria dos pacientes com lesão neurológica incompleta, ainda que tratados conservadoramente, e a recuperação total da lesão pode não ocorrer pela presença de lesão irreversível da medula espinhal ou pela permanência da compressão das estruturas nervosas.[11,22]

Existem ainda muita discussão e controvérsia acerca do papel da descompressão da medula espinhal na recuperação das lesões, havendo inúmeros relatos clínicos apontando resultados favoráveis que se opõem aos resultados desfavoráveis relatados por outros autores.[7,11,22]

Estudos experimentais têm demonstrado a influência da descompressão da medula espinhal nas lesões incompletas, porém a aplicabilidade desses resultados em humanos tem sido questionada.[22]

Experimentalmente, foi observado ainda que nas lesões agudas o aumento da intensidade da força produtora da lesão aumentava a extensão da lesão e o período de recuperação. A recuperação da lesão em modelos de compressão medular mostrou que a recuperação ocorria mesmo com a manutenção da compressão, mas era mais rápida quando a descompressão era realizada.

Os resultados dos estudos experimentais realizados por Bohlman foram confirmados em estudos clínicos nos quais foi realizada a descompressão tardia de lesão medular crônica e com quadro clínico estabilizado, confirmando o potencial de recuperação de lesões crônicas da medula espinhal.[7,14,22] A descompressão tardia em pacientes com quadriplegia motora secundária a trauma da coluna cervical resultou em melhora da função em 73% dos pacientes. Ao nível da coluna torácica, observou-se que a descompressão anterior das lesões crônicas melhorou a função em cinco dentre oito pacientes com lesão parcial, que a laminectomia causou piora do quadro neurológico e que a descompressão anterior não alterou o quadro clínico dos pacientes com lesão medular completa.

Ao nível da coluna tóracolombar, os estudos de Bohlman observaram ainda que a recuperação neurológica em pacientes com lesão medular incompleta ocorria em maior porcentagem quando comparados com séries nas quais o canal vertebral não havia sido submetido à descompressão, tendo sido relatados resultados semelhantes por Larson e Jelsma.[20,22]

INDICAÇÕES DA DESCOMPRESSÃO DO CANAL VERTEBRAL

A piora do quadro neurológico nas lesões incompletas é uma indicação absoluta da descompressão do canal vertebral, que também está indicada nas lesões neurológicas incompletas progressivas, nas fraturas com compressão de mais de 50% do canal vertebral, nas fraturas do tipo explosão com lesão neurológica incompleta e nas fraturas do tipo explosão agudas ou crônicas, com piora do quadro neurológico.

MÉTODOS DE DESCOMPRESSÃO

A descompressão do canal vertebral pode ser realizada por meio de métodos diretos (descompressão anterior ou posterolateral) ou indiretos (ligamentotaxia) (Figura 28.10).

A descompressão indireta do canal vertebral, denominada ligamentotaxia, está intimamente relacionada com o ligamento longitudinal posterior (LLP), que, por meio de seu tensionamento, atua como uma corda de arco sobre o fragmento deslocado da parede posterior do corpo vertebral, permitindo desse modo a sua redução. A ligamentotaxia é influenciada pela integridade anatômica do ligamento longitudinal posterior, pela morfopatologia da fratura e pela realização da técnica cirúrgica, sendo a aplicação da distração sobre os implantes aplicados na face posterior da coluna vertebral o modo mais eficiente para o tensionamento do ligamento longitudinal posterior. A ligamentotaxia deve ser realizada o mais precocemente possível, e os melhores resultados têm sido observados nos primeiros quatro dias após o trauma e após o 14º dia pequena mobilização do fragmento ósseo e descompressão do canal têm sido observadas (Figura 28.11).[20]

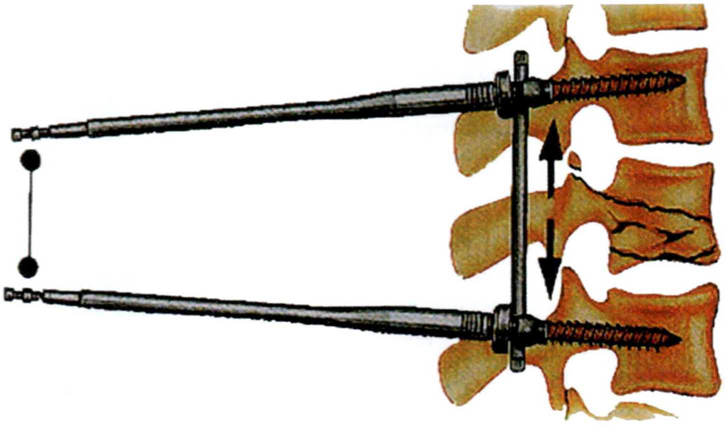

FIGURA 28.10 Ligamentotaxia. Fonte: Defino HLA. Lesões traumáticas da coluna vertebral. Editora Bevilacqua, 2005.

A descompressão anterior do canal vertebral é o método que permite a descompressão mais segura e eficiente, por meio da remoção de todos os fragmentos ósseos em contato direto com as estruturas neurais. A abordagem e descompressão anterior têm sido indicadas nas compressões atingindo mais que 50% do diâmetro do canal vertebral associadas a lesão neurológica incompleta; na presença do fragmento reverso; nas lesões antigas e na presença de lesão da coluna anterior e instabilidade que indiquem a sua reconstrução. A abordagem posterolateral é uma alternativa para a realização da descompressão do canal vertebral, e permite a descompressão do canal vertebral e a reconstrução da coluna anterior. (Figura 28.10)

O efeito da descompressão do canal vertebral sobre a recuperação das lesões neurológicas permanece controvertido; no entanto, é sabido que ela não possui qualquer efeito sobre a recuperação das lesões totais, e a presença isolada de fragmento ósseo no canal vertebral não é indicação para a descompressão cirúrgica.

Até o momento não existe nenhuma terapia capaz de regenerar totalmente a lesão da medula espinhal, de modo que a prevenção do TRM com o uso do cinto de segurança, a restrição ao uso de armas e a orientação para evitar acidentes, quedas e mergulho em água rasa são necessárias para evitar as consequências devastadoras do TRM. (Figura 28.12)

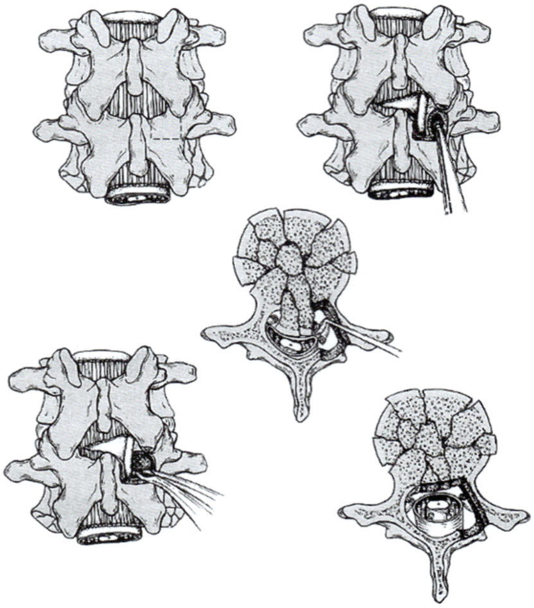

FIGURA 28.11 Descompressão direta posterolateral do canal vertebral. Os defensores da redução pela via posterior consideram-na suficiente na maioria dos pacientes, e relatam evolução neurológica favorável, enquanto outros advogam a descompressão anterior primária nas fraturas com déficit neurológico, ou a combinação da fixação posterior e descompressão anterior. Embora a restituição anatômica do canal vertebral pareça ser o procedimento ideal, não existe até o momento correlação válida entre a área do canal vertebral e a recuperação neurológica.[7,10] Inúmeros relatos mostram que a presença de fragmento ósseo no interior do canal vertebral não afasta a possibilidade de recuperação do déficit neurológico.[7,10,18] Fonte: Browner et al. Skeletal trauma. Elsevier.

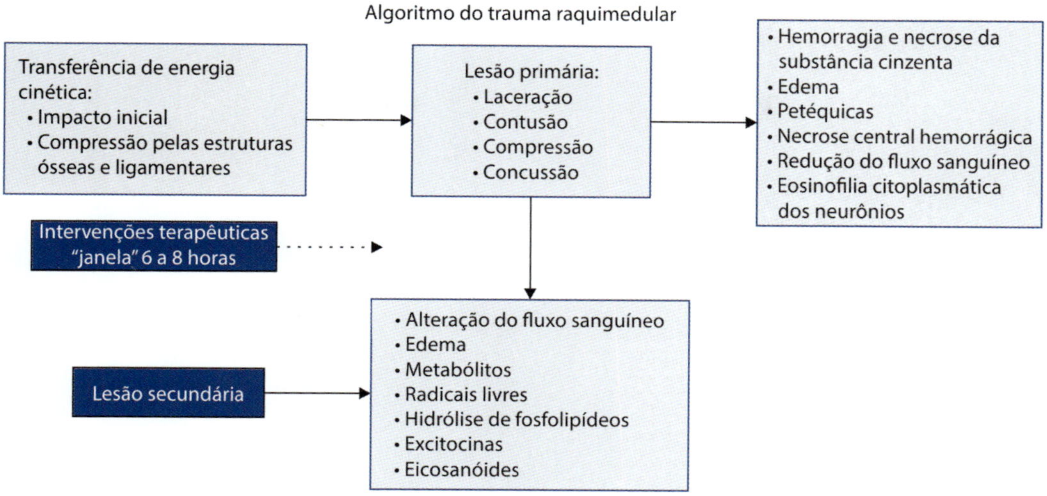

FIGURA 28.12 Algoritmo do trauma raquimedular.

REFERÊNCIAS BIBLIOGRÁFICAS

1. Bergman RM, Lanz O, Shell l. Acute spinal cord trauma: mechanisms and clinical syndromes. Vet Med 2000; 95(11):846-50.
2. Blight AR, Tuszynski MH. Clinical trials in spinal cord injury. J Neurotrauma 2006;23:586-93.
3. Bracken MB, Freeman DH Jr, Hellen-Brand K. Incidence of acute traumatic hospitalized spinal cord injury in the United States, 1970-1977. Am J Epidemiol 1981;113:615-22.
4. Bradbury EJ, McMahon SB. Spinal cord repair strategies: why do they work? Nat Rev Neurosci 2006;7(8):644-53.
5. Chesnut RM, Marshall SB, Piek J, Blunt BA, Klauber MR, Marshall LF. Early and late systemic hypotension as a frequent and fundamental source of cerebral ischemia following severe brain injury in the Traumatic Coma Data Bank. Acta Neurochir Suppl (Wien) 1993b;59:121-5.
6. Chesnut RM. Prevenção de hipotensão: condição sine qua non de sucesso do gerenciamento de traumatismo craniano grave. J Trauma 1997;42:S4-9.
7. Defino HLA. Trauma raquimedular. Medicina 1999;32:388-400.
8. Devivo MJ. Epidemiology of traumatic spinal cord injury: trends and future implications. Spinal Cord 2012, 50(5):365-72.
9. Dryden DM, Saunders LD, Rowe BH, Yiannakoulias N, Svenson LW, Schopflocher DP, Voaklander DC. The epidemiology of traumatic spinal cord injury in Alberta, Canada. Can J Neurol Sci 2003;30(2):113-21.
10. Fehlings MG, Tator CH, Linden RD. The effect of nimodipine and dextran on axonal function and blood flow following experimental spinal cord injury. J Neurosurg 1989; 71(3):403-16.
11. Fehlings MG, Tator CH. Spinal cord dysfunction: assessment. A review of experimental models of acute spinal cord injury. New York: Oxford University Press, 1988.
12. Fehlings MG, Tator CH. The relationships among the severity of spinal cord injury, residual. Neurological function, axon counts, and counts of retrogradely labeled neurons after experimental spinal cord injury. Exp Neurol 1995;132(2):220-8.
13. Geisler FH, Coleman WP, Grieco G, Poonian D,Sygen® Study Group. Recruitment and early treatment in a multicenter study of acute spinal cord injury. Spine 2002;26(24 Suppl):S58-67.
14. Hayashi T, Sakurai M, Abe K, Sadahiro M, Tabayashi K, Itoyama Y. Apoptosis of motor neurons with induction of caspases in the spinal cord after ischemia. Stroke 1998;29(5):1007-12.
15. Kadurin CL. Traumatismo raquimedular por mergulho em água rasa. Proposta de um programa de prevenção. Dissertação de Mestrado, Faculdade de Medicina de Ribeirão Preto-USP, Ribeirão Preto. 125p., 1998.
16. Janssens LAA. Mechanical and pathophysiological aspects of acute spinal cord trauma. J Small Anim Pract 1991;32(11):527-79.
17. Olby N, Jeferry N. Pathogenesis of diseases of the central nervous system. In: Slatter D. Textbook of small animal surgery. 2nd ed. Philadelphia: Saunders, 2003. p.1132-47.
18. Olby N. Current concepts in the management of acute spinal cord injury. J Vet Intern Med 1999;13(5):399-407.
19. Pang D, Wilberger JE. Spinal cord injury without radiographic abnormalities in children. J Neurosurg 1982; 57:114-129.
20. Sjöström L, Karlström G, Pech P, Rauschning W. Indirect spinal canal decompression in burst fractures treated with pedicle screw instrumentation. Spine 1996; 21:113-123.
21. Slucky AV & Eismont FJ. Treatment of acute injury of the cervical spine. J Bone Joint Surg 76-A: 1882-1889, 1994.
22. Schwab ME, Bartholdi D. Degeneration and regeneration of axon in the lesioned cord. Physiological Reviews 1996; 76(2):319-370.
23. Tator CH, Fehlings MG. Review of the secondary injury theory of acute spinal cord trauma with emphasis on vascular mechanisms. J Neurosurg 1991;75(1):15-26.
24. Tator CH. Epidemiology and general characteristics of the spinal cord-injured patient. In: Tator CH, Benzel EC, Editors. Contemporary management of SCI: from impact to rehabilitation. AANS: Park Ridge, 2000. p. 15-19.
25. Tator CH. Spine-spinal cord relationships in spinal cord trauma. Clin Neurosurg 1983; 30:479-94.
26. Thuret S, Moon LD, Gage FH. Therapeutic interventions after spinal cord injury. Nat Rev Neurosci2006;7(8):628-43.
27. Trafton PG & Boyd CA. Computed tomography of thoracic and lumbar spine injuries. J Trauma 1984; 24:506-515.

29

Delirium e Estados Confusionais Agudos

Maria Julia Machline Carrion

INTRODUÇÃO

O *delirium* e os estados confusionais agudos estão entre os mais comuns distúrbios mentais, encontrados principalmente em pacientes idosos. Tais quadros geralmente estão associados a condições médicas subjacentes, podendo ser de difícil identificação. Em geral, a avaliação e o manejo do *delirium* constumam ser baseados na observação clínica.[1]

A definição de *delirium* pela 5ª edição do Manual Diagnóstico e Estatístico da Associação Americana de Psiquiatria (DSM-V) enumera cinco aspectos-chave que caracterizam o quadro:[2]

1. Perturbação da atenção (reduzida capacidade de dirigir e de manter ou desviar a atenção) e da consciência.
2. A perturbação se desenvolve ao longo de um curto período de tempo (geralmente horas a dias) e ocorre como uma alteração no estado basal do paciente, tendendo a flutuar durante o decorrer do dia.
3. Uma perturbação adicional na cognição (déficit de memória, desorientação, linguagem, habilidade visuo-espacial ou de percepção).
4. As perturbações não são mais bem explicadas por outra desordem cognitiva preexistente em evolução ou já estabelecida, e não ocorrem no contexto de um nível muito reduzido de vigília, tal como no coma.
5. Há evidências a partir da história, exame físico ou achados laboratoriais, de que a perturbação é causada por uma condição médica, intoxicação por substância ou pela retirada desta, ou por efeito colateral de medicamentos.

Algumas características adicionais que podem acompanhar delírio e confusão incluem as seguintes:[2]

- Distúrbios comportamentais psicomotores, tais como hipoatividade, hiperatividade com o aumento da atividade simpática e prejuízo na duração e arquitetura do sono.
- Distúrbios emocionais variáveis, incluindo medo, depressão, euforia ou perplexidade.

A distinção entre o conceito de *delirium* e de estado confusional não é consenso. Muitas vezes, os termos "estado confusional agudo" e "encefalopatia" são usados como sinônimos de delírio. O termo "confusão" é geralmente usado para indicar um problema com o pensamento coerente. Pacientes confusos são incapazes de pensar com velocidade, clareza e coerência normais. Confusão é um componente essencial do delírio e é tipicamente associada com depressão de sensório e capacidade de concentração reduzida.[3]

O termo "estado confusional agudo" refere-se a um estado agudo de alteração da consciência caracterizado por atenção desordenada, juntamente com redução de velocidade, da clareza e da coerência de pensamento. Embora essa definição contemple o conceito de *delirium*, alguns autores utilizam o termo "estado confusional" para transmitir o significado adicional de diminuição da vigilância e atividade psicomotora alterada.[3] Segundo esse paradigma, o delírio é um tipo especial de estado de confusão caracterizado pelo aumento da vigilância, com hiperatividade psicomotora e do sistema nervoso autônomo. Isso explica o fato de os pacientes em *delirium* exibirem manifestações de agitação, excitação, tremores e alucinações.

No presente capítulo utilizaremos o termo delírio (ou *delirium*) no contexto utilizado pelo DSM-V. Os componentes adicionais de agitação, tremores e alucinações são permitidos, mas não são características essenciais para o diagnóstico de delírio. Confusão e outros estados de consciência alterados também serão incorporados na definição de delírio do DSM-V.

EPIDEMIOLOGIA

No contexto hospitalar, estima-se que aproximadamente 30% dos pacientes idosos experienciem um quadro de delírio durante a hospitalização,[4,5] sendo que o risco de ocorrência aumenta expressivamente (entre 10 e 50%) em pacientes cirúrgicos[6] e em unidades de terapia intensiva (70%),[7] principalmente quando utilizados instrumentos padronizados para a identificação de *delirium*.

FISIOPATOLOGIA

Lamentavelmente, os mecanismos fisiopatológicos envolvendo o delírio são pouco compreendidos. Levando-se em consideração a variedade de etiologias, é improvável que exista um único mecanismo que se enquadre em todos os casos. Na Tabela 29.1, observam-se situações comumente relacionadas à ocorrência de delírio.

FATORES DE RISCO E PRECIPITANTES

O *delirium* é um distúrbio multifatorial, em que as doenças neurológicas subjacentes (tais como demência, doença cerebrovascular, doença de Parkinson) constituem o principal fator causal (cerca de 50% dos casos em pacientes idosos). A idade avançada por si só assim como rebaixamento do sensório também são fatores que aumentam a vulnerabilidade ao delírio.[9]

Além dos fatores apresentados na Tabela 29.1, outros fatores tais como uso de polifarmácia, imobilidade, desnutrição e sondagem vesical também são importantes e devem ser considerados. Adicionalmente, inúmeros fármacos podem também atuar como precipitantes (Tabela 29.2).[8]

MANIFESTAÇÕES CLÍNICAS

Os componentes clínicos essenciais do quadro de delírio são:

- **A alteração do sensório:** uma das mais precoces manifestações de *delirium*, caracterizada por modificação no nível de consciência e na habilidade de manter o foco de atenção.
- **Alteração da cognição:** incluindo alteração de memória, desorientação e alterações de linguagem.

O quadro clínico, usualmente, se desenvolve em um curto período de tempo e tende a flutuar no decorrer do dia, tendendo a persistir por dias ou até mesmo meses. A apresentação aguda é uma característica que auxilia na diferenciação do quadro de *delirium* com demência.

TABELA 29.1 Etiologias relacionadas ao delírio

Drogas ilícitas e demais substâncias tóxicas
Opioides, hipnóticos sedativos, antipsicóticos, lítio, relaxantes musculares, anti-histamínicos
Etanol, heroína, alucinógenos
Síndrome de abstinência (etanol, benzodiazepínicos)
Efeitos adversos (ácido valproico - hiperamonemia, quinolonas - confusão, síndrome serotoninérgica)
Envenenamento/intoxicação: etileno glicol, etanol, monóxido de carbono, cianeto
Infecções
Sepse
Infecções sistêmicas, delirium relacionado à febre
Distúrbios Metabólicos
Eletrolíticos: sódio, cálcio, magnésio, fosfato
Endócrino: tireoide, paratireoide, pâncreas, hipófise, adrenal
Hipercarbia
Hiperglicemia e hipoglicemia
Estados hiperosmoloares e hipo-osmolares
Hipoxemia
Erros inatos do metabolismo: porfiria, doença de Wilson, etc.
Nutricionais: encefalopatia de Wernicke, deficiência de vitamina B_{12}, deficiência de folato e niacina
Distúrbios do Sistema Nervoso Central
Infecções do sistema nervoso central: encefalite, meningite, abcesso cerebral ou epidural
Crises epilépticas, especialmente estado de mal não convulsivo
Traumatismo craniano
Encefalopatia hipertensiva
Distúrbios psiquiátricos
Desordens Sistêmicas
Insuficiência cardíaca
Hematológicas: trombocitose, hipereosinofilia, policitemia
Insuficiência renal aguda e crônica
Doença pulmonar, incluindo hipercarbia e hipoxemia
Insuficiência hepática aguda e crônica
Transtornos Físicos
Queimaduras
Trauma elétrico
Hipertermia
Hipotermia
Trauma: com síndrome da resposta inflamatória sistêmica

Fonte: adaptado de Francis Jr et al[8]

Geralmente, há um pródromo, especialmente nos pacientes idosos, que, mais tarde, tende a evoluir para um quadro hipoativo ou para um estado confusional de agitação. A fase prodrômica, quase sempre, compreende queixas de fadiga, insônia ou sonolência excessiva diurna, depressão, ansiedade, inquietação, irritabilidade e hipersensibilidade à luz ou sono. No entanto, em alguns casos podem não ocorrer manifestações prodrômicas, de forma que a agitação pode ser a primeira manifestação, sem fase hipoativa prévia.

TABELA 29.2 Medicamentos possivelmente associados ao *delirium*

Analgésicos	Corticosteroides
▪ Agentes anti-inflamatórios não esteroides ▪ Opioides (especialmente meperidina)	**Agonistas Dopaminérgicos** ▪ Amantadina ▪ Bromocriptina ▪ Levodopa ▪ Pergolida ▪ Pramipexole ▪ Ropinirole
Antibióticos e Antivirais	
▪ Aciclovir ▪ Aminoglicosídeos ▪ Anfotericina B ▪ Antimaláricos ▪ Cefalosporinas ▪ Cicloserina ▪ Fluoroquinolonas ▪ Isoniazida ▪ Interferon ▪ Linezolida ▪ Macrolídeos ▪ Metronidazol ▪ Ácido Nalidíxico ▪ Penicilinas ▪ Rifampicina ▪ Sulfonamidas	**Agentes Gastrintestinais** ▪ Antieméticos ▪ Antiespasmódicos ▪ Bloqueadores do receptor de histamina-2 ▪ Loperamida **Preparações Herbais** ▪ Extrato de beladona ▪ Henbano ▪ Mandrake ▪ Semente de Jimson ▪ St. John's Wort ▪ Valeriana
Anticolinérgicos	**Hipoglicemiantes**
▪ Atropina ▪ Benztropina ▪ Difenidramine ▪ Escopolaminea ▪ *Triexifenidil*	**Hipnóticos e sedativos** ▪ Barbituratos ▪ Benzodiazepínicos **Relaxantes Musculares** ▪ Baclofeno ▪ Ciclobenzaprina
Anticonvulsivantes	**Outros agentes com ação no sistema nervoso central**
▪ Carbamazepina ▪ Levetiracetam ▪ Fenitoína ▪ Valproato ▪ Vigabatrina	▪ Dissulfiram ▪ Inibidores da colinesterase (p. ex.: donepezil) ▪ Interleucina-2 ▪ Lítio ▪ Fenotiazinas
Antidepressivos	
▪ Mirtazapina ▪ Inibidores seletivos da recaptação da serotonina ▪ Antidepressivos tricíclicos	
Anti-hipertensivos e medicamentos que atuam no sdistema cardiovascular	
▪ Antiarrítmicos ▪ Betabloqueadores ▪ Clonidina	▪ Digoxina ▪ Diuréticos ▪ Metildopa

Fonte: Adaptado de Francis Jr et al.[10]

ABORDAGEM DIAGNÓSTICA

RECONHECENDO O DISTÚRBIO

A falha no reconhecimento dessa condição é comum e pode ocorrer em mais de 70% dos casos. Muitas vezes, características comuns aos quadros de *delirium*, como distúrbios cognitivos e comportamentais são atribuídos a outras causas como idade e demência.[11]

Uma maneira prática de confirmar o diagnóstico clínico é seguir a estrutura composta pelos critérios do DSM, conforme a proposta de Pompei et al:[12]

Alteração de consciência é o primeiro indicativo da possibilidade de *delirium*.

Nos casos em que paciente parece desperto, a habilidade de manter ou desviar a atenção pode ser avaliada durante a anamnese. Esse pode ser um bom indicador de *delirium*.

O diálogo com o paciente pode trazer à tona dificuldades de memória, desorientação ou linguagem (a qual usualmente é desorganizada e incoerente). Deve-se atentar também para diálogos que aparentemente são apropriados, mas, na verdade, apresentam um conteúdo pobre.

Em casos de dúvida, o Miniexame do Estado Mental (Minimental) pode ser útil.[13]

Um instrumento diagnóstico também interessante e de fácil utilização (pode ser aplicado em apenas 5 minutos) é o *Confusion Assessment Method* (CAM) (Tabela 29.3).[14] Esse instrumento apresenta uma sensibilidade que varia entre 94 e 100% e especificidade entre 90 e 95% em múltiplos cenários e, por isso, tem se tornado uma ferramenta padrão em estudos clínicos.[15]

Um dos maiores desafios certamente é diferenciar o déficit cognitivo decorrente de um quadro de *delirium* do déficit decorrente de demência em evolução. Essa diferenciação é mais fácil quando há avaliação prévia da capacidade cognitiva do paciente.

Informações importantes acerca da história médica pregressa, medicações e uso, abuso de álcool ou drogas ilícitas, transtornos de humor são importantes para o diagnóstico etiológico diferencial e devem ser obtidas com familiares ou cuidadores.

Desse modo, uma vez estabelecido o quadro de *delirium*, uma recomendação interessante de orientação à avaliação e manejo do paciente é o fluxograma a seguir, proposto por Francis e colaboradores[8] (Figura 29.1).

EXAME FÍSICO GERAL E NEUROLÓGICO

Um exame físico completo em geral é difícil de obter devido à pouca cooperação do paciente, sendo assim, o clínico deve concentrar o exame na obtenção de sinais vitais, estado cutâneo e de hidratação e potenciais focos infecciosos.

TABELA 29.3 Confusion Assessment Method (CAM)[14]

Característica	Avaliação
Início Agudo e Curso Flutuante	Usualmente obtido com familiar ou cuidador. Demonstrado nas respostas afirmativas às seguintes perguntas: "Há evidência de uma modificação aguda no estado mental basal do paciente?" "O comportamento anormal flutua durante o dia, ou seja, tende a ir e vir ou aumentar ou diminuir de intensidade?"
Desatenção	Demonstrada pela resposta positiva à pergunta: "O paciente teve dificuldade em focar a atenção, por exemplo ficando distraído com facilidade ou tendo dificuldade em seguir o que estava sendo falado?"
Pensamento Desorganizado	Demonstrado pela resposta positiva à pergunta: "O pensamento do paciente estava desorganizado ou incoerente, ou a conversa era irrelevante, ou o fluxo de ideias se apresentava ilógico, com troca abrupta de assunto?"
Nível de Consciência Alterado	Demonstrado por qualquer resposta que não "alerta". "De maneira geral, como você graduaria o nível de consciência do paciente?" ▪ Normal = alerta ▪ Hiperalerta = vigilante ▪ Sonolento, facilmente despertável = letárgico ▪ Difícil de despertar = estupor ▪ Não desperta = coma

* O diagnóstico de *delirium* requer a presença da característica 1 E 2 + 3 OU 4.

Da mesma maneira, alguns aspectos do exame neurológico também podem ser de difícil obtenção, de modo que se deve, então, enfatizar, na avaliação do nível de consciência e atenção, déficits motores e alteração de nervos cranianos para se verificar uma possível doença neurológica focal. No entanto, a ausência de déficits focais não exclui a possibilidade de lesão neurológica como causadora de *delirium*. Vale ressaltar que, na ausência de etiologias óbvias, deve-se lançar mão de investigação complementar (p. ex.: tomografia de crânio, punção lombar e eletroencefalograma).

Alguns achados como mioclonias multifocais, asteríxis e *flapping*, apesar de sugestivos de etiologias toxicometabólicas, não são indicativos de etiologia específica.

Veja, a seguir (Tabela 29.4), alguns sinais e sintomas que podem ser indicativos da etiologia subjacente.[8]

DIAGNÓSTICO ETIOLÓGICO

Em teoria, qualquer condição médica pode precipitar um quadro de *delirium* em uma pessoa suscetível. Desse modo, a anamnese e o exame físico orientarão a investigação subsequente. As condições mais comumente observadas em estudos prospectivos incluem:[16]

- Distúrbios hidroeletrolíticos (desidratação, hiponatremia, hipernatremia).
- Infecções (trato urinário, trato respiratório, tecido cutâneo).
- Intoxicação por drogas ilícitas ou álcool.
- Abstinência alcoólica.
- Retirada de barbituratos, benozodiazepínicos e inibidores seletivos da recaptação da serotonina.
- Distúrbios metabólicos (hipoglicemia, uremia, insuficiência hepática, tireotoxicose).
- Estados hipoperfusionais (choque, insuficiência cardíaca).
- Pós-operatório (principalmente em idosos).

Menos comumente, outras causas tais como hipoxemia, hipercarbia, encefalopatia de Wernicke, insuficiência adrenal, infecção do sistema nervoso central, convulsões, trauma, síndromes paraneoplásicas também podem ser consideradas.

DIAGNÓSTICO DIFERENCIAL

O grande desafio reside na distinção ente *delirium* e outras situações como demência e doenças psiquiátricas. De maneira geral, quando em dúvida, sugere-se assumir o quadro como *delirium* e subsequentemente investigar outras etiologias. Essa estratégia é válida mesmo pacientes com doença psiquiátrica conhecida (incluindo demência), uma vez que esses pacientes também podem desenvolver um quadro de *delirium* quando agudamente enfermos.

De maneira geral, as três principais situações que devem ser descartadas são as seguintes:

- **Demência:** pode ser distinguida de *delirium* pelas seguintes características:
  - Ao contrário do *delirium*, o declínio cognitivo da doença de Alzheimer é tipicamente insidioso, sem tantas flutuações, e ocorre ao longo de meses a anos. A atenção é relativamente preservada, assim como a memória remota nos estágios iniciais de demência.
  - Demência com corpos de Lewy é semelhante à doença de Alzheimer, mas pode ser mais facilmente confundida com *delirium* em função das flutuações e alucinações proeminentes.

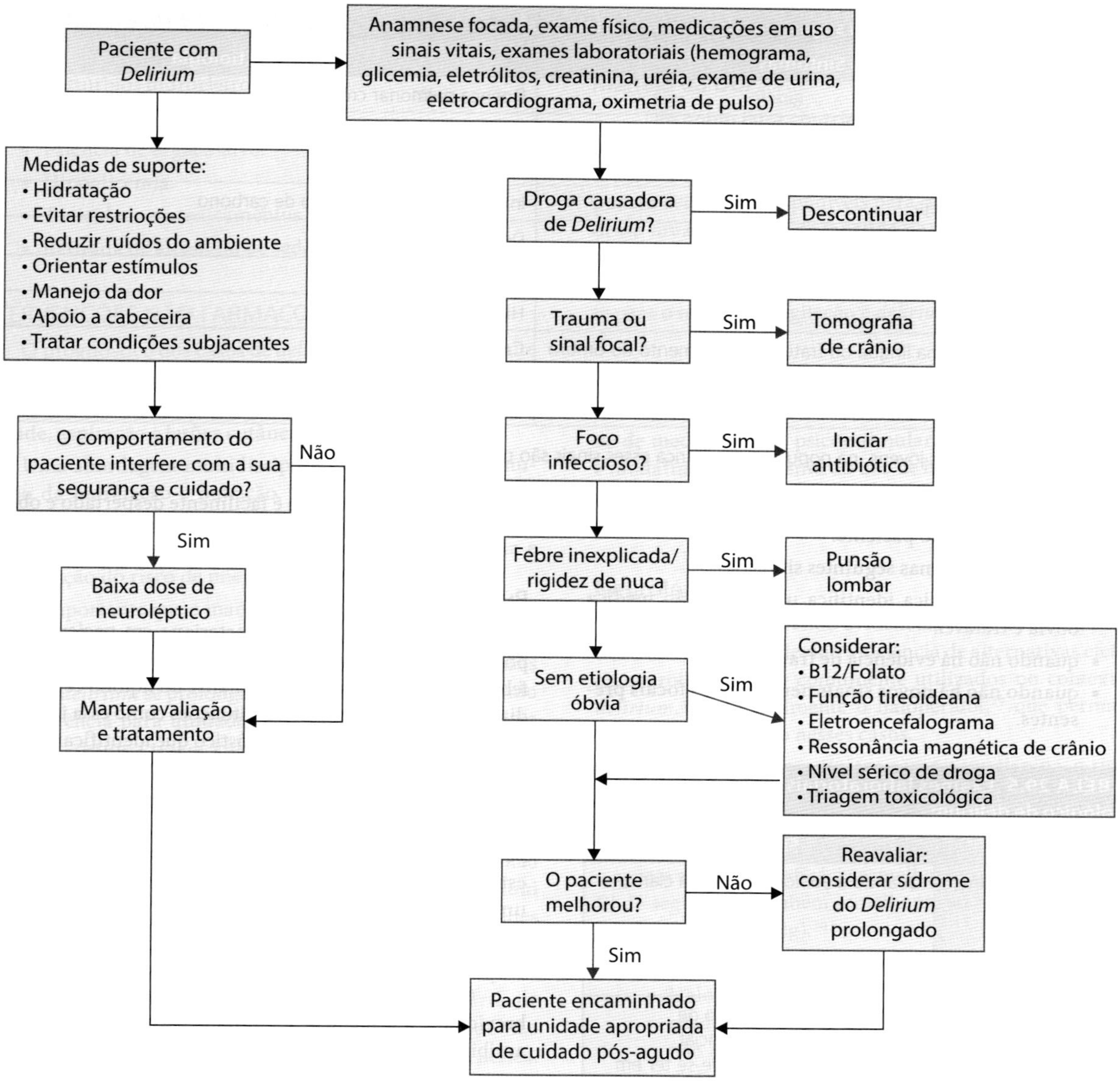

FIGURA 29.1 Fluxograma para avaliação e manejo do paciente com *delirium*. Fonte: Adaptado de Francis e colaboradores.[8]

O sundowning, um evento que ocorre nos casos de demência e que é pouco compreendido, pode ser facilmente confundido com *delirium*; nesses casos, a deterioração ocorre, sobretudo, ao entardecer.[17]

- **Doença psiquiátrica:** comumente, os casos de *delirium* são erroneamente diagnosticados como depressão. Ambas as situações estão associadas a distúrbios de sono e dificuldade de atenção e concentração. No entanto, depressão é associada à disforia e menor flutuação.
- **Estado de mal epiléptico não convulsivo** (EMENC): entidade subdiagnosticada, particularmente em pacientes idosos. O diagnóstico requer uso de eletroencefalograma prolongado tanto para detecção como para o manejo do quadro.

EXAMES DIAGNÓSTICOS

Exames Laboratoriais

Alguns exames laboratoriais são importantes para o diagnóstico etiológico dos quadros de *delirium*, como demonstra a Tabela 29.5 a seguir.[8]

Neuroimagem

A tomografia de crânio deve ser usada seletivamente e seu uso deve ser guiado pelos achados da história e exame físico.

É especialmente importante:

- quando uma causa óbvia não foi identificada na primeira avaliação.
- quando o paciente não evolui da maneira desejada apesar do tratamento apropriado.

Fatores associados a pior prognóstico

A etiologia subjacente, a idade, a duração das crises, casos de EME *de novo*, sintomatologia focal na abertura do quadro e presença de complicações clínicas estão associados a pior prognóstico.[10]

Estado de mal epiléptico não convulsivo

Mortalidade

Em comparação ao EME convulsivo, o não convulsivo está relacionado à maior mortalidade (até 52%).[10]

Fatores associados a pior prognóstico

Piores prognósticos estão mais associados a EME diagnosticado após 24 horas de evolução (75%) e àqueles com duração maior do que 20 horas (85%). Também são fatores relacionados a pior prognóstico a etiologia subjacente e o grau de comprometimento do sensório.[10]

Estado de mal epiléptico refratário

Mortalidade

O EME refratário é mais grave e desafiador por definição, chegando a apresentar taxas de mortalidade de até 61%.[10]

Morbidade

O retorno às condições neurológicas basais é menos provável no EME refratário do que no EME. Também em comparação com o EME, o refratário está mais associado a desenvolvimento posterior de epilepsia.[10]

Fatores associados a pior prognóstico

Estão relacionados a um pior prognóstico, a etiologia subjacente, idade avançada (> 50 anos), duração prolongada da crise, escore APACHE-2 elevado.

O escore STESS (*status epilepticus severity score*) foi desenvolvido recentemente com a intenção de correlacionar e graduar a probabilidade de óbito por EME. Esse escore leva em consideração idade, histórico de crises epilépticas, tipo de crise e grau de comprometimento do sensório.[16] Entretanto, até o momento não há dados de grandes ensaios clínicos confirmando o valor preditivo desse escore.[17]

MANEJO DO ESTADO DE MAL EPILÉPTICO

Princípios Gerais

O principal objetivo do tratamento do EME é a interrupção das crises tanto clínicas como eletrográficas.

Uma vez que a probabilidade de resolução com a terapêutica inicial diminui quanto maior o atraso para início do tratamento, o mesmo deve ser realizado com base em critérios clínicos e iniciado precocemente.[6]

Desse modo, o diagnóstico eletrofisiológico bem como demais investigações etiológicas são inquestionáveis, porém não devem postergar o tratamento.

O manejo inicial inclui:[10]

- A avaliação e manutenção das vias aéreas, respiração e circulação.
- Obtenção de acesso venoso.
- Administração de oxigênio.
- Tratamento farmacológico abortivo (p. ex.: benzodiazepínicos).
- Rastreio de etiologias subjacentes.
- Tratamento imediato das causas potencialmente fatais.

Para melhor orientar as estratégias necessárias, convenciona-se dividir o manejo do EME nos seguintes estágios:

- Tratamento inicial (emergência e urgência) na primeira hora.
- Tratamento do estado de mal epiléptico refratário.

TRATAMENTO INICIAL (EMERGÊNCIA E URGÊNCIA)

Na primeira hora do curso do EME, são realizadas as medidas de urgência visando:

- Estabilização do quadro clínico;
- Investigação diagnóstica;
- Manutenção de DAE nos quadros em que as crises já cederam; ou
- Introdução de DAE nos casos em que ainda há atividade epiléptica.

Quando o quadro excede 60 minutos, o paciente entra no estágio de EME refratário, cujo tratamento envolve medidas próprias que serão abordadas mais adiante neste capítulo.[10]

Na Figura 30.1, estão esquematizados os princípios do tratamento do EME nos primeiros 60 minutos.[10]

Farmacoterapia

As evidências atuais suportam principalmente o uso de benzodiazepínicos e fenitoína como terapêutica inicial para os casos de EME convulsivo e não convulsivo.

Um dos estudos mais relevantes sobre manejo do EME em adultos comparou a eficácia dos quatro fármacos considerados de 1ª linha:

- lorazepam (0,1 mg/kg);
- diazepam (0,15 mg/kg) + fenitoína (18 mg/kg);
- fenobarbital (15 mg/kg) e fenitoína (18 mg/kg).

Nesse estudo, observou-se que o lorazepam teve uma eficácia de 64,9% comparada à de 55,8% da associação diazepam + fenitoína (diferença não significativa estatisticamente), também não houve diferença em relação ao fenobarbital. Contudo, quando comparado à eficácia da fenitoína (43,6%) em monoterapia, o lorazepam mostrou-se superior.[18] Já em outro estudo, comparando lorazepam e diazepam, não houve diferença significativa entre os dois fármacos. Dessa maneira, há sustentação para o uso de lorazepam em alternativa ao diazepam ou, mesmo, diazepam + fenitoína.[6]

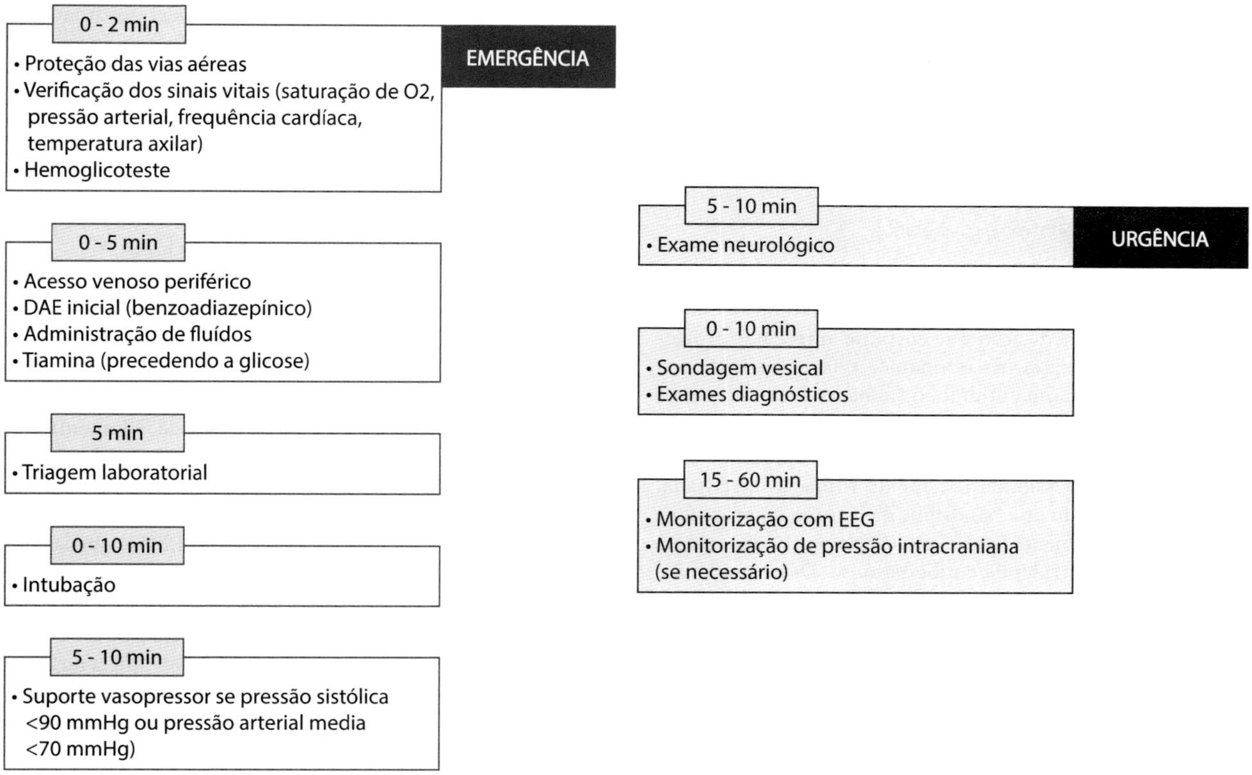

FIGURA 30.1 Princípios Gerais do Tratamento do Estado de Mal Epiléptico na 1ª hora. *Adaptado de Brophy e colaboradores.[10]

Na prática usual, a via preferencial para administração de DAE no tratamento do EME é a endovenosa e prefere-se a classe dos benzodiazepínicos como 1ª opção farmacológica. A diretriz da Federação Europeia das Sociedades de Neurologia recomenda o uso de lorazepam na dose e 0,1 mg/kg como 1ª linha. No entanto, em países onde não há disponibilidade de lorazepam endovenoso, o diazepam está bem indicado.[11]

De fato, o que as entidades internacionais preconizam é que cada instituição tenha um protocolo bem definido para manejo do EME, a fim de orientar o tratamento com agilidade.

Sugere-se, neste capítulo, o esquema exposto na Tabela 30.1 para a abordagem farmacoterápica do EME.[9,11]

TRATAMENTO DO ESTADO DE MAL EPILÉPTICO REFRATÁRIO

Terapia de 1ª Linha - Anestésicos

As diretrizes internacionais sugerem o início da terapia com anestésicos nas seguintes situações:[6]

- Após a refratariedade ao lorazepam ou diazepam + fenitoína;
- Após a tentativa com benzodiazepínicos e outro antiepiléptico não anestésico como o fenobarbital (na dose de 20 mg/kg EV, velocidade de até 100 mg/minuto).

Não existem evidências científicas robustas o bastante para suportar a decisão sobre qual a 1ª escolha entre os anestésicos[9] devido à falta de ensaios clínicos randomizados ou controlados. Essa decisão acaba sendo baseada na experiência do próprio médico.

Uma recente revisão de literatura apontou as melhores evidências documentadas sobre o uso de tiopental, midazolam e propofol em relação aos desfechos controle de crises, óbito e reincidência de crises após controle, durante a terapia.[19] Na Tabela 30.2, observam-se as frequências desses desfechos para cada fármaco.

TABELA 30.1 Farmacoterapia para o Tratamento do EME na 1ª hora

Estágio de Evolução do EME	Medicamento Anticonvulsivante
05-20 minutos	Diazepam 10 mg EV (0,15 mg/kg) (velocidade de 2-5 mg/min) + Fenitoína 18-20 mg/kg EV (velocidade de até 50 mg/min)
20-30 minutos	Repetir Diazepam 10 mg EV (0,15 mg/kg) (velocidade de 2-5 mg/min) até o máximo de 40 mg
30-60 minutos	Completar dose de Fenitoína até 30 mg/kg EV (velocidade de até 50 mg/min)

Fonte: Adaptado de Albuquerque e cols.[9] e Brophy e cols.[10]

TABELA 30.2 Terapias Anestésicas e Desfechos Clínicos			
Desfecho	Tiopental	Midazolam	Propofol
Controle de Crises	64%	78%	68%
Reincidência de Crises	0%	3%	1%
Óbito	19%	2%	8%

Fonte: Adaptado de Shorvon e colaboradores.[19]

O midazolam é um benzodiazepínico comumente utilizado como 1ª opção no tratamento do EME refratário. Embora não seja uma medicação que costume apresentar problemas inerentes à sua farmacodinâmica e farmacocinética, a disponibilidade de um antídoto, o flumazenil, também propicia maior segurança ao seu uso.[20]

O propofol é um medicamento que apresenta uma meia-vida curta possibilitando rápida titulação e retirada. Contudo, pode induzir a "síndrome da infusão do propofol", a qual é potencialmente fatal e que se apresenta com acidose lática, hipertrigliceridemia e rabdomiólise. Desse modo, infusões prolongadas (maiores do que 24 a 48 horas) devem ser evitadas, e isso pode ser feito pelo uso concomitante de benzodiazepínicos.[20]

O barbiturato tiopental, ou o seu metabólito pentobarbital, é um dos fármacos mais antigos utilizados no manejo do EME refratário. Apresenta uma meia-vida longa (até 36 horas) após administração contínua, o que leva a uma tendência considerável a acúmulo no tecido adiposo.[20]

Na Tabela 30.3, observam-se as doses recomendadas dos fármacos anestésicos.[11,19]

No caso do EME parcial complexo, a anestesia geral deve ser postergada até que se tenham esgotado as possibilidades com fármacos não anestésicos. São opões terapêuticas nesses casos:[11,21]

- **Fenobarbital:** Bolo inicial de 20 mg/kg EV, em uma infusão de 50 mg/minuto.
- **Ácido Valproico (não disponível no Brasil na forma endovenosa):** Bolo EV de 25-45 mg/kg infundido na taxa de 6 mg/kg/minuto.
- **Levetiracetam (não disponível no Brasil na forma endovenosa):** Bolo EV de 1.000-3.000 mg administrados em 15 minutos.

Terapia de 2ª Linha

Nos casos em que a terapia de 1ª linha não está controlando o EME, podem ser consideradas outras abordagens. No entanto, tais terapêuticas são consideradas extraordinárias e, por esse motivo, devem ser colocadas em prática apenas nos casos de EME extremamente refratário no qual todas as outras medidas convencionais já foram esgotadas.[6,20] A seguir, algumas opções:

TABELA 30.3 Recomendações para o uso de fármacos anestésicos no EME Refratário		
Fármaco	Dose de Ataque	Dose de Manutenção
Tiopental	2-3 mg/kg	3-5 mg/kg/h
Midazolam	0,1-0,2 mg/kg/h	0,1-0,4 mg/kg/h
Propofol	3-5 mg/kg	5-10 mg/kg/h

Fonte: ainda está em seus primeiros passos Meirekord e cols.[11] e Shorvon e cols.[19]

- **Hipotermia Terapêutica:** apesar da escassa evidência, é uma alternativa que vendo sendo explorada. A temperatura-alvo é estipulada entre 32 e 25°C e mantida durante um período de 24 a 48 horas.[19]
- **Cirurgia Ressectiva de Emergência:** nos poucos casos publicados (n = 36), um prognóstico favorável foi observado em 75% dos casos em que foi identificado um foco epiléptico definido.[19] Essa prática exige uma equipe interdisciplinar com muita experiência em cirurgia para tratamento de epilepsia.[20] Em outra recente série de casos, na qual foram abordados 22 pacientes com epilepsia catastrófica (manifestando-se também com EME), cinco pacientes foram operados durante a manifestação aguda do EME e apenas um permaneceu livre de crises no pós-operatório.[22]
- **Estimulação do Nervo Vago:** foi sugerida como efetiva a partir da experiência com alguns poucos casos reportados. A estimulação geralmente inicia no bloco cirúrgico e a intensidade é aumentada progressivamente até 1,25 mA, permitindo o controle subagudo das crises epilépticas.[6,20]
- **Estimulação Magnética Transcraniana:** a estimulação magnética transcraniana de baixa frequência (0,5 a 1 Hz) a 90% do limiar motor de repouso mostrou-se bem-sucedida quando usada em um paciente com *epilepsia partialis continua*. Contudo, a perda da eficácia após a descontinuação sugere que seu uso deva ser repetitivo.[6,20]
- **Eletroconvulsoterapia:** O mecanismo antiepileptogênico dessa técnica é essencialmente desconhecido.[20] Contudo foi aplicada em alguns poucos casos de EME refratário resultando em uma melhora moderada.[6,20]

O PAPEL DO ELETROENCEFALOGRAMA

O uso da monitorização eletroencefalográfica, EEG contínuo (cEEG), é especialmente importante tanto para o manejo do EME refratário, para a titulação de medicamentos anestésicos por exemplo, como para o diagnóstico diferencial de EME não convulsivo.

Nos pacientes em que o cEEG será utilizado com o propósito de diagnóstico diferencial de alteração de sensório com EME não convulsivo, recomenda-se iniciar o exame dentro de uma hora do início do quadro. A monitorização deverá ser mantida por pelo menos 24 horas após a cessação da atividade epileptogênica.[10]

Também como parâmetro para manutenção ou suspensão de medicações anestésicas, o cEEG é importante. É recomendado um período de 24 a 48 horas de monitorização após o controle eletrográfico ser atingido para se iniciar o desmame das medicações anestésicas. Durante o período de titulação, também é prudente manter a monitorização a fim de verificar recorrência de crises.[10]

É importante ressaltar também, que o avaliador do EEG deve ser um profissional com treinamento especializado em interpretação de cEEG em situações de tratamento intensivo, abrangendo EEG de rotina bem como EEG quantitativo.[10]

CONCLUSÃO

O EME é uma emergência médica comum e pode acarretar consequências sérias. É necessário que os profissionais que atuam na área de emergência tenham conhecimento sobre os princípios diagnósticos e terapêuticos envolvidos no manejo do EME.

REFERÊNCIAS BIBLIOGRÁFICAS

1. Hauser WA, Beghi E. First seizure definitions and worldwide incidence and mortality. Epilepsia; 2008;49 Suppl 1:8-12.
2. Krumholz A, Wiebe S, Gronseth GS, Gloss DS, Sanchez AM, Kabir AA, et al. Evidence-based guideline: management of an unprovoked first seizure in adults: report of the Guideline Development Subcommittee of the American Academy of Neurology and the American Epilepsy Society. Neurology; 2015;84(16):1705-13.
3. International League Against Epilepsy 2013 [cited 2013 August 13th]. Status Epilepticus. Disponível em: http://www.ilae.org/visitors/documents/10-statusepilepticus.pdf.
4. Garzon E. Estado de mal epilétptico. J Epilepsy Clin Neurophysiol; 2008;14(Suppl 2):7-11.
5. DeLorenzo RJ, Pellock JM, Towne AR, Boggs JG. Epidemiology of status epilepticus. Journal of Clinical Neurophysiology: official publication of the American Electroencephalographic Society; 1995;12(4):316-25.
6. Mendes-Ribeiro JA AA, Bentes C, Dias C, Bento C, Campos MM. Comissão de estado de mal epiléptico - estado de mal epiléptico: proposta de normais e recomendações no âmbito da LPCE. Portugal: Liga Portuguesa Contra a Epilepsia, 2012 March 13th; 2012. Report No.
7. Garzon E, Fernandes RM, Sakamoto AC. Analysis of clinical characteristics and risk factors for mortality in human status epilepticus. Seizure: the Journal of the British Epilepsy Association; 2003;12(6):337-45.
8. Liberalesso PB, Garzon E, Yacubian EM, Sakamoto AC. Higher mortality rate is associated with advanced age and periodic lateralized epileptiform discharges in patients with refractory status epilepticus. Arquivos de neuro-psiquiatria; 2013;71(3):153-8.
9. Albuquerque M CF. Estado de mal epiléptico: revisão e proposta de protocolo. J Epilpesy Clin Neurophysiol; 2011;17(4):164-75.
10. Brophy GM, Bell R, Claassen J, Alldredge B, Bleck TP, Glauser T, et al. Guidelines for the evaluation and management of status epilepticus. Neurocritical care; 2012;17(1):3-23.
11. Meierkord H, Boon P, Engelsen B, Gocke K, Shorvon S, Tinuper P, et al. EFNS guideline on the management of status epilepticus in adults. European Journal of Neurology: the official journal of the European Federation of Neurological Societies; 2010;17(3):348-55.
12. Sutter R, Kaplan PW. The neurophysiologic types of nonconvulsive status epilepticus: EEG patterns of different phenotypes. Epilepsia; 2013;54 Suppl 6:23-7.
13. Beniczky S, Hirsch LJ, Kaplan PW, Pressler R, Bauer G, Aurlien H, et al. Unified EEG terminology and criteria for nonconvulsive status epilepticus. Epilepsia; 2013;54 Suppl 6:28-9.
14. Wijdicks EF. The multifaceted care of status epilepticus. Epilepsia; 2013;54 Suppl 6:61-3.
15. Bast T. Syndromes with very low risk of acute prolonged seizures. Epileptic disorders: international epilepsy journal with videotape; 2014;16 Suppl 1:96-102.
16. Rossetti AO, Logroscino G, Milligan TA, Michaelides C, Ruffieux C, Bromfield EB. Status epilepticus severity score (STESS): a tool to orient early treatment strategy. Journal of Neurology; 2008;255(10):1561-6.
17. Holtkamp M, Meierkord H. Nonconvulsive status epilepticus: a diagnostic and therapeutic challenge in the intensive care setting. Therapeutic Advances in Neurological Disorders; 2011;4(3):169-81.
18. Treiman DM, Meyers PD, Walton NY, Collins JF, Colling C, Rowan AJ, et al. A comparison of four treatments for generalized convulsive status epilepticus. Veterans Affairs Status Epilepticus Cooperative Study Group. The New England journal of medicine. 1998;339(12):792-8.
19. Shorvon S, Ferlisi M. The outcome of therapies in refractory and super-refractory convulsive status epilepticus and recommendations for therapy. Brain: a journal of neurology. 2012;135(Pt 8):2314-28.
20. Rossetti AO, Lowenstein DH. Management of refractory status epilepticus in adults: still more questions than answers. Lancet neurology. 2011;10(10):922-30.
21. Yasiry Z, Shorvon SD. The relative effectiveness of five antiepileptic drugs in treatment of benzodiazepine-resistant convulsive status epilepticus: a meta-analysis of published studies. Seizure: the journal of the British Epilepsy Association. 2014;23(3):167-74.
22. Winkler PA. Surgical treatment of status epilepticus: a palliative approach. Epilepsia. 2013;54 Suppl 6:68-71.

31

Paralisia Facial Periférica

Denis Bernardi Bichuetti
Renata Ligia Vieira Guedes

INTRODUÇÃO

Paralisia facial periférica ou, simplesmente, paralisia facial (PF) pode ser definida como a situação clínica em que existe paresia ou plegia de todos os músculos inervados pelo nervo facial de um único lado. Geralmente decorre de lesão do núcleo do nervo facial, de sua origem no sulco pontinho ou de seu comprometimento no canal facial no interior dos ossos petroso e temporal.[2] No caso de lesões supranucleares, isto é, acima do núcleo do nervo facial na ponte, existe uma razoável preservação das fibras do terço superior da face, especialmente do corrugador das sobrancelhas e dos músculos prócero e orbicular dos olhos. Essa diferença acontece porque 70 a 90% das fibras para tais músculos possuem origem bilateral cerebral, isto é, recebem inervação de neurônios originários em ambos os córtices motores primários. Portanto, uma lesão unilateral cerebral não compromete toda a inervação do andar superior da face, situação que não acontece em uma lesão nuclear ou do nervo, via final comum das fibras efetoras do nervo facial e de seus ramos.[8]

O núcleo do nervo facial está situado na região dorsomedial da ponte, em seu terço medioinferior, medialmente ao núcleo do nervo abducente; suas fibras eferentes seguem posterolateralmente e passam por trás desse núcleo, emergindo na região ventrolateral da ponte próximo ao nervo vestibulococlear (origem aparente do nervo facial na ponte). Na face interna no osso temporal esse nervo insere-se no canal do facial até emergir na face externa do crânio através do canal facial, logo abaixo da glândula parótida (Figura 31.1).[8]

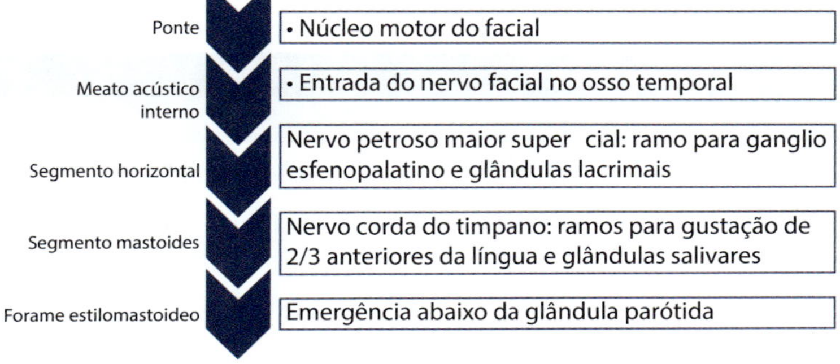

FIGURA 31.1 Trajeto do nervo facial de sua origem aparente pontina até a saída pelo canal facial.[1,8]

O nervo facial é um nervo misto, inerva praticamente todos os músculos de uma hemiface (Tabela 31.1) e recebe fibras sensitivas do meato acústico externo e do tímpano. Além dessas fibras, o nervo facial carrega consigo fibras eferentes autonômicas para glândulas lacrimais e salivares, assim como o ramo muscular para o músculo estapédio; portanto, lesões em distintas partes de seu trajeto podem comprometer sistemas além da musculatura facial exclusivamente.[1,8]

Lesões do núcleo do nervo facial manifestar-se-ão como perda da função da porção afetada, seja apenas motora, como ausência de lacrimejamento (segmento horizontal), seja com hiperacusia e perda de paladar (segmento mastóideo).

Neste capítulo abordaremos apenas as lesões que comprometem o nervo facial após sua saída na emergência pontina, isto é, as paralisias faciais exclusivamente periféricas, nas quais não há nenhuma manifestação de outros núcleos de nervos cranianos ou tratos longos, ou seja, situações que apresentam exame neurológico normal exceto pela própria PF.[1,8]

APRESENTAÇÃO CLÍNICA E ETIOLOGIAS

O indivíduo com PF pode ter, como primeiro sintoma, dor periauricular, escape de alimentos pela lateral da boca, alteração da fala (disartria), salivação aumentada ou reduzida ou olho seco, e a percepção inicial pode variar de uma pessoa para outra. O examinador perceberá uma paresia ou paralisia de todos os músculos de um lado da face por meio da solicitação de tarefas motoras diversas, atentando-se para assimetrias entre os lados da face (Tabela 31.2).[1,2,6]

Quando questionados, os pacientes podem identificar que do lado ipsilateral à paralisia existe certa hiperacusia (por perda de função do músculo tensor do tímpano), redução de lacrimejamento, de salivação e de paladar. O componente efetor do reflexo córneo palpebral (fechamento dos olhos ao estímulo corneano) também estará deprimido do lado comprometido.

A escala de House-Brackmann pode ser usada para graduação da intensidade e acompanhamento longitudinal de pacientes com PF (Tabela 31.3).

De acordo com a etiologia, a paralisia facial pode ser súbita ou subaguda (evolução em dias) a crônica (evolução em semanas), e a história clínica deve ser levada em consideração junto com sinais e sintomas sistêmicos, como febre, emagrecimento e vesículas periauriculares, na formulação das principais hipóteses clínicas, solicitação de exames complementares e tratamento (Tabela 31.4).[1,8,10]

TABELA 31.2 Exame da face com foco em funções do nervo facial
Levantar sobrancelhas.
Enrugar a testa (músculo frontal).
Fechar os olhos com força.
Mostrar os dentes.
Assoviar ou encher as bochechas com os lábios cerrados.
Contrair a musculatura do queixo e do pescoço.

A principal causa de PF é a paralisia de Bell, ou paralisia facial idiopática, que corresponde a 60-70% da PF e com incidência entre 10 e 40/100.000. Ela costuma ter apresentação súbita com dor periauricular seguida de paralisa facial progressiva com ápice de comprometimento em até 72 h e restante do exame neurológico normal.[1,2] Alguns trabalhos associam sua ocorrência a uma infecção viral prévia, especialmente herpes simplex 1, e por isso o tratamento antiviral pode ser usado. Nesse caso é muito importante inspecionar o pavilhão auditivo externo e a orelha em busca de vesículas, hiperemia e edema, condição que define a infecção do gânglio ótico pelo vírus varicela zóster (síndrome de Ramsay Hunt), especialmente em indivíduos imunossuprimidos e com mais de 50 anos. Essa situação possui orientação de tratamento diferente da paralisia de Bell (ver a seguir).[1,2,6,10]

EXAMES COMPLEMENTARES E INVESTIGAÇÃO

Quando o quadro clínico é típico de paralisia de Bell e o restante do exame neurológico apresenta-se normal, é pouco provável que exames complementares auxiliem mais que um bom exame clínico. Recomenda-se a realização de hemograma, avaliações sanguíneas renal e hepática, incluindo glicemia de jejum com foco em identificação de complicações sistêmicas, especialmente diabetes, e preparação para uso de corticosteroide e antiviral. As situações de PF secundária geralmente são de fácil identificação ao clínico assistente, pois acompanham-se de sinais e sintomas sistêmicos além de exame neurológico anormal, como no caso de uma síndrome de Guillain-Barré.[1,2,6,10] Alguns padrões, entretanto, demandam investigação complementar:[10] paralisia facial de evolução intermitente ou progressiva além de 72 h (lesões compressivas

TABELA 31.1 Funções exercidas pelo nervo facial[1,2,8]

Musculatura estriada	Sensibilidade	Funções autonômicas
▪ Frontal ▪ Corrugador de supercílios ▪ Orbicular dos olhos ▪ Occipital ▪ Próceres ▪ Bucinador ▪ Zigomático ▪ Orbiculares da boca ▪ Platisma	▪ Meato acústico externo ▪ Tímpano ▪ Gustação dos 2/3 anteriores da língua	▪ Glândula salivar submandibular ▪ Glândula salivar sublingual ▪ Glândulas lacrimais

TABELA 31.3 Escala de House-Brackmann[4]

Grau I: normal	Função facial normal em todas as áreas
Grau II: disfunção leve	Geral: leve fraqueza notável apenas à inspeção próxima; pode haver sincinesia muito discreta. No repouso: simetria e tônus normais. Ao movimento: ▪ testa: função boa a moderada; ▪ olho: fechamento completo com esforço mínimo; ▪ boca: leve assimetria.
Grau III: disfunção moderada	Geral: diferença óbvia, mas não desfigurante entre os dois lados; sincinesia e/ou espasmo hemifacial notáveis, mas não severos. No repouso: simetria e tônus normais. Ao movimento: ▪ testa: movimento moderado a leve; ▪ olho: fechamento completo com certo esforço; ▪ boca: levemente fraca com esforço máximo.
Grau IV: disfunção moderadamente grave	Geral: fraqueza óbvia e/ou assimetria desfigurante. No repouso: simetria e tônus normais. Ao movimento: ▪ testa: nenhum movimento; ▪ olho: fechamento incompleto; ▪ boca: assimetria com esforço máximo.
Grau V: disfunção grave	Geral: apenas uma movimentação discretamente perceptível. No repouso: assimetria. Ao movimento: ▪ testa: nenhum movimento; ▪ olho: fechamento incompleto; ▪ boca: movimento discreto.
Grau VI: paralisia total	Nenhum movimento.

ou com efeito de massa sobre a raiz e o nervo facial em seu trajeto); paralisia facial bilateral (síndrome de Guillain-Barré, linfoma, carcinomatose, algumas infecções e doenças autoimunes); paralisia facial recorrente (diabetes, doenças autoimunes e neoplásicas); paralisia facial completa e sem recuperação após quatro meses do início (neoplasias); e paralisia facial grave/completa com início súbito (hemorragia intratumoral no trajeto do nervo facial). A realização de exames complementares com foco nas causas apresentadas na Tabela 31.4, especialmente imagem por ressonância magnética de encéfalo com cortes finos de fossa posterior, líquido cefalorraquiano e investigação sistêmica, deve ser guiada pelos sintomas associados, quando um desses cinco padrões suspeitos estiverem presentes. Na vigência de exame neurológico alterado a investigação deve seguir no ambiente de emergência pela forte suspeita de acidente vascular cerebral. O liquor tem pouco valor na investigação, a não ser que os exames clínicos e neurológicos sugiram um comprometimento meníngeo ou encefálico.[1,2,6,10]

O exame de eletroneuromiografia de face deve ser reservado para pacientes com paralisia de Bell com apresentação clínica grave (House Brackmann V ou VI) após 10 dias de início dos sintomas, pois se o comprometimento da função do nervo facial for maior que 90% está associado a pior recuperação, e esses pacientes podem ser candidatos a cirurgia de descompressão de nervo facial. Entretanto, hoje em dia essa indicação encontra-se reservada a um número pequeno de casos em virtude de risco, custo e baixa efetividade, e deve ser decidida junto com um especialista no tema.[3,9]

TRATAMENTO ESPECÍFICO

Na paralisia de Bell é consenso que o uso de corticosteroide tem papel essencial na recuperação precoce dos pacientes. Existem estudos sobre o uso de antivirais com resultados controversos quanto a recuperação, portanto, seu uso é opcional. Objetivamente, deve-se usar corticosteroide oral assim que identificada a PF, e o uso de antivirais tem maior valor se iniciado nas primeiras 72 horas de sintoma, sendo seu uso de escolha do profissional assistente. Uma proteção ocular deve ser sempre oferecida, e recomendamos que o paciente realize uma avaliação oftalmológica uma a duas semanas após o início dos sintomas, pois a dificuldade de fechar os olhos pode provocar úlcera de córnea por xeroftalmia.[1-3,5,9,10]

O seguimento clínico deve ser realizado a cada uma ou duas semanas, Casos mais graves (House Brackmann V e VI) e aqueles com ausência de qualquer melhora após quatro semanas deverão realizar eletroneuromiografia de nervo facial e ressonância magnética para identificação de causas secundárias e de possíveis candidatos a cirurgia de descompressão mastóidea. Especial atenção deve ser oferecida a pacientes diabéticos ou com disfunção renal pelo uso das medicações (Tabela 31.5).

No caso de zóster ótico (síndrome de Ramsay Hunt) recomenda-se que a primeira semana de tratamento seja com aciclovir endovenoso em sua dose plena de 10 mg/kg/dose de 8/8 h, seguido de mais uma semana de aciclovir oral, 800 mg 5 vezes ao dia, ou valaciclovir, 1.000 mg 3 vezes ao dia. O tratamento intensivo faz-se necessário porque a recuperação desses casos é pior e por ser considerada uma neurite de ner-

TABELA 31.4 Paralisia facial: etiologia[1,2,6,8]	
Metabólica	▪ *Diabetes mellitus* ▪ Microangiopatia (síndrome metabólica) ▪ Hipotireoidismo ▪ Uremia ▪ Porfiria
Autoimune	▪ Periarterite nodosa ▪ Arterite de células gigantes ▪ Doença de Behçet ▪ Granulomatose de Wegener ▪ Artrite reumatoide ▪ Sarcoidose ▪ Síndrome de Guillain-Barré
Infecção	▪ Otite média e mastoidite ▪ Sífilis ▪ Moléstia de Hansen ▪ Meningites e encefalites ▪ Varicela zóster (síndrome de Ramsay Hunt) ▪ HIV ▪ Vírus B e C da hepatite ▪ Viroses em geral ▪ Algumas bactérias (*Bartonella*, *Mycoplasma*, *Borrelia*, *Corynebacterium*)
Infiltração neoplásica	▪ Tumores de base de crânio ▪ Metástases cerebrais e locais no nervo ▪ Neurofibromatose tipo 1 (doença de von Recklinghausen)
Trauma	▪ Traumatismos cranioencefálicos ou locais com comprometimento de mastoide e osso temporal
Causas variáveis	▪ Síndromes familiares ▪ Vacinações ▪ Após procedimentos cirúrgicos ▪ Barotrauma ▪ Toxicidade medicamentosa (especialmente alguns quimioterápicos) ▪ Doença de Paget dos ossos

vos craniano que, caso mal tratada, pode provocar inflamação e estenose em artéria basilar três a seis meses após o comprometimento inicial. O motivo exato dessa complicação não é bem elucidado, mas acredita-se que o vírus migre do gânglio ótico até a raiz aparente do nervo facial na ponte e, por proximidade, provoque uma inflamação da artéria basilar. Complicação semelhante pode acontecer após zóster na artéria carótida interna ipsilateral.[1,2,3,5,9,10]

Causas específicas entre as apresentadas na Tabela 31.4 devem ser tratadas e investigadas de acordo com a doença de base, e não cabe a este capítulo a orientação de todas elas.

TRATAMENTO COMPLEMENTAR

Os pacientes com PF, especialmente paralisia de Bell, devem ser orientados a realizar exercícios para movimentação do lado parético (Tabela 31.6), e os casos mais graves ou de recuperação mais lenta, encaminhados a profissional de reabilitação especializado (fonoaudiólogo ou fisioterapeuta). O uso de eletroestimulação pode ser benéfico, e, apesar de controversa, alguns pacientes percebem benefício com acupuntura complementar.[1-3,5,9,10] A depender do grau de alteração, alguns pacientes podem apresentar dificuldade na mastigação, manipulação do alimento e escape extraoral, devendo ser encaminhados para reabilitação da deglutição com um fonoaudiólogo.

Pacientes com paralisia de Bell que não apresentem nenhuma recuperação após quatro semanas, especialmente quando a eletroneuromiografia demonstrar redução de mais de 90% do potencial de ação do nervo, são candidatos a cirurgia de descompressão mastóidea do canal do facial.

Casos crônicos que não apresentem recuperação estética ou funcional satisfatória, como sincinesias, assimetria facial importante e alterações autonômica, podem ser tratados com toxina botulínica, cirurgia de reiteração ou transposição muscular, mas também dependem de avaliação especializada.[1-3,5,9,10]

CONSIDERAÇÕES FINAIS

Na maioria das vezes em que um clínico se deparar com um paciente com PF exclusiva em unidade de emergên-

TABELA 31.5 Abordagem do paciente com sintomas típicos de paralisia de Bell[1-3,5,9,10]
Certificar-se da ausência de alterações clínica sistêmicas.
Iniciar corticosteroide no momento do diagnóstico: prednisona 40-60 mg/dia por 7-10 dias e reduzir 10 mg a cada 7 a 10 dias.
Iniciar antiviral oral se PF identificada em até 72 horas de seu início: valaciclovir 1.000 mg 3× ao dia ou aciclovir 400 mg 5× ao dia por 7 dias.
Oferecer proteção ocular: 1. Colírio lubrificante: uma gota no olho comprometido a cada 1 ou 2 h (Fresa tears®, Lacrima® ou similares). 2. Unguento e oclusão noturna: aplicar unguento oftalmológico (Epitezan pomada ocular® ou similar) no olho comprometido e ocluir com Micropore® ao deitar. 3. Sugerir proteção ocular com óculos escuros ou lente sem grau durante o dia se escala de House Brackmann ≥ IV.
Realizar eletroneuromiografia de nervo facial após dez dias do início do sintomas de House Brackmann ≥ V ou caso não exista nenhuma recuperação após quatro semanas.
Realizar ressonância magnética de encéfalo com cortes finos de tronco encefálico caso não exista nenhuma recuperação após quatro semanas.

TABELA 31.6 Exercícios para treino de mímica facial[6]

Musculatura solicitada	Ação
Occiptofrontal	Enrugar a testa (expressão de surpresa)
Prócero	Contrair a testa (expressão de atenção)
Orbicular dos olhos	Fechar os olhos
Dilatador nasal e levantador do lábio superior	Forçar abertura das narinas e rosnar
Orbicular dos lábios	Realizar exercícios simulando um beijo/bico
Bucinador e zigomáticos	Forçar um grande sorriso
Risório	Forçar um sorriso "falso" (irônico)
Depressor dos lábios e plasma	Apertar os dentes com força e forçar o pescoço
Quadrado e transverso do mento	Fazer "beiço"

cia ou ambulatório há uma grande chance de ser mesmo paralisia de Bell. O médico deve se certificar realizando uma boa história clínica em busca de fatores de risco ou características atípicas, como paralisia facial de evolução intermitente ou progressiva além de 72 horas, paralisia facial, paralisia facial recorrente, paralisia facial completa e sem recuperação após quatro meses do início dos sintomas e paralisia facial grave/completa, e, principalmente, tranquilizar-se com um exame neurológico normal. Na presença de fatores de risco específicos, especialmente com exame neurológico alterado, a investigação deve ser imediata e emergencial, haja vista a possibilidade de lesões centrais isquêmicas, hemorrágicas ou neoplásicas.

Além das considerações anteriormente expostas, é essencial sempre prestar atenção a alterações tróficas na região do pavilhão auricular, pois o não tratamento adequado de uma síndrome de Ramsay Hunt pode ter resultados extremamente negativos. O clínico responsável pelo primeiro atendimento deve possuir total capacidade e autonomia de instituir o tratamento inicial de uma paralisia de Bell, objetivando reduzir sequelas decorrentes do atraso desse tratamento, assim como decidir pela necessidade de investigação complementar e internação, quando necessário. O acompanhamento longitudinal deve ser feito a cada duas semanas, seja por um clínico, por um neurologista ou seja por um otorrinolaringologista, com encaminhamento para especialista quando indicado.

REFERÊNCIAS BIBLIOGRÁFICAS

1. Greco A, Gallo A, Fusconi M, Marinelli C, Macri GF, de Vincentis M. Bell's palsy and autoimmunity. Autoimmunity Reviews. 2012; 12:323-8.
2. Patel DK, Levin KH. Bell palsy: clinical examination and management. Cleveland Clinic Journal of Medicine. 2015 jul; 7(82).
3. Gronseth GS, Paduga R. Evidence-based guideline update: Steroids and antivirals for Bell palsy. Report of the Guideline Development Subcommittee of the American Academy of Neurology. Neurology. 2012; 79:2209-13.
4. House JW, Brackmann DE. Facial nerve grading system. Otolaryngol Head Neck Surg. 1985; 93:146-7.
5. Finsterer J. Management of peripheral facial nerve palsy. Eur Arch Otorhinolaryngol. 2008; 265:743-52.
6. Matos C. Paralisia facial periférica: o papel da medicina física e de reabilitação. Acta Med Port. 2011; 24:907-14.
7. Sardesai MG, Moe KS. Recent progress in facial paralysis: advances and obstacles. Current Opinion in Otolaryngology & Head and Neck Surgery. 2010; 18:266-71.
8. Brazis PW, Masdeu JC, Biller J. Localization in clinical neurology. 6th ed. Lippincott Williams & Wilkins; 2011.
9. Baugh RF et al. Clinical practice guideline: Bell's Palsy executive summary. Otolaryngology–Head and Neck Surgery. 2013; 149(5).
10. Eviston TJ, Croxson GR, Kennedy PGE, Hadlock T, Krishnan AV. Bell's palsy: aetiology, clinical features and multidisciplinary care. J Neurol Neurosurg Psychiatry. 2015; 86(12):1356-61.

32

Meningites, Meningoencefalites e Encefalites

Juliana Valéria de Souza Framil
José E. Vidal

INTRODUÇÃO

Meningite é uma síndrome caracterizada por sinais e sintomas de inflamação meníngea, tais como cefaleia, febre e/ou rigidez de nuca. As meningites são classificadas arbitrariamente em agudas, subagudas e crônicas. As meningites agudas têm início rápido dos sintomas (horas a poucos dias) e usualmente são causadas por etiologias diferentes daquelas que causam meningites subagudas e crônicas. As meningites subagudas têm início mais insidioso, evoluindo tipicamente em dias a poucas semanas. As meningites crônicas são definidas como uma síndrome clínica e liquórica de pelo menos quatro semanas de evolução. Dependendo da extensão da inflamação ao parênquima cerebral adjacente, as meningites podem apresentar graus variáveis de encefalite, sendo denominadas meningoencefalites. Quando há presença de alteração de estado mental, como confusão, alteração de comportamento, com ou sem crises convulsivas, particularmente no início do quadro, definimos a síndrome como encefalite. A classificação entre essas síndromes é didática e útil na abordagem diagnóstica e no manejo, visando postular os principais agentes etiológicos envolvidos, entretanto pode haver sobreposição das formas clínicas.[1]

MENINGITES

MENINGITES BACTERIANAS AGUDAS (MBA)

Meningites bacterianas agudas são infecções graves, consideradas emergências neurológicas, por vezes neurocirúrgicas. Apesar dos avanços no tratamento antibiótico, uso de corticosteroides e cuidados intensivos, há um risco elevado de sequelas neurológicas, e sua mortalidade é de cerca de 10% a 30%.[3]

Neisseria meningitidis, Streptococcus pneumoniae e *Haemophilus influenzae* tipo b (Hib) são responsáveis pela maioria dos casos de meningite em crianças e adultos.[2]

Nos últimos anos, a vacinação contra *H. influenzae* tipo b quase levou ao desaparecimento de doença invasiva por esse agente no Brasil e em todo o mundo. As vacinas pneumocócicas 10-valente e meningocócica C, recentemente introduzidas no Calendário Nacional de Imunização do Ministério de Saúde do Brasil, já têm tido um grande impacto na redução da incidência dessas patologias nos Estados Unidos.[2]

FISIOPATOLOGIA

O desenvolvimento da MBA depende da interação entre fatores de virulência específicos das bactérias e mecanismos de defesa do hospedeiro. O contato inicia-se com a colonização nasofaríngea, para posterior invasão local, disseminação hematogênica, invasão meníngea e replicação bacteriana. A invasão meníngea também pode acontecer por contiguidade, no caso de otites, amigdalites e sinusites. Há migração de polimorfonucleares para o espaço subaracnóideo, supuração e consequente espessamento meníngeo, o que pode levar a obstrução da circulação liquórica e hipertensão intracraniana (Figura 32.1).[1]

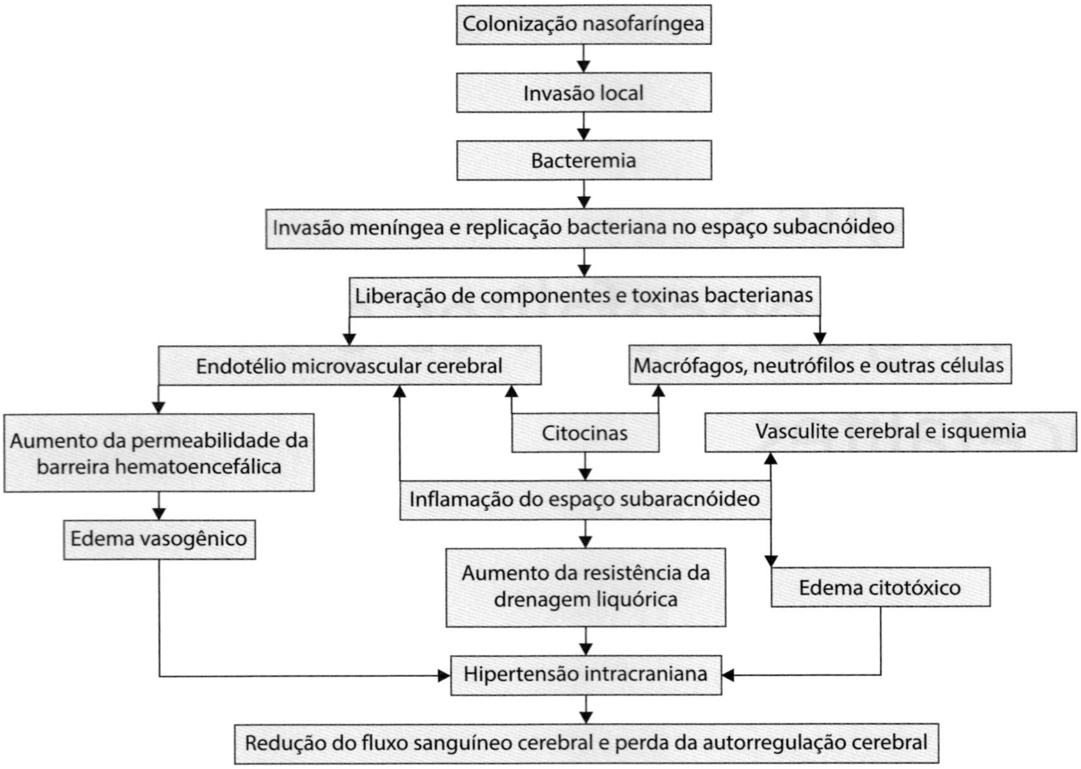

FIGURA 32.1 Patogênese simplificada das meningites bacterianas. (Adaptado de Bennett JE, Dolin R, Blaser MJ. Mandell, Douglas, and Bennett's principles and practice of infectious diseases. 8th edition. Philadelphia: Elsevier Inc. 2015; 1097-1163.)[1]

QUADRO CLÍNICO

Usualmente, pacientes com MBA se apresentam com febre, cefaleia, sinais de irritação meníngea e, nos casos mais graves, sinais de rebaixamento do nível de consciência (confusão mental, letargia, torpor e coma). Entretanto, o estado clínico pode variar de acordo com idade, comorbidades e agente etiológico. Na literatura, a tríade de febre, alteração do sensório e rigidez de nuca foi encontrada em apenas 44% dos pacientes, enquanto 95% apresentaram pelo menos dois desses sintomas. O paciente geralmente encontra-se toxemiado, em mau estado geral e/ou com *delirium*.[4]

Ao exame físico observamos sinais de irritação meníngea: rigidez de nuca, sinal de Kerning e/ou Brudzinski. O sinal de Kerning é o sinal de irritação meníngea mais precoce. Com o paciente em decúbito dorsal, o examinador flexiona sua coxa a aproximadamente 90° com o abdome e sua perna a 90° com a coxa. Uma vez nessa posição, o examinador coloca uma mão atrás do calcanhar do paciente e a outra no joelho. Lentamente, eleva o pé e empurra o joelho para o lado oposto, estirando a sua perna. O sinal de Kerning é positivo quando o paciente flete o joelho contralateral durante o movimento. O sinal de Brudzinski é positivo quando o paciente, em decúbito dorsal, flete ambos os joelhos ao levantar a região da nuca. A sensibilidade dos sinais de Kerning e Brudzinski é de apenas 5%, enquanto a sensibilidade da rigidez de nuca é de 30%. Isso indica que a ausência desses sinais não exclui o diagnóstico de meningite. Paralisia de nervos cranianos, principalmente III, IV, VI e VII nervos, e sinais focais são vistos em 10 a 20% dos casos, podendo ser consequência de hipertensão intracraniana. Crises convulsivas ocorrem em até 30% dos pacientes, principalmente em neonatos e crianças pequenas. Geralmente, sinais neurológicos focais e convulsões estão relacionados a isquemia cortical e subcortical, que resulta de inflamação e trombose de vasos do espaço subaracnóideo. Papiledema ocorre em menos de 5% dos casos assim como hidrocefalia, e estão relacionados a maior gravidade. Com a progressão da doença, surgem sinais de hipertensão intracraniana: hipertensão arterial, bradicardia e paralisia do III par craniano.[1]

Pacientes com meningococcemia, com ou sem meningite, apresentam exantema inicialmente macular eritematoso, que rapidamente evolui para petequial, por vezes purpúrico. Exantema similar pode ser visto em pacientes esplenectomizados com meningite por *S. pneumoniae* e *H. influenzae*. Meningite por *Listeria monocytogenes* pode evoluir com ataxia e sinais de rombencefalite.[1]

DIAGNÓSTICO

O diagnóstico rápido e o tratamento precoce são os principais redutores de morbimortalidade nas MBA. Isso pode ser retardado pela presença de apresentações atípicas (por exemplo, em idosos) e indicação desnecessária de exames de imagem. Menos de 5% dos pacientes com MBA precisam de imagem prévia à punção lombar.[5]

Os critérios para realização de exame de imagem (tomografia computadorizada de crânio – TC crânio, ou ressonância nuclear magnética de encéfalo – RNM encéfalo) antes da punção lombar são: surgimento de crises convulsivas, novos déficits neurológicos focais, papiledema, rebaixamento do nível de consciência moderada a grave (Glasgow ≤ 10), estados de imunodepressão (HIV/AIDS, uso de terapia imunossupressora, transplantados de órgão sólidos ou medula óssea, portadores de neoplasias em quimioterapia), portadores de lesões estruturais conhecidas de sistema nervoso central (SNC). Outras contraindicações à punção liquórica são: distúrbios de coagulação – como coagulação intravascular disseminada (CIVD) –, uso de drogas anticoagulantes ou trombocitopenia.[5]

Na abordagem inicial, o objetivo mais importante de realizar imagem antes da punção lombar é excluir a presença de lesões expansivas intracranianas, e os critérios mencionados apresentam boa acurácia para essa finalidade. A punção lombar, na presença de lesões expansivas cerebrais, por causar um gradiente de pressão craniocaudal, pode levar à herniação cerebral. Diante da urgência da punção lombar e obtenção da análise liquórica, o médico deve estabelecer oportunamente a indicação de imagem pré-punção. Em alguns casos, as imagens podem demonstrar complicações das MBA, como hidrocefalia, empiema subdural, vasculites e infartos cerebrais. Abscessos intracranianos constituem complicação muito rara das MBA.[5]

Pacientes que se apresentam com choque séptico, rebaixamento do nível de consciência grave ou insuficiência respiratória devem ser estabilizados e tratados antes da realização da punção liquórica.[5]

A análise do líquido cefalorraquidiano (LCR) é essencial para estabelecer o diagnóstico de MBA, além de identificar o patógeno responsável e sua susceptibilidade antimicrobiana. Observa-se pleocitose (mais de 90% dos casos apresentam mais de 100 células, geralmente à custa de polimorfonucleares), hipoglicorraquia e aumento de proteína liquórica. Pacientes imunossuprimidos podem apresentar menor grau de pleocitose.[5]

A cultura do liquor é o padrão-ouro para o diagnóstico etiológico e é positiva em 80 a 90% dos casos, quando coletado antes do uso de antibióticos. A coloração pelo método de Gram é uma técnica mais rápida e barata para identificar a presença da bactéria. Como a cultura e o Gram nem sempre identificam o agente etiológico, tem sido realizada a detecção do antígeno bacteriano pela prova do látex, com resultados variáveis. Nos últimos anos, os métodos moleculares, como a RT-PCR (Real-Time-PCR) para as principais bactérias (*Neisseria meningitidis, Streptococcus pneumoniae* e *Haemophilus influenzae* tipo b), têm demonstrado elevadas sensibilidade e especificidade, podendo fornecer resultados em algumas horas.[2] Os antibióticos são capazes de esterilizar o liquor em poucas horas após sua administração, além de gerar uma queda na celularidade, aumento de glicose e redução de proteína nas 48 a 72 horas subsequentes.[5]

Alguns estudos têm avaliado outros marcadores diagnósticos, a fim de tentar diferenciar as meningites bacterianas das meningites assépticas. Duas metanálises concluíram que o lactato liquórico mostrou melhor acurácia que a contagem de células, glicose e proteínas na diferenciação entre essas duas entidades (sensibilidade de 93% e 97%, especificidade de 96% e 94% em cada estudo). O lactato tem uma menor acurácia naqueles pacientes com outras lesões em SNC, como tumores, acidentes vasculares cerebrais (AVCs) ou trauma, os quais podem, por sua vez, elevá-lo.[5]

Hemoculturas devem sempre ser solicitadas antes da administração dos antibióticos. Sua sensibilidade varia de 50 a 80%, mas cai para aproximadamente 20% quando coletada após a administração dos antibióticos.[5] Lembrar-se sempre de avaliar precocemente exames gerais de fácil acesso, como hemograma e proteína C reativa, os quais podem sugerir a presença de doença bacteriana disseminada.

TRATAMENTO

O tratamento empírico da MBA deve ser baseado em epidemiologia local, idade do paciente e presença de fatores de risco específicos, como imunossupressão, trauma e pós-operatórios neurocirúrgicos (Tabela 32.1).

Em áreas onde a prevalência de pneumococo resistente à cefalosporina é baixa, a antibioticoterapia empírica de escolha é uma cefalosporina de terceira geração, como ceftriaxona ou cefotaxima. Em áreas onde essa resistência é considerável, preconiza-se a associação de vancomicina ao esquema.[6] Segundo publicação de 2012 da Organização Pan-Americana de Saúde, 74,3% das meningites pneumocócicas, no Brasil,

TABELA 32.1 Tratamento empírico para Meningite Bacteriana Aguda segundo população-alvo. Doses preconizadas para pacientes com funções renal e hepática normais[6]

Paciente	Bactéria	Terapia empírica	Doses endovenosas (intervalo entre as doses)
Recém-nascidos	*Streptococcus agalactiae, Escherichia coli, L. monocytogenes*	Amoxicilina/ampicilina + cefotaxima ou amoxicilina/ampicilina + aminoglicosídeo	Idade < 1 semana: • Ampicilina 150 mg/kg/dia (8 horas); • Cefotaxima 100-150 mg/kg/dia (8 a 12 horas); • Gentamicina 5 mg/kg/dia (12 horas) Idade 1 a 4 semanas: • Ampicilina 200 mg/kg/dia (6 a 8 horas); • Gentamicina 7,5 mg/kg/dia (8 horas); • Amicacina 30 mg/kg/dia (8 horas); • Cefotaxima 150 a 200 mg/kg/dia (6 a 8 horas)

Continua

Continuação

TABELA 32.1 Tratamento empírico para Meningite Bacteriana Aguda segundo população-alvo. Doses preconizadas para pacientes com funções renal e hepática normais[6]

Paciente	Bactéria	Terapia empírica	Doses endovenosas (intervalo entre as doses)
Idade entre 1 e 23 meses	*S. agalactiae, E. coli, S. pneumoniae, N. meningitidis*	Ceftriaxona ou Cefotaxima – associar Vancomicina se houver elevada prevalência de resistência pneumocócica. Associar ampicilina ou amoxicilina se houver suspeita de meningite por *L. monocytogenes*.	▪ Vancomicina 60 mg/kg/dia (6 horas) com objetivo de vancocinemia entre 15 a 20 mcg/mL; ▪ Cefotaxima 225 a 300 mg/kg/dia (6 a 8 horas); ▪ Ceftriaxona 80 a 100 mg/kg/dia (12 a 24 horas).
Idade entre 2 e 50 anos	*S. pneumoniae, N. meningitidis*	Ceftriaxona ou Cefotaxima – associar Vancomicina se houver elevada prevalência de resistência pneumocócica. Associar ampicilina ou amoxicilina se suspeita de meningite por *L. monocytogenes*.	Crianças: ▪ Vancomicina 60 mg/kg/dia (6 horas) com objetivo de vancocinemia entre 15 a 20 mcg/mL; ▪ Cefotaxima 225 a 300 mg/kg/dia (6 a 8 horas); ▪ Ceftriaxona 80 a 100 mg/kg/dia (12 a 24 horas). Adultos: ▪ Vancomicina 30-60 mg/kg/dia (8 a12 horas), com objetivo de vancocinemia entre 15 a 20 mcg/mL; ▪ Ceftriaxona 4 g/dia (12 horas); ▪ Cefotaxima 8 a 12 g/dia (4 a 6 horas); ▪ Cefepima 6 g/dia (8 horas); ▪ Ceftazidima 6 g/dia (8 horas); ▪ Amoxicilina ou Ampicilina 12 g/dia (4 horas); ▪ Penicilina cristalina 24 milhões de unidades/dia (4 horas); ▪ Meropenem 6 g/dia (8 horas).
Idade maior que 50 anos	*S. pneumoniae, N.meningitidis, L. monocytogenes*, Gram-negativos aeróbicos	Ampicilina/ Amoxicilina + Ceftriaxona ou Cefotaxima – associar Vancomicina se houver elevada prevalência de resistência pneumocócica.	Veja dose de adultos acima.
Imunocomprometidos	*S. pneumoniae, N. meningitidis, L. monocytogenes, Staphylococcus aureus, Salmonella spp.*, Gram-negativos aeróbicos (incluindo *Pseudomonas aeruginosa*)	Vancomicina + Ampicilina + Cefepima ou Meropenem	Veja dose de adultos acima.
Meningite de repetição	*S. pneumoniae, N. meningitidis, H. influenzae*	Ceftriaxona ou Cefotaxima – associar Vancomicina se houver elevada prevalência de resistência pneumocócica.	Veja dose de adultos acima.
Meningites associadas à assistência à saúde			
Fratura de base de crânio	*S. pneumoniae, H. influenzae, Streptococcus* β-hemolítico do grupo A	Vancomicina + Cefalosporina de terceira geração (Ceftriaxona ou Cefotaxima)	Veja doses de adultos acima.
Traumatismo cranioencefálico; pós-operatório neurocirúrgico	*Staphylococcus* (*S. aureus* e coagulase-negativo), Gram-negativos aeróbicos (incluindo *P. aeruginosa*)	Vancomicina + Ceftazidima ou Cefepima ou Meropenem	Veja doses de adultos acima.

(Reproduzido de Diederik VB, Matthijs CB, et al. Advances in treatment of bacterial meningitis. Lancet. 2012; 380:1693-702.)

são causadas por pneumococo sensível à penicilina, definidos como aqueles com Concentração Inibitória Mínima (MIC) ≤ 0,06 mcg/mL. Dessa forma, o medicamento de escolha para tratamento de MBA, no Brasil, é a ceftriaxona, para a maioria dos pacientes. Observou-se maior resistência pneumocócica entre a população pediátrica. Pacientes com 12 a 23 meses de idade apresentaram 64,3% de resistência, e aqueles com 24 a 59 meses, 45,5% (MIC ≥ 0,12 mcg/mL). Nos casos de infecção pneumocócica em localizações extrameníngeas, houve 95,4% de cepas sensíveis à penicilina (MIC ≤ 2 mcg/mL) e 4,6% de cepas com sensibilidade intermediária (MIC = 4 mcg/mL). Não houve casos de pneumococo resistente (MIC ≥ 8 mcg/mL) em infecções extrameníngeas.[19]

Para pacientes imunossuprimidos, gestantes e maiores de 50 anos, devemos ampliar a cobertura empírica para *L. monocytogenes*, associando ampicilina ou amoxicilina.[6]

Uma vez identificado o patógeno em cultura, deve-se realizar antibiograma e avaliar possibilidade de ajuste antimicrobiano para terapia específica (Tabela 32.2).[6]

O tempo de tratamento varia de acordo com a gravidade, o patógeno causador e o antibiótico escolhido. Recomenda-se sete dias de terapia para casos de meningite meningocócica. Alguns autores defendem que o tratamento por cinco dias seja suficiente. O tratamento para meningites causadas pelo *H. influenzae* tipo b deve ser feito por sete dias, 10 a 14 dias para meningites por *S. pneumoniae,* 14 a 21 dias para *Streptococcus* do grupo B, 21 dias para Gram-negativos entéricos (alto risco de recidiva quando realizados cursos mais curtos de antibiótico) e pelo menos 21 dias para *L. monocytogenes.*[1] A duração do tratamento para meningite bacteriana sem agente etiológico identificado dependerá da idade do paciente e dos possíveis microrganismos envolvidos nessa faixa etária.

Recomenda-se o uso de dexametasona endovenosa em pacientes com suspeita de MBA, a qual deve ser instituída, preferencialmente, antes ou ao mesmo tempo da primeira dose de antibiótico, na dose de 0,6 mg/kg/dia para crianças e 10 mg de 6 em 6 horas para adultos, durante quatro dias.[6] Segundo revisão da Cochrane, o uso de dexametasona como terapia adjunta para MBA levou a uma redução na perda au-

TABELA 32.2 Terapia antimicrobiana específica para Meningite Bacteriana Aguda. Considerar associação de aminoglicosídeo ao tratamento de Meningite Bacteriana Aguda por *P. aeruginosa, S. agalactiae* e *L. monocytogenes*[6]

Bactéria	Terapia de escolha	Terapia alternativa
S. pneumoniae		
Penicilina MIC ≤ 0,06 mcg/mL	Penicilina G ou Amoxicilina/Ampicilina	Cefotaxima, Ceftriaxona, Cloranfenicol
Penicilina MIC ≥ 0,12 mcg/mL e Ceftriaxona MIC < 1 mcg/mL	Ceftriaxona ou Cefotaxima	Cefepima, Meropenem
Penicilina MIC ≥0,12 mcg/mL e Ceftriaxona MIC ≥ 1 mcg/mL	Vancomicina + Ceftriaxona ou Cefotaxima	Vancomicina + Moxifloxacina
N. meningitidis		
Penicilina MIC < 0,1 mcg/mL	Penicilina G ou Amoxicilina/Ampicilina	Cefotaxima, Ceftriaxona ou Cloranfenicol
Penicilina MIC ≥ 0,1 mcg/mL	Cefotaxima ou Ceftriaxona	Cefepima, Cloranfenicol, Fluorquinolona, Meropenem
L. monocytogenes	Amoxicilina/Ampicilina ou Penicilina G	Sulfametoxazol-trimetoprima
H. influenzae		
Betalactamase negativo	Amoxicilina/Ampicilina	Cefotaxima, Ceftriaxona, Cefepima, Cloranfenicol, Fluorquinolona
Betalactamase positivo	Cefotaxima ou Ceftriaxona	Cefepima, Cloranfenicol, Fluorquinolona
Betalactamase negativo, resistente à ampicilina	Meropenem	Fluorquinolona.
S. aureus		
Sensível à meticilina	Oxacilina	Vancomicina, Linezolida, Daptomicina
Resistente à meticilina	Vancomicina	Sulfametoxazol-Trimetoprima, Linezolida, Daptomicina
Staphylococcus epidermidis	Vancomicina	Linezolida
Enterobacteriaceae	Cefotaxima ou Ceftriaxona	Meropenem, Fluorquinolona, Sulfametoxazol-trimetoprima
Pseudomonas aeruginosa	Ceftazidima ou Cefepima	Meropenem, Ciprofloxacina
Acinetobacter baumannii	Meropenem	Colistina ou Polimixina B

(Reproduzido de Diederik VB, Matthijs CB, et al. Advances in treatment of bacterial meningitis. Lancet. 2012; 380:1693-702.) MIC: Concentração inibitória mínima.

ditiva e outras sequelas neurológicas em pacientes de países com renda elevada, mas não se mostrou tão efetivo em países de baixa renda. As diferenças observadas entre países de elevada e baixa renda podem resultar do fato de pacientes de países mais pobres terem maior dificuldade de acesso ao serviço de saúde, chegando a esses locais já em estado mais grave e, por isso, apresentarem maior taxa de mortalidade, o que não dependeria exclusivamente do uso de dexametasona. Quando o benefício foi avaliado de acordo com o agente etiológico, observou-se que o tratamento com corticosteroide reduziu a mortalidade dos casos de meningite pneumocócica, o que não foi observado com os demais agentes. Os corticosteroides reduziram a taxa de surdez em crianças tratadas com meningite por *H. influenzae*.[7] Apesar da controvérsia quanto ao benefício da manutenção do corticosteroide, um estudo recente demonstrou que, uma vez confirmada a etiologia meningocócica, seu uso é seguro e reduziu a frequência de artrites em adultos.[21] A dexametasona aumentou o risco de recorrência da febre, mas não foi associada a outros efeitos adversos.[7]

Na Figura 32.2 encontra-se o algoritmo do manejo das MBA.[20] As prioridades do manejo são: 1.º, administrar dexametasona e antibióticos rapidamente, inclusive antes da realização da punção liquórica; 2.º, transferir o paciente para um centro com estrutura suficiente para estabilizá-lo e tratar suas possíveis complicações. Caso o centro que receberá o paciente com suspeita de MBA forneça resultados rápidos de LCR, o início da dexametasona e dos antibióticos pode esperar até 3 horas depois da admissão no Pronto Socorro.[22,23]

QUIMIOPROFILAXIA

A quimioprofilaxia é importante para erradicar casos secundários e deve ser instituída, preferencialmente, nas primeiras 24 horas, podendo ser realizada até o 14.º dia do contato. Indica-se quimioprofilaxia para meningites por *H. influenzae* e *N. meningitidis*.[1]

Indica-se quimioprofilaxia para comunicantes domiciliares de paciente portador de meningite por *H. influenzae* e que convivam com pelo menos uma criança menor que 2 anos, não vacinada, ou com vacinação incompleta, e para contactantes de creches e pré-escolas (menores que 7 anos), a partir do segundo caso confirmado, quando houver comunicantes próximos menores de 2 anos. Recomenda-se, portanto, rifampicina 20 mg/kg (máximo de 600 mg), uma vez ao dia, durante quatro dias.[1,24]

No caso de meningite meningocócica, a quimioprofilaxia é recomendada para contactantes íntimos, prolongados (maior que 8 horas), de instituições fechadas (pessoas que comem e dormem no mesmo local), comunicantes de creches e pré-escola ou para aqueles que foram diretamente expostos às secreções de vias aéreas (intubação endotraqueal, aspiração de vias aéreas), no período de uma semana antes dos sintomas a 24 h após antibioticoterapia. A droga de escolha é a rifampicina 10 mg/kg (600 mg para adultos) 12 em 12 horas, durante dois dias. Outras opções são: ceftriaxona 250 mg, intramuscular, dose única, e ciprofloxacina, 500 mg, via oral, dose única.[1,24]

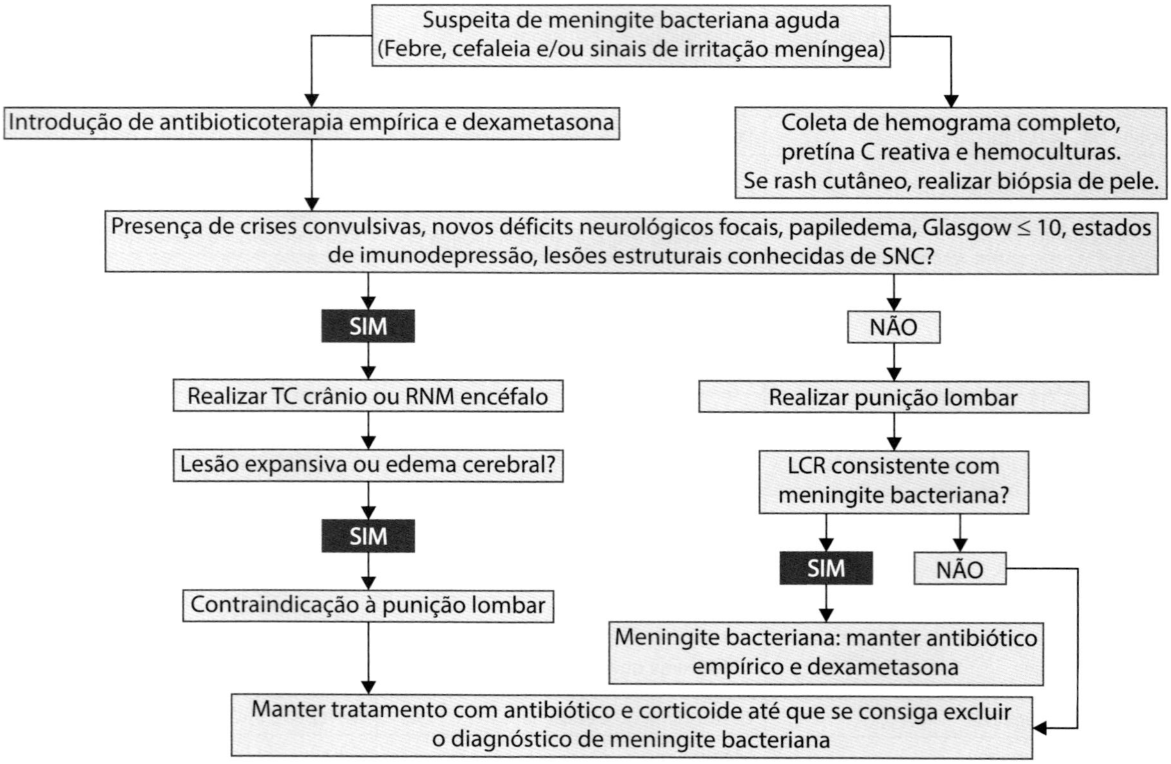

FIGURA 32.2 Algoritmo do manejo de pacientes com suspeita de Meningite Bacteriana Aguda. (Adaptado de Aminoff MJ, Boller F, Swaab DF. Handbook of Clinical Neurology. Amsterdam: Elsevier BV, 2010: 55).[20]

MENINGITES VIRAIS

Os vírus são a maior causa de meningite asséptica ou meningite a liquor claro, termos utilizados para se definir qualquer meningite, infecciosa ou não, com pleocitose linfomonocitária, para a qual não se encontra causa sob análise inicial e culturas de rotina do liquor.[1]

EPIDEMIOLOGIA

Os enterovírus são os principais causadores de meningite asséptica e correspondem a 85 a 95% dos casos em que algum agente infeccioso é identificado. Crianças são as principais vítimas desses agentes em virtude da imaturidade do sistema imunológico. O vírus da caxumba tem como sua principal manifestação neurológica a meningite, que costuma ser benigna e autolimitada. Com a ampliação da cobertura vacinal, esse quadro tem se tornado cada vez mais raro. Os vírus da família Herpes, como Herpes simplex vírus (HSV) tipo 1 e tipo 2, Varicela zóster (VZV), citomegalovírus (CMV), Epstein-Barr vírus (EBV) e herpes vírus humano 6, 7 e 8, podem estar associados às meningites ou meningoencefalites virais.[1,8]

QUADRO CLÍNICO

Meningites virais, assim como meningites bacterianas, costumam cursar com febre, cefaleia, sinais de irritação meníngea (rigidez de nuca e sinais de Kernig e Brudzinsky), entretanto, têm apresentação mais branda e curso autolimitado.[1]

Enteroviroses são mais prevalentes nos meses de verão e outono e podem vir associadas a exantemas, miopericardites, conjuntivites, herpangina e doença mão-pé-boca. Em pacientes com caxumba, os sintomas neurológicos surgem cerca de cinco dias após o início da parotidite. Faringite, linfadenopatia e esplenomegalia falam a favor de meningite por Epstein-Barr. Meningite por varicela zóster pode ser uma complicação do quadro de varicela, sendo precedido, portanto, de exantema cutâneo característico.[1]

DIAGNÓSTICO

A análise do liquor nas meningites virais mostra pleocitose linfomonocitária (exceto nas primeiras 6 a 48 h, quando pode ser neutrofílica); a proteína pode estar aumentada ou próxima da faixa normal, assim como a glicose usualmente se encontra dentro dos valores da normalidade. O diagnóstico específico depende do isolamento viral em culturas, com método de baixa sensibilidade. Dessa forma, a identificação por técnicas de PCR tem sido realizada como alternativa promissora. Sorologias séricas podem ser úteis para o diagnóstico de algumas etiologias, como a caxumba.[1]

TRATAMENTO

O tratamento das meningites virais é de suporte. Nos casos arrastados ou em que haja hipertensão intracraniana, o uso de corticosteroides deve ser considerado.[1]

MENINGITES FÚNGICAS

Meningites fúngicas são raras e acometem, com maior frequência, pacientes com algum grau de imunossupressão (HIV/AIDS, transplantados de medula óssea ou órgãos sólidos, portadores de neoplasia em quimioterapia, portadores de imunodeficiência primária). Seus principais agentes são *Cryptococcus neoformans, Candida spp, Aspergillus, Histoplasma,* dentre outros.[1]

QUADRO CLÍNICO

Apresentam-se como meningite subaguda ou crônica, evoluindo de semanas a meses, associada a complicações como demência, hidrocefalia, paralisia de nervos cranianos, diplopia, confusão mental e rebaixamento do nível de consciência.[1]

DIAGNÓSTICO

A RNM de encéfalo é o exame de imagem de escolha e permite caracterizar alterações como hidrocefalia, massas intracranianas e/ou focos parameníngeos, como sinusite fúngica.[1]

No caso da meningite criptocócica, a punção lombar costuma apresentar pressão de abertura elevada, e o liquor caracteriza-se pela ausência de ou com discreta pleocitose, hiperproteinorraquia e/ou hipoglicorraquia. Tinta da China, pesquisas de antígenos para *Cryptococcus, Histoplasma,* pesquisa de galactomanana e PCR para fungos devem ser realizadas. O principal diagnóstico diferencial das meningites fúngicas é a meningite tuberculosa. Devemos enviar 3 a 5 mL do LCR para culturas de fungos e 8 a 10 mL para cultura de micobactéria.[1]

TRATAMENTO

O tratamento é realizado com antifúngicos por tempo prolongado e pode haver a necessidade de intervenção neurocirúrgica (Tabela 32.3).[1]

MENINGITE TUBERCULOSA

A meningite tuberculosa é a mais frequente forma de acometimento do SNC pelo *Mycobacterium tuberculosis.* O SNC corresponde apenas a 5% dos sítios de acometimento da tuberculose extrapulmonar, sendo a meningite tuberculosa 1% de todos os casos de tuberculose.[10] Ocorre principalmente em crianças, com pico de incidência em menores de quatro anos de idade. O número de casos em adultos vem crescendo como resultado do aumento do número de pessoas convivendo com HIV/AIDS, dos transplantes e do uso de terapia imunossupressora e com imunobiológicos.[9] A prevenção para o desenvolvimento de casos disseminados de tuberculose é realizada por meio da vacinação com a BCG e da identificação e do tratamento de casos de tuberculose latente na população.[14]

FISIOPATOLOGIA

O *M. tuberculosis* entra no organismo por via inalatória, e seu contato com os macrófagos alveolares desencadeia uma cascata inflamatória, que culminará na formação do complexo primário. Há um curto período de disseminação hematogênica, quando o bacilo alcança diversos locais do organismo, inclusive as meninges. Granulomas solitários são formados pela superfície cerebral, conhecidos como focos de Rich. Consequentemente, há uma reação inflamatória intensa, que libera bacilos e antígenos para o espaço subaracnóideo. O envolvimento meníngeo é predominantemente basilar. Formam-se exsudato purulento e aderências que bloqueiam o fluxo e a reabsorção liquórica, podendo causar hidrocefalia, hipertensão intracraniana, isquemia e infartos cerebrais.[11] Podem ocorrer, ainda, vasculite, formação de aneurismas, trombose e hemorragias intraparenquimatosas.[1]

EPIDEMIOLOGIA

A tuberculose se tornou uma doença emergente nos países desenvolvidos no final do século XX e mantém prevalência crescente nos países em desenvolvimento. Estima-se 50 milhões de pessoas infectadas em todo o mundo, sendo 109.672 novos casos e 6.000 mortes por ano. Globalmente, o Brasil é o 14.º país em número de casos, e a doença é a 9.ª causa de hospitalização e 4.ª em mortalidade dentre as doenças infectocontagiosas.[12]

QUADRO CLÍNICO

Geralmente, o quadro clínico se inicia com sintomas prodrômicos de mal-estar geral, cefaleia intermitente, febre baixa, seguidos de duas a três semanas de piora progressiva, prostração, vômitos, confusão mental, sinais de irritação meníngea e/ou sinais neurológicos focais. O espectro de apresentação é amplo, variando desde cefaleia crônica, com alterações comportamentais subagudas, até meningite aguda grave, clínica e laboratorialmente semelhante à MBA.[1]

DIAGNÓSTICO

A RNM encéfalo é o exame de imagem de escolha para detectar as alterações da tuberculose de SNC, mas a TC crânio é uma alternativa mais acessível. Podem ser observados hidrocefalia, realce meníngeo e/ou tuberculomas.[11]

A celularidade do liquor pode variar de zero a mais de 1.000 células/mm^3. O predomínio linfomonocitário é o usual, mas em um quarto dos casos o predomínio é polimorfonuclear, principalmente no início do quadro. Hiperproteinorraquia e consumo de glicose são característicos.[1] O padrão-ouro para o diagnóstico é a demonstração de *M. tuberculosis* no liquor por meio da pesquisa do bacilo álcool-acidorresistente (BAAR), técnicas de PCR ou isolamento em cultura. A sensibilidade do BAAR varia de 10 a 30%, e a positividade de culturas, de 25 a 75%, com tempo de crescimento de duas a seis semanas. A coleta de grande volume liquórico em repetidas punções lombares pode aumentar a sensibilidade diagnóstica. A identificação do DNA-*M. tuberculosis* pela técnica de PCR (GenXpert®) é rápida, com sensibilidade de 56-98%, e também possibilita identificar a presença de resistência à rifampicina. A adenosina desaminase (ADA) pode estar aumentada na meningite tuberculosa, com sensibilidade de 79-91%, porém apresenta baixa especificidade. Seus níveis podem estar aumentados no caso de outras infecções, como linfoma de SNC, sarcoidose e hemorragia subaracnóidea.[11]

Anemia, hiponatremia secundária à síndrome da secreção inapropriada de hormônio antidiurético e evidência de focos extrameníngeos de tuberculose podem estar presentes.[1]

Para auxiliar no diagnóstico, foram criados os critérios de Vietnã, com sensibilidade de 86-96% e especificidade de 79-88% (Tabela 32.4).[10]

TRATAMENTO

O esquema para tratamento da meningite tuberculosa está disposto na Tabela 32.5, conforme recomendação do Ministério da Saúde do Brasil.[14]

Como terapia adjunta, preconiza-se o uso de corticosteroides a fim de reduzir a taxa de morbimortalidade.[13] Re-

TABELA 32.3 Terapia para meningites fúngicas segundo agente etiológico[18]

Agente etiológico	Terapia antifúngica (intervalo entre doses)
C. neoformans	Terapia de indução: Anfotericina B desoxicolato, endovenosa, 0,7-1 mg/kg (24 horas) ou Anfotericina B lipossomal 3-4 mg/kg, endovenosa (24 horas) ou Anfotericina B complexo lipídico 5 mg/kg, endovenosa (24 horas) + 5-Flucitosina 25 mg/kg (6 horas), durante pelo menos duas semanas (até culturas negativas do liquor). Na indisponibilidade de 5-Flucitosina, utilizar Fluconazol 800 mg (24 horas). Terapia de consolidação: Fluconazol 400 mg, via oral (24 horas) durante oito semanas. Terapia de manutenção: Fluconazol 200 mg, via oral (24 horas) por pelo menos 1 ano ou até recuperação da imunossupressão.
Candida albicans	Anfotericina B lipossomal 3 a 5 mg/kg/dia, endovenosa, ± 5-Flucitosina 25 mg/kg, via oral (6 horas) durante duas semanas.
Aspergillus spp.	Voriconazol 6 mg/kg, endovenoso (12 horas) por 24 horas, seguido de 4 mg/kg, endovenoso (12 horas). Drogas alternativas: Anfotericina B lipossomal ou complexo lipídico, caspofungina, micafungina.
Histoplasma capsulatum	Anfotericina B lipossomal 5 mg/kg, endovenoso (24 horas) durante quatro a seis semanas. Seguido de itraconazol 400-600 mg/dia por pelo menos um ano.
Mucormicoses	Anfotericina B lipossomal 5 a 10 mg/kg, endovenosa (24 horas). Considerar associação com equinocandina.

TABELA 32.4 Critérios de Vietnã para diagnóstico de meningite tuberculosa	
Critérios aplicáveis a indivíduos com mais de 15 anos de idade, meningite e taxa de glicose liquórica (glicose LCR/soro) < 0,5	
Critérios clínicos e pontuação	
Idade ≥ 36 anos	(+2 pontos)
Idade < 36 anos	(zero ponto)
Leucocitose ≥ 15.000	(+4 pontos)
Leucocitose < 15.000	(zero ponto)
Sinais e sintomas há mais de seis dias	(–5 pontos)
Sinais e sintomas há menos de seis dias	(zero ponto)
LCR com celularidade ≥ 0,75 × 10^9/L	(+3 pontos)
LCR com celularidade < 0,75 × 10^9/L	(zero ponto)
LCR com ≥ 90% de neutrófilos	(+4 pontos)
LCR com < 90% de neutrófilos	(zero ponto)
Interpretação:	
Pontuação ≤ 4: sugestivo de meningite tuberculosa	
Pontuação > 4: buscar outro diagnóstico	

(Retirado de Guy ET, Ronald vT, Johan S. Tuberculous meningitis: more questions, still too few answers. Lancet Neurol. 2013; 12:999-1010.)

comenda-se, para adultos, prednisona 1 mg/kg/dia durante, pelo menos, quatro semanas.

No caso de tuberculomas cerebrais, recomenda-se estender o tratamento tuberculostático até, no mínimo, 12 meses.

PROGNÓSTICO

O prognóstico da meningite tuberculosa é influenciado pela idade, pela duração dos sintomas e pelos déficits neurológicos. A mortalidade chega a 20% em crianças abaixo de cinco anos, a 60% nos pacientes acima de 50 anos e a 80% naqueles com sintomas há mais de dois meses. A coinfecção pelo HIV não parece influenciar no prognóstico.[1]

ENCEFALITES

Define-se encefalite como um processo inflamatório do parênquima cerebral associado a evidências clínicas e laboratoriais de disfunção neurológica. Encefalopatias são disfunções cerebrais difusas, sem inflamação do tecido neural subjacente, secundárias a toxinas (álcool, drogas) ou alterações metabólicas (hipoxia, hipoglicemia, distúrbios eletrolíticos e insuficiência renal ou hepática). Quando avaliamos um paciente com alteração do nível de consciência, é importante buscarmos causas de encefalites infecciosas e não infecciosas (por exemplo, autoimunes), além do diagnóstico diferencial com encefalopatias (Figura 32.3). Febre, cefaleia e leucocitose e pleocitose no liquor sugerem o diagnóstico de encefalite. Nas encefalopatias, os exames de imagem do SNC costumam ser normais, e o eletroencefalograma (EEG), geralmente, tem apenas lentificação difusa da atividade cerebral.[1] Algumas vezes, o diagnóstico etiológico não pode ser estabelecido, apesar de exaustiva investigação.[16]

Pacientes com encefalites necessitam de longo tempo de internação, e a maioria é admitida em Unidades de Terapia Intensiva (UTI) e necessita de ampla investigação diagnóstica, gerando custos altos para o sistema de saúde. Nos Estados Unidos, estima-se um gasto de 650 milhões de dólares por ano com encefalites.[1]

ENCEFALITES VIRAIS

A invasão do SNC por vírus resulta em várias síndromes clínicas, como meningites, encefalites, neurites e mielites. Dentre os casos de encefalite com agente etiológico definido, dois terços são causados por vírus. Os vírus mais comumente envolvidos são Herpes simplex vírus (HSV), Varicella zóster vírus (VZV), vírus da febre do Nilo Ocidental, enterovírus e vírus da hepatite C. Em imunossuprimidos, encefalopatia pelo HIV, leucoencefalopatia multifocal progressiva (LEMP, causada pelo vírus JC) e citomegalovírus (CMV) ficam em evidência.[1]

ENCEFALITE HERPÉTICA

A encefalite herpética é uma doença com mortalidade maior que 70% quando não tratada. Quando tratada adequadamente, apresenta alta morbidade, sendo o prejuízo à memória anterógrada sua principal sequela. É uma doença de importância global, e o HSV tipo 1 é responsável por mais de 90% dos casos. A doença acomete indivíduos de todas as idades, com maior incidência entre os maiores de 50 anos. Não há diferença na distribuição entre os sexos.[17]

TABELA 32.5 Regime de tratamento para meningite tuberculosa, segundo o Ministério da Saúde do Brasil[14]

Regime	Fármacos	Faixa de peso	Unidade/dose	Meses
2 RHZE Fase intensiva	RHZE 150/75/400/275 mg Comprimido em dose fixa combinada	20 a 35 kg 36 a 50 kg >50 kg	2 comprimidos 3 comprimidos 4 comprimidos	2 meses
7 RH Fase de manutenção	RH comprimido ou cápsula 300/200 mg ou 150/100 mg	20 a 35 kg 36 a 50 kg > 50 kg	1 comprimido ou cápsula 300/200 mg 1 comprimido ou cápsula 300/200 mg + 1 comprimido ou cápsula 150/100 mg 2 comprimidos ou cápsula 300/200 mg	7 meses

RHZE: Rifampicina + Isoniazida + Pirazinamida + Etambutol; RH: Rifampicina + Isoniazida.

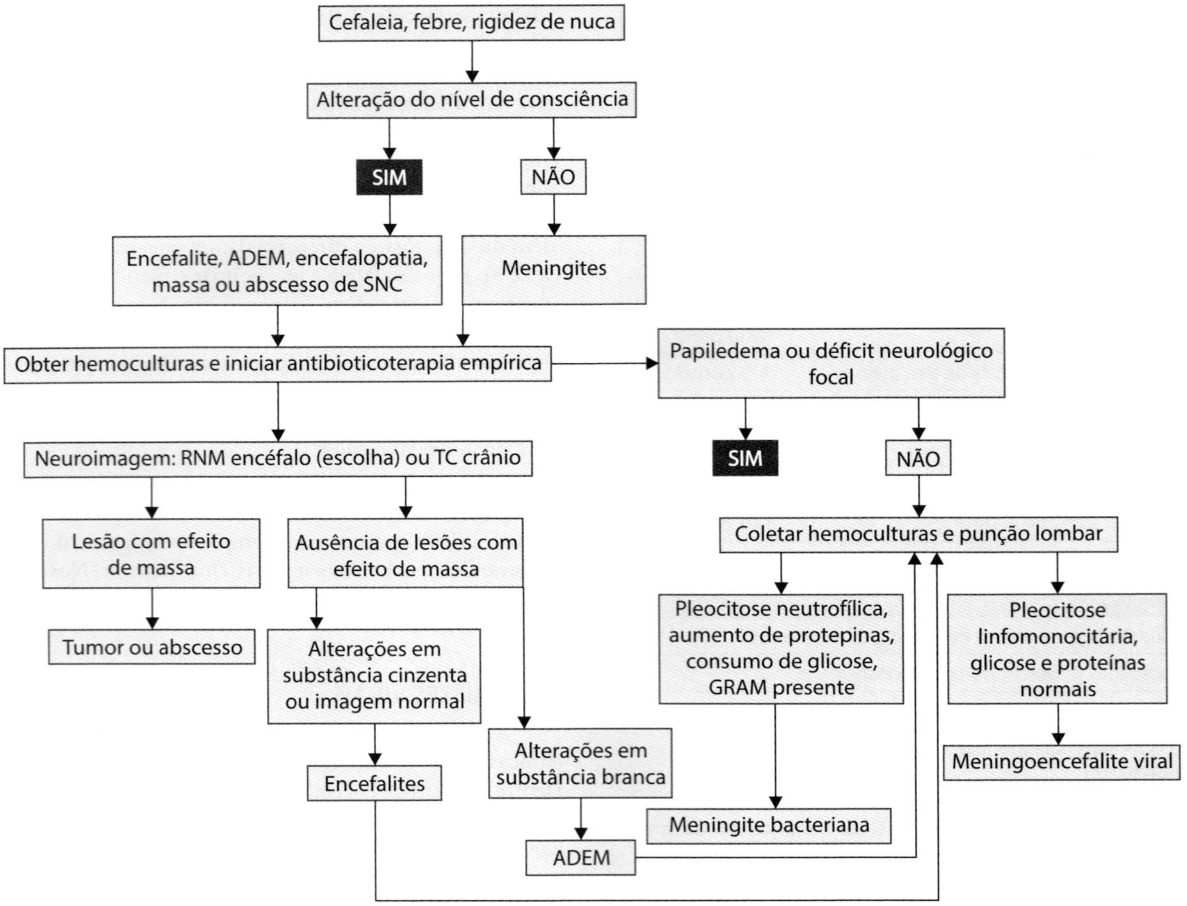

FIGURA 32.3 Manejo inicial do paciente com possível neuroinfecção. (Modificado de Bennett JE, Dolin R, Blaser MJ. Mandell, Douglas, and Bennett's principles and practice of infectious diseases. 8th edition. Philadelphia: Elsevier Inc, 2015; 1097-1163.).[1]

QUADRO CLÍNICO

O HVS tipo 1 é o agente mais comum de encefalite esporádica. Raramente pode causar encefalite temporal necrotizante súbita e agressiva. Uma fase prodrômica de febre e cefaleia precede os sintomas neurológicos. Alterações comportamentais e de personalidade são encontradas em quase metade dos casos. Um terço dos pacientes apresentam sintomas psiquiátricos, como depressão, ansiedade, insônia e labilidade emocional. Crises convulsivas, alterações motoras e de linguagem frequentemente compõem o quadro neurológico. Não foram identificados fatores de risco associados ao desenvolvimento da doença ou associação à presença de vesículas herpéticas ao exame físico de admissão.[17]

DIAGNÓSTICO

A investigação diagnóstica deve conter hemograma, perfil metabólico completo, coagulograma, hemoculturas, coleta de liquor, exames de imagem do encéfalo e EEG. Devemos excluir as causas sistêmicas já citadas que justifiquem o quadro.[16]

O exame de escolha é a RNM do encéfalo, na qual se observa edema e/ou hemorragia localizadas na região temporal uni ou bilateralmente. No início do quadro, o exame pode ser normal.[16]

A punção lombar usualmente tem pressão de abertura elevada, e a análise do liquor mostra pleocitose discreta a moderada, com predomínio linfomonocitário, aumento moderado de proteínas e níveis normais de glicose. Pode haver presença de hemácias e aspecto xantocrômico. Na fase aguda, o diagnóstico é estabelecido pela detecção do DNA do HSV (HSV tipo 1 ou tipo 2) por técnica de PCR, com sensibilidade de 94% e especificidade de 98%. O PCR é positivo até uma semana da terapia antiviral. Falsos-negativos podem ocorrer na fase hiperaguda (um a três dias do início dos sintomas neurológicos). Após 10 a 12 dias de tratamento, o diagnóstico pode ser confirmado por detecção de anticorpos específicos no liquor.[17]

O EEG pode ser normal ou apresentar alentecimento difuso. Atividade pseudoperiódica curta temporal (PLED – *Intermittent Periodic Lateralizing Epileptiform Discharges*) é bastante característica de encefalite herpética. A monitorização eletroencefálica ou a realização de EEGs seriados é importante para diagnóstico e acompanhamento de estados epilépticos não convulsivos.[17]

Nos raros casos em que se faz biópsia cerebral, observam-se infiltrado perivascular e inflamação parenquimatosa, com morte de neurônios e células da glia, além de evidência de infecção viral, por meio de alterações citopáticas virais, imuno-histoquímica positiva ou detecção por PCR.[1]

TRATAMENTO

A estabilização do paciente com encefalite herpética deve ser prioridade no atendimento inicial. Somente após garantir vias aéreas pérvias, ventilação adequada, suporte hemodinâmico e controle das crises convulsivas deve-se proceder à investigação diagnóstica.[16] Uma vez levantada a hipótese diagnóstica de infecção viral, devemos instituir aciclovir endovenoso, na dose de 10 mg/kg de 8 em 8 horas. O tratamento deve ser realizado por 14 a 21 dias.[1]

ENCEFALOMIELITE DISSEMINADA AGUDA (ADEM)

É importante considerarmos a encefalomielite pós-infecciosa, ou ADEM, quando avaliamos pacientes com suspeita de encefalite. A ADEM é uma doença inflamatória desmielinizante do SNC que pode se desenvolver após infecções ou administração de vacinas, tipicamente após uma a quatro semanas. Os agentes etiológicos mais associados ao seu desenvolvimento são influenzas A e B, varicela, caxumba, hepatites virais e *Mycoplasma*.[1]

QUADRO CLÍNICO

Clinicamente, graças ao comprometimento de nervos óticos, encéfalo e medula espinhal, se observam déficits neurológicos multifocais, incluindo neurite ótica bilateral, alterações de campos visuais, ataxia, hemiparesia, paraparesia, afasia, entre outros. Essas alterações podem ser associadas à alteração do nível de consciência, que pode variar de letargia até coma. Os déficits máximos costumam ser atingidos em quatro a cinco dias. Classicamente, a ADEM é uma doença monofásica, mas raramente pode recidivar.

DIAGNÓSTICO

A RNM encéfalo evidencia hipersinais na substância branca subcortical e periventricular em T2 e FLAIR (*fluid-attenuated inversion recovery*). Sinais semelhantes podem ser observados em tronco cerebral e cerebelo. O liquor é semelhante ao observado nas demais encefalites, com pleocitose linfomonocitária, proteínas normais ou elevadas e normoglicorraquia.[1]

A biópsia cerebral, quando realizada, permite o diagnóstico definitivo e tipicamente exibe infiltrado perivenular e desmielinização.[1]

TRATAMENTO

A ADEM comporta-se como uma doença imunomediada desencadeada por um estímulo antigênico (vacinas ou infecções). Dessa maneira, a primeira linha de tratamento deve ser baseada em altas doses de corticosteroides endovenosos. A droga de escolha é a metilprednisolona, 20 a 30 mg/kg (máximo de 1 g/dia) durante três a cinco dias. A melhora pode ser observada em horas, mas geralmente ocorre em vários dias. Corticosteroides devem ser mantidos, por via oral, durante quatro a seis semanas, visando reduzir a probabilidade de recidivas.[16] A alternativa ao tratamento com corticosteroides é a imunoglobulina endovenosa na dose de 2 g/kg divididos por três a cinco dias. A imunoglobulina pode ser preferível naqueles casos em que não podemos excluir meningoencefalite, e o uso de corticosteroides pode piorar o curso da infecção.[25] Não existe evidência de que o tratamento combinado de corticosteroides e imunoglobulina ofereça vantagem em relação à monoterapia, mas alguns especialistas podem optar por essa associação em casos graves. Outras opções, nessas situações, incluem ciclosporina, ciclofosfamida ou plasmaférese.[26-28]

Inicialmente, a ADEM pode ser indistinguível da encefalite herpética. Por esse motivo, devemos associar aciclovir à corticoterapia até a definição diagnóstica.

ENCEFALITES AUTOIMUNES

Casos de encefalites autoimunes têm sido cada vez mais diagnosticados e apontados como importante causa no diagnóstico diferencial de pacientes com encefalites.[1] A principal encefalite autoimune é a encefalite antirreceptor N-metil-D-aspartato (NMDA), a qual é potencialmente tratável.

QUADRO CLÍNICO

Cerca de 70% desses pacientes apresentam sintomas prodrômicos, como cefaleia, febre, náuseas, vômitos, diarreia ou sintomas respiratórios superiores. Após aproximadamente duas semanas, evoluem com sintomas neuropsiquiátricos, como ansiedade, insônia, mania, paranoia, alucinações, perda da memória recente, alterações na linguagem, podendo chegar ao completo mutismo. Nos estágios mais avançados, pacientes tornam-se menos responsivos, evoluindo com crises convulsivas, disautonomias, discinesias, distonias, rigidez e opistótono.[1]

DIAGNÓSTICO

O diagnóstico é sugerido pela história e pelo exame clínico. A RNM encéfalo é normal em 50% dos casos, e pode mostrar hipersinal em T2 e FLAIR em hipocampo, região frontotemporal, gânglios da base, tronco e medula espinhal. O EEG pode mostrar alentecimento difuso e atividade epileptiforme. A punção lombar mostra pleocitose com predomínio de linfócitos, proteínas normais ou elevadas e presença de bandas oligoclonais. O diagnóstico definitivo é feito com a identificação dos autoanticorpos anti-NMDA no liquor e soro.[16]

Todos os pacientes devem submeter-se a rastreio neoplásico, principalmente pesquisa de teratoma ovariano.[1]

TRATAMENTO

O tratamento consiste na ressecção do tumor, quando presente, e imunoterapia com metilprednisolona, imunoglobulina e plasmaférese. Na ausência de resposta, rituximab e ciclofosfamida são opções. Aproximadamente 75% dos casos apresentam boa resposta neurológica. Os outros 25% apresentam sequelas neurológicas graves ou evoluem para óbito. A maioria apresenta hospitalização prolongada e necessita de meses de reabilitação após a alta.[16]

REFERÊNCIAS BIBLIOGRÁFICAS

1. Bennett JE, Dolin R, Blaser MJ. Mandell, Douglas, and Bennett's principles and practice of infectious diseases, 8 th edition. Philadelphia: Elsevier Inc, 2015; 1097-1163.
2. Sacchi CT, Fukasawa LO, Gonçalves MG, Salgado MM, Shutt KA, et al. Incorporation of Real-Time PCR into routine public health surveillance of culture negative bacterial meningitis in São Paulo, Brazil. PLoS ONE. 2011; e20675.
3. Glimåker M, Johansson B, Grindborg O, et al. Adult bacterial meningitis: earlier treatment and improved outcome following guideline revision promoting prompt lumbar puncture. Clinical Infectious Diseases, 2015; 60(8):1162-9.
4. Beek DV, Dans J, Tunkel AR, Wijdicks EFM. Community-acquired bacterial meningitis in adults. N Engl J Med. 2006; 354:44-53.
5. Brouwer MC, Thwaites GE, Tunkel AR, Beek DV. Dilemmas in the diagnosis of acute community-acquired bacterial meningitis. Lancet. 2012; 380:1684-92.
6. Beek DV, Brouwer MC, Thwaites GE, Tunkel AR. Advances in treatment of bacterial meningitis. Lancet. 2012; 380:1693-702.
7. Brouwer MC, McIntyre P, Prasad K, van de Beek D. Corticosteroids for acute bacterial meningitis. Cochrane Database of Systematic Reviews 2013, Issue 6. Art. No: CD004405.
8. Studahl M, Lindquist L, Eriksson BM, et al. acute viral infections of the central nervous system in immunocompetent adults: diagnosis and management. Drugs. 2013; 73:131-58.
9. Török ME. Tuberculous meningitis: advances in diagnosis and treatment. British Medical Bulletin. 2015; 113:117-31.
10. Thwaites GE, van Toorn R, Schoeman J. Tuberculous meningitis: more questions, still too few answers. Lancet Neurol. 2013; 12:999-1010.
11. Brancusi F, Farrar J, Heemskerk D. Tuberculous meningitis in adults: a review of a decade of developments focusing on prognostic factors for outcome. Future Microbiol. 2012; 7(9):1101-16.
12. Souza CH, Yamane A, Pandini JC, et al. Tropical incidence of tuberculous meningitis in the state of Santa Catarina, Brazil. Rev. Soc. Bras. Med. Trop. 2014 jul/aug; 47(4).
13. Critchley JA, Young F, Orton L, Garner P. Corticosteroids for prevention of mortality in people with tuberculosis: a systematic review and meta-analysis. Lancet Infect Dis. 2013; 13:223-37.
14. Kritski AL, Trajman A, et al. Manual de recomendações para o controle da tuberculose no Brasil. Ministério da Saúde, Secretaria de Vigilância em Saúde, Departamento de Vigilância Epidemiológica. Brasília: Ministério da Saúde, 2011.
15. Britton PN, Eastwood K, Paterson B, et al. Consensus guidelines for the investigation and management of encephalitis in adults and children in Australia and New Zealand. Internal Medicine Journal. 2015; 45:563-76.
16. Simon DW, Da Silva YS, Zuccoli G, Clark RSB. Acute encephalitis. Crit Care Clin. 2013; 29:259-77.
17. Studahl M, Lindquist L, Eriksson BM, et al. Acute viral infections of the central nervous system in immunocompetent adults: diagnosis and management. Drugs. 2013; 73:131-58.
18. Chambers HF, Eliopoulos GM, Gilbert DN, et al. Guia Sanford para Terapia Antimicrobiana 2014. 44. ed. São Paulo: AC Farmacêutica, 2014.
19. Organización Panamericana de la Salud. Informe Regional SIREVA II 2012: Datos por país y por grupos de edad sobre las características de los aislamientos de Streptococcus pneumoniae, Haemophilus influenzae y Neisseria meningitidis, en procesos invasores. Washington, D.C.: OPS, 2013.
20. Aminoff MJ, Boller F, Swaab DF. Handbook of clinical neurology. Amsterdam: Elsevier BV, 2010; (96):55.
21. Heckenberg SG, Brouwer MC, van der Ende A, van de Beek D. Adjunctive dexamethasone in adults with meningococcal meningitis. Neurology. 2012; 79:1563-9.
22. Proulx N, Fréchette D, Toye B, Chan J, Kravcik S. Delays in the administration of antibiotics are associated with mortality from adult acute bacterial meningitis. QJM 2005; 98:291-8.
23. Auburtin M, et al. Detrimental role of delayed antibiotic administration and penicillin-nonsusceptible strains in adult intensive care unit patients with pneumococcal meningitis: the PNEUMORE – A prospective multicenter study. Crit Care Med. 2006; 34:2758-65.
24. Boletim Epidemiológico Paulista [online]. Informe Mensal sobre Agravos à Saúde Pública. Meningite Bacteriana; 2005 (citado em maio de 2005). Disponível em: <http://www.cve.saude.sp.gov.br/agencia/bepa17_meni.htm>.
25. Nishikawa M, Ichiyama T, Hayashi T, Ouchi K, Furukawa S. Intravenous immunoglobulin therapy in acute disseminated encephalomyelitis. *Pediatr Neurol.* 1999; 21:583-6.
26. Stricker RB, Miller RG, Kiprov DD. Role of plasmapheresis in acute disseminated (postinfectious) encephalomyelitis. J Clin Apher. 1992; 7:173-9.
27. Kanter DS, Horensky D, Sperling RA, Kaplan JD, Malachowski ME, Churchill WH Jr. Plasmapheresis in fulminant acute disseminated encephalomyelitis. Neurology. 1995; 45:824-7.
28. Rust RS, Mathisen J, Prensky AL, et al. Acute disseminated encephalomyelitis (ADEM) and childhood multiple sclerosis (MS). *Ann Neurol.* 1989; 26:467.

33

Manutenção do Potencial Doador em Medicina de Emergência

Glauco Adrieno Westphal

O transplante de órgãos é, em muitos casos, a única alternativa terapêutica para pacientes portadores de insuficiência funcional terminal que acomete órgãos essenciais. Por outro lado, há uma grande desproporção entre o ritmo de crescimento da fila de candidatos a transplantes e o número de transplantes efetivamente realizados.[1-2]

Essa desproporção é alimentada por diferentes aspectos do processo de doação e transplante, como: dificuldades técnicas e estruturais para realização do diagnóstico de morte encefálica (ME), baixas taxas de notificação das MEs pelas unidades de terapia intensiva (UTIs), não concordância dos familiares do potencial doador em efetivar a doação, contraindicações mal atribuídas pela equipe médica, problemas logísticos e perdas de potenciais doadores por falhas durante o processo de manutenção.[1-2] No Brasil, as taxas de perdas de potenciais doadores durante a manutenção vêm diminuindo nos últimos anos (23,8% em 2008, 20,1 em 2009, 18,3% em 2010, 16,6% em 2011 e 14,8% em 2012). Embora a diminuição de perdas venha ocorrendo de modo consistente, o número absoluto de perdas por parada cardíaca alcançou 1.188 dos potenciais doadores notificados em 2012.[3]

Por mais que as medidas de manutenção sejam óbvias e elementares, metade das perdas por parada cardíaca costuma ocorrer nas primeiras 24 horas de ME sem que o manejo adequado tenha sido instituído. Esta constatação evidencia o papel central da terapia intensiva como agente de mudança desta realidade. Como contraponto, uma série de publicações vem demonstrando que a coordenação proativa do processo de doação e a utilização de protocolos focados na estabilização hemodinâmica e suplementação hormonal podem reduzir as perdas por parada cardíaca a taxas próximas de zero.[2,4]

Neste contexto, o presente capítulo se propõe a destacar os aspectos essenciais da manutenção do potencial doador de órgãos para transplantes:

1. Restauração da oferta de oxigênio
2. Terapia hormonal
3. Controle eletrolítico
4. Controle térmico
5. Agilização do processo de doação
6. Gerenciamento do processo de manutenção

RESTAURAÇÃO DA OFERTA DE OXIGÊNIO

A estabilização hemodinâmica e restauração da oferta de oxigênio (DO_2) é um aspecto primordial da manutenção do potencial doador, onde o grande desafio é manter ou restabelecer a DO_2 nos tecidos, sendo hipóxia tecidual um importante "motor" inflamatório que retroalimenta a instabilidade cardiovascular.[5] Na década de 1960, Max Harry Weil propôs o algoritmo V.I.P (iniciais de *Ventilation, Infusion* e *Pump)*, uma estratégia simplificada de restauração dos mecanismos envolvidos na oxigenação tissular, com base no racional fisiopatológico de que a hipóxia seria a principal causa das mortes associadas ao choque. Por analogia, propõe-se a utilização dessa estratégia no contexto do potencial doador, com intuito de simplificar o manejo e diminuir a perda de potenciais doadores associada à instabilidade hemodinâmica (Figura 33.1).[6]

Visto desse modo, a ventilação adequada é o primeiro passo a ser dado em direção à readequação da oxigenação tecidual, seguida da infusão de volume. Após a adequada expansão volêmica, a administração de *vasopressores* e/ou *inotrópicos* (Pump) pode ser necessária.

VENTILAÇÃO

Os pulmões de potencias doadores frequentemente apresentam deterioração funcional poucas horas após o diagnóstico de ME. Esta deterioração pode estar associada tanto ao quadro inflamatório sistêmico quanto ao efeito iatrogênico da ventilação mecânica inadequada.[7-9]

Um estudo multicêntrico publicado em 2006 por Mascia e colaboradores constatou que 2/3 dos potenciais doadores foram ventilados com volumes correntes excessivos que variaram de 9 a 14 mL/kg. Além disso, metade desses potenciais doadores utilizou PEEP < 5 cmH_2O (35,3% utilizaram PEEP = 0 cmH_2O), sujeitando ao colapso alveolar. Neste estudo, cerca de 45% do potenciais doadores apresentaram $PaO_2/FiO_2 < 300$, implicando em inelegibilidade dos pulmões para transplante.[10]

Alguns anos mais tarde, o mesmo grupo realizou um ensaio clínico randomizado que avaliou o efeito da ventilação protetora em 118 potenciais doadores sobre a elegibilidade e disponibilização de pulmões para transplante. O grupo submetido à estratégia protetora (6 a 8 mL/kg e PEEP = 8 cm H_2O) apresentou média de IL-6 quatro vezes menor que o grupo controle (p < 0,05), maior número de doadores elegíveis para transplante após 6 horas (56/59, 95% *vs* 32/59, 54%; p < 0,001) e maior número de doadores efetivos de pulmões (32/59, 54% *vs* 16/59, 27%; p < 0,004).[9]

Considerando as evidências geradas, a modalidade de ventilação mais recomendável no potencial doador com pulmões normais é a utilização de baixos volumes correntes (6 a 8 mL/kg) e um PEEP mínimo de 8 cmH_2O.[11]

Condições clínicas próprias da doença de base, doenças pulmonares pregressas, edema pulmonar hidrostático, barotrauma e volutrauma podem contribuir para a piora da função respiratória. Cerca de 50% dos potenciais doadores desenvolvem síndrome do desconforto respiratório agudo (SDRA), dificultando a entrega de oxigênio.[10] Assim como nos demais pacientes com SDRA, potenciais doadores nesta condição clínica devem ser ventilados com volumes correntes de 5 a 8 mL/kg, pressão de platô < 30 cm H_2O, e titular PEEP e FiO2 para obtenção de SaO_2 > 90%. Manobras de recrutamento alveolar devem ser consideradas quando houver piora da hipoxemia e após a realização do teste de apneia.[10-11]

INFUSÃO DE VOLUME

A hipovolemia é a principal causa da instabilidade hemodinâmica no potencial doador. Assim, a rápida infusão de cristaloides (20 a 30 mL/kg) é a primeira medida para a restauração de níveis mínimos de pressão arterial (PAM de 65 mmHg ou PAS de 90 mmHg) e de diurese (> 1 mL/kg/h).[11-13] A obtenção desses níveis pressóricos mínimos está aparentemente associada a menor perda de potenciais doadores por parada cardíaca.[14]

A utilização de alvos metabólicos normalmente utilizados durante a ressuscitação hemodinâmica não é recomendada.[13] O comportamento de variáveis como lactato, $SvcO_2$ e CO_2-Gap não é bem conhecido na ME e não há evidências que suportem seu uso. Entretanto, o acompanhamento evolu-

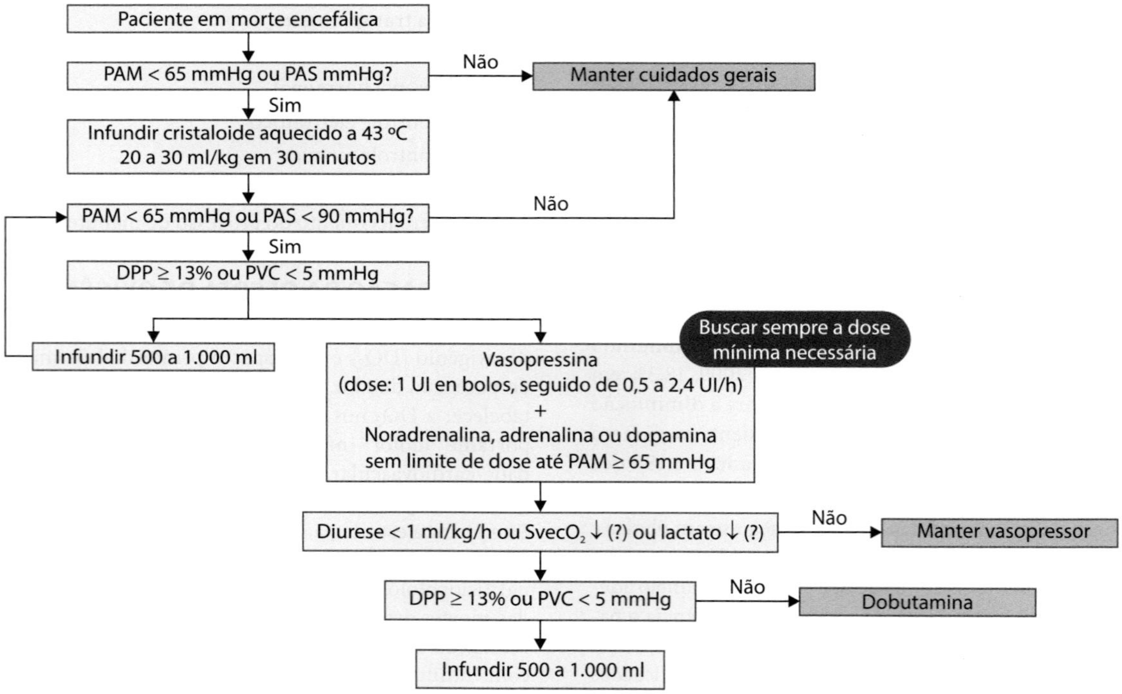

FIGURA 33.1 Manejo hemodinâmico do potencial doador de órgãos.

tivo dessas variáveis poderia ser útil como ferramenta adicional em situações específicas.[12-13,15]

A reposição agressiva de fluidos tem o intuito de transferir os potenciais doadores que se encontram na fase ascendente da curva de Frank-Starling (responsivos a volume) para o platô dessa curva (não-responsivos a volume). Murugan e colaboradores observaram que potenciais doadores responsivos são mais inflamados que os não responsivos, apresentando títulos significativamente maiores de IL6 ($p = 0,0012$) e de TNF ($p = 0,036$). Os responsivos também tiveram associação com menor aproveitamento de diferentes órgãos (pulmões, rins, coração e fígado) para transplante ($p = 0,036$).[8]

Assim como a reposição insuficiente de líquidos implica em ativação inflamatória, disfunção orgânica e menor qualidade de órgãos como rins e fígado para transplante,[8] a infusão desnecessária pode ocasionar sobrecarga hídrica e comprometer a viabilidade da doação dos pulmões.[21] O grande desafio é saber se o líquido reposto já é suficiente ou se ainda é necessário.

Considerando a grande acuidade das variáveis dinâmicas (ΔVS, ΔPp) em identificar o estado de fluidorresponsividade e a sua superioridade em relação as medidas estáticas (PVC, POAP), parâmetros dinâmicos são sugeridos como preferenciais (mas não exclusivos) para auxiliar na reposição hídrica no potencial doador.[8,13]

A PVC é um dos parâmetros que não influenciará os resultados relativos à doação e transplantes. Por outro lado, valores de PVC < 5 mmHg identificam indivíduos responsivos com alta especificidade. Além disso, a prova de volume baseada na variação da PVC é uma alternativa a ser considerada.[12-13]

VASOPRESSORES E/OU INOTRÓPICOS (*PUMP*)

A infusão de vasopressores deve ser iniciada sempre que a expansão volêmica não for suficiente para recuperar valores mínimos de pressão arterial (PAM $\geq$ 65 mmHg ou PAS $\geq$ 90 mmHg) e auxiliar na manutenção do fluxo tecidual. É importante que a restauração da volemia anteceda a administração dos vasopressores para evitar a vasoconstrição exagerada e isquemia dos órgãos e tecidos que se deseja preservar para o transplante.[17-18] Por outro lado, é prudente iniciar drogas vasopressoras antes de completar a reposição volêmica quando a hipotensão é extrema (PAM < 40 mmHg ou PAS < 70 mmHg).[13,17]

Não há dose máxima ou droga vasoativa preferencial. Noradrenalina, dopamina ou adrenalina podem ser utilizadas, devendo-se buscar a menor dose necessária para obtenção do alvo pressórico.[16-17,26] A reposição de vasopressina facilita o controle da pressão arterial e a diminuição do requerimento das aminas vasoativas[11,13] (veja Vasopressina).

A manutenção de sinais de hipoperfusão mesmo após a instituição das medidas de ressuscitação inicial (volume e vasopressores) deve suscitar a suspeita de disfunção cardíaca e a possibilidade de terapia inotrópica. No entanto, o uso de dobutamina deve ser reservado às situações em que há evidências clínicas de disfunção ventricular ou fração de ejeção ventricular < 40% ou índice cardíaco < 2,5 L/min/m^2. Doses superiores a 10 g/kg/min podem comprometer o sucesso do transplante cardíaco, mas não o contraindicam.[13]

HEMODERIVADOS

A perda do tônus vasomotor periférico que ocorre na ME poderia resultar em inadequação na distribuição do fluxo sanguíneo e da entrega de oxigênio. A consequência poderia ser um desbalanço na relação DO_2/VO_2 regional, aumentando o potencial de lesão de órgãos a serem transplantados. Neste contexto, a transfusão de hemácias poderia auxiliar na adequação da DO_2. Como não há evidências que definam os melhores níveis de hemoglobina (Hb) para esse fim, recomenda-se transfundir hemácias quando Hb $\leq$ 10 g/dL associada a não obtenção de metas de ressuscitação e manter a Hb entre 7 e 10 g/dL quando houver estabilidade hemodinâmica.[11]

TERAPIA HORMONAL

VASOPRESSINA

Parte da instabilidade hemodinâmica observada no doador falecido é decorrência da depleção da vasopressina que se inicia minutos após a instalação da ME e acomete cerca de 80% dos potenciais doadores que necessitam de vasopressores. A reposição de vasopressina (bolos de 1-U seguido da infusão contínua de 0,5 a 2,4 U/h) é recomendada para auxiliar na estabilização hemodinâmica sempre que houver indicação de aminas vasoativas, lembrando do risco de vasoconstrição coronária, renal e esplâncnica, principalmente quando as doses são superiores a 0,04 U/min. Assim que houver estabilização da pressão arterial, a infusão das aminas vasoativas deve ser reduzida progressivamente até que se atinja a dose mínima requerida para manter a meta pressórica.[11,19]

A falta do ADH resulta frequentemente em poliúria (> 4 mL/kg/h) hipovolemia, hipernatremia e hiperosmolaridade (diabetes insipidus). Quando não houver hipotensão com necessidade de vasoconstritores, a desmopressina (1 a 2 µg IV em bolo a cada 4 horas até diurese < 4 mL/kg/h) é o fármaco de escolha para tratar o diabetes *insipidus*, tendo em vista sua ação exclusiva em receptores V2 (antidiuréticos). Em potenciais doadores com diabetes insipidus e necessidade de vasoconstritores, indica-se a vasopressina, que age em receptores V1 e V2. Em casos refratários, a combinação da desmopressina com vasopressina pode ser considerada.[11-12]

HORMÔNIOS TIREOIDIANOS

Assim como com a vasopressina, há diminuição dos hormônios tireoidianos nas primeiras horas após a instalação da ME. Apesar de alguns estudos demonstrarem melhor controle hemodinâmico associado à suplementação desses hormônios, uma metanálise recente constatou que os hormônios tireoidianos (isolados ou combinados a outros hormônios) não se associam a benefícios sobre o índice cardíaco ou necessidade de inotrópicos.[11-12,20]

CORTISOL

O déficit de cortisol também é bastante prevalente, estando presente em cerca de 80% dos potenciais doadores, observando-se intensa diminuição dos títulos deste hormônio depois que pacientes com trauma cranioencefálico evoluíram para ME.[21-22] Esse déficit de cortisol poderia, em tese, contribuir para a instabilidade hemodinâmica e resultar na necessidade de suplementação de corticosteroide.[11]

Além disso, em função da sua ação anti-inflamatória, a administração intravenosa de metilprednisolona (15 mg/kg a cada 24 horas) após a confirmação da ME pode contribuir para melhor oxigenação e maior número de transplantes reais de pulmão,[23] bem como para proteção do enxerto hepático mediada pela modulação de mediadores inflamatórios (IL-2, IL-6 e TNF).[24]

INSULINA

A intensa gliconeogênese que se instala a partir da tempestade simpática que ocorre logo após a instalação da ME pode resultar em hiperglicemia relacionada ao estresse. Este efeito hiperglicemiante pode ser prolongado pelo estímulo inflamatório intenso e persistente observado na ME.[27] Além disso, o uso de doses elevadas de corticosteroide está aparentemente associado a níveis glicêmicos consideravelmente maiores (151 mg/dL *vs* 215 mg/dL, $p < 0{,}008$), exigindo maior atenção sobre o controle glicêmico.[14]

A análise de 258 potenciais doadores constatou que 2/3 deles apresentavam níveis glicêmicos superiores a 200 mg/dL, e 39% tinham glicemias superiores a 250 mg/dL. A hiperglicemia e a intensidade da variação dos níveis glicêmicos apresentaram associação com piora da função renal dos doadores.[25] Este racional sugere que os níveis glicêmicos devem ser monitorados frequentemente e controlados com a infusão contínua de insulina sempre que a glicose sérica for maior que 180 mg/dL.[11]

CONTROLE ELETROLÍTICO

Anormalidades eletrolíticas podem dificultar a manutenção do potencial doador e, no caso da hipernatremia, comprometer a qualidade do enxerto. Apesar de alguns autores defenderem que a hipernatremia no doador falecido pode ser fator de pior prognóstico da função do enxerto, esta relação não foi confirmada.[11] De todo modo, sugere-se manter níveis séricos de sódio entre 130 e 150 mEq/L. Esse controle deve ser obtido com a administração de soluções hipotônicas (salina 0,45% ou SG 5%) e suplementação de desmopressina e/ou vasopressina. A administração de soluções isotônicas (lactato de Ringer ou SF 0,9%) deve ser realizada se houver instabilidade hemodinâmica concomitante a hipernatremia.[11]

Hipofosfatemia e hipocalemia podem estar relacionadas a alterações hemodinâmicas por reduzirem a contratilidade miocárdica e contribuir para a hipotensão. A hipocalemia e a hipomagnesemia podem levar a arritmias. Portanto, os níveis séricos desses eletrólitos (Mg^{++}, PO_4^-, Ca^{++}, e K^+) devem ser rapidamente corrigidos sempre que forem constatadas alterações.

A exaustão dos mecanismos de manutenção do meio interno pode provocar a rápida instalação de múltiplas alterações eletrolíticas e dificultar a manutenção do doador falecido. Portanto, é prudente realizar a dosagem seriada (6 em 6 horas) destes eletrólitos para oportunizar sua correção de modo precoce.[11]

CONTROLE TÉRMICO

Com a ME há perda da capacidade termorreguladora, que consiste em um fluxo contínuo de informações geradas por receptores térmicos situados no hipotálamo, encéfalo, medula, pele e tecidos profundos. A perda destes mecanismos implica em rápida dissipação da temperatura para o meio e hipotermia corporal. Por tratar-se de uma condição fundamental para a manutenção das funções orgânicas, o controle da temperatura corporal é essencial durante a manutenção clínica do potencial doador.

A importância do controle térmico implica na necessidade da monitorização eficiente da temperatura de modo a permitir a detecção precoce e confiável da oscilação térmica. Deste modo, é recomendável aferir a temperatura em territórios centrais (sangue, esôfago, nasofaringe, membrana timpânica),[13,26] preferencialmente com dispositivos que permitam a medida contínua e central da temperatura.

Deve-se manter a temperatura acima de 35°C,[13] buscando incessantemente reverter e/ou prevenir a hipotermia aquecendo o ar ambiente e o ar inspirado, utilizando mantas térmicas e infundindo líquidos aquecidos (150 a 200 mL/h de cristaloides em veia central). Em alguns casos, a instilação gástrica ou colônica de líquidos aquecidos pode ser necessária para reversão da hipotermia. A instilação vesical e peritoneal de fluidos aquecidos é contraindicada.[13,26]

AGILIZAÇÃO DO PROCESSO DE DOAÇÃO

A ME é uma condição extremamente pró-inflamatória, em que os níveis de interleucina-6 (IL-6) superam em mais de 120 vezes o limite superior dos valores de referência já no momento do diagnóstico da ME. O estado inflamatório aumenta ao longo do tempo, contribui para a instabilidade clínica, dificulta a manutenção do potencial doador, além de comprometer a sobrevida do receptor nos seis meses pós-transplante.[7]

As medidas adequadas para a manutenção do doador devem ser instituídas de modo rápido, agressivo e coordenado para reverter rapidamente a hipóxia tissular, pois o atraso nessa reversão está associado à amplificação da resposta inflamatória.[4,7-8]

Entende-se que o período de 12 a 24 horas seja considerado adequado para o cumprimento dos trâmites técnicos e burocráticos e a reversão das disfunções orgânicas. Deste modo, a equipe de terapia intensiva e as coordenações intra-hospitalares (CIHDOTTs) e estaduais (CNCDOs) de transplantes devem estar preparadas para gerenciar o processo e auxiliar na viabilização da retirada de órgãos em até 24 horas após o diagnóstico de ME.[12-13]

GERENCIAMENTO DO PROCESSO DE MANUTENÇÃO

O manejo do potencial doador em ME é extremamente complexo e depende de grande organização da equipe assistencial envolvida no processo. Do momento do diagnóstico da ME até o explante dos órgãos para doação, há uma série de desafios de ordem burocrática, organizacional, clínica, ética, e social a serem superados. Ao mesmo tempo, a alta complexidade da resposta fisiológica à ME deve ser manejada de modo adequado para evitar a perda de doadores por parada cardíaca (Figura 33.1). O uso de protocolos clínicos predefinidos e baseados em aspectos essenciais (Tabela 33.1) pode auxiliar a equipe como dispositivo de alerta para medidas clínicas e metas a serem atingidas.

TABELA 33.1 Medidas clínicas essenciais para manutenção do potencial doador falecido.

Ventilação mecânica
▪ Vt 5 a 8 mL/kg e Pplatô < 30 cm H_2O (para todos os pacientes em ME) ▪ PEEP ≥ 8 cmH_2O para todos os pacientes em ME ▪ SaO_2 > 90% titulando PEEP e FiO_2
Infusão volêmica
▪ 20 a 30 mL/kg de Cristaloide aquecido a 43°C se PAM < 65 mmHg ▪ Verificar possibilidade de infusão adicional com ΔPp ou PVC se PAM < 65 mmHg
Vasopressores e inotrópicos
▪ Noradrenalina se PAM < 65 mmHg (usar dose mínima necessária para PAM ≥ 65 mmHg) ▪ Vasopressina sempre que houver necessidade de noradrenalina ▪ Dobutamina somente se houver evidências de insuficiência ventricular
Terapia hormonal
▪ Metilprednisolona 15 mg/kg IV a cada 24 horas ▪ Vasopressina 1U em bolo + 0,5 a 2,4 U/h se: ▪ Necessidade de noradrenalina ▪ Diurese > 4 mL/kg/h + PAM < 65 mm Hg ▪ Desmopressina 1-2 µg IV 4-6 × se: ▪ Diurese > 4 mL/kg/h + PAM ≥ 65 mmHg ▪ Insulina IV contínua se glicemia > 180 mg/dL (com monitoramento frequente da glicemia)
Controle eletrolítico
▪ Monitorar eletrólitos (6 em 6 horas) E corrigir distúrbios eletrolíticos (Na^+, K^+, Ca^{++}, Mg^{++}, $PO4^-$)
Temperatura
▪ Aferir, preferencialmente, a temperatura central ▪ Temperatura > 35°C: ▪ Prevenção da hipotermia: () aquecer ar ambiente () fluidos IV aquecidos a 43°C; () Mantas térmicas; () Umidificador aquecido (não usar HME) ▪ Reversão da hipotermia: () Medidas de prevenção + () Irrigação gástrica com fluidos a 43°C
Gerenciar e agilizar o processo de doação
▪ O processo deve ser executado pela equipe assistencial da UTI e gerenciado pela CIHDOTT
▪ O processo deve ser agilizado objetivando a realização do explante em menos de 24 horas

REFERÊNCIAS BIBLIOGRÁFICAS

1. The Madrid resolution on organ donation and transplantation: national responsibility in meeting the needs of patients, guided by the WHO principles. Transplantation. 2011;91 Suppl 11:S29-31.
2. DuBose J, Salim A. Aggressive organ donor management protocol. J Intensive Care Med. 2008 23: 367-375
3. Associação Brasileira de Transplantes de Órgãos (ABTO). Dimensionamento dos Transplantes no Brasil e em cada estado (2005-2012). 2012; 18(4). Disponível em: http://www.abto.org.br/abtov03/Upload/file/RBT/2012/RBT-dimensionamento2012.pdf
4. Salim A, Velmahos GC, Brown C, Belzberg H, Demetriades D. Aggressive organ donor management significantly increases the number of organs available for transplantation. J Trauma. 2005;58(5):991-4.
5. D'Império F. Brain death, multiorgan donor and lung transplantation. Rev Bras Ter Intensiva. 2007;19(1):74-84
6. Weil MH, Herbert Shubin H. The "VIP" Approach to the bedside management of shock. JAMA. 1969;207(2):337-340
7. Murugan R, Venkataraman R, Wahed AS, Elder M, Hergenroeder G, Carter M, Madden N, Powner D, Kellum JA. HIDonOR Study Investigators. Increased plasma interleukin-6 in donors is associated with lower recipient hospital-free survival after cadaveric organ transplantation. Crit Care Med. 2008;36(6):1810-6.
8. Murugan R, Venkataraman R, Wahed AS, Elder M, Carter M, Madden NJ, Kellum JA; HIDonOR Study Investigators. Preload responsiveness is associated with increased interleukin-6 and lower organ yield from brain-dead donors. Crit Care Med. 2009;37(8):2387-93.

9. Mascia L, Pasero D, Slutsky AS, Arguis MJ, Berardino M, Grasso S, et al. Effect of a lung protective strategy for organ donors on eligibility and availability of lungs for transplantation: a randomized controlled trial. JAMA. 2010;304(23):2620-7.
10. Mascia L, Bosma K, Pasero D, Galli T, Cortese G, Donadio P, Bosco R. Ventilatory and hemodynamic management of potential organ donors: an observational survey. Crit Care Med. 2006;34(2):321-7
11. Westphal GA, Caldeira Filho M, Vieira KD, Zaclikevis VR, Bartz MC, Wanzuita R, et al. Diretrizes para manutenção de múltiplos órgãos no potencial doador adulto falecido: parte II. Ventilação mecânica, controle endócrino metabólico e aspectos hematológicos e infecciosos. Rev Bras Ter Intensiva. 2011;23(3):269-82.
12. Shemie SD, Ross H, Pagliarello J, Baker AJ, Greig PD, Brand T, Cockfield S, Keshavjee S, Nickerson P, Rao V, Guest C, Young K, Doig C; Pediatric Recommendations Group. Organ donor management in Canada: recommendations of the forum on Medical Management to Optimize Donor Organ Potential. CMAJ. 2006;174(6):S13-32.
13. Westphal GA, Caldeira Filho M, Vieira KD, Zaclikevis VR, Bartz MC, Wanzuita R, et al. Diretrizes para manutenção de múltiplos órgãos no potencial doador adulto falecido: parte I. Aspectos gerais e suporte hemodinâmico. Rev Bras Ter Intensiva. 2011;23(3):255-68.
14. Westphal GA, Zaclikevis VR, Vieira. KD et al. A managed protocol for treatment of deceasedpotential donors reduces the incidence of cardiac arrest before organ explant. Rev Bras Ter Intensiva. 2012; 24(4):334-340
15. Powner DJ, Doshi PB. Central venous oxygen saturation monitoring: role in adult donor care? Prog Transplant. 2010;20(4):401-5
16. Kucewicz E, Wojarski J, Zeglen S, Saucha W, Maciejewski T, Pacholewicz J, et al. [The protocol for multi organ donor management]. Anestezjol Intens Ter. 2009;41(4): 246-52.
17. Antonelli M, Levy M, Andrews PJ, Chastre J, Hudson LD Manthous C, et al. Hemodynamic monitoring in shock and implications for management. International Consensus Conference, Paris, France, 27-28 April 2006. Intensive Care Med. 2007;33(4):575-90.
18. Magder S: Fluid status and fluid responsiveness. Curr Opin Crit Care. 2010; 16: 289-296
19. Gordon JK, McKinlay J. Physiological changes after brain stem death and management of the heart-beating donor. Continuing Education in Anaesthesia. Critical Care & Pain; 2012.
20. Macdonald PS, Aneman A, Bhonagiri D, Jones D, O'Callaghan G, Silvester W, Watson A, Dobb G. A systematic review and meta-analysis of clinical trials of thyroid hormone administration to brain dead potential organ donors. Crit Care Med. 2012 May;40(5):1635-44.
21. Dimopoulou I, Tsagarakis S, Anthi A, Milou E, Ilias I, Stavrakaki K, Charalambidis C, Tzanela M, Orfanos S, Mandragos K, Thalassinos N, Roussos C. High prevalence of decreased cortisol reserve in brain-dead potential organ donors. Crit Care Med. 2003 Apr;31(4):1113-7.
22. Nicolas-Robin A, Barouk JD, Darnal E, Riou B, Langeron O. Free cortisol and accuracy of total cortisol measurements in the diagnosis of adrenal insufficiency in brain-dead patients. Anesthesiology. 2011 Sep;115(3):568-74.
23. Follete DM, Rudich SM, Babcock WD. Improved oxygenation and increased lung donor recovery with high-dose steroid administration after brain death. J Heart Lung Transplant. 1998;17(4):423-9.
24. Kotsch K, Ulrich F, Reutzel-Selke A, Pascher A, Faber W, Warnick P, et al. Methylprednisolone therapy in deceased donors reduces inflammation in the donor liver and improves outcome after liver transplantation: a prospective randomized controlled Trial. Ann Surg. 2008;248(6):1042-50.
25. Blasi-Ibanez A, Hirose R, Feiner J, Freise C, Stock PG, Roberts JP, Niemann CU. Predictors associated with terminal renal function in deceased organ donors in the intensive care unit. Anesthesiology. 2009 Feb;110(2):333-41.
26. Helms AK, Torbey MT, Hacein-Bey L, Chyba C, Varelas PN. Standardized protocols increase organ and tissue donation rates in the neurocritical care unit. Neurology. 2004;63(10):1955-7.
27. Malinoski DJ, Daly MC, Patel MS, Oley-Graybill C, Foster CE 3rd, Salim A. Achieving donor management goals before deceased donor procurement is associated with more organs transplanted per donor. J Trauma. 2011 Oct;71(4):990-5.
28. Malinoski DJ, Patel MS, Daly MC, Oley-Graybill C, Salim A; UNOS Region 5 DMG workgroup. The impact of meeting donor management goals on the number of organs transplanted per donor: results from the United Network for Organ Sharing Region 5 prospective donor management goals study. Crit Care Med. 2012 Oct;40(10):2773-80.
29. García Rada A. Number of organ donors rises by 15% in Spain after doctors are given good practice guide. BMJ. 2011;342:d2181.
30. Health & Human Services (HHS). National Collaborative on Organ & Tissue Donation (2000-2006). 2006; Disponível em: http://www.acponline.org/about_acp/chapters/ky/mtg06_lucas.pdf

34

Emergências Psiquiátricas – Clínica, Prática e Desafios

Régis Eric Maia Barros
Célia Mantovani
Cristina Marta Del-Ben

INTRODUÇÃO

As emergências psiquiátricas não são situações clínicas que acontecem, exclusivamente, em serviços com médicos psiquiatras em suas equipes. Pelo contrário, tais eventos são muito comuns em prontos-socorros e emergências clínicas de hospitais gerais. Todos os médicos, plantonistas ou não, se depararão, em algum momento da sua vida profissional, com situações de emergência psiquiátrica ou com algum paciente em "crise" ou "surto".

Nesse contexto, todo médico precisa ter conhecimentos adequados para diagnosticar, avaliar e tratar pacientes com sintomas mentais e alterações comportamentais. Geralmente, as equipes de saúde em emergências médicas não possuem psiquiatras em sua escala de plantão. Desse modo, até uma avaliação especializada, será o médico "não psiquiatra" que deverá manejar as situações que envolverem os pacientes com sintomas agudos associados a alguma patologia psiquiátrica.

Falências estruturais na rede de saúde mental das cidades brasileiras, sobretudo nas metrópoles, determinam que a porta de acesso em busca de um atendimento médico seja cada vez mais os prontos-socorros.[1] Ademais, por uma série de fatores (desconhecimento, estigma e carência de serviços de emergência psiquiátrica), os pacientes e seus familiares buscam as emergências clínicas no momento da crise aguda.[2] Como o sofrimento mental é intenso em situações de emergência psiquiátrica, o cuidado técnico, ético e humano será sempre uma função e um dever do médico que estiver realizando esse atendimento. É uma responsabilidade nossa o ato de ouvir, escutar e acolher o paciente com um adoecimento mental.

Qualquer médico deve reconhecer os sintomas psiquiátricos agudos que configuram as principais emergências psiquiátricas, pois tais sintomas, por vezes julgados como banais, podem salvar pacientes psiquiátricos e seus familiares de consequências importantes geradas pelos transtornos mentais. Não é incomum que o paciente psiquiátrico seja recebido com preconceito ou estigma nas salas de emergências médicas. Em alguns momentos, há um triste julgamento de que esse paciente esteja "atrapalhando" o plantão ou, até, comprometendo a tranquilidade da equipe de saúde. Diante disto, urge que todos nós, médicos de diferentes formações, estejamos atentos a essa temática – emergências psiquiátricas.

Este capítulo tem como objetivo discutir as principais emergências psiquiátricas para todos os médicos e demonstrar a importância de conhecer, diagnosticar e tratar tais eventos.

EMERGÊNCIAS PSIQUIÁTRICAS – O QUE SERIA ISSO?

Diferentemente de algumas especialidades médicas, a definição exata sobre o que seria uma emergência psiquiátrica não é uma tarefa simples e de fácil entendimento. Não existe uma concordância precisa na definição de todas as situações que possam ser individualizadas como emergência psiquiátrica. Neste contexto, a categorização dos sinais e sintomas psiquiátricos que poderiam ser indicativos de emergência não é tão uniforme como nas outras especialidades médicas. Alguns fatores ligados à doença, ao indivíduo e ao ambiente podem, por vezes, relativizar a definição de que um evento seja uma emergência psiquiátrica.

Outra questão problemática é a diferenciação entre urgência e emergência médica. De modo geral, a urgência pode ser definida como um agravo à saúde de ocorrência imprevista que pode surgir com ou sem risco potencial de morte, enquanto a emergência é um agravo à saúde com constatação médica, implicando em risco iminente de morte ou sofrimento intenso. Como é possível perceber, o limite desta diferenciação é tênue, pouco prático e nas situações agudas em psiquiatria fica praticamente impossível diferenciar claramente ambas as situações.[3]

As emergências psiquiátricas podem ser caracterizadas como uma condição em que há um distúrbio de pensamento, emoções ou comportamento, na qual um atendimento médico se faz necessário imediatamente, objetivando evitar maiores prejuízos à saúde psíquica, física e social do indivíduo ou eliminar possíveis riscos à sua vida ou à de outros. Situações de emergência podem acontecer tanto em indivíduos que possuam história de um transtorno psiquiátrico crônico, que se apresentam num momento de recaída, como em pacientes sem história psiquiátrica pregressa, apresentando uma crise aguda.

Emergências psiquiátricas também podem ser definidas como qualquer alteração de comportamento que não possa ser manejada de maneira rápida e adequada pelos serviços de saúde, sociais ou judiciários existentes na comunidade. Esta definição sugere que as emergências em psiquiatria não são função exclusiva de uma determinada alteração psicopatológica, mas também do sistema de saúde e da rede de serviços oferecidos por uma determinada região, na qual o indivíduo está inserido.

ÉTICA E EMERGÊNCIA PSIQUIÁTRICA

Mesmo diante do caos e de condições de trabalho precárias, há algo que nos rege – a ética. Ela é o azimute de tudo e a bússola do nosso agir. Diante disso, precisamos compreender que o paciente é mais vítima desse suposto caos do que a própria equipe de saúde que lhe deverá prestar assistência. Esse paciente doente, cansado e maltratado está bem mais desprotegido do que todos os que compõem as equipes de saúde dos mais diversos hospitais públicos e privados do Brasil. Portanto, antes de quaisquer aprendizados técnicos sobre as emergências psiquiátricas, torna-se necessário refletir, eticamente, sobre o papel da equipe de saúde na condução de pacientes em situações de emergências psiquiátricas.[4]

A ética está incorporada na estrutura fundamental da medicina, pois, sem ética, a arte médica não opera no sentindo de causar mudanças ou melhoras. O cuidar, em sua essência, transcende o científico isolado. Mesmo que os conteúdos teóricos em ética sejam escassos nos currículos de muitas escolas médicas, ela – a ética – está no alicerce da formação de um bom médico. A medicina é composta de um tripé cujas pernas estão vinculadas entre si (conhecimento técnico-científico, amor e ética). Se quaisquer desses pés faltarem, a medicina deixa de existir e o médico deixa de ocorrer.[5]

E a ética, o que ela tem a ver com emergência psiquiátrica? Onde ela fica representada e localizada neste capítulo e neste livro de emergências médicas? A resposta é simples: em tudo e em todos os capítulos. Nesse vazio ético contemporâneo, a ética é capaz de nos guiar nos trajetos da função da medicina. Ela permite que sejamos mais. Na verdade, muito mais do que bons "prescritores" e "diagnosticadores". As nossas relações clamam por ética. Ao nos relacionarmos com o mundo, com os outros, com a sociedade, com os pacientes e com os outros colegas médicos, demandamos a presença da ética. Essa gangorra entre ética e não ética explica, em parte, a desvalorização e um maior descrédito em relação à atual medicina. Quando faltamos com a ética, acabamos machucando a medicina e, consequentemente, ela vai se enfraquecendo. Como uma grande geleira polar, há um degelo lento e gradativo da medicina.[6]

O respeito ao paciente psiquiátrico, estando ele com o juízo crítico de realidade preservado ou não, permite-nos a exercer uma medicina de forma plena e virtuosa. Não é cabível a estratificação ou a estigmatização de pacientes com adoecimentos mentais nos *settings* de emergências. O que nos deve impedir a replicar tais posturas não são, somente, as penalizações deontológicas dos nossos códigos de conduta, mas sim o agir ético e moral da nossa profissão. Há de se agir não só pelo dever, mas sim pelo respeito ao dever,[7] o qual, na medicina, é o cuidar independente de quem seja. Esse é o imperativo categórico da função médica, cuja máxima será, sempre, fazer o bem, sobretudo aos mais desprotegidos, como, por exemplo, os pacientes psiquiátricos em situações de emergência psiquiátricas.

PRINCIPAIS EMERGÊNCIAS PSIQUIÁTRICAS – UM GUIA PRÁTICO

O PACIENTE SUICIDA

O suicídio é um importante problema de saúde pública de dimensões mundiais. A cada ano, os números de suicídios se tornam mais alarmantes. Ao contabilizarmos as tentativas suicidas sem êxito letal, essa proporção fica ainda mais assustadora.[8] O suicídio figura entre as três principais causas de morte de pessoas com idade entre 15 e 44 anos. Segundo os registros da Organização Mundial da Saúde (OMS), ele é responsável anualmente por um milhão de óbitos.[9] Aproximadamente, a cada um minuto, ocorre um suicídio no mundo. Assustadoramente, há um contingente de 1.920 pessoas que a cada dia põe fim à vida. Atualmente, essa cifra supera, ao final de um ano, a soma de todas as mortes causadas por homicídios, acidentes de transporte, guerras e conflitos civis.[10] O Brasil encontra-se entre os dez países com os maiores registros de números absolutos de suicídios. Em 2011, houve 9.852 suicídios oficialmente registrados no país, o que representa, em média, 27 mortes por dia.[11] Enquanto a população aumentou 17,8% entre 1998 e 2008, o número de óbitos por suicídios cresceu 33,5%.[12] Do total de óbitos registrados no Brasil, 1% decorre de suicídios. Em pessoas que têm entre 15 e 29 anos de idade, essa proporção atinge 4% do total de mortes.[10]

Dados comparativos com outros países mostram que a mortalidade por suicídio no Brasil pode ser considerado baixa, contudo merece destaque a informação de que no país há subnotificação dos dados, o que nos faz inferir que eles são subestimados.[13] Além da subnotificação, é comum que mortes por suicídio sejam percebidas erroneamente, sobretudo sem as devidas análises de perícia forense, como mortes por outras causas (acidente automobilístico, afogamento, envenenamento acidental, e "morte por causa indeterminada").[14] Mesmo com essa peculiaridade brasileira no registro dos dados de suicídio, existe uma grande variabilidade na proporção dos suicídios, de modo que algumas populações específicas (homens, idosos, usuários de substâncias psicoativas, indígenas e habitantes de cidades de pequeno e de médio porte populacional) têm taxas mais elevadas que, por vezes, se aproximam de países com alta mortalidade por suicídio.[15]

Para que o médico possa ter elementos para uma melhor avaliação dos pacientes, como comportamentos suicidas, descreveremos e analisaremos a seguir alguns fatores predisponentes e de risco para o suicídio. Contudo, desde já, podemos refletir sobre situações que agravam o risco de suicídio. Essas situações precisam ser percebidas por todo profissional que fizer o atendimento de um paciente com potencial suicida. Os profissionais que trabalham em serviços de emergência têm uma importância diferenciada nesse manejo, pois a visita ao espaço de emergência poderá ser uma das últimas possibilidades de ajuda ativa para aqueles pacientes com riscos suicidas importantes. Por esse aspecto, o atendimento a um paciente com potencial suicida deve ser realizado com o devido cuidado e com a atenção necessária para o risco em curso.

A decisão sobre a conduta a ser tomada diante desses pacientes será o resultado do julgamento clínico de quem o avalia. Para que tal juízo seja eficiente, faz-se necessário um conhecimento sobre os principais indicadores que aumentam o risco suicida. Muitas vezes, a avaliação cuidadosa requer informações e entrevistas adicionais de familiares ou outras pessoas com proximidade e que convivam com o paciente.[16]

Todas as tentativas e falas suicidas precisam ser levadas a sério, inclusive aquelas repletas de atitudes teatrais e que chamem a atenção. Aqueles pacientes com sensações de desesperança e sem perspectivas ou planos para o futuro costumam dizer sem comunicação verbal a sua aproximação com o ato suicida. Listamos abaixo alguns pontos práticos que ajudarão na análise do risco suicida e que poderão ser muito úteis nessa avaliação e, portanto, precisam ser ativamente questionados ao paciente.[17]

- Tentativas prévias de suicídio;
- História familiar de suicídio;
- Idades mais avançadas;
- Presença de doença crônica;
- Presença de doença terminal ou sem perspectiva de cura;
- Dor crônica;
- Estados de abstinência de substâncias psicoativas;
- Presença de transtornos mentais (depressão, transtorno afetivo bipolar, dependência de álcool e de outras drogas psicoativas, esquizofrenia e alguns traços e transtornos de personalidade);
- Perdas afetivas recentes e situações graves de luto;
- História familiar positiva para tentativas suicidas ou suicídio;
- Desemprego e situações socioeconômicas desfavoráveis;
- Situação conjugal ruim e falta de apoio familiar;
- Recentes ajustes de negócios e de outras providências estruturais da vida;
- Existência de meios letais próximos do paciente (ex.: armas de fogo);
- Planos suicidas estruturados.

Avaliar o risco suicida de modo adequado é uma tarefa importante para quaisquer médicos que atuem em emergências. O fato de o suicídio ser uma morte evitável e de repercussões trágicas vincula uma maior responsabilidade na avaliação desses pacientes. Uma intervenção eficiente no manejo do paciente com risco suicida, além de protegê-lo de um desfecho negativo, poderá determinar que o paciente mude de ideia, visto que, falar do suicídio alivia a angústia daquele que pensa ou planeja o próprio suicídio.[18] A entrevista cuidadosa trará uma estimativa do risco suicida ao elencar os fatores de risco para o evento, contudo nenhuma avaliação poderá alcançar uma sensibilidade e especialidade plena. Desse modo, os fatores de riscos devem ser avaliados para se chegar a uma conclusão e conduta. É possível que alguns pacientes cujo julgamento clínico de suicídio seja baixo no momento da avaliação cometam suicídio. No entanto, se a avaliação foi bem realizada, não há o que ser questionado do ponto de vista ético e técnico.

As dificuldades existentes na avaliação de pacientes em riscos suicidas podem suscitar alguns sentimentos e algumas percepções inadequadas no médico avaliador. A ansiedade acaba por ser um sentimento muito presente nessa avaliação, pois o próprio avaliador tem a consciência de que um erro no manejo poderá ter consequências desastrosas. Esse receio pode determinar, inclusive, internações desnecessárias em uma tentativa de evitar danos maiores até uma avaliação especializada ser realizada. Pacientes com tentativas repetidas de suicídio e frequentadores assíduos de salas de emergências podem despertar uma contratransferência negativa no médico, que pode ter sentimentos de raiva e insatisfação durante essas avaliações. Consequentemente, erros no manejo e na análise dos riscos suicidas podem surgir secundariamente a esses sentimentos. Outros pacientes podem suscitar no avaliador sentimentos de identificação e de aproximação frente às suas histórias de vida. Nesses casos, há de se ter muito cuidado para que a avaliação clínica não tenha tentativas de convencimento e de minimização dos riscos existentes. Portanto, diante dessas armadilhas, é prudente que o médico tenha controle de tais sentimentos e seja técnico e ético em tal tarefa.[19]

Durante a avaliação do risco de suicídio, o tempo deve ser dimensionado de maneira a garantir que todas as informações necessárias sejam obtidas, a fim de estimar efetivamente tal risco, para que as condutas necessárias sejam tomadas. A seguir, é apresentado um roteiro esquemático que ajudará nessa avaliação.[20]

ROTEIRO PRÁTICO E OBJETIVO PARA UMA ENTREVISTA DE UM PACIENTE COM RISCO SUICIDA

1. Questionar sobre pensamentos suicidas, planos suicidas, comportamentos suicidas e intenções suicidas frente ao método escolhido.
2. Questionar sobre tentativas suicidas prévias.
3. Avaliar a letalidade do método suicida escolhido e a expectativa do paciente quanto ao método.
4. Avaliar se o paciente tem fácil acesso a meios letais para cometer suicídio (ex.: medicamentos, arma de fogo, venenos etc.).
5. Avaliar se há uso de álcool ou outras substâncias, sobretudo no momento da tentativa suicida.
6. Diagnosticar sinais e sintomas de transtornos psiquiátricos.
7. Interrogar sobre tratamentos psiquiátricos do passado e do momento atual com ênfase no diagnóstico, internações anteriores e uso atual de psicofármacos.
8. Avaliar se há histórico familiar positivo para atos suicidas.
9. Estimar riscos psicossociais, tais como: perdas interpessoais, fim de relacionamentos amorosos, dificuldades financeiras, violência doméstica, história de abuso sexual, suporte precário da família e de amigos, situação ocupacional e ausência de religiosidade.
10. Analisar a capacidade de enfrentamento do paciente frente aos estressores psicossociais adversos (capacidade de resiliência).

Esse roteiro, certamente, auxiliará no levantamento de informações para estimar o risco suicida, mas merecerá destaque para o modo de questionar o paciente sobre aquele momento de crise. Desse modo, num intervalo de tempo não tão longo (características reais dos espaços de emergência no Brasil), as perguntas deverão ser objetivas e esclarecedoras. Observe a seguir algumas perguntas que podem ser realizadas a um paciente com potencial suicida:

- É a primeira vez que você tentou se ferir ou se machucar?
- Você já foi internado alguma vez em virtude desses pensamentos ou ideias?
- Você está usando alguma medicação para tratar esses pensamentos?
- Você vem se envolvendo com situações de risco à vida (acidentes)?
- Você vem pensando em se ferir e se machucar?
- No momento, você considera esse pensamento de se ferir como forte ou fraco?
- Você está abusando de bebida alcoólica ou usando outras substâncias?
- Quais são os seus planos para o futuro?
- Na sua família, alguém já tentou ou conseguiu tirar a própria vida?
- Você tem algum plano para se machucar ou se ferir?
- Qual método ou instrumento você está pensando em utilizar para se machucar?
- Você tem consigo os meios para executar esse plano de se ferir e se machucar?
- O que você realmente espera ao realizar esse plano de se ferir e se machucar?
- Você acredita que há chances de você executar esse plano nos próximos dias?
- Você tem esperança de que essa situação possa melhorar?
- Com quem você pode contar no momento (esposo(a), filhos, amigos(as) etc.)?
- Havendo possibilidade de ajudá-lo a evitar esse plano, você aceitaria a ajuda?
- Para você, o que o prende a essa vida?
- O que você acha que acontecerá caso consiga morrer?

Após estabelecer uma entrevista detalhada, o médico avaliador fará uma inferência sobre o risco suicida e tomará uma conduta apropriada para o caso. Embora a decisão técnica seja do profissional que realizou o atendimento, é recomendável que todas as informações sejam compartilhadas com o paciente e com a família, havendo o consentimento do paciente. A conduta a ser tomada estará diretamente relacionada ao risco suicida em curso. Desse modo, podemos compreender que aqueles pacientes com importantes riscos suicidas deverão ser encaminhados a uma internação psiquiátrica na unidade psiquiátrica disponível para eles. Caso o médico da emergência tenha dúvidas sobre o risco, uma interconsulta com o psiquiatra pode ser sugerida e realizada.

A legislação brasileira permite três tipos de internação psiquiátrica (voluntária, involuntária e compulsória),[21] todavia, pelas características de quaisquer emergências no Brasil, a quase totalidade das internações será voluntária ou involuntária. Caso a família ou o responsável do paciente não aceite a internação, eles devem preencher e assinar o termo de responsabilidade da unidade hospitalar onde deverá estar claro o risco daquela atitude de não aceitar a internação do paciente. Essas informações também deverão constar de modo detalhado nas anotações do prontuário médico.[22] Os pacientes que tentaram suicídio recentemente e ainda se encontram instáveis do ponto de vista clínico não devem ser encaminhados à unidade psiquiátrica de internação antes de ser alcançada a estabilidade do quadro. Para os pacientes que serão liberados por não haver um risco suicida que justifique a internação, será sempre prudente já vincular uma consulta e seguimento psiquiátrico ambulatorial quando o paciente ainda estiver na sala de emergência.

O PACIENTE EM *DELIRIUM* (ESTADO CONFUSIONAL AGUDO)

O *delirium* é uma condição médica frequente em ambientes hospitalares e que, geralmente, deve ser diagnosticada e manejada por médicos não psiquiatras. Em termos históricos, o termo *delirium* foi usado na literatura médica pela primeira vez por Celsus no século I d.C. para descrever alterações mentais durante episódios de febre ou trauma craniano. Essa alteração foi descrita por médicos da antiguidade e medievais em situações infecciosas que cursavam com febres. Inclusive, o médico medieval Procopius descreveu o surgimento de alucinações, agressividade, excitação e insônia precedendo o surgimento de possível doença bubônica durante uma epidemia europeia de peste negra.[23-24] Antes das possibilidades diagnósticas e laboratoriais da medicina moderna e contemporânea, o *delirium* era frequentemente confundido e diagnosticado sob a égide da "loucura". Com o avanço das possibilidades diagnósticas, o *delirium* passou a ser reconhecido como doença reversível da cognição e do comportamento, associada à disfunção cerebral, decorrente de inúmeras alterações orgânicas.[25]

Conforme citado acima, o *delirium* é uma condição comum e isso, por si só, obriga o médico a saber diagnosticar e conduzir tal quadro. Os dados epidemiológicos para o *delirium* são praticamente de pacientes internados, visto que as condições orgânicas que determinam o *delirium* acontecem no ambiente hospitalar ou demandarão uma internação. A prevalência de *delirium* em pacientes internados varia de 10 a 30%, com uma proporção maior do que essa quando tratamos de pacientes idosos.[26-27] Os pacientes com doenças terminais, AIDS, internados em UTIs e em pós-operatório, sobretudo de grandes cirurgias, apresentam riscos aumentados de desenvolver *delirium*.[28-29] Estados de sepse e instabilidades clínicas em pacientes terminais fazem com que esses grupos de pacientes tenham proporções bem aumentadas de diagnóstico de *delirium* durante as internações.[30]

Dentre as várias definições de *delirium*, destacamos, aqui, o da quinta edição do *Manual Diagnóstico e Estatístico de Transtornos Mentais* (DSM V).[31] Ele traz uma conceituação prática para o diagnóstico do *delirium*. Desse modo, a seguir listamos alguns tópicos importantes para o diagnóstico:

- Alterações na atenção (redução da capacidade de dirigir, focar, sustentar e desviar a atenção).
- Alterações na consciência que tende a reduzir sua orientação frente ao ambiente.
- As alterações se desenvolvem em um curto período de tempo (geralmente horas a alguns dias) e representam uma mudança da linha de base normal da atenção e da consciência.
- As alterações tendem a flutuar em gravidade durante o decurso de um dia.
- Alterações na cognição (déficit na memória, desorientação temporal e espacial, alterações na linguagem e prejuízos na habilidade visual-espacial).
- Alterações de senso de percepção (ilusões e alucinações).
- Há indícios clínicos e laboratoriais de que as alterações são secundárias a alguma condição médica, estados de intoxicação e de abstinência de substâncias psicoativas.

Outros achados associados ao *delirium* frequentemente incluem alterações da psicomotricidade, perturbações do sono e algumas alterações emocionais e nos afetos. Não é incomum haver no *delirium* uma alteração psicomotora visível. Inclusive, merece destaque a classificação clássica dos dois subtipos de *delirium* (hiperativo e hipoativo). Há autores que aceitam um terceiro subtipo chamado de misto, onde coexistem características alternadas de ambos.[26] As nomenclaturas são autoexplicáveis, de modo que a psicomotricidade fica exacerbada no subtipo hiperativo e fica reduzida no hipoativo.[32] A oscilação entre os subtipos hipoativos e hiperativos são bem características nos quadros de agitação crepuscular nos quais há uma agitação psicomotora durante a noite, podendo haver momentos letárgicos e pouco responsivos durante o dia. Essa agitação crepuscular configura uma alteração peculiar no ciclo sono-vigília dos pacientes com *delirium*.

O manejo do paciente acometido por *delirium* requer, obrigatoriamente, o conhecimento, por parte do médico, das condições e seus fatores predisponentes e precipitantes. Em termos práticos e objetivos, eles estão a seguir.

Fatores predisponentes

- Idade avançada
- Doença hepática
- Doença renal
- Doenças crônicas
- Doenças terminais
- Uso de múltiplas medicações
- Desnutrição proteico-calórica
- Déficit cognitivo preexistente
- Desidratação
- Comorbidades clínicas, sobretudo não controladas

Fatores precipitantes

- Distúrbios metabólicos
- Distúrbios hidroeletrolíticos
- Abstinência de substâncias psicoativas (ex.: álcool, opioides, benzodiazepínicos)
- Processos infecciosos
- Neoplasias
- Traumatismo craniano
- Estados pós-operatórios, sobretudo de grandes cirurgias
- Privação de sono
- Estados vasculares agudos (ex.: acidentes vasculares cerebrais)
- Endocrinopatias
- Deficiências vitamínicas
- Doenças agudas
- Medicamentos

O diagnóstico de *delirium* vincula uma necessidade de encontrar a causa básica que está determinando o *delirium*. Desse modo, é fundamental uma avaliação clínica (entrevista e exame físico) cuidadosa bem como uma avaliação com exames complementares (laboratoriais, imagem cerebral, eletroencefalograma e outros que se façam necessários). O simples controle dos sintomas é importante, contudo, se não encontrarmos o fator precipitante e sua causa básica, o *delirium* se manterá e os sintomas retornarão, mesmo que mantenham uma evolução flutuante. Desse modo, o controle sintomático agudo visa diminuir o desconforto e os riscos para o paciente, mas a terapêutica eficiente dependerá do reconhecimento e tratamento dos fatores causadores do *delirium*.

Evidentemente, as medicações psicotrópicas usadas no *delirium* visam reduzir e controlar transitoriamente a constelação de sintomas cognitivos, motores e da sensopercepção. Para tal objetivo, as medicações antipsicóticas são a primeira escolha. Os antipsicóticos típicos e atípicos em baixas doses com ajustes necessários para cada paciente, a depender da melhora dos sintomas, acabam por ser a opção terapêutica mais adequada. A escolha do antipsicótico dependerá, sobretudo, da disponibilidade da medicação no serviço e da experiência do médico. Nas principais emergências do Brasil, a medicação de escolha é o haloperidol, que possui apresentação oral (gotas e comprimidos) e injetável, para uso intramuscular. Desse modo, as vias oral ou intramuscular podem ser escolhidas pelo médico da emergência. Para casos mais graves, com impossibilidade de ingestão oral e que necessitem de respostas mais rápidas, a via intramuscular deve ser escolhida. Caso contrário, a via oral se presta muito bem ao papel de conter os sintomas agudos. Outros antipsicóticos atípicos (risperidona, olanzapina e quetiapina) podem também ser escolhidos, embora sejam mais onerosos e, por esse motivo, mais raros nas emergências. O princípio de prescrição de baixas doses ao dia também é utilizado na utilização deles.[33]

SÍNDROMES DE ABSTINÊNCIAS ALCOÓLICAS (SAA) GRAVES E *DELIRIUM TREMENS*

Dentro dos estados confusionais agudos, merece, na seção de *delirium*, um destaque especial aqueles relacionados com a abstinência de álcool. A SAA é uma síndrome compostas de vários sintomas emocionais e somáticos que ocorre, usualmente, em usuários crônicos e/ou intensos de bebida alcoólica.[34] Tais sintomas surgem quando o paciente reduz ou interrompe o consumo habitual de etílicos. Geralmente, os sintomas aparecem 24 a 72 horas depois da parada ou da redução do consumo de álcool. Embora a maioria das SAA seja autolimitada, perdurando por 7 a 10 dias, uma pequena proporção pode evoluir para SAA grave e *delirium tremens*.[35] Os pacientes que evoluem para os quadros mais graves de SAA são dependentes de álcool com marcante tolerância e com uso prolongado de bebida alcoólica.[36] Mesmo a SAA sendo uma condição com alterações psiquiátricas, o correto é que essa síndrome, nos casos em que necessitem de internação, seja manejada em um hospital geral, visto que os pacientes habitualmente apresentam comorbidades clínicas e podem evoluir para os quadros mais graves da síndrome. Portanto, os casos graves vinculam a necessidade de manejo hospitalar. É indispensável o manejo e o suporte clínico do paciente que evoluiu com SAA.[37-38]

O sintoma de abstinência mais comum é o tremor, acompanhado de irritabilidade, náuseas e vômitos. Ele tem intensidade variável e costuma aparecer algumas horas após a diminuição ou parada da ingestão, sendo mais observado no período da manhã. A hiperatividade autonômica acompanha os tremores, desenvolvendo-se taquicardia, aumento da pressão arterial, sudorese, hipotensão ortostática e febre (< 38°C).[39] O diagnóstico de SAA acontece quando os sintomas destacados a seguir surgem naqueles pacientes que pararam ou reduziram o consumo de bebida alcoólica.[40]

- Tremores
- Sudorese
- Náuseas ou vômitos
- Taquicardia
- Aumento dos níveis de pressão arterial
- Cefaleia
- Mal-estar geral
- Agitação psicomotora
- Insônia
- Alterações da sensopercepção (ilusões e alucinações)
- Convulsões

Um modo prático para manejar a SAA será classificando-a de modo escalonada em SAA leve/moderada e SAA grave. O escalonamento da SAA em níveis de gravidade pode ser realizado, facilmente, com a utilização do instrumento CIWA-Ar.[41] Essa escala é de fácil aplicação e permite diagnosticar e escalonar a gravidade da SAA. A seguir, descrevemos, de modo esquemático, as principais perguntas da escala CIWA-Ar. Antes da aplicação dessa escala, os sinais vitais do paciente devem ser colhidos a fim de confirmar ou descartar as alterações autonômicas características da síndrome produzida pelo estado de abstinência:

1. Você sente mal-estar no estômago ou está se sentindo enjoado ou tem vomitado?
   - **0.** Não
   - **1.** Náusea leve e sem vômito
   - **4.** Náusea recorrente com ânsia de vômito
   - **7.** Náusea constante e vômitos
2. Tremor com os braços estendidos e os dedos separados
   - **0.** Não
   - **1.** Não visível, mas sente
   - **4.** Moderado, com os braços estendidos
   - **7.** Severo, mesmo com os braços estendidos
3. Presença de sudorese
   - **0.** 0 – Não
   - **4.** 4 – Facial
   - **7.** 7 – Profusa
4. Há sensações de coceiras, de insetos andando pelo corpo, formigamentos ou pinicões?
   Usar a codificação de pontuação da questão 8
5. Você tem ouvido sons a sua volta? Algo perturbador, sem detectar nada por perto?
   Usar a codificação de pontuação da questão 8
6. As luzes têm parecido muito brilhantes? De cores diferentes? Incomodam os olhos? Você tem visto algo que tem lhe perturbado? Você tem visto coisas que não estão presentes?

0. Não
1. Muito leve
2. Leve
3. Moderado
4. Alucinações moderadas
5. Alucinações graves
6. Alucinações extremamente graves
7. Alucinações contínuas

7. Você se sente nervoso(a)? (Observação direta do paciente pelo profissional)
   0. Não
   1. Muito leve
   4. Leve
   7. Ansiedade grave, um estado de pânico, semelhante a um episódio psicótico
8. Você sente algo na cabeça? Tontura, dor, apagamento?
   0. Não
   1. Muito leve
   2. Leve
   3. Moderado
   4. Moderado/grave
   5. Grave
   6. Muito grave
   7. Extremamente grave
9. Agitação: (observação direta do paciente pelo profissional)
   0. Normal
   1. Um pouco maior que a atividade normal
   2. Leve
   3. Moderadamente
   4. Constante
10. Que dia é hoje? Onde você está? Quem sou eu? (Observação)
   0. Orientado
   1. Incerto sobre a data, não responde seguramente
   2. Desorientado com a data, mas não mais do que dois dias
   3. Desorientado com a data, com mais de dois dias
   4. Desorientado com o lugar e a pessoa

A pontuação da CIWA-Ar permite quantificar a gravidade da SAA do seguinte modo: SAA leve (0 a 9 pontos), SAA moderada (10 a 18 pontos) e SAA grave (> 18 pontos). O tratamento ambulatorial/domiciliar pode ser conduzido nos casos de SAA leve e na maior parte das SAA moderadas. Em situações de SAA moderada, em que o suporte familiar é limitado e em pacientes com importantes comorbidades clínicas, o tratamento em ambiente não hospitalar deve ser evitado. Para os casos de SAA grave, devemos priorizar o tratamento hospitalar.

Antes de discutirmos as condutas farmacológicas e não farmacológicas a serem encaminhadas, é importante ressaltar que os pacientes com SAA apresentam, frequentemente, alterações nos exames laboratoriais bem como condições médicas gerais em comorbidade. Desse modo, será importante que todo paciente em SAA seja investigado, também, com exames complementares. Embora a conduta de investigação clínico-laboratorial varie de acordo com protocolos de serviços, alguns exames são indispensáveis nessa avaliação, tais como: hemograma completo, eletrólitos, função hepática, função renal e urina de rotina. Caso a entrevista clínica e o exame físico evidenciem sinais de outras patologias, outros exames laboratoriais e de imagem poderão fazer parte de protocolo de avaliação.

Para a realização do tratamento ambulatorial/domiciliar, deveremos, obrigatoriamente, contar com um suporte de apoio adequado, pois a condutas farmacológicas e não farmacológicas demandarão esse suporte. A seguir, listamos as principais propostas não farmacológicas e farmacológicas no manejo ambulatorial e domiciliar nos pacientes com SAA leve ou moderada.[34]

Manejo não farmacológico

- Contrato terapêutico com a família do paciente
- Ausência de consumo de bebida alcoólica durante o tratamento de SAA
- Explicação ao paciente e aos familiares sobre a SAA, sua evolução e riscos
- Contato com a equipe de saúde em retornos frequentes
- Dieta branda e leve
- Evitar manusear máquinas e dirigir veículos
- Repouso adequado
- Ambiente tranquilo e sem estímulos sonoros e luminosos
- Supervisão constante de algum familiar
- Buscar atendimento emergencial caso aconteça evolução não favorável

Manejo farmacológico

Os princípios da terapia farmacológica para todos os tipos de SAA seguem a mesma lógica – o uso de medicamentos benzodiazepínicos, visto que o mecanismo de ação dessa categoria farmacológica permite uma ação, sobretudo nos receptores GABA, os quais têm papel fundamental na SAA.[42] Outras condutas envolverão a reposição de vitaminas do complexo B, principalmente a tiamina, além do tratamento das condições clínicas associadas à SAA. Desse modo, o manejo farmacológico dos casos de SAA não complicados terá uma prescrição fixa de benzodiazepínico associada a outras medidas supracitadas. Existem vários benzodiazepínicos no mercado, contudo, para o manejo da SAA, convencionou-se utilizar o diazepam (pacientes não hepatopatas) e o lorazepam (pacientes hepatopatas). Em face disso, as condutas farmacológicas nas SAA leves e moderadas a serem utilizadas estão resumidas a seguir.

- Tratamento de comorbidades clínicas e infecciosas (fazer em conjunto com outras especialidades médicas sempre que houver interconsulta disponível).
- Reposição de tiamina (nos primeiros dias por via intramuscular; posteriormente, por via oral).

- Para pacientes não hepatopatas: usar diazepam oral 20 a 40 mg/dia distribuídos, preferencialmente, de 6 em 6 horas.
- Para pacientes hepatopatas: usar lorazepam oral 4 a 8 mg/dia distribuídos, preferencialmente, de 6 em 6 horas.

Em casos de SAA grave e *delirium tremens*, o tratamento sempre deverá ser realizado em ambiente hospitalar com suporte clínico adequado. Desse modo, o tratamento deverá ocorrer em hospitais gerais; todavia a realidade brasileira muitas vezes impede tal possibilidade. Pelos riscos de complicações dos casos graves de SAA, a retaguarda clínica sempre se faz necessária. Podemos também dividir em tópicos o manejo não farmacológico e farmacológico para facilitar a conduta do médico da emergência.

Manejo não farmacológico

- Conduzir, sempre, a medição da CIWA-Ar mantendo um intervalo de 1 em 1 hora entre as medições.
- Monitorização clínica.
- Manter hidratação e reposição hidroeletrolítica do paciente.
- Dieta leve. Se o paciente não aceitar dieta oral, avaliar a possibilidade de manter reposição glicêmica na hidratação (observação sobre uso de tiamina antes do uso de glicose para evitar precipitação de encefalopatia de Wernicke).

O manejo farmacológico em quadros graves de SAA e no *delirium tremens* visará ao controle da síndrome e objetivará que o paciente atinja um estado de sedação leve (estado em que o paciente está sonolento, sem achados de SAA e responsivo ao estímulo de despertar). Contudo, merece destaque que nesses casos mais graves é comum o retorno dos sinais e sintomas de SAA após o estado de sedação leve ter sido alcançado. Em função disso, novos ciclos de sedação com benzodiazepínicos usualmente precisam ser reiniciados. Para os casos de SAA grave e *delirium tremens*, esse é o manejo farmacológico a ser seguido:

- Usar tiamina 300 mg/dia por pelo menos 5 dias, mesmo que não existam sinais e sintomas de encefalopatia de Wernicke.
- Se existir encefalopatia de Wernicke, a dose de reposição vitamínica poderá ser ajustada.
- Para pacientes não hepatopatas: usar diazepam oral 20 mg em dose inicial de ataque e depois manter 10 mg de hora em hora até sedação leve.
- Para pacientes hepatopatas: usar lorazepam oral 4 mg em dose inicial de ataque e depois manter 2 mg de hora em hora até sedação leve.
- Em casos em que o paciente esteja impossibilitado de engolir, pode-se usar a apresentação endovenosa de diazepam 10 mg, mantendo o mesmo princípio de frequência e periodicidade (observação: a equipe de saúde precisa estar preparada para eventos de depressão respiratória, inclusive com medicamentos (ex.: flumazenil) e materiais capazes de reverter essa eventualidade. Evitar aplicação em bolo.
- Ao usar diazepam 10 mg endovenoso, tentar mudar para apresentação oral assim que possível.
- Utilizar antipsicótico (haloperidol 2,5 a 5 mg oral ou intramuscular) após uso de dose moderada de benzodiazepínico e/ou em situações de agitação psicomotora grave. (Observação: o uso do antipsicótico não suspende a proposta terapêutica com benzodiazepínico.)

Por fim, algumas posturas e condutas devem ser evitadas no manejo de pacientes com SAA, merecendo destaque para:

- Atuação preconceituosa e punitiva sobre o paciente alcoolista.
- Contenção física do paciente de forma inadequada.
- Uso indiscriminado de antipsicóticos.
- Uso indiscriminado de anticonvulsivantes injetáveis.
- Uso de antipsicóticos de baixa potência (ex.: clorpromazina e levomepromazina).
- Uso inadequado de glicose precipitando encefalopatia de Wernicke.

O PACIENTE AGITADO E AGRESSIVO

Situações emergenciais com pacientes agitados e/ou agressivos são muito comuns nos diversos hospitais gerais do Brasil.[43-44] Essas situações provocam desconforto e ansiedade para todos (paciente, familiares, demais pacientes na sala de emergência e equipe de saúde), pois o manejo desses eventos poderá ser complicado, visto que a equipe de saúde poderá estar despreparada e a estrutura da unidade ser inadequada.

A definição de agitação pode ter enfoques diferentes que envolvam a psicomotricidade, o comportamento e os sintomas emocionais. Contudo, é quase universal entender que a agitação se relaciona com um aumento da atividade motora com um estado emocional tenso. Um fator que agrava o manejo desses pacientes está vinculado ao fato frequente de que esses pacientes são levados ao setor de emergência, usualmente contra a sua vontade. Portanto, geralmente os familiares, amigos próximos, SAMU, Bombeiros e, até, a Polícia Militar são os responsáveis por tal translado.

Como esses pacientes agitados e agressivos têm, na maioria das vezes, uma incapacidade de reconhecer as alterações como sintomas de doença, é quase regra a não aceitação de ajuda bem como a recusa de usar alguma medicação prescrita. Essa situação desconfortável é muito ansiogênica e capaz de desorganizar todo o atendimento daquela unidade de atendimento. Alguns pacientes agitados podem, sim, apresentar riscos de agressividade para consigo e terceiros, inclusive para a equipe de saúde. Desse modo, o manejo deverá ser rápido e eficiente.[45] Esse manejo não deve se restringir, exclusivamente, a controlar a agitação e seus eventuais riscos, mas também a diagnosticar a causa daquela agitação, que poderá estar relacionada a condições psiquiátricas, mas também a outras condições médicas.[46] Embora seja, por vezes, difícil diferenciar as agitações psicomotoras decorrentes de condições psiquiátricas daquelas secundárias a condições médicas gerais, alguns sinais e sintomas podem nos alertar para a possibilidade de uma etiologia não psiquiátrica. Alguns deles são citados a seguir:

- Início abrupto da agitação psicomotora;

- Idade avançada;
- Confusão mental;
- Sinais e sintomas que sugerem acometimento do sistema nervoso central;
- Convulsões presentes;
- Sinais e sintomas de quadro infeccioso;
- Histórico de traumatismo recente;
- Histórico de doenças metabólicas e endocrinológicas;
- Ausência de histórico psiquiátrico;
- Alucinações vívidas, sobretudo visuais e táteis;
- Estados de intoxicação de substâncias psicoativas;
- Uso de polifarmácia para doenças clínicas.

É possível que a maioria dos serviços de emergências médicas do Brasil não esteja preparada para receber e atender pacientes agitados e/ou agressivos, todavia este capítulo poderá contribuir para que ajustes nas estruturas possam ser encaminhados. Como não se imagina que esses pacientes poderão chegar às salas de emergências, elas costumam não ter as condições mais básicas para tais atendimentos. A existência de protocolos e rotinas de atendimentos para esses pacientes permitem que as equipes tenham capacidade de uniformizar as condutas de atendimento, evitando erros e iatrogenias. Associado aos protocolos, as equipes deveriam ser treinadas a fim de saberem utilizar os referidos protocolos. Para atender pacientes agitados e agressivos, faz-se necessário e prudente ter equipes de enfermagem e de segurança treinadas para essas situações. O espaço físico da unidade ou, pelo menos, a sala em que o atendimento for realizado deve estar estruturada para condução de risco iminentes frente à agressividade. Desse modo, objetos que podem ser utilizados de modo ameaçador pelo paciente não devem estar disponíveis. Outro aspecto importante seria a própria sala de atendimento ter a possibilidade de fácil saída por parte do médico e do paciente. Esses pacientes, dado o risco de heteroagressividade, devem ser atendidos com prontidão e prioridade, pois a demora poderá aumentar a irritabilidade, agitação e agressividade. O médico deve estar atento para perceber se aquelas pessoas que acompanharam o paciente à sala de emergência estão lhe desestabilizando ou acalmando. A decisão de mantê-los próximos ao paciente dependerá, sobretudo, dessa análise.[45]

Diante de uma situação de emergência com um paciente agressivo, a postura e a atitude do médico são fatores de sucesso para uma conduta eficiente. Desse modo, é prudente que a equipe que fará o atendimento não tenha atitudes confrontadoras nem demonstre comportamento punitivo em face da movimentação que o paciente está fazendo na sala de emergência. Agir de maneira ameaçadora certamente aumentará o risco de agressividade e dificultará a abordagem do paciente. Agir de forma objetiva e determinada não é sinônimo de autoritarismo ou de dominância. Mesmo que estejamos diante de um paciente com o juízo da realidade prejudicado e posturas agressivas, precisaremos agir com o objetivo de acolher e ajudar. A grande maioria dos pacientes agitados e/ou agressivos necessita de abordagens farmacológicas. A contenção química é uma conduta que reduz o sofrimento do paciente e os riscos para todos os envolvidos em situações de emergência com o paciente agitado. As medicações psicotrópicas, quando bem prescritas, permitem um maior controle dos riscos de autoagressividade e heteroagressividade.[47-48] A escolha da via de administração dependerá do grau de agitação do paciente. Pelas dificuldades lógicas para se usar a via endovenosa, evita-se utilizá-la. A justificativa para tal esquiva é simples, ou seja, a dificuldade de puncionar um acesso venoso no paciente agitado e agressivo antes de ele estar tranquilo. Portanto, as vias de administração mais utilizadas em pacientes agitados são a oral e a intramuscular. De maneira geral, devido às características farmacocinéticas, a via intramuscular permitirá uma tranquilização mais rápida. Desse modo, ela acaba por ser a via de preferência naqueles pacientes mais agitados e agressivos. As medicações que se mostram mais eficazes para a agitação psicomotora são os antipsicóticos e benzodiazepínicos.[47] Além do grau de agitação, a escolha da via e da medicação deverá levar em conta a presença de doenças clínicas, o histórico de uso prévio de medicações psicotrópicas e a ocorrência de efeitos colaterais.[49] Há de se destacar a necessidade de se conhecer o perfil farmacocinético e farmacodinâmico das principais medicações psicotrópicas disponíveis em emergências médicas do Brasil. Como exemplo, pode ser citada a contraindicação do uso do diazepam por via intramuscular, pois a absorção da droga, por essa via, é errática.[48] Abaixo, destacamos as principais possibilidades de medicamentos a serem utilizados nas situações de pacientes agitados e agressivos:

- Haloperidol 2,5 a 5 mg por via intramuscular;
- Midazolam 5 mg a 15 mg por via intramuscular;
- Antipsicóticos atípicos para uso intramuscular (olanzapina 5 a 10 mg IM e ziprasidona 5 a 10 mg IM);
- Antipsicóticos orodispersíveis (ex.: olanzapina).

É muito comum, em emergências brasileiras, o uso de prometazina em estados de agitação psicomotora, sobretudo em associação com antipsicóticos (ex.: haloperidol). A fácil disponibilidade e o custo baixo dessa medicação são as principais explicações para esse uso comum. Embora tenhamos um efeito sedativo com a sua utilização, é importante saber que a prometazina tem efeitos colaterais de sedação excessiva e prejuízo de funções cognitivas e motoras.[50] Ademais, o antagonismo dopaminérgico e noradrenérgico promovido pela combinação de prometazina com haloperidol podem, na verdade, aumentar o risco de hipotensão e síndrome neuroléptica maligna.[51]

A Figura 34.1 resume de modo esquemático como agir em caso de agitação psicomotora.

O PACIENTE ANSIOSO

Antes de adentrarmos o conteúdo teórico propriamente dito desse tópico, consideremos a seguinte situação:

Imagine que você estivesse passando, nos últimos meses, por graves problemas na sua vida emocional, mas, apesar disso, nunca tivesse apresentado algo que justificasse uma visita a uma sala de emergência médica. Eis que numa noite, na sua casa, você sente, abruptamente, um desconforto no peito com uma sensação de queimação subindo pelo pescoço. Além disso, você começa a sentir seu coração palpitando intensamente como se "ele quisesse saltar pela sua boca". Você começa a sentir uma falta de ar e passa a ter uma sensação de estar sufocando. Começa a ficar tonto e se sentir dormente. Então, diante disso, você se lembra do seu tio que sofreu um infarto meses atrás. Daí você começa a ter sensação de desmaio e acredita que vai morrer. Desesperadamente, você corre para sala e pede ajuda aos familiares dizendo de modo veemente que "está morrendo e que, pelo amor de Deus alguém o levasse ao hospital".

Se você fosse o paciente acima ou algum de seus familiares, qual seria a primeira hipótese imaginada? Certamente, a ideia inicial seria de que você estava tendo algum problema cardiovascular ou um "ataque cardíaco". Pois bem, o exemplo relatado é um fato muito prevalente em emergências clínicas. Como a ansiedade pode assemelhar-se a inúmeros sintomas e se apresentar acompanhada de várias manifestações somáticas, a visita de pacientes ansiosos às salas de emergência não é um fenômeno raro. Vários sintomas ansiosos são também encontrados em situações de emergências cardiovasculares, tais como: dor torácica, palpitações, tontura, sudorese, sensação de asfixia, sufocação e ondas de calor.[52] O indivíduo acometido por uma crise de ansiedade grave frequentemente acredita estar apresentando um quadro grave, como, por exemplo, infarto agudo do miocárdio ou acidente vascular cerebral. Desse modo, o primeiro atendimento é, geralmente, realizado em unidades de emergências clínicas. Como esses sintomas podem acontecer em crises recorrentes, os indivíduos que os apresentam são, muitas vezes, frequentadores assíduos de unidades de emergência.[53]

O início abrupto de sintomas somáticos em paciente ansiosos leva quase, invariavelmente, a uma falsa certeza, por parte do doente, de um acometimento cardíaco.[54] Dentre os transtornos ansiosos, aquele que mais aparecerá em unidades de emergências clínicas é, sem dúvidas, o transtorno do pânico. A natureza somática dos principais sintomas presentes no ataque de pânico justifica esse achado. A seguir, a lista desses sintomas:

- Taquicardia;
- Palpitações;
- Tremores;
- Sudorese;
- Sensação de sufocamento;
- Dor no peito;
- Sensação de asfixia;
- Dor abdominal;
- Náuseas e vômitos;
- Vertigem;
- Desmaios;
- Medo de morrer;
- Medo de enlouquecer;
- Parestesias;
- Ondas de calor;
- Calafrios.

A natureza desses sintomas trará, de modo inevitável, uma percepção de doença grave, a não ser que o paciente já tenha diagnóstico psiquiátrico firmado e possua uma compreensão dos sintomas e do transtorno.

A avaliação de um paciente com sintomas físicos de ansiedade, que se apresenta a um médico em qualquer unidade de emergência, requer, como primeira conduta, a análise da existência de uma outra condição médica. Mesmo que estejamos diante de um paciente que frequenta, recorrentemente, a unidade de emergência, esta conduta se torna necessária. Sem essa atenção, poderemos, por preconceito e empirismo, não valorizar as queixas físicas e até, por negligência, deixar de diagnosticar um agravo à saúde física do paciente.[55] Várias doenças e condições médicas podem ter sintomas que se assemelham à ansiedade, portanto, é prudente que todo paciente com sintomas ansiosos sejam avaliados cuidadosamente nas salas de emergências clínicas.

Após terem sido descartadas outras condições médicas, o manejo do paciente ansioso demanda, por parte da equipe de saúde, uma atitude calma e reasseguradora, a fim de tranquilizá-lo, trazendo maior conforto para a situação. Desse modo, em nenhum momento, caberão posturas confrontadoras ou de escrutínio para esse paciente. As medicações de escolha para conter os sintomas ansiosos agudos são os benzodiazepínicos, os quais estão disponíveis, basicamente, em todas as emergências brasileiras. A via de administração (oral, intramuscular ou endovenosa) dependerá da existência de comorbidades bem como da intensidade e das circunstâncias em que os sintomas surgiram. Geralmente, os benzodiazepínicos orais disponíveis são o diazepam, clonazepam e lorazepam. Todos poderão ser úteis no controle da ansiedade e a escolha se baseará em experiência individual do prescritor e de características farmacocinéticas e farmacodinâmicas. O uso dos injetáveis (diazepam e midazolam) também seguirá o mesmo raciocínio.[56]

A IMPORTÂNCIA DA EXISTÊNCIA DO PSIQUIATRA NO HOSPITAL GERAL

A proposta de inclusão da psiquiatria em hospitais gerais foi fortalecida com as ideias de mudanças da base assistencial que aconteceu sobretudo no século XX. A Segunda Guerra Mundial foi um evento que estimulou, intensamente, a inclusão da psiquiatria no hospital geral. O atendimento aos soldados e combatentes feridos tinha como premissa uma rápida melhora, objetivando o rápido retorno à frente de batalha. Desse modo, novas técnicas de atendimento ao paciente psiquiátrico surgiram dentro dos hospitais gerais, demonstrando a viabilidade dessa possibilidade de interação. A possibilidade de se ter a psiquiatria inserida nos hospitais gerais permitia oferecer uma atenção à saúde mais integral que abrangesse a esfera física e mental, a redução de preconceitos quanto a esta prática e menor estigma social.

O desejo de inserir a psiquiatria no hospital geral não deve estar pautado em interesses puramente ideológicos, pois a definição de novas políticas em saúde pública precisa de sustentáculo científico com evidências concretas. O ingresso da psiquiatria no hospital geral não deve se restringir à simples presença do psiquiatra nesta unidade hospitalar, pois a verdadeira inclusão acontece quando uma abordagem integrada é construída no processo de tratamento dos adoecimentos clínicos e psiquiátricos.

Contenção dos pacientes no leito

Material
- Compressas de algodão ortopédico;
- Loção ou creme hidratante (s/n);
- Atadura crepe;
- Esparadrapo ou fita hipoalergênica(s/n).

Pré-execução
- Avaliar a necessidade de contenção do paciente;
- Orientar o paciente e familiares/acompanhante quanto ao uso de contenção, as razões do seu uso, duração e possíveis complicações;
- Higienizar as mãos
- Reunir o material
- Inspecionar a região onde será feita a contenção

Execução
Restrição Física
- Imobilizar fisicamente o paciente com auxílio da equipe, evitando causar traumas ao paciente.

Restrição Mecânica
- Lavar e secar a área a ser restringida;
- Aplicar loção ou creme hidratante na pele (s/n);
- Dobrar a compressa do algodão em três no sentido do comprimento e enrolar ao redor do punho ou tornozelo do paciente;
- Prender o conjunto com um nó e prender as pontas soltas da atadura na cama.

Pós Execução
- Avaliar o paciente periodicamente a cada duas horas quanto ao seu comportamento, eficácia da restrição, presença de complicações e necessidade de manutenção ou associação de outras medidas terapêuticas;
- Anotar no prontuário do paciente informações com motivo das restrições, horário e tipo das restrições, reação do paciente, cuidados com as restrições e os membros restritos.

Obs.:
- Avaliar as restrições no mínimo 1×/plantão e trocá-la 1× ao dia ou se estiver suja, ajudar o paciente em relação a suas necessidades de nutrição, excreção, hidratação, higiene e etc;
- Monitorar as condições de pele e circulação nos lociais e membros contidos, retirar as restrições do paciente.

FIGURA 34.1 Fluxograma de contenção.

A presença da psiquiatria nos hospitais gerais promove um rompimento com a ideia de tratamento psiquiátrico em macro-hospitais, não só em termos de espaço físico como também no isolamento da psiquiatria em relação às outras especialidades médicas. O ganho desta aproximação é bidirecional, pois os pacientes internados nas alas não psiquiátricas e que sofrem de algum sofrimento mental serão analisados e conduzidos conjuntamente. Além do contato maior com as outras clínicas, outras vantagens são percebidas nesta associação, tais como: maior disponibilidade de recursos terapêuticos e diagnósticos, maior aceitação da internação por parte da comunidade, a ocorrência de tempo de permanência hospitalar mais reduzido, maior facilidade de contato com a família e melhor possibilidade de reinserção social. Além das vantagens clínicas descritas, esta interseção permite uma melhor formação técnica e científica dos profissionais ligados à saúde mental, porque ocorre uma maior integralidade do cuidar e o fornecimento de um campo de investigação mais amplo.

No entanto, além dos benefícios, é possível perceber algumas dificuldades nesta maior integração da psiquiatria com outras especialidades médicas. Alguns fatores estruturais e na organização das relações dentro do hospital geral podem ser evidenciados como desvantagens. Os espaços físicos no hospital geral são bem mais restritos, limitando à enfermaria algumas atividades de lazer e de reabilitação social em ambientes externos. O manejo de pacientes com importante agitação psicomotora pode ser dificultado pela falta de espaço para movimentação. Em consonância com esta ideia, aqueles pacientes com importante grau de agressividade terão, por vezes, maiores dificuldades de manejo em espaços menores como os de enfermarias em hospital geral.

Inúmeros preconceitos e resistências emergem para incluir a psiquiatria na estrutura do hospital geral. A percepção equivocada de que os pacientes são perigosos e agressivos pode, portanto, criar resistências na tolerabilidade de ter um paciente com transtorno mental no hospital geral, mesmo que numa enfermaria psiquiátrica. Essa resistência também é percebida e amplificada pela comunidade, a qual está utilizando concomitantemente os espaços de outras clínicas e mostra-se temerária em compartilhar espaços em comum com pacientes psiquiátricos. A incorporação de princípios errôneos sobre incurabilidade, imprevisibilidade e agressividade em relação aos doentes mentais representa outros obstáculos para a inclusão da psiquiatria no hospital geral.

CONSIDERAÇÕES FINAIS

A presença de pacientes com alterações comportamentais e sintomas psiquiátricos não ocorre somente em emergências psiquiátricas especializadas. Pelo contrário, a busca de atendimento médico inicia-se, na maioria das vezes, em emergências gerais em face da sua maior disponibilidade bem como da confusão diagnóstica entre quadros orgânicos e psiquiátricos.

Desse modo, torna-se premente que todo médico saiba manejar a principais situações de emergência psiquiátrica até que o especialista possa participar ativamente desse atendimento. Esse envolvimento efetivo do médico não psiquiatra aumentará o sucesso da terapêutica e reduzirá os riscos para o paciente.

Portanto, este capítulo visa ilustrar as principais situações de emergência psiquiátrica, mas também estimular que todos os profissionais de saúde compreendam que o padecimento mental é um dos maiores infortúnios por que o ser humano pode passar e, por isso, deverá ser manejado do melhor modo ético, humano e técnico.

REFERÊNCIAS BIBLIOGRÁFICAS

1. Barros RE, Tung TC, Mari JJ. Psychiatric emergency services and their relationships with mental health network in Brazil. Rev Bras Psiquiatr. 2010;32(suppl 2):S71-7.
2. Barros RE, de Azevedo Marques JM, Santos JL, Zuardi AW, Del-Ben CM. Impact of length of stay for first psychiatric admissions on the ratio of readmissions in subsequent years in a large Brazilian catchment area. Soc Psychiatry Psychiatr Epidemiol. 2016;51(4):575-87.
3. Munizza C, Furlan PM, d'Elia A, D'Onofrio MR, Leggero P, Punzo F, Vidini N, Villari V. Emergency psychiatry: a review of the literature. Acta Psychiatr Scand. 1993;374(suppl):1-51.
4. Beauchamp TL, Childress JF. Princípios de ética biomédica. 2002; São Paulo: Loyola.
5. Grisard N. Ética médica e bioética: a disciplina em falta na graduação médica. Revista Bioética, Univale - SC. 2002;10(1):97-114.
6. Novack DH, Dubé C, Goldstein MG. Teaching medical interviewing. A basic course on interviewing and the physician-patient relationship. Arch Intern Med. 1992;152:1814-20.
7. Renaud I. Situações do corpo e a ética do cuidado. Cadernos de Bioética. 2004;36:5-15.
8. Botega NJ. Comportamento suicida: epidemiologia. Psicologia USP. 2014;25(3):231-36.
9. World Health Organization. World health statistics. 2014;1-180.
10. Värnik P. Suicide in the world. International Journal of Environmental Research and Public Health. 2012;9:760-71.
11. Brasil. Ministério de Saúde. Estatísticas vitais e mortalidade. 2013. Recuperado em 05 de abril de 2016 em: http://www2.datasus.gov.br/DATASUS.
12. Marín-León L, Oliveira HB, Botega NJ. Suicide in Brazil, 2004–2010: The importance of small counties. Revista Panamericana de Salud Publica. 2012;32(5):351-59.
13. Instituto Brasileiro de Geografia e Estatística. Tábuas completas de mortalidade - 2006. 2013; Recuperado em 05 de abril de 2016 em http://www.ibge.gov.br.
14. Gotsens M, Marí-Dell'Olmo M, Rodríguez-Sanz M, Martos D, Espelt A, et al. Validation of the underlying cause of death in medico legal deaths. Revista Espanhola de Salud Publica. 2011;85(2):163-74.
15. Minayo MCS, Pinto LW, Assis SG, Cavalcante FG, Mangas RMN. Trends in suicide mortality among Brazilian adults and elderly, 1980 - 2006. Revista de Saude Pública. 2012;46(2):300-9.
16. Horowitz LM, Ballard ED, Pao M. Suicide screening in schools, primary care and emergency departments. Curr Opin Pediatr. 2009;21(5):620-7.
17. Bertolote JM, Fleischmann A. (2002). Suicide and psychiatric diagnosis: A worldwide perspective. World Psychiatry. 2002;1:181-85.
18. Botega NJ, Barros MBA, Oliveira HB, Dalgalarrondo P, Marin-León L. Suicidal Behavior in the community: prevalence and factors associated to suicidal ideation: Rev. Bras Psiquiatr. 2005;27(1):45-53.
19. Murphy GE. On suicide prediction and prevention. Arch Gen Psychiatr. 1983;40(3):343-4.
20. Jacobs DG, Brewer ML. Application of the APA practice guidelines on suicide to clinical practice. CNS Spectr. 2006;11(6):447-54.
21. Brasil. Lei nº. 10.216, de 6 de abril de 2001. Dispõe sobre a proteção e os direitos das pessoas portadoras de transtornos mentais e redireciona o modelo assistencial em saúde mental. Diário Oficial da União [DOU]. Brasília, DF; 9 abr 2001.
22. Brasil. Conselho Federal de Medicina. Resolução nº 1952, de 07 de julho de 2010. Adota as diretrizes para um modelo de assistência integral em saúde mental no Brasil e modifica a Resolução CFM nº 1.598. Diário Oficial da União [DOU]. Brasília, DF, 07 jul 2010. p. 133.
23. Adamis D, Treloar A, Martin FC, Macdonald AJD. A brief review of the history of delirium as a mental disorder. Hist Psychiatr. 2007; 8:459-69.
24. Lôbo RR, Silva Filho SRB, Lima NKC, Ferriolli E, Moriguti JC. Medicina (Ribeirão Preto). 2010;3(3):249-57.
25. Wacker P, Nunes PV, Forlenza OV. Delirium, uma perspectiva histórica. Rev Psiquiatr Clín. 2005;32:97-103.
26. Lipowski ZJ. Delirium (acute confusional states). JAMA. 1987;258(13):1789-92.
27. Francis J, Kapoor WN. Delirium in hospitalized elderly. J Gen Intern Med. 1990;113:941-8.
28. Stiefel F, Holland J. Delirium in cancer patients. Int Psychogeriatr. 1991;3(2):333-6.
29. Tune LE. Postoperative delirium. Int Psychogeriatr. 1991;3(2):325-32.
30. Casarett D, Inouye SK. Diagnosis and management of delirium near the end of life. Ann Intern Med. 2001;135:32-40.
31. European Delirium Association and American Delirium Society. The DSM-5 criteria, level of arousal and delirium diagnosis: inclusiveness is safer. BMC Medicine. 2014;12:141.
32. Ross CA, Peyser CE, Shapiro I, Folstein MF. Delirium: phenomenologic and etiologic subtypes. Int Psychogeriatr. 1991;3(2):135-47.
33. Inouye SK. Delirium in older patients. N Engl J Med. 2006;354:1157-65.
34. Laranjeira R, Nicastri S, Jerônimo C, Marques AC. Departamento de Dependência Química da Associação Brasileira de Psiquiatria. Consenso sobre a síndrome de abstinência do álcool (SAA) e o seu tratamento. Rev Bras Psiquiatr. 2000;22(2):62-71.
35. Shaw JM, Kolesar GS, Sellers EM, Kaplan HL, Sandor P. Development of optimal treatment tactics for alcohol withdrawal. J Clin Psychopharmacol. 1981;1:382-7.
36. Saitz R, Friedman LS, Mayo-Smity MF. Alcohol withdrawal: a nationwide survey of patient treatment practices. J Gen Int Med. 1995;10:479-87.

37. Romach MK, Sellers EM. Management of the alcohol withdrawal syndrome. Annu Rev Med. 1991;42:323-40.
38. Williams D, Mcbride A. The drug treatment of alcohol withdrawal symptoms: a systematic review. Alcohol & Alcoholism. 1998;33(2):103-15.
39. Trevisan L, Boutros N, Petrakis I, Krystal J. Complications of alcohol withdrawal: pathophysiological insights. Alcohol Health Res World. 1998;22(1):61-6.
40. World Health Organization (WHO). Global Status Report on Alcohol. Geneva: WHO, 1999. Available from: URL: http://www.who.i n t/s u b s t a n c e _ a b u s e/pubs_alcohol.htm
41. Stuppaeck CH, Barnas C, Falk M, Guenther V, Hummer M, Oberbauer H, Pycha R, Whitworth AB, Fleischhacker WW. Assessment of the alcohol withdrawal syndrome: Validity and reliability of the translated and modified Clinical Institute Withdrawal. Assessment for Alcohol scale (CIWA-A). Addiction. 1994;89:1287-92.
42. Devaud LL, Fritschy JM, Sieghart W, Morrow AL. Bi-directional alterations of GABA-A receptor subunit peptide levels in rat cortex during chronic ethanol consumption and withdrawal. J Neurochem. 1997;69:126-30.
43. Del-Ben CM, Marques JM, Sponholz A, Jr., Zuardi AW. Mental health policies and changes in emergency service demand. Rev Saude Publica. 1999;33(5):470-6.
44. Santos ME, do Amor JA, Del-Ben CM, Zuardi AW. Psychiatric emergency service in a university general hospital: a prospective study. Rev Saude Publica. 2000;34(5):468-74.
45. Mantovani C, Migon MN, Alheira FV, Del-Ben CM. Management of the violent or agitated patient. Rev Bras Psiquiatr. 2010;32(Suppl 2):S96-103.
46. Rossi J, Swan MC, Isaacs ED. The violent or agitated patient. Emerg Med Clin North Am. 2010;28(1):21.
47. Zimbroff DL. Pharmacological control of acute agitation: focus on intramuscular preparations. CNS Drugs. 2008;22(3):199-212.
48. Allen MH, Currier GW, Carpenter D, Ross RW, Docherty JP; Expert Consensus Panel for Behavioral Emergencies 2005. The expert consensus guideline series. Treatment of behavioral emergencies 2005. J Psychiatr Pract. 2005;11 (Suppl 1):5-112.
49. Vass A. NICE guidance "a real victory" for people with schizophrenia. National Institute for Clinical Excellence. BMJ. 2002;324(7351):1413.
50. Parrott AC, Wesnes K. Promethazine, scopolamine and cinnarizine: comparative time course of psychological performance effects. Psychopharmacology (Berl). 1987;92(4):513-9.
51. Ranjan S, Chandra PS. Drug combinations for rapid tranquillisation. Br J Psychiatry. 2005;187:192-3.
52. Fleet RC, Dupuis G, Marchand A, Burelle, D, Arsenault A, Beitman BD. Panic disorder in emergency department chest pain patients: prevalence, comorbidity, suicidal ideation and physical recognition. Am J Med. 1996;101:371-80.
53. Filho GLFS, Valença AM, Nardi AE. Chest pain and panic disorder: physical symptom or coronary heart disease presentation. Rev. Psiq. Clín. 2007;34(2): 97-101.
54. Carter C, Maddock R, Zoglio M, Lutrin C, Jella S, Amsterdam E. Panic disorder and chest pain: a study of cardiac stress scintigraphy patients. Am J Cardiol. 1994;74:296-98.
55. Lynch P, Galbraith KM. Panic in the emergency room. Can J Psychiatry. 2003; 48:361-66.
56. Canadian Psychiatric Association. Clinical practice guidelines. Management of anxiety disorders. Can J Psychiatry. 2006;51(8 Suppl 2):9S-91S.

35

Ressuscitação Cardiopulmonar

Hélio Penna Guimarães

INTRODUÇÃO

A parada cardiorrespiratória (PCR) resulta em mais de 300 mil mortes por ano somente na América do Norte; aproximadamente 400 mil pessoas nos Estados Unidos e 700 mil na Europa sofrem PCR a cada ano. A etiologia mais comum ainda é a doença cardiovascular isquêmica. Aproximadamente 56% a 74% dos ritmos de PCR, no âmbito pré-hospitalar, ocorrem em FV.[1-8]

O sucesso da ressuscitação estará intrinsecamente relacionado, nesses casos, à desfibrilação precoce, ideal dentro dos primeiros 3 a 5 minutos após o colapso. Para cada minuto transcorrido do início de um evento arrítmico súbito sem aplicação da desfibrilação, as chances de sobrevivência diminuem em 7% a 10%.[2-5]

A despeito das manobras de ressuscitação serem executadas em dois terços dos casos, infelizmente, aproximadamente 70% dos casos acontecem fora do ambiente hospitalar, habitualmente no domicílio, com taxas de sobrevivência inferiores a 5%.[2-4]

O cenário intra-hospitalar também não tem sido muito favorável, com baixas taxas de RCE e sobrevivência em longo prazo. Além disso, esse quadro é influenciado pela irrestrita e, nem sempre criteriosa, prática de RCP para todos os pacientes em PCR, muitas vezes sem a adequada avaliação de sua real indicação, como frequentemente ocorre no Brasil, dada a ausência de normatizações e legislações mais claras sobre terminalidade e *do not resuscitation* (DNR).[6-8]

O conhecimento e a aplicação das técnicas disponíveis para a execução, com sucesso, de RCPC têm sido otimizados a cada 5 anos com a publicação de diretrizes mundiais do International Liaison Committee on Resuscitation (ILCOR), e da American Heart Association (AHA).

Tratam-se de diretrizes baseadas em processo internacional sistemático de busca e avaliação das melhores evidências disponíveis, servindo como apoio também para os cursos de treinamento baseados em simulação, que envolvem as sociedades de emergência, cardiologia e medicina intensiva em todo o mundo. As alterações contidas nessas diretrizes têm focado, em suas últimas versões, na otimização da qualidade das compressões torácicas externas (CTE) e nas recomendações para melhoria da morbimortalidade de indivíduos com RCE, por meio de ênfase nos cuidados pós-RCPC.[2-5] A Atualização das Diretrizes da AHA 2015 para RCP e ACE marca o 55.º ano da publicação do artigo memorável de Kouwenhoven, Jude e Knickerbocker sobre o aumento da sobrevida na PCR decorrente do enfoque dado à RCP de alta qualidade feita por meio das compressões torácicas externas. Com tais esforços, assim como o permanente compromisso com o avanço da ciência da ressuscitação, milhares de vidas poderão ser salvas a cada ano.

O PROCESSO DE ATUALIZAÇÃO DAS DIRETRIZES

A Atualização das Diretrizes da AHA 2015 para RCP e ACE se baseou em um processo internacional de avaliação de evidências que envolveu 250 revisores de 39 países. O processo da revisão sistemática de 2015 do International Liaison Committee on Resuscitation (ILCOR) foi diferente dessa vez, se comparado a anos anteriores. No processo de revisão sistemática de 2015, as forças-tarefa do ILCOR priorizaram tópicos para revisão, selecionando aqueles em que havia novos conhecimentos e controvérsias suficientes para suscitar uma revisão sistemática. Em consequência dessa priorização, foram realizadas menos revisões em 2015 (166 tópicos) do que em 2010 (274 tópicos).

Os revisores utilizaram o Grading of Recommendations Assessment, Development, and Evaluation (GRADE; www.gradeworkinggroup.org), um sistema de revisão de evidências altamente estruturado e replicável, para melhorar a consistência e a qualidade das revisões sistemáticas. Os revisores de todas as partes do mundo também puderam trabalhar juntos, virtualmente, através da Systematic Evidence Evaluation and Review System (SEERS), uma plataforma na internet desenvolvida especialmente pela AHA com o objetivo de auxiliar em várias das etapas do processo de avaliação. O site da SEERS foi utilizado para divulgar publicamente os rascunhos do Consenso Internacional de 2015 sobre a Ciência da RCP e do ACE com Recomendações de Tratamento do ILCOR e para receber comentários do público.

A Atualização das Diretrizes da AHA 2015 para RCP é diferente das edições anteriores das Diretrizes da AHA para RCP e ACE. O Comitê determinou que 2015 seria uma atualização que trataria somente dos tópicos abordados pela revisão de evidências do ILCOR 2015. Essa decisão é garantia de apenas um padrão para avaliação de evidências; em decorrência disso, a Atualização das Diretrizes da AHA 2015 para RCP e ACE não constitui uma revisão completa e ampla das Diretrizes da AHA 2010 para RCP e ACE, mas apenas dos tópicos mais relevantes que merecem a revisão. A versão integrada está disponível on-line em <ECCguidelines.heart.org>.

A publicação do Consenso Internacional de 2015 sobre a Ciência da RCP e do ACE com recomendações de tratamento dá início a um processo de revisões contínuas da ciência da ressuscitação. Os tópicos revisados em 2015 serão atualizados conforme necessário, com a adição de novos tópicos. Os leitores devem monitorizar o site da SEERS para manter-se atualizados sobre os mais recentes conhecimentos em ressuscitação e sobre a avaliação desse conhecimento pelo ILCOR.

Na Atualização das Diretrizes de 2015, foi utilizada a versão mais recente das definições da AHA para as Classes de Recomendações e Níveis de Evidência (Figura 35.1). Os leitores notarão que essa versão contém uma modificação na recomendação da Classe III: Nenhum benefício — a ser utilizada com pouca frequência quando for demonstrado, segundo evidências observadas em um estudo de qualidade alta ou moderada (nível de evidência (NE) A ou B, respectivamente), que uma determinada estratégia não chega a ser melhor que o controle. Os níveis de evidência também foram modificados.

O NE B é agora dividido em NE B-R (estudos randomizados) e NE B-NR (estudos não randomizados). O NE C ago-

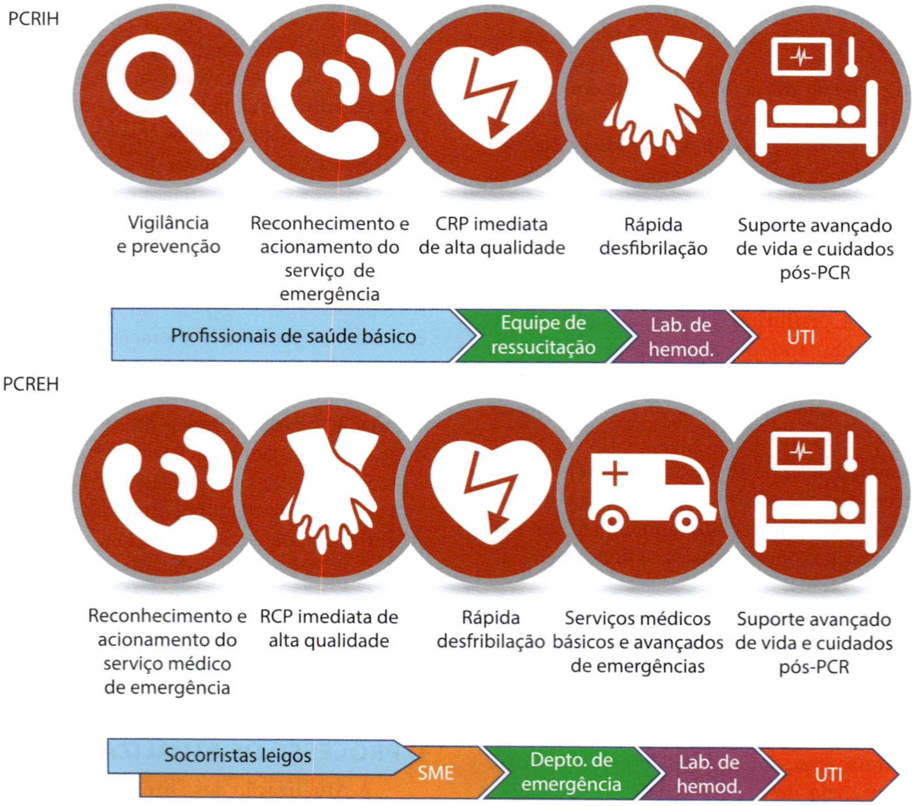

FIGURA 35.1 Cadeia de sobrevivência de PCRIH e PCREH. Fonte: Adaptado de ILCOR/AHA 2015.

ra é dividido em NE C-LD (dados limitados) e NE C-EO (opinião do especialista).

Infelizmente, os níveis de evidência e as classes de recomendação em ressuscitação ainda são baixos, sendo apenas 1% do total das recomendações de 2015 (3 de 315) com base no maior nível de evidência (NE A) e apenas 25% das recomendações (78 de 315) designadas como de Classe I (recomendação forte). A maioria (69%) das recomendações da Atualização das Diretrizes de 2015 se respalda em baixos níveis de evidência (NE C-LD ou C-EO), e quase a metade (144 de 315; 45%) é classificada como de Classe IIb (recomendação fraca).

DEFINIÇÕES

A PCR é a cessação súbita e inesperada das atividades ventricular útil e ventilatória, passível de reversão, em indivíduo não portador de doença intratável ou em fase terminal.

Nesse contexto, define-se a Ressuscitacao Cardiopulmonar (RCP) como o conjunto de manobras realizadas com o objetivo de manter, artificialmente, o fluxo arterial ao cérebro e a outros órgãos vitais, até que ocorra Recuperação/Retorno da Circulação Espontânea (RCE). As manobras de RCP, aliadas à desfibrilação, quando indicada, constituem-se, então, na oferta da melhor chance de restauração da função cardiopulmonar e cerebral de PCR.[1-7]

CAUSAS DE PCR[1-7]

As causas de PCR são variadas. Convém citar que a associação entre uma modalidade de PCR e uma causa específica não é absoluta, como por muito tempo se condicionou a ocorrência de FV apenas à isquemia miocárdica.

As causas mais comuns associadas à PCR são descritas em regra mnemônica dos "5H e 5T", extensamente utilizada à beira do leito durante as manobras de RCP, para uma abordagem rápida e sistematizada do evento. O Quadro 35.1 resume as principais causas de RCP de acordo com os Hs e Ts.

DIAGNÓSTICO, TRATAMENTO E SEGUIMENTO

A presença de inconsciência, ausência de respiração efetiva e ausência de pulso central (carotídeo ou femoral) confirma uma situação de PCR. A sequência sistematizada de abordagem dos eventos é fundamental para o diagnóstico, o tratamento e o acompanhamento das vítimas de PCR e será detalhada nas etapas conhecidas como suporte básico de vida e suporte avançado de vida.[1-7]

QUADRO 35.1 Causas mais frequentes de PCR

5H	5T
Hipovolemia	Trombose coronariana
Hipóxia	Tromboembolismo pulmonar (TEP)
Hiper/Hipocalemia	Tóxicos e toxinas (intoxicações exógenas)
H^+ (acidose)	Tamponamento cardíaco
Hipotermia	Tensão no tórax (pneumotórax hipertensivo)

Em 1991, a AHA introduziu a simbologia da "cadeia de sobrevivência" como uma metáfora para representar a sequência de eventos que devem, de forma ideal, ocorrer para otimizar as taxas de sucesso da RCPC em adultos e crianças.

Os elos da cadeia, em adultos, incluem o acesso precoce (reconhecimento do problema e solicitação do serviço médico de emergência), ressuscitação cardiorrespiratória e cerebral imediata, desfibrilação precoce – nos pacientes que necessitam – e acesso precoce ao sistema de suporte avançado de vida cardiovascular (SAVC) e 5.º elo, o de cuidados pós-reanimação integrados, que envolvem um conjunto de medidas adotadas para a estabilização clínica do paciente, a redução da mortalidade precoce pós-RCE e a preservação da função neurológica.[1-7]

Nas diretrizes atuais publicadas em 2015, há a modificação da cadeia de sobrevivência para condições de ocorrência da PCR intra-hospitalar, com a modificação do primeiro elo para um elo que simbolize a prevenção ou detecção precoce do risco de ocorrência da PCR, ressaltando o valor de "Times de Resposta Rápida" (TRR) que identifiquem precocemente sinais e sintomas de gravidade (código amarelo) e executem intervenções que possam evitar a ocorrência da PCR (código azul). A expectativa é de que, em serviços que contam com TRRs estruturados e adequadamente capacitados, seja possível aumentar o número de atendimentos de códigos amarelos e reduzir, ou preferencialmente levar a zero, o número de atendimentos de código azul (PCR) para pacientes internados em unidades assistenciais que não UTI e Departamento de Emergência.

As novas diretrizes de RCP 2015 ressaltam fortemente a implementação destes TRRs intra-hospitalares; para a ocorrência de PCR extra-hospitalar, essas diretrizes não se modificaram.

A Figura 35.1 ilustra as cadeias de sobrevivência da AHA, tanto no ambiente intra-hospitalar como no extra-hospitalar, de acordo com as novas diretrizes de RCP 2015.

O SUPORTE BÁSICO DE VIDA (SBV/BLS)

Consiste em procedimentos básicos de emergência que têm como objetivo o atendimento inicial do paciente vítima de PCR. Trata-se do ponto primordial do atendimento à PCR e sua sistematização. A abordagem inicial do SBV deve avaliar o nível de consciência, sendo necessário chamar a vítima em elevado tom de voz e tocá-la vigorosamente, pelos ombros, enquanto o padrão respiratório é observado simultaneamente à palpação de pulso central; o tempo para essa verificação não deve exceder 10 segundos. A presença de respiração agônica, ou *gasping*, não deve ser considerada como respiração efetiva.

A abordagem inicial nas novas diretrizes de RCP 2015 incluiu a simultaneidade de ações, o que acelerou o diagnóstico de potencial PCR e encurtou o tempo para o início das compressões torácicas em até quase 10 segundos.

Na ausência de pulso, deve-se imediatamente iniciar as manobras de RCP, começando pelas CTE. Após 30 compressões, procede-se à elevação da mandíbula e à inclinação da cabeça e execução de duas ventilações, no tempo mais breve possível, idealmente entre 2 e 4 segundos.[2-5] De acordo com as novas diretrizes de 2015, deve ser dada ênfase na frequência de compressões de 100 a 120 por minuto, bem como profundidade mínima de 5 cm e não mais que 6 cm.

A etapa final, na sequência diagnóstica da RCP, é a definição da modalidade de PCR, que requer monitorização do ritmo cardíaco. Esse é o momento crucial para definir o algoritmo do tratamento a ser efetuado, em acordo com o mecanismo de parada, a saber: fibrilação ventricular/taquicardia ventricular (FV/TV) sem pulso, atividade elétrica sem pulso (AESP) ou assistolia.[2-5]

O fator determinante mais relevante para que se obtenha o retorno da RCE é a pressão de perfusão coronariana (PPC), resultante da diferença entre a pressão diastólica da aorta e a pressão de átrio direito e responsável pela irrigação do miocárdio. Estima-se que seja necessária uma PPC mínima de 15 mmHg para que ocorra a RCE, e que pressões maiores de 25 mmHg durante a maior parte do tempo da RCPC estejam associadas a maior probabilidade de RCE. Considerando esse cenário, e com o objetivo de obter os melhores e contínuos níveis mais elevados de PPC, algumas ações são fundamentais durante as manobras de RCP,[2-5] a saber:

- Comprimir o tórax de forma rápida e forte, a uma frequência de, no mínimo, 100-120 compressões por minuto e aplicar pressão suficiente para deprimir o esterno em, no mínimo, 5 cm, sem exceder, no entanto, 6 cm e permitir o retorno completo do tórax após cada compressão.
- Minimizar as interrupções nas compressões torácicas para, no máximo, 10 segundos, tempo este suficiente para executar procedimentos como a desfibrilação, avaliação do ritmo cardíaco, palpação do pulso central, duas ventilações com bolsa-valva-máscara ou proceder a qualquer outro ato que seja estritamente necessário.[2-5]
- Não se deve "hiperventilar" o paciente: realizar mais de 8 a 10 ventilações por minuto durante a RCP promove diminuição da pressão de perfusão coronária, ainda que se mantenham compressões torácicas externas contínuas associadas à ventilação.
- É fundamental permitir o retorno do tórax à posição normal a cada final da compressão; a profundidade das compressões também não deve exceder 6 cm, considerando que há estudos clínicos demonstrando que profundidades superiores a 6 cm, além de associadas a maior risco de lesões, promovem inadequado desempenho de débito cardíaco por interferência no enchimento ventricular.

Quando se considera a monitorização mais estrita da profundidade de compressão, pode ser difícil avaliar centímetros de compressão sem o uso de dispositivos de *feedback*; ainda assim, é importante que os socorristas saibam que a profundidade das compressões torácicas é, geralmente, mais superficial do que profunda demais. Alguns equipamentos começaram a ser disponibilizados, no Brasil, para avaliação da qualidade de compressões na prática clínica, como o apresentado na Figura 35.2.

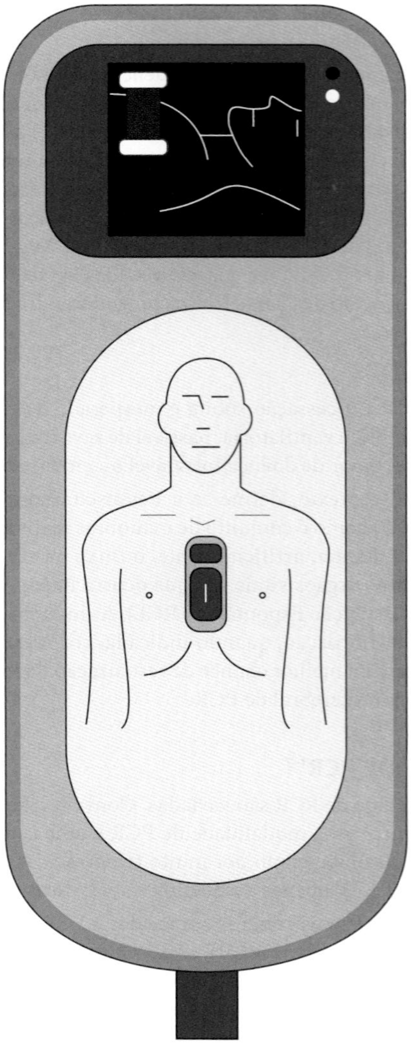

FIGURA 35.2 O QCPR® é um dos equipamentos para avaliação da profundidade da compressão torácica. Fonte: arquivo do autor.

Para os pacientes com via aérea avançada estabelecida (tubo orotraqueal, máscara laríngea, tubo laríngeo ou tubo esôfago laríngeo/combitube), deve-se executar o método assincrônico de RCP, em que as compressões torácicas devem ser contínuas (100 a 120 por minuto), associadas a 8 a 10 ventilações por minuto.[2-5]

Após cinco ciclos de compressão e de ventilação (ou 2 minutos de RCP contínua), deve-se reavaliar o ritmo no monitor (no caso de FV/TV sem pulso e/ou assistolia) ou palpar o pulso central (no caso de AESP).[7]

FRAÇÃO DE COMPRESSÕES

O número total de compressões aplicadas durante a ressuscitação é um fator fundamental para a sobrevivência em PCR. O número de compressões sofre interferência da frequência das compressões por minuto e fração das compressões (a porção do tempo total da RCP durante o qual as compressões são efetivamente realizadas). Qualquer aumento na frequência e na fração das compressões gera aumento no número total de compressões aplicadas.

Para melhorar a fração das compressões, deve-se reduzir o número e a duração das interrupções das compressões. Durante uma RCP, os socorristas precisam aplicar compressões eficazes, fortes e rápidas, a uma frequência (100 a 120 por minuto) e profundidade apropriadas, minimizando o número e a duração de interrupções.

O cálculo da fração de compressão pode ser executado dividindo-se o tempo efetivo de compressões, em segundos, pelo tempo total de PCR; esta fração deve atingir o mais próximo de 80% sendo, no mínimo, de 60%.

Para essa mensuração podem ser usados dois cronômetros simultâneos – sendo um interrompido a cada parada para procedimentos e o outro marcando continuamente o tempo. A divisão do primeiro tempo, em segundos, pelo segundo oferece o resultado final da fração de compressão.

DIAGNÓSTICO DO RITMO E DESFIBRILAÇÃO

Compreende a última etapa da sequência de atendimento do Suporte Básico de Vida, na qual se determinam as modalidades de PCR pela monitorização do ritmo cardíaco e pela desfibrilação imediata nos casos de ritmos "chocáveis", como a FV e a taquicardia ventricular sem pulso.[4-5]

NALOXONA ADMINISTRADA NO PRÉ-HOSPITALAR EM CASOS DE EMERGÊNCIAS POTENCIALMENTE FATAIS ASSOCIADAS A OPIOIDES

Em pacientes com dependência de opioides, conhecida ou suspeita, e que não respondem a avaliação inicial do nível de consciência, apresentam respiração anormal, mas têm pulso, é adequado que socorristas leigos devidamente treinados e profissionais de saúde capacitados para SBV, além da prestação dos cuidados básicos, administrem naloxona por via intramuscular (IM) ou intranasal (IN). Pode-se considerar a aplicação da naloxona já no ambiente pré-hospitalar, em resposta a overdose ou risco de overdose por opioides.

PRINCIPAIS ALTERAÇÕES DAS DIRETRIZES DE 2015 PARA RCP/SBV DE ADULTOS

- Os elos fundamentais da cadeia de sobrevivência de adultos no ambiente extra-hospitalar permaneceram inalterados, mas no intra-hospitalar há o reforço para implantação e emprego de TRRs.
- O Algoritmo do SBV/Adulto foi modificado permitindo-se ativar o serviço médico de emergência (via telefone celular) sem sair do lado da vítima.
- Um único socorrista deve iniciar as compressões torácicas antes de aplicar as ventilações de resgate (C-A-B em vez de A-B-C), para reduzir o tempo até a primeira compressão. O único socorrista deve iniciar a RCP com 30 compressões torácicas seguidas por duas respirações.
- Equipes integradas por socorristas bem treinados podem usar uma abordagem que execute várias etapas e avaliações simultaneamente, em vez do modo sequencial, utilizado por socorristas individuais (por exemplo, um socorrista ativa o serviço médico de emergência, enquanto outro começa as compressões torácicas, um terceiro fornece ventilação ou busca o dispositivo bolsa-valva-máscara para ventilações de resgate, e um quarto busca e prepara o desfibrilador).
- RCP de alta qualidade: comprimir o tórax com a frequência e a profundidade adequadas, permitir o retorno total do tórax após cada compressão, minimizar interrupções nas compressões e evitar ventilação excessiva.
- A velocidade recomendada para as compressões torácicas é de 100 a 120 por minuto (atualizada em relação ao mínimo de 100 por minuto).
- A profundidade das compressões torácicas em adultos é de, pelo menos, 5 cm, mas não superior a 6 cm.
- Pode-se considerar a administração de naloxona IM ou IN no pré-hospitalar, caso disponível, em casos de suspeita de emergências potencialmente fatais associadas a opioides.

A Figura 35.3 descreve o algoritmo de Suporte Básico de Vida conforme as diretrizes mundiais de RCP 2015.

MODALIDADES DE PCR[1-5]

A fibrilação ventricular/taquicardia ventricular sem pulso caracteriza-se pela ausência de atividade elétrica organizada, com distribuição caótica de complexos de várias amplitudes. Esse quadro gera contração incoordenada do miocárdio e de pequena amplitude, o que resulta na ineficiência total do coração em manter a fração de ejeção sanguínea adequada.

O eletrocardiograma (ECG) apresenta-se com ondas irregulares de amplitude e duração variáveis, em cenário de desorganização elétrica (Figuras 35.4 e 35.5).

Quanto ao aspecto fisiopatológico pode-se dividir a evolução temporal da FV em três fases distintas: elétrica, hemodinâmica e metabólica (Figura 35.6)[1-5]

- **Primeira fase – elétrica:** corresponde aos primeiros 5 minutos da situação de PCR em FV. É a fase mais suscetível à desfibrilação e correlaciona-se com o melhor prognóstico ao paciente quando a desfibrilação é executada nesse período.[5]
- **Segunda fase – hemodinâmica:** etapa crucial para a perfusão cerebral e coronariana, quando as compressões torácicas são fundamentais para otimizar a pressão de perfusão coronariana e aumentar o sucesso da desfibrilação e do retorno à circulação espontânea. Engloba o período correspondente entre os 5 e 10 minutos após o início do quadro.
- **Terceira fase – metabólica:** caracterizada pelo desencadeamento de citocinas inflamatórias, radicais livres e lesão celular, ocasionando alterações miocárdicas muitas vezes irreversíveis (*stone heart*) e disfunção neurológica; geralmente ocorre após 10 minutos do início da PCR.[5]

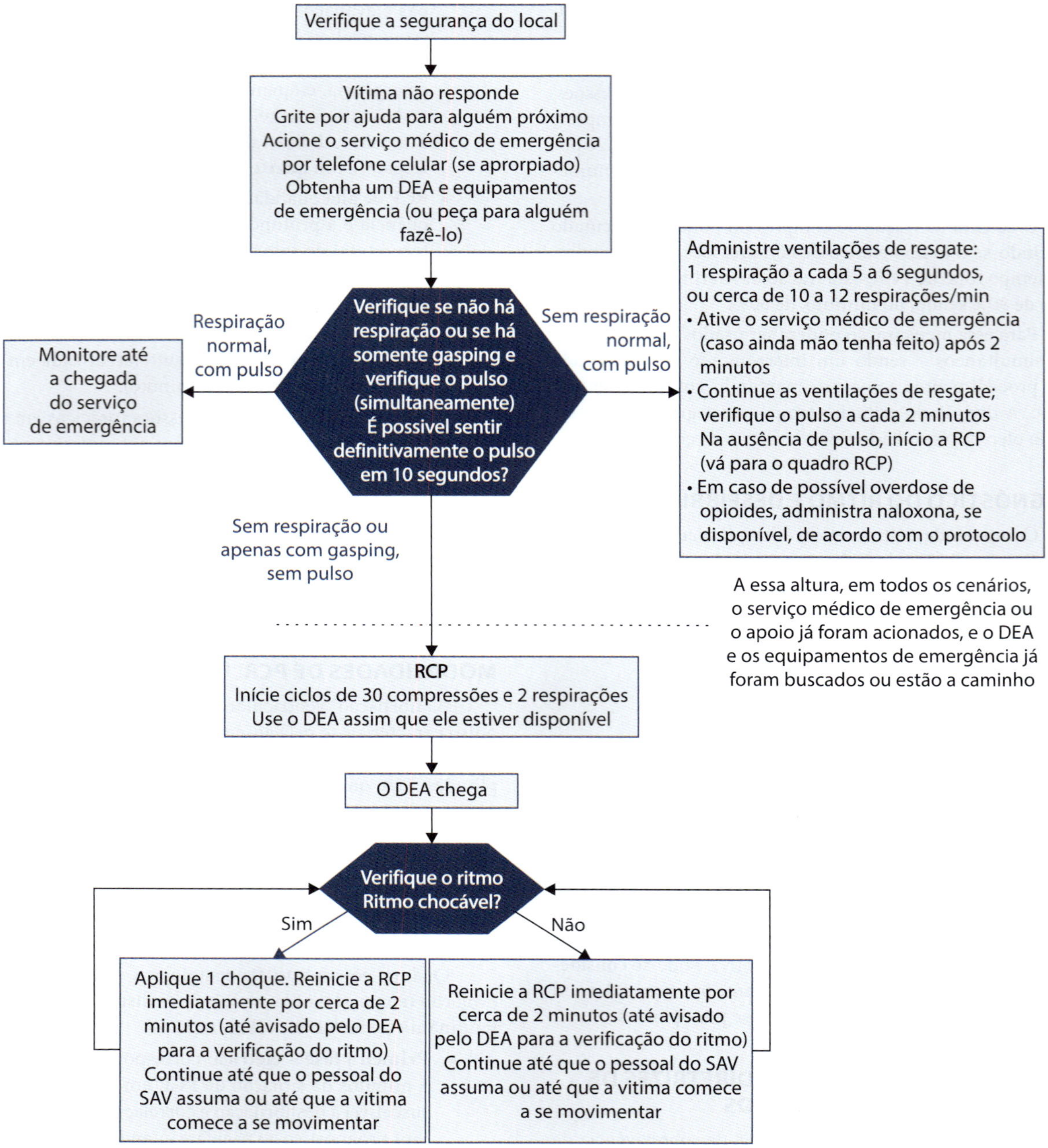

FIGURA 35.3 Algoritmo de Suporte Básico de Vida. Adaptado de ILCOR/AHA 2015.

A FV é a modalidade mais comum de PCR fora do ambiente hospitalar, com estimativa de 85% dentre as PCR extra-hospitalares não traumáticas.

Em registros brasileiros de PCR intra-hospitalar, a FV é a terceira modalidade de PCR mais frequente.[6]

A taquicardia ventricular TV sem pulso é a sequência rápida de batimentos ectópicos ventriculares (superior a 100 por minuto) (Figura 35.5), chegando à ausência de pulso arterial palpável por deterioração hemodinâmica. Segundo registros brasileiros, a TV sem pulso corresponde a 5% das PCR em UTI.[6]

O ECG apresenta-se com repetição de complexos QRS alargados (maiores que 0,12 segundo) não precedidos de ondas P.

ASSISTOLIA

É a ausência de qualquer atividade ventricular elétrica em pelo menos duas derivações eletrocardiográficas. Trata-se da modalidade mais presente nas PCR intra-hospitalares. O registro de hospitais brasileiros que utilizam o protocolo Utstein modificado demonstrou sua prevalência em torno de 45%.[6]

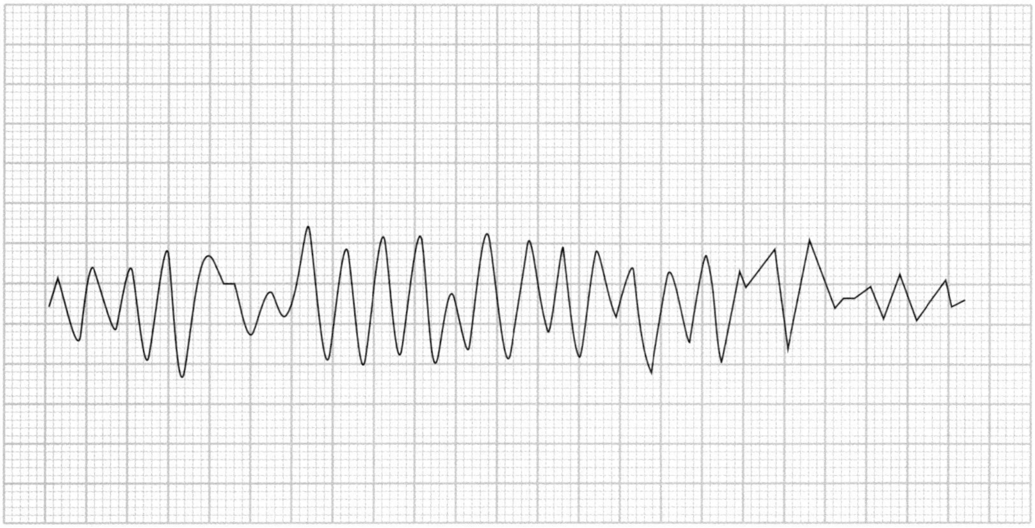

FIGURA 35.4 Fibrilação ventricular.

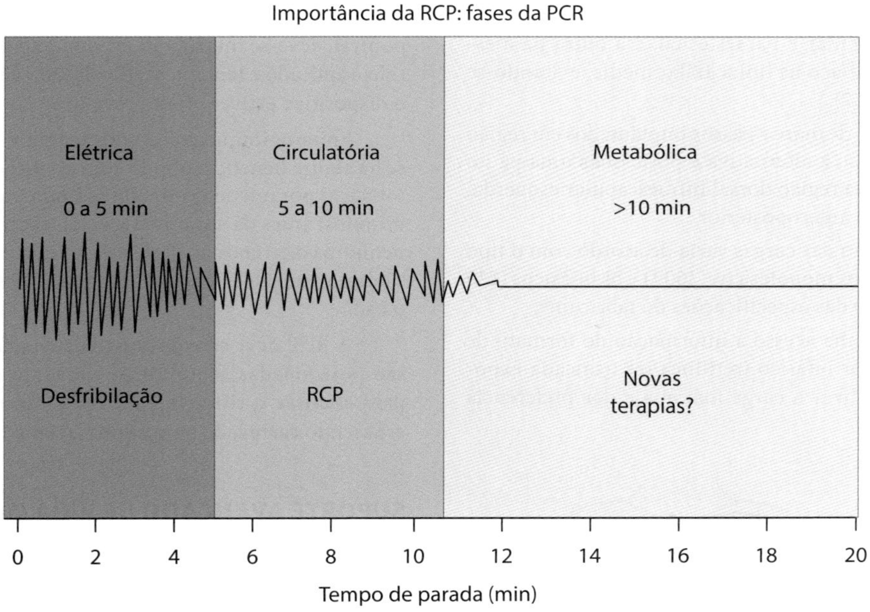

FIGURA 35.5 Fases da PCR em FV. Fonte: arquivo do autor.

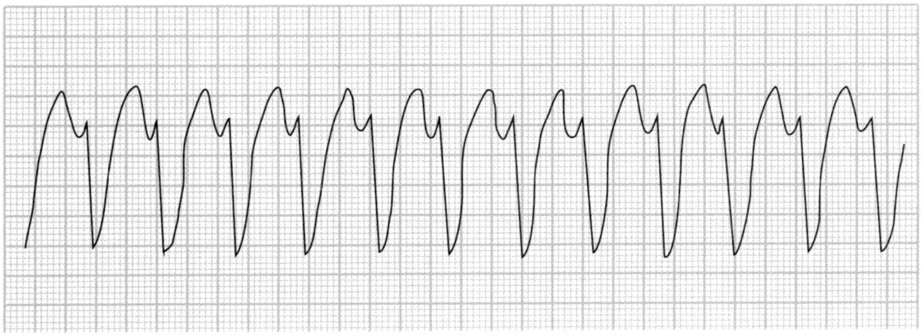

FIGURA 35.6 FV – Fibrilação ventricular. Fonte: arquivo do autor.

Para a confirmação do diagnóstico de assistolia, é fundamental a realização do "protocolo da linha reta", em que são confirmadas as posições das conexões (cabos), o que levou ao aumento do ganho (amplitude) do traçado eletrocardiográfico e tornou modificadas as derivações pelo cardioscópio ou pelo posicionamento invertido de pás do desfibrilador, em orientação contrária à posição padrão (passa-se a adotar a posição infraclavicular e paraesternal esquerda para a pá esternal e a região do hipocôndrio direito para a pá de ápice).[1-3]

A assistolia é também considerada como o ritmo final de todos os mecanismos de PCR e, frequentemente, é mais associada ao pior prognóstico.

DESFIBRILAÇÃO[5]

O acesso a um desfibrilador condiciona imediata monitorização e potencial aplicação do choque na presença de FV e TV sem pulso. As pás do desfibrilador devem ser posicionadas corretamente, de modo a proporcionar que a maior corrente elétrica possível liberada no choque possa atravessar o miocárdio em seu maior eixo de orientação elétrica e massa muscular. Isso é obtido colocando-se a pá esternal à direita, em região infraclavicular e paraesternal, e a outra pá à esquerda, no ápice cardíaco na linha axilar média, evitando-se o mamilo (Figura 35.7).

Nos portadores de marca-passos implantados em região infraclavicular direita, a alternativa é posicionar uma pá no precórdio e a outra na região dorsal infraescapular esquerda, denominada posição anteroposterior.

A recomendação das cargas varia de acordo com o tipo de desfibrilador. Há os monofásicos (360 J) e os bifásicos (120 a 200 J), dependendo das especificações do fabricante.

Caso não se tenha acesso à informação do formato de onda do desfibrilador bifásico (retilínea ou truncada exponencial), deve-se utilizar a carga máxima e dar preferência aos bifásicos, por resultarem em maior taxa de RCE com menor dano miocárdico.[5,7]

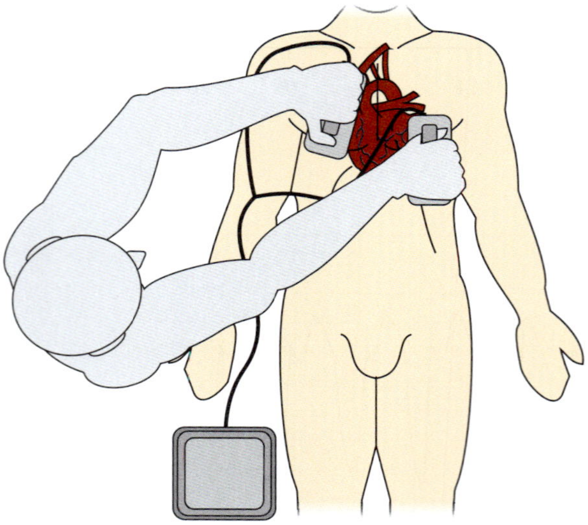

FIGURA 35.7 Posição dos eletrodos de desfibrilação.

A forma de onda bifásica truncada exponencial (BET) foi originalmente desenvolvida para aplicações de baixa impedância. Essa abordagem caracteriza-se por ser de mais fácil adaptação, apesar de expor os pacientes a picos mais altos de corrente potencialmente nocivos. A forma de onda bifásica retilínea foi desenvolvida especificamente para a desfibrilação externa, e leva em consideração níveis altos e variados de impedância do paciente (bloqueio do fluxo de corrente causado por torácicos, tamanho e extensão do tórax e mau contato do eletrodo transtorácico).

Convém citar ainda que os desfibriladores com análise de impedância torácica permitem quantificar se a efetividade de carga do choque foi liberada ao tórax, e adotam, ainda que bifásicos, protocolos de desfibrilação com progressão de cargas, iniciando o primeiro choque com 200 J, na sequência 300 J e, por fim, 360 J.

Em PCR presenciada em adultos, quando há um DEA imediatamente disponível, deve-se usar o desfibrilador o mais rapidamente possível. Em adultos com PCR sem monitoramento ou quando não houver um DEA prontamente disponível, deve-se iniciar a RCP enquanto o desfibrilador é obtido e aplicado e tentar a desfibrilação, se indicada, assim que o dispositivo estiver pronto para uso.

Embora inúmeros estudos tenham se dedicado a saber se há algum benefício obtido com a aplicação de compressões torácicas por um determinado período (normalmente, 1,5 a 3 minutos) antes da administração do choque, não se observou nenhuma diferença no desfecho quando em comparação com a administração do choque tão logo o DEA esteja pronto para o uso.

A RCP deve ser administrada enquanto as pás do DEA são posicionadas sobre tórax, enquanto se está preparando para analisar o ritmo e, caso indicado o choque, enquanto está sendo carregado para administrar o choque.

SUPORTE AVANÇADO DE VIDA (SAV)[2-5]

O SAV engloba recursos adicionais, como monitorização cardíaca, uso de fármacos, desfibrilação, equipamentos especiais para ventilação, marca-passo e cuidados pós-PCR, depois da recuperação da circulação espontânea.

Considerando a correta execução do suporte básico de vida até este momento do atendimento em que o paciente apresenta ventilação e circulação artificial pela compressão torácica cardíaca externa, deve-se seguir, a partir disso, o algoritmo circular de atendimento do SAV de acordo com a modalidade de PCR (Figura 35.8).

As diretrizes mundiais de RCP 2015 recomendam fortemente a implantação dos Times de Resposta Rápida (TRR), ou equipes de emergência para o atendimento de código azul ou amarelo. A Figura 35.9 apresenta as funções potenciais a serem desempenhadas por membros da TRR bem como sua disposição no atendimento, de acordo com recomendações do ILCOR e da AHA.

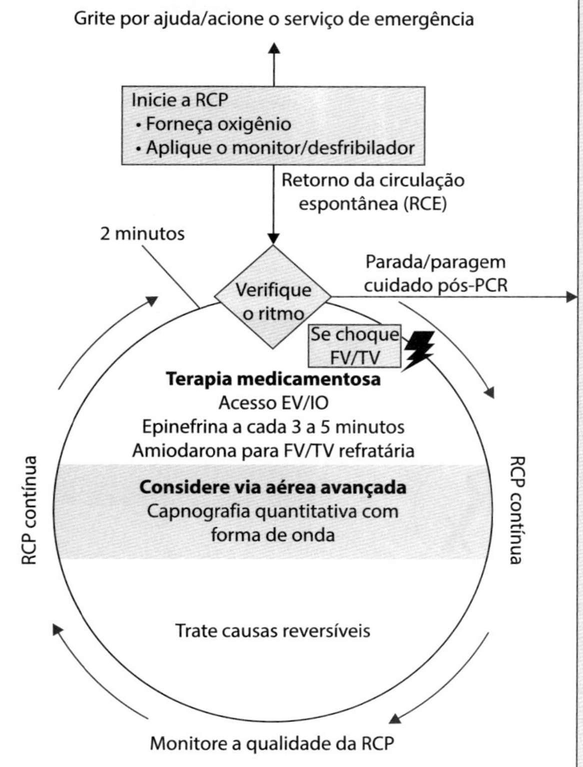

Qualidade da RCP
- Comprima com força (> 2 pol [5 cm]) e rapidez (≥ 100-120/min) e aguarde o retorno total do tórax
- Minimize interrupções nas compressões
- Evite ventilação excessiva
- Alterne a pessoa que aplica as compressões a cada 2 minutos
- Se sem vida aérea avançada, relação compressão ventilação de 30:2
- Capnografia quantitativa com forma de onda
  - Se $PetCO_2$ < 10 mmHg, tente melhorar a qualidade da RCP
- Pressão intra-arterial
  - Se a pressão na fase de relaxamento (diastólica) < 20 mmHg, tente melhorar a qualidade da RCP

Retorno da circulação espontânea (RCE)
- Pulso e pressão arterial
- Aumento abrupto prolongado no $PetCO_2$ (normalmente, ≥ 40 mmHg)
- Variabilidade e espontânea na pressão arterial com monitorização intra-arterial

Energia de choque
- Bifásica: recomendação do fabricante (120 a 20 J); se desconhecida, usar máximo disponível

A segunda carga e as subsequentes devem ser equivalentes, podendo ser consideradas cargas mais altas.
- Monofásica: 360 J

Terapia medicamentosa
- Dose EV/IO de epinefrina: 1 em cada 3 a 5 minutos
- Dose EV/IO de amiodarona: Primeira dose: bólus de 300 mg Segunda dose: 150 mg

Via aérea avançada
- Via aérea avançada supraglótica ou intubação endotraqueal
- Capnografia com forma de onda para confirmar e monitorar o posicionamento do tubo ET
- 10 ventilações por minuto, com compressões torácicas contínuas

Causa reversíveis

• Hipovolemia	• Tensão do tórax por pneumotórax
• Hipóxia	• Tamponamento cardíaco
• Hidrogênio (acidose)	• Toxinas
• Hipo/hipercalemia	• Trombose pulmonar
• Hipotermia	• Trombose coronária

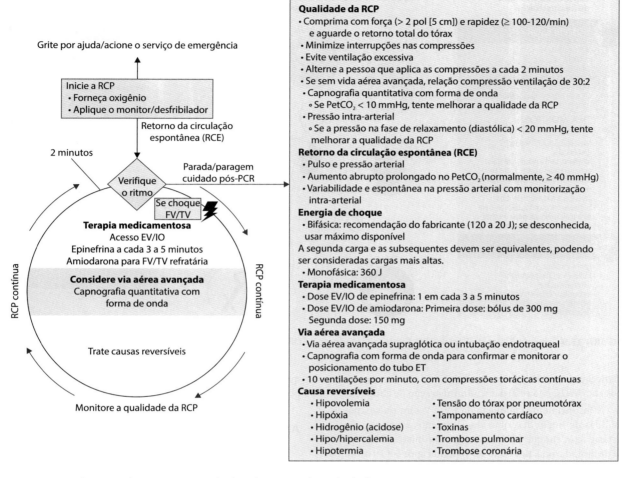

FIGURA 35.8 Algoritmo de suporte avançado de vida. Fonte: adaptado do Ilcor/AHA 2015.

TRATAMENTO DAS MODALIDADES DE PCR NO SAV

FV/TV sem pulso[1-5]

São tratadas com desfibrilação elétrica, com aplicação de um choque de 200 J bifásico (caso se desconheça o tipo de onda bifásica a ser liberada) ou de 360 J monofásico. O não retorno do ritmo cardíaco normal caracteriza a refratariedade da FV à desfibrilação, e as manobras de RCP (compressão torácica e ventilação) sequenciadas devem ser mantidas por 2 minutos ou 5 ciclos de 30:2 após cada tentativa de desfibrilação, ocasião em que o ritmo deve ser checado.[2-5]

O insucesso do primeiro choque pode recomendar a execução da intubação orotraqueal (IOT) para garantir a qualidade da ventilação, caso esta não esteja adequada com a aplicação de bolsa-valva-máscara. Convém reforçar que a IOT não deve justificar a interrupção das compressões torácicas, a despeito de sua dificuldade de realização. A IOT pode ser instituída mais precocemente, ainda que a ventilação bolsa-valva-máscara esteja efetiva, e se houver a disponibilidade de capnografia quantitativa em forma de onda, que será detalhada mais adiante.

A implantação de acesso intravenoso (IV) ou intraósseo (IO) para administração de fármacos, além da monitorização contínua do ritmo cardíaco, são também efetuadas nesse momento.

Essa sequência de procedimentos é expressa pela regra mnemônica MOVE (monitor, oxigênio, veia e ECG), que define os procedimentos a serem adotados se houver insucesso do primeiro choque para reversão da FV/TV; o tempo, em geral, demandado para esse episódio está em torno 2 minutos ou mais, o que faz com que o intervalo para um novo choque seja atingido antes mesmo de se proceder à infusão de um fármaco.

É fundamental observar que esse é um período em que vários procedimentos são realizados de forma simultânea e que demandam adequado envolvimento da equipe multiprofissional, com atenção especial à manutenção da compressão torácica adequada.[1-5]

Em relação aos fármacos a serem adotados para atendimento da FV/TV sem pulso, o fármaco inicial de escolha é a epinefrina/adrenalina, na dose de 1 mg IV/IO a cada 3 a 5 minutos. Esse fármaco deve ser administrado o mais rápido

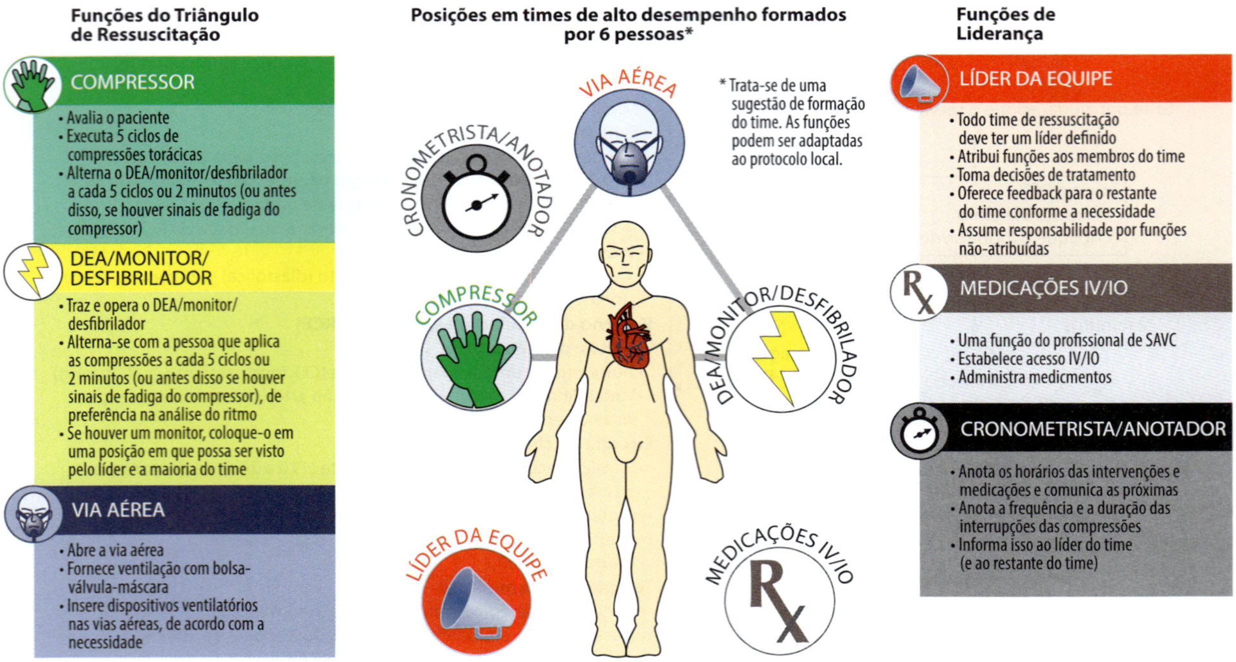

FIGURA 35.9 Time de Resposta Rápida TRR. Fonte: adaptado de ILCOR/AHA 2015.

possível em caso de ritmos não chocáveis, e, nos casos de ritmos chocáveis, não retardar a administração de choques.[1-5]

Em caso de não abolição da FV/TV sem pulso após as medidas de início descritas anteriormente, como sequência de fármacos, choque e CTE, deve-se administrar 300 mg IV/IO de amiodarona, podendo ser repetida após 5 a 10 minutos na dose de 150 mg IV/IO.

A lidocaína também pode ser utilizada na dose de 1 a 1,5 mg/kg IV/IO em bolus, e pode ser repetida de 3 a 5 minutos na dose de 0,5 a 0,75 mg/kg (dose cumulativa máxima de 3 mg/kg), seguida de desfibrilação, mas apenas como alternativa, caso haja impossibilidade do uso da amiodarona.[1-5]

Nos casos de TV polimórfica tipo *torsades de pointes* e/ou suspeita de hipomagnesemia, pode-se utilizar sulfato de magnésio na dose de 1 a 2 g IV seguido de desfibrilação.[2-5]

AESP

A sequência do atendimento da AESP assemelha-se à realizada na assistolia, e, como as demais, também deve manter especial atenção à potencial causa do evento, relembrando a regra mnemônica dos 5H e 5T. Nessa abordagem secundária, devem-se realizar avaliações e tratamentos específicos.[2-5]

Diferentemente da FV/TV sem pulso e da assistolia, o pulso deve ser avaliado após 2 minutos ou 5 ciclos (30:2) de RCP, considerando que há um ritmo elétrico organizado que pode não se modificar com a ocorrência da RCE. Nessa modalidade de PCR, o fármaco que será utilizado é apenas a epinefrina, não cabendo o uso de outros fármacos antiarrítmicos, como amiodarona e lidocaína. Ainda nessa modalidade, bem como na assistolia, tem se tornado frequente, quando disponível, o uso de ecodopplercardiografia (*point of care*), que permite a detecção de eventos como pneumotórax, tamponamento pericárdico e pseudoaesp.[2-5]

ASSISTOLIA[2-5]

A assistolia deve ter seu diagnóstico confirmado em mais de uma derivação, conforme "protocolo da linha reta".

Nessa modalidade de PCR, deve-se administrar epinefrina nas mesmas doses descritas para a FV/TV sem pulso, e checar o ritmo após 2 minutos ou 5 ciclos (30:2) de RCP.

CAPNOGRAFIA QUANTITATIVA COM FORMA DE ONDA

A capnografia quantitativa contínua com forma de onda é recomendada para pacientes intubados durante todo o período peri-PCR. No uso adulto, suas aplicações contêm recomendações não apenas para confirmar o posicionamento do tubo traqueal, mas também para monitorizar a qualidade da RCP e detectar a RCE, com base em valores do dióxido de carbono no final da expiração ($PetCO_2$).[2-5] É fundamental considerar a meta mínima de 10-12,5 mmHg durante as compressões torácicas, buscando atingir valores iguais ou superiores a 25 mmHg. Esses valores não atingidos demandam a necessidade de melhor desempenho para a compressão torácica, seja em profundidade ou frequência.

A incapacidade de obter um $ETCO_2$ igual a 10 mmHg por capnografia com forma de onda após 20 minutos de ressuscitação foi associada a reduzida chance de RCE e sobrevivência. No entanto, os estudos realizados até a presente data são limitados, por apresentarem possíveis fatores de confusão e incluírem um número relativamente pequeno de pacientes.

Por isso, não é aconselhável confiar unicamente no $ETCO_2$ para que sejam cessados os esforços de ressuscitação.

IDENTIFICAÇÃO E TRATAMENTO DAS CAUSAS DE PCR[2-5]

Essa etapa visa à identificação e à remoção e/ou ao controle das causas (os 5H e 5T, já ilustrados anteriormente) em qualquer das três modalidades de PCR. Dessas 10 causas mais frequentes, a hipovolemia e a hipóxia costumam estar presentes em mais de 80% dos casos como causa imediata ou como mecanismos "mantenedores" da PCR. Logo, em qualquer situação de PCR, a reposição volêmica com infusões escalonadas de 250 a 500 mL de solução fisiológica deve ser considerada na ausência de sinais de congestão pulmonar, bem como a oxigenação deve ser otimizada, de forma invasiva ou não, e monitorizada atentamente.

TÉCNICAS EXTRACORPÓREAS E DISPOSITIVOS INVASIVOS DE PERFUSÃO

A RCP com extracorpórea pode ser uma alternativa para a RCP convencional para determinados pacientes que tenham uma PCR e para os quais a etiologia suspeita de PCR seja potencialmente reversível.

O termo RCP extracorpórea é usado para descrever o início da circulação extracorpórea e da oxigenação durante a ressuscitação de um paciente em PCR. A RCPEC envolve a canulação de emergência de uma grande veia e artéria (por exemplo, vasos femorais). O objetivo da ECPR é auxiliar os pacientes em PCR enquanto os quadros potencialmente reversíveis são tratados. A RCPEC é um processo complexo que requer um time altamente treinado, equipamentos especializados e suporte multidisciplinar dentro do sistema de saúde local. Não há ensaios clínicos sobre a RCPEC. As séries publicadas disponíveis utilizam critérios de inclusão e exclusão rigorosos para selecionar pacientes. Embora esses critérios de inclusão sejam muito variáveis, a maioria inclui apenas pacientes com idades entre 18 e 75 anos, com comorbidades limitadas, com a parada de origem cardíaca, após a RCP convencional, por mais de 10 minutos sem RCE. Preferencialmente, pacientes com potencial reversão da PCR devem ser considerados como casos de PCR associada a hipotermia, a intoxicações exógenas e aguardando transplante cardíaco.

Esses critérios de inclusão devem ser considerados pelo profissional ao escolher possíveis candidatos à RCPEC.

DISPOSITIVOS MECÂNICOS PARA COMPRESSÕES TORÁCICAS

As evidências não demonstram nenhum benefício no uso de dispositivos mecânicos com pistão para compressões torácicas em comparação com as compressões torácicas manuais em pacientes com PCR. As compressões torácicas manuais continuam sendo o tratamento padrão para a PCR. No entanto, esses dispositivos podem ser uma alternativa razoável para a RCP convencional em ambientes específicos em que a administração de compressões manuais de alta qualidade podem ser difíceis de executar ou inseguros ao profissional (por exemplo, disponibilidade limitada de socorristas, RCP prolongada, RCP durante PCR em hipotermia, RCP com ambulância em movimento, RCP na sala de angiografia, RCP durante a preparação para RCPEC).

PRINCIPAIS ALTERAÇÕES DAS DIRETRIZES DE 2015 PARA RCP/SAV DE ADULTOS

- O uso combinado de vasopressina e epinefrina não oferece nenhuma vantagem em comparação ao uso da dose padrão de epinefrina em PCR. Além disso, a vasopressina não oferece nenhuma vantagem sobre o uso isolado de epinefrina. Portanto, para simplificar o algoritmo, a vasopressina foi removida na Atualização de 2015 do Algoritmo de PCR em adultos.
- O baixo teor de dióxido de carbono ao final da expiração ($ETCO_2$) em pacientes intubados, após 20 minutos de RCP, está associado a uma probabilidade muito baixa de ressuscitação. Embora esse parâmetro não deva ser utilizado isoladamente para tomar decisões, os profissionais podem considerar o $ETCO_2$ baixo após 20 minutos de RCP em conjunto com outros fatores para ajudar a determinar quando terminar a ressuscitação.
- Esteroides podem conferir algum benefício quando administrados junto com vasopressina e epinefrina no tratamento da PCRIH. Embora não se recomende o uso rotineiro de acordo os estudos de acompanhamento, seria razoável ao profissional administrar o conjunto em PCRIH.
- Quando providenciada rapidamente, a RCPEC pode prolongar a viabilidade, por proporcionar tempo para tratar quadros potencialmente reversíveis ou organizar o transplante cardíaco em pacientes que não são ressuscitados por RCP convencional.
- Em pacientes com PCR, com ritmo não chocável, e que de alguma maneira estejam recebendo epinefrina, sugere-se a rápida infusão desta.
- Estudos sobre o uso da lidocaína após a RCE são conflitantes, e não se recomenda o uso de lidocaína de rotina. No entanto, pode-se considerar o início ou a continuação da lidocaína imediatamente após a RCE após uma PCR com FV/taquicardia ventricular sem pulso (TVSP).
- Um estudo observacional sugere que o uso de ß-bloqueadores após a PCR pode estar associado a melhores desfechos do que quando não se utilizam ß-bloqueadores. Embora esse estudo observacional não constitua evidência suficientemente forte para recomendar o uso rotineiro, pode-se considerar o início ou a continuação de um ß-bloqueador oral ou endovenoso imediatamente após a hospitalização por PCR graças a FV/TVSP.

CUIDADOS PÓS-RESSUSCITAÇÃO[7-16]

A maioria das mortes após a ressucitação ocorre nas primeiras horas pós-RCE. Por isso, especial atenção deve ser dispensada à monitorização e ao tratamento desses pacientes.

Cuidados organizados devem ser considerados para melhorar a sobrevivência das vítimas de PCR após a RCE, em um sistema abrangente, estruturado, integrado e multidisciplinar de cuidados pós-PCR, e devem ser implementados de maneira consistente. O tratamento inclui suporte cardiopulmonar, neurológico, hipotermia terapêutica e intervenções coronárias percutâneas (ICP), quando indicado.

Os cuidados pós-PCR devem iniciar-se o mais precoce possível, caso seja viável, já no local de atendimento inicial da PCR, logo após a RCE, ainda que esta possa ter ocorrido fora do ambiente hospitalar.[7-16]

O impacto maior no aumento da sobrevivência e na redução de sequelas tardias está na implementação dessas manobras nas primeiras etapas da fase pós-PCR até 72 horas, conforme as fases do período de RCE. O termo síndrome pós-PCR se refere a um processo fisiopatológico complexo de lesão tecidual secundária associada à isquemia, com disfunção adicional de síndrome de reperfusão.

Os pacientes vítimas de PCR que obtêm a RCE podem evoluir com quadro de disfunção de múltiplos órgãos e sistemas em gravidade distinta de acordo com antecedentes mórbidos pessoais, com patologia precipitante da PCR e tempo para a reanimação; esses achados parecem mais claros ao se avaliar cenários como o tempo envolvido no atendimento da PCR, o que permite notar a redução de 14% na probabilidade de adequada evolução neurológica para cada 1,5 minuto de atraso no retorno à circulação espontânea.[7,17]

Nessa síndrome, estão presentes quatro componentes principais: injúria cerebral, disfunção miocárdica, isquemia de reperfusão e intervenção na patologia precipitante.[7,18]

Logo após a RCE, é fundamental, portanto, que se iniciem os cuidados pós-PCR: o paciente deverá ser monitorizado por métodos não invasivos e invasivos específicos, incluindo a monitorização do sistema nervoso central, quando possível. Ao considerar a oferta de oxigênio, a recomendação é que, já na 1.ª hora, a fração inspirada de oxigênio (FiO_2) seja ajustada para uma saturação arterial entre 94% e 96%, para que, desse modo, se evite a hiperoxia, que facilita aumento no estresse oxidativo e está associada a pior prognóstico neurológico.[7]

O emprego de reposição volêmica ou mesmo de fármacos vasoativos está indicado para a adequação do débito cardíaco, e deve ser administrado, preferencialmente, por meio de acesso venoso central. É aconselhável evitar e corrigir imediatamente a hipotensão (pressão arterial sistólica inferior a 90 mmHg, pressão arterial média inferior a 65 mmHg) durante os cuidados pós-PCR. Em estudos clínicos que avaliaram pacientes após a PCR, constatou-se que a pressão arterial sistólica inferior a 90 mmHg ou a pressão arterial média inferior a 65 mmHg está associada ao aumento da mortalidade e à redução da recuperação funcional, enquanto a pressão arterial sistólica superior a 100 mmHg está associada a uma melhor recuperação. Embora valores de pressão mais elevados pareçam melhores, não foi possível identificar os alvos específicos das pressões arteriais sistólica e média, já que nos ensaios, normalmente, estudou-se um conjunto de várias intervenções, inclusive o controle hemodinâmico.

Além disso, como a pressão arterial basal varia de paciente para paciente, diferentes pacientes podem apresentar diferentes necessidades volêmicas para manter a perfusão ideal dos órgãos.

Atenção especial às convulsões deve ser considerada; estas são comuns após a PCR e a realização do eletroencefalograma (EEG), com pronta e breve interpretação, particularmente nos pacientes que se mantêm arresponsivos ou comatosos nas primeiras 72 horas pós-PCR[7-17]; não são infrequentes os achados de "status epiléptico" nesses pacientes.

Um perfil de exames laboratoriais, que inclui eletrólitos e marcadores de necrose miocárdica, deve ser solicitado, bem como o eletrocardiograma deve ser realizado o mais breve possível, preferencialmente nos primeiros 10 minutos após a RCE.[7]

A garantia de manutenção da perfusão tecidual adequada deve ser considerada mantendo-se a pressão sistólica mínima de 90 mmHg ou a pressão arterial média mínima de 65 mmHg; essa demanda pressórica pode ser considerada com reposição volêmica adequada ou com fármacos vasopressores. Quando da necessidade de fármacos vasopressores, a norepinefrina tem melhor evidência, caso a hipotensão esteja associada a disfunção miocárdica/choque cardiogênico.[1-5]

Embora não exista nenhuma evidência científica robusta de benefício do rígido controle glicêmico no período pós-PCR, evidências extrapoladas de outras situações clínicas, como sepse grave e choque séptico, sugerem benefícios desse controle, com o objetivo de atingir valores glicêmicos entre 144 e 180 mg/dL.[1-5]

A atenção especial à etapa pós-RCE fez com que o ILCOR e a AHA propusessem, desde 2010, a definição de um algoritmo de cuidados pós-PCR a ser implementado o mais breve possível após a RCE.

CONTROLE DIRECIONADO DA TEMPERATURA

Todos os pacientes adultos comatosos (ou seja, sem resposta a comandos verbais) com RCE após a PCR devem ser submetidos ao CDT (controle direcionado de temperatura), tendo como temperatura-alvo entre 32° C e 36° C, mantida constantemente durante, pelo menos, 24 horas.

Segundo as diretrizes de 2010, pacientes adultos comatosos com RCE após PCR por FV extra-hospitalar devem ser resfriados até 32 °C a 34 °C durante 12 a 24 horas. Podia também considerar a hipotermia induzida em pacientes adultos comatosos com RCE após uma PCRIH, com qualquer ritmo inicial, ou após uma PCREH com ritmo inicial de atividade elétrica sem pulso ou assistolia.

Os estudos preliminares sobre o CDT examinaram o resfriamento a temperaturas entre 32°C e 34°C, em comparação com a ausência de um CDT bem definido. Constatou-se melhora no desfecho neurológico nos pacientes em que a hipotermia foi induzida. Estudo posterior de alta qualidade comparou o controle da temperatura a 36 °C e 33 °C, obtendo-se desfechos semelhantes em ambos.

Analisados em conjunto, os estudos iniciais sugerem que o CDT é benéfico e que, portanto, continua valendo a recomendação de selecionar uma temperatura-alvo e aplicar o CDT.

Tendo em vista que 33 °C não é melhor que 36 °C, os clínicos podem escolher entre uma ampla faixa de temperaturas-alvo. A temperatura escolhida pode ser determinada com base na preferência do médico ou em fatores clínicos.

PROGNÓSTICO PÓS-PCR [7-8,13-14,16-17,21]

Não existem sinais ou sintomas neurológicos objetivos que possam prever efetivamente o pior prognóstico neurológico nas primeiras 24 horas após a PCR.

Nos pacientes adultos comatosos, após RCE, e que não foram submetidos a protocolos de hipotermia ou sedação profunda ou apresentam grave estado de hipoperfusão/ choque, os achados de ausência do reflexo fotomotor e corneopalpebral até 72 horas após a RCE podem sugerir mau prognóstico neurológico.[8,13-14,16-17]

Os achados frequentes, como mioclonias isoladas, distinto do habitualmente e considerado na prática clínica, não têm evidências para predizer, de forma isolada, o pior prognóstico neurológico. Recomenda-se que 24 horas após a RCE, na ausência de fatores que possam interferir na avaliação neurológica (sedativos, hipotensão, hipotermia, bloqueadores neuromusculares, hipoxemia), realize-se o EEG para auxiliar na predição de prognóstico neurológico e descartar estado epiléptico.[8,13-14,16-17]

Para os pacientes submetidos a protocolo de hipotermia, a observação por tempo superior a 72 horas é recomendada antes da avaliação do prognóstico neurológico definitivo.[8,13-14,16-17]

Determinar se o paciente, durante o período pós-PCR, tem potencial de recuperação neurológica é uma tarefa que ainda demanda melhores evidências. É fundamental ter parcimônia e critérios nas considerações de limitar o cuidado ou suspender a terapia de suporte de vida, especialmente logo após a RCE. A investigação e a documentação adequada do prognóstico neurológico, bem como adequada interação com familiares, são fundamentais no seguimento e na manutenção desses pacientes, seja na crença de sua reabilitação, seja em sua potencial inclusão como doador em programa de transplante de órgãos.[8]

ACHADOS CLÍNICOS ÚTEIS ASSOCIADOS A MAU PROGNÓSTICO NEUROLÓGICO

- Ausência de reflexo pupilar à luz 72 horas ou mais após a PCR.
- Presença de estado mioclônico (diferente de mioclonias isoladas) durante as primeiras 72 horas após a PCR.
- Ausência da onda cortical do potencial somatossensorial evocado N_2O, 24 a 72 horas após a PCR ou após o reaquecimento.
- Presença de acentuada redução do relação cinza-branco em TC do cérebro obtida até 2 horas após a PCR.
- Ampla restrição da difusão na ressonância magnética cerebral no prazo de 2 a 6 dias após a PCR.
- Ausência persistente de reatividade no EEG a estímulos externos, 72 horas após a PCR.
- Supressão dos surtos persistentes ou estado intratável de mal epiléptico no EEG após o reaquecimento.

Ausência de movimentos, a postura em extensão ou o estado mioclônico não devem ser usados isoladamente para prever o resultado.

- **Observação:** Choque, temperatura, desordens metabólicas, sedativos anteriores ou bloqueadores neuromusculares e outros fatores clínicos devem ser considerados com cuidado, pois podem afetar os resultados ou a interpretação de alguns exames.

CONCLUSÃO

Este capítulo resume, de forma pragmática, os principais pontos de discussão e alterações feitas na Atualização das Diretrizes de 2015 do ILCOR e da American Heart Association (AHA) para Ressuscitação Cardiopulmonar (RCP) e Atendimento Cardiovascular de Emergência (ACE). Essas diretrizes foram desenvolvidas para que os profissionais que executam a ressuscitação possam focar na ciência da ressuscitação e nas recomendações mais importantes das diretrizes, ou controversas ou que resultem em mudanças na prática da ressuscitação.

A Atualização das Diretrizes da AHA 2015 para RCP e ACE se baseou em um processo internacional de avaliação de evidências que envolveu 250 revisores de 39 países. O processo da revisão sistemática de 2015 do International Liaison Committee on Resuscitation (ILCOR) priorizou tópicos para revisão, selecionando aqueles em que havia novos conhecimentos e controvérsias suficientes para suscitar uma revisão sistemática. Este capítulo foi concebido como resumo objetivo, não menciona em detalhes todos os estudos que apoiaram a publicação e não informa todas as classes de recomendações ou níveis de evidência. Para obter informações e referências mais detalhadas, recomenda-se a leitura das Diretrizes ILCOR e AHA 2015 para RCP e ACE, publicados na *Circulation* em outubro de 2015, e detalhes da ciência da ressuscitação no Consenso Científico Internacional de 2015 sobre RCP e ACE, com recomendações de tratamento, publicados, simultaneamente, na *Circulation* e na *Resuscitation*.

REFERÊNCIAS BIBLIOGRÁFICAS

1. Guimarães HP, Lane JC, Flato UA, et al. Ressuscitação cardiopulmonar. In: Guimarães HP, Tallo FS, Truffa AAM, Lopes RD, Lopes AC. Manual de Bolso de UTI. 3 ed. São Paulo: Editora Atheneu, 2012. p. 96-102.
2. Neumar RW, Shuster M, Callaway CW, et al. Parte 1: sumário executivo: 2015 American Heart Association Guidelines Update for Cardiopulmonary Resuscitation and Emergency Cardiovascular Care. Circulation. 2015; 132(18)(suppl 2).
3. Hazinski MF, Nolan JP, Aicken R, et al. Parte 1: sumário executivo: 2015 International Consensus on Cardiopulmonary Resuscitation and Emergency Cardiovascular Care Science With Treatment Recommendations. Circulation. 2015; 132(16) (suppl 1).
4. Nolan JP, Hazinski MF, Aicken R, et al. Parte 1: sumário executivo: 2015 International Consensus on Cardiopulmonary Resuscitation and Emergency Cardiovascular Care Science With Treatment Recommendations. Resuscitation. 2015; 132(18) (suppl 2).

5. Institute of Medicine. Strategies to Improve Cardiac Arrest Survival: A Time to Act. Washington, DC: National Academic Press; 2015.
6. Neumar RW, Eigel B, Callaway CW, et al. The American Heart Association response to the 2015 Institute of Medicine report on Strategies to Improve Cardiac Arrest Survival [publicado on-line antes da publicação impressa em 30 de junho de 2015]. Circulation. doi:10.1161/CIR.0000000000000233.
7. Guimarães HP, Avezum A, Carballo MT, et al. Cardiac arrest Outcomes Data Evaluation CODE registry: Brazilian registry of in-hospital cardiopulmonary resuscitation. In: Ressuscitation (Scientific Symposium of the European Resuscitation Council), 2011, Valleta-Malta. Resuscitation. Amsterdam: Elsevier, 2011. p. S2-AS05S2.
8. Gonzalez MM, Timerman S, Gianotto-Oliveira R, et al. Sociedade Brasileira de Cardiologia. I Diretriz de Ressuscitação Cardiopulmonar e Cuidados Cardiovasculares de Emergência da Sociedade Brasileira de Cardiologia. Arq Bras Cardiol. 2013; 101(2Supl.3):1-221.
9. FDA approves new hand-held auto-injector to reverse opioid overdose [news release]. Silver Spring, MD: US Food and Drug Administration; April 3, 2014. http://www.fda.gov/NewsEvents/Newsroom/Press Announcements/ucm391465.htm. Acesso: 27 de julho de 2015.
10. Wheeler E, Jones TS, Gilbert MK, Davidson PJ. Opioid overdose prevention programs providing naloxone to laypersons—United States, 2014. MMWR Morb Mortal Wkly Rep. 2015;64(23):631-635.
11. AHA. Manual 2015 de Atendimento Cardiovascular de Emergência para Profissionais da Saúde. 2016 Edição em português: American Heart Association: Impresso nos Estados Unidos da América: Integracolor, LTD., 3210 Innovative Way, Mesquite, Texas, USA:96.
12. Sasson C, Rogers MA, Dahl J, et al. Predictors of survival from out-of-hospital cardiac arrest: a systematic review and meta-analysis. Circ Cardiovasc Qual Outcomes. 2010; 3(1):63-81.
13. Rittenberger JC, Callaway CW. Post-cardiac arrest management in adults. Up To Date.
14. Neumar RW, Nola JP, Adrie C, et al. Post-cardiac arrest syndrome: epidemiology, pathophysiology, treatment, and prognostication. A consensus statement from the International Liaison Committee on Resuscitation (American Heart Association, Australian and New Zealand Council on Resuscitation, European Resuscitation Council, Heart and Stroke Foundation of Canada, InterAmerican Heart Foundation, Resuscitation Council of Asia, and the Resuscitation Council of Southern Africa); the American Heart Association Emergency Cardiovascular Care Committee; the Council on Cardiovascular Surgery and Anesthesia; the Council on Cardiopulmonary, Perioperative, and Critical Care; the Council on Clinical Cardiology; and the Stroke Council. Circulation. 2008 Dec 2; 118(23):2452-83
15. Donnino MW, Cocchi MN, Giberson B, et al. Time to administration of epinephrine and outcome after in-hospital cardiac arrest with non-shockable rhythms: retrospective analysis of large in-hospital data registry. BMJ. 2014; 348:3-9.
16. Goto Y, Maeda T, Goto YN. Effects of prehospital epinephrine during out-of-hospital cardiac arrest with initial nonshockable rhythm: an observational cohort study. Critical Care. 2013; 17:R188.
17. Reardon PM, Magee K. Epinephrine in out-of-hospital cardiac arrest: A critical review. World J Emerg Med. 2013; 4(2):85-91.
18. Spindelboeck W, et al. Increasing arterial oxygen partial pressure during cardiopulmonary resuscitation is associated with improved rates of hospital admission. Resuscitation. 2013; 84:770-75.
19. Meaney PA, et al. CPR Quality Summit Investigators, the American Heart Association Emergency Cardiovascular Care Committee, and the Council on Cardiopulmonary, Critical Care, Perioperative and Resuscitation. Cardiopulmonary resuscitation quality: [corrected] improving cardiac resuscitation outcomes both inside and outside the hospital: a consensus statement from the American Heart Association. Circulation. 2013; 128:417-35.

36

Síndrome Coronariana Aguda

Bruno Freire Martins
Anne Grazielle Lima Bindá
Cristiane S. Gelain
Nádia Aparecida Mendes Sanches

INTRODUÇÃO

As doenças cardiovasculares são a maior causa de morbimortalidade em todo o mundo. Entre elas, a Síndrome Coronariana Aguda (SCA) merece destaque por sua incidência e gravidade.[1-2] Por esse motivo, diversos estudos são realizados para aprimorar os métodos diagnósticos e terapêuticos, diminuindo assim seu impacto sobre a população.

A Síndrome Coronariana Aguda é o conjunto de sinais e sintomas decorrentes da isquemia miocárdica. Pode ser dividida em dois grandes grupos, SCA sem Elevação do Segmento ST (SCASEST) e SCA com Elevação do Segmento ST (SCAEST). A SCASEST abrange o IAM sem Elevação do Segmento ST e a Angina Instável. Já a SCAEST se refere ao IAM com Elevação do Segmento ST.

ABORDAGEM INICIAL

ANAMNESE E EXAME FÍSICO

A anamnese é de extrema importância na abordagem do paciente com dor torácica. Deve-se investigar a presença de fatores de risco para doença coronariana e, principalmente, descrever com detalhes as características da dor (qualidade, localização, irradiação, duração, sintomas associados, fatores de melhora ou piora).

A angina frequentemente é descrita como "queimação", "aperto", "peso", "desconforto". Tipicamente dura alguns minutos, melhora com repouso ou uso de nitrato (em aproximadamente 1 minuto), tem localização retroesternal e pode irradiar para epigástrio, região cervical, mandíbula ou membros superiores.[3] Alguns pacientes podem ter uma apresentação atípica, com sintomas inespecíficos ou até assintomáticos; este quadro é mais comum em mulheres, idosos, diabéticos, pacientes críticos ou em pós-operatório.

O exame físico dos pacientes com SCA geralmente é normal, porém podem ser encontrados sinais de insuficiência cardíaca. É importante também para exclusão de outros diagnósticos diferenciais.

ECG

O eletrocardiograma de 12 derivações é essencial para o diagnóstico e, consequentemente, para o tratamento. Deve ser solicitado e interpretado em até 10 minutos da admissão, repetido se houver alteração no quadro clínico ou a cada 15 a 30 minutos se houver persistência dos sintomas.

As alterações eletrocardiográficas sugestivas de IAM são: elevação do segmento ST em duas derivações contíguas (elevação maior ou igual a 0,1 mV, exceto nas derivações V2 e V3, nas quais os valores de corte são maior ou igual a 0,2 mV em homens com 40 anos ou mais, maior ou igual a 0,25mV em homens com menos de 40 anos), bloqueio de ramo esquerdo novo ou presumidamente novo, depressão do segmento ST maior igual 0,05 mV em duas derivações contíguas e/ou inversão da onda T em duas derivações contíguas associadas a onda R proeminente ou relação R/S > 1.[3]

RX DE TÓRAX

Na suspeita de SCA esse exame deve ser realizado para fazer diagnóstico diferencial de outras causas de dor torácica, como pneumotórax, fraturas de costelas, infecções, dissecção de aorta, entre outras.

ESTRATIFICAÇÃO DE RISCO

Todos os pacientes devem ser estratificados quanto ao risco de eventos isquêmicos e ao risco de sangramento. A correta estratificação busca identificar pacientes que se beneficiarão de uma estratégia invasiva precoce, os que devem ser submetidos a testes não invasivos e aqueles que merecem um cuidado maior em seu tratamento pelo risco de hemorragia.

Para estratificação de risco para eventos isquêmicos os escores mais utilizados são Braunwald, GRACE e TIMI, estes últimos mais utilizados pela maior facilidade de aplicação.[4-6] Deve-se utilizar ao menos dois escores e adotar como verdadeiro o que indicar maior risco obtido. Para avaliar o risco de sangramento o escore mais usado é o CRUSADE.

Quadros 36.1, 36.2, 36.3 e 36.4 com os escores Braunwald modificado, GRACE, TIMI e CRUSADE.

O processo de estratificação de risco deve ser realizado também após o diagnóstico nos pacientes com SCASEST, porém, com utilização de exames complementares (invasivos ou não). Atualmente as evidências estão a favor de uma estratégia intervencionista precoce para pacientes de risco moderado ou alto para eventos cardiovasculares. No entanto, pode-se optar também por métodos não invasivos, como teste ergométrico, ecocardiograma e exames nucleares, que selecionam os pacientes com evidência de isquemia para a realização de cinecoronariografia.[8]

QUADRO 36.1 Risco de morte ou infarto do miocárdio não fatal a curto prazo em pacientes com angina instável.

Variável prognóstica	Alto risco	Risco intermediário	Baixo risco
	Pelo menos uma das características abaixo deve estar presente	Nenhuma das características de alto risco, mas com alguma das que se seguem	Nenhuma característica de risco, mas com alguma das que seguem
História	Sintomas isquêmicos nas últimas 48 horas	Infarto prévio, doença cerebrovascular ou periférica ou cirurgia de revascularização miocárdica; uso prévio de AAS	
Característica da dor	Dor prolongada (> 20 min) persistente em repouso	Dor prolongada (> 20 min) em repouso resolvida, mas com moderada ou alta probabilidade de DAC; Angina em repouso (< 20 min ou aliviada com repouso ou nitrato sublingual)	Novo episódio de angina classe III ou IV da CCS nas duas últimas semanas com moderada ou alta probabilidade de DAC
Dados clínicos	Edema pulmonar mais comumente relacionado à isquemia; novo ou piora de sopro sistólico de regurgitação mitral ou estertores; hipotensão, bradicardia, taquicardia; idade > 75 anos	Idade > 70 anos	
ECG	Angina de repouso com mudanças transitórias do segmento ST > 0,05 mV; bloqueio de ramo novo ou presumivelmente novo; TV sustentada	Inversão da onda T > 0,2 mV; ondas Q patológicas	Normal ou não alterado durante um episódio de desconforto torácico
Marcadores de necrose miocárdica	Marcadamente elevados (por ex.: cTnI ou cTnT > 0,1 ng/ml)	Discretamente elevados (por ex.: cTnI ou cTnT > 0,01 ng/ml, porém, 0,1 ng/ml)	Normal

Uma estimativa de alto risco, a curto prazo, de morte ou eventos isquêmicos recorrentes em angina instável é complexa, não podendo ser determinada unicamente com dados em um quadro. Mas os dados deste quadro ilustram uma diretriz geral mais do que um algoritmo rígido.

ECG: eletrocardiograma; min: minutos; mV: milivolts; TV: taquicardia ventricular; cTnI: troponina I cardíaca; cTnT: troponina T cardíaca; CCS: Canadian Cardiovascular Society; ng/ml: nanogramas por mililitro; AAS: ácido acetil salicílico; DAC: doença arterial coronária.

QUADRO 36.2 Escore de risco GRACE e nomograma para mortalidade por todas as caudas após 6 meses de alta hospitalar

História clínica	Características encontradas na admissão	Características encontradas durante a hospitalização
1. Idade em anos ▪ ≤ 29 .... 0 ▪ 30-39 .... 0 ▪ 40-49 .... 18 ▪ 50-59 .... 30 ▪ 60-69 .... 55 ▪ 70-79 .... 73 ▪ 80-89 .... 91 ▪ ≥ 90 100	4. Frequência cardíaca (BPM) ▪ ≤ 49,9 .... 0 ▪ 50-69,9 .... 3 ▪ 70-89,9 .... 9 ▪ 90-109,9 .... 14 ▪ 110-149,9 .... 23 ▪ 150-199,9 .... 35 ▪ ≥ 200 43	7. Creatina sérica (mg/dL) ▪ 0-0,39 .... 1 ▪ 0,4-0,79 .... 3 ▪ 0,8-1,19 .... 5 ▪ 1,2-1,59 .... 7 ▪ 1,6-1,99 .... 9 ▪ 2-3,99 .... 15 ▪ ≥ 4 20
2. História de ICC 24	5. Pressão arterial sistólica (mmHg) ▪ ≤ 79,9 24 ▪ 80-99,9 .... 22 ▪ 100-119,9 .... 18 ▪ 120-139,9 .... 14 ▪ 140-159,9 .... 10 ▪ 160-199,9 .... 4 ▪ ≥ 200 0	8. Elevação de enzimas cardíacas 15
3. História de infarto do miocárdio ... 12	6. Depressão do segmento ST 11	9. Não submetido à ICP no hospital ... 14
Pontos 1. _____ 2. _____ 3. _____ 4. _____ 5. _____ 6. _____ 7. _____ 8. _____ 9. _____ Soma dos pontos _____ = Escore de risco total; Risco de mortalidade _____	Prognóstico de todas as causas de mortalidade em 6 meses após a alta hospitalar 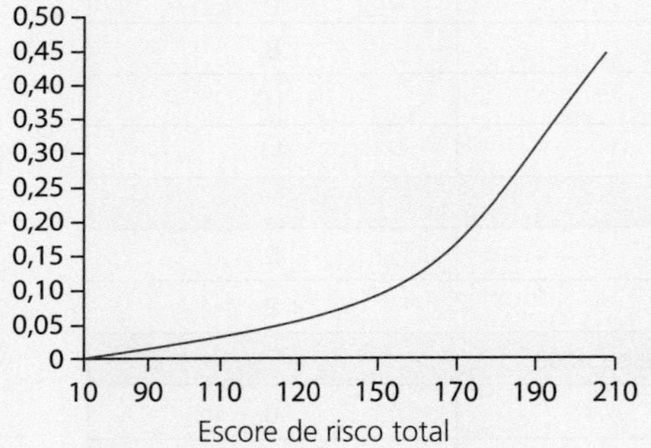	

ICC: insuficiência cardíaca congestiva; bmp: batimentos por minuto; mmHg: milímetros de mercúrio; mg/dL: miligramas por decilitro; ICP: intervenção coronariana percutânea.

TABELA 36.3 Escore de risco TIMI

Histórico	Pontos
Idade ≥ 75 anos	3
65-74 anos	2
DM ou HAS ou Angina	1
Exame clínico	
PAS < 100 mmHg	3
FC > 100 bpm	2
Killinp II-IV	2
Peso < 67 kg	1
Apresentação clínica	**Pontos**
Elevação de ST na parede anterior ou bloqueio de ramo esquerdo	1
Tempo de aprensentação > 4h	1

Escore de risco	Mortalidade intra-hospitalar (%)
0	0,7
1	0,3
2	1,9
3	3,9
4	6,5
5	11,6
6	14,7
7	21,5
8	24,4
> 8	31,7

TABELA 36.4 Escore de CRUSADE para risco de sangramento

Fator preditor	Pontuação
Hematócrito de base (%)	
< 31	9
31-33,9	7
34-36,9	3
37-39,9	2
≥ 40	0
Depuração de creatinina (mL/min)*	
≤ 15	39
15-30	35
30-60	28
60-90	17
90-120	7
> 120	0
Frequência cardíaca (bpm)	
≤ 70	0
71-80	1
81-90	3
91-100	6
101-110	8
101-120	10
≥ 121	11
Gênero	
Masculino	0
Feminino	8
Sinais de IC na apresentação	
Ausente	0
Presente	7
Doença vascular prévia**	
Ausente	0
Presente	6
Diabetes mellitus	
Ausente	0
Presente	6
Pressão arterial sistólica (mmHg)	
≤ 90	10
91-100	8
101-120	5
121-180	1
181-200	3
≥ 201	5
Risco muito baixo	≤ 20
Sangramento - 3,1	
Óbito - 0,2	
Risco baixo (%)	21-30
Sangramento - 5,5	
Óbito - 0,8	
Moderado (%)	31-40
Sangramento - 8,6	
Óbito - 1,6	
Alto (%)	41-50
Sangramento - 11,9	
Óbito - 3,2	
Muito alto (%)	> 50
Sangramento - 19,5	
Óbito - 6,0	

Adaptado de: Subherwal et al,. IC: insuficiência cardíaca.
*: Depuração de creatinina calculada pela fórmula de Cockcroft-
-Gault; **: Doença vascular prévia definida por história de doença arterial periférica ou de acidente vascular encefálico

EXAMES LABORATORIAIS

Os principais exames laboratoriais solicitados para os paciente com SCA são os marcadores de necrose miocárdica. Atualmente, graças a sensibilidade e especificidade, os principais marcadores utilizados são as troponinas e CK-MB massa. Devem ser solicitados na admissão hospitalar e de forma seriada (0 h-3 h-6 h), atentando-se para a curva de alteração desses marcadores no IAM. É importante lembrar que existem outras patologias que alteram esses exames, como IC e DRC, desse modo torna-se útil a dosagem seriada, na qual incrementos relativos (20 a 50%) ou absolutos (uma vez considerado o referencial do ensaio) são sugestivos de IAM. Vale ressaltar que o diagnóstico de SCA é clínico, e as medidas terapêuticas não devem aguardar os resultados de exames laboratoriais para serem implementadas. As troponinas convencionais possuem limitação nos casos em que são colhidas com tempo inferior a 6 horas do início dos sintomas, então, nesses casos recomenda-se solicitar Troponina-US.[8-9]

Além dos marcadores de necrose miocárdica, hemograma, função renal, função hepática e perfil lipídio devem ser solicitados.

DIAGNÓSTICO

Pacientes com SCA, após a abordagem inicial, devem receber um dos seguintes diagnósticos:

- **Angina instável:** dor de origem cardiológica, sem elevação do segmento ST no eletrocardiograma, sem elevação de marcadores de necrose miocárdica.-IAM sem elevação do Segmento ST: dor de origem cardiológica, sem elevação do segmento ST no eletrocardiograma, com evidência laboratorial de lesão miocárdica.

- **IAM com Elevação do Segmento ST:** dor anginosa, com elevação do segmento ST no eletrocardiograma e evidência laboratorial de necrose miocárdica.

TRATAMENTO

OXIGENOTERAPIA

Pacientes com suspeita de SCA devem ter a saturação sanguínea de oxigênio monitorizada continuamente, em virtude do risco de hipodermia. Devem receber suporte ventilatório se apresentarem Sat O2 < 94%. Pode-se oferecer oxigênio por cateter nasal, máscara, ventilação não invasiva ou até por intubação orotroqueal, a depender do grau de hipodermia.[9]

ANALGESIA E CONTROLE ANSIEDADE

O tratamento da dor e da ansiedade é de extrema importância, pois diminui a descarga adrenérgica e, consequentemente, o consumo miocárdico de oxigênio. A analgesia deve ser feita com sulfato de morfina 2 a 4 mg endovenoso, quando a dor não é aliviada com uso de nitrato. Pode-se repetir a dose após 5 minutos, se necessário. Os principais efeitos colaterais dessa medicação são bradicardia, hipotensão e depressão respiratória. Os dois primeiros podem ser tratados com atropina (0,5-1,5 mg endovenoso) e expansão volêmica, e o último, revertido com naloxona (0,1-0,2 mg EV a cada 15 minutos).[9-10]

Os benzodiazepínicos são utilizados na prática clínica, porém seu uso não deve ser rotineiro, já que não há evidências de que institua melhora na ansiedade, pressão arterial, frequência cardíaca ou dor torácica.[8-9]

NITRATOS

Não existem evidências científicas conclusivas sobre o benefício dos nitratos na redução de mortalidade ou alívio dos sintomas.[11-12] Seu uso está fundamentado em seu mecanismo de ação e na observação de melhora da dor após sua administração.

Os nitratos possuem efeito vasodilatador arterial coronariano e venodilatador, assim promovem uma melhor perfusão miocárdica, além da diminuição do consumo de oxigênio e melhora da congestão pulmonar.

Na SCA estão indicados para tratamento da dor e hipertensão. São contraindicados se hipotensão (PAS < 90 mmHg ou diminuição da PA basal > 30 mmHg), infarto de VD, uso de inibidores da fosfodiesterase (sildenafil) nas últimas 24 a 48 horas, bradicardia ou taquicardia.

Podem ser administrados por via sublingual, sob a forma de nitroglicerina (0,4 mg), dinitrato de isossorbida (5 mg) ou mononitrato de isossorbida (5 mg). Essas dosagens podem ser repetidas até 3 vezes, com 5 minutos de intervalo entre elas. A nitroglicerina também pode ser administrada EV, na dose inicial de 10 mcg/min, e deve ser aumentada em 10 mcg/min a cada 5 minutos se não houver melhora da dor, queda de PA (redução > 20% ou PAS < 100 mmHg) ou aumento da FC (> 10%).[9]

ANTIAGREGANTES PLAQUETÁRIOS

Pacientes com SCA devem receber dupla de antiagregantes plaquetários precocemente. Utiliza-se, em geral, o ácido acetisalicílico associado a um outro antiagregante plaquetário. Se não houver contraindicação, dupla antiagregação deve ser mantida por 12 meses após SCA.

Ácido Acetilsalicílico

Sua eficácia e segurança no tratamento de SCA já foram comprovadas cientificamente. Deve ser prescrito para praticamente todos os pacientes com SCA, exceto casos de sangramento digestivo ativo e reações de hipersensibilidade conhecida (nesses casos podem ser utilizados protocolos de dessensibilização).[8]

Recomenda-se o uso do AAS na dose de ataque 160 a 300 mg e que seja mantida dose de manutenção de 81 a 100 mg/dia por tempo indeterminado.[8-9]

Clopidogrel

Este derivado tienopiridínico, antagonista da ativação plaquetária mediada pela adenosina (ADP), bloqueando os receptores P2Y12 nas plaquetas mostrou-se eficaz na antiagregação e seguro quanto ao risco de sangramento na SCA.

É indicado na SCA, em associação com AAS, na dose de ataque 300 mg, seguida de dose de manutenção de 75 mg/dia. Pacientes submetidos a ICP com alto risco para eventos isquêmicos e baixo risco de sangramento devem receber dose de ataque de 600 mg, seguida de 150 mg/dia de manutenção por sete dias e, posteriormente, dose de manutenção de 75 mg/dia.[9]

Um ponto importante a ser ressaltado no uso do clopidogrel é a variabilidade da resposta ao medicamento, que provavelmente está relacionada a metabolização hepática, absorção intestinal ou interação com outras drogas. A associação desse medicamento com inibidores da bomba de prótons, em especial o omeprazol, deve ser evitada, uma vez que estudos *in vitro* demonstraram diminuição da antiagregação plaquetária.[13-16]

Pacientes que serão submetidos a revascularização cardíaca devem suspender a medicação cinco dias antes do procedimento cirúrgico; em casos de urgência, pode-se recorrer a transfusão de plaquetas. A dose de ataque não é recomendada para aqueles que receberão terapia fibrinolítica e têm mais de 75 anos.[17]

Prasugrel

Tienopiridínico de terceira geração, possui pico de ação mais rápido e menor interação com outras medicações quando comparado com o clopidogrel. Nos estudos comparativos entre as duas medicações, o prasugrel mostrou-se eficaz na prevenção de eventos isquêmicos, porém à custa de maior taxa de sangramento.[18] Assim, está indicado na SCA para pacientes com anatomia coronariana conhecida (submetidos a ICP), sem fator de risco adicional para sangramento, como idade maior ou igual a 75 anos, peso < 60 kg ou antecedente de AVC ou AIT.

Utiliza-se dose de ataque de 60 mg, seguida de 10 mg/dia de dose de manutenção. Caso seja necessária cirurgia eletiva, deve-se suspender seu uso sete dias antes do procedimento.

Ticagrelor

Exerce sua ação antiagregante plaquetária pelo bloqueio reversível dos receptores P2Y12 nas plaquetas. Pertence à classe das ciclopentiltriazolopirimidina, promove maior antiagregação e em menor tempo se comparado ao clopidogrel.

No estudo PLATÔ, mostrou-se superior ao clopidogrel na redução de morte cardiovascular e infarto do miocárdio, sem aumento significativo na taxa de sangramento maior.[19]

Indicado na SCA, o ticagrelor antagonista deve ser usado na dose de ataque de 180 mg, seguida de dose de manutenção de 90mg duas vezes ao dia.

Em caso de necessidade cirúrgica, suspender a medicação com cinco dias de antecedência.

Inibidores da Glicoproteína IIB/IIIA

Antiagregantes de administração endovenosa, bloqueiam a via final comum da agregação plaquetária.

No Brasil, estão disponíveis o abciximab e o tirofiban. São indicados como terceiro antiagregante para pacientes com baixo risco de sangramento, submetidos a ICP complexas.[8-9]

A dose recomendada do abciximab é de 0,25 mg/kg EV bolus, seguida de 0,125 mcg/kg por 12 horas.

O tirofiban deve ser utilizado na dose de 0,4 mcg/kg/min por 30 minutos, seguido por 0,1 mcg/kg/min durante 48 a 96 horas.

ANTITROMBÍNICOS

Pacientes com SCA apresentam um estado pró-trombótico causado pelo aumento da atividade plaquetária e consequente elevação da trombina. Desse modo, a terapia antitrombótica se justifica na tentativa de parar o processo fisiopatológico de trombose e isquemia. Essa terapia deve ser implementada até realização da ICP ou, se esta não for efetuada, durante o período de hospitalização (até oito dias, caso não haja outra indicação para seu uso).

Os principais medicamentos utilizados para essa terapia são heparina não fracionada (HNF), heparina de baixo peso molecular (HBPM), fondaparinux e bivalirudina.

Heparina Não Fracionada

SCASEST

Indicada para realização de bolus de 60 a 70 U/kg (máximo de 5.000 UI), seguida de dose de manutenção de 12 a 15 U/kg/h (máximo de 1.000 U/h). Para controle da anticoagulação deve-se solicitar TTPa, que tem como alvo 50-70 s (1,5 a 2,0 vezes o limite superior da normalidade). Durante a realização da ICP uma dose adicional EV deve ser praticada de acordo com TTPA e associação ou não com inibidores da glicoproteína IIB/IIIA.[8-9,20]

SCAEST

Em pacientes que serão submetidos a ICP primária, a dose de HNF indicada é 70 a 100 U/kg EV em bolus quando inibidores da glicoproteína IIB/IIIA não são utilizados. Quando essa associação é feita, a dose de HNF deve ser reduzida para 50 a 60 U/kg.

Quando a terapia de reperfusão for a fibrinólise, a dose recomendada é de 60 U/kg EV em bolus (máximo 4.000 U) seguida de infusão inicial de 12 U/kg/h (máximo de 1.000 U/h). Deve-se dosar o TTPa com 3 h-6 h-12 h-24 h, e o alvo é 1,5 a 2,0 vezes o valor do controle.[21]

Heparina de Baixo Peso Molecular

SCASEST

Superior à HNF de acordo com estudos, não necessita do controle rotineiro do seu efeito anticoagulante. A dose padrão é de 1 mg/kg a cada 12 horas; no entanto, pacientes com insuficiência renal precisam de ajuste de dose. Se a TFG estiver entre 15 e 30 mL/min/1,73 m^2 deve-se reduzir a dose para 1 mg/kg uma vez ao dia. Caso a TFG seja menor que 15 mL/min/1,73 m^2 seu uso deve ser evitado.

Em situações especiais, como TFG entre 15 e 30 mL/min/1,73 m^2 e pacientes com mais de 100 kg, está indicada monitorização de seu efeito anticoagulante solicitando-se dosagem do fator Xa.[20]

Pacientes submetidos a ICP, que receberam a última dose de enoxaparina a mais de 8 horas antes do procedimento, necessitam de dose adicional de 0,3 mg/kg EV.

SCAEST

Quando a reperfusão miocárdica for feita por ICP primária, deve-se administrar 0,5 mg/kg EV antes do procedimento.

Caso opte-se por fibrinólise, a dose indicada é de 30 mg EV, para posteriormente manter 1 mg/kg SC a cada 12 horas (as duas primeiras doses não devem ser superiores a 100 mg), até oito dias ou a alta hospitalar. Pacientes > 75 anos não devem receber bolus EV, e a dose SC deve ser reduzida para 0,75 mg/kg (as duas doses iniciais SC não devem ultrapassar 75 mg). Pacientes com disfunção renal e *clearance* de cretinina < 30 mL/min devem receber a dose SC a cada 24 horas.

Fondaparinux

SCASEST

Inibidor seletivo do fator Xa, não requer monitorização laboratorial de seu efeito. Tão eficaz quanto as heparinas, possui menores taxas de sangramentos, e, portanto, deve ser o anticoagulante preferido na SCA caso a angiografia coronariana não possa ser realizada imediatamente.[22]

É utilizado na dose de 2,5 mg/dia SC, no entanto, pacientes submetidos a ICP devem receber HNF em bolus de 85 UI/kg (60 UI/kg se em uso de inibidores da glicoproteína IIB/IIIA) para reduzir o risco de trombose de cateter.

SCAEST

Indicado apenas para pacientes submetidos à fibrinólise com estreptoquinase. Dose de ataque de 2,5 mg EV em bolus e dose de manutenção de 2,5 mg/dia SC.

Bivalirudina

SCASEST

Inibidor direto da trombina, impede a conversão de fibrinogênio em fibrina. Pode ser utilizada como alternativa ao tratamento com HNF/HBPM + IGP IIB/IIIA em pacientes com programação de estratificação invasiva precoce, uma vez que sua associação com IGP IIB/IIIA foi comparada à terapia com heparina e não se mostrou não inferior.[23]

A dose recomendada é de 0,1 mg/kg EV em bolus com manutenção de infusão de 0,25 mg/kg/h. Antes da realização da ICP, uma dose adicional de 0,5 mg/kg EV em bolus deve ser realizada, e a infusão, aumentada para 1,75 mg/kg/h até o término do procedimento.

SCAEST

Não há indicação para uso dessa medicação em pacientes que farão uso de terapia fibrinolítica. Naqueles submetidos à ICP primária, pode ser utilizada na dose de 0,75 mg/kg EV em bolus, seguida por infusão de 1,75 mg/kg/h por até 4 horas após o procedimento. Depois desse período, a dose deve ser reduzida para 0,25 mg/g/h e mantida por 4 a 12 horas, conforme avaliação clínica.

Estudos realizados com essa droga evidenciaram maior ocorrência de trombose aguda de stent em comparação com pacientes que usaram HNF + IGP IIB/IIIA, porém não houve diferença quanto a esse desfecho após 30 dias. Outras análises mostraram ainda uma diminuição de mortalidade após 30 dias na população que fez uso da bivalirudina, redução que se manteve até 3 anos.[24-25]

BETABLOQUEADORES

São indicados na SCA por diminuírem o inotropismo, cronotropismo, PA e consequentemente o consumo miocárdico de oxigênio. Estudos mostraram eficácia na diminuição de mortalidade em pacientes com IAM e redução da progressão para IAM em pacientes com angina instável.

Os betabloqueadores devem ser administrados via oral, iniciados em doses baixas, que devem ser gradualmente aumentadas. Em casos de persistência dos sintomas anginosos e/ou taquiarritmias, pode-se utilizar as formulações endovenosas. As posologias e contraindicações dos betabloqueadores podem ser encontradas nos Quadros 36.5 e 36.6, respectivamente.

QUADRO 36.5 Doses mais utilizadas dos betabloqueadores

Bloqueador	Dose inicial	Dose ideal
Propranolol	20 mg VO a cada 8 horas	40 a 80 mg VO a cada 8 horas
Metoprolol	25 mg VO a cada 12 horas	50 a 100 mg VO a cada 12 horas
Atenolol	25 mg VO a cada 24 horas	50 a 100 mg VO a cada 24 horas
Carvedilol	3.125 mg VO a cada 12 horas	25 mg VO a cada 12 horas

QUADRO 36.6 Contraindicações para uso de betabloqueadores

Frequência cardíaca < 60 bpm
Pressão sistólica < 100 mmHg
Intervalo PR > 0,24 segundo
Bloqueio atrioventricular de segundo e terceiro graus
História de asma ou doença pulmonar obstrutiva grave
Doença vascular periférica grave
Disfunção ventricular grave
Classe Killip ≥ II

IECA/BRA

Estudos científicos, como o HOPE e EUROPA, mostraram que os IECA são seguros e eficazes para redução de eventos cardiovasculares após um episódio de SCA. Devem ser iniciados nas primeiras 24 horas de evolução, em dose baixa e ajustados até a dose alvo. As doses inicial e alvo dos IECA testados em grandes estudos estão no Quadro 36.7. Pacientes com contraindicação aos inibidores da ECA podem utilizar a valsartana (BRA que não se mostrou inferior aos IECAs) em

QUADRO 36.7 Dosagem do IECA

IECA	Dose inicial	Dose-alvo
Captopril	6,25 mg (primeira dose) e 2 horas após 12,5 duas vezes ao dia	50 mg três vezes ao dia
Enalapril	2,5 mg duas vezes ao dia	10 mg duas vezes ao dia
Ramipril	2,5 mg duas vezes ao dia	5 mg duas vezes ao dia
Lisinoprol	5 mg uma vez ao dia	10 mg uma vez ao dia
Trandolapril	1 mg uma vez ao dia	4 mg uma vez ao dia
Captopril	6,25 mg uma vez ao dia	50 mg duas vezes ao dia

dose inicial de 40 mg/dia e que deve ser ajustada gradualmente até 160 mg/dia.

BLOQUEADORES DOS CANAIS DE CÁLCIO

São indicados para pacientes com sintomas isquêmicos refratários ao uso de nitrato e betabloqueador ou com contraindicação ao uso dessas medicações. Possuem ação vasodilatadora, diminuem inotropismo e cronotropismo, e, desse modo, aumentam a oferta e diminuem o consumo miocárdico de oxigênio. (Quadro 36.8)

QUADRO 36.8 Bloqueadores dos canais de cálcio
A dose padrão da nifedipina, de preferência de ação prolongada, é de 10 a 20 mg três vezes ao dia, verapamil 80 a 120 mg três vezes ao dia, diltiazem 60 mg três a quatro vezes ao dia. Na angina instável, o diltiazem tem sido o bloqueador de cálcio mais utilizado.

ANTAGONISTAS DA ALDOSTERONA

A utilização de bloqueadores da aldosterona na SCA baseia-se no estudo EPHESUS, que mostrou redução significativa de mortalidade com uso de esplerenona em pacientes pós-IAMCST com FE < 40% e insuficiência cardíaca e/ou diabetes. No Brasil, o medicamento disponível dessa classe é a espironolactona, indicada na insuficiência cardíaca classe III e IV.

ESTATINAS

A terapia com estatinas deve ser iniciada nas primeiras 24 horas da admissão hospitalar. Recomenda-se o uso de estearinas de alta potência e inicialmente em dose máxima. O ajuste da dose deve ser realizado posteriormente, tendo como objetivo um LDL < 70 mg/dL.

TERAPIA DE REPERFUSÃO

Pacientes diagnosticados com SCAEST devem ser submetidos a terapia de reperfusão, exceto se houver contraindicação. Atualmente, há dois tipos de reperfusão miocárdica disponíveis – a fibrinólise e a Intervenção Coronária Percutânea Primária (ICP). Quando comparadas, a ICP primária restabelece o fluxo coronariano à custa de menores taxas de recorrência da isquemia e complicações hemorrágicas maiores, porém, uma série de fatores devem ser analisados antes da decisão da terapia a ser empregada. Quanto mais rápida a reperfusão, menor a mortalidade e menor o prejuízo à função ventricular.

Fibrinólise

Os fibrinolíticos são utilizados em pacientes com SCAEST há mais de 30 anos. Estão indicados para os pacientes com esse diagnósticos, sem contraindicação ao uso desses medicamentos, em hospitais que não dispõem de ICP primária ou quando o tempo entre diagnóstico, transporte e início da ICP primária demore mais que 120 minutos. As drogas disponíveis para essa estratégia de reperfusão são a estreptoquinase (SK), alteplase (TNK-tPA) e tenecteplase (tPA). As duas últimas devem ser preferidas por apresentarem uma ação mais fibrinólise-específica. As principais complicações ao uso dessas medicações são eventos hemorrágicos. Hipotensão pode ocorrer com uso de SK; seu uso deve ser interrompido e, se necessário, deve-se realizar expansão volêmica.

O Quadro 36.9 contém as doses recomendadas e o Quadro 36.10, as contraindicações aos fibrinolíticos.

Após realização de fibrinólise, todo paciente deve ser encaminhado a um local que disponha de ICP, pois recomenda-se realização de cinecoronariografia dentro de 6 a 24 horas.[9] Pacientes que não apresentaram redução do supradesnivelamento de ST em 50% ou permanecem com sintomas isquêmicos devem ser encaminhados para ICP de resgate. Nesses pacientes não está indicada nova dose de fibrinolítico.

Caso ocorra evidência clínica e eletrocardiográfica de reoclusão ou reinfarto, pode-se realizar administração de nova fibrinólise, caso ICP ainda não esteja disponível,[9] no entanto, a estreptoquinase não pode ser repetida.

QUADRO 36.9 Regime de doses dos fibrinolíticos

Agente	Tratamento	Terapia antitrombótica
SK	1,5 milhão de UI em 100 ml de SG 5% ou SF 0,9% em 30 a 60 minutos	HNF ajustada ao peso por 48 horas ou enoxaparina por até oito dias
Tpa	15 mg EV em bolus, seguidos por 0,75 mg/kg em 30 minutos e, então, 0,50 mg/kg em 60 minutos. A dose total não deve exceder 100 mg	HNF ajustada ao peso por 48 horas ou enoxaparina por até oito dias
TNK-Tpa	Bolus único: ▪ 30 mg se < 60 kg ▪ 35 mg se entre 60 kg e menor que 70 kg ▪ 40 mg se entre 70 kg e menor que 80 kg ▪ 45 mg se entre 80 kg e menor que 90 kg ▪ 50 kg se maior que 90 kg ▪ Em uso de pacientes > 75 anos, deve-se considerar o uso de metade da dose calculada de acordo com o peso*	HNF ajustada ao peso por 48 horas ou enoxparina por até oito dias

QUADRO 36.10 Contraindicações aos fibrinolíticos

Contraindicações absolutas	Contraindicações relativas
Qualquer sangramento intracraniano prévio	História de AVC isquêmico > 3 meses ou doenças intracranianas não listadas nas contraindicações absolutas
AVC isquêmico nos últimos 3 meses	Gravidez
Dano ou neoplasia no sistema nervoso central	Uso atual de antagonistas da vitamina K: quanto maior o INR maior o risco de sangramento
Trauma significativo na cabeça ou rosto nos últimos meses	Sangramento interno recente < 2-4 semanas
Sangramento ativo ou diátese hemorrágica (exceto menstruação)	Ressuscitação cardiopulmonar traumática e prolongada ou cirurgia de grande porte < 3 meses
Qualquer lesão vascular cerebral conhecida (malformação arteriovenosa)	Hipertensão arterial não controlada (pressão arterial sistólica > 190 mmHg ou diastólica > 110 mmHg)
Dissecção aguda de aorta	Punções não compressíveis
Discrasia sanguinea	História de hipertensão arterial crônica importante e não controlada Úlcera péptica ativa Exposição prévia à estreptoquinase (somente para estreptoquinase)

Intervenção Coronária Percutânea Primária

Deve ser a terapia de reperfusão de escolha sempre que disponível. Está indicada para pacientes com SCAEST com sintomas iniciados há < 12 horas, ou entre as 12 e 24 horas em que apresentam persistência da isquemia ou instabilidade hemodinâmica. O tempo entre o diagnóstico e o início do procedimento deve ser de até 90 minutos.[9]

REFERÊNCIAS BIBLIOGRÁFICAS

1. Oliveira Junior MTD et al. Diretriz de telecardiologia no cuidado de pacientes com síndrome coronariana aguda e outras doenças cardíacas. Arquivos Brasileiros de Cardiologia. 2015; 104(5):1-26.2.
2. Apple FS, Jesse RL, Newby LK, Wu AHB, Christenson RH. National Academy of clinical biochemistry and IFCC committee for standardization of markers cardiac damage laboratory medicine practice guidelines: analytical issues for biochemical markers of acute coronary syndromes. Circulation. 2007; 115:e352-355.
3. Thygesen K et al. Third universal definition of myocardial infarction. Journal of the American College of Cardiology. 2012; 60(16):1581-98.
4. Braunwald E, Jones RH, Mark DB, Brown J, Brown L, Cheitlin MD, et al. Diagnosing and managing unstable angina. Agency for Health Care Policy and Research. Circulation. 1994; 90(1):613-22.
5. Antman EM et al. The TIMI risk score for unstable angina/non-ST elevation MI: a method for prognostication and therapeutic decision making. Jama. 2000; 284(7):835-42.
6. Tang EW, Wong CK, Herbison P. Global Registry of Acute Coronary Events (GRACE) hospital discharge risk score accurately predicts long-term mortality post acute coronary syndrome. American Heart Journal. 2007; 153(1):29-35.
7. Subherwal S et al. Baseline risk of major bleeding in non-ST-segment-elevation myocardial infarction The CRUSADE (Can rapid risk stratification of unstable angina patients suppress adverse outcomes with early implementation of the ACC/AHA guidelines?) bleeding score. Circulation. 2009; 119(14):1873-82.
8. Nicolau JC, Timerman A, Piegas LS, Marin-Neto JA, Rassi Jr. A. Diretrizes da Sociedade Brasileira de Cardiologia sobre angina instável e infarto agudo do miocárdio sem supradesnível do segmento ST (II Edição, 2007). Arq Bras Cardiol. 2007; 89(4):e89-e131.
9. De Andrade JP. et al. IV Diretriz da Sociedade Brasileira de Cardiologia sobre tratamento do infarto agudo do miocárdio com supradesnível do segmento ST. Arq. Bras. Cardiol. 2015; 105(2):105p.
10. Pesaro AEP, Serrano CV, Nicolau JC. Infarto agudo do miocárdio-síndrome coronariana aguda com supradesnível do segmento ST. Rev Assoc Med Bras. 2004; 50(2):214-20.
11. ISIS-4: a randomised factorial trial assessing early oral captopril, oral mononitrate, and intravenous magnesium sulphate in 58,050 patients with suspected acute myocardial infarction. ISIS-4 (Fourth International Study of Infarct Survival) Collaborative Group. Lancet. 1995; 345(8951):669-85.
12. GISSI-3: effects of lisinopril and transdermal glyceryl trinitrate singly and together on 6-week mortality and ventricular function after acute myocardial infarction. Gruppo Italiano per lo Studio della Sopravvivenza nell'infarto Miocardico. Lancet. 1994; 343(8906):1115-22.
13. Angiolillo DJ, Gibson CM, Cheng S, Ollier C, Nicolas O, Bergougnan L, et al. Differential effects of omeprazole and pantoprazole on the pharmacodynamics and pharmacokinetics of clopidogrel in healthy subjects: randomized, placebo-controlled, crossover comparison studies. Clin Pharmacol Ther. 2011; 89(1):65-74.
14. Cuisset T, Frere C, Quilici J, Poyet R, Gaborit B, Bali L, et al. Comparison of omeprazole and pantoprazole influence on a high 150-mg clopidogrel maintenance dose the PACA (Proton Pump Inhibitors And Clopidogrel Association) prospective randomized study. J Am Coll Cardiol. 2009; 54(13):1149-53.
15. Frelinger AL 3rd, Lee RD, Mulford DJ, Wu J, Nudurupati S, Nigam A, et al. A randomized, 2-period, crossover design study to assess the effects of dexlansoprazole, lansoprazole, esomeprazole, and omeprazole on the steady-state pharmacokinetics and pharmacodynamics of clopidogrel in healthy volunteers. J Am Coll Cardiol. 2012; 59(14):1304-11. Erratum in J Am Coll Cardiol. 2012; 60(6):566-7.
16. Gilard M, Arnaud B, Cornily JC, Le Gal G, Lacut K, Le Calvez G, et al. Influence of omeprazole on the antiplatelet action of clopidogrel associated with aspirin: the randomized, double-blind OCLA (Omeprazole CLopidogrel Aspirin) study. J Am Coll Cardiol. 2008; 51(3):256-60.
17. O'Gara PT, et al. 2013 ACCF/AHA guideline for the management of ST-elevation myocardial infarction: a report of the American College of Cardiology Foundation/American Heart Association Task Force on Practice Guidelines. Journal of the American College of Cardiology. 2013; 61(4):e78-e140.

18. Wiviott SD, Braunwald E, McCabe CH, Montalescot G, Ruzyllo W, Gottlieb S, et al. TRITON-TIMI 38 Investigators. Prasugrel versus clopidogrel in patients with acute coronary syndromes. N Engl J Med. 2007; 15;357(20):2001-15.
19. Ohman J, Kudira R, Albinsson S, Olde B, Erlinge D. Ticagrelor induces adenosine triphosphate release from human red blood cells. Biochem Biophys Res Commun. 2012; 418(4):754-8.
20. Roffi M, et al. 2015 ESC Guidelines for the management of acute coronary syndromes in patients presenting without persistent ST-segment elevation. European Heart Journal. 2015; ehv320.
21. Steg PG, et al. ESC Guidelines for the management of acute myocardial infarction in patients presenting with ST-segment elevation. European Heart Journal. 2012; ehs215.
22. Yusuf S, Mehta SR, Chrolavicius S, Afzal R, Pogue J, Granger CB, et al. Fifth organization to assess strategies in acute ischemic syndromes investigators. Comparison of fondaparinux and enoxaparin in acute coronary syndromes. N Engl J Med. 2006; 354(14):1464-76.
23. Stone GW, et al. Acute Catheterization and Urgent Intervention Triage strategY (ACUITY) trial: study design and rationale. American Heart Journal, 2004; 148(5):764-75.
24. Stone GW, et al. Heparin plus a glycoprotein IIb/IIIa inhibitor versus bivalirudin monotherapy and paclitaxel-eluting stents versus bare-metal stents in acute myocardial infarction (HORIZONS-AMI): final 3-year results from a multicentre, randomised controlled trial. The Lancet. 2011; 377(9784):2193-204.
25. Stone GW, et al. Bivalirudin during primary PCI in acute myocardial infarction. New England Journal of Medicine. 2008; 358(21):2218-30.

37

Hipertensão Arterial Sistêmica

Rodrigo Marques Gonçalves

A Hipertensão Arterial Sistêmica (HAS) é caracterizada por níveis elevados e sustentados de pressão arterial (PA) e pode ser multifatorial.[1] A PA varia conforme a interação de fatores neuro-humorais, comportamentais e ambientais relacionados na Tabela 37.1.[2]

A crise hipertensiva pode ser, didaticamente, dividida em Urgência e Emergência Hipertensiva, e constitui importante causa de atendimentos em hospitais e pronto-atendimentos.[3] Algumas estatísticas evidenciam que 25% dos atendimentos hospitalares de urgência e até 3% dos atendimentos em sala de emergência podem estar relacionados com a elevação da PA.[4] As crises hipertensivas ocorrem mais comumente em pacientes com baixa aderência à terapia medicamentosa e que praticam consumo abusivo de sal.[5]

TABELA 37.1 Variações da pressão arterial (mmHg), de acordo com várias situações e atividades

Atividades	Pressão sistólica	Pressão diastólica
Reuniões	+ 20,2	+ 15,0
Trabalho	+ 16,0	+ 13,0
Caminhar	+ 12,0	+ 5,5
Vestir	+ 11,5	+ 9,7
Tarefas domésticas	+ 10,7	+ 6,7
Telefonar	+ 9,5	+ 7,2
Conversar	+ 6,7	+ 6,7
Assistir à TV	+ 0,3	+ 1,1
Repouso	0	0
Dormir	− 10,0	− 7,6

A diferenciação entre urgência e emergência hipertensiva é fundamental, pois define o tratamento a ser instituído. Conceitua-se como urgência hipertensiva a elevação isolada da PA (geralmente maior que 180 mmHg sistólica e 120 mmHg diastólica) sem sinais ou sintomas de lesão de órgãos alvo e sem risco à vida. A emergência hipertensiva é caracterizada pela elevação da PA associada a lesão de órgãos-alvo como encefalopatia, infarto agudo do miocárdio, angina instável, edema agudo de pulmão, eclâmpsia, acidente vascular encefálico e dissecção de aorta; pode ocasionar lesões irreversíveis ou até mesmo a morte.[3]

A Tabela 37.2 mostra os fatores associados à emergência hipertensiva

Os pacientes que apresentam urgência hipertensiva podem apresentar sintomas como cefaleia moderada, o que não configura lesão de órgão-alvo. É comum que pacientes com urgência hipertensiva procurem atendimento de urgência muito ansiosos para que seus níveis tensionais sejam normalizados. Entretanto, essa elevação isolada sem sinais

TABELA 37.2 Fatores associados à emergência hipertensiva[5]

Cerebrovascular	Excesso de catecolamina circulante
Encefalopatia hipertensiva	Feocromocitoma
AVCi	Interação com inibidores da monoamina oxidase (IMAO)
Hemorragia intracerebral	Uso de drogas simpaticomiméticas (cocaína)
Hemorragia subaracnóidea	Rebote por interrupção súbita de anti-hipertensivos
Cardíaco	**Cirúrgico**
Dissecção aguda de aorta	Pacientes com indicação cirúrgica imediata
Insuficiência cardíaca	Hipertensão pós-operatória
Síndrome coronariana aguda	Sangramento em suturas vasculares
Pós-operatório de revascularização miocárdica	
Renal	**Eclâmpsia**
Glomerulonefrite aguda	**Queimaduras extensas**
Insuficiência renal aguda por doenças do colágeno	**Epistaxes maciças**
Pós-transplante renal	
Anemia hemolítica microangiopática	

ou sintomas de lesão de órgãos-alvo geralmente é reacional a algum outro processo e não necessita de tratamento de urgência.

No departamento de emergência deve-se buscar a presença de lesão em órgão-alvo e estratificar se o paciente apresenta urgência ou emergência hipertensiva. Para isso, é necessário exame físico com avaliação cardíaca e pulmonar, exame neurológico, palpação de pulsos nos quatro membros e fundo de olho. A avaliação do fundo de olho apresenta grande contribuição, pois é uma forma barata, rápida e sem riscos de avaliar a microcirculação. A avaliação laboratorial inclui eletrocardiograma, radiografia de tórax, dosagem de creatinina e eletrólitos, marcadores de necrose miocárdica e exame de urina tipo I. Em casos selecionados, ecocardiografia e tomografia de tórax.

URGÊNCIA HIPERTENSIVA

A maioria dos pacientes que procuram atendimento de emergência por HAS apresenta urgência hipertensiva. Para estes, a redução abrupta dos níveis tensionais pode trazer maior risco que benefício.[6,7] Os mecanismos de controle de fluxo miocárdico e encefálico, na tentativa de minimizar os danos causados pela hipertensão, produzem vasoconstrição, e a rápida redução PA poderá acarretar isquemia cardíaca ou cerebral.[6] Para pacientes em urgência hipertensiva a PA deve ser reduzida em ritmo lento e, idealmente, normalizada em 24 horas.[8] Os pacientes mais idosos necessitam de especial cuidado na velocidade de redução.

A PA alvo para esses pacientes é abaixo de 160 × 100 mmHg, entretanto, deve-se evitar reduções maiores que 25 a 30% dos valores iniciais. Mais importante que o valor final da PA é a presença ou não de lesão de órgão-alvo, e pressões acima de 160 × 100 mmHg são perfeitamente aceitáveis.[9]

A terapia de escolha é o tratamento de possíveis causas de HAS, como dor e ansiedade. Para os pacientes não aderentes, retorno com a medicação de base, e para os que abusam do sal, orientação. Para os aderentes pode-se acrescentar anti-hipertensivos à terapia de base. Os pacientes que nunca receberam tratamento podem receber terapia anti-hipertensiva domiciliar.

No controle hospitalar da PA os medicamentos mais utilizados são captopril, clonidina e furosemida (Tabela 37.3). O uso desses medicamentos deve ser feito com cautela para evitar reduções muito drásticas da PA. O uso de nifedipina sublingual está completamente contraindicado, e pode ser considerado má prática médica em virtude de risco de eventos isquêmicos. Não há indicação para o uso de captopril sublingual.

Após 1 a 2 horas o paciente deve ser reavaliado e, se estiver assintomático, pode ser liberado para controle ambulatorial. É possível o início ou aumento de dose da terapia anti-hipertensiva até o retorno ao médico assistente. Pacientes assintomáticos, que apresentam elevações moderadas da PA, devem ser atendidos ambulatoriamente e não necessitam de terapia medicamentosa no departamento de emergência.

EMERGÊNCIA HIPERTENSIVA

A emergência hipertensiva pode ocorrer em pacientes previamente hipertensos, mas também em não hipertensos.[7,8] A emergência hipertensiva é rara e corresponde ao menor

TABELA 37.3 Indicações para urgência hipertensiva

Captopril 25 mg oral	Pacientes normovolêmicos, terapia mais utilizada
Clonidina 0,2 mg oral	Pacientes ansiosos
Furosemida 20 mg venoso	Pacientes com hipervolemia

percentual dentre os quadros de crise hipertensiva. No entanto, são quadros mais graves em que a terapia deve ser introduzida imediatamente no intuito de se reduzir danos e até mesmo a morte. Pode estar associada a:

- traumatismo cranioencefálico;
- sintomas neurológicos generalizados (agitação, delírio, estupor, convulsões e perturbações visuais);
- sintomas neurológicos focais (relacionados a AVCi ou AVCh);
- hemorragias ou exsudados retinianos ou papiledema;
- náuseas e vômitos (hipertensão intracraniana);
- dor torácica;
- dispneia;
- gravidez (pré-eclâmpsia ou eclâmpsia);
- uso de fármacos hiperadrenérgicos (cocaína, anfetamina, IMAO);
- suspensão de medicação anti-hipertensiva.

O tratamento da emergência hipertensiva consiste na redução dos níveis pressóricos em aproximadamente 10 a 20% dos valores iniciais na primeira hora e mais 5 a 15% em 24 horas. Após 24 horas de cuidados intensivos é possível o início de anti-hipertensivos orais e redução e suspensão das medicações venosas.

Algumas situações especiais impõem valores diferentes de redução conforme a Tabela 37.4.

A escolha do tratamento anti-hipertensivo depende da lesão de órgão-alvo associada a uso de medicações endovenosas. No Brasil as disponíveis estão apresentadas na Tabela 37.5.

LESÕES ASSOCIADAS

SISTEMA NERVOSO CENTRAL

São quadros complexos em que a hipertensão pode ser reacional ou a causa da lesão e, em alguns casos, pode até exercer papel protetor.[12] O diagnóstico diferencial é difícil, mas essencial uma vez que o tratamento irá diferir muito.

ACIDENTE VASCULAR ENCEFÁLICO ISQUÊMICO

Nos pacientes com AVEi a hipertensão é reacional e garante alguma perfusão para as áreas de penumbra (áreas de isquemia que ainda permanecem viáveis). Reduzir os níveis tensionais nesse cenário piora o prognóstico.[13]

Os limites de PA para o AVEi são 220 × 120 mmHg. Para os pacientes que serão submetidos à trombólise esses valores caem para 185 × 110 mmHg e, após iniciado o trombolítico, o ideal é 180 × 105 mmHg.[14]

TABELA 37.4 Situações especiais em emergência hipertensiva

AVCi	< 220 × 120 para pacientes que não receberão trombólise <185 × 110 para pacientes que receberão trombólise
Aneurisma de aorta	< 120 (sistólica)

ACIDENTE VASCULAR ENCEFÁLICO HEMORRÁGICO

Nos eventos encefálicos hemorrágicos, tanto nas hemorragias subdurais quanto nas intraparenquimatosas, é importante reduzir a PA a fim de reduzir a possibilidade de recorrência no sangramento, sem, entretanto, reduzir a perfusão cerebral. Esse equilíbrio é complexo, pois o paciente já apresenta perfusão cerebral prejudicada em virtude do aumento da pressão intracraniana.

Para esses pacientes os níveis de pressão sistólica são de aproximadamente 160 mmHg. Algumas fontes seguras recomendam que reduções de PA sistólica para até 140 mmHg são seguras.[15]

SISTEMA CARDIOVASCULAR

INSUFICIÊNCIA CARDÍACA AGUDA

Pacientes com insuficiência cardíaca descompensada se beneficiam de diuréticos de alça e vasodilatadores, como os nitratos. A hidralazina está contraindicada, pois aumenta o trabalho miocárdico. Os betabloqueadores também devem ser evitados por reduzirem a contratilidade cardíaca.

SÍNDROME CORONARIANA AGUDA

As melhores opções de anti-hipertensivo para pacientes com síndrome coronariana aguda são os betabloqueadores e nitratos. Os betabloqueadores diminuem o consumo miocárdico de oxigênio e reduzem a área de isquemia. Os nitratos reduzem a dor e facilitam o manejo de pacientes com congestão pulmonar.

DISSECÇÃO DE AORTA

A dissecção requer reduções rápidas da PA para níveis sistólicos inferiores a 120 mmHg. Idealmente essa redução deve ocorrer em até 20 minutos do diagnóstico. O tratamento habitual é feito inicialmente com betabloqueadores (para evitar taquicardia reflexa) e logo em seguida com nitroprussiato para controle efetivo da PA.

SISTEMA RENAL

Níveis muito elevados de pressão arterial podem ocasionar nefroesclerose maligna (nefroesclerose hipertensiva aguda), doença caracterizada por piora da função renal, necrose glomerular e presença de hematúria microscópica. É muito frequente e pode estar presente em 75% dos quadros de emergência hipertensiva.[16] O tratamento dos quadros graves pode requerer dialise, e a redução da PA pode piorar a função renal. O fenoldopam, um agonista dopaminérgico não disponível no Brasil, pode ser uma boa indicação nesses casos.

As medicações mais utilizadas para o tratamento da emergência hipertensiva são:

TABELA 37.5[8,10,11] **Medicações anti-hipertensivas endovenosas disponíveis no Brasil**

Medicamento	Dose habitual	Inicio de ação	Tempo de ação	Efeitos adversos
Vasodilatadores				
Hidralazina	10 a 20 mg	10 a 20 min	1 a 4 horas	Queda rápida da PA, taquicardia, *flushing*, cefaleia, vômitos e piora de angina.
Nitroglicerina	5 a 100 µg/min	2 a 5 min	5 a 10 min	Cefaleia, *flushing*, taquicardia, hipoxemia, meta-hemoglobinemia, tolerância com uso prolongado.
Nitroprussiato	0,25 a 10 µg/kg/min	30 s a 1 min	1 a 10 min	Elevação da pressão intracraniana, redução dos fluxos sanguíneos cerebral e coronariano, intoxicação por cianeto e tiocianato, náuseas, vômitos e espasmos musculares.
Inibidores adrenérgicos				
Esmolol	250 a 500 µg/kg em bolus de 1 min seguido de 25 a 50 µg/kg/min (ajustável até 300 µg/kg/min)	1 a 2 min	10 a 30 min	Náuseas, vômitos, bloqueio AV de 1.° grau, dor no local de infusão e broncoespasmo. Meia-vida prolongada em casos de anemia.
Metoprolol	1,25 a 5 mg seguidos de 2,5 a 15 mg a cada 3 a 6 h	20 min	5 a 8 h	Náuseas, vômitos, tonturas, broncoespasmo, bloqueios AV e parestesias.

HIDRALAZINA

A hidralazina é um vasodilatador arterial e possui resposta hipotensora menos previsível que os demais hipotensores endovenosos. Seu uso se restringe praticamente a gestantes no auxílio ao tratamento da eclâmpsia ou pré-eclâmpsia.

A dose usual é de 10 mg em bolus, e o início da ação ocorre em aproximadamente 20 minutos, com duração de 2 a 4 horas. Causa importante taquicardia reflexa, devendo ser evitada em pacientes com doença coronária ou dissecção de aorta.

NITRATOS

Os nitratos aumentam os níveis de óxido nítrico, o qual induz a vasodilatação de artérias e veias.

NITROGLICERINA

A nitroglicerina apresenta efeito vasodilatador predominantemente venoso e não possui potência anti-hipertensiva tão intensa quanto os demais fármacos IV. Geralmente utilizada em pacientes com emergência hipertensiva associada à síndrome coronariana aguda, em pós-operatório de cirurgia cardíaca ou insuficiência cardíaca.

A dose inicial é de 5 µg/min e pode ser aumentada até 100 µg/min. Tem início de ação rápido e meia-vida curta. Cefaleia e taquicardia reflexas são bastante comuns, e o uso por mais de 24 horas pode desencadear meta-hemoglobinemia.

NITROPRUSSIATO DE SÓDIO

Graças à sua grande potência anti-hipertensiva, os pacientes devem ser monitorizados continuamente. Seu início de ação é imediato (um minuto ou menos). Os efeitos desaparecem logo, poucos minutos após a suspensão, o que o faz altamente ajustável para um controle preciso da PA.

As doses iniciais são de 0,25 a 0,5 µg/kg/min e podem ser aumentadas até 8 a 10 µg/kg/min, entretanto, altas taxas de infusão devem ser evitadas por períodos maiores que 10 minutos. O nitroprussiato é metabolizado e convertido a cianeto, o que pode levar a intoxicações graves. A infusão de tiossulfato de sódio pode ser uma opção para reduzir as chances de intoxicação grave relacionadas ao uso de altas doses de nitroprussiato.[12] Em virtude da grande vasodilatação e consequente hipotensão, pode acarretar hipoperfusão renal e cerebral e angina em casos de obstrução coronariana parcial.

BETABLOQUEADORES

Esmolol

Betabloqueador cardiosseletivo que apresenta início de ação imediato e curta duração (< 10 minutos). Seu uso rotineiro é visto durante procedimentos anestésicos ou após intubação orotraqueal.

A dose usual é de 500 µg/kg em bolus de 1 min seguido de 50 µg/kg/min, que pode ser titulado até 300 µg/kg/min. Está contraindicado em pacientes com asma, broncoespasmo, insuficiência cardíaca descompensada, bradicárdicos e com bloqueio AV maiores que 1.° grau.

Metoprolol

Betabloqueador cardiosseletivo e de longa duração geralmente utilizado em pacientes com síndrome coronariana aguda.

A dose usual é de 5mg em bolus lento podendo ser repetido até três vezes. A dose máxima é de 15 mg a cada 3 a 6 horas. Pode apresentar os mesmos efeitos colaterais do esmolol.

CONCLUSÕES

Geralmente, as crises hipertensivas são assintomáticas, o que caracteriza a urgência hipertensiva. Esses pacientes não devem ter seus níveis tensionais reduzidos abruptamente, sob o risco de desenvolvimento de isquemia, principalmente cerebral ou miocárdica. Nesses casos, pode-se iniciar medicação oral e iniciar controle ambulatorial da HAS.

Os pacientes com lesões de órgãos-alvo merecem ser estratificados e ter seus níveis pressóricos reduzidos com parcimônia e monitorização próxima.

REFERÊNCIAS BIBLIOGRÁFICAS

1. Sociedade Brasileira de Cardiologia/Sociedade Brasileira de Hipertensão/Sociedade Brasileira de Nefrologia. VI Diretrizes Brasileiras de Hipertensão. Arq Bras Cardiol. 95, 2010, Vol. 1.
2. Sociedade Brasileira de Cardiologia, Sociedade Brasileira de Hipertensão, Sociedade Brasileira de Nefrologia. V Diretrizes Brasileiras de Monitorização Ambulatorial da Pressão Arterial (MAPA V) e III Diretrizes Brasileiras de Monitorização Residencial da Pressão Arterial (MRPA III). Arq Bras Cardiol . 97, 2011, Vol. 3.
3. Furtado RG, Coelho F, Nobre EB. Urgências e emergências hipertensivas. Medicina, Ribeirão Preto. 2003, Vol. 36.
4. Cherney S, Strauss A. Management of patients with Hypertensive Urgencies and Emergencies. A Systematic Review of the Literature. J Gen Intern Med . 2002, Vol. 17.
5. Boudville N, Ward S, Benaroia M, House AA. Increased sodium intake correlates with greater use of antihypertensive agents by subjects with chronic kidney disease. Am J Hypertens. 10, 2005, Vol. 18.
6. ESH/ESC Task Force for the Management of Arterial Hypertension. 2013 Practice guidelines for the management of arterial hypertension of the European Society of Hypertension (ESH) and the European Society of Cardiology (ESC): ESH/ESC Task Force for the Management of Arterial Hypertension. J. Hypertens. 31, 2013, Vol. 10.
7. Mayer SA, Kurtz P, Wyman A, Sung GY, Multz AS, Varon J, Granger CB, Kleinschmidt K, Lapointe M, Peacock WF, Katz JN, Gore JM, O'Neil B, Anderson FA, STAT Investigators. Clinical practices, complications, and mortality in neurological patients with acute severe hypertension: the studying the treatment of acute hypertension registry. Crit Care Med. 10, 2011, Vol. 39.
8. Varon J. Treatment of acute severe hypertension: current and newer agents. Drugs. 3, 2008, Vol. 68.
9. Kaplan NM. Clinical hipertension. 7. Baltimore: Willians and Wilkis, 1998.
10. Marik PE, Varon J. Hypertensive crises: Challenges and management. Chest. 2007, 131.
11. Chobanian AV, Bakris GL, Black HR, et al. Seventh report of the Joint National Committee on Prevention, Detection, Evaluation, and Treatment of High Blood Pressure. Hypertension. 2003, 42.
12. Qureshi AI. Acute hypertensive response in patients with stroke: pathophysiology and management. Circulation. 2008, 118.
13. Berge E. Should high blood pressure be lowered in the acute stroke? J Hypertens,. 2011, 29.
14. Martins SCO, et al. Stroke treatment. Arq Neuropsiquiatr. 2012, 70.
15. Association, American Heart Association/American Stroke. Guidelines for the management of spontaneous intracerebral hemorrhage: a guideline for healthcare professionals from the American Heart Association/American Stroke Association. Stroke. 2010, 41.
16. Elliott WJ, Weber RR, Nelson KS, Oliner CM, Fumo MT, Gretler DD, McCray GR, Murphy MB. Renal and hemodynamic effects of intravenous fenoldopam versus nitroprusside in severe hypertension. Circulation. 1990, 81.
17. V, Schulz. Clinical pharmacokinetics of nitroprusside, cyanide, thiosulphate and thiocyanate. Clin Pharmacokinet. 1984, 9.

38

Insuficiência Cardíaca Aguda Descompensada

Helder José Lima Reis
Maurício Soares Carneiro
Fernanda Nascimento Velloso da Silva

INTRODUÇÃO

A insuficiência cardíaca (IC) tem alta prevalência e grande impacto na morbidade e mortalidade em todo o mundo, sendo considerada hoje um grave problema de saúde pública de proporções epidêmicas.[1]

Atualmente, sabe-se um pouco mais sobre os pacientes com IC aguda do que se sabia há 10 anos. Segundo os registros ADHERE[2] e OPTIMIZE-HF, a média de idade dos pacientes com IC aguda é de 72 e 73 anos e história prévia de IC entre 75 e 87%, respectivamente, sendo 48% do sexo masculino. Metade tem fração de ejeção normal, um terço tem fibrilação atrial ou insuficiência renal, 40% são diabéticos, porém a minoria (< 3%) tem pressão arterial sistólica < 90 mmHg.

Dados do National Hospital Discharge Survey (NHDS), avaliando os anos entre 1979 e 2004, mostraram que durante esse período as internações por IC triplicaram, atingindo quase 4 milhões em 2004. Um milhão de hospitalizações anuais são por piora da IC. As taxas de hospitalização aumentaram com a idade e mais de 80% ocorreram em idosos.[4]

A insuficiência cardíaca aguda (ICA) descompensada, que resulta em hospitalização, acarreta problemas específicos. A IC aguda marca uma mudança fundamental na história natural da progressão da doença. As taxas de mortalidade no ano seguinte à internação por IC são mais elevadas do que naqueles que não foram internados, e a hospitalização por IC permanece como um dos fatores de risco mais importantes para mortalidade.[5] A internação por IC aguda, por si, gera mais hospitalização, com taxas de re-hospitalização de 50% dentro dos 12 meses após alta hospitalar.[6] E, finalmente, a internação por IC continua a ser a grande responsável por mais de 30 bilhões de dólares gastos por ano para o custeio dos cuidados a esses doentes.[7]

A ICA é um dos mais frequentes motivos de internação nos países ocidentais. Apesar de importância clínica, ela recebe muito menos atenção do que a insuficiência cardíaca crônica (ICC) e não tem sido objeto de estudos de grande escala.[8]

DEFINIÇÃO

Insuficiência cardíaca descompensada (ICD) é uma síndrome clínica de rápida instalação dos sinais e sintomas, associada à função cardíaca alterada que pode estar relacionada à disfunção sistólica ou diastólica, a anormalidades do ritmo cardíaco ou alterações da pré e pós-carga. Na maioria das vezes, é associada com risco de morte iminente e requer tratamento urgente.

DIAGNÓSTICO

HISTÓRIA CLÍNICA E EXAME FÍSICO

A insuficiência cardíaca é diagnosticada clinicamente com a avaliação cuidadosa dos sinais e sintomas. Os achados clínicos mais frequentes observados na ICD são a diminuição da tolerância aos esforços, a qual se manifesta clinicamente por dispneia e fadiga; e a retenção hídrica, resultando em estertores pulmonares, elevação da pressão venosa jugular e edema periférico.

A dispneia é o sintoma mais frequente na ICD, sendo essa manifestação clínica dependente do grau de disfunção ventricular esquerda e pode apresentar-se como dispneia ao esforço, ortopneia, dispneia paroxística noturna e dispneia ao repouso. Em razão de sua alta sensibilidade (100%), a ausência de dispneia torna o diagnóstico de ICD pouco provável. Entre os pacientes que são atendidos no serviço de emergência com dispneia aguda, cerca de 50% têm como causa a ICD. Desse modo, é importante que no paciente com dispneia e suspeita de IC seja realizado diagnóstico diferencial com outras de dispneia, por meio de uma avaliação clínica cuidadosa.

Devido à sua alta especificidade, alguns dos achados ao exame físico são úteis para confirmar o diagnóstico de IC: desvio da ponta do coração para esquerda; ritmo de galope; distensão venosa jugular; e a presença de refluxo hepatojugular. Entretanto, esses sinais apresentam baixa sensibilidade, fazendo com que sua ausência seja de valor limitado para afastar o diagnóstico de IC.

EXAMES COMPLEMENTARES

A avaliação laboratorial na ICD tem por finalidade estabelecer o diagnóstico, estratificar a gravidade e identificar a presença de outras condições clínicas associadas, tais como isquemia miocárdica, anemia, insuficiência renal, síndrome nefrótica, diabetes melito, tireotoxicose e hipotireoidismo.

Entre os primeiros exames complementares na avaliação inicial do paciente com dispneia e suspeita de ICD, a radiografia de tórax e o eletrocardiograma (ECG) assumem grande importância. O ECG e a radiografia de tórax normais tornam o diagnóstico de ICD pouco provável. Contudo, a IC é fortemente sugerida na presença de cardiomegalia ou congestão vascular pulmonar ao raio X de tórax e na presença de ondas Q na parede anterior ou bloqueios de ramo esquerdo ao ECG.

Recentemente, o desenvolvimento de testes para detecção do peptídeo natriurético do tipo B (BNP e NT-ProBNP) tem auxiliado no diagnóstico da insuficiência cardíaca. Eles apresentam bom valor preditivo negativo para excluir o diagnóstico de IC. Um BNP < 100 pg/mL ou NT-ProBNP < 300 pg/dL tem sido sugerido como critério de exclusão para IC em pacientes com dispneia aguda. Um valor acima de 400 pg/mL torna o diagnóstico de IC provável. Outras situações (síndrome isquêmica aguda, insuficiência renal, fibrilação atrial, doença pulmonar oclusiva crônica (DPOC), embolia pulmonar, idosos) podem cursar com BNP dentro da "zona cinzenta", em que o exame é menos acurado. Importante lembrar que o BNP sofre influência da função renal. Em pacientes com *clearance* < 60 mL/minuto, esses cortes deveriam ser mais altos. Além disso, têm detalhes relevantes em relação ao prognóstico e podem permitir a monitorização do tratamento da ICD.

IDENTIFICAÇÃO DO TIPO DE DESCOMPENSAÇÃO

A identificação da causa de descompensação da IC é fundamental na avaliação clínica e no planejamento terapêutico do paciente, pois ela pode ser reversível. A principal causa de insuficiência cardíaca aguda é a síndrome coronariana aguda (SCA), seguida de arritmias cardíacas, sendo a fibrilação atrial a principal. Porém, outras causas para descompensação devem ser pesquisadas em casos de ausência de SCA e de arritmias, tais como infecções e doenças da tireoide.

ABORDAGEM DO PACIENTE COM ICD

Para o bom atendimento do paciente, o médico deve ser capaz de, na abordagem inicial, realizar o diagnóstico e definir sua terapêutica imediatamente.[9] Medidas de proteção ao paciente que incluem oxigenoterapia, acesso venoso e monitorização (eletrocardiográfica, pressórica, respiratória) podem ser instituídas para esses pacientes.

Procurando sistematizar a abordagem, a sequência mnemônica das condutas a serem observadas na avaliação do paciente, conforme preconizadas pelo Suporte Avançado de Vida em Insuficiência Cardíaca (SAVIC), é apresentada no Quadro 38.1.

Com a proteção e a avaliação clínica/hemodinâmica do perfil do paciente, inicia-se rapidamente o tratamento, procurando-se avaliar os oito itens sistematizados.

A – AVALIAÇÃO CLÍNICA/HEMODINÂMICA

A IC pode ser classificada de diferentes formas. Ainda não existe uma classificação consensual, havendo vantagens e desvantagens entre as existentes. As classificações têm como objetivo estabelecer o tratamento mais adequado de acordo com o quadro clínico específico de cada paciente no momento do diagnóstico.

Para orientação prática do tratamento, será adotada neste capítulo a classificação clínica/hemodinâmica, que é a mais atual e a que procura melhor descrever os aspectos clínicos da gravidade do paciente desde o momento de chegada à sala de emergência, podendo ser utilizada na terapia intensiva e em outros locais do hospital. Ela permite definir com

QUADRO 38.1 Abordagem no SAVIC

A	Avaliação clínica/hemodinâmica
B	Boa ventilação-respiração
C	Circulação com reposição volêmica – perfis L (principalmente) e C
D	Diuréticos (principalmente perfil B)
E	ECG (avaliar bloqueios, isquemias e arritmias)
F	Frequência cardíaca seguida de tratamento de bradi/taquiarritmias
G	Garantir a não suspensão rotineira de medicamentos
H	Heparina (profilaxia de trombose venosa profunda e tromboembolismo pulmonar)

Fonte: Adaptado de Sociedade Brasileira de Cardiologia.[9]

maior precisão o correto tratamento do paciente, tendo já sido validada em serviços de IC.[10]

Nessa classificação, as diferentes formas de apresentação são facilmente caracterizadas mediante abordagem clínica direta, por meio da observação da perfusão periférica do paciente e de seu grau de congestão pulmonar através da ausculta pulmonar e estase jugular, ela permite fácil aplicação em todos os setores hospitalares e até mesmo fora do ambiente hospitalar. Além disso, propicia melhor avaliação diagnóstica e de tratamento para os pacientes e ajuda a traçar o seu prognóstico.

A correta avaliação clínica do grau de congestão e da perfusão do paciente definirá se o paciente encontra-se no perfil A, B, C, ou L. A classificação do paciente em um dos quatro perfis clínicos/hemodinâmicos é realizada pela interpretação de sinais e dos sintomas característicos de congestão e de baixo débito (Tabelas 38.1 e 38.2).

Quente e seco (perfil A)

Este é o perfil hemodinâmico-alvo para os pacientes com insuficiência cardíaca em que não há sinais de congestão e nem de má-perfusão tecidual.

Quente e úmido (perfil B)

Constitui a mais comum das apresentações, ocorrendo entre 50 a 70% dos casos que chegam à sala de emergência ou à UTI. Caracteriza-se pela presença de elevadas pressões de enchimento ventricular. Clinicamente manifestado pela presença de estase jugular, ortopneia, dispneia de decúbito, hepatomegalia, edema de membros inferiores, entre outros sinais de congestão. Neste grupo de pacientes, a perfusão tecidual deve estar adequada, portanto, os pacientes devem estar com nível de consciência adequado, pulsos cheios, extremidades quentes e ausência de sinais de baixo fluxo.

Os objetivos terapêuticos, neste perfil, é obter uma pressão venosa jugular normal, a resolução da ortopneia e do edema periférico e a manutenção da pressão arterial sistólica (PAS) acima de, pelo menos, 80 mmHg, ou os sinais de perfusão periférica adequados com manutenção da função renal.

Os diuréticos são medicações de 1ª linha no tratamento deste perfil clínico/hemodinâmico quente e úmido (B), pela melhora da congestão pulmonar; os vasodilatadores são fundamentais na redução da congestão e na demanda miocárdica de oxigênio ao promoverem redução na pré e pós-carga.

TABELA 38.1 Suporte avançado de vida em insuficiência cardíaca.

		Sinais e sintomas de congestão	
		Não	Sim
Baixa perfusão no repouso	Não	A (quente e seco)	B (quente e úmido)
	Sim	L – baixo perfil (frio e seco)	C Complexo (frio e úmido)

Fonte: Sociedade Brasileira de Cardiologia.[9]

TABELA 38.2 Principais sinais e sintomas indicativos de hipoperfusão e congestão na ICD

Hipoperfusão	Congestão
Pressão de pulso reduzida	Ortopneia
Sonolência/obnubilação	Dispneia paroxística noturna
Baixo nível de sódio	Edema
Extremidades frias	Estertores
Hipotensão com inibidor da iECA	Distensão de veia jugular
Disfunção renal	Onda larga de valsalva

iECA: inibidores da enzima de conversão da angiotensina.
Fonte: Adaptado de Sociedade Brasileira de Cardiologia.[9]

Frio e úmido (perfil C)

Representa cerca de 20% dos pacientes descompensados, sendo o grupo de maior mortalidade. Eles apresentam tanto baixo débito cardíaco como sinais de hipervolemia e representam o grupo com maior mortalidade. Caracterizam-se pela presença de elevadas pressões de enchimento ventricular e pelo baixo índice cardíaco. No quadro clínico, portanto, os sintomas são de um indivíduo congesto com dispneia, ortopneia, dispneia paroxística noturna, aumento do volume abdominal e inchaço em membros inferiores, com sinais também de congestão, associados a sintomas e sinais de baixo débito, como os descritos anteriormente (nível de consciência inadequado, pulsos finos, pulso alternante, temperatura fria de antebraço de pernas, relação entre a pressão de pulso (sistólica-diastólica) e a pressão menor do que 25%, sugerindo IC < 2,2 L/min/m², diminuição da diurese, pressão arterial diminuída). Conquanto a PA seja um dos mais importantes sinais de baixo débito, ela é um dos componentes da síndrome. PAS menor do que 90 mmHg não necessariamente precisa estar presente para caracterização de baixo débito.

No perfil clínico/hemodinâmico frio e úmido (C), há congestão evidente e, portanto, hipervolemia. Segue-se para a etapa seguinte de redução da pré-carga com uso de diuréticos. Caso não haja melhora, deve-se passar à prescrição de medicações para melhora do baixo débito.

Quando a PAS se encontra em níveis iguais ou acima de 90mmHg e os sinais de perfusão estão melhores, a escolha de medicações inotrópicas e vasodilatadoras é a melhor opção. Quando os níveis de pressão sistólica estão abaixo de 90 mmHg e a perfusão está diminuída, apesar da tentativa de melhora da pré-carga com diuréticos, as medicações inotrópicas e vasoconstritoras são a opção ideal.

Portanto, nos pacientes em que a pressão sistólica encontra-se, em média, igual ou acima de 90 mmHg, mas ainda sem melhora evidente, a melhor opção é administrar medicamentos como levosimendana, na dose de 0,1 µg/kg/minuto (pode ser diminuída para 0,05 ou aumentada para 0,2 µg/kg/minuto) ou milrinona na dose de 0,375 a 0,750 µg/kg/minuto, principalmente naqueles pacientes em uso de betabloqueadores, por sua ausência de ação direta nos receptores beta-1, ou dobutamina, na dose 2 a 20 μg/kg/minuto, por apresentarem efeito inotrópico e vasodilatador. Outra opção para esses pacientes, que ainda permanecem com a pressão sistólica igual ou maior a 90 mmHg, é a utilização de vasodilatadores para melhora da pós-carga, sejam eles de forma oral, na qual são permitidos uma titulação e controle ideal, como os inibidores da enzima conversora da angiotensina (IECA), bloqueadores dos receptores da angiotensina (BRA), hidralazina e nitrato, ou endovenosos (nitroglicerina, nitroprussiato e nesiritida), que devem ser acompanhados, na maioria das vezes, de uma monitorização contínua cuidadosa desses pacientes para controles adequados da resistência vascular periférica e pressão capilar pulmonar.[11]

Frio e seco (perfil L)

Entre os pacientes admitidos em serviços médicos por quadro de descompensação aguda da IC, o perfil frio e seco (L) está presente em cerca de 5% das apresentações, contra cerca de 20% dos pacientes com perfil frio e úmido (C) e cerca de 70% com perfil quente e úmido (B). O perfil L é, muitas vezes, decorrente da própria terapia da ICD como a hipovolemia causada por diuréticos.

O "**C**" da circulação é o aspecto mais importante neste perfil. Observando-se a Tabela 38.2, é possível notar que os pacientes incluídos neste perfil são aqueles com baixo débito cardíaco e sem evidências clínicas de uma pressão de enchimento elevada. Comumente, esse subgrupo é constituído de pacientes estáveis e pouco sintomáticos. Eles se apresentam com quadro de congestão desprezível. Nesta fase, um teste de volume controlado por avaliações clínicas, a fim de se melhorar a volemia, pode ser útil com 250 mL de soro fisiológico ou mais.

B – BOA VENTILAÇÃO E ADEQUADA OXIGENAÇÃO

Dispositivos não invasivos devem ser utilizados para aumentar o aporte de oxigênio para os tecidos. Existem diversos dispositivos para manejo do aporte de oxigênio de acordo com a necessidade individual.

Inicialmente, dividem-se os dispositivos de baixo e alto fluxo (Tabela 38.3). O cateter e máscara sem reservatório são dispositivos de baixo fluxo. O primeiro consegue ofertar, no máximo, 44% de FiO_2 com fluxo de 6 L/minuto, e a máscara até 60% de FiO_2 com fluxo de 6 a 10L/minuto. A máscara de Venturi e a máscara com reservatório de O_2 fornecem até 50 e 100% de FiO_2, respectivamente.

Quando a oferta de O_2, o aporte ventilatório ou a necessidade de proteção de vias aéreas não forem adequados pelos dispositivos apresentados, deve ser considerada a ventilação mecânica, opção esta que não deve ser postergada na vigência do quadro agudo. Podem ser consideradas, se possível, a ventilação mecânica não invasiva (VMNI) e, ainda, a ventilação mecânica invasiva (VMI).[12]

C – CIRCULAÇÃO E REPOSIÇÃO VOLÊMICA

Deve ser considerada a prova de volume de forma cuidadosa e monitorada nos casos em que não há evidências de congestão pulmonar ou sistêmica. O volume aumenta a pré-carga e melhora a força contrátil e o volume sistólico. Os pacientes com perfil hemodinâmico C (frio e úmido) ou A (quente e seco) alcançam maior benefício. Quando da decorrência de dúvida no grau de perfusão do paciente, ou pela real baixa perfusão, a infusão de 250 mL de soro fisiológico 0,9% se faz necessária, seguida de uma reavaliação hemodinâmica de fluidorresponsividade.

D – DIURÉTICOS

Todas as classes de diuréticos podem ser empregadas no manejo inicial da ICD. Os diuréticos de alça (furosemida) são os medicamentos de 1ª escolha em decorrência do seu efeito venodilatador, que já tem início nos primeiros minutos da administração endovenosa. Esses medicamentos têm uso consagrado, sem trabalhos que demonstrem redução na mortalidade, com grandes efeitos na hipervolemia e congestão[13] (Tabelas 38.4 e 38.5).

E – ELETROCARDIOGRAMA

A obtenção de ECG de 12 derivações para diagnóstico de infarto agudo do miocárdio (IAM) ou quadro de isquemia aguda se faz necessária nesta fase. O ECG na fase inicial é, também, de utilidade para o diagnóstico das arritmias e de bloqueios avançados ainda não diagnosticados pela monitorização; deverá ser realizado nos primeiros minutos da chegada do paciente à sala de emergência.

TABELA 38.3 Oxigenoterapia e suporte respiratório mecânico.

Classe de Recomendação	Indicação	Nível de Evidência
Classe I	O2 suplementar aos pacientes com desconforto respiratório (visando SO2 > 95%, ou > 90% para pneumopatias com hipercapnia)	C
Classe II	Suporte respiratório mecânico não invasivo (CIPAP ou BiPAP) para pacientes com edema agudo de pulmão sem hipotensão ou na persistência de desconforto respiratório a despeito do uso de outas formas não invasivas de ventilação	B
Classe III	Suporte respiratório mecânico invasivo para pacientes sintomáticos e/ou hipoxêmicos a despeito de suporte não invasivo ou que apresentam contraindicação a suporte não invasivo	C

Fonte: Sociedade Brasileira de Cardiologia.[9]

F – FREQUÊNCIA CARDÍACA E CONTROLE DE ARRITMIAS

Taquiarritmias ou bradiarritmias, que reduzem o débito cardíaco, devem ser corrigidas. O *flutter* e fibrilação atrial (FA) aguda são importantes causas de descompensação nos pacientes com IC, população que apresenta o risco destas arritmias até 3,5 vezes maior do que aquela sem IC.[14] A incidência de arritmias ventriculares na IC é alta e esses pacientes constituem um grupo de alto risco para morte súbita.[2,15] Os distúrbios metabólicos devem ser investigados e corrigidos no paciente com arritmia. Medicações antiarrítmicas com propriedades inotrópicas negativas ou vasodilatadoras devem ser evitadas ou utilizadas com cautela.

TABELA 38.4 Diuréticos: dose inicial e dose máxima na IC descompensada.

Diuréticos		Dose Inicial*	Dose Máxima*
Diuréticos de alça	Furosemida	20	240
	Bumetanida	0,5 a 2	10
Tiazídicos	Hidroclorotiazida	25	100
	Clortalidona	12,5	50
	Indapamida	2,5	5
Diuréticos poupadores de potássio	Espironolactona	25	50
	Amilorida	2,5	20
	Trianterenо	25	100

*Em miligramas. Fonte: Adaptado de Sociedade Brasileira de Cardiologia.[9]

G – GARANTIR A NÃO SUSPENSÃO DE MEDICAMENTOS

Aspecto importante a ser considerado é a não suspensão dos betabloqueadores nos pacientes que fazem uso deles, devendo a dose ser ajustada e a suspensão somente ser realizada em casos de instabilidade hemodinâmica grave, bloqueios atrioventriculares avançados ou efeito colateral comprovadamente relacionado ao medicamento. Há várias evidências indicando que a suspensão dos betabloqueadores pode promover aumento da mortalidade, assim, deve-se evitar a suspensão sistemática dos betabloqueadores (Tabela 38.6).

TABELA 38.5 Recomendação para reposição volêmica na IC descompensada

Classe de recomendação	Indicação	Nível de evidência
Classe I	Reposição volêmica nos pacientes com comprovação de hipovolemia	C
Classe I	Valores baixos de PVC ou POAP associados a hipofluxo tecidual, indicam infusão hídrica imediata	C
Classe IIa	Uso de medidas dinâmicas para avaliação de responsividade cardiovascular e volume	C
Classe IIa	Prova de volume com infusão rápida de 250 mL de cristaloide na suspeita de hipovolemia	C
Classe IIb	Avaliação do débito cardíaco para orientação da reposição volêmica está indicada quando há suspeita de sobrecarga volêmica e/ou manutenção da hipoperfusão após ressuscitação inicial	C
Classe III	Utilização de valores médios da PVC para guiar a ressuscitação volêmica	B

PVC: pressão venosa central; POAP: pressão de oclusão da artéria pulmonar. Fonte: Adaptado de Sociedade Brasileira de Cardiologia.[9]

TABELA 38.6 Recomendação do uso de betabloqueados na IC descompensada.

Classe de recomendação	Indicação	Nível de evidência
Classe I	Iniciar betabloqueadores, sempre que possível, naqueles que não estavam em uso prévio, após compensação clínica/melhora da congestão pulmonar e sistêmica, ainda durante internação	A
Classe I	Manter a dose de betabloqueador em pacientes que já estejam em uso crônico e que, sob nova descompensação, apresentam-se sem sinais de baixo débito	C
Classe I	Suspender o betabloqueador naqueles pacientes que já estejam em uso crônico e apresentam choque cardiogênico	C
Classe I	Após estabilização do quadro, manter betabloqueador com redução de 50% da dose naqueles que estavam em uso crônico e apresentavam sinais de baixo débito	C
Classe III	Iniciar betabloqueador precocemente naqueles pacientes que não estejam em uso prévio e apresentem choque cardiogênico, instabilidade hemodinâmica grave ou na persistência de congestão, apesar do tratamento clássico	B

Fonte: Adaptado de Sociedade Brasileira de Cardiologia.[9]

H – HEPARINA (PROFILAXIA DE TVP E TEP)

Trombose venosa profunda (TVP) e tromboembolismo pulmonar (TEP) contribuem significativamente para aumentar a morbimortalidade de pacientes com ICD de qualquer perfil. A ICD isoladamente já é considerada um fator de alto risco para TVP e TEP, com risco de evento que pode chegar a 15% em pacientes internados.[16] O quadro de ICD associado a outros fatores que podem existir nesses pacientes, como broncopneumonia, obesidade, uso de cateteres venosos centrais, idade avançada, necessidade de ventilação invasiva e imobilização, pode aumentar ainda mais o risco.

A maioria dos estudos de profilaxia, em pacientes clínicos, utilizou as chamadas doses profiláticas altas de heparina, ou seja, heparina não fracionada (HNF) 5.000 UI, via subcutânea (SC), três vezes ao dia, ou heparina de baixo peso molecular (HBPM) SC, uma vez ao dia – enoxaparina 40 mg, dalteparina 5.000 UI e nadroparina 3.800 UI ou 5.700 UI, respectivamente, para peso menor ou maior do que 70 kg.[17]

Contraindicações para profilaxia de TEP/TVP devem ser consideradas: sangramento interno ativo; hipotensão arterial não controlada > 180 x 110 mmHg; hipersensibilidade da heparina; plaquetopenia induzida por heparina; insuficiência renal (clearence < 30 mL/minuto); cirurgia intracraniana ou ocular recente; coleta de líquido cefalorraquidiano nas últimas 24 horas. O uso de compressão pneumática intermitente deve ser discutido nesses casos.

OUTRAS ABORDAGENS

Uma vez avaliado o paciente e tomadas as medidas de suporte, é importante que se esteja consciente da seleção clínica em que melhor se encaixa o paciente avaliado para a classificação do perfil clínico hemodinâmico (Figura 38.1). Logo após, é fundamental o seguimento da abordagem específica de cada perfil clínico hemodinâmico, segundo as drogas vasoativas que são, muitas vezes, necessárias.

VASODILATADORES E VASOCONSTRITORES

Os nitratos constituem uma classe de medicamentos de grande utilidade na fase aguda da ICD, bem como na fase crônica, empregados em associação aos vasodilatadores diretos, especialmente em pacientes intolerantes aos IECA. O dinitrato de isossorbida é usado em casos de ICD aguda, principalmente de etiologia hipertensiva e/ou isquêmica, tem pico de ação em 3 a 5 minutos, promove diminuição da pré-carga, vasodilatação coronariana e da artéria pulmonar. A nitroglicerina pode também ser utilizada na sua forma endovenosa, sob infusão contínua, com o intuito de melhorar o desempenho miocárdico.[18] Ela promove redução da pré e da pós-carga, bem como das pressões de enchimento ventricular esquerdo e melhora a perfusão das áreas isquêmicas devido à vasodilatação coronariana. O nitroprussiato de sódio pode também ser empregado no controle da fase aguda de pacientes com ICD. Seu efeito é dado pela conversão em óxido nítrico e óxido de cianeto, tornando-se um potente vasodilatador, principalmente arterial, capaz de reduzir rapidamente a pós-carga, de forma titulável, permitindo-se atingir o efeito hemodinâmico desejado (Tabela 38.7).

Para atingir estabilização hemodinâmica naqueles pacientes que evoluem sem cabeça de pressão, com hipotensão importante, principalmente no perfil C (frio e úmido) e L

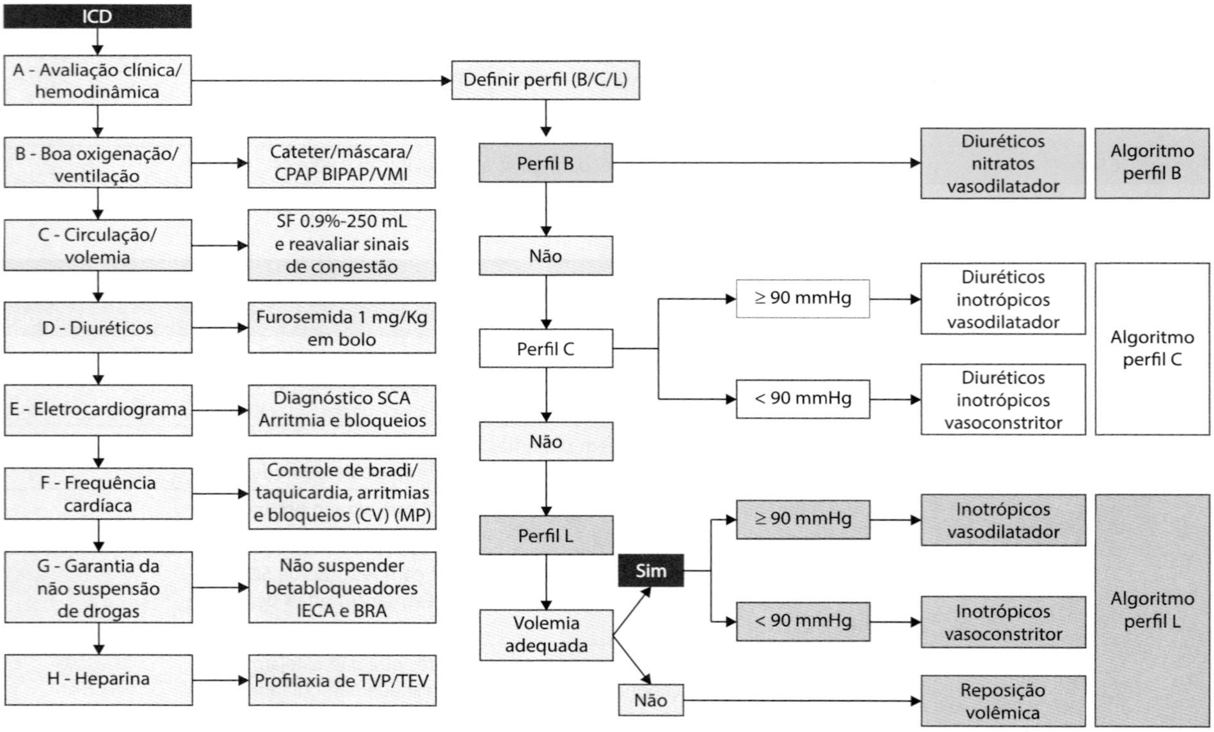

FIGURA 38.1 Fluxograma de atendimento na insuficiência cardíaca descompensada. Fonte: Adaptado de Sociedade Brasileira de Cardiologia.[9]

TABELA 38.7 Indicação de vasodilatadores endovenosos na IC descompensada

Classe de recomendação	Indicação	Nível de evidência
Classe I	Nitroglicerina para tratamento da insuficiência cardíaca descompensada em pacientes sem hipotensão	B
Classe I	Nitroprussiato para tratamento da insuficiência cardíaca descompensada associada à emergência hipertensiva sem evidência de isquemia miocárdica aguda	B
Classe I	Nitroprussiato em pacientes em uso de monitorização hemodinâmica invasiva e resistência vascular periférica aumentada, associada ou não a inotrópicos	B

Fonte: Adaptado de Sociedade Brasileira de Cardiologia.[9]

(frio e seco), a epinefrina e, especialmente, a norepinefrina têm papel fundamental na tentativa de uma rápida elevação na PA. A associação de norepinefrina e dobutamina é bastante eficaz nestes pacientes (Tabela 38.8).

A utilização de vasopressores leva à necessidade de utilização de um acesso arterial para mensuração da PA média (PAM) e de um acesso central a fim de evitar os riscos de necrose tecidual e/ou oferta errática da medicação, o que ocorre quando é utilizado acesso periférico.

INOTRÓPICOS

Os inotrópicos não digitálicos melhoram o desempenho ventricular, sendo utilizados para estabilização de pacientes com ICD e podendo ser necessários já na fase inicial da abordagem, conforme o perfil clínico/hemodinâmico em que o paciente se encontra.

A dobutamina é uma amina simpatomimética, potente inotrópica positiva, habitualmente utilizada nas doses de 2,5 a 15 μg/kg/min. Devemos lembrar que, em pacientes que utilizam betabloqueadores, a dose deve ser mais elevada.[18] A dopamina é uma catecolamina precursora imediata da norepinefrina, apresenta efeito hemodinâmico dose-dependente. Os inibidores da fosfodiesterase, como a milrinona, promovem maior disponibilidade de adenosina monofosfato cíclico (AMPc), exercendo com isso efeito cardiotônico.[19] Os fármacos cálcio-sensibilizantes, representados no Brasil pela levosimendana, têm mecanismo de ação dupla: primeiro inibem parcialmente a fosfodiesterase cardíaca e, depois, agem como sensibilizadores da troponina C aos íons de cálcio disponíveis.[20] Essa ação promove efeito cardiotônico sem aumentar a demanda de O2 pelo miocárdio. Ao lado do seu efeito inotrópico, alteram também os canais de potássio periféricos, promovendo um efeito vasodilatador arterial. O efeito hemodinâmico traduz-se em melhora do desempenho miocárdio, redução da pré e pós-carga e melhora do fluxo coronariano, sem aumento da demanda miocárdica de oxigênio. Os digitálicos têm seu efeito inotrópico por meio da inibição da bomba Na/K- ATPase, promovendo maior concentração de cálcio intracelular. Na fase aguda da descompensação, têm indicação no controle da FC, principalmente quando da presença de taquiarritmias supraventriculares de alta resposta (p. ex.: FA de alta resposta), em que há contraindicação de outros antiarrítmicos (Tabela 38.9).

TABELA 38.8 Dose de vasodilatadores endovenenosos da IC decompensada

Vasodilatadores	Dose inicial	Dose máxima
Nitroglicerina	0,2 μg/kg/min	Titular até melhora ou pressão arterial sistólica < 90 mmHg
Nitroprussiato de sódio	0,3 μg/Kg/min	Titular até melhora ou pressão arterial sistólica < 90 mmHg

Fonte: Adaptado de Sociedade Brasileira de Cardiologia.[9]

No momento da escolha dos inotrópicos, deve-se considerar a PA do paciente e se ele está em uso de betabloqueador ou não. Em pacientes com PA abaixo de 85 mmHg, deve-e prescrever inotrópicos vasopressores como a dopamina, norepinefrina e a dobutamina. Nos casos em que o paciente está em uso de um betabloqueador, deve-se preferir inotrópicos não betaestimulantes, como a milrinona e a levosimendana.

CONDUTAS DE ACORDO COM O PERFIL HEMODINÂMICO

- Quente e seco (perfil A)

Ajuste de medicações via oral para objetivo de redução de mortalidade e manutenção de estado volêmico estável.

QUENTE E ÚMIDO (PERFIL B) (FIGURA 38.2)

Há necessidade de introdução de diuréticos e iECA. Em casos mais complexos, associação de vasodilatadores parenterais. Inotrópicos não são geralmente necessários, podendo ser deletérios. Observação curta no pronto-socorro ou internação em casos mais graves.

FRIO E ÚMIDO (PERFIL C)

Como regra geral, não se inicia o betabloqueador na vigência de descompensação do quadro. Inotrópicos parenterais podem ser necessários por curto período para estabilização, embora estejam associados com taquiarritmias, hipotensão, isquemia e até aumento da mortalidade a longo prazo. (Figura 38.3)

TABELA 38.9 Recomendações do uso de inotrópicos em IC descompensada

Classe de recomendação	Indicação	Nível de evidência
Classe I	Dobutamina para pacientes em choque cardiogênico, para suporte hemodinâmico, independentemente da etiologia da cardiomiopatia	B
Classe IIa	Levosimendana para pacientes com sinais de baixo débito, sem choque cardiogênico, em uso de betabloqueador	B
Classe IIa	Milrinone para pacientes com sinais de baixo débito, sem choque cardiogênico, etiologia não isquêmica, em uso de betabloqueador	B
Classe IIa	Dobutamina e/ou milrinone para suporte hemodinâmico para pacientes em baixo débito e em fila de espera para transplante cardíaco em situação de prioridade	C
Classe IIb	Dobutamina, milrinone ou levosimendana para melhora dos sintomas de pacientes em baixo débito sem hipotensão arterial	B
Classe IIb	Associação de levosimendana na tentativa de retirada de dobutamina	C
Classe III	Dobutamina, milrinone ou levosimendana para pacientes sem sinais de baixo débito	B
Classe III	Dobutamina, milrinone ou levosimendana em infusão intermitente ambulatorial para pacientes com descompensações frequentes	B
Classe III	Milrinone ou levosimendana para pacientes em choque cardiogênico	C

Fonte: Adaptado de Sociedade Brasileira de Cardiologia.[9]

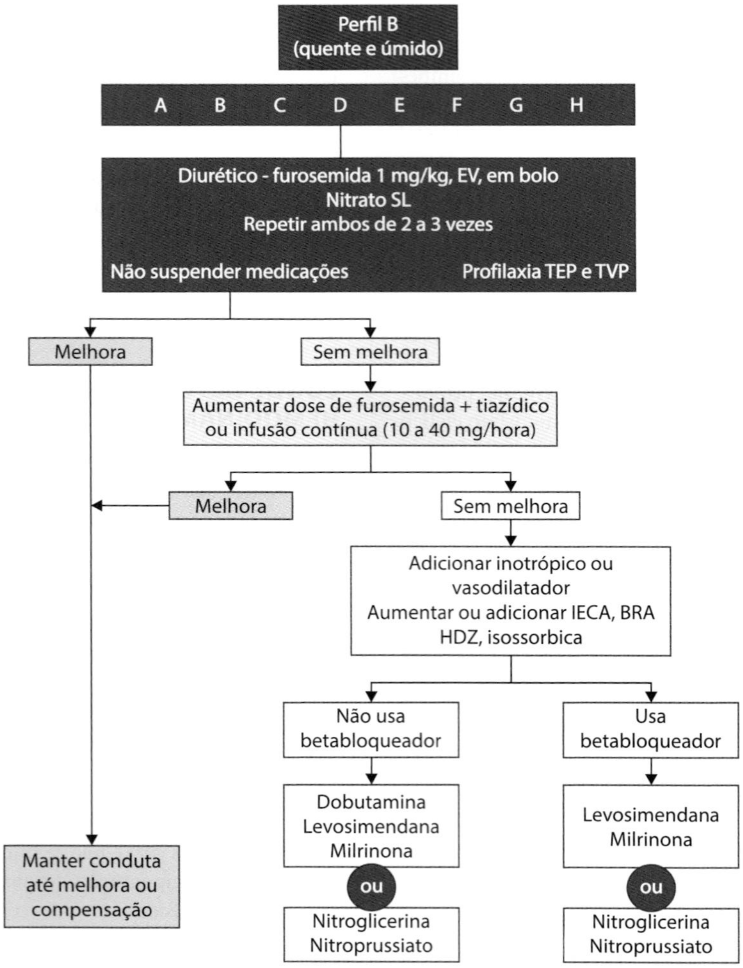

FIGURA 38.2 Algoritmo do perfil B (quente e úmido). Fonte: Adaptado de Sociedade Brasileira de Cardiologia.[9]

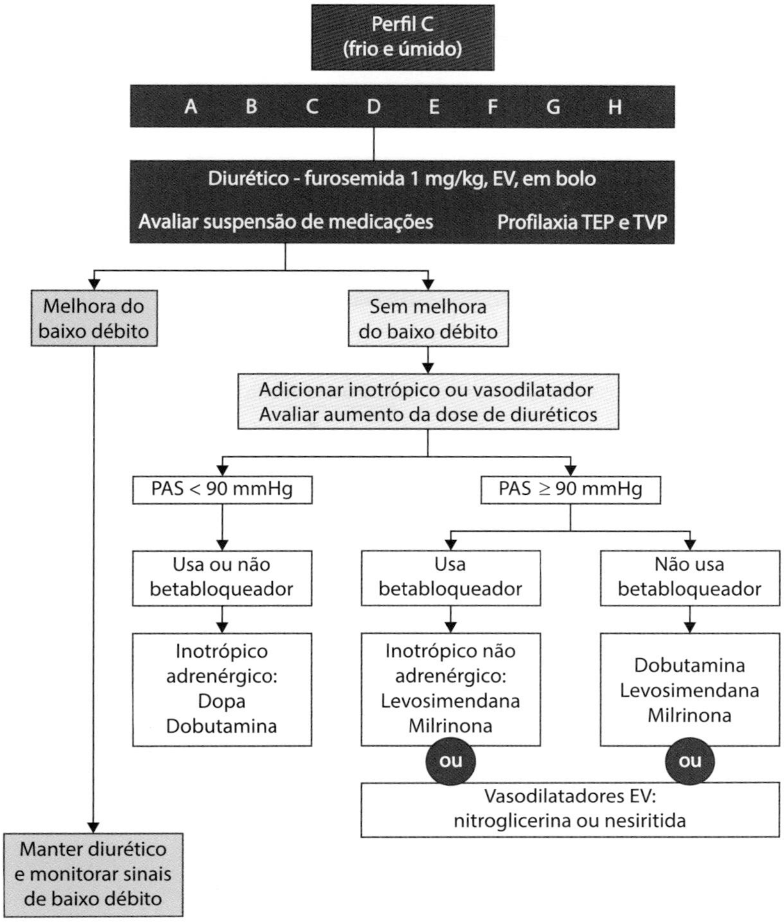

FIGURA 38.3 Algoritmo do perfil C (frio e úmido) Fonte: Adaptado de Sociedade Brasileira de Cardiologia.[9]

FRIO E SECO (PERFIL L)

Esse subgrupo pequeno de pacientes pode se apresentar com poucos sintomas, sendo a prova volêmica com 250 mL de cristaloide necessária antes do uso de inotrópicos. É sempre importante avaliar e tratar potenciais fatores iatrogênicos ou não associados à desidratação, tais como episódios de diarreia e uso de diurético. (Figura 38.4)

CONCLUSÃO

A anamnese bem direcionada e o exame físico criterioso são cruciais para o diagnóstico, definindo, também, a conduta a ser tomada. A abordagem do SAVIC é útil para os primeiros atendimentos ao paciente. Essa abordagem deve ser complementada por condutas mais individualizadas a serem tomadas, sobretudo, de acordo com os sinais e sintomas de congestão e de má-perfusão em repouso, garantindo adequada classificação clínica/hemodinâmica.

REFERÊNCIAS BIBLIOGRÁFICAS

1. Felker GM, Adams KF Jr, Konstam MA, O'Connor CM, Gheorghiade M. The problem of decompensated heart failure: nomenclature, classification, and risk stratification. Am Hearth J. 2003; 145(2): 18-25.
2. Adams KF Jr, Fonarow GC, Emerman CL, Lejemtel TH, Costanzo MR, Abraham WT, et al; ADHERE Scientific Advisory Committee and Investigators. Characteristics and outcomes of patients hospitalized for heart failure in the United States: rationale, design, and preliminary observations from the first 100.000 cases in the Acute Decompensated Heart Failure National Registry (ADHERE). Am Heart J. 2005; 149(2): 209-16.
3. Gheorghiade M, Zannad F, Sopko G, Klein L, Piña IL, Konstam MA, et al; International Working Group on Acute Heart Failure Syndromes. Acute heart failure syndromes: current state and framework for future research. Circulation. 2005; 112(25): 3958-68.
4. Fang J, Mensah GA, Croft JB, Keenan NL. Heart failure-related hospitalization in the U.S., 1979 to 2004. J Am Coll Cardiol. 2008; 52(6): 428-34.
5. Solomon SD, Dobson J, Pocock S, Skali H, McMurray JJ, Granger CB, et al. Influence of nonfatal hospitalization for heart failure on subsequent mortality in patients with chronic heart failure. Circulation. 2007; 116(13): 1482-7.
6. Fonarow GC. The treatment target in acute decompensated heart failure. Rev Cardiovasc Med. 2001; 2 (2): 7-12.
7. Roger VL, Go AS, Lloyd-Jones DM, Benjamin EJ, Berry JD, Borden WB, et al. American Heart Association. Heart Disease and Stroke Statistics – 2012 update: a Refort from the American Heart Association. Circulation; 125(1): 2-220.
8. Bengtson JR, Goldberg RJ, Kaplan AJ. Cardiogenic shock. In: Califf Mark and Wagner. Acute Coronary Care, 2. ed. St Louis: Mosby Year Book, 1995. p. 571-83.

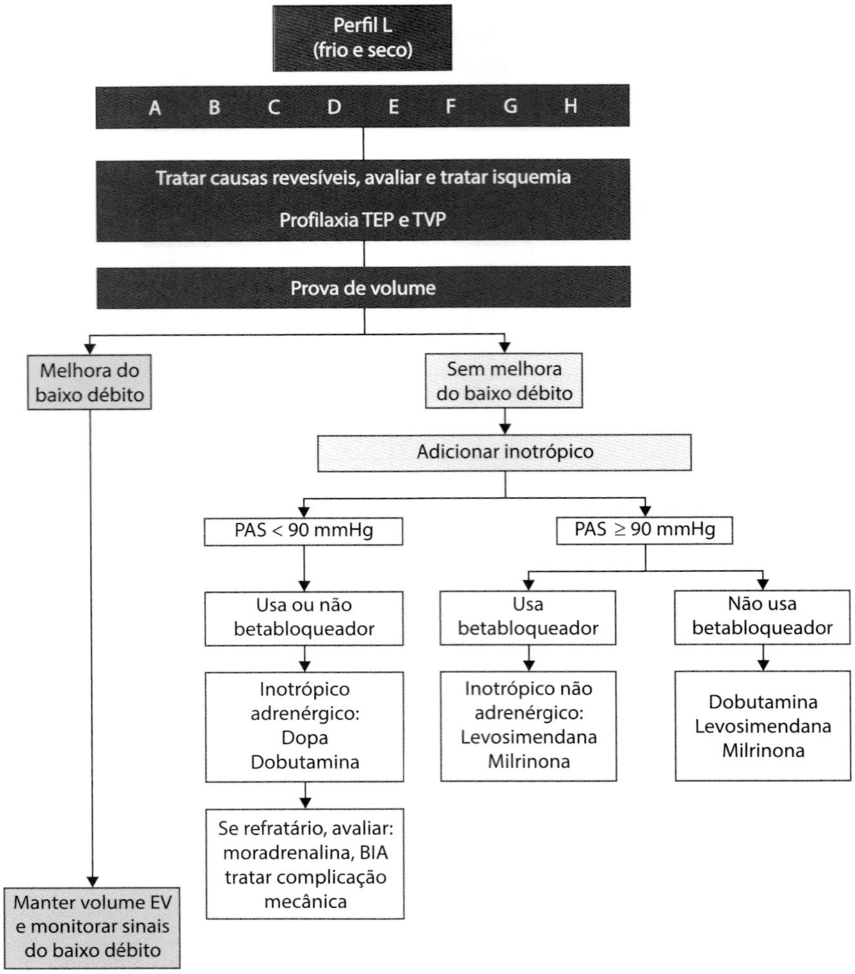

FIGURA 38.4 Algoritmo do perfil L (frio e seco). Fonte: Adaptado de Sociedade Brasileira de Cardiologia.[9]

9. Gonzalez MM, Timerman S, Gianotto-Oliveira R, Polastri TF, Canesin MF, Schimidt A, et al; Sociedade Brasileira de Cardiologia. I Diretriz Brasileira de Ressuscitação Cardiopulmonar e Cuidados Cardiovasculares de Emergência da Sociedade Brasileira de Cardiologia. Arq Bras Cardiol. 2013; 101(2): 1-221.
10. Stevenson LW, Massie BM, Francis GS. Optimizing therapy for complex or refractory heart failure: a management algorithm. Am Heart J. 1998;135(2): 293-309.
11. Canesin MF, Oliveira Jr MT, Barreto ACP. (editores). SAVIC – Suporte avançado de vida em insuficiência cardíaca. Rio de Janeiro: Med Line Editora Ltda, 2011.
12. Montera MW, Almeida RA, Tinoco EM, Rocha RM, Moura LZ, Réa-Neto A, et al; Sociedade Brasileira de Cardiologia. II Diretriz brasileira de insuficiência cardíaca aguda. Arq Bras Cardiol. 2009; 93(3):1-65.
13. Chen Y, Chen P, Hanaoka M, Huang X, Droma Y, Kubo K. Mechanical ventilation in patients with hypoxemia due to refractory heart failure. Intern Med. 2008; 47(5): 367-73.
14. Faris R, Flather MD, Purcell H, Poole-Wilson PA, Coats AJ. Diuretics for heart failure. Cochrane Database Syst Rev. 2006;1: CD003838.
15. Granada J, Uribe W, Chyou PH, Maassen K, Vierkant R, Smith PN, et al. Incidence and predictors of atrial flutter in the general population. J Am Coll Cardiol. 2000; 36(7): 2242-6.
16. Benza RL, Tallaj JA, Felker GM, Zabel KM, Kao W, Bourge RC, et al. The impact of arrhythmias in acute heart failure. J Card Fail. 2004;10 (4): 279-84.
17. Beemath A, Stein PD, Skaf E, Al Sibae MR, Alesh I. Risk of venous thromboembolism in patients hospitalized with heart failure. Am J Cardiol. 2006; 98(6): 793-5.
18. Turpie AG. Thrombosis prophylaxis in the acutely ill medical patient: insights from the prophylaxis in MEDical patients with ENOXaparin (MEDENOX) trial. Am J Cardiol. 2000; 86(12): 48-52.
19. Felker GM, Benza RL, Chandler AB, Leimberger JD, Cuffe MS, Califf RM, et al; OPTIME-CHF Investigators. Heart failure etiology and response to milrinone in decompensated heart failure: results from the OPTIME-CHF study. J Am Coll Cardiol. 2003; 41(6): 997-1003.
20. Thackray S, Eastaugh J, Freemantle N, Cleland JGF. The effectiveness and relative effectiveness of intravenous inotropic drugs acting through the adrenergic pathway in patients with heart failure: a meta-regression analysis. Eur J Heart Fail. 2002; 4(4): 515-29.

39

Choque Cardiogênico

Antonio Carlos Mugayar Bianco
José Carlos Martins Coelho Junior

DEFINIÇÃO

O choque cardiogênico é um estado de hipoperfusão tecidual causado pela incapacidade primária do coração em fornecer um débito adequado às necessidades metabólicas do organismo, excluindo-se os estados de redução de volume intravascular.[1-3]

ETIOLOGIA

O choque cardiogênico é uma importante complicação do infarto agudo do miocárdio (IAM). Geralmente, associa-se a uma grande destruição miocárdica (superior a 40% da massa do ventrículo esquerdo) ou a complicações como comprometimento e disfunção do ventrículo direito (VD) ou distúrbios mecânicos. Causas menos frequentes (< 1% dos casos) incluem cardiomiopatia (dilatadas ou hipertróficas), disfunção miocárdica secundária (isquêmica, hipertensiva, valvopatias), miocardite, lesão miocárdica por agentes citotóxicos, tamponamento cardíaco, obstrução de via de saída ventrículo esquerdo (VE), lesão cardíaca traumática e taquiarritmias ou bradiarritmias.[1-4,5]

EPIDEMIOLOGIA

O choque cardiogênico ameaça a vida de 5 a 10% dos pacientes com IAM com elevação do segmento ST. Cursa com uma elevada mortalidade, entre 70 e 80% nos pacientes com uma abordagem clínica restrita e entre de 40 a 50% naqueles submetidos a uma terapia de reperfusão. A letalidade associa-se primariamente a disfunção orgânica múltipla desencadeada pelo déficit perfusional.[1-4]

FISIOPATOLOGIA

A fisiopatologia do choque cardiogênico é complexa. A isquemia induz a uma importante depressão da contratilidade miocárdica, com redução progressiva do índice cardíaco e queda da pressão arterial. Instala-se um círculo vicioso, com subsequente comprometimento da perfusão coronária e sistêmica, intensificação da disfunção miocárdica e da isquemia tecidual, acidose láctica e culmina, finalmente, com necrose tecidual e morte.

O choque cardiogênico não pode ser atribuído somente à perda da função do VE. Resulta de alterações circulatórias gerais. Inicialmente, ocorre uma vasoconstricção compensatória, seguida por uma vasodilatação patológica, ligada ao desenvolvimento de inflamação sistêmica, que também provocará alteração na permeabilidade vascular e extravasamento de fluidos para o interstício.

O desenvolvimento de inflamação sistêmica pode ser comprovado pela elevação na temperatura corporal, aumento na contagem de glóbulos brancos e níveis elevados de proteína C reativa nos pacientes com necrose miocárdica extensa. Há elevação na expressão da oxido nítrico sintetase, níveis elevados de interleucina-6 e de outros mediadores inflamatórios (citocinas).

Pode-se afirmar que o desenvolvimento de inflamação sistêmica correlaciona-se com a vasodilatação patológica, alteração microcirculatória, extravasamento capilar, acentuação da depressão miocárdica não responsiva a vasoconstrictores, associando-se a um prognóstico sombrio.[2,5]

DIAGNÓSTICO

CRITÉRIOS CLÍNICOS

O diagnóstico de choque cardiogênico (ou *cardiogenic shock*, em inglês, com a sigla CS) geralmente é feito com base nos parâmetros clínicos sem monitorização hemodinâmica invasiva. Encontram-se implicados com seu diagnóstico:

- Pressão arterial sistólica (PAS) < 90 mmHg por um período superior a 30 minutos, ou necessidade de vasopressores para manter uma pressão arterial ≥ 90 mmHg.
- Congestão pulmonar ou pressões de enchimento do VE elevadas;
- Sinais de perfusão de órgãos auditivos com pelo menos um dos seguintes critérios:
  - alteração do estado mental;
  - pele fria e pegajosa;
  - oligúria;
  - aumento no lactato sérico.
- Estudo animais sugerem que uma pressão arterial média (PAM) abaixo de 60 mmHg, compromete a autorregulação da perfusão para o sistema nervoso central (SNC), leitos coronários e renal.[1-5]

CRITÉRIOS HEMODINÂMICOS

Os critérios hemodinâmicos para se estabelecer o diagnóstico de choque cardiogênico são representados pela associação:

- índice cardíaco menor do que 2,2 L/minuto/m², na ausência de terapia farmacológica;
- ou inferior a 1,8 L/minuto/m² na vigência de terapia inotrópica, associado à pressão capilar pulmonar ≥ 15 mmHg.[1-5]

EXAME FÍSICO

Os achados físicos espelham:

- **alterações morfofuncionais cardíacas:**
  - ritmo de galope com 3ª ou 4ª bulhas;
  - taquicardia; e
  - sopros cardíacos.
- **hipoperfusão sistêmica:**
  - pulsos finos;
  - pele fria e pegajosa;
  - perfusão capilar lentificada;
  - hipotensão arterial e torpor.
- **congestão sistêmica:**
  - edema periférico;
  - edema escrotal e sacral;
  - hepatomegalia;
  - ascite; e
  - turgescência jugular.
- **congestão pulmonar:**
  - estertores pulmonares;
  - taquipneia; e
  - edema agudo de pulmão.
- De acordo com a etiologia, haverá variabilidade dos achados físicos.[3]

EXAMES LABORATORIAIS

Devem ser solicitados inicialmente:

- **eletrólitos:** sódio; potássio e magnésio; particularmente pela possibilidade de arritmias.
- **hemograma:** descartar quadro infeccioso vigente e anemia associada.
- **glicemia:** buscando-se manter uma glicemia capilar ≤ 150 mg/dL.
- **gasometria arterial:** a acidose metabólica espelha a hipoperfusão tecidual; a elevação nos níveis séricos de lactato; e a presença de metabolismo anaeróbico.
- **perfil de coagulação:** particularmente nos pacientes na vigência de síndrome coronária aguda, devido à forte possibilidade de anticoagulação e de antiagregação plaquetária.
- **marcadores de necrose miocárdica:** troponina e CK-MB massa. O IAM é a principal causa de choque cardiogênico.[6,7]

ELETROCARDIOGRAMA

É de grande importância na caracterização das síndromes coronárias agudas e pode, ainda, identificar alterações como bloqueios na condução atrioventricular e intraventricular, taquiarritmias e bradiarritmias, com implicação direta na instabilidade hemodinâmica.[6,7]

RADIOGRAFIA DE TÓRAX

Avaliação do índice cardiotorácico e presença de congestão venocapilar pulmonar.[5,6]

ECOCARDIOGRAMA

A ecocardiografia ganha progressiva importância na assistência ao paciente crítico. No choque cardiogênico, é um exame imprescindível no estabelecimento de sua etiologia, diagnóstico diferencial e programação terapêutica. No IAM, pode identificar zona acinéticas e discinética, quantificar a extensão da disfunção contrátil e identificar complicações mecânicas e infarto do VD. Estabelece o diagnóstico de miocardite e de miocardiopatias (dilatada e hipertrófica) e identifica patologias valvares implicadas com o grave comprometimento da função do miocárdio. Além disso, é útil no diagnóstico diferencial, em particular de tamponamento cardíaco e tromboembolismo pulmonar.

Especificamente nos estados de choque pode ainda definir parâmetros hemodinâmicos com informações importantes sobre a performance de ambos os ventrículos.[6,7]

CINECORONARIOGRAFIA

Representa mais do que um procedimento diagnóstico, uma medida terapêutica visando a reperfusão e, deve ser realizada com brevidade, uma vez estabelecido o diagnóstico de choque cardiogênico de etiologia isquêmica.[6,7]

ESTRATIFICAÇÃO DE RISCO

O desenvolvimento de choque cardiogênico nos pacientes com IAM relaciona-se com múltiplos fatores como idade, infarto de parede anterior, hipertensão arterial, diabetes melito, doença vascular periférica, insuficiência renal, acidente vascular encefálico (AVE), IAM (prévio), presença de doença arterial coronária multiarterial, bloqueio de ramo esquerdo e parâmetros na admissão como pressão arterial sistólica, frequência cardíaca e classificação funcional de Killip.[3]

CLASSIFICAÇÃO DE KILLIP

Sistema de classificação desenvolvido por Killip e Kimball em 1967. É o mais difundido para caracterizar os pacientes com insuficiência cardíaca após um infarto do miocárdio (Tabela 39.1).

Uma classificação elevada em pacientes com síndrome coronária aguda (com ou sem supradesnivelamento do segmento ST), na admissão hospitalar, corresponde a incrementos progressivos na mortalidade.[2,9]

ESCORES APACHE II E SOFA

Os modelos APACHE II (*Acute Physiology and Chronic Health disease Classification System II*) e SOFA (*Sequential Organ Failure Assessment*) não foram desenvolvidos para predizer o prognóstico de pacientes em choque cardiogênico. Contudo, a principal causa de óbito nesses pacientes é a disfunção orgânica múltipla. Embora essas ferramentas não tenham sido desenvolvidas e validadas com o propósito de estabelecer o prognóstico de pacientes com choque cardiogênico, é a ocorrência da disfunção de múltiplos órgãos que viabiliza a aplicabilidade desses escores. Esses modelos, contudo, não predizem o prognóstico tardio ou a morte por arritmias.

O escore prognóstico APACHE II foi desenvolvido para avaliar pacientes instáveis devido a uma imensa gama de patologias, buscando prever sua mortalidade hospitalar. Considera fatores como idade, presença de comorbidades e doenças crônicas, parâmetros fisiológicos e função de órgãos-alvo, escala de Glasgow para coma e estado pós-operatório.

O escore SOFA foi concebido originalmente para estabelecer o prognóstico em pacientes sépticos com disfunção orgânica múltipla e teve seu uso ampliado para predizer a mortalidade em outras patologias. A pontuação SOFA compreende marcadores da função renal (creatinina sérica ou débito urinário), função hepática (bilirrubina), estabilidade hemodinâmica (PAM ou uso de vasopressores), função neurológica (escala de Glasgow para coma), alteração hematológica (contagem de plaquetas) e estabilidade respiratória (índice PaO_2/FiO_2).

Embora demonstrem um bom valor preditivo, ainda faltam estudos conclusivos para validar o uso desses modelos no choque cardiogênico.[3]

CLASSIFICAÇÃO HEMODINÂMICA DE FORRESTER

Em 1970, Swan e colaboradores desenvolveram o cateter de artéria pulmonar e o uso desse dispositivo se difundiu. Após um período inicial de grande indicação e utilização, atualmente sua indicação tem sido pesada frente à ocorrência de efeitos indesejáveis, com redução drástica em suas indicações.

A monitorização hemodinâmica invasiva em pacientes com insuficiência cardíaca aguda é injustificada; contudo, seu uso no choque cardiogênico pode estar indicado em algumas situações clínicas (Quadro 39.1).

Os critérios de Forrester avaliam a congestão pulmonar (oclusão da artéria pulmonar pressão superior a 18 mmHg) e hipoperfusão sistêmica (índice cardíaco inferior a 2,2 L/minuto/m^2) e, utilizando os dados obtidos, estratifica os pacientes em quatro grupos (Tabela 39.2).

Embora os dados referentes à mortalidade sejam mais consistentes com a evolução dos pacientes submetidos a uma abordagem predominantemente conservadora, a apre-

TABELA 39.1 Classificação de Killip

Subgrupo	Característcias Clínicas	Mortalidade Hospitalar
Classe I	Sem insuficiência cardíaca. Sem sinais de descompensação cardíaca.	< 6%
Classe II	Insuficiência cardíaca. O diagnóstico inclui estertores pulmonares, presença de 3ª bulha (ritmo de galope) e hipertensão venosa.	< 17%
Classe III	Insuficiência cardíaca grave. Presença de edema agudo de pulmão.	38%
Classe IV	Choque cardiogênico. Os sinais incluem hipotensão arterial (pressão sistólica de 90 mmHg ou menos) e sinais de vasoconstrição periférica como oligúria, cianose e sudorese. A insuficiência cardíaca, com edema pulmonar, também tem estado presente em um elevado número de pacientes.	81%

Adaptado de Knobel E, Knobel M, Souza JAM, Carvalho ACC - Choque Cardiogênico, em: Knobel E – Condutas no Paciente Grave. 3ª Ed, São Paulo, Atheneu, 2006; 447-62.

QUADRO 39.1 Indicações para o uso de cateter de Swan-Ganz

A monitorização hemodinâmica invasiva deve ser considerada:
- quando o *status* do volume e de pressões de enchimento não é claro
- quando a descompensação cardíaca é refratária à terapia inicial
- em pacientes com hipotensão arterial clinicamente significativa ou sintomas persistentes
- piora da função renal durante a terapia
- possibilidade de transplante cardíaco ou de suporte circulatório mecânico
- avaliar a resposta a fármacos vasoativos

TABELA 39.2 Classificação Hemodinâmica de Forrester

Subgrupo	Características Hemodinâmicas		Mortalidade Hospitalar
	Pressão Capilar Pulmonar	Índice Cardíaco	
I	< 18	> 2,2	3%
II	> 18	> 2,2	9%
III	< 18	< 2,2	23%
IV	> 18	< 2,2	51%

Adaptado de Knobel E, Knobel M, Souza JAM, Carvalho ACC - Choque Cardiogênico, em: Knobel E – Condutas no Paciente Grave. 3ª Ed, São Paulo, Atheneu, 2006; 447-62.

ciação do desarranjo hemodinâmico permite uma avaliação objetiva da disfunção miocárdica e pode ser decisiva para a instituição de terapias avançadas, incluindo o suporte circulatório mecânico.[2,9]

TRATAMENTO

A abordagem terapêutica do choque cardiogênico será, didaticamente, dividida em tópicos, contudo as medidas devem ser executadas de modo concomitante.

É inquestionável que o objetivo terapêutico principal no choque cardiogênico de origem isquêmica é a reperfusão coronária. Portanto, nada deverá retardar a tentativa de restabelecimento de um fluxo coronariano adequado.[4]

MEDIDAS INICIAIS

O paciente deve estar em uma terapia intensiva, pois o choque persistente poderá cursar com disfunção orgânica múltipla, sendo necessárias outras abordagens terapêuticas.

Genericamente, a terapia é similar àquela instituída aos pacientes críticos e visa a manutenção de equilíbrio hemodinâmico, metabólico, acidobásico e hidroeletrolítico, enfim, a manutenção de uma oferta periférica de oxigênio adequada e da viabilidade dos vários órgãos e sistemas. Em última análise, o principal objetivo é estabilizar a oxigenação e perfusão tecidual.

Deverão ser administradas medicações direcionadas ao tratamento de uma SCA, desde que não apresentem efeitos potenciais em intensificar o estado de choque e a hipotensão arterial.

A ventilação mecânica, não invasiva ou invasiva, deve ser instituída no para reduzir o trabalho respiratório e manter uma saturação arterial de oxigênio igual ou superior a 90%.

Obtenção de pressão arterial invasiva, busca de níveis pressóricos adequados através do uso de inotrópicos e, se necessário, vasopressores.[4-7]

A hipotermia, em estudos animais e estudos não randomizados em pacientes cursando com choque cardiogênico pós ressuscitação cardiopulmonar, demonstrou efeitos benéficos sobre parâmetros hemodinâmicos, associando-se a um menor requerimento de catecolaminas. Não há, contudo, nenhum trabalho conclusivo que justifique sua indicação em pacientes com choque cardiogênico e que não tenham sido submetidos a manobras de ressuscitação.[1]

ADEQUAÇÃO DA VOLEMIA

Pacientes com terapia diurética ou com vômitos incoercíveis poderão requerer reposição de fluídos que, por sua vez, deverá ser monitorada pela aferição da pressão pulmonar capilar (PCP), da saturação arterial de oxigênio (SaO_2), da pressão arterial sistêmica e do débito cardíaco (DC).

No paciente crítico, há anormalidade na complacência ventricular esquerda, sendo a PCP um pobre preditor da pré-carga ventricular esquerda.

A PCP ideal é individualizada e corresponde ao mais baixo valor que resulte em elevação no DC, desde que mantida uma SaO_2 em valores superiores a 90% por cento. O valores em que usualmente se consegue esse objetivo no choque cardiogênico se encontram entre 18 e 24 mmHg.

Uma prova de volume pode ser feita antes da cateterização do coração direito, pela administração de 250 mL de solução salina isotônica nos pacientes sem sinais de clínicos e radiológicos de congestão pulmonar e que não apresentem quadro de desconforto respiratório. Deve-se evitar expansões volêmicas vigorosas em pacientes com comprometimento extenso do VE pelo infarto, particularmente em idosos, pois poderão resultar em edema agudo de pulmão.

Pacientes com sobrecarga de volume e edema pulmonar cardiogênico poderão exigir tratamento com diuréticos, morfina, oxigênio suplementar e vasodilatadores, desde que não se apresentem hipotensos.[4-8]

REVASCULARIZAÇÃO

A incidência de choque cardiogênico diminui desde os anos 1970 e sua mortalidade decresceu de patamares entre 80 e 90%, com o tratamento clínico, para taxas entre 42 e 48% nos pacientes submetidos a procedimentos de reperfusão, paticularmente à intervenção coronária percutânea primária.[1]

A revascularização precoce foi a estratégia terapêutica mais importante no SHOCK Trial;[10] contudo, não conseguiu demonstrar seu objetivo primário, ou seja, a superioridade da revascularização precoce sobre a terapia médica nos primeiros 30 dias. Redução significativa na mortalidade só foi identificada evolutivamente (6 meses, 1 ano e 6 anos). É necessário que se trate oito pacientes com revascularização precoce para que se salve uma vida.[1,10]

Alguns tópicos merecem comentários específicos:

- A revascularização precoce é vigorosamente recomendada e sua indicação aumentou de modo significativo na prática clínica; todavia, suas taxas de realização são ainda insatisfatórias, variando entre 50 e 70% nos registros.[1]
- Embora haja uma correlação entre a precocidade da revascularização e o prognóstico dos pacientes com choque cardiogênico, não há uma limitação de tempo para realização nos pacientes com choque cardiogênico. Contudo, há maior benefício quando a reperfusão é realizada precocemente.
- Cerca de 70 a 80% dos pacientes com choque cardiogênico apresentam doença arterial coronária em múltiplos vasos e cursam com uma mortalidade mais elevada, quando comparados com os portadores de lesão uniarterial.[1]
- As diretrizes atuais incentivam a realização de angioplastia de múltiplos vasos, em adição à abordagem da artéria culpada, nos pacientes com choque cardiogênico e múltiplas lesões críticas ou instáveis. Apesar dessa recomendação, a abordagem multiarterial é realizada em apenas um terço a um quarto dos casos. Além disso, identifica-se um aumento na mortalidade com a abordagem sobre múltiplos vasos. O *CULPRIT-SHOCK trial*, em andamento, é direcionado à elucidação dessa questão.[1]
- Estudos observacionais sugerem queda nos índices de mortalidade com o uso de *stent* na reperfusão primária de pacientes com choque cardiogênico (comparado com angioplastia isolada). Na prática clínica, a angioplastia primária com *stent* diminui a reestenose na artéria culpada. Dados comparativos entre *bare-metal* e *stents* farmacológicos, no choque cardiogênico, são escassos. No entanto, os *stents bare-metal* (BMS) são mais utilizados em virtude da escassez de informações sobre a aderência terapêutica à dupla antiagregação durante um procedimento emergencial.[5]
- A biodisponibilidade dos agentes anitplaquetários (prasugrel, ticagrelor e clopidogrel) encontra-se alterada nos pacientes com choque cardiogênico devido ao comprometimento da absorção entérica pelo déficit perfusional e pela incapacidade em deglutir. Salvo nos casos de contraindicação comprovada, os novos antiplaquetários orais são indicados em associação com o ácido acetilsalicílico para todos os pacientes submetidos à angioplastia primária. Nos pacientes intubados, os comprimidos deverão ser triturados e administrados através da sonda nasogástrica. Recentemente, demonstrou-se que o ticagrelor macerado e administrado por sonda enteral proporciona melhor inibição na agregação plaquetária em relação a administração de comprimidos não macerados. Dados observacionais preliminares sugerem que o uso de inibidores plaquetários intravenosos, no choque cardiogênico, associa-se com um benefício potencial na mortalidade.[5]
- Durante a angioplastia primária, a anticoagulação adjuvante incluindo heparina não fracionada, heparina de baixo peso molecular, ou inibidores diretos da trombina, deve ser administrada concomitantemente aos antiplaquetários. Pela falta de estudos randomizados específicos para choque cardiogênico, essa indicação deriva-se das recomendações para SCA.[1]
- Aspiração de trombos para evitar a embolização distal e maior taxa de perfusão miocárdica parecem se associar com um efeito benéfico sobre a mortalidade, mas ainda faltam estudos defintivos.[5]
- Identifica-se uma mortalidade similar entre a revascularização percutânea (angioplastia primária) e a revascularização cirúrgica. Entretanto, a cirurgia de revascularização do miocárdio raramente é realizada (5% dos casos). Na prática, a angioplastia primária é o procedimento de escolha.[5]
- Os pacientes com choque cardiogênico devido a complicações mecânicas do IAM têm indicação cirúrgica em caráter emergencial.[5]

TERAPIA TROMBOLÍTICA

A terapia trombolítica no IAM, comprovadamente, salva vidas, reduz a área de infarto, preserva a função ventricular esquerda e reduz o risco da ocorrência de choque cardiogênico.

No choque cardiogênico, por sua vez, a terapia trombolítica associa-se a índices relativamente baixos de reperfusão e há dúvidas sobre o seu real benefício. Quando se comparam estreptoquinase e alteplase, nesse cenário, demonstra-se uma superioridade da estreptoquinase, fato provavelmente relacionado a uma atividade menos fibrino-específica da estreptoquinase, com melhor penetração no trombo, manutenção mais prolongada do estado lítico e diminuição no risco de reoclusão.

O choque cardiogênico é um estado de intensa resistência à trombólise em virtude do ambiente bioquímico hostil e da dificuldade do agente lítico em penetrar no trombo pela queda na pressão arterial e colapso passivo da artéria relacionada à área infartada. Em adição, a acidose que acompanha a hipóxia tecidual inibe a conversão do plasminogênio em plasmina, antagonizando a ação trombolítica. Estudos em animais demonstram que a restauração de uma pressão arterial normal, com a infusão de norepinefrina melhora os índices de trombólise, sugerindo que a pressão de perfusão coronária, mais que o DC, é o principal determinante da eficácia trombolítica.

O SHOCK Registry demonstrou a relativa ineficácia da trombólise no choque cardiogênico, visto que os pacientes eleitos para receber trombolíticos tiveram uma mortalidade muito próxima daqueles que não receberam esse tratamento. Por essa limitação, o tratamento trombolítico estará indicado no choque cardiogênico somente na indisponibilidade de uma terapia de reperfusão, percutânea ou cirúrgica. Além disso, os pacientes submetidos à terapia trombolítica devem ser transferidos prontamente para um centro capaz de realizar uma revascularização.[5]

INOTRÓPICOS E VASOPRESSORES

Inotrópicos e vasopressores são fármacos usados na tentativa de reverter a hipotensão arterial e melhorar a perfusão tecidual; contudo, devem ser administrados nas menores doses possíveis, pois se associam com um aumento na mortalidade devido a efeitos tóxicos e hemodinâmicos adversos.

O benefício em curto prazo na melhoria dos parâmetros hemodinâmicos tem como custo um aumento no consumo de oxigênio em um cenário de acentuado comprometimento da função cardíaca e do suprimento de oxigênio.

A eficácia dos inotrópicos pode ser afetada pela perfusão e metabolismo local que pioram progressivamente no choque cardiogênico.[5]

Norepinefrina

Atua sobre ambos os receptores alfa-1 e beta-1-adrenérgicos, produzindo uma potente vasoconstrição associada a um discreto aumento no DC. Ocorre, frequentemente, uma bradicardia reflexa, em resposta ao aumento da PAM, de tal modo que seu efeito cronotrópico leve é anulado e a frequência cardíaca permanece inalterada ou diminui ligeiramente.

Características e indicações terapêuticas

É o vasopressor de 1ª escolha no choque séptico e no choque cardiogênico com vasodilatação patológica.

O estudo SOAP II[11] demonstrou, especificamente no subgrupo de pacientes com choque cardiogênico, que o tratamento com norepinefrina levou a uma taxa de sobrevivência significativamente melhor do que a obtida nos pacientes tratados com dopamina.[11-13]

Epinefrina

Potente ativador do receptor beta1-adrenérgico e tem efeitos moderados sobre os receptores beta-2 e alfa-1-adrenérgicos. Em baixas doses, a epinefrina aumenta o DC através de seus efeitos inotrópico e cronotrópico, mediados pelo receptor beta-1-adrenérgico. Em baixas doses, a vasoconstrição induzida por seu estímulo alfa-adrenérgico é contrabalançada pela vasodilatação secundária ao estímulo do receptor beta-2-adrenérgico. O resultado é um aumento no DC, com a diminuição na resistência vascular sistêmica e efeitos variáveis sobre a pressão arterial média.

Em doses maiores, a epinefrina estimula predominantemente os receptores alfa-adrenérgicos, produzindo aumento na resistência vascular sistêmica, além de um aumento no DC.

Características e indicações terapêuticas

- A epinefrina é usada com maior frequência no tratamento da anafilaxia e como um agente de 2ª escolha, após a norepinefrina, no choque séptico.
- Pode ser associada à norepinefrina nos casos irresponsivos ao seu uso isolado nos estados de choque que cursem com vasodilatação patológica refratária, assim como na hipotensão arterial após uma cirurgia de revascularização do miocárdio.
- Nos casos de grave disfunção ventricular associada à vasodilatação periférica, alguns preferem a utilização da epinefrina por seu maior estímulo, em comparação com a norepinefrina, sobre os receptores beta-1-adrenérgicos.

As desvantagens do uso da epinefrina incluem arritmias (em virtude da estimulação dos receptores beta-1-adrenérgicos) e vasoconstrição esplâncnica em grau maior do que a norepinefrina ou dopamina, em doses equipotentes.[12-14]

Dopamina

Apresenta uma variedade de efeitos dose-dependentes. É usada como segunda alternativa à norepinefrina em pacientes com bradicardia (absoluta ou relativa) e um baixo risco de taquiarritmias. Seus efeitos hemodinâmicos correlacionam-se com a dose administrada:

- doses entre 1 e 2µg/kg/minuto - atua predominantemente sobre os receptores de dopaminaminérgicos-1 localizados nas artérias renais, mesentéricas e leitos vasculares coronários e cerebrais, produzindo vasodilatação seletiva. Alguns relatos sugerem que a dopamina aumenta o débito urinário, por aumento do fluxo sanguíneo renal, taxa de filtração glomerular e da natriurese (inibição da aldosterona e transporte tubular de sódio tubular). No entanto, o significado clínico desse fenômeno não é claro, e alguns pacientes podem desenvolver hipotensão arterial em baixa doses.
- doses entre 5 e 10 µg/kg/minuto - estimula predominantemente os receptores beta-1-adrenérgicos, com aumento no DC, por um aumento primário no volume sistólico e efeitos variáveis sobre a frequência cardíaca. Doses entre 2 e 5 µg/kg/minuto têm efeitos variáveis sobre a hemodinâmica: a vasodilatação, frequentemente, é compensada pelo aumento do volume sistólico, produzindo pouco efeito sobre a pressão arterial sistêmica. Em doses superiores, ocorre uma discreta ativação dos receptores alfa-adrenérgicos, aumento na resistência vascular sistêmica e a soma desses efeitos gera um aumento na PAM.
- Em doses superiores a 10 µg/kg/minuto, tem efeito predominante nos receptores alfa-adrenérgicos, produzindo vasoconstrição com um aumento da resistência vascular sistêmica. No entanto, a resposta dos receptores alfa-adrenérgicos à dopamina é mais fraca do que para a norepinefrina e a estimulação beta-1--adrenérgica da dopamina, em doses superiores a 2 µg/kg/minuto, pode resultar em taquiarritmias limitantes a seu uso.
- Em termos práticos, os efeitos dose-dependentes da dopamina significam que alterar a dose do medicamento é semelhante ao uso de uma nova medicação vasopressora e, portanto, o simples aumento de sua dose pode resultar em efeitos indesejáveis.[12,13]

Característica e indicações terapêuticas

- Agente de 2ª linha em relação à norepinefrina. É usada em pacientes altamente selecionados, quando o risco de taquiarritimias é baixo, ou quando uma bradicardia pode estar induzindo a hipotensão arterial.

- No estudo SOAP II,[11] associou-se a aumento de mortalidade no subgrupo de pacientes com choque cardiogênico, quando comparada com a norepinefrina.
- Apresenta menor potência e menor índice de sucesso terapêutico quando comparada com a norepinefrina.
- Baixas doses, em geral, 1 a 3 µg/kg/minuto (efeito protetor renal), não demonstraram nenhum benefício clínico no estudo ROSE AHF.[15]

Dobutamina

Amina simpatomimética sintética com efeito inotrópico e vasodilatador periférico. Tem efeito predominantemente beta1-adrenérgico, com aumento do inotropismo e cronotropismo. Adicionalmente, apresenta efeitos mínimos em receptores alfa e beta-2-adrenérgico, cujo efeito resultante, geralmente, é vasodilatação por ação direta associada a um efeito reflexo, secundário ao aumento no DC. Portanto, o resultado de sua ação consta de aumento DC e diminuição da resistência vascular periférica, sem nenhum efeito ou com uma pequena redução na pressão arterial.[1-5,12,13]

A dobutamina é mais utilizada na insuficiência cardíaca grave refratária e no choque cardiogênico. Especificamente na sepse e nos quadros de choque com a presença de vasodilatação periférica patológica, deve ser usada com cautela pelo risco de hipotensão arterial. Frequentemente, é associada à norepinefrina quando se requer maior efeito inotrópico no choque cardiogênico.[1-5,12,13]

Não produz vasodilatação seletiva em território renal.[1-5,12,13]

A administração de dobutamina por períodos prolongados pode se associar ao desenvolvimento de tolerância farmacológica.[2]

As doses dos principais fármacos adrenérgicos encontram-se no Quadro 39.2.

Vasopressina

A vasopressina (hormônio antidiurético) age nos receptores V_1a (musculatura lisa vascular), V_1b (glândula pituitária) e V_2 (túbulos coletores renais), exercendo seu efeito vasopressor por um mecanismo não adrenérgico através do estímulo nos receptores V_1a. Esse fármaco é usado no tratamento de diabetes ínsipido, no sangramento por varizes de esôfago e pode também ser útil no tratamento do choque com vasodilatação patológica.

É o agente vasopressor de 2ª escolha no choque refratário ou pouco responsivo às aminas simpatomiméticas, norepinefirna e epinefrina.

Seu uso não altera a mortalidade dos pacientes com choque distributivo, porém se associa a uma menor exigência de norepinefrina no seu tratamento.

Os efeitos da vasopressina são dose-dependentes, ou seja, doses mais elevadas mostram-se mais eficazes. No choque cardiogênico refratário, aumenta a pressão arterial sem outros efeitos adversos nos parâmetros hemodinâmicos. No entanto, em doses elevadas, superiores a 0,04 unidades/minuto, surgem efeitos adversos como isquemia miocárdica, mesentérica, necrose de pele, diminuição do volume sistólico e do DC, vasoconstrição pulmonar e hiponatremia.

Hipotensão "rebote" pode ocorrer na sua retirada e, para evitá-la, sua dose deve ser reduzida lenta e gradual-

QUADRO 39.2 Dose dos principais agentes adrenérgicos

Fármaco	Dose	
Norepinefrina	Dose inicial	8 a 12 µg/minuto ⇔ 0,01 a 0,15 µg/kg/minuto
		Uma dose inicial abaixo de 5 µg/minuto pode ser usada, particularmente em idosos.
	Manutenção	2 a 4 µg/minuto ⇔ 0,025 a 0,05 µg/kg/minuto
	Dose máxima	35 a 100 µg/minuto ⇔ 0,5 a 0,75 µg/kg/minuto
Epinefrina	Dose inicial	1 µg/minuto ⇔ 0,014 µg/kg/min.)
	Manutenção	1 – 10 µg/minuto ⇔ 0,014 0,14 µg/kg/minuto
	Dose máxima	10 – 35 µg/minute ⇔ 0,14 – 0,5 µg/kg/minuto
Dopamina	Dose inicial	2 a 5 g/kg/minuto
	Manutenção	5 a 20 µg/kg/minuto
	Dose máxima	20 a > 50 µg/kg/minuto
Dobutamina	Dose inicial	0,5 – 1 µg/kg/min
		alternativamente 2,5 µg/kg/minuto em insuficiência cardíaca muito descompensada
	Manutenção	2 – 20 µg/kg/minuto
	Dose máxima	20 – 40 µg/kg/minuto
		Doses maiores do que 20 µg/kg/minuto não são recomendadas, devendo ser usadas somente em terapia de salvamento.

mente, a uma velocidade de 0,01 unidade/minuto a cada 30 minutos.[5,16,17]

A terlipressina, um análogo da vasopressina de longa ação, é administrada em bolo com duração de seus efeitos por aproximadamente 5 horas. Restaura o tônus vasomotor em situações com resistência às catecolaminas, de modo similar à vasopressina. Apresenta perfil de efeitos adversos semelhante ao da vasopressina.[16,18]

Inbidores da fosfodiesteras (PDE)

Os Inibidores da fosfodiesterase-3 são fármacos nã -adrenérgicos com efeito inotrópico e ação vasodilatadora. Em muitos aspectos, os seus efeitos são semelhantes aos da dobutamina, mas com menor incidência de arritmias. Esse grupo de fármacos tem como representantes o inamrinone (anteriormente conhecido como amrinone) e o milrinone.

Os inibidores de fosdiesterase são utilizados no tratamento da insuficiência cardíaca refratária. Promovem rápida melhora na performance hemodinâmica, entretanto têm seu uso limitado em razão de suas propriedades vasodilatadoras.[5]

A fosfodiesterase é uma enzima que quebra o AMPc intracelular, produzindo um metabólito inativo (5'AMPc). O milrinone é um derivado biperidínico que inibe a fosfodiesterase-3, levando ao aumento de AMPc intracelular, aumento na concentraçao de cálcio citosol, com consequente aumento na contratilidade e aceleração no relaxamento do miocárdio (ação inotrópica e lusitrópica). O aumento periférico do AMPc produz vasodilatação arterial e venosa, resultando em decréscimo na resistência vascular pulmonar e sistêmica, diminuição na pressão diastólica final de VE e VD e aumento no DC.[2]

O milrinone, principal representante desse grupo, melhora os parâmetros hemodinâmicos dentro de 5 a 15 minutos após o início de sua administração. Seu tempo de meia-vida é de 30 a 60 minutos em indivíduos saudáveis, podendo dobrar em pacientes com insuficiência cardíaca. A respectiva eliminação é renal e, na presença de disfunção renal importante (clearence de creatinina ≤ 30 mL/min), sua dose deve ser reduzida.[2]

O mais importante efeito colateral do milrinone é a hipotensão arterial, fato que justifica a não administração de sua dose de ataque em determinadas situações, no sentido de minimizar o decréscimo nos níveis tensionais. É potencialmente arritmogênico e, embora esse efeito seja mais intenso durante sua administração prolongada, arritmias podem surgir mesmo em seu uso por curtos períodos. Arritmias supraventriculares, aumento assintomático nas arritmias ventriculares (extrassístoles isoladas ou acopladas, taquicardia ventricular não sustentada) e arritmias ventriculares com maior gravidade potencial podem ocorrer durante sua administração.[2]

Levosimedan

Tem propriedades vasodilatadoras mediadas pela ativação de canais de potássio (sensíveis ao ATP) na mitocôndria das células musculares lisas e sensibiliza o aparelho contrátil cardíaco ao cálcio, com consequente aumento na contratilidade. Como visto, atua sem provocar um aumento no cálcio intracelular, o que evita a ocorrência de efeitos adversos como o aumento no consumo de oxigênio pelo miocárdio e as arritmias. Portanto, tem ação inotrópica positiva, propriedades vasodilatadoras com redução da pré e pós-carga cardíacas, aumenta o fluxo sanguíneo coronariano e produz vasodilatação pulmonar. Observa-se resposta em 30 a 60 minutos após o início de sua administração e seus efeitos persistem por um período mínimo de 24 horas, podendo, contudo, prolongar-se por até 9 dias.

O levosimedan parece ser eficaz no choque cardiogênico, pois melhora parâmetros como índice cardíaco, contratilidade miocárdica e função diastólica do VE (efeito lusitrópico). Entretanto, apesar desses efeitos hemodinâmicos favoráveis, o levosimendan mostrou resultados no mínimo controversos quanto ao seu real benefício na sobrevivência, precoce e tardia, quando comparado com a dobutamina e placebo. Assim, futuros estudos, randomizados e controlados, são necessários para elucidar essa questão.

É contraindicado em pacientes com disfunção renal acentuada (clearence de creatinina < 30 mL/minuto), pois, nesse cenário, o acúmulo de seus metabólitos ativos associa-se a efeitos hemodinâmicos indesejáveis e prolongados.

Os efeitos adversos mais comuns ligados à administração do levosimedan são representados por taquicardia ventricular, hipotensão arterial e cefaleia.[2,5,18,19]

Inibidores da oxidonítrico-sintetase

Níveis elevados de óxido nítrico têm efeitos deletérios sobre o miocárdio e tônus vascular. A N-monometil-L-arginina (L-NMMA) é um inbidor da oxidonítrico-sintetase (NOS) que demonstra efeitos benéficos no choque cardiogênico, em estudos iniciais. Isso motivou a realização do estudo TRIUMPH (multicêntrico, randomizado, duplo-cego), encerrado precocemente por ter demonstrado a falta de eficácia desse fármaco.[21]

OUTROS FÁRMACOS

Agentes bloqueadores do complemento

Opexelizumab bloqueia a ativação da fração C5 do complemento envolvida na inflamação, vasoconstrição, ativação de leucócitos e na apoptose. Demonstrou resultados decepcionantes em dois grandes ensaios clínicos, pois não reduziu a mortalidade, o risco de reinfarto ou ocorrência de choque cardiogênico em pacientes submetidos à angioplastia isolada para o tratamento de infarto do miocárdio com supradesnivelamento de ST.[5,22,23]

Inibidores da troca de sódio/hidrogênio

Durante a isquemia, a acidose ativa o metabolismo anaeróbico e a troca de sódio por hidrogênio, conduzindo, assim, ao acúmulo intracelular de sódio e ao aumento do cálcio intracelular e, eventualmente, morte celular.[5,24]

Dois grandes estudos sobre os efeitos de inibidores da troca de sódio por hidrogênio não demonstraram nenhum benefício quanto à redução no tamanho do infarto ou na incidência de eventos adversos.[5,25]

As doses dos principais fármacos não adrenérgicos encontram-se no Quadro 39.3.

SUPORTE CIRCULATÓRIO MECÂNICO

Balão intra-aórtico (BIA)

Dispositivo mecânico mais usado como suporte circulatório. Melhora a pressão diastólica e a perfusão coronária e reduz a pressão diastólica final do VE, sem afetar a pressão arterial média.

No *SHOCK trial*,[10] foi utilizado em aproximadamente 86% dos pacientes com choque cardiogênido e se associou a uma redução significativa na taxa de mortalidade hospitalar, de 72 para 50%. Contudo, uma metanálise recente, de ensaios clinicos e estudos coorte, embora bastante heterogênea, demonstrou aumento na mortalidade dos pacientes que receberam um BIA no momento da reperfusão primária.[1,3]

No *IABP-SHOCK II trial*,[26] 600 pacientes com choque cardiogênico complicando um IAM e submetidos à revascularização precoce foram randomizados para receber BIA ou tratamento convencional. A mortalidade em 30 dias (desfecho primário) foi similar em ambos os grupos (39,7 *versus* 41,3%, P = 0,69). Também não houve diferença nos desfechos secundários como lactato sérico, função renal, requerimento de catecolaminas ou tempo de permanência na UTI. Além disso, não se identificou nenhum subgrupo com vantagem potencial pelo suporte com BIA. A análise no 12º mês de seguiment, confirmou esses resultados, com uma mortalidade de 52% no grupo do BIA e 51% no grupo controle (P = 0,91).

Com base nesses dados, a indicação para suporte com BIA em pacientes submetidos à reperfusão primária foi rebaixada do grau de recomendação I para o IIb (nível de evidência B) nas diretrizes da Sociedade Europeia de Cardiologia (ESC) em 2012, e para o IIa (nível de evidência B) nas diretrizes americanas (American *College* of Cardiology/American Heart Association – ACC/AHA) de 2013. Portanto, o BIA não é indicado rotineiramente nos pacientes com choque cardiogênico a serem submetidos a um procedimento de reperfusão.[1,3]

Dispositivos percutâneos de assistência ventricular

O uso de dispositivos percutâneos de assistência ventricular busca interromper um círculo vicioso entre isquemia, hipotensão e disfunção miocárdica.

Os dispositivos percutâneos mais comumente usados incluem a TandemHeart, o Impella 2.5 e o Impella CP.

O Impella 2.5 e o Impella CP são colocados no ventículo através da válvula aórtica usando-se um cateter arterial. Ambos os dispositivos têm um rotor de fluxo axial que retira sangue do VE e, através de um cateter (pigtail), ejeta-o na aorta ascendente, acima dos óstios coronarianos. O Impella 2.5 fornece até 2,5 L de fluxo, enquanto o Impella CP pode fonecer 3,5 L de fluxo. Hemólise e migração pigtail são suas complicações mais frequentes

O dispositivo TandemHeart retira sangue do átrio esquerdo através de uma cânula nele locada transeptal (acesso pela da veia femoral). Esse sangue oxigenado retirado é impulsionado por uma bomba (fora do paciente) e é devolvido na artéria femoral. O dispositivo é capaz de proporcionar 4 a 5 L de fluxo e suas principais complicações são representadas pelo deslocamento do cateter, hemólise, sangramento e isquemia do membro no qual se realizou a punção.

Os doentes tratados com esses dispositivos experimentam uma elevação no índice cardíaco e na pressão arterial média e diminuição na pressão capilar pulmonar. Esse pacientes são mais afeitos a complicações hemorrágicas e inflamatórias. Estudos recentes, em pacientes com choque cardiogênico tratados com Impella antes da ICP (registro Uspella), demonstram uma taxa global de sobrevivência hospitalar maior naqueles que receberam o suporte circulatório mecânico e, em contraste com dados anteriores, não demonstraram nenhum efeito benéfico na mortalidade (30 dias).[1,3]

QUADRO 39.3 Dose dos principais agentes não adrenérgicos

Fármaco	Dose e diluição	
Vasopressina	Dose Inicial	0,03 UI/minuto (0,01 a 0,03 UI/minuto)
	Manutenção	0,03 a 0,04 UI/minuto
	Dose Máxima	0,04 a 0,07 UI/minuto
		Dose ≥ 0,04 UI/minuto ⇔ isquemia do miocárdio e outros efeitos adversos (reservada para terapia de salvamento)
Milrinone	Dose Inicial	Dose de ataque = 50 μg/kg em período ≥ 10 minutos
		administração rápida = arritmias + hipotensão arterial
		hipotensão arterial acentuada → não administrar dose de ataque
	Manutenção	0,125 – 0,75 μg/kg/minuto
	Dose Máxima	1 μg/kg/minuto
Levosimedan	Dose Inicial	Dose de ataque 6 a 12 μg/kg de peso infundida em 10 minutos
	Manutenção	0,1 μg/kg/minuto por 24 horas
	Dose Máxima	0,2 μg/kg/minuto por 24 hroas

Oxigenação por membrana extracorpórea (ECMO)

A máquina coração-pulmão artificial foi desenvolvido em 1937 por John Gibbon e, em muitas instituições, é o dispositivo de escolha para uso no choque cardigênico em virtude de maior experiência e do custo relativamente menor, em comparação com dispositivos percutâneos.

Há, também, vantatagens potenciais no uso de assistência ventricular percutânea sobre ECMO:

1. capacidade para descomprimir as câmaras cardíacas;
2. redução no estresse da parede e no consumo de oxigênio, visando a recuperação funcional do miocárdio;
3. normalização de parâmetros hemodinâmicos como pressão capilar pulmonar e pressões de enchimento;
4. imita fisiologicamente um dispositivo de assistência ventricular para uso prolongado, permitindo estimar uma resposta ao seu uso.

Além disso, a ECMO necessita de perfusionistas e cursa com um elevado número de complicações potenciais, tais como isquemia em membros inferiores, síndrome compartimental, amputação, AVE, sangramento maior e infecção.[1,3]

SITUAÇÕES ESPECIAIS

INFARTO DE VENTRÍCULO DIREITO

Os ramos marginais que suprem o VD normalmente se originam da artéria coronária direita, vaso culpado pela maioria dos infartos inferiores. O diagnóstico de infarto de VD é, muitas vezes, difícil. A presença de supradesnivelamento de ST em V4R (derivação direita) tem uma sensibilidade de 88% e uma especificidade de 78%, respectivamente, para o diagnóstico.

O infarto VD é responsável pelo desenvolvimento de choque cardiogênico em 5% dos pacientes com IAM e cursa com uma elevada mortalidade. Os pacientes com infarto de VD têm um risco três vezes maior para o desenvolvimento de arritmias ventriculares e bloqueio do nódulo atrioventricular, quando comparados com os portadores de um infarto inferior sem o envolvimento do VD.

O principal tópico no seu tratamento é a manutenção de pré-carga do VD adequada. Nitratos e diuréticos devem ser evitados e uma hidratação adequada, com solução salina, deve ser instituída no sentido de manter a pressão atrial direita em nível superior a 10 mmHg.

Nos pacientes hipotensos e com bradicardia significativa, deve-se implantar um marca-passo provisório com o objetivo de aumentar a frequência cardíaca. Por vezes, uma taquicardia relativa é necessária para que se obtenha um enchimento adequado do VE.

Os inotrópicos de eleição, nesse cenário, são a dobutamina e o milrinone. Salienta-se que o levosimedan também traz efeitos hemodinâmicos desejáveis. Esses fármacos têm efeito inotrópico, associado a efeito vasodilatador, periférico e pulmonar. Nos casos com acentuada hipotensão arterial, o uso de um vasopressor como a norepinefrina poderá ser necessario para manter a pressão de perfusão das artérias coronárias.

Nos pacientes portadores de insuficiência ventricular direita secundária à hipertensão arterial pulmonar grave, geralmente portadores de valvopatias crônicas, deve-se acrescer às medidas citadas o uso de vasodilatadores pulmonares, sendo a medicação mais indicada, nesse contexto, o óxido nítrico por via inalatória.[3]

DISTÚRBIOS MECÂNICOS

Os pacientes com complicação mecânica pós-IAM têm maior mortalidade se comparados àqueles com choque cardiogênico sem esses distúrbios. O advento das estratégias de revascularização diminuiu a incidência de complicações mecânicas para menos de 1%, contudo um maior número de eventos passou a ocorrer com maior precocidade nas primeiras 24 horas.[3]

Insuficiência mitral aguda

A insuficiência mitral aguda após o IAM cursa com uma elevada motalidade. Os fatores de riso para o seu desenvolvimento incluem idade avançada, sexo feminino, localização do infarto na parede anterior e/ou posterior.

O SHOCK trial[10] demonstrou que a presença de insuficiência mitral e a intensidade da regurgitação correlacinavam-se com um pior prognóstico. A incidência de insuficiência mitral aguda nesse estudo foi de 8% e, apesar de os pacientes apresentarem uma fração de ejeção média de 38%, sua mortalidae hospitalr foi de 55%.

A insuficiência mitral aguda, leve ou moderada, muitas vezes é transitória e desaparece após a restauração do fluxo sanguíneo. Por sua vez, a ruptura do músculo papilar é de elevada gravidade, ocorre em cerca de 7% dos pacientes com choque cardiogênico, sendo responsável por aproximadamente 5% dos óbitos ocorridos em pacientes com infarto agudo. A ocorrência de ruptura de músculo papilar relaciona-se com o local de oclusão coronária e o tempo de reperfusão. Existem dois músculos papilares, o anterolateral e o posteromedial. O músculo papilar anterolateral recebe irrigação dupla originária da artéria descendente anterior e de ramos marginais da artéria circunflexa. Por sua vez, o músculo posteroinferior tem sua irrigação dependente exclusivamente da artéria descente posterior (ramo da coronária direita). Portanto, o músculo posteroinferior é mais propenso à ruptura que, por sua vez, poderá ser parcial ou completa, correlacionando-se com o grau de regurgitação e com o prognóstico. A ruptura do músculo papilar ocorria com maior frequência entreo 3º e o 7º dias de evolução do IAM; porém, com o advento da reperfusão, esse quadro tem surgido com maior precocidade, ou seja, em um tempo médio de 13 horas (*SHOCK trial*[10]).

A ruptura do músculo papilar ocorre, em geral, subitamente, com rápido desenvolvimento de edema pulmonar e de intensa instabilidade hemodinâmica. Devido a uma rápida equalização de pressões entre o átrio esquerdo e o VE, o sopro poderá estar ausente.

A terapia é focada no pronto reconhecimento clínico, rápida confirmação ecocardiográfica, redução da pós-carga com fármacos vasodilatadores arteriais (se possível) e/ou balão de contrapulsação aórtico e correção cirúrgica em carater emergencial.[3]

Comunicação interventricular

Ao contrário da ruptura de músculo papilar, os defeitos do septo ventricular ocorrem com maior frequência nos infartos localizados na parede anterior. Sua incidência é baixa e, na atualidade, acometem 0,2% dos pacientes com IAM.

A mortalidade dos pacientes com comunicação intraventricular submetidos a tratamento médico é bastante elevada, ou seja, acima de 50%. A pronta correção cirúrgica confere uma sobrevida elevada a 30 dias (71 a 100%).

O tratamento percutâneo através de um dispositivo específico é possível, caracterizando-se como uma terapia potencial, porém ainda sem dados comparativos com a abordagem cirúrgica tradicional que sedimentem sua utilização rotineira. O uso do tratamento percutâneo é particularmente atraente em pacientes com alto risco cirúrgico devido à presença de comorbidades. Portanto, conclui-se que a correção cirúrgica permanece como o padrão-ouro para tratamento da comunicação interventricular pós-IAM.[3]

Ruptura de parede livre do ventrículo esquerdo

Apresenta uma evolução clínica dramática, cursando como tamponamnento cardíaco ou parada cardíaca em atividade elétrica sem pulso. Ocorre em menos de 3% dos pacientes com IAM, mas responde por mais de 10% da mortalidade dessa população. É um achado necroscópico comum em pacientes com IAM e óbito, extra ou intra-hospitalar.

A ruptura da parede livre ocorre em em torno do 5º dia de evolução do IAM. A complicação é mais frequente em idosos, no sexo feminino, nos infartos de transmurais localizados na parede anterior e em pacientes nos quais ocorreu um retardo na instituição do procedimento de reperfusão.

O tratamento consta de medidas de suporte clínico e hemodinâmico e instituição do procedimento cirúrgico corretivo em caráter emergencial.[3]

REFERÊNCIAS BIBLIOGRÁFICAS

1. Thiele H, Ohman EM, Desch F, Eithel I, Waha S. Clinical Update: management of cardiogenic shock. European Heart Journal, 2015;36:1223-30.
2. Tehrani S, Malik A, Hausenloy DJ. Cardiogenic shock and the ICU patient. JICS, 2013;14(3):235-43.
3. Shah P, Cowger JA. Cardiogenic Shock. Crit Care Clin,2014;30:391–412.
4. Shabana A, Moustafa M, El-Menyar A, Al-Thani H. Cardiogenic Shock Complicating Myocardial Infarction: an updated review. British Journal of Medicine & Medical Research, 2013;3(3):622-53.
5. Reynolds HR, Hochman JS. Cardiogenic shock current concepts and improving outcomes. Circulation. 2008;117:686-97.
6. Souza JAM, Knobel E, Erlichman MR, Knobel M. Choque cardiogênico. In: Knobel E, Souza JAM, Andrei AM – Terapia intensiva cardiológica. São Paulo: Atheneu; 2002. p. 65-75.
7. Ganem F, Nunes DBV. Choque cardiogênico. In: Hospital Sírio Libanês. Schettino G, Cardoso LF, Mattar Jr. J, Ganem F. Paciente crítico: diagnóstico e tratamento. 2. ed. Barueri: Manole; 2012. p. 327-34.
8. Knobel E, Knobel M, Souza JAM, Carvalho ACC. Choque cardiogênico. In:Knobel. Condutas no paciente grave. 3. ed. São Paulo: Atheneu; 2006. p. 447-62.
9. Hochman JS1, Sleeper LA, Godfrey E, McKinlay SM, Sanborn T, Col J, LeJemtel T. SHould we emergently revascularize occluded coronaries for cardiogenic shocK: an international randomized trial of emergency PTCA/CABG-trial design. The SHOCK Trial Study Group. Am Heart J; 1999;137(2):313-21.
10. De Backer D, Biston P, Devriendt J, et al. For SOAP II Investigators. Comparison of dopamine and norepinephrine in the treatment of shock. N Engl J Med; 2010;362(9):779-789].
11. Overgaard CB, Dzavík V, Inotropes and Vasopressors Review of Physiology and Clinical Use in Cardiovascular Disease. Circulation; 2008;118:1047-1056.
12. Petersen JW, Felker GM. Inotropes in the management of acute heart failure. Crit Care Med; 2008; 36[Suppl.]:S106–S111.
13. De Backer D, Creteur J, Silva E, Vincent JL. Effects of dopamine, norepinephrine, and epinephrine on the splanchnic circulation in septic shock: which is best? Crit Care Med; 2003;31(6):1659.
14. Chen HH, Anstrom KJ, Givertz MM, Stevenson LW, Semigran MJ, et al. Low-dose dopamine or low-dosenNesiritide in acute heart failure with renal dysfunction - tThe ROSE acute heart failure randomized trial. JAMA; 2013;310(23):2533-2543.
15. Polito A, Parisini E, Ricci Z, Picardo S, Annane D. Vasopressin for treatment of vasodilatory shock: an ESICM systematic review and meta-analysis. Intensive Care Med; 2012;38(1):9-19.
16. Torgersen C, Dünser MW, Wenzel V, Jochberger S, Mayr V, Schmittinger CA, Lorenz I, Schmid S, Westphal M, Grander W, Luckner G. Comparing two different arginine vasopressin doses in advanced vasodilatory shock: a randomized, controlled, open-label trial. Intensive Care Med; 2010;36(1):57-65.
17. Leone M, Albanèse J, Delmas A, Chaabane W, Garnier F, Martin C. Terlipressin in catecholamine-resistant septic shock patients. Shock; 2004;22(4):314-9
18. Moiseyev VS, Põder P, Andrejevs N, Ruda MY, Golikov AP, Lazebnik LB, et al.; for RUSSLAN Study Investigators. Safety and efficacy of a novel calcium sensitizer, levosimendan, in patients with left ventricular failure due to an acute myocardial infarction. A randomized, placebo-controlled, double-blind study (RUSSLAN). Eur Heart J; 2002;23(18):1422-1432.
19. Samimi-Fard S, García-González M, Domínguez-Rodríguez A, Abreu-González P.Effects of levosimendan versus dobutamine on long-term survival of patients with cardiogenic shock after primary coronary angioplasty. International Journal of Cardiology; 2008;127(2):284–287.
20. Bailey A, Pope TW, Moore SA, Campbell CL. The tragedy of TRIUMPH for nitric oxide synthesis inhibition in cardiogenic shock: where do we go from here? Am J CardiovascDrugs; 2007;7(5):337- 45.
21. Granger C, Mahaffey K, Weaver W, et al. COMMA Investigators. Pexelizumab. An anti-C5 complement antibody, as adjunctive therapy to primary percutaneous coronary intervention in acute myocardial infarction: the COMplement inhibition in Myocardial infarction treated with Angioplasty (COMMA) trial. Circulation; 2003;108(10):1184–91.
22. Armstrong PW, Grange CB. Reflections on early stopping of a clinical trial. Am Heart J; 2006;152(3):407-9.
23. Theroux P, Chaitman B, Danchin N, et al. Inhibition of the sodium-hydrogen exchanger with cariporide to prevent myocardial infarction in high-risk ischemic situations: main results of the GUARDIAN trial. Circulation; 2000;102(25):3032–3038.
24. Zeymer U, Suryapranata H, Monassier J, et al. ESCAMI Investigators. The Na+/H+ exchange inhibitor eniporide as an adjunct to early reperfusion therapy for acute myocardial infarction. Results of the Evaluation of the Safety and Cardioprotective Effects of Eniporide in Acute Myocardial Infarction (ESCAMI) trial. J Am Coll Cardiol; 2001 Nov 15,38(6):E1644–E1650.
25. Thiele H, Zeymer U, Neumann F-J, et al. IABP-SHOCK II Trial Investigators. Intraaortic balloon support for myocardial infarction with cardiogenic shock. N Engl J Med; 2012;367(14):1287–96.

40

Taquiarritmias

Andre Feldman
Guilherme D'Andréa Saba Arruda

INTRODUÇÃO

As taquicardias ou taquiarritmias são alterações no ritmo cardíaco que se caracterizam por aumento da frequência cardíaca (FC), podendo esta alteração levar à instabilidade clínica ou não. Há diversos tipos de taquicardias e as apresentadas a seguir são as que apresentam maior frequência nos serviços de emergência com maior relevância na prática clínica.

FISIOPATOLOGIA

O mecanismo[1] da taquicardia auxilia na decisão de qual a melhor opção de tratamento. Os principais mecanismos das taquiarritmias são:

- **Automatismo:** um grupo de células comanda o processo de despolarização com frequência acelerada e inibe outros focos. Neste caso, a cardioversão elétrica tem pouca aplicação.
- **Reentrada:** presença de um circuito que permite a circulação do estímulo cardíaco através de duas vias. Forma-se um ciclo repetitivo acelerado que culmina com a taquicardia.

QUADRO CLÍNICO

Os pacientes que chegam ao pronto-socorro podem se apresentar tanto com sintomas discretos como palpitação, quanto com sintomas mais proeminentes que envolvem o baixo débito sistêmico. É fundamental que se estabeleça a correlação entre a arritmia e a sintomatologia. Por exemplo, um paciente com pneumonia pode apresentar-se com dispneia e taquicardia sinusal. Certamente que a dispneia não é causada pela taquicardia, mas sim pelo quadro infeccioso. A taquicardia sinusal é secundária a outras descompensações clínicas e não deve ser tratada com antiarrítmicos.

De modo geral, dividem-se os pacientes com taquiarritmias em dois[2] grupos:

1. Pacientes instáveis hemodinamicamente: indivíduos com taquiarritmias que geram sintomas como dispneia e dessaturação, dor precordial típica, choque ou rebaixamento do nível de consciência. Basta apenas uma dessas características para se considerar o paciente instável hemodinamicamente. Nesse caso, ele deve ser assistido na sala de emergência e objetiva-se a reversão da arritmia o mais rapidamente possível, geralmente mediante cardioversão elétrica sincronizada.
2. Pacientes estáveis hemodinamicamente: não apresentam os sinais e sintomas descritos e apresentam-se em condições clínicas preservadas. O controle do ritmo pode ser feito com fármacos antiarrítmicos.

Na história clínica desses pacientes, é importante a avaliação de doenças cardíacas prévias, doenças pulmonares, alteração tiroidiana e neurológica. Deve-se atentar ao uso de medicações ou de drogas ilícitas. Ao exame físico, é importante a avaliação da pressão arterial, palpação de pulsos, nível de consciência e perfusão periférica. A ausculta cardíaca pode revelar bulhas acessórias ou sopros e a ausculta pulmonar pode revelar estertores creptantes.

EXAMES COMPLEMENTARES

Pacientes com instabilidade clínica devem ser conduzidos à sala de emergência, onde serão submetidos à monitorização, oximetria e oxigenoterapia (se saturação < 94%), acesso venoso e coleta de exames laboratoriais como hemograma, eletrólitos, função renal e marcadores de necrose miocárdica. Recomenda-se a obtenção de eletrocardiograma (ECG) de 12 derivações se as condições clínicas do paciente assim o permitirem. Outros exames podem ser necessários de acordo com a etiologia da arritmia ou da apresentação do paciente.

DIAGNÓSTICO DIFERENCIAL

Outras condições clínicas que cursam com taquicardia (geralmente taquicardia sinusal) e uma doença de base descompensada representam os principais diagnósticos diferenciais. Tais condições são hipovolemia, embolia pulmonar, sepse, hipertireoidismo, síndrome de pânico, uso de drogas ilícitas, entre outras. Nesses casos, o foco de tratamento é corrigir o fator desencadeante.

TAQUICARDIAS DE COMPLEXO QRS ESTREITO

Definem-se como taquicardias de complexo QRS estreito as arritmias com QRS de duração de até 0,12 segundos. As taquicardias de QRS estreito podem ser divididas em:[3]

A. Taquicardias com QRS estreito sem onda P:
- intervalo RR variável: fibrilação atrial
- intervalo RR constante e ondas F: *flutter* atrial
- intervalos RR constante sem despolarização visível: taquicardia juncional, taquicardia paroxística supraventricular (reentrada nodal) ou taquicardia atrioventricular ortodrômica da síndrome de Wolff-Parkinson-White (SWPW).

B. Taquicardia com QRS estreito e onda P presente:
- intervalo PR menor do que o intervalo RP: taquicardia sinusal ou taquicardia atrial (TA)
- intervalo PR igual ao intervalo RP: *flutter* atrial 2:1 (ondas F encobertas pelo QRS)
- intervalo PR maior do que o intervalo RP: taquicardia paroxística supraventricular por reentrada nodal (RP < 0,08 segundos) ou taquicardia atrioventricular ortodrômica da SWPW (RP > 0,08 segundos).

TAQUICARDIA SINUSAL

Ritmo normal do coração associado à elevação da frequência cardíaca acima do normal. É de causa secundária, sendo imprescindível a obtenção do diagnóstico da causa base seguida de tratamento para esta última.

TAQUICARDIA ATRIAL

Geralmente é secundária a doenças extracardíacas, principalmente de origem pulmonar ou medicamentosa. Essa condição apresenta a onda P precedendo os complexos QRS, porém a origem dessa onda não é o foco sinusal. O seu mecanismo se dá a partir de aumento do automatismo de focos ectópicos atriais. A cardioversão elétrica é ineficaz, sendo o tratamento baseado no controle da condição de base ou no emprego de antiarrítmicos como amiodarona, procainamida ou ibutilide.

TAQUICARDIA JUNCIONAL

Surge a partir do automatismo de células e caracteriza-se por intervalo QRS estreito, RR regular e onda P retrógrada. Pode ser controlada com fármacos que bloqueiam o nó atrioventricular (NAV) como betabloqueadores, amiodarona e bloqueadores de canais de cálcio (Figura 40.1).

TAQUICARDIA PAROXÍSTICA SUPRAVENTRICULAR POR REENTRADA NODAL

Nesta situação, o mecanismo principal é a reentrada do estímulo por uma dupla via no nó atrioventricular. O fármaco ideal para sua reversão é a adenosina 6 mg (repetir 12 mg se insucesso) e, quando esta é ineficaz, a amiodarona pode ser empregada.

FLUTTER ATRIAL

Ocorre a partir da formação de um circuito de reentrada que utiliza a circunferência atrial para se perpetuar. Observam-se ondas F geralmente negativas em DII, DIII e AVF. O *flutter* atrial é uma arritmia bem organizada que não responde bem a fármacos antiarrítmicos. Caracteriza-se por frequência atrial elevada (250 a 350 bpm).

No *flutter* atrial, os átrios podem não ter contração efetiva com possibilidade de formação de trombos intracavitários e posterior embolização.[3] Considera-se um *flutter* agudo aquele com início inferior a 48 horas no qual o risco de embolia é muito baixo, o que permite sua cardioversão. Após 48 horas de arritmia, deve-se evitar a reversão do ritmo tendo como principal objetivo o controle de frequência cardíaca.

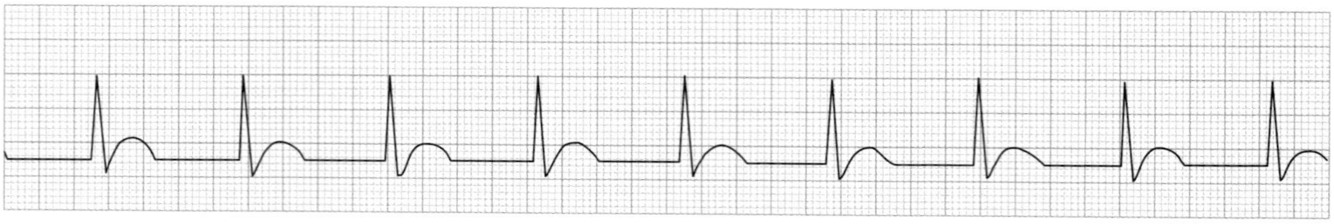

FIGURA 40.1 Traçado eletrocariográfico de taquicardia juncional.

Para o controle da frequência, podem ser utilizados betabloqueadores ou bloqueadores de canais de cálcio em pacientes sem disfunção ventricular ou amiodarona e digitálicos em pacientes com disfunção ventricular. Em pacientes com instabilidade clínica, a cardioversão elétrica (iniciar com 50 J) é a conduta a ser realizada independentemente do tempo de instalação da arritmia (Figura 40.2).

FIBRILAÇÃO ATRIAL

Arritmia supraventricular mais frequente nos serviços de emergência, caracteriza-se por apresentar múltiplos focos de reentrada atrial com altíssima frequência e bloqueio AV variável com intervalo RR irregular. É muito prevalente em cardiopatias crônicas. Com manejo semelhante ao *flutter*, se apresentar duração superior a 48 horas, deve-se evitar a sua reversão e priorizar o controle de frequência cardíaca. Em pacientes com fibrilação atrial aguda (< 48 horas), a reversão de ritmo deve ser buscada, enquanto na fibrilação atrial crônica o controle da frequência é o objetivo. Para o controle da frequência, podem ser utilizados betabloqueadores ou bloqueadores de canais de cálcio em pacientes sem disfunção ventricular ou amiodarona e digitálicos em pacientes com disfunção ventricular. A reversão química em pacientes com menos de 48 horas de duração da arritmia pode ser feita com amiodarona ou propafenona (paciente sem cardiopatia). Em pacientes instáveis clinicamente, a cardioversão elétrica (iniciar com 120 J) deve ser realizada independentemente do tempo de instalação de arritmia (Figura 40.3).

ALGORITMO DE TRATAMENTO DE TAQUICARDIA DE QRS ESTREITO (FIGURA 40.4)

TAQUICARDIAS DE COMPLEXO QRS LARGO

INTRODUÇÃO

É definida pela presença de três ou mais batimentos ventriculares consecutivos com frequência cardíaca acima de 100 bpm. As taquicardias ventriculares (TV) sustentadas (TVS) são aquelas com duração superior a 30 segundos ou que requerem terapia elétrica por instabilidade hemodinâmica. A TV não sustentada (TVNS) tem duração inferior a 30 segundos[4] (Quadro 40.1).

As arritmias ventriculares são situações que, na maioria das vezes, trazem uma condição ameaçadora ao paciente. En-

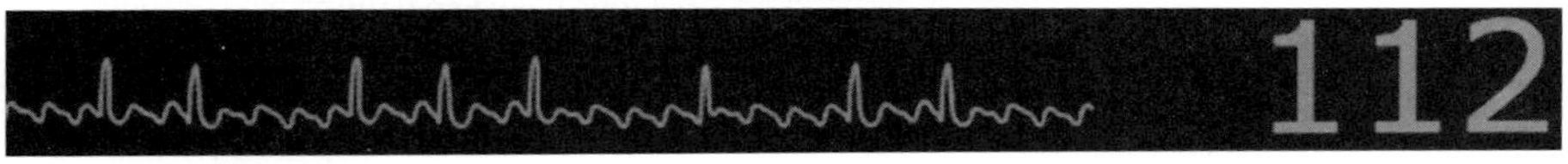

FIGURA 40.2 Monitor com traçado de *flutter* atrial com bloqueio variável.

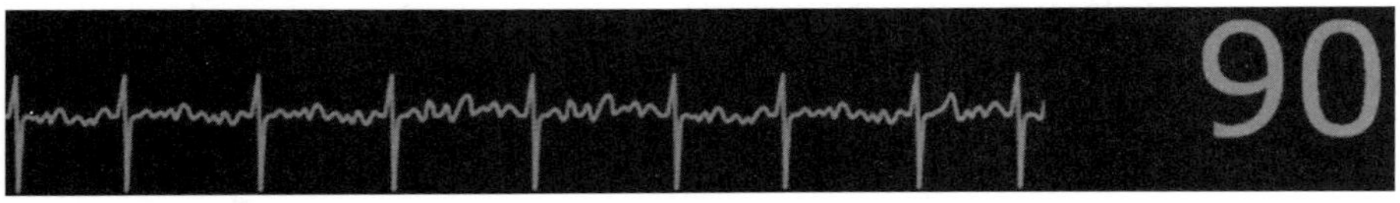

FIGURA 40.3 Monitor com traçado de fibrilação atrial.

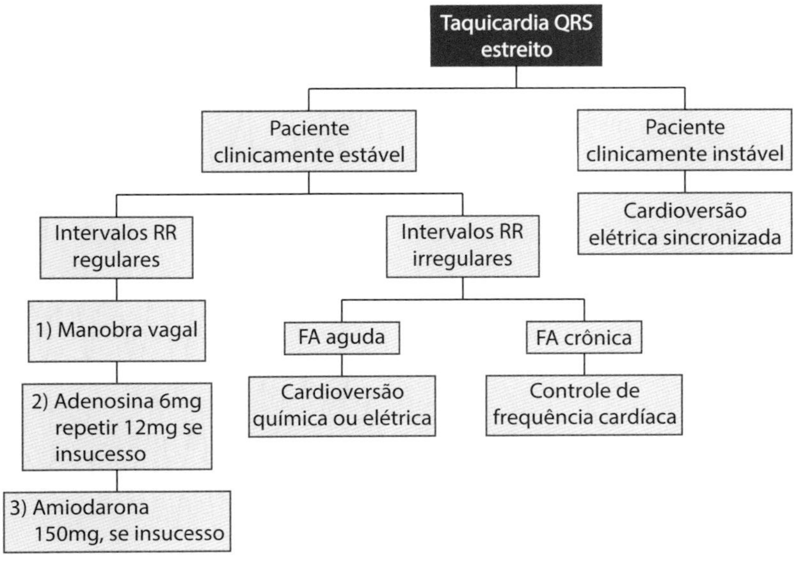

FIGURA 40.4 Algoritmo de tratamento de taquicardias de QRS estreito.

QUADRO 40.1 Classificação das taquicardias ventriculares (TV)

Classificação das TV	Tipos
Duração	a. TVS > 30 segundos b. TVNS < 30 segundos
Morfologia	a. Monomórfica b. Polimórfica Ex: *torsades de pointes*

globam as taquicardias de QRS largo (> 0,12 segundos), em 80% dos casos, sendo que existem exceções, por exemplo:

- Taquicardia com aberrância de condução;
- Taquicardia na vigência de bloqueio de ramo antigo;
- Taquicardia na presença de Wolff-Parkinson-White;
- Taquicardia com condução anterógrada pela via anômala;
- Taquicardia supraventricular na vigência de hipercalemia.[5,6]

Devido a essa situação, existem algoritmos diagnósticos para se estabelecer com maior clareza a diferenciação entre essas condições citadas.

Os critérios de Brugada foram desenvolvidos com o intuito de diferenciar as taquicardias de QRS largo entre supraventriculares e ventriculares (Figura 40.5).

Algumas particularidades podem auxiliar na diferenciação, como a presença de concordância, isto é, quando todos os complexos QRS apresentam a mesma polaridade, indicando o diagnóstico de TV (sensibilidade de 20% e especificidade de 90%) (Figura 40.6).

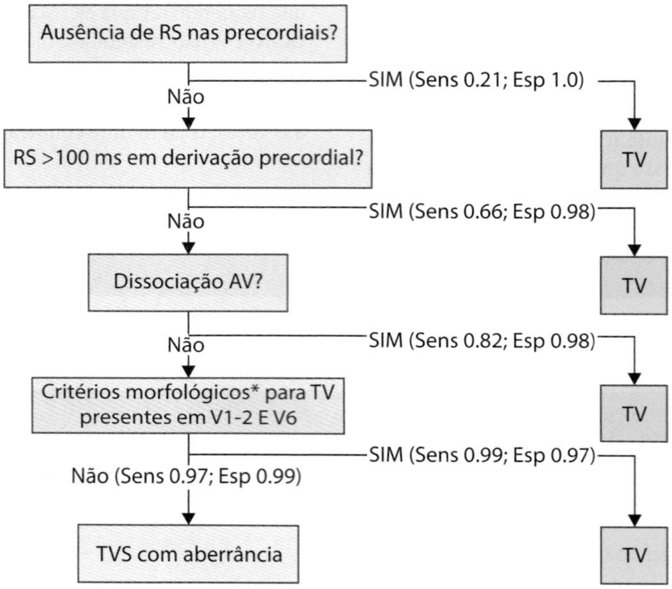

FIGURA 40.5 Critérios de Brugada.[7]

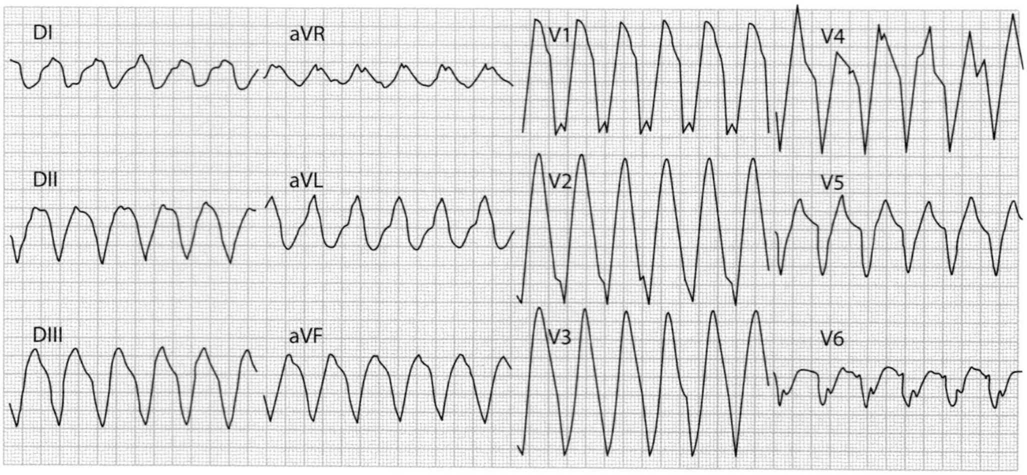

FIGURA 40.6 Concordância negativa de V1-V6 (complexos QS).

Um outro ponto a ser analisado no ECG é a dissociação-AV que só está presente em cerca de 30% dos casos. É entendida pela frequência ventricular maior do que a frequência atrial. Outro algoritmo empregado para estabelecer a diferenciação entre TV e TSV são os critérios de Verekei, utilizando apenas a derivação aVR (Figura 40.7).

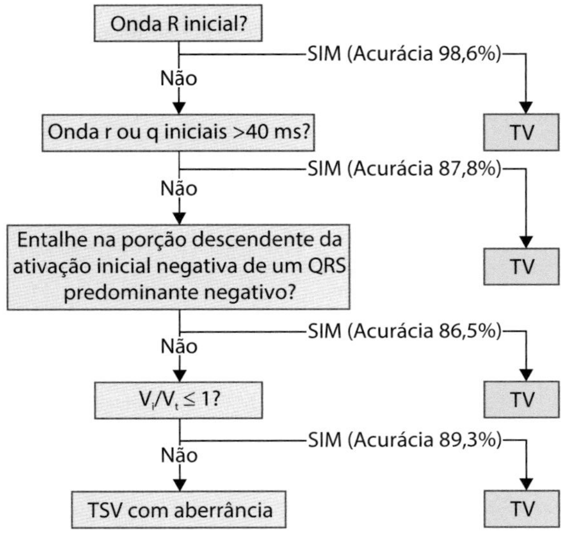

FIGURA 40.7 Algoritmo de Verekei.[8]

TAQUICARDIA VENTRICULAR MONOMÓRFICA

A definição desse quadro se dá pela presença de batimentos ventriculares com duração acima de 30 segundos. Esse evento pode ou não estar relacionado a choque, síncope, sudorese fria, dor torácica ou dispneia, o que indica a necessidade de terapia elétrica de maneira imediata com choque inicial de 100 J.[9,10]

Na análise do ECG, é possível perceber o QRS largo (> 140 ms) na vigência de morfologia de bloqueio de ramo direito (BRD) ou QRS (> 160 ms) com padrão de bloqueio de ramo esquerdo (BRE). Outra situação que ajuda a reforçar o diagnóstico é o desvio do eixo elétrico para o quadrante contralateral à morfologia do bloqueio de ramo (Figura 40.8).

Nos pacientes que se apresentam com estabilidade hemodinâmica, a amiodarona é um importante fármaco, apesar da escassez de estudos que analisam o seu uso. A sua administração deve ser feita sob monitorização contínua, já que pode estar relaciona à hipotensão (efeito relacionado ao seu diluente) ou bradicardia (Quadro 40.2).

TAQUICARDIA VENTRICULAR POLIMÓRFICA

Trata-se de uma situação na qual é importante a análise do intervalo QT definindo o diagnóstico clínico e a conduta a ser tomada.

Uma das situações que poderão ser identificadas é o *torsades de pointes* (Figura 40.9), que pode ser desencadeada por QT longo congênito ou, então, uso de fármacos (p. ex.: claritromicina, haloperidol, ondansetrona, bromoprida, sotalol etc.). Uma de suas particularidades é a mudança gradual da amplitude do eixo elétrico no plano frontal. O tratamento se dá pelo uso do sulfato de magnésio por via endovenosa (1 a 2 g diluído em soro fisiológico (SF) 0,9%, 100 mL, em 30 a 60 minutos). Na presença de instabilidade hemodinâmica, a desfibrilação elétrica deve ser realizada, iniciando-se com 200 J.[10,11]

A abordagem desses pacientes com taquicardias ventriculares foi orientada por diretriz específica da Sociedade Brasileira de Cardiologia e encontra-se resumida no Quadro 40.3 e no algoritmo de tratamento (Figura 40.10).[2]

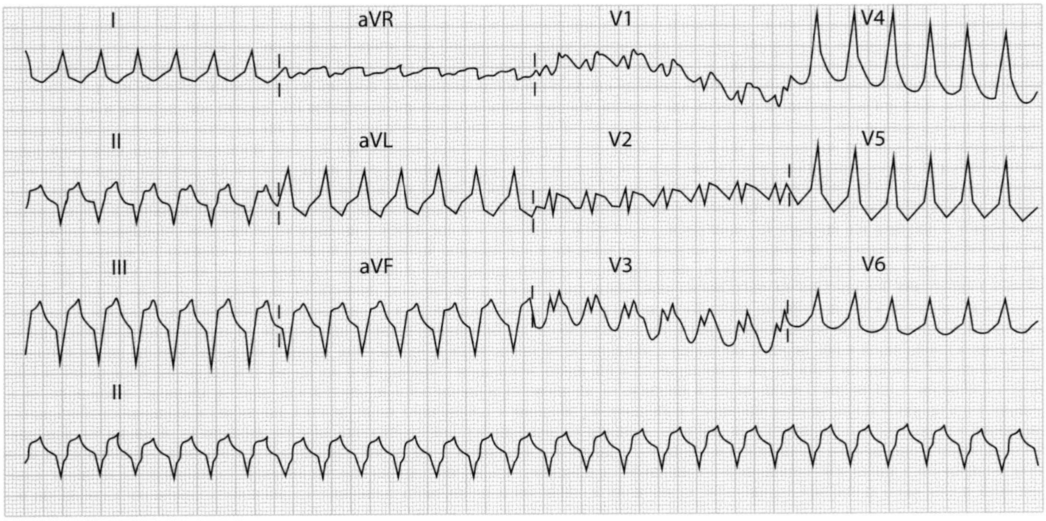

FIGURA 40.8 Taquicardia ventricular monomórfica.

QUADRO 40.2 Principais antiarrítmicos utilizados

Droga	Indicação	Administração	Efeito Colateral
Amiodarona	TSV FA/*Flutter* FV/TV sem pulso	150 mg em 100 mL (SG5%) Manutenção: 1 mg/min nas primeiras 6h e 0,5 mg/min nas 18 horas consecutivas Dose máxima diária: 2,2 g	▪ Hipotensão; ▪ Bradicardia; ▪ Prolongamento do intervalo QT
Lidocaína	TV monomórfica estável	1 a 1,5 mg/kg em bolo. Manutenção 1 a 4 mg/min (30-50 µg/kg/min)	▪ Convulsão; ▪ Efeito pré-arritmia; ▪ Alterações neurológicas

TV: taquicardia(s) ventricular(es); min: minuto(s); h: hora(s); CVE: cardioversão elétrica; SG: soro glicosado.

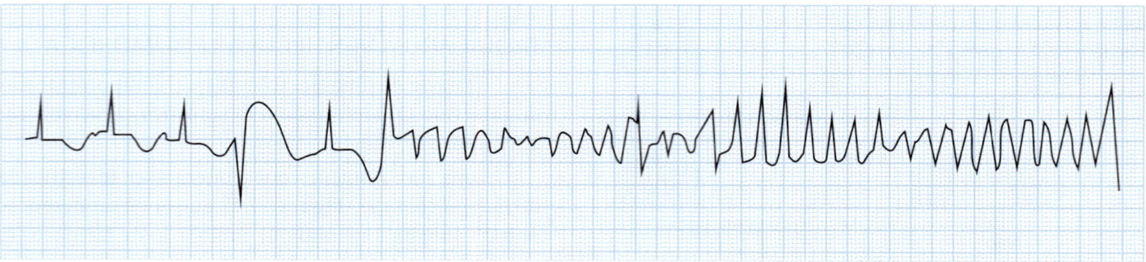

FIGURA 40.9 Eletrocardiograma de *torsades de pointes*.

QUADRO 40.3 Recomendações nas taquicardias ventriculares[2]

Classe de recomendação	Indicação	Nível de evidência
Classe I	A taquicardia de QRS largo deve ser interpretada como TV, se o diagnóstico ainda não estiver esclarecido. Em pacientes com taquicardia e instáveis, a CVE é a terapia de escolha.	C
Classe IIa	Amiodarona IV para o tratamento inicial dos pacientes com TV sustentada, estável hemodinamicamente	B
Classe IIb	Amiodarona IV para pacientes com TV sustentada, refratária à CVE e/ou com recorrência da taquiarritmia. A lidocaína IV é opção aceitável para o tratamento inicial dos pacientes com TV sustentada, estável hemodinamicamente, especialmente se associado à isquemia miocárdica aguda	C
Classe III	Os bloqueadores de canais de cálcio, verapamil e diltiazem, devem ser evitados para pacientes com taquicardia de QRS largo de origem desconhecida, especialmente em pacientes com história de disfunção ventricular	C

TV: taquicardia(s) ventricular(es); CVE: cardioversão elétrica.

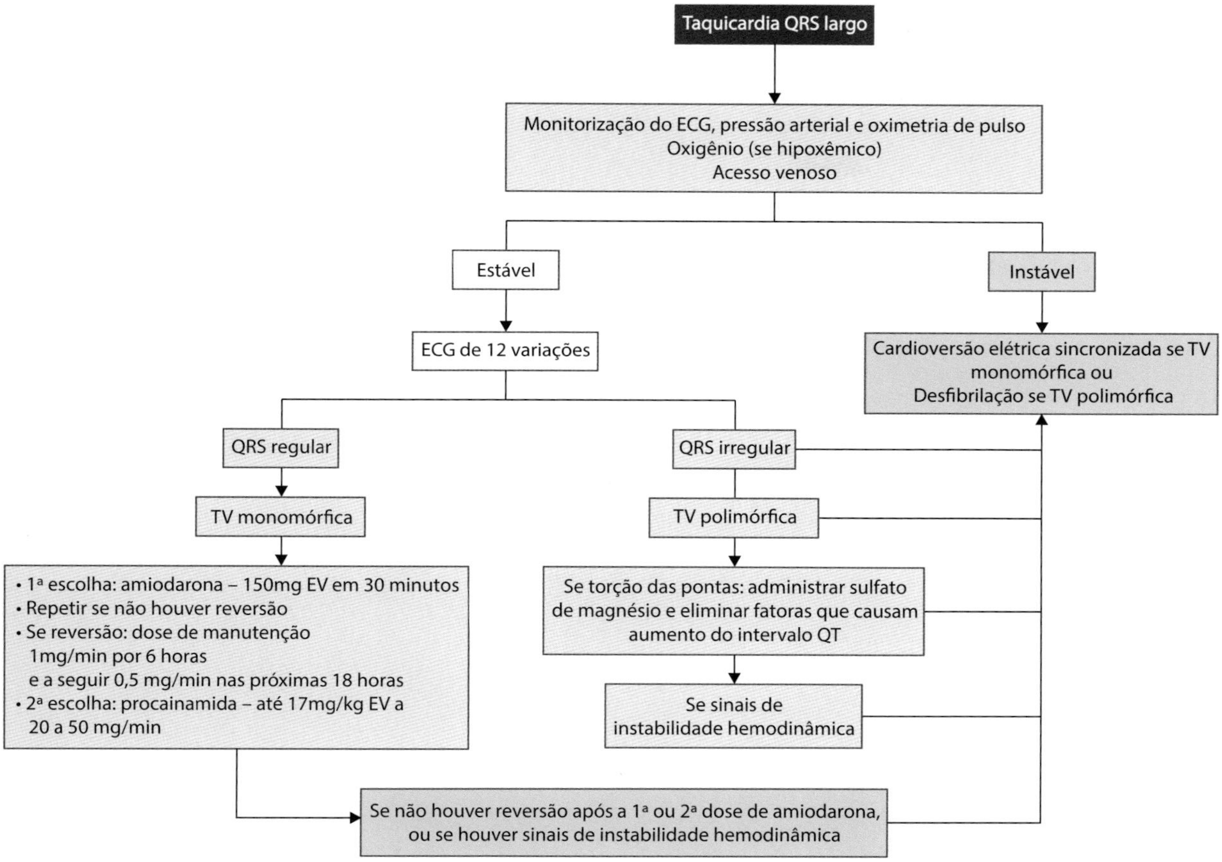

FIGURA 40.10 Algoritmo de tratamento de taquicardia de QRS largo. ECG: eletrocardiograma; TV: taquicardia(s) ventricular(es); h: hora(s); min: minuto(s); EV: endovenoso(a).

REFERÊNCIAS BIBLIOGRÁFICAS

1. Martins HS, Brandão Neto RA, Scalabrini A, Velasco IT. Emergências clínicas – abordagem prática. 9. ed. São Paulo: Ed. Manole, 2014.
2. Gonzalez MM, Timerman S, Gianotto-Oliveira R, Polastri TF, Canesin MF, Lage SG, et al. Sociedade Brasileira de Cardiologia. I Diretriz de Ressuscitação Cardiopulmonar e Cuidados Cardiovasculares de Emergência da Sociedade Brasileira de Cardiologia. Arq Bras Cardiol. 2013; 101(2Supl.3): 1-221.
3. Diretrizes para avaliação e tratamento das arritmias cardíacas. SBC. 2002; 79(V).
4. Reising S, Kusumoto F, Goldschlager N. Life-threatening arrhythmias in the intensive care unit. J Intensive Care Med. 2007;22(1):3-13.
5. Heinz G. Arrythmias in the ICU: what do we know? Am J Resp Crit Care Med. 2008; 178(1):1-2.
6. Pedersen CT, Kay GN, Kalman J, et al. EHRA/HRS/APHRS expert consensus on ventricular arrythmias. Europace. 2014; 16:1257.
7. Brugada P, Brugada J, Mont L, et al. A new approach to the differential diagnosis of a regular tachycardia with a wide QRS complex. Circulation. 1991; 83:1649.
8. Vereckei A, Duray G, Szénási G, et al. Application of a new algorithm in the differential diagnosis of wide QRS complex tachycardia. Eur Heart J. 2007; 28:589.
9. Link MS, Atkins DL, Passman RS, et al. Part 6: electrical therapies: automated external defibrillators, defibrillation, cardioversion, and pacing: 2010 American Heart Association Guidelines for Cardiopulmonary Resuscitation and Emergency Cardiovascular Care. Circulation. 2010; 122:S706.
10. Isenhour JL, Craig S, Gibbs M, et al. Wide-complex tachycardia: continued evaluation of diagnostic criteria. Acad Emerg Med. 2000; 7:769.
11. Gopinathaannair R, Olshansky B. Management of tachycardia. FPrime Rep. 2015 May 12;7:60.

41

Bradiarritmias

Vagner Madrini
Adriano A. M. Truffa
Hélio Penna Guimarães

INTRODUÇÃO

As bradiarritmias têm como definição a frequência cardíaca abaixo de 60 batimentos por minutos. Muito embora esta seja a definição consagrada no meio acadêmico, na realidade é apenas uma maneira didática de abordar o tema, visto que é comum, diante da prática médica, flagrar pacientes com frequência cardíaca abaixo de 60 batimentos por minuto sem nenhuma implicação clínica ou hemodinâmica. Neste capítulo, serão abordados a bradicardia sinusal e os bloqueios atrioventriculares.

TIPOS DE BRADIARRITMIAS[1-14]

BRADICARDIA SINUSAL

Conceito

É caracterizada pela frequência cardíaca abaixo de 60 batimentos por minuto, apresentando ondas P de morfologia normal e precedendo cada complexo QRS e com intervalo PR menor do que 120 milissegundos (Figura 41.1). Ocorre por comprometimento da formação ou saída do estímulo do nó sinusal.

Etiologias

A bradicardia sinusal pode acontecer sem associação patológica, frequentemente em adultos jovens que desempenham atividade física com regularidade ou em atletas. Pode ocorrer também por etiologia medicamentosa, com uso de medicações como betabloqueadores, clonidina, propafenona, ivabradina ou bloqueadores de canal de cálcio. Todavia, em algumas situações podem estar associadas a condições clínicas patológicas tais como: hipertensão intracraniana; hipóxia grave; mixedema; hipotermia; hipercalemia; alterações fibrodegenerativas; entre outras.

Quadro clínico

Geralmente assintomático, porém por vezes pode gerar sintomas como dispneia, tontura, fraqueza, indisposição ou síncope (principalmente nos casos de hipersensibilidade de seio carotídeo). Pode estar presente também em casos de infarto agudo do miocárdio (IAM) de parede inferior, isso ocorre porque o nó sinusal é irrigado, na maioria das vezes, pela coronária direita.

Diagnóstico

É estabelecido com as alterações eletrocardiográficas (descrita no tópico Conceito) que podem ser flagradas tanto no eletrocardiograma simples como no Holter de 24 horas.

Tratamento

Na maioria das vezes, o quadro de bradicardia sinusal não requer tratamento, sendo este reservado àquele que seja

Antonio Carlos Lopes. (Org.). Manual de Bolso de UTI. 1ed. São Paulo: Editora Atheneu, 2010, v. 1, p. 49-52.

9. Guimarães, Hélio Penna; LOPES, Renato Delascio; Flato, U. P. Marca-passo Cardíaco. In: Antonio Carlos Lopes; Letícia Sandre Vendrame; Hélio Penna Guimarães; Renato Delascio Lopes. (Org.). Manual de Medicina de Urgência. 1ed. São Paulo: Editora Atheneu, 2012, v. 1, p. 899-902.

42

Marcapasso Transcutâneo e Transvenoso

Guilherme Melo Ferreira
Alberto Antônio Ivo de Medeiros Filho
Carlos Alberto Brandão Ferreira Filho
Rogério Gomes de Almeida Neto

INTRODUÇÃO

O aprimoramento das técnicas de estimulação artificial e o crescente acesso a essas terapias fizeram desse conhecimento uma indispensável ferramenta para a assistência à saúde, seja em prontos-socorros, em centros cirúrgicos ou mesmo em unidades de terapia intensiva.

INDICAÇÕES[1-8]

O seu uso está indicado em bradicardias sintomáticas (quadros transitórios ou permanentes), podendo ter diversas etiologias: bradicardia sinusal, parada sinusal, síndrome bradicardia-taquicardia (também conhecida como síndrome bradi-taqui) e bloqueios atrioventriculares (BAV) de segundo grau, avançados e de terceiro grau.

A estimulação deve ser realizada sempre com o paciente monitorizado, e não deve ser usada rotineiramente para tratamento de parada cardíaca por assistolia.

Algumas cardiopatias reversíveis indicam o uso de marcapasso, como podemos observar no Quadro 42.1.

MARCAPASSO TRANSCUTÂNEO[1-2,4]

A estimulação cutaneotorácica tem a vantagem de ser uma técnica não invasiva e de instalação praticamente imediata, podendo até mesmo ser instalada enquanto se providencia a passagem de um marcapasso transvenoso.

Em contrapartida, como desvantagem, pode ocorrer dor nos casos em que seja necessário o uso de alta energia. Limpar o local com álcool ou éter para remover a gordura

QUADRO 42.1 Causas reversíveis

- Alguns casos de infarto agudo do miocárdio.
- Hipercalemia.
- Hipotireoidismo.
- Intoxicação digitálica, excesso de beta-bloqueador, intoxicação exógena.
- Endocardite bacteriana subaguda com abscesso valvar aórtico lesando o sistema His-Purkinje e causando bloqueio atrioventricular.
- Trauma torácico com trauma cardíaco (pode causar bloqueio atrioventricular).
- Trauma por cateter (lesão do ramo direito em pacientes com bloqueio prévio do ramo esquerdo).
- Cardite por doença de Lyme (até 10% dos casos podem cursar com bloqueio atrioventricular).

pode reduzir a quantidade de energia necessária para a estimulação. Quando necessário, a tricotomia da região a ser estimulada deve ser feita com aparelho elétrico, com o intuito de evitar pequenos cortes, o que aumentaria a dor local.

A dor se deve à contratura da musculatura local e, para minimizar esse desconforto, podem ser usados analgésicos morfínicos e ansiolíticos diazepínicos para adequada sedação.

O local para fixação dos eletrodos adesivos descartáveis está descrito nos eletrodos: um no *apex cordis* e o outro na região superior direita do tórax. Como alternativa pode ser também fixado um na região do eletrodo V3 e outro entre a escápula esquerda e a coluna. O local para encaixe do dispositivo no aparelho varia de acordo com o fabricante.

Esses eletrodos também podem ser utilizados como pás adesivas para realizar cardioversão ou desfibrilação, caso o paciente evolua com outras arritmias durante a estimulação.

PASSO A PASSO

Observe o Quadro 42.2.

MARCAPASSO TRANSVENOSO[1-2,4]

Está indicado para pacientes que não tolerem a estimulação transcutânea ou os efeitos hemodinâmico de uma sedação, bem como para aqueles que apresentem falha da estimulação transcutânea (falha de captura).

Essa técnica exige uma capacitação do profissional pelo fato de ser invasiva e apresentar riscos de complicações (a maioria relacionada ao acesso venoso central):

- Hematoma loca.l*
- Punção arterial.
- Embolia aérea.
- Trombose venosa.
- Infecção local.**
- Falha de captura.
- Deslocamento de eletrodo.
- Perfuração de ventrículo direito, septo interventricular ou átrio (geralmente paciente cursa com piora hemodinâmica súbita e/ou falha de captura).

* Principalmente em pacientes submetidos a trombólise.
** Após o 7.° dia do implante, mais comum no sítio da veia femoral, passado por radioscopia.

PASSO A PASSO[1,3-4]

1. Monitorizar.
2. Escolher o sítio de punção: preferencialmente veia jugular interna direita ou veia subclávia esquerda. Realizar o preparo da região para punção venosa central (limpeza local, anestesia local etc.).
3. Após a passagem do introdutor, realizar teste do retorno venoso para poder prosseguir com a passagem do cabo-eletrodo.
4. Na ausência de ultrassonografia à beira do leito ou radioscopia, deverá ser utilizado um eletrocardiógrafo. Conectar o polo negativo do cabo-eletrodo (correspondente ao polo distal) na derivação ventricular (V), já que esta é unipolar.
5. Ao introduzir o cabo-eletrodo, os complexos QRS irão orientar o seu posicionamento e a sua impactação no endocárdio, conforme se pode observar nas Figuras 42.1 e 42.2.

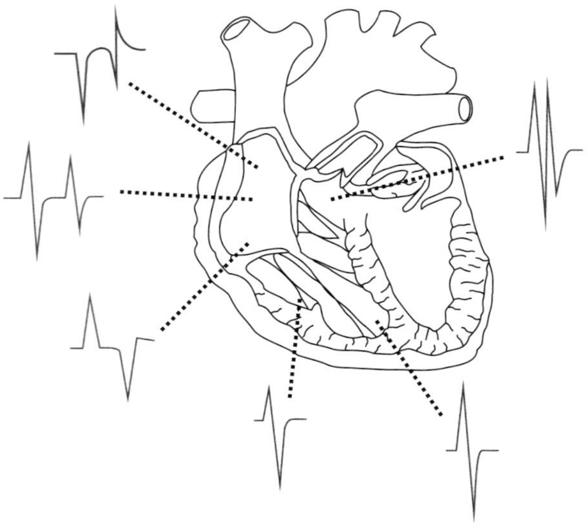

FIGURA 42.1 Átrio direito alto: ondas P negativas; Átrio direito, porção média: ondas P difásicas; Átrio direito baixo: ondas P positivas (próximo da veia cava inferior); Região subtricuspídea: complexos rS; Ponta do ventrículo direito: RS; Via de saída do ventrículo direito: RSR'S'; Seio coronário: rsr's' alargados.

QUADRO 42.2 Passo a passo para uso do marcapasso transcutâneo

1. Monitorizar.
2. Fixar os eletrodos.*
3. Analgesia e sedação do paciente consciente.
4. Iniciar a estimulação com 80 pulsos por minuto (ppm).
5. Aumento gradativo da corrente de 5 a 10 miliampéres (mA) até que ocorra a captura (visualização da espícula de estimulação sucedida de complexo QRS e onda T), a qual geralmente ocorre entre 40 e 80 mA (definida como limiar de estimulação), porém dor e queimadura podem ocorrer ao se exceder 50 mA.
6. Manter a corrente final de saída 10 a 20% (5 a 10 mA) acima desse limiar por segurança.

* Falhas de captura poderão ocorrer após 48 horas de utilização do eletrodo adesivo.

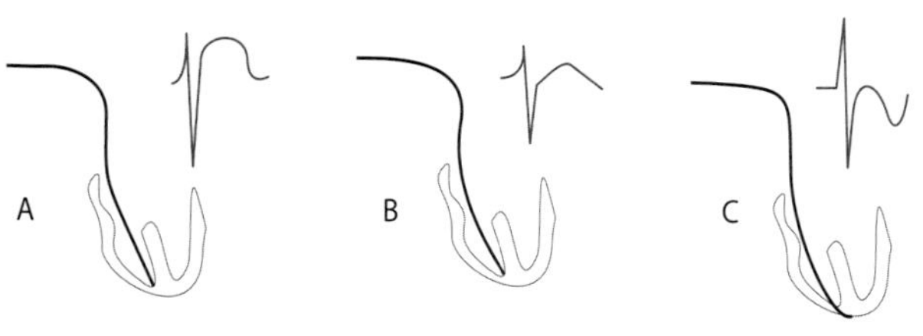

FIGURA 42.2 Eletrocardiograma endocavitário: (A): eletrodo bem impactado; (B): eletrodo malposicionado; (C): perfuração ventricular com onda T negativa.

6. Conectar o gerador externo ao cabo-eletrodo, ligar em modo assíncrono, com frequência de, no mínimo, 20% acima da frequência cardíaca de base do paciente. Aumenta-se a corrente gradativamente até que ocorra captura (quando bem impactado, geralmente ocorre abaixo de 2 mA). Por segurança, manter o limiar três vezes acima do mínimo necessário para capturar.
7. O ajuste da sensibilidade (capacidade do dispositivo reconhecer o ritmo intrínseco do paciente) deve ser feito quando o paciente tem ritmo próprio e não tem frequência cardíaca muito baixa.
   - Colocar sensibilidade máxima (exemplo, 1,0 mV) e frequência de estimulação abaixo da frequência de base do paciente.
   - Ajustar a sensibilidade implica configurar qual amplitude de QRS, do ritmo intrínseco, será capaz de ser reconhecida pelo gerador (no exemplo dado: de 1,0 mV para 5,0 mV), até que ocorra competição do ritmo próprio com a frequência estimulada. Por segurança, deve ser mantida na metade do valor numérico encontrado (no exemplo dado, 2,5 mV), que corresponde ao dobro da sensibilidade obtida.
8. Após testes com limiares adequados, prosseguir com fixação do sistema.
9. Realizar raio-x de tórax para avaliar eventuais complicações do procedimento, bem como avaliar a posição do eletrodo. (O curativo deve ser trocado diariamente.)
10. Realizar eletrocardiograma para registrar adequada captura e sensibilidade.
11. Considerar a realização dos testes de limiares e sensibilidade duas a três vezes ao dia.

PORTADORES DE MARCAPASSO DEFINITIVO

É cada vez mais comum o atendimento de pacientes com marcapasso definitivo implantado. Neste cenário a obtenção de um ECG pode facilitar as definições de conduta e sequência de avaliação exposta no algoritmo da Figura 42.3 pode facilitar a avaliação.

CONSIDERAÇÕES FINAIS

Ao desligar um marcapasso externo, deve-se diminuir gradualmente a frequência de estimulação, observando-se o ritmo cardíaco do paciente. A interrupção abrupta da estimulação pode ser seguida por um período longo de assistolia, determinando quadro sincopal ou até a indução de arritmia mais grave.

A estimulação cardíaca temporária deve ser mantida em funcionamento normal até que se defina a situação do paciente, optando-se então pela sua retirada ou pelo implante do sistema definitivo.

REFERÊNCIAS BIBLIOGRÁFICAS

1. American Heart Association. Guidelines for Device-Based Therapy of Cardiac Rhythm Abnormalities. 2008. < http://circ.ahajournals.org/content/126/14/1784>.
2. American Heart Association. Electrical therapies: automated external defibrillators, defibrillation, cardioversion, and pacing. 2010 American Heart Association Guidelines for Cardiopulmonary Resuscitation and Emergency Cardiovascular Care Science. Circulation. 2010; 122(18 supp 3):part 6.
3. Chatzitomaris A, Scheeler M, Gotzmann M, et al. Second degree AV block and severely impaired contractility in cardiac myxedema: a case report. Thyroid Research. 2015; 8:6.
4. Melo CS. Temas de marcapasso. 4 ed. São Paulo: Leitura Médica, 2011.
5. Fish AE, Pride YB, Pinto DS. Cardiovascular manifestations of Lyme disease were first reported nearly 30 years ago. Infect Dis Clin North Am. 2008; 22(2):275.
6. Gammage MD. Temporary cardiac pacing. Heart. 2000 Jun; 83(6):715-20.
7. Deal N, Ahn J, Wang E. Focus on: transcutaneous and transvenous cardiac pacing. ACEP News. 2011 jul.
8. Lopes MG, Andrade VS, Teles C, Andrade JCS. Marcapasso cardíaco provisório. Relampa 1998; 11(2):76-84.

43

Síndrome Aórtica Aguda

Flávio Araújo

DISSECÇÃO DE AORTA

A dissecção aguda de aorta (DAA) é um quadro relativamente incomum, mas sempre dramático. A incidência na literatura americana é de 2,6 a 3,5 por 100.000 pessoas/ano,[1-3] na sua maioria homens de 60 a 80 anos.[4-8] Em uma revisão de um registro internacional (IRAD – International Registry of Acute Aortic Dissection), 65% eram homens com idade média de 65 anos.[4] Mulheres com dissecção de aorta costumam ter mais idade.[9]

Diversas situações podem levar à formação de um quadro de DDA. A hipertensão arterial sistêmica (HAS) é o principal fator predisponente da DAA. O registro do IRAD mostrou que 72% dos pacientes tinham histórico de HAS; no entanto, ela é bem mais comum nas dissecções distais (tipo B de Stanford, como pode ser visto adiante, em Classificação) do que nas proximais (tipo A de Stanford), em uma proporção de 70% e 36%, respectivamente.[4,10]

Alterações do colágeno, como na síndrome de Marfan, ou Ehlers-Danlos, também estão associadas aos quadros de DAA. Quadros de aneurisma de aorta também podem ser o fator inicial para a formação da DAA,[11] bem como o caso de pacientes que passaram por manipulação da aorta, seja cirúrgica ou endovascular.[11-13] Entretanto, é um evento muito raro em cateterizações cardíacas com ou sem intervenção coronariana (2% das dissecções em um relatório do IRAD[4] ou 0,04% a 1% dos procedimentos de hemodinâmica coronária).[14] Os quadros de síndrome de Turner também apresentam um risco aumentado de desenvolvimento da DAA.[15]

Doenças inflamatórias que causam vasculites, como arterite de células gigantes, doença de Takayasu e artrite reumatoide, levam a lesão da camada média da aorta e a um risco aumentado para a formação da DAA.

Trauma raramente causa a dissecção, mas pode levar a lesão por tração da íntima na região do arco aórtico. Os quadros aórticos mais comuns nas lesões por desaceleração são a rotura e a transecção.[16]

Gestação e parto também estão associados a quadros de DAA, mas geralmente relacionados a outros fatores de risco.[17-19]

FISIOPATOLOGIA

Classicamente, se descreve a dissecção de aorta como uma rotura da íntima que leva a formação do fluxo sanguíneo por uma falsa luz, dissecando um espaço entre a média e/ou adventícia e a íntima. Parece que a degeneração da média é um pré-requisito para a dissecção não traumática. No entanto, o evento primário pode ser a formação de um hematoma na média e subsequente lesão da íntima.[5]

Cerca de 65% das dissecções se iniciam na aorta ascendente. A dissecção pode propagar de maneira anterógrada ou retrógrada. A dissecção retrógrada pode ser responsável por um quadro de tamponamento, insuficiência aórtica aguda e quadros de isquemia miocárdica pela lesão das coronárias.

pacientes operados entre 1978 e 1995 apresentaram uma sobrevida de 68% em 5 anos e 52% em 10 anos.[40]

A mortalidade em 10 anos dos pacientes que sobrevivem ao primeiro evento é de 30% a 88%, e parece ser similar em ambos os tipos A e B.[34,38-40,44-47] As principais causas de morte nesses pacientes são complicações vasculares pela formação de aneurisma ou progressão da dissecção e complicações nas reinvenções, indicadas já por uma nova complicação ou por progressão da doença. Complicações de doença coronária e quadros neurológicos também são frequentes nesses pacientes.[46]

HEMATOMA INTRALUMINAL DE AORTA

Hematoma intraluminal de aorta (HIA) é um quadro que pode ser classificado do mesmo modo que a dissecção aórtica em tipos A e B de Stanford ou tipos I, II ou III de DeBakey. A diferença é percebida na dissecção aórtica, em que há sempre um ponto com evidência da lesão da íntima, enquanto na HIA este ponto não é detectado, pois, apesar de haver microlesões da íntima, não há um fluxo contínuo. Este quadro é considerado um precursor da dissecção clássica.[28] A lesão dos *vasa vasorum* tem mecanismo fisiopatológico e pode ser causada por rotura espontânea ou por um quadro de úlcera aterosclerótica.[28] Pode haver diferenças nas descrições de local e intensidade da dor, mas os pacientes com HIA e dissecção aórtica devem ser avaliados e tratados de maneira similar; nesses casos, a abordagem inicial é a mesma.

REFERÊNCIAS BIBLIOGRÁFICAS

1. Bickerstaff LK, Pairolero PC, Hollier LH, Melton LJ, Van Peenen HJ, Cherry KJ, et al. Thoracic aortic aneurysms: a population-based study. Surgery [Internet]. 1982 Dec;92(6):1103-8.
2. Mészáros I, Mórocz J, Szlávi J, Schmidt J, Tornóci L, Nagy L, et al. Epidemiology and clinicalpathology of aortic dissection. Chest [Internet]. 2000 May;117(5):1271-8.
3. Clouse WD, Hallett JW, Schaff H V, Spittell PC, Rowland CM, Ilstrup DM, et al. Acute aortic dissection: population-based incidence compared with degenerative aortic aneurysm rupture. Mayo Clin Proc [Internet]. 2004 Feb;79(2):176-80.
4. Hagan PG, Nienaber CA, Isselbacher EM, Bruckman D, Karavite DJ, Russman PL, et al. The International Registry of Acute Aortic Dissection (IRAD): new insights into an old disease. JAMA [Internet]. 2000 Feb 16;283(7):897-903.
5. Larson EW, Edwards WD. Risk factors for aortic dissection: a necropsy study of 161 cases. Am J Cardiol [Internet]. 1984 Mar 1;53(6):849-55.
6. Spittell PC, Spittell JA, Joyce JW, Tajik AJ, Edwards WD, Schaff H V, et al. Clinical features and differential diagnosis of aortic dissection: experience with 236 cases (1980 through 1990). Mayo Clin Proc [Internet]. 1993 Jul;68(7):642-51.
7. LeMaire SA, Russell L. Epidemiology of thoracic aortic dissection. Nat Rev Cardiol [Internet]. 2011 Feb;8(2):103-13.
8. Isselbacher EM. Trends in thoracic aortic aneurysms and dissection: out of the shadows and into the light. Circulation [Internet]. 2014 Dec 23;130(25):2267-8.
9. Nienaber CA, Fattori R, Mehta RH, Richartz BM, Evangelista A, Petzsch M, et al. Gender-related differences in acute aortic dissection. Circulation [Internet]. 2004 Jun 22;109(24):3014-21.
10. Pape LA, Awais M, Woznicki EM, Suzuki T, Trimarchi S, Evangelista A, et al. Presentation, Diagnosis, and outcomes of acute aortic dissection: 17-year trends from the International Registry of Acute Aortic Dissection. J Am Coll Cardiol [Internet]. 2015 Jul 28;66(4):350-8.
11. Januzzi JL, Isselbacher EM, Fattori R, Cooper J V, Smith DE, Fang J, et al. Characterizing the young patient with aortic dissection: results from the International Registry of Aortic Dissection (IRAD). J Am Coll Cardiol [Internet]. 2004 Feb 18;43(4):665-9.
12. Khandheria BK, Tajik AJ, Taylor CL, Safford RE, Miller FA, Stanson AW, et al. Aortic dissection: review of value and limitations of two-dimensional echocardiography in a six-year experience. J Am Soc Echocardiogr [Internet]. 1989;2(1):17-24.
13. Blanchard DG, Kimura BJ, Dittrich HC, DeMaria AN. Transesophageal echocardiography of the aorta. JAMA [Internet]. 1994 Aug 17;272(7):546-51.
14. Chavanon O, Carrier M, Cartier R, Hébert Y, Pellerin M, Pagé P, et al. Increased incidence of acute ascending aortic dissection with off-pump aortocoronary bypass surgery? Ann Thorac Surg [Internet]. 2001 Jan;71(1):117-21.
15. Lin AE, Lippe B, Rosenfeld RG. Further delineation of aortic dilation, dissection, and rupture in patients with Turner syndrome. Pediatrics [Internet]. 1998 Jul;102(1):e12.
16. Smith MD, Cassidy JM, Souther S, Morris EJ, Sapin PM, Johnson SB, et al. Transesophageal echocardiography in the diagnosis of traumatic rupture of the aorta. N Engl J Med [Internet]. 1995 Feb 9;332(6):356-62.
17. Elkayam U, Ostrzega E, Shotan A, Mehra A. Cardiovascular problems in pregnant women with the Marfan syndrome. Ann Intern Med [Internet]. 1995 Jul 15;123(2):117-22.
18. Thalmann M, Sodeck GH, Domanovits H, Grassberger M, Loewe C, Grimm M, et al. Acute type A aortic dissection and pregnancy: a population-based study. Eur J Cardiothorac Surg [Internet]. 2011 Jun;39(6):e159-63.
19. Yuan S-M. Postpartum aortic dissection. Taiwan J Obstet Gynecol [Internet]. 2013 Sep;52(3):318-22.
20. Park SW, Hutchison S, Mehta RH, Isselbacher EM, Cooper J V, Fang J, et al. Association of painless acute aortic dissection with increased mortality. Mayo Clin Proc [Internet]. 2004 Oct;79(10):1252-7.
21. Gaul C, Dietrich W, Friedrich I, Sirch J, Erbguth FJ. Neurological symptoms in type A aortic dissections. Stroke [Internet]. 2007 Feb;38(2):292-7.
22. Nallamothu BK, Mehta RH, Saint S, Llovet A, Bossone E, Cooper J V, et al. Syncope in acute aortic dissection: diagnostic, prognostic, and clinical implications. Am J Med [Internet]. 2002 Oct 15;113(6):468-71.
23. Bossone E, Rampoldi V, Nienaber CA, Trimarchi S, Ballotta A, Cooper J V, et al. Usefulness of pulse deficit to predict in-hospital complications and mortality in patients with acute type A aortic dissection. Am J Cardiol [Internet]. 2002 Apr 1;89(7):851-5.
24. Aktas C, Cinar O, Ay D, Gürses B, Hasmanoglu H. Acute aortic dissection with painless paraplegia: report of 2 cases. Am J Emerg Med [Internet]. 2008 Jun;26(5):631.e3-5.
25. von Kodolitsch Y, Nienaber CA, Dieckmann C, Schwartz AG, Hofmann T, Brekenfeld C, et al. Chest radiography for the diagnosis of acute aortic syndrome. Am J Med [Internet]. 2004 Jan 15;116(2):73-7.
26. Erbel R, Alfonso F, Boileau C, Dirsch O, Eber B, Haverich A, et al. Diagnosis and management of aortic dissection. Eur Heart J [Internet]. 2001 Sep;22(18):1642-81.
27. Mehta RH, O'Gara PT, Bossone E, Nienaber CA, Myrmel T, Cooper J V, et al. Acute type An aortic dissection in the elderly: clinical characteristics, management, and outcomes in the current era. J Am Coll Cardiol [Internet]. 2002 Aug 21;40(4):685-92.
28. Tsai TT, Nienaber CA, Eagle KA. Acute aortic syndromes. Circulation [Internet]. 2005 Dec 13;112(24):3802-13.
29. Penn MS, Smedira N, Lytle B, Brener SJ. Does coronary angiography before emergency aortic surgery affect in-hospital mortality? J Am Coll Cardiol [Internet]. 2000 Mar 15;35(4):889-94.
30. DE BAKEY ME, COOLEY DA, CREECH O. Surgical considerations of dissecting aneurysm of the aorta. Ann Surg [Internet]. 1955 Oct;142(4):586-610; discussion, 611-2. Suzuki T, Mehta RH, Ince H, Nagai R, Sakomura Y, Weber F, et al. Clinical profiles

and outcomes of acute type B aortic dissection in the current era: lessons from the International Registry of Aortic Dissection (IRAD). Circulation [Internet]. 2003 Sep 9;108 Suppl:II312-7.

31. Nienaber CA, Fattori R, Lund G, Dieckmann C, Wolf W, von Kodolitsch Y, et al. Nonsurgical reconstruction of thoracic aortic dissection by stent-graft placement. N Engl J Med [Internet]. 1999 May 20;340(20):1539-45.
32. Nienaber CA, Eagle KA. Aortic dissection: new frontiers in diagnosis and management: Part I: from etiology to diagnostic strategies. Circulation [Internet]. 2003 Aug 5;108(5):628-35.
33. Doroghazi RM, Slater EE, DeSanctis RW, Buckley MJ, Austen WG, Rosenthal S. Long-term survival of patients with treated aortic dissection. J Am Coll Cardiol [Internet]. 1984 Apr;3(4):1026-34.
34. Mehta RH, Suzuki T, Hagan PG, Bossone E, Gilon D, Llovet A, et al. Predicting death in patients with acute type a aortic dissection. Circulation [Internet]. 2002 Jan 15;105(2):200-6.
35. Kawahito K, Adachi H, Yamaguchi A, Ino T. Early and late surgical outcomes of acute type A aortic dissection in patients aged 75 years and older. Ann Thorac Surg [Internet]. 2000 Nov;70(5):1455-9.
36. Miller DC, Mitchell RS, Oyer PE, Stinson EB, Jamieson SW, Shumway NE. Independent determinants of operative mortality for patients with aortic dissections. Circulation [Internet]. 1984 Sep;70(3 Pt 2):I153-64.
37. Haverich A, Miller DC, Scott WC, Mitchell RS, Oyer PE, Stinson EB, et al. Acute and chronic aortic dissections –determinants of long-term outcome for operative survivors. Circulation [Internet]. 1985 Sep;72(3 Pt 2):II22-34.
38. Pansini S, Gagliardotto P V, Pompei E, Parisi F, Bardi G, Castenetto E, et al. Early and late risk factors in surgical treatment of acute type A aortic dissection. Ann Thorac Surg [Internet]. 1998 Sep;66(3):779-84.
39. Sabik JF, Lytle BW, Blackstone EH, McCarthy PM, Loop FD, Cosgrove DM. Long-term effectiveness of operations for ascending aortic dissections. J Thorac Cardiovasc Surg [Internet]. 2000 May;119(5):946-62.
40. Kawahito K, Adachi H, Yamaguchi A, Ino T. Preoperative risk factors for hospital mortality in acute type A aortic dissection. Ann Thorac Surg [Internet]. 2001 Apr;71(4):1239-43.
41. Lai DT, Robbins RC, Mitchell RS, Moore KA, Oyer PE, Shumway NE, et al. Does profound hypothermic circulatory arrest improve survival in patients with acute type a aortic dissection? Circulation [Internet]. 2002 Sep 24;106(12 Suppl 1):I218-28.
42. Tsai TT, Evangelista A, Nienaber CA, Trimarchi S, Sechtem U, Fattori R, et al. Long-term survival in patients presenting with type A acute aortic dissection: insights from the International Registry of Acute Aortic Dissection (IRAD). Circulation [Internet]. 2006 Jul 4;114(1 Suppl):I350-6.
43. Umaña JP, Lai DT, Mitchell RS, Moore KA, Rodriguez F, Robbins RC, et al. Is medical therapy still the optimal treatment strategy for patients with acute type B aortic dissections? J Thorac Cardiovasc Surg [Internet]. 2002 Nov;124(5):896-910.
44. Bernard Y, Zimmermann H, Chocron S, Litzler JF, Kastler B, Etievent JP, et al. False lumen patency as a predictor of late outcome in aortic dissection. Am J Cardiol [Internet]. 2001 Jun 15;87(12):1378-82.
45. Chiappini B, Schepens M, Tan E, Dell' Amore A, Morshuis W, Dossche K, et al. Early and late outcomes of acute type A aortic dissection: analysis of risk factors in 487 consecutive patients. Eur Heart J [Internet]. 2005 Jan;26(2):180-6.
46. Glower DD, Speier RH, White WD, Smith LR, Rankin JS, Wolfe WG. Management and long-term outcome of aortic dissection. Ann Surg [Internet]. 1991 Jul;214(1):31-41.

44

Embolia Pulmonar

Carlos Henrique Miranda
Abel de Barros Araujo Filho
Marcos de Carvalho Borges
Antônio Pazin Filho

INTRODUÇÃO

A embolia pulmonar é causada pela embolização de diversos tipos de partículas para a árvore arterial pulmonar, tais como líquido amniótico no período periparto, material gorduroso proveniente da medula óssea nas fraturas de ossos longos, trombos provenientes do território venoso profundo etc. No que diz respeito à prevalência dessas diferentes entidades, o tromboembolismo pulmonar (TEP) é a situação clínica mais frequente, especialmente em faixas etárias mais elevadas e em ambientes hospitalares, e é responsável por importante morbidade e mortalidade. Por essa razão, este capítulo vai se concentrar na abordagem do TEP.

EPIDEMIOLOGIA

Muitas vezes o quadro clínico de TEP é silencioso, com isso, ele é subdiagnosticado e sua real incidência na população é desconhecida. Nos EUA, a incidência de TEP é de 1 caso por 1.000 pessoas por ano, ou 200.000 a 300.000 hospitalizações por ano. Estudos epidemiológicos estimam que mais de 317.000 mortes foram relacionadas ao tromboembolismo venoso (TEV = trombose venosa profunda (TVP) + TEP) em seis países da União Europeia no ano de 2004. Desses óbitos, 34% ocorreram de forma súbita, 59% foram mortes relacionadas ao TEP não diagnosticado durante a vida e apenas 7% apresentaram diagnóstico apropriado de TEP antes da morte.[1] Esses dados mostram a reduzida taxa de diagnóstico precoce e correto dessa entidade. A mortalidade após um episódio de TEP agudo gira em torno de 10% em três meses.[2,3] Estudos epidemiológicos brasileiros são escassos, baseados em dados de autópsias e mostraram prevalência de 3,9 a 16,6%.[4]

Diversos fatores de risco para a TEP foram identificados, como: cirurgia ou trauma recentes, imobilização prolongada, neoplasia, tabagismo, uso de contraceptivos hormonais, gravidez e puerpério, trombofilias, entre outros (Tabela 44.1). Em pós-operatório de cirurgia ortopédica de quadril, por exemplo, a incidência de TEP chega a 50 a 70%. Dentre as condições trombofílicas conhecidas, as mais frequentes são a mutação no gene da protrombina, deficiência de proteínas C e S, mutação no fator V de Leiden, hiper-homocisteinemia e síndrome do anticorpo antifosfolipídeo. Não há consenso na literatura com relação à indicação de investigação por suspeita de trombofilia; no entanto, deve-se dispensar atenção especial às seguintes situações: TEV antes de 50 anos de idade, história de TEV sem causa aparente, episódios recorrentes, evento trombótico em sítio incomum (p. ex., membro superior) e história familiar de TEV.

O TEP é considerado provocado quando ocorre na presença de um fator de risco temporário ou reversível, e

TABELA 44.1 Fatores de risco relacionados ao TEP

Fatores de risco mais altos (risco relativo entre 5 e 20)	
Cirúrgicos	Cirurgia abdominal ou pélvica de grande porte
	Prótese de quadril ou joelho
	Necessidade de UTI no pós-operatório
	Politraumatismo/trauma medular
Obstétricos	Gravidez a termo
	Parto cesáreo
	Puerpério
Problemas em membros inferiores	Fratura
	AVE com paralisia de membros
Malignidade	Neoplasia abdominal ou pélvica
	Doença avançada/metastática
	Quimioterapia
Imobilidade (> 3 dias)	Hospitalização
	Institucionalização
Trombofilias	Deficiência de antitrombina
	Deficiência de proteína C
	Deficiência de proteína S
	Síndrome do anticorpo antifosfolipídeo
	Homozigose para fator V de Leiden
	Homozigose para mutação do gene da protrombina
Outros	Evento embólico prévio
Fatores de risco mais baixos (risco relativo entre 2 e 4)	
Cardiovasculares	Doenças cardíacas congênitas
	Insuficiência cardíaca congestiva
	Idade
	Tromboflebite superficial/varizes
	Cateter venoso central
Estrogênios	Anticoncepcional oral
	Terapia de reposição hormonal
Trombofilias	Heterozigose para fator V de Leiden
	Heterozigose para mutação do gene da protrombina
	Hiper-homocisteinemia
Outros	Exacerbação da DPOC
	Deficiências neurológicas
	Doença maligna oculta
	Viagens prolongadas
	Obesidade
	Cirurgia por laparoscopia

UTI: unidade de terapia intensiva; AVE: acidente vascular encefálico; DPOC: doença pulmonar obstrutiva crônica.

considerado não provocado na ausência desse fator. Em até 30% dos casos não se identifica qualquer fator predisponente.[5] Estudo recente mostrou uma baixa incidência de câncer (4%) em pacientes com tromboembolismo venoso não provocado, não se justificando, assim, o rastreamento de rotina de câncer. Avaliação adicional somente deverá ser realizada guiada por sinais e sintomas identificados durante a avaliação clínica.[6]

FISIOPATOLOGIA

Um ponto a ser destacado é a complexa fisiopatologia do TEP e como isso pode impactar na avaliação de biomarcadores, classificação diagnóstica, prognóstica e terapêutica. A maioria dos casos ocorre por trombos que se encontram nos membros inferiores e que, ao impactar em algum ponto do sistema arterial pulmonar, ocasionam a liberação de diversos vasoconstritores, como tromboxano A2 e serotonina, o que faz com que a área de hipoperfusão seja maior do que o esperado pela simples magnitude do trombo. Com a evolução do processo, em questão de horas há diminuição desses vasoconstritores e liberação de vasodilatadores, resultando na migração do trombo para uma área mais distal e reduzindo a área hipoperfundida. Isso tem reflexo na manifestação clínica, ocasionando evolução do quadro em poucas horas, com magnitude maior no momento da ocorrência da embolia e com diminuição de sua apresentação clínica à medida que o trombo migra. Essas características devem ser levadas em consideração na avaliação do processo.[7]

O TEP interfere tanto na circulação como na troca gasosa. A disfunção do ventrículo direito (VD) pode-se instalar graças à sobrecarga de pressão (*cor pulmonale* agudo) e é considerada a causa primária de morte nos casos de TEP de alto risco.[5] A dilatação do VD pode causar restrição no enchimento diastólico do ventrículo esquerdo (VE) e, consequentemente, redução do débito cardíaco, o que contribui para hipotensão sistêmica e instabilidade hemodinâmica. A pressão de artéria pulmonar aumenta se mais que 30 a 50% da área seccional do leito arterial pulmonar for ocluída por trombos. Áreas pulmonares de fluxo sanguíneo reduzido nos vasos obstruídos associadas a áreas de fluxo aumentado nos vasos não obstruídos provocam desequilíbrio da ventilação/perfusão, o que contribui para a hipoxemia. Em até 1/3 dos casos, o aumento das pressões no átrio direito pode promover um *shunt* direita-esquerda pelo forame oval, o que gera risco de embolia paradoxal e acidente vascular encefálico, além de acentuar a hipoxemia. Após um episódio de TEP agudo, tem-se observado uma incidência de 0,1 a 9,1% de hipertensão pulmonar tromboembólica crônica em dois anos.[8]

QUADRO CLÍNICO

As manifestações clínicas variam desde sintomas leves, ou mesmo ausentes, até choque circulatório e insuficiência respiratória. Além disso, pode se apresentar como um achado incidental ou até como causa de parada cardiorrespiratória e morte. O diagnóstico é difícil e depende da elevada suspeição clínica e da realização de exames complementares de imagem, nem sempre amplamente disponíveis. Por fim, a detecção precoce e o tratamento apropriado têm impacto significativo na qualidade de vida e mortalidade. Os sintomas mais comuns são dispneia, dor torácica, tosse, febre, hemoptise e síncope, sintomas esses, portanto, não específicos para TEP, além de sua frequência variar de acordo com o estudo avaliado (Tabela 44.2).[9]

Considerando que os sinais e sintomas do TEP dependem de vários fatores, como carga trombótica, velocidade de instalação (crônica *versus* aguda) e doença de base do paciente, é importante ressaltar que não existe um quadro clínico típico de TEP. Nesse caso, torna-se importante a suspeita clínica seguida de uma investigação diagnóstica estruturada.[10]

A dispneia classicamente descrita é de início súbito, mas pode ter evolução de horas a dias. Em pacientes portadores de cardiopatia ou pneumopatia, a piora da dispneia pode ser o único sintoma indicativo de TEP.[5] A dor torácica pode ser causada tanto por irritação pleural, em virtude da embolização distal, causando infarto pulmonar, como por isquemia do ventrículo direito, e é fundamental fazer diagnóstico diferencial com síndrome coronariana aguda e dissecção aórtica.

Em relação aos principais sinais, taquicardia sinusal é frequente na apresentação, e ocorre em até 40% dos casos. Arritmias atriais, como *flutter* ou fibrilação atrial, também podem estar presentes. A hipoxemia é considerada um sinal típico de TEP, porém mais de 40% dos pacientes podem apresentar saturação arterial de oxigênio normal.[5]

A TVP sintomática está presente em menos da metade dos casos confirmados de TEP. Vale considerar que, em casos de TVP proximais sintomáticas, cerca de 50% dos pacientes têm TEP assintomático; em casos de TEP confirmado, cerca de 70% dos pacientes têm TVP silenciosa.

Assim, deve-se sempre lembrar da possibilidade de TEP diante de alguns cenários clínicos, como:

- sintomas torácicos agudos na presença de TVP, em pacientes com antecedentes de TEP, presença de fatores de risco, síncope, pós-operatório, periparto ou puerpério;
- pacientes criticamente enfermos ou com trauma;
- pacientes com taquiarritmias súbitas e inexplicáveis, principalmente se apresentarem fatores de risco;
- pacientes que se apresentam com dor pleurítica e hemoptise súbitas;
- descompensação de insuficiência cardíaca ou de pneumopatia crônica sem causa aparente;
- paciente com hipoxemia sem causa aparente;
- parada cardiorrespiratória.

TABELA 44.2 Caracterização dos principais sinais e sintomas geralmente observados no TEP agudo

Característica	Pollack *et al.*	PIOPED II
Dispneia	50%	76%
Taquipneia (FR > 20 irpm)	ND	52%
Taquicardia (FC > 100 bpm)	ND	20%
Dor torácica pleurítica	39%	76%
Tosse	23%	44%
Dor torácica retroesternal	15%	ND
Febre	10%	ND
Hemoptise	8%	6%
Síncope	6%	ND
Dor em membro inferior unilateral	6%	26%
Sinais de TVP	24%	38%

FR: frequência respiratória; irpm: incursões respiratórias por minuto; FC: frequência cardíaca; bpm: batimentos por minuto; TVP: trombose venosa profunda; ND: não definido.

DIAGNÓSTICO

Em decorrência de baixa sensibilidade e especificidade dos sinais e sintomas, a investigação do TEP deve ser realizada a partir da aplicação de escores clínicos de probabilidade pré-teste, já validados na literatura médica. Esses escores são simples, apoiados em informações facilmente disponíveis e classificam o paciente em baixa, moderada ou alta probabilidade de TEP. Com base nessa classificação de probabilidade, sugere-se os exames mais apropriados a serem solicitados para cada caso. Os mais utilizados são os escores de Wells (Tabela 44.3) e de Genebra, sendo o primeiro mais amplamente difundido na maioria dos serviços em virtude de sua maior praticidade. De acordo com a pontuação obtida pelo escore de Wells, os pacientes são classificados em probabilidade baixa (0 a 1 ponto), probabilidade intermediária (2 a 6 pontos) ou probabilidade alta (≥ 7 pontos). Uma classificação simplificada dicotômica também pode ser utilizada: TEP improvável (0 a 4 pontos) e TEP provável (≥ 5 pontos).[5,7,10-11]

TABELA 44.3 Escore de Wells utilizado para definição da probabilidade de TEP durante a investigação diagnóstica

Escore de Wells	
TEP ou TVP prévia	1,5
Frequência cardíaca > 100 bpm	1,5
Cirurgia ou imobilização < 4 semanas	1,5
Hemoptise	1
Neoplasia	1
Sinais clínicos de TVP	3
Diagnóstico alternativo menos provável que TEP	3
Probabilidade clínica	
Escore de três níveis	
Baixa	0-1
Intermediária	2-6
Alta	> 7
Escore de dois níveis	
TEP improvável	0-4
TEP provável	> 5

TEP: tromboembolismo pulmonar; TVP: trombose venosa profunda.

Os algoritmos diagnósticos para investigação de TEP com e sem instabilidade hemodinâmica são mostrados nas Figuras 44.1 e 44.2 e descritos sumariamente a seguir. A estratégia pode variar de acordo com a disponibilidade dos métodos diagnósticos de cada serviço.

Exames complementares, como angiotomografia de tórax, cintilografia pulmonar de ventilação/perfusão e arteriografia pulmonar, ou de suporte ao diagnóstico, como eletrocardiograma, gasometria arterial e radiografia de tórax, podem ser confirmatórios do diagnóstico de TEP. Os

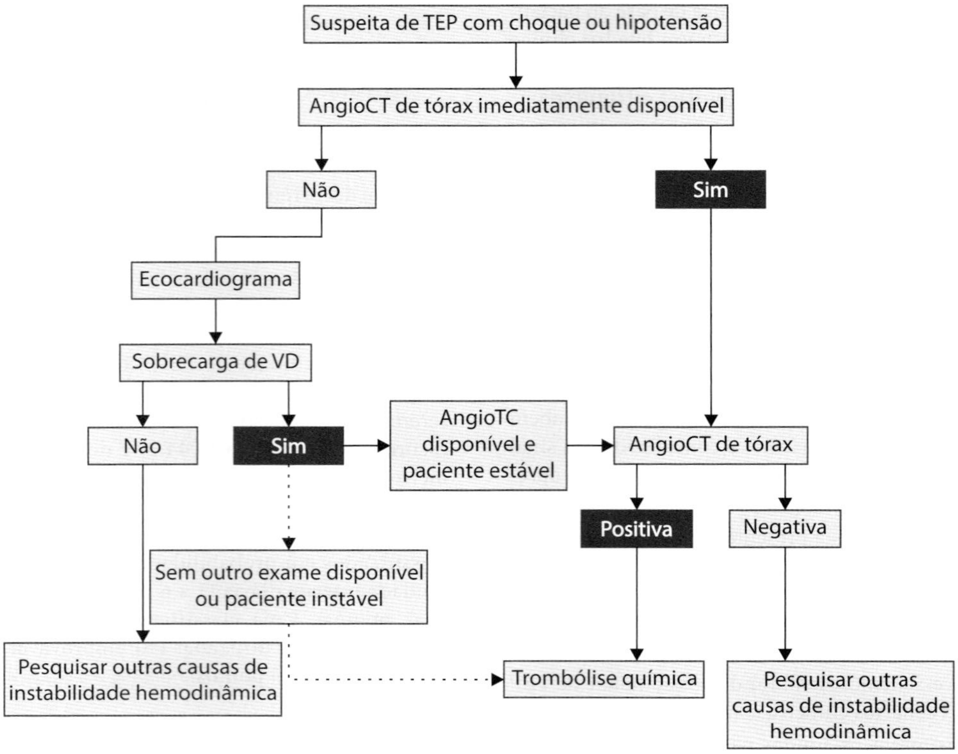

FIGURA 44.1 Algoritmo para investigação diagnóstica de TEP em pacientes com instabilidade hemodinâmica.

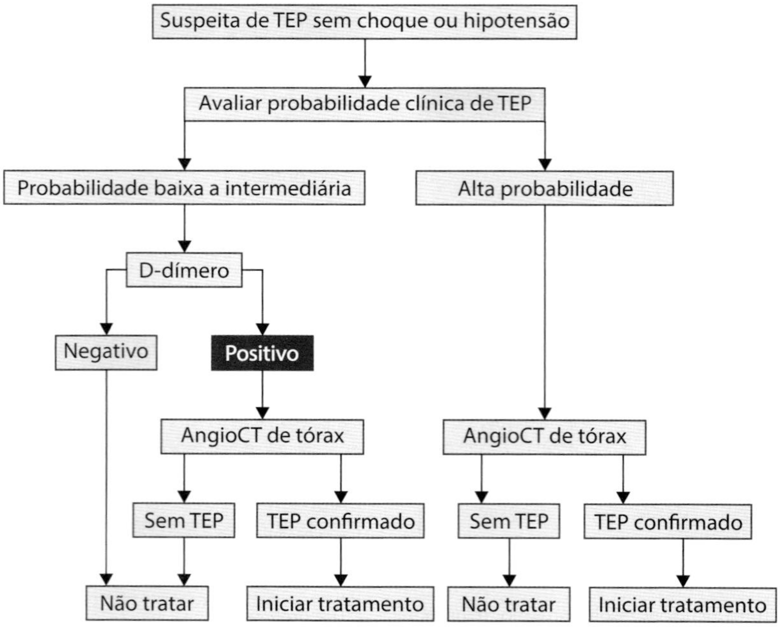

FIGURA 44.2 Algoritmo para investigação de TEP em pacientes hemodinamicamente estáveis.

principais achados que podem ser observados nos exames complementares são relatados na Figura 44.3.

Na gasometria arterial pode-se observar a presença de hipoxemia, hipocapnia e alcalose respiratória.[5]

Na radiografia de tórax, os achados geralmente não são específicos e, raramente, são conclusivos. Porém, esse exame é útil para excluir outras causas de dispneia e dor torácica. Deve-se destacar que um paciente com dispneia de causa não definida e/ou dessaturação com uma radiografia de tórax normal deve-se sempre levantar a suspeita diagnóstica de TEP dentro dos possíveis diagnósticos diferenciais. Alguns sinais radiológicos podem ser observados, como Westermark (oligoemia regional); corcova de Hampton (opacidade triangular com base pleural), uma manifestação de infarto pulmonar; derrame pleural (sendo exsudato em 80% dos casos); atelectasias laminares; e elevação da cúpula diafragmática. Porém, esses sinais não são achados comuns e nem específicos, e estão presentes apenas em cerca de 15% dos casos.[7]

No eletrocardiograma o achado mais frequente é a taquicardia sinusal, podendo ocorrer também *flutter* e fibrilação atrial. Pode-se evidenciar sinais de sobrecarga de VD, como inversão de onda T de V1-V4; padrão S1Q3T3; desvio do eixo QRS para a direita ou bloqueio de ramo direito. Estas últimas alterações costumam ser encontradas nos casos mais graves e também não são específicas para o diagnótico de TEP.[5]

No ecocardiograma transtorácico pode-se observar a presença de disfunção ou dilatação de VD e elevação da pressão da artéria pulmonar. Ele tem a vantagem de poder ser realizado à beira do leito, além de ser um método não invasivo que não necessita da administração de contraste endovenoso. Além disso, esse ecocardiograma pode auxiliar na investigação de outros diagnósticos diferenciais, como derrame pericárdico, valvulopatia, dissecção aórtica, insuficiência cardíaca esquerda etc. Em pacientes com instabilidade hemodinâmica, um ecocardiograma normal praticamente descarta TEP como causa do choque. O ecocardiograma também é útil na estratificação de risco de complicacões após o diagnóstico de TEP, conforme será mostrado adiante.[12]

O D-dímero é um produto da degradação da fibrina que se eleva no plasma na presença de trombose aguda devido à ativação simultânea das cascatas de coagulação e fibrinólise. O exame tem alta sensibilidade (95%) e elevado valor preditivo negativo (98,5-100%).[13] Desse modo, auxilia na exclusão do diagnóstico de TEP em pacientes com probabilidades baixa e intermediária. Por outro lado, como a fibrina também é produzida em uma série de condições, como câncer, inflamação, sangramento, trauma e cirurgia, o valor preditivo positivo do teste é baixo, e não é útil para a confirmação de TEP. O teste quantitativo apresenta uma maior sensibilidade que o teste qualitativo e, se possível, deve ser preferido.[14-16] Evidências recentes sugerem a necessidade de se ajustar o valor de corte de normalidade do teste de acordo com a idade, com o objetivo de diminuir o número de exames falso-positivos, principalmente nos indivíduos idosos. Com a utilização do ajuste dos níveis de D-dímero pela idade aplicados em 766 pacientes idosos, observou-se o aumento do número de exclusão diagnóstica de TEP de 43 para 200 pacientes, sem aumentar o número de falso-negativos. O valor tradicional de corte do D-dímero é 0,5 µg/ml, e para ajustar a idade deve-se utilizar a seguinte fórmula: idade/100 para os pacientes acima de 50 anos.[17]

A angiotomografia de tórax tem se tornado o método de escolha para o diagnóstico de TEP na maioria dos serviços, com sensibilidade de 83% e especificidade de 96%. Tem a vantagem adicional de possibilitar a avaliação de diagnósticos diferenciais, como consolidações, atelectasia, derrame pleural e neoplasia. Em virtude da exposição a contraste iodado, deve-se estar atento ao histórico de reações alérgicas e ao risco de lesão renal aguda[18] (Figura 44.1).

A cintilografia de ventilação/perfusão utiliza isótopos radioativos em duas fases – inalatória e perfusional –, e pode evidenciar o padrão *mismatch* sugestivo de TEP, ou seja, ausência do traçador injetado na fase perfusional em uma região do pulmão em que o traçador inalado está presente. É uma alternativa adequada para pacientes com histórico de anafilaxia a contraste iodado e insuficiência renal. Deve ser utilizada com cautela em pacientes com doença parenquimatosa pulmonar avançada.[5]

A arteriografia pulmonar é o exame padrão-ouro para o diagnóstico de TEP, porém cada vez menos realizado na prática por causa dos avanços tecnológicos dos métodos de

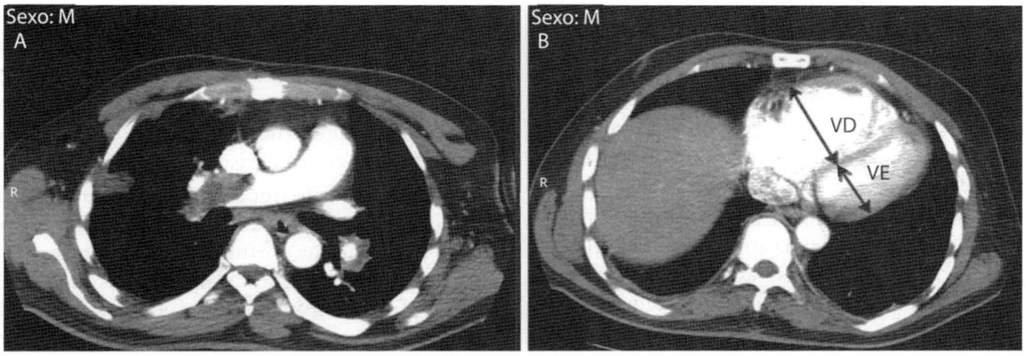

FIGURA 44.3 Exemplo de uma angiotomografia de artéria pulmonar mostrando o diagnóstico de TEP com a presença de trombo (asterisco) ocluindo o ramo principal da artéria pulmonar direita (A) associado a importante dilatação do ventrículo direito (VD), com relação VD/VE > 0,9 (B).

imagem não invasivos, particularmente da angiotomografia de tórax. Além de método diagnóstico, a arteriografia pode ser utilizada como via para procedimentos terapêuticos. Assim como na angiotomografia, exige exposição a contraste iodado, com risco de reações alérgicas e lesão renal aguda.[5]

O ultrassom (US) doppler venoso de membros inferiores pode ser realizado com o objetivo de observar a presença de trombose venosa profunda nos membros inferiores, visto que em cerca de 70% dos casos o TEP se origina de TVP dessa região. O US tem sensibilidade > 90% e especificidade > 95% para o diagnóstico de TVP sintomática, não tem contraindicações e pode ser realizado à beira do leito nos pacientes sem condições de transporte.

INVESTIGAÇÃO DE PACIENTES COM INSTABILIDADE HEMODINÂMICA

Observe a Figura 44.2.

Nos pacientes com instabilidade hemodinâmica, o exame de escolha é a angiotomografia de tórax, que pode confirmar o diagnóstico e auxiliar na indicação da terapia de reperfusão. No entanto, muitas vezes, a situação clínica do paciente é tão crítica que pode impossibilitar o transporte. Nesses casos, pode-se utilizar o ecocardiograma e US doppler venoso de membros inferiores. A presença de disfunção de VD presumivelmente aguda, associada à exclusão de outras doenças, é suficiente para o diagnóstico de TEP, autorizando o tratamento sem necessidade de investigação adicional. É importante ressaltar que após a estabilização clínica um exame confirmatório deve ser realizado.[5]

INVESTIGAÇÃO DE PACIENTES SEM INSTABILIDADE HEMODINÂMICA

Observe a Figura 44.3.

Nos pacientes hemodinamicamente estáveis, a investigação diagnóstica inicia-se sempre com a execução dos escores clínicos de probabilidade, como o escore de Wells. Nos pacientes com probabilidade intermediária ou alta o tratamento (heparinização plena) poderá ser instituído antes do exame confirmatório, principalmente quando a sua realização for retardada por algum motivo.

Nos pacientes com probabilidade alta, deve-se realizar um exame de imagem confirmatório, principalmente angiotomografia de tórax ou cintilografia de ventilação/perfusão. Se o exame de imagem for negativo para TEP está indicado fazer a investigação de outros diagnósticos diferenciais. Persistindo a suspeita de TEP, a arteriografia pulmonar deverá ser empreendida.

Nos pacientes com probabilidade baixa e intermediária, deve-se solicitar a dosagem do D-dímero. Se o resultado dessa dosagem for negativo, pode-se excluir com segurança o diagnóstico de TEP; se for positivo, será necessária a realização de um exame de imagem confirmatório, que pode ser a angiotomografia pulmonar ou a cintilografia de ventilação/perfusão.[5]

Em determinadas situações, o US doppler venoso de membros inferiores pode ser bastante útil na avaliação diagnóstica de suspeita de TEP. Assim, como o diagnóstico de TVP é suficiente para indicar anticoagulação, que também é o tratamento para o TEP de baixo risco, muitas vezes, não há necessidade de exames adicionais. Portanto, o US pode ser uma opção adequada em pacientes com contraindicação relativa à realização de angiotomografia de tórax, como portadores de insuficiência renal, alergia a contraste iodado e gestantes.

ESTRATIFICAÇÃO DE RISCO

A estratificação de risco é importante para estimação da probabilidade de complicações, principalmente de morte em 30 dias, nos pacientes com diagnóstico definitivo de TEP. Ela também é importante para se definir o tipo de tratamento a ser instituído.

Vários escores baseados em parâmetros clínicos foram desenvolvidos com o objetivo de predizer o prognóstico dos pacientes com diagnóstico de TEP confirmado. Dentre esses, o escore de PESI (*Pulmonary Embolism Severity Index*) é o mais extensivamente validado. Ele apresenta duas versões, uma original e uma simplificada, conforme se vê na Tabela 44.4. De acordo com a somatória dos pontos obtidos com a avaliação de diferentes parâmetros clínicos, classifica-se o paciente em cinco classes conforme a versão original ou em duas classes na simplificada.[19-21]

A avaliação da função do VD através de exames de imagem, como ecocardiograma transtorácico e tomografia, também foi validada como preditor independente de desfecho adverso no TEP. Achados ecocardiográficos de disfunção do VD são observados em mais de 25% dos pacientes, mas, apesar disso, falta ainda uma melhor padronização na avaliação desse parâmetro. Os achados ecocardiográficos utilizados para estratificação são: dilatação do VD, um aumento da relação VD/VE, hipocinesia da parede livre do VD, aumento na velocidade de jato da regurgitação tricúspide; porém, a presença de disfunção sistólica do VD parece ser o parâmetro mais relacionado com a mortalidade a curto prazo em pacientes sem instabilidade hemodinâmica. O VD também pode ser avaliado pela tomografia, e uma relação RV/LV ≥ 0,9 classifica um paciente, mesmo com estabilidade hemodinâmica, como com maior risco de complicações.

Alguns biomarcadores também podem ser utilizados na estratificação de risco desses pacientes. A elevação do BNP ou NT-proBNP reflete aumento das pressões de enchimento dentro do VD secundário à obstrução da artéria pulmonar pelo trombo. Considera-se um NT-proBNP acima de 600 ρg/mL como um ponto de corte adequado para estratificação de um subgrupo com alto risco de complicações.[22]

A elevação de troponina no TEP, tanto I como T, reflete isquemia miocárdica do VD, o que ocorre em virtude de diminuição de sua perfusão, redução do fluxo coronariano e aumento das pressões intracavitárias do VD. O nível adequado de corte para definição prognóstica no TEP não está completamente definido; geralmente utiliza-se um nível acima do percentil 99 de uma curva de pessoas normais como uma elevação significativa. A elevação da troponina seleciona um grupo de pacientes com alta mortalidade mesmo em indivíduos com estabilidade hemodinâmica.[23-24]

TABELA 44.4 Escore PESI (*Pulmonary Embolism Severity Index*) para estratificação de risco de complicações nos pacientes com diagnóstico definitivo de TEP

Parâmetros	Versão original	Versão simplificada
Idade	Idade em anos	1 ponto (se idade > 80 anos)
Sexo masculino	+10 pontos	-
Câncer	+30 pontos	1 ponto
Insuficiência cardíaca	+10 pontos	1 ponto
DPOC	+10 pontos	
FC ≥ 110 bpm	+20 pontos	1 ponto
PAS < 100 mmHg	+30 pontos	1 ponto
FR> 30 ipm	+20 pontos	-
Temperatura < 36 °C	+20 pontos	-
Estado mental alterado	+60 pontos	-
Saturação de oxigênio < 90%	+20 pontos	1
Taxa de mortalidade (30 dias)	**Estratificação de risco (somatório de pontos)**	
Muito baixa (0-1,6%)	Classe I: ≤ 65 pontos	0 ponto
Baixa (1,7-3,5%)	Classe II: 65-85 pontos	
Moderada (3,2-7,1%)	Classe III: 86-105 pontos	≥1 ponto
Alta (4,0-11,4%)	Classe IV: 106-125 pontos	
Muito alta	Classe V: >125 pontos	

DPOC: doença pulmonar obstrutiva crônica; FC: frequência cardíaca; PAS: pressão arterial sistólica; FR: frequência respiratória.

Por fim, a presença de hipotensão sustentada e de choque circulatório secundário ao TEP define um grupo de alto risco de complicações.

TRATAMENTO

O tratamento do TEP deverá ser individualizado de acordo com a repercussão clínico-laboratorial e o risco de complicações durante a evolução clínica, principalmente de morte ou desenvolvimento de choque circulatório. Para avaliação do tipo de tratamento recomendado, os pacientes devem ser estratificados em baixo, intermediário ou alto risco de complicações (mortalidade intra-hospitalar ou em 30 dias).

GRUPO DE ALTO RISCO

Nesse grupo estão incluídos os pacientes que desenvolvem choque circulatório ou hipotensão arterial secundária ao episódio de TEP. É definido por pressão arterial sistólica < 90 mmHg ou queda de pressão sistólica > 40 mmHg sustentada por mais de 15 minutos que não seja causada por arritmias, sepse ou hipovolemia.[5]

A terapia de reperfusão com trombolíticos está indicada para esse grupo (Figura 44.4). Os trombolíticos para utilização nesse cenário e disponíveis em nosso país estão listados na Tabela 44.5. Antes da administração do trombolítico deve-se avaliar a presença das contraindicações, listadas na Tabela 44.6. Recente estudo epidemiológico mostrou redução de mortalidade intra-hospitalar quando o trombolítico foi utilizado em pacientes de alto risco.[25]

Outro ponto importante é que, quanto mais precoce o trombolítico for administrado, mais efetivo será para desmanchar o trombo, reduzindo-se assim a pós-carga imposta ao VD e revertendo o choque circulatório. O maior benefício observado ocorre quando essa terapia é instituída em até 48 horas após o início do evento. Apesar disso, o trombolítico pode ser empregado até 14 dias após o evento índice. Muitas vezes, torna-se difícil determinar o tempo de início exato do episódio, pois ele pode ser insidioso e recorrente.

A heparina deverá ser administrada junto com o trombolítico, preferencialmente a heparina não fracionada (HNF), pois é de mais fácil reversão, caso ocorra sangramentos. A HNF deverá ser suspensa durante a infusão da estreptoquinase, porém mantida durante a infusão da alteplase. Caso o paciente tenha recebido dose plena de heparina de baixo peso molecular, deve-se esperar 12 horas da última dose para iniciar a HNF. Nos pacientes com rápida resposta ao tratamento trombolítico e melhora dos parâmetros hemodinâmicos, pode-se considerar o início de heparina de baixo peso molecular de imediato.

Nos pacientes com instabilidade hemodinâmica e com contraindicações absolutas à terapia trombolítica ou naqueles sem melhora hemodinâmica após a trombólise pode-se considerar a realização de embolectomia cirúrgica.[26]

O tratamento percutâneo direcionado com cateter pode ser considerado uma alternativa à embolectomia cirúrgica. Esse procedimento poderá ser realizado por meio da fragmentação mecânica ou aspiração do trombo ou por meio do emprego de baixas doses de trombolíticos intra-arteriais, por exemplo, 10 mg de alteplase em 15 minutos em cada ramo pulmonar.[27]

GRUPO DE BAIXO RISCO

Esse grupo apresenta baixa probabilidade de complicações, e é identificado pela ausência de choque/hipotensão associada a escores clínicos de estratificação de risco, como o PESI classe I-II ou PESI simplificado de zero.

Esse grupo deverá receber heparinização plena com heparina não fracionada ou com heparina de baixo peso molecular; esta última apresenta maior comodidade (não necessita de controle da heparinização por checagem do tempo de tromboplastina parcial ativada) e menor risco de sangramento e de trombocitopenia induzida pela heparina. As heparinas disponíveis para essa situação estão listadas na Tabela 44.7.

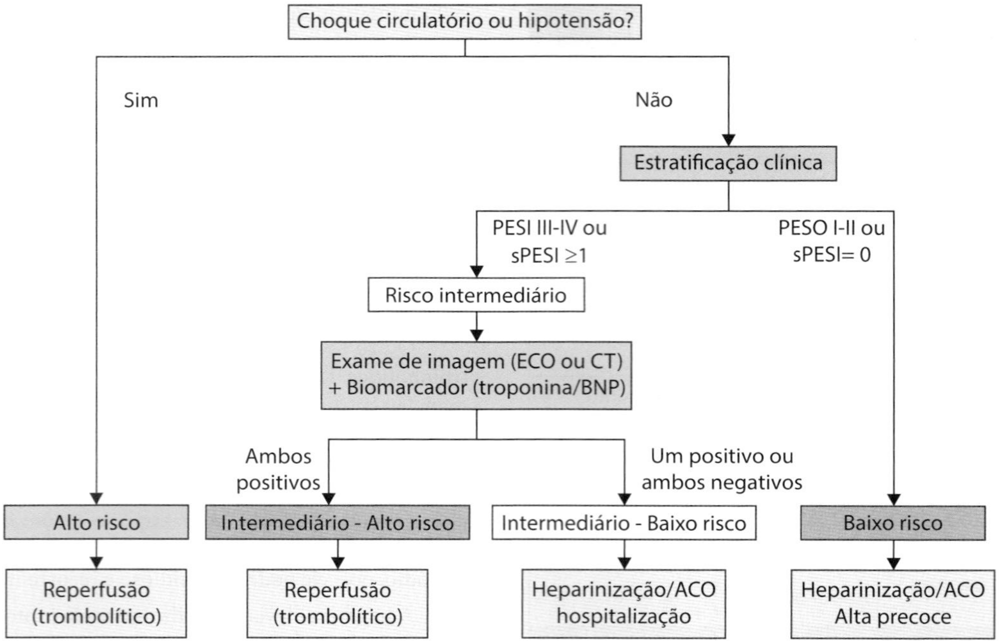

FIGURA 44.4 Algoritmo de decisão para o tratamento do TEP. PESI: *Pulmonary Embolism Severity Index*; ECO: ecocardiograma transtorácico; AngioCT: angiotomografia; BNP: peptídio natriurético do tipo B; ACO: anticoagulação oral.

TABELA 44.5 Trombolíticos aprovados para o tratamento do TEP no Brasil

Trombolítico	Dose
Estreptoquinase	1,5 milhão UI em 2 horas (regime acelerado) ou 250.000 UI em 30 minutos seguido por 100.000 UI/hora por 12 a 24 horas
Alteplase	100 mg em 2 horas ou 0,6 mg/kg em 15 minutos (máximo: 50 mg)

Os antagonistas da vitamina K (varfarina) devem ser iniciados junto com a heparina, e a sua dose deverá ser titulada objetivando um tempo de protrombina com relação (INR) entre 2,0 e 3,0 por dois dias consecutivos. Após atingir esse alvo, a heparinização deve ser suspensa, e o paciente, mantido somente com o anticoagulante oral. A varfarina deverá ser iniciada com um comprimido (5 mg) por dia em pacientes < 60 anos ou meio comprimido (2,5 mg) uma vez ao dia para pacientes idosos.[5]

Estudos recentes compararam a utilização dos novos anticoagulantes, como rivaroxabana, dabigatrana e apixabana, com a terapêutica convencional de enoxaparina associada à varfarina. Em resumo, esses estudos mostraram equivalência na eficácia dessas duas estratégias, porém com taxas de sangramento menores com os novos anticoagulantes, o que pode fazer de tais drogas uma opção para o tratamento desses pacientes. Uma vantagem dessas novas drogas é a possibilidade de alta precoce, pois os pacientes ficam anticoagulados imediatamente após a primeira dose e não necessitam aguardar o INR alvo, como no caso dos antagonistas da vitamina K. As desvantagens são o custo e a ausência de antídotos para reverter a anticoagulação. A Tabela 44.8 mostra as doses dos novos anticoagulantes orais disponíveis para o tratamento do TEP.[28-30]

A anticoagulação oral deverá ser mantida por um período mínimo de 3 a 6 meses. Estudo recente mostrou que pode haver benefício em se estender este período de anticoagulação.[31]

TABELA 44.6 Contraindicações à terapia trombolítica

Absolutas
Acidente vascular encefálico hemorrágico ou de origem incerta em qualquer momento
Acidente vascular encefálico isquêmico nos últimos seis meses
Neoplasias ou malformações arteriovenosas em sistema nervoso central
Trauma ou cirurgia recente nas últimas três semanas
Sangramento digestivo no último mês
Sangramento ativo (exceto menstruação)
Relativas
Ataque isquêmico transitório nos últimos seis meses
Uso de anticoagulante oral
Gravidez ou puerpério (uma semana após o parto)
Punção arterial não compressível
Ressuscitação traumática
Cirrose hepática
Hipertensão refratária (PAS > 180 mmHg ou PAD > 110 mmHg
Endocardite infecciosa
Úlcera péptica ativa

TABELA 44.7 Heparinas disponíveis para o tratamento do TEP

Tipo	Dose	Intervalos
Heparina não fracionada	Bolus: 60 UI/kg Máximo: 4.000 UI Infusão: 12 UI/kg/h Máximo: 1.000 UI/hora	Contínua Ajustada para manter TTPA com razão entre 1,5 e 2,0
Enoxaparina	1 mg/kg ou	12 em 12 horas
	1,5 mg/kg	1× ao dia
Dalteparina	100 UI/kg ou	12/12 horas
	200 UI/kg	1× ao dia
Fondaparinux	5 mg (peso < 50 kg)	1× ao dia
	7,5 mg (peso 50-70 kg)	
	10 mg (peso > 100 kg)	

TABELA 44.8 Novos anticoagulantes orais disponíveis para o tratamento do TEP

Droga	Dose	Estudos clínicos
Dabigatrana	150 mg 12 em 12 horas	RE-COVER, RE-COVERII
Rivaroxabana	15 mg de 12 em 12 horas por três semanas e depois 20 mg 1× ao dia	EISTEIN-DVT, EISTEIN-PE
Apixabana	10 mg de 12 em 12 horas por sete dias e depois 5 mg de 12 em 12 horas	AMPLIFY

GRUPO DE RISCO INTERMEDIÁRIO

Esse grupo é caracterizado por ausência de choque circulatório, escore de risco PESI classe III-IV ou PESI simplificado ≥ 1 e é muito heterogêneo, pois engloba pacientes com risco elevado de complicações próximo ao grupo de alto risco, assim como pacientes com baixo risco de complicações semelhante ao grupo de baixo risco. Graças a essa heterogeneidade, uma nova estratificação de risco faz-se necessária dentro desse grupo.[5]

Essa nova estratificação é realizada pela avaliação da repercussão do TEP no VD através de exames de imagem, como ecocardiograma transtorácico ou angiotomografia e de dosagens de biomarcadores, como troponina e BNP.

Considera-se como achados positivos dos exames de imagem, principalmente, a presença de disfunção do ventrículo direito pelo ecocardiograma, assim como também pode-se observar dilatação do ventrículo direito, hipocinesia da parede livre do VD ou uma relação entre os diâmetros dos ventrículos direito e ≥ 0,9 na tomografia.

Pacientes que apresentam os dois critérios alterados (exame de imagem mais um biomarcador) deverão ser reclassificados como de risco intermediário-alto e podem ser tratados como os pacientes de alto risco, ou seja, com terapia de reperfusão com uso dos trombolíticos.[32] Apesar disso, ainda existem muitas controvérsias na literatura em relação ao uso de trombolítico nesse perfil de paciente. Em virtude da falta de um consenso geral, na tomada de decisão deve-se levar em consideração a idade do paciente, o risco de sangramento, o tempo de instalação do TEP e a experiência do serviço antes de se indicar a terapia trombolítica. Por outro lado, pacientes que apresentarem os dois critérios negativos (exame de imagem e biomarcador), ou somente um dos critérios positivos, deverão ser reclassificados como de risco intermediário-baixo e receber tratamento semelhante ao grupo de baixo risco, ou seja, heparinização plena mais anticoagulação oral, porém devem ser hospitalizados para uma avaliação mais próxima da evolução clínica (Figura 44.4).

CONCLUSÃO

O TEP é um diagnóstico diferencial importante nos pacientes com dispneia aguda ou naqueles com choque circulatório de origem indeterminada no departamento de emergência. Deve-se sempre excluir ativamente esse diagnóstico, pois a falta do seu reconhecimento aumenta a taxa de complicações precoces. O início da investigação se faz pela aplicação de escores de probabilidade seguida de fluxogramas, que devem ser adequados à realidade local. O tratamento dessa entidade deverá ser individualizado para cada paciente de acordo com a estratificação de risco de complicações observadas durante a apresentação clínica.

REFERÊNCIAS BIBLIOGRÁFICAS

1. Cohen AT, Agnelli G, Anderson FA, Arcelus JI, Bergqvist D, Brecht JG, et al. Venous thromboembolism (VTE) in Europe – The number of VTE events and associated morbidity and mortality. Thromb Haemostasis. 2007;98(4):756-64.
2. Heit JA. The epidemiology of venous thromboembolism in the community. Arterioscler Thromb Vasc Biol. 2008;28(3):370-2.
3. Stein PD, Henry JW. Prevalence of acute pulmonary embolism among patients in a general hospital and at autopsy. Chest. 1995;108(4):978-81.
4. Yoo HH MF, Alem CE, Fabro AT, Corrente JE, Queluz TT. Clinicopathological findings in pulmonary thromboembolism: a 24-year autopsy study. J Bras Pneumol. 2004;30(5):7.
5. Konstantinides SV, Torbicki A, Agnelli G, Danchin N, Fitzmaurice D, Galie N, et al. 2014 ESC guidelines on the diagnosis and management of acute pulmonary embolism. Eur Heart J. 2014;35(43):3033-69, 69a-69k.

6. Carrier M, Lazo-Langner A, Shivakumar S, Tagalakis V, Zarychanski R, Solymoss S, et al. Screening for occult cancer in unprovoked venous thromboembolism. N Engl J Med. 2015;373(8):697-704.
7. Dalen JE. Pulmonary embolism: what have we learned since Virchow? Natural history, pathophysiology, and diagnosis. Chest. 2002;122(4):1440-56.
8. Lang IM, Pesavento R, Bonderman D, Yuan JX. Risk factors and basic mechanisms of chronic thromboembolic pulmonary hypertension: a current understanding. Eur Respir J. 2013;41(2):462-8.
9. Stein PD, Fowler SE, Goodman LR, Gottschalk A, Hales CA, Hull RD, et al. Multidetector computed tomography for acute pulmonary embolism. New Engl J Med. 2006;354(22):2317-U7.
10. Robert-Ebadi H, Righini M. [Diagnosis of pulmonary embolism]. Rev Mal Respir. 2011;28(6):790-9.
11. Le Gal G, Mostaguir K, Hovens MM, Kare M, Perrier A, Verschuren F, et al. Prospective validation of the simplified revised Geneva score. Journal of Thrombosis and Haemostasis. 2015;13:719-20.
12. Coutance G, Cauderlier E, Ehtisham J, Hamon M, Hamon M. The prognostic value of markers of right ventricular dysfunction in pulmonary embolism: a meta-analysis. Crit Care. 2011;15(2):R103.
13. Woller SC, Stevens SM, Adams DM, Evans RS, Lloyd JF, Snow GL, et al. Assessment of the safety and efficiency of using an age-adjusted D-dimer threshold to exclude suspected pulmonary embolism. Chest. 2014;146(6):1444-51.
14. Anderson DR, Kovacs MJ, Kovacs G, Stiell I, Mitchell M, Khoury V, et al. Combined use of clinical assessment and D-dimer to improve the management of patients presenting to the emergency department with suspected deep vein thrombosis (the EDITED Study). J Thromb Haemost. 2003;1(4):645-51.
15. Wells PS, Anderson DR, Rodger M, Forgie M, Kearon C, Dreyer J, et al. Evaluation of D-dimer in the diagnosis of suspected deep-vein thrombosis. N Engl J Med. 2003;349(13):1227-35.
16. Le Gal G, Righini M, Wells PS. D-dimer for pulmonary embolism. Jama-J Am Med Assoc. 2015;313(16):1668-9.
17. Righini M, Van Es J, Den Exter PL, Roy PM, Verschuren F, Ghuysen A, et al. Age-adjusted D-dimer cutoff levels to rule out pulmonary embolism: the ADJUST-PE study. JAMA. 2014;311(11):1117-24.
18. Le Gal G, Righini M, Wells PS. Computed tomographic pulmonary angiography for pulmonary embolism. JAMA. 2015;314(1):74-5.
19. Chan CM, Woods C, Shorr AF. The validation and reproducibility of the pulmonary embolism severity index. J Thromb Haemost. 2010;8(7):1509-14.
20. Donze J, Le Gal G, Fine MJ, Roy PM, Sanchez O, Verschuren F, et al. Prospective validation of the Pulmonary Embolism Severity Index. A clinical prognostic model for pulmonary embolism. Thromb Haemost. 2008;100(5):943-8.
21. Righini M, Roy PM, Meyer G, Verschuren F, Aujesky D, Le Gal G. The Simplified Pulmonary Embolism Severity Index (PESI): validation of a clinical prognostic model for pulmonary embolism. J Thromb Haemost. 2011;9(10):2115-7.
22. Kucher N, Printzen G, Doernhoefer T, Windecker S, Meier B, Hess OM. Low pro-brain natriuretic peptide levels predict benign clinical outcome in acute pulmonary embolism. Circulation. 2003;107(12):1576-8.
23. Kucher N, Wallmann D, Carone A, Windecker S, Meier B, Hess OM. Incremental prognostic value of troponin I and echocardiography in patients with acute pulmonary embolism. Eur Heart J. 2003;24(18):1651-6.
24. Mehta NJ, Jani K, Khan IA. Clinical usefulness and prognostic value of elevated cardiac troponin I levels in acute pulmonary embolism. Am Heart J. 2003;145(5):821-5.
25. Stein PD, Matta F. Thrombolytic therapy in unstable patients with acute pulmonary embolism: saves lives but underused. Am J Med. 2012;125(5):465-70.
26. Aymard T, Kadner A, Widmer A, Basciani R, Tevaearai H, Weber A, et al. Massive pulmonary embolism: surgical embolectomy versus thrombolytic therapy--should surgical indications be revisited? Eur J Cardiothorac Surg. 2013;43(1):90-4; discussion 4.
27. Kuo WT, Gould MK, Louie JD, Rosenberg JK, Sze DY, Hofmann LV. Catheter-directed therapy for the treatment of massive pulmonary embolism: systematic review and meta-analysis of modern techniques. J Vasc Interv Radiol. 2009;20(11):1431-40.
28. Agnelli G, Buller HR, Cohen A, Curto M, Gallus AS, Johnson M, et al. Oral apixaban for the treatment of acute venous thromboembolism. N Engl J Med. 2013;369(9):799-808.
29. Investigators E-P, Buller HR, Prins MH, Lensin AW, Decousus H, Jacobson BF, et al. Oral rivaroxaban for the treatment of symptomatic pulmonary embolism. N Engl J Med. 2012;366(14):1287-97.
30. Schulman S, Kakkar AK, Goldhaber SZ, Schellong S, Eriksson H, Mismetti P, et al. Treatment of acute venous thromboembolism with dabigatran or warfarin and pooled analysis. Circulation. 2014;129(7):764-72.
31. Couturaud F, Sanchez O, Pernod G, Mismetti P, Jego P, Duhamel E, et al. Six months vs extended oral anticoagulation after a first episode of pulmonary embolism – The PADIS-PE randomized clinical trial. Jama-J Am Med Assoc. 2015;314(1):31-40.
32. Meyer G, Vicaut E, Danays T, Agnelli G, Becattini C, Beyer-Westendorf J, et al. Fibrinolysis for patients with intermediate-risk pulmonary embolism. N Engl J Med. 2014;370(15):1402-11.

45

Trombose Venosa Profunda

Sabrina Bernardez-Pereira
Renato Correa Alves Moreira

DEFINIÇÃO

A trombose venosa profunda (TVP) é uma doença caracterizada pela formação de trombos no sistema venoso profundo, e os membros inferiores são os mais acometidos. Mais comumente, a TVP ocorre nas veias profundas dos membros inferiores – pernas, coxas ou pelve. Define-se por TVP proximal aquela que ocorre em veias profundas mais proximais, como poplíteas, femorais e ilíacas, e TVP distal aquela que envolve somente as veias profundas das pernas, como fibulares e tibiais posterior e anterior.

EPIDEMIOLOGIA

O tromboembolismo venoso (TEV), que se refere a um diagnóstico de TVP e/ou embolia pulmonar, é a terceira condição cardiovascular mais frequentemente diagnosticada no mundo.

Embora a maioria dos casos de TVP seja oculta e resolva-se espontaneamente, sem complicação, a morte por embolia pulmonar maciça associada à TVP faz com que cerca de 300.000 mortes ocorram por ano apenas nos Estados Unidos. O TEV pode ser complicado por trombose recorrente, sangramento associado a anticoagulante, síndrome pós-trombótica e hipertensão pulmonar tromboembólica crônica.[1]

No Brasil, existem poucos estudos mostrando a real incidência dessa condição. Em nosso meio, o estudo de Maffei e col. apresenta uma estimativa de 0,6 casos por 1.000 habitantes/ano, a partir dos casos de TVP confirmados por flebografia ou duplex scan.[2] É mais prevalente entre os doentes internados, e, no Brasil, 27.412 casos de TVP foram diagnosticados somente no ano de 2007.

A TVP é mais comum após os 40 anos de idade, havendo aumento exponencial com a idade; assim, entre 25 e 35 anos a incidência de TEV é de cerca de 30 casos/100.000 pessoas ao ano, enquanto entre 70 e 79 anos essa incidência chega a 300 a 500 casos/100.000 pessoas ao ano. Logo, a prevalência de embolia pulmonar, uma complicação da TVP, aumenta com a idade.

Estima-se que 25 a 50% dos pacientes com trombose venosa profunda desenvolverão a síndrome pós-trombótica com redução da qualidade de vida.[3] Além disso, se não tratados, 60% dos pacientes com TVP de membros inferiores desenvolverão embolia pulmonar.[4]

Fatores de risco para oclusão venosa aguda variam desde imobilização prolongada a síndromes de hipercoagulabilidade, trauma e malignidade. Os fatores de risco para TEV estão apresentados na Tabela 45.1.

FISIOPATOLOGIA

A fisiopatologia da TVP foi descrita por Virchow, em 1846, como uma tríade de possíveis alterações do sistema venoso. Sua ocorrência está relacionada a alterações em um ou mais elementos da tríade que leva o seu nome – estase, lesão endotelial e elementos da coagulação.[5]

TABELA 45.1 Fatores de risco para tromboembolismo venoso

Fatores de Risco
Abortamento recorrente (> três episódios)
Acidente vascular cerebral isquêmico ou hemorrágico
Cateter venoso central
Doença inflamatória intestinal ativa
Doença pulmonar obstrutiva crônica (DPOC)
Doença reumatológica ativa
Gestação e puerpério (até quatro a seis semanas)
Idade ≥ 55 anos
Infarto agudo do miocárdio atual
Infecções
Insuficiência arterial periférica
Insuficiência cardíaca classe funcional III ou IV
Insuficiência respiratória
Internação em unidade de terapia intensiva (UTI)
Neoplasias
Obesidade (IMC ≥ 30 kg/m²)
Paresia ou paralisia de membros inferiores
Quimioterapia ou hormonioterapia
Reposição hormonal/Anticoncepcional hormonal
Síndrome nefrótica
Tabagismo
TEV prévio
Trombofilias (hereditárias ou adquiridas)
Varizes/Insuficiência venosa periférica

Assim, para a formação de trombos no sistema venoso profundo seria necessária uma das três situações:

1. Lesão endotelial: exposição das camadas subendoteliais, trombogênicas;
2. Estase: redução do fluxo venoso profundo proveniente da bomba muscular em pacientes imobilizados ou acamados;
3. Hipercoagulabilidade: aumento da atividade de coagulação, genética ou adquirida, ou diminuição da atividade fibrinolítica.

DIAGNÓSTICO

APRESENTAÇÃO CLÍNICA

O diagnóstico e o tratamento oportunos são medidas indispensáveis para prestar o cuidado adequado para o paciente. Essa afirmação é reforçada pelo fato de a organização de um trombo venoso prosseguir muito mais rapidamente do que a de um trombo arterial, impedindo, assim, estratégias bem-sucedidas de tratamento. Além disso, o tratamento e a retirada precoce do trombo reduzem o risco de embolia pulmonar e de sequelas pós-trombóticas.[6]

A avaliação clínica é um componente essencial para a avaliação inicial e deve incorporar uma probabilidade pré-teste. Os achados do exame físico na trombose venosa sintomática dependerão da extensão da obstrução vascular, da veia comprometida, bem como do grau de inflamação, e incluem dor, eritema, calor e edema da extremidade envolvida. Essa afecção pode apresentar formas assintomáticas até nas formas mais agressivas, como a ocorrência de flegmasia cerúlea dolens, que requer intervenção imediata, pois o atraso no tratamento pode resultar em morte ou perda de membro.

O diagnóstico da TVP deve ser suspeitado em qualquer paciente com dor ou edema em membros inferiores, principalmente se unilateral ou assimétrico.

Ao exame físico observam-se edema na panturrilha, que pode ser mensurado de forma padronizada (por exemplo, de mais que 3 cm quando comparada com a perna assintomática, medidos 10 cm abaixo da protuberância tibial); edema depressível (maior na perna sintomática); e dilatação das veias superficiais (não varicosas).

A flegmasia cerúlea dolens é uma forma rara de TVP proximal maciça dos membros inferiores (por exemplo, femoral) associada a um elevado grau de morbidade e mortalidade. Sinais e sintomas incluem dor na perna súbita e grave com cianose, edema, gangrena venosa, síndrome compartimental e comprometimento do fluxo arterial, muitas vezes seguido por colapso circulatório e choque.

A avaliação clínica isolada, no entanto, não é confiável, sendo necessário incluir testes objetivos, uma vez que só uma minoria de pacientes com suspeita de TVP, na verdade, terão o diagnóstico confirmado. Em cerca de 50 a 85% dos pacientes com sinais e sintomas sugestivos de trombose venosa profunda o diagnóstico não será confirmado por exames complementares. Entretanto, estudos em populações de alto risco demonstraram que um número substancial de trombos venosos de extremidade inferior não será clinicamente aparente.

DIAGNÓSTICO CLÍNICO

A regra de predição clínica mais amplamente utilizada para TVP é a pontuação Wells, que usa uma combinação de características clínicas para avaliar a probabilidade pré-teste (Tabela 45.2).

O escore de Wells foi inicialmente proposto em 1995 e, em seguida, em 1997, revisto e incorporado a um algoritmo de diagnóstico. O escore original utilizou nove critérios clínicos para estratificar pacientes em baixa, moderada ou alta probabilidade de apresentar TVP. Em 2003, o escore foi modificado com a inclusão de mais um item (história prévia de TVP documentada), e os pacientes foram então estratificados em duas categorias: TVP provável e TVP improvável.

ABORDAGEM DIAGNÓSTICA

Como o diagnóstico clínico de trombose venosa profunda é inespecífico, abordagens diagnósticas integradas para pacientes com suspeita de TEV têm sido desenvolvidas ao longo dos anos, envolvendo ambas as ferramentas não invasivas à beira do leito – árvore de decisão clínica e exames de sangue, como o D-dímero, para os pacientes com baixa pro-

TABELA 45.2 Modelo de predição clínica proposto por Wells et al.[7,8]

Características clínicas	Pontuação
Câncer em atividade (em tratamento atual ou dentro dos últimos seis meses ou em cuidados paliativos).	+ 1
Paresia, paralisia ou imobilização com gesso dos membros inferiores.	+ 1
Imobilização (> 3 dias) ou cirurgia maior (até 4 semanas).	+ 1
Aumento da sensibilidade ao longo das veias do sistema venoso profundo.	+ 1
Edema em todo o membro.	+ 1
Edema da panturrilha (> 3 cm) em relação à perna normal.	+ 1
Edema depressível (cacifo) maior na perna afetada (unilateral).	+ 1
Veias colaterais superficiais (não varicosas).	+ 1
Diagnóstico diferencial mais provável.	- 2
Baixa probabilidade ≤ 0 pontos Moderada probabilidade 1 ou 2 pontos Alta probabilidade ≥ 3 pontos	
Escore Modificado de Wells (adiciona + 1 ponto se TVP prévia documentada)	
Provável ≥ 2 Improvável ≤ 1	

babilidade pré-teste, e técnicas de diagnóstico por ultrassom por compressão para aqueles com uma elevada probabilidade pré-teste. Essa combinação levou à padronização de algoritmos de diagnóstico com segurança comprovada para a exclusão de doença trombótica venosa (Figura 45.1).[9]

Venografia

A venografia continua sendo o padrão-ouro para TVP aguda. Ela é essencial para o diagnóstico de oclusões distais sintomáticas de panturrilhas, oclusão venosa recorrente e em pacientes com oclusões que têm uma elevada suspeita clínica e um estudo não invasivo negativo. A sensibilidade da venografia é de quase 100%, e o exame detecta com precisão oclusões venosas agudas de toda a perna, incluindo panturrilha, bem como das veias pélvicas e da veia cava inferior, o que pode ser ignorado por outras modalidades de diagnóstico, como o ultrassom.[10]

A venografia, contudo, é um exame invasivo que tem sido associado a complicações, como reações alérgicas, nefro-

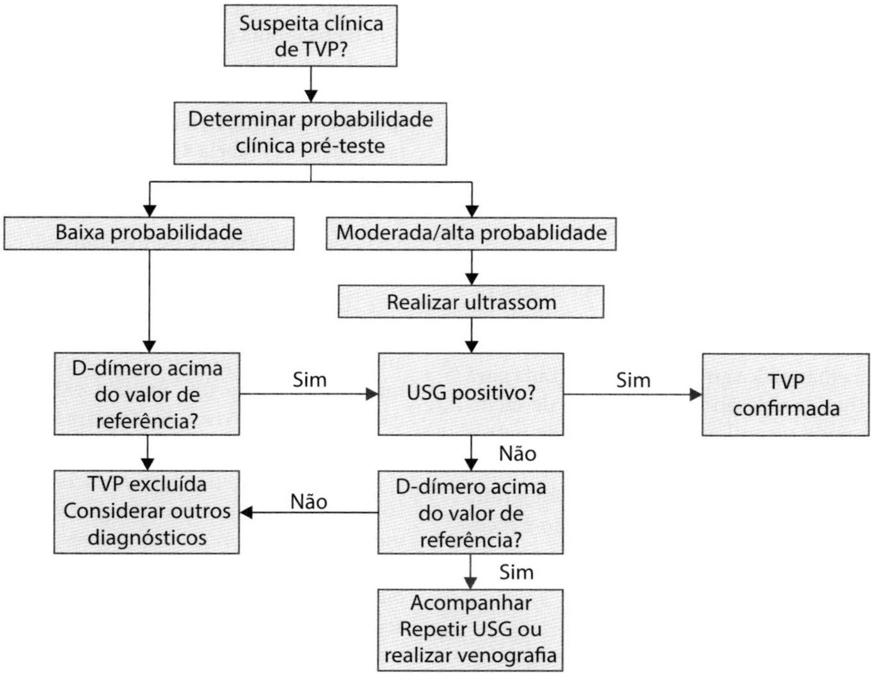

FIGURA 45.1 Algoritmo diagnóstico para TVP.

toxicidade e flebite, logo, seu uso é limitado a pacientes cuidadosamente selecionados.

Ultrassom

O ultrassom (US) é considerado o melhor método de diagnóstico não invasivo em pacientes sintomáticos. Em estudos de comparabilidade com a venografia esse exame apresentou uma sensibilidade média de 97% para TVP proximal (IC 95%, 83 e 100%) e uma especificidade de 97% (IC de 95%, 86 e 100%).[11,12]

Os valores preditivos positivo e negativo da US podem ser aumentados simplesmente considerando-se o diagnóstico clínico associado, como os critérios de Wells.

Estudos encontraram uma prevalência de TVP de 85%, 33% e 5%, respectivamente, nas três categorias de Wells, e a sensibilidade do US foi significativamente mais elevada nos pacientes classificados como de alto risco.[13]

Assim, por meio de avaliação clínica, pode-se excluir TVP no paciente com baixa probabilidade clínica e resultado negativo de US sem a necessidade de ultrassonografia seriada.

O US apresenta vantagens como detecção de outras patologias, como, por exemplo, cistos de Baker, linfadenopatia, hematomas, aneurismas da artéria femoral, tromboflebite superficial e abscessos, e, além disso, é a modalidade primária de imagem para o diagnóstico de trombose venosa da extremidade superior. É amplamente disponível e de baixo custo.[14]

Limitações do ultrassom incluem oclusão isolada distal das veias da panturrilha, obesidade e pacientes com edema de membros inferiores.

Novamente, se a probabilidade pré-teste é alta e os resultados da ultrassonografia negativos ou discordantes com a avaliação clínica, a venografia deve ser considerada.

Tomografia Computadorizada e Ressonância Magnética

Tanto a tomografia computadorizada quanto a ressonância magnética podem diagnosticar a oclusão da veia cava inferior e de veias pélvicas com precisão ainda maior. A tomografia computadorizada e a ressonância magnética são também úteis no diagnóstico de oclusão de veias torácicas centrais.

A ressonância magnética é preferida por não ser invasiva, não necessitar de contraste, não acarretar exposição à radiação ionizante e ser altamente precisa e reprodutível. No entanto, por causa de seu alto custo e acesso limitado, a venografia por ressonância magnética ainda não foi utilizada para o diagnóstico de rotina de oclusão venosa isolada de membros inferiores, mas pode ser útil após realização de outros exames com resultados inconclusivos.

Conclui-se, assim, que a venografia por tomografia computadorizada ou por ressonância magnética não é recomendada para uso de rotina na avaliação de TVP.

D-dímero

O D-dímero é um marcador de fibrinólise endógena, e, portanto, detectável em pacientes com TVP. Vários estudos têm demonstrado que o D-dímero tem um alto valor preditivo negativo e é um marcador sensível, mas com baixa especificidade para TVP, uma vez que diversas outras condições podem apresentar elevação desse marcador, como idade elevada, gravidez e puerpério, neoplasias, infecções, trauma, queimaduras, cirurgias, doenças renais ou hepáticas, doença inflamatória intestinal, insuficiência cardíaca, cardiopatia isquêmica, dissecção de aorta, aneurismas, arteriopatia periférica, acidente vascular cerebral, paresias, hemorragias, anemia falciforme, coagulação vascular disseminada, insuficiência respiratória aguda, entre outras.

Ensaio clínico randomizado concluiu que a TVP pode ser descartada em pacientes com clínica improvável e com um teste de D-dímero negativo, podendo o US ser omitido de forma segura em tais pacientes. O resultado de D-dímero negativo naqueles que não eram suscetíveis à TVP eliminou a necessidade do US em mais de 38% dos pacientes. Já no grupo com alta probabilidade de TVP, o D-dímero positivo direcionou a solicitação de um novo exame de imagem.[15]

TRATAMENTO

Os objetivos de um regime terapêutico agudo são restauração do retorno venoso, prevenção de oclusão recorrente, preservação da função valvar venosa e prevenção de embolia pulmonar.

Para pacientes com alta suspeita clínica de TVP, recomenda-se iniciar o tratamento com anticoagulantes enquanto se aguarda a confirmação do diagnóstico, desde que não haja contraindicação.

AVALIAÇÃO DO RISCO DE SANGRAMENTO

Todos os pacientes devem ser avaliados antes e durante a terapia anticoagulante para o risco de sangramento, principalmente os pacientes em uso de inibidores diretos do fator Xa e da trombina e aqueles com idade acima de 75 anos. Também é importante a avaliação dos sinais e sintomas de condições que podem prolongar a meia-vida do anticoagulante (por exemplo, insuficiência renal) e contraindicações absolutas e relativas (Tabela 45.3).

Em todos os pacientes, a decisão de anticoagulação deve ser individualizada, e os benefícios da prevenção do TEV, cuidadosamente ponderados em contraposição ao risco de hemorragias.

Embora estejam disponíveis algumas ferramentas para estimar o risco de sangramento em indivíduos sob terapia anticoagulatória (por exemplo, escore HAS-BLED), até o momento não existe um modelo validado prospectivamente para avaliação do risco de sangramento em pacientes clínicos hospitalizados.

Um estudo retrospectivo encontrou como fatores de risco para sangramento: úlcera gastroduodenal ativa, sangramento nos últimos três meses, contagem plaquetária $< 50.000/mm^3$, idade acima de 75 anos, insuficiência hepática ou renal, permanência na unidade de terapia intensiva, presença de cateter venoso central, doença reumática, câncer e sexo masculino.[16]

Para os pacientes com TVP proximal aguda aos quais a anticoagulação é contraindicada ou para os que apresentam

TABELA 45.3 Contraindicações absolutas e relativas à anticoagulação
Absolutas
Sangramento ativo
Diátese hemorrágica grave
Contagem de plaquetas < 50.000/mm³
Intervenções cirúrgicas/procedimentos de emergência, recentes ou planejados
Grandes traumas
Histórico de hemorragia intracraniana
História da trombocitopenia induzida por heparina
Relativas
Sangramento recorrente por telangiectasias gastrointestinais múltiplas
Tumores intracranianos ou medulares
Contagem de plaquetas < 150.000/mm³
Grande aneurisma da aorta abdominal com hipertensão grave concomitante
Dissecção aórtica estável

risco de hemorragia inaceitável, o filtro de veia cava inferior deverá ser considerado. Os pacientes com TVP distal aguda e contraindicação à anticoagulação poderão ser controlados com a ultrassonografia de vigilância.

ANTICOAGULAÇÃO

Durante vários anos, o tratamento do TEV agudo foi a aplicação subcutânea de heparina de baixo peso molecular (HBPM) ou fondaparinux, seguido da administração oral de um antagonista da vitamina K (AVK). Esse regime é altamente eficaz para a prevenção do TEV recorrente.

No entanto, o tratamento com um AVK requer um rigoroso acompanhamento em virtude de um intervalo terapêutico estreito e de uma taxa relativamente alta de complicações hemorrágicas. Além disso, o tratamento agudo de TEV requer anticoagulação parenteral com injeções subcutâneas de heparina de baixo peso molecular (HBPM) ou fondaparinux devido ao atraso no início da ação do AVK.[17]

Recentemente, uma nova classe de agentes, os chamados anticoagulantes orais diretos, foi introduzida na prática clínica para o tratamento agudo e de longo prazo do TEV. Grandes ensaios clínicos mostraram que os novos anticoagulantes são eficazes e seguros no tratamento dessa condição em comparação com o regime padrão clássico com HBPM/fondaparinux seguido de um antagonista da vitamina K.

Os anticoagulantes orais diretos simplificam significativamente o tratamento por serem ministrados esquema de doses fixas, sem necessidade de monitorização de rotina, e associados a um risco consideravelmente menor de complicações hemorrágicas.[18]

Heparina Não Fracionada

Se definida como terapia de eleição, a heparina não fracionada (HNF) deverá ser iniciada assim que o diagnóstico for confirmado, ou em caso de alta suspeição clínica até que os exames diagnósticos possam ser realizados.

O uso da HNF no tratamento inicial da TVP pode ser realizado por administração intravenosa ou subcutânea com monitoramento da coagulação. O uso de normogramas baseados no peso corpóreo pode auxiliar no ajuste da dose venosa de heparina não fracionada, para adequação da faixa terapêutica do tempo de tromboplastina parcial ativada (TTPA), e proporcionar melhor efeito terapêutico.

As diretrizes brasileiras recomendam o uso do normograma de Raschke, que se baseia em dados de experimentação clínica visando manter os níveis plasmáticos de heparina entre 0,35 e 0,70 unidades/mL corrigidos para o peso corpóreo. Graças à farmacodinâmica da heparina e à característica clínica de seu uso, o normograma de Raschke preconiza o emprego de um bolus inicial de 80 UI/kg seguido da infusão de 18 UI/kg por hora e correção de acordo com o tempo de tromboplastina parcial ativada (TTPA), como visto na Tabela 45.4.[19]

Atualmente, recomenda-se o início simultâneo da heparina e do AVK com suspensão da heparina após cinco dias. A contagem de plaquetas deve ser obtida regularmente para monitoramento de trombocitopenia induzida por heparina e ser suspensa caso ocorra queda abrupta ou sustentada ou contagem plaquetária < 100.000/mm³.

Heparina de baixo peso molecular ou fondaparinux seguido de antagonista da vitamina K

O tratamento padrão da TVP aguda tem sido, por muitos anos, a administração inicial de uma HBPM ou fondaparinux em dose terapêutica seguida de ingestão oral de um AVK. A medicação parenteral então pode ser interrompida

TABELA 45.4 Normograma baseado em peso para infusão intravenosa de heparina

TTPA	Bolus	Interrupção	Mudança na infusão
< 35	Novo bolus de 80 U/kg	0	aumentar 4 U/kg/h
35-45	Novo bolus 40 U/kg	0	aumentar 3 U/kg/h
46-60	Novo bolus 40 U/kg	0	aumentar 2 U/kg/h
61-85	0	0	manter a infusão
86-110	0	0	reduzir 2 U/kg/h
> 110	0	60 minutos	reduzir 4 U/kg/h

quando o INR de 2,0 for alcançado e mantido por dois dias sucessivos. A anticoagulação parenteral deve ser feita durante pelo menos cinco dias.

Para pacientes que receberão posteriormente varfarina, é preferida a utilização de heparina de peso molecular baixo (HBPM) ou fondaparinux à heparina não fraccionada (HNF).[20]

Os AVK são altamente eficazes na prevenção de TEV recorrente, contudo, seu uso precisa ser cuidadosamente monitorizado em virtude da faixa terapêutica estreita e de risco relativamente elevado de hemorragia intracraniana (1,1 por 100 doentes ao ano) e taxa de letalidade por sangramento maior que 13,4%.[21]

Não se recomenda o tratamento inicial para TVP somente com AVK, uma vez que está associado a altas taxas de recorrência sintomática e risco de necrose cutânea.

Na Tabela 45.5 encontra-se o tratamento anticoagulante com heparinas e antagonistas da vitamina K de acordo com a dose e considerações específicas.[22]

Anticoagulantes orais diretos

Rivaroxaban

O rivaroxaban é um inibidor direto do fator Xa e o primeiro dos anticoagulantes orais diretos aprovado para o tratamento de TEV. Ele mostrou-se tão eficaz quanto a HBPM associada a AVK, com taxas semelhantes de hemorragias.

Essa medicação tem um tempo até o pico de concentração de 2 a 4 horas, com uma meia-vida de eliminação de 7 a 11 horas. É contraindicado a pacientes com doença hepática grave, qualquer grau de coagulopatia hepática ou insuficiência renal grave (ClCr < 30 mL/min), uma vez que é metabolizado no fígado e excretado pelos rins.

A dose inicial para o tratamento de TEV agudo é de 15 mg duas vezes por dia durante três semanas, seguidos por 20 mg uma vez por dia durante pelo menos três meses. Esse regime de tratamento com dose fixa foi definido independentemente do peso corporal ou da idade.[23]

Apixaban

O apixaban, um inibidor do fator Xa de administração oral, tem meia-vida de 12 horas e apresenta eliminações renal, hepática e enteral. A dose inicial é de 10 mg duas vezes por dia durante sete dias, seguida de 5 mg duas vezes por dia durante pelo menos três meses.

O estudo AMPLIFY Extension randomizou pacientes para uso de duas doses diferentes de apixaban (5 ou 2,5 mg duas vezes ao dia) ou placebo a fim de verificar as taxas de recorrência de TEV durante 12 meses de tratamento. Ambas as doses de tratamento com apixaban reduziram de forma semelhante o risco de TEV recorrente sem aumentar o risco de hemorragias.[29] Com base nesses resultados, para os pacientes com indicação de anticoagulação prolongada, o uso de apixaban 5 mg duas vezes por dia durante seis meses, seguido de apixaban 2,5 mg duas vezes por dia, deve ser preferencial.[24]

Dabigratan

O dabigatran, que também foi aprovado em 2014 para o tratamento de TEV, é um inibidor direto da trombina. O tratamento inicial é iniciado com HBPM em dose terapêutica por cinco a sete dias, seguida de dabigatran 150 mg duas vezes por dia durante pelo menos três meses. Indivíduos com idade acima de 79 anos devem começar dabigatran com dose reduzida, embora essa recomendação não seja baseada em estudos clínicos.

As taxas de recorrência do TEV foram comparáveis àquelas em pacientes em uso de varfarina, enquanto as taxas de sangramento foram menores nos pacientes tratados com dabigatran.[25,26]

TABELA 45.5 Tratamento anticoagulante (heparinas e antagonistas da vitamina K)

Medicação	Tratamento	Observações
Heparina Não Fracionada	Intravenosa: 80 UI/kg em bolus seguido da infusão de 18 UI/kg por hora Subcutânea: 333 UI/kg seguido por 250 UI/kg 2×/dia.	• Monitorizar trombocitopenia induzida por heparina • Determinações laboratoriais seriadas do TTPA (geralmente a cada 6 horas inicialmente), a faixa terapêutica de 60 a 80 s (ou de 1,5 a 2,5 vezes o controle) que corresponderia a níveis plasmáticos de heparina de 0,2 a 0,4 UI/mL (pelo método de titulação com protamina) ou de 0,3 a 0,7 UI/mL (pelo nível de heparina anti-fator Xa).
Enoxaparina	Subcutânea: 1 mg/kg 2×/dia ou 1,5 mg/kg 1×/dia	Cuidados são necessários em pacientes com Clcr < 30 mL/min
Dalteparina	Subcutânea: 200 UI/kg 1×/dia	Cuidados são necessários em pacientes com Clcr < 30 mL/min
Fondaparinux	Subcutâneo baseado no peso: < 50 kg = 5 mg 1×/dia 50-100 kg = 7,5 mg 1×/dia >100 kg = 10mg 1×/dia	Contraindicada em pacientes com Clcr < 30 mL/min
Varfarina	Oral: dose inicial usualmente de 5 mg/dia titulada até o alcance do INR entre 2 e 3.	Iniciar com dose baixa nos seguintes grupos: idosos, quadro de desnutrição, medicações concomitantes que interfiram com o metabolismo da varfarina ou doença hepática subjacente.

Edoxaban

É um inibidor direto do fator Xa ativo, com uma meia-vida de 6 a 11 horas e dosagem usual de 30 ou 60 mg por via oral uma vez por dia. A absorção não é afetada pelos alimentos e é excretado por via renal.

Foi aprovado para o tratamento da TVP em pacientes tratados com anticoagulante parenteral por cinco a 10 dias. A aprovação do edoxaban para TVP baseia-se nos resultados do estudo Hokusai-Venous Thromboembolism,[27] um ensaio clínico que mostrou que o edoxaban foi tão eficaz quanto a varfarina na prevenção de recorrências em pacientes com TEV agudo.

As doses recomendadas para tratamento do TEV com anticoagulantes orais diretos baseadas nas evidências científicas disponíveis encontram-se na Tabela 45.6.

SELEÇÃO DA TERAPIA ANTICOAGULANTE

Para a maioria dos pacientes, em particular os com câncer ativo e mulheres grávidas, é preferível o tratamento com heparina de baixo peso molecular em vez de outros agentes como heparina não fracionada e inibidores diretos do fator Xa e da trombina. Geralmente, heparina e fondaparinux são os tratamentos de escolha quando comparados com os novos anticoagulantes em virtude da maior experiência e da sua reversibilidade com antídotos disponíveis.

A HNF é a medicação preferida para pacientes com insuficiência renal grave (por exemplo, depuração da creatinina < 30 mL/min) e para os quais prevemos uma necessidade de reversão aguda de anticoagulação.

Os inibidores diretos da trombina e do fator Xa podem ser uma alternativa aceitável para pacientes com função renal normal e que preferem um anticoagulante oral a fim de evitar o uso de injeções diárias. É válido lembrar que o inibidor do fator Xa, o edoxaban e o inibidor direto da trombina, dabigatran, têm eficácia não comprovada como monoterapia, e. como tal, só devem ser administrados após o curso típico de cinco dias com heparina parenteral ou subcutânea (ou seja, a terapia dupla).

DURAÇÃO DA ANTICOAGULAÇÃO

A tromboprofilaxia prolongada é eficaz na prevenção da recorrência de TEV, mas também está associada a um risco substancialmente aumentado de hemorragias. Assim, a decisão sobre a duração ideal da anticoagulação deve levar em conta a presença ou ausência de eventos provocados, fatores de risco para a recorrência e sangramento, bem como as preferências e os valores individuais do paciente.

As diretrizes nacionais e internacionais recomendam anticoagulação por um período mínimo de três meses para todos os pacientes com TVP, independentemente da causa subjacente. No entanto, embora não haja acordo sobre a duração mínima de tempo com que um paciente com um primeiro episódio de trombose venosa profunda deva ser tratado (isto é, três meses), a duração ideal não está estabelecida.

A maioria dos especialistas concorda que a extensão da anticoagulação por um período maior do que três meses deve ser considerada em populações selecionadas:

A. Pacientes com TVP provocada por fatores de risco persistentes, mas reversíveis: períodos finitos estendidos, por exemplo, de seis a 24 meses ou até que seja resolvido o fator de risco;

B. TVP não provocada ou pacientes com câncer ativo: anticoagulação por tempo indeterminado.

Em contraste, a duração da anticoagulação por mais de três meses não é tipicamente recomendada para pacientes com um episódio de trombose venosa profunda provocada por um fator de risco transitório (por exemplo, cirurgia) ou para aqueles com alto risco de hemorragia.

OUTRAS TERAPIAS

DEAMBULAÇÃO

A deambulação precoce é segura em pacientes com TVP aguda e deve ser encorajada tão logo que seja viável. Evidências científicas sugerem que a deambulação precoce não aumenta o risco de recorrência ou embolia pulmonar fatal.[35]

TABELA 45.6 Tratamento com anticoagulantes orais diretos e evidências[28]

Medicação	Classe	Tratamento oral*	Estudos
Rivaroxaban	Inibidor direto fator Xa	15 mg 2x/dia por três semanas, então 20 mg/dia incluindo pacientes com disfunção renal moderada (Clcr 30 a 49 mL/min) a grave (Clcr 15 a 29 mL/min)**	EINSTEIN DVT[29] EINSTEIN EXT[30]
Apixaban	Inibidor direto fator Xa	10 mg 2x/dia por sete dias, então 5 mg 2x/dia (de 6 a 8 meses), seguido de 2,5 mg 2x/dia (> 6 meses).	AMPLIFY[31] AMPLIFY-EXT[32]
Dabigatran	Inibidor direto da trombina	150 mg 2x/dia após terapia anticoagulante parenteral (> 5 dias)***	RE-COVER[33] RE-MEDY[34] RE-SONA[TE]31
Edoxaban	Inibidor direto do fator Xa	60 mg/dia após terapia anticoagulante parenteral (> 5 dias)****	Hokusai-VTE[25]

*Em pacientes hemodinamicamente estáveis. **Uma redução de dose para 15 mg/dia deve ser considerada se o risco de sangramento for maior que o risco de TEV recorrente. ***Uma redução de dose de 150 mg 2x/dia para 110 mg 2x/dia deve ser considerada para pacientes com idade ≥ 80 anos ou pacientes em uso concomitante de verapamil. A posologia deve ser reduzida para 150 mg 1x/dia em pacientes com insuficiência renal moderada (Clcr de 30 a 50 mL/min). ****Uma redução de dose de 60 mg/dia para 30 mg/dia para pacientes com Clcr 15 a 50 ml/min ou peso corporal ≤ 60 kg ou em uso de inibidores potentes de P-gp, como amiodarona, quinidina ou verapamil.

FILTRO DE VEIA CAVA

A inserção do filtro de veia cava inferior como tratamento de rotina não é recomendada, e a decisão para a utilização deverá ser baseada na situação clínica. As recomendações para utilização encontram-se a seguir.[36]

Absolutas

- Pacientes com TVP e contraindicação, ineficiência e/ou complicações da anticoagulação.

Relativas

- Pacientes com TVP com alto risco de embolia pulmonar, apesar do tratamento anticoagulante;
- Alto risco de complicações hemorrágicas com anticoagulação;
- Trombo flutuante no segmento ilíaco-caval;
- TVP em pacientes com limitada reserva cardiopulmonar.

Os riscos e benefícios da utilização de FVC para pacientes submetidos à trombólise fármaco-mecânica e para aqueles com trombose estendida para veia cava inferior devem ser ponderados.

MEIAS DE COMPRESSÃO PARA PREVENÇÃO DE SÍNDROME PÓS-TROMBÓTICA[20,22,36]

Com base em evidências recentes, sugere-se não usar rotineiramente meias de compressão para prevenir a síndrome pós-trombótica em pacientes com TVP aguda.

TROMBÓLISE E TROMBECTOMIA

A trombólise e/ou trombectomia são normalmente reservadas para pacientes com flegmasia cerúlea dolens ou TVP iliofemoral maciça ou para pacientes com falha terapêutica com a anticoagulação.[20]

Os pacientes adequados para trombólise devem ter < 14 dias de sintomas, bom estado funcional e baixo risco de sangramento.[20]

Agentes trombolíticos podem ser administrados sistemicamente ou através de um cateter inserido na extremidade inferior da veia afetada (trombólise dirigida por cateter). Considera-se geralmente que, em comparação com a trombólise sistêmica, a trombólise por cateter pode conseguir a lise do coágulo mais rapidamente e com doses mais baixas, reduzindo, assim, o risco de sangramento.[20]

Já a trombectomia mecânica (utilizando extração cateter ou fragmentação) ou trombectomia cirúrgica também pode ser considerada uma alternativa ou terapia adjuvante à trombólise.[20]

REFERÊNCIAS BIBLIOGRÁFICAS

1. Rathbun S. Cardiology patient pages. The Surgeon General's call to action to prevent deep vein thrombosis and pulmonary embolism. Circulation. 2009;119(15):e480-e482.
2. Maffei FHA. Trombose venosa profunda dos membros inferiores: incidência, patologia, fisiopatologia e diagnóstico. In: Maffei FHA, Lastoria S, Yoshida WB, Rollo HA. Doenças vasculares periféricas. 3. ed. São Paulo: MEDSI; 2002. p. 1363.
3. Kahn SR, Hirsch A, Shrier I. Effect of post-thrombotic syndrome on health-related quality of life after deep venous thrombosis. Arch Intern Med. 2002;162(10):1144-8.
4. Monreal M, Ruiz J, Olazabal A, Arias A, Roca J. Deep venous thrombosis and the risk of pulmonary embolism. A systematic study. Chest. 1992;102:677-81.
5. Yang JC. Prevention and treatment of deep vein thrombosis and pulmonary embolism in critically ill patients. Crit Care Nurs Q. 2005;28(1):72-9.
6. Usui Y, Sauvage LR, Wu HD, Goff SG, Walker M. A comparative experimental study of the organization of arterial and venous thrombi. Ann Surg. 1987;205:312-7.
7. Wells PS, Anderson DR, Bormanis J, et al. Value of assessment of pretest probability of deep-vein thrombosis in clinical management. Lancet. 1997;350:1795-8.
8. Wells PS, Anderson DR, Ginsberg J. Assessment of deep vein thrombosis or pulmonary embolism by the combined use of clinical model and noninvasive diagnostic tests. Semin Thromb Hemost. 2000;26(6):643-56.
9. Huisman MV, Klok FA. Current challenges in diagnostic imaging of venous thromboembolism. Blood. 2015 Nov 19;126(21):2376-82.
10. Fraser JD, Anderson DR. Deep venous thrombosis: recent advances and optimal investigation with US. Radiology. 1999;211:9-24.
11. Lensing AWA, Prandoni P, Brandjes D, et al. Detection of deep vein thrombosis by real-time B-mode ultrasonography. N Engl J Med. 1989;320:342-5.
12. Habscheild W, Hochman M, Wilhelm T, et al. Realtime ultrasound in the diagnosis of acute DVT of the lower extremities. Angiology. 1990;41:599.
13. Wells PS, Hirsh J, Lensing AW, et al. Accuracy of clinical assessment of deep-vein thrombosis. Lancet. 1995;345:1326-30.
14. Burke B, Sostman HD, Carroll BA, Witty LA. The diagnostic approach to deep venous thrombosis. Which technique? Clin Chest Med. 1995;16:253-68.
15. Wells PS, Anderson DR, Rodger M, Forgie M, Kearon C, Dreyer J, Kovacs G, Mitchell M, Lewandowski B, Kovacs MJ. Evaluation of D-dimer in the diagnosis of suspected deep-vein thrombosis. N Engl J Med. 2003 Sep 25;349(13):1227-35.
16. Decousus H, Tapson VF, Bergmann JF, Chong BH, Froehlich JB, Kakkar AK, et al. Factors at admission associated with bleeding risk in medical patients: findings from the IMPROVE investigators. Chest. 2011;139(1):69-79.
17. Buller HR, Sohne M, Middeldorp S. Treatment of venous thromboembolism. J Thromb Haemost. 2005;3(8):1554-60.
18. van der Hulle T, Kooiman J, den Exter PL, Dekkers OM, Klok FA, Huisman MV. Effectiveness and safety of novel oral anticoagulants as compared with vitamin K antagonists in the treatment of acute symptomatic venous thromboembolism: a systematic review and meta-analysis. J Thromb Haemost. 2013;12(3):320-8.
19. Sociedade de Cardiologia do Estado do Rio de Janeiro. Diretriz de Tromboembolismo Pulmonar. Rev SOCERJ, 2000;13 (Supl. C):1-19.
20. Kearon C, Akl EA, Comerota AJ, et al. American College of Chest Physicians. Antithrombotic therapy for VTE disease: Antithrombotic Therapy and Prevention of Thrombosis, 9. ed: American College of Chest Physicians Evidence-Based Clinical Practice Guidelines [published correction appears in Chest. 2012;142(6):1698-704]. Chest. 2012;141(2, suppl):e419S-94S.
21. Linkins LA, Choi PT, Douketis JD. Clinical impact of bleeding in patients taking oral anticoagulant therapy for venous thromboembolism: a meta-analysis. Ann Intern Med. 2003;139:893-900.
22. Pollak AW, McBane RD. Succinct review of the new VTE prevention and management guidelines. Mayo Clin Proc. 2014 Mar;89(3):394-408.
23. Bauersachs R, Berkowitz SD, Brenner B, Buller HR, Decousus

H, Gallus AS, et al. Oral rivaroxaban for symptomatic venous thromboembolism. N Engl J Med. 2010;363(26):2499-510.
24. Agnelli G, Buller HR, Cohen A, et al.; AMPLIFY-EXT Investigators. Apixaban for extended treatment of venous thromboembolism. N Engl J Med. 2013;368(8):699-708.
25. Schulman S, Kearon C, Kakkar AK, et al.; RE-COVER Study Group. Dabigatran versus warfarin in the treatment of acute venous thromboembolism. N Engl J Med. 2009;361(24):2342-52.
26. Schulman S, Kearon C, Kakkar AK, et al.; RE-MEDY Trial Investigators; RE-SONATE Trial Investigators. Extended use of dabigatran, warfarin, or placebo in venous thromboembolism. N Engl J Med. 2013;368(8):709-18.
27. The Hokusai-VTE Investigators. Edoxaban versus warfarin for the treatment of symptomatic venous thromboembolism. N Engl J Med. 2013;369:1406-15.
28. Konstantinides SV, Torbicki A, Agnelli G, et al. 2014 ESC Guidelines on the diagnosis and management of acute pulmonary embolism. Eur Heart J. 2014;35:3033-69.
29. The EINSTEIN Investigators. Oral rivaroxaban for symptomatic venous thromboembolism. N Engl J Med. 2010;363:2499-510.
30. Schulman S, Kearon C, Kakkar AK, et al. Dabigatran versus warfarin in the treatment of acute venous thromboembolism. N Engl J Med. 2009;361:2342-52.
31. Agnelli G, Buller HR, Cohen A, et al. Oral apixaban for the treatment of acute venous thromboembolism. N Engl J Med. 2013;369:799-808.
32. Agnelli G, Buller HR, Cohen A, et al. Apixaban for extended treatment of venous thromboembolism. N Engl J Med. 2013;368:699-708.
33. Schulman S, Kearon C, Kakkar AK, et al. Dabigatran versus warfarin in the treatment of acute venous thromboembolism. N Engl J Med. 2009;361:2342-52.
34. Schulman S, Kearon C, Kakkar AK, et al. Extended use of dabigatran, warfarin, or placebo in venous thromboembolism. N Engl J Med. 2013;368:709-18.
35. Anderson CM, Overend TJ, Godwin J, et al. Ambulation after deep vein thrombosis: a systematic review. Physiother Can. 2009; 61:133.
36. Othieno R, Abu Affan M, Okpo E. Prevention and Treatment of Venous Thromboembolism: International Consensus Statement (Guidelines according to scientific evidence). Clin Appl Thromb/Hemost. 2013;19(2):116-231.

46

Urgências em Pericardiopatias

Dirceu Thiago Pessoa de Melo
Ricardo Ribeiro Dias
Fábio Fernandes

DESTAQUES

- A doença pericárdica é importante causa de morbimortalidade cardiovascular, com espectro etiológico amplo. As principais urgências em pericardiopatia são pericardite aguda, derrame pericárdico com tamponamento e pericardite constritiva.
- A pericardite aguda é importante causa de dor torácica e deve ser sempre considerada no diagnóstico diferencial do infarto agudo do miocárdio.
- Os quadros virais respondem por 80 a 90% dos casos, e o tratamento se baseia no uso de anti-inflamatórios e colchicina. Em pacientes com sinais de alto risco de complicações, a internação deve ser considerada para investigação e tratamento.
- O derrame pericárdico com tamponamento é uma grave complicação das pericardites agudas que pode suceder procedimentos invasivos endovasculares e cirurgia cardíaca. A forte suspeita clínica autoriza ressuscitação volêmica e imediata drenagem do pericárdio.
- A pericardite constritiva, sequela tardia da pericardite aguda, consiste na fibrose e perda de elasticidade do pericárdio. O quadro clínico em geral é de insuficiência cardíaca grave de predomínio à direita, e a pericardiectomia é o tratamento de escolha.

INTRODUÇÃO

O pericárdio é uma membrana composta de dois folhetos, parietal e visceral, com 1 a 2 mm de espessura e separados por uma cavidade que contém aproximadamente 50 mL de ultrafiltrado plasmático. Os folhetos do pericárdio são compostos por colágeno e fibras de elastina, o que confere propriedades elásticas à membrana, permitindo sua adaptação às variações de volume fisiológicas do coração. A função primordial do pericárdio é a proteção mecânica e sustentação do coração, assim como redução do atrito com as estruturas do mediastino.[1-2] O pericárdio não é uma estrutura essencial, já que a hemodinâmica cardíaca pode ser mantida na sua ausência; entretanto, as doenças do pericárdio são importante causa de morbimortalidade cardiovascular, representando desafio diagnóstico e terapêutico.[2]

No ambiente de terapia intensiva, as principais urgências relacionadas às doenças do pericárdio são:

1. pericardite aguda;
2. derrame pericárdico com tamponamento;
3. pericardite constritiva.

O espectro etiológico é amplo e depende essencialmente do perfil epidemiológico e contexto clínico do paciente. Em tese, qualquer insulto de origem inflamatória, infecciosa ou traumática pode determinar doença pericárdica. O Quadro 46.1, a seguir, resume a classificação etiológica das principais síndromes pericárdicas.[3] (Quadro 46.1)

QUADRO 46.1 Classificação etiológica das doenças do pericárdio

Pericardite infecciosa	Processos autoimunes
▪ Viral: *Coxsakie, Epstein-Barr, Citomegalovírus, Parvovírus B19, HIV, Herpes vírus tipo VI.* ▪ Bacteriana: *Micobacterium tuberculosis, Coxiella burnettii, Chlamydia pneumoniae, Micoplasma pneumoniae, Streptococcus pneumoniae, Meningococcus, Haemophilus spp, Legionella spp,* ▪ Fúngica: *Candida spp, Histoplasma spp,* Aspergilose, Blastomicose ▪ Parasitária: Toxoplasma, *Entamoeba histolytica, Echinococcus*	▪ Febre reumática ▪ Síndrome pós-pericardiotomia ▪ Pós-IAM (síndrome de Dressler) ▪ Pericardite crônica autorreativa Toxicidade por drogas ▪ Hidralazina, quimioterápicos Doenças autoimunes ▪ Lúpus ▪ Artrite reumatoide ▪ Espondilite anquilosante ▪ Esclerose sistêmica, dermatomiosite, poliarterite nodosa, febre familiar do Mediterrâneo, síndrome de Reiter
Doença pericárdica neoplásica	**Pericardite associada a doenças de órgãos adjacentes**
▪ Tumores primários: Mesotelioma, fibrossarcomas, linfangiomas, teratomas, hemangiomas ▪ Metástases de tumores secundários: pulmão, mama, linfoma, TGi, sarcomas/melanoma	▪ Pós-IAM (pericardite epistenocárdica) ▪ Miocardite ▪ Dissecção de aorta ▪ Infarto pulmonar ▪ Pneumonia
Trauma	**Desordens metabólicas**
▪ Trauma penetrante, ruptura esofágica ▪ Após procedimentos invasivos: passagem marca-passo, estudo eletrofisiológico, biópsia endomiocárdica, intervenções valvares e coronárias percutâneas	Insuficiência renal, hipotireoidismo/mixedema, doença de Addison, cetoacidose diabética, pericardite por colesterol
Gravidez	**Idiopática**

PERICARDITE AGUDA

ETIOLOGIA

A pericardite aguda é um importante diagnóstico diferencial da dor torácica e comumente confundida com o infarto agudo do miocárdio. Trata-se de uma doença comum causada pela inflamação do pericárdio e representa 5% de todas as causas de dor torácica na sala de emergência.[4] Sua principal causa são as infecções virais, que representam 85 a 90% dos casos, embora também possa ser secundária a afecções sistêmicas e infecções não virais.[5] Em pacientes imunocomprometidos, a tuberculose e as infecções fúngicas têm prevalência aumentada. Em pacientes com choque séptico, as pericardites bacterianas podem ocorrer, usualmente por contiguidade a partir de foco infeccioso pulmonar.

QUADRO CLÍNICO E DIAGNÓSTICO

O quadro clínico depende essencialmente da etiologia. Na maioria dos pacientes, constitui-se em pródromo viral com febre, mialgia e sintomas de vias aéreas superiores ou trato gastrointestinal. A seguir, surge quadro de dor torácica com característica pleurítica, início súbito, de forte intensidade, que piora com a inspiração profunda e irradia para o pescoço e membros superiores. A irradiação para músculo trapézio é bastante sugestiva do diagnóstico e deve-se à íntima relação do nervo frênico – que inerva o músculo trapézio – com o pericárdio. Frequentemente, a dor tem caráter postural, com piora em decúbito dorsal e melhora ao sentar. O exame físico pode revelar paciente febril, com toxemia, taquicardia e propedêutica pulmonar sugestiva de derrame pleural. O atrito pericárdico está presente em 85% dos casos e caracteriza-se por som rude, irregular, mais audível na borda esternal esquerda. Pode ter caráter intermitente, por isso é importante a realização de exame físico seriado.[2-3,5-6]

O diagnóstico é realizado quando se encontram pelo menos dois dos seguintes critérios:[6]

1. Dor torácica sugestiva;
2. Atrito pericárdico;
3. Alterações eletrocardiográficas sugestivas;
4. Derrame pericárdico novo ou aumento do preexistente.

EXAMES COMPLEMENTARES

Eletrocardiograma

As alterações típicas incluem supradesnivelamento difuso do segmento ST com concavidade para cima e infradesnivelamento do segmento PR (Figura 46.1).[1,7] A evolução é variável, e pode ocorrer ao longo de algumas semanas normalização do traçado ou inversão da onda T, usualmente sem aparecimento de onda Q. O supradesnivelamento de ST, usualmente, não respeita território coronariano e não apresenta imagem em espelho com infradesnivelamento do segmento ST. Essas características são úteis para diferenciação com as lesões de origem isquêmica.[1,7]

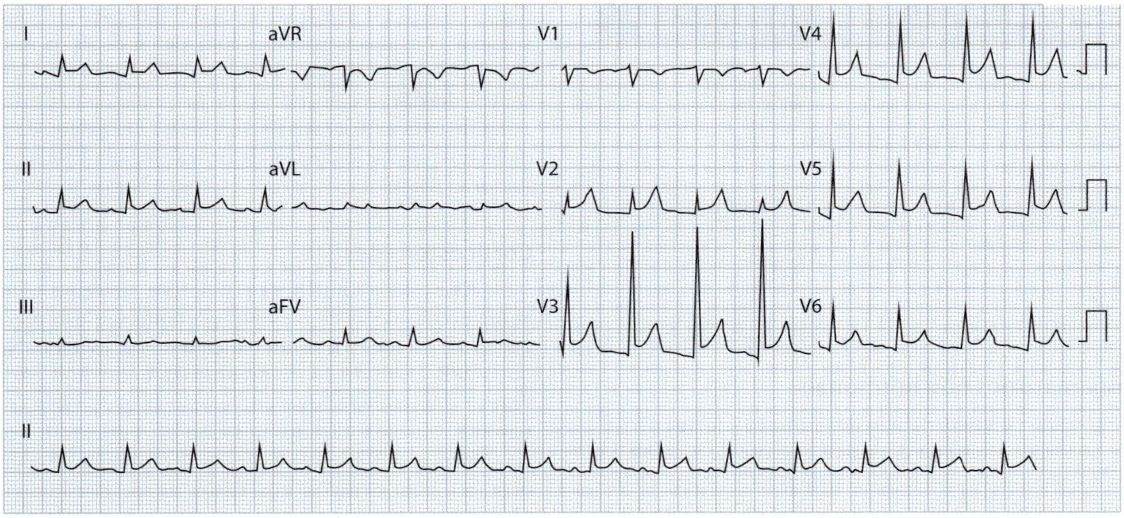

FIGURA 46.1. Achados eletrocardiográficos da pericardite aguda. Supradesnivelamento difuso com concavidade para cima e infradesnivelamento de PR poupando a VR.

Laboratório

Leucocitose, elevação de reação em cadeia da polimerase e velocidade de hemossedimentação (VHS) são comuns, porém a ausência desses achados não descarta o diagnóstico. A alteração dos marcadores de necrose miocárdica (creatinoquinase-MB (CKMB) e troponina) pode ocorrer e deve sugerir duas possibilidades:

1. miopericardite, com lesão inflamatória do miocárdio;
2. infarto agudo do miocárdio (IAM) evoluindo com pericardite. A realização de sorologias virais e cultura para vírus tem baixa sensibilidade e não deve ser rotineira. As provas de atividade reumatológica, tais como fator antinuclear (FAN) e fator reumatoide (FR) devem ser guiadas pela suspeita clínica de doença autoimune.[2-3,6]

Radiografia de tórax

Normal na maioria dos pacientes, entretanto o aumento da área cardíaca pode ocorrer na presença de derrame pericárdico > 200 mL. Nos casos de miopericardite com insuficiência cardíaca aguda, pode revelar sinais de congestão pulmonar.[8] A presença de condensações e/ou massas pode fornecer pistas sobre a presença de tuberculose ou neoplasias.

Ecocardiograma

Importante para detectar a presença de derrame pericárdico, sinais de tamponamento ou alterações de contratilidade segmentar. Está indicado em todos os casos.[9-10]

Ressonância magnética cardíaca

Exame não invasivo com melhor acurácia para o diagnóstico de pericardite aguda. Avalia a espessura e o grau de inflamação do pericárdio, bem como o comprometimento do miocárdio. A presença de realce tardio pelo gadolínio e edema é altamente sugestiva de processo inflamatório em atividade, apresentando boa correlação com provas de atividade inflamatória (reação em cadeia da polimerase e VHS).[9-10]

Angiotomografia de coronárias

Pode ser útil nos casos em que há dúvida em relação ao diagnóstico diferencial com o IAM.[6]

AVALIAÇÃO E TRATAMENTO

A maioria dos casos de pericardite aguda viral ou idiopática apresenta bom prognóstico, com curso autolimitado. Nessa circunstância, a investigação etiológica não é necessária, e o tratamento é baseado no controle dos sintomas em regime ambulatorial. Entretanto, é importante atentar para os sinais de alto risco de complicações e para as evidências clínicas de etiologia não viral, que apresentam evolução e tratamento específicos (Quadros 46.2 e 46.3).[2,5,11]

O tratamento é baseado no uso de anti-inflamatórios não hormonais, colchicina e corticosteroides. Nos pacientes com sinais de alto risco de complicações ou suspeita de etiologia não viral, está indicada a internação hospitalar (Figura 46.2).

QUADRO 46.2 Sinais de alto risco de complicações
▪ Pulso paradoxal
▪ Sinal de Kussmaul
▪ Derrame pericárdico moderado a importante
▪ Imunossupressão
▪ Uso de anticoagulante oral
▪ Trauma torácico recente
▪ Pericardite recorrente
▪ Falha terapêutica após sete dias de tratamento

QUADRO 46.3 Sinais sugestivos de etiologia não viral

- Anemia
- Emagrecimento
- Sudorese noturna
- Pneumonia bacteriana em tratamento
- Imunossupressão
- IAM recente
- Neoplasia prévia
- Tuberculose prévia
- Doenças autoimunes
- Cirurgia cardíaca
- Radioterapia

Anti-inflamatórios não hormonais

Têm como objetivo o alívio dos sintomas, já que não alteram a história natural da doença. O agente de escolha é o ibuprofeno, na dose de 300 a 800 mg duas a três vezes ao dia, com redução gradual da dose apenas após melhora dos sintomas e normalização da proteína C reativa.[12] Esse agente tem bom perfil de segurança, com poucos efeitos colaterais e efeito favorável no fluxo coronariano. Em pacientes com doença arterial coronária, o ácido acetilsalicílico (AAS) é o agente de escolha, na dose de 500 mg três a quatro vezes ao dia. Em todos os pacientes, está indicada a proteção gástrica com inibidores de bomba de prótons.

Colchicina

Indicada em todos os casos para reduzir o tempo de sintomas e a taxa de recidivas. Recomenda-se a dose de 0,5 mg duas vezes ao dia por três meses.[13-15] Deve ser utilizada uma vez ao dia em idosos e pessoas com menos de 70 kg. A diarreia é o efeito colateral mais frequente (8% dos casos). Uso com cautela deve ser recomendado em pacientes com insuficiência renal, hepática, discrasias sanguíneas, distúrbios da motilidade gastrointestinal e uso de drogas metabolizadas pelo citocromo P450.[2,14]

Corticosteroides

Associados a melhora rápida dos sintomas à custa de aumento das taxas de recidiva, portanto seu uso precoce na pericardite aguda viral/idiopática deve ser evitado. No estudo COPE Trial, o uso de prednisona aumentou em quatro vezes a chance de recidiva em relação ao grupo sem corticosteroides.[14] Estão indicados nos casos de pericardite secundária a doenças autoimunes e pericardite urêmica.[3] Podem também ser considerados nos casos de pericardite viral ou idiopática com falha terapêutica ao uso de AINH e colchicina. A droga de escolha é a prednisona na dose de 0,5 a 1 mg/kg por quatro semanas com redução de 1 a 2 mg por semana. Na pericardite tuberculosa, seu uso é controverso. Em estudo recente, a prednisona nesse contexto não demonstrou redução de mortalidade ou de evolução para tamponamento cardíaco.[16]

Imunossupressores

Em pacientes com pericardite viral/idiopática incessante ou recorrente, refratária ao tratamento convencional, podem ser utilizados imunossupressores em associação a

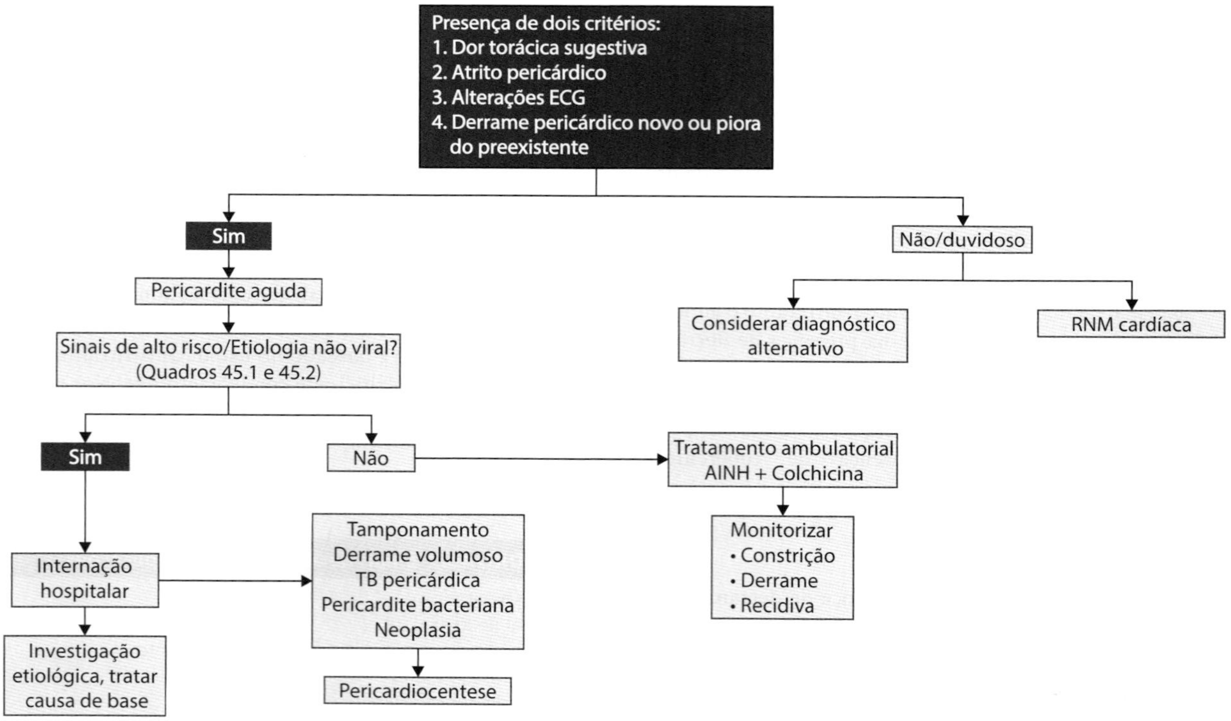

FIGURA 46.2 Algoritmo para diagnóstico e tratamento da pericardite aguda. TB: tuberculose; RNM: ressonância nuclear magnética; AINH: anti-inflamatórios não hormonais; ECG: eletrocardiograma; TB: tuberculose. Fonte: Adaptada de Khandaker et al.[2]

corticosteroides e colchicina. As opções disponíveis são ciclosporina e azatioprina.[6]

Fibrinólise intrapericárdica

Pode ser indicada em casos de pericardite bacteriana com derrame pericárdico loculado. O objetivo é reduzir a produção de fibrina e a consequente evolução para pericardite constritiva. Após a drenagem do líquido pericárdico, o esquema recomendado é estreptoquinase 500.000 UI com infusão intrapericárdica a cada 12 horas (total de três doses).[6,17]

Pericardiectomia

A cirurgia de ressecção do pericárdio pode ser indicada em pacientes com sintomas refratários ao tratamento clínico ou com sinais de complicações como pericardite constritiva e tamponamento cardíaco de repetição.[1,2,6]

PROGNÓSTICO

Depende essencialmente da etiologia subjacente. Nos quadros virais, a maioria dos pacientes (70%) apresenta resolução completa e bom prognóstico.[18] Nos casos associados a neoplasia, tuberculose e infecções não virais, a morbimortalidade aumenta significativamente. As principais complicações da pericardite aguda são recidiva, derrame pericárdico e pericardite constritiva.

TAMPONAMENTO CARDÍACO

DEFINIÇÃO E ETIOLOGIA

O tamponamento cardíaco se caracteriza pela restrição ao enchimento das câmaras cardíacas causado pelo acúmulo de líquido e aumento da pressão no espaço pericárdico.[19] Trata-se de doença grave e potencialmente fatal, razão pela qual deve sempre ser considerada no diagnóstico diferencial do choque cardiogênico. As causas mais comuns de derrame pericárdico com tamponamento são:

- Lesões traumáticas durante procedimentos invasivos (cateter venoso central, marca-passo transvenoso, cateterismo cardíaco);
- Dissecção de aorta;
- Ruptura de parede ventricular após IAM;
- Pericardites de etiologias neoplásica, tuberculosa e bacteriana.

FISIOPATOLOGIA

Como descrito anteriormente, os folhetos do pericárdio apresentam propriedades elásticas. Isso significa que têm a propriedade de se distender quando submetidos a tração, o que permite adaptação às variações fisiológicas de volume das câmaras cardíacas. Entretanto, nos pacientes com derrame pericárdico, uma vez atingida a distensão máxima dos folhetos, o acúmulo adicional de líquido determina elevação da pressão intrapericárdica e compressão das câmaras cardíacas. O resultado final é queda do débito cardíaco e tamponamento. Em derrames pericárdicos agudos, com rápida instalação (p. ex.: hemopericárdio secundário a trauma), pequenas variações de volume (100 a 200 mL) podem levar ao tamponamento. Contudo, nos derrames de lenta instalação (p. ex.: hipotireoidismo), mecanismos de adaptação e aumento dos folhetos pericárdicos permitem o acúmulo de grande quantidade de líquido (1 a 2 L) antes que ocorram sinais de tamponamento. A curva pressão-volume do pericárdio está ilustrada na Figura 46.3 e ajuda a compreender esses fenômenos.[1-3,6]

Outro fenômeno importante que ocorre no tamponamento cardíaco é o pulso paradoxal. Em condições normais, a inspiração determina queda da pressão intratorácica, aumento do retorno venoso e distensão do ventrículo direito. Entretanto, na vigência de tamponamento a pressão intrapericárdica elevada impede a distensão da parede livre do ventrículo direito, forçando a expansão do septo interventricular em direção ao ventrículo esquerdo. O resultado é disfunção diastólica do ventrículo esquerdo, queda do débito cardíaco e pulso paradoxal (queda da pressão arterial sistólica maior que 10 mmHg durante a inspiração).[2-3,6] Esse achado é um importante sinal de comprometimento hemodinâmico e deve ser pesquisado em todos os pacientes com derrame pericárdico moderado a importante.

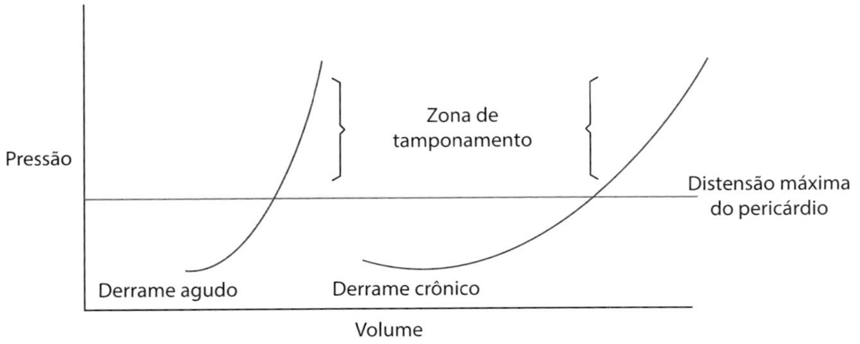

FIGURA 46.3 Curva de pressão-volume do pericárdio. Em derrames agudos, pequenas variações de volume causam rápida elevação da pressão e tamponamento em minutos a horas. Em derrames crônicos, os mecanismos de adaptação exigem maior variação de volume para atingir a zona de tamponamento. Fonte: Adaptada de Klein.[10]

QUADRO CLÍNICO E DIAGNÓSTICO

Primeiramente, é importante destacar que o diagnóstico do tamponamento pericárdico é eminentemente clínico e nenhum exame complementar deve ser empregado isoladamente para descartar o diagnóstico.[1-2,6,19] A apresentação clínica do tamponamento depende da etiologia e da velocidade de acúmulo de líquido no espaço pericárdico. De acordo com o tempo e o modo de instalação, pode ser classificado como agudo ou crônico (Figura 46.3). Nas patologias que ocasionam hemorragia aguda (dissecção, trauma, iatrogênicas, ruptura miocárdica), a pressão intrapericárdica aumenta rapidamente em questão de minutos a horas, com quadro clínico de choque cardiogênico e até parada cardiorrespiratória em AESP ou assistolia. Por outro lado, em processos inflamatórios de baixa intensidade, a compressão cardíaca ocorre em questão de semanas a meses, com grande acúmulo de líquido em virtude da distensão e adaptação do pericárdio (p. ex.: hipotireoidismo). Nesses casos, sinais e sintomas de insuficiência cardíaca podem preceder o colapso hemodinâmico.[2-3]

O exame físico pode revelar taquipneia com pulmões limpos, taquicardia, hipotensão arterial, abafamento de bulhas, estase jugular e pulso paradoxal. Disfagia e rouquidão podem ocorrer por compressão local do nervo laríngeo recorrente. Em alguns casos o sinal de Kussmaul, caracterizado pela distensão venosa jugular durante a inspiração, pode estar presente, embora seja mais frequente em pacientes com pericardite constritiva.[2-3]

EXAMES COMPLEMENTARES

Eletrocardiograma

Taquicardia sinusal, complexos QRS de baixa voltagem. A alternância elétrica, definida como alteração da amplitude do QRS a cada batimento em decorrência da mobilidade do coração no fluido pericárdico (*swinging heart syndrome*), é um achado muito sugestivo (Figura 46.4). Achados compatíveis com pericardite aguda (inversão de T, infradesnivelamento de PR, supradesnivelamento difuso do ST) podem também estar presentes.[2-3,6]

Radiografia de tórax

É normal na maioria dos pacientes com tamponamento agudo. Usualmente, são necessários 200 mL de líquido para determinar aumento da área cardíaca. Em pacientes com derrames de instalação lenta, pode haver grande aumento de área cardíaca com morfologia globosa (Figura 46.5).[2]

Ecocardiograma

É o exame mais importante para pacientes com suspeita de tamponamento cardíaco. Seus achados podem preceder o surgimento de hipotensão arterial e pulso paradoxal, permitindo diagnóstico e tratamento precoces. Os principais achados incluem (Figura 46.6):[2-3,6,10]

- Colapso diastólico do átrio direito;
- Colapso diastólico precoce do ventrículo direito;
- Interdependência ventricular;
- Dilatação da veia cava inferior e ausência de colapso inspiratório (< 50%); e
- Fluxo diastólico reverso em veias hepáticas; redução do fluxo mitral (≥ 30%); e aumento do fluxo tricúspide à inspiração.

O ecocardiograma tem algumas limitações decorrentes de alterações em órgãos adjacentes que podem simular afecções pericárdicas, tais como derrame pleural, atelectasias e massas mediastinais e intrapericárdicas. No pós-operatório de cirurgia cardíaca, derrames loculados ou hematomas podem ser de difícil identificação. Nesses pacientes, na presença de forte suspeita clínica de tamponamento, o ecocardiograma não deve ser usado para descartar o diagnóstico.

Tomografia e ressonância cardíaca

Em pacientes com janela ecocardiográfica desfavorável, podem ser úteis para detectar derrames loculados, espessamento e calcificação pericárdica, colapso de câmaras cardíacas e dilatação da veia cava inferior. Além disso, fornecem informações adicionais de estruturas mediastinais e pulmonares.[10]

TRATAMENTO

Consiste na pericardiocentese ou drenagem cirúrgica do líquido pericárdico. Em pacientes instáveis, enquanto se aguarda o procedimento, a infusão de volume IV pode aumentar a pré-carga, a pressão atrial direita e a pressão diastólica final do ventrículo direito, retardando o colapso da parede.[1-2,6,19] O uso de diuréticos e ventilação não invasiva com pressão positiva deve ser evitado, pois diminui a pré-carga, precipitando o tamponamento.[3]

Nas primeiras horas após a drenagem do pericárdio, todos os pacientes devem ser monitorados para o surgimento de sinais de baixo débito e disfunção biventricular em decorrência da síndrome de descompressão do pericárdio. Nos casos mais graves, pode ser necessário suporte com dobutamina e balão intra-aórtico.[3]

Pericardiocentese percutânea

Deve ser realizada com agulha e fio guia, pelo acesso subxifoide. A agulha deve ser direcionada para o ombro esquerdo, mantendo ângulo de 30° com a pele. Esse posicionamento é extrapleural e evita lesões de coronárias, epicárdio e de artérias mamárias. Após posicionamento da agulha, introduz-se um fio guia através do qual um cateter de *pigtail* pode ser inserido para drenagem. Em derrames volumosos, recomenda-se a drenagem lenta para evitar a síndrome de descompressão aguda do ventrículo direito. Idealmente, o procedimento pode ser guiado pelo ecocardiograma à beira do leito. As complicações graves têm prevalência de 1,3 a 1,6% e incluem perfuração do miocárdio, perfuração das artérias coronárias, embolia de ar, pneumotórax e perfuração de vísceras abdominais e cavidade peritoneal.[3] Em alguns grupos de pacientes, a pericardiocentese percutânea é contraindicada: pós-operatório de cirurgia cardíaca; ruptura de parede livre ventricular; dissecção de aorta; e derrames locula-

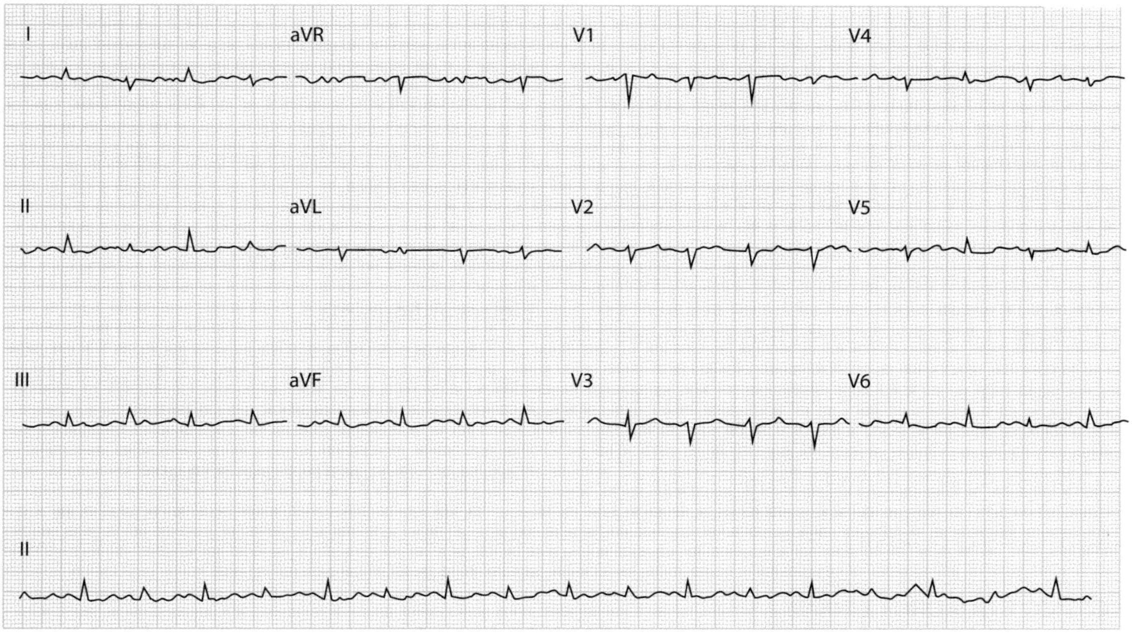

FIGURA 46.4 ECG de paciente com derrame pericárdico volumoso e tamponamento. Complexos QRS de baixa amplitude e alternância elétrica.

dos.[2-3,6] Nesses casos, a formação de coágulos impossibilita a remoção de material com uso de agulhas, e a drenagem cirúrgica deve ser indicada.[3]

Drenagem cirúrgica do pericárdio

Nos casos em que a drenagem percutânea não é possível ou está contraindicada, pode ser necessária a drenagem cirúrgica, cujas alternativas são por toracoscopia, janela subxifoide ou cirurgia aberta. A escolha do melhor método depende do quadro clínico do paciente, da disponibilidade de recursos e de equipe treinada.[1-2,6]

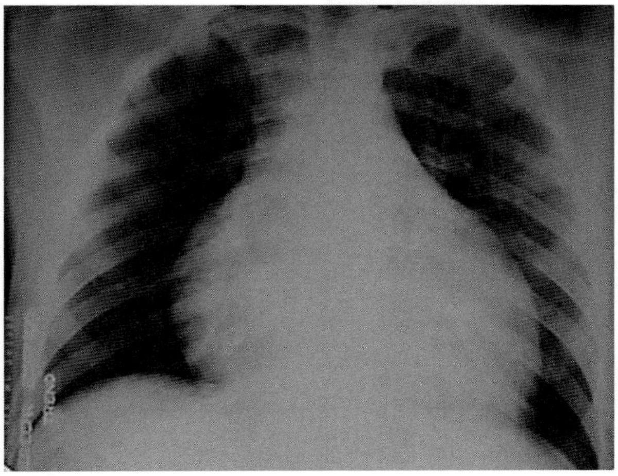

FIGURA 46.5 Radiografia de tórax de paciente com derrame pericárdico importante e tamponamento. Aumento da área cardíaca com aspecto de "coração em moringa".

Biópsia e análise do líquido pericárdico

A biópsia do pericárdio e a análise do líquido pericárdico são fundamentais, especialmente para elucidação da etiologia do derrame. No líquido pericárdico, podem ser avaliados celularidade, proteínas totais, glicose, LDH, ADA (adenosino-deaminase), pesquisa de células neoplásicas, marcadores tumorais (CEA, AFP, CA19-9, CA-125), cultura para fungos, bactérias e microbactérias, além de reação em cadeia da polimerase e o bacilo da tuberculose.[2-3,6]

PERICARDITE CONSTRITIVA CRÔNICA

DEFINIÇÃO E ETIOLOGIA

A pericardite constritiva crônica (PCC) é uma síndrome de insuficiência cardíaca causada pela inflamação, fibrose e perda de elasticidade do pericárdio. Trata-se de rara complicação das pericardites agudas. Em geral, apenas 0,5% dos pacientes com pericardite viral/idiopática desenvolvem PCC.[20] Nessa doença, a inflamação crônica torna o pericárdio espessado e calcificado, levando a restrição do enchimento dos ventrículos, queda do volume sistólico e baixo débito cardíaco.[2-3]

FISIOPATOLOGIA

Na pericardite constritiva, o pericárdio espessado limita a expansão dos ventrículos durante a diástole. Desse modo, no momento em que se abrem as valvas atrioventriculares, ocorrem rápido enchimento dos ventrículos e aumento abrupto da pressão diastólica. Como resultado, a maior parte do enchimento ventricular ocorre no terço inicial da diástole, e, a partir do momento em que o pericárdio determina a máxima expansão da cavidade, cessa o aumento de volume e de pressão em seu interior. Essas alterações determinam, no cateterismo direito, o padrão chamado de "dip" (descenso Y rápido) e "platô", ou "sinal da raiz quadrada" na curva de pressão venosa devido à queda inicial da pressão, aumento abrupto e estabilização. Além disso, ocorre equalização das pressões de enchimento nas quatro câmaras cardíacas.[2-3]

Em pacientes com fisiologia constritiva, a inspiração determina aumento de retorno venoso para as câmaras direitas do coração e diminuição para as câmaras esquerdas. O ventrículo direito, ao receber maior volume sanguíneo durante a diástole, é impedido pelo pericárdio espessado de expandir sua parede livre. Como resultado, o septo interventricular se desvia em direção ao ventrículo esquerdo, com consequente redução do enchimento diastólico, do volume e da pressão sistólica. Assim, ocorre aumento das pressões de enchimento em câmaras direitas associado à redução da pré-carga em câmaras esquerdas e do débito cardíaco. Esse fenômeno é denominado interdependência ventricular, marco fisiopatológico da doença constritiva.[2-3,21-23]

DIAGNÓSTICO E QUADRO CLÍNICO

O quadro clínico habitualmente revela paciente com sinais e sintomas de insuficiência cardíaca de predomínio à direita com dispneia, edema de membros inferiores, turgência jugular e ascite. O *knock* pericárdico é um achado sugestivo de pericardite constritiva; trata-se de som rude, protodiastólico, semelhante à terceira bulha (B3), que ocorre devido à vibração da parede ventricular na fase de enchimento rápido. O diagnóstico, em geral, é feito com base em dados clínicos associados a exames de imagem, em especial a ressonância magnética cardíaca.

EXAMES COMPLEMENTARES

Eletrocardiograma

Alterações inespecíficas do segmento ST e onda T, ondas Q patológicas, complexos QRS de baixa voltagem e fibrilação atrial são os achados mais comuns.[2-3]

Peptídeo natriurético tipo B (BNP)

Pode ser útil no diagnóstico diferencial com outras síndromes restritivas. Valores normais ou pouco elevados falam a favor de pericardite constritiva.[22]

Radiografia de tórax

Calcificações pericárdicas e derrame pleural podem ser observados em até um terço dos pacientes.

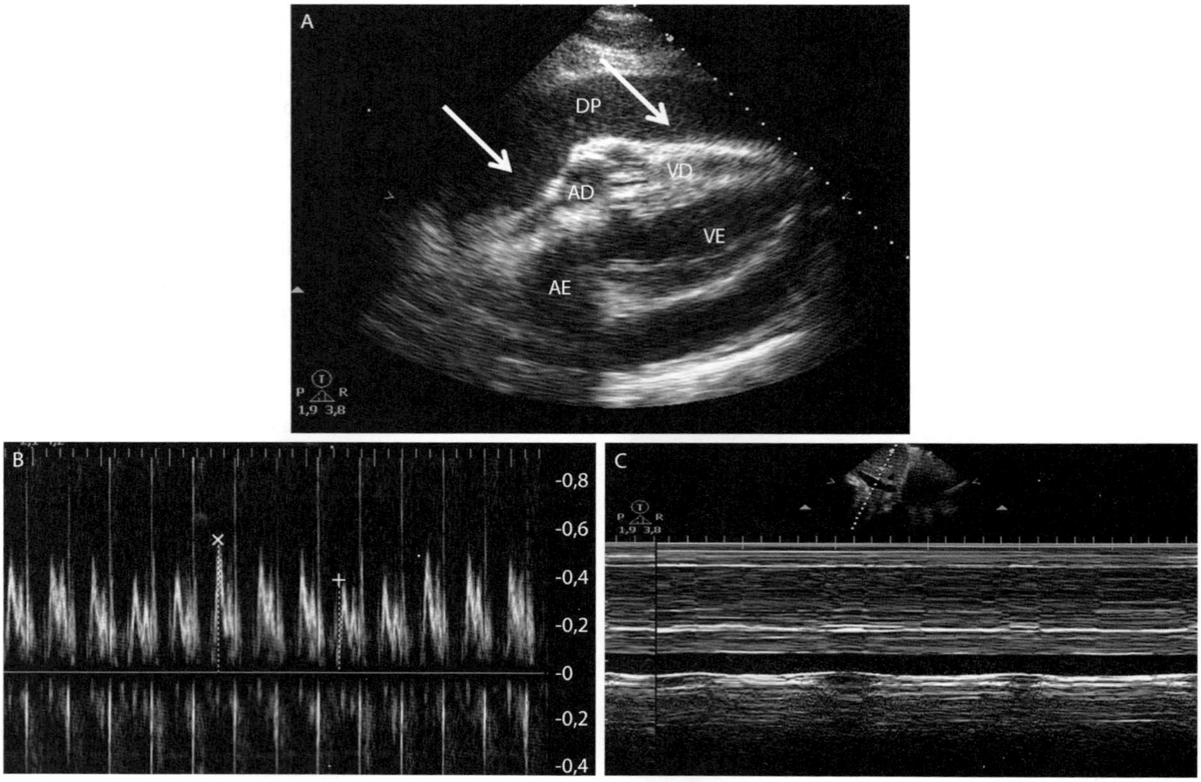

FIGURA 46.6 Imagens ecocardiográficas de paciente com tamponamento cardíaco. (A): Corte subcostal longitudinal evidenciando derrame pericárdico importante com colapso de câmaras direitas (setas brancas). (B): Análise ao estudo doppler do fluxo mitral com redução inspiratória de 30% da velocidade da onda E. (C): Modo M ao corte subcostal demonstrando dilatação da veia cava inferior com ausência de colapso inspiratório (< 50%). AD: átrio direito; AE: átrio esquerdo; VD: ventrículo direito; VE: ventrículo esquerdo; DP: derrame pericárdico; VCI: veia cava inferior. Fonte: Cortesia de Dr. Diego Pereira e Dra. Viviane Hotta.

Ecocardiograma

Apresenta baixa sensibilidade para o diagnóstico de pericardite constritiva. Os principais achados incluem espessamento pericárdico, movimentação anormal do septo interventricular, dilatação e ausência de colapso inspiratório da veia cava inferior, variação respiratória dos fluxos mitral (> 25%) e tricúspide (> 40%) e ondas E' com velocidade normal ou aumentada. [2-3,10]

Ressonância magnética cardíaca

Exame não invasivo padrão-ouro para o diagnóstico de pericardite constritiva indicado em todos os casos suspeitos. Pode demonstrar espessamento do pericárdio, movimentação atípica do septo interventricular e dilatação da veia cava inferior. Aproximadamente 20% dos pacientes têm espessura pericárdica normal, portanto esse achado não descarta o diagnóstico.[10] A ressonância também pode ser útil na identificação de miocardiopatias restritivas, importante diagnóstico diferencial.

TRATAMENTO

A abordagem inicial para quadros de pericardite constritiva consiste no uso de diuréticos para alívio dos sintomas. Betabloqueadores devem ser evitados, uma vez que o débito cardíaco nesses pacientes é mantido com o aumento da frequência cardíaca.

Em pacientes com fisiologia constritiva e sinais de pericardite aguda sem calcificação pericárdica, o tratamento etiológico pode reverter os sinais de insuficiência cardíaca. A essa condição dá-se o nome de pericardite constritiva transitória.[24]

Nos casos em que há importante espessamento/fibrose e calcificação, a cirurgia de ressecção do pericárdio (pericardiectomia) deve ser indicada. Cerca de 80% dos pacientes apresentam resolução dos sintomas nos primeiros cinco anos após o procedimento. A mortalidade perioperatória varia de 6 a 12%, e as principais complicações incluem disfunção ventricular esquerda aguda por síndrome de descompressão, sangramento e ruptura de parede ventricular.[2-3,25-26]

REFERÊNCIAS BIBLIOGRÁFICAS

1. Troughton RW, Asher CR, Klein AL. Pericarditis. Lancet 2004; 363(9410):717-27.
2. Khandaker MH, Espinosa RE, Nishimura RA, Sinak LJ, Hayes SN, Melduni RM, Oh JK. Pericardial disease: diagnosis and management. Mayo Clinic Proceedings 2010; 85(6):572-593.
3. Maisch B et al. Guidelines on the diagnosis and management of pericardial diseases: The Task force on the diagnosis and management of pericardial diseases of the European Society of Cardiology. Eur Heart J 2004; 25(7): 587-610.
4. Sheith S, Wang DD, Kasapis C. Current and emerging strategies for the treatment of acute pericarditis: a systematic review. J Inflamm Res 2010; 3:135–142.
5. Imazio M, Spodick DH, Brucato A et al. Controversial issues in the management of pericardial diseases. Circulation 2010; 121:916–928.
6. Montera MW, Mesquita ET, Colafranceschi AS et al. Sociedade Brasileira de Cardiologia. I Diretriz Brasileira de Miocardites e Pericardites. Arq Bras Cardiol 2013; 100(4 supl. 1): 1-36.
7. Spodick DH. Acute pericarditis: current concepts and practice. JAMA 2003; 289(9):1150-1153.
8. Zayas R, Anguita M, Torres F et al. Incidence of specific etiology and role of methods for specific etiologic diagnosis of primary acute pericarditis. Am J Cardiol 1995;75(5):378-382.
9. Yared K, Baggish AL, Picard MH et al. Multimodality imaging of pericardial diseases. JACC Cardiovasc Imaging 2010; 3(6):650-60.
10. Klein AL, Abbara S, Agler DA, Appleton CP et al. American Society of Echocardiography clinical recommendations for multimodality cardiovascular imaging of patients with pericardial disease: endorsed by the Society for Cardiovascular Magnetic Resonance and Society of Cardiovascular Computed Tomography. J Am Soc Echocardiogr 2013; 26(9):965-1012.
11. Imazio M, Cecchi E, Demichelis B et al. Indicators of poor prognosis of acute pericarditis. Circulation 2007;115:2739-2744.
12. Imazio M, Brucato A, Maestroni S et al. Prevalence of C-reactive protein elevation and time course of normalization in acute pericarditis: implications for the diagnosis, therapy, and prognosis of pericarditis. Circulation 2011;123:1092–1097.
13. Imazio M, Brucato A, Cemin R et al. A randomized trial of colchicine for acute pericarditis. N Engl J Med 2013; 369:1522-8.
14. Imazio M, Bobbio M, Cecchi E et al. Colchicine in addition to conventional therapy for acute pericarditis: results of the COPE trial. Circulation 2005; 112(13): 2012-2016.
15. Imazio M, Brucato A, Cemin R et al. Colchicine for recurrent pericarditis (CORP): a randomized trial. Ann Intern Med 2011;155(7):409-14.
16. Mayosi BM1, Ntsekhe M, Bosch J et al. Prednisolone and Mycobacterium indicusprani in tuberculous pericarditis. N Engl J Med 2014;371(12):1121-30.
17. Augustin P, Desmard M, Mordant P et al. Clinical review: Intrapericardial fibrinolysis in management of purulent pericarditis. Crit Care 2011;15(2):220.
18. Imazio M. Contemporary management of pericardial disease. Curr Opin Cardiol 2012; 27:308-317.
19. Imazio M, Adler Y. Management of pericardial effusion. Eur Heart J 2013;34(16):1186-97.
20. Imazio M, Brucato A, Maestroni S et al. Risk of constrictive pericarditis after acute pericarditis. Circulation 2011; 124:1270–1275.
21. Osterberg L, Vagelos R, Atwood JE. Case presentation and review: constrictive pericarditis. West J Med 1998; 169:232-239.
22. Leya FS, Arab D, Joyal D, Shioura KM, Lewis BE, Steen LH, Cho L. The efficacy of brain natriuretic peptide levels in differentiating constrictive pericarditis from restrictive cardiomyopathy. J Am Coll Cardiol 2005; 45(11):1900-2.
23. Anand IS, Ferrari R, Kalra GS, Wahi PL, Poole-Wilson PA, Harris PC. Pathogenesis of edema in constrictive pericarditis. Studies of body water and sodium, renal function, hemodynamics, and plasma hormones before and after pericardiectomy. Circulation 1991;83;1880-7.
24. Feng D, Glockner J, Kim K et al. Cardiac magnetic resonance imaging pericardial late gadolinium enhancement and elevated inflammatory markers can predict the reversibility of constrictive pericarditis after antiinflammatory medical therapy. Circulation 2011;124:1830-1837.
25. Bertog SC, Thambidorai SK, Parakh K, Schoenhagen P, Ozduran V, Houghtaling PL et al. Constrictive pericarditis: etiology and cause-specific survival after pericardiectomy. J Am Coll Cardiol 2004;43(8):1445-52.
26. Chowdhury UK, Subramaniam GK, Kumar AS, Airan B, Singh R, Talwar S, Seth S, Mishra PK, Pradeep KK, Sathia S, Venugopal P. Pericardiectomy for constrictive pericarditis: a clinical, echocardiographic, and hemodynamic evaluation of two surgical techniques. Ann Thorac Surg 2006;81(2):522-9.

47

Endocardite Infecciosa

Marcelo de Oliveira Maia
Carlos Darwin Gomes da Silveira
Edmilson Bastos de Moura
Fábio Ferreira Amorim

A endocardite infecciosa (EI) é uma entidade clínica há muito conhecida, tendo sido inicialmente descrita no século XIX. Os últimos 10 anos de pesquisa envolvendo esse tema produziram em torno de 9.500 trabalhos,[1-2] mas os desafios associados à EI ainda são enormes.

A doença é caracterizada pela infiltração patológica do endocárdio por variados agentes etiológicos (vírus, bactérias ou fungos). Esses podem ser variados, isolados ou em conjunto (endocardite polimicrobiana), sendo esta última prevalente em pacientes com histórico de abuso de drogas endovenosas. A sequela da valvopatia reumática continua sendo fator de risco primordial em países em desenvolvimento, respondendo por até 2/3 dos casos.[3] Nos demais países, doença valvar degenerativa, diabetes, câncer, uso de drogas venosas e cardiopatias congênitas são os fatores de risco encontrados.[4] O termo também denomina a doença produzida pela infecção de próteses valvares cardíacas.

A EI frequentemente produz vegetações, estruturas compostas de plaquetas, fibrina, leucócitos, hemácias e microrganismos infecciosos, que aderem na superfície endocárdica, geralmente nas valvas, e se movimentam de maneira diferente da superfície à qual estão aderidas.[1]

A incidência de EI é elevada, assim como é alto o risco de morbimortalidade, podendo corresponder a cada 1/1.000 admissões hospitalares. É comumente diagnosticada em Unidades de Terapia Intensiva (UTIs), correspondendo a 0,8 a 3,0% das admissões e com mortalidade excedendo 50% em alguns relatos de série de casos.[5-6] Os pacientes que apresentam maior risco são imunossuprimidos e/ou com patologias cardíacas anatômicas como *shunts* e portadores de valvas protéticas.

Seu diagnóstico é baseado em critérios clínicos, laboratoriais, exames de imagens (ecocardiografia, tomografia computadorizada e ressonância magnética), e o prognóstico depende de diagnóstico precoce, tratamento efetivo e reconhecimento de suas complicações, devendo ser o mais rápido possível, visando à redução dos riscos para o paciente.

Neste capítulo abordaremos a EI quanto aos seus principais agentes etiológicos, diagnósticos e principais modos de tratamento.

HISTÓRICO[7]

Um paciente que adquirisse endocardite há cerca de 200 anos apresentava 100% de chances de evoluir a óbito. Muito antes do descobrimento do Brasil, na Idade Média, a EI já atormentava os médicos e cientistas, que buscavam explicações em inúmeras descrições. A curiosidade de médicos e pesquisadores e o advento de novas tecnologias possibilitaram os avanços no diagnóstico e na terapia a partir da segunda metade do século XX.[7]

William Senhouse Kirkes (1822-1864) observou que fragmentos de vegetação eram encontrados em artérias do cérebro, coração, fígado, rins e baço de pacientes com a doença. Esses pacientes apresentavam muitos sintomas como febre, sopros cardíacos, manchas púrpuras e nódulos cutâneos (posteriormente denominados nódulos de Osler).[7]

A associação desses achados à presença de microrganismos se iniciou com Jean-Martin Charcot (1825-1893) e Alfred Vulpian (1825-1887), que associaram as manifestações clínicas da EI como hipertermia, calafrios e esplenomegalia à liberação de "veneno" produzido pelo endocárdio doente. Emmanuel Winge (1817-1894) revelou a presença de microrganismo nas vegetações após a EI e descreveu a presença de uma injúria tecidual prévia, criando relação entre a porta de entrada do microrganismo e a doença. Ottomar Rosenbach (1851-1907) e Karl Koester (1843-1904) associaram o comprometimento valvar como um fator de risco elevado para o desenvolvimento de endocardite.[7]

William Bart Osler (1849-1919) foi excelente observador: ele descreveu os sintomas da EI, chamando a atenção para a diversidade de microrganismos presentes nas vegetações e correlacionando-os à etiopatogenia da doença. Mas o seu principal feito foi a descrição detalhada de um dos sintomas da doença, que acabou levando o seu nome: os nódulos de Osler, pequenos nódulos dolorosos, do tamanho de uma ervilha, com um ponto branco no meio, localizados nas extremidades, normalmente nas pontas dos dedos.[7]

Estimulado pelos estudos de Osler, Thomas Jeeves Hordedr (1871-1955) constatou, após análise de 150 casos, a presença de fatores predisponentes para endocardite, como a preexistência de valvopatias e cardiopatias congênitas; a manutenção da integridade do epitélio bucal e intestinal, importantes portas de entrada de microrganismos; a ocorrência de aneurisma micótico; a presença de esplenomegalia; e a prevalência (naquela época) de microrganismos do gênero *Streptococcus*.[7]

Um dos fundadores da Sociedade Brasileira de Cardiologia, Luiz Venere Decourt (1911-2007), teve um papel de destaque na história da endocardite no Brasil. Nas décadas de 1960 e 1970, pacientes jovens que chegavam ao hospital com sintomas clínicos de EI eram avaliados como portadores de febre reumática, sendo o diagnóstico de EI inteiramente deixado de lado. O Dr. Decourt possibilitou uma mudança nessa visão, diminuindo os diagnósticos errados e aumentando, consequentemente, o sucesso no tratamento.[7]

EPIDEMIOLOGIA

A incidência de endocardite com o passar dos anos manteve-se estável, o que pode ser resultado do equilíbrio na melhora do diagnóstico, que resulta em uma notificação maior dos casos. Além disso, a melhora nas condições e qualidade de vida diminui a aquisição da doença pela população. A incidência de EI é de 1,7 a 6,2 portadores a cada 100.000 pessoas/ano; destes, cerca de 7-25% correspondem a portadores de valvas protéticas e 70 a 75% apresentam histórico de cardiopatia.[5]

Mais comum em homens que em mulheres (1,7:1), a endocardite atinge principalmente pacientes com idades entre 47 e 69 anos. Contudo, apesar de rara, pode acometer também neonatos e crianças. Em recém-nascidos, cerca de 8% dos casos de endocardite apresentaram cardiopatia congênita. Atualmente, com o melhoramento do diagnóstico por imagem, a taxa de mortalidade caiu bastante nesse grupo, que até os anos 1980 era de 100%. Em crianças, a incidência de EI é em torno de 0,34-0,64 a cada 100.000 pessoas, e sua ocorrência é elevada em pacientes portadores de cardiopatias congênitas.[8]

Por serem os mais propensos a adquirirem endocardite, os portadores de cardiopatias foram classificados em três grupos: alto risco, risco intermediário e baixo risco. Os primeiros são portadores de doença reumática cardíaca, cardiopatias congênitas ou presença de endocardite prévia. O grupo de risco intermediário é composto por aqueles que possuem prolapso da valva mitral com insuficiência, estenose mitral isolada, disfunção de tricúspide, estenose pulmonar, hipertrofia septal assimétrica, valva aórtica bicúspide, doença valvar degenerativa ou lesão intracardíaca residual até seis meses após a cirurgia, enquanto o grupo de baixo risco é formado por portadores de prolapso da valva mitral sem insuficiência, comunicação interatrial isolada (*ostium secundum*), marca-passo cardíaco ou lesão intracardiaca residual além de seis meses pós- cirurgia.[5]

Todos esses pacientes devem ser submetidos a protocolos de profilaxia em situações em que há rompimento da integridade de barreiras, principalmente em procedimentos odontológicos, mesmo que não seja eficaz para 100% dos casos.

FISIOPATOLOGIA

O modelo laboratorial de EI é um coelho em que um cateter introduzido em uma valva provoca traumatismo leve, com formação de um trombo de fibrina-plaquetas. A injeção subsequente de bactérias através do cateter ou em um local vascular distante provoca infecção da valva traumatizada. Parece que o trombo de fibrina-plaquetas propicia ligação ávida das bactérias, através de mediadores bacterianos de aderência (chamados adesinas), que promovem a colonização dos trombos e maior lesão endocárdica.[4]

As bactérias aderentes induzem monócitos circulantes a produzir citocinas, que contribuem para maior aumento da vegetação. À medida que a vegetação amadurece, as bactérias ficam totalmente encarceradas, permitindo a sua persistência ao evitar as defesas do hospedeiro. Esse modelo ajusta-se ao de valvas humanas em portadores de EI.[6]

Uma vez infectado o trombo fibrina-plaquetas, o processo observado consiste em aumento dessa massa, com formação de vegetação e invasão do tecido pela infecção, levando a ruptura. Além da massa de vegetação, existem perfurações ou erosões totais das válvulas, ruptura das cordas tendíneas, fístulas do seio de Valsalva para o átrio ou pericárdio e escavação de abscessos do miocárdio. Dependendo da valva acometida, é possível antecipar as consequências fisiológicas. Raramente uma vegetação se torna grande o suficiente para atuar como lesão oclusiva ou estenótica. Com o processo de destruição tecidual, há como resultante a incompetência valvar e consequente surgimento de sopros de regurgitação, com insuficiência cardíaca resultante.[6]

As próprias vegetações podem sofrer fragmentação por completo ou em partes, na forma de êmbolos para cérebro, vísceras (baço e rim são alvos comuns), artérias coronárias e, notavelmente na endocardite fúngica, as grandes artérias dos membros. Os êmbolos sépticos para os pulmões podem resultar em infiltrados pulmonares, frequentemente nodulares e em forma de cavitações. Para outros órgãos provocam infarto, habitualmente não infectado, embora na EI estafilocócica possam ocorrer abscessos esplênicos, cerebral e até mesmo meningite purulenta. A lesão cerebral mais comum consiste em infarto embólico, com aspecto clínico de acidente vascular cerebral. A patologia renal pode incluir: infartos renais microscópicos, glomerulonefrites embólica focal, crônica e difusa aguda.[6]

DIAGNÓSTICO

O diagnóstico de EI é baseado em achados clínicos, microbiológicos e ecocardiográficos. Esses achados correspondem aos critérios de Duke modificados (Tabela 47.1), estabelecidos por pesquisadores da Universidade de Duke em 1994.[5-6] Eles possibilitam a avaliação e a confirmação da doença em pacientes com suspeita de infecção. Sua utilização na prática clínica se deve à elevada especificidade (99%) e a um valor preditivo negativo menor que 92%.[5-6]

DIAGNÓSTICO CLÍNICO

Conforme critérios de Duke modificados para o diagnóstico de EI, é necessário que o paciente apresente pelo menos dois critérios clínicos maiores, ou um critério maior e três menores, ou cinco critérios menores.[5-6] Deve-se suspeitar de endocardite caso o paciente apresente apenas um critério clínico maior e um menor, ou três critérios menores,[9] e a hipótese, obviamente, é descartada caso o paciente não apresente nenhum critério, ou se estiver curado com desaparecimento dos sintomas após apenas quatro dias de antibióticos. Contudo, a experiência e a intuição do médico devem ser levadas em consideração no diagnóstico dessa doença, ou seja, caso exista uma forte suspeita, deve-se continuar investigando mesmo se o paciente não se encaixe nesses critérios.[5-6]

DIAGNÓSTICO MICROBIOLÓGICO

O diagnóstico microbiológico de EI é baseado principalmente na hemocultura e na cultura da vegetação ou de peças cardíacas extraídas em cirurgia.[8]

A hemocultura idealmente deve ser realizada antes do início da administração de antibióticos, sendo necessária a coleta de três amostras com intervalos de pelo menos uma hora entre a primeira e a terceira. A positividade nesse exame constitui um dos fatores maiores de diagnóstico da endocardite, de acordo com os critérios de Duke, sendo comum em casos de EI bacteriana uma bacteriemia persistente, ou seja, com três ou mais amostras contínuas positivas.[5-6,10]

Em caso de hemocultura negativa, devem ser realizadas sorologias para *Coxiella burnetii, Bartonella sp.* e *Bucella sp.*[5] Caso esse exame ainda permaneça negativo e caso seja necessária intervenção cirúrgica, devem ser realizadas amplificações de DNA (reação em cadeia da polimerase) do material coletado na cirurgia para a procura de microrganismos fastidiosos ou até mesmo de vírus.[12]

As bactérias são os microrganismos responsáveis pela maioria dos casos de endocardite infecciosa, seguidas pelos fungos e pelos vírus. A EI bacteriana é usualmente causada por uma única espécie, porém casos de endocardite polimicrobiana podem ocorrer em imunossuprimidos e em usuários de drogas injetáveis.[5-6]

Encontramos na literatura trabalhos científicos publicados nos últimos anos baseados em série de casos procurando correlacionar agente causador a sítio provável de infecção. A maior frequência dos achados correlacionava EI a microrganismos responsáveis: cocos gram-positivos resistentes (MRSA) com poucos relatos de fungos e vírus. (Tabela 47.2)[5-6,12]

Atualmente, bactérias do gênero *Staphylococcus* são mais prevalentes em EI que o gênero *Streptococcus*. Outros microrganismos importantes causadores de EI são *Pseudomonas aeruginosa*, bactérias do gênero *Enterococcus* e as do grupo HACEK (*Haemophilus spp, Actinobacillus actinomycetemcomitans, Cardiobacterium hominis, Eikenella species e Kingella sp.*).[6,12-13]

TABELA 47.1 Critérios de Duke modificados para o diagnóstico de endocardite infecciosa [1-3,6]

Critérios maiores
a. Microbiológicos: isolamento de microrganismos típicos de duas amostras isoladas de hemocultura; ou isolamento de microrganismos de hemoculturas persistentemente positivas; ou simples hemocultura positiva para *Coxiella burnetii* (ou títulos de IGg > 1:800)
b. Evidência de envolvimento endocárdico: piora ou novo sopro de regurgitação, ecocardiograma positivo (massa intracardíaca, abscesso perianular ou nova deiscência de valva prostética)
Critérios menores
a. Predisposição para EI: EI prévia; uso de drogas injetáveis; valva prostética; prolapso de valva mitral; cardiopatia congênita cianogênica; outras lesões cardíacas que geram fluxo turbulento dentro das câmaras
b. Febre: temperatura ≥ 38 °C
c. Fenômeno vascular: evento embólico arterial maior, infarto pulmonar séptico, aneurisma micótico, hemorragia intracraniana, hemorragia subconjuntival e lesões de Janeway
d. Fenômeno imunológico: presença de marcadores sorológicos, glomerulonefrite, nódulos de Osler, manchas de Roth
e. Achados microbiológicos que não se enquadram nos critérios maiores

No ano 2000, um grupo de pesquisadores propôs algumas alterações nesses critérios, tornando-os mais rigorosos e adequados para as práticas clínicas vigentes. Acrescentou-se a positividade de *Coxiella burnetii* em apenas uma das hemoculturas ou a sorologia positiva como um critério maior para o diagnóstico de endocardite.

Apesar de serem agentes comuns de miocardites e pericardites, os vírus raramente causam EIs em humanos, sendo comumente descritas em animais. Em 2011, Blumenal e colaboradores identificaram um caso de EI viral causada pelo enterovírus *Cocksakie B2* em um paciente pediátrico com abertura do septo atrioventricular.[14] Clinicamente o paciente apresentava quadro febril (37,8 °C) persistente e dificuldades respiratórias. No ecocardiograma não foi observada a presença de vegetação, apenas uma deiscência do local da cirurgia, porém as hemoculturas e da vegetação foram negativas para bactérias. Sugere-se então que após o descarte de todas as outras etiologias de EI com hemoculturas negativas seja levantada a hipótese de um vírus ser o causador da endocardite.[14]

Em 2011, durante as epidemias de H1N1, muitos casos de endocardite foram confundidos com gripe, causando atrasos no diagnóstico e consequentemente no tratamento, podendo ocasionar graves sequelas no paciente. Deve-se considerar como possível EI qualquer paciente que apresentar febre alta e alguns sintomas sistêmicos, como perda de peso e calafrios, principalmente aqueles com histórico de cirurgia cardíaca ou malformações congênitas do coração.[14]

A EI é uma doença infrequente em crianças, e apresenta um elevado risco de morbidade e mortalidade nesse grupo. A maioria dos casos ocorre em pacientes portadores de doenças cardíacas congênitas, o que tem aumentado nos últimos anos. Deve-se atentar então para crianças portadoras da síndrome de Down, que têm grandes chances de

TABELA 47.2 Trabalhos com série de casos relacionando microrganismo causador (bactérias), sexo e sítio de infecção para o diagnóstico de endocardite infecciosa.(Adaptado de Irwin e Rippe, 2010)[1,6,13]

Micro-organismo	Pacientes		Sítio da Infecção	Referência
Bactérias	Masculino	Feminino		
Staphylococcus aureus (MSSA)	6	1	Tricúspide, Valva aórtica, Valva mitral, Valvas mitral e aórtica protética; Septo atrial	Panduranga et al., 2010; Lalezari et al., 2013; Sousa et al., 2012; Malvindiet et al., 2013; Kitamuraet et al., 2012; Miró et al., 2012; Shiraishiet et al., 2010
Staphylococcus aureus (MRSA)	8*	4*	Valva mitral, Valva aórtica, Valva aórtica protética, Valva tricúspide	Twele et al., 2010; Tisdel et al., 2012; Sai et al., 2012; Povoa S et al., 2011; Miró et al., 2012; Jonson et al., 2013; Sola et al., 2011; Saravu et al., 2012
Mycobacterium peregrinum		1	Valva aórtica protética	Torres-Duque et al., 2010; Ho et al., 2012
Streptococcus mitis	1		Valva mitral	Chabaraet et al., 2012
Bartonella quintana		1	Valva aórtica	Limet et al., 2012
Tropheryma whipplei	1		Valva aórtica	Alginet et al., 2012
Lactococcus garvieae	1		Valva mitral	Russo et al., 2012
Streptococcus viridans	2	1	Valva aórtica, valva mitral	Swediet et al., 2012; Sung et a.l, 2012
Stenotrophomonas maltophilia		1	Valva tricúspide* associada a doença autoimune	Carrillo-Cordovaet et al., 2012; Hamid et al., 2012
Mycobacterium tuberculosis		1	Valvas aórtica, mitral e tricúspide	Shaikh e Mahmood, 2012
Enterococcus faecalis	1		Valvas aórtica, mitral e tricúspide	Fukasawa et al., 2012
Brucella melitensis	1		Cabo eletrodo de marca-passo	Oteoet et al., 2012
Coxiella burnetii	1		Valva tricúspide	Oteoet et al., 2012
Bacillus cereus	1		Ventrículo direito	Barraudet et al., 2012
Staphylococcus epidermidis		1	Valva mitral	Sezaiet et al., 2011
Fungos				
Scedosporium prolificans	1			Ahmad et al., 2010
Vírus				
Enterovirus Coxsackie B2	1		Malformação septoventricular	Blumenal et al., 2011

*um caso sem vegetação.

apresentar malformações congênitas, principalmente má formação do septo interatrial.[6]

Caso o clínico suspeite de infecção por microrganismos fastidiosos (um meio definido com muitos fatores necessários para o crescimento) ou exigentes, o laboratório de microbiologia responsável deve ser avisado para a tomada de providências cabíveis, não descartando o frasco de hemocultura após sete dias, conforme procedimento padrão.

DIAGNÓSTICO POR IMAGENS

As alterações ecocardiográficas são muito importantes para a obtenção do diagnóstico e da melhor conduta clínica para o caso.[5-6,12-13,15] A presença de uma massa oscilatória em alguma estrutura cardíaca, alterações no fluxo sanguíneo do coração, como regurgitações ou abscessos, e deiscência são os principais achados ecocardiográficos, além de fístulas, aneurismas micóticos e perfuração de folhetos.[13,15] O paciente com suspeita de endocardite realiza inicialmente um ecocardiograma transtorácico (ETT), um exame pouco invasivo, fácil de ser realizado, que contribuirá bastante para a definição da situação do paciente. Caso o resultado no ETT seja negativo, e exista uma forte suspeita de endocardite, deve-se realizar um ecocardiograma transesofágico (ETE), que possui uma sensibilidade maior e possibilita uma melhor visualização das estruturas cardíacas (Figuras 47.1, 47.2 e 47.3)*.[1,5-6,12-13,15]

A tomografia computadorizada e a ressonância magnética são outros exames de imagem utilizados para a identificação de vegetações e outras lesões histológicas advindas da endocardite. É possível visualizar vegetações de 1 centímetro ou mais na superfície da válvula, permitindo a avaliação de eventuais complicações embólicas (Figuras 47.4 e 47.5).[16] TC *multislice* traz informações mais precisas sobre pseudoaneurismas, abscessos e fístulas. Dada a importância das informações obtidas pelos métodos de imagem, existe a proposta de inclusão de três critérios diagnósticos:[9]

- A identificação de lesões para valvares deve ser considerada critério MAIOR;
- Atividade anormal ao redor do sítio de implantação, detectada pela PET/CT (para implantes > 3 meses) ou SPECT/CT, deve ser considerada critério MAIOR;
- A identificação de eventos embólicos ou aneurismas infecciosos apenas por imagem (eventos silenciosos) deve ser considerada critério MENOR.

TRATAMENTO

O tratamento de pacientes com suspeita ou confirmação de EI deve ser realizado por equipe multidisciplinar de especialistas: intensivistas, cardiologistas, cirurgiões cardíacos, infectologistas e microbiologistas. A presença de uma equipe de Endocardite (*Endocarditis Team*) é crucial e recomendada na última diretriz.[9] O sucesso da terapêutica depende da erradicação do agente causador, requerendo utilização de antimicrobianos por tempo prolongado. Cirurgia pode ser necessária para remover material infectado ou drenagem de abscessos.[12]

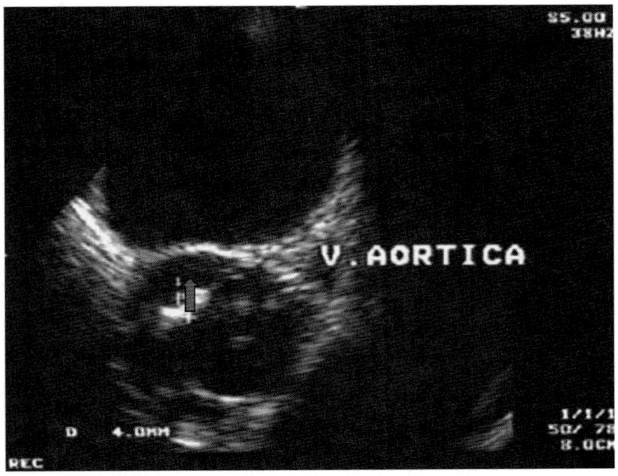

FIGURA 47.2 Ecocardiograma transtorácico demonstrando pequena vegetação em válvula aórtica.

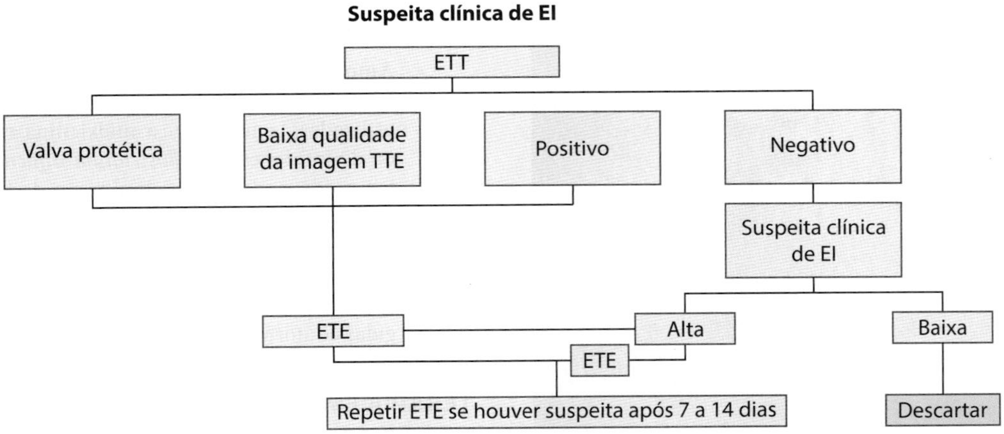

FIGURA 47.1 Indicações de ecocardiografia quando há suspeita de EI. EI, endocardite infecciosa; ETT, ecocardiograma transtorácico; ETE, ecocardiograma transesofágico. O ETE não é mandatório em EI de coração direito caso ETT possua boa qualidade e em achados ecocardiográficos inespecíficos. *Adaptado de Gould et al., 2012.[13]

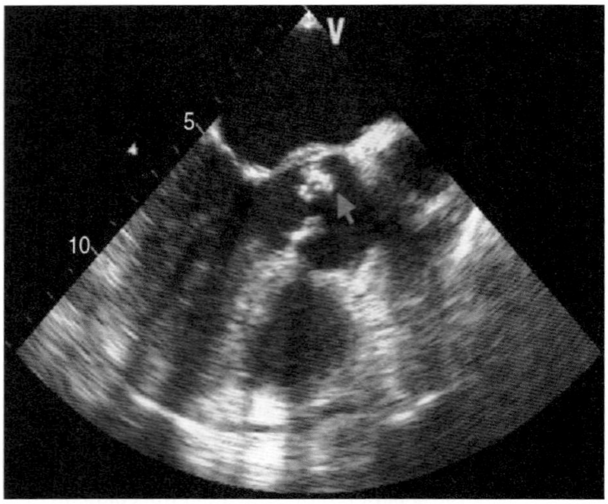

FIGURA 47.3 Ecocardiograma transesofágico demonstrando pequena vegetação supravalvar em válvula aórtica.

ANTIBIÓTICOS [1,13]

Aminoglicosídeos

Gentamicina deve ser utilizada com base no peso atual e em pacientes obesos com doses corrigidas. Quando utilizada na terapêutica por gram-positivos, os níveis séricos devem ser monitorados rotineiramente, assegurando que os níveis da pré-dose (mínima) permaneçam ≤ 1 mg/L e de pós-dose, em níveis de 3 a 5 mg/L. Em pacientes com insuficiência renal, a dose deve ser ajustada de acordo com a medida ou o clearance estimado de creatinina, e níveis séricos devem ser monitorizados diariamente. Caso sejam utilizados esquemas de dosagem de gentamicina uma vez ao dia (por exemplo, esquemas Hartford) como parte do tratamento para EI causadas por Enterobacteriaceae e Pseudomonas aeruginosa, utilize protocolos locais para monitorar e ajustar o regime de doses.

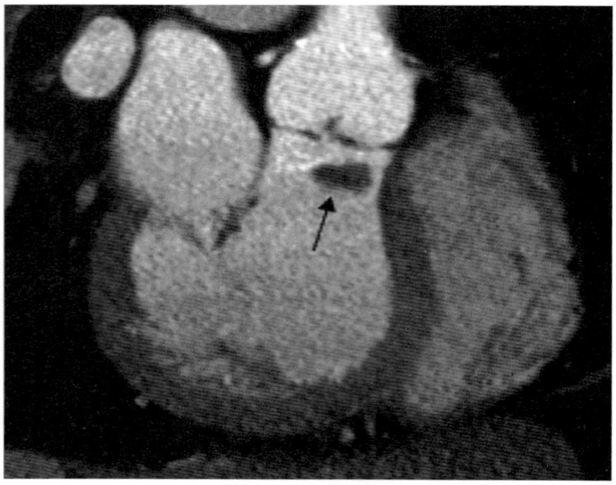

FIGURA 47.4 Endocardite infecciosa em válvula aórtica diagnosticada pela tomografia computadorizada.

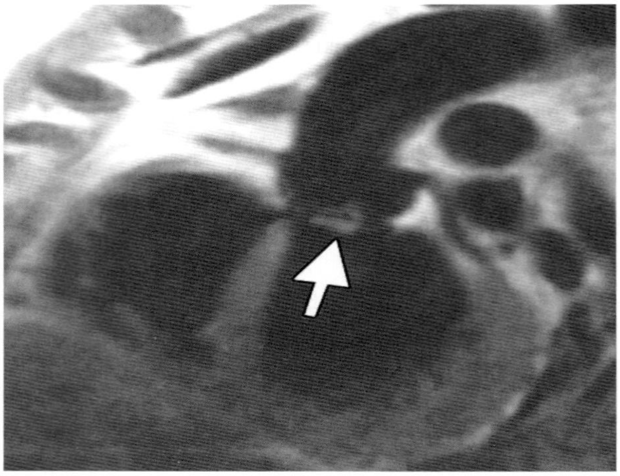

FIGURA 47.5 Endocardite infecciosa em válvula aórtica devido a *Staphylococcus aureus* diagnosticada pela ressonância magnética.

Glicopeptídeos

- **Vancomicina:** Vancomicina deve ser dosada e os níveis séricos monitorados conforme protocolos locais. Os níveis de vancomicina devem ser monitorados e a dose ajustada para manter nível de pré-dose sérico entre 15 a 20 mg/L. Não existem evidências suficientes para amparar o uso de infusões contínuas de vancomicina.
- **Teicoplanina:** Teicoplanina deve ser administrada inicialmente em doses elevadas (10 mg/kg a cada 12 horas seguida de 10 mg/kg 1×/dia), sendo o intervalo de doses ajustado conforme a função renal. Níveis séricos mínimos de teicoplanina devem ser medidos para assegurar níveis ≥ 20 mg/L e < 60 mg/L e repetidos pelo menos uma vez por semana. Teicoplanina possui menor nefrotoxicidade que a vancomicina e deve ser considerada (excluindo *Staphylococcus*) quando a associação com gentamicina for necessária.[12]

β-Lactâmicos

- **Amoxicilina e Ampicilina:** são consideradas similares do ponto de vista microbiológico e podem ser utilizadas. Lembrar que a amoxicilina aumenta o risco de infecções por *Clostridium difficile.* Por serem tempo-dependentes na eliminação de *Streptococcus,* devem ser administradas por seis vezes ao dia devido à meia-vida curta, não existindo estudos prospectivos que suportem o uso intermitente *versus* contínuo em EI devido a *Streptococcus.* As doses devem ser corrigidas conforme a função renal e o peso.

TERAPIA EMPÍRICA

A terapia empírica deve ser utilizada quando houver suspeita de EI baseada na gravidade da infecção, no tipo de válvula acometida e no risco de patógenos infrequentes ou resistentes. Deve ser direcionada às causas mais comuns de EI. Caso o paciente com suspeita de EI apresente estabilidade clínica, é recomendado obter resultado de culturas antes de iniciar antimicrobiano. Diante de dúvida diagnóstica de EI e tendo sido iniciada terapêutica com antimicrobianos, são sugeridas a suspensão dos antimicrobianos e a coleta de novas culturas.

EI DEVIDO A *STAPHYLOCOCCUS*

ENDOCARDITE EM VÁLVULA NATIVA

- Recomenda-se oxacilina como antimicrobiano de primeira escolha em *Staphylococcus* sensível a oxacilina, 2 g a cada seis horas, podendo ser aumentada para cada quatro horas caso peso > 85 kg.
- Recomenda-se que o uso da gentamicina não seja associado a oxacilina como terapêutica inicial para EI em válvulas nativas devido a *Staphylococcus.*
- Recomenda-se que a vancomicina associada a rifampicina seja a primeira escolha para EI devido a *Staphylococcus* resistente a oxacilina ou em pacientes com alergia a penicilinas.
- Recomenda-se o uso de daptomicina na dose de 6 mg/kg a cada 24 horas associada a outro agente ativo (rifampicina, gentamicina ou linezolida, dependendo da suscetibilidade) em pacientes com *Staphylococcus* resistente a oxacilina ou com intolerância à vancomicina.

ENDOCARDITE EM VÁLVULA PROTÉTICA

- Recomendado o uso de vancomicina, rifampicina e gentamicina como antimicrobianos de primeira escolha em isolados de *Staphylococcus.*
- Recomendada a utilização de daptomicina em substituição à vancomicina para pacientes sem resposta a terapêutica ou intolerância ou resistência à vancomicina.

DURAÇÃO DA TERAPIA

- No caso de EI devido a *Staphylococcus,* a via intravenosa é recomendada por quatro semanas e deve ser aumentada para seis semanas ou mais no caso de EI em válvula protética, secundária a abscessos pulmonares ou osteomielite.
- A troca rotineira para antimicrobianos orais não é recomendada (Tabela 47.3).

EI DEVIDO A *STREPTOCOCCUS*

- A opção terapêutica recomendada para EI devido a *Streptococcus* deve ser baseada na suscetibilidade a penicilina e nos fatores de risco do paciente.
- A terapêutica recomendada para EI causado devido a *Streptococcus* com MIC >0,5 mg/L de penicilina deve seguir as diretrizes para *Enterococcus.*
- Recomenda-se tempo de tratamento longo para pacientes com EI em válvula protética, secundária a abscesso cerebral ou osteomielite. (Tabela 47.4)

EI DEVIDO A *ENTEROCOCCUS*

- Recomendado como primeira escolha para EI devido *Enterococcus* sensíveis a amoxacilina ou altas doses de penicilinas associadas a gentamicina.
- Recomendado o uso de glicopeptídeos associados a gentamicina como agentes de secunda linha na terapia para EI devido a *Enterococcus* sensíveis.
- Recomendado controle rigoroso quando em uso de gentamicina, que deve ser descontinuada caso haja nefrotoxicidade e outros sinais de toxicidade (Tabela 47.5).

EI DEVIDO A GRUPO HACEK*

- Recomendada terapêutica para EI devido a grupo HACEK com β-lactamase estável a cefalosporina ou amoxilina em isolados suscetíveis.
- Recomendada a adição de gentamicina nas primeiras duas semanas de terapêutica.
- Recomendado o uso de ciprofloxacino como agente alternativo.
- Recomendada duração da terapêutica para EI em válvula nativa por quatro semanas e em válvula protética por seis semanas.

EI DEVIDO A FUNGOS

EI DEVIDO A *CANDIDA*

- Recomendada terapêutica inicial com equinocandina ou anfotericina B (preferencialmente formulações lipídicas), uma vez que a espécie e o perfil de suscetibilidade são conhecidos.[13,17]
- Recomendada a cirurgia para troca valvar caso tecnicamente possível.[13]

EI DEVIDO A *ASPERGILLUS*

- Recomendada terapêutica inicial com voriconazol, com confirmaçãode isolados sensíveis e monitorização da dose terapêutica.[13]
- Recomendada a cirurgia para troca valvar, sendo mandatória para sobrevida.[1,13] (Tabela 47.6)

TRATAMENTO CIRÚRGICO

A oportunidade e as indicações para intervenções cirúrgicas com finalidade de prevenir embolia sistêmica na EI ainda continuam controversas (Tabela 47.7).

Estudo comparando cirurgia precoce com terapêutica convencional em pacientes com EI e grandes vegetações mostraram redução significativa no desfecho morte devido a qualquer causa e eventos embólicos no grupo operado, pela redução efetiva do risco de embolia sistêmica.[18]

- Recomendada a avaliação mais precoce possível pelo

* *Haemophilus spp (influenzae, parainfluenzae, atrophilos, paraphrophilus), Actinobacillus, Actinomycetemcomitans, Cardiobacterium hominis, Eikenella species* e *Kingella sp.*

TABELA 47.3 Resumo das recomendações para tratamento de EI por *Staphylococcus**

Regime/Antimicrobiano	Doses e Vias	Duração (semanas)	Comentários
EVN *Staphylococcus sp* sensível a Oxacilina			
Oxacilina	2 g IV a cada 4 a 6 horas	4	Peso >85 kg a cada 4 em 4 horas
EVN *Staphylococcus* resistente Oxacilina, sensível Vancomicina (MIC<2 mg/L) e Rifampicina ou alergia a Penicilina			
Vancomicina	1 g IV cada 12 em 12 horas	4	Conforme política local e manter pré-dose 15 a 20 mg/L e correção renal
Rifampicina	300 a 600 mg VO a cada 12 em 12 horas	4	Cc < 30 mL/min utilizar baixas doses
EVN *Staphylococcus sp* resistente Oxacilina, resistente Vancomicina (MIC> 2 mg/L) e sensível a Daptomicina (MIC ≤1 mg/L) ou intolerância à Vancomicina			
Daptomicina	6 mg/kg IV 1×dia	4	Monitorar CPK semanalmente e correção Cc < 30 mL/min a cada 48 horas
Rifampicina	300 a 600 mg VO a cada 12 em 12 horas	4	Cc < 30 mL/min utilizar baixas doses
Gentamicina	1 mg/kg IV cada 12 em 12 horas	4	Manter doses se não houver sinais ou sintomas de toxicidade
EVP *Staphylococcus sp* sensível Oxacilina e Rifampicina			
Oxacilina	2 g IV a cada 4 a 6 horas	6	Peso > 85 kg a cada 4 horas
Rifampicina	300 a 600 mg VO a cada 12 horas	6	Cc < 30 mL/min utilizar baixas doses
Gentamicina	1 mg/kg IV a cada 12 horas	6	Manter doses se não houver sinais ou sintomas de toxicidade
EVP *Staphylococcus* resistente Oxacilina, sensível Vancomicina (MIC<2 mg/L) ou alergia a Penicilina			
Vancomicina	1 g IV acada12 horas	6	Conforme política local e manter pré-dose 15 a 20 mg/L e correção renal
Rifampicina	300 a 600 mg VO a cada 12 horas	6	Cc < 30 mL/min utilizar baixas doses
Gentamicina	1 mg/kg IV a cada 12 horas	≥ 2	Manter doses se não houver sinais ou sintomas de toxicidade
EVP *Staphylococcus sp* resistente Oxacilina, resistente Vancomicina (MIC > 2 mg/L) e sensível a Daptomicina (MIC ≤1 mg/L) ou intolerância à Vancomicina			
Daptomicina	6 mg/kg IV 1×dia	6	Monitorar CPK semanalmente e correção Cc < 30 ml/min a cada 48 em 48 horas
Rifampicina	300 a 600 mg VO a cada 12 horas	6	Cc < 30 mL/min utilizar baixas doses
Gentamicina	1 mg/kg IV a cada 12 horas	≥ 2	Manter doses se não houver sinais ou sintomas de toxicidade

EVN: endocardite de válvula nativa; EVP: endocardite de válvula protética: Cc: *clearance* de creatinina. *Adaptada Gould et al., 2012.[1,13]

cirurgião caso paciente tenha EI acometendo material protético intracardiaco.[12-13,18]

- Recomendado que a oportunidade da cirurgia seja avaliada caso a caso com base nas diferentes indicações.[12-13]
- Recomendado o envio de amostras de válvulas ou outros tecidos infectados para microbiologia e histopatologia.[12-13]

TRATAMENTO DO PACIENTE CRÍTICO

Wolff e colaboradores propuseram um algoritmo de manejo de pacientes críticos com EI complicada de acordo com a presença ou não de eventos neurológicos, adaptado a seguir (Figuras 47.6 e 47.7).[2]

TABELA 47.4 Resumo das recomendações para tratamento de EI por *Streptococcus**

Regime/Antimicrobiano	Doses e Vias	Duração (semanas)	Comentários
Opções de tratamento para *Streptococcus* Penicilina (MIC ≤ 0,125 mg/L)			
Benzilpenicillina monoterapia	1,2 g IV a cada 4 em 4 horas	4 a 6	Regime de espectro estreito preferido, especialmente para os doentes em risco de *C. difficile* ou alto risco de nefrotoxicidade
Ceftriaxona monoterapia	2 g IV/IM 1×/dia	4 a 6	Não recomendado para pacientes com risco de infecção por *C. difficile*, adequado para uso ambulatorial
Benzilpenicillina e Gentamicina	1,2 g IV 4 em 4 horas 1 mg/kg IV a cada 12 horas	2 2	Não recomendado para pacientes com EVP,foco extracardíaco de infecção, quaisquer indicações de cirurgia,elevado risco de nefrotoxicidade ou risco de *C. difficile*
Ceftriaxona e Gentamicina	2 g IV/IM 1×/dia 1 mg/kg IV a cada 12 horas	2 2	Não recomendado para pacientes com EVP,foco extracardíaco de infecção, quaisquer indicações de cirurgia, elevado risco de nefrotoxicidade ou risco de *C. difficile*
Tratamento de *Streptococcus* Penicilina (MIC > 0,125 a ≤ 0,5 mg/L)			
Benzilpenicillina e Gentamicina	2,4 g IV a cada 4 horas 1 mg/kg IV a cada 12 horas	4 a 6 2	Regime preferido, especialmente para os pacientes em risco de *C. difficile*
Tratamento de *Abiotrophia* e *Granulicatella spp.* (variantes de *Streptococcus*)			
Benzilpenicillina e Gentamicina	2,4 g IV a cada 4 horas 1 mg/kg IV a cada 12 horas	4 a 6 4 a 6	Regime preferido, especialmente para os pacientes em risco de *C. difficile*
Tratamento de *Streptococcus* Penicilina (MIC > 0,5 mg/L)			
Tratamento de *Streptococcus* em pacientes com alergia importante a Penicilina			
Vancomicina e Gentamicina	1 g IV a cada 12 horas 1 mg/kg IV a cada 12 horas	4 a 6 ≥ 2	Dosado de acordo com as diretrizes locais
Teicoplanina e Gentamicina	ver no texto 1 mg/kg IV a cada 12 horas	4 a 6 ≥ 2	Opção preferida quando há elevado risco de nefrotoxicidade

EVN: endocardite de válvula nativa; EVP: endocardite de válvula protética. *Adaptada Gould et al., 2012.

TABELA 47.5 Resumo das recomendações para tratamento de EI por *Enterococcus*[1,12]

Regime/ Antimicrobiano	Doses e Vias	Duração (semanas)	Comentários
Amoxicilina ou	2 g IV a cada 4 horas	4 a 6	Amoxicilina sensível (MIC ≤ 4 mg/L), isolados sensíveis a Penicilina (MIC ≤ 4 mg/L) e Gentamicina (MIC ≤ 128 mg/L)
Penicillina e Gentamicina	2,4 g IV de 4 a 6 horas 1 mg/kg IV 12 em 12 horas	4 a 6	Duração de 6 semanas para EVP
Vancomicinae	1 g IV a cada 12 horas ou dosado de acordo com diretrizes locais	4 a 6	Pacientes alérgicos a Penicilina ou Amoxicilina ou resistência Penicilina, assegurar Vancomicina (MIC ≤ 4 mg/L)
Gentamicina	1 mg/kg IV a cada 12 horas (ISC)	4 a 6	Duração de 6 semanas para PVE
Teicoplaninae	10 mg/kg IV a cada 24 horas	4 a 6	Alternativa a Vancomicina e Gentamicina, ver os comentários respectivos
Gentamicina	1 mg/kg IV a cada 12 horas	4 a 6	Assegurar Teicoplanina (MIC ≤ 2 mg/L)
Amoxicilina	2 g IV a cada 4 horas	≥ 6	Amoxicilina sensível (MIC ≤ 4 mg/L) e alto nível resistência a Gentamicina (MIC > 128 mg/L)

EVN: endocardite de válvula nativa; EVP: endocardite de válvula protética; ISC: Índice de Superfície Corpórea. Adaptada Gould et al., 2012.[1,12]

TABELA 47.6 Resumo das recomendações para tratamento de EI por Fungos*

Agente Antifúngico	Dose/via	Níveis séricos necessários?	Papel no tratamento de Endocardite por Candida	Papel no tratamento de Endocardite por Aspergillus
Fluconazol	400 mg/dia, correção em insuficiência renal grave/ diálise	Não	Terapia supressora a longo prazo	Nenhum
Voriconazol	Preferir terapia intravenosa inicialmente, titulando doses	Sim, com modificação importante da dose	Terapia supressora a longo prazo para isolados Fluconazol-resistentes, Voriconazol-sensíveis	A terapia de primeira linha com a supressão a longo prazo
Anfotericina B	3 mg/kg a cada 24 horas (Ambisome®) 5 mg/kg/dia (Abelcet®) 1 mg/kg/dia (Fungizon®)	Não	Terapia de segunda linha	Terapia de segunda linha, ou a primeira linha se Azólico-resistente,não deve ser utilizada para *A. terreus* ou *A. nidulans*
Micafungina	200 mg/dia	Não	Terapia de primeira linha	Terceira ou quarta linha de terapia
Caspofungina	70 mg inicial, 50 a 100 mg diariamente	Não	Terapia de primeira linha	Nenhum papel
Anidulafungina	Doses tituladas	Não	Terapia de primeira linha	Nenhum papel
Posaconazol	400 mg a cada 12 horas	Sim	Nenhum papel	Terceira ou quarta linha de terapia a longo prazo, terapia supressiva
Flucitosina	100 mg/kg/dia em três doses, reduzido com disfunção renal	Sim, com modificação importante da dose	Como terapia de combinação com anfotericina B	Como terapia em combinação com anfotericina B
Itraconazol	Não aplicável	Não aplicável	Nenhum papel	Nenhum papel

* Adaptada Gould et al., 2012.[1,13]

TABELA 47.7 Recomendações (indicações e tempo de intervenção) para tratamento cirúrgico de EI de coração esquerdo e EVN*

Falência Cardíaca em EI Valvar Aórtica e Mitral	Oportunidade Cirúrgica
Regurgitação aguda grave ou obstrução valvar causando edema pulmonar refratário ou choque cardiogênico	emergência
Fistula intracavitária ou pericárdica causando edema pulmonar refratário ou choque cardiogênico	emergência
Regurgitação aguda grave ou obstrução valvar e persistência de falência cardíaca ou sinais ecocardiográficos baixa tolerância hemodinâmica (fechamento valvar mitral precoce ou hipertensão pulmonar)	urgência
Regurgitação aguda grave ou sinais de falência cardíaca controlada com facilidade por meio de medicações	eletiva
Infecção não controlada	
Infecção não controlada localmente (abscesso, falso aneurisma, fístulas, grandes vegetações ou deiscência em válvula protética)	urgência
Febre persistente e culturas positivas por período > 5 a 7 dias	urgência
Infecção causadas por fungos ou microrganismos multirresistentes, tais como *Pseudomonas aeruginosa* e outros bacilos gram-negativos	eletiva
Prevenção de Embolia	
EI valvar aórtica e mitral com grandes vegetações (> 10 mm) após um ou mais eventos embólicos, apesar da terapêutica antimicrobiana adequada, especialmente durante as duas primeiras semanas de terapia	urgência
EI valvar aórtica e mitral com grandes vegetações (> 10 mm) e outros fatores preditores de complicação (falência cardíaca, abscesso ou infecção persistente)	urgência
Isolados, grandes vegetações (> 15 mm); a cirurgia pode ser preferível se o procedimento de preservação da válvula nativa for viável	urgência

EVN: endocardite de válvula nativa. *Adaptado de Hoen et al., 2013.[1,12]

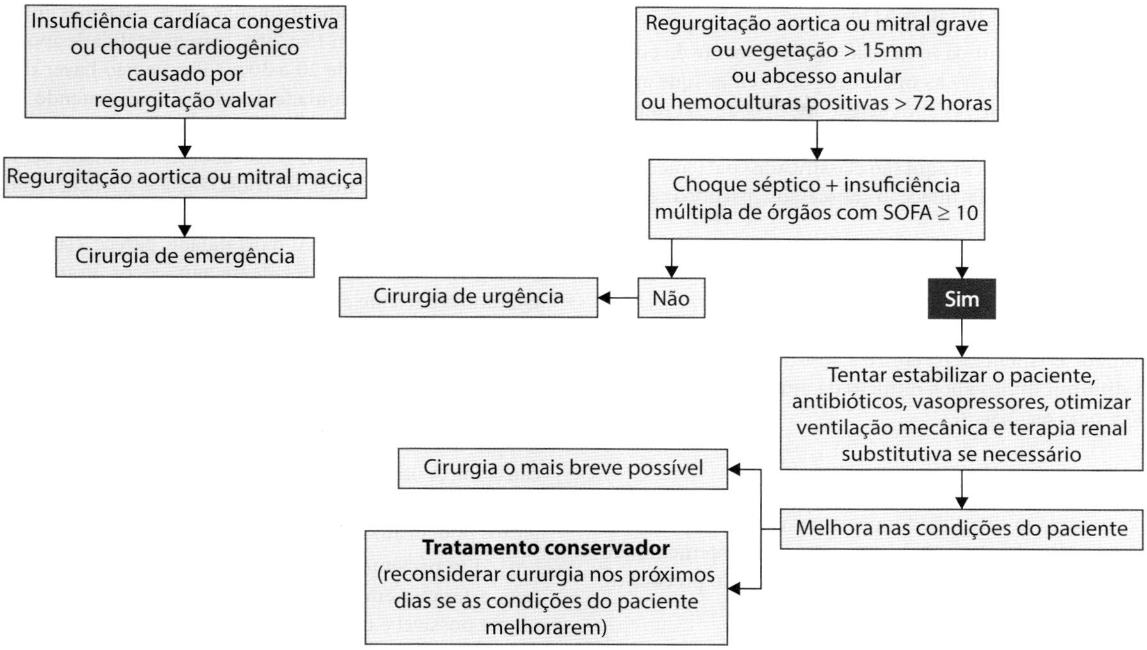

FIGURA 47.6 Algoritmo de manejo de pacientes críticos com EI complicada com eventos neurológicos ausentes. Adaptado de Wolff et al.[2]

COMPLICAÇÕES

A presença de complicações em pacientes com EI pode indicar tratamento cirúrgico de urgência ou emergência, e independe do tempo de uso de antibioticoterapia. A abordagem desses indivíduos deve ser feita por equipe multidisciplinar, o mais precocemente possível, a fim de determinar a conduta e o momento oportuno da terapêutica.[9]

INSUFICIÊNCIA CARDÍACA

É a complicação mais comum, ocorre em 40 a 62% das endocardites em valva nativa, sendo mais prevalente quando acomete a valva aórtica.[19] Representa a indicação mais comum de cirurgia em pacientes com EI.[20]

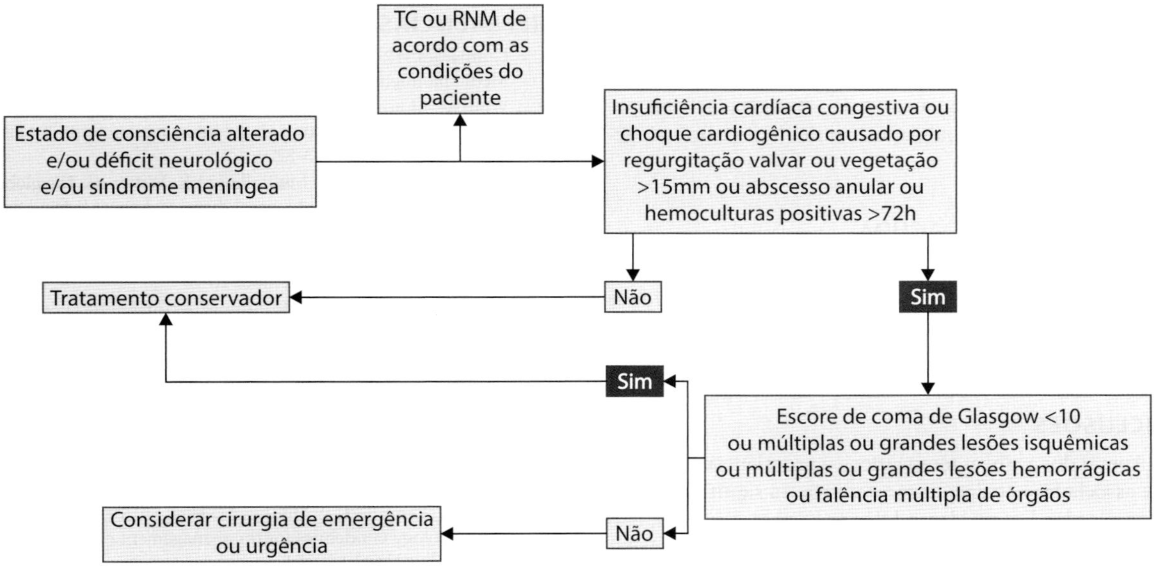

FIGURA 47.7 Algoritmo de manejo de pacientes críticos com EI complicada com eventos neurológicos presentes. Adaptado de Wolff et al.[2]

INFECÇÃO NÃO CONTROLADA

Esta seria a segunda indicação mais frequente de cirurgia.[20] Nela encontram-se as infecções persistentes (que apresentam culturas positivas após sete a dez dias de tratamento - terapêutica inadequada, bactérias resistentes ou dispositivos infectados). Também aqui são classificados pacientes com extensão perivalvar da infecção (abscessos, pseudoaneurismas e fístulas).

EMBOLIA

Ocorre devido à migração de vegetações, e podem ser assintomáticas (silenciosas) em 20 a 50% dos casos. Sua ocorrência diminui muito após o início da antibioticoterapia, de 20 a 50% para 6 a 21%.[21]

NEUROLÓGICAS

Presentes em 15 a 30% dos pacientes com EI, suas manifestações antecedem ou ocorrem concomitantemente ao diagnóstico de EI. A prevenção depende do início precoce de antibióticos e de cirurgia em pacientes de alto risco.[9]

ANEURISMAS INFECCIOSOS

Resultam da embolia séptica arterial para os *vasa vasorum*. São friáveis e com tendência a se romper. Sua localização é, comumente, intracraniana, com uma frequência de 2 a 4%.[9]

DISTÚRBIOS DE CONDUÇÃO E DO RITMO CARDÍACO

Associados ao comprometimento perivalvular, devido à proximidade entre o nó atrioventricular e as cúspides mitral anterior e aórtica nãocoronariana.[9] Podem resultar em bloqueios atrioventriculares de 1°, 2° ou 3° grau, ou atrioventricular total.

MANIFESTAÇÕES MUSCULOESQUELÉTICAS

Podem manifestar-se através de artralgias (artrites periféricas), mialgias e lombalgia (osteomielite vertebral piogênica, espondilodiscite).[9]

INSUFICIÊNCIA RENAL AGUDA

Tem causa multifatorial, associada a infarto renal, glomerulonefrite por vasculite e imunocomplexos, toxicidade por antibióticos e contraste.[9] Pode ser necessária terapia substitutiva renal, e está associada a alta mortalidade.

CONCLUSÕES

Apesar dos avanços terapêuticos, a prevalência e a mortalidade associadas não apresentaram melhora significativa nas últimas décadas.[22] Considerando-se os pacientes críticos, isso se deve ao estado clínico comprometido e às comorbidades existentes, bem como à reduzida indicação de tratamento cirúrgico. Estudos recentes descrevem redução significativa da mortalidade em pacientes operados em dois a sete dias.[23] No entanto, a mortalidade hospitalar entre pacientes internados com EI é estimada em 15 a 20%, com mortalidade após 12 meses com frequência de 20 a 30%.[5] Parece não haver diferença significante de mortalidade devido a EI acometendo válvulas mitral e aórtica. Pacientes com imunossupressão, idosos, diabéticos, escore APACHE II elevado, instabilidade hemodinâmica, alteração do nível de consciência e falência renal apresentam maior probabilidade de adquirir EI e consequente maior mortalidade.[5,13] A mortalidade parece estar ligada à etiologia, sendo mais incidente em cocos gram-positivos. Quando o paciente apresenta infecção por *Streptococcus e Enterococcus* a mortalidade é menor do que quando acometido por *Staphylococcus aureus.* Se a etiologia for fúngica ou por bacilos gram-negativos, a mortalidade é maior que 50%. Hemoculturas devem ser realizadas precocemente e antibioticoterapia iniciada tão logo realizada a identificação do agente causador. A utilização do ecocardiograma é ferramenta essencial para o diagnóstico precoce. Exames de imagem mais complexos podem auxiliar no diagnóstico, desde que disponíveis.

Em pacientes críticos, com sepse grave ou choque séptico, a terapia empírica deve ser empregada o mais rapidamente possível e descalonada, caso possível, quando o resultado de culturas assim o possibilite.

A diferença entre a terapêutica conservadora e a cirúrgica pode ser avaliada conforme o grau de disfunção cardíaca, a presença de infecção não controlada e o risco de complicações como embolias.

No intuito de melhorar a sobrevida de pacientes críticos com EI, foram propostas as cinco "regras de ouro":[2]

- Diagnóstico precoce;
- Antibioticoterapia adequada;
- Tratamento cirúrgico precoce (quando indicado);
- Proteção renal; e
- Participação de equipe multidisciplinar.

REFERÊNCIAS BIBLIOGRÁFICAS

1. Guimaraes HP, Assunção MS, Carvalho FB et al. Manual de Medicina Intensiva. São Paulo: Atheneu, 2014.
2. Wolff M, Mourvillier B, Sonneville R et al. My paper 10 years later: infective endocarditis in the intensive care unit. Intensive Care Med 2014; 40:1843-52.
3. Carapetis JR, Steer AC, Mulholland EK, Weber M. The global burden of group A streptococcal diseases. Lancet Infect Dis 2005; 5:685-94.
4. Cahill TJ, Prendergast BD. Infective endocarditis. Lancet 2015; Published Online: 01 September 2015.
5. Rello J, Kollef M, Diaz E, Rodríguez A. Infectious Diseases in Critical Care.2nd ed. Germany:Springer, 2007, p. 271-283.
6. Irwin RS and Rippe JM.Terapia Intensiva (Vol.1). 6ª ed. Rio de Janeiro: Guanabara Koogan, 2010, p. 893-906.
7. Grinberg M, Solimene MC. Historical aspects of infective endocarditis. Rev Assoc Med Bras 2011;57(2):228-33.
8. Hoen B, Alla F, Selton-Suty C et al. Changing profile of endocarditis, results of a 1 year survey in France. JAMA 2002;288:75-82.
9. Habib G, Lancellotti P, Antunes MJ et al. 2015 European Society of Cardiology Guidelines for the management of infective endocarditis. Eur Heart J 2015.9.
10. Li JS, Sexton AS, Nettles Ret al. Proposed modifications to the Duke criteria for the diagnosis of infective endocarditis. Clin Infect Dis 2002;30:633-38.

11. Araujo MRE. Hemocultura: recomendações de coleta, processamento e interpretação dos resultados. J Infect Control 2012;1(1);08-19.
12. Hoen B, Duval X. Infective endocarditis. N Engl J Med 2013;368;1425-33.
13. Gould FK, Denning DW, Elliiot TS et al. Guidelines for the diagnosis and antibiotic treatment of endocarditis in adults: a report of the Working Party of the British Society for Antimicrobial Chemotherapy. J Antimicrob Chemother 2012;67;269-289.
14. Blumenal S, Reynders M, Willems A et al. Enteroviral infection of a cardiac prosthetic device. Clin Infec Dis 2011;52;710-16.
15. Baddour LM, Wilson WR, Bayer AS et al. Infective Endocarditis diagnosis, antimicrobial, therapy, and management of complications. Circulation,2005;111;e394 – e434.
16. Price S. Endocarditis: the complementary roles of CT and echocardiography. Br J Cardiol,2012;19:7-9.
17. Colombo AL, Guimarães T, Camargo LFA et al. Brazilian guidelines for the management of candidiasis: a joint meeting report of three medical societies – Sociedade Brasileira de Infectologia, Sociedade Paulista de Infectologia, Sociedade Brasileira de Medicina Tropical. Braz J Infect Dis 2012;16(suppl);S1-S34.
18. Kang DH, Kim YJ, Kim SH et al. Early surgery versus conventional treatment for infective endocarditis. N Engl J Med 2012;366;2466-73.
19. Nadji G, Rusinaru D, Remadi JP et al. Heart failure in left-sided native valve infective endocarditis characteristics, prognosis, and results of surgical treatment. Eur J Heart Fail 2009; 11:668-675.
20. Tornos P, Lung B, Permanyer-Miralda G, et al. Infective endocarditis in Europe: lessons from the Euro Heart Survey. Heart 2005;91:571-575.
21. Vilacosta I, Graupner C, San Roman JA et al. Risk of embolization after institution of antibiotic therapy for infective endocarditis. J Am Coll Cardiol 2002;39:1489-1495.
22. Murdoch DR Corey GR, Hoen Bet al. International Collaboration on Endocarditis – Prospective Cohort Study (ICE-PCS) Investigators (2009). Clinical presentation, etiology, and outcome on infective endocarditis in the 21st century: the International Collaboration on Endocarditis - Prospective Cohort Study. Arch Intern Med 169:463-473.
23. 23. Mirabel M, Sonneville R, Hajage D et al. Long-term outcomes and cardiac surgery in critically ill patients with infective endocarditis. Eur Heart J 2013;35:1195-204.

48

Síndrome Cardiorrenal

Frederico José Neves Mancuso
Valdir Ambrósio Moisés

INTRODUÇÃO

A síndrome cardiorrenal (SCR) é um termo utilizado para descrever as complexas interações entre coração e rins, no contexto de insuficiência cardíaca e insuficiência renal no mesmo paciente.[1,2] Na prática clínica, o termo é frequentemente utilizado para caracterizar os pacientes que apresentam insuficiência renal secundária à insuficiência cardíaca.[2] Porém, Ronco[1] sugere classificar a SCR em cinco tipos, de acordo com o órgão primeiramente acometido e com a evolução do quadro: agudo ou crônico (Tabela 48.1). Contudo, alguns autores preferem denominar os tipos 3 e 4 de síndrome renocardíaca. As eventuais discordâncias sobre a definição diagnóstica da síndrome cardiorrenal são decorrentes do pouco tempo de estudos a respeito das interações entre o coração e os rins. Os estudos mais intensos iniciaram-se com a publicação de informações provenientes do banco de dados do estudo clínico ADHERE, em 2004.[3]

Este capítulo tem como objetivo caracterizar a síndrome cardiorrenal em seus aspectos fisiopatológicos e clínicos e discutir seu tratamento. Após a leitura do capítulo, o leitor estará apto a reconhecer a síndrome cardiorrenal, entender a fisiopatologia específica para cada paciente e escolher a melhor opção terapêutica.

Apesar da discussão sobre os conceitos,[2,4] classificação e diagnóstico da SCR, há dados que indicam que a insuficiência renal no paciente com insuficiência cardíaca é frequente, podendo ocorrer em aproximadamente 30% dos pacientes com insuficiência cardíaca crônica[5] e associa-se com aumento importante da mortalidade.[3,5-6,]

DESENVOLVIMENTO

SÍNDROME CARDIORRENAL TIPO 1

Fisiopatologia

A SCR tipo 1 ocorre na insuficiência cardíaca (IC) aguda e pode ser decorrente de IC crônica descompensada, edema agudo de pulmão hipertensivo, choque cardiogênico, insuficiência ventricular direita, entre outras causas. A ocorrência de IRA nesta situação clínica é causada por múltiplos mecanismos que têm importância variada em cada indivíduo. Entre os fatores atuantes, destacam-se o sistema renina-angiotensina-aldosterona (SRAA), ativação endotelial, retenção de água e sódio, ativação simpática e vasoconstrição, fatores hemodinâmicos e fatores exógenos (contraste, medicações).[1]

Na IC, ocorre queda do débito cardíaco, o que leva à redução da perfusão renal, ativando o SRAA. Com isso, os rins começam a se tornar insuficientes, levando à inadequação neuro-hormonal e do sistema simpático, o que acentua a ativação do SRAA.[2] Nos rins, a angiotensina II provoca vasoconstrição da arteríola eferente com consequente diminuição do fluxo sanguíneo renal e da filtração glomerular. Esses efeitos elevam a pressão oncótica tubular e a reabsorção de sódio e água.[8] Na insuficiência cardíaca aguda, sobrepõe-se às

TABELA 48.1	Classificação da síndrome cardiorrenal segundo Ronco[1]
Tipo 1	Insuficiência cardíaca aguda levando à IRA
Tipo 2	Insuficiência cardíaca crônica levando à IRC
Tipo 3	Insuficiência renal aguda levando à insuficiência cardíaca aguda
Tipo 4	Insuficiência renal crônica levando à insuficiência cardíaca crônica ou aumento do risco de eventos cardiovasculares
Tipo 5	Doença sistêmica levando à insuficiência cardíaca e renal secundárias concomitantes

IRA: insuficiência renal aguda; IRC: insuficiência renal crônica.

ações e efeitos da angiotensina II, a influência da aldosterona que estimula a reabsorção de sódio no túbulo distal. Os efeitos do SRAA nos rins levam à retenção de líquido e de sódio, que causa congestão sistêmica, com piora da insuficiência cardíaca, levando, consequentemente, a um círculo vicioso.

A angiotensina II ainda poderá ativar a NAPDH-oxidase (nicotinamida adenina dinucleotídeo fosfato oxidase) que pode levar à formação de espécies reativas de oxigênio. O aumento destas altera o óxido nítrico,[9] o que estimula ainda mais o SRAA e acentua o círculo vicioso. Vale acrescentar que, na insuficiência cardíaca aguda, a redução do débito cardíaco acompanha-se de redução do volume arterial que inativa os barorreceptores do arco aórtico e no seio carotídeo com consequente aumento da atividade simpática.[10]

Todos esses mecanismos neuro-hormonais pioram a congestão sistêmica, incluindo a congestão renal. Na insuficiência cardíaca aguda, especialmente naquelas que cursam com congestão sistêmica, há aumento da pressão venosa renal que diminui a função renal. Isso parece ocorrer na congestão renal pela diminuição do gradiente de pressão entre os sistemas arteriolar e venoso dos rins, com redução da pressão de filtração glomerular que leva à redução da taxa de filtração glomerular.[11-13] Na insuficiência cardíaca aguda, essa situação parece ser exacerbada pelo aumento da pressão intra-abdominal nos pacientes com ascite secundária à congestão sistêmica.[14]

Estudo importante demonstrou que os pacientes com aumento da pressão venosa central sem redução expressiva com o tratamento inicial tinham maior probabilidade de desenvolver piora da função renal.[15] Portanto, além da diminuição do débito cardíaco, a congestão renal parece ser um fator importante no desenvolvimento e piora da função renal nos pacientes com insuficiência cardíaca aguda. Isso ajuda a explicar por que, nos pacientes com IC e fração de ejeção preservada, a SCR pode se desenvolver. A congestão renal parece ter uma consequência terapêutica importante que é a resistência aos diuréticos, a qual pode ser causada por retenção de sódio "pós-diurético".[16]

Ainda, em algumas ocasiões, os pacientes com insuficiência cardíaca aguda necessitam de exames diagnósticos que podem piorar a função renal. O exemplo mais comum é o uso dos contrastes iodados, com conhecida ação nefrotóxica. Evitar o uso dessas substâncias nem sempre é possível. Em pacientes com infarto agudo do miocárdio (IAM) com supradesnivelamento do segmento ST que desenvolvem IC aguda e consequente insuficiência renal, a cinecoronariografia para realização de angioplastia primária é, frequentemente, necessária e não deve ser evitada.[17] Sempre que houver necessidade de usar contraste iodado, nessas situações, deve-se estar atento para medidas profiláticas da nefrotoxicidade e fazer seguimento dos índices de função renal. O pico de aumento da creatinina ocorre após 48 a 72 horas do uso de contraste iodado.[18] Vale lembrar que outro potencial agravante da função renal em pacientes com insuficiência cardíaca são os próprios diuréticos. Eles podem causar ou piorar a insuficiência renal se utilizados em pacientes que não estejam hipervolêmicos.

Diagnóstico

O diagnóstico da SCR é laboratorial, com redução da função renal, porém, pelo exame físico podem ser obtidas informações importantes sobre o estado hemodinâmico do paciente, que reflete o que acontece nos rins. O exame físico deve ser completo e incluir a aquisição dos sinais vitais e do peso; este é um marcador importante do estado hídrico do paciente se comparado ao "peso seco". Ao exame físico, deve-se procurar por sinais que indiquem se o paciente está congesto ou com sinais de baixo débito cardíaco. Os sinais de congestão ao exame físico são: estertores pulmonares; presença de terceira bulha cardíaca; estase jugular; hepatomegalia; ascite; e edema de membros inferiores. Os sinais de baixo débito cardíaco incluem tempo de enchimento capilar lento, pulsos filiformes, extremidades frias, hipotensão arterial e alteração do nível de consciência.

A maneira ideal de avaliar a função renal é pelo clearance de creatinina.[19] Na prática clínica, especialmente na avaliação inicial dos pacientes com IC aguda, a função renal é usualmente avaliada pela dosagem da creatina e ureia séricas. Ainda não existe um valor de aumento da creatinina ou diminuição do seu clearance, que defina o diagnóstico da SCR. O estudo ADHERE, importante no conceito da SCR, considerou para diagnóstico, um aumento de 0,3 mg/dL da creatinina sérica.[3] Novos marcadores bioquímicos têm sido pesquisados com o objetivo de detectar mais precocemente a SCR e, com isso, adotar medidas e intervenções que possam reduzir ou evitar a progressão da insuficiência renal. Entre os mais promissores, destacam-se a NGAL (neutrophil gelatinase-associated lipcalin)[20] e a cistatina C,[21] entre outros.[1]

Tratamento

Até o momento não há tratamento específico da síndrome cardiorrenal. A principal medida consiste no tratamento da IC aguda com base nos achados hemodinâmicos ao exame físico, ou seja, o tratamento da congestão sistêmica ou do baixo débito cardíaco. Assim, nos pacientes com congestão, é fundamental a redução da volemia com o uso de diurético de alça intravenoso, como a furosemida. Ainda, pode ser associado o uso de vasodilatadores, usualmente o nitroprussiato de sódio ou nitroglicerina. Além disso, deve-se fazer restrição hídrica (800 a 1.000 mL/dia) e dieta hipossódica, na ausência de hiponatremia.[13,22]

A dose da furosemida depende da situação clínica e de seu uso prévio. Deve ser iniciada com 0,5 a 1 mg intravenosa e, depois, deve ser deixada de horário em doses de 20 a 60 mg a cada 4 a 8 horas, conforme a situação hemodinâmica e de congestão. O estudo DOSE mostrou que não há diferença entre o uso em bolo e a infusão contínua e que o uso de doses mais altas (2,5 vezes a dose de manutenção) resulta em alívio mais rápido da congestão.[53]

O nitroprussiato de sódio deve ser utilizado de 0,1 a 5 μg/kg/minuto e a nitroglicerina em 10 a 20 μg/minuto, com o paciente monitorizado com medidas frequentes da pressão arterial para evitar hipotensão arterial.

Nos pacientes que estão em baixo débito cardíaco, sem sinais de congestão sistêmica, o tratamento deve ser realizado com um inotrópico intravenoso. Os mais utilizados são a dobutamina, o levosimendam e o milrinone; os dois últimos não devem ser utilizados nos pacientes hipotensos. A dobutamina deve ser por infusão contínua nas doses de 5 a 20 μg/kg/minuto. O levosimendam deve ser iniciado com dose de ataque de 12 a 24 μg/kg em 10 minutos, seguida de infusão contínua de 0,1 a 0,2 μg/kg/minuto. O milrinone também necessita de dose de ataque de 50 μg/kg em 10 minutos, seguida de dose de manutenção de 0,375 μg/kg/minuto. Nos pacientes com baixo débito ou hipotensão arterial sem congestão, a expansão volêmica pode ser feita de modo cuidadoso acompanhada de monitorização de sinais de congestão pulmonar pela ausculta. Nos pacientes com sinais de congestão sistêmica e baixo débito cardíaco combinados, deve-se associar o uso de diuréticos com inotrópicos positivos.

Não é incomum nos pacientes nesta situação clínica, especialmente naqueles com IC crônica descompensada, o desenvolvimento de resistência aos diuréticos. A abordagem dessa situação deve ser realizada com aumento da dose e da frequência da furosemida; utilizar infusão contínua de diurético, o que demonstrou diminuir o tempo de internação hospitalar e aumentar a diurese, em comparação com o uso intermitente;[23] e associar diurético tiazídico, usualmente a hidroclorotiazida de 12,5 a 25 mg a cada 24 a 48 horas. O nesiritide, que é o peptídeo natriurético, foi considerado inicialmente um medicamento promissor nessa situação, porém estudos subsequentes demonstraram sua ineficácia.[24] Além disso, foi observada também piora em alguns casos,[25] assim seu uso deixou de ser recomendado. Do mesmo modo, o tolvaptan, um antagonista da vasopressina, foi estudado e não demonstrou redução de internação hospitalar ou mortalidade.[26] Alguns estudos investigaram o papel dos antagonistas dos receptores A1 de adenosina e da infusão de medicamentos nas artérias renais. Entretanto, ainda não há dados consistentes que justifiquem seu uso além das pesquisas clínicas.

SÍNDROME CARDIORRENAL TIPO 2

Este tipo de SCR caracteriza-se pela piora progressiva da função renal em pacientes com IC crônica. A insuficiência renal crônica pode ocorrer em aproximadamente 25% dos pacientes com IC crônica que tem pior prognóstico e maior número de internações por descompensação.[27]

Fisiopatologia

A fisiopatologia da SCR tipo 2 é menos compreendida do que a do tipo 1. Na SCR tipo 2, estão envolvidos os mesmos mecanismos descritos para a do tipo 1 e outros que são mais importantes nesta situação, entre eles a perfusão renal cronicamente reduzida e a presença de doença micro e macrovascular renal. Esses fatores juntos podem iniciar a lesão renal que pode evoluir para um processo crônico e progressivo.

O estudo ESCAPE analisou diversas variáveis hemodinâmicas obtidas invasivamente e observou relação da creatinina sérica apenas com a pressão no átrio direito, reforçando o papel da congestão sistêmica (e renal) na fisiopatologia da SCR nos pacientes com IC crônica.[28]

Outros fatores associados são as alterações neuro-hormonais, com produção excessiva de adrenalina, endotelina, angiotensina, entre outros e alteração na secreção de substâncias vasodilatadoras, como peptídeos natriuréticos e óxido nítrico.[1]

O uso de medicamentos na IC crônica também pode estar relacionado à piora da função renal, especialmente o uso de diuréticos em pacientes hipovolêmicos e uso de medicamentos que bloqueiam o SRAA[1]. Foi observado que os pacientes com SCR tipo 2 faziam uso de mais diuréticos e medicamentos que bloqueiam o SRAA do que os pacientes sem SCR,[29] porém não se pode ter certeza se eles são responsáveis pelo surgimento da SCR ou se o uso mais frequente e intenso desses medicamentos é reflexo da maior gravidade da IC.

Do mesmo modo que para a SCR tipo 1, não existe tratamento específico para a do tipo 2. Recomenda-se o tratamento clássico da IC e observar as contraindicações medicamentosas em relação aos níveis de creatinina sérica e de potássio sérico. É importante ressaltar que, como regra geral, todos os grandes estudos com IC que avaliaram o uso dos inibidores de ECA, betabloqueadores, espironolactona e digital tinham como critério de exclusão a presença de insuficiência renal.

SÍNDROME CARDIORRENAL TIPO 3 OU SÍNDROME RENOCARDÍACA AGUDA

A SCR tipo 3 ou síndrome renocardíaca aguda se caracteriza pela ocorrência de insuficiência cardíaca secundária à IRA. A doença cardíaca pode se manifestar com IC, arritmias, isquêmica miocárdica ou alterações pericárdicas. A incidência da SCR tipo 3 parece ser menor do que da SCR tipo 1 e ocorre em pacientes hospitalizados, especialmente naqueles internados em unidades de terapia intensiva.[30] A menor incidência pode ser apenas decorrente da falta de estudos específicos sobre o tema.[1]A IRA pode levar a alterações cardíacas por diversos mecanismos. Os mais importantes são a sobrecarga volêmica, que pode causar edema, e as alterações eletrolíticas, como a hipercalemia, que pode levar a arritmias, inclusive as potencialmente fatais como taquicardia ou fibrilação ventricular. A uremia provoca a liberação de fatores inotrópicos negativos com consequente diminuição da contratilidade miocárdica,[31] além de causar pericardite, derrame pericárdico e tamponamento cardíaco.[32] A acidose metabólica, que é frequente na IRA, tem efeito inotrópico negativo e aumenta o risco de arritmias cardíacas.[33,34]

Outro fator usual na IRA é a suspensão de medicações utilizadas no tratamento da insuficiência cardíaca, especialmente dos inibidores da enzima conversora da angiotensina (iECA), bloqueadores dos receptores de angiotensina e a espironolactona, o que pode levar à descompensação da doença cardíaca.[1]

O comprometimento cardíaco na SCR tipo 3 também pode ocorrer durante o tratamento dialítico da IRA pela troca rápida de volume e eletrólitos na diálise convencional; arritmias, hipotensão arterial e isquemia miocárdica podem ocorrer.[35] O tratamento dialítico contínuo parece estar associado à menor incidência de alterações cardíacas.[1]

Os biomarcadores de lesão cardíaca, troponina e peptídeo natriurético cerebral (BNP) facilitam o diagnóstico precoce do acometimento cardíaco secundário à IRA e permite o tratamento mais precoce.

SÍNDROME CARDIORRENAL TIPO 4 OU SÍNDROME RENOCARDÍACA CRÔNICA

A SCR tipo 4 consiste de situações em que doenças renais crônicas causam ou desencadeiam doenças cardíacas crônicas, especialmente piora na função sistólica e/ou diastólica ventricular e aumento do risco de eventos cardiovasculares.[1] A doença renal crônica tem elevada prevalência nos Estados Unidos (aproximadamente 11%)[36] e as doenças cardiovasculares são as responsáveis por cerca de metade da mortalidade dos pacientes com doença renal crônica avançada.[37] Alterações leves da função renal estão também associadas com aumento do risco cardiovascular.[38] Nos grandes estudos clínicos em cardiologia que excluíram pacientes com IR avançada, observou-se aumento do risco cardiovascular com a redução do clearance de creatinina.[39-41]

Os mecanismos envolvidos na SCR tipo 4 são muitos. Incluem, entre outros, inflamação crônica, anemia, resistência à eritropoietina, alterações do cálcio, estado nutricional, sobrecarga volêmica, alterações decorrentes da uremia, disfunção endotelial e infecções subclínicas.[1,42-44] A anemia é frequente na doença renal crônica e ocorre por diminuição da eritropoiese, deficiência de ferro e de ácido fólico, hemólise e inflamação.[45] A anemia na IC causa piora da classe funcional, aumento do número de internações e da mortalidade,[46] sendo o prognóstico pior quando associada à insuficiência renal.[47]

Diversos biomarcadores já foram estudados em pacientes com doença renal crônica e parecem estar associados a risco cardiovascular aumentado e, portanto, potencialmente úteis para a detecção precoce dos pacientes em maior risco. São eles: troponinas; proteína C reativa; proteína amiloide A; inibidor do ativador de plasminogênio tipo 1; interleucina-6; e outros.[1,48-51]

De modo semelhante aos pacientes com SCR tipo 3, os com doença renal crônica sofrem com a redução do tratamento das doenças cardíacas por temor dos efeitos adversos na IR ou de as medicações causarem piora adicional da função renal. Esse fenômeno foi observado em um estudo que envolveu mais de 100.000 pacientes em relação ao ácido acetilsalicílico, betabloqueadores e iECA.[52] Isso parece aumentar o risco de eventos cardiovasculares. Assim, é importante analisar de modo criterioso o risco/benefício das medicações de cada paciente para minimizar a ocorrência de efeitos adversos e não deixar o paciente com risco da doença cardiovascular sem o uso de determinada medicação. Vale salientar que o uso de medicamentes em doses menores e com aumento progressivo sob monitorização diminui a chance de ocorrência de efeito adverso grave.

O uso terapêutico dos iECA ou dos bloqueadores do receptor de angiotensina está associado com piora da função renal (aumento de até 30% dos valores de creatinina sérica), porém, após 2 meses de uso, a função renal estabiliza e ocorre um fenômeno de nefroproteção em longo prazo. Ao recomendar o uso dessas medicações, deve-se ter atenção com o potássio que pode aumentar, especialmente sem a associação de furosemida.

SÍNDROME CARDIORRENAL TIPO 5

A SCR do tipo 5 consiste de alterações cardíacas e renais concomitantes causadas por uma doença sistêmica, que pode ser aguda ou crônica.[1] Ainda existem poucas informações específicas sobre essas interações na vigência de uma doença sistêmica. Não são poucas as doenças sistêmicas envolvidas nessa situação; as mais frequentemente envolvidas são: diabetes; hipertensão arterial; lúpus eritematoso sistêmico; sarcoidose; amiloidose; e septicemia.

No cenário da doença aguda, a septicemia é a principal responsável; o mecanismo das lesões ao coração e aos rins envolve o fator de necrose tumoral (TNF) que pode causar déficit contrátil do ventrículo esquerdo, isquemia miocárdica e renal e insuficiência renal. O tratamento deve ser direcionado à septicemia e às suas consequências.

CONCLUSÃO

A síndrome cardiorrenal foi descrita recentemente e os mecanismos fisiopatológicos ainda não são totalmente compreendidos. Apesar disso, com as informações e conhecimentos obtidos até o momento, é fundamental entender a situação clínica e os potenciais mecanismos envolvidos para orientar adequadamente o tratamento. Vale lembrar que além dos mecanismos fisiopatológicos e das doenças envolvidas, há interações medicamentosas importantes entre os dois órgãos que devem ser consideradas com o objetivo de melhorar as condições do paciente e evitar novos danos irreversíveis.

REFERÊNCIAS BIBLIOGRÁFICAS

1. Ronco C, Haapio M, House AA, Anavekar N, Bellomo R. Cardiorenal syndrome. J Am Coll Cardiol. 2008;52(19):1527-39.
2. Pokhrel N, Maharjan N, Dhakal B, Arora RR. Cardiorenal syndrome: a literature review. Exp Clin Cardiol. 2008;13(4):165-170.

3. Heywood JT. The cardiorenal syndrome: Lessons from the ADHERE database and treatment options. Heart Fail Rev. 2004;9:195-201.
4. Schrier RW. Cardiorenal versus renocardiac syndrome. Is there a difference? Nat Clin Pract Nephrol. 2007;3(12):637.
5. Reis FJ, Fernandes AM, Bitencourt AG, Neves FB, Kuwano AY, França VH, et al. Prevalence of anemia and renal insufficiency in non-hospitalized patients with heart failure. Arq Bras Cardiol. 2009;93(3):268-74.
6. Feola M, Lombardo E, Taglieri C, Piccolo S, Vado A. Plasma BNP and renal failure as prognostic factors of mid-term clinical outcome in congestive heart failure patients. Int J Cardiol. 2011;149(1):114-5.
7. McAlister FA, Ezekowitz J, Tonelli M, et al. Renal insufficiency and heart failure: prognostic and therapeutic implications from a prospective cohort study. Circulation. 2004;109:1004-9.
8. Schrier RW. Body fluid volume regulation in health and disease: a unifying hypothesis. Ann Intern Med. 1990;113:155.
9. Bongartz LG, Cramer MJ, Doevendans JA, et al: The severe cardiorenal syndrome: Guyton revisited. Eur Heart J. 2005;26:11-7.
10. Schrier RW. Role of diminished renal function in cardiovascular mortality: marker or pathogenetic factor? J Am Coll Cardiol. 2006;47:1-8.
11. Wencker D. Acute cardiorenal syndrome: progression from congestive heart failure to congestive kidney failure. Curr Heart Fail Rep. 2007; 4 (3): 134-8.
12. Schrier RW. Blood urea nitrogen and serum creatinine: not married in heart failure. Circ Heart Fail. 2008; 1: 2-5.
13. Montera MW, Almeida RA, Tinoco EM, Rocha RM, Moura LZ, Réa-Neto A, et al. Sociedade Brasileira de Cardiologia. II Diretriz Brasileira de Insuficiência Cardíaca Aguda. Arq Bras Cardiol 2009;93(3 supl.3):1-65.
14. Mullens W, Abrahams Z, Skouri HN, Francis GS, Taylor DO, Starling RC, et al. Elevated intra-abdominal pressure in acute decompensated heart failure: a potential contributor to worsening renal function? J Am Coll Cardiol. 2008;51 (3): 300-6.
15. Mullens W, Abrahams Z, Francis GS, Sokos G, Taylor DO, Starling RC, Young JB, Tang WH. Importance of venous congestion for worsening of renal function in advanced compensated heart failure. J Am Coll Cardiol. 2009;53(7):589-96.
16. Ellison DH. Diuretic resistance: physiology and therapeutics. Semin Nephrol 1999;19:581–97.
17. Tessone A, Gottlieb S, Barbash IM, et al. Underuse of standard care and outcome of patients with acute myocardial infarction and chronic renal insufficiency. Cardiology. 2007;108:193–9.
18. McCullough PA. Contrast-induced acute kidney injury. J Am Coll Cardiol. 2008;51:1419.
19. Francis G. Acute decompensated heart failure: the cardiorenal syndrome. Clev Clin J Med 2006;73(Suppl 1):S17-25.
20. Ronco C. NGAL: an emerging biomarker of acute kidney injury. Int J Artif Organs. 2008;31:199 –200.
21. Herget-Rosenthal S, Marggraf G, Husing J, et al. Early detection of acute renal failure by serum cystatin C. Kidney Int. 2004;66:1115–22.
22. Bocchi EA, Marcondes-Braga FG, Ayub-Ferreira SM, Rohde LE, Oliveira WA, Almeida DR, e cols. Sociedade Brasileira de Cardiologia. III Diretriz Brasileira de Insuficiência Cardíaca Crônica. Arq Bras Cardiol. 2009; 93(1 supl.1): 1-71.
23. Salvador DR, Rey NR, Ramos GC, et al. Continuous infusion versus bolus injection of loop diuretics in CHF. Cochrane Database Syst Ver. 2004:CD003178.
24. Arora RR, Venkatesh PK, Molnar J. Short and long term mortality with nesiritide. Am Heart J. 2006;152:1084-90.
25. Sackner-Bernstein JD, Kowalski M, Fox M, et al. Short term risk of death after treatment with nesiritide for decompensated heart failure. JAMA 2005;293:1000-5.
26. Konstam MA, Gheorghiade M, Burnett JC Jr, et al. Effects of oral tolvaptan in patients hospitalized for worsening heart failure: The EVEREST Outcome Trial. JAMA 2007;297:1319-31.
27. Hillege HL, Nitsch D, Pfeffer MA, et al. Renal function as a predictor of outcome in a broad spectrum of patients with heart failure. Circulation 2006;113:671– 8.
28. Nohria A, Hasselblad V, Stebbins A, et al. Cardiorenal interactions—insights form the ESCAPE trial. J Am Coll Cardiol. 2007;51:1268 –74.
29. Butler J, Forman DE, Abraham WT, et al. Relationship between heart failure treatment and development of worsening renal function among hospitalized patients. Am Heart J. 2004;147:331– 8.
30. Uchino S, Bellomo R, Goldsmith D, Bates S, Ronco C. An assessment of the RIFLE criteria for acute renal failure in hospitalized patients. Crit Care Med 2006;34:1913–7.
31. Blake P, Hasegawa Y, Khosla MC, Fouad-Tarazi F, Sakura N, Paganini EP. Isolation of "myocardial depressant factor(s)" from the ultrafiltrate of heart failure patients with acute renal failure. ASAIO J. 1996;42:M911–5.
32. Meyer TW, Hostetter TH. Uremia. N Engl J Med 2007;357:1316–25.
33. Brady JP, Hasbargen JA. A review of the effects of correction of acidosis on nutrition in dialysis patients. Semin Dial. 2000;13:252–5.
34. McCullough PA, Sandberg KR. Chronic kidney disease and sudden death: strategies for prevention. Blood Purif. 2004;22:136–42.
35. Selby NM, McIntyre CW. The acute cardiac effects of dialysis. Semin Dial. 2007;20:220–8.
36. Coresh J, Astor BC, Greene T, Eknoyan G, Levey AS. Prevalence of chronic kidney disease and decreased kidney function in the adult US population: Third National Health and Nutrition Examination Survey. Am J Kidney Dis. 2003;41:1–12.
37. Herzog CA. Dismal long-term survival of dialysis patients after acute myocardial infarction: can we alter the outcome? Nephrol Dial Transplant. 2002;17:7–10.
38. Go AS, Chertow GM, Fan D, McCulloch CE, Hsu CY. Chronic kidney disease and the risks of death, cardiovascular events, and hospitalization. N Engl J Med. 2004;351:1296 –305.
39. Al-Ahmad A, Rand WM, Manjunath G, et al. Reduced kidney function and anemia as risk factors for mortality in patients with left ventricular dysfunction. J Am Coll Cardiol. 2001;38:955– 62.
40. Anavekar NS, McMurray JJ, Velazquez EJ, et al. Relation between renal dysfunction and cardiovascular outcomes after myocardial infarction. N Engl J Med. 2004;351:1285–95.
41. Tokmakova MP, Skali H, Kenchaiah S, et al. Chronic kidney disease, cardiovascular risk, and response to angiotensin-converting enzyme inhibition after myocardial infarction: the survival and ventricular enlargement (SAVE) study. Circulation. 2004;110:3667–73.
42. Silverberg DS, Wexler D, Iaina A. The role of anemia in the progression of congestive heart failure. Is there a place for erythropoietin and intravenous iron? J Nephrol. 2004;17(7):749-761.
43. Schindler R, Beck W, Deppisch R, et al. Short bacterial DNA fragments: Detection in dialysate and induction of cytokines. J Am Soc Nephrol. 2004;15:3207–14.
44. Neuhofer W, Pittrow D. Role of endothelin and endothelin receptor antagonists in renal disease. Eur J Clin Invest. 2006;36 Suppl 3:78–88.
45. Hutchinson FN, Jones WJ. A cost-efectiveness analysis of anemia screening before erythropoietin in patients with end-stage renal disease. Am J Kidney Dis. 1997;29(5)651-7.
46. Silverberg DS, Wexler D, Blum M, et al. The use of subcutaneous erythropoietin and intravenous iron for the treatment of the anemia of severe, resistant congestive heart failure improves cardiac and renal function and functional cardiac class, and markedly reduces hospitalizations. J Am Coll Cardiol 2000;35:1737– 44.
47. Gregory DD, Sarnak MJ, Konstam MA, Pereira B, Salem D. Impact of chronic kidney disease and anemia on hospitalization expense in patients with left ventricular dysfunction. Am J Cardiol. 2003;92(11):1300-5.

48. Rattazzi M, Puato M, Faggin E, Bertipaglia B, Grego F, Pauletto P. New markers of accelerated atherosclerosis in end-stage renal disease. J Nephrol. 2003;16:11–20.
49. Liuzzo G, Biasucci LM, Gallimore JR, et al. The prognostic value of C-reactive protein and serum amyloid a protein in severe unstable angina. N Engl J Med. 1994;331:417–24.
50. Panichi V, Maggiore U, Taccola D, et al. Interleukin-6 is a stronger predictor of total and cardiovascular mortality than C-reactive protein in haemodialysis patients. Nephrol Dial Transplant. 2004 May;19:1154–60.
51. Tonelli M, Wiebe N, Culleton B, et al. Chronic kidney disease and mortality risk: a systematic review. J Am Soc Nephrol. 2006;17:2034–47.
52. Berger AK, Duval S, Krumholz HM. Aspirin, beta-blocker, and angiotensin-converting enzyme inhibitor therapy in patients with end-stage renal disease and an acute myocardial infarction. J Am Coll Cardiol. 2003;42:201– 8.
53. Felker GM, Lee KL, Bull DA, Redfield MM, Stevenson LW, Goldsmith SR, et al. Diuretic strategies in patients with acute decompensated heart failure. N Engl J Med. 2011;364:797–805.

Seção 6

Emergências Respiratórias

49

Insuficiência Respiratória Aguda

Marcelo Scomparin Said Monteiro
Marcela Fiori Gomes da Costa
Letícia Sandre Vendrame

INTRODUÇÃO

A síndrome da Insuficiência Respiratória Aguda (IRpA) é uma emergência médica caracterizada pela incapacidade do sistema respiratório em realizar corretamente as funções de ventilação, troca gasosa e oxigenação necessárias à demanda tecidual. Pode ser relacionada a disfunções pulmonares e/ou extrapulmonares.[1]

A fim de evitar a fadiga respiratória e muscular que podem piorar a evolução e o desfecho em parada cardiorrespiratória, o diagnóstico deve ser realizado de forma rápida e precoce. O início do tratamento adequado deve ser imediato, preferencialmente realizado em local estruturado e com condições necessárias ao suporte ventilatório desse doente.

EPIDEMIOLOGIA

Nos EUA, a IRpA é a principal causa de admissão nas Unidades de Terapia Intensiva e importante causa de morbi/mortalidade desses pacientes.

Dados europeus e norte-americanos evidenciam números crescentes de internações por essa condição, com taxa de mortalidade de cerca de 40%. O envelhecimento populacional e o aumento da expectativa de vida e de doenças crônicas, assim como a epidemia de obesidade, estão relacionados como as principais causas contribuintes.

No Brasil, um estudo estimou em 49% o número de admissões em UTI atribuídos a IRpA e em 8% o daqueles que desenvolveram a condição durante internação hospitalar. Dentre as causas infecciosas, a pneumonia ocupa o primeiro lugar.[2]

É importante salientar que o estado de saúde do indivíduo prévio ao evento assim como as disfunções orgânicas e reserva funcional apresentadas são condições relevantes na evolução e no prognóstico.

FISIOPATOLOGIA

Uma breve revisão dos mecanismos envolvidos será útil para melhor compreensão dos pontos que virão na sequência.

O centro respiratório é composto por agrupamentos de neurônios localizados no tronco encefálico. A área do bulbo é responsável pela inspiração (grupo respiratório dorsal) e expiração (grupo respiratório ventral). Na ponte situa-se o centro coordenador da frequência respiratória e da amplitude da respiração (centro pneumotáxico).

Também no bulbo, em uma área quimiossensível localizada em sua superfície ventral, é realizado o controle químico da respiração. Esse mecanismo é comandado por íons H+, produto da reação do CO_2 (capaz de atravessar a barreira hematoencefálica) com moléculas de H_2O.

Já o oxigênio não apresenta efeito direto significativo sobre o centro respiratório, mas sim, distante dali, em quimiorreceptores periféricos situados nos corpos carotídeos e aórticos.

No pulmão, para ocorrer a eficiente realização de trocas gasosas, deve existir um meio capaz de prover adequada ventilação alveolar (V) e perfusão capilar (Q).

O aumento da espessura da membrana alveolar (p. ex.: fibrose) ou a presença de qualquer substância no espaço alveolar (p.ex.: líquido) acarretarão prejuízo dessa função de trocas.

A difusão efetiva de O_2 e CO_2 entre as membranas pulmonares é possibilitada pela diferença de gradiente entre a pressão parcial do gás em cada meio (alvéolo para sangue e vice-versa). É importante lembrar que, comparado ao oxigênio, o CO_2 é mais rapidamente difundido entre essas membranas.

Para avaliar a eficácia das trocas gasosas pulmonares, é possível utilizar uma fórmula (Tabela 49.1) capaz de quantificar a diferença entre a pressão parcial de oxigênio do alvéolo (PAO_2) e a pressão parcial de oxigênio arterial (PaO_2), cujo valor normal é entre 5 a 10 mmHg.[3-4]

CLASSIFICAÇÃO E ETIOLOGIA

A IRpA pode ser classificada em causas hipoxêmicas, hipercápnicas, perioperatória ou de choque, conforme os níveis arteriais de CO_2/O_2 e a etiologia subjacente. Conforme será descrito a seguir, a identificação da etiologia é fundamental para a elucidação diagnóstica, o reconhecimento de possíveis causas reversíveis e a correta condução do tratamento.

INSUFICIÊNCIA RESPIRATÓRIA TIPO I (HIPOXÊMICA)

Definida por uma diminuição na pressão parcial de oxigênio arterial ($PO^2 < 60$ mmHg), porém não necessariamente indicando hipóxia tecidual. É o principal tipo de IRpA nos serviços de emergência. Veja as causas a seguir.

Hipoventilação

Não resulta em alteração da relação V/Q nem do gradiente alveoloarterial de O_2, e pode ser corrigida com aumento na fração inspirada de oxigênio (FiO_2).

Nessa situação, decorrente de uma diminuição da capacidade de ventilação, ocorrem aumento das pressões parciais de CO_2 tanto alveolar quanto arterial e diminuição da pressão parcial do O_2 nos alvéolos. A consequência desse efeito é a diminuição da difusão do oxigênio entre a membrana alveolar e o capilar pulmonar.

As principais causas dessa desordem são de origem extrapulmonar, levando à hipoventilação. As principais causas estão listadas na Tabela 49.2. É importante identificar causas potencialmente reversíveis.

Alteração da relacão V/Q

Nessa situação ocorre aumento do gradiente alveoloarterial de O_2, na quase maioria das vezes. A relação V/Q pode estar tanto aumentada quanto reduzida, gerando oxigenação insuficiente.

Quando ocorre aumento da relação V/Q, observamos áreas pulmonares bem ventiladas, porém mal perfundidas (p.ex.: TEP), denominadas espaço morto.

Entretanto, na relação V/Q reduzida ocorre boa perfusão alveolar, porém há comprometimento da ventilação local (p.ex.: pneumonia, edema agudo de pulmão, SDRA e hemorragia alveolar). O nome efeito *shunt* é dado quando ocorre perfusão em áreas sem nenhuma ventilação.

Alteração da difusão

Devido a alterações na barreira alveolocapilar, ocorre comprometimento na difusão do O_2 e CO_2, resultado do espessamento da membrana alveolar e de disfunções do endotélio capilar. Conforme descrito anteriormente, o CO_2 é mais difusível do que o O_2 e por isso a hipercapnia aguda tende a não ocorrer (p.ex.: pneumonias de hipersensibilidade, fibrose pulmonar idiopática, entre outras).

TABELA 49.1 Fórmula prática para cálculo do gradiente alveoloarterial de oxigênio

Gradiente alveoloarterial de oxigênio: $P(A\text{-}a)O_2 = PAO2 - PaO_2$	$PAO2 = FiO_2 \times (PB - 47) - (1{,}25 \times PaCO_2)$ PaO_2 = calculado por meio da gasometria FiO_2: ar ambiente (0,21) PB: pressão barométrica (760 mmHg)

TABELA 49.2 Etiologias da IRpA por hipoventilação

Depressão SNC	Obesidade	Neuropatia	Miopatia
Drogas (opioides)	Síndrome de Pickwick	ELA	miastenia grave
Lesão estrutural do SNC		Sd de Guillain-Barré	paralisia diafragmática idiopática
Isquemia		Lesão cervical alta	polimiosite
			distrofia muscular
			coma mixedematoso

INSUFICIÊNCIA RESPIRATÓRIA TIPO II (HIPERCÁPNICA)

Resulta da incapacidade de eliminar eficientemente o dióxido de carbono, havendo retenção do mesmo (pCO_2 > 50 mmHg). É decorrente de situações relacionadas a hipoventilação e anormalidades V/Q. Na primeira, como descrito anteriormente (vide IRpA tipo I), a frequência respiratória e/ou volume corrente estarão reduzidos. Já na anormalidade V/Q, a hipercapnia é característica de aumento na ventilação do espaço morto (p. ex.: enfisema avançado).

INSUFICIÊNCIA RESPIRATÓRIA TIPO III (PERIOPERATÓRIO)

Pode ocorrer após procedimentos com anestesia geral, devido à redução na capacidade residual funcional, provocando colapso em unidades pulmonares inferiores (atelectasias). É revertido com mudança de decúbito, fisioterapia respiratória, controle da dor com analgésicos e ventilação com pressão positiva não invasiva.

INSUFICIÊNCIA RESPIRATÓRIA TIPO IV (CHOQUE)

Pacientes em choque frequentemente sofrem de dificuldade respiratória por hipoperfusão dos músculos respiratórios, acidose láctica, anemia e edema pulmonar.[2,4]

DIAGNÓSTICO

QUADRO CLÍNICO E EXAME FÍSICO

A história clínica deve ser direcionada para a velocidade de instalação da dispneia (aguda, subaguda ou crônica), sintomas associados, comorbidades, medicações de uso prolongado ou recente e alergias.

Embora seja difícil precisar de imediato a etiologia da IRpA, a gravidade com que se apresenta é clara e de fácil reconhecimento logo que o paciente é admitido na unidade de emergência.

Com o objetivo de manter a expansibilidade da caixa torácica e manutenção da ventilação haverá, progressivamente, sucessão dos músculos envolvidos na respiração. Assim que ocorre fadiga diafragmática é possível visualizar a utilização da musculatura intercostal (tiragem intercostal), seguida de tiragem de fúrcula, batimento da asa de nariz e, à beira de parada respiratória, a respiração paradoxal abdominal.

Outros sinais, como taquipneia, taquicardia, cianose, diaforese e alteração do nível de consciência (confusão e ansiedade), embora de simples reconhecimento, são importantes que o médico quantifique, anote o horário e observe a evolução.[1,3,4]

EXAMES COMPLEMENTARES

Monitorando a Oxigenação e Ventilação

Oximetria de pulso

Método rápido, não invasivo e de valores confiáveis para saturação periférica maior que 70%. Entretanto, algumas condições apresentam variações: anemia grave, instabilidade hemodinâmica, hipotermia, disemoglobinemias (intoxicação pelo monóxido de carbono revela saturação de O_2 maior que a real).[5]

Feiner JR et al. mostraram que nos valores de Sat.O_2 entre 70 a 80% a cor da pele escura pode corresponder a divergências de até 10% na aferição. Por fim, esmalte de unhas pode também atrapalhar as aferições

Oximetria de pulso na testa

Opção mais confiável diante de hipoxemia. Palmese S et al., em um estudo italiano, mostraram valores mais confiáveis, já que a circulação arterial proveniente da artéria carótida interna é menos afetada pela vasoconstrição.[6]

Exames laboratoriais

- **Gasometria arterial:** Confirma a suspeita de hipoxemia, hipercapnia e distúrbios acidobásicos associados. Colher logo na admissão e conforme a evolução e o reajuste do suporte ventilatório.
- **Hemograma:** Avaliar e quantificar grau de anemia (hipóxia) e processos infecciosos.
- **Pró-BNP:** Diferenciar dispneia de origem cardiogênica da de origem pulmonar.[7]

Eletrocardiograma

Avaliar arritmias, síndrome coronariana aguda e embolia pulmonar (S1Q3T3)

Exames de imagem

- **Raio-X:** Pode elucidar hipóteses diagnósticas sobre a etiologia envolvida por imagens de opacidades homogêneas (atelectasias, derrame pleural, embolia pulmonar), heterogêneas com broncograma aéreo (pneumonias, hemorragia alveolar), hipertransparências (pneumotórax, pneumatoceles, pneumopericárdio), entre outras.
- **Tomografia:** Afora o inconveniente de deslocar o indivíduo até o tomógrafo, risco de alergia e nefropatia induzida pelo contraste, é capaz de precisar imagens mal definidas ao raio-X, confirmar tromboembolismo pulmonar, diferenciar infiltrados intersticiais, descartar ou confirmar congestão pulmonar e avaliar dimensões das câmaras cardíacas.
- **US Torácica:** Realizada à beira do leito, rápida, prática, sem demandar transporte nem método invasivo para esclarecer o diagnóstico. A ultrassonografia pulmonar é cada vez mais utilizada nas unidades de emergência e de terapia intensiva.

De acordo com o protocolo *Bedside Lung Ultrasound in Emergency* (*BLUE* -ultrassom pulmonar à beira do leito em situação de emergência*)* Lichenstein et al. relataram alta acurácia diagnóstica para edema agudo de pulmão e pneumonia. No Brasil, Silva. et al., recentemente, obtiveram resultados semelhantes com o ultrassom em relação à avaliação inicial de rotina baseados em dados clínicos, radiológicos e biológicos (83 *vs* 63% $p < 0,02$).[8,9]

Pico de fluxo expiratório

Avaliação de processos pulmonares obstrutivos crônicos em exacerbação (DPOC e asma).

TRATAMENTO

Logo que o paciente é admitido na unidade de emergência, deve-se iniciar precocemente a monitorização contínua dos sinais vitais, garantir um acesso venoso periférico calibroso e manter Sat $O_2 > 90\%$, por meio dos sistemas de oferta de oxigênio descritos a seguir.

SISTEMAS DE BAIXO FLUXO

- **Cateter nasal:** De rápida aplicabilidade, fácil aceitação, possibilita ao indivíduo comer e conversar. Há importante limitação na correção de hipoxemias moderadas e graves, visto que fornecem oxigênio na nasofaringe na faixa de 1 L/min (24%) a 6 L/min (40%). Usado em situações de baixa demanda ventilatória e naqueles que não toleram grandes ofertas de oxigênio (DPOC).

SISTEMAS DE RESERVATÓRIO

- **Máscaras faciais padrão:** Fornecem O_2 a uma taxa de fluxo entre 5 a 10 L/min que varia, aproximadamente, de 40 a 60% de FiO_2.
- **Máscaras com bolsas-reservatório:** Incluir uma bolsa-reservatório em uma máscara facial padrão eleva o reservatório de oxigênio e possibilita o fornecimento de maior concentração de oxigênio inalado.

SISTEMAS DE ALTO FLUXO

Máscara de Venturi

Utilizada para pacientes que necessitam de concentrações exatas de FiO_2 (DPOC, doenças neuromusculares) por meio de válvulas coloridas acopladas a máscara facial.

Ventilação Não Invasiva (VNI)

Nos pacientes sem necessidade de intubação imediata ou iminência de parada cardiorrespiratória, é possível utilizar uma pressão inspiratória através de interface nasofacial e uma pressão positiva expiratória para manter os alvéolos abertos e otimizar a oxigenação

No CPAP ocorre pressão constante nas vias aéreas e a ventilação é espontânea. Bem indicado no edema agudo de pulmão (EAP) cardiogênico e pós- operatórios de cirurgias abdominais. Já no BIPAP ocorre suporte ventilatório com dois níveis de pressão positiva, que é maior na inspiração (IPAP) do que na expiração (EPAP) e a ciclagem é feita a fluxo. É indicado em hipercapnias agudas e imunossuprimidos e também no EAP cardiogênico.

As interfaces utilizadas na IRpA leve são a máscara nasal (baixo risco de aspiração e possibilita a expectoração) e a máscara facial (permite maior fluxo e pressão). Já na IRpA hipoxêmica grave é recomendado utilizar a máscara facial total ou o capacete. As principais indicações, com benefício comprovado, são:

- DPOC agudizada;
- EAP;
- Extubação de alto risco;
- Infecções em imunossuprimidos.

A VNI também pode ser utilizada em situações de insuficiência respiratória hipoxêmica, crise de asma e pacientes em fim de vida, porém com maior cautela. As contraindicações absolutas e relativas estão listadas na Tabela 49.3.

Enquanto em uso de VNI, o paciente deve ser acompanhado de perto pelo médico e reavaliado constantemente. Diminuição da frequência respiratória, aumento do volume corrente, melhora do nível de consciência e do esforço respiratório, aumento da PaO_2 e da Sat O_2 com diminuição da $PaCO_2$ sem distensão abdominal são parâmetros que indicam sucesso no método. Entretanto, na ausência desses sinais em até duas horas, deve-se descontinuar a VNI e recomenda-se imediata IOT.[12-13]

Oxigênio nasal de alto fluxo

Técnica recente de oferta de O_2 que utiliza gás aquecido à temperatura corporal e umidade elevada. Atinge FiO_2 tão elevadas quanto 100%. A pressão positiva na nasofaringe pode prevenir o colapso alveolar, otimizando as trocas gasosas.

Recentemente, Jean-Pierre Frat et al. conduziram um estudo que demonstrou, ao final de 90 dias, redução significativa de mortalidade no grupo que recebeu oxigênio nasal de alto fluxo comparado ao grupo padrão e ao grupo de ventilação não invasiva.[14]

TABELA 49.3 Contra-indicações da VNI. Diretrizes VM 2013 SBPT AMIB
Absolutas (sempre evitar) ▪ Necessidade de intubação de emergência ▪ Parada cardíaca ou respiratória
Relativas (analisar caso a caso risco × benefício) ▪ Incapacidade de cooperar, proteger as vias aéreas ou secreções abundantes ▪ Rebaixamento de nível de consciência (exceto acidose hipercápnica em DPOC) ▪ Falências orgânicas não respiratórias (encefalopatia, arritmias malignas ou hemorragia digestivas graves com instabilidade hemodinâmica) ▪ Cirurgia facial ou neurológica ▪ Trauma ou deformidade facial ▪ Alto risco de aspiração ▪ Obstrução de vias aéreas superiores ▪ Anastomose de esôfago recente (evitar pressurização acima de 20 cmH_2O)

INTUBAÇÃO OROTRAQUEAL

Método de ventilação invasiva através de via aérea artificial definitiva por meio de cânula orotraqueal. Além de assegurar a ventilação e a oxigenação, também previne a broncoaspiração em pacientes com alteração do nível de consciência. A técnica do procedimento é descrita a seguir, porém é essencial ao emergencista dominar a habilidade prática para garantir sucesso no método. As principais indicações de IOT são:

- Instabilidade hemodinâmica
- Alteração do nível de consciência (Glasgow < 9)
- IRpA
- Fadiga de musculatura ventilatória

AVALIAÇÃO DA VIA AÉREA

Ao buscar identificar uma via aérea é preciso atentar a uma sequência de passos, que vão da anamnese até as classificações mostradas no final.

A confirmação de dificuldade na intubação prévia é um dos parâmetros mais importantes para ratificar via aérea difícil. Algumas comorbidades como obesidade, acromegalia, doenças reumatológicas que se manifestam com redução da mobilidade de coluna vertebral, presença de processos expansivos, infiltrações, cicatrizes ou malformações em regiões de face ou cervical podem representar possível dificuldade para o manejo da via áerea.

Antes do procedimento é importante remover próteses dentárias e outros corpos estranhos. Se houver tempo, calcular a distância interincisivos (abertura máxima da mandíbula), que, se menor de 6 cm (avaliada pelo paquímetro) ou três dedos do examinador podem indicar dificuldades na laringoscopia direta. As classificações de Mallampati e Cormack, em conjunto, são boas ferramentas que auxiliam na avaliação (Figura 49.1).[10-13]

PREPARO PARA INTUBAÇÃO

Antes de prosseguir com a intubação é fundamental separar e avaliar o equipamento de emergência a ser utilizado (conforme descrito a seguir), além do correto posicionamento do paciente.

Ao posicionar o paciente, a utilização de um coxim na região occipital (10 cm) a fim de alinhar o ângulo oral/faríngeo/laríngeo facilita a visualização do espaço glótico, reduzindo a necessidade de hiperextensão cervical. Algumas manobras podem auxiliar o procedimento, como a de Sellick (compressão esofágica a partir da projeção posterior da laringe contra a coluna cervical) e a de BURP (*back-up-right pressure* – deslocamento posterior, para a direita e para cima da laringe, realizada por um auxiliar).

INTUBAÇÃO DE SEQUÊNCIA RÁPIDA

Preparação

Paciente posicionado (coxim em occipício), monitorizado, oxímetro de pulso, acesso venoso calibroso, material presente e conferido (sequência sugerida: drogas identificadas e aspiradas, bolsa-válvula-máscara, sondas de sucção, cânula de Guedel, laringo com lâminas e luzes testadas, tubos de diferentes tamanhos: média 8,0 para homens e 7,5 para mulheres, certificar-se da viabilidade do cuff, fio guia, gel, máscara laríngea e material cirúrgico).

Pré-Oxigenação

Durante essa etapa ocorre substituição do nitrogênio (volume residual pulmonar) pelo oxigênio alveolar. Isso cria importante reserva desse gás (que pode atingir 3 L), necessária para amenizar a hipoxemia durante a laringoscopia. Idealmente, é possível realizar VNI (3 minutos) quando não houver contraindicações. Na presença de bolsa- válvula-máscara alguns conceitos são fundamentais. A válvula é unidirecional, e, assim, é preciso sua abertura para fornecimento adequado do oxigênio. Inserir o aparato e ventilar sem inspiração profunda do doente não cria a reserva acima. Portanto, com o paciente ainda consciente, solicite a inspiração profunda com FiO_2 100%, durante dois a três minutos, para garantir o armazenamento do O_2.[15]

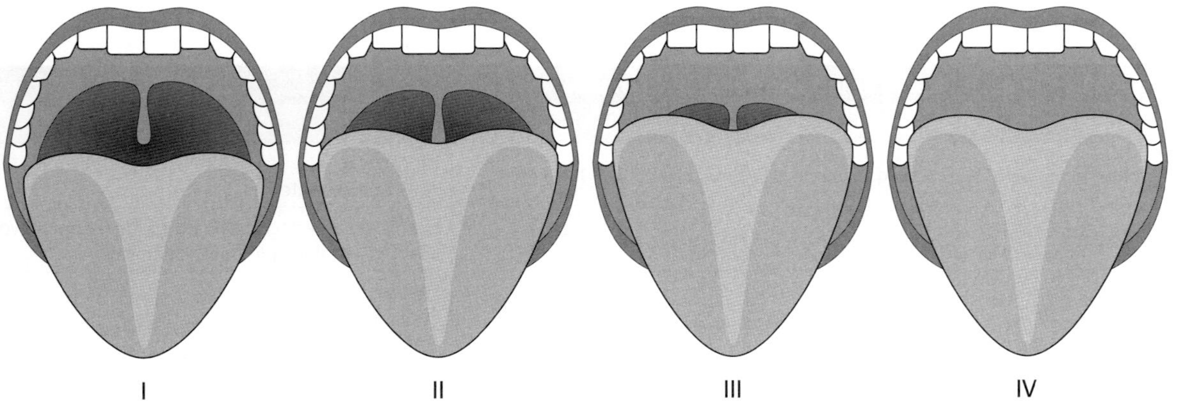

FIGURA 49.1 Classificação de Mallampati.

Pré-Tratamento

Para analgesia, o opioide mais utilizado é o fentanil. Rápido, com pico ao redor de três minutos, dose 1 a 3 mcg/kg, possui o conhecido antídoto naloxona. Efeito indesejado é a rigidez torácica (diluído e realizado lentamene reduz esse grave incoveniente). Quando há prolongamento do intervalo QT, o uso do remifentanil, pode evitar *torsades de pointes* durante a indução. Já a lidocaína (dose de 1,5 mcg/kg) é opção no broncoespasmo e na hipertensão intracraniana (AVE, hemorragias), sendo copntraindicada em BAV avançados.

Paralisia com Indução

Objetiva-se primeiro hipnose/amnésia(indução) e segue-se o bloqueio neuromuscular. Veja as opções de drogas, dose, indicações e contraindicações na Tabela 49.4.

Já para o bloqueio neuromuscular, as drogas mais utilizadas são a succinilcolina, droga de ação rápida (30 s), dose 1,5 mg/kg, pode induzir bradicardia e fasciculações, e o rocurônio, que apresenta início de ação mais lento (60 s), dose 1 mg/kg, e pode induzir taquicardia. Em ambas é frequente hipotensão transitória, responsiva a volume.[17,18,19]

Proteção e Posicionamento

Proteção, nesse contexto, refere-se à aplicação de pressão sobre a cartilagem cricoide. Na laringoscopia o médico segura o laringoscópio com a mão esquerda e insere a lâmina pelo lado direito da boca do paciente, atentando-se em não danificar os dentes. Após afastar a língua para a esquerda, é preciso retificar a lâmina (pela referência com a linha média) e aplicar tração para a frente e para cima, perpendicular à mandibula, e posicionar a ponta da lâmina curva acima da epiglote, sem movimento de báscula.

Inserir o tubo assim que visualizar a fenda glótica, também pela parte lateral direita, mantendo sempre a visualização contínua até passagem do cuff. Deve-se fixar o tubo na rima labial (23 cm no homem e 21 cm na mulher), que corresponde a aproximadamente 3 cm da carina. Insuflar o cuff com 20 a 30 cm H_20.[20]

Pós-intubação

A fim de avaliar o correto posicionamento do tubo, devemos auscultar inicialmente o epigástrio, seguido das bases e ápices pulmonares. Logo que possível, inserir o capnógrafo, que detecta o teor do CO_2 exalado pelo tubo. Na capnometria colorimétrica há um papel-filtro que interage com o gás, e para cada pH haverá uma cor correspondente. Na maioria deles há alteração do roxo para o amarelo, exceto na parada cardíaca, haja vista o baixo teor de gás exalado. Já na capnografia infravermelha, o CO_2 absorve a luz do infravermelho e fornece melhor parâmetro. Os benefícios na monitorização do CO_2 vão desde avaliação não invasiva do débito cardíaco a deslocamento do tubo endotraqueal ou doença subjacente.[21]

LEMBRETES

Evitar hipotensão durante sequência rápida: realizar expansão volêmica pouco antes do procedimento, salvo contraindicações.

Aguarde o pico das drogas (laringoscopia): Após administrar o fentanil, aguarde 2 min; realize o hipnótico seguido pelo bloqueador neuromuscular. Aguarde o pico das drogas para a realização da laringoscopia (aproximadamente 3 minutos).

Risco aumentado de aspiração na indução anestésica: Estômago cheio (trauma, refeição recente), gestante, diabético com gastroparesia, ascites volumosas, obesidade grau III, hérnia de hiato e obstrução intestinal.

REFERÊNCIAS BIBLIOGRÁFICAS

1. Parshall MB, Schwartzstein RM, Adams L et al. An official American Thoracic Society statement: update on the mechanisms, assessment, and management of dyspnea. Am J Respir Crit Care Med 2012;185(4):435.
2. Franca SA et al. The epidemiology of acute respiratory failure in hospitalized patients: a Brazilian prospective cohort stydy. J Critical Care 2011; 26(3): 330.e 1-8.
3. Prabhakar NR. Sensing hypoxia: physiology, genetics and epigenetics. J Physiol 2013.
4. Marino, PL. Compêndio de UTI. 4a ed. Porto Alegre: Artmed 2015; cap. 21, p.393-403.
5. Feiner JR, Bickler PE, Mannheimer PD et al. Accuracy of methemoglobin detection by pulse CO-oximetry during hypoxia. Anesth Analg 2010 Jul;111.
6. Palmese S, Natale A, Scarano D et al. Digital and forehead pulse oximetry in Intensive Care Unit. A comparison. Recent Prog Med 2013 Dec;104(12):625-30.

TABELA 49.4 Drogas utilizadas na indução da sequência rápida

Droga	Dose mínima	Dose máxima	Início de ação	Observações
Midazolan	0,1 mg/kg	0,3 mg/kg	1 a 3 min	Hipotensão Anticonvulsivante
Etomidato	0,2 mg/kg	0,3 mg/kg	1 min	Supressão adrenocortical Reduz limiar convulsivo Mantém estabilidade hemodinâmica
Propofol	0,3 mg/kg	2 a 3 mg/kg	30 s	Hipotensão Redução da PIC Antiemético Broncodilatação
Ketamina	1 mg/kg	2 mg/kg	1 min	Broncodilatação e analgesia Benefício no choque séptico

7. Lam LL, Cameron PA, Schneider HG et al. Meta-analysis: effect of B-type natriuretic peptide testing on clinical outcomes in patients with acute dyspnea in the emergency setting. Ann Intern Med 2010;153(11):728.
8. Lichtenstein DA.Lung ultrasound in the critically ill. Annals of Intensive Care 2014,4:1.
9. Neto FLD, Andrade JMSA, Raupp ACT. Acurácia diagnóstica do protocolo de ultrassom pulmonar à beira do leito em situações de emergência para diagnóstico de insuficiência respiratória aguda em pacientes com ventilação espontânea. J Bras Pneumol vol.41 no.1 São Paulo Jan./Feb. 2015.
10. Lemyze M, Taufour P, Duhamel A, Temime J, Nigeon O et al. Determinants of noninvasive ventilation success or failure in morbidly obese patients in acute respiratory failure. PLoS ONE 9(5) 2014.
11. Williams TA, Finn J, Perkins GD, Jacobs IG. Prehospital continuous positive airway pressure for acute respiratory failure: a systematic review and meta-analysis. Prehosp Emerg Care 2013; 17:261.
12. Komatsu R, Kasuya Y, Yogo H et al. Learning curves for bag-and-mask ventilation and orotracheal intubation: an application of the cumulative sum method. Anesthesiology 2010; 112:1525.
13. Priou P, Hamel JF, Person C et al. Long-term outcome of noninvasive positive pressure ventilation for obesity hypoventilation syndrome. Chest 2010; 138:84.
14. Frat JP, Thille AW, Mercat A et al. High-flow oxygen through nasal cannula in acute hypoxemic respiratory failure. NEJM, June 2015.
15. Weingart SD, Levitan RM. Preoxygenation and prevention of desaturation during emergency airway management. Ann Emerg Med 2012 Mar;59(3).
16. Gerstein NS, Carey MC, Braude DA et al. Efficacy of facemask ventilation techniques in novice providers. J Clin Anesth 2013; 25:193.
17. Academy of Medical Royal Colleges. Safe Sedation Practice for Healthcare Procedures. Standarts and Guidances; 2013.
18. Wilcox SR, Bittner EA, Elmer J et al. Neuromuscular blocking agent administration for emergent tracheal intubation is associated with decreased prevalence of procedure-related complications.Crit Care Med 2012 Jun;40(6):1808-13.
19. Deitch K, Miner J, Chudnofsky CR et al. Does end tidal CO2 monitoring during emergency department procedural sedation and analgesia with propofol decrease the incidence of hypoxic events? A randomized, controlled trial. Ann Emerg Med 2010;55(3):258.
20. Brown CA 3rd, Bair AE, Pallin DJ et al. Techniques, success, and adverse events of emergency department adult intubations. Ann Emerg Med 2015; 65:363.
21. Cook TM, Nolan JP. Use of capnography to confirm correct tracheal intubation during cardiac arrest. Anaesthesia 2011; 66:1183.

50

Suporte Ventilatório na Emergência: Ventilação Mecânica Não Invasiva

Priscila Sandri
Marcela Galassi
José Benedito Morato

INTRODUÇÃO

A ventilação mecânica não invasiva (VMNI) revolucionou o manejo de insuficiência respiratória aguda. Trata-se da utilização da ventilação artificial por meio de ventiladores ou sistemas de geração de fluxo, para a manutenção da ventilação alveolar, sem a necessidade de uma via invasiva, como uma prótese endotraqueal. Podem ser utilizados máscaras nasais, faciais, faciais totais, capacetes ou até mesmo peças bucais para realizar a conexão entre o ventilador e o paciente.[1-2]

Atualmente, sua utilização é recomendada em diversas patologias comuns aos ambientes da urgência/emergência, unidades de internação, semi-intensivas e unidades de terapia intensiva.

Os possíveis efeitos benéficos da VMNI poderiam ser explicados pela diminuição da atividade dos músculos acessórios, melhora do *drive* respiratório e da troca gasosa, diminuição da frequência respiratória e da assincronia toracoabdominal. Desse modo, observamos, de acordo com a literatura atual, a redução da incidência de intubação orotraqueal (IOT), da pneumonia associada a ventilação mecânica, bem como o tempo e o custo total da internação.[1,3-5]

INDICAÇÕES

A VMNI é indicada a todo paciente com insuficiência respiratória pulmonar aguda (IRpA), salvo as contraindicações, que necessite de suporte ventilatório mecânico, desde que haja colaboração para seguir todas as orientações adequadamente e nível de consciência para a proteção de vias aéreas.[5-7]

Os pacientes que não obtiverem melhora no quadro clínico devem ser imediatamente intubados, por falta de proteção da via aérea e chance de parada respiratória.

Como sugestão, a VNI pode ser utilizada em pacientes com rebaixamento do nível de consciência devido à hipercapnia, porém a melhora deve surgir uma a duas horas após o início da mesma. Caso contrário, deve-se proceder à intubação.[2,5,8]

CONTRAINDICAÇÕES

O uso da VMNI tem sido cada vez menos contraindicado, em razão dos benefícios causados por tal técnica tanto a curto quanto a longo prazo.

Na Tabela 50.1 ilustramos as contraindicações relativas e absolutas do uso da VMNI.

Vale ressaltar que é essencial a discussão entre a equipe multiprofissional e cada paciente sobre a instalação e continuação da técnica.

MODOS VENTILATÓRIOS

CPAP (PRESSÃO CONTÍNUA NAS VIAS AÉREAS)

Utiliza apenas um nível de pressão constante nas vias aéreas durante a inspiração e expiração. A PEEP (pressão

TABELA 50.1 Contraindicações ao uso da VMNI[2,5-8]
Relativas
Estado epilético
Incapacidade de cooperar, proteger vias aéreas ou secreções abundantes
Rebaixamento do nível de consciência com incapacidade de proteger via aérea, exceto acidose hipercápnica de DPOC
Malformações, trauma ou queimadura facial
Obstrução de vias aéreas superiores
Cirurgia facial ou neurológica
Falências orgânicas não respiratórias (encefalopatia, arritmias malignas e hemorragia digestiva grave com instabilidade hemodinâmica)
Alto risco de aspiração
Anastomose de esôfago recente (evitar pressurização acima de 20 cmH_2O)
Absolutas
Parada cardiorrespiratória
Necessidade de intubação imediata

expiratória positiva ao final da expiração) é responsável pela oxigenação e será mantida contínua em todo o ciclo respiratório. A ventilação é realizada de maneira espontânea.[4-7,9]

Observação: Alguns serviços utilizam um dispositivo denominado CPAP de rede. O dispositivo não depende de fonte elétrica, funcionando através do direcionamento do fluxo da rede de oxigênio e da resistência gerada por uma válvula.

Vantagens[1-2,5,8-10]

- Promove aumento do volume expiratório final pulmonar, recrutamento de alvéolos colapsados e melhora da troca gasosa (principalmente a oxigenação);
- Favorece o aumento da tração traqueal e a potência da via aérea superior (principalmente em pacientes com apneia do sono);
- Reduz a pressão transmural do ventrículo esquerdo, com consequente redução da pós-carga e melhora do débito cardíaco.

Desvantagens[1-2,5,8-10]

- Complicações decorrentes da interface empregada;
- Aumento da ansiedade;
- Redução do retorno venoso e do débito cardíaco em pacientes hipovolêmicos;
- Aumento da ocorrência de apneia central em pacientes suscetíveis;
- Aumento do esforço muscular abdominal.

BINÍVEL (DOIS NÍVEIS DE PRESSÃO)

No Binível são utilizados dois níveis de pressão, uma pressão positiva inspiratória, conhecida como IPAP, e uma pressão expiratória positiva no final da expiração, denominada EPAP ou PEEP.[5-7,9]

A IPAP promove a insuflação pulmonar e incremento do volume corrente, auxilia na expansibilidade, recuperação das fibras musculares fatigadas, e também contribui para a normalização do pH na gasometria arterial.[5-7,9,10]

Com relação ao EPAP ou à PEEP, seu papel está descrito anteriormente (ver CPAP).

Vantagens[5-7,9]

- Melhora da ventilação e troca gasosa;
- Redução da assincronia durante a expiração;
- Redução do trabalho muscular inspiratório;
- A variação pressórica reduz a impedância contra a expiração e o uso da musculatura abdominal em relação ao CPAP;
- O aumento do volume corrente/minuto é dado pela diferença entre os dois níveis (IPAP - EPAP) e pode ser considerado equivalente à pressão de suporte.

Desvantagens[5-7,9]

- Autociclagem ou autodisparo;
- Maior custo do equipamento;
- Maior escape aéreo.[4]

PSV (VENTILAÇÃO POR PRESSÃO DE SUPORTE) + PEEP

É possível realizar VMNI no ventilador mecânico convencional. Alguns ventiladores já disponibilizam a opção para VMNI. O modo PSV é semelhante ao Binível, pois oferece dois níveis de pressão (PS e PEEP).[5-7,9]

Vantagem

Redução de custo em locais que não dispõem de equipamentos específicos de VMNI.[5-7,9]

Limitações[5-7,9]

- Compensação da fuga aérea (apesar de alguns VMI apresentarem a função para compensação de fuga ou tolerarem um nível mais elevado de fuga, antes de dispararem o alarme);
- Maior assincronia em comparação CPAP/BIPAP;
- Algoritmo de disparo é menos sensível;
- Circuito pesado e maior espaço morto;
- PEEP é gerada através de um mecanismo valvular, não há geração de fluxo aéreo (CPAP).[4]

INTERFACES

As interfaces são máscaras que conectam o ventilador à face do paciente, permitindo a entrada de gás pressurizado pela via aérea superior durante a VMNI. São um ponto crucial para a obtenção do sucesso da técnica de VMNI.

A escolha de um dispositivo inadequado pode gerar má adaptação, desconforto respiratório e escape aéreo excessivo e é responsável por cerca de 25 a 33% das causas de falha da VMNI. A escolha de uma máscara que se adapte melhor ao rosto do paciente é fundamental para a eficiência, o conforto e o sucesso do método.[5-7,9]

Caso o tempo estimado para a utilização da VMNI seja superior a 24 a 48 horas, é recomendada a escolha de interfaces sem compressão nasal, para minimizar o aparecimento de úlceras de pressões.[5-7,9]

MÁSCARA NASAL

São utilizadas para pacientes claustrofóbicos, com insuficiência respiratória aguda (IRpA) ou em casos de má adaptação ao uso de máscara facial.

A máscara nasal (Figura 50.1) é geralmente mais confortável que a máscara facial. Apresenta menor sensação de claustrofobia e possui menor espaço morto (correspondente ao volume de ar contido no interior da máscara).

Em pacientes com IRpA, a respiração nasal proporciona maior resistência ao fluxo aéreo em comparação à respiração bucal. Desse modo, nesse perfil específico, a máscara nasal não é indicada por aumentar o escape aéreo, a assincronia e apresentar pior desfecho clínico.[5-7,11]

Podemos elencar como vantagens da máscara nasal: a menor sensação de claustrofobia, o permitir da fala e da alimentação, o menor espaço morto, menor risco de aspiração e a facilidade quanto a expectoração e manuseio.[5-7,11]

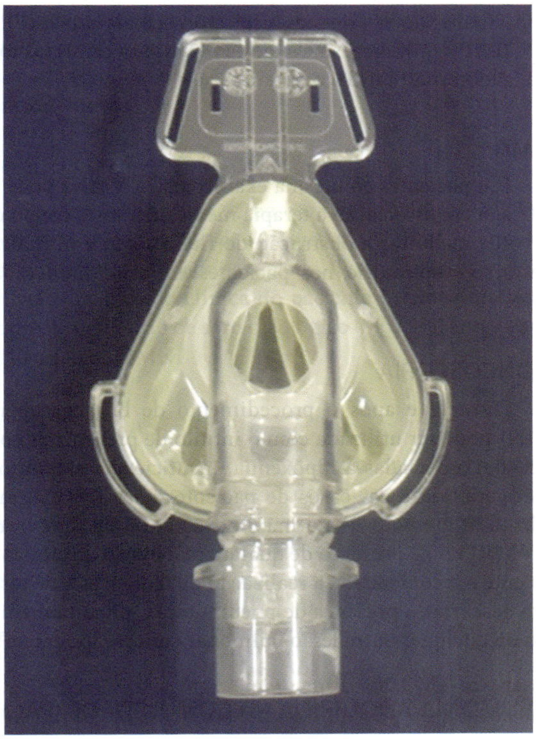

FIGURA 50.1 Fotografia de máscara nasal para VNI. Fonte: Arquivo dos autores.

Como desvantagens, por outro lado, podemos citar: a despressurização oral, a irritação nasal, a impossibilidade de uso em pacientes com obstrução nasal e ressecamento.[5-7,11]

MÁSCARA FACIAL

A máscara facial (Figura 50.2) está indicada em pacientes com maior demanda ventilatória, insuficiência respiratória aguda leve a moderada, visando melhora clínica breve. Permite o maior pico de fluxo inspiratório e de pressão, assim como menor vazamento oral, possibilitando a melhora do volume-minuto, menor resistência e redução do escape aéreo.[5-8]

Vale ressaltar a monitorização da tolerância e efeitos colaterais como úlcera em pontos de apoio e distensão gástrica.[5-8]

As desvantagens da máscara facial são: a maior sensação de claustrofobia, a probabilidade maior de úlceras de pressão, a dificuldade de alimentação e de comunicação, a distensão gástrica e a possibilidade de broncoaspiração (as máscaras transparentes são preferíveis, pois permitem a visualização, caso ocorra).[5-8]

Lembramos que a máscara facial deve ter tamanho adequado à face do paciente, fator fundamental para a aderência e o sucesso do tratamento.

MÁSCARA FACIAL TOTAL

A máscara facial total (Figura 50.3) envolve toda a face do paciente sem oferecer ponto fixo de pressão, diminuindo a ocorrência de lesões de pele.

É indicada para insuficiência respiratória hipoxêmica grave, por permitir uma maior pressurização das vias aéreas.[5-8]

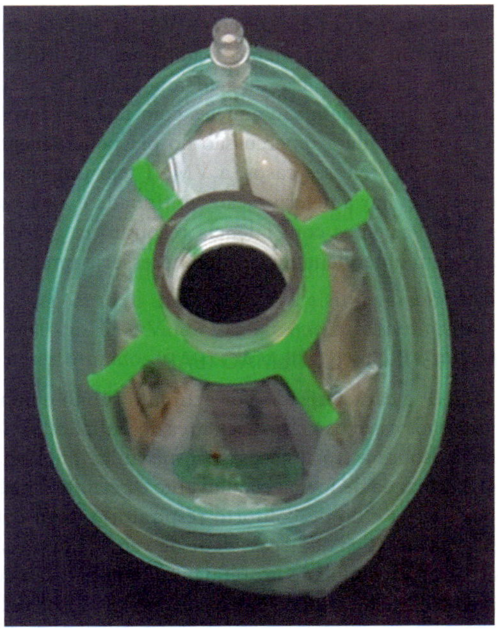

FIGURA 50.2 Fotografia de máscara facial para VNI. Fonte: Arquivo dos autores.

3. Saturação periférica de oxigênio. Os objetivos esperados com o uso da VMNI são redução da FR, sincronia, conforto, melhora do desconforto respiratório após, no máximo, duas horas de aplicação da técnica, manutenção da $SpO_2 \geq 92\%$ e estabilidade clínica.[5, 6, 11]

SUCESSO DA VMNI

Um fator determinante de sucesso é a seleção criteriosa do paciente elegível à VMNI, a qual pode reduzir o risco de IOT. Entretanto, devemos observar a evolução clínica/funcional/laboratorial do paciente e suas limitações. A IOT, quando indicada, não deve ser postergada, sob risco de aumento da morbimortalidade.

Os preditores de sucesso da VMNI são:[5-7,11]

- Idade jovem;
- Bom nível de consciência e colaboração;
- Acidose não severa: pH < 7,35 e > 7,10 (ideal entre 7,25 e 7,35);
- Pacientes com menor gravidade (APACHE);
- Idade jovem;
- Hipercapnia: > 45 e < 92 mmHg.

Como critérios de sucesso para VMNI temos:[5-7,11]

- Estabilização clínica;
- FR < 24 rpm;
- FC < 110 bpm;
- pH > 7,25;
- $SpO_2 > 90\%$ com $FiO_2 < 50\%$;
- Aumento do VC;
- Melhora do nível de consciência.

FALHA DA VMNI[4-9,11]

A taxa de falha terapêutica do método varia de 5 a 40%, e é explicada por diversos fatores como deterioração clínica, escolha de uma interface/equipamento inadequados, desconhecimento profissional da técnica adequada e limitações do método. A ausência de melhora clínica após uma a duas horas de início da VMNI deve ser considerada indicativa da necessidade de IOT.[4-9,11]

Fatores preditores de insucesso:[1,4-9,11]

- Acidose respiratória grave;
- Instabilidade hemodinâmica;
- $PaO_2 < 50$ mmHg em $FiO_2 \geq 60\%$;
- $PaCO_2 > 60$ mmHg;
- Apneias frequentes;
- Alteração do nível de consciência;
- Ausência de melhora da dispneia;
- Ausência de melhora das trocas gasosas (avaliada pela gasometria arterial);
- Alteração do nível de consciência (letargia nos hipercápnicos e agitação nos hipoxêmicos);
- Intolerância à máscara.

OBSERVAÇÕES

- Todos os modos de VMNI podem ser usados em pacientes traqueostomizados.
- É necessária a utilização da válvula exalatória (Figura 50.4) quando o equipamento de CPAP ou Binível não apresentar uma saída de exalação. A não observação dessa recomendação pode ocasionar complicações como barotrauma, pneumotórax, entre outras.
- É possível realizar nebulização (inalação) simultânea à utilização da VMNI. É necessário utilizar a conexão em tubo T próxima da interface utilizada, conforme Figura 50.5.[4]

CONCLUSÃO

A VMNI desempenha papel importante no manejo de pacientes com IRpA com necessidade de assistência ventilatória. O uso da VMNI favorece a melhora das trocas gasosas, a redução do trabalho respiratório, o aumento da ventilação alveolar e reduz a incidência de IOT.

A eficácia da VMNI está comprovada em diversas situações clínicas, especialmente no EAP de origem cardiogênica e na exacerbação da DPOC.

O paciente submetido à VMNI deve estar estável hemodinamicamente, alerta e colaborativo, sendo capaz de gerar

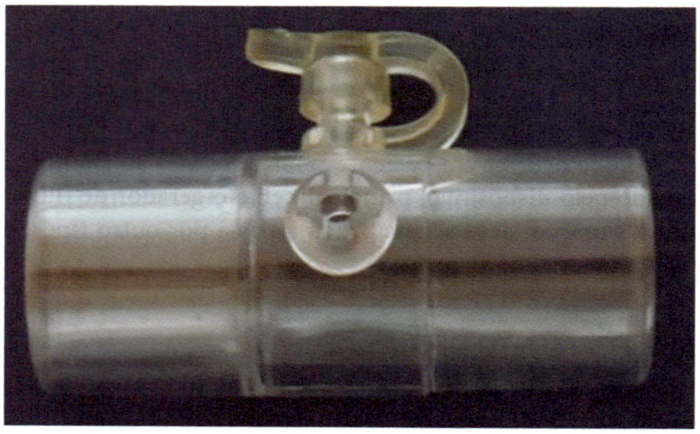

FIGURA 50.4 Válvula exalatória. Fonte: Arquivo dos autores.

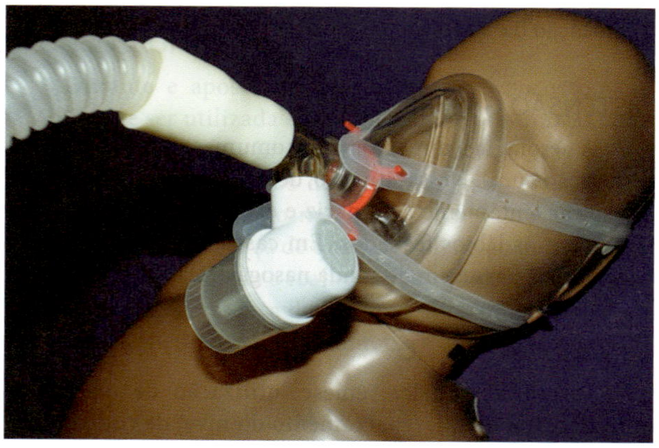

FIGURA 50.5 Máscara de VNI conectada ao tubo T, com inalação e o circuito de VNI. Fotógrafo: Sérgio Spézzia.

parte do trabalho respiratório para garantir ventilação alveolar adequada.

A equipe multiprofissional deve estar treinada no manejo do paciente em uso da VMNI.

A instituição da IOT e do suporte ventilatório invasivo, quando indicada, não deve ser postergada.

REFERÊNCIAS BIBLIOGRÁFICAS

1. Hess DR. Noninvasive ventilation for acute respiratory failure. Respir Care 2013; 58(6): 950-72.
2. Contou Det al. Noninvasive ventilation for acute hypercapnic respiratory failure: intubation rate in an experienced unit. Respir Care 2013; 58(12): 2045-52.
3. Khalid Iet al. Outcomes of patients treated with noninvasive ventilation by a medical emergency team on the wards. Respir Care 2014; 59(2): 186-92.
4. Lindenauer PK et al. Outcomes associated with invasive and noninvasive ventilation among patients hospitalized with exacerbations of chronic obstructive pulmonary disease. JAMA Intern Med 2014; 174(12): 1982-93.
5. Associação de Medicina Intensiva (AMIB), C.d.v.m.S.b.d.p.e.t.S., Comissão de Terapia Intensiva da SBPT. 2013. Diretrizes brasileiras de ventilação mecânica 2013.
6. Sandri P, Morato J, Galassi M, eds. Manual Prático de Ventilação Mecânica em Pronto-Socorro e UTI. São Paulo: Editora Atheneu, 2014, p. 39-48.
7. Sandri P, SE, Santana HBR. CPAP ou Binível? In: Sandri P e Guimarães HP, eds. Manual Prático de Fisioterapia no Pronto-Socorro e UTI. São Paulo: Editora Atheneu, 2014, p. 105-108.
8. Ozyilmaz E, Ugurlu AO, and Nava S. Timing of noninvasive ventilation failure: causes, risk factors, and potential remedies. BMC Pulm Med 2014; 14: 19.
9. Nakamura MA et al. Performance of ICU ventilators during noninvasive ventilation with large leaks in a total face mask: a bench study. J Bras Pneumol 2014; 40(3): 294-303.
10. Suzuki T et al. Evaluation of noninvasive positive pressure ventilation after extubation from moderate positive end-expiratory pressure level in patients undergoing cardiovascular surgery: a prospective observational study. J Intensive Care2014; 2(1): 5.
11. Schnell D et al. Noninvasive mechanical ventilation in acute respiratory failure: trends in use and outcomes. Intensive Care Med 2014; 40(4): 582-91.
12. Cappiello JL and Hocker MB. Noninvasive ventilation in severe acute asthma. Respir Care 2014; 59(10): p. e149-52.
13. Gupta Det al. A prospective randomized controlled trial on the efficacy of noninvasive ventilation in severe acute asthma. Respir Care 2010; 55(5): p. 536-43.

51

Suporte Ventilatório na Emergência: Ventilação Mecânica Invasiva

Priscila Sandri
José Benedito Morato
Marcela Galassi

INTRODUÇÃO

A ventilação mecânica (VM) consiste em um método de suporte, através da utilização de uma prótese ou tubo (oro/nasotraqueal ou traqueostomia), para o tratamento de pacientes com insuficiência respiratória aguda ou crônica agudizada ou mesmo em outras situações como cirurgias, durante o período pós-operatório e em pacientes com rebaixamento do nível de consciência. Os principais objetivos da VM são:

1. Manter os gases sanguíneos em valores que garantam a oxigenação tecidual, sem grave acidose respiratória;
2. Evitar a lesão induzida pela VM; e
3. Aliviar a carga sobre a musculatura respiratória.

Assim, uma vez que a causa que levou à VM esteja total ou parcialmente resolvida, devemos rapidamente considerar a descontinuação do suporte ventilatório, isto é, iniciar o desmame da VM.

Para que a VM seja realizada de maneira eficaz e mais breve possível, alguns conceitos são indispensáveis para o seu entendimento. Este capítulo tem por isso como objetivo revisar alguns conceitos indispensáveis para o entendimento dos modos ventilatórios e o funcionamento do ventilador mecânico. Vale ressaltar que é importante ler o manual do ventilador disponível em seu ambiente de trabalho. Há diversas particularidades quanto à nomenclatura empregada/patenteada, ajustes dos parâmetros, alarmes, entre outros fatores que podem gerar confusão ou interferir no manuseio do binômio equipamento/paciente.

OBJETIVOS

O princípio básico da VM é sustentar o paciente cujo sistema respiratório se encontra em falência até que retornem as funções respiratórias mínimas para a respiração espontânea. Tem como principais objetivos:

- Melhorar ou garantir oxigenação e/ou ventilação adequadas, permitindo oxigenação tecidual ideal, sem acidose respiratória;
- Reduzir o trabalho respiratório, promovendo um descanso da musculatura e redução da fadiga e do metabolismo anaeróbico;
- Manter vias aéreas pérvias e protegidas;
- Garantir estabilidade do sistema respiratório e menor gasto energético em situações de instabilidade hemodinâmica grave;
- Conforto do paciente; e
- Evitar a lesão induzida pela ventilação mecânica.[1-2,4-5]

INDICAÇÕES

A instituição do uso do suporte ventilatório invasivo depende da situação clínica enfrentada pelo profissional. As principais indicações podem ser visualizadas na Tabela 51.1.

Em situações de urgência, alguns parâmetros laboratoriais podem ser utilizados em auxílio do julgamento clínico: (Tabela 51.2)

TABELA 51.1 Indicações de suporte ventilatório invasivo[3]
Parada cardiorrespiratória
Insuficiência respiratória aguda não revertida ou não indicativa de VNI
Hipoventilação e apneia
Rebaixamento do nível de consciência
Fraqueza ou fadiga muscular respiratória
Redução do consumo de oxigênio
Prevenção de complicações respiratórias
Proteção de vias aéreas
Utilização de sedação ou bloqueio neuromuscular como em procedimentos cirúrgicos.

TABELA 51.2 Diagnóstico clínico e laboratorial de insuficiência respiratória[6]
Frequência respiratória > 35
Tiragem intercostal
Uso de musculatura acessória
PaO_2 < 55 mmHg apesar de suplementação de O_2
Retenção de CO_2 > 10 mmHg ou pH < 7,30
Pressão inspiratória máxima < -25 cmH_2O

MANEJO DA VENTILAÇÃO MECÂNICA

A ventilação mecânica tem como base de seu funcionamento o ciclo ventilatório, o qual caracteriza a respiração do paciente, que é controlada total ou parcialmente pelo ventilador mecânico ou até mesmo pelo paciente.

CICLO VENTILATÓRIO

O ciclo respiratório fisiológico é composto por duas fases: inspiração e expiração. Em ventilação mecânica (VM) o fenômeno é semelhante, porém com algumas particularidades, decorrentes do modo de funcionamento dos ventiladores.[1]

1. Fase inspiratória: período de insuflação pulmonar, abertura da válvula inspiratória e entrada do fluxo de gás. Os pulmões expandem, gera-se um volume corrente, atinge-se a pressão de pico (pressão máxima das vias aéreas) e em seguida existe uma discreta pausa, como uma "homogeneização", mantendo alvéolos insuflados, onde se encontra a pressão de platô.
2. Ciclagem ou mudança da fase inspiratória para a fase expiratória: nesse período há a transição da inspiração para a expiração. A válvula inspiratória se fecha. O critério de mudança será determinado pelo modo e modalidade ventilatória que se podem escolher.
3. Fase expiratória: fase de desinsuflação pulmonar, abertura da válvula expiratória e saída do fluxo de gás. Os pulmões encolhem, e mantém-se a pressão expiratória no final da expiração, a PEEP, dentro dos alvéolos, evitando o colabamento dos alvéolos, ou seja, o pulmão permanecerá "armado".
4. Disparo ou mudança da fase expiratória para a fase inspiratória: nessa fase observa-se um curto repouso antes do início do próximo ciclo respiratório. Sua duração é determinada pela frequência respiratória: quanto maior a frequência, menor o tempo de repouso. A válvula expiratória então se fecha. A Figura 51.1 representa as quatro fases do ciclo ventilatório.[7]

TIPOS DE CICLOS VENTILATÓRIOS

A classificação está baseada na interação paciente-ventilador, ao longo do ciclo respiratório, e é radicionalmente dividida em três modos:

1. Controlado: o paciente não realiza esforço ventilatório (repouso); dessa maneira, o ventilador inicia, controla e finaliza o ciclo ventilatório. Pode ser limitado a volume ou a pressão.
2. Assistido: o paciente faz um esforço e inicia o ciclo ventilatório (ativo), mas o ventilador controla e finaliza o ciclo.
3. Espontâneo: o paciente faz o esforço, controla e finaliza o ciclo, o ventilador apenas oferta uma pressão positiva durante a fase inspiratória.

TIPOS DE DISPARO DO CICLO VENTILATÓRIO

Na ventilação mecânica existem três tipos de disparo:

1. Disparo a tempo: ocorre quando o paciente não

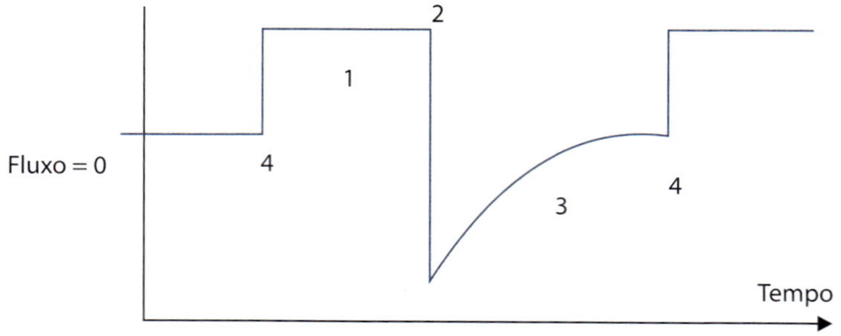

FIGURA 51.1 Fases do ciclo ventilatório por curva de fluxo em ventilação mecânica - modo volume-controlado. 1: Fase inspiratória; 2: Ciclagem, 3: Fase expiratória, Fase 4: Disparo.

apresenta esforço inspiratório para deflagrar o respirador (está em plano profundo de sedação ou curarizado, força muscular insuficiente, centro respiratório instável etc.). Um ciclo respiratório ocorrerá a cada janela de tempo determinada pela frequência respiratória ajustada.

2. Disparo a pressão: para que ocorra o disparo do ventilador, o paciente deve gerar um esforço muscular que gera uma queda de pressão predeterminada (sensibilidade) no circuito (valores ao redor de -0,5 a -2,0 cmH_2O, abaixo do valor da PEEP). O sensor detecta essa queda e o ventilador abre a válvula de fluxo.
3. Disparo a fluxo: nessa forma de ajuste, o ventilador mantém um fluxo de base no circuito. Para que ocorra o disparo do ventilador, o paciente deve "mobilizar" um valor predeterminado no circuito (valores 0,5 a 2 litros). Uma vez detectada a queda de fluxo, o ventilador abre a válvula de fluxo. Em teoria, constitui uma forma de disparo mais sensível e confortável para o paciente. Os valores baixos podem predispor a autociclagem, e valores altos podem dificultar o disparo, causando esforços ineficazes.[3]

TIPOS DE CICLAGEM DO CICLO VENTILATÓRIO

Também encontramos na ventilação mecânica quatro tipos de ciclagem:

1. Ciclagem a tempo: quando o ciclo inspiratório é interrompido no momento em que o tempo predeterminado é atingido. A ciclagem a tempo é característica dos modos: ventilação por pressão controlada (PCV) e ventilação por volume controlado (VCV) com pausa inspiratória.
2. Ciclagem a pressão: acontece quando o ciclo inspiratório é interrompido no momento em que a pressão predeterminada é atingida. Exclusiva do ventilador Bird Mark 7. O tempo inspiratório e o volume corrente (VC) são variáveis, e o VC depende da complacência e resistência pulmonares.
3. Ciclagem a volume: ocorre quando o ciclo inspiratório é interrompido no momento em que o volume corrente predeterminado é atingido, desde que não seja ultrapassado o valor ajustado do alarme de pressão máxima. Ocorre no modo de ventilação por volume controlado (VCV), sem pausa inspiratória.
4. Ciclagem a fluxo: o ciclo inspiratório é interrompido quando o fluxo cai a níveis críticos (em torno de 25% do pico de fluxo inspiratório). Nos ventiladores mais modernos pode ser regulado entre 5 a 80%, permitindo redução do tempo inspiratório em pacientes obstrutivos (% de critério de ciclagem > 25%) e aumento do tempo inspiratório em pacientes restritivos (critério de ciclagem < 25%). Ocorre no modo de ventilação por pressão de suporte (PSV). Não assegura volume e depende da complacência e resistência pulmonares.[3]

MODOS VENTILATÓRIOS

O modo ventilatório é a maneira pela qual o ventilador disponibiliza o ciclo respiratório, ou seja, como o gás é oferecido ao paciente e como ocorre a interrupção da fase inspiratória.[1]

Existem dois modos de ventilar um paciente: pressão e volume, cada qual com suas particularidades, benefícios e limitações. Há pouca diferença em ventilar um paciente em modo controlado a volume ou pressão, o importante é respeitar os alarmes e o ajuste do ventilador, de acordo com a necessidade do paciente.

LIMITADO A VOLUME

No modo limitado a volume, o ventilador tem como objetivo ofertar o volume ajustado, em uma taxa de fluxo pré-ajustada. A ciclagem ocorre após o volume alvo ter sido atingido. Nesse modo o volume será garantido, porém a pressão necessária poderá variar de acordo com as propriedades mecânicas do paciente, isto é, complacência e resistência do paciente.

Em um paciente normal, sem comorbidades respiratórias, a oferta do volume corrente pelo ventilador gerará uma pressão inspiratória baixa na via aérea; entretanto, se o mesmo paciente apresentar alterações em sua mecânica respiratória, a pressão inspiratória poderá elevar de forma significativa e expor o paciente ao risco do barotrauma.

Tradicionalmente o modo limitado a volume é utilizado em anestesia (cirurgias) e em pacientes com lesão neurológica grave, quando é necessário o controle rigoroso da $PaCO_2$, prevenindo a vasodilatação e a vasoconstrição cerebral, mantendo o paciente em normoventilação ($PaCO_2$ 35 a 40 mmHg). Salientamos ainda que a realização dos cálculos de mecânica ventilatória clássica é feita através do modo ventilatório controlado a volume.

O modo ventilatório limitado a volume pode ser encontrado nas modalidades controlada, assisto/controlada (A/C) e ventilação mandatória sincronizada independente (SIMV). Os parâmetros essenciais são: VC, PEEP, pausa inspiratória (pinsp), podendo utilizá-la ou não, frequência respiratória (FR), sensibilidade (Sb) e fração inspirada de oxigênio (FiO_2).[1]

Entre suas limitações observamos fluxo inspiratório constante, maior risco de assincronias e pressão de pico variável.

Dicas importantes para o ajuste adequado:

- **Volume corrente:** volume ajustado pelo operador, onde o ventilador segue corretamente. Os valores devem respeitar a patologia do paciente e o peso predito.
  - Pacientes gerais: 6 mL/kg peso predito.
  - Pacientes obstrutivos (asma e DPOC): 6 mL/kg peso predito.
  - Pacientes com sepse ou SARA: 4 a 6 mL/Kg de peso predito.
- **Taxa de fluxo:** quanto mais rápido o gás chega à via aérea, maiores o fluxo e o pico pressórico. Taxa de fluxo: 40 a 60 litros/minuto (40: fluxo mais lento, 60: fluxo mais rápido). Onda de fluxo: desacelerada.

- **Tempo inspiratório:** é consequência do volume corrente e da taxa (velocidade de fluxo).
- **PEEP:** valores iniciais em 3 a 5 cmH_2O.
- **Pausa inspiratória:** em torno de 0,5 segundo, para permitir uma melhor distribuição do ar alveolar.
- **FiO2:** o suficiente para manter oxigenação de 93 a 97%.[7]

LIMITADO A PRESSÃO

No modo limitado a pressão, em cada ciclo o ventilador dispensa um valor pré-ajustado de pressão (pressão inspiratória) e mantém esse valor por um tempo pré-ajustado (tempo inspiratório). A ciclagem ocorre após o término do tempo inspiratório. O volume corrente irá variar de acordo com as propriedades da mecânica respiratória do paciente. Também pode ser encontrado nas modalidades controlada, A/C e SIMV. Parâmetros essenciais são: PC, PEEP, Tinsp, FR, Sb e FiO_2.[1]

Indivíduos sem comorbidades necessitam de baixos níveis de pressão para a insuflação pulmonar, enquanto em pacientes com alteração da mecânica respiratória (obstrutivos/restritivos; SDRA, síndrome compartimental abdominal, entre outras patologias) a pressão ofertada pode não ser suficiente para gerar o volume necessário.[7]

O modo limitado a pressão tem como benefícios o controle da pressão inspiratória, reduzindo a pressão de pico na via aérea, minimizando o risco de barotrauma; a taxa de fluxo é variável ou livre, permitindo melhor adaptação do paciente quando comparado a volume; melhor distribuição do gás na superfície alveolar e consequentemente melhor troca gasosa.[3] Como limitações de tal modo ventilatório temos a não garantia do volume corrente e do volume-minuto, consequentemente podemos observar maior variabilidade da $PaCO_2$.

Dicas importantes para o ajuste adequado:

- **Pressão inspiratória:** a pressão ajustada pelo operador e que será obedecida pelo ventilador a cada ciclo respiratório deve ser ajustada respeitando o limite de pressão de pico da via aérea (Tabela 51.3). Essa pressão é influenciada pelas condições pulmonares do paciente (broncoespasmo, secreção/rolha, SDRA), é a soma da pressão inspiratória ajustada mais a PEEP. A seguir uma tabela com os limites de pressão de pico, Tabela 51.3.

  A pressão inspiratória deve ser gradativamente ajustada para atingir o volume corrente ideal pelo peso predito do paciente:
  - Pacientes gerais: 6 mL/kg peso predito.
  - Pacientes obstrutivos (asma e DPOC): 6 mL/kg de peso predito.
  - Pacientes com sepse ou SDRA: 4 a 6 mL/kg de peso predito.
  - Tempo inspiratório: é o tempo em que o ventilador mantém a pressão inspiratória ajustada. Inicialmente deve ser ajustado em 0,8 a 1,2 segundo. O ajuste deve levar em consideração a frequência respiratória total (ajustada no ventilador e realizada pelo paciente). Devemos respeitar uma relação inspiração/expiração adequada, ou seja, uma relação superior a 1:2 (1/3 de inspiração e 2/3 de expiração) para permitir o esvaziamento pulmonar.
  - PEEP: valores iniciais em 3 a 5 cmH_2O.
  - FiO2: o suficiente para manter oxigenação de 93 a 97%.[7]

TABELA 51.3 Limite de pressão de pico
Pacientes gerais até 40 cmH_2O.
Pacientes asmáticos < 50 cmH_2O.
Pacientes com DPOC até 45 cmH_2O.
Pacientes com SDRA até 35 cmH_2O.

MODALIDADES VENTILATÓRIAS

A modalidade ventilatória é a maneira pela qual os ciclos ventilatórios são disponibilizados pelo ventilador. Pode ser classificada em:

- Controlada (pouco utilizada).
- Assisto/controlada ou assistida.
- Ventilação mandatória intermitente sincronizada (SIMV).
- Pressão de suporte (CPAP/PSV).[1]

Modalidade Controlada

Na ventilação mecânica controlada, todos os ciclos respiratórios são controlados pelo ventilador, o disparo por parte do paciente não é possível.

Em alguns ventiladores, o que diferencia entre modalidade CMV (ventilação mecânica controlada) e A/C (assisto/controlada) é o ajuste da sensibilidade, que é ausente na primeira modalidade. O ventilador disponibiliza apenas ciclos controlados, baseados na FR programada.[1,7]

A janela de tempo é fixa e dependerá da FR ajustada. Por exemplo, para 12 rpm, independentemente do esforço do paciente, o disparo ocorrerá a cada 5 segundos.

Essa modalidade ventilatória, em função de não permitir o disparo do ventilador pelo paciente, necessita de sedação profunda ou uso de relaxante neuromuscular. Outra limitação importante está no fato de que o volume- minuto (frequência respiratória X volume corrente) pode não estar adequado à demanda ventilatória do paciente. Tais fatores contribuem para a ocorrência de assincronias.[1,3]

O ajuste dos parâmetros deverá ser feito de acordo com o modo escolhido, que pode ser controlado a pressão (Figura 51.2) ou a volume (Figura 51.3).[3,7]

- **Pressão controlada:** PC (pressão controlada), PEEP, Tinsp, FR e FiO_2.[3]
- **Volume controlado:** taxa e onda de fluxo, VC, PEEP, pausa inspiratória (se necessário), frequência respiratória (FR) e fração inspirada de oxigênio (FiO_2).

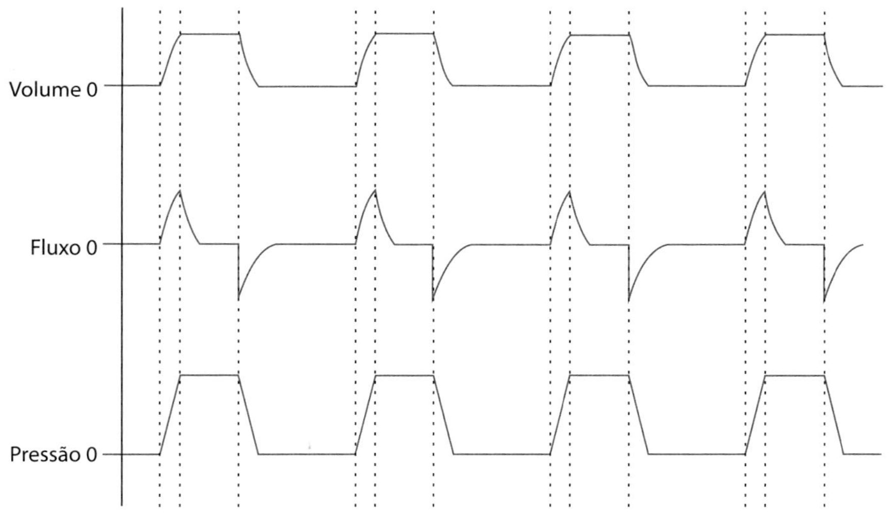

FIGURA 51.2 Ventilação mecânica controlada limitada a pressão.

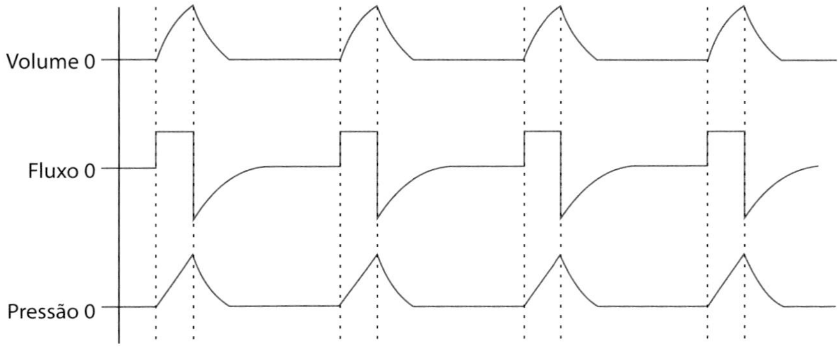

FIGURA 51.3 Ventilação mecânica controlada limitada a volume.

Modalidade assisto/controlada ou assistida

O ventilador disponibiliza ciclos controlados e assistidos, ou seja, caso o paciente não apresente *drive* respiratório, todos os ciclos serão controlados (disparo a tempo). Caso o paciente apresente esforço inspiratório (disparo a pressão ou fluxo), a válvula de fluxo será aberta e ele receberá um ciclo assistido.[1]

A modalidade A/C diferencia-se da controlada por permitir o disparo pelo paciente. O operador ajusta os parâmetros para que o paciente mantenha uma ventilação-minuto mínima: frequência respiratória; volume corrente ou pressão controlada; fluxo; pausa ou tempo inspiratório. Tal modalidade A/C também pode ser limitada a pressão (Figura 51.4) ou a volume (Figura 51.5).[3]

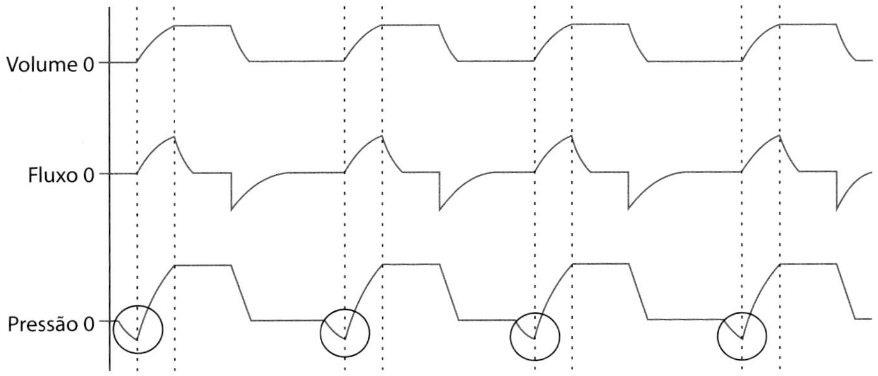

FIGURA 51.4 Ventilação mecânica assisto-controlada limitada a volume.

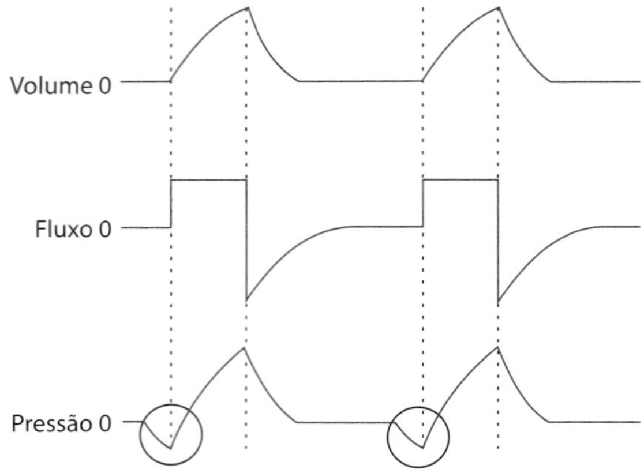

FIGURA 51.5 Ventilação mecânica assisto-controlada limitada a pressão.

Caso o paciente deixe de exibir esforços, o ventilador toma como parâmetro a FR determinada no ventilador e começa a enviar ciclos controlados. Em um ventilador com FR de 12 rpm, cada disparo ocorrerá, no mínimo, a cada 5 segundos (tempo ou sensibilidade). A janela de tempo é reiniciada a cada esforço exibido pelo paciente ou a cada ciclo controlado.[7]

Os ajustes são de acordo com o modo escolhido, a pressão ou a volume:

- **Volume controlado:** taxa e onda de fluxo, VC, PEEP, pausa inspiratória (se necessário), FR e FiO_2.
- **Pressão controlada:** PC, PEEP, Tinsp, FR e FiO_2.[1]

Modalidade ventilação mandatória intermitente sincronizada

É uma modalidade que também pode ser utilizada tanto a pressão quanto a volume. Apesar de ainda muito utilizada e aparentemente simples, trata-se na verdade de uma modalidade complexa, pois pode ofertar ciclos controlados, assistidos e espontâneos.[3,7]

A vantagem do SIMV em relação A/C está em permitir o desmame da ventilação mecânica através da redução dos ciclos assistidos e permitir que o paciente respire de forma espontânea.[1] Entretanto, quando há disparo pelo paciente em uma janela de tempo, a seguinte ele entende que também "será disparada" pelo paciente e o ventilador fica na espera; se no entanto o paciente não fizer esforço o ventilador irá esperar a próxima janela de tempo inteira sem enviar o ciclo respiratório e então na seguinte enviará um ciclo controlado (Figura 51.6).[7]

Em função dessas particularidades, a modalidade SIMV, pode acarretar "acomodação" na ventilação mecânica, especialmente quando o operador ajusta a FR abaixo de valores mínimos (FR < 12 rpm).[7]

Diversos estudos demonstram que a modalidade SIMV predispõe a assincronias e fadiga muscular; tais fatores também podem contribuir com o insucesso e o prolongamento do tempo de desmame.[1]

Os ajustes são de acordo com o modo:

- **Volume controlado:** taxa e onda de fluxo, VC, PS (pressão de suporte), PEEP, pausa inspiratória, FR, e FiO_2.
- **Pressão controlada:** PC, PS, PEEP, Tinsp, FR e FiO_2.[3]

Modalidade ventilação em pressão de suporte

Essa modalidade é utilizada para facilitar o desmame, permitindo redução gradual da pressão de suporte e aumento da carga assumida pelo paciente, necessita portanto, de *drive* respiratório. Exemplificamos tal modalidade na Figura 51.7.[3]

O paciente controla a frequência respiratória, o tempo inspiratório e, consequentemente, o volume corrente. Como todo modo limitado a pressão, o volume corrente depende do esforço inspiratório, da pressão de suporte preestabelecida e da mecânica do sistema respiratório.[1]

É uma modalidade espontânea, em que todos os ciclos respiratórios são disparados pelo paciente, que recebe um auxílio pressórico predeterminado (pressão de suporte) e a ciclagem ocorre através da queda do fluxo inspiratório ao valor predeterminado (normalmente 25% do pico de fluxo inspiratório atingido) (vide Figura 51.8).[3]

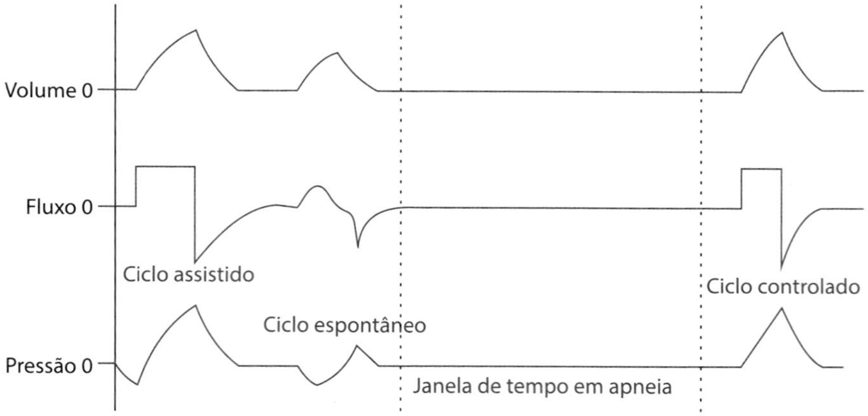

FIGURA 51.6 Apneia em SIMV.

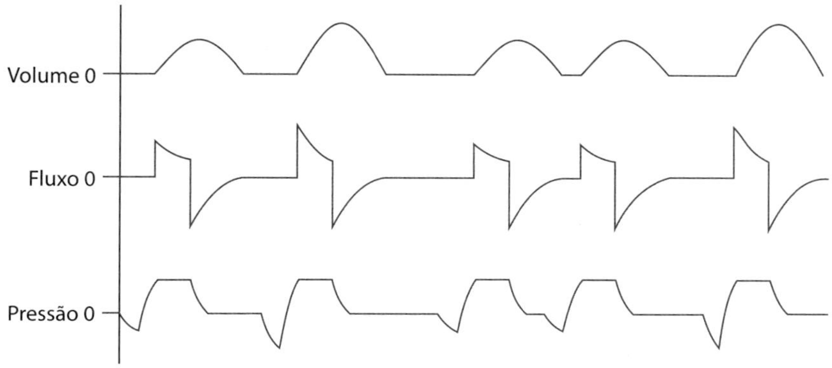

FIGURA 51.7 Ventilação com pressão de suporte.

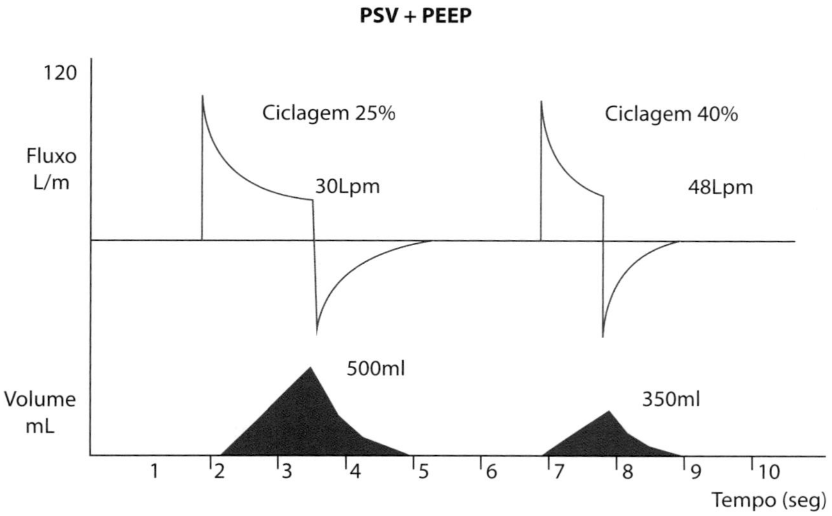

FIGURA 51.8 Descreve o comportamento do ciclo respiratório em dois ciclos com critérios de ciclagem diferentes, o primeiro ciclo com critério de ciclagem em 25% do valor máximo de fluxo na inspiração e o segundo com critério de ajuste em 40%.

Vale a pena salientar que alguns pacientes, por exemplo, com DPOC/asma, necessitam de um ajuste de ciclagem em torno de 40%, para encurtar o tempo inspiratório e aumentar o expiratório, facilitando a desinsuflação pulmonar.[7]

OUTRAS MODALIDADES VENTILATÓRIAS

Compensação automática do tubo endotraqueal (ATC)

Compensa a resistência do tubo ou traqueostomia através do cálculo da pressão traqueal. A proposta é vencer o trabalho imposto pela via aérea artificial, melhorar a sincronia paciente-ventilador e reduzir o aprisionamento aéreo.[2]

Ventilação proporcional assistida (PAV)

Aumenta ou reduz a pressão nas vias aéreas em proporção ao esforço do paciente. Deve-se usar uma porcentagem inicial de 50% (trabalho respiratório do paciente entre 0,3 a 0,7J/L), com adequado VC e FR. É uma alternativa ao PSV para pacientes com assincronia significativa.[3]

Ventilação controlada por volume com pressão limitada (PRVC)

A cada ciclo o ventilador reajusta o limite de pressão, com base no VC obtido no ciclo prévio até alcançar o VC alvo ajustado pelo operador, ciclado a tempo e limitado a pressão.[3] Essa modalidade é bastante utilizada na pediatria e em neonatologia.

Ventilação com liberação de pressão nas vias aéreas (APRV)

Modalidade espontânea limitada a pressão e ciclada a tempo. Indicada quando há a necessidade da ventilação espontânea com recrutamento alveolar, redução do espaço morto e assincronias. Pode ser usada em pacientes com SDRA como estratégia protetora, desde que mantenha baixos volumes correntes. Nessa modalidade ventilatória temos a opção de ajustar dois níveis de PEEP, um mais alto e outro baixo.[3]

Ventilação assistida ajustada neuralmente (NAVA)

Modo ventilatório que captura a atividade elétrica do diafragma, através de um cateter esofagogástrico (com sensores posicionados no terço distal do esôfago) e o utiliza como critério para disparar e ciclar o ventilador. Oferece suporte inspiratório proporcional à atividade elétrica do diafragma. É indicada como alternativa ao PSV com o potencial de melhorar a interação paciente-ventilador.[3]

Ventilação de suporte adaptativa (ASV)

Esse modo utiliza um algoritmo para a combinação entre VC e FR visando atingir o volume-minuto esperado pelo cuidador, através de ciclos espontâneos e controlados, com a mínima pressão de vias aéreas possível. É indicada para pacientes com insuficiência respiratória grave, e busca diminuir o trabalho respiratório e estimular as respirações espontâneas.[3]

ADMISSÃO DO PACIENTE EM VENTILAÇÃO MECÂNICA

Na admissão do paciente é preciso fazer o cálculo do peso predito (Tabela 51.4) do paciente para definir o melhor volume corrente de acordo com a estratégia ventilatória protetora e com o objetivo de reduzir os efeitos deletérios da ventilação mecânica.

O primeiro ajuste a ser realizado no ventilador é a escolha da modalidade ventilatória. Uma vez que o paciente foi submetido a intubação orotraqueal e sedação, a recomendação é a modalidade assisto/controlada (A/C). A escolha do modo de limitação, ou seja, volume controlado (VCV) ou pressão controlada (PCV), dependerá da familiaridade, dos objetivos ventilatórios terapêuticos, da mecânica do sistema respiratório, da sincronia paciente-ventilador e da familiaridade e expertise dos profissionais envolvidos. Salientamos que é fundamental a realização dos cálculos de mecânica respiratória (complacência e resistência) e observar a sincronia entre o paciente e o ventilador.[3]

RECOMENDAÇÕES GERAIS

- **FiO_2:** sempre que for iniciada a ventilação devemos iniciar com a contração máxima ofertada de FiO_2, ou seja, 100%. Após a estabilização do paciente podemos titular a fração/teor para o valor mínimo que mantenha uma oxigenação adequada, ou seja, saturação periférica de oxigênio (SpO_2) entre 93 e 97% e/ou pressão arterial de oxigênio (PaO_2) de 60 a 100 mmHg. Lembramos que a utilização de $FiO_2 \geq 60\%$ potencializa os efeitos da toxicidade relacionada ao oxigênio: atelectasia de absorção, produção de radicais livres, displasia, retinopatia do recém-nascido, nos casos pediátricos e neonatais, entre outras patologias.

TABELA 51.4 Cálculo do peso predito × altura

Peso Predito	Homem: 50 + 0,91 (altura em cm – 152,4)
	Mulher: 45,5 + 0,91 (altura em cm – 152,4)

- **Frequência respiratória inicial (controlada ou programada):** a frequência respiratória deve estar programada de 12 a 16 rpm e a relação I:E (inspiração:expiração) mantida entre 1:2 e 1:3. Em casos de doenças obstrutivas, pode-se iniciar a ventilação com frequências mais baixas, como de 8 a 12 rpm, para obter um tempo expiratório mais prolongado e proporcionar redução da hiperinsuflação dinâmica. Nas doenças restritivas, opta-se por frequências mais elevadas (acima de 20 rpm) devido à redução da capacidade residual funcional. Reavaliar após a coleta da gasometria arterial.[7]
- **Volume corrente:** nos ajustes iniciais da VM na admissão do paciente, deve-se manter o VC de 6 mL/kg de peso predito inicialmente, e após a estabilização do quadro clínico deve-se reavaliar tal situação.
- **Pressão de pico:** evitar valores de pressão de pico superiores a 40 cmH_2O; consideramos para pacientes com asma valores abaixo de 50 cmH_2O e para pacientes com SDRA, valores abaixo de 35 cmH_2O, em função dos riscos de lesão induzida pela ventilação mecânica.
- **Pressão de platô:** evitar valores acima de 30 cmH_2O em função dos riscos de lesão induzida pela ventilação mecânica.
- **PEEP:** deve ser ajustada entre 3 e 5 cmH_2O. O reajuste deve respeitar as particularidades de cada patologia e a hemodinâmica de cada paciente. Em casos especiais, como de SDRA, em que são necessários valores mais elevados, deve-se ter cuidado especial com valores de PEEP acima de 12 cmH_2O, devido às repercussões hemodinâmicas geradas por tal parâmetro ventilatório.
- **Fluxo:** os valores recomendados variam inicialmente entre 40 a 60 L/min. Na ventilação controlada a volume a forma de onda mais utilizada é a desacelerada, por permitir maior conforto e melhor distribuição dos gases, além de apresentar menor pico pressórico, quando comparada à onda de fluxo quadrada. Já na ventilação controlada por pressão o ajuste do fluxo ventilatório ocorre de forma independente do operador, sendo a mecânica pulmonar do paciente a determinante pela velocidade do fluxo.
- **Sensibilidade:** deve ser ajustada no menor valor que impeça autodisparo do ventilador e que o paciente possa disparar sem grandes esforços. Usualmente, a sensibilidade ou disparo é determinado entre – 0,5 e – 2 cmH_2O quando a pressão e entre 1 a 4 L/min quando a fluxo.[2]

A Tabela 51.5 apresenta os valores iniciais dos parâmetros ventilatórios na admissão do paciente à VM.

ALARMES DO VENTILADOR MECÂNICO

Observar os alarmes é fundamental para a segurança do paciente durante a ventilação mecânica. Os ventiladores atuais, além do alarme sonoro, dispõem de alarmes visuais que identificam a necessidade de intervenção: a cor vermelha

TABELA 51.5 Valores admissionais padrões da VM.

Modo	VCV OU PCV
Volume Corrente	6 mL/kg do peso predito
Pressão	$P_{pico} < 40$ cmH_2O e $P_{platô} < 30$ cmH_2O
PEEP	3 a 5 cmH_2O, inicialmente
Frequência Respiratória	12 a 16 rpm
Fluxo/Relação I:E	40 a 60 L/min/1:2 a 1:3
FiO_2	100% e depois reduzir para manter SpO_2 > 93%

solicita ação imediata do operador, a cor amarela indica a necessidade de atenção ao parâmetro ou que o alarme ocorrido já foi resolvido mas vale o lembrete para o operador da máquina ficar atento a tal ajuste.

Os alarmes podem ainda ser ajustáveis (passíveis de modificação) ou não ajustáveis (ajustes padronizados pelo fabricante e não modificáveis).[1] A Tabela 51.6 exemplifica os alarmes ajustáveis e não ajustáveis do ventilador mecânico.

REAVALIAÇÃO DO PACIENTE

O cuidado do paciente em ambiente de emergência não termina após a intubação e instituição da ventilação mecânica. O profissional deve estar atento a monitorização da oximetria de pulso, variáveis hemodinâmicas, presença de assincronias paciente-ventilador, bem como às curvas do ventilador mecânico (volume, pressão e fluxo).[7]

É primordial a realização de radiografia de tórax para conferir o posicionamento correto do tubo orotraqueal, que deve estar localizado cerca de 2 cm acima da carina. Caso ele esteja fora desse posicionamento, é necessário seu reposicionamento, a fim de permitir a ventilação pulmonar adequada e simetricamente.[1]

O repouso muscular deve ser observado por 24 a 48 horas nos casos de fadiga muscular respiratória e nos casos de instabilidade hemodinâmica.

MECÂNICA VENTILATÓRIA

Os pacientes submetidos à VM encontram-se vulneráveis a numerosas complicações provenientes da doença de base ou de lesões induzidas pela própria ventilação artificial, e os cuidados a esses pacientes requerem atenção especial em relação à monitorização da sua mecânica respiratória.[1]

Apesar de comumente subestimada, a monitorização contínua da função pulmonar tem sido apontada como um importante subsídio na prevenção de lesões induzidas pela VM.[7]

O cálculo da mecânica respiratória deve respeitar as seguintes recomendações:

- Modo volume controlado.
- Modalidade assisto/controlada.
- Fluxo inspiratório 60 L/min.
- Onda de fluxo quadrada.
- Pausa inspiratória ≥ 2 segundos.
- Relaxamento muscular: a presença de esforço respiratório do paciente pode interferir nos valores aferidos.

Após o cálculo da mecânica respiratória iremos obter:

- **Pressão de platô:** corresponde à pressão de equilíbrio alveolar, medida através de uma pausa inspiratória.[8] A importância de medir a pressão de platô reside em medir a tensão que exercemos sobre os pulmões ou o risco de complicação associada à ventilação mecânica. Caso a estratégia ventilatória exerça estresse excessivo sobre o sistema respiratório, haverá risco de colapso do sistema.[7] Os ventiladores disponibilizam uma tecla no painel específica para o cálculo da pressão de platô (pausa inspiratória ou *Insp hold).* Após pressionar a tecla, o ventilador realiza de forma automática a aferição da pressão de platô (alguns ventiladores são capazes de calcular automaticamente a complacência). O valor preconizado da pressão de platô deve ser ≤ 30 cmH_2O.
- **Complacência estática:** a complacência estática é a maneira em que o parênquima pulmonar consegue acomodar o volume de ar que entra e sai dos pulmões a cada ciclo respiratório.[8]

  A redução da complacência pulmonar pode ser encontrada em inúmeras patologias, sendo um exemplo típico a SDRA. Nessa patologia, observamos o preenchimento alveolar por infiltrado inflamatório (plasma, hemácias, leucócitos e plaquetas), assim, o parênquima pulmonar fica denso e perde a elasticidade, tornando-se duro ou pouco complacente. Outros exemplos de redução da complacência pulmonar são: pneumotórax, edema pulmonar, derrame

TABELA 51.6 Alarmes ajustáveis e não ajustáveis da ventilação mecânica

Alarmes ajustáveis	Alarmes não ajustáveis
Alto e/ou baixo volume corrente	Alta pressão durante o suspiro
Alto e/ou baixo volume-minuto (superior a 8 mL e limite inferior de 3 mL)	Pressão interna baixa
Alta e/ou baixa frequência respiratória	Alimentação de O_2 e ar comprimido
Alta e/ou baixa pressão	Verificação de sensor de fluxo
Alta e/ou baixa PEEP	Pressão não liberada
Tempo de apneia, ajustar de maneira fisiológica e de acordo com a patologia e a necessidade do paciente.	Desconexão ventilador e/ou paciente

pleural volumoso, fibrose pulmonar, entre outros.[7] Para calcular a complacência estática, são necessárias três variáveis: volume corrente expiratório (aferido no ventilador mecânico), pressão de platô (ver acima como calcular) e a PEEP e ajustada pelo operador. Os valores de complacência para pacientes em VM entre 70 a 80 mL/cmH_2O são considerados normais. Já pacientes que apresentam valores inferiores a 50 mL/cmH_2O são considerados baixos. A seguir a fórmula utilizada para calcular a complacência estática:[7]

$$C_{est} = \frac{\text{Volume Corrente (expiratório)}}{\text{Pressão de Platô–PEEP}}$$

- **Complacência dinâmica:** é um índice comum e facilmente medido em qualquer modo ou modalidade ventilatória, seja volume ou pressão controlada, seja em assisto/controlado ou ventilação com pressão de suporte. Assim, não há necessidade de repouso muscular total do paciente, tampouco da utilização de modo ventilatório limitado a volume ou uso de pausa inspiratória.[8]

  A complacência dinâmica leva em consideração a pressão resistiva das vias aéreas e pode ser alterada por broncoespasmo, presença de secreção nas vias aéreas ou variações do fluxo inspiratório. Por isso, deve ser interpretada de forma criteriosa.[7]

  Pacientes com valores entre 100 e 200 mL/cmH_2O são considerados normais. Já valores inferiores a 100 mL/cmH_2O são considerados baixos.[1]

  A complacência dinâmica deve ser avaliada, principalmente, em pacientes em processo de desmame da ventilação mecânica, fundamentalmente na modalidade pressão de suporte. A seguir a fórmula utilizada para calcular a complacência dinâmica:[8]

$$C_{din} = \frac{\text{Volume Corrente (expiratório)}}{\text{Pressão de Pico} - \text{PEEP}}$$

- **Resistência:** corresponde à oposição ao fluxo de gases e movimento dos tecidos devido a forças de fricção através do sistema respiratório. A resistência é a propriedade das vias aéreas em resistir à entrada de ar.

  Vale lembrar que, em ventilação mecânica, devemos acrescentar outros componentes, tais como: o circuito do ventilador mecânico, a prótese traqueal (oro ou nasotraqueal; traqueostomia) e o filtro HME (quando presente). Durante a respiração espontânea normal, o valor esperado varia de 4 a 7 cmH_2O/L/s.[7]

  Na ventilação mecânica, quanto maior a resistência à entrada ou saída do fluxo aéreo no sistema respiratório maiores o gasto energético muscular e o consumo de oxigênio, e quanto maior o gasto energético maior o risco de fadiga muscular.[7]

Para medir a resistência da via aérea devemos ventilar o paciente em volume controlado, com onda de fluxo quadrada, e aplicar uma pausa inspiratória de 2 segundos para obter a pressão de platô.[8] O fluxo inspiratório deve ser ajustado em 60 L/min para facilitar o cálculo, já que a unidade de cálculo da resistência é expressa em litros/segundo (60 litros/minuto = 1 L/segundo).[7] Para calcular a resistência é preciso da pressão de pico (aferida pelo manômetro do ventilador), da pressão de platô (aplicação da pausa inspiratória para aferição) e do fluxo inspiratório (ajustado pelo operador). A fórmula para o cálculo de resistência é:[1]

$$\text{Resistência} = \frac{\text{Pressão de Pico} - \text{Pressão de Platô}}{\text{Fluxo Inspiratório}}$$

Em condições em que a resistência está aumentada, como em pacientes em broncoespasmo, asmáticos, DPOC, ou até mesmo com rolha de secreção, circuitos do ventilador mecânico levemente cotovelados, dizemos que há dificuldade para a entrada e saída do fluxo aéreo. Quanto maior a resistência, maior o consumo energético e de oxigênio.[7] O aumento da resistência pode acarretar o surgimento de auto-PEEP.

- **Auto-PEEP:** é a persistência de uma pressão alveolar positiva, ao final da expiração, não intencional, devido à presença de um volume pulmonar expiratório final maior do que a capacidade residual funcional prevista.[8]

Os pacientes asmáticos e com DPOC são mais propensos ao aparecimento da auto-PEEP e suas consequências sobre a mecânica ventilatória e as condições hemodinâmicas.

Uma forma simples de suspeitar da auto-PEEP ou aprisionamento aéreo é observar a curva fluxo x tempo (Figura 51.9).[7] A presença da auto-PEEP denota, entre outros fatores, que o tempo expiratório está insuficiente. Observamos que o paciente inicia uma nova inspiração antes de conseguir expirar totalmente.[7]

Uma vez detectada a presença da auto-PEEP, devemos rever os valores do volume corrente e do volume-minuto, tempo e fluxo inspiratório, além de otimizar a terapêutica em relação ao uso de broncodilatadores.[7]

CUIDADOS GERAIS EM PACIENTES SOB VENTILAÇÃO MECÂNICA

São necessários alguns cuidados com o paciente em VM, dentre os quais se destacam os seguintes:

- Manutenção da via aérea pérvia por meio da aspiração da cânula orotraqueal ou traqueostomia sempre que necessário.

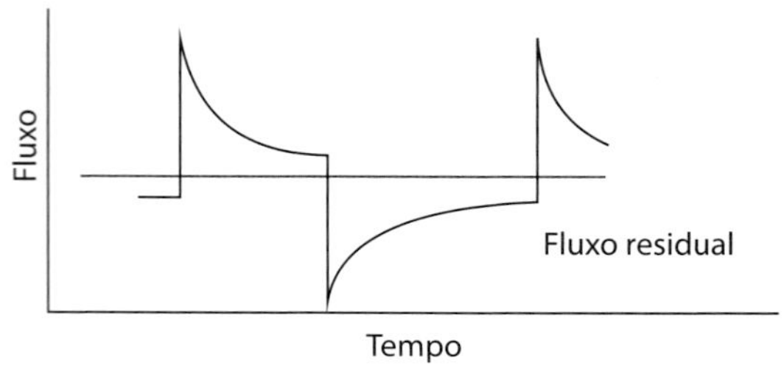

FIGURA 51.9 Curvas pressão × tempo e fluxo × tempo. Note a ocorrência de auto-PEEP. Observe o início de um novo ciclo inspiratório antes do término da fase expiratória (seta pontilhada).

- Cuidados com o circuito do ventilador mecânico quanto à presença de condensado, em função do risco de colonização bacteriana (maior concentração próxima ao conector em forma de Y).
- Utilização de filtros e manutenção da higienização do ventilador mecânico.
- Troca do circuito – de cinco a sete dias ou sempre que houver sujidade.
- Temperatura adequada do sistema – 37 °C.
- Manutenção contínua de solução no micronebulizador.

REFERÊNCIAS BIBLIOGRÁFICAS

1. Sandri P, Morato J, Galassi M, Guimarães H, eds. Manual Prático de Ventilação Mecânica em Pronto-Socorro e UTI. São Paulo: Editora Atheneu, 2014, p.230.
2. Júnior V e Chaves D. Admissão do paciente na ventilação mecânica. In: Sandri P. e Guimarães H. eds. Manual Prático de Fisioterapia no Pronto-Socorro e UTI. São Paulo: Editora Atheneu, 2014, p. 223-226.
3. Cracel N, Sandri P, Galassi S e Guimarães H. Manejo da ventilação mecânica. In: Sandri P e Guimarães H, eds. Manual Prático de Fisioterapia no Pronto-Socorro e UTI. São Paulo: Editora Atheneu, 2014, p. 227-236.
4. Ísola A. Ventilação mecânica invasiva – princípios básicos. In: Guimarães H, Assunção M, Carvalho F., Japiassú A, Veras K, Nácul F, Reis H, Azevedo R. Manual de Medicina Intensiva. São Paulo:Editora Atheneu, 2014, p. 463-480.
5. Luque A, Leme F. Princípios básicos da ventilação mecânica. In: Vega JM, Luque A, Sarmento GJV, Moderno LFO. Tratado de Fisioterapia Hospitalar – Assistência Integral ao Paciente. São Paulo: Editora Atheneu, 2012, p.113-119.
6. Schettino G, Cardoso LF, Matar JJ, Torggler FF. Ventilação mecânica – princípios e modos. Barueri: Editora Manole, 2006, p. 93.
7. Morato J, Sandri P, Guimarães H. ABC da ventilação mecânica. São Paulo: Editora Atheneu, 2015.
8. Sandri P, Morato J, Guimarães H. Principais fórmulas e cálculos. In: Sandri P e Guimarães H, eds. Manual Prático de Fisioterapia no Pronto-Socorro e UTI. São Paulo: Editora Atheneu, 2014, p. 145-152.

52

Asma Exacerbada em Adultos

Andréia Kist Fernandes
Leonardo Lucena Borges

INTRODUÇÃO

A asma é uma doença inflamatória crônica das vias aéreas que se caracteriza por limitação reversível do fluxo aéreo, aumento da reatividade brônquica a uma variedade de estímulos e episódios recorrentes de dispneia, sibilância e tosse. É a doença pulmonar crônica mais comum tanto nos países desenvolvidos como nos subdesenvolvidos, afetando cerca de 7 a 10% da população mundial.[1-2] Estima-se que existam, no Brasil, 20 milhões de asmáticos. As taxas de hospitalização por asma em maiores de 20 anos diminuíram em 49% entre 2000 e 2010. Apesar disso, a doença segue sendo a quarta causa global de internações no país, estando a média de mortalidade em 1,52/100.000 habitantes.[3]

A grande maioria dos pacientes com crise de asma grave atendidos nas emergências sobrevive ao evento. Em estudo realizado no Hospital de Clínicas de Porto Alegre, foram observadas duas mortes em 500 atendimentos. Nos pacientes admitidos na UTI por crise asmática, a mortalidade média foi de 8,3%.[4]

CONSIDERAÇÕES GERAIS

Conforme as diretrizes recomendadas pela Sociedade Brasileira de Pneumologia e Tisiologia (SBPT), a asma deve ser classificada de acordo com o grau de controle da doença. Como controle entende-se a supressão das manifestações clínicas espontaneamente ou por tratamento e a redução de riscos futuros. Divide-se em asma controlada, asma parcialmente controlada e asma não controlada. O controle deve ser avaliado preferencialmente nas últimas quatro semanas em relação aos sintomas, à necessidade de medicações de alívio, à limitação às atividades físicas e à intensidade da limitação do fluxo aéreo.[5] (Tabela 52.1)

TABELA 52.1 Classificação da asma de acordo com o grau de controle da doença

Características	Controlada	Parcialmente controlada (≤ 2 características)	Não controlada (≥ 3 características)
Sintomas diurnos	≤ 2×/semana	≥ 3×/semana	
Limitação de atividades	Nenhuma	Presente em qualquer atividade	
Sintomas noturnos	Nenhum	Presentes	
Necessidade de medicação de alívio	≤ 2×/semana	≥ 3×/semana	
Função pulmonar-VEF_1	Normal	< 80% previsto	

VEF_1: volume expiratório forçado no primeiro segundo.

Exacerbações de asma são episódios caracterizados por uma piora progressiva dos sintomas de dispneia, sibilância ou dificuldade ventilatória, associados a uma diminuição progressiva da função pulmonar. Elas representam uma modificação no status basal do paciente que é suficiente para requerer uma modificação no tratamento.[6]

Exacerbações podem ocorrer em pacientes com um diagnóstico preexistente de asma ou, ocasionalmente, como primeira manifestação da doença. Elas decorrem usualmente da exposição a agentes externos (ex.: infecções virais, pólen ou poluição) e/ou da má aderência às medicações de controle; existem ainda pacientes que apresentam exacerbações mais agudas e sem fatores precipitantes identificáveis. Exacerbações severas podem ocorrer em pacientes com asma leve ou bem-controlada.[7]

Os sintomas da asma consistem em uma tríade de dispneia, sibilância e tosse. No início da exacerbação, podem-se observar queixas tais como sensação de opressão torácica e tosse seca. À medida que a exacerbação progride, sibilância torna-se mais aparente, a expiração torna-se mais prolongada, e surge o uso da musculatura acessória. [8] Na maioria das vezes, a exacerbação ocorre de forma gradual, com deterioração clínica progressiva de pelo menos seis horas (usualmente cinco a sete dias).[5,9] Exacerbações de início súbito, com rápida deterioração em menos de seis horas, ocorrem em menos de 20% dos casos. Tal tipo de exacerbação possui predominância masculina, é desencadeada por alérgenos respiratórios, exercícios ou estresse psicossocial, possuindo uma etiologia broncoespástica que resulta em uma obstrução mais severa de via aérea, porém com uma resposta usualmente mais rápida à terapia broncodilatadora.[9]

Para o diagnóstico diferencial de exacerbação asmática, deve-se lembrar de que "nem tudo que sibila é asma" e que várias condições podem mimetizar a asma no adulto (Tabela 52.2).[10]

O manejo otimizado das exacerbações de asma na emergência requer rápido acesso dos pacientes a instalações e profissionais capazes de:

- avaliar clinicamente e objetivamente (testes pulmonares à beira do leito) a gravidade do episódio;
- fornecer terapia broncodilatadora e corticoterápica apropriada à gravidade da exacerbação, reavaliando a resposta ao tratamento ofertado regularmente;
- monitorar a oferta adequada de oxigênio;
- garantir suporte ventilatório, quando necessário;
- garantir uma alta segura, corrigindo problemas relacionados à aderência ao tratamento, providenciando planos escritos de ação e um adequado referenciamento para manejo ambulatorial da doença, com vista a evitar recaídas ou complicações futuras.

O algoritmo descrito na Figura 52.1, adaptado do Guideline do National Asthma and Prevention Program: Expert Panel Report 3 (2007) e das diretrizes brasileiras para o manejo da asma na emergência (2012), ilustra passo a passo as etapas para o manejo da exacerbação de asma na emergência.[8,3,11]

TABELA 52.2 Condições que podem mimetizar a asma no adulto

- Insuficiência cardíaca congestiva ("asma cardíaca")
- Estenose traqueal
- Aspiração
- Corpo estranho em via aérea
- Refluxo gastroesofágico
- Disfunção ou paralisia de cordas vocais
- Edema de laringe
- Neoplasia
- DPOC exacerbada
- Pneumonia
- Intoxicação por organofosforado ou vapores tóxicos
- Anafilaxia
- Sarcoidose com obstrução brônquica
- Embolia pulmonar (raro)

DPOC: doença pulmonar obstrutiva crônica.

AVALIAÇÃO CLÍNICA DA GRAVIDADE DA EXACERBAÇÃO ASMÁTICA

A avaliação da intensidade, ou gravidade, da exacerbação asmática na emergência visa identificar o paciente de maior risco que requer monitorização e tratamento mais agressivo para evitar insuficiência respiratória e morte.

A intensidade da exacerbação asmática pode ser categorizada conforme características clínicas agrupadas na Tabela 52.3.[5,11] Além dos achados clínicos, ressalta-se a importância de se determinar, na anamnese inicial, fatores de risco associados a morte por asma listados na Tabela 52.4,[7,9] dentre os quais se destaca a necessidade prévia de ventilação mecânica. Cerca de 23% dos asmáticos que sobreviveram após serem submetidos a ventilação mecânica morreram por asma nos próximos seis anos.[12] Os dados da história clínica atual que denotam gravidade incluem duração prolongada dos sintomas, demora em buscar auxílio médico, exacerbação em vigência de corticosteroideterapia e tratamento broncodilatador adequados, recidiva dos sintomas após horas ou poucos dias de atendimento na emergência e presença de comorbidades.[13-14]

É importante notar a variabilidade das apresentações clínicas das exacerbações. Dados do exame físico (ex.: intensidade da sibilância) e a descrição pelo paciente de melhora sintomática não se correlacionam necessariamente com a gravidade da obstrução do fluxo ventilatório.[8] Embora a história médica pregressa positiva para os fatores citados na Tabela 52.4 possa contribuir significativamente na identificação do mau prognóstico da crise asmática e de sua evolução para insuficiência respiratória grave, ela está presente em apenas 36% dos casos de asma fatal. Assim, devemos salientar que a ausência desses fatores não contribui na avaliação de risco da crise.[10,15] Além disso, os sintomas e sinais que expressam gravidade na asma aguda desaparecem diante de pequenos aumentos no VEF1 (volume expiratório forçado no primeiro segundo), e os pacientes podem ser julgados clinicamente bem na vigência de importante limitação ao fluxo aéreo.[10,13]

Desse modo, se faz necessária uma determinação objetiva da gravidade da obstrução do fluxo aéreo na asma aguda.

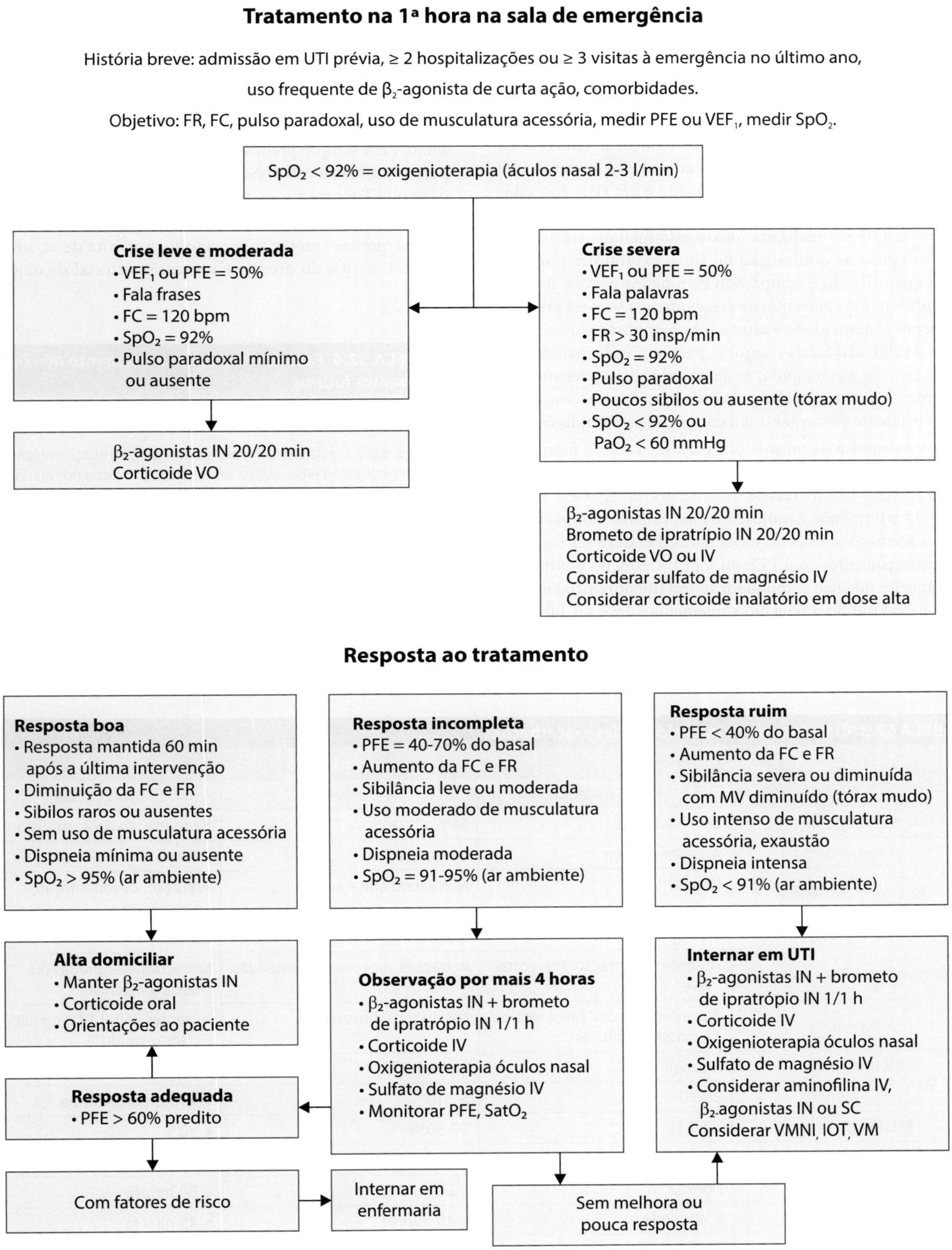

FIGURA 52.1 Algoritmo de manejo da exacerbação da asma na emergência. FR: frequência respiratória; insp/min: inspirações por minuto; FC: frequência cardíaca; bpm: batimentos por minuto; PFE: pico de fluxo expiratório; SpO_2: saturação de oxigênio pela oximetria de pulso; PaO_2: pressão parcial de oxigênio no sangue arterial; VMNI: ventilação mecânica não invasiva; IOT: intubação orotraqueal; VM: ventilação mecânica.

Ela pode ser realizada pela medida do PFE (pico de fluxo expiratório) ou pela espirometria (VEF1).

AFERIÇÃO OBJETIVA DA OBSTRUÇÃO DO FLUXO AÉREO E DA TROCA DE GASES

Tanto pacientes como médicos tendem a valorizar de forma inacurada o grau de obstrução das vias aéreas, o que pode levar a um tratamento inadequado e um risco inaceitável de recorrência da crise.[16-17] Na prática, a medida do PFE é mais fácil de ser realizada, possuindo melhor custo-benefício.[10] O grau de diminuição no fluxo expiratório pode ser assim quantificado e comparado com dados prévios de função pulmonar do paciente, ou relacionado a valores preditos conforme gênero, idade e altura.[7] As manobras para a realização do PFE são fáceis e seguras para a grande maioria dos pacientes com asma aguda, embora em alguns pacientes intensamente dispneicos elas possam piorar o broncoespasmo, sendo prudente postergar o seu emprego nessas situações.[18]

A oximetria de pulso é útil para se avaliar e monitorar a saturação de oxigênio durante o tratamento, sendo a hipoxemia (< 90%) um marcador de crise grave.[7] A coleta de gasometria arterial não é indicada na maior parte dos pacientes com exacerbações leves ou moderadas. Ela deve ser considerada para pacientes com PFE ou VEF1 < 50% do predito, ou para aqueles que não respondem ao tratamento inicial ou que estão deteriorando. Oxigênio suplementar deve ser ofertado enquanto a coleta é realizada. A principal razão para se determinar o perfil gasométrico durante uma crise asmática grave é avaliar a presença de hipoventilação com retenção de CO_2 e acidose respiratória. A gasometria venosa possui boa correlação com o pH e com a PCO_2 arteriais, sendo a coleta da mesma mais confortável para o paciente. Durante crises asmáticas, ocorre hiperventilação, resultando num decréscimo da PCO_2. Portanto, um valor normal ou discretamente elevado de PCO_2 (ex.: > 42 mmHg) é um indicativo de obstrução grave do fluxo aéreo, nem sempre predizendo contudo a necessidade de suporte ventilatório.[8] A presença de hipercapnia pode ser inferida se o PEF for menor que 30% do predito.[17]

A crise asmática grave é uma emergência potencialmente fatal que se caracteriza, no adulto, por falta de ar, sibilância, PFE < 50% do predito e saturação arterial de oxigênio < 90%.

TABELA 52.4 Fatores associados ao aumento dos riscos de eventos futuros

- Exacerbações frequentes e uso de medicações em doses elevadas
- Admissão prévia em UTI (com intubação e ventilação mecânica)
- Hospitalização e/ou visita à emergência por asma no último ano
- Não uso de corticosteroide inalatório
- Uso muito frequente de ⊠2 agonista de curta ação
- História de doença psiquiátrica ou problemas sociais
- Pouca aderência ao tratamento da asma
- Ausência de um plano de ação escrito para crise de asma
- Alergia alimentar
- Tabagismo
- Uso atual ou recente de corticosteroide oral

UTI: unidade de tratamento intensivo.

TABELA 52.3 Classificação da intensidade das exacerbações

Características	Asma		
	Leve/ Moderada	Grave	Muito grave
Estado geral	Sem alterações	Sem alterações	Sudorese, cianose, exaustão
Dispneia	Ausente ou leve	Moderada	Intensa
Nível de consciência	Normal	Normal ou agitação	Agitação, desorientação, sonolência
Fala frases	Completas	Incompletas	Curtas
Uso da musculatura acessória	Ausente ou retração intercostal leve	Retrações subcostais acentuadas	Retrações acentuadas ou declínio/ exaustão
Sibilos	Ausentes com MV presentes ou localizados/difusos	Localizados/difusos	Ausentes com MV diminuído ("tórax mudo")
FR (insp/min)	Normal	Aumentada	Aumentada
FC (bpm)	< 110	> 110	> 140 ou bradicardia
PFE (% previsto)	> 50 %	30-50%	< 30%
SpO_2 (ar ambiente)	> 95%	91-95 %	< 90%
PaO_2 (ar ambiente)	Normal	< 60 mmHg	< 60 mmHg
$PaCO_2$ (ar ambiente)	< 40 mmHg	< 40 mmHg	> 45 mmHg
Resposta ao β_2 agonista de curta ação	Alívio rápido ou total com inalações frequentes	Alívio parcial com inalações frequentes	Alívio mínimo ou ausente após inalações frequentes

MV: murmúrio vesicular; FR: frequência respiratória; insp/min: inspirações por minuto; FC: frequência cardíaca; bpm: batimentos por minuto; PFE: pico de fluxo expiratório; SpO_2: saturação de oxigênio pela oximetria de pulso; PaO_2: pressão parcial de oxigênio no sangue arterial; $PaCO_2$: pressão parcial de gás carbônico no sangue arterial.

INVESTIGAÇÕES COMPLEMENTARES

Radiografia de tórax de rotina é desnecessária, sendo indicada apenas diante da suspeita de pneumotórax, pneumomediastino, pneumonia ou outros fatores de relevância médica.[19] Menos de um terço dos pacientes que internam por asma irá demonstrar alguma anormalidade na radiografia de tórax.[8]

A obtenção de um eletrocardiograma é desnecessária para pacientes com asma aguda, a menos que haja suspeita de uma síndrome coronariana aguda ou de arritmias. Devido ao fato de que a maioria das exacerbações de asma é causada por infecções virais, a cultura de escarro se faz desnecessária, a não ser que ela seja complicada ou causada por uma pneumonia óbvia.[17]

Pacientes com combinações dos fatores de risco, sinais e sintomas citados nas Tabelas 52.3 e 52.4 possuem um risco maior de morte, devendo ser monitorizados de perto, particularmente durante as primeiras duas horas após a chegada ao departamento de emergência, mesmo que sua condição pareça estar melhorando com a terapia inicial.[17] A variação do PFE basal ou predito após 30 a 60 minutos do tratamento inicial é o melhor preditor de prognóstico.[17,20]

TRATAMENTO

O objetivo do tratamento da exacerbação da asma aguda na emergência é reverter rapidamente a obstrução ao fluxo aéreo pela administração repetitiva ou contínua de β_2-agonistas, providenciar oxigenação adequada e aliviar a inflamação nas vias aéreas inferiores.[8] As seguintes categorias de medicações são utilizadas no tratamento agudo da asma: β_2-agonistas, anticolinérgicos e glicocorticoides. Magnésio pode ser considerado quando as medicações supracitadas falham em aliviar o broncoespasmo. Agentes estabilizadores de mastócitos (cromonas, nedocromil, cromoglicato sódico), modificadores de leucotrienos (zileuton, montelucaste, zafirlucaste) e anticorpos monoclonais (omazulinabe) estão reservados atualmente apenas para a terapia de manutenção. Metilxantinas são raramente utilizadas, e seu uso deve ser evitado devido a efeitos adversos potencialmente graves. Heliox (mistura de hélio + oxigênio) reserva-se a casos de extrema gravidade, não havendo evidências para seu uso rotineiro nas unidades de emergência.[5]

As apresentações e doses das medicações utilizadas na crise de asma aguda estão sumarizadas na Tabela 52.5.

Broncodilatadores - β_2-agonistas de curta duração

Broncodilatadores β_2-adrenérgicos de rápida ação são a terapia de primeira linha para o manejo da crise asmática, sendo a administração inalatória a via de eleição, por ser mais efetiva que a via oral ou intravenosa, além de possuir menos efeitos colaterais.[21] β_2-agonistas de curta duração são preferíveis para o manejo agudo da asma exacerbada, pois podem ser administrados em rápida sucessão com menor risco de acumulação da droga.[11,21] Albuterol (nome nos EUA do salbutamol) é o β_2-agonista de curta duração mais utilizado. Albuterol aerolizado tem um rápido início de ação (menos de cinco minutos) e um efeito broncodilatador que dura de duas a cinco horas.[22]

Existem dois métodos de administração inalatória da droga: aerossol dosimetrado (spray) ou por nebulizador a fluxo contínuo de ar comprimido. A administração por spray acoplado a espaçador produz broncodilatação tão eficiente quanto a obtida com a administração por nebulizador a fluxo contínuo. A incidência de tremores, palpitações e ansiedade é maior no grupo que utiliza os nebulizadores a fluxo contínuo, refletindo maior absorção sistêmica do broncodilatador.[23] Pacientes também podem experimentar, dentre os paraefeitos dos β_2-agonistas, cefaleia, hiperglicemia, palpitações, taquicardia e hipertensão. Metabolicamente, podem ocorrer hiperglicemia, hipomagnesemia, hipocalemia e hipofosfatemia. Apesar da potencial cardiotoxicidade, especialmente nos primeiros anos de uso, quando essas drogas eram usadas em associação à teofilina, no entanto, a experiência clínica demonstrou, com o passar dos anos, não haver

TABELA 52.5 Medicações utilizadas no manejo da asma aguda

Medicação	Apresentação	Dosagem	Intervalo
β_2-agonistas de curta duração			
Salbutamol	spray (100 mcg/jato)	4-8 jatos	20/20 min, por 3 doses e após 1/1h
	solução (5 mg/mL)	10-20 gotas	
Fenoterol	spray (100 mcg/jato)	4-8 jatos	
	solução (5 mg/mL)	10-20 gotas	
Agentes anticolinérgicos			
Brometo de ipratrópio	spray (0,020 mg/jato)	4-6 jatos	20/20 min, por 3 doses e após 2-4 h
	solução (0,25 mg/mL)	40 gotas	
Corticosteroides sistêmicos			
Prednisona	via oral (20 mg/cp)	40-60 mg	1×/dia
Hidrocortisona	via intravenosa	2-3 mg/kg	até 4/4h
Metilprednisolona	via intravenosa	1 mg/kg	até 6/6h
Sulfato de magnésio	via intravenosa	2 mg (diluir em 50 mL SF0,9% e administrar em 30 min)	

repercussões cardiológicas significativas com o seu uso. Arritmias e evidências de isquemia miocárdica são raras, especialmente naqueles sem uma história pregressa de doença coronariana.[8] Além disso, estudos demonstram que a frequência cardíaca, cujo aumento se encontra em geral mais associado à gravidade do broncoespasmo, tende a cair com a resposta efetiva ao uso de broncodilatadores β_2- adrenérgicos.[17]

Pelo menor índice de paraefeitos, além de apresentar menor custo e providenciar doses sequenciais de forma mais rápida (quatro a oito jatos em dois minutos *versus* 10 a 20 minutos para uma simples nebulização), a administração por spray acoplado a espaçador é preferível para exacerbações moderadas a leves, ficando os nebulizadores como segunda opção para pacientes graves ou sem a coordenação motora necessária para o uso de spray.

As doses recomendadas são: salbutamol spray com espaçador (100 mcg/jato) quatro a oito jatos, ou albuterol por nebulização 2,5 a 5 mg (10 gotas) a cada 20 min por três doses. Em casos de exacerbações graves, o uso contínuo de albuterol (0,3 a 0,5 mg/kg/h) via nebulização mostrou benefícios na redução de hospitalizações, sendo uma conduta a ser aventada.[24]

Após a primeira hora, deve-se reavaliar objetivamente a resposta ao tratamento ofertado, seguindo-se então o plano terapêutico exposto na Figura 52.1. O uso prévio domiciliar dos β_2-agonistas de curta ou longa ação não deve limitar o tratamento pleno na sala de emergência com essas medicações.[10]

Epinefrina (0,3 a 0,5 mg a cada 20 minutos por três doses) ou terbutalina (0,25 mg a cada 20 minutos por três doses), por via subcutânea, devem ter seu uso restrito a pacientes graves preferencialmente jovens que não toleram nebulização ou o uso de sprays. Na vigência de depressão de sensório ou outros sinais de fadiga ventilatória, tal medida não deve retardar a decisão de ofertar suporte ventilatório invasivo. Deve-se ainda ter em mente que essa via de administração é menos eficiente que a via inalatória, além de ser mais propensa a causar efeitos colaterais indesejáveis.[3,8,10,21]

Agentes anticolinérgicos

Agentes anticolinérgicos oferecem apenas benefícios marginais no manejo da asma aguda, e o uso dos mesmos é restrito à terapia associada aos β_2-agonistas. Possuem efeito broncodilatador menos potente, além de início de ação mais lento. Seu uso tem sido preconizado para exacerbações severas (PFE < 50% do previsto), tendo reduzido as taxas de internações hospitalares em 30 a 60%.[25] O brometo de ipratrópio é o agente mais comumente utilizado. A dose na asma aguda é de 0,5 mg (que pode ser misturada ao albuterol na nebulização) a cada 20 minutos por três doses, e, após, a cada duas a quatro horas até melhora clínica e funcional; ou inalação de oito jatos (18 mcg por jato) por spray com espaçador a cada 20 minutos por uma hora e, após, a cada duas a quatro horas até melhora clínica e funcional.

A absorção sistêmica é mínima, e existem poucos efeitos colaterais anticolinérgicos (ex.: taquicardia, boca seca, visão borrada, retenção urinária). Não há evidências de benefício do uso do ipratrópio após as primeiras horas de manejo, sendo o uso continuado após as primeiras três horas da admissão sem benefício, ao contrário do que ocorre na DPOC.[3,11,21,5]

Corticosteroides sistêmicos

Corticosteroides sistêmicos são altamente efetivos no tratamento da crise de asma aguda e constituem um dos pilares do seu manejo. Devem ser utilizados na ausência de resposta ao broncodilatador na primeira hora. Devem ser utilizados mais precocemente (logo após a chegada) em pacientes que já estejam em uso de glicocorticoides via oral ou caso a severidade e a avaliação de risco sejam importantes. A resposta aparece em pelo menos quatro horas após a administração.[5]

Não existem diferenças na eficácia entre a via oral e a endovenosa. Tampouco existe uma curva dose-resposta aparente para corticosteroides, não havendo evidências de que doses acima de 100 mg de prednisona diariamente (ou equivalentes) providenciem benefício extra no manejo das exacerbações.[26] Não existem evidências fundamentadas em ensaios clínicos que corroborem uma única posologia para a corticosteroideterapia sistêmica, sendo a maioria dos esquemas regida atualmente por recomendações de consensos nacionais e internacionais, os quais apresentam doses muito díspares.[3,7,8,10,11] Recomendamos como dose inicial 40 a 60 mg/dia de prednisona VO, ou uma dose endovenosa de metilprednisolona 1 mg/kg EV (60 a 125 mg de seis em seis horas).[8,11]

O tratamento com corticosteroides sistêmicos deve ser mantido por pelo menos cinco dias. Tal curso demonstrou ser tão efetivo quanto esquemas de 10 a 14 dias na prevenção de recorrências das crises.[7] Evidências de estudos em que todos os pacientes estavam recebendo corticosteroides inalatórios de manutenção após a alta da emergência sugerem que não há benefício na redução titulada de corticosteroides sistêmicos, tanto no curto prazo ou após diversas semanas.[7,27-28] Sugere-se que a suspensão abrupta é totalmente segura se realizada em até 10 dias.[21]

Corticosteroides inalatórios

A introdução de glicocorticoides inalatórios deve ser feita como parte do esquema de retirada das drogas de resgate e início do tratamento de manutenção. Embora se saiba que seu emprego em doses altas, nas primeiras três horas de atendimento, possa diminuir a necessidade de internação hospitalar, não há evidências suficientes que comprovem que o uso inalatório isolado seja tão eficaz quanto o sistêmico.[5,7,29]

No momento da alta, a maioria dos pacientes (exacerbações moderadas a graves) deve receber doses prescritas regulares de corticosteroides inalatórios, em associação com um ciclo curto de corticosteroides sistêmicos. A ocorrência de exacerbações moderadas a graves é um fator de risco para futuras exacerbações; corticosteroides inalatórios diminuem significativamente o risco de mortes ou hospitalizações associadas à asma.[7-8] As doses habituais de corticosteroides inalatórios encontrados no Brasil podem ser observadas na Tabela 52.6.[5]

TABELA 52.6 Corticosteroides inalatórios utilizados habitualmente no tratamento da asma

Droga	Dose baixa (µg)	Dose média (µg)	Dose alta (µg)
Beclometasona	200-500	500-1000	> 1000
Budesonida	200-400	400-800	>800
Fluticasona	100-250	250-500	> 500

Para pacientes que já se encontram em uso de corticosteroides inalatórios, recomenda-se o aumento da dose pelas próximas duas a quatro semanas (ex.: de baixa para média), devendo-se manter o uso concomitante de corticosteroides sistêmicos pelo mesmo período.[7]

Magnésio

Sulfato de magnésio EV (2 g EV em 30 minutos) é indicado no manejo de exacerbações graves da asma refratárias às medidas padrões iniciais (β_2-agonistas + corticosteroides sistêmicos). Sua utilidade em exacerbações leves ou moderadas não foi estabelecida.[8] Quando favorável, a resposta ocorre entre uma a duas horas após o término da infusão. Efeitos colaterais mais comuns são calor e rubor durante a infusão, fraqueza, arreflexia e depressão respiratória com doses inapropriadamente elevadas.

Metilxantinas (teofilina; aminofilina)

As metilxantinas não são mais consideradas tratamento de primeira linha na asma. Em associação com β_2-agonistas, causam aumento da toxicidade, mas não da eficácia, do tratamento.[8] Seu uso em infusão contínua, contudo, segue como última opção para alívio dos sintomas em pacientes hospitalizados, segundo as diretrizes para manejo da asma da Sociedade Brasileira de Pneumologia de 2012.[3]

Antibióticos

Não há evidências dando suporte ao uso rotineiro de antibióticos nas exacerbações de asma, a não ser que haja fortes evidências de infecções pulmonares bacterianas ativas. O tratamento agressivo com corticosteroides não deve ser evitado no caso de infecções bacterianas identificadas.[7]

Oxigênio

A oferta de oxigênio deve ser titulada de forma a manter a oximetria de pulso entre 93 a 95% (> 94% em gestantes). Tal estratégia confere melhores desfechos do que a oferta liberal de 100% de FiO_2.[7] Oxigênio não deve ser evitado no caso de ausência de oximetria de pulso disponível, mas o paciente deve ser monitorizado com relação a sinais de deterioração clínica.

VENTILAÇÃO MECÂNICA NÃO INVASIVA (VNI)

A aplicação de VNI (Binível) deve respeitar as contraindicações formais para o emprego dessa técnica, tais como desconforto intenso, alteração do nível de consciência, incapacidade de proteção das vias aéreas, má adaptação máscara-paciente e instabilidade hemodinâmica. Apesar do benefício teórico, extrapolado apesar da experiência de uso bem-sucedida em pacientes com DPOC, revisão sistemática da Cochrane sobre o uso de VNI na asma encontrou poucas evidências dando suporte a tal conduta, concluindo que, embora promissor, o uso de VNI na asma carece de dados que permitam sua recomendação definitiva. Atualmente, aceita-se o uso da VNI, em conjunto com o tratamento medicamentoso convencional, para o manejo de pacientes selecionados e com exacerbação aguda e grave da asma.[10,30]

VENTILAÇÃO MECÂNICA INVASIVA

Aspectos práticos e de monitoração da ventilação mecânica na asma serão vistos no capítulo 53 - Ventilação Mecânica e Monitoração na Asma Brônquica.

EXACERBAÇÕES DE ASMA NA GESTANTE – ABORDAGEM NA EMERGÊNCIA

Exacerbações de asma na gestante ocorrem primariamente no final do segundo trimestre, sendo os maiores desencadeadores infecções virais e a má aderência à corticosteroideterapia inalatória. Mulheres grávidas tendem a ser tratadas menos frequentemente com corticosteroides sistêmicos do que pacientes não grávidas, e são mais propensas a apresentar exacerbações de repetição após a alta da emergência. Devido ao fato de que uma exacerbação de asma grave durante a gestação acarreta maiores riscos ao feto do que os efeitos adversos das medicações prescritas, o manejo das exacerbações agudas de asma na gestação não deve diferir daquele ofertado a pacientes não gestantes.[17]

ALTA E SEGUIMENTO

A decisão de alta da emergência deve considerar uma combinação de fatores subjetivos, tal como a melhora sintomática, a opinião do paciente acerca de seus sintomas, e parâmetros objetivos, como a melhora da PFE, assim como fatores psicossociais que garantam a aderência ao tratamento e a possibilidade de acesso a serviços de apoio, se necessário. A combinação ideal de elementos para uma alta com sucesso ainda não foi definida. Idealmente, os pacientes passíveis de liberação para o domicílio são aqueles que atingiram uma PFE maior que 70% do previsto e apresentaram melhora sintomática completa. Em situações individualizadas, sem sinais clínicos de gravidade ou complicação, com sintomatologia leve e aderência garantida, pacientes com PFE entre 50 e 70% do previsto também podem receber alta da emergência. Os pacientes que permanecem com sintomatologia grave, ou que não atingiram PFE > 50% do previsto, são candidatos a internação hospitalar.

Os seguintes critérios indicam necessidade de internação em UTI: deterioração progressiva, hipoxemia refratária, na vigência de FiO_2 inalado > 50%, hipercapnia (PCO_2 > 45 mmHg), confusão mental ou sonolência, necessidade de suporte ventilatório.

É importante lembrar que se deve providenciar, além do uso de corticosteroides sistêmicos por prazo limitado e da introdução ou aumento da dose dos corticosteroides inalatórios, medicações de alívio sintomático (β_2-agonistas), devendo o paciente ser encaminhado para avaliação médica em até 7 dias após a alta da emergência.[7] No momento da alta da emergência, deve-se assegurar também que o paciente saiba utilizar adequadamente as medicações inalatórias, realizando medidas de instrução, se necessário. Um plano de ação deve ser prescrito, contendo as devidas orientações em caso de piora clínica, assim como os cuidados necessários para se evitar a exposição a fatores ambientais com potencial para desencadear novas crises ou dificultar o controle da doença.

Pacientes com os seguintes critérios devem ser encaminhados para seguimento com serviço especializado (pneumologista), em curto prazo:[7]

- Episódio de crise de asma grave alguma vez na vida (parada cardiorrespiratória, necessidade de ventilação mecânica ou internação em UTI).
- Episódio prévio de hospitalização no último ano.
- Três ou mais consultas em serviços de emergência no último ano.
- Paciente com asma e episódios de anafilaxia ou alergia alimentar conhecidas.
- Asma grave, definida de acordo com os critérios da ATS (Tabela 52.7).

REFERÊNCIAS BILBIOGRÁFICAS

1. Lazarus SC. Emergency Treatment of Asthma. N Engl J Med 2010;363(8):755–764.
2. Martins HS, Awada SB, Damasceno MC de T. Pronto-socorro condutas do Hospital das Clínicas da Faculdade de Medicina da Universidade de São Paulo. 2ª ed. Barueri, SP: Manole; 2008.
3. Sbpt. Diretrizes da Sociedade Brasileira de Pneumologia e Tisiologia para o Manejo da Asma - 2012. J Bras Pneumol e Tisiol 2012;38(suplemento 1):S1–S46.
4. Dalcin P, Rocha P, Franciscatto E, Kang S, Menegotto D, Polanczyk C. Effect of clinical pathways on the management of acute asthma in the emergency department: five years of evaluation. Asthma 2007;44:273–279.
5. Fregonesi Rodrigues da Silva M. Asma brônquica In: Martins H, Velasco I, Azevedo L, Taniguchi L, Ladeira J, orgs. Medicina Intensiva: abordagem prática. 2. ed. São Paulo: Manole; 2015, p.731–753.
6. Reddel HK, Taylor DR, Bateman ED, et al. An official American Thoracic Society/European Respiratory Society statement: Asthma control and exacerbations - Standardizing endpoints for clinical asthma trials and clinical practice. Am J Respir Crit Care Med 2009;180(1):59–99.
7. Global Initiative for Asthma, Global Initiative for Asthma. Global Strategy for Asthma Management and Prevention. Glob Initiat Asthma 2015:148. http://www.ginasthma.org/local/uploads/files/GINA_Report_2014_Jun11.pdf.
8. Tintinalli JE, Kelen GD, Stapczynski JS. Emergency Medicine: A Comprehensive StudyGuide.Vol6.;2003.
9. Rosen P, Marx JA, Hockberger RS, Walls RM, Adams JG. Rosen's Emergency Medicine: Expert Consult Premium Edition - Enhanced Online Features and Print. 7ª ed. Philadelphia: Elsevier Health Sciences, 2010.
10. Roth Dalcin P de T, Perin C. Manejo da asma aguda em adultos na sala de emergência: evidências atuais. Rev Assoc Med Bras 2009;55(1):82–88.
11. Bethesda. National Asthma Education and Prevention Program Expert Panel Report 3 : Guidelines for the Diagnosis and Management of Asthma Full Report 2007. wwwnhlbinihgovguidelinesasthma. 2007;120(5):S94–S138.
12. Marquette CH, Saulnier F, Leroy O, et al. Long-term prognosis of near-fatal asthma. A 6-year follow-up study of 145 asthmatic patients who underwent mechanical ventilation for a near-fatal attack of asthma. Vol 146.; 1992.
13. McFadden Jr. ER. Acute severe asthma. Am J Respir Crit Care Med. 2003;168(7):740–759.
14. Dalcin P, Medeiros A, Siqueira M, Mallmann F, Lacerda M, Gazzana M. Asma aguda em adultos na sala de emergência: o manejo clínico na primeira hora. J Pneumol 2000;26:297–306.
15. Rodrigo GJ, Rodrigo C, Hall JB. Acute asthma in adults: a review. Chest2004;125(3):1081–1102.
16. Magadle R, Berar-Yanay N, Weiner P. The risk of hospitalization and near-fatal and fatal asthma in relation to the perception of dyspnea. Chest 2002;121(2):329–333.
17. Hodder R, Lougheed MD, Rowe BH, FitzGerald JM, Kaplan AG, McIvor RA. Management of acute asthma in adults in the emergency department: nonventilatory management. CMAJ 2010;182(2):E55–E67.
18. Jagoda A, Shepherd S, Spevitz A, Joseph M. Refractory asthma, part 2:airways interventions and management. Ann Emerg Med 1997;29:275–281.
19. Zieverink SE, Harper AP, Holden RW, Klatte EC, Brittain H. Emergency room radiography of asthma: an efficacy study. Radiology 1982;145(1):27–29.

TABELA 52.7 Asma grave definida de acordo com os critérios da American Thoracic Society (ATS): 1 critério maior e ≥ 2 critérios menores

Critérios maiores (1 critério)
▪ Uso de corticosteroide via oral por mais que 6 meses em 1 ano ▪ Uso de doses alta de corticosteroide inalatório
Critérios menores (≥ 2 critérios)
▪ Necessidade de terapia diária adicional de β_2-agonista de longa ação ou antagonistas de leucotrienos ▪ Sintomas cujo alívio demanda uso de β_2-agonista de curta ação quase diariamente ▪ Limitação persistente de fluxo expiratório (VEF_1 < 80% predito, variação diurna >20%) ▪ Um ou mais atendimentos de urgência no ano ▪ Uso de corticosteroide oral ≥ 3 vezes ao ano ▪ Piora clínica rápida com redução ≤ 25% da dose de corticosteroide inalatório em uso ▪ Crise de asma grave prévia

VEF_1: volume expiratório forçado no primeiro segundo.

20. Rodrigo G, Rodrigo C. Early prediction of poor response in acute asthma patients in the emergency department. Chest 1998;114(4):1016–1021.
21. Marino PL. Marino's the ICU Book. 4ª ed. United States: Lippincott Williams and Wilkins, 2013.
22. Dutta EJ, Li JTC. Beta-agonists. Med Clin North Am 2002;86(5):991–1008.
23. Cates CJ, Crilly JA, Rowe BH. Holding chambers (spacers) versus nebulisers for beta-agonist treatment of acute asthma.[update of Cochrane Database Syst Rev. 2003;(3):CD000052; PMID: 12917881]. Cochrane Database Syst Rev 2006;(2):52.
24. Camargo CA, Spooner CH, Rowe BH. Continuous versus intermittent beta-agonists in the treatment of acute asthma. Cochrane Database Syst Rev 2003;(4):CD001115.
25. Rodrigo GJ, Castro-Rodriguez JA. Anticholinergics in the treatment of children and adults with acute asthma: a systematic review with meta-analysis. Thorax 2005;60(9):740–746.
26. Krishnan JA, Davis SQ, Naureckas ET, Gibson P, Rowe BH. An umbrella review: corticosteroid therapy for adults with acute asthma. Am J Med 2009;122(11):977–991.
27. O'Driscoll BR, Kalra S, Wilson M, Pickering CA, Carroll KB, Woodcock AA. Double-blind trial of steroid tapering in acute asthma. Vol 341.; 1993.
28. Lederle FA, Pluhar RE, Joseph AM, Niewoehner DE. Tapering of corticosteroid therapy following exacerbation of asthma. A randomized, double-blind, placebo-controlled trial. Vol 147.; 1987.
29. Rodrigo GJ. Comparison of inhaled fluticasone with intravenous hydrocortisone in the treatment of adult acute asthma. Am J Respir Crit Care Med 2005;171(11):1231–1236.
30. Ram FSF, Picot J, Lightowler J, Wedzicha JA. Non-invasive positive pressure ventilation for treatment of respiratory failure due to exacerbations of chronic obstructive pulmonary disease. Cochrane Database Syst Rev 2004;(3):CD004104.
31. Griffin D, Fairman N, Coursin D, Rawsthorne L, Grossman JE. Acute myopathy during treatment of status asthmaticus with corticosteroids and steroidal muscle relaxants. Chest 1992;102(2):510–514.
32. Hodder R, Lougheed MD, FitzGerald JM, Rowe BH, Kaplan AG, McIvor RA. Management of acute asthma in adults in the emergency department: assisted ventilation. CMAJ 2010;182(3):265–272.

53

Ventilação Mecânica e Monitoração na Asma Brônquica

Jorge Luis dos Santos Valiatti
Ricardo Domingos Delduque
Thales Fernando Roque Barba

INTRODUÇÃO

Asma é uma doença inflamatória crônica das vias aéreas caracterizada por hiper-reatividade brônquica e limitação variável ao fluxo aéreo, reversível espontaneamente ou com tratamento.

Clinicamente, caracteriza-se por episódios recorrentes de sibilos, dispneia, opressão torácica e tosse, principalmente à noite ou no início da manhã. Afeta adultos e crianças e se constitui um problema mundial de saúde, acometendo cerca de 300 milhões de indivíduos; com uma prevalência global de 20%. No Brasil, estima-se que existam cerca de 20 milhões de asmáticos, sendo que a grande maioria apresenta sintomas leves e moderados, controlados em regime ambulatórial.[1]

A inflamação crônica é mediada por diversas células imunológicas e seus mediadores. Dentre elas destacam-se os mastócitos, eosinófilos, linfócitos T, macrófagos e neutrófilos. Dos mediadores inflamatórios envolvidos como participantes do processo inflamatório da asma temos a quimiocinas, as citocinas, os eicosanoides, a histamina e o óxido nítrico. Entre as células brônquicas estruturais figuram as células epiteliais, as musculares lisas as endoteliais, os fibroblastos, os miofibroblastos e nervos.[1] O processo inflamatório tem como manifestações clínico-funcionais a contração da musculatura lisa brônquica, edema da mucosa e hipersecreção mucosa. A hiper-responsividade brônquica é a resposta broncoconstritora exagerada ao estímulo que seria inócuo para pessoas normais. A inflamação crônica da asma é um processo na qual existe um ciclo contínuo de agressão e reparo que pode levar a alterações estruturais irreversíveis, isto é, o remodelamento das vias aéreas. Os fatores que determinam a origem da asma são genéticos e ambientais, como aeroalérgenos, infecções, tabagismo passivo e poluição, importantes desencadeantes da crise de asma. O mecanismo envolvido na patogênese da asma ainda não é completamente conhecido. Infecções virais como VSR e rinovírus podem alterar as células do epitélio respiratório superior: eles potencializam a histamina e acentuam a hiperatividade brônquica em indivíduos alérgicos.[1]

O tratamento de manutenção adequado, com broncodilatadores e drogas anti-inflamatórias, baseado na gravidade da doença, é capaz de reduzir o risco de exacerbações, e não será objeto deste capítulo.

As exacerbações são comuns nos asmáticos mais graves, e são o evento mais temido, em virtude da grande morbidade.

O objetivo deste capítulo é rever alguns dos principais aspectos da VM em pacientes com quadro asmático descompensado.

CLASSIFICAÇÃO DA GRAVIDADE

As exacerbações geralmente ocorrem de forma gradual, com piora progressiva por cinco a sete dias, causadas geralmente por infecções virais ou alérgenos ambientais. Pode ser leve, moderada ou grave, e a exacerbação grave é responsável pela maioria das internações e dos óbitos (Tabela 53.1).

Estabelecer a gravidade da crise é portanto fundamental para definir a estratégia adequada de tratamento. A classificação é obtida pela presença de sinais e sintomas, alterações nas trocas gasosas e a medida objetiva do pico de fluxo exalatório (antes e após a administração de broncodilatadores).[1-3]

A crise de asma aguda grave, quando associada a redução dramática do PFE (< 33% do valor predito), hipoxemia (SpO_2 < 92 ou PaO_2 < 60 mmHg, normocapnia, silêncio torácico à ausculta, cianose, esforço respiratório severo ou respiração paradoxal, cianose, confusão mental ou sonolência e arritmia, é denominada asma com ameaça à vida. A presença de hipercapnia, com necessidade de suporte ventilatório invasivo, bradicardia ou parada cardiorrespiratória é definida como asma quase fatal.[4]

Para essa condição foram descritos dois grupos distintos. Um grupo, denominado asma malcontrolada, clinicamente apresenta uma enfermidade progressiva ao longo do tempo (normalmente dias), com resposta lenta ao tratamento, passível de prevenção, sendo o responsável por 80 a 85% dos óbitos. Os resultados de necropsia revelam grande componente inflamatório com predomínio de eosinófilos, vias aéreas obstruídas com grande quantidade de tampões mucosos. Em uma outra condição, denominada asma lábil, os sinais e sintomas se estabelecem muito rapidamente, de minutos a horas, com grave componente obstrutivo, mas com rápida resposta ao tratamento. Essa condição é responsável por 15 a 20% dos óbitos, e os achados anatomopatológicos revelam ausência de tampões mucosos, e as células inflamatórias predominantes são os neutrófilos. A prevenção nessa condição é indeterminada.[4]

Alguns fatores, quando presentes, identificam os pacientes com risco para má evolução durante exacerbação na asma, entre os quais:

- exacerbação prévia grave com internação em UTI com ou sem ventilação mecânica - principal fator de risco para má evolução;
- três ou mais idas ao PS ou duas ou mais hospitalizações no último ano;
- uso frequente de corticosteroide sistêmico;
- uso de dois ou mais frascos de β2-agonista de curta duração;
- problemas psicossociais;
- comorbidades cardiovasculares ou psiquiátricas;
- asma lábil, caracterizada por variações de função pulmonar de mais de 30%;
- má percepção do grau de obstrução pelo paciente.

INDICAÇÕES PARA INTERNAÇÃO EM UTI

A decisão de internação em UTI na maioria das vezes é baseada na piora clínica diante de um paciente que responde inadequadamente a terapia broncodilatadora. Uma parte substancial desses pacientes irá necessitar de suporte ventilatório. Na Tabela 53.2 estão listadas as principais indicações para internação em tratamento intensivo.

TABELA 53.1 Classificação dos níveis de gravidade da asma.[2]

	Leve	Moderada	Grave
Dispneia	Ao esforço Capaz de deitar-se	Ao falar Prefere permanecer sentado	Repouso Mantém-se sentado, curvado para a frente
Fala	Normal ou agitado	Frases	Palavras
Consciência	Normal	Agitado	Agitado-sonolento ou confuso
Frequência respiratória	Aumentada	Aumentada	30 ipm
Frequência cardíaca	< 100 bpm	100 a 120 bpm	120 bpm
Tiragem intercostal e uso da musculatura acessória	Não	Sim	Sim. Pode haver respiração paradoxal
Sibilos	Expiratórios	Expiratório-Inspiratórios	Expiratório-Inspiratórios ou silêncio pulmonar
Pulso paradoxal	< 10 mmHg	10 a 25 mmHg	25 mmHg
PFE (pós-BD)	80%	60 a 80%	< 60%
SpO_2	95%	91 a 95%	< 90%
PaO_2	Desnecessário	60 mmHg	< 60 mmHg
$PaCO_2$	Desnecessário	< 45 mmHg	45 mmHg
Cianose/sudorese			presentes

Pós-BD: pós-broncodilatador, PFE: pico de fluxo expiratório, SpO_2 : saturação periférica por oximetria de pulso; PaO_2: pressão parcial de oxigênio no sangue arterial, $PaCO_2$: pressão parcial de gás carbônico no sangue arterial.

TABELA 53.2 Indicações de tratamento em regime de terapia intensiva para pacientes com asma[14]
Piora progressiva da obstrução, apesar do tratamento adequado (PFE < 100 L/min ou não mensurável ou VEF_1 < 1 L)
Frequência respiratória superior a 40 respirações por minuto
Pulso paradoxal ascendente ou em queda
Sensação de exaustão ou incapacidade para falar
Alteração sensorial: confusão mental e sonolência
Saturação de O_2 à oximetria de pulso menor que 90% ou pressão parcial de oxigênio (PaO_2) menor que 60 mmHg em ar ambiente
Elevação progressiva da $PaCO_2$ ou presença de acidemia
Sinais de fadiga da musculatura respiratória
Necessidade de ventilação mecânica

VENTILAÇÃO MECÂNICA NA ASMA

A crise asmática grave põe em risco a vida do paciente, e a ventilação mecânica, na maioria das vezes sob a forma invasiva, em pacientes adultos, pode ser necessária. Certamente a utilização adequada de broncodilatadores, drogas anti-inflamatórias e um seguimento mais adequado de pacientes asmáticos têm reduzido o número de internações na UTI, assim como a necessidade da ventilação mecânica. Estudos epidemiológicos apontam uma taxa de 2% de admissões nas UTIs, sendo que no universo dos pacientes ventilados apenas 1 a 2% são pacientes asmáticos.[15]

Embora não existam estudos que demonstrem a redução da mortalidade, a ventilação mecânica não invasiva pode ser utilizada juntamente com o tratamento farmacológico com o objetivo de melhorar a obstrução ao fluxo aéreo e reduzir o esforço respiratório em pacientes com asma moderada e grave.[16-17]

As principais recomendações do uso de ventilação mecânica invasiva em pacientes asmáticos estão listadas na Tabela 53.3.

Avaliar a necessidade de VM em pacientes com isquemia miocárdica sintomática e a presença de acidose lática persistente após tratamento com broncodilatadores.[18]

INTUBAÇÃO OROTRAQUEAL: SEDAÇÃO, ANALGESIA E BLOQUEIO NEUROMUSCULAR

Na IOT devemos empregar sequência rápida de intubação, com pré-oxigenação, utilizando máscara de O_2, máscara com aplicação de VNI ou ambu. Nessa fase é fundamental evitarmos a utilização de volume ou frequência respiratória elevados com a utilização do ambu, de modo a minimizar a hiperinsuflação pulmonar. A manutenção do paciente com elevação da cabeceira de 20 a 30° diminui o risco de regurgitação passiva e aspiração.

TABELA 53.3 Recomendações para a utilização de VM invasiva na asma.[18]
Parada cardiaca ou respiratória
Rebaixamento de consciência, Escala de Coma de Glasgow <12
Hipoxemia (PaO_2 < 60 mmHg; SpO_2 < 90%) não corrigida com máscara (FiO_2 40-50%)
Arritmia grave
Fadiga progressiva (hipercapnia progressiva)

A utilização de lidocaína endovenosa (EV) 1,5 mg/kg três minutos pré-intubação diminui o reflexo simpático, a náusea e o vômito. Algumas drogas como a ketamina 1 a 2 mg/kg EV, o propofol 2 a 2,5 mg/kg EV ou o etomidato 0,2 a 0,3 mg/kg EV são sugeridas em virtude dos efeitos broncodilatadores. O relaxamento muscular deve ser feito com drogas de ação rápida como o rocurônio 0,9 mg/kg ou a succinilcolina 1 a 1,5 mg/kg EV. Ficar atento ao fato de que fasciculações podem aumentar o risco de regurgitação e aspiração. Embora seja uma opção, o vecurônio na dose de 0,3 mg/kg tem como principal desvantagem o tempo de 60-90 segundos para a indução do bloqueio neuromuscular.[19-20]

O uso prolongado de bloqueadores neuromusculares deve ser evitado em virtude do risco aumentado de miopatia e neuropatia (risco aumentado por uso concomitante de corticosteroides). Sugere-se utilizar tubo do maior calibre possível (> 8 mm de diâmetro interno), tendo como objetivo minimizar o componente resistivo e facilitar a ventilação mecânica.

É importante ater-se ao fato de que muitos pacientes não irão necessitar de um tempo prolongado de ventilação mecânica, e portanto está indicada a utilização de drogas mais facilmente tituláveis, com efeito broncodilatador e baixo risco de acúmulo, para a manutenção da analgesia/sedação (Tabela 53.4). Sugere-se não usar morfina ou meperidina devido à possibilidade de aumentar a liberação de histamina.

TABELA 53.4 Drogas sugeridas para analgesia a e sedação na asma grave.[18]

Droga	Dose
Fentanil	1 a 3 mcg/kg/hora
Alfentanil	0,5 a 1 mcg/kg/minuto
Sufentanil	0,5 mcg/kg/hora
Ketamina	0,25 a 0,5 mg/kg/hora
Propofol	0,3 a 4 mg/kg/hora
Midazolam	0,04 a 0,06mg/kg/hora 3 a 5 mg/hora

PROGRAMAÇÃO DO VENTILADOR

As metas primárias do suporte ventilatório, independentemente da causa da insuficiência respiratória, são oxigenação/ventilação, redução do trabalho respiratório, sincronia entre paciente e o ventilador, evitando-se pressões elevadas (PPI<40 cmH_20, $P_{platô}$ < 30 cmH_20, pressão de distensão < 15 cmH_2O).[18]

Em virtude da elevada resistência das vias aéreas, são toleráveis na asma níveis mais elevados de pressão inspiratória maxima (< 50 cmH_2O), pressão de platô: < 35 cmH_2O e auto-PEEP: < 15 cmH_2O.

Não existe nenhuma evidência científica da superioridade de VCV em relação à PCV ou vice-versa, portanto a escolha da modalidade ventilatória deve levar em conta a experiência do médico. Cumpre salientar que é necessário estarmos atentos às variações extremas das resistência das vias aéreas, causando hiperventilação ou hipoventilação especificamente quando se optou pelo uso de PCV (Tabela 53.5).[18]

Em portadores de asma grave, a redução da frequência respiratória, do volume corrente e do volume-minuto são as medidas fundamentais para permitir adequado esvaziamento pulmonar e limitar a presença de auto-PEEP com altas pressões de distensão.[18]

O volume corrente (VC) inicialmente deve ser ajustado para 5 a 6 mL/kg de peso predito e reduzido de acordo com as necessidades.[18]

A frequência respiratória (FR) deve ser ajustada para valores mais baixos do que os habituais valores de 8 a 12/min para permittir o máximo do esvaziamento pulmonar em virtude da alta resistência expiratória. Essa estratégia, de baixo volume corrente e FR reduzida, promove em muitas ocasiões retenção de gás carbônico, A hipercapnia deve ser monitorizada, e, desde que não existam contraindicações formais, valores $PaCO_2$ < 80 mmHg e pH > 7,20 são toleráveis (hipercapnia permissiva).[18]

O tempo inspiratório deve ser reduzido, de modo a permitir a exalação completa. Na VCV o fluxo é ajustado com valores de 60 a 100 L/min, e em PCV o ajuste do tempo inspiratório é direto.

O ajuste da PEEP para valores mínimos 3 a 5 cmH_2O é suficiente, e em casos selecionados com monitorização adequada a PEEP pode ser ajustada em valores superiors, tendo como objetivo promover abertura mecânica das pequenas vias aéreas, facilitando a expiração. Limitar o uso da PEEP a valores inferiores a 70% de auto-PEEP. A fração inspirada de oxigênio deve ser titulada com o objetivo de manter a SpO_2 > 92% (PaO_2 60 mmHg).[18-20]

MONITORIZAÇÃO DO PACIENTE SOB VENTILAÇÃO MECÂNICA E REDUÇÃO DE HIPERINSUFLAÇÃO

Logo após a intubação, a realização de uma radiografia de tórax é mandatória, tendo como objetivo a localização adequada da ponta da cânula traqueal. Após essa fase, a solicitação de radiografias adicionais deve ser individualizada, sendo necessária na presença de instabilidade hemodinâmica, haja vista a alta incidência de pneumotórax nessa população específica.

O emprego da ultrassonografia pulmonar (US) tem ganhado terreno nos prontos-socorros e nas Unidades de Terapia Intensiva. Rapidez, não invasibilidade, repetibilidade são as principais vantagens do método. É óbvio que as equipes devem ser adequadamente treinadas para o uso dessa importante ferramenta.

A US pulmonar demonstrou, em vários estudos, uma melhor acurácia no diagnóstico de diversas patologias pleuropulmonares, em comparação com a radiografia de tórax. Essa superioridade foi demonstrada na avaliação de pneumonia, atelectasia, pneumotórax, tromboembolismo pulmonar e edema pulmonar. Além disso, a US fornece também informações importantes quanto ao tamanho do derrame pleural, na diferenciação da etiologia da efusão, na avaliação de pneumotórax pequeno e na diferenciação da etiologia das consolidações.[22-23]

A análise da gasometria arterial seriada é fundamental para permitir o manejo adequado de ventilação mecânica. A capnografia está recomendada na presença de $PaCO_2$ > 50 mmHg.[18]

MONITORIZAÇÃO DA MECÂNICA PULMONAR

Tradicionalmente, a monitorização da mecânica ventilatória em pacientes intubados em regime de ventilação mecânica inclui a determinação intermitente das pressões, do volume e do fluxo durante duas situações distintas, insuflação dinâmica e insuflação passiva do sistema respiratório.

TABELA 53.5 Parâmetros ventilatórios sugeridos para ajuste da ventilação mecânica em pacientes com asma severa[18]
Modalidade: VCV ou PCV
Volume corrente: inicialmente 6 mL/kg peso predito
Frequência respiratória: 8 a 12/min
Fluxo: necessário para manter tempo expiratório suficiente para terminar expiração, 60 a 100 LPM(VCV); livre (PCV)
FiO_2: Necessário para manter SpO_2 > 92%; PaO_2 > 60 mmHg
PEEP: baixa (3 a 5 cmH_20); em casos selecionados e com monitorização adequada a PEEP pode ser usada em valores superiores pelo efeito mecânico em abrir as pequenas vias aéreas
Pressão inspiratória máxima:< 50 cmH_2O
Pressão de platô: < 35 cmH_2O
Auto-PEEP: < 15 cmH_2O

Mais recentemente, com o desenvolvimento de respiradores microprocessados com módulos gráficos incorporados ou através de monitores independentes, a análise contínua dos parâmetros de ventilação se tornou possível.

A análise contínua das curvas de fluxo, volume e pressão em relação ao tempo, assim como as curvas de fluxo x volume e pressão x volume, permite avaliar a interação paciente-ventilador, diagnosticar precocemente falhas no sistema e mudanças da mecânica e fundamentalmente auxiliar nos ajustes dos paramentos ventilatórios, tornando desse modo o processo de ventilação mais seguro.[24]

Os pacientes asmáticos em VM devem ser monitorizados periodicamente com o objetivo de identificar hiperinsuflação alveolar (normalmente associada a elevação da pressão de platô e da PEEP intrínseca) e cálculo da resistência de vias aéreas. A pressão de pico não é uma medida representativa de hiperinsuflação alveolar.[2]

A monitorização da mecânica ventilatória também permite, na presença de instabilidade hemodinâmica, associada à presença de auto-PEEP, reajustar os parâmetros ventilatórios.[18]

O conhecimento dos valores de volume corrente, fluxo e das pressões geradas durante as fases inspiratória e expiratória permite aferir propriedades mecânicas do sistema respiratório, incluindo o cálculo da resistência e complacência.[25]

A complacência estática do sistema respiratório (Csr = (mL/cmH_2O) é obtida dividindo-se o VT pela diferença entre a $P_{platô}$ e PEEP total (Cs t= VT/($P_{platô}$ – PEEP). Em adultos na posição supina situa-se na faixa da 60 a 100 mL/cmH_2O e encontra-se reduzida em situações em que existe decréscimo de unidades pulmonares funcionantes, assim como nos distúrbios da caixa torácica, grandes derrames pleurais e aumento da pressão intra-abdominal. A complacência pulmonar com a exclusão do componente da parede torácica não é medida rotineira, em virtude da necessidade de aferição da pressão esofágica.

A resistência (cmH_2O/L/s) é medida dividindo-se a pressão resistiva pelo fluxo inspiratório (R = (PPI-$P_{platô}$)/ Fluxo inspiratório). Os valores normais estão abaixo de 4 cmH_2O/L/s.

A simples observação do painel do ventilador ou do manômetro de pressão identifica o valor da PPI. A $P_{platô}$ é medida após aplicar um tempo de pausa inspiratória manual (*inspiratory hold*). O ventilador, após uma insuflação normal, interrompe o fluxo inspiratório, mantendo a válvula expiratória fechada. Na ausência de fluxo a PPI decai até a $P_{platô}$. A aplicação de pausa expiratória (*expiratory hold*) irá determinar a pressão expiratória obtida ao final da expiração. Todas as medidas devem ser obtidas na ausência de esforço respiratório, com VT fixo e fluxo constante.

As curvas abaixo foram obtidas em paciente com mecânica pulmonar normal. (Figura 53.1)

A aplicação de pausa expiratória permite determinar a pressão ao final da expiração. Quando a pressão é superior à PEEP aplicada, estamos diante de auto-PEEP. (Figura 53.2)

A curva fluxo-volume representa graficamente a relação entre os fluxos inspiratório e expiratório com o volume corrente. Na curva fluxo-volume distinguem-se o fluxo positivo ou inspiratório e o negativo ou expiratório. Inscrevem-se correspondentemente o volume inspirado e o expirado. Alterações da resistência promovem redução no pico de fluxo com retificação e alentecimento do fluxo expiratório. Na presença de auto-PEEP ou vazamento, o fluxo expiratório não retorna ao zero. [23] (Figura 53.3)

A curva volume-pressão traduz graficamente a pressão de insuflação em relação à variação de volume corrente durante a inspiração, e de um modo passivo na expiração. O aumento da resistência expiratória promove distanciamento entre as alças inspiratória e expiratória.[23] (Figura 53.4)

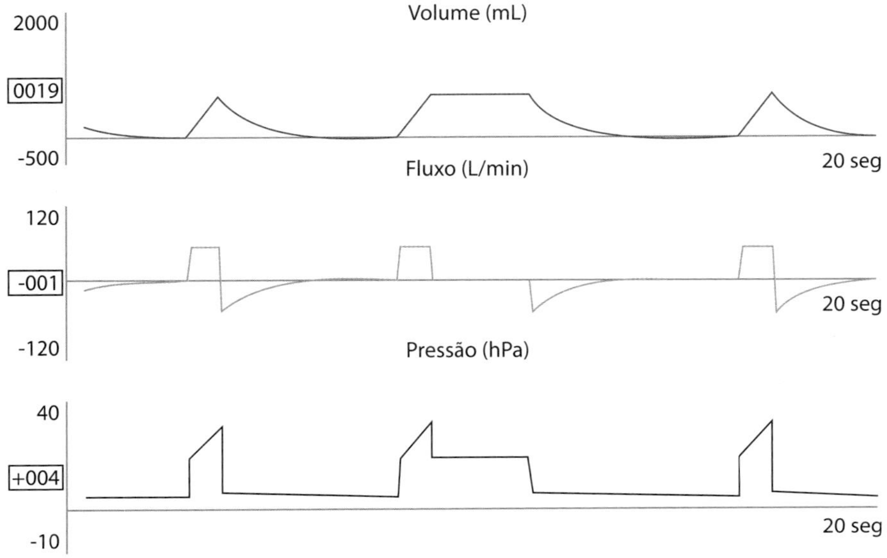

FIGURA 53.1 A aplicação de tempo de pausa inspiratória permite aferir a pressão de platô. A diferença entre a PPI e a $P_{platô}$ é denominada pressão resistiva.

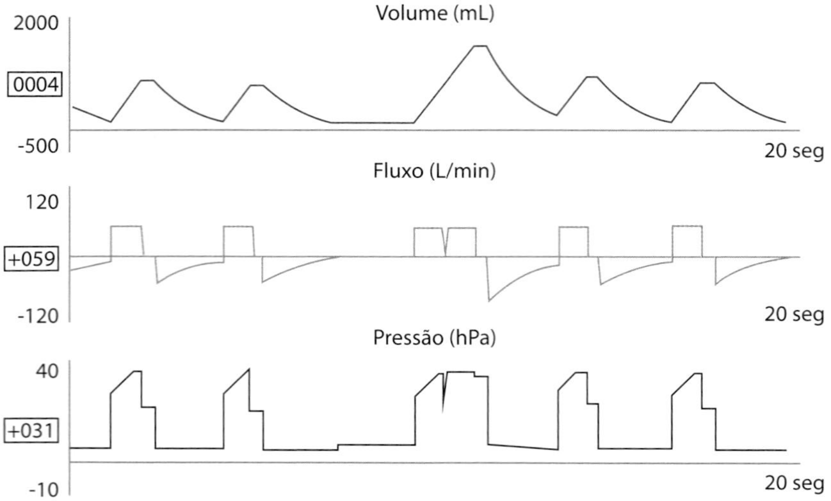

FIGURA 53.2 Ventilação controlada a volume com fluxo constante em paciente com aumento da resistência de vias aéreas (asma grave) Na curva de volume-tempo, o VT exalado é maior que o inspirado. Na curva fluxo-tempo é possível visualizar a ausência de pausa expiratória. A aplicação de pausa expiratória confirma a auto-PEEP.[25-27]

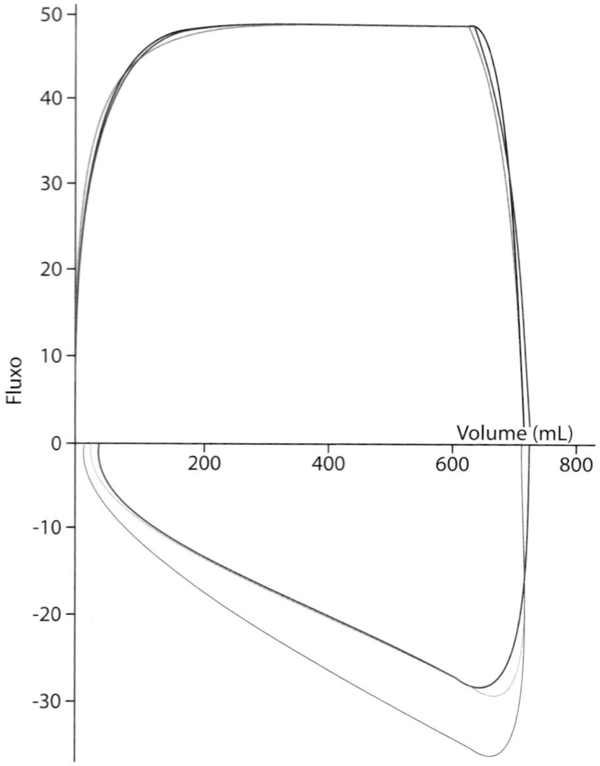

FIGURA 53.3 Curva fluxo-volume com retificação do fluxo exalatório configurando aumento de resistência expiratória.[23]

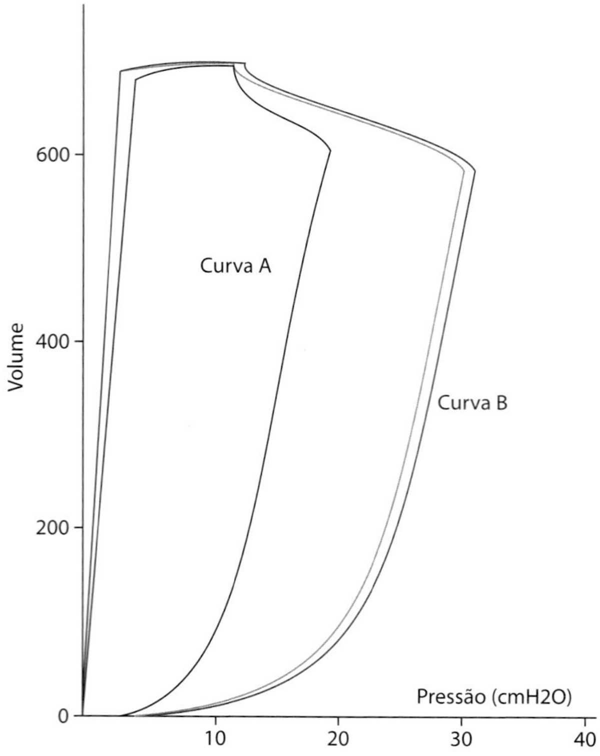

FIGURA 53.4 Na figura ocorre o afastamento das alças inspiratória e expiratória, indicando que a resistência em B é maior que em A, com afastamento da alça expiratória.

ADMINISTRAÇÃO DE BRONCODILATADORES DURANTE A VENTILAÇÃO MECÂNICA

Certamente um dos fatores mais negligenciados durante a VM em pacientes com asma severa é a aplicação adequada de broncodilatadores. Estima-se que somente 2 a 5% da dose administrada alcance as vias aéreas, e portanto a dose e o local da administração são fundamentais.

A melhor via é de administração é a via inalatória, através inalador ou de um aerossol dosimetrado com espaçador. O dispositivo deve ser posicionado na alça inspiratória do ventilador (Figura 53.5), e são necessárias doses máximas de β_2-agonista e brometo de ipratrópio. Estão recomendado quatro jatos iniciais de β_2, repetidos a cada 20 minutos, por três vezes, e a seguir doses de manutenção de duas a quatro horas. O spray dosimetrado é preferencial, dadas a maior facilidade de manipulação, a menor contaminação e a reprodutibilidade da dose. Se houver possibilidade, a utilização de pausa inspiratória e o aumento transitório do VC para valores de no mínimo 500 mL podem melhorar a absorção das drogas. É importante assinalar que durante a aplicação o umificador deve permanecer desligado.

RETIRADA DA VENTILAÇÃO MECÂNICA

A retirada da ventilação deve ser iniciada tão logo tenha ocorrido o controle do broncoespasmo e da hiperinsuflação alveolar. Em casos de dificuldade de progredir o desmame ventilatório, avaliar a possibilidade de fraqueza da musculatura ventilatória por polineuropatia associada ao uso de corticosteroide e curare.[17]

REFERÊNCIAS BIBLIOGRÁFICAS

1. Diretrizes da Sociedade Brasileira de Pneumologia para o Manejo da Asma – 2012. Jornal Brasileiro de Pneumologia; 38(Supl.1).
2. Global Initiative for Asthma (GINA). Global Burden of Asthma Report. www.ginasthma.org (Acesso em 30 jan. 2015).
3. Camargo CA Jr, Smithline HA, Malice MP et al. A randomized controlled trial of intravenous montelukast in acute asthma. Am J Respir Crit Care Med 2003; 167:528.

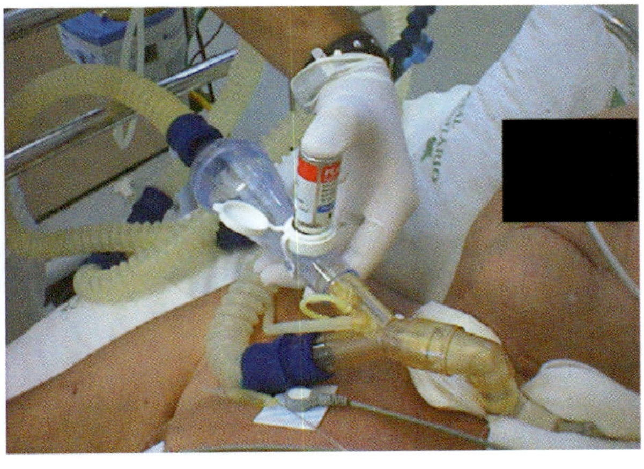

FIGURA 53.5 Posicionamento adequado do espaçador no ramo inspiratório do ventilador.

4. Mannam P, Siegel MD. Analytic review: management of life-threatening asthma in adults. J Intensive Care Med 2010 Jan-Feb;25(1):3-15
5. Rodrigo GJ, Rodrigo C, Hall JB. Acute asthma in adults: a review. Chest 2004; 125:1081.
6. Murata A, Ling PM. Asthma diagnosis and management. Emerg Med Clin North Am 2012 May;30(2):203-22.
7. Green SM, Rothrock SG. Intravenous magnesium for acute asthma: failure to decrease emergency treatment duration or need for hospitalization. Ann Emerg Med 1992; 21:260.
8. Phipps P, Garrard CS. The pulmonary physician in critical care • 12: Acute severe asthma in the intensive care unit. Thorax 2003;58:81-88. http://thorax.bmj.com/content/58/1/81.full
9. Saulnier FF, Durocher AV, Deturck RA, Lefèbvre MC, Wattel FE. Respiratory and hemodynamic effects of halothane in status asthmaticus. Intensive Care Med 1990;16(2):104-7.
10. Howton JC, Rose J, Duffy S, Zoltanski T, Levitt MA. Randomized, double-blind, placebo-controlled trial of intravenous ketamine in acute asthma. Ann Emerg Med 1996;27(2):170-5
11. Watts K, Chavasse RJ. Leukotriene receptor antagonists in addition to usual care for acute asthma in adults and children. Cochrane Database Syst Rev 2012; 5:CD006100. 7.
12. Alcoforado L, Brandão S, Rattes C, Brandão D, Lima V, Ferreira Lima G et al. Evaluation of lung function and deposition of aerosolized bronchodilators carried by heliox associated with positive expiratory pressure in stable asthmatics: a randomized clinical trial. Respir Med 2013;107(8):1178-85.
13. Iwamoto T, Ikeda K, Nakajima H, Suga M, Kumano K, Hiraguri Met al. Extracorporeal membrane oxygenation is indicated for status asthmaticus refractory to maximal conventional therapy. Ann Allergy Asthma Immunol 2013;110(4):300-1.
14. Teixeira RHOB, Barbas CSV. Exacerbação da asma. In Santos Valiatti, JL, Amaral JG, Falcão LFR. Ventilação mecânica - fundamentos e prática clínica. São Paulo:Roca, 2015, p.207-210.
15. Oddo M, Feihl F, Schaller MD, Perret C. Management of mechanical ventilation in acute severe asthma: practical aspects. Intensive Care Med 2006;32(4):501-10.
16. Hess DR. Noninvasive ventilation for acute respiratory failure. Respir Care 2013;58(6):950-72. Review.
17. Gupta D, Nath A, Agarwal R, Behera D. A prospective randomized controlled trial on the efficacy of noninvasive ventilation in severe acute asthma. Respir Care 2010;55(5):536-43.
18. Barbas CSV, Isola AM, Farias AM de C, Cavalcanti AB, Gama AMC, Duarte ACM et al. Recomendações Brasileiras de Ventilação Mecânica 2013. Parte I. Rev Bras Ter Intensiva. 2014 June;26(2): 89-121.
19. Brenner B, Corbridge T, Kazzi A. Intubation and mechanical ventilation of the asthmatic patient in respiratory failure. Proc Am Thorac Soc 2009;6(4):371-9.
20. Lim WJ, Mohammed Akram R, Carson KV, Mysore S, Labiszewski NA, Wedzicha JA et al. Non-invasive positive pressure ventilation for treatment of respiratory failure due to severe acute exacerbations of asthma. Cochrane Database Syst Rev 2012;12:CD004360. Review.
21. Henschke CI et al. Accuracy and efficacy of chest radiography in the intensive care unit. Radiol Clin North Am 1996. 34(1): 21-31.
22. Lichtenstein D, Goldstein I, Mourgeon E, Cluzel P, Grenier P, Rouby JJ. Comparative diagnostic performances of auscultation, chest radiography, and lung ultrasonography in acute respiratory distress syndrome. Anesthesiology 2004, 100:9-15.
23. Mende CL, Gottardo PC. In Santos Valiatti JL, Amaral JG, Falcão LFR. Ventilação mecânica - fundamentos e prática clínica. São Paulo:Roca, 2015, p.405-426.

24. Valiatti JLS. Monitorização da mecânica ventilatória. In Amaral JLG, Geretto P. Guia de anestesiologia e medicina intensiva. Barueri/SP: Manole, 2011, p. 471-487.
25. Leatherman JW, McArthur C, Shapiro RS. Effect of prolongation of expiratory time on dynamic hyperinflation in mechanically ventilated patients with severe asthma. Crit Care Med 2004;32(7):1542-5.
26. Jubran A, Tobin MJ. Monitoring during mechanical ventilation. Clin Chest Med 1996; 17:453-473.
27. Bates JHT, Milic-Emili J. The flow interruption technique for measuring respiratory resistance. J Crit Care 1991; 6:227-238.
28. Jubran A, Tobin MJ. Passive mechanics of lung and chest wall in patients failed or succeeded in trials of weaning. Am J Respir Crit Care Med 1997; 155:916-921.

54

Pneumonia Adquirida na Comunidade e Pneumonia Nosocomial

Mara Rubia Fernandes de Figueiredo
Raul Favas Alencar
Simone Fortaleza Castelo Branco
Fernando Luiz Cavalcante Lundgren

PNEUMONIA ADQUIRIDA NA COMUNIDADE

INTRODUÇÃO

A pneumonia é definida como um processo inflamatório resultante de ação de agente infeccioso como vírus, bactérias, mais raramente fungos e parasitas, que acomete os bronquíolos e alvéolos. Pneumonia Adquirida na Comunidade (PAC) acomete o paciente que está na comunidade ou em até 48 horas após uma internação. A PAC, entre as síndromes de infecções respiratórias, é a de maior risco de morte e maior número de internações.[1] No Brasil (Datasus), no ano de 2014, ocorreram 680 mil internações por Infecções de vias aéreas Inferiores (PAC ou Influenza). (Datasus, acesso em 20 de agosto de 2015. <http://tabnet.datasus.gov.br>)

Entre os pacientes internados em enfermaria, a PAC apresenta uma elevada taxa de mortalidade (10-12%), podendo chegar a 50% quando a apresentação da PAC ocorre na forma grave.[1] Pacientes maiores de 60 anos apresentam maior impacto da PAC com maior número de episódios de PAC, assim como necessidade de internamento e mortalidade em decorrência da imunossenescência e comorbidades. Fatores de risco evitáveis são tabagismo, etilismo, dentes em mau estado de conservação, desnutrição. Fatores de proteção são vacina anti-influenza anual e vacinação antipneumocócica.[1-3]

DIAGNÓSTICO CLÍNICO

A PAC manifesta-se como uma doença aguda do trato respiratório inferior, sendo necessários para o seu diagnóstico:[1-5]

- Tosse e um ou mais dos seguintes sintomas - expectoração, falta de ar, dor torácica.
- Achados focais no exame físico do tórax.
- Pelo menos um achado sistêmico (confusão, cefaleia, sudorese, calafrios, dores musculares, febre ≥ 37,8 °C).
- Infiltrado radiológico não presente previamente.

Nenhum sinal ou sintoma isolado sugestivo de infecção do trato respiratório inferior entretanto, tem boa acurácia para predizer pneumonia.[6]

A pneumonia no idoso requer maior acurácia diagnóstica e apresenta maior mortalidade, agravo do estado geral, alteração do estado mental, apatia, anorexia ou descompensação inexplicada de doença preexistente, que podem decorrer da PAC, sendo necessário confirmação imediata e iniciar tratamento.[1-5]

AGENTES ETIOLÓGICOS

Dentre os patógenos bacterianos identificados como causadores de PAC, o mais frequente é o *Streptococcus pneu-*

moniae (pneumococo); outros agentes encontrados são: *Mycoplasma pneumoniae*, *Haemophylus influenzae*, *Chlamydophila pneumoniae*, *Legionella sp*, gram-negativos, *Pseudomonas aeruginosa*, *Staphylococcus aureus*, anaeróbios e vírus respiratórios. O encontro de infecções mistas com dois ou mais agentes pode ocorrer, sendo que o vírus Influenza pode anteceder e facilitar a ação de agentes bacterianos como pneumococo, *S. aureus e H. influenza*.[1,2,3]

Recente estudo americano avaliou 2.320 adultos (2010-2012) com evidência radiográfica de pneumonia; em 62% dos casos estudados não foi possível definir o agente etiológico. O agente mais encontrado foi vírus (rinovírus e Influenza A e B) seguido por pneumococo como terceiro agente identificado.[7] A dificuldade de diagnóstico etiológico existe, e estratificar gravidade para prever agente etiológico, definir local para tratamento e antibioticoterapia adequada são recomendações aceitas na condução de um paciente com PAC.[1,2,5]

ESCORES DE GRAVIDADE

A abordagem baseada na gravidade clínica permite prever qual o agente etiológico envolvido (Quadro 54.1).

Os índices de gravidade mais utilizados e validados para estratificar a gravidade são o índice de gravidade da pneumonia PSI (Port - índice de Fine) e os índices britânicos CURB-65 e CRB-65 (Figura 54.1). Estes últimos apresentam maior simplicidade para estratificação de gravidade.[8-10,14]

A última diretriz nacional elaborada de PAC[1] recomenda a aplicação do CRB-65 pela sua simplicidade e não necessidade de dosagem BUN (*blood urea nitrogen* - adaptado em território nacional para valores de ureia), porém, independentemente do resultado da aplicação desses critérios tem-se que: hipoxemia com saturação de O_2 menor que 92% ao oxímetro de pulso, comorbidades descompensadas, infiltrados multilobar ou bilateral em radiografia torácica ou incapacidade de acesso de forma correta a antibióticos ambulatorialmente são dados que indicam internamento. (Figura 54.2)

A PAC grave necessita ser tratada em UTI, e para isso dois critérios absolutos utilizados são: a necessidade de ventilação mecânica e a presença de choque séptico. A identificação de outros fatores relacionados com aumento de mortalidade e que permitissem uma abordagem mais precoce foi reconhecida, e regras de admissão em UTI foram criadas.[11] (Tabela 54.1) Índices de gravidade da PAC podem ser utilizados, porém a avaliação médica define a conduta de internamento.

A SpO_2 deve ser observada na rotina do atendimento a casos suspeitos de PAC, antes do uso eventual de oxigenoterapia. A gasometria arterial deve ser realizada na presença de $SpO_2 \leq 90\%$ em ar ambiente, ou em caso de pneumonia considerada grave.[1,2] A presença de hipoxemia ($SpO_2 \leq 90\%$) indica a necessidade de uso de oxigênio suplementar e, portanto, admissão hospitalar.[1,2,3,12,13]

Fascículos com abordagem de pneumonias aplicados em emergência como o modelo britânico com o acrônimo COST (custos) que orientam radiografia de tórax (C = Chest) nas primeiras 4 horas, avaliação e suplementação de oxigênio na primeira hora (O = Oxigênio), avaliação CURB 65 na primeira hora (S = Severity) e prescrição de antibiótico, seguindo as diretrizes, nas primeiras quatro horas (T = Time) de atendimento resultaram em uma redução de mortalidade de 5% (13% para 8%) dos pacientes que seguiram o modelo proposto (Bundles).[15]

QUADRO 54.1 Agentes etiológicos previstos de acordo com estratificação de gravidade

PAC ambulatório (leve)	Internados (enfermaria)	Internados em UTI (grave)
▪ *S. pneumoniae* ▪ *M. pneumoniae* ▪ *C. pneumoniae* ▪ *Vírus respiratórios* ▪ *H. influenzae* ▪ *Legionella sp.*	▪ *S. pneumoniae* ▪ *M. pneumoniae* ▪ *C. pneumoniae* ▪ *Vírus respiratórios* ▪ *H. influenzae*	▪ *S. pneumoniae* ▪ *Bacilos gram-negativos* ▪ *H. influenzae* ▪ *Legionella sp.* ▪ *S. aureus* ▪ Vírus influenza

PAC: pneumonia adquirida na comunidade; UTI: unidade de terapia intensiva.

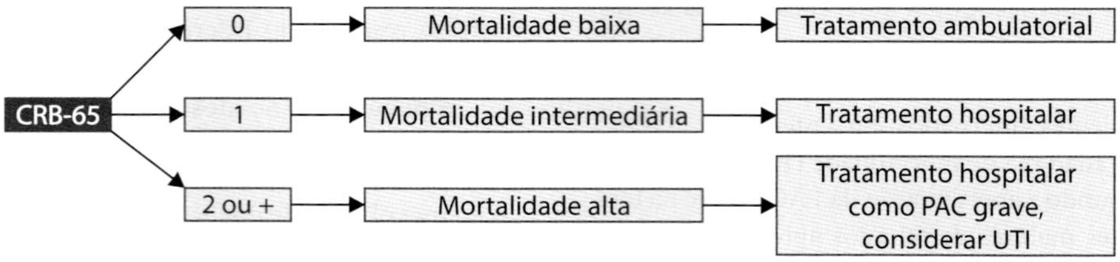

FIGURA 54.1 Escore de Gravidade - CRB-65. C: Alteração do estado mental – presença de confusão mental. R: Frequência respiratória maior que 30 incursões por minuto. B: Hipotensão arterial sistólica menor que 90 mmHg. 65: Idade (sozinha não vale o ponto, precisa outro dado alterado para ser valorizada). Na totalização de pontos cada dado positivo recebe o valor de 1, a presença de mais de um dado positivo, indica gravidade e o paciente deve realizar o tratamento internado; a idade sem outra anormalidade não é indicador de internamento.

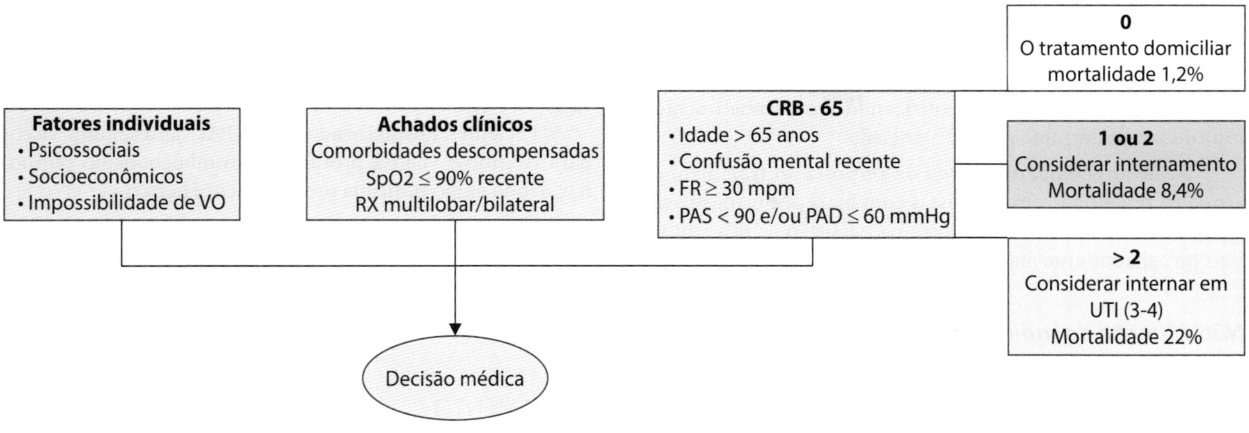

FIGURA 54.2 Decisão de internar – diretrizes PAC SBPT 2009.

EXAMES LABORATORIAIS

Para a PAC de grau leve, a solicitação de exames laboratoriais não parece trazer benefícios.

Na PAC moderada e grave terão importância:

- **Hemograma completo:** identificação de leucopenia, leucocitose, além de plaquetopenia < 100.000, podem significar critério menor de gravidade.
- **Bioquímica:** a dosagem de ureia sérica acima de 65 mg/dL é um indicador de gravidade; glicose sérica e ionograma devem ser solicitados.
- **Gasometria arterial:** deve ser realizada se a SpO_2 estiver abaixo de 92%, suspeita de alguma doença pulmonar crônica ou PAC grave.[1,16]
- **PCR e Procalcitonina:** a dosagem de proteína C reativa pode ser útil como parâmetro objetivo de evolução do processo inflamatório. A redução do nível de PCR indica controle da infecção e auxiliaria em reduzir tempo de antibiótico· Queda inadequada de seus valores pode predizer falha terapêutica. A procalcitonina pode ser utilizada como marcador biológico e inflamatório na identificação, desde a avaliação inicial, de pacientes com risco de fracasso terapêutico, podendo minimizar a utilização de antibióticos.[17,18]

DIAGNÓSTICO ETIOLÓGICO

A procura do agente etiológico deve ser indicada de acordo com a gravidade clínica apresentada, fatores epidemiológicos de risco e resposta ao tratamento. Entretanto, não se deve retardar a instituição da terapia aguardando o diagnóstico etiológico.[1,19,20]

Do ponto de vista epidemiológico torna-se importante a investigação quando possível. O impacto do conhecimento de etiologia tem importância nos casos de PAC grave. Na presença de derrame pleural deve-se puncionar e analisar o líquido através de bioquímica e microbiologia.[21] Em PAC grave, são necessárias hemoculturas (duas amostras) e culturas quantitativas para germes piogênicos através de aspirado traqueal ou broncoscopia com lavado broncoalveolar (LBA). Antígeno urinário para pneumococo e para *Legionella* também deverá ser solicitado em PAC grave. Se houver suspeita clínica ou radiografia de tórax sugestiva de tuberculose pulmonar, a realização de BAAR (pesquisa do bacilo álcool-acidorresistente) no escarro, no aspirado brônquico ou no lavado broncoalveolar (LBA) é importante para o diagnóstico diferencial.[1-3,15]

DIAGNÓSTICO POR IMAGEM

Radiografia de tórax

Radiografia de tórax com as projeções posteroanterior e perfil são necessárias com amplas finalidades.[1-3,15]

Funções principais da radiografia de tórax

Diagnóstico, prognóstico, evolução da pneumonia

Auxiliar o diagnóstico: o encontro de alteração não presente anteriormente, como um infiltrado intersticial,

TABELA 54.1 Critérios para internamento em UTI. IDSA-ATS

Critérios menores – presença de quatro critérios indica UTI	Critérios maiores – presença de um critério indica UTI
▪ Frequência respiratória maior que 30 ipm ▪ Relação PaO_2/FiO_2 menor que 250 ▪ Infiltrados pneumônicos múltiplos à radiografia de tórax ▪ Ureia sérica maior que 50 mg/% ▪ Leucopenia menor que 4.000 cél./mm³ ▪ Plaquetopenia menor que 100.000/mm³ ▪ Hipotermia menor que 36 °C ▪ Hipotensão requerendo infusão agressiva de fluidos	▪ Necessidade de ventilação invasiva ▪ Choque séptico necessitando de vasopressor.

consolidação segmentar ou lobar, sugere o diagnóstico. Sugerir diagnostico diferencial tais como abscesso pulmonar, tuberculose, massa pulmonar.

Avaliar a gravidade: identificando comprometimento multilobar ou derrame pleural associado.

Realizar acompanhamento da resposta ao tratamento, sendo recomendado em tabagistas com mais de 50 anos para excluir carcinoma broncogênico e na persistência dos sintomas ou achados anormais no exame físico.

Não é função da radiografia torácica

Supor agente etiológico ou ser utilizada como padrão de cura da PAC, visto que a resolução radiográfica é variável e acontece na maioria dos casos após quatro semanas.

Ultrassonografia de tórax

Tem valor na avaliação de atelectasia e derrame pleural, facilitando a realização de toracocentese em casos com loculações ou mesmo em pacientes internados em UTI ou sob ventilação mecânica, dirigindo a toracocentese e minimizando riscos de pneumotórax.[20,21,23]

Tomografia computadorizada (TC) de tórax

Apenas deve ser realizada quando houver dúvidas sobre a presença de infiltrado pneumônico, se necessário para a detecção de complicações como empiema. Na suspeita de neoplasia, o encontro de adenomegalia mediastinal durante o episódio de PAC é frequente.[22,24] Se houver hipótese de tromboembolismo pulmonar, realizar angiotomografia para diagnóstico diferencial.

DIAGNÓSTICO DIFERENCIAL

No Brasil, a elevada incidência de tuberculose deve ser sempre considerada e pesquisada, se não ocorrer a resposta esperada do tratamento.[1]

A pesquisa de agentes não usuais como fungos endêmicos, nocardiose e bactérias atípicas deve ser lembrada, nesses casos considerados de falha terapêutica. Testes sorológicos podem confirmar o diagnóstico. Outras doenças que podem mimetizar PAC podem ser a causa da inexistência de resposta terapêutica. A pneumonia organizante criptogênica e o carcinoma bronquioloalveolar se apresentam como consolidação e devem ser lembrados.[1,2,25]

COMPLICAÇÕES

Empiema pleural

As infecções respiratórias do trato respiratório inferior são responsáveis pela maioria dos casos de empiema pleural. O tratamento é direcionado ao controle do processo infeccioso, e o uso de antibiótico associado a drenagem da coleção pleural constitui a base do tratamento. Nos casos de empiema provindos de pneumonia comunitária, o agente mais encontrado é o *Streptococcus pneumoniae*.[20,23]

A disseminação da infecção para outros sítios, como meningite, artrite, endocardite, pericardite e peritonite, deve ser pesquisada. Uma complicação tardia que pode ocorrer é o aparecimento de pneumonia nosocomial.[26]

Pacientes hospitalizados com PAC apresentam riscos para trombose venosa profunda e tromboebolismo pulmonar, sendo então indicada profilaxia com heparina.[27,28]

O desenvolvimento da síndrome do desconforto respiratório agudo (SDRA) pode ocorrer em pacientes com PAC grave, com incremento em sua mortalidade. Falência de múltiplos órgãos pode ser a evolução final de alguns desses pacientes.[29]

TRATAMENTO

O tratamento da PAC envolve o controle dos sintomas apresentados pelo paciente e a correção das alterações encontradas.[1-3]

ANTIBIOTICOTERAPIA NA PAC

1. Deve ser iniciada logo nas primeiras quatro horas do diagnóstico.
2. Estratificação de gravidade irá prever os agentes etiológicos, sendo a antibioticoterapia dirigida para eles.
3. O período de uso do antibiótico depende da resposta clínica. O uso por períodos prolongados vem sendo questionado, e parâmetros de estabilidade clínica, como a normalização da frequência cardíaca, frequência respiratória e da temperatura, que se mantenham por 72 horas, têm sido utilizados para a decisão de suspender o antibiótico.
4. A falta de resposta clínica com redução dos sintomas e sinais físicos após 72 horas deve servir de parâmetro para a revisão do diagnóstico inicial, escolha do antibiótico e dose utilizada.
5. A persistência de sintomas ou agravo do quadro clínico sugere falha terapêutica, e o diagnóstico de PAC e o tratamento devem ser revistos. No Brasil, a elevada incidência de tuberculose deve ser sempre considerada e pesquisada, se não ocorrer a resposta esperada do tratamento.

PAC leve

- Pacientes com PAC leve deverão receber tratamento domiciliar se houver garantia do uso do antibiótico prescrito.[1]
- Estudo randomizado recente reforça dados antigos sobre antibióticos em PAC leve e avaliou que o uso de macrolídeo, ou betalactâmico + macrolídeo ou quinolona não apresenta diferença de mortalidade, ou qualquer outro desfecho clínico; entretanto, para pacientes que na investigação etiológica para o antígeno urinário revelavam *Legionella,* o antibiótico que estava sendo prescrito, se betalactâmico isolado, era escalonado para quinolona respiratória; [33] entretanto, em nossas emergências nacionais não há disponibilidade de rotina para antígeno urinário.

- A SBPT, em sua diretriz publicada em 2009,[1] indica como escolha macrolídeo ou amoxicilina, conforme Tabela 54.2; entretanto, dados SIREVA mostram crescente perfil de resistência do pneumococo a macrolídeos e do *Haemophilus influenzae* com produção de betalactamase e resistência a amoxacilina, apesar de manter perfil de sensibilidade do pneumococo a penicilina quando a análise refere-se a pneumonias e não meningites. As quinolonas (fluorquinolonas respiratórias) poderiam ser indicadas para essa categoria de pacientes assim como para os com uso de antibioticoterapia recente ou portadores de comorbidades descompensadas. Outra opção seria a amoxacilina + clavulanato, porém sem contemplar cobertura para atípicos.

PAC moderada

- Paciente classificado nessa categoria deve ser hospitalizado fora de UTI.
- Recomendado esquema antibiótico com o uso de uma quinolona respiratória (fluorquinolonas) isolada ou com a associação de um betalactâmico e um macrolídeo. As fluorquinolonas apresentam uma ampla cobertura, comodidade posológica, facilidade na mudança de terapia parenteral para oral e boa aceitação dos pacientes.[1,2] (Tabela 54.3)
- Terapia combinada não é superior à monoterapia nesse perfil de paciente.[1,2]

PAC grave

- Ambiente de terapia intensiva deve ser indicado a esse paciente.
- Em PAC grave e choque a utilização de terapia combinada em comparação a monoterapia, mesmo quando esta última foi considerada apropriada para o agente etiológico, oferece maior benefício ao paciente As possíveis explicações seriam uma possível coinfecção inaparente por patógenos atípicos (ocorrendo em 18-38% em algumas séries) e/ou efeitos imunomodulatórios dos macrolídeos ou sinergismo de drogas identificado quando mostrou oferecer maior benefício em relação à monoterapia nos casos de PAC pneumocócica com bacteremia. A terapia combinada é recomendada para pacientes com PAC grave, sobretudo na presença de bacteremia, insuficiência respiratória, sepse ou choque.
- Não houve benefício da terapia combinada em relação à monoterapia nos pacientes sem choque.
- São fatores de risco para *Pseudomonas aeruginosa:* doença estrutural pulmonar como DPOC com VEF < 30% e bronquiectasias, uso crônico de costicosteroides, uso recente de antibioticoterapia ou internação hospitalar recente.
- PAC com etiologia com risco para *Pseudomonas aeruginosa* precisam de duas drogas antipseudomonas para reduzir a chance de tratamento inadequado. Após isolado o patógeno e teste de sensibilidade disponível poderemos desescalonar para monoterapia.
- Na PAC grave, além de antibioticoterapia (Figura 54.3), precisa haver observâncias a condutas adequadas na sepse, choque e insuficiência respiratória.
- Corticoterapia: o uso de corticosteroide no tratamento da PAC vem sendo discutido há vários anos. As últimas evidências de estudos bem-planejados e realizados indicam que o uso de corticosteroide por via sistêmica (oral ou venoso), em pacientes com quadro clínico grave mostra redução de dias internados, falha terapêutica, redução de mortalidade, de tempo de internamento e de necessidade de ventilação mecânica.[30-32]

TABELA 54.2 Antibióticos mais utilizados na PAC leve, posologia e tempo de tratamento

Antibiótico	Dose/dia	Tempo
Gemifloxacino – Quinolona	375 mg/dia	5-7 dias
Levofloxacino – Quinolona	500 mg/dia 750 mg/dia	10 dias 5-7 dias
Moxifloxacino – Quinolona	400 mg/dia	5 -7 dias

Obs: A prescrição de amoxacilina ou macrolídeo de forma isolada pode incorrer em falha terapêutica.
Amoxacilina com inibidores da betalactamases é opção terapêutica se agente atípico não merecer atenção.

PREVENÇÃO DA PAC

A vacinação para "gripe" deve ser recomendada para todo paciente com mais de 65 anos e em pacientes com doenças crônicas, pois reduz o encontro de falha do tratamento. Para pacientes maiores de 65 anos, o CDC adotou recomendação da vacina antipneumocócica conjugada 13, seguida de vacina polissacarídica 23-valente (VPPS-23).[34]

TABELA 54.3 Antibióticos sugeridos para PAC internada, posologia e correspondente antibiótico para troca para a via oral

Antibiótico parenteral	Dose	Antibiótico oral	Dose
Levofloxacino	500 mg IV	Levofloxacino	500 mg ou 750 mg VO
Moxifloxacino	400 mg IV	Moxifloxacino	400 mg VO
Ceftriaxona	1 g IV 12/12 h	Azitromicina	500 mg VO
Azitromicina	500 mg IV dia	Claritromicina	500 mg VO 12/12 h
Claritromicina	500 mv IV 12/12 h		

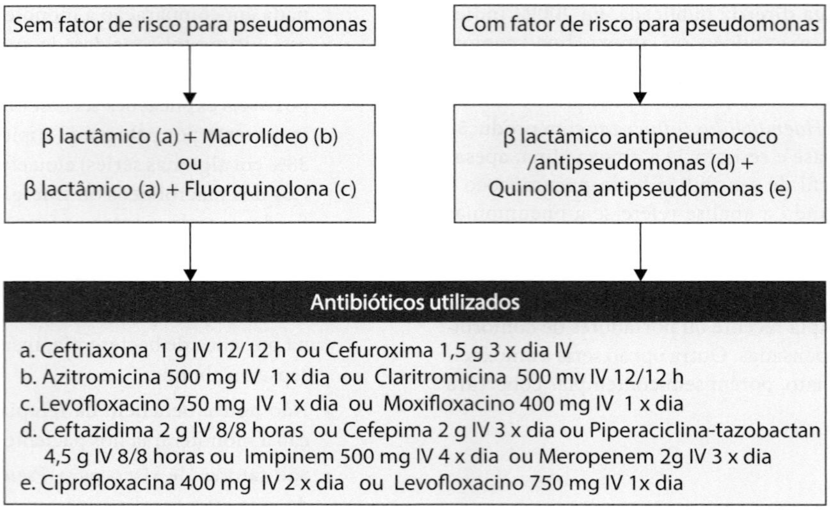

FIGURA 54.3 Antibioticoterapia sugerida na PAC grave. Obs.: Ciprofloxacina não apresenta ação antipneumocócica.

PNEUMONIA NOSOCOMIAL

DEFINIÇÃO

A pneumonia adquirida no hospital (PAH) é aquela que acomete o paciente após 48 horas de internação hospitalar, podendo ser classificada como precoce quando se apresenta até o quarto dia de internamento e tardia se ocorrer após esse período.

A pneumonia que surge em pacientes intubados e submetidos à ventilação mecânica há mais de 48 horas é classificada como pneumonia associada à ventilação mecânica (PAVM). A PAVM é considerada precoce se ocorrer até o quarto dia de ventilação mecânica (VM) e tardia se ocorrer a partir do quinto dia de VM. Essa definição é importante, pois implicará diferentes agentes etiológicos e tratamento.[35]

Existe um grupo especial que é a pneumonia associada a cuidados de saúde (PACS), que foi incluída no espectro da PAH e da PAVM pela *American Thoracic Society* e pela *Infections Diseases Society* (ATS/IDSA) nas recomendações de 2004, por ser um grupo distinto dos demais, com fator de risco para infecção por patógenos gram-negativos e gram-positivos resistentes. Nesse grupo estão incluídos os pacientes residentes em asilos, em internação domiciliar, em terapia substitutiva renal que receberam antibioticoterapia endovenosa ou quimioterapia nos últimos 30 dias que precedem a infecção atual ou que estiveram internados por dois ou mais dias nos últimos 90 dias que antecedem a infecção atual.

EPIDEMIOLOGIA

A PAH, PAVM e PACS permanecem como importantes causas de morbimortalidade, a despeito de medidas preventivas e dos avanços no tratamento. São responsáveis por um aumento de sete a nove dias de internamento hospitalar.[36]

É difícil definir a exata incidência de PAH e PAVM porque existe uma superposição com outras infecções do trato respiratório inferior, como a traqueobronquite, principalmente em pacientes submetidos à ventilação mecânica.

A incidência de PAH varia de cinco a 15 casos por 1.000 admissões hospitalares, aumentando cinco a dez vezes quando o paciente é admitido em UTI e em mais de 20 vezes quando intubado e submetido à ventilação mecânica.[36,37] A PAH é a segunda infecção hospitalar mais comum nos Estados Unidos, responsável por 25% das infecções nas UTIs e por 50% das prescrições de antimicrobianos.[36]

Há escassez de estudos sobre epidemiologia da PAH no Brasil. Um estudo brasileiro realizado em 99 hospitais mostrou 28,9% das infecções nosocomiais devidas a pneumonia, sendo 50% em pacientes submetidos à ventilação mecânica. Um estudo associou a presença de PAVM ao aumento da letalidade em 25%.[38]

A PAVM é uma das mais frequentes infecções adquiridas no hospital, acometendo cerca de 9 a 27% dos pacientes intubados em ventilação mecânica.[36] É responsável por aumento da permanência em UTI, tempo de ventilação mecânica, morbimortalidade e custos.[35] Tem incidência variável, de 0 a 25%, com maior risco nos primeiros dias de ventilação mecânica, e é considerada um indicador de qualidade dos serviços. O National Helthcare Safety Network demonstrou uma redução da incidência de 15%, em 2004, para 8%, em 2009.[1] Foi descrita, recentemente, uma taxa de incidência de menos de 1,4/1.000 dias de ventilação mecânica em pacientes internados em UTI clínica e de 3,5/1.000 dias de ventilação mecânica em pacientes internados em UTI cirúrgica, o que foi atribuído à implementação de estratégias preventivas e de vigilância efetivas.[1] Uma revisão de trabalhos de PAVM realizados em países em desenvolvimento evidenciou uma maior de incidência, variando de 10 a 41.7/1.000 dias de ventilação mecânica, nesses países.[39]

A PAH apresenta uma taxa de mortalidade de 27 a 50%, e estudos com PAVM evidenciaram uma mortalidade atribuída entre 33 e 50%. Maior mortalidade é atribuída às infecções por *Pseudomonas aeruginosa* e *Acinetobacter spp.*[36]

PATOGÊNESE E ETIOLOGIA

A infecção se instala quando ocorre um desequilíbrio entre as defesas do hospedeiro e a virulência do agente agressor.[40]

A principal forma de contágio é a aspiração de secreção contaminada da orofaringe, já que a cavidade oral é um reservatório de microrganismos patogênicos. Nos pacientes intubados, pode ocorrer pela drenagem da secreção presente acima do *cuff* do tubo orotraqueal para o trato respiratório inferior. Outras formas possíveis de contaminação são: aspiração de conteúdo gastroesofágico, aspiração inalatória, aspiração hematogênica, solução de contiguidade, inoculação direta por manipulação das vias aéreas, translocação bacteriana pelo trato gastrointestinal, contaminação por transferência de microrganismos entre pacientes e entre pacientes e a equipe de assistência.[36] A presença de um biofilme infectado que se forma dentro do tubo orotraqueal com subsequente embolização para as vias aéreas distais tem sido implicada na patogênese da PAVM.

A associação com outras doenças crônicas, o uso recente de antibióticos, a gravidade da pneumonia, o uso de ventilação mecânica e o tempo de aquisição (precoce ou tardia) estão associados a agentes etiológicos específicos.

Trabalho realizado no Brasil identificou que a presença de trauma à admissão e a antibioticoterapia inapropriada são variáveis independentes associadas à infecção por *A. baumanni*-resistente, e que a hemodiálise é uma variável independente associada à infecção por *P. aeruginosa*-resistente.[41]

A PAH, PAVM e PACS podem ser polimicrobianas em cerca de 30 a 70% dos casos, e a etiologia varia com a microbiota local.[37,40] Os agentes etiológicos mais frequentemente isolados nas PAH são os bacilos gram-negativos (*Pseudomonas*, enterobactérias e *Acinetobacter*) em 55-85% dos casos; também são evidenciados cocos gram-positivos (*S. aureus*) em 20-30% dos casos. Nas PAH precoces podem ser identificados microrganismos semelhantes aos causadores das pneumonias adquiridas na comunidade (PACs).[42] Pneumonia por anaeróbios é rara como etiologia na PAVM. A Tabela 54.4 mostra os principais patógenos da PAH precoce e tardia.

Uma comparação microbiológica das PACS com a PAH e a PAVM mostrou que a frequência de gram-negativos multirresistentes era similar entre os grupos, reafirmando a importância da inclusão da PACS como PAH, já indicada pela ATS/IDSA, bem como a instituição de terapêutica empírica similar para os grupos.[43] Trabalho espanhol, publicado em 2013, identificou que os microrganismos responsáveis pelas infecções no grupo de PACS eram os mesmos causadores da pneumonia adquirida na comunidade (PAC), sugerindo que o que implicaria infecção por bactérias mais resistentes seriam as comorbidades dos pacientes.[44] Os pacientes com PACS devem ter avaliação criteriosa e individual à procura de dados que sugiram infecção por bactérias multirresistentes, como o uso de antibióticos ou internação recentes.[45]

PAH por infecção fúngica, como *Candida spp.* ou *Aspergillus fumigatus*, pode ocorrer em imunossuprimidos, sendo rara em imunocompetentes. *Candida albicans* podem colonizar a via aérea inferior em imunocompetentes. Do mesmo modo, o isolamento de vírus como causador da PAH, PAVM e PACS é raro em imunocompetentes, ocorrendo associação com sazonalidade. Quando presentes, as viroses nosocomiais são causadas pelos vírus influenza, parainfluenza, adenovírus e vírus sincicial respiratório em 70% dos casos.

A PAVM precoce apresenta melhor prognóstico, enquanto a PAVM tardia é responsável por maior mortalidade e por maior número de infecção por bactérias multidrogarresistentes.[35] A Tabela 54.5 apresenta os fatores de risco para patógenos multirresistentes.

FATORES DE RISCO

Os pacientes portadores de doenças pulmonares crônicas, imunodeprimidos, idosos (> 70 anos), portadores de doenças neurológicas com depressão do sensório, pós-operatório de cirurgia torácica ou abdominal alta, traumas e pacientes intubados apresentam maior risco de adquirir PAH.

Aqueles infectados por bactérias multirresistentes, por fungos, os que evoluem com insuficiência respiratória, os que apresentam alteração radiológica bilateral e aqueles com terapia antimicrobiana inicial inadequada apresentam maior mortalidade.[36,40]

DIAGNÓSTICO

O diagnóstico clínico é feito pela presença de opacidade nova à radiografia de tórax ou piora em relação a um infiltra-

TABELA 54.4 Principais agentes etiológicos na identificados na PAH[12]

PAH precoce/Sem fator de risco para bactérias multirresistentes	PAH tardia/Com fator de risco para bactérias multirresistentes
Streptococcus pneumoniae	*Pseudomonas aeruginosa*
Haemophylus influenzae	*Enterobacteriaceae-ESBL*
Staphylococcus aureus (*MSSA*)	*Acinetobacter baumanni*
Enterobacteriaceae: ▪ *Escherichia coli* ▪ *Klebsiella spp.* ▪ *Enterobacter spp.*	*Stenotrophomonas maltophilia*

TABELA 54.5 Fatores de risco associados à infecção por microrganismos multirresistentes[11]

Fatores de riscos associados à infecção por microrganismos multirresistentes
▪ Imunossuprimidos ▪ Terapia antimicrobiana prévia ▪ Tempo prolongado de internação hospitalar (> 4 dias) ▪ Alta prevalência de resistência antimicrobiana intra-hospitalar ▪ Ventilação mecânica invasiva ▪ Desnutrição ▪ Doença estrutural pulmonar ▪ Traqueostomizados ▪ Diálise crônica ▪ Presença de feridas abertas de pele ▪ Colonização prévia por MMR

do preexistente e pelo menos dois dos seguintes critérios: leucocitose (>10.000 mm^3) ou leucopenia (<4.000/mm^3), febre (>38 °C) ou hipotermia (< 36 °C) e presença de secreção traqueal purulenta.

Alguns escores podem ser utilizados na tentativa de aumentar a acurácia diagnóstica e padronizar o diagnóstico clinico. Entre eles estão o CPIS (critério clínico de infecção pulmonar) (Tabela 54.6) e o *Centers of Disease Control and Prevention (CDC)/National Healthcare Safety Network*.[47]

O CPIS superior a seis associa-se a uma alta probabilidade de PAVM com sensibilidade de 93% e especificidade de 100%. Alguns estudos evidenciaram menor sensibilidade e especificidade, 72-77% e 42-85%, respectivamente. Esse critério é útil para diagnóstico e tratamento, pois abaixo de seis no terceiro dia de terapia empírica autoriza a interrupção precoce do tratamento antimicrobiano, sem aumento da taxa de mortalidade.[38]

A análise radiológica apresenta limitações, pois a presença de outras alterações como atelectasias, edema ou infarto pulmonar, hemorragia alveolar ou SDRA pode originar infiltrado novo e não estar associada a uma nova infecção. Portanto, o diagnóstico com base na avaliação radiológica e clínica não é específico, podendo retardar o diagnóstico correto do infiltrado pulmonar com o consequente uso indevido de antibióticos, aumentando os custos e a resistência antimicrobiana. Porém, devido à gravidade da PAH, o tratamento antimicrobiano não pode ser retardado diante de tal suspeita.

A investigação microbiológica pode ser feita através de métodos menos invasivos como o aspirado traqueal, o escovado brônquico protegido não broncoscópico e o minilavado broncoalveolar ou por métodos mais invasivos como a broncoscopia com coleta do lavado broncoalveolar e o escovado protegido, que são os métodos mais utilizados para coleta de secreções. Pode-se buscar identificar o agente etiológico através de culturas quantitativas de secreções colhidas por esses métodos. Ressalte-se a importância da coleta precoce do material a ser estudado, pois o uso de antibióticos introduzidos recentemente pode resultar em falso-negativos.

O ponto de corte para positividade dessas culturas varia de acordo com o método utilizado, sendo de 10^3 UFC/mL para o escovado brônquico protegido, 10^4 UFC/mL para o LBA e 10^5 UFC/mL para o aspirado traqueal. Nos pacientes cujo material foi colhido em vigência de tratamento antimicrobiano, valores mais baixos podem ser considerados, e o resultado negativo não necessariamente exclui infecção. As técnicas de coleta devem ser padronizadas para evitar erros diagnósticos. Foi realizado um trabalho, nos EUA e no Canadá, em 740 pacientes imunocompetentes com PAV tardia, comparando o resultado da cultura quantitativa do LBA com a cultura não quantitativa do AT, e não houve diferença quanto à mortalidade em 28 dias ou tempo de internação na UTI e hospitalar.[49] Um trabalho brasileiro mostrou que a combinação da cultura quantitativa do AT (10^6 UFC/mL) associada ao Gram tem concordância com a cultura quantitativa do LBA (10^4 UFC/mL) para o diagnóstico de PAV, contribuindo para o diagnóstico.[50]

A hemocultura também deve ser colhida, idealmente, antes do início do antibiótico, pois a coleta posterior poderá impedir o crescimento bacteriano; a não coleta porém não deve retardar o início da antibioticoterapia. Devem-se coletar duas amostras em dois sítios diferentes de punção, preferencialmente no pico febril. Existe uma probabilidade de 26%

TABELA 54.6 Escore CPIS desenvolvido por Pugin et al. para diagnóstico de PAV[14]

Critério analisado	Pontuação
Temperatura (°C):	
▪ > 36,5 e < 38,4	0
▪ > 38,5 e < 38,9	1
▪ > 39,0 ou < 36,0	2
Leucometria sanguínea (/mm^3):	
▪ > 4.000 e < 11.000	0
▪ < 4.000 ou > 11.000	1
▪ < 4.000 ou > 11.000 + bastões > 500	2
Secreção traqueal (0-4+, cada aspiração, total/dia):	
▪ < 14+ ou ausente	0
▪ > 14+ ou não purulenta	1
▪ ≥ 14+ e purulenta	2
Índice de oxigenação: PaO_2/FiO_2, mmHg	
▪ > 240 ou SARA	0
▪ < 240 e ausência de SARA	2
Radiografia de tórax:	
▪ Sem infiltrado	0
▪ Infiltrado difuso	1
▪ Infiltrado localizado	2
Cultura semiquantitativa do aspirado traqueal (0-1-2 ou 3+):	
▪ Cultura de bactéria patogênica < 1+ ou sem crescimento	0
▪ Cultura de bactéria patogênica > 1+	1
▪ Cultura de bactéria patogênica ≥ 1+ (Patógeno compatível)	2

de isolamento da mesma bactéria do LBA. A positividade da hemocultura está relacionada a maior risco de complicações e morte.[38]

Exames laboratoriais bioquímicos, gasometria, função hepática e função renal devem ser realizados, mas não se correlacionam com a etiologia da infecção: suas alterações estão relacionadas a disfunção em outros órgãos e prognóstico.[38]

A toracocentese deve ser realizada em pacientes com derrame pleural importante, e o líquido pleural deve ser enviado para estudo bioquímico e microbiológico. O estudo do líquido pleural é importante para definição etiológica, evidenciando também a presença de hemorragia ou empiema.[38]

DIAGNÓSTICO DIFERENCIAL

O diagnóstico de PAH pode ser difícil, e outras doenças infiltrativas pulmonares podem mimetizá-la. A Tabela 54.7 mostra os principais diagnósticos diferenciais de PAH.

BIOMARCADORES

Diferentemente da PAC e da PAH em pacientes não intubados, que podem ter seu diagnóstico facilitado pela presença de sintomas clínicos pontuais, de síndrome infecciosa, de alteração radiológica com infiltrado novo e com menor número de fatores para causar confusão, a PAVM é de diagnóstico mais complexo. A literatura afirma que 40% das associações de infiltrado pulmonar e febre em pacientes intubados são de causa infecciosa, logo as alterações podem ser por outras doenças, pela gravidade e complicações dos próprios pacientes.[8, 17]

Estudos são realizados com o intuito de avaliar substâncias séricas, como procalcitonina e TREM-1 (receptor solúvel ativador expresso em células mioloides 1), que possam determinar o início ou confirmar a existência de PAVM nesse grupo de pacientes, evitando, assim, tratamentos desnecessários.

A procalcitonina é um peptídeo formado por 116 aminoácidos com atividade hormonal. Em indivíduos saudáveis, seus níveis são abaixo de 0,1 ng/mL. Sua produção pode ser mediada diretamente pela presença de toxinas bacterianas ou indiretamente por citocinas de células inflamatórias.[52] Em estudo, a procalcitonina apresenta alta especificidade e sensibilidade na diferenciação entre infecções bacterianas e virais, elevando rapidamente seus níveis na injúria e infecção pulmonares, mas pode estar aumentada em causas não infecciosas como trauma, cirurgia, rejeição pós-transplante.[52] Em um estudo com 44 pacientes em UTI, a associação do escore CPIS com mais de 6 pontos e procalcitonina acima de 2,99 ng/mL teve especificidade de 100% e valor preditivo negativo de 92% para PAVM.[38,53]

Em estudo randomizado com 111 pacientes, após o início de tratamento antibiótico, caso o nível de procalcitonina após 72 horas estivesse acima de 0,5 ng/mL, a redução ou suspensão do esquema era desencorajada, seguindo com medidas diárias por 10 dias. O uso da procalcitonina aumentou significativamente o número de dias livres de antibiótico (13 × 9,2 dias) em 28 dias.[54] Em estudo avaliando a procalcitonina como preditor de choque séptico, não houve significância.[55]

O TREM-1 é um membro da superfamília de imunoglobulinas, expressando-se na superfície de células como neutrófilos, macrófagos e monócitos maduros, amplificando a resposta inflamatória e aumentando a sua expressão mediada pela presença de produtos microbianos.[38] Um estudo com 28 pacientes em UTI em ventilação mecânica que desenvolveram PAVM mostrou nível elevado de TREM-1 no lavado broncoalveolar no primeiro dia de intubação até o desmame da ventilação. Outro estudo avaliou a dosagem de TREM-1 no lavado comparado a outras técnicas, como escores de probabilidade e procalcitonina, mostrando ser mais acurado para a presença de pneumonia bacteriana, com sensibilidade de 98% e especificidade de 90%.[52]

TRATAMENTO E REAVALIAÇÃO

O tratamento antibiótico na PAH/PAVM é crucial para a obtenção de melhores resultados, com consequente redução de mortalidade, devendo ser realizado de forma precoce. O início de terapia inapropriada e posteriormente corrigida

TABELA 54.7 Critérios para diagnóstico clínico de pneumonia pelo CDC[13]

Diagnóstico clínico de pneumonia hospitalar pelo CDC:
Duas ou mais radiografias de tórax seriadas com pelo menos um dos seguintes achados (em pacientes sem doenças cardíacas ou pulmonares prévias, alterações em uma radiografia são aceitáveis): ▪ Infiltrado pulmonar novo ou progressivo e persistente; ▪ Consolidação; ▪ Cavitação; ▪ Pneumatocele, em crianças.
Mais pelo menos um dos seguintes critérios: ▪ Febre (> 38 °C) sem outra causa provável; ▪ Leucopenia (< 4.000/mm³) ou leucocitose (> 12.000/mm³); ▪ Para idosos (> 70 anos), alteração do estado mental sem outra causa.
Mais pelo menos dois dos seguintes critérios: ▪ Início de secreção purulenta ou alteração do padrão de secreção já existente ou aumento da necessidade de aspiração da secreção traqueal; ▪ Surgimento ou piora de tosse, dispneia ou taquipneia; ▪ Crepitações ou som brônquico à ausculta; ▪ Piora das trocas gasosas (ex.: dessaturação, aumento da necessidade de O_2 ou da demanda ventilatória).

ainda mantém elevada a mortalidade. A terapia antibiótica não é isenta de riscos, devendo ser atentamente monitorada com relação a efeitos colaterais, doses corrigidas para cada paciente e avaliação do espectro de cobertura a fim de evitar aumento na pressão seletiva de resistência bacteriana.[38,56] Outro fator a ser considerado é a ação das drogas no tecido pulmonar; por exemplo, os aminoglicosídeos não apresentam boa penetração, alcançando 30 a 40% do nível sérico, os betalactâmicos possuem valores menores que 50%, enquanto as quinolonas têm um potencial de penetração em torno de 1.000% mais alto no tecido pulmonar em relação ao sérico.[57]

As diretrizes para manejo da PAH/PAVM fornecem algoritmos para tratamento de acordo com os principais patógenos envolvidos, mas não se deve esquecer que é apenas um guia para embasar o início da terapia empírica, e a mesma deve ser avaliada de acordo com o perfil microbiológico da instituição e do setor no qual o paciente está internado. O algoritmo da Figura 54.4 é uma sugestão de guia de tratamento.

A utilização dos algoritmos tem início após a suspeita de PAH/PAVM com a determinação dos fatores de risco para patógenos resistentes a fim de direcionar a terapia antibiótica. Em estudo avaliando 135 episódios de infecção, 57% foram causados por patógenos resistentes, evidenciando três variáveis potencialmente de risco para resistência bacteriana: a presença de ventilação mecânica por sete ou mais dias (OR 6), uso prévio de antibióticos (OR 13,5) e o uso de antibióticos prévio de amplo espectro, como cefalosporinas de 4ª geração, quinolonas e carbapenêmicos (OR 4,1).[36,38,58] Na Arábia Saudita, em estudo com mais de 2.000 pacientes intubados, 15% apresentaram PAVM, tendo bacilos gram-negativos sido isolados em mais de 70% dos casos, e tendo como fatores de risco significativos a presença de trauma, doença pulmonar obstrutiva crônica, extubação acidental e uso de bloqueadores neuromusculares.[59]

Uma revisão publicada em 2013 com base nas orientações das sociedades de pneumologia americana, canadense,

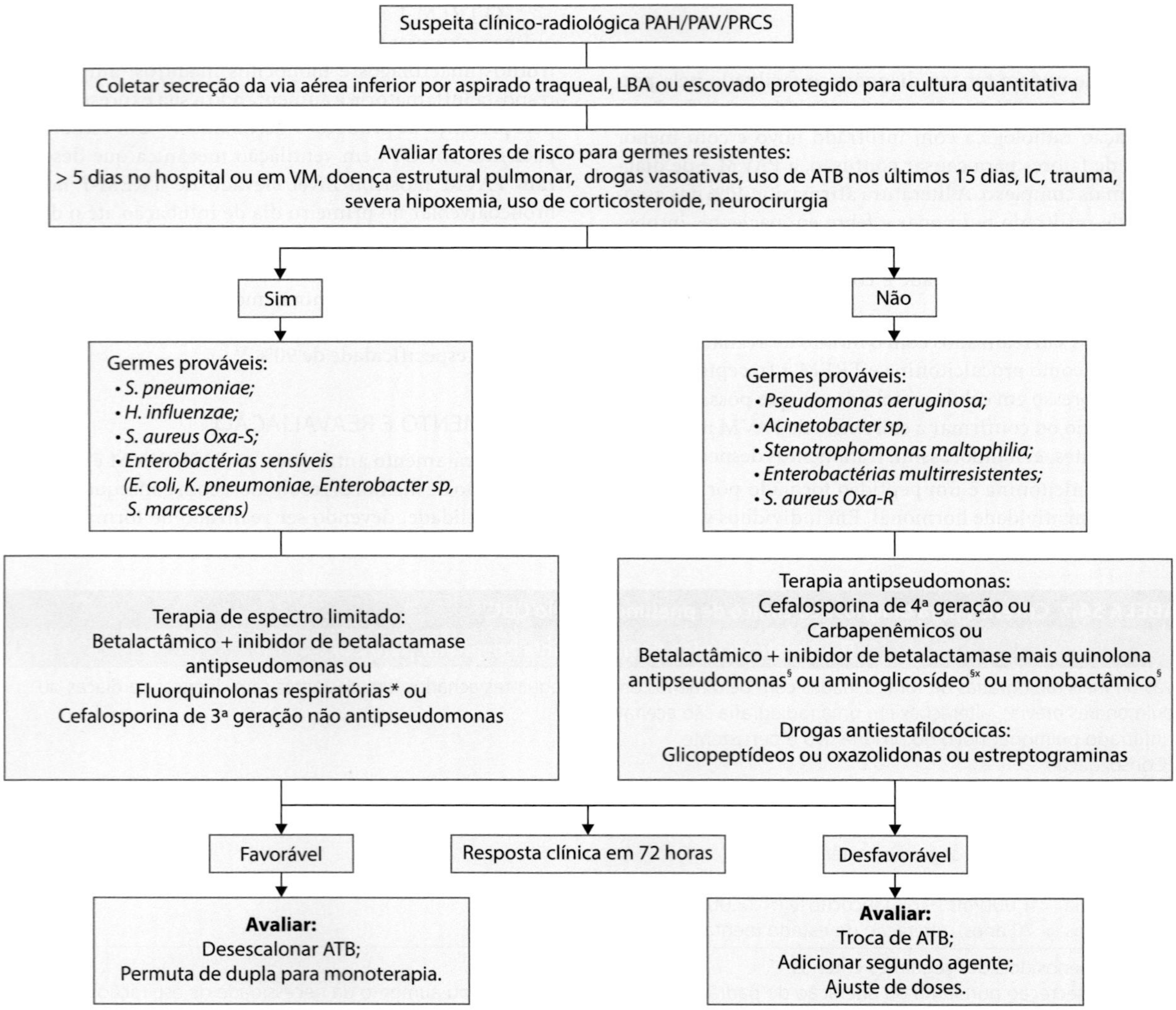

FIGURA 54.4 Algoritmo para tratamento empírico de PAH/PAV/PRCS adaptado das diretrizes brasileira, europeia e americana. *: Devido a resistência aumentada de cepas do *S. pneumoniae*, a preferência nas fluorquinolonas é pelo levofloxacino ou moxifloxacino. §: Não devem ser usados isoladamente. ×: Atenção para função renal e idosos com o uso de aminoglicosídeos.

britânica e alemã mostrou que para pacientes de baixo risco, as drogas mais usadas são cefalosporinas de 2ª e 3ª gerações, quinolonas respiratórias, aminopenicilinas/inibidores de betalactamase; já em alto risco, são cefalosporinas de 4ª geração, betalactâmicos/inibidores de betalactamase, carbapenêmicos, sendo qualquer classe associada a quinolonas respiratórias ou aminoglicosídeos. Recomendado o uso de vancomina ou linezolida na suspeita de *S. aureus* meticilina-resistente (MRSA). Esse trabalho avaliou o uso da terapia baseada na individualização por fatores de risco como significativo para a redução de custos e de tempo de internamento.[60] A Tabela 54.8 apresenta os nomes dos principais antibióticos com doses otimizadas para PAH/PAVM.

No tratamento dos pacientes com MRSA, metanálises mostraram que a linezolida apresenta mais incidência de efeitos gastrointestinais e trombocitopenia e a vancomicina possui efeitos nefrotóxicos. No entanto, novos estudos comparativos mostraram maior resolução de eventos de PAVM com a linezolida em vez da vancomicina, embora não haja diferença significativa na mortalidade.[53] Como a linezolida apresenta boa penetração no parênquima pulmonar, poderá ser no futuro a primeira escolha de tratamento.

A diretriz brasileira e a americana colocam a monoterapia como possível escolha nos casos de ausência de fatores de risco para germes resistentes ou quando é sabidamente relacionada a um gram-positivo isolado. Em casos de infecção por *Pseudomonas aeruginosa* ou *Enterobacter sp,* as duas diretrizes e a europeia afirmam o uso da terapia combinada com o intuito de proporcionar o sinergismo das drogas de classes diferentes e evitar a emergência de resistência bacteriana, visto que o fato ocorre mais facilmente quando *P. aeruginosa* é tratada com monoterapia e *Enterobacter* é tratada com cefalosporina de 3ª geração.[38,57]

A duração da terapia antibiótica, segundo as diretrizes brasileira, americana e europeia, pode ser de oito dias, se o paciente recebeu tratamento correto e apresentou melhora clínica evidente. Na infecção por *P. aeruginosa* ou outro germe resistente, a orientação é de terapia prolongada por 14 dias. Tratamento por menor período associou-se a maiores taxas de recorrência, principalmente com *P. aeruginosa*.[36,38,57]

O uso de antibióticos por nebulização ou instilação vem aumentando na prática clínica, sendo um coadjuvante no tratamento da PAV, principalmente para o tratamento de gram-negativos multidrogarresistentes com o uso da polimixina B e aminoglicosídeos, cuja penetração no parênquima pulmonar é errática. A Sociedade de Pneumologia Americana considera a necessidade de mais investigações sobre o uso devido a poucos estudos sobre o assunto e número de amostra pequeno, além de o efeito colateral principal ser broncoespasmo pela droga ou diluentes.[57] Em metanálise de 12 estudos, totalizando 812 pacientes, a terapêutica com antibióticos nebulizados na PAV pode ser benéfica para a cura dos pacientes, mas sem apresentar significância com relação a cura microbiológica, mortalidade, tempo de internamento em UTI e desfecho para toxicidade renal, necessitando de maiores pesquisas sobre o assunto.[61]

Por se tratar de pacientes graves com maior labilidade do quadro clínico, a reavaliação da terapia deve ser precoce. Alguns exames laboratoriais apresentam melhora tardia, assim como parâmetros radiológicos, principalmente em pacientes idosos e portadores de DPOC. Já o perfil microbiológico das culturas em torno de 72 horas possui resultado parcial disponível, podendo nesse momento ocorrer a reavaliação clínica para ajuste de antibióticos, com base em alguns critérios citados pela diretriz brasileira na Tabela 54.9.[38] Esperatti e colaboradores validaram algumas variáveis preditoras de melhora no tratamento para PAH / PAV, mostrando que a melhora entre o primeiro e quinto dias da razão PaO_2/FiO_2 e do escore SOFA associava-se a maior tempo de dias livres da ventilação mecânica e menor mortalidade em 28 dias.[38,62,63]

A promessa futura para a reavaliação precoce do tratamento é o método UPA (*Unyvero pneumonia application*),

TABELA 54.8 Principais diagnósticos diferenciais

Diagnóstico diferencial de pneumonia adquirida no hospital (PAH)	
Embolia pulmonar	Neoplasia
Dano alveolar difuso	Pneumonia em organização criptogênica
Atelectasia	Pneumonia intersticial aguda
Edema pulmonar	Contusão pulmonar
Hemorragia alveolar	Reações a drogas
Pneumonite actínica	SARA

TABELA 54.9 Doses dos principais antibióticos utilizados no tratamento da PAH/PAV adaptado das diretrizes americana e europeia

Antibiótico	Dose
Amocixilina – ácido clavulânico	2,2 g, a cada 8 horas
Ampicilina – sulbactam	3,1 g, a cada 8 horas
Ceftriaxona	2 g, uma vez ao dia
Levofloxacino	750 mg, uma vez ao dia
Moxifloxacino	400 mg, uma vez ao dia
Ciprofloxacinao	400 mg, a cada 8 horas
Cefepima	1 a 2 g, a cada 8 ou 12 horas
Ceftazidima	2 g, a cada 8 horas
Imipeném	500 mg, a cada 6 horas ou 1 g, a cada 8 horas
Meropeném	1 g, a cada 8 horas
Piperacilina – tazobactam	4,5 g, a cada 6 horas ou 8 horas
Amicacina	20 mg/kg, uma vez ao dia
Gentamicina	7 mg/ kg, uma vez ao dia
Polimixina B	15.000 a 25.000 U/ kg, a cada 12 horas
Vancomicina	15 mg/kg, a cada 12 horas
Linezolida	600 mg, a cada 12 horas

baseado na proteína C reativa. Consiste na identificação de 18 bactérias através de sequências de RNA e de fungos, como o *Pneumocystis jirovecci*, além de detectar 22 marcadores para resistência antimicrobiana em menor tempo comparado ao método tradicional de cultura microbiológica. Em estudo com 49 pacientes portadores de PAH, o teste identificou o patógeno em média de 4,3 horas, comparado a 48-96 horas da cultura tradicional. A identificação dos patógenos, como *Acinetobacter baumannii, Pseudomonas aeruginosa, Stenhotrophomonas maltophilia, Streptococcus pneumoniae, Klebsiella pneumoniae*, através do UPA, apresentou significância em relação à cultura. Em torno de cinco a seis horas, o esquema antibiótico foi alterado em 67,3% dos pacientes, com melhora clínica em 62,2%.[64]

Entre as causas para falha terapêutica estão a não cobertura pelo esquema antibiótico; a evolução para complicações relacionadas a PAVM, como empiema, cavitação/abscessos, fístulas; as infecções não relacionadas a PAVM, como sinusite, acessos centrais e complicações abdominais; e, por fim, a outros diagnósticos que evoluem com febre e infiltrado pulmonar, mas não são causas infecciosas, como hemorragia alveolar, pulmão de SARA, atelectasias, embolia pulmonar, edema pós-ressecção pulmonar, febre medicamentosa.[36,38]

PREVENÇÃO

As medidas envolvidas na prevenção da pneumonia nosocomial, na sua grande maioria, atuam para a minimização do processo fisiopatológico de base, no caso a microaspiração de secreção orogástrica. A Tabela 54.10 apresenta principais medidas.

A diretriz brasileira do ano de 2007 apresenta como medidas fundamentais com grau de evidência A a vigilância efetiva dos pacientes e aprimoramento dos profissionais envolvidos no cuidado, a vigilância epidemiológica, a posição do paciente com cabeceira elevada a 30°-45°, a realização do despertar diário com redução de sedação profunda e constante, a predileção pelo uso da via orotraqueal, a não necessidade de troca constante dos circuitos do ventilador, a retirada de dispositivos invasivos desnecessários, a realização de fisioterapia precoce nos pacientes em pós-operatório, o uso de profilaxia para úlcera de estresse gástrico caso necessária a despeito da possibilidade de aumento da colonização gástrica por redução da acidez e a preferência por nutrição enteral a parenteral.[38]

TABELA 54.10 Critérios de avaliação de resposta clínica no paciente tratado para PAH/PAV/PRCS[38]

Critérios de avaliação clínica após 72 horas de terapia antibiótica
▪ Ausência de melhora da razão PaO_2/FiO_2 ▪ Necessidade de intubação orotraqueal ▪ Febre persistente ou hipotermia ▪ Secreção purulenta em via aérea ▪ Presença de infiltrados pulmonar > 50% ou surgimento de novos ▪ Evolução com choque séptico ou síndrome de disfunção de múltiplos órgãos

A orientação de manter a cabeceira elevada a 30°- 45° é comum em várias diretrizes, mas se questiona a inferioridade dessa medida por terem os estudos anteriores sido realizados comparando a posição de 0° e 45°. A traqueia está acima da linha horizontal, ocorrendo um aumento da pressão hidrostática das secreções acima do *cuff*, o que favorece a drenagem inferior de secreções. Em recente revisão sobre prevenção de PAVM, a posição de Trendelenburg com a manutenção do eixo traqueal abaixo da linha horizontal de 5° - 10° foi sugerida para aumentar o fluxo de secreção pulmonar e evitar a contaminação com secreção orofaríngea devido à evidência de redução de infecção em estudos de animais, mas ainda aguardando pesquisas randomizadas em humanos para avaliar a eficácia.[35] (Tabela 54.11)

Em metanálise avaliando o efeito da troca constante de circuitos de ventiladores em mais de 19.000 pacientes, houve maior incidência de PAV nos indivíduos que realizaram a troca a cada dois dias em relação a sete dias. A pesquisa considera segura e de melhor custo-benefício a não realização de rotina de troca de circuitos.[65]

Uma revisão realizada pela Cochrane em 2014 com mais de 1.000 pacientes, comparando o efeito do uso de probióticos (*Lactobacillus, Ergyphilus* e *Bifidobacterium)* com o grupo controle (placebo, fibras, clorexidina, glutamina), mostrou uma incidência significativamente menor de PAV com o uso dos probióticos, porém houve uma incerteza com relação a redução de tempo em UTI, tempo de ventilação mecânica e mortalidade, além da baixa qualidade dos estudos avaliados.[56,65] Em oposição, estudo sobre custo-efetividade na prevenção de PAV, após análise de 120 combinações de estratégias de prevenção, mostrou que o uso de probióticos profiláticos era custo-efetivo para a sociedade e o meio hospitalar.[66]

Em metanálise pela Cochrane, 35 estudos randomizados, totalizando 5.374 pacientes, avaliaram o efeito da higiene oral na prevenção de PAVM, demonstrando uma redução de 40% na incidência com o uso da clorexidina, não tendo relevância na mortalidade, no tempo de UTI e no tempo de ventilação mecânica.[56,67]

Além disso, a PAVM possui como fator de risco principal a presença do tubo endotraqueal, o qual prejudica o reflexo de tosse, o *clearance* mucociliar, e cria uma região de biofilme para a colonização de microrganismos patogênicos na superfície do dispositivo.[35] Diversos artigos são relacionados a novos dispositivos e aprimoramentos dos tubos endotraqueais na prevenção da PAVM.

Uma metanálise com 10 ensaios randomizados avaliando mais de 2.000 pacientes mostrou benefício com o uso de tubos com drenagem subglótica interna, reduzindo a incidência de PAVM em 44%, mas sem alterar mortalidade e tempo de internamento. Ainda não há consenso com relação ao uso intermitente ou contínuo.[68,69]

Nos pacientes em ventilação mecânica, o acúmulo de secreção e a formação de biofilme intraluminal ocorrem em poucos dias após a intubação. O método mais utilizado para tentar reduzir tal processo é a aspiração com cateter de pequeno diâmetro, mas sem poder de alcançar a porção mais distal do dispositivo. Artigos relatam materiais para revestir

TABELA 54.11 Medidas de prevenção a PAV relatadas na literatura

Medida protetora	Comentários
Cabeceira elevada 30°-45°	Preconizada em várias diretrizes para reduzir aspiração gástrica, mas estudos em animais consideram a posição em Trendelemburg a 5°-10° melhor para drenar a secreção pulmonar e orofaríngea
Redução de sedação	Reduzir o efeito depressor na deglutição e no reflexo de tosse
Via orotraqueal	Comparada à via nasotraqueal, reduz a incidência de sinusite
Nutrição enteral	Menor risco de infecções por acessos centrais e redução de translocação bacteriana e da distensão gástrica
Higiene oral	Reduz a colonização bacteriana na orofaringe
Fisioterapia precoce	Melhora a expansibilidade pulmonar, reduz riscos de atelectasias e mobiliza secreção
Aspiração subglótica	Evita acúmulo de secreção acima do *cuff*, mas o dispositivo ainda é de alto custo
Tubos revestidos	Reduzem a incidência de PAVM, mas a eficácia se reduz com o tempo
Troca de circuitos	Não tem indicação constante, mas deve evitar o acúmulo de líquidos no circuito com direção ao paciente
Glicemia (80-110 mg/dL)	Reduz o tempo de VM, a mortalidade e a infecção hematogênica
Probióticos	Sem estudos de alto impacto para mostrar necessidade constante de uso na prática clínica

os tubos endotraqueais e reduzir a formação de biofilme; o mais utilizado é o revestimento com prata, mas alguns autores relatam a redução do efeito após 10 dias de uso. Os resultados são significativos para redução de incidência de PAVM, mas sem alterar mortalidade e tempo de internamento hospitalar e em UTI. O custo elevado e a redução de eficácia com o tempo são algumas desvantagens.[35,69,70]

REFERÊNCIAS BIBLIOGRÁFICAS

1. Correa RA, Pereira J, Teixeira P, Lundgren F. Diretrizes brasileiras para pneumonia adquirida na comunidade em adultos imunocompetentes – 2009. Jornal Brasileiro de Pneumologia 2009;35(6):574-601.
2. Woodhead M, Blasi F, Ewig. S, Huchon. G, Leven M et al. Guidelines for the management of adult lower respiratory tract infections. Clin Microbiol Infect 2011; 17(Suppl. 6): E1–E59.
3. Kobashi Y. Clinical analysis of community-acquired pneumonia in the elderly. Intern Med 2001 40;8; 703-707.
4. Mandell LA et al. Infectious Diseases Society / American Thoracic Society Consensus Guidelines on the Management of Community-Acquired Pneumonia in Adults. Clin Infec Diseases 2007;44:S27-72.
5. Saldanha Menna Barreto S, Fiterman J e Andrade Lima M (Eds). Prática Pneumológica. Rio de Janeiro: Guanabara Koogan, 2010. p. 211-224.
6. Wipht JE. Diagnosing pneumonia by physical examination. Arch Intern Med 1999;159:1082-1087.
7. Jain S, Self W H, Wunderink R G, Fakhran S, BalkR, Bramley A M, ... Finelli L. Community-acquired pneumonia requiring hospitalization among U.S. adults. New England Journal of Medicine 2015; 373(5), 415–427.
8. Fine MJ. Risk stratification for patients with community-acquired pneumonia. Int J Clin Pract Suppl 2000,115;14-17.
9. Fine MJ. A prediction rule to identify low-risk patients with community acquired pneumonia. N Engl J Med 1997;336; 243-250.
10. Lim WS. Defining community acquired pneumonia severity on presentation to hospital: an international derivation and validation study Thorax, May 2003; 58: 377 - 382.
11. Sabatier C, Peredo R, Villagrá A, Bacelar N, Mariscal D, Ferrer R, Vallés J. [Community-acquired pneumonia: a 7-years descriptive study. Usefulness of the IDSA/ATS 2007 in the assessment of ICU admission]. Medicina Intensiva / Sociedad Española de Medicina Intensiva y Unidades Coronarias 2010; 34(4), 237–45.
12. Bewick T, Greenwood S, & Lim W S. What is the role of pulse oximetry in the assessment of patients with community-acquired pneumonia in primary care? Primary Care Respiratory Journal: Journal of the General Practice Airways Group 2010; 19(4), 378–82.
13. Blot SI, Rodriguez A, Jordi Solé-Violán, Blanquer J, Jordi Almirall, Jordi Rello. Effects of delayed oxygenation assessment on time to antibiotic delivery and mortality in patients with severe community-acquired pneumonia. Crit Care Med 2007; 35(11).
14. Ewig S. Validation of predictive rules and indices of severity for community acquired pneumonia. Thorax 2004; 59(5), 421-427.
15. James Calvert et al. A care Bundles-based approach to improving standards of care in chronic obstructive pulmonary disease and community acquired pneumonia. British Thoracic Society Reports 2014; (6): 2040-2023.
16. Smith PR. What diagnostic tests are needed for community-acquired pneumonia?. Med Clin North Am 2001, 85;6; 1381-1396.
17. Requejo H I, Braz J. C-reactive protein in the diagnosis of community-acquired pneumonia. Infect Dis 2003;7(4;):241-244.
18. Schuetz P, Briel M, Christ-Crain M, StolzD, Bouadma L, Wolff M, Mueller B. Procalcitonin to guide initiation and duration of antibiotic treatment in acute respiratory infections: an individual patient data meta-analysis. Clinical Infectious Diseases : An Official Publication of the Infectious Diseases Society of America 2012; 55(5), 651–62.
19. Rello J. Associations between empirical antimicrobial therapy at the hospital and mortality in patients with severe community-acquired pneumonia. Intensive Care Med 2002;28(8)1030-1035.
20. Marchi E, Lundgren F, Mussi R. Derrame pleural parapneumônico e empiema. Jornal Brasileiro de Pneumologia 2006;32(Supl 4):S190-S196.
21. Chavez MA, Shams N, Ellington L E, Naithani N, Gilman R H, SteinhoffMC, Checkley W. Lung ultrasound for the diagnosis of pneumonia in adults: a systematic review and meta-analysis. Respiratory Research 2014; 15(1), 50.
22. Mumoli N & Cei M. Community-acquired pneumonia. CMAJ : Canadian Medical Association Journal . Journal de l'Association Medicale Canadienne 2012;333(24), 1618–1624.
23. Teixeira da Silva Júnior C (org.). Diagnóstico e tratamento das doenças pleurais. Sociedade Brasileira de Pneumologia e Tisiologia. AC Farmacêutica, 2013;21:155-157.
24. Stein D L, Haramati LB, Spindola-Franco H, Friedman J, & Klap-

28. Corrales-Medina V F, Suh K N, Rose G, Chirinos J A, Doucette S, Cameron DW & FergussonD, Cardiac complications in patients with community-acquired pneumonia: a systematic review and meta-analysis of observational studies. PLoS Medicine 2011; 8(6), e1001048.
29. Rodriguez A, Lisboa T, Blot S, Martin-Loeches I, Solé-Violán J, Mendoza D, Rello J. Mortality in ICU patients with bacterial community-acquired pneumonia: when antibiotics are not enough. Intensive Care Med 2009; 35:430–438.
30. Blum C A, Nigro N, Briel M, Schuetz P, Ullmer E, Suter-Widmer I, Christ-Crain M. Adjunct prednisone therapy for patients with community-acquired pneumonia: a multicentre, double-blind, randomised, placebo-controlled trial. The Lancet 2015; 385(9977), 1511–1518.
31. Torres A, Sibila O, Ferrer M, Polverino E, Menendez R, Mensa J, Agustí C. Effect of corticosteroids on treatment failure among hospitalized patients with severe community-acquired pneumonia and high inflammatory response. JAMA 2015; 313(7):677.
32. Wunderink RG. Corticosteroids for severe community-acquired pneumonia: not for everyone. JAMA 2015; 313(7):673-674.
33. Postma D F, van Werkhoven CH, van Elden LJR, Thijsen S FT, Hoepelman A I M, Kluytmans J A J W, Bonten M J M. Antibiotic treatment strategies for community-acquired pneumonia in adults. New England Journal of Medicine 2015; 372(14), 1312–1323.
34. Tomczyk S, Pilishvili T. Use of PVC-13 and PPSV-23 vaccine among adults aged 65 and older; recommendations of the ACIP. MMWR. 2014;63(37):822–5. CDC Home.http://www.cdc.gov/mmwr/preview/mmwrhtml/mm6337a4.htm.
35. Mietto C, MD; Pinciroli R, MD; Piriyapatsom A, MD; Berra L, MD. Ventilator associated pneumonia: evolving definitions and preventive strategies. Respiratory Care 2013; 58 (6):990–1007.
36. ATS and IDSA - Guidelines for the management of adults with hospital-acquired, ventilator-associated, and healthcare-associated pneumonia. Am J Respir Crit Care Med 2005; 171:388–416.
37. Depuydt P, Myny D, Blot Stijn. Nosocomial pneumonia: aetiology, diagnosis and treatment. Curr Opin Pulm Med 2006; 12: 192-197.
38. SBPT - Diretrizes brasileiras para tratamento das pneumonias adquiridas no hospital e das associadas à ventilação mecânica. J Bras Pneumol 2007; 33 (1):S1–S30.
39. Arabi Y, Al-Shirawi N, Memish Z, Anzueto A. Ventilator-associated pneumonia in adults in developing countries: a systematic review. International Journal of Infectious Diseases 2008;12:505–512.
45. Woodhead M, Blasi F, Ewig S, et al. Guidelines for the management of adult lower respiratory tract infections. Clin Microbiol Infect 2011; 17(6): 1-59.
46. Dalhoff K, Ewig S, Guideline Development Group. Adult patients with nosocomial pneumonia. Dtsch Arztebl International 2013;110 (38):634-640.
47. CDC/NHSN - CDC guidelines: criteria for defining nosocomial pneumonia. NHSN 2015; 1-15.
48. Pugin J. Clinical signs and scores for the diagnosis of ventilator-associated pneumonia. Minerva Anestesiologica 2002; 68(4): 261-265.
49. The Canadian Critical Care Trials Group. A randomized trial of diagnostic techniques for ventilator-associated pneumonia. NEJM 2006; 355 (25): 2619-2630.
50. Carvalho MVCF, Winkeler GFP, Costa FAM, et al. Concordância entre o aspirado traqueal e o lavado broncoalveolar no diagnóstico das pneumonias associadas à ventilação mecânica. J Bras Pneumol 2004; 30 (1): 26-38.
51. Azevedo LCP, Taniguchi LU, Ladeira JP. Medicina Intensiva - Abordagem prática. Barueri-SP: Editora Manole 2013. p. 235-237.
52. Chastre J, Luyt C E, Trouillet JL, et al. New diagnostic and prognostic markers of ventilator - associated pneumonia. Curr Opin Crit Care 2006; 12: 446-451.
53. Hunter JD. [illegible] Ventilator associated pneumonia: present understanding and ongoing debates. Intensive Care Med 2015; 41: 34-48.
54. Stolz D, Smyrnios N, Eggimann P, et al. Procalcitonin for reduced antibiotic exposure in ventilator-associated pneumonia: a randomised study. Eur Respir J 2009; 34: 1364-1375.
55. Hillas G, Vassilakopoulos T, Plantza P, et al. C-reactive protein and procalcitonin as predictors of survival and septic shock in ventilator-associated pneumonia. Eur Respir J 2010; 35: 805-811.
56. Waters B, Muscedere J. A 2015 update on ventilator-associated pneumonia: New insights on its prevention, diagnosis, and treatment. Curr Infect Dis Rep 2015; 17(8).
57. Torres A, Ewig S, Lode H, et al. Defining, treating and preventing hospital acquired pneumonia: European perspective. Intensive Care Med 2009; 35: 9-29.
58. Trouillet JL, Chastre J, Vuagnat A, et al. Ventilator-associated pneumonia caused by potentially drug-resistant bacteria. Am J Respir Crit Care Med 1998; 157:531-539.
59. Al-Dorzi HM, El-Saed A, Rishu AH, et al. The results of a 6-year epidemiologic surveillance for ventilator-associated pneumonia at a tertiary care intensive care unit in Saudi Arabia. American Journal of Infection Control 2012; 40: 794-799.
60. Wilke M, Grube R. Update on management options in the treatment of nosocomial and ventilator assisted pneumonia: review of actual guidelines and economic aspects of therapy. Infection and Drug Resistance 2014; 7:1-7.
61. Zampieri FG, Nassar Jr AP, Gusmao-Flores D, et al. Nebulized antibiotics for ventilator-associated pneumonia: a systematic review and meta-analysis. Critical Care 2015; 19:150.

Seção 7

Emergências Gastrointestinais e Hepáticas

55

Hemorragia Digestiva Alta

Rodrigo Palácio de Azevedo
Rodrigo Cruvinel Figueiredo

INTRODUÇÃO

A hemorragia digestiva é a emergência gastrointestinal mais frequente. Trata-se de um quadro grave e que expõe o paciente a uma elevada morbimortalidade. É fundamental na abordagem de qualquer sangramento digestivo classificá-lo em alto ou baixo conforme seu sítio de origem, ou seja, originados acima ou abaixo do ângulo de Treitz.[1] Neste capítulo faremos uma revisão de hemorragias digestivas alta e baixa, focando, principalmente, nos aspectos práticos do diagnóstico e tratamento desta emergência.

HEMORRAGIA DIGESTIVA ALTA (HDA)

IMPORTÂNCIA E EPIDEMIOLOGIA

É o sangramento gastrointestinal mais frequente e, assim, a emergência gastrointestinal mais encontrada. Sua incidência varia amplamente de 6 a 13%, e sua prevalência pode chegar a 160 casos por 100.000 indivíduos.[2-6] As causas mais frequentes e sua porcentagem de frequência são descritas na Tabela 55.1.[7]

A mortalidade atribuída à hemorragia intestinal permanece elevada a despeito de todos os avanços na prevenção, no diagnóstico e no tratamento, variando de 6 a 14%. A maior mortalidade está associada a presença de comorbidades, idade mais avançada e maior risco de ressangramento. A maioria dos óbitos ocorre pelo choque hipovolêmico, por aspiração do conteúdo gástrico ou como consequência de procedimentos terapêuticos.[1,2,7]

Essa hemorragia pode ser classificada, conforme sua etiologia, em varicosa (associada à hipertensão portal) ou não varicosa. A importância dessa classificação é permitir abordagem específica da causa do sangramento após a estabilização inicial.[1]

QUADRO CLÍNICO

Pacientes com hemorragia digestiva alta geralmente apresentam-se com hematêmese ou melena. Fatores prediti-

TABELA 55.1 Causas de hemorragia digestiva alta e suas respectivas frequências de acordo com estudos recentes

Causa	Frequência
Úlcera péptica	31 a 67%
Erosão de mucosa	7 a 31%
Varizes	4 a 20%
Esofagite	3 a 12%
Mallory-Weiss	4 a 8%
Neoplasia	2 a 8%
Outros	2 a 8%

Adaptado de Holster et al., 2012.

vos para hemorragia digestiva alta incluem melena, hematêmese, sangue vivo ou em "borra de café" através de sonda nasogástrica, aumento da relação ureia/creatinina > 30, taquicardia e hemoglobina menor que 8,0 g/dL. Hematoquezia ocorre geralmente na hemorragia digestiva baixa, porém quando está associada à hemorragia digestiva alta sugere sangramento importante.[8]

ABORDAGEM INICIAL

A abordagem inicial concentra-se na estabilização hemodinâmica seguida do diagnóstico etiológico e tratamento específico. São necessários coleta de história clínica, exame físico, testes laboratoriais e, em certos casos, passagem de sonda nasogástrica para confirmação diagnóstica.[8-9]

Todos os pacientes com hemorragia digestiva alta devem ser indagados sobre a ocorrência anterior de episódios de sangramento, já que 60% dos pacientes que sangram apresentam como causa uma mesma lesão. Além disso, deve-se questionar a presença de comorbidades e condições relacionadas à hemorragia digestiva alta, dentre elas:

- etilismo e doença hepática (afastar gastropatia hipertensiva e varizes de esôfago);
- aneurisma abdominal (afastar fístula aortoentérica);
- angiodisplasias;
- tabagismo e infecção por *H. pylori* (afastar úlcera péptica);
- neoplasia (nos pacientes tabagistas, etilistas e com infecção por *H. pylori*);
- cirurgia prévia de estômago (afastar úlceras marginais em anastomoses gastroentéricas).

É importante o questionamento sobre uso de certas medicações relacionadas à ocorrência de HDA, como ácido acetilsalicílico, anti-inflamatórios não esteroidais, corticosteroides, antiplaquetários (clopidogrel) e anticoagulantes.

O exame físico deve ser direcionado para sinais que indiquem hipovolemia, como taquicardia, hipotensão ortostática, hipotensão em posição supina, alteração do nível de consciência e diminuição da perfusão capilar periférica. No exame físico abdominal, dar importância a sinais de irritação peritoneal, como descompressão brusca e abdome em tábua. Caso estes sinais estejam presentes, deve-se afastar perfuração de víscera oca antes da realização da endoscopia.[8]

A coleta de exames laboratoriais deve incluir hemograma completo, ureia e creatinina, eletrólitos, coagulograma (TAP e TTPa), função hepática (bilirrubinas e proteínas totais) e gasometria arterial com lactato. Para os pacientes com risco coronariano alto deve-se solicitar marcadores de necrose miocárdica e eletrocardiograma seriados. A dosagem inicial de hemoglobina serve de base para futuras comparações durante o tratamento, e seu declínio pode indicar o grau de gravidade e a importância do sangramento. Geralmente, após 24 horas do início do tratamento, a queda do hematócrito não revela sangramento ativo, e sim efeito dilucional da infusão de fluidos.

Os pacientes cujo diagnóstico de hemorragia digestiva alta não foi confirmado clinicamente, mas estão sob forte suspeita, devem ser submetidos à passagem de sonda nasogástrica. Nestes casos, a visualização direta do suco gástrico ajuda no diagnóstico, e, mesmo nos casos já confirmados, a passagem da sonda facilita a visualização durante o procedimento endoscópico.

DIAGNÓSTICO

A endoscopia digestiva alta é a modalidade diagnóstica de escolha nos casos de sangramento alto do trato digestivo. É um procedimento diagnóstico e ao mesmo tempo terapêutico na maioria dos casos. A endoscopia alta deve ser feita de preferência nas primeiras 24 horas após a admissão, e é uma medida com impacto positivo para evitar mortalidade.[9-11]

O paciente, para ser submetido ao procedimento endoscópico, deve estar hemodinamicamente estável e sob monitorização contínua. Durante a endoscopia deve-se estar atento a episódios de aspiração, hipotensão, rebaixamento persistente do nível de consciência e piora do sangramento. Para os casos mais graves e com maior risco de não proteção das vias aéreas deve ser considerada a intubação orotraqueal.

Dentre outros métodos diagnósticos, podemos lançar mão da angiografia e da cintilografia com hemácias marcadas para a detecção do sangramento ativo.[12-13]

ESTRATIFICAÇÃO DE RISCO

Algumas características clínicas identificam os pacientes com maior risco de óbito e ressangramento. O paciente com estas características deve ser cuidadosamente monitorado, e dentre elas destacam-se:[2]

- idade superior a 65 anos;
- instabilidade hemodinâmica (perda maciça da volemia);
- algumas comorbidades (insuficiência cardíaca, DPOC, insuficiência renal, hepatopatias, coagulopatia);
- baixos níveis de hemoglobina;
- recorrência de melena;
- politransfusão (transfusões repetidas);
- sangue vivo no toque retal, no vômito ou na sonda nasogástrica;
- alteração no coagulograma;
- associação a sepse, aumento de ureia, creatinina ou transaminases.

Alguns escores foram propostos para a avaliação de risco em pacientes com HDA. Podemos dividir esses escores em pré-endoscópicos e pós-endoscópicos, conforme os dados solicitados em sua avaliação:

PRÉ-ENDOSCÓPICOS

No escore de Blatchford (também conhecido como Blatchford Glasgow) a pontuação é baseada nos níveis séricos de ureia, hemoglobina, pressão arterial sistólica, no pulso e na presença de melena, síncope, hepatopatia e/ou insuficiência cardíaca. A pontuação varia de 0 a 23, e o risco de necessitar de terapia endoscópica eleva com o aumento pontuação.[14]

Uma versão mais simples da pontuação, conhecida como pontuação modificada de Blatchford Glasgow, é calculada utilizando-se apenas a ureia sérica, a hemoglobina e as pressões arterial sistólica e de pulso. A pontuação vai de 0 a 16. Um estudo prospectivo do escore modificado descobriu um desempenho tão bom quanto a pontuação de Blatchford completo e que superou a pontuação de Rockall quanto à previsão da necessidade de intervenção clínica, ressangramento e mortalidade.[15]

O escore AIMS65 é outro sistema de pontuação que utiliza os dados disponíveis antes da endoscopia.[16] O escore foi calculado com informações de um banco de dados que contém informações de 187 hospitais dos Estados Unidos. A pontuação foi validada por meio de um conjunto de dados separado contendo informações de 32.504 admissões. Cinco fatores foram associados a maior mortalidade:

- albumina < 3,0 g/dL;
- INR maior que 1,5;
- estado mental alterado (Glasgow menor que 14, desorientação, letargia, torpor ou coma);
- pressão arterial sistólica ≤ 90 mmHg;
- idade > 65 anos.

Na coorte de validação, a taxa de mortalidade aumentou de forma significativa, conforme o número de fatores de risco apresentados:

- zero fatores de risco: 0,3%;
- um fator de risco: 1%;
- dois fatores de risco: 3%;
- três fatores de risco: 9%;
- quatro fatores de risco: 15%;
- cinco fatores de risco: 25%.

PÓS-ENDOSCÓPICO

O escore de Rockall baseia-se em idade, presença de choque, comorbidades, diagnóstico e estigmas endoscópicos de hemorragia recente. Em um estudo de validação, apenas 32 dos 744 pacientes (4%) com escore ≤ 2 ressangraram e apenas 1 evoluiu para óbito (Tabelas 55.2 e 55.3).[17]

TRATAMENTO

Independentemente da etiologia do sangramento, o tratamento do paciente com hemorragia digestiva alta deve iniciar pela estabilização hemodinâmica, e, nos casos mais graves, com a proteção das vias aéreas. O atendimento, de preferência, tem que ser feito na sala de emergência ou na unidade de terapia intensiva, ambientes em que medidas como acesso venoso calibroso (dois acessos), infusão de cristaloides, aquecimento do paciente (evitar hipotermia) e oxigenioterapia estão prontamente disponíveis.[8] Nos indivíduos alcoólatras as infusões endovenosas devem incluir glicose e tiamina (Acesyl 100 mg em 1 mL; Citoneurin 1.000 - tiamina 100 mg e piridoxina 100 mg).

Quanto à transfusão de hemoderivados, é preconizado manter hemoglobina acima de 7,0 g/dL. Nas situações em que o sangramento persiste e/ou nos coronariopatas é recomendado a manutenção da taxa de hemoglobina em torno de 9 g/dL.[2]

TABELA 55.2 Escore de Rockall

Variáveis	Pontuação			
	0	1	2	3
Idade (em anos)	< 60	60 a 79	≥ 80	-
Avaliação de volemia	Sem choque	Taquicardia apenas (FC ≥ 100 bpm)	Hipotensão PA sistólica < 100 mmHg	-
Comorbidades	Sem comorbidades	-	ICC, doença coronariana, outras comorbidades graves	Insuficiência renal, hepática e neoplasias
Diagnóstico	Mallory-Weiss, sem outras lesões	Todos os outros diagnósticos	Neoplasia do trato gastrointestinal alto	
Sinais na endoscopia	Nenhum ou coágulo plano e escuro.	-	Coágulo aderido, sangue no trato gastrointestinal alto, vaso visível ou sangramento ativo	

Adaptado de Rockall.[17]

TABELA 55.3 Probabilidade de ressangramento e mortalidade segundo o escore de Rockall

Pontuação	Ressangramento	Mortalidade em pacientes com ressangramento	Mortalidade geral
≤ 2	4,3%	0	0,1%
3 a 5	14%	2,5%	4,6%
6 a 8	37%	14%	22%

Adaptado de Rockall.[17]

Sempre indicar transfusão de plaquetas (1 unidade para cada 10 kg de peso) nas situações em que estas estão menores que 50.000. Os pacientes com distúrbios de coagulação (INR e/ou TTPa com relação maior que 1,5) devem ser submetidos a infusão de plasma fresco (15 a 20 mL/kg, uma bolsa atrás da outra). Lembrando que, em caso de necessidade de mais de 4 UI de concentrado de hemácias, é recomendado a reposição de cálcio e fatores da coagulação (plasma fresco).[8,18]

Aconselha-se que se inicie empiricamente os inibidores de bomba de prótons até a confirmação da causa do sangramento. Essa medida mostrou-se importante na redução do tempo de internação, na diminuição das taxas de ressangramento e nas necessidades de hemotransfusão.[19]

Considerar intubação endotraqueal como precaução contra aspiração antes da endoscopia em pacientes com hemorragia volumosa, agitação severa ou estado mental alterado.[8]

Pacientes cirróticos com hemorragia gastrointestinal devem receber antibioticoprofilaxia sistêmica pelo alto risco de desenvolvimento de infecções. As infecções mais comuns nesses pacientes são: do trato urinário, peritonite bacteriana espontânea, respiratórias e bacteriemia primária. Em pacientes com menor risco de germes multirresistentes e com via oral preservada pode-se optar por norfloxacina 400 mg duas vezes ao dia, ou ciprofloxacina 400 mg EV em pacientes nos quais a via oral não está disponível. Para pacientes cirróticos mais graves, o antibiótico recomendado é a ceftriaxona 1 g EV ao dia. A primeira dose do antibiótico deve ser ministrada preferencialmente antes da realização da endoscopia digestiva alta. A duração da cobertura antimicrobiana é controversa; sugere-se manter por, no máximo, sete dias, especialmente nos casos menos graves.[20-22]

Pacientes com úlcera péptica perfurada devem receber antibioticoterapia sistêmica. Alguns esquemas propostos são: penicilinas associadas a inibidores da beta-lactamase, carbapenêmicos, fluoroquinolonas e antianaeróbio, aztreonam e antianaeróbio ou aminoglicosídio e antianaeróbio.[23]

TRATAMENTO DA HDA VARICOSA

Em determinadas situações, como no sangramento por varizes esofagianas em que o tratamento endoscópico não está prontamente disponível, é necessária a instalação do balão de Sengstaken-Blakemore. (Figura 55.1) Este dispositivo, semelhante a uma sonda nasogástrica, dispõe de dois balões, um gástrico e um esofágico, que, quando insuflados no interior dos respectivos órgãos, comprimem e controlam, momentaneamente, o foco do sangramento. Ele apenas serve como ponte para o tratamento definitivo, endoscópico, cirúrgico, ou no ganho de tempo para ação do tratamento farmacológico.[24]

O Quadro 55.1 detalha a técnica de passagem do balão gastroesofágico e sua retirada.

Se ao esvaziar o balão houver retorno do sangramento e terapia endoscópica imediata não for possível, inflar imediatamente o balão. Considerar realização de nova endoscopia em 12 horas ou colocação de TIPS ou procedimento cirúrgico.

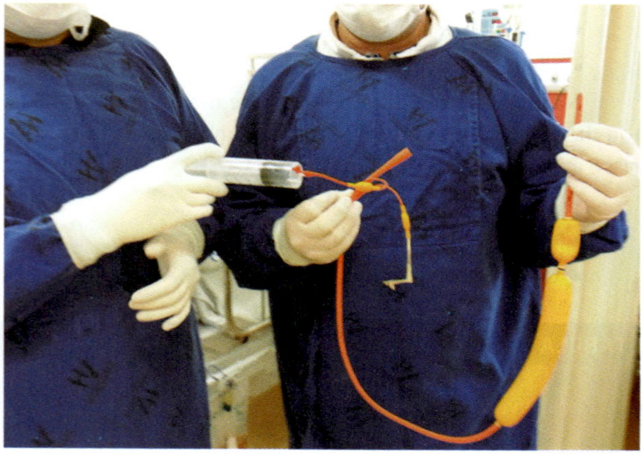

FIGURA 55.1 Demonstração e teste do balão de Sengstaken-Blakemore. (Acervo do Dr. Rodrigo Azevedo.)

QUADRO 55.1 Técnica de passagem do balão gastroesofágico e sua retirada
Balão de Sengstaken-Blakemore
A instalação ▪ A equipe deve utilizar material de proteção pessoal. ▪ Testar o balão. ▪ Estimar o quanto o balão necessitará ser introduzido para que o balão gástrico seja locado no estômago. ▪ Aplicar xilocaína gel na narina e no balão. ▪ Confirmar a posição pela ausculta da injeção de ar no lúmen da sonda gástrica. ▪ Encher o balão gástrico com 300 a 400 mL de ar. ▪ Tracionar gentilmente o balão até senti-lo impactar no fundo gástrico. Inflar o balão esofágico com 20 a 30 mmHg de ar. ▪ Lacrar os lumens dos balões esofágico e gástrico. ▪ Monitorar o lúmen da sonda gástrica. ▪ Fixar o balão, mantendo a compressão do balão gástrico sobre o fundo do estômago. ▪ Confirmar a posição do balão por radiografia. Duração da terapia ▪ Checar a pressão do balão esofágico a cada 4 a 6 horas; ▪ Esvaziar o balão a cada 12 horas e checar se existe evidência de retorno ou sangramento; ▪ O balão não deverá ser mantido além de 24 horas pelo risco elevado de complicações; ▪ Antes da retirada do balão, fazer EDA para procedimento de ligadura ou laqueadura. O balão pode ser apenas esvaziado e permanecer locado durante a realização da endoscopia.

Em situações específicas, como no sangramento por varizes esofagianas, é necessário o uso de drogas que diminuem o fluxo sanguíneo esplâncnico, como derivados da somatostatina (octreotida), e agentes vasoativos, como a terlipressina. São drogas não recomendadas de rotina para o tratamento das úlceras pépticas, porém podem ser usadas nos casos refratários ou nos quais não há disponível o tratamento endoscópico. A dose recomendada de octreotida é de 50 a 100 mcg endovenoso em bolus seguidos de 25 a 50 mcg/hora por dois a cinco dias. Quanto à terlipressina, o recomendado é 2 mg endovenoso em bolus seguidos de 1 a 2 mg, 4 em 4 horas, por dois a cinco dias. A terlipressina é a droga de primeira escolha com impacto na mortalidade nos casos de sangramentos decorrentes de varizes esofagianas.[25-27] Lembre-se de que nos sangramentos digestivos altos em pacientes cirróticos é necessário o uso de antibióticos profiláticos antes mesmo do tratamento endoscópico. Essa medida diminui a mortalidade e tem impacto positivo na redução de ressangramento quando feita com ceftriaxona 1 g por dia no período de cinco a sete dias.[20-22]

Associado às medidas farmacológicas é imperativo a realização de endoscopia digestiva alta, que, além de determinar a etiologia do sangramento, permite a realização de procedimentos terapêuticos. A EDA dispõe da escleroterapia (tanto para varizes de esôfago quanto para as úlceras pépticas), além da ligadura elástica dos vasos esofagianos. Ambas as condutas possuem resultados semelhantes no tratamento agudo da hemostasia, e a escolha depende do médico endoscopista. Na prática clínica, a eletroterapia é a medida de escolha na fase aguda do sangramento por varizes de esôfago, deixando a ligadura elástica como um procedimento eletivo e de profilaxia secundária contra o ressangramento. Esse segundo tratamento endoscópico deve ser realizado, de preferência, em até duas semanas após o episódio de sangramento.[2,28]

Quando as medidas farmacológicas e endoscópicas falham ou os episódios de sangramento se tornam precoces e recorrentes, deve-se lançar mão das técnicas cirúrgicas. As técnicas de descompressão portal, quando o mecanismo do sangramento é por hipertensão porta, podem ser executadas por método menos invasivo (TIPS – derivação portossistêmica intra-hepática transjugular) ou por ligadura cirúrgica direta dos vasos varicosos associada a esplenectomia.[29,30]

Acompanhe o algoritmo de tratamento da HDA varicosa na Figura 55.2.

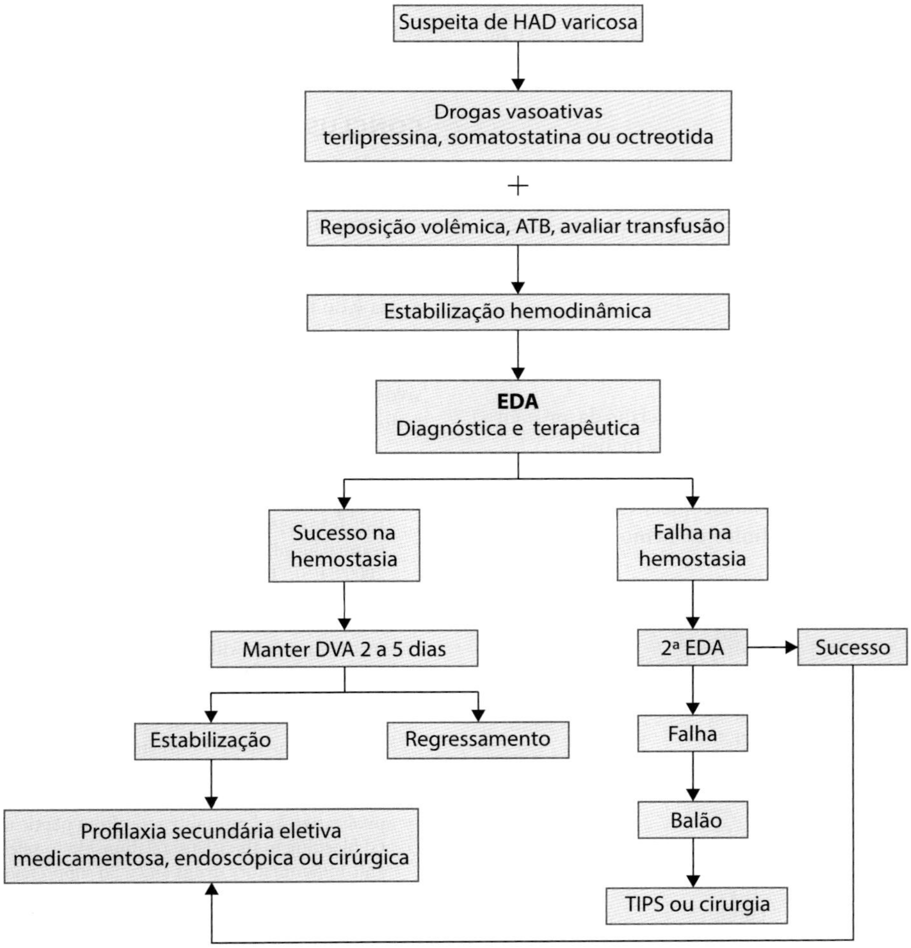

FIGURA 55.2 Tratamento de HDA varicosa. Adaptado de: Federação Brasileira de Gastroenterologia. Hemorragias Digestivas. Projeto Diretrizes AMB/CFM. 2008.

TRATAMENTO DE HDA NÃO VARICOSA

ÚLCERA PÉPTICA

O sangramento da úlcera péptica cessa espontaneamente em pelo menos 80% dos pacientes, a maioria dos quais tem uma recuperação sem intercorrências sem uma intervenção específica.[30]

A redução do pH gástrico deve ser iniciada imediatamente. Dar preferência ao uso de inibidores da bomba de prótons, como omeprazol (ataque: 80 mg diluído em SF 0,9% 100 mL EV em 20 a 30 minutos, seguido de infusão contínua: 8 mg/h nas 72 horas subsequentes – 80 mg em 100 mL SF 0,9% a 10 mL/hora). Outros inibidores da bomba de prótons podem também ser utilizados, como esomeprazol e pantoprazol (mesma dose de ataque e manutenção do omeprazol).[8,31]

Dieta

O paciente deve ser inicialmente mantido em jejum. O início da dieta se define pelo risco de ressangramento. Se houver características endoscópicas de baixo risco de ressangramento (Forrest III): iniciar dieta em seguida ao procedimento endoscópico. Se houver características endoscópicas de risco mais alto: não receber nada por via oral ou somente dieta líquida sem resíduos durante os primeiros dois dias de hospitalização.

Endoscopia

A EDA será importante para classificar a úlcera e determinar seu risco de ressangramento, bem como para a adoção de medidas terapêuticas (Tabela 55.4).[2,32-33]

Alguns sinais endoscópicos estão relacionados a ressangramento, são eles:

- hemorragia ativa, vaso visível (Forrest I e II);
- tamanho da úlcera (> 2 cm);
- sítio de sangramento (parede posterior da primeira porção duodenal, curvatura gástrica menor).

Terapias endoscópicas (eletrocoagulação bipolar, sondas térmicas ou escleroterapia endoscópica) estão indicadas para pacientes com evidência clínica de hemorragia significativa ou evidência endoscópica de sangramento ativo ou um vaso visível não sangrante. Úlceras com uma placa pigmentada, coágulo aderente ou base limpa não são beneficiadas com a terapia endoscópica.[2,30]

Alguns autores sugerem a realização de uma segunda EDA em 24 horas (*second-look endoscopy*). Não existem evidências que suportem sua realização de rotina. Apesar disso, essa prática é aceita quando não foi possível fazer uma avaliação completa devido a sangramento abundante ou restos alimentares na primeira EDA, ou se o endoscopista acha que o tratamento realizado na primeira EDA foi sub-ótimo por dificuldades técnicas [2,30]

A terapia cirúrgica fica reservada para casos de úlcera perfurada, ou quando a terapia endoscópica falha ou não está disponível.

A maioria dos episódios de hemorragia recorrente acontece dentro de três dias depois do episódio. Os pacientes que têm uma evolução hospitalar descomplicada podem receber alta após três dias.

Durante a EDA em pacientes com úlcera péptica deve-se proceder a pesquisa do *H. pylori* sempre que possível. Quando confirmada sua presença está indicada sua erradicação (amoxicilina + claritromicina, ver tratamento específico). Em pacientes estáveis essa erradicação deve ser iniciada ainda durante a internação.[23]

TABELA 55.4 Classificação endoscópica de Forrest

Sangramento	Tipo	Descrição	Risco de ressangramento
I – Ativo	I – A	Sangramento em jato	Muito elevado
	I – B	"Babação"	Elevado
II – Recente	II – A	Vaso visível	Elevado
	II – B	Coágulo aderido	Elevado
	II – C	Fundo hemático	Baixo
III – Sem sangramento	III	Base limpa	Muito baixo

CONCLUSÃO

De fato a hemorragia digestiva é uma situação grave e que merece destaque em todos os livros e textos que abordam emergências médicas. O diagnóstico precoce e a detecção do sítio de sangramento têm impacto importante no tipo de tratamento e no prognóstico dos pacientes. Independentemente da causa e do local da lesão (se alta ou baixa), todos os pacientes com hemorragia digestiva devem ser estabilizados em local adequado como unidades de emergência ou de cuidados intensivos. O primeiro atendimento é crucial para o sucesso dos métodos terapêuticos clínicos, endoscópicos e/ou cirúrgicos.

REFERÊNCIAS BIBLIOGRÁFICAS

1. Fallah MA, Prakash C, Edmundowicz S. Acute gastrointestinal bleeding. The Medical clinics of North America. 2000;84(5):1183-208.
2. Barkun AN, Bardou M, Kuipers EJ, Sung J, Hunt RH, Martel M, et al. International consensus recommendations on the management of patients with nonvariceal upper gastrointestinal bleeding. Annals of internal medicine. 2010;152(2):101-13.
3. Lassen A, Hallas J, Schaffalitzky de Muckadell OB. Complicated and uncomplicated peptic ulcers in a Danish county 1993-2002: a population-based cohort study. The American journal of gastroenterology. 2006;101(5):945-53.
4. Lewis JD, Bilker WB, Brensinger C, Farrar JT, Strom BL. Hospitalization and mortality rates from peptic ulcer disease and GI bleeding in the 1990s: relationship to sales of nonsteroidal anti-inflammatory drugs and acid suppression medications. The American journal of gastroenterology. 2002;97(10):2540-9.
5. Targownik LE, Nabalamba A. Trends in management and outcomes of acute nonvariceal upper gastrointestinal bleeding: 1993-2003. Clinical gastroenterology and hepatology: the official clinical practice journal of the American Gastroenterological Association. 2006;4(12):1459-66.

6. van Leerdam ME, Vreeburg EM, Rauws EA, Geraedts AA, Tijssen JG, Reitsma JB, et al. Acute upper GI bleeding: did anything change? Time trend analysis of incidence and outcome of acute upper GI bleeding between 1993/1994 and 2000. The American journal of gastroenterology. 2003;98(7):1494-9.
7. Holster IL, Kuipers EJ. Management of acute nonvariceal upper gastrointestinal bleeding: current policies and future perspectives. World journal of gastroenterology: WJG. 2012;18(11):1202-7.
8. Saltzman JR. Approach to acute upper gastrointestinal bleeding in adults 2012. Disponível em: http://www.uptodate.com.
9. Cappell MS, Friedel D. Initial management of acute upper gastrointestinal bleeding: from initial evaluation up to gastrointestinal endoscopy. The Medical clinics of North America. 2008;92(3):491-509, xi.
10. Adang RP, Vismans JF, Talmon JL, Hasman A, Ambergen AW, Stockbrugger RW. Appropriateness of indications for diagnostic upper gastrointestinal endoscopy: association with relevant endoscopic disease. Gastrointestinal endoscopy. 1995;42(5):390-7.
11. Jutabha R, Jensen DM. Management of upper gastrointestinal bleeding in the patient with chronic liver disease. The medical clinics of North America. 1996;80(5):1035-68.
12. Emslie JT, Zarnegar K, Siegel ME, Beart RW, Jr. Technetium-99m-labeled red blood cell scans in the investigation of gastrointestinal bleeding. Diseases of the colon and rectum. 1996;39(7):750-4.
13. Barth KH. Radiological intervention in upper and lower gastrointestinal bleeding. Bailliere's clinical gastroenterology. 1995;9(1):53-69.
14. Blatchford O, Murray WR, Blatchford M. A risk score to predict need for treatment for upper-gastrointestinal haemorrhage. Lancet. 2000;356(9238):1318-21.
15. Cheng DW, Lu YW, Teller T, Sekhon HK, Wu BU. A modified Glasgow Blatchford Score improves risk stratification in upper gastrointestinal bleed: a prospective comparison of scoring systems. Alimentary pharmacology & therapeutics. 2012;36(8):782-9.
16. Saltzman JR, Tabak YP, Hyett BH, Sun X, Travis AC, Johannes RS. A simple risk score accurately predicts in-hospital mortality, length of stay, and cost in acute upper GI bleeding. Gastrointestinal endoscopy. 2011;74(6):1215-24.
17. Rockall TA, Logan RF, Devlin HB, Northfield TC. Risk assessment after acute upper gastrointestinal haemorrhage. Gut. 1996;38(3):316-21.
18. Maltz GS, Siegel JE, Carson JL. Hematologic management of gastrointestinal bleeding. Gastroenterology clinics of North America. 2000;29(1):169-87, vii.
19. Lau JY, Leung WK, Wu JC, Chan FK, Wong VW, Chiu PW, et al. Omeprazole before endoscopy in patients with gastrointestinal bleeding. The New England journal of medicine. 2007;356(16):1631-40.
20. Bernard B, Grange JD, Khac EN, Amiot X, Opolon P, Poynard T. Antibiotic prophylaxis for the prevention of bacterial infections in cirrhotic patients with gastrointestinal bleeding: a meta-analysis. Hepatology. 1999;29(6):1655-61.
21. Pauwels A, Mostefa-Kara N, Debenes B, Degoutte E, Levy VG. Systemic antibiotic prophylaxis after gastrointestinal hemorrhage in cirrhotic patients with a high risk of infection. Hepatology. 1996;24(4):802-6.
22. Soriano G, Guarner C, Tomas A, Villanueva C, Torras X, Gonzalez D, et al. Norfloxacin prevents bacterial infection in cirrhotics with gastrointestinal hemorrhage. Gastroenterology. 1992;103(4):1267-72.
23. Soll AH. Overview of the complications of peptic ulcer disease 2012. Disponível em: http://www.uptodate.com.
24. Bauer JJ, Kreel I, Kark AE. The use of the Sengstaken-Blakemore tube for immediate control of bleeding esophageal varices. Annals of surgery. 1974;179(3):273-7.
25. Banares R, Albillos A, Rincon D, Alonso S, Gonzalez M, Ruiz-del-Arbol L, et al. Endoscopic treatment versus endoscopic plus pharmacologic treatment for acute variceal bleeding: a meta-analysis. Hepatology. 2002;35(3):609-15.
26. Ioannou G, Doust J, Rockey DC. Terlipressin for acute esophageal variceal hemorrhage. Cochrane Database Syst Rev. 2003(1):CD002147.
27. McAuley D, Jaffer U. Best evidence topic report. Terlipressin or sclerotherapy for acute variceal bleeding? Emergency medicine journal: EMJ. 2006;23(4):301.
28. Garcia-Pagan JC, Bosch J. Endoscopic band ligation in the treatment of portal hypertension. Nature clinical practice Gastroenterology & hepatology. 2005;2(11):526-35.
29. Cello JP, Ring EJ, Olcott EW, Koch J, Gordon R, Sandhu J, et al. Endoscopic sclerotherapy compared with percutaneous transjugular intrahepatic portosystemic shunt after initial sclerotherapy in patients with acute variceal hemorrhage. A randomized, controlled trial. Annals of internal medicine. 1997;126(11):858-65.
30. Gastroenterologia FBd. Hemorragias digestivas. In: CFM Ae, editor. Projeto Diretrizes 2008; 1-14.
31. Chan WH, Khin LW, Chung YF, Goh YC, Ong HS, Wong WK. Randomized controlled trial of standard versus high-dose intravenous omeprazole after endoscopic therapy in high-risk patients with acute peptic ulcer bleeding. The British journal of surgery. 2011;98(5):640-4.
32. Heldwein W, Schreiner J, Pedrazzoli J, Lehnert P. Is the Forrest classification a useful tool for planning endoscopic therapy of bleeding peptic ulcers? Endoscopy. 1989;21(6):258-62.
33. Hwang JH, Fisher DA, Ben-Menachem T, Chandrasekhara V, Chathadi K, Decker GA, et al. The role of endoscopy in the management of acute non-variceal upper GI bleeding. Gastrointestinal endoscopy. 2012;75(6):1132-8.
34. Strate LL. Lower GI bleeding: epidemiology and diagnosis. Gastroenterology clinics of North America. 2005;34(4):643-64.
35. Zuckerman GR, Prakash C. Acute lower intestinal bleeding. Part II: etiology, therapy, and outcomes. Gastrointestinal endoscopy. 1999;49(2):228-38.
36. Strate LL. Etiology of lower gastrointestinal bleeding in adults 2012.

56

Hemorragia Digestiva Baixa

Paula Seixas Verardo
Jorge Eduardo S. S. Pinto

INTRODUÇÃO[1-3]

A hemorragia digestiva baixa (HDB) é uma causa comum de admissão hospitalar. Dentre as hemorragias digestivas, 20 a 30% são provenientes do trato gastrointestinal (TGI) baixo e acometem mais frequentemente a população entre 63 e 77 anos. A incidência anual é de 20 a 27 casos a cada 100.000 pessoas, podendo chegar a 200 casos a cada 100.000 pessoas, em pacientes com 80 anos ou mais. Este aumento da incidência é explicado pela maior prevalência da doença diverticular e angiodisplasia colônicas na população idosa.

Historicamente, a HDB é definida como sangramento originário distalmente ao ligamento de Treitz. No entanto, com a popularização dos métodos endoscópicos, tem sido proposta uma nova definição baseada em dois pontos anatômicos: a papila de Vater e a válvula ileocecal. Assim, considera-se hemorragia digestiva alta (HDA) até a papila de Vater, hemorragia digestiva de intestino médio da papila de Vater até o íleo terminal e HDB a partir da válvula ileocecal.

A apresentação clínica costuma ser diversa, variando desde episódios recorrentes e pouco expressivos de hematoquezia, ou mesmo sangramentos crônicos subclínicos, até episódios de sangramentos maciços, gerando instabilidade hemodinâmica.

A apresentação costuma ser autolimitada, cessando espontaneamente o sangramento em 80 a 85% dos casos.

Se comparada com a HDA, os pacientes costumam apresentar evolução clínica de menor gravidade, ou seja, possuem hemoglobina basal mais elevada e evoluem menos vezes para choque hipovolêmico, necessitando de menos hemotransfusões.

Atualmente, a taxa de mortalidade varia de 2 a 4%, e está relacionada, na maioria dos casos, a comorbidades preexistentes ou complicações infecciosas.

ETIOLOGIA[2-4]

As causas de HDB podem ser didaticamente agrupadas em categorias de acordo com sua fisiopatologia, quais sejam: anatômica, vascular, inflamatória, neoplásica, traumática e iatrogênica.

As principais etiologias são:

- doença diverticular;
- angiodisplasia;
- câncer colorretal;
- doenças inflamatórias intestinais – doença de Crohn e retocolite ulcerativa; e
- afecções anorretais - hemorroidas e fissuras.

Fístulas aortoentéricas, vasculites, intussuscepção e enteropatia associada a hipertensão portal também estão incluídas nas causas menos comuns de HDB (Tabela 56.1).

A doença diverticular colônica é a causa mais comum de HDB. Esta patologia está presente em 30% das pessoas acima dos 50 anos, dobrando a prevalência naqueles acima dos

TABELA 56.1 Principais causas etiológicas da HDB
Doença diverticular
Angiodisplasia
Neoplasia de colo e reto
Colite isquêmica
Hemorroida
Doença inflamatória intestinal – doença de Crohn e retocolite ulcerativa
Hemorragia pós-polipectomia
Colopatia por AINES
Colite infecciosa
Varizes de reto

80 anos. Dessa maneira, ela é responsável por 20 a 65% dos episódios de HDB. Aproximadamente 75% dos episódios cessam espontaneamente e possuem taxa de recorrência de sangramento de 25 a 40% em 4 anos, sendo esta bem menor após tratamento endoscópico.

APRESENTAÇÃO CLÍNICA[5]

Classicamente, a HDB possui como apresentação a hematoquezia, que se define como exteriorização de sangramento vermelho-vivo através do reto, com ou sem fezes. As hemorragias do colo esquerdo habitualmente comportam-se dessa maneira; por outro lado, aquelas provenientes do colo direito e do intestino delgado possuem coloração acastanhada, enegrecida, e, mais raramente, podem apresentar-se como melena. É possível ainda que HDAs evoluam em 10 a 15% dos casos como hematoquezia, dependendo do volume de sangramento e da velocidade do trânsito do trato gastrointestinal, o que mostra a importância da suspeição clínica nessas situações.

AVALIAÇÃO INICIAL

A avaliação inicial dos pacientes com HDB baseia-se em: história clínica, exame físico e exames laboratoriais. Os três aspectos são essenciais para tentar determinar a fonte de sangramento, estratificar o risco dos pacientes e, assim, direcionar a investigação e as condutas terapêuticas iniciais, indicando ou não a necessidade de internação hospitalar e intervenções terapêuticas com urgência.

HISTÓRIA CLÍNICA

Alguns pontos da história devem sempre ser questionados, como duração, quantidade e aspecto do sangramento, episódios prévios, mudança do hábito intestinal e sintomas associados – dor abdominal, febre, perda de peso, diarreia, vômitos.

Vale destacar que a HDB de etiologia anatômica ou vascular não costuma cursar com dor abdominal. Portanto, estando ela presente, principalmente se associada aos demais sintomas citados, direciona-se o diagnóstico diferencial para doenças inflamatórias intestinais, quadros infecciosos e lesões malignas.

A história farmacológica também deve ser levantada, principalmente o uso de medicações que aumentam o risco de sangramento, como aspirina, anticoagulantes e anti-inflamatórios não esteroides (AINES). O uso recente de antibiótico sugere colite pseudomembranosa após terapia antimicrobiana.

A presença de comorbidades, como diabetes, cardiopatias, pneumopatias, aumenta o risco de morbimortalidade. Assim, a sua identificação torna-se importante para determinação do prognóstico. Além disso, informar-se sobre comorbidades e procedimentos cirúrgicos prévios auxilia no direcionamento do diagnóstico (por exemplo, a HDB em pacientes portadores de aneurisma de aorta abdominal, até que se prove o contrário, deve ser considerada secundária a uma fístula aortoentérica. Outro exemplo é a radioterapia pélvica, que possui como complicação tardia a proctite, cuja manifestação, em geral, se dá pelo sangramento retal, podendo ocorrer num período a partir de nove meses até quatro anos após a realização do procedimento).

Outro procedimento que possui como complicação a HDB é a polipectomia por via colonoscópica. Um estudo recente demonstrou que houve relato de HDB em 8,7 casos a cada 1.000 procedimentos, podendo ocorrer precocemente ou até 15 dias após o procedimento.

EXAME FÍSICO[1-5]

O exame físico deve proceder de forma completa, destacando-se:

- o aparelho cardiovascular, em busca de sinais indicativos de instabilidade hemodinâmica, como:
  - hipotensão arterial (pressão arterial sistólica (PAS) < 90 mmHg, pressão arterial média (PAM) < 60 mmHg ou queda maior que 40 mmHg na PAS);
  - hipotensão postural (queda maior que 20 mmHg na PAS ou aumento da FC maior que 20 bpm com mudança do decúbito dorsal para ortostase);
  - taquicardia;
  - pulso filiforme;
  - palidez/cianose de extremidades.
- sinais e sintomas de inadequação da perfusão tecidual:
  - prostração;
  - ansiedade;
  - sudorese;
  - taquipneia/dispneia;
  - dor precordial;
  - sede;
  - oligúria/anúria;
  - confusão mental e, em fases mais tardias, inconsciência.

O exame do aparelho digestivo, incluindo obrigatoriamente o exame proctológico com toque retal para o diagnóstico das patologias anorretais, é mandatório. É importante ressaltar que aproximadamente 40% dos carcinomas retais são palpáveis durante o toque retal. Além disso, a simples inspeção estática e dinâmica da região anal pode facilmente visualizar sangramento ativo e diagnosticar patologias mais superficiais, como fissuras, lacerações ou hemorroidas. Lembre-se de que o achado de lesão anorretal não exclui a possibilidade de sangramento colônico concomitante.

A magnitude da perda volêmica nos pacientes com quadro de hemorragia digestiva pode ser mensurada por meio de alguns parâmetros do exame clínico destacados (Tabela 56.2). Considera-se sangramento maciço aqueles casos de HDB que evoluem com instabilidade hemodinâmica, possuindo perda volêmica estimada superior a 15% da volemia.

EXAMES LABORATORIAIS[6-7]

A avaliação laboratorial inicial mínima deve incluir:

- Hemograma completo;
- Coagulograma;
- Ureia, creatinina e eletrólitos;
- Tipagem sanguínea e fator RH.

A avaliação eletrocardiográfica deve ser incluída nos pacientes que tenham: idade acima de 50 anos, fatores de risco para doença coronariana, história de arritmias cardíacas ou relato de dor precordial/palpitações durante episódio de sangramento.

A hemoglobina (Hb) e o hematócrito (Ht) iniciais apresentam significado limitado na hemorragia aguda, podendo estar falseados, e, após manejo inicial com hidratação vigorosa, evoluir com sua queda. São necessárias 24 a 48 horas para o organismo equilibrar o volume intravascular e, assim, os valores começarem a ser mais fidedignos.

A suspensão de antiagregantes plaquetários e anticoagulantes deve, sempre que possível, ser realizada. Além disso, pacientes com sangramento intestinal ativo com algum distúrbio de coagulação verificado no exame laboratorial inicial (TTPa prolongado e/ou INR alargado – maior que 1,5) ou plaquetopenia (contagem plaquetária inferior a 50.000) devem transfundir plasma fresco ou produtos com fatores de coagulação e plaquetas, respectivamente.

Os parâmetros laboratoriais para indicar hemotransfusão não são estritos e predeterminados na literatura. Cada caso deve ser analisado individualmente. De maneira geral, pacientes portadores de múltiplas comorbidades, como DPOC ou coronariopatia, não toleram nível de Hb inferior a 9 mg/dL, tornando-se sintomáticos próximos a este valor. Já pacientes mais jovens, sem comorbidades, possuem este corte mais baixo, necessitando de hemotransfusão com níveis inferiores de Hb. Há também pacientes com sangramento ativo com hipovolemia que requerem transfusão de hemácias mesmo com Hb aparentemente normal.

ESTRATIFICAÇÃO DE RISCO[6-9]

Nesse grupo de pacientes, a estratificação de risco baseada em sistemas de pontuação para desfecho desfavorável, como os sistemas Rockall e Blatchford, que incluíram risco de ressangramento e morte, não está tão bem estabelecida na literatura como no contexto da HDA. Entretanto, alguns parâmetros clínicos no momento da triagem inicial são reconhecidamente fatores para pior prognóstico, portanto, são considerados indicativos de admissão hospitalar. São eles:

- idade ≥ 60;
- instabilidade hemodinâmica;
- uso de ácido acetilsalicílico ou AINES;
- tempo de protrombina e/ou INR aumentado;
- comorbidades associadas (cardiorrespiratórias, renal, hepática);
- evidência de sangramento digestivo intenso e contínuo após 1 hora da avaliação inicial, mesmo sem comprometimento hemodinâmico;
- necessidade de hemotransfusão.

TRATAMENTO INICIAL[6-9]

Paralelamente à avaliação clínica inicial, e antes mesmo da realização de testes diagnósticos ou intervenção terapêutica específica, medidas iniciais de suporte hemodinâmico devem ser prontamente iniciadas, assim como a correção das prováveis alterações que possam gerar risco iminente de morte ao paciente. Tais medidas têm por objetivo restaurar a volemia, garantindo a manutenção de pressões de enchimento ventricular para produzir débito cardíaco efetivo e adequada perfusão tecidual. As medidas iniciais consistem em:

1. Acesso venoso;
2. Reposição volêmica com cristaloides – soro fisiológico 0,9% ou Ringer lactato;
3. Hemotransfusão;
4. Correção dos distúrbios de coagulação – transfusão de plasma, produtos com fatores de coagulação, plaquetas ou administração de vitamina K.

TABELA 56.2 Classificação das hemorragias digestivas quanto aos parâmetros hemodinâmicos

	Classe I	Classe II	Classe III	Classe IV
Perda volêmica %/mL	< 15%/< 750 mL	15 a 30%/750 a 1.500 mL	a 40%/1.500 a 2.000 mL	> 40%/> 2.000 mL
FC	< 100 bpm	> 100 bpm	> 120 bpm	> 140 bpm
PA	Inalterada	Hipotensão ortostática	Hipotensão	Hipotensão
Reposição volêmica	Cristaloide	Cristaloide	Cristaloide + Concentrado de hemácias	Cristaloide + Concentrado de hemácias

FC: frequência cardíaca; PA: pressão arterial.

Antes de se cogitar a realização da endoscopia digestiva nos pacientes com sangramento ativo, sobretudo naqueles com instabilidade hemodinâmica, deverão ser puncionados, idealmente, dois acessos venosos calibrosos em veias periféricas para infusão rápida de soluções cristaloides e de hemoderivados, caso haja necessidade. Deve-se avaliar o acesso venoso central nos casos em que não se obtenha acesso venoso periférico ou naqueles casos de instabilidade hemodinâmica refratária à ressuscitação volêmica inicial, em que é necessário o uso de amina vasoativa. Nesta última situação, deve-se considerar também a monitorização invasiva da pressão arterial.

A sondagem vesical está indicada para a adequada monitoração da diurese e para o controle da hidratação e do balanço hídrico.

Vale destacar que a agressividade das medidas terapêuticas iniciais dependerá da gravidade do sangramento e da manutenção ou não da hemorragia e suas repercurssões.

Os critérios para admissão em uma unidade de terapia intensiva são:

- Queda superior a 6% do Ht;
- Necessidade de transfusão superior a duas bolsas de sangue;
- Sangramento intestinal ativo e contínuo;
- Sinais de instabilidade hemodinâmica mesmo após medidas de suporte iniciais (persistência de hipotensão arterial/taquicardia);
- Presença de comorbidades que aumentam o risco de complicações.

A passagem de sonda nasogástrica para lavagem gástrica diagnóstica e exclusão de sangramento digestivo alto nos casos de HDB ainda é conduta controversa na literatura, não havendo nenhum estudo que a valide universalmente.

A obtenção de efluente bilioso e sem sangue tem alto valor preditivo negativo, sendo capaz de afastar origem gástrica ou duodenal do sangramento; entretanto, frequentemente o líquido drenado não é bilioso, o que indica que a avaliação do segmento pós-pilórico não pôde ser realizada.

A HDA é menos provável com a presença de bile no lavado, mas não pode ser excluída nos casos de aspirado limpo, fazendo-se necessária a realização de endoscopia digestiva alta (EDA).

Recomenda-se realizar a EDA rotineiramente quando a suspeita de HDA é de moderada a alta ou de HBD com instabilidade hemodinâmica.

A lavagem gástrica diagnóstica, nos casos em que se suspeita de HDA leve, pode ser realizada.

EXAMES COMPLEMENTARES E TRATAMENTO[6-11]

Após estabilização hemodinâmica do paciente e exclusão da fonte de sangramento do TGI alto, a localização e a causa da hemorragia digestiva baixa devem ser pesquisadas. Alguns dos exames complementares diagnósticos disponíveis são: colonoscopia, cintilografia, angiotomografia computadorizada (angio-TC) e angiografia.

COLONOSCOPIA[6-11]

A colonoscopia é o exame complementar de escolha para diagnóstico e tratamento nos casos de HDB, possuindo grande capacidade de avaliação estrutural do TGI inferior.

O seu rendimento diagnóstico varia de 45 a 90%, e possui como vantagens aos demais procedimentos a grande sensibilidade, a visualização direta da fonte de sangramento. Possibilita ainda a realização de terapêutica definitiva e biópsia de material para análise histopatológica. Entretanto, este exame apresenta algumas limitações, incluindo a necessidade de preparação do colo, os riscos da sedação (depressão cardiovascular e respiratória) e do próprio procedimento, como perfuração/ sangramento intestinal, além de depender da experiência e da habilidade do examinador. Complicações desse tipo de procedimento em pacientes com HDB são reportadas em menos 2% dos casos.

Os pacientes com HDB grave após expansão de volume e estabilização hemodinâmica devem ser submetidos a exame endoscópico de emergência (8 a 24 horas desde a admissão hospitalar). A precocidade da endoscopia está relacionada à menor necessidade de transfusão sanguínea, à diminuição do tempo de internação e dos custos hospitalares e ao maior índice de detecção do foco de hemorragia.

A preparação do colo antes da colonoscopia é extremamente importante para melhor visualização do ponto de sangramento, aumentando o rendimento diagnóstico e reduzindo o risco de complicações intrínsecas ao exame, como a perfuração intestinal. O preparo mais utilizado é o realizado com solução de manitol 20%, cerca de 500 a 1.000 mL a cada 30 a 45 minutos, até que a eliminação intestinal esteja livre de material fecal. A solução poderá ser infundida por via oral ou através de sonda nasogástrica naqueles pacientes com alto risco de broncoaspiração. O procedimento endoscópico deve ser realizado de 1 a 2 horas após o preparo. Portanto, a abordagem preconizada deve ser realizar a colonoscopia logo que o paciente tenha sido reanimado e após uma preparação colônica adequada.

Os métodos endoscópicos para controle do sangramento são os mais variados possíveis, sendo eles: injeção submucosa de adrenalina, eletrocoagulação (bipolar-Gold/BICAP ou monopolar), emprego de clipes metálicos (Hemoclip), ligaduras elásticas, entre outros. Eles podem ser empregados de forma isolada ou em associação.

Nos pacientes com HDB em que o ponto de sangramento não consegue ser detectado pela colonoscopia, ou nas situações em que este método, por ventura, não consiga ser realizado, outros exames de imagem diagnósticos encontram-se disponíveis, quais sejam cintilografia, angio-TC e arteriografia, podendo a arteriografia, inclusive, ser terapêutica. A utilização das outras modalidades diagnósticas citadas anteriormente deve ser guiada por apresentação clínica, estabilidade hemodinâmica, experiência individual de cada serviço, bem como pela disponibilidade dos exames. Nenhum grande estudo randomizado demonstrou superioridade de uma determinada estratégia.

CINTILOGRAFIA[7-11]

A cintilografia é o exame com maior sensibilidade para detecção de sangramento do TGI. Ela é capaz de identificar sangramentos com baixíssimo fluxo – 0,1 a 05 mL/minuto, e, além disso, possui como vantagem o fato de ser um procedimento não invasivo. O marcador de hemácias preferencialmente utilizado neste tipo de exame é o tecnécio (99 m-Tc), já que a sua meia-vida longa permite obtenção de imagens até 24 horas após a sua injeção. O radiotraçador ligado às hemácias traz maior benefício ao detectar sangramentos intermitentes ou de origem obscura.

Outro marcador disponível e menos utilizado é o tecnécio sulfúrico coloidal, o qual possui capacidade de se manter na corrente sanguínea apenas por alguns minutos (10 a 15 minutos), diminuindo assim a chance de se obter imagem diagnóstica durante o exame.

As grandes desvantagens do método são: a necessidade de sangramento intestinal ativo durante o exame, para demonstrar extravasamento das hemácias marcadas para luz intestinal; não possuir potencial terapêutico; não determinar a causa do sangramento; e baixa acurácia na detecção do local do sangramento, sendo esta a maior desvantagem. Por esse motivo, a cintilografia positiva é de forma geral utilizada como guia para a arteriografia ou o planejamento cirúrgico.

ANGIOTOMOGRAFIA COMPUTADORIZADA (ANGIO-TC)[7-11]

Na angio-TC, o sangramento digestivo é demonstrado por meio do extravasamento de contraste para o lúmen intestinal, necessitando-se de fluxo sanguíneo mínimo de 0,5 mL/minuto. Estudos mostram que a sensibilidade do exame é de aproximadamente 85% e sua especificidade é de 92 a 95% na avaliação dos pacientes com hemorragia digestiva aguda. As grandes vantagens do método são a sua ampla disponibilidade nos serviços de saúde, rapidez na realização e a característica intrínseca de ser minimamente invasivo. Além disso, ela também pode determinar a causa do sangramento, sendo capaz, por exemplo, de demonstrar neoplasias ou malformações vasculares e fornecer evidência de sangramento recente, visualizada como imagem hiperdensa no lúmen intestinal.

Por outro lado, a angio-TC possui como desvantagem a incapacidade terapêutica, a exposição a radiação e o uso de contraste venoso, e, consequentemente, o risco dos seus efeitos colaterais, como alergia e/ou nefropatia por contraste, sobretudo nos pacientes portadores de doença renal crônica.

O grande papel da angio-TC nos casos de HDB é a avaliação dos pacientes que encontram-se estáveis hemodinamicamente, quando a colonoscopia é incapaz de localizar o local do sangramento. Os pacientes com hemorragia digestiva maciça com instabilidade hemodinâmica devem preferencialmente proceder diretamente à arteriografia ou mesmo cirurgia de urgência.

ARTERIOGRAFIA[7-11]

A arteriografia é um método invasivo, e é, por isso, reservada principalmente aos casos em que a colonoscopia não foi eficaz no diagnóstico ou tratamento e naquelas situações em que há contraindicação ao preparo para realização de colonoscopia. Ela é capaz de detectar sangramentos com fluxo de 0,5 a 1 mL/minuto. A positividade da angiografia em identificar a hemorragia varia de 27 a 77% (média de 47%). Esse número pode aumentar em pacientes com sangramentos mais volumosos, com instabilidade hemodinâmica, queda do hematócrito e necessidade de hemotransfusões.

As vantagens desse método com relação aos demais são: não haver necessidade de preparo prévio; possuir boa acurácia na localização do sangramento; e, acima de tudo, possuir potencial terapêutico através de embolização arterial ou uso de vasopressina local. A arteriografia pode ser utilizada não só com o objetivo de interrupção permanente do sangramento, mas também como "ponte" para a cirurgia. Ela ainda é considerada método padrão-ouro para o diagnóstico de angiodisplasia.

A infusão de vasopressina através da cateterização seletiva arterial é uma das formas de interromper definitiva ou mesmo temporariamente o sangramento intestinal. Esse método apresenta taxa de ressangramento relativamente alta, de aproximadamente 50%.

A embolização superseletiva arterial com gelfoam, molas espirais ou partículas de álcool com polivinil, por sua vez, demonstra ser um método mais definitivo no controle do sangramento, obtendo sucesso na sua interrupção em aproximadamente 90% dos casos e possuindo menor incidência de complicações isquêmicas se comparada à injeção de vasopressina local. Ambos os métodos citados podem piorar a função renal, pois a arteriografia é dependente de contraste. Podem também complicar com hematoma ou formação de pseudoaneurisma no local da punção arterial, ou mesmo evoluir para isquemia intestinal. As complicações ocorrem em até 10% dos pacientes submetidos ao exame.

Recomenda-se que a arteriografia seja reservada para os pacientes nos quais a colonoscopia não seja viável em virtude de hemorragia grave com instabilidade hemodinâmica ou naqueles com persistente ou recorrente sangramento gastrointestinal e uma colonoscopia não diagnóstica.

CIRURGIA[4-11]

Na maioria dos pacientes, a HDB consegue ser controlada com terapias aplicadas no momento da colonoscopia ou da angiografia. A cirurgia de emergência raramente é necessária. Estima-se que apenas 10 a 25% o façam. Alguns critérios auxiliam na indicação de uma cirurgia de emergência, quais sejam:

- manutenção da instabilidade hemodinâmica apesar das medidas de ressuscitação;
- sangramento persistente (necessidade de transfundir mais de seis concentrados de hemácias) e sem diagnóstico após colonoscopia de emergência, cintilografia, angiografia;
- hemorragia grave recorrente.

Preferencialmente, a cirurgia deve ser realizada em caráter eletivo, porque há uma alta taxa de mortalidade nas intervenções cirúrgicas emergenciais.

As cirurgias eletivas devem ser consideradas em pacientes cuja fonte de sangramento foi claramente identificada mas as terapias mais conservadoras não obtiveram êxito no seu controle. A localização precisa do local do sangramento no período pré-operatório é essencial para a realização bem-sucedida de uma ressecção segmentar do colo.

A ressecção segmentar do colo às cegas ou baseada exclusivamente na localização do sangramento pela cintilografia está associada a altas taxas de ressangramento e mortalidade.

REFERÊNCIAS BIBLIOGRÁFICAS

1. Pasha SF, Shergill A, ASGE Standards of Practice Committee, et al. The role of endoscopy in the patient with lower GI bleeding. Gastrointest Endosc. 2014;79:875–885.
2. Kim BS, et al. Diagnosis of gastrointestinal bleeding: a practical guide for clinicians. World J Gastrointest Pathophysiol. 2014;15:467-78.
3. Zuccaro G Jr. Management of the adult patient with acute lower gastrointestinal bleeding. Am J Gastroenterol. 1998;93:1202-8.
4. Alves PRA, Sakai P, Consenso Brasileiro em Endoscopia Digestiva da Sociedade Brasileira de Endoscopia Digestiva. SOBED. 2002 jan/fev;21(1):33-42.
5. Newman J, Fitzgerald JEF, Gupta S, et al. Outcome predictors in acute surgical admissions for lower gastrointestinal bleeding. The Association of Coloproctology of Great Britain and Ireland. 2011;14:1020-6.
6. Osman et al. Management by the intensivist of gastrointestinal bleeding in adults and children. Annals of Intensive Care. 2012;2:46.
7. Farrell JJ, Friedman LS. Review article: the management of lower gastrointestinal bleeding. Aliment Pharmacol Ther. 2005;21:1281-98.
8. Elta GH. Urgent colonoscopy for acute lower-GI bleeding. Gastrointest Endosc. 2004;59:402-8.
9. Farrell JJ, Friedman LS. Gastrointestinal bleeding in the elderly. Gastrointest Endosc Clin N Am. 2001;30:377-407, viii.
10. Bounds BC, Kelsey PB. Lower gastrointestinal bleeding. Gastrointest Endosc Clin N Am. 2007;17:273-88, vi.
11. Kollef MH, O'Brien JD, Zuckerman GR et al. BLEED: a classification tool to predict outcomes in patients with acute upper and lower gastrointestinal hemorrhage. Crit Care Med. 1997;25(7):1125.

57

Pancreatite Aguda

Paulo Antoniazzi
Fátima Magro Ostini

INTRODUÇÃO

A pancreatite aguda é uma doença inflamatória do trato digestivo com prevalência e alta mortalidade, despertando, por isso, grande interesse entre os pesquisadores. Estudos mostram que sua incidência mundial varia de 4,9 a 73,4 casos/100.000 habitantes distribuídos ao redor do mundo. Gastam-se, atualmente, bilhões de dólares com pesquisas para seu diagnóstico e tratamento.[1]

A mortalidade da pancreatite aguda é de cerca de 5%, podendo alcançar valores de 20 a 30% em pacientes com quadros severos e necrose infectada.[2]

Mudanças importantes na definição e classificação da pancreatite aguda foram feitas desde os critérios estabelecidos em Atlanta, em 1992. A evolução da doença foi dividida em duas principais fases: a inicial, caracterizada pela Síndrome da Resposta Inflamatória Sistêmica (SIRS), e/ou falência orgânica; e a tardia, que acontece a partir da primeira semana de evolução e caracteriza-se por complicações locais. Estas incluem coleções peripancreáticas, necrose do órgão (estéril ou infectada) e pseudocistos, infectados ou não.[3]

FISIOPATOLOGIA

O processo patológico na pancreatite aguda compreende três fases. A primeira delas é consequência da ativação das enzimas pancreáticas no tecido glandular graças à injúria ou a problemas no ácino.[4] O tripsinogênio se ativa em tripsina, causando autodigestão da glândula, edema, danos vasculares, hemorragia e necrose pancreática. Outras enzimas, como elastase, lipase, quimotripsina e fosfolipase, também estão envolvidas nesse processo. As segunda e terceira fases caracterizam-se por inflamação intra e extrapancreática.

As causas mais comuns são cálculos, cerca de 40 a 70%. Essa condição é denominada pancreatite biliar, pois os cálculos se formam no interior da vesícula e, quando migram, provocam obstrução nos ductos pancreáticos próximos ao esfíncter de Oddi.[5] Outra causa importante se relaciona ao consumo de álcool, sendo sua incidência variável entre 25 e 35%. Além disso, 5% dos casos resultam de iatrogenias que podem ocorrer após colangiopancreatografia endoscópica retrógrada (CPGER). Outras etiologias menos comuns incluem medicações, infecções, trauma, hereditariedade e doenças autoimunes.

A hipertrigliceridemia pode ser a causa da pancreatite aguda em cerca de 1 a 4% dos casos. Os níveis séricos de triglicérides, para estarem ligados à causa, devem ser superiores a 1.000 mg/dL.

Anormalidades anatômicas do pâncreas podem ocorrer em 10 a 15% dos indivíduos, incluindo divisão pancreática e alterações na função do esfíncter de Oddi. Há controvérsias, mas parece que as alterações estruturais isoladamente não são causadoras de pancreatite aguda, a qual, na realidade, resulta de uma combinação de fatores incluindo não só alterações estruturais, mas também causas genéticas e predisposição individual.

PARA O DIAGNÓSTICO

DOS CRITÉRIOS CLÍNICOS

O American College of Gastroenterology determina que o paciente deve apresentar dois dos três critérios seguintes para que o diagnóstico de pancreatite se imponha. Dos critérios envolvidos estão dor abdominal, níveis elevados de amilase ou lipase sérica (≥ 3 vezes o limite superior de normalidade) e achados tomográficos característicos.[3]

A dor abdominal frequentemente é epigástrica, de média ou forte intensidade, constante, podendo ser irradiada para as costas e persistir por mais de 24 horas. Náuseas e vômitos também podem ocorrer. Sintomas respiratórios, como dispneia e dor ventilatório-dependente secundária a derrame pleural e irritação diafragmática, podem estar presentes. A insuficiência respiratória caracterizada por Síndrome da Angústia Respiratória Aguda (SARA) pode ser vista nos casos mais graves. O exame físico pode ser inespecífico, apenas com dor à palpação abdominal nos casos leves e no início, sem sinais de irritação peritoneal. Febre pode estar presente principalmente na pancreatite grave em cerca de 50% dos pacientes.

DOS CRITÉRIOS LABORATORIAIS

A elevação das enzimas pancreáticas, como lipase e amilase, ocorre nas primeiras 24 horas do início dos sintomas. A dosagem da lipase é preferencial, e quando seus valores são acima de três vezes o nível superior da normalidade tem uma especificidade de 99% para diagnóstico de pancreatite aguda e sensibilidade de 100%. A sensibilidade da amilase é menor, podendo estar elevada em outras condições que não a pancreatite, tais como gravidez, Insuficiência Renal Aguda (IRA), perfuração de esôfago, apendicite aguda e obstrução intestinal.[5] Os níveis séricos de amilase tendem a se normalizar após as primeiras 24 horas do início da doença, o que diminui sua sensibilidade.

Parece não haver relação entre a elevação dos níveis de enzimas pancreáticas e a gravidade da doença.[5] A lipase é mais específica e permanece elevada por mais tempo. Nos pacientes diabéticos os níveis de referência da lipase são três a cinco vezes o valor normal.

DAS IMAGENS

Quando tivermos dois critérios diagnósticos, a tomografia computadorizada contrastada (TCC) e a ressonância magnética (RNM) não são necessárias, exceto se houver dúvida diagnóstica. Podemos utilizá-las também para identificar possíveis complicações tardias da doença.[6] O uso da tomografia computadorizada na primeira semana não mostrou mudanças no seguimento ou manejo dos pacientes. O ultrassom de abdome é recomendado para se definir a provável etiologia, devendo ser feito em todos os pacientes. Pode revelar quadros de colelitíase, colecistite aguda, obstrução biliar no colédoco, sendo de utilidade para o manejo e programação terapêutica.[7]

Nos pacientes com dor persistente, febre, náuseas e incapacidade de se alimentar, a tomografia contrastada e a ressonância magnética são recomendadas após 72 horas do início do quadro para se excluir outras patologias intra-abdominais. A ressonância magnética pode detectar pequenos cálculos no colédoco da ordem de 3 mm de diâmetro, e é mais bem indicada aos indivíduos alérgicos a contraste e com função renal tocada.

FORMAS DE PANCREATITE

Paradoxalmente, apesar dos avanços na compreensão dos aspectos ligados à fisiopatologia da doença, cerca de 15 a 20% dos pacientes ainda desenvolvem a sua forma mais severa, 17% evoluem com necrose pancreática e 47% daqueles com múltiplas disfunções orgânicas possivelmente morrerão.[8]

A persistência da disfunção orgânica por período superior a 48 horas eleva a mortalidade em 34 a 55%. Entretanto, sua resolução nesse período está associada, a no máximo, 3% de óbito. Parece que a presença de necrose pancreática não está necessariamente ligada à falência de outros órgãos. O que então caracteriza a pancreatite aguda grave é a persistência de falência orgânica em período acima de 48 horas. Entretanto, indivíduos com resolução do quadro em tempo inferior a esse período, sem lesão em órgãos-alvo e tampouco complicações locais são classificados como portadores da forma mais branda da doença.

Essa classificação mais antiga se baseava nos critérios de Atlanta descritos em 1992 e contemplava somente as formas severa e branda da doença, mas o grupo com pancreatite aguda grave mostrou-se bastante heterogêneo. Havia situações clínicas que poderiam evoluir tanto para óbito quanto para formas mais brandas, as quais, apesar de apresentarem necrose, mostravam desfecho favorável. Desse modo, em março de 2012 foi validado um novo subgrupo da pancreatite aguda. Esse estudo foi desenvolvido pela Mayo Clinic e acrescentou a forma de pancreatite aguda moderadamente grave à classificação anterior.[9] Logo, o que caracteriza a pancreatite aguda moderadamente grave é a presença somente de complicações locais, com ausência de disfunções orgânicas persistentes.

A falência orgânica foi definida como: renal (creatinina ≥ 2 mg/dL), respiratória ($PaO_2 \leq 60$ mmHg) e circulatória (pressão sistólica ≤ 90 mm Hg) (Tabela 57.1).

ESCORES DE GRAVIDADE E ESTRATIFICAÇÃO DE RISCO

A abordagem inicial e a estratificação de risco são feitas segundo as diretrizes publicadas pelo American College of Gastroenterology, que recomenda qual deveria ser o destino dado ao paciente após uma avaliação clínica preliminar.

O preditor mais eficaz de pior prognóstico é a falência orgânica persistente em vez da necrose pancreática (Tabela 57.2). Vários escores de gravidade foram desenvolvidos com base somente em alterações morfológicas da glândula sem levar em consideração os critérios clínicos. Como exemplo estão o escore de Balthazar e o CT Severe Index (CTSI).[10] O CTSI foi criado a partir do escore de Balthazar, tradicional em 1990, pelo mesmo autor. Esse índice é determinado com base na soma das pontuações obtidas no escore de Balthazar

TABELA 57.1 Classificação da pancreatite segundo simpósio de Atlanta 1992 e revisão de 2012

Classificação da pancreatite aguda	Critérios de Atlanta (1992)	Critérios de Atlanta (2012) modificados
Leve	▪ Ausência de disfunção orgânica ▪ Ausência de complicações locais	▪ Ausência de disfunção orgânica ▪ Ausência de complicações locais
Grave	▪ Complicação local e/ou disfunção orgânica ▪ Sangramento do trato gastrointestinal (> 500 mL/24 horas) ▪ Choque PA sistólica < 90 mmHg ▪ $PaO_2 \leq 60$ mmHg ▪ Creatinina ≥ 2 mg/dL	▪ Disfunção orgânica persistente > 48 horas
Moderadamente grave		▪ Complicação local e/ou ▪ Disfunção orgânica transitória

Fonte: Adaptada de Scott Tenner et al.[3]

e da avaliação do percentual de necrose glandular. Seu resultado classifica a pancreatite do seguinte modo:

- De 0 a 3: pancreatite aguda leve;
- De 4 a 6: pancreatite aguda moderada;
- De 7 a 10: pancreatite aguda grave.

Esses critérios devem ser sempre avaliados em um contexto clínico, pois, isoladamente, não oferecem vantagem em predizer a gravidade, além disso, no setor de emergência seu uso é limitado e indisponível para a maioria dos médicos. Tampouco os critérios de Ranson podem ser aplicados na emergência, pois requerem observação hospitalar mínima de 48 horas.[11]

O critério de Glasgow (também chamado de Imrie), utilizado internacionalmente desde 1985, avalia a pancreatite aguda com base em oito variáveis, e a presença de pelo menos três delas sugere gravidade.

O APACHE II (Acute Physiology and Chronic Health Evaluation II) também pode ser utilizado para avaliação prognóstica da doença, mortalidade e necessidade de indicar internação em CTI. As pontuações acima de 10 são associadas a doença grave. Esse critério tem sensibilidade de 71% e especificidade de 91%, sendo superior aos critérios de Ranson e Glasgow.

TABELA 57.2 Critérios de Balthazar e CTSI

Índice de gravidade tomográfica	
Inflamação pancreática	**Pontos**
Pâncreas normal	0
Irregularidades focais ou difusas	1
Inflamação peripancreática com anormalidades intrínsecas	2
Coleções intra ou extrapancreáticas	3
Duas ou mais coleções (com presença de gás) no pâncreas ou retroperitoneais	4
Necrose pancreática	**Pontos**
Ausente	0
< 30%	2
> 30% a 50%	4
> 50%	6

Fonte: Adaptada de Balthazar E J et al.[10]

Atualmente, um novo critério de gravidade foi desenvolvido com total utilização à beira do leito e com grande sensibilidade para predizer o grau de severidade da doença. O BISAP (Bedside Index of Severity in Acute Pancreatitis) é um escore de gravidade relativamente simples, baseado em dados de 177 hospitais dos Estados Unidos, onde foram relatados mais de 17.000 casos de pancreatite.[12] O escore é de fácil execução e deve ser aplicado nas primeiras 24 horas de internação hospitalar, podendo ser feito até mesmo na sala de emergência. É específico para pancreatite aguda e se baseia em cinco variáveis que, normalmente, estão disponíveis na admissão hospitalar: nível plasmático de ureia > 25, nível de consciência, idade > 60 anos, presença de derrame pleural e dois ou mais critérios de SIRS presentes.

Observou-se que a mortalidade aumentada está diretamente ligada a um número maior de critérios positivos. A pontuação pode variar de 0, com 0,2% de mortalidade, a 5, cuja mortalidade vai de 22 a 27%.[12] O BISAP só não se mostrou superior ao Ranson na predição de falência orgânica persistente. Para calcularmos o BISAP se faz necessário então história clínica, exame clínico, laboratório básico e raio-X de tórax. O CT de abdome não é necessário.

Outros escores de gravidade têm sido propostos incluindo Panc 3, HAPS (the Harmless Acute Pancreatitis Score) e JSS (Japanese Severity Score).

O escore ideal, entretanto, deve ser de fácil execução e reprodução com poucos parâmetros e efetivo em predizer casos que evoluirão desfavoravelmente com gravidade. Um estudo mostrou que o nível de ureia plasmática está muito ligado à mortalidade hospitalar, sendo que níveis elevados na admissão ou aumentos progressivos durante a evolução da doença são considerados marcadores de pior prognóstico.

Valores aumentados de hemoconcentração estão associados à evolução para necrose do órgão. Valores baixos sugerem bom prognóstico com mínimo risco de desenvolvimento de outras lesões orgânicas.

A proteína C reativa, bem como o tripisinogênio urinário, tem sensibilidade e especificidade de 71 a 75% para predizer evolução para pancreatite aguda severa.

A procalcitonina se mostrou um bom marcador de evolução para necrose infectada com sensibilidade e especificidade maior que 90%.

TRATAMENTO

O tratamento não cirúrgico da pancreatite aguda é inicialmente suportivo e se baseia em: ressuscitação volêmica precoce, suporte nutricional e antibioticoterapia.

RESSUSCITAÇÃO VOLÊMICA PRECOCE

É a pedra angular, a base de todo o tratamento instituído na pancreatite aguda, recomendado universalmente. Entretanto, não há, na atualidade, consenso no que tange ao tipo de fluido que deve ser usado, sua quantidade, velocidade de administração e metas na reposição volêmica. Seu uso visa garantir e minimizar a resposta inflamatória sistêmica.[13]

As razões para a reposição volêmica precoce e agressiva estão baseadas na necessidade de se reverter a hipovolemia, que pode ser secundária a vômitos, diminuição da ingesta, perdas para o terceiro espaço e aumento de perdas insensíveis com trabalho respiratório e sudorese. (Figura 57.1)

A restauração volêmica tanto da macro quanto da microcirculação previne o gatilho que desencadeia os eventos resultantes na necrose do órgão.

A melhora no hematócrito e nos níveis de ureia e creatinina está relacionada a diminuição da morbimortalidade. O papel da hemoconcentração como marcador de hipovolemia tem sido demonstrado desde 1960, e hematócritos (Ht) $\geq$ 44% na admissão hospitalar e níveis persistentemente altos após 24 horas de internação estão relacionados a maior chance de desenvolvimento de necrose.

Então, a monitorização desses parâmetros (Ht, ureia e creatinina) nos dá uma ideia da efetividade da ressuscitação volêmica inicial.

As alterações ocorridas na microcirculação decorrem de uma descontrolada e excessiva ativação da resposta inflamatória sistêmica com liberação de mediadores, que causam injúria endotelial e aumentam a permeabilidade capilar com sequestro de líquidos.[14]

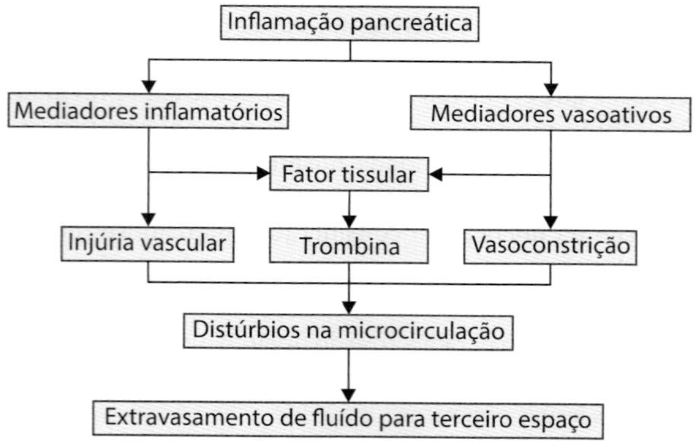

FIGURA 57.1 Fisiopatologia da depressão de fluidos na pancreatite aguda. *Fonte:* Adaptado de Aakash Aggarwal, 2014.[32]

Assim, o propósito da reposição volêmica não é simplesmente repor o intravascular, mas também modular a resposta inflamatória, diminuindo a permeabilidade capilar e evitando translocação bacteriana.

Nem todos os pacientes necessitarão da terapia vigorosa com fluidos. Os que apresentam as formas grave e moderadamente grave da doença são os grupos aos quais essa reposição deve ser incentivada.

Da escolha do tipo de fluido

Atualmente, dois tipos de fluido que são usados com frequência: os coloides, com várias formulações, como dextran, hetastarch e albumina. Suas características farmacológicas são comuns, e são ótimas opções quando se requer uma rápida otimização do intravascular com melhora hemodinâmica.

Graças ao seu peso molecular e tamanho da partícula promovem um efeito osmótico interessante, efetivo em captar líquido do interstício com melhora do fluxo circulatório. Suas desvantagens residem no fato de que podem causar sobrecarga renal, coagulopatias, reação anafilática e excesso de volume intravascular.

Dos cristaloides disponíveis temos soro fisiológico, ringer lactato e ringer etilpiruvato com salina hipertônica. São soluções que se distribuem nos dois compartimentos, plasma e interstício, sendo necessário administrá-las em grandes quantidades para restaurar o intravascular, o que pode ocasionar edema pulmonar. A salina hipertônica pode ser usada em volumes menores, mas há ainda o risco de mielinólise pontina.

O fluido ideal na ressuscitação volêmica ainda é muito controverso e não está totalmente determinado. Vários estudos em animais têm demonstrado a superioridade do uso de coloides quando comparados aos cristaloides. Isso se deve ao fato de que, permanecendo por mais tempo no intravascular, o fluxo sanguíneo é restaurado, com diminuição de substâncias inflamatórias circulantes que conseguem alcançar o ácino pancreático.

Um estudo recente, randomizado e controlado, publicado por Wu et al., em 2011, mostrou a superioridade do uso do ringer lactato quando comparado com a salina normal na redução da prevalência da SIRS e dos níveis medidos de proteína C ativada.[15]

Recentemente, a salina hipertônica tem sido estudada e parece ser útil na modulação dos níveis de citocinas.[16]

As tendências atuais sinalizam para o uso combinado de coloides e cristaloides de maneira a aproveitar o máximo de benefícios isolados de cada um. A proporção sugerida por alguns pesquisadores é de 1:3 para coloides e cristaloides, respectivamente.

Em resumo, o atual estado da arte em relação ao tipo de fluido a ser utilizado ainda carece de elevado nível de evidência. A recomendação da American Gastroenterologycal Association é para o uso de cristaloides, sendo os coloides reservados a situações pontuais, quando o hematócrito for < 25% e os níveis de albumina sérica estiverem < 2 gramas. O ringer lactato é preferido em relação à solução salina normal.

Das quantidades a serem usadas

Por critérios chineses, uma infusão agressiva de fluidos está baseada em quantidades que variam de 5 a 10 mL/kg/hora de líquidos. Há vários estudos retrospectivos demonstrando o impacto dessas administrações na morbimortalidade.[17]

Os estudos da Mayo Clinic, publicados em 2009 e 2011, bem como estudos de Wall et al., de 2011, mostraram a redução na mortalidade dos pacientes com pancreatite aguda quando foram tratados com infusão agressiva de fluidos, sendo sua evolução favorável sem necrose do órgão.[18]

Em contrapartida, outros estudos com número de pacientes maior realizados por De Madaria et al. em 2011 analisaram 247 pacientes que foram divididos em três grupos, quando foi demonstrado que a administração de fluidos nas primeiras 24 horas > 4,1 litros se associava a mais casos de falência orgânica. No grupo em que 3,1 litros a 4,1 litros foram administrados o desfecho foi melhor.[19]

Em 2006, Eckerwall et al. mostraram que pacientes que receberam mais de 4,1 litros nas primeiras 24 horas desenvolveram mais complicações respiratórias.[20]

Mao et al. mostraram que pacientes com volume infundido acima de 15 mL/hora, quando comparados com os pacientes com infusões controladas de 5 a 10 mL/hora, também desenvolveram mais complicações.[21]

Na atualidade, há um número praticamente igual de publicações relacionadas às quantidades usadas na ressuscitação com fluidos. Um estudo publicado em 2013 por Haydock MD mostrou que ainda necessitamos de evidências mais sólidas quanto à velocidade na reposição volêmica. Os estudos favoráveis à ressuscitação mais agressiva defendem o fato de que a restauração do compartimento intravascular resulta em uma perfusão tissular e possibilidade de reversão da isquemia dos órgãos, inclusive do pâncreas. Os estudos relacionados à hidratação mais conservadora mostraram que nesses pacientes com pancreatite aguda a necrose já está instalada e é irreversível, sendo que a hidratação vigorosa só faz aumentar a insuficiência respiratória e a pressão intra-abdominal. Recentemente, De Madaria mostrou que há um grande sequestro de líquido para o terceiro espaço, da ordem de 3,2 litros para pacientes sem necrose, 6,4 litros para os que evoluem com necrose e 7,5 litros para os indivíduos com falência orgânica persistente.[21]

Da velocidade ideal de infusão

O consenso atual recomenda que, mesmo na hidratação agressiva, o volume total infundido nas primeiras 24 horas não seja superior a 6 litros.[17] Sua administração deve ser feita inicialmente em bolus, da ordem de 20 mL/kg peso, seguido de uma manutenção de 3 mL/kg/hora nas 24 horas seguintes.[15]

Das situações específicas

Pacientes com comorbidades como insuficiências renal ou cardíaca, ou doença pulmonar prévia, necessitam de manejo diferenciado. Isso inclui adequação na velocidade de infusão de líquidos, uso de vasopressores e necessidade de monitorização específica. Metas terapêuticas como manter pressão arterial média (PAM) $\geq$ 65 mmHg se mostraram positivas para garantir a perfusão orgânica adequada. Há trabalhos que mostram que o uso de hemofiltração contínua é benéfico e auxiliar na remoção de citocinas pró-inflamatórias.[22]

Pupelis também observou, em 2008, que o uso precoce de hemofiltração venosa contínua minimizaria a necessidade de intervenção cirúrgica de 41 para 19%. Sua utilidade, entretanto, carece de níveis de evidência.

Das metas de ressuscitação (avaliando a eficácia da terapêutica instituída)

A terapêutica com fluidos deve ser monitorizada utilizando-se os parâmetros relacionados às funções cardiovascular, renal e pulmonar. Aferições da pressão venosa central (PVC), da pressão arterial pulmonar ocluída (PAOP) e da variação na pressão de pulso podem ser utilizadas. Essas variáveis, no entanto, podem estar falseadas em pacientes com ventilação mecânica e hipertensão intra-abdominais. Particularmente nesses pacientes a PVC não é ideal, pois há uma grande disparidade entre os compartimentos. Uma PVC alta não significa necessariamente que nesses pacientes o intravascular está restabelecido.

O nível de hemoconcentração tem sido usado por mais de 50 anos para guiar a reposição hídrica, sendo marcador que se correlaciona ao desenvolvimento de necrose pancreática. Paralelamente, o aumento dos níveis séricos de ureia também se relaciona à maior possibilidade de evolução para necrose do órgão.[15] O volume urinário pode ser monitorizado facilmente, e débitos urinários normais se relacionam a adequada reposição volêmica. Alguns trabalhos recentes[15,23] recomendam que o débito urinário > 0,5 mL/kg/hora é satisfatório para garantir adequada ressuscitação com fluidos.

Concluindo, a terapêutica com fluidos é a chave no manejo dos pacientes com pancreatite aguda. No atual estado da arte sugere-se que a ressuscitação volêmica controlada com 3 a 4 litros/24 horas pode ser iniciada após bolus de 20 mL/kg em 1 hora. Dentre os diferentes fluidos disponíveis, o ringer lactato é o mais recomendado pela maioria das diretrizes (Tabela 57.3).

SUPORTE NUTRICIONAL

A implementação do suporte nutricional precoce tem um impacto favorável no desfecho da pancreatite aguda. Principalmente nos casos de maior gravidade, seu papel é importante na redução da morbimortalidade.

Cerca de 20% dos pacientes com pancreatite aguda evoluirão com necrose pancreática e peripancreática, e aproximadamente 20% desses casos serão infectados, com mortalidade de 15%. A hipótese mais provável é a de que a fonte de infecção nessas situações seja originária do trato digestivo.

A combinação de vários fatores, como alteração na mobilidade do trato digestivo, crescimento bacteriano aumentado e redução na pressão arterial, promove aumento na permeabilidade da mucosa intestinal, permitindo e facilitando a translocação bacteriana. Isso possibilita a transferência de infecção para estruturas peripancreáticas ou para a necrose da glândula. Já nas primeiras horas do início dos sintomas

TABELA 57.3 Recomendação para a reposição de fluidos na pancreatite severa

Parâmetro	Recomendação
Ressuscitação com fluido	Necessário ser precoce, melhora no desfecho.
Tipo de fluido	Coloide e/ou cristaloide: Entre os cristaloides, o ringer lactato é melhor que a salina normal; Indicar coloides quando albumina < 2 g/dL ou hematócrito < 35%.
Quantidade de fluido	Total de fluidos nas 24 h entre 3 e 4 L (não exceder 4 L).
Velocidade de infusão	Bolus inicial de 1.000 mL na primeira hora seguido de 3 mL/kg por hora (200 mL/hora) por 24/48 horas.
Monitorização	Débito urinário > 0,5 mL/kg/h, hematócrito = 25 a 35, diminuição da ureia PVC: não é confiável devido a perdas para o terceiro espaço e hipoalbuminemia.
Duração da ressuscitação	24/48 h até correção da hipovolemia.

Fonte: Adaptada de A Aggarwal et al.[32]

esses eventos podem acontecer. Há uma janela de tempo muito estreita para redução da translocação bacteriana e posterior infecção.

Segundo McClave, a nutrição enteral tem a propriedade de manter a mucosa do trato gastrointestinal íntegra, estimular sua contratilidade, aumentar o fluxo sanguíneo local e liberar substâncias imunomoduladoras.[24] A integridade da mucosa diminui a liberação de mediadores inflamatórios, bem como a resposta inflamatória sistêmica.

A nutrição enteral tem se mostrado superior à parenteral no que tange a redução da mortalidade, evolução para infecção, necrose, lesão em órgãos-alvo e diminuição do tempo de internação hospitalar. Sua administração precoce também representou melhora na evolução desses indivíduos, sendo mais segura e efetiva.

O estudo Pyton Trial publicado em 2011 foi desenhado para investigar essa condição. Trata-se de estudo randomizado, controlado, multicêntrico, no qual 208 pacientes foram incluídos. Os objetivos primários se concentraram na avaliação da mortalidade relacionada a infecção e duração da internação hospitalar. Secundariamente, avaliou-se morbidade baseada em graus de falência orgânica, necessidade de intervenção cirúrgica, intolerância a dieta enteral bem como custos envolvidos.[25]

Quando iniciar a dieta enteral?

A experiência chinesa de observação retrospectiva de 1.092 pacientes em 10 anos mostrou que no grupo em que a dieta enteral foi iniciada precocemente (em até 48 horas), 21% destes desenvolveram falência orgânica. Em contrapartida, no grupo em que a dieta se iniciou em um período superior a 48 horas a falência multiorgânica aconteceu em 81% dos indivíduos.

O tempo limite para o início da administração da dieta ficou, então, definido como de 48 horas.

Que tipo de formulação usar?

As formulações mais adequadas para a nutrição enteral são aquelas que menos estimulem as secreções exócrinas do pâncreas. As formulações já preparadas parecem ter boa tolerabilidade na maioria dos pacientes. Formulações especiais enriquecidas com glutamina, multifibras ou probióticos ainda carecem de maior investigação.

É difícil quantificar a oferta energética que deve ser administrada ao paciente, pois a quantidade de calorias estimadas varia conforme a maioria dos trabalhos. O consenso é de que as necessidades na pancreatite aguda extrapolam as das demais patologias. A calorimetria indireta constitui padrão-ouro para esta avaliação. No entanto, na maioria dos estudos foi usada a equação de Harris-Benedict multiplicada por fator de injúria que variou de 1,23 a 1,49. Atualmente, tem-se usado a fórmula de bolso com meta calórica de 25 a 30 kcal/kg de peso nas 24 horas para se calcular a oferta calórica.

A oferta de nutrientes é composta de substrato misto, no qual o teor proteico é privilegiado e varia de 1,5 a 2 g/kg/dia. Deve-se redobrar a atenção nos casos de insuficiência hepática e renal. A oferta de carboidratos deve representar 50% do total das calorias. O controle glicêmico adequado é fundamental. A oferta de lipídios deve ser inferior a 30 a 35% do total de calorias. Os níveis de triglicerídeos devem ser monitorizados obrigatoriamente.

Que via utilizar? (sonda locada no estômago ou no jejuno?)

Uma meta-análise sistemática do British Journal of Nutrition, publicada em 2014 por Nally et al., teve como objetivo primário avaliar a eficácia da nutrição gástrica e, secundariamente, compará-la a nutrição jejunal. O tubo posicionado no estômago (nutrição gástrica) se mostrou eficaz quanto ao fornecimento das calorias na grande maioria dos pacientes. Comparativamente à nutrição jejunal, não houve diferença estatisticamente significativa quanto ao fornecimento dessas calorias e necessidade de mudança para nutrição parenteral devido à intolerância. Diarreia, exacerbação da dor abdominal ou desposicionamento do tubo ocorreram na mesma proporção que a nutrição enteral, sendo que vômitos e diarreia foram os efeitos adversos mais comumente observados. Nesses casos, cerca de 11% dos indivíduos necessitaram de redução do volume da dieta. Aspiração traqueal foi observada em 9,1%, distensão abdominal em 1,5% e exacerbação da dor em 7,5%. Isso representou um agravamento da severidade da doença da ordem de 1,6%.

Apesar de poucos estudos disponíveis, a nutrição gástrica é uma via alternativa para os pacientes com pancreatite aguda.

ANTIBIOTICOTERAPIA

Por muitas décadas a antibioticoterapia profilática tem sido alvo de controvérsia. As evidências disponíveis apontam para o tratamento com antibióticos na pancreatite aguda somente se a infecção for comprovada. Na totalidade, a mortalidade da pancreatite aguda é de cerca de 10% quando há necrose estéril, e esse número aumenta para 25% quando a necrose pancreática está infectada. Teoricamente, os antibióticos não estão indicados nos casos moderados, e sua utilização nos casos severos sem infecção ainda é bastante discutível.

Vários estudos ou meta-análises têm sido feitos para se determinar se o uso profilático de antibióticos impactou na mortalidade. Em 2012 uma meta-análise de 11 estudos, mais da metade destes não recomenda o uso de antibioticoterapia profilática, enquanto nos outros sua efetividade é contestável.

Apesar das recomendações contra o uso rotineiro de antibióticos, muitos médicos ainda mantêm essa prática, a despeito das culturas negativas. Essa confirmação deverá ser feita com aspirado de tecido pancreático por agulha fina guiado por tomografia computadorizada ou ultrassom.

Os dados de prevalência do uso de antibióticos em pacientes com pancreatite aguda grave em CTI ainda são incompletos.

Resultados a partir do estudo EPIC II (Entended Prevalence of Infection in the ICU II) mostraram que 50% dos indivíduos no dia do estudo estavam infectados e 71% estavam sendo tratados com antibióticos. A infecção intra-abdominal estava presente em 19,6% dos pacientes, e foi a segunda causa mais prevalente de infecção.[26]

Nessa amostragem, 5% dos indivíduos com infecção abdominal foram diagnosticados com pancreatite aguda grave, destes, 73% estavam infectados: 31% intra-abdominal, 16% extra-abdominal (incluindo infecções respiratórias, corrente sanguínea, cateteres, trato urinário e partes moles) e 26% uma combinação dos dois. Os microrganismos mais prevalentes foram bactérias Gram-negativas, e a maioria das amostras era polimicrobiana. Os microrganismos mais frequentes foram *Escherichia coli* e *Pseudomonas*, seguidos por *Candida albicans*. Nos pacientes infectados tanto a mortalidade quanto o tempo de internação hospitalar foram significativamente maiores. Dos pacientes com pancreatite aguda grave, 84% receberam antibióticos, sendo penicilinas, outros betalactâmicos os mais usados, seguidos por glicopeptídeos e antifúngicos. Antibioticoterapia profilática foi feita em 24% dos pacientes, frequentemente nos indivíduos com internação prolongada (mais de três semanas). A alta incidência de complicações infecciosas nos pacientes com pancreatite aguda grave não foi surpreendente e está fortemente ligada a disfunção orgânica.

Nos estudos de Petrov também se concluiu que a alta mortalidade estava intimamente ligada à presença de disfunção orgânica e infecção, e quando essas duas condições coexistiam esses índices eram substancialmente mais elevados.

Não houve vantagem no uso profilático de antibióticos, como foi observado no estudo EPIC II e em posteriores estudos controlados com número de pacientes significativo e recentes meta-análises.[27]

O estudo PROPATRIA publicado em 2008 na Lancet vem confirmar essa situação, mostrando que 20 a 25% dos pacientes incluídos, embora sem infecção comprovada, estavam recebendo antibióticos. Ainda não há evidência científica que sustente esta prática clínica. A despeito disso, antibióticos profiláticos ainda são largamente utilizados.

TRATAMENTO DA PANCREATITE AGUDA E SUAS COMPLICAÇÕES

A evolução clínica natural da pancreatite aguda grave pode ocorrer de duas formas distintas: inicialmente, durante a 1.ª e 2.ª semanas em que predomina a resposta inflamatória sistêmica (SIRS) – se a SIRS é grave, pode evoluir com disfunção múltipla orgânica precoce causada por liberação de mediadores pró-inflamatórios. Em paralelo, a necrose pancreática pode se desenvolver nos primeiros dias após o início dos sintomas. Essa necrose não é fixa e pode progredir nas primeiras semanas. Na fase inicial a SIRS pode acontecer mesmo na ausência de necrose da glândula, que é evidenciada na tomografia computadorizada (Figura 57.2).

Coleções peripancreáticas são comuns, e, se presentes nas primeiras semanas, chamadas de agudas; após quatro semanas são designadas como pseudocistos.

Uma transição da fase inflamatória para resposta anti-inflamatória pode ocorrer após as primeiras semanas (fase aguda). É nesse momento que a translocação bacteriana devida à falência na barreira intestinal acontece, com possibilidade de infecção secundária do tecido pancreático ou peripancreático necrótico, podendo resultar em sepse e disfunção orgânica tardia.

A mortalidade tem comportamento bifásico, podendo ocorrer precocemente por causa de SIRS com falência múltipla orgânica e em consequência da infecção pancreática, resultando em sepse.

A tomografia computadorizada contrastada ainda é o exame de imagem padrão na pancreatite aguda para se diagnosticar complicações locais, como a necrose pancreática, e determinar sua extensão. Uma vez que a necrose, na maioria dos pacientes, se desenvolve a partir do 4º dia dos sintomas, esse exame não deve ser indicado antes disso. Os critérios tomográficos de Balthazar são comumente utilizados para estratificar a severidade da doença e predizer mortalidade.

O ultrassom tem limitação técnica na detecção da anatomia da glândula, sobretudo porque a patologia se associa ao íleo, o que compromete a visualização do órgão. Sua vantagem reside no fato de ser portátil. Esse método tem papel importante no diagnóstico etiológico da pancreatite aguda.

A ressonância magnética é uma alternativa à tomografia para a detecção de necrose da glândula. Seu uso também pode substituir com vantagem a colangiopancreatografia endoscópica retrógrada para o diagnóstico de problemas no ducto pancreático. Este método, atualmente, tem mudado o manejo e impactado no tratamento e na evolução da doença.

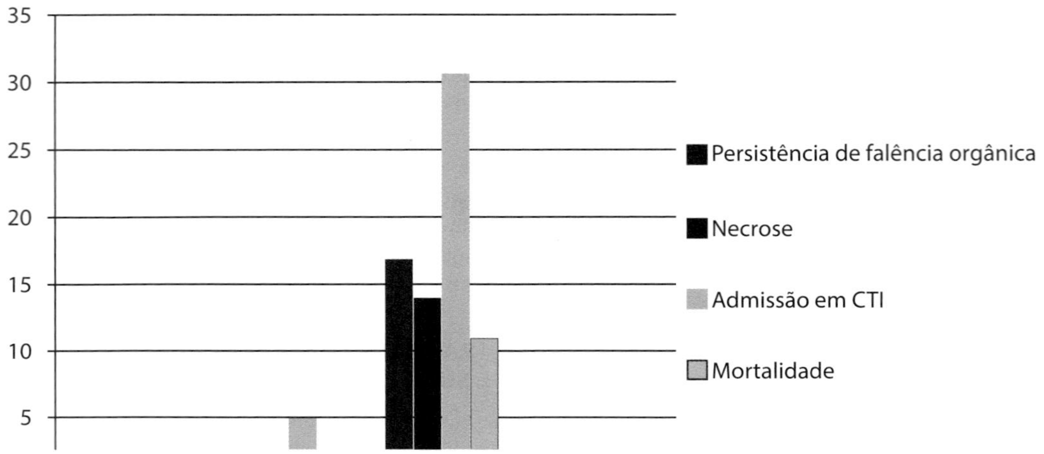

FIGURA 57.2 Associação de SIRS com pancreatite aguda severa. Fonte: Adaptada de Anand N, Park JH, Wu BU, 2012.[33]

Ainda não há um consenso para indicação da colangiopancreatografia endoscópica retrógrada com esfincterotomia, embora nos casos de colangite com obstrução do ducto ele geralmente seja aceito. Esse procedimento, quando executado precocemente em até 72 horas, alivia os sintomas. Permanece o questionamento se pacientes com pancreatite biliar severa, porém sem sepse ou obstrução do trato biliar, se beneficiariam com essa abordagem.

A cirurgia aberta, como a colecistectomia, para casos de pancreatite biliar causada por cálculos não deve ser um procedimento de emergência, pois aumenta, e muito, as comorbidades. Nesses casos a pancreatografia endoscópica retrógrada com esfincterotomia está indicada.

PANCREATITE NECROTIZANTE

A necrose pancreática aguda é uma complicação grave dos casos de pancreatite aguda, podendo ocorrer no interior e ao redor da glândula. Acontece em cerca de 20 a 30% dos casos e se associa a altas taxas de morbidade, 34 a 95%, com mortalidade de 2 a 39%.

A revisão de Atlanta em 2012 classificou e subdividiu a necrose em critérios anatômicos como intraparenquimatosa, peripancreática e uma combinação das duas e em critérios clínicos baseados no tempo de evolução da doença.

O termo necrose pancreática se refere ao tecido necrótico glandular exclusivo, inviável, ocorrendo em cerca de 5% dos casos. Desenvolve-se nas primeiras 48 a 72 horas do início da doença e estabiliza.[29]

A necrose peripancreática afeta somente a gordura ao redor da glândula, ocorre em menos de 20% dos casos e evolui com melhor prognóstico. A combinação dos dois tipos anteriores é a situação clínica mais comum e afeta cerca de 75 a 80% dos pacientes.

Há ainda uma subclassificação que associa a presença de necrose com o tempo de evolução da doença. As coleções que se desenvolvem nas primeiras quatro semanas sem paredes finas são classificadas como agudas. As que persistem por mais de quatro semanas com paredes finas são ditas pseudocistos. Os dois tipos podem ser estéreis ou infectados. A infecção ocorre aproximadamente em 20% dos casos, e em outros 20% se resolve espontaneamente.

DIAGNÓSTICO DAS COMPLICAÇÕES

A tomografia computadorizada é o exame inicial usado para diagnosticar as complicações da doença. O exame é capaz de definir a extensão do comprometimento da glândula, a evolução e a resposta ao tratamento. Balthazar et al. estabeleceram índices de gravidade baseados em graus de inflamação, presença de fluidos, coleções e extensão da necrose da glândula.

A eficácia da tomografia computadorizada para determinar a presença de necrose é melhor se realizada após três a cinco do início dos sintomas.

A ressonância magnética não é o exame inicial de escolha, mas pode ser uma alternativa à tomografia em pacientes com alergia a contraste iodado, jovens e grávidas, em uma tentativa de minimizar a exposição à radiação. Esse método também é mais sensível quando se suspeita da presença de coledocolitíase. A sensibilidade da ressonância magnética para detectar coleção gasosa é menor que a tomografia no que diz respeito à presença de infecção.

O ultrassom de abdome tem uso limitado para avaliação da extensão da necrose na pancreatite aguda e suas complicações. É um exame mais sensível que a tomografia para detecção de cálculos no interior da via biliar.

A colangiopancreatografia endoscópica retrógrada também não é utilizada para encontrar a necrose pancreática, podendo piorar a condição clínica por exacerbar o quadro clínico de pancreatite, induzir sangramentos e perfuração das vias biliares.

COMPLICAÇÃO DA PANCREATITE NECROTIZANTE

Infecção

Ocorre em 20% dos indivíduos com pancreatite necrotizante e é devida a translocação bacteriana do trato digestivo para os tecidos pancreáticos adjacentes e parênquima. Os microrganismos mais prevalentes são *Escherichia coli*, *Staphylococcus aureus* e *Enterococcus faecalis*.

A infecção pode ocorrer a qualquer momento no curso da doença, sendo mais comumente observada após duas a quatro semanas do início dos sintomas. Os pacientes se apresentam com febre, taquicardia e leucocitose. A apresentação clínica isolada não é diagnóstica, mas a presença de gás nas coleções sugere fortemente esta condição. Isso ocorre em cerca de 12 a 22% dos casos, e sua ausência também não exclui a infecção.

Somente a aspiração percutânea por agulha fina guiada por imagem faz o diagnóstico definitivo nos pacientes com suspeita de necrose infectada. Essa condição eleva a taxa de mortalidade para até 70%.

Efeito das massas em órgãos adjacentes

As coleções pancreáticas podem obstruir órgãos adjacentes, como estômago e intestino, e causar também hidronefrose. Esses pacientes com graves obstruções do trato digestivo ou grandes coleções intra-abdominais podem evoluir com síndrome abdominal compartimental.

Obstrução biliar

Pode resultar de coledocolitíase, massa peripancreática ou estreitamento biliar. O ducto pancreático principal pode estar estreitado em virtude de fibrose ou mesmo como consequência de tentativa frustrada de drenagem de coleções necróticas. O estreitamento pode ser único ou múltiplo, e seu diagnóstico é feito por meio de exame de imagem.

Desconexão do ducto pancreático

Pode ocorrer em cerca de 40% dos casos de pancreatite aguda necrotizante e se associa a necrose central da glândula ou como consequência à intervenção terapêutica. Pode ser resultado de falha na drenagem de secreção pancreática com acúmulo de líquido peripancreático, ascite e fístula pleural.

Pseudoaneurisma

Acontece quando a parede arterial é enfraquecida e dilatada por enzimas proteolíticas pancreáticas ativadas. É uma complicação tardia de extrema gravidade que ameaça a vida.

A artéria mais comumente acometida é a esplênica (10%), seguida pela gastroduodenal, pancreatoduodenal, hepática e gástrica esquerda.

Os pseudoaneurismas podem se romper causando hemorragias para o trato gastrointestinal, livre na cavidade, ou mesmo para o parênquima pancreático, o que ocorre em cerca de 1 a 5% dos casos.

Trombose venosa

A veia esplênica é a estrutura mais comumente afetada (23%) seguida pela mesentérica superior. Essa condição resulta de um conjunto de fatores, como liberação de substâncias inflamatórias proteolíticas, redução no fluxo do órgão por efeitos de massa e necrose tecidual.

MANEJO DA NECROSE PANCREÁTICA

O manejo da necrose pancreática pressupõe uma equipe multidisciplinar. Sua abordagem depende de muitos fatores, incluindo a gravidade da doença e a fase em que as complicações estão presentes.

Inicialmente, o tratamento é conservador e de apoio. O uso de radiologia intervencionista, endoscopia e cirurgia varia de acordo com o protocolo da instituição.[30]

Historicamente, a necrosectomia por técnica cirúrgica aberta era considerada o tratamento de escolha e definitivo para a necrose pancreática com ou sem infecção. Sua justificativa residia no fato de que o material necrótico não seria adequadamente drenado por técnicas percutâneas. Entretanto, atualmente, técnicas minimamente invasivas têm sido utilizadas para estas situações.

Esses procedimentos incluem drenagem percutânea guiada por imagem, necrosectomia endoscópica, necrosectomia por via laparoscópica, debridamentos retroperitoneais por vídeo e técnicas híbridas.

Os procedimentos minimamente invasivos requerem menor tempo de hospitalização com menos complicações. Essas intervenções também devem ser postergadas o máximo possível (a partir da 4.ª semana do início da doença), o que define e delimita melhor a necrose do parênquima, preservando o tecido pancreático viável e diminuindo o risco de insuficiência da glândula.

Procedimento como aspiração por agulha fina guiada por imagem, no entanto, deve ainda ser executado precocemente para diagnosticar infecção da necrose.

MÉTODOS PERCUTÂNEOS DE IMAGEM

Podem ser utilizados aspiração por agulha fina, drenagem das coleções necróticas por cateter e debridamento da necrose.[31]

A aspiração por agulha fina é usada para se obter uma amostra de tecido pancreático necrótico e submetê-la a análise microbiológica. É de grande utilidade quando a antibioticoterapia empírica nos pacientes com sinais clássicos de infecção não é efetiva. Esse procedimento é normalmente guiado por tomografia computadorizada.

A drenagem percutânea por cateter das coleções tem sua indicação quando há sinais de obstrução, efeito de massa, dor persistente ou necessidade de controle de sintomas. É um procedimento de caráter definitivo, podendo ser usado também como opção nos pacientes sem condições para cirurgia aberta ou mesmo abordagem endoscópica (coleções distantes). Pode ser realizada por acesso peritoneal ou retroperitoneal. A via retroperitoneal é preferida por evitar possibilidade de contaminação da cavidade.

Estudos mostram que esse método pode ser usado para se tratar com sucesso cerca de 50% dos casos de necrose pancreática como terapêutica única. Sua desvantagem reside na necessidade de múltiplas tomografias computadorizadas e pode ser ineficaz em 50% dos casos. Esse método ainda está limitado a poucos casos e encontra-se sob investigação.

MÉTODOS ENDOSCÓPICOS

São uma alternativa aos métodos cirúrgicos convencionais. O acesso é feito por endoscopia seguido de posicionamento transgástrico ou transduodenal do aparelho para se acessar as coleções necróticas. A técnica necessita de ultrassom auxiliar com doppler para se determinar a melhor trajetória.

Na maioria dos pacientes, múltiplas intervenções poderão ser necessárias para remover completamente a necrose. Complicações como hemorragia, embolias, peritonite e perfuração intestinal poderão ocorrer. Condições técnicas como distanciamento das coleções necróticas em relação ao estômago também são um fator limitante.

Necrosectomia por laparoscopia

Envolve visualização laparoscópica da necrose, sua remoção e debridamento. O material necrótico é mais bem removido mesmo em uma única sessão em comparação com as abordagens percutânea e endoscópica. Como desvantagem há maior risco de disseminar infecção peritoneal e ser um método com maior potencial invasivo. O pneumoperitônio causado por essa técnica também tem seus efeitos adversos.

Técnicas híbridas

A abordagem multidisciplinar nessas condições é, na maioria das vezes, necessária e determina uma melhora na evolução dos pacientes quando comparada a tratamentos isolados.

Cirurgia aberta

A necessidade de abordagem cirúrgica aberta por técnicas convencionais permanece ainda como padrão no tratamento da pancreatite necrotizante. Sua mortalidade, quando executada, ainda fica entre 10 a 25%, com morbidade de 34 a 95%, o que se deve a piora na resposta inflamatória e risco de hemorragia. Atualmente, sua indicação está reservada para as fases mais tardias da doença quando a necrose da glândula já está bem definida.

CONCLUSÃO

A pancreatite aguda ainda é uma patologia motivo de constantes pesquisas graças à sua alta incidência e morbimortalidade. Recentes estudos validaram um novo grupo na classificação e estratificação de risco denominado "Pancreatite Aguda Moderadamente Grave". O critério clínico de disfunção orgânica que perdurou por mais de 48 horas foi decisivo para a inclusão desse novo subtipo.

Alguns aspectos terapêuticos ainda são controversos, principalmente no que tange ao uso de antibióticos, tipo de fluidos a serem usados e momento da abordagem cirúrgica. De qualquer maneira, é consenso que a abordagem inicial é suportiva, devendo o tratamento cirúrgico, quando indicado, ser adiado para situação oportuna.

REFERÊNCIAS BIBLIOGRÁFICAS

1. Fagenholz PJ, Castilho CF, Harris NS, et al. Increasing United States hospital admissions for acute pancreatitis, 1988-2003. Ann Epidemiol. 2007;17:491-7.
2. Lowenfels AB, Mainsonneuve P, Sullivan T. The changing character of acute pancreatitis; epidemiology, etiology and prognosis. Curr Gastroenterology Rep. 2009,11:97-103.
3. Scott T, Baillie J, DeWitt J, Vege SS. American College of Gastroenterology Guideline: Management of acute pancreatitis. 2013;108:1400-15.
4. Bhatia M, Wong FL, Cao Y, et al. Pathophysiology of acute pancreatitis. Pancreatology. 2005;5:132-44.
5. Gomez D, Addison A, DeRosa A, Brooks A, Cameron IC. Retrospective study of patients with acute pancreatitis: is serum amylase still required? BMJ Open. 2012;2:001471.
6. Shinagare AB, Ip IK, Raja AS, Sahni VA, Banks P, Khorasani R. Use of CT and MRI in emergency department patients with acute pancreatitis. Abdom Imaging. 2015;40:272-7.
7. Spence SC, Teichgraeber DD, et al. Emergent right upper quadrant sonography. J Ultrasound Med. 2009;28:479-96.
8. Banks PA, Freeman ML. Practice guidelines in acute pancreatitis. Am J Gastroenterol. 2006;101:2379-400.
9. Rupjyot T, Clemens M, Vege SS. Moderately severe acute pancreatitis. Pancreas Journal. 2012;41:306-9.
10. Balthazar EJ, Ranson JH, Naidich DP, Megibow AJ, Caccavale R, Cooper MM. Acute pancreatitis: prognostic value of CT. Radiology. 1985;156:767-72.
11. Ranson JH, Kifknd KM, Roses DF, Finks SD, Eng K, Localio SA. Objective early identification of severe acute pancreatitis. Am J Gastroenterol. 1974;61:444-51.
12. Wu BU, Johannes RS, Sun X, Tabak Y, Conwell DC, Banks PA. The early prediction of mortality in acute pancreatitis: a large population based study. Gut. 2008;57:1698-703.
13. Gurusamy KS, Farouk M, Tweedie JH. UK guidelines for management of acute pancreatitis: is it time to change? Gut. 2005:54:1344-5.
14. Zhao G, Zhang JG, Wu HS, Tao J, et al. Effects of different resuscitation fluid on severe acute pancreatitis. World J Gastroenterol. 2013;19:2044-52.
15. Wu Bu, Hwang JQ, Gardner TH, Repas K, Delee R, Yu S, Smith B, Banks PA, Conwell DL. Lactated Ringer's solution reduce systemic inflammation compared with saline in patients with acute pancreatitis. Clin Gastroenterol Hepatol. 2011;9:710-7.
16. Yang R, Uchiyama T, Alber SM, Han X, Watkins SK, Delude RL, Fink MP. Ethyl pyruvate ameliorates distant organ injury in a murine model of acute necrotizing pancreatitis. Crit Care Med. 2014;32:1453-9.
17. Gardner TB, Vege SS, Chari ST, Petersen BT, Topazian MD, Clain JE, Pearson RK, Levy MJ, Sarr MG, Faster rate of initial fluid resuscitation in severe acute pancreatitis diminishes in-hospital mortality. Pancreatology. 2009;9:770-6.
18. Wall I, Badalove N, Baradarian R, Iswara K, Li JJ, Tenner S. Decreased mortality in acute pancreatitis related to early agressive hydratation. Pancreas. 2011;40:547-50.
19. De-Madaria E, Soler-Sala G, Sánchez-Paya J, et al. Influence of fluid therapy on the prognosis of acute pancreatitis: A prospective cohort study. Am J Gastroenterol. 2011;106:1843-50.
20. Eckerwall G, Olin H, Andersson B, Andersson R. Fluid resuscitation and nutritional support during severe acute pancreatitis in the past: what have we learned and how can we do better? Clin Nutr. 2006;25:497-504.
21. Mao EQ, Iang YQ, Fei J, Qin S, Wu J, Li L, Min D, Zhang SD. Fluid therapy for severe acute pancreatitis in acute response stage. Clin Med (Engl). 2009;122:169-73.
22. Oda S, Hirasawa H, Shiga H, Nakanishi K, Matsuda K, Nakamura M. Continuous hemofiltration/hemodiafiltration in critical care. Ther Apher. 2002;6:193-8.

23. Forsmark CE, Baillie J. AGA Institute technical review an acute pancreatitis. Gastroenterology. 2007;132:2022-44.
24. McClave SA, Ritche CS. Artificial nutrition in pancreatic disease: What lessons have we learned from literature? Clin Nutr. 2000;19:1-6.
25. Bakker OJ, van Santvoort HC, Ali VA, Besselink MG, et al. Pancreatitis, very early compared with normal start of enteral feeding (PYTHON trial): design and rational of a randomized controlled multicenter trial. Trials. 2011;12:73.
26. Vincent JL, Rello J, Marshall J, et al. International study of the prevalence and outcomes of infection in intensive care units. JAMA. 2009;302:2323-9.
27. Dellinger EP, Tellado JM, Soto NE, et al. Early antibiotic treatment for severe acute necrotizing pancreatitis. A randomized, double-blind, placebo-controlled study. Ann Surg. 2007;245:674-83.
28. Banks PA, Bollen TL, Devenis C, et al. Classification of acute pancreatitis 2012: revision of the Atlanta classification and definitions by international consensus. Gut. 2013;62(1):102-11.
29. Isermann R, Bücheler M, Uhl W, Malfertheiner P, Martini M, Berger HG. Pancreatic necrosis an early finding in severe acute pancreatitis. Pancreas. 1993;8(3):358-61.
30. Freeman ML, Werner J, Van Santvoort HC, et al. Interventions for necrotizing pancreatitis: summary of a multidisciplinary consensus conference. Pancreas. 2012;41(8):1176-94.
31. Werner J, Hartwing W, Hackert T, Bücler MW. Surgery in the treatment of acute pancreatitis: open pancreatic necrosectomy. Scandal J Surg. 2005;94(2):130-34.
32. Aggarwal A, Manrai M, Kochhar R. Fluid resuscitation in acute pancreatitis. World J Gastroenterol. 2014 Dec 28;20(48):18092-103. doi: 10.3748/wjg.v20.i48.18092. Review.
33. Anand N, Park JH, Wu BU. Modern management of acute pancreatitis. Gastroenterol Clin North Am. 2012 Mar;41(1):1-8. doi: 10.1016/j.gtc.2011.12.013. Epub 2012 Jan 16. Review.

58

Síndrome Hepatorrenal

Carla Adriana L. de Matos

INTRODUÇÃO

Durante o século XIX, Frerichs e Flint fizeram a descrição original de alterações da função renal em doenças do fígado. Eles descreveram oligúria em pacientes com doença crônica do fígado, na ausência de proteinúria, e relacionaram as anormalidades da função renal desses pacientes aos distúrbios detectados na circulação sistêmica. Na década de 1950, a descrição clínica da SHR por Sherlock, Popper e Vessin enfatizou a natureza funcional da síndrome, a coexistência de alterações circulatórias sistêmicas e seu prognóstico sombrio. Outros estudos, nas duas décadas seguintes, demonstraram que a insuficiência renal ocorria por causa da vasoconstrição da circulação renal e intensa vasodilatação arteriolar sistêmica, resultando em redução da resistência vascular sistêmica e, por consequência, da pressão arterial.

Na SHR, a aparência histológica dos rins é normal, e esses, na maior parte das vezes, retomam a função normal após o transplante de fígado. A SHR é, portanto, uma condição potencialmente reversível, definida como a ocorrência de insuficiência renal em um paciente com doença hepática avançada, na ausência de uma causa identificável de insuficiência renal.[1]

Assim, o diagnóstico é, essencialmente, uma exclusão de outras causas de insuficiência renal.

Em 1994, o International Ascites Club definiu os principais critérios para o diagnóstico de SHR e a classificou em tipo 1 e tipo 2.[1] Estes foram modificados em 2007.[2] Os novos critérios diagnósticos estão apresentados na Tabela 58.1.

Vários novos conceitos surgiram desde que a primeira definição e critérios para SHR foram publicados em 1996.[1] Dentre eles, o de que a vasodilatação ocorre, principalmente, no leito arterial esplâncnico; que o débito cardíaco em pacientes com SHR pode estar baixo ou normal (raramente alto), mas insuficiente para as necessidades do paciente; que o gatilho mais importante para o desenvolvimento da SHR tipo 1 é a infecção bacteriana; e que a função renal pode ser melhorada por terapia com drogas.

TABELA 58.1 Critérios para o diagnóstico de síndrome hepatorrenal em cirróticos

Critérios maiores (todos têm que estar presentes)
Creatinina sérica > 1,5 mg/dL ou clearance de creatinina < 40 mL/min
Ausência de choque
Ausência de hipovolemia, definida por nenhuma melhora sustentada da função renal após pelo menos dois dias de abstinência de diurético (se em diuréticos) e expansão de volume com albumina a 1 g/kg/dia até um máximo de 100 g/dia
Ausência de uso atual ou recente de medicações nefrotóxicas
Ausência de doença renal parenquimatosa, ou seja, proteinúria <0,5 g dia Ausência de hematúria e ultrassonografia renal normal

Em pacientes com cirrose avançada, a SHR é observada em 18% deles dentro de um ano do diagnóstico e em até 40% no período de cinco anos.

A SHR tipo 2 é caracterizada por uma redução, moderada e estável, na taxa de filtração glomerular de pacientes com cirrose hepática. Estes pacientes são muitas vezes resistente a diuréticos, e têm uma sobrevida média de três a seis meses.

A SHR tipo 1 é caracterizada pela insuficiência renal rápida e progressiva, que ocorre, principalmente, em pacientes que já apresentavam a SHR tipo 2 e foram acometidos por uma infecção ou um outro fator precipitante. A SHR tipo 1 ocorre em aproximadamente 25% dos pacientes com peritonite bacteriana espontânea, mesmo após a rápida resolução da infecção com antibióticos. Sem tratamento, a sobrevivência mediana de pacientes com SHR tipo 1 é menor que duas semanas, e 100% dos pacientes morrem no prazo de até 10 semanas após o aparecimento de insuficiência renal.

Apesar da existência de promissores estudos, incluindo novas terapias farmacológicas para o tratamento e controle da SHR, seu desenvolvimento em portadores com cirrose hepática prenuncia um prognóstico sombrio, devido à insuficiência renal, que é geralmente irreversível, a menos que o transplante de fígado seja realizado.

PATOGÊNESE

A SHR se caracteriza como uma deterioração da função renal na ausência de lesão renal histológica significativa, que frequentemente ocorre em pacientes com cirrose avançada. As estimativas indicam qu, pelo meno, 40% dos pacientes com cirrose e ascite irá desenvolver SHR durante a história natural da doença. Isso ocorre por causa da intensa vasoconstrição encontrada em portadores de insuficiência hepática, que prejudica a perfusão renal e reduz a taxa de filtração glomerular.[3]

É importante salientar que a SHR foi classificada em dois tipos, a SHR tipo 1 e a SHR tipo 2.[4] Embora a patogênese desses dois tipos seja muito parecida (Figuras 58.1 e 58.2), envolvendo os mesmos sistemas, as manifestações clínicas e o prognóstico são bastante diferentes.

A patogênese dessa vasoconstrição ainda não é totalmente compreendida. Vários mecanismos estão entre os

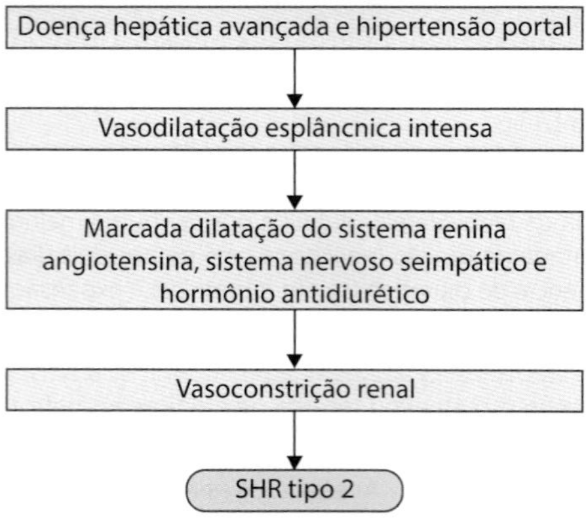

FIGURA 58.1 Identificação da SHR tipo 2.

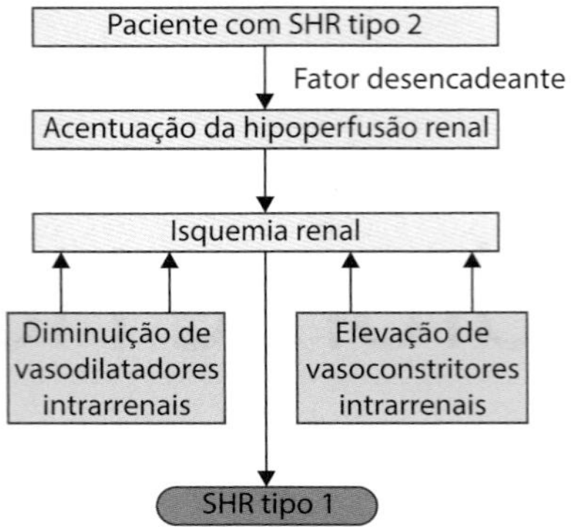

FIGURA 58.2 Identificação da SHR tipo 1.

envolvidos e incluem a interação entre os distúrbios na hemodinâmica sistêmica, ativação de sistemas vasoconstritores e uma redução na atividade dos sistemas vasodilatadores.

A SHR ocorre devido a um grave prejuízo da função do sistema circulatório que leva a hipotensão e taquicardia.

O padrão hemodinâmico de pacientes com SHR é caracterizado pelo aumento do débito cardíaco, pressão arterial baixa e resistência vascular sistêmica reduzida. A vasoconstrição renal ocorre na ausência de redução do débito cardíaco e do volume sanguíneo, o que está em contraste com a maioria das condições clínicas associadas à hipoperfusão renal.[5]

No estágio inicial da cirrose, quando a função circulatória sistêmica ainda não está gravemente comprometida, a taxa de filtração glomerular é normal ou levemente comprometida. Antes de se observar qualquer descompensação clínica da doença, a vasodilatação da circulação esplâncnica é moderada e a pressão arterial é mantida somente através do aumento do volume plasmático e do débito cardíaco, circulação hiperdinâmica. No entanto, devido à progressão da hipertensão portal, a vasodilatação arterial esplâncnica é mais intensa e esse mecanismo compensatório perde sua eficácia em manter estável a pressão arterial. Desse modo, observamos hipotensão arterial, o que estimula o mecanismo de barorreceptores, levando à ativação do sistema nervoso simpático, do sistema renina-angiotensina e do hormônio antidiurético. Esse sistema eleva a pressão arterial, entretanto provoca retenção de sódio e água, que se acumula principalmente no peritônio, formando a ascite. O prejuízo da excreção de água livre e o desenvolvimento secundário da hiponatremia dilucional representam um estágio intermediário no curso da disfunção circulatória na cirrose descompensada. Isso ocorre meses após o início da retenção de sódio e ascite, que se caracterizam como importantes preditores desta complicação.

Entre pacientes com ascite, aqueles com SHR apresentam as taxas mais baixas de pressão arterial sistêmica e os níveis plasmáticos mais elevados de renina, norepinefrina e hormônio antidiurético, o que o indica um grave prejuízo da função circulatória. A disfunção renal e a SHR são, portanto, o preço que pacientes com cirrose acabam pagando para se manterem dentro dos limites de pressão arterial compatíveis com a vida.

Os mecanismos pelos quais se observa uma deterioração rápida e progressiva desse sistema, como observamos na SHR tipo 1, provocado por um fator agudo com uma infecção, ainda são desconhecidos, entretanto acredita-se estarem relacionados a mecanismos vasoativos intrarrenais. O rim sintetiza substâncias vasodilatadoras, particularmente prostaglandinas e óxido nítrico, e sempre que o sistema renina-angiotensina está ativado, há a produção local de vasodilatadores para manter a perfusão renal. Sabe-se que tanto as prostaglandinas quanto o óxido nítrico participam da homeostase da perfusão renal na cirrose descompensada. Por outro lado, existem também mecanismos vasoconstritores intrarrenais que são ativados pela isquemia renal, como angiotensina II, endotelina e adenosina. Acredita-se, então, que em pacientes com SHR tipo 2 os vasodilatadores intrarrenais estejam em operação máxima tentando manter a hemodinâmica renal e que a hipoperfusão renal, embora intensa, não seja suficiente para desencadear os vasoconstritores intrarrenais. Sendo assim, quando ocorre uma infecção, ou qualquer outro fator precipitante em pacientes com SHR tipo 2, ocorre uma consequente deterioração da função circulatória e da perfusão renal. A isquemia renal pode então ser tão intensa que acarretaria o prejuízo da síntese de vasodilatadores intrarrenais e estimularia a síntese de vasoconstritores intrarrenais. Esse fato leva a um ciclo vicioso no qual a isquemia renal induz um desequilíbrio entre substâncias vasoativas intrarrenais, mais vasoconstrição renal e insuficiência renal progressiva. A partir deste momento na evolução da patogênese da SHR tipo 1, a insuficiência renal é mantida por mecanismos intrarrenais e a evolução da SHR se mantém, independente dos fatores precipitantes.

DIAGNÓSTICO

Clinicamente, são relatados pelo paciente apenas sintomas inespecíficos, associados a diminuição do volume urinário ou até mesmo anúria, dependendo do estágio em que o paciente se encontra na evolução da doença. Nessa fase, já se encontram alterações laboratoriais compatíveis com algum grau de insuficiência renal.

Os principais achados nestes pacientes são:

- Hipotensão arterial (pressão arterial diastólica < 80 mmHg);
- Hiponatremia dilucional;
- Retenção de sódio (sódio urinário de 24 horas < 10 mEq/L).

A SHR tipo 1 se caracteriza por apresentar uma rápida evolução para uma insuficiência renal grave a partir de um fator precipitante, na maior parte das vezes representado pelo desenvolvimento de uma infecção, como a peritonite bacteriana espontânea, que aparece envolvida nessa patogênese em aproximadamente 20% dos casos. A retirada de grande volume de líquido ascítico, sem a correta reposição de albumina, está envolvida entre os fatores de risco precipitantes do desenvolvimento da SHR tipo 1 em 15% dos casos. A hemorragia digestiva alta pode representar um fator precipitante para o desenvolvimento da SHR tipo 1, já que essa associação foi observada em 10% dos casos. Entretanto, como a sua ocorrência está relacionada à presença de choque hipovolêmico, sua relação com a patogênese da SHR tipo 1 fica com sua avaliação prejudicada.

Finalmente, o diagnóstico da SHR baseia-se na presença de uma taxa de filtração glomerular reduzida, na ausência de outras causas da insuficiência renal (Tabelas 58.2 e 58.3), em pacientes com doença crônica do fígado, entretanto, os critérios propostos pelo International Ascites Club em 1996 ajudam a diagnosticar a SHR.

Como não existe nenhum teste laboratorial específico para o diagnóstico da SHR, ao detectar um quadro de insuficiência renal em um portador de cirrose hepática, além de uma atenta anamnese e exame físico, alguns exames laboratoriais devem ser solicitados (Tabela 58.4).

Na Tabela 58.5 estão as principais características da SHR tipo 1 e tipo 2.

TABELA 58.2 Diagnóstico diferencial entre SHR, IR pré-renal e NTA

	SHR	IR pré-renal	NTA
Na urinário (mEq/L)	< 10	<10	>20
Fração de excreção de sódio	<1%	<1%	>1%
Osmolalidade urinária (mosmol/kgH_2O)	> 500	> 500	300

SHR: síndrome hepatorrenal; IR: insuficiência renal; NTA: necrose tubular aguda.

TABELA 58.3 Principais causas de insuficiência renal em portadores de cirrose hepática

Infecção bacteriana (PBE, urinária, pulmonar etc.)
Hemorragia digestiva
Vômitos, diarreia, choque
Excesso de diuréticos
Paracentese de grande volume sem expansão plasmática
Síndrome hepatorrenal
Nefropatias induzidas por drogas

PBE: peritonite bacteriana espontânea.

TABELA 58.4 Análise laboratorial na suspeita da síndrome hepatorrenal

Hemograma completo
Ureia, creatinina e eletrólitos
Testes de função hepática com alfafetoproteína
Culturas (sangue, urina e líquido peritoneal)
Crioglobulinas em portadores de hepatites virais
Urina I
Sódio, proteína e creatinina na urina de 24 h
USG de abdome e vias urinárias
Ecocardiograma
Biópsia renal

TABELA 58.5 Principais características das SHR tipo 1 e tipo 2
SHR tipo 1
Prejuízo rápido e progressivo da função renal (média em 2 semanas)
Dobro da creatinina sérica inicial com valores > 2,5 mg/dL ou *clearance* de creatinina 24 h reduzido em 50% (< 20 mL/min)
Presença de fator precipitante (PBE, libação alcoólica, paracentese de grande volume sem reposição adequada)
Alta mortalidade em 2 semanas
SHR tipo 2
Redução moderada da função renal
Creatinina sérica entre 1,5 e 2,5 mg/dL
Permanece estável durante meses
Ascite refratária, sem resposta a diuréticos
Sobrevida de até 6 meses

TRATAMENTO

O melhor tratamento para a SHR é o transplante de fígado. Embora, atualmente, o sistema de alocação de transplante dê prioridade a portadores de SHR, em algumas cidades do Brasil estes só virão a ser chamados para um possível transplante em até mais de um ano após a sua inscrição, caso o escore MELD (modelo utilizado para priorizar pacientes mais graves na lista de transplante) do paciente não exprima o seu verdadeiro prognóstico.

Desse modo, pacientes com diagnóstico de SHR devem ser rapidamente avaliados por uma equipe de transplante para que sejam precocemente inseridos na lista de espera. Entretanto, em virtude da alta taxa de mortalidade desta síndrome, medidas gerais e específicas são do mesmo modo importantes, antes mesmo de se contemplar um transplante de fígado. As medidas terapêuticas para a SHR tipo 1 são de urgência, 100% em ambiente hospitalar e com altas taxas de insucesso caso o transplante de fígado não seja realizado. Já para a SHR tipo 2, o transplante de fígado também deve ser indicado precocemente, mas o tratamento é, na maior parte das vezes, ambulatorial, baseado no controle da ascite refratária, e não existe suporte na literatura que subsidie o uso de drogas vasoconstritoras.

Deste modo, portadores de SHR tipo 1 devem ser cuidadosamente monitorados, observando-se o que se segue:

MEDIDAS GERAIS

- Internação em unidade de terapia intensiva ou semi-intensiva.
- Suspensão de medicamentos, principalmente diuréticos, lactulose, vasodilatadores, inibidores da enzima conversora da angiotensina, bloqueadores da enzima conversora de angiotensina, AINES e demais drogas potencialmente nefrotóxicas, além da redução gradual de betabloqueadores, embora para este último ainda não se encontre suporte na literatura que confirme esta conduta.
- Sondagem vesical de demora ajuda a determinar o débito urinário em pacientes oligoanúricos, além de ajudar no diagnóstico diferencial das causas de insuficiência renal.
- Verificação das variáveis hemodinâmicas, como equilíbrio de fluidos, variação da pressão arterial, sinais vitais e pressão venosa central, ajudam na gestão do balanço hídrico e a evitar sobrecarga de volume.
- Identificação e tratamento precoce de possíveis fatores precipitantes (Tabela 58.1).
- A infecção bacteriana deve ser identificada pelo sangue, urina e cultura do líquido ascítico e tratada com antibióticos. Não existem dados sobre o uso de antibioticoterapia profilática para a infecção não comprovada em pacientes com SHR tipo 1.
- Hidratação endovenosa deve ser individualizada de acordo com o controle de fluidos.
- Restrição hídrica pode estar indicada na presença de grave hiponatremia dilucional (Na sérico < 120 mEq/L).

MEDIDAS ESPECÍFICAS

Dentre as medidas específicas para controle da SHR tipo 1 estão a terapia medicamentosa, a derivação portossistêmica intra-hepática transjugular (TIPS), a terapia de substituição renal, como hemodiálise ou hemofiltração, e o transplante de fígado.

Para início da terapia medicamentosa é importante que o paciente esteja sendo controlado por monitorização cardíaca contínua, controle de diurese e sinais vitais, além de ECG diário.

Os medicamentos mais eficientes são os vasoconstritores. Dentre eles terlipressina, noradrenalina, midodrina e octreotide, sendo os análogos da vasopressina os mais bem estudados. No Brasil, as duas opções nessa linha de tratamento são vasopressina e noradrenalina, ambos em combinação com albumina.

Na SHR, a função circulatória encontra-se seriamente prejudicada. Desse modo, nesses pacientes, os análogos da vasopressina promovem a melhora deste setor, promovendo a vasoconstrição do leito vascular esplâncnico, que se encontra extremamente dilatado, aumentando a pressão arterial e melhorando, portanto, a perfusão renal. O tratamento com terlipressina é efetivo em 40 a 50% dos casos.[6] A dose inicial de terlipressina é de 0,5 a 1 mg a cada 4 a 6 horas, em bolo por via intravenosa. A cada dois dias a dose pode ser ajustada conforme a dosagem de creatinina. Se não for observada diminuição dos níveis de creatinina em pelo menos 25% do valor inicial, a dose da terlipressina deve ser aumentada até atingir um máximo de 12 mg/dia, ou seja, 2 mg a cada 4 horas. O tratamento deve ser mantido até a reversão da SHR, ou seja, até que a creatinina sérica atinja níveis menores que 1,5 mg/dL, idealmente 1 a 1,2 mg/dL. Caso não ocorra diminuição dos níveis séricos de creatinina após 3 dias de tratamento ou pelo menos uma redução em 50% dos seus níveis em relação ao basal, o tratamento deve ser suspenso. Na maioria dos estudos, a terlipressina foi administrada em combinação com albumina (1 g/kg no dia 1, seguido de 40 g/dia nos dias subsequentes) para melhorar a eficácia do tratamento em função circulatória. A resposta à terapia é caracterizada por uma redução lenta e progressiva da creatinina sérica, elevação da pressão arterial, aumento do débito urinário e elevação da concentração sérica de sódio. Desse modo, o objetivo principal encontrado no tratamento com a terlipressina é a melhora da sobrevida a curto prazo. O tempo médio para resposta é de 14 dias, dependendo dos níveis de creatinina sérica encontradas no início do tratamento. Quanto menor a creatina sérica basal, menor o tempo de resposta ao tratamento com terlipressina. Os fatores preditivos de resposta ao tratamento são bilirrubina sérica menor que 10 mg/dL antes do tratamento e um aumento na pressão arterial média maior que 5 mmHg em 3 dias de tratamento.[7] E o principal preditivo de má resposta é a creatinina basal maior que 7 mg/dL, nível a partir do qual tal tratamento deve ser contraindicado. A recorrência ao tratamento da SHR com terlipressina é incomum e o retratamento é, na maior parte das vezes, eficaz. Os efeitos colaterais mais frequentes do tratamento são as complicações cardiovasculares ou isquêmicas, que foram relatadas em uma média de 12% dos doentes tratados.[8] É importante ressaltar que, na maioria dos estudos, foram excluídos pacientes com doença cardiovascular grave ou condições de isquemia conhecida. Não se deve, portanto, utilizar a terapia com terlipressina em casos de doença cardiovascular grave, insuficiência hepática terminal sem indicação de transplante e em pacientes cujos níveis de creatinina encontram-se maiores que 7 mg/dL. Além disso, pode-se observar como reação adversa o desenvolvimento de bradicardias, extrassístoles, hipertensão arterial, dor abdominal, náuseas, diarreia e cefaleia.

A noradrenalina é administrada como uma infusão intravenosa contínua. A dose inicial é de 0,5 mg/hora, ou seja 0,1 mcg/kg/minuto). A cada 4 horas, a dose pode ser ajustada conforme o débito urinário e a pressão arterial média. Se não houver aumento da pressão arterial média igual ou superior a 10 mmHg em relação à basal e/ou aumento do débito urinário acima de 200 mL/4 horas, pode-se aumentar a dose em etapas de 0,5 mg/h (0,1 mcg/kg/minuto) até o limite máximo de 3 mg/h (0,7 mcg/kg/minuto). A duração da terapia é de 14 dias, e as principais reações adversas são cefaleia, ansiedade, bradicardia e dispneia. Além disso, crise hipertensiva, arritmias cardíacas, isquemia miocárdica e broncoespasmo podem ocorrer. A taxa de resposta vai de 40 a 80%, podendo-se reiniciar a terapia caso necessário. Infelizmente, o número de pacientes tratados com noradrenalina é pequeno, entretanto sua eficácia tem sido registrada na maior parte deles.[9]

Outra medida que pode ser utilizada para tratamento da SHR tipo 1 é a colocação do TIPS, com o objetivo de este reduzir a pressão portal, aumentando o fluxo sanguíneo renal e elevando a taxa de filtração glomerular. O procedimento é feito por radiologia intervencionista, onde se procede à colocação de uma prótese intra-hepática entre uma veia supra-hepática e um ramo da veia porta, através de cateterização transjugular. Em geral, dentro de quatro semana da instalação da prótese, observa-se melhora significativa da excreção urinária de sódio e da creatinina sérica. Devido à gravidade de suas complicações, provocando um elevado número de contraindicações (Tabela 58.6), essa medida terapêutica foi pouco estudada neste grupo de pacientes, devendo ser recomendada apenas para casos de candidatos a transplante de fígado que não responderam à terapia medicamentosa.

TABELA 58.6 IPS – Principais contraindicações

Doença cardiovascular grave
Infecção sistêmica não controlada ou sepse
Hipertensão pulmonar grave (pressão arterial pulmonar média > 45)
Dilatação biliar
Encefalopatia persistente
Trombose de veia porta

TIPS - derivação portossistêmica intra-hepática transjugular.

As terapias de substituição renal, como hemodiálise e hemofiltração, podem ser usadas para tentativa de estabilização do paciente com SHR tipo 1, mas apenas em casos de encefalopatia urêmica, hiperpotassemia acentuada, acidose metabólica intratável, oligoanúria persistente, edema pulmonar, derrame pericárdico, hiperfosfatemia, hipermagnesemia e ausência de resposta ao tratamento farmacológico específico. As terapias contínuas de hemodiálise são preferíveis devido à condição de instabilidade hemodinâmica encontrada nesses pacientes. Outros métodos de terapia, como o MARS™ (*molecular adsorbent recirculating system*) e Prometheus™, têm mostrado resultados preliminares promissores, entretanto os estudos nessa área ainda são escassos.

O transplante de fígado é o tratamento que apresenta melhor sobrevida entre todos os mencionados, girando em volta dos 65% na SHR tipo 1 (Figura 58.3). Ainda assim, estes pacientes apresentam uma pior sobrevida em relação às demais indicações de sobrevida devido à gravidade da doença, MELD elevado e creatinina elevada, já conhecida como preditor de pior prognóstico pós-transplante. Não parece haver vantagem em utilizar o transplante duplo fígado-rim em comparação com fígado isolado, com a possível exceção dos pacientes que estiveram sob terapia de suporte renal prolongada (> 12 semanas).[9]

Acredita-se que o tratamento da SHR antes do transplante, principalmente com vasoconstritores, pode melhorar o resultado após o transplante. A redução dos níveis séricos de creatinina após o tratamento e a consequente diminuição no escore MELD não deve alterar a decisão de realizar o transplante de fígado, visto que, mesmo após a redução dos níveis séricos de creatinina, a taxa de recidiva é elevada e a sobrevida desses pacientes ainda é baixa. As principais contraindicações ao transplante de fígado são idade avançada, etilismo ativo, processo infeccioso fora do fígado, exceto PBE, em atividade, doença maligna extra-hepática e qualquer outra doença grave não corrigível com o transplante (Tabela 58.7).

O tratamento da SHR tipo 2 é predominantemente ambulatorial. Não existem estudos na literatura que deem suporte ao uso de vasoconstritores nesta condição. A recuperação renal ocorre em aproximadamente 60% dos casos, mas a chance de recidiva é muito elevada. O tratamento desta condição é, portanto, associado ao tratamento de suporte para

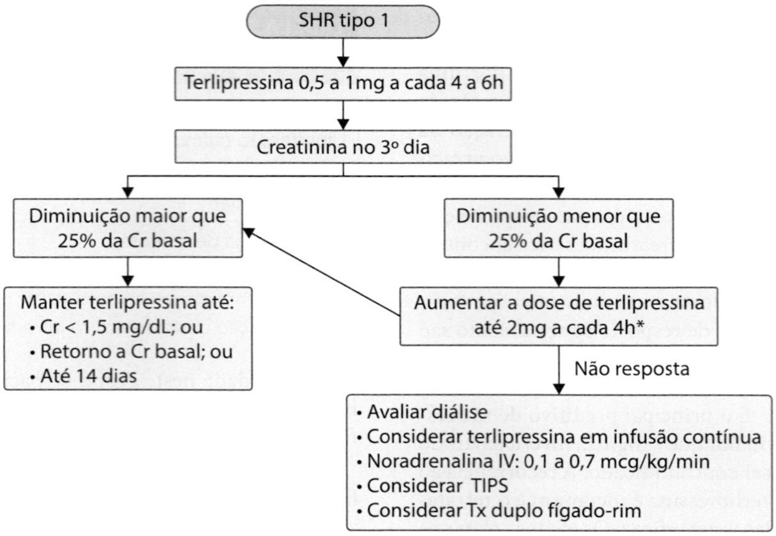

FIGURA 58.3 Algoritmo para tratamento da síndrome hepatorrenal (SHR) tipo 1. Fonte: Arquivo pessoal.

a ascite refratária, principal manifestação clínica da SHR tipo 2. Indica-se, nesses casos, a paracentese total associada a infusão de albumina (6 a 8 g/L de líquido ascítico drenado). Diureticoterapia com furosemida e/ou espironolactona deve ser feita com muita cautela, devido aos riscos de descompensação para SHR tipo 1, piora da função renal e hiperpotassemia. Nesses casos, a dieta hipossódica é fundamental, potencializando a resposta aos diuréticos e reduzindo a formação de ascite. A restrição hídrica de 800 a 1.000 ml por dia pode ser indicada em casos de hiponatremia dilucional (Na < 120 mEq/L). TIPS pode ser uma alternativa de tratamento eficaz em pacientes com ascite refratária que apresentam necessidade de repetidas paracenteses, ascite lobulada e/ou hidrotórax, observando-se suas principais contraindicações (Tabela 58.6). Também na SHR tipo 2, o transplante de fígado é o método terapêutico mais eficaz, que apresenta melhor sobrevida. Entretanto o paciente deve ser listado tão logo a síndrome seja identificada, visto que o prognóstico é sombrio, com sobrevida de até seis meses se não houver a substituição do órgão doente.

PROFILAXIA

Há poucos estudos sobre a prevenção do SHR. Um estudo duplo-cego randomizado demonstrou a diminuição da chance de desenvolvimento de SHR em pacientes com hepatite alcoólica grave que fizeram a profilaxia com um tratamento de curto prazo (4 semanas) com pentoxifilina (400 mg 3 vezes por dia).[10] Mais estudos são necessários para avaliar a utilidade da pentoxifilina na prevenção da SHR em pacientes com cirrose. Ainda na área da profilaxia, foi demonstrado que a utilização profilática da norfloxacina na dose de 400 mg/dia em pacientes com insuficiência hepática grave e que a expansão plasmática com albumina em paracenteses de alívio reduzem a incidência de SHR.

TABELA 58.7 Transplante de fígado – principais contraindicações

Idade avançada
Etilismo ativo (ou com abstinência < 6 meses)
Processo infeccioso fora do fígado, exceto PBE, em atividade
Doença maligna extra-hepática
Doença sistêmica grave não corrigível com o transplante

PBE: Peritonite Bacteriana Espontânea.

CONCLUSÃO

A SHR é uma condição grave, com prognóstico sombrio, que pode ser controlada com medicamentos ou procedimentos específicos, mas que tem no transplante de fígado a sua forma de tratamento mais eficaz.

REFERÊNCIAS BIBLIOGRÁFICAS

1. Arroyo V, Ginès P, Gerbes AL, Dudley FJ, et al. Definition and diagnostic criteria of refractory ascites and hepatorenal syndrome in cirrhosis. Hepatology. 1996;23:164-176.
2. Salerno F, Gerbes A, Ginès P, Wong F, Arroyo V. Diagnosis, prevention and treatment of hepatorenal syndrome in cirrhosis. Gut. 2007;56:1310-1318.
3. Guevara M, Arroyo V. Hepatorenal syndrome. Expert Opin Pharmacother. 2011;12(9):1405-17.
4. Angeli P, Morando F, Cavallin M, Piano S. Hepatorenal syndrome. Contrib Nephrol. 2011;174:46-55.
5. Arroyo V, Terra C, Ginès P. Advances in the pathogenesis and treatment of type-1 and type-2 hepatorenal syndrome. J Hepatol. May 2007;46(5):935-46.
6. Moreau R, Lebrec D. The use of vasoconstrictors in patients with cirrhosis: type 1 HRS and beyond. Hepatology. 2006;43:385-394.
7. Nazar A, Pereira GH, Guevara M, Martin-Llahí M, Pepin MN, et al. Predictors of response to therapy to terlipressin and albumin in patients with cirrhosis and type 1 hepatorenal syndrome. Hepatology. 2010;51:219–226.
8. Moreau R, Lebrec D. The use of vasoconstrictors in patients with cirrhosis: type 1 HRS and beyond. Hepatology. 2006;43:385–394.

9. Nassar Junior AP, Farias AQ, D' Albuquerque LA, Carrilho FJ, Malbouisson LM. Terlipressin versus norepinephrine in the treatment of hepatorenal syndrome: a systematic review and meta-analysis. PLoS One. 2014; 9:9
10. Jeyarajah DR, Gonwa TA, McBride M, et al. Hepatorenal syndrome: combined liver kidney transplants versus isolated liver transplant. Transplantation. 1997;64:1760-1765.
11. Akriviadis E, Bortla R, Briggs W, Han S, Reynolds T, Shakil O. Pentoxifylline improves short-term survival in severe acute alcoholic hepatitis: a double-blind, placebo-controlled trial. Gastroenterology 2000;119:1637-1648.

59

Insuficiência Hepática Aguda

Hugo Corrêa de Andrade Urbano
Gutemberg Lavoisier da Cruz
Leandro Pereira Vieira

INTRODUÇÃO

A Insuficiência Hepática Aguda (IHA) é uma doença grave e de ocorrência rara.[1] É caracterizada pelo aparecimento de alterações mentais e neurológicas que constituem a encefalopatia hepática. Esta pode surgir em um período variável a partir do início da icterícia e resultar em coagulopatia, usualmente com uma Relação Normalizada Internacional (RNI) maior que 1,5.[2] Nos pacientes com IHA ocorre uma rápida deterioração da função hepática, particularmente em adultos previamente sadios na faixa dos 30 anos.[1]

A identificação da encefalopatia é central no diagnóstico da IHA e graduada de 1 a 4, dependendo da gravidade clínica. A Tabela 59.1 mostra as graduações da encefalopatia hepática, suas características clínicas e sinais neurológicos.[3-5]

Definições mais modernas reconhecem que a doença tem apresentações fenotípicas distintas e quantificam o inter-

TABELA 59.1 Escala de encefalopatia hepática

GRAU	Características clínicas	Sinais neurológicos	Escala de Coma de Glasgow
0 subclínica	Normal	Detectados apenas em testes neuropsicométricos	15
1	Euforia, depressão, confusão, déficit de atenção, hipersonia ou insônia, inversão do padrão do sono	Leve tremor de extremidades (*flapping*), apraxia, incoordenação	15
2	Letargia, desorientação de tempo e espaço, alteração de personalidade	Asterixe, ataxia, disartria, diminuição de reflexos profundos	11 a 15
3	Confusão, sonolência ou estado semicomatoso, responde a estímulos, agressividade, perserveração vocal	Asterixe, ataxia, hiper-reflexia, tremor de extremidades pode estar ausente	8 a 11
4	Coma	Pode apresentar descerebração	< 8

Fonte: Adaptado de O'Grady,[3] Westphal,[4] Kodali.[5]

valo entre o início dos sintomas e o desenvolvimento de encefalopatia.[6] A Tabela 59.2 apresenta a classificação da insuficiência hepática aguda de acordo com o tempo de surgimento da encefalopatia a partir da icterícia, de acordo com os sistemas propostos por três autores.[7-9]

Nos casos hiperagudos, esse intervalo é de uma semana ou menos, e a causa é usualmente intoxicação pelo acetaminofeno ou por infecção viral. Os quadros subagudos, cuja evolução é mais arrastada, resultam usualmente de lesão hepática idiossincrática induzida por drogas ou são de causa indeterminada. Esses pacientes, apesar de apresentarem menos alterações de coagulopatia e encefalopatia, geralmente têm pior prognóstico do que aqueles nos quais a doença tem início mais rápido.[1]

ETIOLOGIA

As diversas etiologias da IHA estão listadas na Tabela 59.3.[1,10-12] As características demográficas da insuficiência hepática aguda são diferentes ao redor do mundo. As hepatites virais, especialmente pelos vírus B e A (nesta ordem), são as causas mais comuns e importantes de IHA no Japão e em países em desenvolvimento.[9]

Medidas de saúde pública (vacinação e condições sanitárias das populações) estão entre os fatores que levam a uma menor incidência dessas infecções nos Estados Unidos e Europa Ocidental, onde as lesões hepáticas induzidas por drogas são a causa mais comuns de IHA. Nos países do Sudeste Asiático, prevalecem os casos de hepatite por vírus E, com particularidade da ocorrência em mulheres grávidas, além dos tipos B e A (nesta ordem).[1,10]

A investigação criteriosa de todos os possíveis agentes etiológicos de IHA, entretanto, nem sempre é bem-sucedida, e cerca de 40 a 50% dos casos ficam sem definição da etiologia.[13]

VÍRUS

As hepatites A e E constituem importante causa de IHA, sendo a hepatite B a mais comum devido à sua grande prevalência. Já a hepatite D pode ser causa somente nos casos de coinfecção pelo vírus B. IHA causada pelo vírus E ocorre principalmente em gestantes pertencentes a regiões endêmicas, especialmente no Sudeste Asiático. Já a ocorrência de IHA por causa do vírus C é rara, assim como a IHA por citomegalovírus, herpes simples vírus, Epstein-Barr, parvovírus e paramixovírus, a qual acomete principalmente imunossuprimidos e pós-transplantados.[1]

DROGAS

A IHA induzida por droga ocorre principalmente por ingestão demasiada de acetaminofeno (podendo ocorrer tanto por tentativa de autoextermínio quanto por uso rotineiro como sintomático, com incidência semelhante nas duas situações nos Estados Unidos).

O uso crônico do álcool pode aumentar substancialmente a susceptibilidade à hepatotoxicidade do acetaminofeno graças à depleção das reservas de glutationa. Alguns pacientes com IHA apresentam toxicidade não reconhecida ou incerta ao acetaminofeno.

Em outubro de 2013, o CDC (Centers for Disease Control – Atlanta, Estados Unidos) orientou cuidado na ingestão de suplementos para ganho de massa muscular e termogênicos, uma vez que tais substâncias, em especial o oxiELITE®, estão associadas a um risco maior de desenvolver IHA.[11]

TOXINAS

A intoxicação por *Amanita phalloides*, toxina derivada de cogumelos, ocorre frequentemente na Europa e nos EUA. Sua intoxicação tem importância prática, já que há tratamento específico (penicilina cristalina); toxinas de bactérias, fósforo amarelo e solventes orgânicos também podem ser causa de IHA.[11]

VASCULARES

Constituem importantes causas de IHA síndrome de Budd-Chiari, trombose da veia porta, trombose da artéria hepática, doença hepática veno-oclusiva e isquemia hepática associada a hipoperfusão nos estados de choque.[11]

TABELA 59.2 Classificação da insuficiência hepática aguda

Autor	Termos utilizados	Tempo de surgimento da encefalopatia a partir da icterícia (em dias ou semanas)
Bernau et al. (1986)	Falência hepática fulminante	0 a 2 semanas
	Falência hepática subfulminante	3 a 12 semanas
O'Grady el al. (1983)	Falência hepática superaguda	0 a 1 semana
	Falência hepática aguda	2 a 4 semanas
	Falência hepática subaguda	5 a 12 semanas
Mochida et al. (2008)	Falência hepática fulminante – aguda	0 a 10 dias
	Falência hepática fulminante – subaguda	10 dias a 8 semanas
	Falência hepática tardia	8 a 24 semanas

Adaptado de O'Grady et al.,[7] Bernuau et al.[8] e Sugawara et al.[9]

TABELA 59.3 As causas da insuficiência hepática aguda agrupadas por diferentes etiologias[1,10-12]

Infecciosas	Metabólicas
Hepatites virais (A, B, D, E)	Doença de Wilson
Citomegalovírus	Deficiência de α-1-antitripsina
Herpes simples	Galactosemia
Epstein-Barr	Tirosinemia
Paramixovírus	
Adenovírus	
Dengue	
Febre amarela	
Parvovírus	
Exposição a drogas e toxinas	**Exposição a drogas e toxinas**
Acetaminofeno	Estatinas (atorvastatina, lovastatina, sinvastatina)
Tetracloreto de carbono (CCl_4)	Anestésicos inalatórios (halotano)
Amanita phalloides	Antidepressivos (amitriptilina, nortriptilina, inibidores da MAO)
Fósforo amarelo	Isoniazida, rifampicina, ampicilina
Termogênicos (oxiELITE®)	Moxifloxacino, doxiciclina, tetraciclina
Suplementos para ganho de massa muscular	Antiepilépticos (hidantoína, carbamazepina, valproato)
Eritromicina, nitrofurantoína	Síndrome de Reye (AAS)
Alopurinol	Cetoconazol, dissulfiram
Amiodarona	Anti-inflamtórios não hormonais
Alfa-metildopa	Antitireoidianos
Fitoterápicos (ginseng, kawa-kawa, chaparral, *Teucrium podium*)	Imunossupressores (ciclofosfamida metotrexato)
Drogas ilícitas (*ecstasy*; cocaína)	
Isquêmicas/Hipóxia	**Miscelânea**
Doença veno-oclusiva	Hepatite autoimune
Disfunção primária pós-transplante	Doença de Still
Disfunção pós-choque	Linfoma
Insuficiência cardíaca	Metástases hepáticas
	Esteatose aguda da gravidez
	Hipertermia
	Hepatectomia parcial
	Criptogenética

OUTRAS CAUSAS

Infiltração neoplásica (melanoma, câncer de pulmão); doenças metabólicas, com destaque para doença de Wilson; gestação; doença autoimune; reações idiossincráticas entre outras.[11]

FISIOPATOLOGIA

O conhecimento atual da fisiopatologia da IHA, bem como suas consequências imunológicas, hemodinâmicas e disfunção celular, ainda carece de mais entendimentos. Essa área desperta cada vez mais interesse no sentido de elucidar os fatores pelos quais alguns indivíduos portadores de hepatite aguda evoluem para um curso fulminante.[14] No entanto, é clara a relação entre toxinas, radicais livres, citocinas (TNF-alfa, IL-1 e IL-6) e cascata inflamatória. A liberação de óxido nítrico, prostaglandinas e endotelinas leva a vasodilatação e lesão endotelial.[15] A ativação da cascata inflamatória, associada a lesões hepatocelular e endotelial, leva ao aumento da expressão do sistema fibrinolítico com ativação da coagulação e predisposição a coagulopatia.[16]

O edema cerebral tem dupla origem: citotóxica e vasogênica. Na primeira, ocorre um aumento do nível sérico de amônia levando ao aumento de glutamina, uma vez que a amônia é convertida em glutamina através da glutamina sintetase. O acúmulo de glutamina nos astrócitos determina edema astrocitário e cerebral que, associado a aumento na transmissão nervosa inibitória, mediada pelo GABA, leva a depressão do SNC. Na segunda, há aumento dos níveis de óxido nítrico. Em consequência há instalação de vasodilatação sistêmica que deflagra uma redução significativa da resistência vascular periférica, a qual, associada ao estado hiperdinâmico (semelhante à sepse), pode levar a comprometimento grave da perfusão e disfunção de múltiplos órgãos e sistemas. Concomitantemente, há um prejuízo da autorregulação cerebral, que leva a um risco aumentado de evolução para hipertensão intracraniana.[17]

A Tabela 59.4 apresenta as características clínicas da insuficiência hepática aguda e a repercussão da fisiopatologia sobre os diversos órgãos e sistemas.[10-11]

DIAGNÓSTICO E PROGNÓSTICO

Reconhecer os sinais de IHA pode ser um desafio na medida em que a apresentação clínica é inespecífica e frequentemente ocorre em indivíduos previamente hígidos. Náuseas, vômitos, comprometimento do estado geral, febre, anorexia e desconforto abdominal são os primeiros e principais sinais e sintomas. Icterícia pode estar ausente no início do quadro. A alteração do estado mental (encefalopatia) pode ser de difícil identificação, acontecendo de variar desde discreta alteração comportamental até rebaixamento do nível de consciência, inclusive com sinais de hipertensão intracraniana. Hipoglicemia normalmente está presente. O achado de elevação das aminotransferases comumente está acompanhado de aumento dos níveis de bilirrubina, fosfatase alcalina, gama-glutamil transferase, bem como da queda dos níveis de albumina ou alargamento do TAP e TTPa. O reconhecimento de alteração do estado mental associado a lesão hepática aguda, acompanhada ou não de icterícia e coagulopatia, deve levar à suspeita de IHA. Desse modo, todo paciente com critérios clínicos ou laboratoriais de hepatite aguda deve ter prontamente avaliado seu estado de consciência, além do TAP com RNI. Um alargamento do TAP maior de 4 a 6 segundos com RNI > 1,5 associado a sinais de encefalopatia deve ser imediatamente encaminhado para internação hospitalar, já que, diante desse quadro, o diagnóstico de IHA está definido. Se houver rápido declínio do quadro com piora do grau de encefalopatia a transferência para Unidade de Tratamento Intensivo é mandatória, seguida de contato com centro de transplante hepático.[18]

Vale lembrar que esses achados podem confundir o médico assistente, levando-o a pensar em doença hepática crônica e retardar a investigação etiológica e o tratamento. Não raro, a rápida deterioração do estado mental e do estado hipovolêmico levam a grave comprometimento orgânico com

TABELA 59.4 Características clínicas da insuficiência hepática aguda

Acometimento orgânico	Apresentação clínica
Cérebro	Encefalopatia hepática
	Edema cerebral
	Hipertensão intracraniana
Pulmão	Lesão pulmonar aguda
	Síndrome de angústia respiratória do adulto
Fígado – exame clínico	Icterícia quase sempre presente
	Alteração de tamanho: pequeno em caso de necrose ou aumentado em insuficiencia cardíaca, hepatite viral ou síndrome de Budd-Chiari
Fígado – perda de função metabólica	↓ Gluconeogênese >>> hipoglicemia
	↓ Depuração do lactato >>> acidose lática
	↓ Depuração do lactato >>> acidose lática
	↓ Capacidade de síntese >>> coagulopatia
Medula óssea	Supressão frequente, particularmente nas doenças virais e soronegativas
Leucócitos circulantes	Função diminuída com alto risco de sepse
Coração	Alto débito cardíaco
	Lesão miocárdica subclínica frequente
Pâncreas	Pancreatite, particularmente na intoxicação pelo paracetamol
Adrenais	Produção inadequada de glucocorticosteroides, levando à hipotensão
Rim	Disfunção ou falência frequentes
Hipertensão portal	Pode ser proeminente na doença subaguda e confundida com insuficiência hepática crônica
Resposta inflamatória sistêmica	Alto gasto energético ou alta taxa de catabolismo Hipotensão e taquicardia devido à resistência vascular sistêmica diminuída
Intestino	Hematêmese ou melena

Adaptado de Bernal[1,10] e Sood.[11]

aumento expressivo da morbimortalidade. Da mesma maneira, o tratamento de suporte não pode prescindir do tratamento específico, pois tal medida afeta negativamente o prognóstico. Nesse contexto, é fundamental identificar a etiologia da IHA para iniciar, precoce e adequadamente, a terapêutica, pois essas medidas podem aumentar a sobreviva de 10% para 90%. Para tanto, deve ser realizada uma anamnese rápida e dirigida na busca de história de uso de medicações, infecções virais, exposição a drogas e toxinas, surgimento da icterícia e história familiar de hepatopatia. Importante destacar a necessidade de questionar sobre uso de fitoterápicos (frequentemente não são considerados medicação e, por isso, não são informados pelos pacientes), ingestão de cogumelos, uso de álcool, contato sexual e uso de suplementos em praticantes de atividades física, especialmente em academias. Tudo isso associado a um exame físico minucioso na busca de estigmas de hepatopatia, sinais de encefalopatia e parâmetros hemodinâmicos. A propedêutica deve ser prontamente iniciada, e é imprescindível a definição etiológica e a identificação de complicações com o objetivo de orientar o tratamento. A lista de exames a serem solicitados conforme suspeita etiológica está contida na Tabela 59.5.[3,20]

Os demais exames laboratoriais usualmente solicitados nas rotinas das UTIs devem ser solicitados para detecção dos distúrbios hidroeletrolíticos e metabólicos frequentemente associados, independentemente da disfunção renal (hipoglicemia, hiponatremia, hipocalemia, hipofosfatemia e alcalose metabólica), na busca de complicações sistêmicas, orientação terapêutica, indicação de transplante e definição prognóstica.[3,18]

Grau de encefalopatia, nível de bilirrubina e presença de insuficiência renal são fatores independentes de pior prognóstico. Existe uma forte correlação entre o grau de encefalopatia e o desfecho da IHA. Encefalopatias graus 3 e 4 estão associadas a pior prognóstico, principalmente se houver concomitância de insuficiência renal aguda, edema cerebral, infecção, síndrome HELLP (acrônimo de pré-eclâmpsia associada a hemólise, elevação das enzimas hepáticas e plaquetopenia) e coagulopatia.[11]

A IHA provocada por uso acidental ou intencional do acetaminofeno tem prognóstico, em geral, melhor que de causas desconhecidas, e deve-se dar atenção ao fato de que nem sempre a icterícia está presente no início da apresentação clínica.[11] Nos casos de IHA decorrente de intoxicação por acetaminofeno, os preditores independentes de mau prognóstico são: pH arterial < 7,3 ou os seguintes parâmetros, se ocorrerem concomitantemente: encefalopatias graus 3 e 4, Tempo de Protrombina alargado acima de 100 segundos ou RNI > 6,5 e creatinina sérica > 3,4 mg/dL.[3,11]

Já nos casos de IHA não induzida pelo acetaminofeno os preditores independentes de mau prognóstico são: tempo de protrombina acima de 100 segundos ou três dos seguintes, se ocorrerem concomitantemente: categorias aguda ou subaguda; etiologia desfavorável (hepatite soronegativa ou por halotano ou outros medicamentos); idade menor que 10 anos ou mais de 40 anos; bilirrubina sérica maior que 17,6 mg/dL ou tempo de protrombina maior que 50 segundos ou RNI maior que 3,5.[3,11,19]

Quando a IHA é causada por hepatite A a sobrevida é, em geral, maior que 50 a 60%, principalmente em crianças. Já nas outras hepatites virais o desfecho costuma ser um pouco menos favorável.[11]

Em resumo, a avaliação adequada e a definição precoce do diagnóstico de IHA tem impacto direto no prognóstico, na estratégia terapêutica bem como na indicação precoce de transplante. Assim, os critérios de gravidade – incluindo indicação de transplante – devem ser estabelecidos e, quando presentes, deve ser feito o contato com os centros de transplante hepático para a possível referência.[3]

TABELA 59.5 Investigação da etiologia da IHA

Etiologia	Investigação
Hepatite A (HAV)	Anti-HVA IgM
Hepatite B + D (HBV, HDV)	HBsAg pode estar negativo, anti-HBc IgM
Hepatite E	Anti-HVE IgM
Acetaminofeno	Dosagem no sangue
Reação idiossincrática a drogas	Contagem de eosinófilos
Autoimune	FAN, Ac antimúsculo liso
Esteatose aguda da gravidez	Ultrassom, ácido úrico, histologia
Síndrome HELLP	Transaminases, plaquetas
Doença de Wilson	Cobre urinário, ceruloplasmina, exame ocular com lâmpada de fenda
Síndrome Budd-Chiari	Ultrassom ou venografia
Doenças malignas	Métodos de imagem e biópsia hepática
Hepatite isquêmica	Transaminases
Tóxicos	Alcoolemia, níveis séricos e urinários de tóxicos e medicamentos

Adaptado de O'Grady [3] e Torres.[20]

TRATAMENTO

MANEJO INICIAL

A IHA compromete vários órgãos e sistemas, podendo levar a disfunção orgânica múltipla com grande risco de desfecho desfavorável. Por isso, salientamos a importância capital de identificar a causa da IHA para guiar o adequado tratamento precoce e, assim, aumentar a taxa de sobrevida. Pacientes com IHA sem sinais de encefalopatia ou encefalopatia grau I podem ser tratados em enfermaria sem necessidade de monitorização. No entanto, pacientes com rápida deterioração do estado mental e com encefalopatia grau II em diante têm indicação absoluta de internação na UTI. À medida que ocorrer progressão do comprometimento do estado mental, torna-se fundamental o manejo e proteção de vias aéreas. Pacientes internados em UTI podem ser monitorados de forma invasiva ou não de acordo com a gravidade e o nível de comprometimento sistêmico. Exames seriados são fundamentais para o correto manejo dos pacientes e identificação de complicações.[5,11]

A correção da volemia é crucial e deve ser feita precocemente a fim de melhorar a perfusão e prevenir evolução para disfunção de múltiplos órgãos. Especial cuidado deve ser dado a coagulopatia e edema cerebral, pois são importantes causa de óbito. Reconhecimento de sinais de infecção e identificação de foco infeccioso com tratamento precoce são metas a serem atingidas, assim como monitorar o estado metabólico e nutricional dos pacientes.[18]

Pacientes com IHA têm um alto gasto energético com acelerado catabolismo proteico e necessitam de suporte nutricional para preservar a massa muscular e a imunidade.[20] Do ponto de vista prático, pacientes com encefalopatia devem receber 1,0 a 1,5 g de proteína/kg/d de peso corporal por via enteral. Este aporte proteico deve ser reduzido por pequenos períodos em pacientes com piora da hiperamonemia ou com alto risco de hipertensão intracraniana. Além disso, há um risco aumentado de hipoglicemia, que pode ser prevenida com uma infusão contínua de glicose. Entretanto, a infusão de grandes volumes de soluções hipotônicas pode resultar em hiponatremia e edema cerebral, e, por isso, tal conduta deve ser evitada.[1]

Em pacientes com IHA induzida por acetaminofeno o intervalo entre a ingestão e o início do tratamento com N--acetilcisteína é crucial para a melhora do desfecho clínico. E, mesmo nos pacientes portadores de IHA não induzida por acetaminofeno, há benefício do uso de N-acetilcisteína no tratamento, pois aumenta a taxa de sobrevida, conforme evidenciado em um estudo randomizado e controlado. No entanto, esse benefício só ocorre em pacientes com baixo grau de encefalopatia.

A dose inicial de ataque de N-acetilcisteína foi de 150 mg/kg/h em uma hora, seguida de 12,5 mg/kg/h por 4 horas, e depois uma infusão contínua de 6,25 mg/kg de N-acetilcisteína nas 67 horas restantes.[21]

A despeito do tratamento adequado, muitos pacientes irão necessitar de transplante. Por isso é fundamental o contato e a discussão com um especialista dos centros de referência em tratamento e transplante hepático.[1]

COMPLICAÇÕES

SISTEMAS CARDIOVASCULAR E RESPIRATÓRIO

A disfunção cardiocirculatória e a hipotensão são de origem multifatorial e comuns em pacientes com IHA. A volemia efetiva pode ser inicialmente baixa devido à reduzida ingestão oral e às perdas de líquidos pelos vômitos; quando associada ao desenvolvimento de vasodilatação, pode levar a um quadro de choque hipovolêmico.[22]

A abordagem inicial do paciente com IHA, como em outros pacientes críticos, visa a restauração do volume circulante efetivo, perfusão sistêmica e oferta de oxigênio aos tecidos. Para os pacientes que continuam hipotensos após a reposição volêmica associa-se a norepinefrina como vasopressor de escolha, se necessário com associação da vasopressina ou de seus análogos.[23]

A função miocárdica deve ser avaliada por ecocardiografia, pois a disfunção miocárdica pode levar a hepatite hipóxica. Insuficiência adrenal relativa pode ocorrer em pacientes com instabilidade cardiovascular, e está associada a aumento da mortalidade, mas não está estabelecido se a reposição de corticosteroides melhora a sobrevida.[22-23]

De modo geral, os objetivos dos cuidados respiratórios são similares aos de outras doenças críticas. A disfunção respiratória é incomum no início do curso da IHA, mas a intubação traqueal normalmente é necessária precocemente para o manejo das alterações do estado de consciência; por outro lado, costuma ser comum tardiamente, durante a fase de regeneração hepática ou em associação com infecções nosocomiais. Nos casos de instalação de uma emergência de hipertensão intracraniana, a hiperventilação, com o intuito de induzir a hipocapnia, pode ser utilizada, no entanto, seu uso sustentado deve ser evitado, e quando houver hiperventilação espontânea o controle pode ser feito com o uso adequado de sedação e ventilação controladas.[1]

SISTEMA NEUROLÓGICO

A encefalopatia hepática tem papel central na definição da IHA. Além disso, tem importância prognóstica, e seu desenvolvimento reflete uma disfunção hepática crítica. A velocidade de desenvolvimento da encefalopatia também tem valor prognóstico: em pacientes com apresentação subaguda, mesmo encefalopatia de baixo grau indica um prognóstico muito ruim, enquanto na doença hiperaguda altos graus de encefalopatia podem indicar claramente um mau prognóstico. O objetivo das estratégias clínicas é prevenir o início da encefalopatia, limitar a sua gravidade e reduzir o risco de edema cerebral. Hipertensão intracraniana secundária a edema cerebral grave ainda é uma complicação temível, e constitui uma causa preponderante de morte entre os pacientes com IHA. Em muitos centros de serviços ou hospitais, a hipertensão intracraniana é vista em apenas uma minoria de pacientes. Contudo, entre os pacientes que desenvolvem hipertensão intracraniana, a taxa de sobrevivência sem transplante é baixa.[24-25]

Conforme visto anteriormente, há evidências de que inflamações local e sistêmica, junto com aumento de neurotoxinas circulantes, particularmente a amônia, estejam envolvidas na patogênese da encefalopatia e do edema cerebral na IHA.[26] Ademais, a vigência de processo infeccioso e a vasodilatação com hipotensão arterial podem precipitar essa doença.[27-28] Mediadores inflamatórios podem desencadear ou piorar a encefalopatia por meio de alterações da permeabilidade do endotélio cerebral a neurotoxinas ou iniciar resposta inflamatória com consequente alteração do fluxo sanguíneo cerebral.[29]

A detoxificação normal da amônia está diminuída na IHA e os níveis de amônia circulante aumentam. Existe uma relação estreita entre níveis elevados de amônia e o desenvolvimento de encefalopatia, e o risco de hipertensão intracraniana é maior quando o nível de amônia no sangue se mantém de 150 a 200 μmol/L (255 a 340 μg/dL).[27,30-31] A amônia aumenta a osmolaridade intracelular por meio de seu metabolismo cerebral para glutamina e induz mudanças na síntese e na liberação de neurotransmissores e na função mitocôndrial. Essas alterações metabólicas resultam em edema e alteração da função cerebral.[26,32]

A velocidade com que a hiperamonemia se estabelece é tal que os mecanismos compensatórios são ineficazes nos casos de IHA – em contraste aos casos de doença subaguda ou doença crônica, nos quais estes mecanismos compensatórios estão em funcionamento e a hipertensão intracraniana é incomum.[26,32]

Os tratamentos usados na doença hepática crônica podem ser inapropriados na IHA. Particularmente, o papel da neomicina e de outros antibióticos inabsorvíveis não está estabelecido, e o tratamento com a lactulose pode ser potencialmente deletério.[1] O cuidado neurológico na IHA visa à prevenção de infecções, à manutenção de uma perfusão cerebral estável e ao controle da amônia circulante e seu metabolismo cerebral.[1]

O medicamento L-ornitina/L-aspartato aumenta a transformação da amônia para glutamina no músculo. Contudo, em um grande estudo randomizado e controlado, o medicamento não reduziu os níveis de amônia circulante e a gravidade da encefalopatia não melhorou as taxas de sobrevivência entre os pacientes com IHA.[33]

Novos medicamentos para diminuir o nível sérico de amônia estão em fase de testes e parecem ser promissores: o GPB (glicerol fenilbutirato) diminui a possibilidade de ser o paciente ser hospitalizado por encefalopatia quando comparado com placebo; a OP (ornitina fenilacetato) aumenta a excreção de amônia na urina como fenilacetilglutamina (PAGN), e um estudo fase IIb em curso investiga seu uso para encefalopatia hepática; e o PEG (polietilenoglicol) parece uma alternativa eficaz para o tratamento da encefalopatia hepática aguda (comparado com a lactulose), com um potencial de reduzir o tempo de permanência no hospital.[34]

Em pacientes com encefalopatia estabelecida o tratamento tem como objetivo diminuir o risco de hipertensão intracraniana, diminuindo a captação de amônia pelo cérebro e o metabolismo com o uso de sedação e osmoterapia profilática.[1]

Em um estudo randomizado e controlado envolvendo pacientes com encefalopatia de alto grau, o tratamento com salina hipertônica intravenosa retardou o início da hipertensão intracraniana.[35]

A hipotermia afeta múltiplos processos envolvidos no desenvolvimento do edema cerebral. Por reduzir o metabolismo corporal, ela diminui a produção sistêmica de amônia e a sua captação cerebral e seu metabolismo, além de apresentar efeitos hemodinâmicos estabilizadores e reduzir o fluxo sanguíneo cerebral.[32] O uso da hipotermia para retardar ou controlar a hipertensão intracraniana na IHA não está comprovado.[36] Uma abordagem pragmática do manejo da temperatura é evitar a febre e manter a temperatura central corporal entre 35 e 36 °C.[1,5]

A monitorização neurológica mais eficaz para guiar a terapêutica em pacientes com alto grau de encefalopatia não está bem estabelecido. A medição direta da pressão intracraniana (PIC) está associada a riscos, particularmente de hemorragia intracraniana.[37] Em vista das complicações potenciais e da incidência decrescente de hipertensão intracraniana, Bernal sugere a monitorização da PIC apenas em pacientes com sinais clínicos ou evidência de desenvolvimento de hipertensão intracraniana. Outros marcadores de risco aumentado incluem uma concentração arterial de amônia de mais de 200 µmol/L ou um nível sustentado de pelo menos 150 µmol/L, apesar do tratamento, idade de 35 anos ou menos e disfunção concomitante renal ou cardiovascular.[27-28,30]

O tratamento da hipertensão intracraniana sustentada pode ser realizado com bolus de salina hipertônica (20 mL de NaCl 30% ou 200 mL de NaCl 3%, mantendo o sódio sérico menor que 150 mEq/L) ou manitol 20% (2 mL/kg, mantendo a osmolaridade sérica menor que 320 mOsm/L). Nos casos resistentes pode-se usar a hipotermia (32 a 34 °C).[1]

SISTEMA RENAL

A disfunção renal significativa pode ocorrer em mais de 50% dos pacientes com IHA. Esta complicação é mais comum nos pacientes idosos e naqueles com IHA induzida pelo acetaminofeno.[38] Apesar de a alteração da função renal estar associada a um aumento da mortalidade, a resolução da disfunção hepática é acompanhada por um retorno aos níveis prévios da função renal na maioria dos casos.[39]

Além das indicações de terapêutica de substituição renal usuais na terapia intensiva, este tratamento também pode ser indicado para controlar o nível de hiperamonemia e de outros marcadores bioquímicos e distúrbios ácido-básicos.[1]

AVALIAÇÃO PROGNÓSTICA

A identificação precoce dos pacientes que não vão sobreviver apenas com o tratamento clínico tem grande importância prática na identificação do potencial candidato a transplante hepático. Como a progressão de falência de múltiplos órgãos resulta em deterioração em muitos pacientes que estão aguardando o transplante, os candidatos a transplante devem ser identificados o mais rápidamente possível.[40]

Vários sistemas de avaliação prognóstica são usados no mundo. A maioria das características utilizadas derivam de análises de coortes históricas de pacientes que foram tratados sem transplante. A Tabela 59.6 apresenta três sistemas de amplo uso, e suas diferenças e características em comum.[7-8,41]

A presença da encefalopatia é um indicador chave, além de considerar a idade e a gravidade da doença hepática, que é avaliada pela presença de coagulopatia e icterícia.

O sistema de avaliação mais bem estruturado é o King's College Criteria, confirmado por outras meta-análises ter uma especificidade clínica aceitável, mas uma sensibilidade limitada.[19,42] Por causa destas limitações, uma variedade de sistemas prognósticos e marcadores foram propostos, embora nenhum tenha aceitação universal.[1]

TRANSPLANTE

Apesar de o transplante ser o tratamento de escolha para algumas causas específicas de IHA, ele não está universalmente disponível, e menos de 10% dos transplantes hepáticos são realizados em pacientes com IHA.[40,43] Nestes, especialmente aqueles em risco de hipertensão intracraniana, os manejos intra- e pós-operatório são complexos e desafiadores, e as taxas de sobrevivência são mais baixas que nos pacientes submetidos ao transplante hepático eletivo.

Os resultados dos transplantes têm melhorado com o passar do tempo, com registros mostrando taxas de sobrevivência depois do transplante de 79% em um ano e 72% em cinco anos.[10,43] A maioria dos óbitos após transplantes por IHA decorre de infecção nos três primeiros meses de pós-operatório. O risco de morte é maior entre os receptores mais idosos e entre aqueles que receberam enxertos mais velhos ou parciais ou enxertos de doadores sem compatibilidade idêntica de grupo sanguíneo ABO.[43-44]

A função inadequada e precoce do enxerto hepático é maltolerada nos pacientes críticos e os predispõe a hipertensão intracraniana e sepse.[44]

OUTRAS TERAPIAS

A disponibilidade limitada de transplante hepático levou a avaliação de outras terapias nos pacientes com doença avançada. O transplante de hepatócitos envolve a infusão intraportal ou intraperitoneal de hepatócitos isolados humanos para aumentar a função hepática. Esse procedimento tem sido usado com sucesso em neonatos e crianças com erros inatos de metabolismo, mas até o momento a experiência na IHA pediátrica tem sido limitada.[45]

A massa celular infundida representa apenas 5% da massa hepática teórica, que é insuficiente em pacientes com necrose hepática maciça, e a técnica permanece experimental. Outras terapias procuram dar suporte ao fígado em falência por meio da remoção de mediadores tóxicos circulantes, para estabilizar as condições clínicas dos pacientes enquanto eles aguardam o transplante definitivo ou para facilitar a regeneração do órgão nativo. No momento, o uso de equipamentos extracorpóreos de suporte hepático está restrito a ensaios clínicos.[1] Dados preliminares sugerem que troca plasmática de altos volumes pode ser uma terapêutica promissora.[1]

TABELA 59.6 Sistemas de classificação para seleção de pacientes com IHA para transplante hepático[7-8,41]

Critério	King's College	Clichy	Japão
Idade	+	+	+
Causa	+	–	–
Encefalopatia	+	+	+
Bilirrubina	Apenas em casos associados a acetaminofeno	–	+
Coagulopatia	+	+	+

+ significa que o critério está incluido no sistema de classificação; – significa que o critério não está incluido no sistema de classificação. Adaptado de Bernal.[1]

REFERÊNCIAS BIBLIOGRÁFICAS

1. Bernal W, Wendon J. Acute liver failure. N Eng J Med. 2013;369:2525-34.
2. Chalasani N P, et al. ACG Clinical Guideline: the diagnosis and management of idiosyncratic drug-induced liver injury. Am J Gastroenterol. 2014;109:950-66.
3. O'Grady JG. Acute liver failure. Postgrad Med J. 2005;81:148-54.
4. Westphal GA. Encefalopatia hepática. In: Caldeira Filho M, Westphal GA. Manual prático de medicina intensiva. 6. ed. São Paulo: Segmento Farma, 2009, p. 93.
5. Kodali S, McGuire BM. Diagnosis and management of hepatic encephalopathy in fulminant hepatic failure. In: Clinics in Liver Disease. 2015; 19(3):565-76.
6. Wlodzimirow KA, Eslami S, Abu-Hanna A, Nieuwoudt M, Chamuleau RA. Systematic review: acute liver failure – one disease, more than 40 definitions. Aliment Pharmacol Ther. 2012;35:1245-56.
7. O'Grady JG, Schalm SW, Williams R. Acute liver failure: redefining the syndromes. Lancet. 1993;342:273-5. [Erratum, Lancet. 1993;342:1000.]
8. Bernuau J, Rueff B, Benhamou JP. Fulminant and subfulminant liver failure: definitions and causes. Semin Liver Dis. 1986;6:97-106.
9. Sugawara K, Nakayama N, Mochida S. Acute liver failure in Japan: definition, classification, and prediction of the outcome. J Gastroenterol. 2012;47:849-61.
10. Bernal W, Auzinger G, Dhawan A, Wendon J. Acute liver failure. Lancet. 2010; 376:190-201.
11. Sood GK. Acute liver failure. The American Journal of Gastroenterology. 2014;109:950-66.
12. Strauss E. falência hepática aguda. Disponível em: <http://www.sbhepatologia.org.br/pdf/FASC_HEPATO_27_FINAL.pdf>. Acesso em: ago 2015.
13. Acharya SK, Dasarathy S, Kumer TL, Sushma S, Prasanna KS, Tandon A, Sreenivas V, et al. Fulminant hepatitis in a tropical population: clinical course, cause, and early predictors of outcome. Hepatology. 1996;23:1448-55.
14. Jalan R. Acute liver failure: current management and future prospects. J Hepatol. 2005;42(Suppl1):S115-23.
15. Leifeld L, et al. Early up-regulation of chemokine expression in fulminant hepatic failure. J Pathol. 2003 Mar; 199(3):335-44.
16. Newsome PN, Nelson LJ, Ansell I, Ross JPC, Hayes R, Plevris JN. The inhibition of growth due to fulminant hepatic failure serum is not due to increased apoptosis/necrosis. J Hepatol. 2000;32(Suppl 2):59.
17. Detry O, De Roover A, Honore P, Meurisse M. Brain edema and intracranial hypertension in fulminant hepatic failure: pathophysiology and management. World J Gastroenterol. 2006;12(46):7405-12.
18. Lee WM, Larson AM, Stravitz RT. AASLD position paper: the management of acute liver failure: update 2011. Hepatology. 2011(55):965-67.
19. O'Grady JG, Alexander GJ, Hayllar KM, Williams R. Early indicators of prognosis in fulminant hepatic failure. Gastroenterology. Aug 1989;97(2):439-45.
20. Plauth M, Cabré E, Riggio O, et al. ESPEN guidelines on enteral nutrition: liver disease. Clin Nutr. 2006;25:285-94.
21. Lee WM, Hynan LS, Rossaro L, et al. Intravenous N-acetylcysteine improves transplant-free survival in early stage non-acetaminophen acute liver failure. Gastroenterology. 2009;137:856-64.
22. Torres DM, Stevens R, Gurakar A. Acute liver failure: a management challenge for the practicing gastroenterologist. Gastroenterol Hepatol. 2010;6(7):444-50.
23. Eefsen M, Dethloff T, Frederiksen H-J, Hauerberg J, Hansen BA, Larsen FS. Comparison of terlipressin and noradrenalin on cerebral perfusion, intracranial pressure and cerebral extracellular concentrations of lactate and pyruvate in patients with acute liver failure in need of inotropic support. J Hepatol. 2007;47:381-6.

24. Bernal W, Hyyrylainen A, Gera A, et al. Lessons from look-back in acute liver failure? A single centre experience of 3300 patients. J Hepatol. 2013;59:74-80.
25. Edula RGR, Pyrsopoulos N. New methods of testing and brain imaging in hepatic encephalopathy: a review. Clinics in Liver Disease. 2015;19(3):449-59.
26. Desjardins P, Du T, Jiang W, Peng L, Butterworth R. Pathogenesis of hepatic encephalopathy and brain edema in acute liver failure: role of glutamine redefined. Neurochem Int. 2012;60:690-6.
27. Bernal W, Hall C, Karvellas CJ, Auzinger G, Sizer E, Wendon J. Arterial ammonia and clinical risk factors for encephalopathy and intracranial hypertension in acute liver failure. Hepatology. 2007;46:1844-52.
28. Kitzberger R, Funk GC, Holzinger U, et al. Severity of organ failure is an independent predictor of intracranial hypertension in acute liver failure. Clin Gastroenterol Hepatol. 2009;7:1000-6.
29. Butterworth RF. Hepatic encephalopathy: a central neuroinflammatory disorder? Hepatology. 2011;53:1372-6.
30. Kumar R, Shalimar, Sharma H, et al. Persistent hyperammonemia is associated with complications and poor outcomes in patients with acute liver failure. Clin Gastroenterol Hepatol. 2012;10:925-31.
31. Ge PS, Runyon BA. Serum ammonia level for the evaluation of hepatic encephalopathy. JAMA. 2014;312(6):643-4.
32. Vaquero J. Therapeutic hypothermia in the management of acute liver failure. Neurochem Int. 2012;60:723-35.
33. Acharya SK, Bhatia V, Sreenivas V, Khanal S, Panda SK. Efficacy of L-ornithine L-aspartate in acute liver failure: a double-blind, randomized, placebo-controlled study. Gastroenterology. 2009;136:2159-68.
34. Rahimi RS, Rockey DC. Novel ammonia-lowering agents for hepatic encephalopathy. Clinics in Liver Disease. 2015;19(3):539-49.
35. Murphy N, Auzinger G, Bernal W, Wendon J. The effect of hypertonic sodium chloride on intracranial pressure in patients with acute liver failure. Hepatology. 2004;39:464-70.
36. Larsen FS, Murphy N, Bernal W, et al. Prophylactic effect of mild hypothermia to prevent brain edema in patients with acute liver failure: results of a multicenter, randomized, controlled trial. J Hepatol. 2011;54(Suppl):S26.
37. Vaquero J, Fontana RJ, Larson AM, et al. Complications and use of intracranial pressure monitoring in patients with acute liver failure and severe encephalopathy. Liver Transpl. 2005;11:1581-9.
38. Leithead JA, Ferguson JW, Bates CM, et al. The systemic inflammatory response syndrome is predictive of renal dysfunction in patients with non-paracetamol-induced acute liver failure. Gut. 2009;58:443-9.
39. O'Riordan A, Brummell Z, Sizer E, et al. Acute kidney injury in patients admitted to a liver intensive therapy unit with paracetamol-induced hepatotoxicity. Nephrol Dial Transplant. 2011;26:3501-8.
40. Simpson KJ, Bates CM, Henderson NC, et al. The utilization of liver transplantation in the management of acute liver failure: comparison between acetaminophen and non-acetaminophen etiologies. Liver Transpl. 2009;15:600-9.
41. Mochida S, Nakayama N, Matsui A, Nagoshi S, Fujiwara K. Re-evaluation of the Guideline published by the Acute Liver Failure Study Group of Japan in 1996 to determine the indications of liver transplantation in patients with fulminant hepatitis. Hepatol Res. 2008;38:970-9.
42. McPhail MJW, Wendon JA, Bernal W. Meta-analysis of performance of Kings' College Hospital Criteria in prediction of outcome in non-paracetamol-induced acute liver failure. J Hepatol. 2010;53:492-9.
43. Germani G, Theocharidou E, Adam R, et al. Liver transplantation for acute liver failure in Europe: outcomes over 20 years from the ELTR database. J Hepatol. 2012;57:288-96.
44. Bernal W, Cross TJS, Auzinger G, et al. Outcome after wait-listing for emergency liver transplantation in acute liver failure: a single centre experience. J Hepatol. 2009;50:306-13.
45. Hughes RD, Mitry RR, Dhawan A. Current status of hepatocyte transplantation. Transplantation. 2012;93:342-7.

Seção 8

Emergências Renais, Urológicas e Ginecológicas

60

Lesão Renal Aguda

Krissia Kamile Singer Wallbach
Igor Gouveia Pietrobom
Paulo Ricardo Gessolo Lins
Roberto Camargo Narciso

DEFINIÇÃO E CLASSIFICAÇÃO

Lesão renal aguda (LRA) é uma síndrome clínica heterogênea, definida por piora rápida (horas a dias) da função renal, estimada através da taxa de filtração glomerular (TFG) e/ou do volume urinário, e geralmente acompanhada de retenção de escórias metabólicas (ureia, creatinina) e desregulação da homeostase hidroeletrolítica e ácido-base.[1] Envolve várias etiologias, diversos processos fisiopatológicos e diferentes níveis de gravidade.

Anteriormente chamada de insuficiência renal aguda (IRA), hoje prefere-se os nomes *lesão* ou *disfunção*, pois discretas alterações da função renal, mesmo que sem a presença de lesão parenquimatosa ou falha orgânica grave, já caracterizam a presença de LRA. Portanto, a mudança da nomenclatura visa ampliar seu diagnóstico e facilitar o seu reconhecimento precoce.

De acordo com a última diretriz lançada pelo KDIGO (Kidney Disease Improving Global Outcomes Foundation), a LRA é definida por pelo menos um dos seguintes critérios:

- elevação da creatinina (Cr) sérica ≥ 0,3 mg/dL em 48 horas;
- elevação da Cr sérica ≥ 50% em relação à Cr basal em um período de sete dias;
- volume urinário < 0,5 mL/kg/h por ≥ 6 horas.[2]

A redução do débito urinário costuma ser um sinal cardinal de LRA, e os pacientes são frequentemente classificados, de acordo com sua diurese, em:

- LRA não oligúrica: débito urinário > 400 mL/d;
- LRA oligúrica: débito urinário < 400 mL/d;
- LRA anúrica: débito urinário < 100 mL/d.

Oligúria persistente mesmo na presença de euvolemia é, praticamente, sempre relacionada à LRA,[1] e sua ocorrência está associada a quadros de lesão renal inicial mais graves. Portanto, a avaliação e classificação da LRA quanto ao débito urinário possui implicações clínicas, relacionadas tanto à previsão de desenvolvimento de hipervolemia e gravidade dos distúrbios hidroeletrolíticos associados quanto ao prognóstico geral, pois a oligoanúria está associada a maior morbimortalidade.

Para facilitar sua avaliação clínica, prognóstica e realização de levantamentos epidemiológicos, a LRA deve ser classificada quanto à sua gravidade. As classificações previamente validadas, como RIFLE (2004) e AKIN (2007), foram modificadas e serviram como base para a classificação de KDIGO (2012), mais recente e atualmente a mais utilizada para indivíduos acima de 18 anos.[2] As três classificações podem ser comparadas na Tabela 60.1.

TABELA 60.1 Classificação da LRA

Estágios	RIFLE	AKIN	KDIGO	Débito urinário
RIFLE – *Risk* AKIN 1 KDIGO 1	Aumento da Cr > 50% em < 7 dias	Aumento da Cr em 0,3 mg/dL ou > 50% em < 48 horas	Aumento da Cr em 0,3 mg/dL em < 48 horas ou > 50% em < 7 dias	Diurese < 0,5 mL/kg/hora por > 6 horas
RIFLE – *Injury* AKIN 2 KDIGO 2	Aumento da Cr > 100% (2×)	Aumento da Cr > 100% (2×)	Aumento da Cr > 100% (2×)	Diurese < 0,5 mL/kg/hora por > 12 horas
RIFLE – *Failure* AKIN 3 KDIGO 3	Aumento da Cr > 200% (3×)	Aumento da Cr > 200% (3×)	Aumento da Cr > 200% (3×)	Diurese < 0,3 mL/kg/hora por > 12 horas ou anúria por > 12 horas
RIFLE – *Loss*	Necessidade TRS por > 4 semanas			
RIFLE – *End-stage*	Necessidade TRS por > 3 meses			

Cr: creatinina sérica; TRS: terapia renal substitutiva.

O enquadramento da LRA nos estágios de gravidade é essencial, pois a evolução dos estágios está diretamente relacionada ao aumento da necessidade de terapia renal substitutiva e óbito, e o reconhecimento precoce e a intervenção podem reduzir sua gravidade.

EPIDEMIOLOGIA

A incidência de LRA varia conforme a população estudada, assim como suas principais causas e modo de apresentação. A incidência anual estimada nos EUA é de 2%, entre causas comunitárias e nosocomiais, enquanto em países subdesenvolvidos a LRA e suas consequências são responsáveis por 3% das admissões hospitalares anuais.[3]

Nos casos de etiologia comunitária, a LRA pré-renal é responsável por mais da metade dos diagnósticos. Já no ambiente hospitalar, as causas intrínsecas são as grandes responsáveis[4] (vide Tabela 60.2).

Levantamentos norte-americanos recentes estimam que, em média, 20% dos pacientes hospitalizados desenvolvem LRA; destes, 1 a 2% necessitam de terapia renal substitutiva (TRS), com taxa de mortalidade estimada entre 40 e 60% dos casos. A incidência de LRA com necessidade de TRS aumenta para 6 a 7% em pacientes críticos internados em unidade de terapia intensiva (UTI). Dentre os sobreviventes, 10 a 30% dos pacientes têm alta hospitalar em programa de diálise. Além disso, grandes coortes sugerem que aproximadamente 1 a cada 12 pacientes sobreviventes que obtiveram recuperação da função renal podem desenvolver doença renal crônica no futuro, voltando a necessitar de TRS em 3 a 5 anos.[4]

As taxas de óbitos relacionados à LRA seguem altas, e não têm se modificado nos últimos 50 anos. O aumento da faixa etária da população acometida, associado ao uso terapêutico de diversas drogas nefrotóxicas (antibióticos, anti-inflamatórios, quimioterápicos, contrastes), pode ter influência nesses dados. As maiores taxas de mortalidade são encontradas nos casos de LRA oligúrica associada a aumento importante da creatinina sérica.

TABELA 60.2 Causas de LRA

Causas de LRA		Comunitárias e Nosocomiais	
LRA Comunitária		LRA Nosocomial	
Pré-renal	70%	Pré-renal	20%
Intrínseca	20%	Intrínseca	70%
Pós-renal	10%	Pós-renal	10%

ETIOLOGIAS

A LRA pode ser dividida em três grandes categorias fisiopatológicas:[1]

1. LRA pré-renal: caracterizada por hipoperfusão renal efetiva, sem lesão parenquimatosa.
2. LRA renal ou intrínseca: envolve doenças que causam lesão do parênquima renal, de causas glomerulares, tubulointersticiais e vasculares.
3. LRA pós-renal: causada por obstrução aguda do trato urinário.

É importante lembrar que mais de uma condição pode coexistir no mesmo paciente, o que ocorre com frequência na prática clínica, e chamamos de LRA multifatorial.

LRA PRÉ-RENAL

É a causa geral mais comum de LRA (40 a 55%), e resulta da hipoperfusão renal consequente a um volume arterial efetivo baixo. Essa redução do volume efetivo circulante pode ser *real*, como em situações de desidratação e hemorragias volumosas, ou pode ser *relativa*, por redução da resistência vascular periférica (como na sepse) ou do débito cardíaco (insuficiência cardíaca congestiva), situação na qual pode não ser volume-responsiva, principalmente quando diagnosticada tardiamente. Suas principais causas estão na Tabela 60.3.

O sistema simpático, o sistema renina-angiotensina-aldosterona e diversos outros hormônios trabalham em

TABELA 60.3 Causas de LRA pré-renal

Redução do volume intravascular	▪ Hemorragias – trauma, cirurgias, gastrintestinais, pós-parto ▪ Perdas gastrintestinais – vômitos, diarreia, refluxo via sonda nasogástrica ▪ Perdas renais – uso de diuréticos, diurese osmótica, diabetes *insipidus* ▪ Perdas insensíveis por pele e mucosas – hipertermia, queimaduras ▪ Síndrome nefrótica ▪ Desnutrição. ▪ Cirrose hepática ▪ Perdas para terceiro espaço – pancreatite, queimaduras extensas, esmagamento
Redução do débito cardíaco	▪ Choque cardiogênico – infarto agudo do miocárdio, arritmias, doenças pericárdicas, tamponamento cardíaco, miocardiopatias, disfunções valvares ▪ Insuficiência cardíaca congestiva ▪ Ventilação assistida com pressão positiva ▪ Doenças pulmonares – hipertensão pulmonar, embolia pulmonar ▪ Sepse
Vasodilatação sistêmica	▪ Sepse ▪ Cirrose hepática ▪ Anafilaxia ▪ Drogas vasodilatadoras
Vasoconstrição renal	▪ Sepse em fase inicial ▪ Síndrome hepatorrenal ▪ Hipercalcemia aguda ▪ Drogas – noradrenalina, vasopressina, AINEs, iECA, inibidores de calcineurina ▪ Contrastes iodados
Aumento da pressão intra-abdominal	▪ Síndrome compartimental abdominal

conjunto para a manutenção do débito cardíaco e da perfusão tissular. Em condições fisiológicas, a autorregulação renal ocorre até uma pressão arterial média de 75 a 80 mmHg. Abaixo desse valor, a pressão de ultrafiltração e a TFG caem abruptamente.[1]

Em condições de hipovolemia, além de estímulo hormonal do centro da sede e para redução da perda salina no suor, ocorrem vasoconstrição arteriolar eferente e reabsorção de água e sódio mediadas por estímulo adrenérgico, com liberação de catecolaminas, hormônio antidiurético (ADH) e angiotensina II (ATII), na tentativa de manutenção da TFG e aumento do volume plasmático. Em situações de hipovolemia importante, há consequente vasoconstrição difusa, gerando redução da TFG e reabsorção tubular intensa de sódio. Por esse motivo, a concentração urinária e a fração de excreção urinária de sódio encontram-se baixas (< 10 mEq/L e < 1%, respectivamente), a reabsorção de ureia aumenta (com consequente aumento desproporcional de seus níveis séricos) e a osmolalidade urinária torna-se elevada.

Como não há lesão do parênquima renal, a azotemia pré-renal tende a se reverter rapidamente após a instituição de medidas. Entretanto, se a hipoperfusão for grave e prolongada, pode ocorrer isquemia tissular e consequente evolução para necrose tubular aguda (NTA).

LRA RENAL OU INTRÍNSECA

É a causa mais comum de LRA no ambiente hospitalar. É chamada de LRA *intrínseca* porque nela há lesão estrutural renal. Pode envolver os compartimentos glomerular, tubular, intersticial e vascular.

Suas principais causas estão descritas na Tabela 60.4. Mais de 90% dos casos de LRA renal correspondem a NTA e LRA relacionadas a sepse.[5] Importante lembrar que LRA intrínseca e NTA não são sinônimos, pois a LRA intrínseca possui várias outras causas além de NTA, apesar de esta ser a principal delas.

Ao contrário da LRA pré-renal, em que os néfrons estão preservados e conseguem desempenhar adequadamente suas funções, na LRA renal não se observa reabsorção aumentada de substâncias e eletrólitos, tampouco urina concentrada. Portanto, a concentração urinária e a fração de excreção de sódio encontram-se altas (> 20% e > 1%, respectivamente), e a osmolalidade urinária, baixa. Tais alterações ocorrem tanto na LRA oligúrica quanto na não oligúrica.

Uma vez estabelecida, a LRA intrínseca persiste mesmo após o controle da causa ou suspensão do agente agressor. As células tubulares demandam recuperação de sua estrutura e aumento do seu número para que haja melhora da função renal e do débito urinário, o que pode levar dias a semanas para ocorrer.

Diversas medicações estão relacionadas à ocorrência de LRA renal. Os mecanismos de nefrotoxicidade são diversos, e incluem lesão tubular direta, alterações hemodinâmicas, reação alérgica, obstrução intratubular etc. Uma relação de drogas nefrotóxicas e seus respectivos mecanismos de ação pode ser observada na Figura 60.1.

TABELA 60.4 Causas de LRA renal/intrínseca	
Lesão tubular (NTA)	▪ Isquemia secundária a hipoperfusão renal – hipovolemia, sepse, hemorragia etc. ▪ Toxinas endógenas – mioglobina (rabdomiólise), hemoglobina (hemólise), reação transfusional, alterações genéticas (deficiência de G6PD, hemoglobinúria paroxística noturna), causas mecânicas (valvas protéticas, anemias microangiopáticas, CEC), hiperuricemia (síndrome de lise tumoral), paraproteinemia (mieloma múltiplo) ▪ Toxinas exógenas – antivirais (aciclovir, indinavir, tenofovir, foscarnet), antibióticos (aminoglicosídeos, carbapenêmicos, anfotericina B), imunossupressores (inibidores da calcineurina), quimioterápicos (citarabina, ifosfamida, cisplatina), venenos, radiocontrastes, solventes orgânicos (tolueno, etilenoglicol), imunoglobulina IV (veículo), AINEs
Lesão tubulointersticial	▪ Nefrite intersticial alérgica medicamentosa – AINEs, antibióticos (penicilinas, cefalosporinas, sulfonamidas), diuréticos, omeprazol ▪ Doenças autoimunes – lúpus eritematoso sistêmico (LES), Sjögren ▪ Infecções – virais, bacterianas, fúngicas ▪ Infiltrações – linfomas, leucemias, sarcoidose ▪ Rejeição celular aguda pós-transplante renal
Lesão glomerular	▪ Inflamatória – nefrites pós-infecciosas (pós-estreptocócica, endocardite, viral), glomerulonefrites membranoproliferativas, ANCA relacionadas, antimembrana basal glomerular, IgA/púrpura de Henoch-Schönlein, crioglobulinemia, LES, granulomatose de Wegener, poliarterite nodosa (PAN), glomerulonefrites rapidamente progressivas ▪ Microangiopática – síndrome hemolítico-urêmica (SHU), púrpura trombocitopênica trombótica (PTT), síndrome HELLP, hipertensão arterial maligna
Lesão da microvasculatura Renal	▪ Hipertensão maligna ▪ Hipercalcemia ▪ Esclerodermia ▪ Radiocontrastes
Lesão de grandes vasos	▪ Arteriais – trombose, vasculite, dissecção, trombo e ateroembolismo, trauma ▪ Venosos – trombose, compressão, trauma

LRA PÓS-RENAL OU OBSTRUTIVA

É responsável por aproximadamente 10% dos casos, porém deve ser sempre descartada ao diagnóstico de LRA, pela facilidade diagnóstica (geralmente através de ultrassonografia) e necessidade de intervenção rápida (Tabela 60.5).[6]

Após o seu diagnóstico, a desobstrução do trato urinário deve ser ocorrer o mais rápido possível, pois a persistência do insulto pode levar a lesões do parênquima renal. Estima-se que intervenções realizadas em menos de 1 a 2 semanas após a obstrução completa geralmente levam ao retorno da função renal adequada, e persistência da obstrução por mais de 12 semanas leva a danos irreversíveis.[6]

Se abordada precocemente, costuma ter bom prognóstico, pois grande parte das causas de base respondem à instituição de tratamentos específicos.

AVALIAÇÃO CLÍNICA E DIAGNÓSTICO

QUADRO CLÍNICO

Em geral, os pacientes que desenvolvem LRA são pouco sintomáticos, pois a redução do débito urinário e os sintomas secundários à hipervolemia, à uremia e aos distúrbios hidroeletrolíticos e ácido-básicos costumam ocorrer após as alterações laboratoriais. Se a instalação da LRA ocorrer rapidamente, o paciente poderá apresentar-se francamente sintomático.

A história clínica deve ser minuciosa, a fim de identificar possíveis causas para a piora da função renal. Comorbidades, traumas e/ou cirurgias recentes, realização de exames contrastados, uso crônico ou eventual de medicações, infecções vigentes ou tratadas, sintomas de prostatismo, risco de intoxicação exógena (acidental ou provocada), fatores de risco ou episódio de desidratação etc. são todos pontos de abordagem essencial na investigação.

Ao exame físico, deve-se examinar todos os sistemas por completo, à procura de possíveis causas e também de complicações decorrentes da instalação da LRA. É sempre importante avaliar o grau de hidratação e a presença de bexigoma, e lembrar que todos os sistemas podem ser afetados pela retenção urêmica. Se houver oligoanúria, a hipervolemia será um sinal de alarme, assim como alteração do nível de consciência, arritmias e sangramentos ativos.

Ness momento, é importante lembrar que existem causas clássicas para LRA não oligúrica, destacando-se NTA por agentes nefrotóxicos, em especial aminoglicosídeos e anfotericina B, e leptospirose.

Os principais sinais e sintomas relacionados à LRA encontram-se destacados a seguir (Figura 60.2).

EXAMES LABORATORIAIS

Exames laboratoriais devem ser solicitados diariamente para acompanhamento da função renal. A monitorização dos níveis de ureia e creatinina visa avaliar evolução, prognóstico e possível indicação de TRS.

Também se faz necessário acompanhamento dos níveis séricos de eletrólitos (sódio, potássio, cálcio, fósforo, magnésio), ácido úrico e da homeostase ácido-base (gasometria ve-

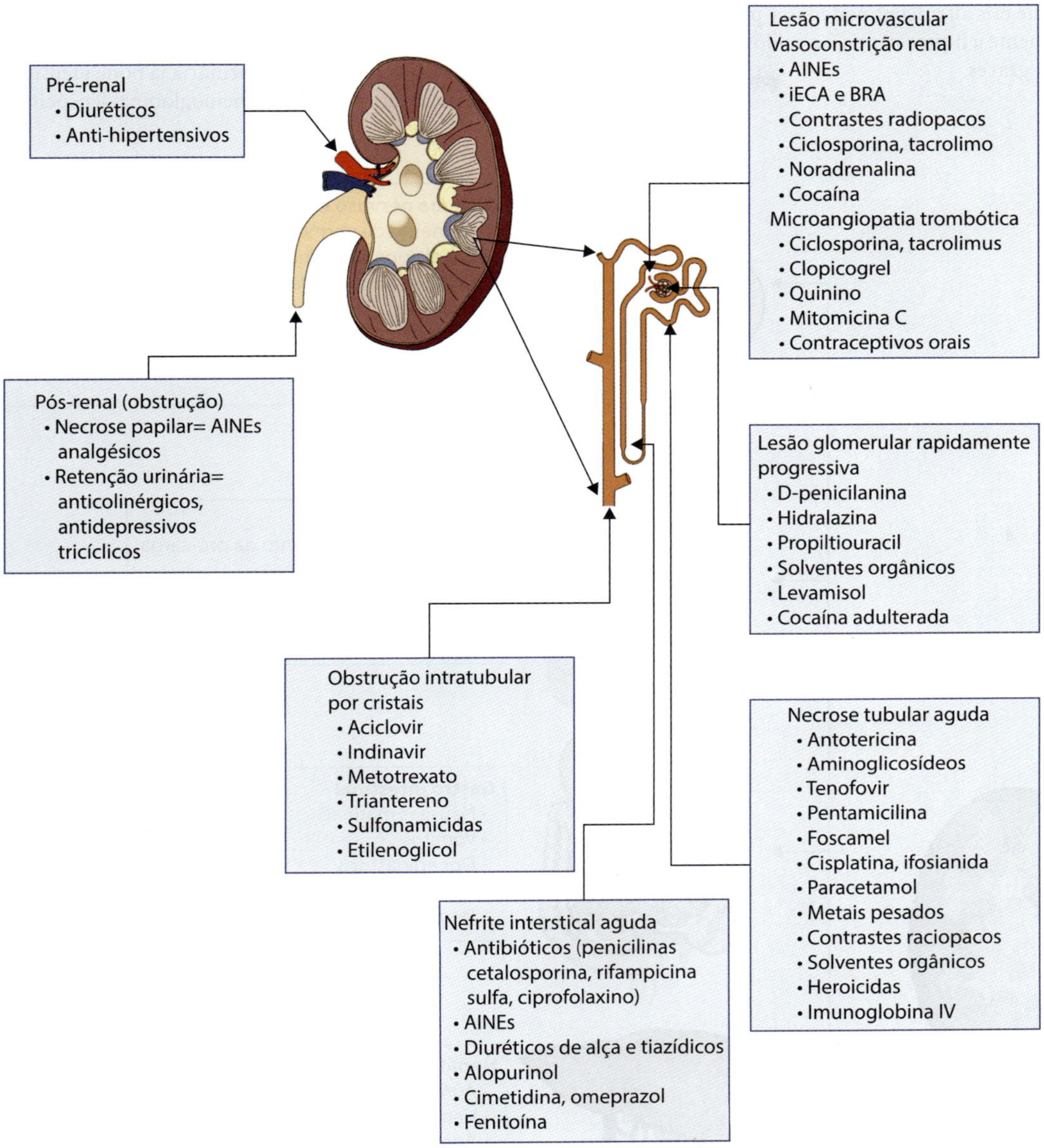

FIGURA 60.1 Mecanismos de nefrotoxicidade.

TABELA 60.5 Causas de LRA pós-renal

Causas extrínsecas do trato urinário alto	▪ Retroperitônio – tumores, linfonodomegalias ▪ Tumores intra-abdominais e pélvicos ▪ Fibrose – radiação, inflamação, drogas ▪ Ligadura ou trauma cirúrgico bilateral de ureteres ▪ Doenças granulomatosas ▪ Hematoma
Causas intrínsecas do trato urinário alto	▪ Nefrolitíase ▪ Edema ▪ Coágulos, debris ▪ Infecções ▪ Malignidades
Causas do trato urinário baixo	▪ Próstata – HPB, adenocarcinoma, prostatite ▪ Bexiga – cálculo, carcinoma ▪ Uretra – válvula uretral posterior, trauma, infecções (incluindo tuberculose), tumor, estreitamentos ▪ Neurológica – bexiga neurogênica

nosa), já que tais alterações podem ser potencialmente fatais, principalmente a hipercalemia e a acidose metabólica (hiperclorêmica) graves.

O exame de urina é uma ferramenta essencial para a elucidação diagnóstica da LRA, além de ser simples e amplamente disponível. A fita urinária já pode identificar densidade da urina, presença de hemoglobina, leucócitos e proteína.

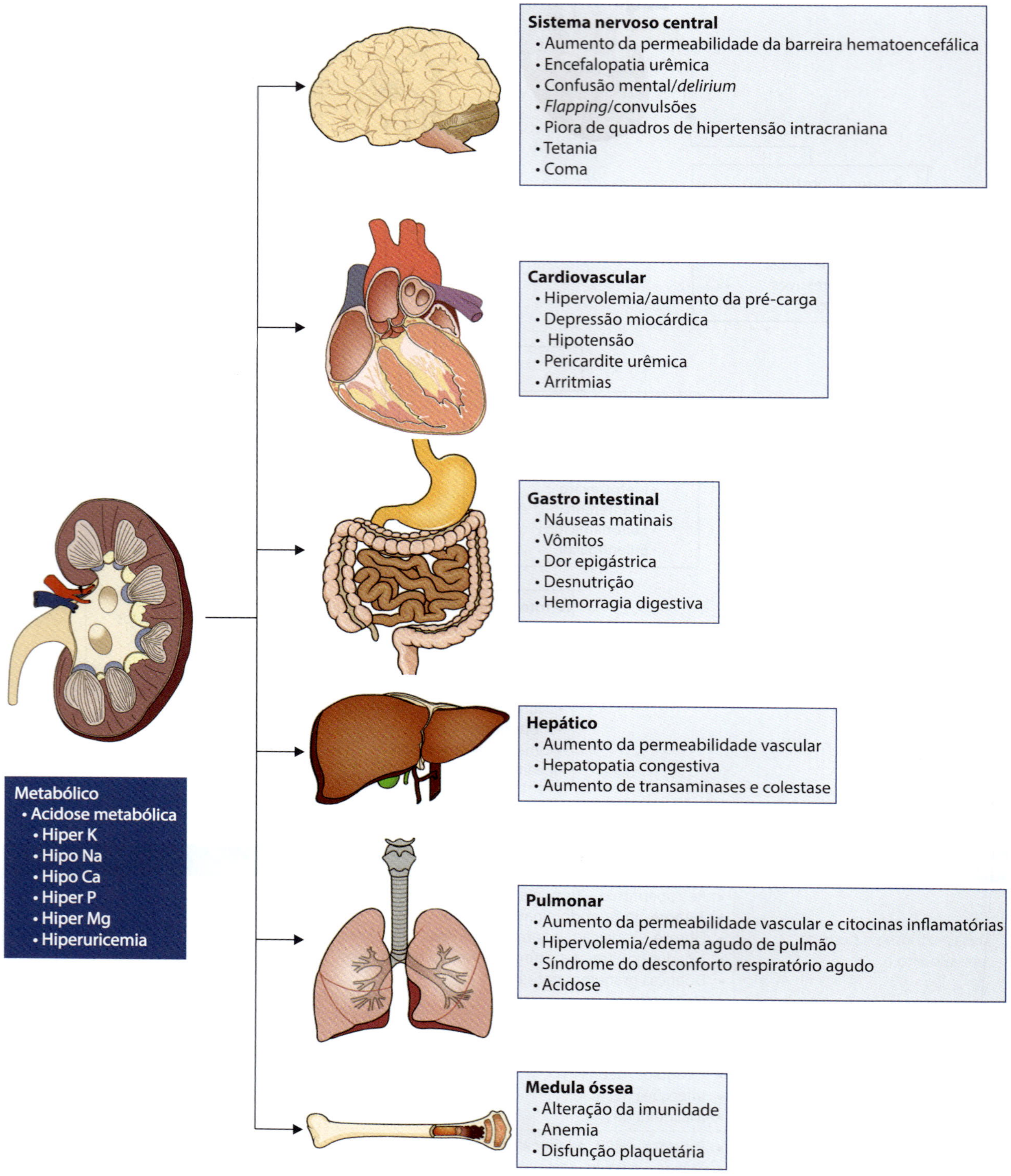

FIGURA 60.2 Efeitos sistêmicos, sinais e sintomas da LRA.

Vale lembrar que a NTA é caracterizada por isostenúria (urina pouco concentrada), enquanto LRA pré-renal e glomerulonefrite aguda apresentarão densidades urinárias altas.

A avaliação do sedimento urinário e a procura de células, cilindros e cristais também são essenciais (Tabela 60.6).

A análise da bioquímica urinária pode ajudar na diferenciação da LRA pré-renal e da NTA, porém com valor limitado.[1] Como descrito anteriormente, a capacidade de reabsorção tubular e, consequentemente, a integridade tubular podem ser avaliadas por meio de osmolalidade urinária, excreção urinária de sódio e de ureia, entre outros dados. Portanto, na NTA não há reabsorção tubular e nem concentração urinária, ao contrário da LRA pré-renal, na qual a avidez por sódio e a reabsorção hídrica encontram-se máximas. Os dados comparativos encontram-se na Tabela 60.7.

Existem situações que podem alterar a fração de excreção de sódio (FENa). Seu valor pode ser > 1% na LRA pré-renal associada ao uso de diuréticos, no paciente portador de DRC ou em nefropatias perdedoras de sal e outras situações de bicarbonatúria. Por outro lado, a FENa pode ser < 1% na NTA associada a uso de contraste iodado e na rabdomiólise.[1] Especialmente nas situações em que há uso de diuréticos, a fração de excreção de ureia (FEUr) pode ser uma alternativa à FENa, já que a reabsorção proximal da ureia é pouco afetada pela diureticoterapia.

O ânion gap urinário (AGU), calculado pela fórmula: Na + K - Cl, coletados em amostra de urina isolada, também pode ajudar na identificação de lesão tubular.[7] O cálculo do AGU é considerado um marcador indireto da acidificação urinária, pois sinaliza a secreção de cloreto de amônio. Quando há uma NTA, o túbulo encontra-se incapaz de secretar o íon cloreto adequadamente, deixando o AGU positivo e indicando a presença de alteração tubular.

Nos últimos anos, novos biomarcadores séricos e urinários têm sido estudados, como NGAL, cistatina C, KIM-1, IL-18 etc., na tentativa de que o diagnóstico da disfunção renal seja cada vez mais sensível e precoce.

TABELA 60.6 Sedimento urinário na LRA

Normal, cilindros hialinos ou poucos cilindros hemáticos/ leucocitários	▪ LRA pré-renal ▪ Trombose ou embolia arterial ▪ Vasculite pré-glomerular ▪ SHU/PTT ▪ Crise esclerodérmica ▪ LRA pós-renal
Cilindros granulares	▪ NTA (podem estar ausentes em 20 a 30%) ▪ Glomerulonefrite ▪ Vasculite ▪ Nefrite intersticial
Cilindros hemáticos	▪ Glomerulonefrite (dismórficos) ▪ Vasculite ▪ Hipertensão maligna ▪ Nefrite intersticial (raro)
Cilindros leucocitários	▪ Nefrite intersticial aguda (NIA) ▪ Glomerulonefrite exsudativa ▪ Pielonefrite grave ▪ Infiltração por leucemia ou linfoma
Eosinofilúria	▪ NIA (principalmente por antibióticos) ▪ Ateroembolismo por colesterol ▪ Glomerulonefrite rapidamente progressiva ▪ Valores de 1 a 5% – prostatite, cistite, NTA isquêmica e nefrotóxica
Cristalúria	▪ Nefropatia aguda por urato ▪ Oxalato de cálcio/etilenoglicol ▪ Aciclovir ▪ Indinavir ▪ Sulfonamidas ▪ Contrastes radiopacos
Leucocitúria	▪ Infecções ▪ Inflamações/nefrites
Proteinúria	▪ > 2 g: glomerulonefrites (associada ou não a dismorfismo eritrocitário), excreção de cadeias leves (não detectadas na fita urinária), NIA por AINEs ▪ < 1 g: NTA isquêmica e nefrotóxica (proteinúria tubular)

EXAMES DE IMAGEM

Exames de imagem podem não ser necessário se a causa da LRA já está bem estabelecida (por exemplo, pré-renal), porém, sempre que o diagnóstico necessitar de investigação sua realização está indicada.

A ultrassonografia de rins e vias urinárias é um exame de sensibilidade razoável para avaliação de tamanho renal, aspecto e espessura do parênquima, relação corticomedular, detecção de obstruções do trato urinário, presença de cistos e massas. Além disso, é de fácil execução e encontra-se amplamente disponível nos serviços hospitalares. Portanto, é considerado o teste de escolha para a avaliação inicial na LRA.[1] Quando o doppler é realizado concomitantemente, é possível avaliar a patência da artéria e da veia renal, que podem ser mais bem avaliadas através de angiografia, se necessário.

A radiografia de abdome é pouco útil, pois são visualizadas somente alterações grosseiras, como cálculos urinários maiores.

Tomografia computadorizada helicodal sem contraste é o exame de escolha para detecção de cálculos e obstruções.

A cintilografia renal pode ser usada para avaliação de função e fluxo renais, porém com baixa especificidade.

TABELA 60.7 Bioquímica urinária diferencial entre LRA pré-renal e NTA

Exames	Pré-renal	NTA
FE_{Na}	< 1%	> 2%
FE_{ur}	< 35%	> 50%
Na_u (mEq/L)	< 20	> 40
Relação ureia/creatinina	> 40	< 20
Osmolaridade urinária (mOsm/mL)	> 500	< 300
Densidade urinária	> 1.018	< 1.020
Cilindros	Hialinos	Granulosos

A angiorressonância magnética está indicada para avaliação de tromboses arteriais e venosas. É importante lembrar que o gadolínio utilizado para a realização do exame deve ser evitado em pacientes com *clearance* de creatinina abaixo de 30 mL/min pelo risco de desenvolvimento de fibrose sistêmica nefrogênica, portanto, existe contraindicação relativa em grande parte dos casos de LRA.

Pensando em sinais e sintomas associados, é importante a realização de eletrocardiograma e radiografia de tórax, buscando sinais de congestão volêmica e possíveis arritmias.

BIÓPSIA RENAL

Reservada para pacientes sem diagnóstico estabelecido, com suspeita de LRA intrínseca secundária a doenças sistêmicas, em que a história clínica e os exames laboratoriais sugerem outro diagnóstico que não nefropatia isquêmica ou nefrotoxicidade e que podem se beneficiar de uma terapia específica se o diagnóstico for elucidado, como nos casos de SHU, NIA, vasculites, mieloma múltiplo etc. Para casos de NTA, costuma-se aguardar no mínimo quatro semanas para possível biópsia.[1]

TRATAMENTO

Apesar da grande evolução na compreensão dos mecanismos fisiopatogênicos da LRA nas últimas duas décadas, ainda não se conseguiu traduzi-los em medidas clínicas capazes de tratar ou acelerar a recuperação da função renal, ou seja, seguimos sem tratamento específico para a maioria das formas de LRA. Por isso, o manejo consiste principalmente em intervenções para prevenir o seu desenvolvimento.

Um fator muito importante dentro das medidas preventivas é identificar os indivíduos com risco aumentado de LRA, nos quais as medidas de prevenção primária devem ser intensificadas. Os fatores de risco modificáveis e não modificáveis estão apresentados na Tabela 60.8.

A última diretriz lançada pelo KDIGO (2012) traz um esquema para guiar as principais medidas que devem ser instituídas após identificação de fatores de risco e estratificação de gravidade, conforme sua classificação (Figura 60.3).

Mesmo quando a prevenção não é possível, procura-se manter um tratamento suportivo baseado na adequação de *status* volêmico, homeostase hidroeletrolítica e controle de complicações urêmicas.[8] Modalidades de TRS são geralmente empregadas em casos mais avançados.

Os grandes objetivos das medidas empregadas para manejo conservador e dialítico dos pacientes que desenvolvem LRA são prevenir óbito, facilitar a recuperação da função renal e minimizar os riscos de evolução para DRC.

MANEJO CONSERVADOR

Inicialmente, lesões de etiologia pré e pós-renal devem ser sempre descartadas por meio de anamnese, exame físico e exames de imagem. Se o diagnóstico provável for de LRA pré-renal, avaliar se o paciente tem perfil volume-responsivo ou não. Situações especiais, como síndrome cardiorrenal e síndrome hepatorrenal, que envolvem hipovolemia relativa, possuem manejos específicos. Além disso, sua identificação e instituição precoce da terapia para otimização da função cardiovascular e restauração do volume intravascular previnem sua evolução para NTA. No caso de diagnóstico de LRA pós-renal, a causa base deve ser avaliada a fim de programar o procedimento adequado para desobstrução, além da monitorização básica de volemia e distúrbios hidroeletrolíticos e ácido-básicos associados.

Com relação à LRA intrínseca, as principais medidas seguem o esquema já mostrado na Figura 60.3. As intervenções-chave consistem em:

- **Evitar/Descontinuar drogas nefrotóxicas:** principalmente AINEs e antibióticos.
- **Controle do status volêmico:** o objetivo da hidratação é assegurar perfusão renal adequada sem gerar hiper-hidratação e, consequentemente, congestão pulmonar. Diversos estudos conduzidos na última década mostraram que a infusão excessiva de fluidos pode trazer efeitos deletérios para vários órgãos,

TABELA 60.8 Principais fatores de risco para LRA[1]

Paciente	Medicações	Procedimento
Idade > 75 anos	AINEs	Clampeamento de aorta
Diabetes	Inibidores da COX-2	Pressão intra-abdominal aumentada
DRC	Ciclosporina e tacrolimo	Transplante renal
	iECA e BRA	Transplante hepático
Estenose de artéria renal	Contrastes iodados	Cateter arterial de grande calibre, com risco de ateroembolização
Aterosclerose	Aminoglicosídeos	*Bypasses* cardiopulmonares
Insuficiência hepática	Anfotericina	
Sepse	Hidroxietil *starch* (HES)	
Alterações da PA		
Hipercalcemia		
Rabdomiólise		
Sd de lise tumoral		

tanto pela quantidade quanto por distúrbios causados por sua composição eletrolítica não fisiológica, como hipernatremia e acidose hiperclorêmica.[9] Consequentemente, há piora da disfunção renal, aumento do esforço e alteração da mecânica ventilatória, aumento do tempo de internação hospitalar e em UTI e aumento da mortalidade.[10-13] Portanto, deve ser adotada uma conduta conservadora quanto à hidratação, avaliando-se cada caso individualmente, por acarretar melhor prognóstico. Situações que envolvem inflamação sistêmica, perda volêmica importante ou pigmentos requerem balanço positivo inicial vigoroso a fim de evitar NTA, como rabdomiólise, pancreatite, traumas extensos em pós-operatório, queimaduras extensas e cólera.[1] Portanto, sempre devemos lembrar que os casos devem ser individualizados.

De modo geral, os fluidos de escolha para a reposição volêmica são os cristaloides, de preferência os cloreto-depletados, como o ringer lactato e o Plasma Lyte®, a fim de evitar o surgimento de acidose hiperclorêmica.[14] Os cristaloides também são a primeira escolha para pacientes sépticos.[15] Tanto a solução fisiológica quanto o ringer são ricos em sódio, e, portanto, o sódio sérico do paciente deve ser periodicamente monitorizado.

A reposição de soluções coloides deve ser evitada em pacientes sépticos e em risco de desenvolvimento de LRA, pois diversos estudos mostraram que, apesar de os coloides reduzirem o volume total necessário para ressuscitação volêmica e consequentemente o balanço hídrico acumulado, o uso de HES (hidroxietilamido de alto peso molecular ou hidroxietil *starch*) mostrou aumento do risco de LRA e necessidade de TRS.[16]

Diuréticos não são usados para tratamento da LRA, porém são de grande valia em situações de sobrecarga volêmica em pacientes com débito urinário efetivo.[2] O teste de estresse com furosemida (*Furosemide Stress Test*), que consiste na administração de dose única de furosemida IV 1 mg/kg ou 1,5 mg/kg (para pacientes com exposição prévia à furosemida), vem sendo testado como preditor de evolução da gravidade da LRA (KDIGO 3) e de recuperação de função renal após LRA com necessidade de TRS com base na resposta à furosemida – presença de diurese < 200 mL após 2 horas da administração da furosemida indica lesão tubular grave e pior prognóstico na recuperação de função renal.[17]

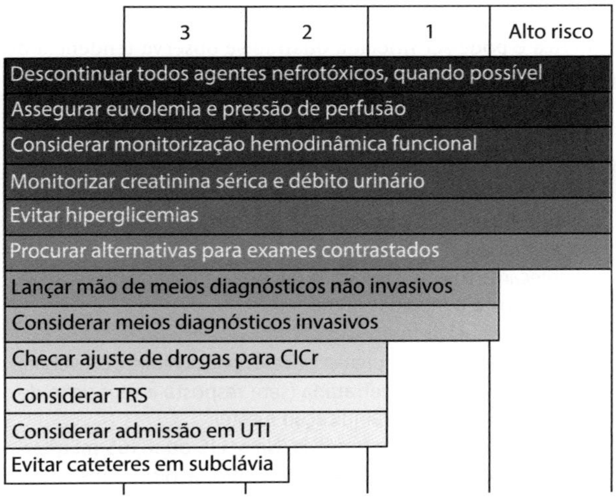

FIGURA 60.3 Orientação para manejo da LRA conforme classificação de gravidade. Fonte: Adaptada de: KDIGO Clinical Practice Guideline for AKI, 2012.

Pacientes com sepse e estados inflamatórios sistêmicos (SIRS) que desenvolvem LRA podem apresentar hipotensão arterial apesar da expansão volêmica adequada, dada a sua vasoplegia. Nesses casos de vasodilatação sistêmica, a utilização de drogas vasoconstritoras é ideal para a manutenção da pressão adequada, e a noradrenalina é a droga de escolha.[14-15]

A mensagem principal é a de que devemos individualizar o tipo de fluido e a velocidade de infusão, dependendo do perfil e das necessidades de cada paciente, e que a terapia de reposição volêmica deve ser constantemente avaliada à beira do leito, seguindo sempre o balanço hídrico rigoroso e a pesagem diária, especialmente em pacientes graves.[10]

- **Manter nutrição adequada:** recomenda-se manter uma dieta de valor calórico entre 20 e 30 kcal/kg/dia para todos os estágios de LRA, sem restrição proteica associada, independentemente da gravidade. A quantidade de proteína recomendada na dieta depende do catabolismo e da indicação de TRS:
    - 0,8 a 1,0 g/kg/dia para LRA conservadora sem alteração do catabolismo;
    - 1,0 a 1,5 g/kg/dia para LRA em TRS;
    - até 1,7 g/kg/dia para pacientes hipercatabólicos e LRA em terapia dialítica contínua.
- **Correção de acidose e distúrbios hidroeletrolíticos:** os principais distúrbios encontrados na LRA e suas medidas básicas para controle e reversão encontram-se na Tabela 60.9.
- **Controle de glicemia:** sugere-se manter a glicemia capilar entre 110 e 149 mg/dL, lançando mão de insulina para controle, se necessário.
- **Evitar exames contrastados:** sempre que possível, avaliando a relação risco-benefício e fatores de risco para nefropatia por contraste, como lesão renal/DRC prévias, idade avançada, proteinúria, diabetes, uso de nefrotóxicos e hipovolemia/desidratação. Na presença de fatores de risco, indicar profilaxia com solução fisiológica ou bicarbonatada, visando à euvolemia; a N-acetilcisteína pode ser usada concomitantemente, porém as evidências de seu benefício são conflitantes. Se o exame for realizado, preferir contrastes iso-osmolares.[1]
- **Ajuste de drogas conforme piora da função renal:** avaliar se as drogas utilizadas pelo paciente possuem excreção renal e adequá-las ao *clearance* de creatinina, após a dose de ataque. Importante lembrar que o

TABELA 60.9 Principais distúrbios hidroeletrolíticos e ácido-básicos[1]

Distúrbio apresentado	Medidas para tratamento
Hipervolemia	Restrição salina (< 1,0 a 1,5 g de sal/dia) Restrição hídrica (1,0 L/dia) Diureticoterapia (dependendo da função renal) Ultrafiltração
Hiponatremia	Restrição de água livre (VO e IV)
Hipercalemia	Descontinuação de medicações relacionadas a hipercalemia – iECA, BRA, beta-bloqueador, diuréticos poupadores de potássio, suplementos de potássio etc. Restrição de potássio na dieta Diurético de alça (furosemida) Solução polarizante/Glicoinsulina (100 mL glicose 50% + insulina regular 10 UI IV) Nebulização com beta-2-agonista (fenoterol) Bicarbonato de sódio IV Se alteração de ECG – gluconato de cálcio 10% (estabilização de membranas) Se hipercalemia refratária – TRS
Hiperfosfatemia	Restrição dietética de fósforo Quelantes de fósforo – carbonato de cálcio, acetato de cálcio, sevelâmer TRS
Hipocalcemia	Carbonato ou gluconato de cálcio – se sintomática ou se administração de bicarbonato de sódio IV em situação de Ca baixo (rabdomiólise, pancreatite)
Hipermagnesemia	Suspensão de antiácidos contendo Mg
Acidose metabólica	Bicarbonato de sódio IV (geralmente se pH < 7,1 e/ou HCO_3 < 10 mEq/L) Restrição proteica (se possível) TRS

paciente em LRA anúrica possui *clearance* de creatinina estimado de zero.

- **Admissão em unidade de terapia intensiva:** deve ser aventada a partir da LRA KDIGO 2, para melhor monitorização hemodinâmica e de balanço hídrico.
- **Cateter em subclávia:** qualquer cateter deve ser evitado, especialmente os de diálise, pelo maior risco de trombose do sistema venoso que irriga os membros superiores.[18] A primeira escolha como via de acesso para hemodiálise em condições ideais é a veia jugular interna direita, seguida de veias femorais, veia jugular interna esquerda e, em último caso, subclávias.[2]

MANEJO DE DIÁLISE

Terapias dialíticas são indicadas para manejo agudo de complicações de risco decorrentes de uma LRA estabelecida.

Não há dúvidas quanto a indicação de diálise em situações que envolvem risco de vida, como acidose metabólica grave, hipercalemia e hipervolemia refratárias à instituição de medidas, entre outras situações de gravidade (Quadro 60.1), as quais constituem indicações de diálise de emergência. Complicações graves do quadro de uremia também se somam a essas indicações convencionais.

Porém, na prática clínica diária, está cada vez mais claro que o início da TRS antes que o paciente atinja qualquer das indicações emergenciais tem benefícios tanto no controle volêmico quanto na remoção de toxinas urêmicas.[1]

Diversos estudos comparativos entre início "precoce" e "tardio" de diálise observam menor mortalidade a curto prazo, menor tempo de hospitalização e necessidade de TRS por menos tempo.[19] Entretanto, alguns deles não corroboram com uma diferença efetiva na taxa de mortalidade, mas podem ser questionados vieses temporais, de desenho e de randomização, até porque a definição temporal de precoce e tardio pode gerar dúvidas.[8] Além disso, todas as indicações consideradas de urgência/emergência estão sujeitas a reavaliação e interpretação clínica. Por isso, o momento ideal para o início da terapia dialítica ainda é uma questão muito discutida e não há resposta definida.

De modo geral, a terapia de substituição renal torna-se benéfica e pode ser iniciada quando se observa tendência de piora progressiva do quadro clínico e dos exames laboratoriais gerais, na existência de condições que podem ser modi-

QUADRO 60.1 Indicações de diálise de emergência[1]

- Hipercalcemia refratária (K > 6,5 mmol/L após medidas apropriadas)
- Sobrecarga volêmica refratária (hipóxia persistente ou ausência de resposta a medidas apropriadas)
- Pericardite urêmica
- Sinais neurológicos de uremia (encefalopatia urêmica, convulsão)
- Acidose metabólica refratária (sem resposta a reposição de bicarbonato ou contraindicação e este)
- Disnatremias graves refratárias (Na > 115 ou > 165 mEq/L)
- Intoxicação por droga dialisável (lítio, aspirina, metanol, etilenoglicol, teofilina)
- Sangramento urêmico (principalmente hemorragia digestiva)
- Hipertermia refratária
- Hipercalcemia ou hipocalcemia refratárias

ficadas e melhoradas com diálise.[2] Não há um valor exato de ureia ou creatinina que indique o início de TRS.

Algumas situações especiais, entretanto, comprovadamente requerem início mais precoce de terapia dialítica, com redução da mortalidade.

Estudos recentes realizados no Brasil mostraram que casos de leptospirose íctero-hemorrágica (síndrome de Weil), especialmente os que apresentam alto risco para ou presença de hemorragia alveolar, requerem hemodiálise precoce e diária para controle rigoroso de balanço hídrico e azotemia. Houve redução efetiva da taxa de mortalidade quando a TRS foi iniciada dentro das primeiras 12 horas após o diagnóstico.[20]

Existem evidências de que, em casos de LRA relacionada à sepse, o acúmulo progressivo de fluidos após a ressuscitação volêmica inicial mostrou pior prognóstico em relação à mortalidade, principalmente se já houver síndrome do desconforto respiratório agudo (SDRA) associado. Após avaliação hemodinâmica criteriosa, indica-se TRS para redução de balanço hídrico acumulado, mesmo que ainda não haja piora significativa das escórias.[21]

As modalidades existentes devem ser avaliadas e indicadas em conjunto com um nefrologista, de acordo com as condições clínicas de cada paciente, com a causa da LRA e com as possibilidades disponíveis em cada serviço. As modalidades mais utilizadas são hemodiálise intermitente (HDI), terapias de substituição renal contínuas (*continuous renal replacement therapy* ou CRRT, que incluem hemodiálise, hemofiltração e hemodiafiltração), diálise peritoneal de alto volume (HVPD) e terapias híbridas ou estendidas.[1-2]

A descontinuação da terapia dialítica também deverá ser avaliada em conjunto com a equipe de Nefrologia, e ocorrerá quando houver indícios de recuperação da função renal intrínseca.[2]

REFERÊNCIAS BIBLIOGRÁFICAS

1. Taal MW et al. Brenner and Rector's the kidney. 9th Edition, Elsevier, 2012: 1044-99.
2. The Kidney Disease Improving Global Outcomes (KDIGO) Clinical Practice Guideline for Acute Kidney Injury. Kidney Int. 2012;suppl 2.
3. Lameire NH et al. Acute kidney injury: an increasing global concern. Lancet. 2013 Jul 13;382(9887):170-9.
4. Cerdá J et al. Promoting kidney function recovery in patients with AKI requiring RRT. Clin J Am Soc Nephrol. 2015 Jul 2;1-9.
5. Pakula AM, Skinner RA. Acute kidney injury in the critically ill patient: a current review of the literature. J Intensive Care Med. 2015 mar 9:1-6.
6. Johnson RJ, Freehally J, Floege J. Comprehensive clinical nephrology, 5th Edition. Elsevier, 2015: 703-15, 802-17.
7. Maciel AT, Park M. Early diagnosis of acute kidney injury in a critically ill patient using a combination of blood and urinary physicochemical parameters. CLINICS. 2012;67(5):525-6.
8. Murray PT, Liu KT. Acute kidney injury and critical care nephrology. NephSAP – A supplement to the journal of the American Society of Nephrology. 2013 May 2;114-28.
9. Severs D, Hoorn E, Rookmaaker M. A critical appraisal of intravenous fluids: from the physiological basis to clinical evidence. Neph Dialysis Tran. 2015;30(2):178-87.
10. Besen BAMP, Gobatto ALN, Melro LMG, Maciel AT, Park M. Fluid and electrolyte overload in critically ill patients: An overview. World J Crit Care Med. 2015;4(2):116-29.
11. Payen D, de Pont AC, Sakr Y, Spies C, Reinhart K, Vincent JL; Sepsis Occurrence in Acutely Ill Patients (SOAP) Investigators. A positive fluid balance is associated with a worse outcome in patients with acute renal failure. Crit Care. 2008;12 R74.
12. Bouchard J, Soroko S, Chertow GM, et al. Fluid accumulation, survival and recovery of kidney function in critically ill patients with acute kidney injury. Kidney Int. 2009;76(4):422-7.
13. Macedo E, Bouchard J, Soroko SH, et al. Fluid accumulation, recognition and staging of acute kidney injury in critically ill patients. Crit Care. 2010;14(3):R82.
14. Myburgh JA, Mythen MG. Resuscitation fluids. N Engl J Med. 2013;369:1243-51.
15. Perner A, Haase N, Guttormsen AB, et al. Hydroxyethyl starch 130/0.4 versus Ringer's acetate in severe sepsis. N Engl J Med. 2012;367(2):124-34.
16. Dellinger RP, Levy MM, Rhodes A, et al. Surviving sepsis campaign: international guidelines for management of severe sepsis and septic shock: 2012. Crit Care Med. 2013;41(2):580-637.
17. Chawla LS et al. Development and standardization of a furosemide stress test to predict the severity of acute kidney injury. Critical Care. 2013;17:R207.
18. Clark EG, Barsuk JH. Temporary hemodialysis catheters: recent advances. Kidney International. 2014;86:888-95.
19. Vaara ST at al. Timing of RRT based on the presence of conventional indications. Clin J Am Soc Nephrol. 2014;9:1577-85.
20. Seguro AC, Andrade L, Cleto S. Door-to-dialysis time and daily hemodialysis in patients with leptospirosis: impact on mortality. Clin J Am Soc Nephrol. 2007;2:739-
21. Bagshaw SM, Uchino S, Bellomo R, et al. Septic acute kidney injury in critically ill patients: clinical characteristics and outcomes. Clin J Am Soc Nephrol. 2007;2(3):431-9.

61

Cólica Renal

Endric Hasegawa

INTRODUÇÃO

A cólica renal é uma das causas mais frequentes de atendimento em serviço de urgência e emergência. A intensidade dos sintomas, as consequências e os diagnósticos diferenciais fazem ser indispensável o diagnóstico e a condução adequada dos casos.

Estima-se uma prevalência de 2 a 3% de portadores de calculose renal na população americana; 12% dos homens e 6% das mulheres têm chance de desenvolver cálculo renal.[1-2] No Brasil, estima-se que essa prevalência seja de 3%, e 30% desses pacientes necessitarão de internação e tratamento ativo.[3] Sabe-se que aproximadamente 50% dos pacientes com antecedente de litíase renal desenvolverão uma nova crise em 10 anos. Os casos de cólica renal no mundo distribuem-se globalmente com predomínio em países de clima tropical, como é o caso do Brasil.[4]

QUADRO CLÍNICO E SINTOMATOLOGIA

A cólica renal ocorre quando há alguma obstrução no trato urinário que produz sua distensão e da cápsula renal, mas não somente pela presença do cálculo – isso acontece mais frequentemente por algum fragmento de cálculo no ureter. Caracteriza-se por dor súbita de forte intensidade em região lombar unilateral irradiando-se para flanco e fossas ilíaca e genital (Figura 61.1), normalmente acompanhado de náusea e/ou vômito e sintomas urinários, como disúria ou hematúria.[5]

Uma anamnese cuidadosa é fundamental para a suspeita diagnostica e a exclusão de outras patologias. Doenças ginecológicas, tais como torção de ovário e gravidez ectópica, além de outras patologias urológicas, como pielonefrite, epididimite e prostatite, podem eventualmente mimetizar os sintomas de uma cólica renal. A presença de dor lombar dependente de postura, atividades físicas ou irradiação para membros inferiores em geral está mais relacionada a dor de origem ortopédica. Outras doenças abdominais, como apendicite, colecistite, diverticulite, colite, constipação, hérnias e aneurismas vasculares, também são citadas como diagnósticos diferenciais à cólica renal.[4]

À identificação de um caso suspeito desse tipo de cólica devemos proceder ao exame físico, atentando-se para a constatação de febre e toxemia, que podem indicar a instalação de um quadro infeccioso associado. Taquicardia, taquipneia e palidez cutaneomucosa são sintomas bastante comuns por causa do quadro álgico. A palpação abdominal normalmente revela presença de dor em flanco e/ou fossa ilíaca e punho-percussão lombar dolorosa (sinal de Giordano) no lado acometido. A presença de dor à descompressão abdominal brusca ou de massa pulsátil e expansiva deve nos direcionar a outros diagnósticos.

CONFIRMAÇÃO DIAGNÓSTICA

A suspeita diagnóstica é eminentemente clínica, e deve-se promover o alívio dos sintomas enquanto os exames confirmatórios são realizados. A análise de uma amostra de uri-

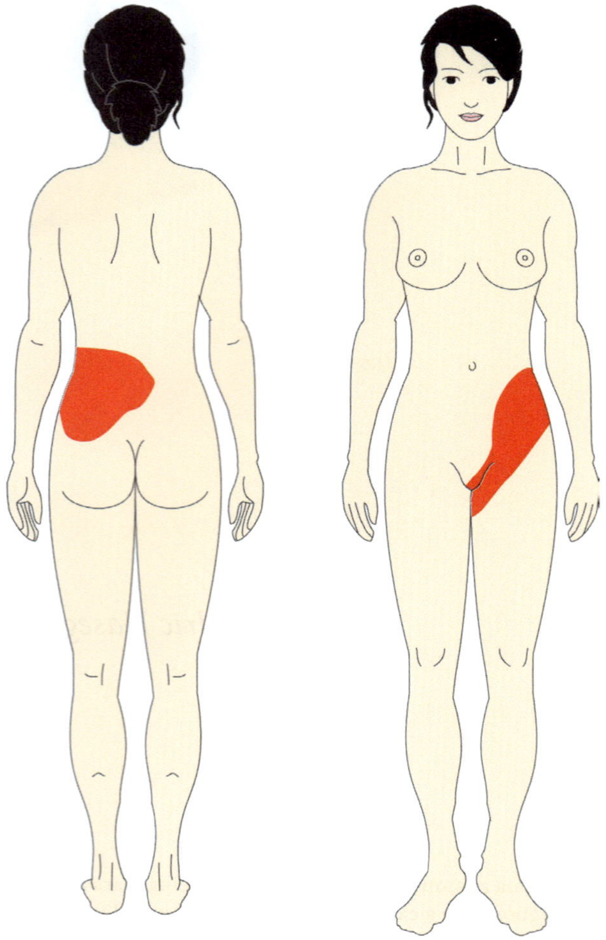

FIGURA 61.1 Localização da cólica renal típica.

na pode identificar a presença de micro-hematúria ou cristalúria; contudo, as baixas sensibilidade e especificidade não permitem confirmação do diagnóstico.[6] Exames séricos de hemograma e função renal auxiliam na condução do caso, mas pouco auxilia na confirmação.

A visualização do cálculo por meio de exames de imagem na via excretora é conclusiva, sendo fundamental a informação da localização e da dimensão do cálculo. Podemos utilizar exames como raio-x abdominal, ultrassonografia abdominal, urografia excretora ou tomografia helicoidal; no entanto, em casos de urgência a urografia não se mostra uma opção prática, pois requer preparo prévio. O raio-x abdominal e a ultrassonografia apresentam baixa sensibilidade na detecção de cálculos principalmente no ureter. Informações adicionais coletadas na ultrassonografia, como grau de hidronefrose, ausência de jato de urina pelo meato ureteral e aumento de resistividade da artéria renal, estão sendo alvo de estudo para a melhoria de sua acurácia. As altas sensibilidade, especificidade e agilidade fizeram com que a tomografia helicoidal se tornasse o exame padrão-ouro na detecção de cálculo renal, sendo útil também para a exclusão de diagnósticos diferenciais.[7] Em grávidas a tomografia é contraindicada, especialmente no primeiro trimestre em virtude da radiação, sendo assim o exame de eleição é a ultrassonografia. Devemos nos lembrar de que a compressão extrínseca do útero gravídico sobre o ureter torna comum o achado de dilatação pielocalicial e ureteral à direita e mais raro à esquerda. As peculiaridades da cólica renal em grávidas serão abordadas posteriormente neste capítulo. As vantagens e desvantagens de cada método estão demonstradas na Tabela 61.1.

TRATAMENTO DE URGÊNCIA

A prioridade inicial dos casos suspeitos de cólica renal é o tratamento sintomático com uso de analgésicos, anti-inflamatórios e antieméticos, podendo-se recorrer ao uso de analgésicos opioides em caso de necessidade. O uso de antiespasmódicos, embora muito prescrito, não demonstra qualquer benefício clínico na literatura, tanto no aspecto de analgesia quanto em índice de eliminação.[8-9] Atualmente, inúmeros estudos clínicos têm confirmado os benefícios dos anti-inflamatórios não hormonais (AINH) no controle da dor renal por meio da inibição da ação de prostaglandinas e diminuição da contratilidade ureteral. Porém, deve-se ter cautela na sua administração em pacientes com insuficiência renal preexistente, alergias e outras contraindicações. Já os opioides podem ser utilizados normalmente em pacientes com insuficiência renal prévia ou em caso de necessidade. Uma revisão sistemática da Cochrane demonstrou que tanto os AINH como os opioides são efetivos no tratamento da cólica renal, sendo observados mais efeitos colaterais relacionados aos opioides.[10-11]

TABELA 61.1 Modalidades de imagem no diagnóstico do cálculo ureteral

Modalidade	Sensibilidade	Especificidade	Vantagens	Limitações
Raios-X	45 a 59%	71 a 77%	Acessível e barato	Cálculo de ureter médio Cálculos radiotransparentes Não diferencia de outras calcificações e flebólitos
Ultrassonografia	19%	97%	Acessível Não usa radiação Boa visibilidade renal	Não visualiza ureter
Tomografia helicoidal	95 a 100%	94 a 96%	Rápido e preciso Diagnóstico diferencial	Caro
Urografia excretora	64 a 87%	92 a 94%	Acessível Informa função renal	Requer preparo de cólon e uso de contraste Qualidade variável das imagens

A hiper-hidratação, embora bastante difundida, ainda é controversa, uma vez que parece não contribuir para eliminação do cálculo podendo até agravar a dor em alguns casos.[12-14]

Esquematizamos a seguir a sequência de eventos na suspeita de cólica renal (Figura 61.2).

AVALIAÇÃO DOS EXAMES DE IMAGEM

A identificação de cálculos renais caliciais nos exames de imagem não justifica o quadro álgico. Somente a presença de cálculos ureterais ou renais obstrutivos confirma o diagnóstico; contudo, pequena dimensão do cálculo, escassez de gordura retroperitoneal ou eliminação recente de cálculos podem prejudicar a avaliação das imagens. Nos casos de ureterolitíase obstrutiva, a presença de alguns sinais indiretos tais como dilatação ureteral unilateral, opacificação da gordura perirrenal, dilatação do sistema coletor, nefromegalia, líquido perirrenal e ausência de pirâmide renal pode auxiliar no diagnóstico.[15] A ocorrência de calcificações vasculares denominadas flebólitos muitas vezes pode ser confundida com cálculos ureterais distais. Alguns sinais podem auxiliar nessa diferenciação: sinal da cauda de cometa, que sugere flebólito (Figura 61.3), e sinal do halo ureteral, que sugere edema ureteral (Figura 61.4).

TRATAMENTO DEFINITIVO

O tratamento definitivo depende basicamente do tamanho do cálculo e da evolução clínica. Sepse urinária, insuficiência renal ou anúria devem ser tratadas urgentemente por cirurgia. A presença de sintomas refratários ao tratamento sugere necessidade de internação para tratamento urológico. O diagnóstico de cálculos maiores que 5 mm merece avaliação de um especialista assim que possível devido ao baixo índice de sucesso do tratamento clínico. Já os cálculos menores que 5 mm com remissão dos sintomas poderão ser tratados ambulatorialmente em virtude de sua alta probabilidade de eliminação em quatro semanas.[5]

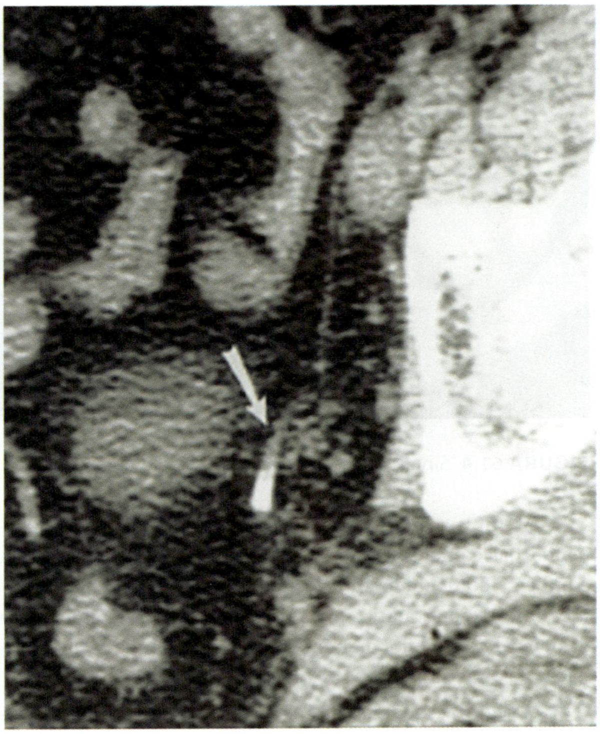

FIGURA 61.3 Sinal da cauda de cometa.[15]

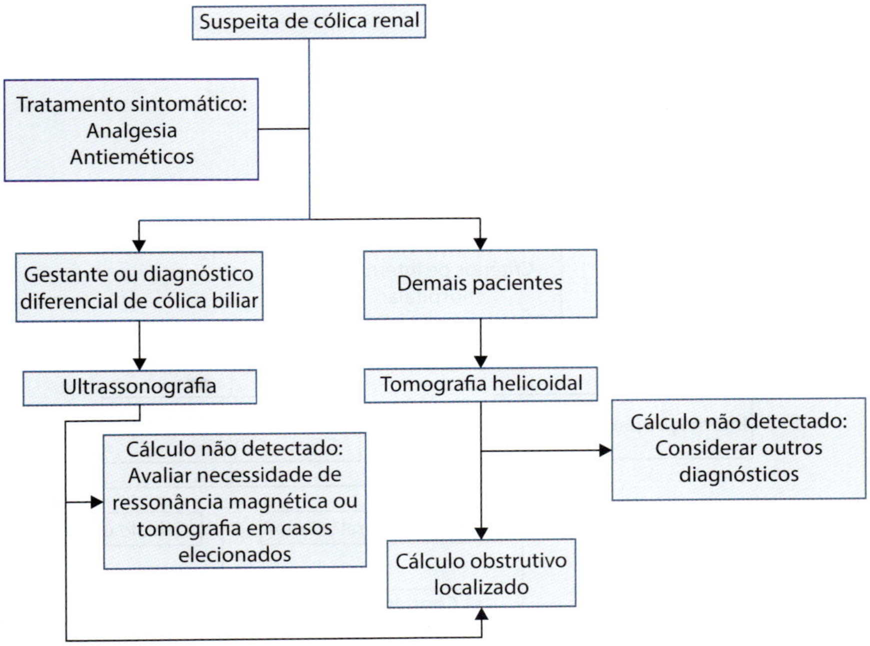

FIGURA 61.2 Abordagem na suspeita de cólica renal.

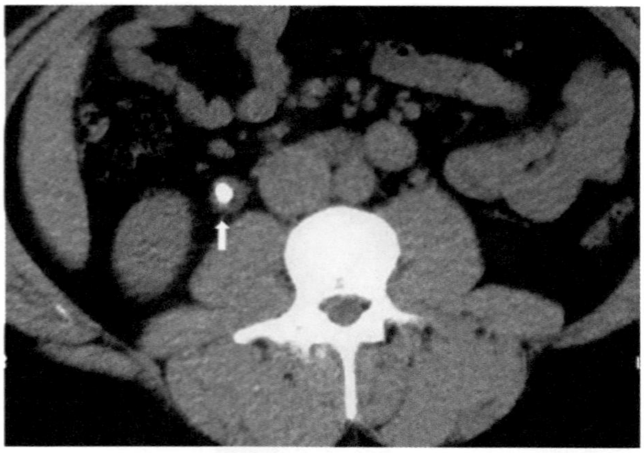

FIGURA 61.4 Sinal do halo ureteral.[15]

TABELA 61.2 Probabilidade de eliminação do cálculo de acordo com a sua localização[7]

Localização	Tamanho	Probabilidade de eliminação
Ureter proximal	> 5 mm	0
	5 mm	57%
	< 5 mm	53%
Ureter médio	> 5 mm	0
	5 mm	20%
	< 5 mm	38%
Ureter distal	> 5 mm	25%
	5 mm	45%
	< 5 mm	74%

A eliminação dos fragmentos de cálculos no ureter depende basicamente da localização e dimensão do cálculo, conforme comentado anteriormente. Grosseiramente, podemos inferir que "quanto mais proximal estiver e maior for a dimensão do cálculo, menor será sua probabilidade de eliminação", como observado na Tabela 61.2.

A seguir, esquematizamos a sequência de condutas após confirmação do cálculo (Figura 61.5).

TERAPIA EXPULSIVA DE FRAGMENTOS

As taxas de eliminação demonstradas anteriormente podem ser otimizadas com o emprego da chamada terapia expulsiva, que consiste no uso de medicações que relaxam a musculatura lisa do ureter de maneira a aumentar o calibre funcional, facilitando assim a eliminação do fragmento. Até o momento, somente os bloqueadores de canal de cálcio (nifedipina) e bloqueadores alfa-adrenérgicos (tansulosina) comprovaram ser efetivos na eliminação de fragmentos ureterais.[9,16-17] Os efeitos adversos da terapia, como hipotensão e palpitações, podem ser observados em 4% dos pacientes tratados, e em somente 1% dos casos há necessidade de interrupção da terapia expulsiva. Os corticosteroides não demonstraram eficácia isoladamente, mas estudos clínicos sugerem um possível efeito adicional à nifedipina ou tansulosina quando em associação.[9]

SITUAÇÕES ESPECIAIS

A cólica renal no paciente pediátrico tem se tornado cada vez mais frequente nos dias de hoje, embora não tanto

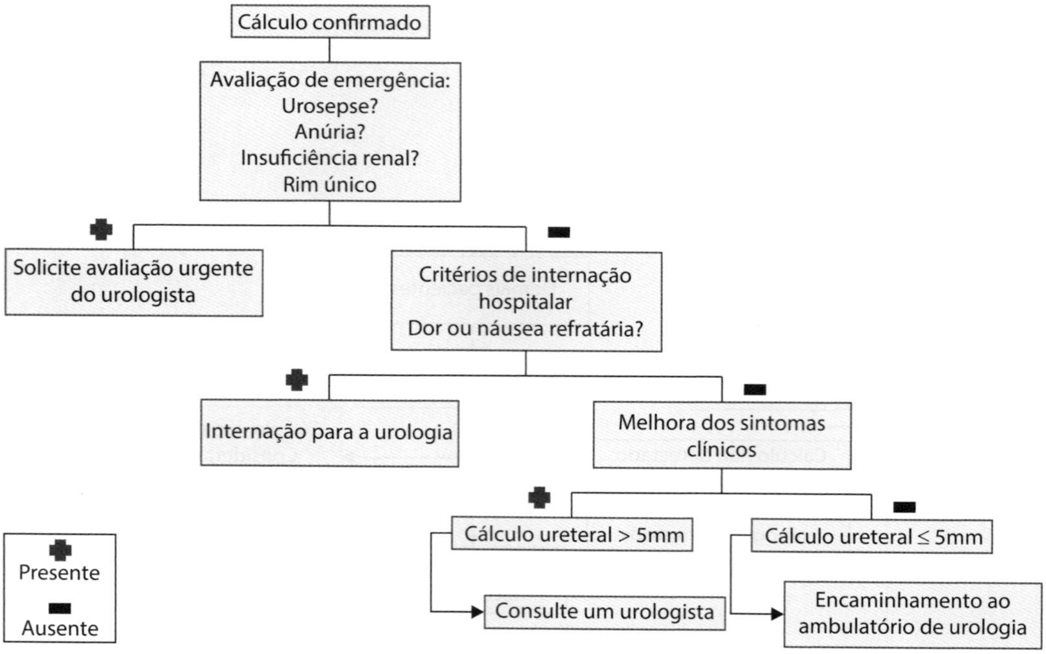

FIGURA 61.5 Condutas no cálculo ureteral diagnosticado.

quanto no adulto. O manejo de urgência dessa população segue os mesmos princípios do atendimento no adulto, sendo observados excelentes resultados de eliminação com a terapia expulsiva.

Sintomas de litíase renal na gestante, por outro lado, apresentam particularidades na condução dos casos. Sabe-se que a dilatação do trato urinário é encontrada em 90% dos casos a partir da 7.ª semana de gestação, sendo mais frequente à direita e atribuída a alterações hormonais e mecânicas. A estase urinária associada a alterações metabólicas são as principais responsáveis pelo aumento de risco de litíase renal e infecção na gestante.[18] O tratamento da cólica renal na gravidez deve ser instituído com brevidade devido ao aumento considerável do risco de amniorrexe e parto prematuros.

Embora a tomografia de abdome sem contraste seja considerada o padrão-ouro no diagnóstico da cólica renal, ela é contraindicada na gestante em virtude da exposição à radiação ionizante, particularmente no 1.º trimestre. Assim, a ultrassonografia assume papel importante na avaliação dos casos. A presença de sinais ultrassonográficos indiretos, como ausência de jato ureteral e aumento da resistividade da artéria renal, como descrito anteriormente, deve ser investigada. Em casos selecionados pode-se recorrer à ressonância magnética em busca de sinais de compressão extrínseca da via excretora pelo útero gravídico ou de sinais indiretos da presença de cálculo, como ureterite, periureterite, extravasamento ou edema perirrenal.[19] A tomografia com baixa dose de radiação tem surgido atualmente como alternativa para a identificação do cálculo no 2.º e no 3.º trimestres da gestação; e, apesar de apresentar baixa resolução em relação à tomografia convencional, em casos selecionados, poderá ser útil na condução de alguns casos. Ressaltamos que a literatura médica recomenda primeiramente o emprego da ultrassonografia, e, posteriormente, a ressonância magnética como exames seguros para essa população, de modo que há uma tendência a considerar a tomografia de baixa dose exame de exceção.[20]

O tratamento clínico da gestante merece especial atenção devido à limitação no uso de algumas categorias de medicações, como visto na Tabela 61.3.

ENCAMINHAMENTOS

Todos os casos diagnosticados de cólica renal devem ser encaminhados ao urologista para tratamento definitivo do cálculo e prevenção de novos quadros. Estima-se 50% de recorrência num período de 5 a 10 anos, sendo que o tratamento correto poderá reduzir pela metade a chance de recorrência. A grande evolução tecnológica possibilitou que as opções de tratamento laparoscópico, percutâneo, endoscópico e a litotripsia extracorpórea se estabelecessem como modalidades de tratamento definitivo do cálculo renal. Caberá ao urologista a decisão da melhor forma de tratamento de cada caso em particular.

REFERÊNCIAS BIBLIOGRÁFICAS

1. Menon MPB, Drach GW. Urinary lithiasis: etiology, diagnosis and a medical management. Campbell's Urology, 7th ed. Philadelphia: Saunders, pp. 2661-2733, 1998.
2. Mazzucchi E, Srougi M. What's new in the diagnosis and management of urinary lithiasis?. Rev Assoc Med Bras. 2009;55:723.
3. Petroianu A, Oliveira Neto, JE, Alberti LR. Epidemiology of renal calculi in a reference hospital in Belo Horizonte, Minas Gerais state. Medicina, Ribeirão Preto. jan/mar 2001;34:85-8.
4. Romero V, Akpinar H, Assimos DG. Kidney stones: a global picture of prevalence, incidence, and associated risk factors. Rev Urol. 2010;12:e86.
5. Carter MR, Green BR. Renal calculi: emergency department diagnosis and treatment. Emerg Med Pract. 2011;13:1.
6. Luchs JS, Katz DS, Lane MJ, et al. Utility of hematuria testing in patients with suspected renal colic: correlation with unenhanced helical CT results. Urology. 2002;59:839.
7. Portis AJ, Sundaram CP. Diagnosis and initial management of kidney stones. Am Fam Physician. 2001;63:1329.
8. Duquenne S, Hellel M, Godinas L, et al. Spasmolytics indication in renal colic: a literature review. Rev Med Liege. 2009;64:45.
9. Tzortzis V, Mamoulakis C, Rioja J, et al. Medical expulsive therapy for distal ureteral stones. Drugs. 2009;69:677.
10. Holdgate A, Pollock T. Nonsteroidal anti-inflammatory drugs (NSAIDs) versus opioids for acute renal colic. Cochrane Database Syst Rev. 2004:CD004137.
11. Holdgate A, Pollock T. Systematic review of the relative efficacy of non-steroidal anti-inflammatory drugs and opioids in the treatment of acute renal colic. BMJ. 2004;328:1401.

TABELA 61.3 Medicações e perfil de segurança na gestação conforme a FDA[18]

Medicação		Categoria FDA
Analgésicos	Paracetamol	B
	Dipirona	N – mas baixo risco e frequentemente utilizado
Antieméticos	Metoclopramida, ondansetrona e dimenidrato	B
Anti-inflamatórios	Todos	C
Corticosteroides	Dexametasona, prednisona e prednisolona	C
Opioides	Oxicontin	B
	Tramadol, codeína e morfina	C
Terapia expulsiva (Não recomendada em gestantes)	Tansulosina	B
	Nifedipina	C

(A): Estudos controlados não demonstram riscos; (B): Risco improvável; (C): Risco não pode ser descartado; (D): Evidência de risco; (N): Droga não classificada pela FDA.

12. Springhart WP, Marguet CG, Sur RL, et al. Forced versus minimal intravenous hydration in the management of acute renal colic: a randomized trial. J Endourol. 2006;20:713.
13. Worster A, Richards C. Fluids and diuretics for acute ureteric colic. Cochrane Database Syst Rev. 2005:CD004926.
14. Worster AS, Bhanich Supapol W. Fluids and diuretics for acute ureteric colic. Cochrane Database Syst Rev. 2012;2:CD004926.
15. Vieira RLR, Faintuch S, Goldman SM, et al. Sinais de ureterolitíase na tomografia computadorizada helicoidal sem contraste: ensaio iconográfico e revisão de literatura. Radiol Bras. 2004;37:441.
16. Ye Z, Yang H, Li H, et al. A multicentre, prospective, randomized trial: comparative efficacy of tamsulosin and nifedipine in medical expulsive therapy for distal ureteric stones with renal colic. BJU Int. 2011;108:276.
17. Sáenz Medina J, Alarcón Parra RO, Redondo González E, et al. Prognostic factors of spontaneous expulsion in ureteral lithiasis. Actas Urol Esp. 2010;34:882.
18. Korkes F, Rauen EC, Heilberg IP. Urolithiasis and pregnancy. J Bras Nefrol. 2014;36:389.
19. Pais VM, Payton AL, LaGrange CA. Urolithiasis in pregnancy. Urol Clin North Am. 2007;34:43.
20. Masselli G, Derme M, Bernieri MG, et al. Stone disease in pregnancy: imaging-guided therapy. Insights Imaging. 2014;5:691.

62

Infecção de Trato Urinário

Endric Hasegawa

INTRODUÇÃO E EPIDEMIOLOGIA

A infecção de trato urinário é o tipo mais prevalente de infecção bacteriana tanto no meio comunitário quanto no hospitalar. Ocorre em ambos os sexos, sendo estimados cerca de 7 milhões de atendimentos em consultório e 1 milhão em serviços de emergência com necessidade de hospitalização em 100 mil casos anuais no mundo.[1] Pode se manifestar em qualquer idade, sendo mais frequente em três grupos etários: crianças até seis anos de idade, mulheres jovens com vida sexual ativa e adultos idosos com mais de 60 anos de idade.[2] Os dados no Brasil são pouco confiáveis em virtude da subnotificação dos casos.[3]

Discorremos a seguir, de forma sucinta e prática, sobre os aspectos mais importantes da etiopatogenia, do diagnóstico e do tratamento desse conjunto de doenças.

ETIOPATOGENIA

As infecções de trato urinário (ITU) desenvolvem-se habitualmente por via ascendente em decorrência do desequilíbrio entre virulência bacteriana e as defesas naturais do organismo. Geralmente são causadas por bactérias gram-negativas aeróbicas da flora intestinal das quais a mais frequente é a *Escherichia coli*, responsável por cerca de 80% dos casos[4] (Tabela 62.1). Sabe-se que alguns fatores podem favorecer o surgimento de infecções urinarias, como diabetes, imunodeficiências, malformações do trato urinário, cálculos renais, infecções ginecológicas e gestação.

TABELA 62.1 Agente etiológico e frequência[4]

Agente	Frequência
Escherichia coli	79%
Staphylococus saprophyticus	11%
Klebsiella sp	3%
Proteus mirabilis	2%
Enterococcus faecalis	2%
Outros	3%

QUADRO CLÍNICO

As ITU podem ser classificadas em sintomáticas ou assintomáticas segundo o quadro clínico. As infecções assintomáticas correspondem a apenas 1 a 2% dos casos em meninas e cerca de 20% em mulheres idosas. Podem ainda ser classificadas conforme a localização em cistite, quando acomete somente a bexiga, ou pielonefrite, quando a bactéria ascende para o trato urinário superior, podendo ocasionar deterioração da função renal ou cicatrizes renais. Clinicamente, os quadros de cistite acompanham-se de sintomas de trato urinário baixo, como disúria, polaciúria, urgência miccional e ocasionalmente hematúria. Já nos quadros de pielonefrite aguda prevalecem sintomas sistêmicos, como dor lombar, febre, calafrios, astenia, náuseas e vômitos. Tanto os quadros de cistite como os de pielonefrite podem ser subclassificados em casos complicados quando há presença de um dos seguintes fatores: sexo masculino, diabetes, imunodeficiência, gravidez, tempo de evolução de pelo menos sete dias, insuficiência renal ou transplante, obstrução ou anormalidade funcional ou anatômica do trato urinário, presença de prótese ureteral ou cirurgia urológica recente e antecedente de infecção na infância.

Dentre os diagnósticos diferenciais mais comuns podemos destacar calculose ureteral e infecções ginecológicas e gastrointestinais. Ressaltamos que o quadro clínico de infecções genitais por *Chlamydia trachomatis* muitas vezes é indistinguível do quadro de infecções de trato urinário. A presença de secreção vaginal, antecedente sexual e dor abdominopélvica é importante na diferenciação desse diagnóstico, muitas vezes negligenciado no atendimento.[5]

DIAGNÓSTICO

A cultura de urina é o "padrão-ouro" para diagnóstico de ITU, e suas aplicações vão muito além de somente confirmação do diagnóstico. Ela fornece detalhes importantes quanto ao patógeno causador e sua sensibilidade a diversos antibióticos, porém o custo adicional e o tempo de execução de 24 a 48 horas limita seu uso em pronto-socorro.[6]

Em geral, casos de cistite afebril não complicada não necessitam de exame urinário confirmatório, podendo-se indicar tratamento com antibiótico empírico baseado na clínica. No entanto, a suspeita de ITU febril ou complicada merece atenção especial graças à sua potencial progressão para sepse. A introdução de tratamento eficaz precoce garante melhores índices de cura, de modo que inúmeros parâmetros de rápida análise em um exame de urina inicial, como bacteriúria, leucocitúria e presença de nitrito, têm sido estudados com o objetivo de abreviar o período entre o atendimento e o início do tratamento. A leucocitúria é o parâmetro mais utilizado pelo médico generalista, contudo, sua baixa sensibilidade e especificidade tem grande potencial de induzir a erros de interpretação. Conforme demonstrado a seguir (Tabela 62.2), embora a bacteriúria demonstre alta sensibilidade, vaginites e contaminações de coleta comprometem sua especificidade de maneira considerável. Já a presença de nitrito, apesar de pouco sensível, confirma a ITU em 90% dos casos.[6] Importante ressaltar que o achado de células epiteliais na análise da amostra de urina é fortemente indicativo de contaminação durante a coleta do material.[7]

ALGORITMO DE DIAGNÓSTICO

Os resultados demonstrados anteriormente permitiram a elaboração do seguinte algoritmo para diagnóstico de ITU febril (Figura 62.1).[6]

TABELA 62.2 Sensibilidade, especificidade e valor preditivo positivo dos parâmetros de análise de urina[7]

Parâmetro	Sensibilidade	Especificidade	Valor preditivo positivo
Bacteriúria	96%	47%	50%
Leucocitúria	77%	85%	74%
Nitrito	28%	99%	90%

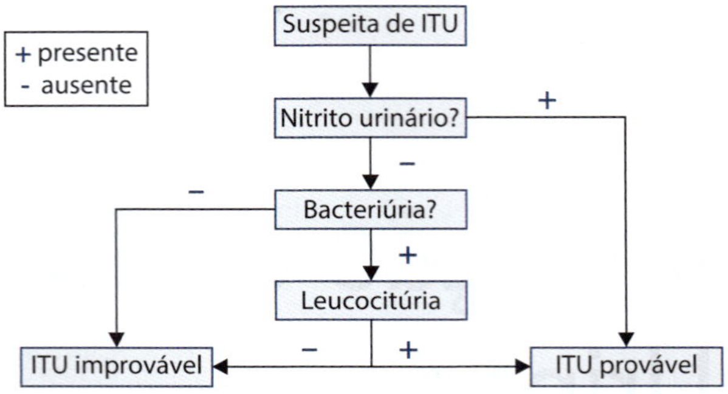

FIGURA 62.1 Algoritmo para diagnóstico de ITU.[6]

EXAMES DE IMAGEM

Os exames de imagem não são essenciais no tratamento de urgência de quadros não complicados de cistite, porém, no diagnóstico de pielonefrite ou na presença de fatores complicadores devemos proceder ao rastreamento de abcessos e coleções secundárias ao processo infeccioso.[8-9] A ultrassonografia tem sido o exame de eleição para o rastreamento devido a sua rapidez, disponibilidade nos serviços e baixo custo. Já a tomografia reserva-se somente a quando há a necessidade de afastar diagnósticos diferenciais ou quando os achados na ultrassonografia requerem avaliação mais detalhada. As alterações nos exames de imagem não são comuns nos casos não complicados, mas recomenda-se internação quando constatado.

TRATAMENTO

O uso cada vez mais frequente de antibióticos tem favorecido o surgimento de bactérias multirresistentes, o que impulsionou o estudo da sensibilidade aos antibióticos, do impacto dos tratamentos na flora normal do organismo e da duração do tratamento antimicrobiano.[10-11] Todo esse esforço da comunidade científica culminou na elaboração de diretrizes como a da Sociedade Americana de Doenças Infecciosas (IDSA) em parceria com o Congresso Americano de Ginecologia e Obstetrícia, a Associação Americana de Urologia, a Associação de Microbiologia e Doenças Infecciosas do Canadá e a Sociedade de Medicina Urgência.[10]

CISTITE NÃO COMPLICADA

Seguem resumidamente as recomendações de tratamento empírico (Tabela 62.3).

PIELONEFRITE NÃO COMPLICADA

Observe a Tabela 62.4.

INFECÇÃO DE TRATO URINÁRIO COMPLICADA

Observe a Tabela 62.5.

ALGORITMO DE TRATAMENTO

A seguir, apresentamos o algoritmo clínico para tratamento de ITU em serviços de urgência com as sugestões de antibióticos indicados para cada caso (Figura 62.2).[8]

TABELA 62.3 Tratamento empírico da cistite não complicada[10,12]

	Antibiótico	Duração
1.ª linha	Nitrofurantoína	5 dias
	Sulfametoxazol/Trimetoprima	3 dias
	Fosfomicina	1 dia
2.ª linha	Ciprofloxacino	3 dias
	Levofloxacino	3 dias
3.ª linha	Amoxicilina/Clavulanato	3 a 7 dias

Amoxicilina e ampicilina não devem ser utilizadas empiricamente.

TABELA 62.4 Tratamento empírico de pielonefrite não complicada

	Antibiótico	Duração
1.ª linha	Ciprofloxacino	7 a 14 dias
	Ceftriaxona seguida de ciprofloxacino	7 a 14 dias
	Aminoglicosídeo seguido de ciprofloxacino	7 a 14 dias
2.ª linha	Ceftriaxona seguida de Sulfametoxazol/Trimetoprima	14 dias
	Aminoglicosídeo seguido de Sulfametoxazol/Trimetoprima	14 dias
Endovenosa	Aztreonam	7 dias

TABELA 62.5 Tratamento empírico de ITU complicada[8,12]

	Antibiótico	Duração
1.ª linha	Ciprofloxacino	7 dias
	Levofloxacino	7 dias
Baseado em cultura	Nitrofurantoína	7 dias
	Sulfametoxazol/Trimetoprima	7 dias
Endovenosa	Ceftriaxona	7 dias
	Piperacilina/Tazobactam	7 dias
	Carbapenêmico	7 dias
	Aztreonam	7 dias

SITUAÇÕES ESPECIAIS

Gestação

Sabe-se que a mulher grávida apresenta um acréscimo na incidência de ITU, que, se não for tratada adequadamente, pode levar a complicações renais, trabalho de parto prematuro, baixo peso fetal e, eventualmente, óbito fetal.[8] O uso de qualquer medicação durante o período gestacional deve ser acompanhado por um médico devido aos riscos ao concepto. Uma revisão da Cochrane em 2011 concluiu que todas as medicações utilizadas atualmente são efetivas no tratamento da ITU, mas nenhuma delas se sobressai às outras.[13] Assim, recomenda-se a prescrição com base no perfil de resistência a antibióticos de cada região demográfica. A seguir, na Tabela 62.6, listamos os antibióticos considerados seguros no tratamento da ITU na gestação.[8]

ITU em pediatria

A infecção urinária na criança tem suas peculiaridades, uma vez que malformações congênitas do trato urinário, como refluxo vesicoureteral, estenose de junção ureteropiélica e megaureter, podem se manifestar inicialmente dessa maneira. O quadro clínico da ITU, especialmente no período neonatal e na infância, pode ser bastante inespecífico; muitas vezes a febre é o único sintoma. Há uma tendência atual de se recomendar investigação por ultrassonografia renal em todas as crianças com diagnóstico de infecção urinária. Quanto ao tratamento empírico com antibiótico, deve ser instituído com brevidade a fim de prevenir bacteremia, deterioração da função renal e cicatrizes renais. Conforme artigo de revisão, recomendam-se as seguintes medicações (Tabela 62.7).[14]

ACOMPANHAMENTO AMBULATORIAL PÓS-TRATAMENTO

As recidivas podem ocorrer e devem ser investigadas quanto à sua etiologia. Infelizmente, a resistência bacteriana aos antibióticos é uma realidade, e estudos têm demonstrado suscetibilidade da *E. coli* de 82,4% e 72,5% para levofloxacina e sulfametoxazol/trimetoprima (SMX-TMP), respectivamente.[11] Notou-se que a resistência a SMX-TMP está associada a diagnóstico prévio de ITU e uso prévio do antibiótico. Já a resistência a levofloxacina demonstrou associação a sexo masculino, idade, hipertensão, diabetes, doença respiratória crônica, uso prévio do antibiótico, diagnóstico prévio de

TABELA 62.6 Tratamento empírico de ITU na gestação[8]

Antibiótico	Categoria de segurança
Nitrofurantoína	B
Cefalexina/Cefazolina	B
Fosfomicina	B
Amoxicilina + Clavulanato	B
Cefuroxima	B
Ceftriaxona	B

TABELA 62.7 Antibióticos empíricos para tratamento de ITU em crianças[14]

Via de administração	Medicação
Oral	Sulfametoxazol/Trimetoprima
	Cefadroxila
	Cefalexina
	Amoxicilina/Clavulanato
Parenteral	Ceftriaxona
	Amicacina
	Gentamicina

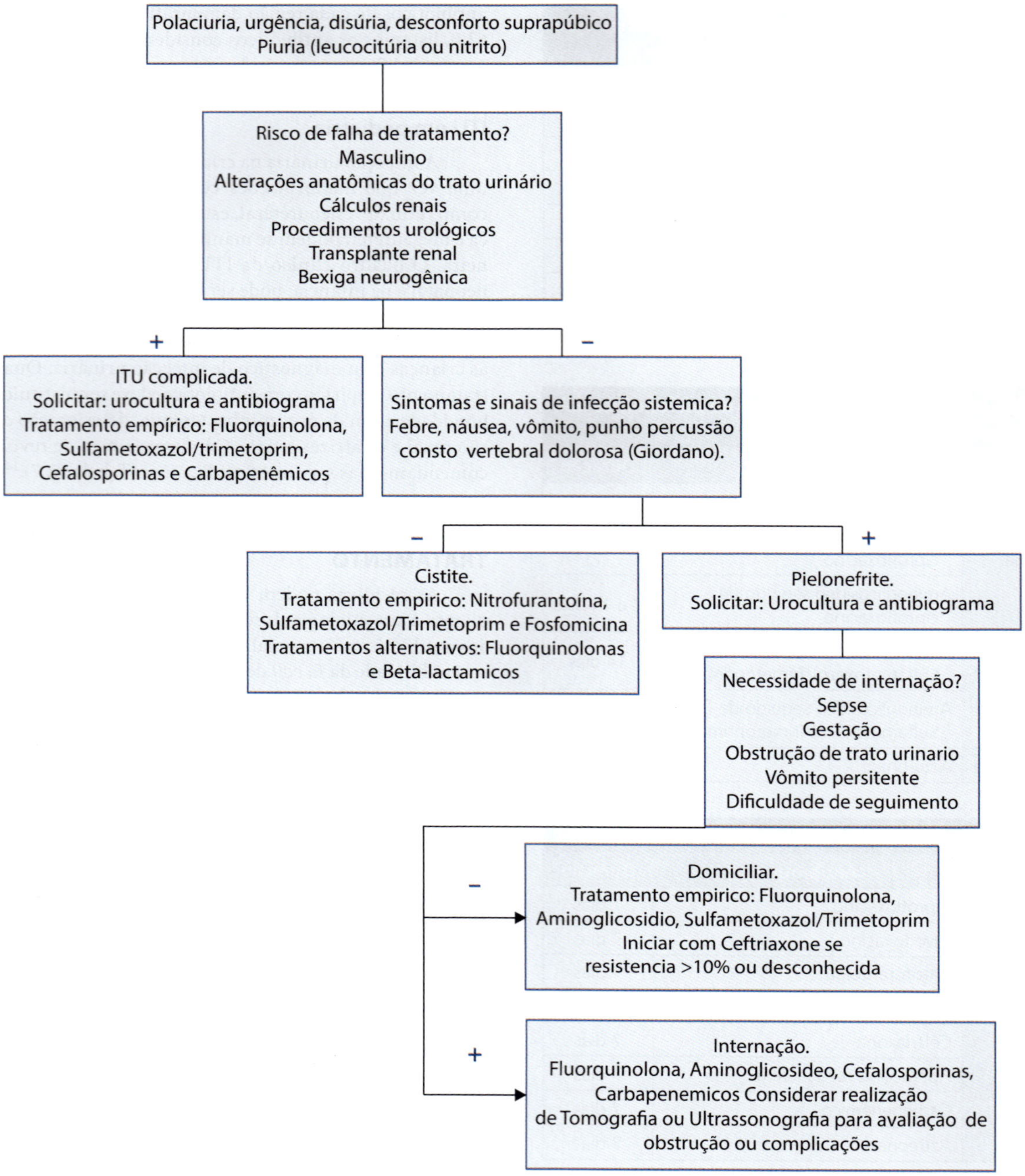

FIGURA 62.2 Algoritmo clínico de tratamento de cistite e pielonefrite.[8]

ITU, presença de anormalidade genitourinária e procedimento cirúrgico prévio. O uso prévio do antibiótico, como citado anteriormente, é apontado como o principal fator de resistência bacteriana, o que justifica seus elevados índices quando analisamos antibióticos de uso geral como, por exemplo, as cefalosporinas e quinolonas. Já antibióticos de uso quase exclusivamente urinário têm demonstrado menores índices de resistência, como o caso da nitrofurantoína e da fosfomicina. Assim, recomendamos que todos os casos de ITU sejam encaminhados para acompanhamento especializado, especialmente os casos recorrentes.

REFERÊNCIAS BIBLIOGRÁFICAS

1. Foxman B, Brown P. Epidemiology of urinary tract infections: transmission and risk factors, incidence, and costs. Infect Dis Clin North Am. 2003;17: 227.
2. Cury J, Simonetti R, Srougi M. Urgências em urologia. São Paulo: Sarvier, 1999.
3. DATASUS, E. Disponível em: <http://tabnet.datasus.gov.br/cgi/tabcgi.exe?sih/cnv/niuf.def>. 2014.
4. Nardozza Junior A, Zerati Filho M, Borges dos Reis R. Urologia fundamental. São Paulo: Planmark Editora, 2010.

5. Wilbanks MD, Galbraith JW, Geisler WM. Dysuria in the emergency department: missed diagnosis of Chlamydia trachomatis. West J Emerg Med. 2014;15:227.
6. Gieteling E, van de Leur JJ, Stegeman CA, et al. Accurate and fast diagnostic algorithm for febrile urinary tract infections in humans. Neth J Med. 2014;72:356.
7. Frazee BW, Enriquez K, Ng V, et al. Abnormal urinalysis results are common, regardless of specimen collection technique, in women without urinary tract infections. J Emerg Med. 2015;48:706.
8. Nassisi D, Oishi ML. Evidence-based guidelines for evaluation and antimicrobial therapy for common emergency department infections. Emerg Med Pract. 2012;14:1.
9. Yen DH, Hu SC, Tsai J, et al. Renal abscess: early diagnosis and treatment. Am J Emerg Med. 1999;17:192.
10. Gupta K, Hooton TM, Naber KG, et al. International clinical practice guidelines for the treatment of acute uncomplicated cystitis and pyelonephritis in women: A 2010 update by the Infectious Diseases Society of America and the European Society for Microbiology and Infectious Diseases. Clin Infect Dis. 2011;52:e103.
11. Bailey AM, Weant KA, Baker SN. Prevalence and risk factor analysis of resistant Escherichia coli urinary tract infections in the emergency department. Pharm Pract (Granada). 2013;11:96.
12. Kumar S, Dave A, Wolf B, et al. Urinary tract infections. Dis Mon. 2015;61:45.
13. Vazquez JC, Abalos E. Treatments for symptomatic urinary tract infections during pregnancy. Cochrane Database Syst Rev. 2011;CD002256.
14. Simões E Silva AC, Oliveira EA. Update on the approach of urinary tract infection in childhood. J Pediatr (Rio J), 2015.

63

Emergências em Urologia

Antonio Corrêa Lopes Neto
Mario Henrique Elias de Mattos
Antonio Carlos Lima Pompeo

INTRODUÇÃO

As urgências em Urologia são bem heterogêneas, pois podem ocorrem em ambos os sexos e nas diversas faixas etárias. Algumas delas são corriqueiras e exigem do pronto-socorrista seu conhecimento, a fim de conduzi-las de forma correta.

Neste capítulo, descreveremos as principais e mais frequentes urgências urológicas que ocorrem em pronto-socorro (PS).

RETENÇÃO URINÁRIA AGUDA (RUA)

É uma das mais comuns urgências urológicas, caracterizada pela incapacidade de desencadear micção espontânea.[1,21] Estudos epidemiológicos realizados na Holanda, nos EUA e no Reino Unido mostraram incidência variável de 2,2 a 6,8 eventos a cada 1.000 homens/ano.[2-4] Em homens portadores de hiperplasia prostática benigna (HPB) e dificuldade miccional, a incidência aumenta 11 vezes.[2]

A RUA pode ser espontânea, e geralmente é associada à dificuldade miccional progressiva prévia, ou pode ser precipitada por outros fatores, como, por exemplo, efeito de medicamentos, *status* pós-operatório e hiperdistensão vesical. Kumar et al. descreveram uma incidência de 19,7% de retenção urinária no pós-operatório de 142 pacientes submetidos à artroplastia de joelho. Nesse estudo, os dois fatores preditivos para desencadear RUA foram uso de morfina (p:0,035) e história de retenção urinária prévia (p:0,049).[19] Existem situações infrequentes, como no relato de Juliano et al., no qual o paciente evoluiu para retenção urinária no pós-operatório de herniorrafia inguinal em razão de extenso hematoma.[22]

Pode ocorrer em qualquer faixa etária, porém é mais frequente em homens e com idade mais avançada. As doenças prostáticas são a principal causa de RUA, sendo a HPB e a neoplasia prostática responsáveis por 53% e 25% dos casos, respectivamente.[5] Doenças neurogênicas que causam hipocontratilidade vesical, estenoses de colo vesical/uretra, litíase urinária e tumores pélvicos completam as etiologias possíveis.[21]

Em mulheres com RUA, devemos pensar em disfunção vesical neurogênica e compressão uretral graças a distopias genitoginecológicas ou massas pélvicas.[5-6] Cistites muito intensas decorrentes de infecções urinárias podem causar RUA devido à dor intensa na micção.

Em crianças, as principais causas são obstipação, infecção urinária ou processos inflamatórios e quadros neurológicos e obstrutivos (válvula de uretra posterior, fimose, estenose de meato, cálculo de bexiga, ureterocele obstrutiva).[5,7]

É importante, durante a anamnese no pronto-socorro, questionar sobre o início da utilização de algumas drogas que podem levar à RUA; entre elas: antiarrítmicos (procainamida/quinidina), anticolinérgicos (oxibutinina), antipsicóticos (haloperidol/clorpromazina), antidepressivos (amitriptilina, escitalopram), anti-hipertensivos (nifedipina), descongestionantes nasais (efedrina), opioides e anfetaminas.[5,10,21]

A apresentação deste paciente é bem característica. Queixa-se de impossibilidade de urinar, dor em hipogastro e região genital e, ao exame, nota-se globo vesical palpável.[21] É fundamental examinar a região genital, principalmente o meato uretral, visando descartar estenoses ou fimose.[9]

Informações sobre o padrão miccional pregresso, procedimentos cirúrgicos, uso de medicamentos e doenças neurológicas auxiliam na identificação da etiologia da RUA.

No atendimento inicial, o objetivo deve ser o esvaziamento vesical, visando à melhora da dor e ao conforto ao paciente. Pode ser utilizada uma sonda uretral plástica de alívio 14/16 Fr ou sonda Folley de duas vias. A decisão por qual utilizar depende da possível etiologia da RUA. No caso de retenção espontânea, a qual é uma evolução de um quadro de dificuldade miccional atual, sugere-se colocação de Folley. Em casos de retenção precipitada, pode-se pensar em drenagem de alívio e aguardo por micção espontânea subsequente. Se houver nova retenção, é colocada uma sonda de Folley. A sonda de Owens (três vias) é utilizada apenas nos casos de hematúria com coágulos, quando a irrigação e a aspiração vesical possam ser benéficas.[5]

A drenagem da urina deve ser lenta, evitando-se, assim, o fenômeno de descompressão vesical, que pode evoluir com hematúria.[21] Mensurar o volume drenado, pois este parâmetro é útil no prognóstico da retenção urinária, e colher urina I + urocultura.

No caso de ausência de material adequado ou insucesso na sondagem, deve-se realizar uma punção em hipogastro (2 a 3 cm acima da sínfise púbica, que promoverá esvaziamento vesical com alívio do desconforto.[5] Essa punção pode ser feita com agulha de intracath, e, caso tenha disponibilidade, pode ser acompanhada e guiada por ultrassonografia, o que torna o procedimento mais seguro, principalmente em indivíduos muito obesos.

O procedimento de sondagem deve ser realizado de forma atraumática, com o pênis bem retificado (esticado) e a utilização de lidocaína em gel para lubrificar a uretra e amenizar o desconforto causado pelo procedimento. Em caso de sondagens difíceis, o toque retal pode auxiliar no direcionamento da sonda uretral através da uretra prostática.[8]

Veja a seguir um algoritmo de conduta em caso de retenção urinária aguda. (Figura 63.1)

PRIAPISMO

Definido como ereção persistente, geralmente em período maior que 4 horas, na ausência de desejo ou atividade sexual. É decorrente de deficiência no mecanismo de detumescência peniana.[18] Sua incidência varia de 0,3 a 1,5 evento a cada 100 mil homens/ano.[11] Em homens acima de 40 anos a incidência aumenta para 2,9 por 100 mil homens/ano.[23] As populações de risco para o desenvolvimento de priapismo são os portadores de anemia falciforme, discrasias sanguíneas (trombofilias), leucemias e homens que utilizam drogas intracavernosas para promover ereção.[12,16] Estudo publicado em 2012 encontrou prevalência de 3,6 % em crianças e menores de 18 anos portadores de anemia falciforme.[13] Outra série publicada recentemente demonstrou que dos 18 pacientes que apresentaram priapismo 90% tinham alguma patologia hematológica.[17] O priapismo é classificado como isquêmico (PI) ou de baixo fluxo, que é o tipo mais frequente, e não isquêmico (PNI) ou de alto fluxo.[11,16,23]

A apresentação desse paciente no PS com histórico de ereção persistente não traz dificuldades para diagnóstico, porém é fundamental definir o tipo de priapismo, a fim de oferecer o tratamento correto para cada caso. A Tabela 63.1 a seguir orienta tal diferenciação.[5] Uma vez concluída, inicia-se a conduta adequada.

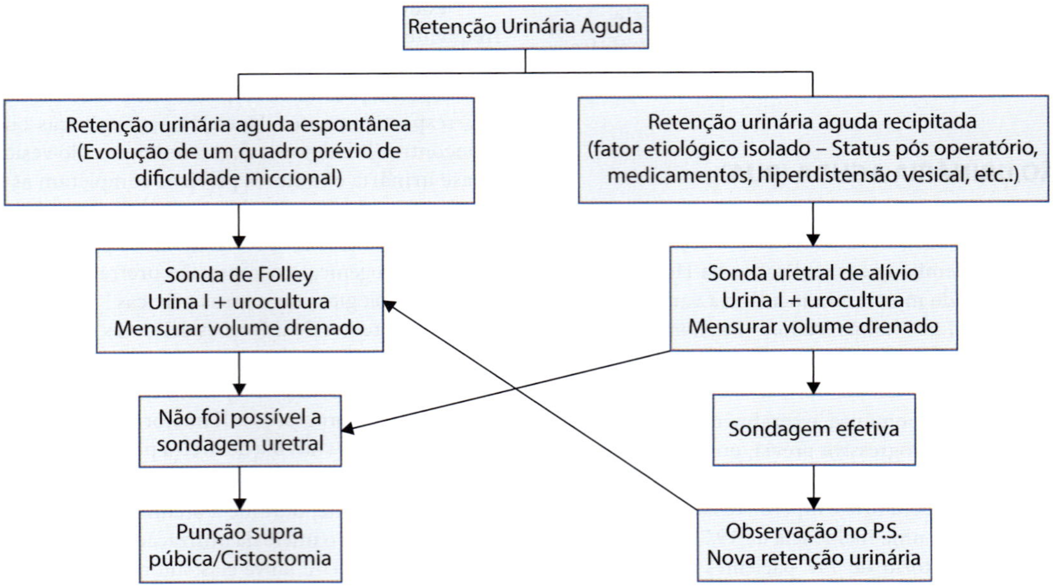

FIGURA 63.1 Algoritmo de conduta para retenção urinária aguda.

TABELA 63.1 Diagnóstico clínico e laboratorial do priapismo

Priapismo	Diagnóstico clínico	Diagnóstico laboratorial
Isquêmico (PI) (baixo fluxo)	▪ Dor no pênis e corpo cavernoso ▪ Rigidez intensa do pênis ▪ Questionar discrasias sanguíneas ▪ Questionar antecedentes de neoplasias urológicas ▪ Questionar uso de medicamentos e drogas intracavernosas ▪ Histórico de picadas de insetos	▪ Hemograma completo ▪ Investigar falcização/ eletroforese de hemoglobina ▪ Punção e aspiração do corpo cavernoso (sangue escurecido) ▪ Gasometria do sangue de punção: pH < 7,25 pO_2 < 30 mmHg pCO_2 > 60 mmHg
Não isquêmico (PNI) (alto fluxo)	▪ História de trauma peniano/ perineal ou uso de droga intracavernosa ▪ Ereção menos firme e indolor ou pouco dolorosa	▪ Punção e aspiração do corpo cavernoso (sangue vermelho) ▪ Gasometria do sangue de punção: pH > 7,35 pO_2 > 40 mmHg pCO_2 > 60 mmHg ▪ USG peniano com doppler mostra fluxo aumentado (fístula/aneurisma)

Adaptado de Agostinho AD, et al.[5]

PRIAPISMO ISQUÊMICO

O priapismo isquêmico (PI) abrange aproximadamente 95% dos casos de priapismo, e trata-se de uma emergência que deve receber tratamento o mais breve possível, minimizando-se o risco de fibrose do corpo cavernoso e consequente disfunção erétil.[16] Em casos de PI devido à anemia falciforme, além do tratamento específico, orienta-se hidratação, oxigenioterapia e analgésicos. Exsanguineotransfusão também é relatada na literatura.[5]

O tratamento específico local deve ser iniciado com bloqueio anestésico na raiz do pênis (troncular) com lidocaína ou marcaína. A seguir, punção lateral no corpo cavernoso e aspiração com *butterfly* n.º 19. A aspiração isolada pode resolver 36% dos casos, e deve ser realizada até o momento que o sangue aspirado não esteja escuro.[11] O benefício da irrigação do corpo cavernoso com soro fisiológico é controverso na literatura.[14] O pênis deve ser comprimido concomitantemente para auxiliar na drenagem do corpo cavernoso através da punção. Se não obtiver detumescência peniana, devemos utilizar drogas simpatomiméticas alfa-adrenérgicas (fenilefrina, efedrina, norepinefrina). A fenilefrina é a droga ideal em razão do seu baixo risco de efeitos cardiovasculares, e deve ser diluída em soro fisiológico na concentração de 100 a 500 mcg/mL.[5,11,20] No entanto, a mais disponível é a epinefrina, que deve ser utilizada na diluição de 1:1.000.000. Injetar no corpo cavernoso 1 mL a cada 5 minutos.[11,14] Neste tempo, é importante monitorar o paciente do ponto de vista cardiovascular (PA, FC e traçado ECG) por causa dos efeitos da epinefrina. A eficácia dessas drogas varia de 43 a 81%, dependendo da droga utilizada e do tempo de ereção.[11]

Em caso de insucesso, quando não ocorre a detumescência peniana ou o paciente desenvolve priapismos recorrentes, são indicadas técnicas cirúrgicas para criação de um *shunt* entre o corpo cavernoso e o esponjoso.[23] Na série de Ekeke, 61,1% dos pacientes com priapismo necessitaram da realização de cirurgia (*shunt*), visto que as medidas conservadoras não foram eficientes.[17]

As taxas de disfunção erétil após um quadro de PI variam de 30 a 90% dos casos.

PRIAPISMO NÃO ISQUÊMICO

Diferente do PI, este tipo não é uma emergência. Ocorre devido a uma fístula entre a artéria cavernosa e o corpo cavernoso. Existe possibilidade de resolução espontânea em até 62 % dos casos.[14] Não se indica punção ou uso de drogas intracavernosas. A realização de ultrassonografia peniana com doppler confirma o alto fluxo de sangue no corpo cavernoso. O paciente pode receber alta do pronto-socorro e ser encaminhado ao urologista, que acompanhará a evolução. No caso de não resolução, indica-se embolização arterial através de radiologia vascular intervencionista, cujo índice de resolução atinge até 75% dos casos.[18] Escudero relatou o caso de um jovem de 16 anos que desenvolveu PNI após trauma e teve o caso resolvido com embolização arterial superseletiva, utilizando material absorvível.[15] Segue algoritmo de conduta frente a um quadro de priapismo. (Figura 63.2)

ESCROTO AGUDO

Paciente apresenta-se com queixa de dor escrotal, geralmente associada a aumento de volume local, edema, calor local e hiperemia. Os diagnósticos diferenciais para esse quadro são orquiepididimite, torção de cordão espermático e torção de apêndices intraescrotais. A identificação do diagnóstico correto é fundamental, visto que as condutas são amplamente diferentes.[5,24]

TORÇÃO DE CORDÃO ESPERMÁTICO E APÊNDICES

São situações mais frequentes até a puberdade, e a torção de cordão é uma emergência cirúrgica. Os dois picos de maior incidência são no primeiro ano de vida e no período pré-puberal. Estudo realizado no Reino Unido revelou incidência de 1 para cada 4 mil homens e principalmente em meses mais frios.[25-26] Tem início súbito e muito doloroso, acomete um lado do escroto, podendo irradiar para a região inguinal ipsilateral. Geralmente ocorre à noite e acorda o paciente com dor. Ao exame físico, preferencialmente com o paciente em pé, nota-se o testículo afetado mais retraído na bolsa (alto), doloroso e edemaciado. A elevação manual do escroto não traz melhora da dor (sinal de Prehn negativo).[24]

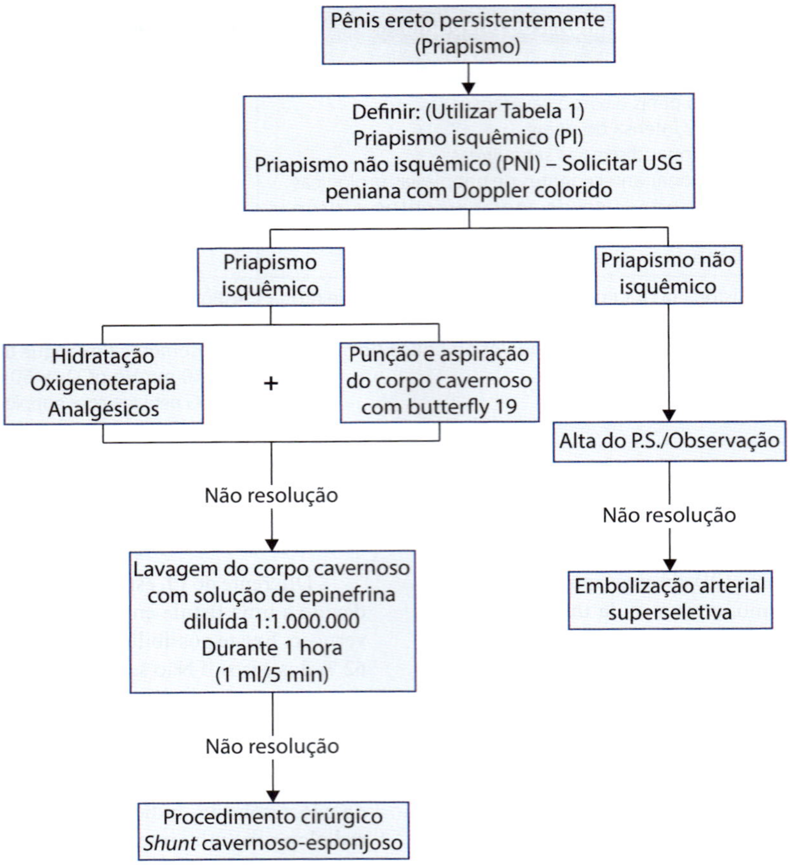

FIGURA 63.2 Algoritmo: Conduta diante do priapismo não isquêmico.

Quando disponível, a realização de ultrassonografia de escroto com doppler colorido, identifica ausência ou redução de fluxo no cordão e testículos, concluindo o diagnóstico. Se tal exame não estiver disponível e existir dúvida diagnóstica, a conduta cirúrgica não deve ser postergada. Quando realizada até 6 horas de isquemia, o testículo é preservado em 80% das vezes, porém quando o processo isquêmico ultrapassa 12 horas, a taxa de preservação do testículo cai para 20%.

ORQUIEPIDIDIMITE AGUDA

É a causa mais frequente de escroto agudo nos adultos, geralmente de origem bacteriana, a qual atinge o epidídimo de forma retrógrada através do ducto deferente.[5] Geralmente nos jovens associado é à DSTs (Neisseria, Chlamydia) e nos idosos devido à problemas miccionais (E coli).[24] A utilização prolongada de amiodarona pode determinar epididimite em até 11 % dos usuários, consequência do acúmulo da droga no testículo, infiltração linfática e epididimite.[27]

Paciente apresenta-se com queixa de dor e aumento de volume escrotal unilateral, progressiva, sem história de trauma. Pode estar associada à secreção uretral, disúria, polaciúria, antecedentes de sondagem vesical e febrícula. Ao exame físico, além das condições locais já relatadas, apresenta Sinal de Prehn positivo e o epidídimo pode estar total ou parcialmente endurecido.[5,24]

Como investigação diagnóstica, deve-se solicitar urina I e urocultura, hemograma, PCR. A ultrassonografia de escroto com doppler demonstra aumento do fluxo sanguíneo no cordão espermático, epidídimo e, eventualmente, nos testículos, confirmando o diagnóstico. O epidídimo apresenta-se hipoecoico.

Além da analgesia endovenosa com anti-inflamatórios e analgésicos, a utilização de suspensório escrotal melhora o desconforto local. O tratamento continua de forma domiciliar, mantendo-se os medicamentos, repouso e antibiótico com cobertura para gram-negativos e clamídia. Uma sugestão é ciprofloxacina 500 mg de 12 em 12 horas e doxiciclina 100 mg também de 12 em 12 horas por 14 dias.[5]

CÓLICA RENAL

A cólica renal (cólica ureteral ou cólica nefrética) é um dos quadros álgicos de maior intensidade observados na Medicina, exigindo do médico pronto-socorrista diagnóstico rápido e terapêutica precisa e eficiente. A causa mais comum envolve os cálculos urinários que migram para o ureter, mas, eventualmente, passagem de coágulos pelo ureter, ligaduras inadvertidas em cirurgia e compressões extrínsecas por tumores também podem causar esse agravo.[29]

É definida por dor lombar ou abdominal decorrente de obstrução intrínseca parcial ou completa do ureter em qualquer de seus segmentos por cálculo urinário, gerando distensão da cápsula renal pelo aumento da pressão na via coletora proximal ao ponto de impactação da pedra. Ao contrário do que muitos pacientes imaginam, o trauma provocado pelo cálculo na parede do ureter não é o responsável direto pelo dor, mas sim pelo sangramento urinário que pode ser observado.[30]

A queixa do paciente que chega ao pronto-socorro é típica, caracterizada por dor de início súbito e imotivado em região lombar unilateral, geralmente de forte intensidade, com irradiação habitual para as facse anterior e inferior do abdome e genitais, podendo acompanhar-se de náuseas, vômitos, palidez, sudorese fria e taquicardia. Tem caráter intermitente em crises recorrentes, podendo ser acompanhada por hematúria macroscópica. Uma característica marcante é a falta de fatores de melhora ou piora, não sendo possível identificar posição ou movimento que alivie ou intensifique os sintomas (os pacientes na sala de emergência apresentam-se tipicamente irrequietos e agitados). Como anteriormente mencionado, decorre da migração e da eventual impactação de cálculo urinário ao longo do ureter, impedindo parcial ou completamente a passagem de urina em direção à bexiga. Esses cálculos podem ter dificuldade na migração, especialmente nas regiões de estreitamento natural do ureter: junção ureteropiélica (transição entre pelve renal e ureter proximal), cruzamento dos vasos ilíacos (onde os ureteres sofrem compressão extrínseca pelas artérias ilíacas) e junção ureterovesical (trajeto intramural do ureter na parede vesical, ponto mais estreito de todo o seu trajeto e local mais habitual de impactação). Quando impactado neste segmento mais distal, a dor pode ser acompanhada de sintomas vesicais tipicamente irritativos; aumento de frequência miccional, disúria, urgência miccional e sensação de esvaziamento vesical incompleto, quadro clínico este que pode ser confundido com infecções urinárias baixas não complicadas (cistites). O histórico pessoal e familiar deve ser valorizado, uma vez que pacientes que já apresentaram cólica ureteral no passado podem recorrer, e existe um carater hereditário relacionado à formação de cálculos. O exame físico revela dor abdominal difusa. Geralmente cálculos impactados em posições mais altas provocam maior sensibilidade em hipocôndrio ipsilateral, e cálculos em posições mais baixas tornam as fossas ilíacas mais dolorosas. O diagnóstico diferencial deve incluir, entre outras afecções de vesicular biliar, apêndice, trompas e ovários.

A prioridade inicial é o controle da dor e posteriormente a definição de conduta em relação ao cálculo ureteral, com base nos achados de anamnese, exame físico, exames de laboratório e imagem.

O controle da dor é alcançado por meio da administração endovenosa de medicações analgésicas e de anti-inflamatórios não esteroidais. Eventualmente, em casos de dor refratária ou de difícil controle, devemos considerar derivados opioides e excepcionalmente derivados de morfina. Outras medicações, como protetores gástricos e antieméticos, devem ser consideradas. A hidratação endovenosa deve ser considerada em pacientes desidratados, com intenção de restabelecer o compartimento intravascular sem exageros, pois a hidratação vigorosa e a diurese subsequente podem intensificar a distensão do sistema coletor obstruído e, consequentemente, aumentar a dor.

Uma vez controlada a dor o paciente está apto a ser encaminhado aos exames de imagem, enquanto os exames laboratoriais estão em processo de análise.

O diagnóstico deve ser suspeito pelo quadro clínico anteriormente apresentado e será confirmado por meio de exames de laboratório e imagem. A propedêutica laboratorial básica inclui:

1. Análise do sedimento urinário (urina I): é achado típico o aumento das hemácias. Frequentemente notamos discreto aumento de leucócitos na urina, e o aumento exagerado dos leucócitos pode apontar para infecção urinária associada, quando a cultura de urina deve ser solicitada.
2. Dosagem de níveis séricos de ureia e creatinina: serve de ferramenta para se avaliar o impacto da obstrução no funcionamento renal global, orientando inclusive a necessidade de intervenção desobstrutiva precoce.
3. Provas de atividade inflamatória (PCR – proteína C reativa): tem correlação com a gravidade da obstrução urinária.
4. Teste de gravidez (β-HCG quantitativo) em mulheres em idade fértil e suspeita de gravidez ectópica.

A investigação por exames de imagem pode incluir:

1. Raio X simples de abdome e pelve: trata-se de exame disponível em boa parte dos serviços de emergência médica. É rápido e de baixo custo e pode auxiliar no planejamento terapêutico,[36] porém sua acurácia pode ser comprometida pelo fato de não haver tempo de se realizar preparo intestinal e por ser difícil a visualização de cálculos pequenos ou pouco radiopacos. Pode ter mais valor quando realizado em associação com a ultrassonografia do aparelho urinário (Figura 63.3). O achado típico é o de concreção radiopaca identificada ao longo do trajeto ureteral do lado em que a dor é mencionada pelo paciente.
2. Ultrassonografia do aparelho urinário: trata-se de exame também disponível em boa parte dos serviços de emergência médica. É de rápida execução, não expõe o paciente a radiação ionizante e seu custo é relativamente baixo. É examinador-dependente e não necessita de nenhum preparo especial (exceto bexiga confortavelmente cheia para a avaliação das porções mais distais do ureter e do interior vesical). O achado pode ser direto e conclusivo, como um cálculo identificado no interior do ureter associado a dilatação a montante do sistema coletor. No entanto, especialmente nos cálculos situados ao longo do ureter distantes dos segmentos proximal ou distal, os achados podem ser indiretos e apenas "sugestivos" dependendo do quadro clínico e achados em radiografia simples de abdome:
   a. dilatação renal e/ou ureteral sem identificação de fator obstrutivo nítido;
   b. diminuição ou ausência do jato urinário ao estudo doppler dos meatos ureterais;

mogeneamente durante toda a micção (hematúria total ou completa) indica topografia de trato urinário superior: rins, ureteres e bexiga.

No exame físico interessam o estado hemodinâmico (pressão arterial, frequência de pulso, perfusão periférica), o *status* nutricional, a percepção de anemia, a avaliação abdominal e também o exame digital da próstata (em homens com idade acima de 45 anos) e as condições da genitália externa.

O diagnóstico deve ser suspeitado pelo quadro clínico anteriormente apresentado e será confirmado por meio de exames de laboratório edec imagem. A propedêutica complementar básica poderá incluir, dependendo da causa suspeita, alguns desses exames:[32-33]

1. Análises de urina: urina tipo I; urocultura e antibiograma; pesquisa de dismorfismo eritrocitário; citologia oncótica urinária.
2. Análises de sangue: hemograma e função renal.
3. Ultrassonografia do aparelho urinário (rins, ureteres e bexiga) e próstata (em pacientes do sexo masculino).
4. Urotomografia em fases sem e com contraste endovenoso.
5. Ressonância nuclear magnética de aparelho urinário (em casos selecionados).
6. Exames endoscópicos: uretrocistoscopia, ureteroscopia semirrígida e/ou flexível (em casos selecionados).

A conduta inicial em pronto-atendimento deve ser individualizada de acordo com a intensidade do sangramento e sua causa provável. Hematúrias microscópicas geralmente não exigem intervenção de imediato, e se a condição permitir a investigação deve ser feita posteriormente, em âmbito ambulatorial.[34] Nas hematúrias macroscópicas, a preocupação inicial é voltada à avaliação de eventual repercussão hemodinâmica, realizando-se reposição de fluidos e, eventualmente, de hemoderivados se necessário. Em seguida, deve-se buscar o diagnóstico da causa do sangramento com exames de imagem e posterior terapêutica individualizada para cada situação. Não é infrequente a observação de obstrução urinária por coágulos. Nesta situação pode ser necessária a passagem de sonda Folley de três vias e irrigação vesical contínua com solução fisiológica para se contornar o problema. Se a obstrução persistir ou recorrer pode ser necessária a evacuação endoscópica desses coágulos em centro cirúrgico.

REFERÊNCIAS BIBLIOGRÁFICAS

1. Rosenstein D, Mc Aninch JW. Urologic emergencies. Med Clin North Am. 2004;88(2):495-518.
2. Alves RS. Retenção urinária aguda, em: Wroclawski ER, Bendhack DA, Damião R, Ortiz V. Guia Prático de Urologia. São Paulo: Segmento, 2003. p. 63-65.
3. Verhamme KMC, Dieleman JP, Van Wijk MAM, Bosch JLHR, Stricker BHCh, Sturkenboom MCJM. Low incidence of acute urinary retention in the general male population: the Triumph Project. Eur Urol. 2005;47(4):494-8.
4. Jacobsen SJ, Jacobson DJ, Girman CJ, et al. Natural history of prostatism: risk factors for acute urinary retention. J Urol. 1997;158(2):481-7.
5. Cathcart P, van der Meulen J, Armitage J, Emberton M. Incidence of primary and recurrent acute urinary retention between 1998 and 2003 in England. J Urol. 2006;176(1):200-4.
6. Kumar P, Mannan AM, Chowdhury KC, Kong JP. Urinary retention and the role of indwelling catheterization following total knee arthroplasty. Int Braz J. 2006;32(1):31-4.
7. Juliano RV, Henriques AC, Lopes Neto AC, Matsumoto R, Borelli M, Wroclawski ER. Retenção urinária aguda por extenso hematoma pélvico após herniorrafia inguinal. Rev Col Bras de Cir. 1999;26(2).
8. Agostinho AD, de Jesus CMN, Trindade Fo JCS. Urgências não traumáticas, em: Reis RB, Zequi SC e Zeratti Fo M. Urologia moderna. São Paulo: Lemar, 2013;813-23.
9. Wu CQ, Lefebvre G, Frecker H, Husslein H. Urinary retention and uterine leiomyomas: a case series and systematic review of the literature. Int Urogynecol J. 2015 Mar 10.
10. Nevo A, Mano R, Livne PM, Sivan B, Ben-Meir D. Urinary retention in children. Urology. 2014;84(6):1475-9.
11. Trombetta D, Garrett K, Harrison M. Escitalopram-associated acute urinary retention. Consult Pharm. 2013;28(10):661-9.
12. Hernández Hernández D, Tesouro RB, Castro-Diaz D. Urinary retention. Urologia. 2013;80(4):257-64.
13. Birkhäuser FD, Studer UE. Acute urinary retention: a few simple rules for a successful catheterization. The Umsch. 2015;72(1):39-42.
14. Der Horst CV, Stuebinger H, S Christoph, Melchior D,Martinéz-Portillo FJ, Juenemann KP. Priapism – Etiology, pathophysiology and management. Int Braz J. 2003;29(5):391-400.
15. Broderick GA. Priapism, em: Wein AJ, Kavoussi LR, Novick AC, Partin AW, Peters CA. Campbell-Walsh Urology 10th. Philadelphia: Saunders, 2011;749-69.
16. Nardozza Jr A, Cury J. Priapismo, em: Wroclawski ER, Bendhack DA, Damião R, Ortiz V. Guia prático de Urologia. São Paulo: Segmento, 2003;75-76.
17. Burnett AL, Bivalacqua TJ. Erectile dysfunction priapism: new concepts in medical and surgical management. Urol Clin North Am. 2011;38(2):185-94.
18. Kaminsky A, Sperling H. Diagnosis and management of priapism. Urologe A. 2015;54(5):654-61.
19. Furtado PS, Costa MP, Valadares FRP, da Silva LO, Lordêlo M, Lyra I, Barroso U. The prevalence of priapism in children and adolescents with sickle cell disease in Brazil. Int J Hematol. 2012;95(6):648-51.
20. Ekeke ON, Omunakwe HE, Eke. Management of priapism in adult men. Int Surg. 2015;100(3):552-7.
21. Montague DK, Jarow J, Broderick GA, et al. American Urological Association guideline on the management of priapism. J Urol. 2003;170:1318-24.
22. Ralph DJ, Pescatori ES, Brindley GS, Pryor JP. Intracavernosal phenylephrine for recurrent priapism: self-administration by drug delivery implant. J Urol. 2001;165:1632.
23. Molina Escudero R, Hernández Atance J, Ballesteros García Mdel M, Páez Borda Á. Postraumatic high-flow priapism in pediatric patient treated with selective arterial embolization. Arch Argent Pediatr. 2015;113(4):199-202.
24. Wroclawski ER, Silva MFR. Escroto agudo, em: Wroclawski ER, Bendhack DA, Damião R, Ortiz V. Guia prático de Urologia. São Paulo: Segmento, 2003;67-69.
25. Cuckow PM, Frank JD. Torsion of the testis. BJU Int. 2000;86(3):349-53.
26. Chiu BM, Chen CS, Keller JJ, Lin CC, Lin HC. Seasonality of testicular torsion: a 10-year nationwide population based study. J Urol. 2012;187(5):1781-5.
27. Sadek I, Biron P, Kus T. Amiodarone-induced epididymitis: Report of a new case and literature review of 12 cases. Can J Cardiol. 1993;9(9):833-6.
28. Bendhack LA. Cólica renal, em: Wroclawski ER, Bendhack DA, Damião R, Ortiz V. Guia prático de Urologia. São Paulo: Segmento, 2003;59-61.
29. Turk C, Knoll T, Petrik A, Sarica K, Skolarikos A, Straub M Seitz C. Guidelines on urolithiasis, 1. ed, European Urology. 2015;8-21.

30. Lamb ADG, Wines MD, Mousa S, Tolley DA. Plain Radiography still is required in the planning of treatment for urolithiasis. J Endourol. 2008;22(10):2201-5.
31. Bariol SV, Tolley DA. What is the best imaging for stone management? BJU Int. 2005;95(1):4-5.
32. Westphal SJ. Parafimose, em: Wroclawski ER, Bendhack DA, Damião R, Ortiz V. Guia prático de Urologia. São Paulo: Segmento, 2003;77-8.
33. Rockall AG, Newman-Sanders AP, al-Kutoubi MA, Vale JA. Haematuria. Postgrad Med J. 1997;73(857):129-36.
34. Moloney F, Murphy KP, Twonwy M, OÇonnor OJ, Maher MM. Haematuria: an imaging guide. Advances in Urology, vol. 2014, Article ID 414125, 9 pages, 2014.
35. Rodgers M, Nixon J, Hempel S, Aho T, Kelly J, Neal D et al. Diagnostic tests and algorithms used in the investigation of haematuria: systematic reviews and economic evaluation. Health Technol Assess. 2006 Jun;10(18):iii-iv, xi-259.
36. Sharp VJ, Barnes KT, Erickson BA. Assessment of asymptomatic microscopic hematuria in adults. Am Fam Physician. 2013 Dec 1;88(11):747-54.

64

Emergências em Ginecologia

Renato Moretti Marques
Maria Gabriela Baumgarten Kuster
Guilherme Bicudo Barbosa
Mariana Granado Barbosa

INTRODUÇÃO

O surgimento da ginecologia remonta ao século XIX em um contexto de forte influência de progressos técnicos revolucionários para a medicina em geral – a descoberta da assepsia, da antissepsia e da anestesia. Até então, o conhecimento sobre o aparelho reprodutivo feminino e suas doenças confundia-se com a Obstetrícia.

Originou-se como especialidade cirúrgica na Universidade da Pensilvânia, nos Estados Unidos. Uma das primeiras experiências relatadas foi a extração de ovários, realizada pelo cirurgião Ephraim MacDowell em 1809, e, posteriormente, a primeira cirurgia para correção de fístula vesicovaginal, realizada em 1849 por J. Marion Sims. Nas últimas décadas, mais que uma extensão da Obstetrícia ou uma subespecialidade cirúrgica, a Ginecologia vem se destacando como um campo de intervenção sobre a mulher, que vai além do simples cuidado dos órgãos reprodutivos.[1-2]

O reconhecimento e tratamento de choque provocado por perda sanguínea excessiva, via vaginal ou intra-abdominal, e por processos infecciosos, dor abdominopélvica aguda, assim como a assistência à vítima de violência sexual são indispensáveis para o atendimento médico em unidades de urgência e emergência.[1-3]

Os sintomas e sinais das afecções ginecológicas que motivam a mulher a procurar o atendimento de urgência devem ser prontamente identificados, permitindo atendimento rápido e preciso com altas taxas de resolutividade. Por vezes as queixas são frustras ou inespecíficas e se confundem com inúmeros diagnósticos diferenciais, acarretando dificuldades para se estabelecer o correto diagnóstico e retardando o tratamento específico.[1-2,4]

ROTEIRO

- Anamnese e exame físico
- Exames laboratoriais e de imagem
- Diagnósticos e tratamentos específicos
- Conclusão

ANAMNESE

São dados essenciais: idade, histórico menstrual (menarca, menopausa, característica dos ciclos, se regulares ou não), data da última menstruação, método anticoncepcional, número de gestações e partos, hábitos sexuais e procedimentos cirúrgicos ginecológicos já realizados.

Importante questionar datas e resultados da última citologia cervical e da ultrassonografia transvaginal. Por vezes as pacientes se recordam desses dados relevantes.

As queixas mais frequentes em serviços de urgência ginecológica são sangramento genital anormal, dor pélvica, disúria, febre e leucorreia.

Destaca-se a necessidade de caracterizar a queixa álgica quanto aos seus caracteres semiológicos: início, fatores desencadeantes, local, tipo, intensidade, duração, irradiação, fatores de melhora ou piora, além de outras queixas associadas. Em caso de sangramento, questionar sobre seu volume e sintomas de repercussão hemodinâmica.[1-2]

Procura-se ainda correlacionar as queixas principais com a atividade sexual e com o período menstrual. Outras importantes associações se dão com o hábito intestinal e/ou urinário.[4]

EXAME FÍSICO

Os dados da anamnese muitas vezes são inespecíficos e imprecisos. O exame clínico geral e ginecológico são fundamentais para determinar o diagnóstico e a conduta mais adequados.[1-2]

Procura-se avaliar o estado geral, coloração das mucosas, pulso, pressão arterial e realizar exame do abdome direcionado para identificação de massas palpáveis ou sinais de irritação peritoneal.

EXAME GINECOLÓGICO

INSPEÇÃO VULVOPERINEAL

Primeira etapa do exame ginecológico. Posiciona-se a paciente em litotomia e observa-se a vulva e o períneo com atenção especial aos possíveis traumas do introito vaginal e abscessos das glândulas vestibulares (Skene e Bartholin).

EXAME ESPECULAR

Observa-se se há integridade, alguma lesão vaginal ou cervical, processos inflamatórios, lacerações, neoplasias, além de descrever as características do conteúdo vaginal fisiológico ou patológico (hemático ou purulento).

TOQUE VAGINAL

Realiza-se o toque vaginal combinado à palpação pélvica (abdominovaginal) para completar a avaliação dos órgãos genitais internos.[1-2]

Enquanto os dedos (um ou dois) da mão dominante estão introduzidos na vagina, mobilizando o colo uterino e palpando paredes vaginais, a mão oposta localiza-se no hipogástrio, para avaliação do volume e de características do útero, e nas fossas ilíacas, para avaliação da região anexial. Verifica-se a posição do útero em relação ao eixo vaginal (antevertido, intermediário ou retrovertido), sua mobilidade, volume, consistência e seus contornos. Pesquisa-se se há dor à mobilização do colo uterino e abaulamento dos fórnices vaginais (recessos vaginais ao lado do colo uterino). As tubas uterinas não são, normalmente, palpáveis, enquanto os ovários de volume normal ou aumentado podem ser palpados nas pacientes eutróficas. Geralmente, quando não se palpam massas ou não se nota aumento do volume ovariano, conclui-se que os anexos encontram-se sem anormalidades aparentes.

Em algumas situações, a distinção entre uma massa ovariana e uterina torna-se difícil. As massas pélvicas que se movem em bloco sem que seja possível distinguir o útero dos anexos tratam-se, provavelmente, de origem uterina, enquanto quando se observa mobilização da massa independente da mobilização do útero provavelmente se trata de massa de origem ovariana ou tubária.

TOQUE RETAL

O toque retal é passo propedêutico útil nas pacientes virgens, em substituição ao toque vaginal, e nas pacientes com neoplasias ginecológicas malignas, para podermos avaliar dor à mobilização cervical, massas anexiais e extensão do comprometimento parametrial por eventual neoplasia ginecológica. Também é útil na avaliação de fecalomas que podem causas dor pélvica aguda.

EXAMES COMPLEMENTARES[5]

LABORATORIAIS

- **β-hCG urinário ou sérico:** realizar para todas as mulheres em idade reprodutiva atendidas em unidades de emergência;
- **Hemoglobina/hematócrito:** apesar de não quantificar o sangramento uterino, serve como parâmetro objetivo para avaliar a evolução do quadro clínico e a necessidade de hemotransfusão;
- **Leucograma, VHS e PCR:** importantes parâmetros na avaliação de pacientes com diagnóstico ou suspeita de doença inflamatória pélvica (DIP);
- **Coagulograma:** na suspeita de distúrbio de coagulação desencadeando sangramentos anormais;
- **Urina tipo I:** se hipóteses de infecção do trato urinário ou litíase urinária;
- **Amilase:** para afastar hipótese de pancreatite nas dores abdominais de difícil diagnóstico;
- **Sorologias para vítimas de violência sexual:** teste rápido do HIV; HIV (anti-HIV I e II); hepatite B (anti-HBs; HBsAg); hepatite C (anti-HCV); sífilis (VDRL).

IMAGEM[5-7]

- **Radiografia de tórax:** pneumonia de lobo inferior e pneumotórax podem ser causas extra-abdominais de abdome agudo;
- **Radiografia de abdome:** realizada em posição ortostática e decúbito dorsal. Achados anormais: pneumoperitônio, distensão de alças de intestino delgado, níveis hidroaéreos, alça em sentinela (alça estática a despeito da mudança de posicionamento), apagamento da sombra renal e do músculo psoas;

- **Ultrassonografias abdominal e pélvica:** exame limitado pela presença de distensão abdominal por gases. O achado de líquido livre na cavidade abdominal permite, muitas vezes, o diagnóstico de hemoperitônio, dispensando a realização da punção abdominal ou de culdocentese;*
- **Ultrassonografia transvaginal:** exame de eleição para avaliação uterina e anexial, assim como no diagnóstico de coleções pélvicas, tanto pela familiaridade dos ginecologistas com as imagens produzidas como pela praticidade e pelo baixo custo;
- **Tomografia computadorizada de abdome e pelve:** realizada preferencialmente com contraste endovenoso e via oral (se possível). Importante para se realizar diagnóstico diferencial de fatores de irritação peritoneal na ausência de outros indícios para o diagnóstico de sua causa, e para o estudo de coleções líquidas intra-abdominais; ressonância magnética de pelve e abdome: apesar de ser exame de imagem preferencial na ginecologia, frequentemente não é utilizado ou disponível nos prontos-socorros.

DIAGNÓSTICOS E TRATAMENTOS ESPECÍFICOS

SANGRAMENTO GENITAL ANORMAL

O sangramento anormal é queixa usual em prontos-socorros. Em pacientes na menacme, causas obstétricas devem ser primariamente excluídas.

A anamnese é ponto-chave, sendo necessário obter informações sobre data do último ciclo, duração e quantidade do fluxo, presença de coágulos, trauma, corpos estranhos, terapia hormonal, uso de anticoagulantes ou diagnóstico de discrasias sanguíneas.

Na vigência de sangramento de grande monta, inicialmente deve-se avaliar sinais vitais. Em caso de hipotensão arterial, indica-se dois acessos venosos calibrosos, seguido de expansão volêmica e hemotransfusão conforme os parâmetros hematimétricos e hemodinâmicos.[5] Após atingir a estabilidade hemodinâmica, prossegue-se à propedêutica a fim de determinar a origem do sangramento e seu tratamento específico.

Geralmente, o exame físico ginecológico é suficiente para determinar a origem do sangramento, se uterino ou do trato genital inferior (colo uterino, vagina ou vulva). Entretanto, a ultrassonografia transvaginal é a principal ferramenta para avaliar as morfologias miometrial e endometrial, além da característica dos anexos, fundamentais para completar o raciocínio clínico e realizar o diagnóstico etiológico do sangramento genital anormal.[6-7]

* A culdocentese, punção diagnóstica através do fórnice vaginal posterior (*cul-de-sac*), é realizada para avaliação das características do líquido livre na pelve (seroso, sanguinolento ou pus). Para tanto, após anestesia local ou sedação da paciente, coloca-se o espéculo vaginal e procede-se a punção do fórnice posterior com agulha calibrosa, de raquianestesia ou peridural, conectada à seringa de 20 mL, seguida de aspiração do conteúdo.

SANGRAMENTO UTERINO DISFUNCIONAL (SUD)

Caracterizado pela menstruação excessiva regular (menorragia ou hipermenorragia) ou com perda da ciclicidade menstrual (metrorragia), acompanhada ou não de dor pélvica, com variável volume de sangramento uterino, é uma das causas mais frequentes de sangramento genital anormal; entretanto, seu diagnóstico deve ser de exclusão.[1]

Além das causas fundamentalmente ginecológicas, deve-se excluir outras causas orgânicas, como tireoidopatias, hepatopatias e coagulopatias.

Frequentemente, em atendimentos de urgência, atribui-se ao sangramento o rótulo de SUD de maneira precipitada e outro diagnóstico é revelado durante a investigação, após exames laboratoriais e/ou de imagem.

São úteis na investigação: exames gerais e hormonais, ultrassonografia transvaginal, beta-hcg e biópsias.[1,6-7]

Realizado diagnóstico de SUD, pode-se iniciar terapia medicamentosa:

- **Ácido tranexâmico (Transamin®):** 2 a 3 comprimidos, VO, 3 a 4 vezes ao dia, por período de 3 a 4 dias;
- **Estrogênios conjugados:** 2,5 mg, VO, a cada 4 horas, até cessar o sangramento, ou até três doses. Orienta-se iniciar anticoncepcional oral conjuntamente até avaliação ambulatorial por especialista.

Importante: antes de se iniciar terapia com estrogênio em altas doses, atenção às suas contraindicações (doença hepática, lúpus eritematoso sistêmico com FAN+ ou desconhecido e risco de fenômenos tromboembólicos).

Se a terapia medicamentosa não fizer ceder o fluxo significativamente em 12 a 24 horas, reavaliar o caso e a necessidade de dilatação cervical e curetagem. A histerectomia deverá ser reservada aos casos de mulheres com prole definida e apenas se houver falha dos outros tratamentos listados anteriormente. Atenção especial deve ser dada à exclusão de neoplasia maligna ginecológica.

LEIOMIOMA

Essa neoplasia mesenquimal fusocelular benigna, o leiomioma ou mioma uterino, é causa comum de queixas em pronto-socorro. Seus sintomas variam de acordo com a topografia do nódulo – enquanto os submucosos causam principalmente sangramento genital anormal, os subserosos estão mais relacionados a dor pélvica e aumento do volume abdominal.

Em pacientes com pouca ou moderada sintomatologia, anti-inflamatórios não hormonais, derivados da ergotamina, misoprostol, análogos do GnRH e progesteronas sintéticas são alternativas de tratamento conservador.

Diante de urgência hemorrágica, pode-se ainda tentar a administração de estrogênios em altas doses, sempre tendo atenção às suas contraindicações e ao risco de fenômenos tromboembólicos.

Em pacientes com desejo de prole refratário aos tratamentos medicamentosos, a embolização seletiva das artérias nutridoras do mioma, a embolização das artérias uterinas e até sua ligadura cirúrgica são consideradas alternativas terapêuticas à extração uterina, a histerectomia. Já nas pacientes não desejosas de prole, após a falha do tratamento clínico, considera-se a histerectomia como tratamento definitivo.

Nos miomas em parturição, aqueles que se exteriorizam pelo canal endocervical, a conduta é torção e exérese do nódulo por via vaginal, em centro cirúrgico, sob o risco de histerectomia de urgência por hemorragia de difícil controle.

PÓLIPO ENDOMETRIAL OU ENDOCERVICAL

Raros na mulher jovem, os pólipos endometriais ou endocervicais aumentam sua incidência com o avançar da idade da mulher até seu pico na perimenopausa, decaindo após a menopausa.

O tratamento consiste na exérese do pólipo, através de curetagem uterina, histeroscopia ou torção (caso se exteriorize pelo canal endocervical) para cessar o sangramento, assim como para investigação histopatológica adequada.

CÂNCER DE COLO UTERINO

No caso de hemorragia aguda por tumor do colo uterino, o primeiro passo é a visualização do tumor pelo exame especular, seguida de compressão mecânica através de tampão vaginal, que deve ser mantido por pelo menos 24 horas. Na ausência de contraindicações, pode-se embeber a área do tampão vaginal que ficará em contato com o tumor com uma ampola de adrenalina e xilocaína gel.

Simultaneamente, instala-se acesso venoso calibroso para hidratação vigorosa e hemotransfusão, se houver necessidade. Após a estabilização do quadro, é necessário o planejamento terapêutico, de acordo com o estádio clínico da doença, preferencialmente em centro de referência oncológico.

Nas pacientes com câncer cervical localmente avançado é importante também se avaliar a função renal (creatinina e ureia); não rara é a necessidade de drenagem da via urinária (nefrostomia) por urgência dialítica (uremia e hipercalemia).

Evita-se, sempre que possível, cirurgias de urgência e preferencia-se a radioterapia, embolização ou ligadura dos vasos hipogástricos para atingir a estabilização hemodinâmica.

Câncer de endométrio

O câncer de endométrio manifesta-se clinicamente como sangramento uterino anormal após ou perimenopausa. Raramente apresenta-se como emergência por hemorragia genital. Quando ocorre, opta-se por tratamentos por ablação do endométrio (curetagem uterina), principalmente se o diagnóstico ainda não estiver firmado.

Pode-se, ainda, lançar mão do tamponamento uterino com a colocação intrauterina de cateter de Folley que, por compressão, deve conter a hemorragia genital. Caso não haja sucesso, pode ser realizada a histerectomia com salpingooforectomia bilateral em caráter de urgência. Na presença de tumores irressecáveis e sangramento de difícil controle, realiza-se embolização ou ligadura das artérias ilíacas internas bilateralmente. Outra alternativa terapêutica a ser considerada é a radioterapia hemostática.

TRAUMATISMOS

Traumas vulvares e vaginais podem ser causa de sangramento genital e são identificados por meio de história clínica e exame ginecológico.

Hematomas

Hematomas vulvares são geralmente secundários a trauma por impacto, como queda "a cavaleiro", politraumas e violência sexual. Seu tratamento pode ser conservador, com gelo e reavaliação a cada 24 horas, se até 10 cm no maior diâmetro. Avalia-se a necessidade de sondagem vesical de demora por possível trauma ou obstrução da via urinária, uma vez que o edema pode realizar compressão de trato urinário distal.

Nos hematomas maiores que 10 cm ou se é notada expansão rápida do volume inicial, deve-se abordar cirurgicamente, mantendo drenagem no pós-operatório.[1,7-8]

Hematomas podem denotar grandes sangramentos pélvicos, inclusive com repercussões hemodinâmicas graves. Nestes casos, são fundamentais a investigação da causa do hematoma, a identificação da origem do sangramento e o reparo cirúrgico ou por embolização do trauma vascular.

Atenção maior deve ser dada aos traumas perfurantes, pelo risco de lesões em órgãos adjacentes. Em hematomas de grande volume, adotam-se tomografia computadorizada com contraste endovenoso e avaliação da fase arterial do exame para consideração da origem e da extensão da lesão, assim como danos a órgãos adjacentes.

Lacerações não obstétricas

Em geral, as lacerações não obstétricas são pequenas (3,0 a 5,0 cm), superficiais, causam pequenos sangramentos, são localizadas no fórnice vaginal posterior e são resolvidas apenas com cuidados locais.

As causas mais frequentes são: a coitarca (por rotura himenal seguida de laceração), desproporção de genitálias e hiperflexão das coxas. Outras causas incluem lubrificação insuficiente, atrofia genital (climatério), radioterapia pélvica prévia, corpo estranho e violência sexual.[9]

Ao exame físico, como ferramenta essencial para o diagnóstico, utilizar espéculos transparentes e girar o espéculo em 90° para avaliação adequada de todas as paredes vaginais. Sempre avaliar uretra e reto (toque retal). No caso de sangramento abundante, recomenda-se tamponamento vaginal por algumas horas e posterior reavaliação.

A sutura com fio absorvível é indicada se o trauma tiver sido sofrido há menos de 6 horas do atendimento e se houver sangramento razoável. Se for identificado sangramento discreto, o fechamento por segunda intenção é plausível. Lacerações mais profundas devem ser exploradas digitalmente à procura de corpo estranho. Feridas infectadas não devem ser suturadas e devem ser prescritos antibióticos.

Violência sexual

As vítimas de violência sexual devem ser acolhidas mesmo que não em serviço de referência para esse tipo de atendimento. Não realizá-lo, sob qualquer alegação, pode configurar omissão de socorro.[9]

O atendimento a essas mulheres envolve exame físico geral detalhado, em busca de escoriações, hematomas, e outros tipos de lesão traumática, exame ginecológico, profilaxia medicamentosa, tratamento das lesões identificadas e encaminhamento para acompanhamento médico e psicológico em centro de referência. No momento do exame físico, se possível, deve ser colhido material vaginal e/ou anal e fixado em papel-filtro e colocado em envelope de papel com adequada identificação.[9]

Após o atendimento médico, se a mulher desejar e tiver condições, poderá ir à delegacia para lavrar Boletim de Ocorrência Policial, prestar depoimento e submeter-se a exame médico-legal. Caso, nesse momento, não seja mais possível realizar os exames periciais, os peritos podem fazer o laudo de modo indireto, com base no prontuário médico, que deve conter descrição detalhada e cuidadosa sobre a violência sofrida, suas circunstâncias, achados de exame físico e as medidas instituídas.[9]

Importante: a exigência de Boletim de Ocorrência e/ou laudo do Instituto Médico-Legal no atendimento de urgência é incorreta e ilegal!

Devem ser solicitadas as seguintes sorologias:[5,9]

- Sífilis (VDRL);
- HIV (anti-HIV I e II);
- Hepatite B (HBsAg e anti-HBs); e
- Hepatite C (anti-HCV).

Profilaxia medicamentosa:[9]

- **Gravidez:** indicada em até 72 horas da ocorrência.
  - Levonorgestrel: 150 mg, VO, dose única, ou 75 mg, VO, em duas doses com intervalo de 12 horas.
- **DSTs não virais:** não há tempo limite para a sua realização.
  - Para se evitar baixa adesão e intolerância gástrica, prefere-se a via parenteral, utilizando-se:
  - Penicilina G benzatina 2,4 milhões UI (1,2 milhão UI em cada nádega) IM dose única + ceftriaxona 250 mg IM dose única + azitromicina** 1 g, VO, dose única.
  - Estearato de eritromicina 500 mg, VO, 6 em 6 horas por 15 dias deve ser utilizado em caso de alergia à penicilina.
  - Pelo baixo impacto da tricomoníase na saúde da mulher e por apresentar reações adversas e efeitos colaterais significativos, o uso do metronidazol (2 g, VO, em dose única) é facultativo e pode ser postergado.
- **Hepatite B:** até 72 horas da ocorrência, para pacientes não vacinadas ou em caso de desconhecimento ou dúvida sobre o *status* vacinal.
  - Gamaglobulina (HBIg): 0,06 mL/kg de peso corporal, IM, dose única.
  - Mulheres não vacinadas ou com *status* vacinal desconhecido também devem receber a primeira dose da vacina.
- **HIV/AIDS:** iniciar o mais precocemente possível, em até 72 horas da ocorrência. Deve ser administrado por 28 dias.
  - Biovir – zidovudina (AZT) + lamivudina (3TC) 300/150 mg – 1 cp, VO, 12 em 12 horas.
  - Kaletra – lopinavir/ritonavir (LPV/r) 200/50 mg – 2 cp, VO, 12 em 12 horas.

DOENÇA INFLAMATÓRIA PÉLVICA (DIP)

Infecção pélvica ascendente, de início assintomático e evolução com sinais e sintomas variáveis, que podem incluir dor em abdome inferior, corrimento, dispareunia, disúria, febre, mal-estar. Incidência de aproximadamente 2%, nos Estados Unidos, nas mulheres em idade reprodutiva.

Os patógenos mais frequentemente encontrados são a *Neisseria gonorrhoeae* e a *Chlamydia trachomatis*. Entretanto, 30% dos casos contam com flora mista. A DIP caracteriza-se como uma doença sexualmente transmitida. Geralmente é diagnosticada em pacientes jovens com vida sexual ativa, sem uso de preservativos e que se queixam de dor pélvica e fluxo vaginal purulento. Entretanto, pode também ocorrer em mulheres de menor risco, como em idosas com doença diverticular dos colos, apendicites e diverticulites subclínicas que podem colonizar a tuba e os ovários.

Ao exame físico pode-se encontrar queda do estado geral, dor abdominal com ou sem irritação peritoneal, fluxo purulento oriundo do orifício externo do colo e dor à mobilização cervical e à palpação das regiões anexiais. Em casos mais graves, pode-se observar massas anexiais (abscesso tubo-ovariano). Apesar de corroborarem com o diagnóstico, a ausência desses sinais não descarta a hipótese de DIP.

O principal diagnóstico diferencial é apendicite. Contudo, o caráter não migratório da dor, a manutenção do apetite, a ausência de náuseas e vômitos e a dor abdominal pélvica bilateral favorecem a causa ginecológica. A presença desses sinais apresenta sensibilidade de 99% na diferenciação das duas afecções. A laparoscopia é a principal ferramenta diagnóstica quando persiste a dúvida diagnóstica entre apendicite e DIP.[12]

Como principais exames destacam-se leucograma, proteína C reativa (PCR) e velocidade de hemossedimentação (VHS).[5] A ultrassonografia transvaginal é o exame de imagem inicial recomendado e pode demonstrar massa complexa anexial de paredes espessas com alta ecogenecidade e líquido livre na pelve.[5-7]

O tratamento deve ser iniciado imediatamente, pois o retardo poderá acarretar danos irreversíveis ao sistema reprodutor, assim como a propagação da infecção pélvica. Pode-se realizar tratamento ambulatorial com antibioticoterapia oral nos casos de menor gravidade. Já nos casos mais graves, com abscesso tubo-ovariano, peritonite, imunodeficiência, falha do tratamento ambulatorial, assim como nos casos de intolerância ou baixa adesão ao tratamento via oral, é mandatória a antibioticoterapia endovenosa.

** Para gestantes e lactantes, utilizar amoxicilina por sete dias como alternativa.

Diante da estabilidade ou piora do quadro clínico, laboratorial ou imagenológico, por vezes há necessidade de mudança ou escalonamento da terapia antibiótica e mesmo intervenção cirúrgica, preferencialmente por laparoscopia.[12]

Tratamento ambulatorial:[9]

- Ceftriaxona, 250 mg, IM, dose única + doxiciclina 100 mg, VO, 12 em 12 horas por 14 dias. Considerar a associação de metronidazol 500 mg, VO, 12 em 12 horas por 14 dias.
- Alternativa: ofloxacino 400 mg, VO, 12 em 12 horas ou levofloxacino 500 mg, VO, 1×/dia + metronidazol 500 mg, VO, 12 em 12 horas por 14 dias.
- Além da antibioticoterapia, estão indicados analgésicos, AINE e repouso.
- A paciente deve permanecer em abstinência sexual, e, se for usuária de DIU, este deve ser retirado (após pelo menos 6 horas de cobertura com antibiótico).

Tratamento Hospitalar:[9]

- Penicilina cristalina 5.000.000 UI, EV, 4 em 4 horas + gentamicina 240 mg 1×/dia + metronidazol 500 mg, EV, 8 em 8 horas, ou
- Ciprofloxacina 200 mg, 12 em 12 horas + clindamicina 900 mg, EV, 8 em 8 horas, ou
- Clindamicina 900 mg, EV, 8 em 8 horas + gentamicina 240 mg, EV, 1×/dia.
- O tratamento parenteral poderá ser descontinuado após 24 horas de melhora clínica (bom estado geral, afebril, melhora do leucograma e da dor pélvica), sendo continuado por via oral com doxiciclina 100 mg 12 em 12 horas até completar 14 dias de tratamento. Em caso de abscesso tubo-ovariano, metronidazol poderá ser associado para melhor cobertura contra anaeróbios.
- O tratamento cirúrgico está indicado no caso de falha do tratamento clínico, presença de massa pélvica persistente ou em progressão na vigência do tratamento clínico, suspeita de rotura de abscesso tubo-ovariano, hemoperitônio ou abscesso em fundo-de-saco de Douglas.
- Complicações tardias incluem infertilidade e dor pélvica crônica.

CISTOS E ABCESSOS DAS GLÂNDULAS VESTIBULARES (GLÂNDULAS DE BARTHOLIN E DE SKENE)

Os cistos da glândula de Bartholin e de Skene (parauretrais), assim como a DIP, são considerados como uma DST e, geralmente, causados pelos patógenos *Neisseria gonorrhoeae* e *Chlamydia trachomatis*. A infecção torna-se polimicrobiana, e os germes anaeróbios são os mais frequentemente encontrados. A posterior obstrução do seu duto, formando cistos, e se infectados formam-se abscessos. A glândula de Bartholin se situa nos lábios menores, em 4 e 9 horas, e seus dutos emergem na região vestibular bilateralmente, enquanto os óstios das glândulas de Skene se exteriorizam ao lado da uretra. A maior incidência dos cistos/abscessos ocorre na terceira década de vida.

Ao exame físico, nota-se tumor doloroso na topografia do duto e da glândula, que pode estar acompanhado de edema, calor e rubor. A dor piora com o ato sexual, na posição sentada e ao caminhar.

A principal estratégia do tratamento é a introdução da antibioticoterapia,[9] de modo semelhante à DIP, e drenagem. Esta deve ser feita, preferencialmente, sob anestesia. A drenagem de abscesso na urgência é um procedimento simples e que resulta em alívio imediato, mas a paciente deve estar ciente da possibilidade de recidiva.

TORÇÃO ANEXIAL

É uma emergência ginecológica que consiste na torção do pedículo vascular ovariano de cisto ou massa anexial (ovariana ou tubária). Observa-se maior o risco quando a massa encontra-se entre 8,0 cm e 12 cm. Ocorre menos frequentemente do lado esquerdo pela menor mobilidade do anexo esquerdo por suas relações anatômicas com o retossigmóideo. Apesar de mais frequente na menacme, também pode ocorrer em qualquer faixa etária.[10]

A história clássica caracteriza-se por dor pélvica unilateral súbita, náuseas e vômitos, entretanto, o exame físico e a anamnese podem ser frustros. A dor pode ser exacerbada ou reduzida com o posicionamento da paciente (na maioria das vezes 70%). Por vezes, pode-se confundir esse diagnóstico com a cólica nefrética da litíase urinária.[10]

Geralmente as pacientes apresentam dor pélvica de forte intensidade com ou sem irritação peritoneal. No toque bimanual pode-se encontrar massa unilateral dolorosa.

Os exames laboratoriais podem mostrar leucocitose e elevação de PCR.[5] Os achados típicos da ultrassonografia consistem em ovário aumentado ou massa anexial, líquido livre em fundo-de-saco de Douglas e ausência ou diminuição da vascularização dos vasos gonadais.[6,7,10,12]

Deve-se realizar intervenção cirúrgica imediata, preferencialmente por laparoscopia,[12] mas, dependendo do volume anexial, por laparotomia. A cirurgia, geralmente, restringe-se à anexectomia (extração da tuba uterina e ovário).

CISTO OVARIANO ROTO

A ruptura dos cistos ovarianos ocorre com frequência, mas raramente torna-se uma emergência ginecológica por hemorragia maciça e com necessidade de intervenção cirúrgica imediata. Incide principalmente em mulheres em idade reprodutiva, e advém de cistos funcionais, cistos de corpo lúteo e cistos hemorrágicos (2 a 4 dias após ovulação, ou seja, por volta do 16.º ao 18.º dia do ciclo menstrual).

Apresenta-se como dor abdominal aguda de forte intensidade com possibilidade de instabilidade hemodinâmica nos casos graves. Pode-se observar queda das taxas de hematócrito, líquido livre com debris na cavidade pélvica e abdominal ao ultrassom transvaginal.[5-7]

O diagnóstico deve ser rápido e o tratamento deve ser conservador se não apresentar sintomas de urgência, como queda dos níveis de hemoglobina, dor incessante ou instabilidade hemodinâmica. Nessas condições, o tratamento cirúrgico deve ser prontamente instituído e realizado preferencialmente por laparoscopia.[12] A conservação ovariana é recomendada sempre que possível.

CONCLUSÃO

O atendimento à paciente com urgência ginecológica deve ser detalhado, porém objetivo, visando primeiramente distinguir os casos de tratamento clínico daqueles que necessitam de tratamento cirúrgico imediato.

REFERÊNCIAS BIBLIOGRÁFICAS

1. McWilliams GD, Hill MJ, Dietrich CS 3rd. Gynecologic emergencies. Surg Clin North Am. 2008 Apr;88(2):265-83, vi.
2. Meier W, Gropp M. [Gynecologic Emergencies]. Internist (Berl). 2001 Nov;42(11):1470-5.
3. Josephs SC. Obstetric and gynecologic emergencies: a review of indications and interventional techniques. Semin Intervent Radiol. 2008 Dec;25(4)337-46.
4. Mercado J, Brea I, Mendez B, Quinones H, Rodriguez D. Critical obstetric and gynecologic procedures in the emergency department. Emerg Med Clin North Am. 2013 Feb;31(1):207-36.
5. Cordasco KM, Zephyrin LC, Kessler CS, Mallard M, Canelo I, Rubenstein LV, Yano EM. An inventory of VHA emergency departments resources and processes for caring for women. J Gen Intern Med. 2013 Jul;28 Suppl 2:583-90.
6. Kamaya A, Shin L, Chen B, Desser TS. Emergency gynecologic imaging. Semin Ultrasound CT MR. 2008 Oct;29(5):353-68.
7. Lambert MJ, Villa M. Gynecologic ultrasound in emergency medicine. Emerg Med Clin North Am. 2004 Aug;22(3):683-96.
8. Pokharel HP, Dahal P, Rai R, Budhathoki S. Surgical emergencies in Obstetrics and Gynaecology in a tertiary care hospital. JNMA J Nepal Med Assoc. 2013 Jan-Mar;52(189):213-6.
9. Brasil. Ministério da Saúde. Prevenção e tratamento dos agravos resultantes da violência sexual contra mulheres e adolescentes: norma técnica/. Secretaria de Atenção à Saúde. Departamento de Ações Programáticas Estratégicas. 3. edição atualizada e ampliada. 1ª. reimpressão. Brasília. 2012.
10. Sasaki KJ, Miller CE. Adnexal torsion: review of the literature. J Minim Invasive Gynecol. 2014 Mar-Apr;21(2):196-202.
11. Minig L, Velazco A, Lamm M, Velez JI, Venturini NC, Testa R. Evaluation of laparoscopic management of gynecologic emergencies by residents. Int J Gynaecol Obstet. 2010 Oct;111(1):62-7.
12. Aulestia SN, Cantele H, Leyba JL, Navarrete M, Llopla SN. Laparoscopic diagnosis and treatment in gynecologic emergencies. JSLS. 2003 Jul-Sep;7(3):239-42.

Seção 9

Emergências Endocrinológicas e Metabólicas

65

Cetoacidose Diabética e Estado Hiperglicêmico e Hiperosmolar

Ticiana Paes Batista da Silva
Sérgio Atala Dib

INTRODUÇÃO

A cetoacidose diabética (CAD) e o estado hiperglicêmico e hiperosmolar (EHH) são complicações agudas potencialmente fatais do diabetes melito (DM). Essas duas emergências clínicas representam crise hiperglicêmica resultante de DM descompensado e diferem entre si pelo grau de desidratação, acidose metabólica e cetose.[1]

Apesar de todos os avanços no tratamento do DM, a incidência de CAD tem aumentado consistentemente nos últimos anos.[2,3] Nos Estados Unidos, houve um incremento em 43% no número de admissões hospitalares com diagnóstico de CAD entre os anos de 1988 e 2009.[3] Com frequência, a CAD é a apresentação inicial do diagnóstico de DM. A prevalência da CAD no diagnóstico é acima de 25%; no Brasil, foi estimada em 33%.[4,5]

A taxa de mortalidade da CAD diminuiu significativamente no decorrer dos anos, atualmente é menor do que 2%. Geralmente, os casos fatais do fator precipitante, e não da própria hiperglicemia.[1,6,7] Entretanto, é importante ressaltar que, entre crianças e adultos jovens com DM tipo 1 (DM1), a CAD ainda permanece como uma das principiais causas de morte.[8]

Comumente, a CAD incide em pacientes com diagnóstico de DM1 e a maioria dos pacientes encontra-se na faixa etária entre 18 e 44 anos (56%).[6] No entanto, a CAD também pode ocorrer em pacientes com diabetes melito tipo 2 (DM2) em situações de extremo estresse, como em trauma, cirurgias e infecções.[6]

Além do mais, observou-se CAD em DM2 em uma minoria étnica de hispânicos e afro-americanos, os quais apresentam DM2 com propensão à cetose (ketosis-prone).[3] Esses pacientes desenvolvem perda repentina e transitória na função das células-β com profunda insulinopenia. Porém, a maioria dos pacientes recupera a secreção de insulina após o tratamento efetivo da CAD e, posteriormente, torna-se possível uso de hipoglicemiante oral.[9-11]

Comparado à da CAD, a incidência de EHH é bem menor e representa menos de 1% das admissões hospitalares.[7,12] No entanto, essa emergência clínica apresenta alta taxa de mortalidade, em torno de 5 a 20%, geralmente relacionada a idade avançada, comorbidades e infecções graves.[3,6,13,14]

A maior prevalência de EHH ocorre na população mais idosa e com DM2, porém já houve casos descritos na literatura de EHH em crianças e adultos jovens.[12,15]

PATOGÊNESE

A homeostase glicêmica é controlada, primariamente, por dois hormônios com efeitos antagônicos, insulina e o glucagon. A insulina é um hormônio anabolizante, favorece a síntese de glicogênio (principalmente nos músculos e no fígado), inibe a gliconeogênese e a glicogenólise, favorece a lipogênese,[3] aumenta a captação de aminoácidos e diminui o catabolismo proteico.[3]

Em compensação, o glucagon estimula o catabolismo, portanto favorece a lipólise, glicogenólise, gluconeogênese e cetogênese. A secreção de glucagon é controlada pelos níveis circulantes de insulina e de hormônios gastrointestinais (HGI). O aumento de insulina inibe as células-alfa das ilhotas de Langerhans a secretarem glucagon.[16]

A CAD e EHH ocorrem devido à ausência relativa ou absoluta de insulina e ao aumento dos hormônios contrarreguladores, principalmente o glucagon. Esse desequilíbrio hormonal provoca hiperglicemia mediante alteração no metabolismo de proteínas, carboidratos e de lipídeos.[17]

METABOLISMO DE CARBOIDRATOS

Os principais mecanismos envolvidos na hiperglicemia são o aumento da gliconeogênese e da glicogenólise e a perda da captação periférica de glicose, principalmente em estruturas insulinossensíveis como fígado, músculo e tecido adiposo.[6,17]

As enzimas da gliconeogênese são estimuladas pelos hormônios contrarreguladores, como glucagon, cortisol e catecolaminas.[18,19] A gliconeogênese utiliza como substratos os aminoácidos alanina e glutamina, obtidos através do aumento na proteólise, e o glicerol proveniente da excessiva lipólise.[1,20]

Além disso, a hiperglicemia ocorre em virtude de a insulinopenia dificultar a entrada de glicose na maioria das células. Portanto, há necessidade de uma fonte alternativa de energia, que ocorre através do metabolismo de ácidos graxos.[3]

Nas crises hiperglicêmcias, o EHH apresenta aumento mais pronunciado da glicemia e consequente maior osmolalidade plasmática em comparação com a CAD. Em decorrência disso, no EHH ocorre intensa diurese osmótica e maior depleção de volume.

METABOLISMO DE LIPÍDEOS

A diminuição da relação insulina/glucagon e o aumento das catecolaminas provocam intensa lipólise que resulta em maior mobilização de ácidos graxos livres (AGL) para formação de corpos cetônicos no fígado.[1,21]

O processo de cetonogênese é controlado primordialmente pelo glucagon. Esse hormônio contrarregulador estimula a captação hepática de AGL que serão convertidos em acetilcoenzima A através da β-oxidação.[17] A ativação do sistema enzimático carnitina palmitoil transferase permite que a acetilcoenzima A penetre na mitocôndria hepática para formar ácido acético e ácido β-hidroxibutirico.[3] Os ácidos acético e β-hidroxibutirico são ácidos orgânicos que, no pH plasmático, ficam dissociados no ânion e no H+.[22] Os três corpos cetônicos β-hidroxibutirato, acetoacetato e cetona são os principais responsáveis pela cetonemia e acidose metabólica.[22]

Em geral, os níveis de hidroxibutirato encontram-se duas vezes maior que o acetoacetato; porém, na CAD, a relação de β-hidroxibutirato para acetoacetato é em torno de 10:1.[23] A acetona encontra-se presente em menor proporção.[3]

O excesso de hidrogênio se liga ao bicarbonato, portanto diminui os níveis séricos desse importante tampão. E a retenção dos cetoânions é responsável pelo aumento de ânion-gap da acidose metabólica.[24]

A patogênese do EHH difere daquela na CAD pela pequena quantidade de insulina existente, que é o suficiente para bloquear lipólise excessiva e subsequente cetogênese. Portanto, no EHH, há um aumento maior da glicemia em comparação à CAD, mas pode não ter acidose metabólica.[25]

DESIDRATAÇÃO

As emergências hiperglicêmicas são marcadas por profunda desidratação, mais intensa no EHH em comparação com a CAD.

A hiperglicemia provoca aumento da osmolalidade plasmática, intensa glicosúria com consequente diurese osmótica. Na diurese osmótica, ocorre enorme depleção de água livre e de importantes eletrólitos (sódio, potássio, fósforo, magnésio, cálcio). Além disso, alguns fatores podem agravar a desidratação e perda de eletrólitos, como diarreia, náuseas/vômitos e febre. A deficiência de água torno é de aproximadamente 6 L na CAD e 9 L no EHH, o que corresponde a uma perda de 10 a 15% do peso corporal.[6,24,26]

A hipovolemia provoca queda da filtração glomerular e, consequentemente, reduz a extração glomerular de glicose. Em decorrência disso, há piora da glicemia e da osmolalidade plasmática. O aumento da osmolalidade plasmática provoca a saída de água do compartimento intracelular para o extracelular, resultando em desidratação celular.

DISTÚRBIOS ELETROLÍTICOS

O nível do sódio corporal encontra-se prejudicado tanto na CAD como no EHH. A hiperglicemia causa o efluxo de água para o extracelular que provoca diluição na concentração de sódio sérico. Adicionalmente, a diurese osmótica provoca perda de sódio em torno de 5 a 13 mmol/kg de peso corporal. No entanto, a perda de água livre na diurese osmótica supera a perda de sódio.[24,27] Nesse cenário, apesar da perda total de sódio, pode-se observar níveis séricos normais ou diminuídos na CAD, até mesmo discretamente elevados no EHH em virtude de maior depleção de volume nessa condição.[28-29] Clinicamente, a hipernatremia reflete um estado de hipovolemia grave.[3]

Há uma depleção importante de potássio corporal primordialmente em razão da diurese osmótica. Porém, alguns fatores aumentam o potássio sérico e, paradoxalmente, esse íon pode ser visto em níveis normais ou até mesmo elevados no plasma.[7,26] Há um efluxo de potássio do intracelular para o plasma como troca pelo íon de hidrogênio acumulado na acidose metabólica.[3] Além disso, a hiperglicemia por efeito osmótico, a intensa proteólise e a deficiência de insulina (diminui a entrada do potássio nas células) contribuem para o aumento desse íon.[1]

Há também uma perda urinária importante de fosfato, geralmente esse déficit é de 1 mmol/kg.[30] Novamente, de forma paradoxal esse íon pode ser encontrado em níveis normais ou até altos na admissão do paciente, evento resultante de insulinopenia, aumento do catabolismo e hiperosmolaridade que contribuem para saída de fosfato da célula.[3,6] Ainda, o aumento do fosfato sérico pode refletir a contração volumétrica no intravascular.[3]

Adicionalmente, essas emergências hiperglicêmicas são acompanhadas de um estado pró-inflamatório e pró-coagulante com aumento de fenômenos trombóticos.[17] Observou-se que, nessas entidades clínicas, há aumento de citocinas inflamatórias, como fator de necrose tumoral (TNF), interleucinas e proteína C reativa.[31] Esses marcadores retornam a níveis normais com o tratamento da CAD e do EHH.[31]

ETIOLOGIA

O principal fator precipitante das duas emergências clínicas decorre de situações agudas, especialmente a infecções (urinária, respiratória, etc.) associadas a uma dose inadequada de insulina.[7,17] Ainda, a CAD pode ser a primeira manifestação clínica do DM em uma grande proporção dos pacientes.[3] Além disso, outra importante causa é a omissão da insulina/hipoglicemiantes orais pelo paciente não aderente ao tratamento.

A CAD e o EHH podem decorrer de outros fatores agudos estressantes, como infarto agudo do miocárdio (IAM), acidente vascular cerebral (AVC), pancreatite aguda e estresse cirúrgico.

Além dessas possíveis causas, é importante avaliar o uso de medicamentos que interferem no metabolismo de carboidratos, como corticosteroides e alguns agentes antipsicóticos (segunda geração). Uso ilícito de cocaína também foi associado com CAD recorrente. A causa é a maior liberação adrenal de adrenalina e noradrenalina e principalmente a baixa adesão do paciente à insulinoterapia.[1,26] Álcool e outras substâncias abusivas também podem ser consideradas fatores precipitantes.

Atualmente, sobretudo os pacientes com DM1 apresentam com frequência crescente o diagnóstico de problemas psicológicos com distúrbio alimentar. Essa população é propensa a omitir as doses de insulina e desencadeia a CAD de modo recorrente.[17,32] Os principais fatores relacionados à omissão da dose de insulina em adultos jovens são ganho de peso, medo de hipoglicemia e manifestação de revolta.[6]

Mal funcionamento na bomba de infusão subcutânea de insulina (BISCI, bomba de insulina), como obstrução ou mau posicionamento do cateter de infusão, infecção local, término da insulina, vazamento do sistema de infusão, também são fatores considerados causa de CAD.[26,33] Porém, atualmente, com os avanços tecnológicos e melhor educação do paciente, eles têm se tornado mais raros.[34]

Em idosos, a baixa ingesta hídrica, devido à menor percepção de sede ou mesmo à limitação física ou neurológica, é um importante fator que contribui para o aparecimento e piora do EHH.[6]

DIAGNÓSTICO

QUADRO CLÍNICO

As duas emergências clínicas apresentam sintomas relacionados à hiperglicemia (poliúria, polidipsia, polifagia, perda de peso) e desidratação. Porém essas duas condições apresentam algumas peculiaridades que as diferenciam entre si.[26]

O paciente típico da CAD é criança, adolescente ou adulto jovem, magro, com ou sem história de diabetes, lembrar que a CAD pode ser a apresentação inicial da doença em torno de 25% dos pacientes. Já no EHH, habitualmente o paciente é idoso, obeso e a maioria com diagnóstico de DM2 previamente.[6]

A CAD se caracteriza pela hiperglicemia, acidose metabólica e retenção de corpos cetônicos.[6] As manifestações clínicas relacionadas a essa tríade desenvolvem-se rapidamente, em geral em menos de 24 horas. Contudo, os sintomas de descompensação glicêmica (poliúria, polidipsia, fadiga) podem anteceder em alguns dias o quadro clínico.[6] A acidose metabólica apresenta-se como um componente adicional e marcante. A hiperventilação (respiração de Kussmaul) surge como mecanismo compensatório da acidose metabólica. Ainda quadro de dor abdominal com náuseas e vômitos, simulando abdome agudo, é frequente na CAD (> 50%) e incomum no EHH.[6,26] Geralmente, os pacientes apresentam hálito cetônico característico em razão do acúmulo dos corpos cetônicos. Alterações leves do sensório podem aparecer, entretanto somente nos casos mais graves, os pacientes apresentam deterioração do quadro neurológico com obnubilação e coma.[6]

Já o EHH se caracteriza por hiperglicemia mais pronunciada em comparação com a CAD, hiperosmolaridade, desidratação grave e acidose metabólica leve ou ausente.[6] O quadro clínico do EHH se desenvolve de modo mais insidioso em um período de dias a meses. Há uma correlação linear entre o aumento da osmolalidade sérica e a queda do sensório.[14] A alteração no nível de consciência ocorre com a osmolalidade em níveis acima de 320 mOsm/kg. A osmolalidade sérica acima de 340 mOsm/kg provoca piora no quadro neurológico, desencadeando o coma.[35] Alguns pacientes podem desenvolver quadros neurológicos focais (hemianopsia) e crises convulsivas.[6,7] Apesar da desidratação surgir em ambas condições, é muito mais severa no EHH. Os pacientes podem apresentar sinais de hipotensão grave, o que contribui para o aumento da mortalidade.[6]

Além dos sintomas característicos de cada entidade clínica, os pacientes também podem apresentar sintomas relacionados ao fator precipitante, como infecções (urinária, pneumonia etc.), IAM, AVC. É importante ressaltar que, no paciente com diagnóstico de CAD acompanhado de dor abdominal, é necessário investigar se esse sintoma encontra-se relacionado ao próprio quadro de CAD ou ao fator precipitante.[36,37]

INVESTIGAÇÃO COMPLEMENTAR

Na investigação laboratorial inicial, é primordial solicitar glicemia, função renal, eletrólitos (cálculo de ânion-gap), pesquisa de corpos cetônicos séricos e urinários, osmolaridade sérica, gasometria arterial, hemograma completo e urinálise. Além disso, outros exames complementares são raio X de tórax, o eletrocardiograma (ECG) e, em suspeita de infecção, culturas.[6]

A CAD pode ser classificada em leve, moderada e grave de acordo o grau de acidose metabólica e do quadro neurológico (Tabela 65.1).

A presença marcante de corpos cetônicos na urina e sangue é uma peculiaridade da CAD. Habitualmente, a pesquisa de corpos cetônicos é efetuada por meio da reação com

TABELA 65.1 Critérios de gravidade da cetoacidose diabética

Parâmetros	Leve	Moderada	Grave
Glicemia, mg/dL	> 250	> 250	> 250
pH arterial	7,25 a 7,30	7 a 7,24	< 7
Bicarbonato, (mEq/L)	15 a 18	10 a 14.9	< 10
Ânion-gap	> 10	> 12	> 12
Nível de consciência	Alerta	Alerta/sonolento	Estupor/coma

CAD: cetoacidose diabética. Fonte: Adaptado de N. Chaithongdi e colaboradores; 2011.[26]

nitroprussiato, a qual apresenta alta sensibilidade para quantificar níveis de acetoacetato e acetona, mas não reconhece a presença de β-hidroxibutirato, o principal corpo cetônico da CAD. Portanto, esse teste subestima a quantidade de corpos cetônicos da CAD.[6] Quando disponível, a medida sérica de β-hidroxibutirato auxilia no diagnóstico.[38]

A presença de corpos cetônicos resulta em aumento de ânion-gap na acidose metabólica. Na CAD, o ânion-gap apresenta valores acima de 10 a 12 mEq/L; enquanto em condições, normais encontra-se entre 7 e 9 mEq/L.[7]

Cálculo de ânion-gap: [Na – (Cl + HCO_3)].

A hiperglicemia é um dos fatores mais marcantes da CAD. Porém, já foi descrita a CAD euglicêmica (glicemias < 250 mg/dL) observada em cerca de 10% dos casos de CAD. As possíveis explicações para esse fenômeno são a restrição alimentar, a administração de insulina imediatamente antes da admissão hospitalar e a inibição da gluconeogênesis.[39-41] Recentemente, têm sido observados alguns casos de cetoacidose euglicêmica como efeito colateral do uso dos inibidores do cotransportador de sódio e glicose-2 (SGLT2) para tratamento da hiperglicemia do DM2.

A leucocitose nas emergências hiperglicêmicas, entre valores de 10 e 15.000 mm^3, é atribuída ao estresse, ao aumento de cortisol e às catecolaminas. Porém, a leucocitose com valores acima de 25.000 mm^3 indica um possível processo infeccioso e merece uma completa investigação.[6,42]

O sódio sérico usualmente encontra-se baixo em virtude da hiponatremia dilucional secundária ao efeito osmótico da hiperglicemia. Entretanto, na presença de intensa perda volêmica, pode-se observar normo ou hipernatremia. É importante corrigir o sódio em função da hiperglicemia.[6] O sódio corrigido é o resultado do aumento em 1,6 mg/dL do sódio para cada aumento em 100 mg/dL acima de 100 mg/dL de glicemia.[7]

Há uma perda corporal de potássio e fosfato importante; a despeito disso, é possível visualizar níveis baixos, normais ou altos desses íons no plasma.[6]

No quadro de CAD, observa-se acidose metabólica (Ph < 7,3) com níveis baixos de bicarbonato (< 18 mEq/L) na gasometria arterial. O bicarbonato sérico abaixo de 10 mEq/L indica maior gravidade da CAD. Enquanto no EHH, o bicarbonato encontra-se acima de 18 mEq/L e o pH acima de 7,3.[3]

Em pacientes com boa saturação de oxigênio em ar ambiente, a gasometria venosa pode substituir a arterial.[43] Todavia, em algumas situações, a gasometria arterial torna-se primordial, como nos casos de CAD ou EHH precipitado por infecção respiratória. Valores baixos de dióxido de carbono podem representar hiperventilação compensatória na acidose metabólica (Tabela 65.2).[3]

O aumento da osmolalidade sérica é observado no EHH. A osmolalidade sérica efetiva é calculada pela fórmula:[6]

Osmolalidade sérica = (2 × Na sérico) + (glicose (mgdL)/18)

A hiperamilasemia com discreta correlação com os sintomas gastrointestinais foi observada em 21 a 79% dos pacientes com CAD sem quadro de pancreatite.[44] No diagnóstico diferencial com pancreatite, o nível de lipase pode ser útil, porém já foi observado aumento de lipase na ausência de pancreatite.[44]

O ECG é importante para diagnóstico de IAM mesmo na ausência de sintomas típicos. Ainda, é necessário observar

TABELA 65.2 Diagnóstico diferencial entre cetoacidose diabética e estado hiperglicêmico hiperosmolar

Parâmetros	CAD	EHH
Glicemia, mg/dl	> 250	> 600
pH arterial	< 7,3	> 7,3
Bicarbonato sérico, mEq/L	< 15	> 15
Ânion-gap	< 12	variável
Cetonúria e cetonemia	Moderado - alto	Ausente ou traço
Nível de consciência	Normal/levemente alterado	Alterado
Osmolaridade sérica, mOsm/L	< 320	> 320

Ânion gap: (Na) – (Cl + HCO_3 (mEq/L)). Osmolaridade sérica efetiva: 2 × Na (mEq/L) + glicose (mg/dL)/18. Fonte: Adaptado Kitabchi e colaboradores; 2009.[6]

alterações eletrocardiográficas associadas à concentração sérica de potássio.[22]

TRATAMENTO

Na CAD e no EHH, consiste em reposição volêmica intensiva, insulinoterapia, correção das anormalidades eletrolíticas e abordagem do possível fator precipitante. Os pacientes devem ser admitidos em unidades onde possam ser monitorizados e avaliados frequentemente pela equipe médica. Os casos mais graves devem ir para unidades de terapia intensiva (UTI).

REPOSIÇÃO HÍDRICA

A hidratação do paciente, primeira e principal medida a ser efetuada, visa a expansão do intravascular e a melhora da perfusão renal.[6]

Inicialmente, a reposição consiste com solução salina (NaCl 0,9%) na velocidade de 15 a 20 mL/kg/h ou 1 a 1,5 L durante a 1ª hora.[6] Ao melhorar o *status* volêmico do paciente e com o sódio sérico corrigido elevado, infundem-se 250 a 500 mL/hora de solução salina (NaCl 0,45%). Porém, se o sódio sérico corrigido estiver normal ou baixo, deve-se manter a solução salina com NaCl 0,9% na mesma velocidade (250 a 500 mL/hora).

Quando a glicemia atingir níveis abaixo de 200 mg/dL para a CAD e abaixo de 300 mg/dL para EHH, adiciona-se solução glicosada a 5% (soro glicosado (SG) 5%) em uma velocidade de 150 a 250 mL/hora.[3,45] Essa conduta evita a hipoglicemia e permite manter a infusão de insulina até o controle de outros parâmetros como a cetoacidose.[6]

A volemia do paciente deve ser avaliada a cada hora, alguns parâmetros devem ser considerados, como monitoração hemodinâmica (melhora da pressão arterial), melhora do débito urinário (meta: 0,5 a 1 mL/kg/hora) e melhora nas alterações eletrolíticas.

A reposição hídrica deverá corrigir toda a perda estimada durante o período de 24 horas. Em pacientes idosos e/ou com patologia cardíaca ou renal, a administração de fluidos deve ser realizada cuidadosamente e com vigilância constante dos parâmetros hemodinâmicos.[25]

INSULINOTERAPIA

A reposição de insulina deve iniciar após 1 hora do início da hidratação do paciente. Ainda, a insulinoterapia só pode ser iniciada se o K sérico estiver acima de 3,3 mEq/L uma vez que a insulina pode exacerbar a hipocalemia mediante o aumento de transporte do potássio para o intracelular.[3]

Até recentemente, recomendava-se a insulina em bolo no início do tratamento, no entanto com uma dose de infusão de insulina adequada, o bolo não acarreta benefício clínico ao paciente.[46,47] Atualmente, preconiza-se o uso de baixa concentração de insulina por ser mais fisiológico e permitir uma queda gradual e constante da glicemia e ainda diminuir o risco de hipoglicemia e hipocalemia.

A dose de insulina indicada deverá ser acima de 0,1 UI/kg/hora, idealmente 0,14 UI/kg/hora (tanto para CAD como EHH), com a finalidade de suprimir a produção hepática de corpos cetônicos, além de reduzir a glicemia.[6] Na prática médica, com intuito de facilitar o manejo, prepara-se a bomba de infusão com 25 UI de insulina regular em 250 mL de solução salina a 0,9% (soro fisiológico (SF) 0,9%). Nessa concentração, cada 10 mL da solução contêm 1 UI de insulina regular.[45]

Se na 1ª hora, não ocorrer a redução de 10% da glicemia inicial, um bolo de 0,14 UI/kg de insulina regular IV deve ser administrado ou a velocidade de infusão pode ser aumentada em 50 a 100%, a glicemia deverá ser verificada após 1 hora. O protocolo de infusão de insulina deve reduzir a glicemia em 50 a 75 mg/dL por hora; se a meta não for alcançada, é importante aumentar a infusão de insulina nas horas subsequentes até atingir a alvo desejado.[25-26]

Quando a glicemia atingir 200 mg/dL para a CAD e 250 mg/dL para o EHH, é necessário diminuir a velocidade de infusão para 0,02 a 0,05 UI/kg/h, além de adicionar o SG 5%.[6]

Durante o tratamento da CAD, observa-se melhora mais rápida da glicemia em comparação à da acidose metabólica e da cetonemia. A glicemia atinge níveis abaixo 200 mg/dL em um período aproximado de 6 horas, enquanto a correção da cetoacidose (Ph > 7,3 e bicarbonato > 18) ocorre durante um tempo médio de 12 horas.[48] É imprescindível observar que a insulinoterapia é baseada na correção da acidose metabólica com aumento de ânion-gap na CAD ou da redução da osmolaridade sanguínea no EHH, e não somente na hiperglicemia. Às vezes, torna-se necessária a administração adicional de glicose a fim de manter a infusão de insulina até se reverter todo o quadro de cetoacidose e de estado hiperosmolar.[26]

O uso de insulina regular, preferencialmente administrada por via endovenosa (EV), é o preconizado devido à baixa meia-vida da insulina regular e à fácil titulação da dose. A via de administração intramuscular também é efetiva, apesar de alguns inconvenientes como atraso no início de ação da medicação e a queda mais lenta da glicemia.[7]

O uso alternativo de análogos de insulina de ação ultrarrápida (aspart, glulisina e lispro) subcutânea (SC) a cada 1 a 2 horas mostrou-se seguro e efetivo na CAD leve a moderada. Porém, em casos graves, deve-se, preferencialmente, aplicar insulina regular por via endovenosa.[6]

A mudança do esquema de infusão de insulina EV para o de múltiplas doses de insulina SC é realizada quando já houve correção do estado hiperosmolar ou da acidose metabólica (pH venoso > 7.3, ânion-gap < 12 mmol/L, bic ≥ 18 mmol/L) e o paciente encontra-se apto a se alimentar. A fim de manter níveis adequados de insulina no plasma e evitar a recorrência da hiperglicemia e cetoacidose, a primeira dose de insulina SC de ação rápida, ou do análogo de insulina de ação ultrarrápida, deve ser administrada 2 a 3 horas antes da suspensão da insulina EV.

O esquema de múltiplas doses de insulina deve ser o mesmo de que o paciente fazia uso anteriormente. Se o paciente foi diagnosticado recentemente, deve-se calcular a dose de insulina (0,5 a 0,8 UI/Kg/dia) e fracionar em três tomadas por dia no padrão de basal/bolo.[26]

POTÁSSIO

Há uma depleção corporal importante de potássio, porém frequentemente observa-se hipercalemia de leve a moderada na admissão do paciente. Após o início da terapia insulínica, da correção da acidose e da expansão volêmica, há um declínio rápido dos níveis de potássio.[1]

Portanto, no intuito de evitar a hipocalemia, a reposição de potássio deve ser iniciada quando o paciente apresentar diurese e no momento em que esse íon atingir níveis abaixo de 5 a 5,2 mEq/L (limite superior da normalidade para cada laboratório).[1] Frequentemente, é necessário infundir cerca de 20 a 30 mEq/hora a fim de manter os níveis séricos de potássio em torno de 4 a 5 mEq/L.[24]

Se o potássio sérico atingir níveis menores do que 3,3 mEq/L, a terapia com insulina deve ser interrompida. Em seguida, iniciar a infusão de potássio e só reestabelecer a insulinoterapia quando os níveis séricos estiverem acima de 3,3 mEq/L.[24]

Nas primeiras 5 horas de tratamento, podem ocorrer mudanças rápidas nos níveis de potássio; portanto, inicialmente, os valores séricos deverão ser checados a cada 1 a 2 horas. Após esse período, é importante solicitar o potássio sérico somente a cada 4 a 6 horas.[24]

BICARBONATO

A terapia de reposição de bicarbonato é bastante controversa. Alguns estudos não mostraram benefício clínico na terapia com bicarbonato. Ainda, há alguns efeitos deletérios relacionados ao uso de bicarbonato, como risco aumentado de hipocalemia, piora da acidose intracelular devido ao aumento na produção de dióxido de carbono, acidose paradoxal no sistema nervoso central (SNC) e aumento no metabolismo de cetoânions.[24]

No entanto, em decorrência da acidose grave, podem ocorrer disfunção na função contrátil do coração e vasodilatação. Atualmente, é indicada a infusão de bicarbonato na acidose com o pH < 6,9. A dose recomendada é de 100 mEq de bicarbonato + 20 mEq de potássio diluídos em 400 mL de água destilada em uma infusão de 200 mL/hora por 2 horas, até que o pH venoso atinja valores acima de 7. Se após 2 horas, o pH ainda estiver abaixo de 7, é recomendado repetir a mesma infusão até atingir o nível desejado.[6] Deve-se lembrar também que a acidose é uma das causas de resistência à ação da insulina. Portanto, se não houver uma boa resposta da glicemia à insulinoterapia, essa condição precisa ser reavaliada e corrigida.

FOSFATO

Apesar da perda total de fosfato, os exames laboratoriais podem mostrar níveis normais ou mesmo altos desse íon. A administração de fosfato é controversa. Estudos randomizados falharam em demonstrar benefício com o uso rotineiro de fosfato no tratamento da CAD. Não há estudo sobre o uso de fosfato na terapia do EHH.

No entanto, em alguns casos específicos, é recomendado o uso de fosfato, como em pacientes com disfunção cardíaca, depressão respiratória ou anemia e em pacientes com o fosfato sérico < 1 mg/dL. A reposição deve ser feita com fosfato de potássio 20 a 30 mEq/L adicionado no soro do paciente.

COMPLICAÇÕES

A hipoglicemia é uma complicação comum, porém cada vez mais infrequente devido aos protocolos com baixa dose de insulina. Entretanto, como alguns pacientes com CAD não reconhecem a hipoglicemia por não apresentarem os sintomas adrenérgicos típicos (tremor, sudorese, palpitação), recomenda-se checar a glicemia a cada 1 a 2 horas a fim de se prevenir a hipoglicemia.

Outra importante complicação é a hipocalemia relacionada ao tratamento com insulina e bicarbonato. Pode-se evitá-la por meio de mensurações frequentes (a cada 2 horas) do potássio sérico.

Edema cerebral é uma complicação rara em adultos, porém potencialmente fatal. Os sintomas incluem cefaleia, deterioração do nível de consciência, convulsões, papiledema, incontinência urinária, bradicardia e depressão respiratória. Algumas medidas são necessárias para prevenir essa complicação. Recomenda-se diminuir lentamente a osmolaridade plasmática com infusão cuidadosa de líquidos e o declínio da glicemia precisa ser gradual, deve-se evitar as quedas abruptas. A glicose deve ser mantida em 250 a 300 mg/dL até a normalização da osmolaridade sanguínea e melhora no nível de consciência do paciente.[6]

A acidose hiperclorêmica sem aumento de ânion-gap é uma complicação autolimitada e com pouca repercussão clínica. As causas são as soluções de infusão contendo grande quantidade de cloro e a perda dos cetoânions que são metabolizados em bicarbonato durante a evolução da CAD.[6]

Observe o algoritmo na Figura 65.1 e a Tabela 65.3.

TABELA 65.3 Monitoramento do tratamento

Glicemia capilar	Checar a cada hora
Glicemia plasmática	Checar a cada 2 horas
Potássio sérico	Checar a cada 2 horas
Hidratação EV	Avaliar a cada hora
Bicarbonato sérico	Checar pH a cada 2 horas

EV: endovenoso. Fonte: Adaptado de van Ness-Otunnu e colaboradores 2013.[25]

REFERÊNCIAS BIBLIOGRÁFICAS

1. Kitabchi AE, Nyenwe EA. Hyperglycemic crises in diabetes mellitus: diabetic ketoacidosis and hyperglycemic hyperosmolar state. Endocrinology and metabolism clinics of North America. 2006;35(4):725-51.
2. Foss-Freitas MC, Foss MC. Cetoacidose diabética e Estado Hiperglicêmico Hiperosmolar. Ribeirão Preto: Medicina; 2003;36:389-93.
3. Maletkovic J, Drexler A. Diabetic ketoacidosis and hyperglycemic hyperosmolar state. Endocrinology and metabolism clinics of North America. 2013;42(4):677-95.
4. Rewers A, Klingensmith G, Davis C, Petitti DB, Pihoker C, Rodriguez B, et al. Presence of diabetic ketoacidosis at diagnosis

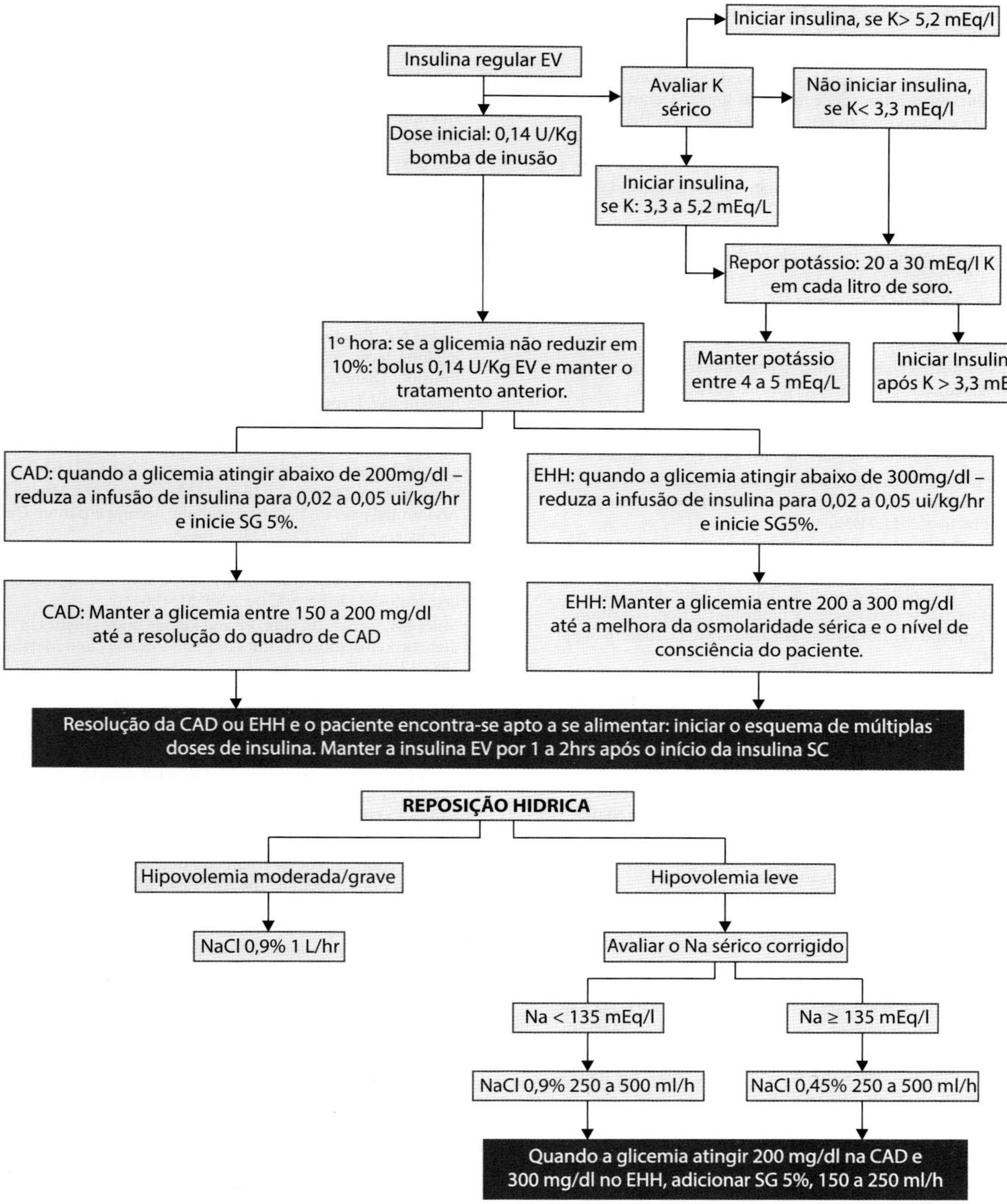

FIGURA 65.1 Algoritmo de tratamento. EV: endovenosa; CAD: citoacidose diabética; EHH: estado hiperglicêmico e hiperosmolar; h: hora(s).

of diabetes mellitus in youth: the Search for Diabetes in Youth Study. Pediatrics. 2008;121(5):e1258-66.
5. Rodacki M, Pereira JR, Nabuco de Oliveira AM, Barone B, Mac Dowell R, Perricelli P, et al. Ethnicity and young age influence the frequency of diabetic ketoacidosis at the onset of type 1 diabetes. Diabetes research and clinical practice. 2007;78(2):259-62.
6. Kitabchi AE, Umpierrez GE, Miles JM, Fisher JN. Hyperglycemic crises in adult patients with diabetes. Diabetes care. 2009;32(7):1335-43.
7. Kitabchi AE, Umpierrez GE, Murphy MB, Barrett EJ, Kreisberg RA, Malone JI, et al. Management of hyperglycemic crises in patients with diabetes. Diabetes care. 2001;24(1):131-53.
8. White NH. Diabetic ketoacidosis in children. Endocrinology and metabolism clinics of North America. 2000;29(4):657-82.
9. Umpierrez GE, Woo W, Hagopian WA, Isaacs SD, Palmer JP, Gaur LK, et al. Immunogenetic analysis suggests different pathogenesis for obese and lean African-Americans with diabetic ketoacidosis. Diabetes care. 1999;22(9):1517-23.

10. Narrative review: ketosis-prone type 2 diabetes mellitus. 2006;144(5):350-7.
11. Sobngwi E, Gautier JF, Kevorkian JP, Villette JM, Riveline JP, Zhang S, et al. High prevalence of glucose-6-phosphate dehydrogenase deficiency without gene mutation suggests a novel genetic mechanism predisposing to ketosis-prone diabetes. The Journal of clinical endocrinology and metabolism. 2005;90(8):4446-51.
12. Pasquel FJ, Umpierrez GE. Hyperosmolar hyperglycemic state: a historic review of the clinical presentation, diagnosis, and treatment. Diabetes care. 2014;37(11):3124-31.
13. Wachtel TJ, Silliman RA, Lamberton P. Prognostic factors in the diabetic hyperosmolar state. Journal of the American Geriatrics Society. 1987;35(8):737-41.
14. Umpierrez GE, Kelly JP, Navarrete JE, Casals MM, Kitabchi AE. Hyperglycemic crises in urban blacks. Archives of internal medicine. 1997;157(6):669-75.
15. Rosenbloom AL. Hyperglycemic hyperosmolar state: an emerging pediatric problem. The Journal of Pediatrics. 2010;156(2):180-4.
16. Beltran G. Diabetic emergencies: new strategies for an old disease. Emergency medicine practice. 2014;16(6):1-19; quiz-20.
17. Nyenwe EA, Kitabchi AE. Evidence-based management of hyperglycemic emergencies in diabetes mellitus. Diabetes research and clinical practice. 2011;94(3):340-51.
18. Taborsky GJ, Jr. The physiology of glucagon. Journal of Diabetes Science and technology. 2010;4(6):1338-44.
19. Fanelli CG, Porcellati F, Rossetti P, Bolli GB. Glucagon: the effects of its excess and deficiency on insulin action. Nutrition, metabolism, and cardiovascular diseases: NMCD. 2006;16 Suppl 1:S28-34.
20. Exton JH. Mechanisms of hormonal regulation of hepatic glucose metabolism. Diabetes/metabolism reviews. 1987;3(1):163-83.
21. McGarry JD, Woeltje KF, Kuwajima M, Foster DW. Regulation of ketogenesis and the renaissance of carnitine palmitoyltransferase. Diabetes/metabolism reviews. 1989;5(3):271-84.
22. Barone B, Rodacki M, Cenci MC, Zajdenverg L, Milech A, Oliveira JE. [Diabetic ketoacidosis in adults--update of an old complication]. Arquivos brasileiros de endocrinologia e metabologia. 2007;51(9):1434-47. Cetoacidose diabética em adultos–atualização de uma complicação antiga.
23. Reichard GA, Jr., Skutches CL, Hoeldtke RD, Owen OE. Acetone metabolism in humans during diabetic ketoacidosis. Diabetes. 1986;35(6):668-74.
24. Chiasson JL, Aris-Jilwan N, Belanger R, Bertrand S, Beauregard H, Ekoe JM, et al. Diagnosis and treatment of diabetic ketoacidosis and the hyperglycemic hyperosmolar state. CMAJ: Canadian Medical Association journal = journal de l'Association Medicale Canadienne. 2003;168(7):859-66.
25. Van Ness-Otunnu R, Hack JB. Hyperglycemic crisis. The Journal of Emergency Medicine. 2013;45(5):797-805.
26. Chaithongdi N, Subauste JS, Koch CA, Geraci SA. Diagnosis and management of hyperglycemic emergencies. Hormones (Athens). 2011;10(4):250-60.
27. Kitabchi AE, Wall BM. Diabetic ketoacidosis. The Medical Clinics of North America. 1995;79(1):9-37.
28. Liamis G, Gianoutsos C, Elisaf MS. Hyperosmolar nonketotic syndrome with hypernatremia: how can we monitor treatment? Diabetes & metabolism. 2000;26(5):403-5.
29. Milionis HJ, Liamis G, Elisaf MS. Appropriate treatment of hypernatraemia in diabetic hyperglycaemic hyperosmolar syndrome. Journal of Internal Medicine. 2001;249(3):273-6.
30. Kitabchi AE, Umpierrez GE, Murphy MB, Barrett EJ, Kreisberg RA, Malone JI, et al. Hyperglycemic crises in diabetes. Diabetes Care. 2004;27 Suppl 1:S94-102.
31. Stentz FB, Umpierrez GE, Cuervo R, Kitabchi AE. Proinflammatory cytokines, markers of cardiovascular risks, oxidative stress, and lipid peroxidation in patients with hyperglycemic crises. Diabetes. 2004;53(8):2079-86.
32. Polonsky WH, Anderson BJ, Lohrer PA, Aponte JE, Jacobson AM, Cole CF. Insulin omission in women with IDDM. Diabetes Care. 1994;17(10):1178-85.
33. Hoogma RP, Schumicki D. Safety of insulin glulisine when given by continuous subcutaneous infusion using an external pump in patients with type 1 diabetes. Hormone and metabolic research = Hormon-und Stoffwechselforschung = Hormones et metabolisme. 2006;38(6):429-33.
34. Peden NR, Braaten JT, McKendry JB. Diabetic ketoacidosis during long-term treatment with continuous subcutaneous insulin infusion. Diabetes Care. 1984;7(1):1-5.
35. Nugent BW. Hyperosmolar hyperglycemic state. Emergency MedicinCclinics of North America. 2005;23(3):629-48, vii.
36. Umpierrez G, Freire AX. Abdominal pain in patients with hyperglycemic crises. Journal of Critical Care. 2002;17(1):63-7.
37. Campbell IW, Duncan LJ, Innes JA, MacCuish AC, Munro JF. Abdominal pain in diabetic metabolic decompensation. Clinical Significance. Jama. 1975;233(2):166-8.
38. Sheikh-Ali M, Karon BS, Basu A, Kudva YC, Muller LA, Xu J, et al. Can serum beta-hydroxybutyrate be used to diagnose diabetic ketoacidosis? Diabetes Care. 2008;31(4):643-7.
39. Miles JM, Gerich JE. Glucose and ketone body kinetics in diabetic ketoacidosis. Clinics in Endocrinology and Metabolism. 1983;12(2):303-19.
40. Munro JF, Campbell IW, McCuish AC, Duncan LJ. Euglycaemic diabetic ketoacidosis. British Medical Journal. 1973;2(5866):578-80.
41. Burge MR, Hardy KJ, Schade DS. Short-term fasting is a mechanism for the development of euglycemic ketoacidosis during periods of insulin deficiency. The Journal of Clinical Endocrinology and Metabolism. 1993;76(5):1192-8.
42. Slovis CM, Mork VG, Slovis RJ, Bain RP. Diabetic ketoacidosis and infection: leukocyte count and differential as early predictors of serious infection. The American Journal of Emergency Medicine. 1987;5(1):1-5.
43. Kelly AM, McAlpine R, Kyle E. Venous pH can safely replace arterial pH in the initial evaluation of patients in the emergency department. Emergency Medicine Journal: EMJ. 2001;18(5):340-2.
44. Yadav D, Nair S, Norkus EP, Pitchumoni CS. Nonspecific hyperamylasemia and hyperlipasemia in diabetic ketoacidosis: incidence and correlation with biochemical abnormalities. The American Journal of Gastroenterology. 2000;95(11):3123-8.
45. Barone B. Cetoacidose diabética em adultos – atualização de uma complicação Antiga. Arq Bras Endocrinol Metab. 2005.
46. Goyal N, Miller JB, Sankey SS, Mossallam U. Utility of initial bolus insulin in the treatment of diabetic ketoacidosis. The Journal of Emergency Medicine. 2010;38(4):422-7.
47. Kitabchi AE, Murphy MB, Spencer J, Matteri R, Karas J. Is a priming dose of insulin necessary in a low-dose insulin protocol for the treatment of diabetic ketoacidosis? Diabetes Care. 2008;31(11):2081-5.
48. Kaminska ES, Pourmotabbed G. Spurious laboratory values in diabetic ketoacidosis and hyperlipidemia. The American Journal of Emergency Medicine. 1993;11(1):77-80.

66

Hipoglicemia

Álvaro Réa Neto
Mirella Cristine de Oliveira
Juliano Gasparetto

INTRODUÇÃO

A hipoglicemia é uma condição clínica grave, relativamente comum no pronto-socorro, podendo levar a óbito ou deterioração de uma doença de base, principalmente neurológica. Em unidades de terapia intensiva (UTI), deve-se ter especial atenção à pacientes em controle glicêmico com insulina endovenosa.[1]

Pacientes diabéticos em uso de hipoglicemiantes orais (p. ex.: sulfoniureias), renais crônicos usuários de insulina, patologia neurológica aguda e etilistas, são pacientes de maior risco. Todo paciente que dá entrada na sala de emergência ou em terapia intensiva, com alteração do nível de consciência, deve ter a glicemia capilar aferida.[1-2]

Assim, tanto a identificação como o tratamento devem realizados o mais rápido possível.[1-2]

DIAGNÓSTICO

É baseado na associação de achados clínicos compatíveis e glicemia < 60 mg/dL, mas sintomas neurológicos estão associados com glicemia menor do que 50 mg/dL (aferição por glicemia capilar coletada de membro aquecido).[3] Uma observação importante deve ser feita em relação aos pacientes diabéticos, os quais podem ter níveis de glicemia entre 50 e 70 mg/dL com poucos sintomas. Isso se deve ao fato de esse subgrupo de doentes, principalmente com diabetes tipo I em controle intensivo, apresentarem episódios recorrentes de hipoglicemia, tornando-se mais tolerantes a níveis mais baixos de glicose sérica.[4]

A tríade clássica de sintomas, chamada de tríade de Whipple, é definida por:

- Sintomas compatíveis (adrenérgicos e neuroglicopênicos).
- Glicemia baixa na presença dos sintomas.
- Reversão dos sintomas com a administração de glicose ou glucagon.

O teste oral de tolerância à glicose e a dosagem sérica de hemoglobina glicada não têm utilidade na emergência e, portanto, não devem ser solicitados. Demais exames laboratoriais devem ser solicitados de acordo com as comorbidades de base do paciente.[5,6]

ACHADOS CLÍNICOS

Os sinais e sintomas podem ser divididos em dois grandes grupos:

1. Sintomas neurogênicos (adrenérgicos): resultam da ativação dos hormônios contrarreguladores da insulina em resposta à hipoglicemia. O paciente pode apresentar-se com tremores, palpitações, sudorese, ansiedade, palidez cutânea e parestesia.

2. Sintomas neuroglicopênicos: déficits cognitivos, rebaixamento do nível de consciência, fraqueza generalizada, amnésia, alterações do comportamento, convulsões, déficit focal até coma e morte encefálica.[7]

ETIOLOGIA/DIAGNÓSTICOS DIFERENCIAIS

Diversos fármacos podem causar hipoglicemia, sendo a principal etiologia nas unidades de emergência. Pacientes renais crônicos e hepatopatas são especialmente mais susceptíveis, tanto por redução do *clearance* do fármaco, quanto por interação medicamentosa.[8]

Pacientes etilistas crônicos são considerados vulneráveis a episódios de hipoglicemia pelos seguintes motivos:

- Desnutrição.
- Jejum prolongado.
- Inibição da gliconeogênese.[8]

As causas de hipoglicemia podem ser divididas em quatro grandes grupos (Tabela 66.1):

1. Medicamentos e outras substâncias (Tabela 66.2): insulina, secretagogos, betabloqueadores, quinolonas, salicilatos e álcool.
2. Pacientes críticos: insuficiência hepática (tanto aguda como crônica podem cursar com hipoglicemia), insuficiência renal, insuficiência cardíaca, sepse, malária.
3. Deficiência hormonal: hipocortisolismo, insulinoma e hipotireoidismo (coma mixedematoso).
4. Pós-cirurgia bariátrica (desvio gástrico com Y de Roux).

Pacientes que apresentam patologia aguda do sistema nervoso central (estado de mal convulsivo, traumatismo cranioencefálico, infecções, acidente vascular encefálico) podem ter seu quadro clínico agravado por episódios de hipoglicemia, podendo apresentar maior quantidade de sequelas ao longo do curso da doença.

É necessário ter em mente que pacientes que se apresentam com hipoglicemia na sala de emergência, sem doença clínica de base ou causa aparente, podem ter sido vítimas de intoxicação exógena (acidental por interação farmacológica/redução do *clearance* ou intencional).[8,9]

TABELA 66.1 Causas mais importantes de hipoglicemia

▪ medicamentos (betabloqueador, quinolonas) ▪ tumores (tanto o das células beta pancreáticas como de outros tecidos) ▪ nesidioblastose (pós-cirurgia bariátrica) ▪ factícia ▪ desnutrição ▪ autoimune ▪ gravidez ▪ exercício	▪ sepse ▪ politrauma ▪ grandes queimados ▪ insuficiência cardíaca ▪ insuficiência renal e hepática ▪ deficiências hormonais ▪ insulina (intencional ou interação medicamentosa)

TABELA 66.2 Medicamentos associados à hipoglicemia

▪ paracetamol	▪ lítio
▪ acetazolamida	▪ metoprolol
▪ ácido acetilsalicílico	▪ nadolol
▪ hidróxido de alumínio	▪ oxitetraciclina
▪ cloroquina	▪ pentamidina
▪ clorpromazina	▪ pindolol
▪ clorpropamida	▪ propoxifeno
▪ cimetidina	▪ propranolol
▪ difenidramina	▪ quinino
▪ doxepina	▪ ranitidina
▪ glimepirida	▪ sulfadiazina
▪ glipizida	▪ sulfametoxazol
▪ glibenclamida	▪ sulfisoxazol
▪ haloperidol	▪ terbutalina
▪ imipramina	▪ sulfametoxazol-trimetroprim
▪ lidocaína	▪ varfarina

CRITÉRIOS DE INTERNAÇÃO HOSPITALAR

Para a tomada de decisão a respeito de internar ou não o paciente, deve-se levar em consideração:[1,10]

- Durante o atendimento não foi encontrado uma causa aparente.
- Utilização de hipoglicemiantes orais (glibenclamida, glimeperida e glicazida) e insulinas de meia-vida longa (insulina NPH, glargina e levemir).
- Déficits neurológicos focais persistentes.
- Condição clínica grave associada (p. ex.: paciente portador de insuficiência renal crônica, associado a diabetes, usuário de diversas medicações e apresentando hipoglicemia sintomática de repetição).
- Intoxicação exógena.

TRATAMENTO

O grau de sequelas neurológicas está associado ao tempo de reversão da hipoglicemia, sendo necessário rápida identificação e tratamento (Figura 66.1). A hipoglicemia é um dos diagnósticos diferenciais de todo indivíduo admitido no departamento de emergência com sintomas neurológicos (rebaixamento do nível de consciência, coma, déficit focal, convulsões).[1,10]

Deve-se dar preferência à administração de glicose hipertônica como medida inicial (o glucagon reduz os estoques de glicogênio), por via endovenosa nos pacientes com sintomas graves e via oral para os pacientes com sintomas leves ou assintomáticos.[1,10]

Pacientes com acesso venoso: administrar 30 a 50 mL de glicose 50%.[1,10]

Pacientes sem acesso venoso: aplicar 1 a 2 mg de glucagon via subcutânea (SC) ou intramuscular (IM).[1]

Doses subsequentes de glucagon podem não ser igualmente efetivas como a primeira e pacientes hepatopatas ou desnutridos podem não ter a glicemia normalizada com uso de glucagon.[1,6,10]

Pacientes com nível de consciência e deglutição preservados, oligossintomáticos, podem ser tratados com 15 gramas de glicose de rápida absorção (p. ex.: 1 colher de sopa de

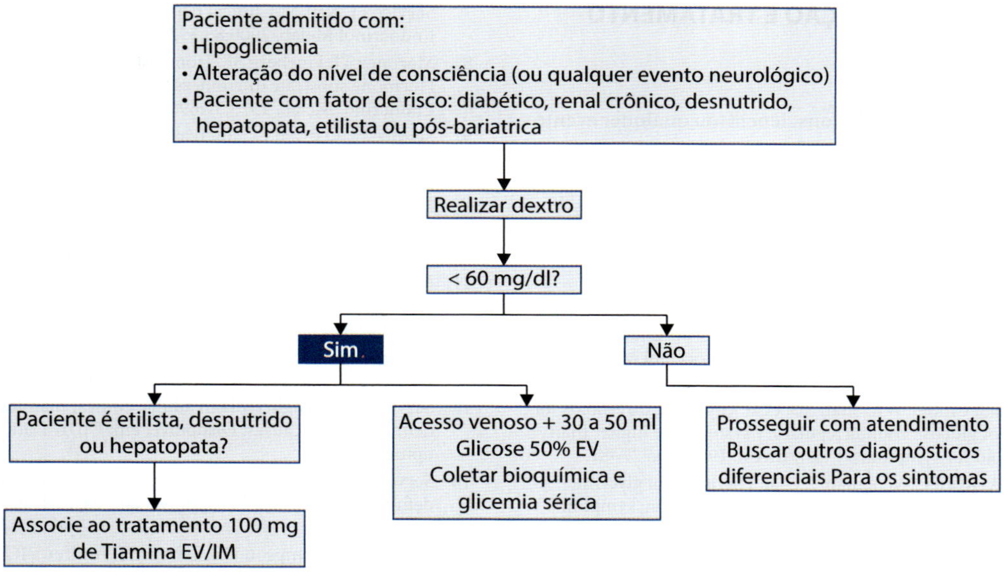

FIGURA 66.1 Algoritmo para rápida identificação e tratamento da hipoglicemia.

açúcar em 100 a 200 mL de água, 200 mL de refrigerante tipo "cola", ingerir rapidamente).[1,6,10]

A glicemia deve ser aferida, após a administração de glicose, em 15 a 20 minutos.[1]

Pacientes diabéticos, usuários de insulina e que começam a fazer hipoglicemia de repetição, devem ser investigados quanto ao desenvolvimento de insuficiência renal, pois podem necessitar de ajuste da dose da insulina. Enquanto pacientes portadores de insuficiência renal, que eventualmente ainda estejam utilizando hipoglicemiantes orais, podem desenvolver hipoglicemia grave e de longa duração (aumento da meia-vida do fármaco). Nesses casos, o paciente deve ficar em observação por 24 a 48 horas e a glicemia capilar aferida a cada 1 a 2 horas.[1,6,10]

A administração concomitante de tiamina, como prevenção do aparecimento de encefalopatia de Wernicke-Korsakoff, tem as seguintes indicações:[1]

- Hepatopatas.
- Desnutrição.
- Etilistas.

A dose a ser administrada de tiamina é de 100 mg EV ou IM.

CRITÉRIOS DE ALTA

Pacientes que fizeram uso de medicações de meia-vida curta, estavam em jejum prolongado e sem comorbidades graves, com uma causa bem estabelecida da hipoglicemia, que apresentaram reversão rápida do quadro clínico e normalização da glicemia, podem receber alta da emergência.[1,6,10]

Pacientes que podem necessitar de observação por 24 a 48 horas:

- Uso de hipoglicemiantes orais e insulina de meia-vida longa.
- Pacientes portadores de insuficiência renal, hepatopatas e desnutrição.
- Pós-cirurgia bariátrica.[11,12]
- Ausência de causa aparente.
- Devem ser encaminhados para atendimento psiquiátrico pacientes que fizeram uso intencional de medicações ou interromperam o tratamento deliberadamente.[1]

PONTOS IMPORTANTES

- A hipoglicemia entra tanto no diagnóstico diferencial como na avaliação inicial de pacientes portadores de doença neurológica aguda na emergência.[13-15]
- A glicemia capilar, ou dextro, de membro aquecido, é o exame de escolha. Dosagem sérica de hemoglobina glicada e teste oral de tolerância à glicose não devem ser utilizados no departamento de emergência.[13-15]
- Pacientes diabéticos, portadores de insuficiência renal ou hepática, apresentam risco de hipoglicemia mesmo com uso de doses baixas de insulina.[13-15]
- A dose de glicose a 50% a ser administrada é de 30 a 50 mL EV.[13-15]
- Sempre avaliar o risco de desenvolvimento de encefalopatia de Wernicke-Korsakoff: hepatopatas, desnutridos e etilistas.[13-15]
- Nesses casos, administrar tiamina 100 mg EV ou IM associada à glicose.[13-15]
- Na ausência de acesso venoso, assim como em episódios graves e refratários, pode-se utilizar glucagon 1 a 2 mg IM ou SC.[13-15]
- Atenção quanto à meia-vida da medicação ingerida, pois a hipoglicemia pode durar dias após a ingesta.[13-15]

ALGORITMO DE AVALIAÇÃO E TRATAMENTO

Paciente admitido com:

- Hipoglicemia.
- Alteração do nível de consciência (ou qualquer evento neurológico).
- Paciente com fator de risco: diabético, renal crônico, desnutrido, hepatopata, etilista ou pós-bariátrica.

REFERÊNCIAS BIBLIOGRÁFICAS

1. Cryer PE, Axelrod L, Grossman AB, et al. Evaluation and management of adult hypoglycemic disorders: an Endocrine Society clinical practice guideline. J Clin Endocrinol Metab. 2009;94:709–28.
2. Schwartz NS, Clutter WE, Shah SD, et al. Glycemic thresholds for activation of glucose counterregulatory systems are higher than the threshold for symptoms. J Clin Invest. 1987; 79:777–81.
3. Mitrakou A, Ryan C, Veneman T, et al. Hierarchy of glycemic thresholds for counterregulatory hormone secretion, symptoms and cerebral dysfunction. Am J Physiol. 1991;260: E67–74.
4. Service FJ. Hypoglycemias. Wet J.Me. 1991;154:442-454.
5. Guether JM, Gorden P. Hypoglycermia. Endocrinol Metab Clin North Am. 2006;35(4):753-66.
6. Briscoe VJ, Davis SN. Hypoglycemia in type 1 and type 2 diabetes: physiology, pathophysiology, and management. Clinical Diabetes. 2006;24:115-121.
7. Service FJ, Natt N. Clinical perspective: the prolonged fast. J Clin Endocrinol Metab. 2000;85:3973–4.
8. Merimee TJ, Fineberg SE. Homeostasis during fasting: II. Hormone substrate differences between men and women. J Clin Endocrinol Metab. 1973;37:698–702.
9. Service FJ, O'Brien PC. Increasing serum betahydroxybutyrate concentrations during the 72-hour fast: evidence against hyperinsulinemic hypoglycemia. J Clin Endocrinol Metab 2005;90:4555–8.
10. Service FJ. Diagnostic approach to adults with hypoglycemic disorders. Endocrinol Metab Clin North Am. 1999;28: 519–32.
11. Kellogg TA, Bantle JP, Leslie DB, et al. Postgastric bypass hyperinsulinemic hypoglycemia syndrome: characterization and response to a modified diet. Surg Obes Relat Dis. 2008;4:492–9.
12. Z'graggen K, Guweidhi A, Steffen R, et al. Severe recurrent hypoglycemia after gastric bypass surgery. Obes Surg. 2008;18:981–8.
13. Service FJ. Hypoglicemia in adults: clinical manifestations, definitions and causes. Disponível em: UpTo-Date, 2012, www.uptodate.com.
14. Service FJ. Hypoglicemia in adults: clinical manifestations, definitions and causes. Disponível em: UpTo-Date, 2015, www.uptodate.com.
15. Service GJ, Thompson GB, Service FJ, Andrews JC, Collazo-Clavell ML, Lloyd RV. Hyperinsulinemic hypoglycemia with nesidioblastosis after gastric-bypass surgery. N Engl J Med. 2005; 353:249-254.

67

Insuficiência Adrenal

Anne Grazielle Lima Bindá
Bruno Freire Martins
Cristiane Schwarz Gelain
Nádia Sanches

INTRODUÇÃO

A insuficiência adrenal resulta da incapacidade do córtex suprarrenal em produzir os hormônios adrenocorticais, levando à deficiência de mineralocorticosteroide (aldosterona), glicocorticosteroide (cortisol) e androgênica (hormônios sexuais).[1-2]

Destacam-se, entre os aspectos clínicos relevantes, a ação reguladora do cortisol na resistência ao estresse e à inflamação, mantendo o tônus e a permeabilidade vascular e aumentando a contratilidade miocárdica, além de sua ação anti-inflamatória e atuação no metabolismo de carboidratos, lipídeos e proteínas, provocando hiperglicemia, obesidade central e fraqueza muscular, quando em excesso. Quanto à ação da aldosterona, destacam-se seus efeitos renais e circulatórios, modulando o balanço da água corporal total mediante reabsorção tubular de sódio e excreção de potássio/hidrogênio.[1]

A apresentação clínica da insuficiência adrenal é variável e, muitas vezes, inespecífica, sendo habitualmente confundida com outras patologias ou até mesmo não diagnosticada até a precipitação de uma crise adrenal aguda, evento potencialmente fatal, do qual se falará adiante.

Desse modo, a suspeita clínica é fundamental para o diagnóstico, sendo os sinais e sintomas listados (Tabela 67.1) sugestivos de insuficiência adrenal.

CLASSIFICAÇÃO E ETIOLOGIA[1-4]

É possível classificar a insuficiência adrenal (IA) de acordo com o local de gênese da deficiência dos hormônios suprarrenais (IA primária/IA secundária/IA terciária), velocidade de instalação/gravidade dos sintomas (IA crônica/IA aguda) e será abordado, neste capítulo, também a insuficiência adrenal

TABELA 67.1 Manifestações clínicas prevalentes na insuficiência adrenal

Cansaço, fraqueza, depressão, dor muscular e articular	Anorexia e perda de peso	Distúrbios eletrolíticos (↓Na, ↑K, ↑Ca)
Tontura, hipotensão postural, avidez por sal	Hipotensão (PAS < 110 mmHg)	Hipoglicemia, azotemia
Náuseas, vômitos, diarreia, constipação, dor abdominal	Hiperpigmentação (Figura 67.1), calcificação auricular, vitiligo	Anemia normocítica, linfocitose, eosinofilia

no paciente crítico (IA relativa/funcional) e as principais etiologias relacionadas a cada classificação (Tabelas 67.2 e 67.3).

O grau de acometimento da função adrenal (Tabela 67.4) (fase inicial – assintomática, com risco de precipitação ou fase tardia – sintomática, > 90% do córtex adrenal comprometido), a deficiência de mineralocorticosteroide presente ou ausente (IA primária ou IA secundária/terciária) e a exposição às situações clínicas de estresse (sepse, trauma, queimaduras, cirurgias, entre outras) são os fatores determinantes na variabilidade dos sinais e sintomas da IA.[5,8]

DIAGNÓSTICO E TRATAMENTO[1-10]

Diante da suspeita de insuficiência adrenal, o diagnóstico é confirmado pela dosagem de cortisol e ACTH, além de testes laboratoriais (cortrosina/hipoglicemia insulínica/metirapona). Para o diagnóstico etiológico, dosagens de autoanticorpos e exames de imagem fazem parte da propedêutica (Figuras 67.1 e 67.2).

TABELA 67.2 Classificação e principais etiologias relacionadas à insuficiência adrenal crônica

Classificação	Etiologia
IA PRIMÁRIA (doença de Addison) Acometimento primário da adrenal, levando à deficiência na produção de glicocorticosteroide e mineralocorticosteroide, a despeito do estímulo hormonal da hipófise/hipotálamo.	▪ Autoimunes (adrenalite autoimune) ▪ Infecciosas (tuberculose, HIV, CMV, fungos) ▪ Neoplásicas (metástases frequentes: pulmão e mama) ▪ Outras (amiloidose, adrenoleucodistrofia, síndromes poliglandulares)
IA SECUNDÁRIA/TERCIÁRIA Alteração na produção/secreção de ACTH e CRH, respectivamente, levando à deficiência na produção de glicocorticosteroide somente. Os mineralocorticosteroide, não são afetados.	▪ Supressão eixo hipotálalo-hipófise ▫ Uso exógeno de glicocorticosteroide ▪ Hipopituitarismo ▫ Necrose hipofisária – S. Sheeran ▫ Tumores hipofisários/hipotalâmicos ▫ Deficiência isolada ou combinada de ACTH ▫ Cirurgia ou radioterapia hipofisária

TABELA 67.3 Diferenciação entre IA primária (coluna 1) e IA secundária (coluna 2) crônicas.

Deficiência de GCs	+	+
Deficiência de MCs	+	-
Hipercalemia	+	-
ACTH elevado	+	-
Hiperpigmentação	+	-
Deficiência de androgênos		

TABELA 67.4 Classificação e principais etiologias relacionadas à insuficiência adrenal aguda

Classificação	Etiologia
CRISE ADRENAL (Crise Addisoniana) Insuficiência adrenal aguda ou IA crônica agudizada (25%), potencialmente fatal, frente situação de estresse agudo.	Desidratação Trauma Cirurgia Infecção Suspensão abrupta de corticosteroide – usuários crônicos
IA RELATIVA (IA Funcional) Inadequada resposta da glândula adrenal em produzir nível de cortisol correspondente à demanda em situação aguda de estresse. Pode apresentar-se de forma transitória ou permanente. É comum em pacientes críticos em unidade de terapia intensiva.	Sepse Medicações (etomidato/cetoconazol) Hemorragia adrenal (terapia anticoagulante, distúrbios da coagulação, meningococcemia)

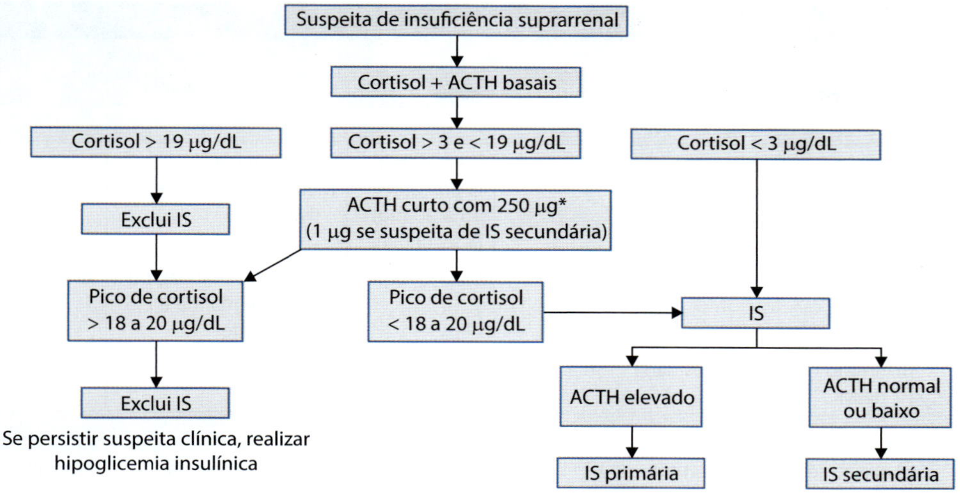

FIGURA 67.1 Avaliação diagnóstica inicial de insuficiência suprarrenal. *Na maioria dos casos de IA primária, não é necessário realizar teste com ACTH. ACTH: hormônio adrenocorticotrófico. Fonte: Silveiro SP, Saltler F. Insuficiência suprarrenal. Rotinas em Endocrinologia; 2015.[11]

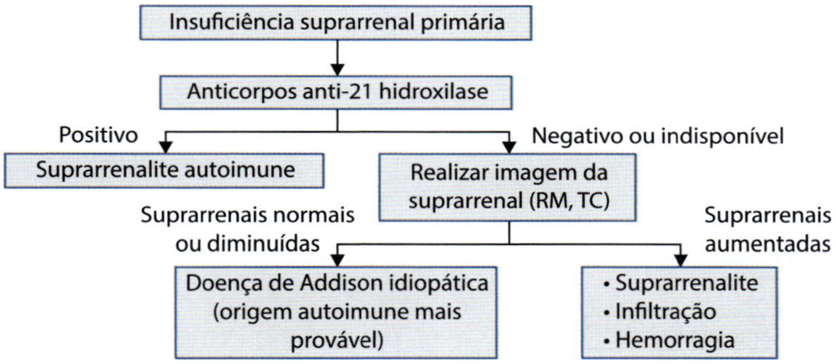

FIGURA 67.2 Diagnóstico diferencial da insuficiência adrenal primária. RM: ressonância magnética; TC: tomografia computadorizada. Fonte: Silveiro SP, Saltler F. Insuficiência suprarrenal. Rotinas em Endocrinologia; 2015.[11]

O tratamento é baseado na reposição hormonal: glicocorticosteroides, preferencialmente de meia-vida curta, reposição de mineralocorticosteroides, em caso de IA primária. A reposição dos andrógenos adrenais ainda é controversa no sexo masculino, em que não é indicada; e no sexo feminino, a reposição de DHEA mostrou melhora da libido/qualidade de vida (Tabela 67.5).[4-9]

O diagnóstico de IA no paciente crítico baseia-se na dosagem simples de cortisol basal ou no teste da cortrosina (Figura 67.3). A seguir, corticoterapia na sepse e Síndrome do desconforto respiratório agudo (SDRA).

A crise addisoniana é suspeitada frente à piora dos sintomas prévios de deficiência dos hormônios adrenocorticais. Manifestações clínicas que sugerem o quadro serão citadas a seguir (Tabela 67.6). O tratamento deve ser instituído imediatamente. Nos casos de dúvida no diagnóstico, idealmente, deve-se colher o cortisol plasmático e, então, iniciar a reposição de glicocorticosteroide (Tabela 67.7 e 67.8).

TABELA 67.5 Resumo da terapêutica da insuficiência suprarrenal

Hormônio	Características	Meia-vida (horas)	Dose-alvo diária	Posologia	Monitorização
Glicocorticosteroides					
Hidrocortisona	Glicocorticosteroide fisiológico Biodisponibilidade oral 96%	1 a 2	20 a 25 mg; IS primária 15 a 20 mg; IS secundária	2 a 3 tomadas Manhã: 2/3 da dose diária	
Prednisolona	Duração intermediária	12 a 36	5 a 7,5 mg	Dose única matinal, ou 5 mg de manhã e 2,5 mg à tarde	Avaliação clínica
Dexametasona	Duração maior, sem atividade de MC	36 a 72	0,23 mg/m²	Dose única matinal	
Mineralocorticosteroides					
Fludrocortisona	Ligação seletiva ao receptor de MC		0,1 mg	Dose única matinal Ajustar: clima quente, sudorese, gravidez, HAS	Eletrólitos Pressão arterial Atividade de renina (limite superior do valor de referência)
Andrógenos					
DHEA	Não é reposição padrão Não há preparação farmacêutica licenciada		25 a 50 mg	Dose única matinal	SDHEA sérico

Fonte: Silveiro SP, Saltler F. Insuficiência suprarrenal. Rotinas em Endocrinologia; 2015. IS: insuficiência suprarrenal; MC: mineralocorticosteroides; SDHEA: sulfato de desidroepiandrosterona; HAS: hipertensão arterial sistêmica.[11]

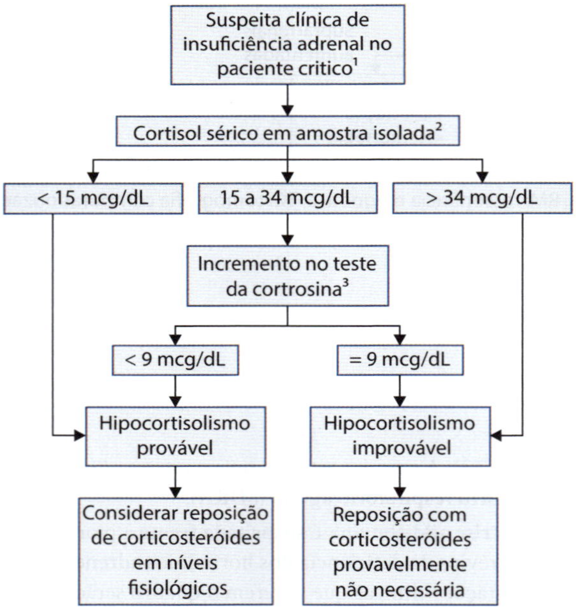

FIGURA 67.3 Avaliação diagnóstica da IA no doente crítico. DHEA: desidroepiandrosterona; HAS: hipertensão arterial sistêmica; SDHEA: sulfato de desidroepiandrosterona.

TABELA 67.6 Manifestações clínicas frequentes na crise addisoniana

Achados clínicos e laboratoriais sugestivos de crise adrenal
Desidratação, hipotensão ou choque refratário e desproporcional à doença de base
Náuseas e vômitos associados à história de perda ponderal e anorexia
Falso abdome agudo
Hipoglicemia e febre inexplicadas
Hiponatremia, hipercalcemia, azotemia, hipercalcemia, eosinofilia
Hiperpigmentação ou vitiligo
Outras deficiências endócrinas autoimunes (hipotireoidismo, insuficiência gonadal)

TABELA 67.7 Tratamento da insuficiência adrenal aguda em adultos (crise adrenal)
Medidas de emergência
Estabelecer acesso venoso de grosso calibre
Coletar amostra de sangue: hemograma, eletrólitos, glicemia, dosagem do cortisol plasmático e ACTH.
Expansão volêmica: 2 a 3 litros de solução salina isotônica ou SG 5% em solução salina isotônica imediata ou o mais breve possível. Monitorização hemodinâmica e eletrolítica frequentes, evitando-se sobrecarga volêmica.
Administrar dexametasona 4 mg EV em bolo (1 a 5 min) e manter a cada 12 horas. ▪ Alternativa: hidrocortisona 100 mg EV em bolo imediatamente e manter a cada 6 horas.
Dexametasona é a medicação de escolha por não interferir nas dosagens do cortisol plasmático. Medidas de suporte, conforme necessário. Distúrbios eletrolíticos comuns: hiponatremia, hipercalemia e raramente hipercalcemia. A hiponatremia é rapidamente corrigida pelo cortisol e pela reposição volêmica.
Medidas após a estabilização do paciente
Manter hidratação venosa com solução salina isotônica, em infusão lenta por 24 a 48 horas.
Tratar a infecção ou outra possível causa de precipitação da crise adrenal.
Realizar teste de estimulação do ACTH para confirmar o diagnóstico de insuficiência adrenal, nos casos de ausência de diagnóstico prévio da doença.
Determinar o tipo de insuficiência adrenal e sua causa, caso desconhecidos pelo paciente.
Em caso de melhora clínica, manter glicocorticosteroide EV por mais 1 a 3 dias e, então, iniciar dose de manutenção do glicocorticosteroide VO.
Começar a reposição mineralocorticosteroide com fludrocortisona 0,1 mg, VO, diariamente, após o término da hidratação venosa.

TABELA 67.8 Potência relativa dos glicocorticosteroides sistêmicos

Corticosteroide	Atividade	Potência relativa	Dose equivalente (mg)
Dexametasona	Longa ação	25	0,75
Prednisona	Ação intermediária	4	5
Merilprednisolona	Ação intermediária	5	4
Hidrocortisona	Curta ação	1	20

REFERÊNCIAS BIBLIOGRÁFICAS

1. ArlT W, Allolio B. Adrenal insufficiency. Lancet. 2003; 361:1881.
2. Løvås K, Gjesdal CG, Christensen, M. Glucocorticoid replacement therapy and pharmacogenetics in Addison's disease: effects on bone. Eur J Endocrinol. 2009; 160:993.
3. Coursin DB, Wood KE. Corticosteroid supplementation for adrenal insufficiency. JAMA. 2002; 287:236.
4. Jadoul M, Ferrant A, De Plaen JF, Crabbé J. Mineralocorticoids in the management of primary adrenocortical insufficiency. J Endocrinol Invest. 1991; 14:87.
5. Grossman AB. Clinical Review: the diagnosis and management of central hypoadrenalism. J Clin Endocrinol Metab. 2010; 95:4855.
6. Irvine, WJ, Barnes EW. Adrenocortical insufficiency. Clin Endocrinol Metab. 1972; 1:549.
7. Johannsson G, Filipsson H, Bergthorsdottir R. Long-acting hydrocortisone for glucocorticoid replacement therapy. Horm Res. 2007; 68 Suppl 5:182.
8. Crown A, Lightman S. Why is the management of glucocorticoid deficiency still controversial: a review of the literature. Clin Endocrinol (Oxf). 2005; 63:483.
9. Bandeira F. Protocolos clínicos em endocrinologia e diabetes. Ed. Gen: São Paulo; 2015.
10. Vencio S, Fontes R, Scharf M. Manual de exames laboratoriais na prática do endocrinologista. Ed. Gen: São Paulo; 2015.
11. Silveiro SP, Saltler F. Rotinas em Endocrinologia; Artmed Panamericana Editora: Porto Alegre, 2015:464.

68

Distúrbios do Sódio

Afonso José Celente Soares
Lilian Fátima Miguel Acha

INTRODUÇÃO

As alterações no nível sérico do sódio, a hiponatremia e a hipernatremia, são relativamente comuns nos pacientes hospitalizados e podem representar desde achados laboratoriais, que podem ser corrigidos com a abordagem unicamente da causa, até grandes desvios da faixa de normalidade, que podem ser responsáveis por quadros clínicos de gravidade e necessitar de correção com urgência. Este capítulo considera as causas e consequências do sódio sérico fora da faixa de normalidade e as medidas para o seu tratamento.

HOMEOSTASIA DO SÓDIO E DA ÁGUA NO ORGANISMO

A água corporal total e a osmolaridade são reguladas pela ação renal do hormônio antidiurético (ADH) (peptídeo hormonal - vasopressina), o sistema renina-angiotensina-aldosterona, catecolaminas e o mecanismo da sede.

Em torno de 60% do peso de um adulto é composto de água, volume que é distribuído nos compartimentos intracelular (dois terços) e extracelular (LEC) (um terço), subdividindo-se este último em intravascular e intersticial. A manutenção do equilíbrio hídrico depende de uma adequada ingestão de líquidos, contrabalançando as perdas obrigatórias pelo rim, pela pele, pelos pulmões e pelas fezes. A regulação do equilíbrio hídrico é governada por mecanismos que envolvem o hipotálamo, a neuro-hipófise, rins e as aquaporinas.[4]

A ingestão de sódio da dieta é muito variável, de 50 a 350 mEq/dia. A eliminação do sódio do organismo se dá principalmente pelos rins. Considerando uma ingestão de sódio de 150 mEq/dia, a excreção renal será aproximadamente de 140 mEq/dia, enquanto nas fezes e suor serão encontrados os restantes 10 mEq.

As células do organismo funcionam em meio com água e sal. A homeostasia depende da capacidade do organismo em regular a salinidade dos fluidos. A "bomba de sódio" (Na +/K + – ATPase) funcionalmente exclui o sódio do interior das células, trocando-o por potássio por meio de transporte ativo. A concentração intracelular de sódio fica ao redor de 10 mEq/L, enquanto no LEC é de 140 mEq/L. O sódio, principal íon no líquido extracelular, atua no equilíbrio da distribuição da água no organismo. Falha no sistema de regulação expõe as células ao estresse hipotônico ou hipertônico.[17] A concentração de sódio sérico normal, na faixa de normalidade, está entre 135 e 145 mEq/L.

A osmolaridade sérica normal (275 a 290 mOsm/kg/H_2O) é primariamente determinada pela concentração do sódio sérico. A osmolaridade refere-se ao número de partículas osmoticamente ativas de soluto contidas em 1 L de solução, enquanto a osmolalidade refere-se ao número de partículas presentes em 1 kg do solvente. Na prática clínica, os dois conceitos são superpostos. A concentração de solutos deve ser igual dentro e fora das células devido aos canais de água (aquaporinas), que permitem as membranas celulares serem permeáveis à água.[5]

A osmolaridade sérica pode ser medida diretamente ou estimada utilizando-se a dosagem de sódio, potássio, ureia e glicose. A osmolaridade pode ser calculada com a seguinte fórmula: 2 × o valor do Na sérico (meq/L) + Glicose (mg/dL)/18 + Ureia (mg/dL)/6. Em um exemplo hipotético, no qual Na = 140 meq/L, glicose = 90 mg/dL e ureia = 30 mg/dL, a osmolaridade sérica calculada é de 290 mOsm/L. Nesse caso, a concentração sérica de sódio contribui com 280 mOsm/L, enquanto a soma de glicose e ureia contribui com apenas 10 mOsm/L.

Importante por controlar a ingestão e excreção de água, o sistema osmorregulatório, atua por meio da secreção do hormônio antidiurético (ADH) (peptídeo hormonal - vasopressina). Quando a osmolaridade atinge o limite fisiológico superior (290 mOsm), a vasopressina, sintetizada pelo hipotálamo, é secretada pela neurohipófise.[18]

A vasopressina aumenta a reabsorção de água livre no néfron distal mediante a ligação com receptores V2 da vasopressina presentes na membrana basolateral nos ductos coletores e a inserção de aquaporinas (aquaporina-2) na membrana luminal, permitindo que a água flua pela alta concentração de soluto ao redor da medula e interstício. O aumento da osmolaridade aumenta a secreção de vasopressina e a diminuição da osmolaridade leva à supressão na secreção desse hormônio.[1]

Na osmoregulação normal, a sede e a secreção de vasopressina são inibidas quando o nível sérico de sódio fica abaixo de 135 mEq/L. Nesse caso, os túbulos coletores são impermeáveis à água, o que provoca excreção de grande quantidade de urina diluída e o excesso de água é eliminado. Falha nesse sistema expõe as células a estresse hipotônico ou hipertônico (Figura 68.1).

Quando ocorre diminuição do volume circulante, barorreceptores deflagram, inicialmente, uma resposta vasopressora, com a secreção de catecolaminas. Na diminuição do fluxo plasmático renal, células justaglomerulares secretam renina para a circulação periférica. A renina converte o angiotensinogênio em angiotensina I que, depois, é clivada pela enzima de conversão, originando a angiotensina II. Na suprarrenal, a angiotensina II favorece a síntese de aldosterona, que aumenta a reabsorção do sódio nos túbulos renais. Logo a seguir, em resposta à distensão de mecanorreceptores cardíacos, ocorre a secreção do peptídeo natriurético atrial (PNA), que atua no plano renal por meio da inibição da reabsorção de sódio no ducto coletor, levando à diminuição da secreção de renina e aldosterona.

As anormalidades séricas do sódio facilitam o desvio da água para o compartimento extravascular, o intracelular, no caso da hiponatremia, pela diminuição da osmolaridade e, ao contrário, na hipernatremia, desvio de líquidos do intracelular para o extracelular pelo aumento da osmolaridade, afetando o volume celular. Esse *shift* de água, quando significativo, compromete a integridade e a função da membrana celular, levando ao edema na hipotonicidade ou à "desidratação celular" na hipertonicidade, comprometendo o metabolismo da célula. Destacam-se como consequências, as alterações no plano do sistema nervoso central (SNC) como as mais significativas.

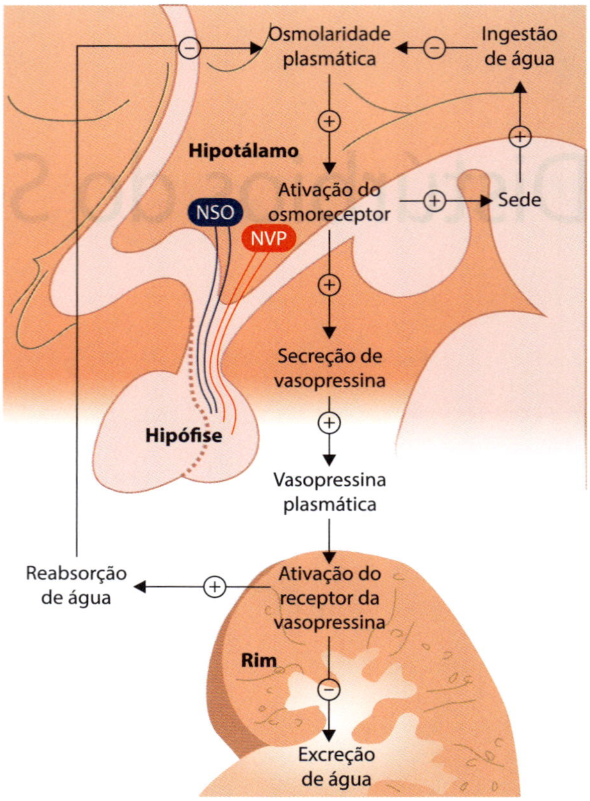

FIGURA 68.1 Alça de *feedback* que regula a secreção de vasopressina. A elevação da osmolaridade plasmática ativa os osmorreceptores hipotalâmicos, levando à secreção de vasopressina pela hipófise. O aumento do nível plasmático da vasopressina leva ao aumento da reabsorção e à diminuição da excreção de água. Os osmorreceptores estimulam a sede e a ingestão de água. NPN: núcleo para ventricular; nos: núcleo supraótico. Fonte: Adaptado de Knepper e colaboradores; 2015.

Variações para baixo e para cima dos limites da normalidade são chamadas de hiponatremia (Na < 135 mEq/L) e hipernatremia (Na > 145 mEq/L) respectivamente, trazendo, de acordo com o nível de variação encontrada, sobretudo quando significativa, anormalidades clínicas importantes e necessidade de intervenção terapêutica. Alguns autores referem-se às alterações séricas do sódio como disnatremias, englobando as duas condições descritas.[21]

HIPONATREMIA

Definida como um excesso de água em relação ao sódio no fluido extracelular, a hiponatremia é o distúrbio eletrolítico mais frequentemente encontrado. Representa um excesso de água em relação ao soluto do organismo. Uma causa comum de hiponatremia é a excreção renal de água comprometida por contração do volume extracelular ou secreção inapropriada de vasopressina. Ocorre em 2 a 4% dos pacientes hospitalizados e em até 30% dos pacientes na UTI.[6] Em pacientes com cirrose avançada, em lista de espera para transplante hepático, a prevalência de hiponatremia pode superar 30%. A mortalidade na hiponatremia severa aguda pode chegar a 50% dos casos e, na hiponatremia crônica, está entre 10 e 20%. Os pacientes hiponatrêmicos têm um tempo de hospitalização maior (14%) do que aqueles sem hiponatremia. A hiponatremia pode ser vista como um marcador de doença orgânica.[3,12,23]

A despeito da frequência e severidade de algumas complicações associadas, autores sugerem que a hiponatremia é, muitas vezes, negligenciada. Quando testes são feitos para explorar a causa da hiponatremia, os clínicos usam diferentes estratégias, que, por não serem apropriadas, conduzem a uma classificação inadequada.[7-9]

Algumas considerações são fundamentais no diagnóstico e tratamento da hiponatremia:

A. A(s) patologia(s) associada(s) à hiponatremia;

B. Se aguda ou crônica;

C. O grau da hiponatremia (leve (sódio sérico < 135 mEq/L), moderada (sódio sérico < 130 mEq/L) e severa (sódio sérico < 115 mEq/L)) e suas consequências clínicas;

D. A relação da hiponatremia com o *status* volêmico do paciente: hipovolêmica (déficit de água e sódio), normovolêmica ou euvolêmica (excesso de água e conteúdo de sódio normal) e hipervolêmica (excesso de água e sódio);

E. A velocidade de correção do nível sérico do sódio com as intervenções terapêuticas (a velocidade deve ser gradativa e controlada para evitar o risco de complicações).

Muitos pacientes com hiponatremia são assintomáticos e os autores não recomendam a correção agressiva do sódio sérico nessa população. Contudo, a hiponatremia aguda sintomática deve ser tratada com salina hipertônica, não havendo ainda consenso quanto à concentração a ser administrada. Também, o risco da desmielinização osmótica após a correção rápida do nível sérico do sódio, expondo os pacientes a riscos adicionais. Outro aspecto muito importante, que os médicos devem sempre levar em consideração para decidir a conduta na hiponatremia, é o *status* volêmico do paciente. A avaliação do *status* volêmico do paciente é importante para determinar o tipo de hiponatremia, o que poderá afetar diretamente o tipo de intervenção adotada.

A seguir, exemplos de condutas adotadas na hiponatremia, em casos clínicos hipotéticos:

CASO CLÍNICO 1

Paciente é internado com Insuficiência cardíaca descompensada (ICC). Encontra-se acordado, dispneico e com anasarca. Laboratorialmente, há um sódio sérico de 130 mEq/L, ↑ osmolaridade urinária e ↓ sódio urinário. Estão normais a glicemia, o perfil lipídico, as proteínas totais e frações. A hiponatremia associada à hipervolemia é muito comum e geralmente associada com "contração efetiva do volume circulante", podendo estar presente nos casos de ICC, cirrose, insuficiência adrenal, hipotireoidismo e síndrome nefrótica. O edema é característico nesses casos. O mecanismo para o desenvolvimento da hiponatremia, nesses pacientes, é a "diminuição do efetivo volume circulante", levando à retenção de sódio e água. A retenção de água é o resultado da liberação não osmótica de ADH comprometendo a excreção renal de água. Sob esse ângulo, o mecanismo é similar ao responsável pela hiponatremia associado à depleção de volume. A terapia é direcionada para corrigir a patologia de base responsável pela "diminuição efetiva do volume circulante". O tratamento da hiponatremia consiste de restrição de sódio e água. O uso de diuréticos de alça pode facilitar a excreção de água livre e a correção da hiponatremia, os tiazídicos devem ser evitados, pois exacerbam a hiponatremia.

Antagonistas do receptor da vasopressina estão sendo avaliados no manejo da hiponatremia euvolêmica ou hipervolêmica. Já foram aprovados pela Food and Drug Administration (FDA) dois antagonistas da vasopressina: o tolvaptan, seletivo para o receptor V2 da vasopressina; e o conivaptan, menos seletivo e liga-se aos receptores V1A e V2 da vasopressina. Ambos são indicados para tratar a hiponatremia euvolêmica. O tolvaptan é também indicado para tratar a hiponatremia hipervolêmica. Ambas as medicações têm sido estudadas para tratamento adjuntivo da insuficiência cardíaca congestiva sem mostrar melhora na mortalidade e morbidade. Não é recomendado o uso desses antagonistas como rotina no tratamento da hiponatremia.[13]

CASO CLÍNICO 2

Paciente jovem é admitido com vômitos e diarreia em vários episódios há 48 horas, refere sede intensa e encontra-se com mucosas secas e hipotenso (PA = 85/60 mmHg). Exames mostram sódio sérico de 132 mEq/L.

A hiponatremia associada com a depleção de volume é o resultado da perda de sódio e água. Quando a volemia é corrigida, a liberação de ADH é diminuída e os rins voltam a excretar água, melhorando a diurese e a hiponatremia sérica é corrigida. A conduta na hiponatremia hipovolêmica é tratar a causa básica e repor fluidos isotônicos (cloreto de sódio a 0,9% (soro fisiológico (SF)) para hidratação adequada e melhora da condição hemodinâmica. Outras etiologias de hiponatremia hipovolêmica incluem o uso diuréticos, deficiência de aldosterona, perdas cutâneas em maratonistas, nefropatia perdedora de sal.

Vê-se que nos dois exemplos citados, com patologias distintas e ambas cursando com hiponatremia, a abordagem voltou-se à causa básica e observando a correção do sódio.

CASO CLÍNICO 3

Paciente de 60 anos é admitido pelo setor de emergência com crises convulsivas. Feito anticonvulsivantes. Evoluiu com necessidade de EOT e VM. Radiologia de tórax revelou massa em hemitórax direito. Sódio sérico de 114 mEq/L. Tomografia computadorizada mostrou imagem de tumor em lobo superior direito, linfonodos em mediastino, envolvimento metastático de coluna e crânio sem massas. O paciente não está edemaciado e nem apresenta história ou achados de exame físico que sugiram hipovolemia.

Hiponatremia aguda e severa causando sintomas neurológicos necessita de correção rápida com salina hipertônica. Administração cuidadosa e monitorização do sódio sérico são necessárias para evitar a correção rápida e a desmielinização osmótica.

Provavelmente, estar-se-á diante de uma hiponatremia euvolêmica severa por secreção inapropriada de vasopressina (SIADH) relacionada à neoplasia pulmonar (a secreção de vasopressina sem estímulo osmótico ou hemodinâmico é chamada "inapropriada", no caso em questão também "ectópica"). Numerosos fármacos podem estimular a secreção de vasopressina, sendo os principais antipsicóticos, antidepressivos tricíclicos, anticonvulsivantes (carbamazepina), inibidores da enzima conversora da angiotensina (iECA) e sulfonilureias.

Na hiponatremia severa aguda, no plano do SNC, o edema celular manifesta-se como edema cerebral e pode resultar em náuseas, vômitos, letargia e confusão, podendo progredir para o coma, convulsões e herniação cerebral e morte. O tratamento da hiponatremia severa consiste na reposição de solução salina hipertônica intravenosa (3% [1 mL da solução = 0,5 mEq de sódio]) com objetivo da resolução dos sintomas e elevação do nível sérico do sódio.[16]

Deve-se evitar a correção rápida para minimizar a possibilidade da complicação chamada mielinólise pontina cerebelar e/ou desmielinização osmótica. Essa síndrome surge como complicação da correção rápida do nível sérico do sódio e os pacientes acometidos podem persistir em coma mesmo após a normalização do sódio sérico (Figura 68.2). Existem evidências de que alterações em proteínas dos astrócitos, como as aquaporinas, que regulam o fluxo de água e íons, podem afetar os oligodendrócitos em manter a estrutura da mielina.[10,15]

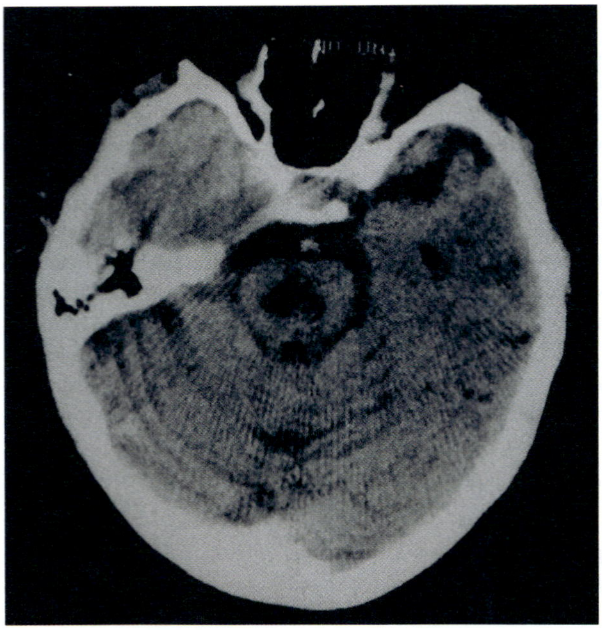

FIGURA 68.2 Exemplo de tomografia de crânio de paciente com quadro clínico sugestivo de desmielinização osmótica, revelando área de diminuição de atenuação em ponte cerebral. Fonte: Adaptado de Sterns e colaboradores; 1986.

A taxa de correção do sódio sérico deve ser menor do que 2 mEq/L por hora e não deve alcançar mais de 15 mEq/L nas 24 horas subsequentes. O cálculo do déficit de sódio corporal em mEq pode ser estimado pela fórmula: Déficit Total Na (em mEq) = (Na desejado – Na medido) × água corporal total em kg.

A quantidade de salina hipertônica requerida para repor o déficit é infundida em uma taxa que permita a correção dentro dos parâmetros colocados acima. O nível sérico do sódio deve ser checado com frequência para ter certeza de que a correção não seja rápida. Pode-se associar um diurético de alça como a furosemida como terapia adjuvante da hiponatremia.

Na hiponatremia euvolêmica, deve-se também focar na identificação e remoção do agente causal: repor hormônio tireoidiano no hipotireoidismo, repor mineralocorticosteroide (fludrocortisona) no hipopituitarismo ou insuficiência adrenal, suspender diuréticos tiazídicos ou medicamentos que estejam causando SIADH. Diante de um quadro de SIADH, em que não se pode remover a causa, o tratamento deve focar em medidas para restringir a ingestão (< 1.000 mL/dia) e aumentar a excreção urinária de água livre.

Em pacientes ambulatoriais com hiponatremia euvolêmica crônica, é possível lançar mão de uma dieta rica em solutos, furosemida oral, vaptans, lítio e demeclociclina. Lítio e demeclociclina são medicações que têm como efeito colateral antagonizar a ação do ADH no plano dos túbulos coletores. Elas causam o diabetes insípido nefrogênico e aumentam a excreção urinária de água livre. Com a disponibilidade de antagonistas específicos do ADH (vaptans), a expectativa é de que lítio e demeclociclina sejam cada vez menos utilizados.

PSEUDO-HIPONATREMIA

A causa de hiponatremia é a elevada concentração de grandes moléculas de lípideos (triglicerídeos e colesterol) e as paraproteinemias (mieloma múltiplo), que, ao se deslocarem parte da água extracelular, reduzem, significantemente, a fração plasmática de sódio. Na prática, é comum afastar uma pseudo-hiponatremia, com base nos dados clínicos, avaliar a glicose, proteínas totais e frações e o perfil lipídico. A importância clínica da pseudo-hiponatremia e o seu tratamento são os mesmos da causa básica.[20]

A hiponatremia hipertônica ocorre em função de desvio de água das células para o líquido extracelular pela presença de solutos hipertônicos como a hiperglicemia ou uso de manitol, levando à desidratação intracelular. O aumento de 100 mg/dL na concentração de glicose no soro diminui o sódio em 1,7 mEq/L e aumenta a osmolalidade em aproximadamente 2 mOsm/kg/H_2O.[19]

HIPERNATREMIA

A hipernatremia (Na > 145mEq/L) é quase sempre devida à perda de água livre não reposta, podendo ocorrer também por excesso de ingestão ou reposição de sódio. Ocorre primariamente em pacientes com alterações na percepção da sensação de sede, como os idosos e pacientes graves com comprometimento do sensório que impede a ingestão de água e, em crianças, que apresentam sede, mais necessitam de outros para prover a água. Deve-se sempre avaliar a severidade da hipernatremia; o *status* volêmico do paciente; a patologia de base ao decidir o modo de tratamento adotado.

Estudo mostrou que a prevalência de hipernatremia em 981 adultos internados na UTI foi de 2% na admissão e de 7% durante a sua hospitalização, sugerindo a possibilidade de componente iatrogênico para o desenvolvimento da hipernatremia durante a hospitalização.[14]

Na maioria das vezes, após o diagnóstico da hipernatremia e identificação do fator causal, inicia-se a reposição de água livre (SF 0,45% ou apenas água).

A seguir, serão observados exemplos de condutas adotadas, em casos clínicos hipotéticos, na hipernatremia:

CASO CLÍNICO 1

Paciente de 80 anos admitido por dispneia e anasarca. Fazia tratamento ambulatorial de cardiopatia, diabetes e doença pulmonar obstrutiva crônica. Laboratório na admissão com sódio sérico normal. Iniciadas medicações usuais e diurético de alça, com aumento do volume urinário e diminuição do edema de membros inferiores. Após alguns dias de tratamento e com a manutenção da dose do diurético elevada, o paciente referiu sede, apresentou sonolência e diminuição da diurese, com laboratório revelando sódio sérico de 155 mEq/L.

O diurético foi suspenso e foi aumentada a oferta de fluidos hipotônicos (NaCl 0,45%) com melhora da hipernatremia. Os pacientes hospitalizados podem se tornar hipernatrêmicos como resultado da prescrição inadequada de fluidos. Particularmente, os idosos internados, podem desenvolver depleção de volume devido à perda de sódio e água por uso excessivo de diuréticos, vômitos ou diarreia associado à redução de ingestão. Lembrar que o uso de furosemida por tempo prolongado e em doses altas pode causar tubulopatia perdedora de sal e paralisia relacionada a hipopotassemia.

CASO CLÍNICO 2

Paciente é admitido na UTI após cirurgia de resseção de tumor de hipófise por craniectomia. Apresenta nas horas subsequentes poliúria muito significativa, com urina clara, densidade urinária baixa e sódio sérico de 165 mEq/L.

Quando o nível de sódio sérico se aproxima do limite superior (145 mEq/L), os níveis de vasopressina elevam-se normalmente e isso resulta em uma urina com concentração muito elevada (cerca de 1.200 mOsm/kg). A presença de urina diluída quando a concentração plasmática do sódio é maior do que 145 mEq/L implica que existe secreção deficiente de ADH.

O diabetes insípido (DI) caracteriza-se por deficiência na concentração urinária, apesar de osmolaridade plasmática aumentada, devido à falha na produção do ADH (vasopressina) (DI neurogênico ou central) ou a um defeito dos receptores V2 nos rins, que não respondem ao ADH circulante (DI nefrogênico), resultando em hipernatremia, poliúria (volume urinário > 30 mL/kg de peso corpóreo/24 horas), urina hiposmolar em relação ao plasma (osmolaridade urinária < 275 mOsm/L ou densidade urinária < 1.010), hipernatremia e hiperosmolaridade sérica (osmolaridade sérica > 295 mOsm/L).

Na hipernatremia severa, podem ocorrer convulsões, coma, hipertonia, febre alta, hemorragias intracranianas e trombose de seios durais. Na hipernatremia devemos ter, de modo semelhante à hiponatremia, cuidado com a sua correção. Os níveis elevados de sódio sérico devem ser diminuídos de modo lento e gradual.

A hipernatremia severa é definida como uma concentração de sódio plasmático acima de 150 mEq/L. Na ausência de perda urinária de água, a oferta de 3 mL de água livre/kg de peso corporal poderá diminuir a concentração do sódio plasmático de aproximadamente 1 mEq/L.

Para o cálculo de déficit de água, aplica-se a seguinte fórmula: ACT ([Na sérico encontrado/Na sérico normal (140)] -1), em que ACT 60% do peso corporal (peso × 0,6). Exemplo: paciente com 60 kg de peso e sódio sérico de 168 meq/L: 0,6 × 60 ([168/140] -1) = 7,2 litros. A reposição é feita com água livre ou soro hipotônico (NaCL 0,45%), observando-se a diminuição do sódio sérico. Limitar a correção da hipernatremia com a diminuição do sódio sérico de menos que 0,5 mEq/L por hora, reduz o risco de edema cerebral e convulsões principalmente em crianças.[2]

No caso em questão, temos o déficit de vasopressina no pós de cirurgia de hipófise. A orientação da dieta zero no pós imediato obriga à reposição generosa de água livre ou fluidos hipotônicos intravenosos, acompanhando a diurese horária. Feita a reposição de vasopressina com diminuição da diurese e melhora da hipernatremia.

É possível haver também a hipernatremia associada com a ingestão acidental de sal ou tentativa de suicídio, uso de solução salina hipertônica, erros em hemodiálise. A rápida infusão de glicose a 5% e hemodiálise de emergência imediatamente restaura a normonatremia.

CONCLUSÃO

Desordens da concentração do sódio sérico expõe as células a estresse hipotônico ou hipertônico. Embora todas as células sejam afetadas, as manifestações clinicas são primariamente neurológicas, e mudanças rápidas na concentração plasmática em qualquer direção pode causar severa, permanente e, algumas vezes, injúria cerebral letal. Em razão de o cérebro se adaptar ao nível anormal de sódio, excessiva correção de um distúrbio crônico pode ser perigosa e deve ser evitada.

REFERÊNCIAS BIBLIOGRÁFICAS

1. Bichet DG. Physiopathology of hereditary polyuric states: a molecular view of renal function. Swiss Med Wkly. 2012;142:13613-13618.
2. Bolat F, Oflaz MB, Güven AS, et al. What is the safe approach for neonatal hypernatremic dehydration? A retrospective study from a neonatal intensive care unit. Pediatr Emerg Care. 2013;29:808-13.
3. Chawla A, Sterns RH, Nigwekar SU, Cappuccio JD. Mortality and serum sodium: do patients die from or with hyponatremia? Clin J Am Soc Nephrol. 2011;6: 960-5.

4. Danziger J, Zeidel ML. Osmotic homeostasis. Clin J Am Soc Nephrol. 2014 July 30 (Epub ahead of print).
5. Day RE, Kitchen P, Owen DS, et al. Human aquaporins: regulators of trans- cellular water flow. Biochim Biophys Acta. 2014;1840:1492-506.
6. Dasta J, Waikar S. Patterns of treatment and correction of hyponatremia in intensive care unit patients. J Crit Care. 2015 Jun 24. S0883-9441
7. Fenske W, Maier SKG, Blechschmidt A, Allolio B, Stork S: Utility and limitations of the traditional diagnostic approach to hyponatremia: a diagnostic study. Am J Med. 2010, 123:652-657.
8. Hoorn EJ, Lindemans J, Zietse R: Development of severe hyponatremia in hospitalized patients: treatment-related risk factors and inadequate management. Nephrol Dial Transplant. 2006, 21:70-76.
9. Huda MSB, Boyd A, Skagen K, Wile D, van Heyningen C, Watson I, Wong S, Gill G: Investigation and management of severe hyponatremia in a hospital setting. Postgrad Med. 2006, 82:216-219.
10. Kengne FG, Nicaise C, Soupart A, et al. Astrocytes are an early target in osmotic demyelination syndrome. Journal of the American Society of Nephrology. 2011; 22:1834-45.
11. Knepper MA, Kwon T, Nielsen S. Molecular Physiology of Water Balance. N Engl J Med. 2015;372:1349-58.
12. Kim WR, Biggins SW, Kremers WK, Wiesner RH, Kamath PS, Benson JT, et al. Hyponatremia and mortality among patients on the liver-transplant waiting list. N Engl J Med. 2008; 359:1018-26.
13. Konstam MA, Gheorghiade M, Burnett JC Jr, Grinfeld L, Maggioni AP, Swedberg K, Udelson JE, Zannad F, Cook T, Ouyang J, Zimmer C, Orlandi C; Efficacy of Vasopressin Antagonism in Heart Failure Outcome Study With Tolvaptan (EVEREST) Investigators. Effects of oral tolvaptan in patients hospitalized for worsening heart failure: the EVEREST Outcome Trial. JAMA. 2007;297:1319-31.
14. Lindner G, Funk GC, Schwarz C, Kneidinger N, Kaider A, Schneeweiss B, Kramer L, Druml W. Hypernatremia in the critically ill is an independent risk factor for mortality. Am J Kidney Dis. 2007;50(6):952.
15. Mohmand HK, Issa D, Ahmad Z, Cappuccio JD, Kouides RW, Sterns RH. Hypertonic saline for hyponatremia: risk of inadvertent overcorrection. Clin J Am Soc Nephrol. 2007;2:1110-7.
16. Moritz ML, Ayus JC. 100 cc 3% sodium chloride bolus: a novel treatment for hyponatremic encephalopathy. Metab Brain Dis. 2010; 25:91-6.
17. Nguyen MK, Kurtz I. The Edelman equation as it applies to acute and chronic hyponatremia. Am J Physiol Regul Integr Comp Physiol. 2012;302:R899-R901.
18. Osvaldo MVN, Miguel MN. Fluid and Electrolyte Disorders. Medicina, Ribeirão Preto, Simpósio: Urgências e Emergências Nefrológicas 36: 325-337, abr./dez. 2003.
19. Palmer BF, Clegg DJ. Electrolyte and Acid–Base Disturbances in Patients with Diabetes Mellitus. N Engl J Med. 2015; 373:548-559.
20. Pain RW. Test and teach. Hypertriglyceridemia with pseudohyponatremia in acute or chronic alcoholism; multiple myeloma with pseudohyponatremia, decreased anion gap and hypercalcemia. Pathology. 1983; 15:233, 331-4.
21. Stelfox HT. Characterization of intensive care unit acquired hyponatremia and hypernatremia following cardiac surgery. Can J Anaesth. 2010 Jul;57(7):650-8.
22. Sterns HR, Riggs JE, Schochet S. Osmotic Demyelination Syndrome Following Corretion of Hyponatremia. N Engl J Med. 1986;314:1535-42.
23. Upadhyay A, Jaber BL, Madias NE: Epidemiology of hyponatremia. Semin Nephrol. 2009, 29:227-238.

69

Distúrbios do Cálcio

Helder José Lima Reis
Edgar de Brito Sobrinho
Maurício Soares Carneiro
Victor Augusto Grécia Coutinho

EPIDEMIOLOGIA DOS DISTÚRBIOS DO CÁLCIO

O cálcio (Ca) é um dos cátions mais abundantes no organismo, constituindo cerca de 2% do peso corporal. Aproximadamente 99% dele encontra-se no esqueleto, e apenas 1% se distribui no fluido corpóreo, dentes e tecido mole.[1,2]

A concentração de Ca no fluido extracelular exerce papel em processos como coagulação sanguínea e interfere na fisiologia de células, como miócitos e musculatura lisa. Por essa razão, torna-se importante manter sua concentração dentro de limites estreitos.[3,4]

Do Ca que circula no plasma, 50% apresenta-se ionizado e o restante, ligado a albumina (40%) e outros ânions. A concentração normal total varia de 9 a 10,3% mg/dL, e o ionizado de 1,21 a 1,32 mmol/L (valores de referências dos principais laboratórios do Brasil).[5]

Em caso de hipoalbuminemia, é preciso corrigir o valor de Ca total, que fica subestimado, pela fórmula: Ca^{++} corrigido = Ca^{++} medido + [(4-Albumina) × 0,8].[1-5]

HIPOCALCEMIA[6-8]

Corresponde à queda do Ca total a níveis inferiores a 8,5 mg/dL ou cálcio iônico inferior ao limite de normalidade.

A principal causa de hipocalcemia é a insuficiência renal. Nela, ocorre diminuição da produção de vitamina D ativa, um dos hormônios responsáveis pela homeostase do cálcio. Redução na circulação do hormônio da paratireoide (PTH) também resulta em hipocalcemia, pois esse hormônio, entre outros papéis, regula a absorção de Ca no túbulo distal.[1-5]

As manifestações clínicas variam desde pacientes assintomáticos até manifestações sistêmicas, conforme a seguir:

A. Manifestações neuromusculares: câimbras, parestesias, tetania, sinal de Trousseau e de Chvostek, irritabilidade, laringoespasmo, convulsões e sintomas extrapiramidais, miopatias (com atrofia muscular) e fraqueza progressiva (com enzimas musculares normais).

B. Manifestações cardiovasculares: hipotensão, disfunção sistólica, arritmias, prolongamento do intervalo QT.

C. Manifestações ósseas: dor, fratura, osteomalácia, raquitismo.

A conduta varia de acordo com o valor do cálcio como a seguir:[5-8]

A. Ca total entre 8 e 8,5 e ionizado acima de 0,8 mmol/L: geralmente, esses pacientes são assintomáticos, sendo necessária apenas a reposição via oral (VO).

B. Ca total menor do que 7 mg/dL: nesses casos, usa-se a via endovenosa, ofertando de forma rápida (isto é, em 15 a 20 minutos) carga de 100 a 200 mg de Ca elementar. Manter a reposição de Ca até o desaparecimento dos sintomas e realizar a monitorização cardíaca do paciente.

A seguir, um modelo de prescrição para esses pacientes a título de sugestão:*

1. Gluconato de cálcio 10%: 2 ampolas EV lento;
2. Gluconato de cálcio a 10%: 3 ampolas, diluídos em 250 mL de soro fisiológico (SF) 0,9% EV, correr de 40 a 70 mL/ora em bomba de infusão;
3. Dosar Ca a cada 4 horas;
4. Monitorização cardíaca.

HIPERCALCEMIA[5-8]

Definida pela elevação anormal do Ca sérico total a níveis superiores a 10,2 mg/dL ou do Ca ionizado a níveis acima do valor de referência. É importante destacar que distúrbios acidobásicos alteram os valores do cálcio, a acidose aumenta a concentração do Ca ionizado e a alcalose diminui.

Hiperparatireoidismo primário e as neoplasias correspondem a cerca de 90% dos casos de hipercalcemia. Entre as neoplasias ganham destaque o mieloma múltiplo e a neoplasia de pulmão.

Os pacientes com hipercalcemia, geralmente são assintomáticos (50 a 60% dos casos) e a descoberta é feita durante "exames de rotina" ou de maneira ocasional. Os sintomas associados à hipercalcemia geralmente são poliúria e obstipação. Além desses, os sintomas neurológicos, como estupor e coma, podem se desenvolver, assim como extrassístoles ventriculares e ritmos idioventriculares.

A hipercalcemia é considerada grave quando acima de 14 mg/dL.

Um destaque a esse distúrbio é a crise hipercalcêmica, caracterizada por grave desidratação que, na maioria das vezes, não é acompanhada por hipotensão, em razão de o cálcio aumentar o tônus vascular.

Nesses casos, o emergencista deve estar atento para distúrbios de condução, tais como bloqueio atrioventricular de diversos graus, bradiarritmias e bloqueios de ramo. Cuidado maior deve se ter com os pacientes que usam digitálicos, pois a hipercalcemia potencializa o efeito cardíaco da digoxina, sendo fator complicador na intoxicação digitálica.

Observe a seguir as principais manifestações clínicas da hipercalcemia.

CONDUTA

Hipercalcemia grave (Cálcio total > 14 mg/dL ou cálcio iônico > 7 mg/dL).

Hidratação

É o primeiro passo no manejo terapêutico desses pacientes. A hidratação deve ser vigorosa e, geralmente, é recomendado de 4 a 6 litros nas primeiras 24 horas de tratamento, dependendo do grau de desidratação e de comorbidades presentes, como insuficiência cardíaca. Essa medida isolada consegue reduzir, em média, a calcemia em 2,4 mg/dL.

Diuréticos de alça[5-7]

Devem ser prescritos após a hidratação, com objetivo de evitar a hiper-hidratação e promover uma diurese rica em cálcio. Lembrando que é um ERRO prescrever furosemida antes da correta correção hídrica do paciente.

Pamidronato ou ácido zoledrônico[5-8]

São usados como terapêutica antirreabsortiva óssea e fundamentais no tratamento desses pacientes. São duas as medicações disponíveis:

- **Ácido zoledrônico:** o mais potente bifosfonado disponível, seu uso é intravenoso e o efeito, imediato. A dose é de 4 mg, diluída em 50 mL de solução salina EV, em infusão de 15 minutos. Pode ser repetido a cada três semanas. Não deve ser administrado em paciente com clearence de creatinina < 30 mL/minutos; nesses casos, deve se dar preferência ao pamidronato.
- **Pamidronato:** atualmente o agente mais usado para o tratamento da hipercalcemia da malignidade. A dose deve ser de 60 a 90 mg EV, diluída em 200 mL de solução salina com infusão em 2 horas.

Calcitonina[5-7]

Não prescrever em caso de uso do ácido zoledrônico: geralmente utilizado em pacientes com função renal alterada, na dose de 4 a 8 UI/kg, subcutânea (SC) ou intramuscular (IM) a cada 8 horas.

Diálise[5-8]

Indicada para pacientes com comprometimento significativo da função renal ou quando há contraindicação para infusão salina (p. ex.: infusão salina). No paciente renal crônico é a opção de escolha.

A seguir, um modelo sugerido de prescrição:

1. Considerar acesso venoso central e monitorizar fluidorresponsividade;
2. SF 0,9% EV, de 100 a 300 mL/hora;
3. Prednisona 60 mg VO 1 × ao dia;
4. Ácido zoledrônico 4 mg EV, diluído em 50 mL de SF 0,9%, infudir em 15 minutos;
5. Monitorizar diurese.

REFERÊNCIAS BIBLIOGRÁFICAS

1. Hawkins González G, López Álvarez B, Hawkins F. Protocolo terapéutico de la hipercalcemia. Med. 2012;11(16):976-980.
2. Nuevo-González JA. Hipercalcemia como urgencia médica. Rev Esp Enfermedades Metab Oseas. 2009;18(3):51-55.
3. Molina Villaverde R, Villalba Yllán A. Protocolo diagnóstico y terapéutico de la hipercalcemia en un paciente oncológico. Med. 2013;11(26):1623-1626.

* Essa prescrição não deve substituir o bom senso inerente à prática clínica.

4. Sastre-Moragues MJ, Bosch-López MA, Tamborero-Cao G. Hipercalcemia como causa de lumbalgia, una entidad inusual. Semergen. 2009;35(1):39-41.
5. Martínez Díaz-Guerra G, Partida M, Hawkins F. Hipercalcemia. Med - Programa Form Médica Contin Acreditado. 2012;11(16):934-943.
6. Rangel I, Barbosa G, De Sousa C, et al. Hipocalcemia como uma causa reversível de insuficiência cardíaca. Rev Port Cardiol. 2012;31(1):39-41.
7. Fe Candela M, Flores B, Soria V, et al. Evaluación de un protocolo de reposición de calcio en la hipocalcemia postoperatoria tras tiroidectomía total. Cir Esp. 2004;75(4):200-203.
8. Rando K, Vázquez M, Cerviño G, Zunini G. Hypocalcaemia, hyperkalaemia and massive haemorrhage in liver transplantation. Colomb J Anesthesiol. 2014.

70

Distúrbios do Magnésio

Claudio Piras

INTRODUÇÃO

O magnésio é um cátion celular essencial e tem papel importante em muitos processos fisiológicos. Na célula, atua no armazenamento, metabolismo e utilização de energia.[1] Serve como cofator de processos biológicos incluindo síntese de proteínas e função neuromuscular.[1] O magnésio é o quarto íon essencial mais abundante no corpo humano[1-2] e o segundo em volume intracelular.[3]

O magnésio está estocado, na sua maioria, nos ossos (50 a 60%).[1,2] O restante é encontrado nos músculos e partes moles, sendo que apenas 1% se encontra no sangue.[2]

Anormalidades do magnésio, assim como do cálcio e fósforo, são comuns em pacientes críticos e associados a aumento na morbidade e na mortalidade.[3] Essas alterações e suas consequências estão presentes tanto nas condições agudas quanto nas crônicas. Os principais fatores de risco para as alterações incluem a idade avançada, a doença renal, o diabetes melito, o uso de diuréticos e a desnutrição.[3] Nos pacientes críticos, a hipomagnesemia é frequente e está vinculada ao maior período de internação hospitalar e à maior taxa de mortalidade.[3] Acredita-se que cerca de 2% da população apresenta alguma deficiência de magnésio, em especial a de coronariopatas, em que a incidência é maior do que na população geral.[3]

FISIOLOGIA

A concentração plasmática do magnésio é referida de modo bastante variado entre os autores, tendo como valores considerados normais de 1,5 a 2,4 mEq/L (0,75 a 1,2 mmol/L). Aproximadamente um terço do magnésio está ligado a proteínas e 55% se encontra na sua forma iônica livre.[3] Dentro da célula, o magnésio está ligado em quase sua totalidade (95%) a moléculas, principalmente à de adenosina trifosfato (ATP).

A homeostase do magnésio é feita pelo intestino, rins e ossos. Dois hormônios são os principais reguladores dos níveis séricos de magnésio, o paratormônio e a vitamina D. O magnésio ingerido é absorvido pelo intestino delgado por meio de um mecanismo passivo dependente de gradiente eletroquímico. Os rins controlam o nível sérico pela absorção na parte ascendente da alça de Henle e, em menor extensão, nos túbulos distais. O grau de absorção é maior por variação de concentração sérica (absorção passiva) e menor por gatilho hormonal.[3]

Do ponto de vista farmacológico, o magnésio é um competidor do cálcio que atua nos receptores di-hidropiridino e, do mesmo modo, nos canais de cálcio não afetados pelos antagonistas de canais de cálcio. O magnésio também é um antagonista efetivo dos receptores N-metil-D-Aspartato (NMDA) e glutamato, no sistema nervoso central (SNC).[1,4]

Entre as reações metabólicas a que o magnésio está relacionado encontra-se a síntese de proteínas, produção de energia, estocagem de energia, crescimento celular, reprodução celular, síntese de DNA, síntese de RNA e estabilização da membrana mitocondrial. O magnésio tem, também, papel significante no metabolismo da insulina e da glicose.[2]

As ações relativas ao magnésio levam este íon a ser responsável, junto a outros minerais, pelo metabolismo ósseo, transmissão nervosa, excitabilidade cardíaca, condução neuromuscular, contração muscular e tônus vasomotor. A sua ação no tônus vasomotor tem implicação direta na hipotensão arterial.[2]

FISIOPATOLOGIA

Alteração da homeostase do magnésio, assim como do cálcio e fósforo, decorre de problemas na regulação hormonal do paratormônio, da calcitonina e da vitamina D. Estão, do mesmo modo, relacionadas com a homeostase do magnésio as doenças renais, ósseas e intestinais.[3]

O magnésio, assim como as catecolaminas, entre outros estímulos, pode afetar a secreção de paratormônio, apesar de ser a concentração de cálcio o maior regulador.[3]

Em excesso, o magnésio inibe de forma competitiva a liberação pré-sináptica de acetilcolina e o influxo de cálcio pelos canais pré-sinápticos dos nervos. Sua ação nos nervos se faz nos canais de cálcio dependentes de voltagem.[3-4]

O magnésio tem efeito modulador do potássio e do sódio influenciando, desse modo, o potencial de ação da membrana celular.[1]

A deficiência de magnésio pode aumentar a produção de proteína C reativa pela ativação de macrófagos e o influxo de cálcio para dentro das células. O influxo de cálcio nas células neurais leva à liberação de neurotransmissores (substância P) e citocinas inflamatórias (interleucina-6 e fator de necrose tecidual-alfa). As citocinas atuariam como moléculas sinalizadoras para a liberação da proteína C reativa pelo fígado.[5]

RELEVÂNCIA CLÍNICA

A hipomagnesemia resulta de alimentação inadequada ou de perdas intestinais e renais. As deficiências significativas estão associadas a diarreia, vômitos; uso de laxativos, de diuréticos tiazídicos, de inibidores da enzima de conversão do angiotensinogênio, de cisplatina e de aminoglicosídeos; e desordens hormonais como na doença da paratireoide, no hiperaldosteronismo e no uso crônico de álcool.[2,6]

A depleção de magnésio tem sido demonstrada em 7 a 11% dos pacientes hospitalizados, chegando a 65% dos pacientes internados em unidades de terapia intensiva (UTI). Nos pacientes críticos, as causas relacionadas incluem hipoalbuminemia, nutrição parenteral total e uso de medicamentos que aumentam as perdas de magnésio.[1]

Pacientes com trauma craniano e injúria cerebral têm alto risco de hipomagnesemia pela poliúria induzida por essa condição.[7]

Hipomagnesemia tem sido observada em pacientes submetidos a cirurgias sobre o tórax, abdominais e tireoidianas.[1]

A hipermagnesemia, condição rara, associa-se principalmente à insuficiência renal. Nas condições graves, manifesta-se com hipotensão, depressão respiratória e parada cardiorrespiratória.[8]

No SNC, o magnésio tem efeito depressor por meio de sua ação antagonista sobre os receptores de glutamato e N-Metil-D-Aspartato (NMDA). Considerando-se suas propriedades fisiológicas, o magnésio tem importante relação com desordens neuromusculares e cardíacas.[1]

Os sinais e sintomas relacionados às alterações do magnésio incluem náuseas e vômitos; fraqueza, tetania e fasciculações musculares; convulsões; prolongamento do espaço PR, diminuição da onda T e arritmias, como a *torsades de pointes*; hipocalcemia e hipomagnesemia; delírio; distúrbio do metabolismo da glicose; e desordens vasculares.[1,2,4]

A absorção de magnésio está inversamente relacionada aos níveis séricos de proteína C reativa. Tem sido considerado razoável, apesar de controverso, a reposição de magnésio em pacientes portadores de doenças crônicas com objetivo de promover inibição da inflamação.[5]

O magnésio tem sido relacionado a algumas ações sobre os sistemas orgânicos, ora suportados por evidências, ora de modo associativo sem estudos convincentes ou ainda por serem confirmadas. A seguir, são apresentadas as principais dessas ações encontradas na literatura.

ANESTESIA

Tem sido sugerido que o magnésio reduz a necessidade de anestésicos, exercendo ação relaxante muscular. Estudos maiores ainda são necessários para clarear essa ação.[9,10]

ANALGESIA

Dados de literatura associam o magnésio a uma ação analgésica pós-operatória, quando aplicado via venosa, intra-articular, em bloqueios nervosos e intratecal.[11-18]

OBSTETRÍCIA

Apesar de incerto o mecanismo de ação, o efeito de prevenção da eclâmpsia pelo magnésio é multifatorial. Ele atuaria como vasodilatador de vasos periféricos e cerebrais, diminuindo a resistência vascular ou aliviando a vasoconstricção.[1,19]

A ação anticonvulsionante é controversa. Pela ação do magnésio sobre a junção neuromuscular, este poderia mascarar os sinais externos, porém não impediria um estado de mal não convulsivo, deixando de tratar, desse modo, a causa da convulsão no SNC. A possível ação do magnésio sobre a convulsão estaria relacionada à sua capacidade antagonista sobre os receptores do glutamato e do NMDA que, uma vez estimulados, têm sido descritos como responsáveis, na gestante, pelas convulsões.[19,20]

No que diz respeito à formação de edema cerebral, tem sido sugerido que o magnésio atenua sua formação por mecanismo de contrarregulação da aquaporina-4 nos astrócitos.[19,21]

FEOCROMOCITOMA

Há relatos de sucesso no uso de magnésio em crises de feocromocitoma.[1,22] O magnésio é uma medicação efetiva em crianças e adultos para prover estabilidade hemodinâmica durante a cirurgia de retirada de feocromocitomas, quando associado à terapêutica-padrão.

ASMA E DOENÇA PULMONAR OBSTRUTIVA CRÔNICA (DPOC)

Pacientes com exacerbação de asma ameaçadora à vida e aquela que se mantém por mais de 1 hora em crise grave, apesar da terapêutica convencional, têm se beneficiado do uso de magnésio, considerado classe 2A. A nebulização de salbutamol em solução isotônica de sulfato de magnésio trouxe mais benefícios do que o uso de solução salina.[23]

NEUROPROTEÇÃO

Tem sido sugerido que o magnésio tenha ação benéfica em algumas desordens neurológicas, entre elas o risco de isquemia cerebral tardia e pior desfecho.[24] Como substância com capacidade neuroprotetora, o magnésio tem tido resultados ainda não suficientes para recomendação de seu uso em adultos com acidente vascular encefálico (AVE) agudo. Estudo realizado com esse objetivo[25] teve como conclusão que, para uma terapêutica ser considerada neuroprotetora, deveria incluir a chegada do agente no tecido cerebral lesado, passando pela barreira hematoencefálica; concentração tecidual suficiente para melhorar a viabilidade neuronal; e uma janela terapêutica suficiente para que haja melhoria no desfecho neurológico. Nesse estudo, houve uma modesta elevação dos níveis de magnésio no líquido cefalorraquidiano, entre 10 e 19%, em pacientes com lesão cerebral, o que estaria relacionado com uma passagem pela barreira hematoencefálica baixa e ainda por ser estabelecida como suficiente para levar a uma condição de neuroproteção. Seu uso na hemorragia subaracnóidea ainda é considerado incerto e limitado por administração tardia e tamanho de amostra.[24,26]

Estudo avaliando o uso de magnésio no período pré-hospitalar em pacientes portadores de AVE agudo concluiu que sua aplicação é segura e deve ser iniciada em até 2 horas após o início dos sintomas. Entretanto, o estudo não constatou melhora significativa na presença e intensidade das sequelas aos 90 dias. [27]

O uso do magnésio em mães com risco de parto prematuro, antes da 32ª semana, reduziu o risco de paralisia cerebral e disfunções motoras em 30 a 40%. Permanecem controversos quanto ao modo de administração, a idade gestacional limite e a extensão do potencial benefício.[28]

INFARTO AGUDO DO MIOCÁRDIO (IAM)

O uso do magnésio não parece reduzir a mortalidade no IAM em nenhuma eventualidade: precoce; tardio; pós-trombólise; ou em altas doses. Pode reduzir a incidência de fibrilação ventricular ou arritmias graves, porém aumenta a chance de hipotensão arterial e bradicardia.[1,29]

PARADA CARDIORRESPIRATÓRIA (PCR)

Nenhuma evidência para o seu uso na PCR foi encontrada.[30-31]

ARRITMIAS

Apesar de não ser considerada uma medicação antiarrítmica clássica, o magnésio pode converter algumas arritmias graves. Níveis séricos baixos de magnésio têm sido correlacionados com estados pró-arritmogênicos. Pelo fato de o magnésio ter papel essencial na eletrofisiologia cardíaca, concentrações séricas alteradas podem contribuir para o desenvolvimento de várias arritmias. Existe uma clara recomendação para o seu uso em síndromes com intervalo QT longo, nas arritmias associadas ao uso de digoxina e em episódios de *torsades de pointes*. Outra indicação de seu uso ainda não unânime seria na profilaxia de fibrilação atrial no pós-operatório de cirurgias cardíacas.[1]

EFEITOS COLATERAIS

Em geral são pouco expressivos. A infusão venosa pode provocar dor ou sensação de queimação, induzir agitação, provocar náusea e levar a um quadro de sonolência. Alguns pacientes podem experimentar cefaleia, vertigem, fraqueza muscular, aumento da perda sanguínea, hipotensão e bradicardia.[1,32]

O uso de magnésio via oral pode se associar a náuseas, vômitos e diarreia.[2]

Na gestante, pode aumentar o risco de sangramento pós-parto e depressão respiratória. O magnésio atravessa a barreira placentária e pode induzir letargia, hipotensão e depressão respiratória no neonato, quando seu uso for prolongado (superior a 48 horas).[1]

Nos casos de reposição exagerada, o magnésio pode ter efeitos de magnitude variáveis, de leve a graves, que incluem sede, fraqueza muscular, hipotensão, depressão respiratória, arritmias, choque e parada cardíaca. Essas complicações ocorrem devido à janela estreita entre a dosagem terapêutica e a tóxica.[2,32]

Os riscos de efeitos colaterais diminuem quando se adotam medidas de monitorização constante dos reflexos patelares, da frequência respiratória, da creatinina sérica, da diurese e dos níveis séricos de magnésio. Valores acima de 5 a 7 mmol/L se correlacionam com o aparecimento de efeitos colaterais.[32]

Devido à sua eliminação ser renal, pacientes com clearance renal inferior a 30 mL/minutos têm maior risco de hipermagnesemia e bloqueio cardíaco.[2]

INTERAÇÕES MEDICAMENTOSAS

O magnésio tem várias interações medicamentosas (Tabela 70.1).

Convém ressaltar que a ação potencializadora de hipotensão observada no uso concomitante de magnésio e anti-hipertensivos se relaciona a um efeito antiadrenérgico pela sua ação antagônica ao cálcio e pela diminuição da resistência vascular periférica.[32]

HIPERMAGNESEMIA

DEFINIÇÃO

Concentrações séricas de magnésio acima de 2,4 mg/dL.

TABELA 70.1 Interações medicamentosas com o magnésio.[1,2,32]

Substância	Efeito
Bloqueadores de canais de cálcio	Magnésio aumenta efeito hipotensor
Digoxina	Magnésio diminui ação da digoxina Digoxina diminui nível sérico de magnésio
Prednisona	Diminui níveis séricos de magnésio
Bloqueadores neuromusculares	Magnésio aumenta ação
Diuréticos de alça	Diminuem os níveis séricos de magnésio
Diuréticos poupadores de potássio	Aumentam os níveis séricos de magnésio
Antibióticos	Aminoglicosídeos diminuem nível sérico do magnésio Magnésio diminui a absorção gastrointestinal de quinolonas e tetraciclinas

CAUSAS

- Administração exógena
  - Laxantes
  - Antiácidos
  - Catárticos
  - Solução parenteral
  - Tratamento da pré-eclâmpsia
  - Tratamento de arritmias
  - Tratamento da asma grave
- Insuficiência renal aguda
- Diminuição da eliminação
  - Anticolinérgicos
  - Narcóticos
  - Constipação crônica
  - Obstrução intestinal
  - Hipomotilidade intestinal
  - Dilatação gástrica
  - Colite
- Síndrome da lise tumoral
- Rabdomiólise
- Hipotireoidismo
- Hiperparatireoidismo
- Insuficiência adrenal
- Desidratação grave
- Crise hiperglicêmica associada à hiperosmolaridade
- Terapia por lítio
- Lesão tecidual excessiva como na sepse grave e queimaduras extensas

MANIFESTAÇÕES CLÍNICAS

Geralmente se relacionam com os níveis séricos. São mais evidentes quando os valores excedem 5 mg/dL. A clínica pode se tornar mais exuberante quando da presença de outros distúrbios eletrolíticos ou metabólicos como na hipocalcemia, hiperpotassemia e uremia.

Os sintomas mais comuns são os neuromusculares. Um dos sinais mais precoces da hipermagnesemia é a atenuação dos reflexos tendíneos profundos, seguido de paralisia facial. A fraqueza muscular pode progredir para flacidez, paralisia, depressão respiratória e apneia.

A hipermagnesemia deprime a condução cardíaca e dos gânglios simpáticos. Nos casos graves podem levar à hipotensão e, em casos extremos, à bradicardia, bloqueio cardíaco total (BAVT) e parada cardíaca.

Níveis sanguíneos elevados de magnésio interferem na coagulação por interferência na adesão plaquetária, no tempo de geração de trombina e no tempo de formação de coágulos.

A hipermagnesemia também está associada a náuseas, vômitos e rubor cutâneo.

As manifestações clínicas por sistemas estão apresentadas, de forma esquemática, na Tabela 70.2.

As manifestações clínicas guardam estreita relação com o nível sanguíneo de magnésio. Os sinais precoces que incluem náuseas, vômitos, fraqueza e rubor cutâneo estão presentes com níveis de aproximadamente 3 mg/dL. Em níveis acima de 4 mg/dL, a hiporreflexia pode ser observada. Eventualmente, nesses níveis a perda de reflexos tendíneos profundos pode ocorrer. Hipotensão e alterações eletrocardiográficas são observadas em níveis sanguíneos entre 5 e 6 mg/dL. Níveis maiores do que 9 mg/dL estão relacionados com depressão respiratória e bloqueio cardíaco. A morte por parada cardíaca (assistolia) ocorre quando os níveis sanguíneos atingem valores entre 10 e 15 mg/dL.

A relação desses com os níveis sanguíneos com as respectivas manifestações clínicas estão sumarizados na Tabela 70.3.

TRATAMENTO

Baseia-se, inicialmente, na interrupção da administração de magnésio. Os passos seguintes dependerão das manifestações clínicas, dos níveis séricos de magnésio e da função renal. Pacientes com sintomas leves e função renal normal necessitam apenas de observação. Nos casos em que os sintomas são mais proeminentes, a infusão de solução salina (1 L/hora) associada a diuréticos de alça (furosemida 20 a 40 mg, via endovenosa (EV)) pode ser usada para diminuir os níveis séricos de magnésio ou mesmo como medida inicial enquanto o acesso à hemodiálise está sendo providenciado. Nos casos graves, a administração de cálcio, suporte ventilatório, suporte cardiovascular e redução dos níveis séricos são os pilares do tratamento. Na hipermagnesemia grave que

TABELA 70.2 Sinais e sintomas da hipermagnesemia por sistemas

Sistema	Sinais e sintomas
Manifestações gerais	Rubor cutâneo Tonturas
Neurológico	Sedação Estupor Coma
Neuromuscular	Fraqueza Desaparecimento reflexos tendíneos Prolongamento do bloqueio neuromuscular
Cardiovascular	Hipotensão Vasodilatação Bradicardia Arritmias Prolongamento do intervalo PR Alargamento do QRS Bloqueios AV Parada cardíaca
Respiratório	Broncodilatação Depressão respiratória Dificuldade desmame da ventilação mecânica
Gastrointestinal	Náuseas Vômitos Diarreia
Hematológico	Distúrbio de coagulação

cursa na presença de insuficiência renal, com falência respiratória ou com falência cardiovascular (choque e arritmias), a hemodiálise é o tratamento de escolha. Essa deve ser precedida pela infusão venosa de 100 a 200 mg de cálcio por meio de soluções de gluconato de cálcio a 10% (93 mg por ampola) ou de cloreto de cálcio a 10% (360 mg por ampola). Doses adicionais podem ser necessárias ou mesmo infusão contínua de 2 a 4 mg/kg/hora. Solução de glicose (25 g) e insulina (10 unidades) pode ser usada para se diminuir os níveis sanguíneos de magnésio. O uso de diurético requer algum cuidado, em especial com os níveis de cálcio e potássio no sangue, para se evitar distúrbios eletrolíticos que podem piorar o quadro da hipermagnesemia.

HIPOMAGNESEMIA

DEFINIÇÃO

Concentrações séricas de magnésio abaixo de 1,5 mg/dL.

CAUSAS

- Perda renal
  - Falência renal aguda e crônica
  - Necrose tubular aguda
  - Nefropatia intersticial
  - Pielonefrite crônica
  - Glomerulonefrite crônica
  - Diurese após descompressões da via urinária
  - Transplante renal
- Perda gastrointestinal
  - Vômitos
  - Sonda nasogástrica em drenagem
  - Diarreia crônica
  - Fístulas intestinais
  - Ileostomias
  - Síndrome do intestino curto
  - Síndromes desabsortivas
  - Desnutrição proteicocalórica
  - Pancreatite aguda
  - Nutrição parenteral total
  - Síndrome de realimentação
- Perdas pela pele
  - Queimaduras extensas
  - Necrólise epidérmica tóxica
- Alterações endócrinas
  - Diabetes melito
  - Hipertireoidismo

TABELA 70.3 Relação aproximada entre os níveis sanguíneos de magnésio e manifestações clínicas observadas. Os valores apresentados são referenciais e variações podem ocorrer para cima ou para baixo na escala apresentada.

Níveis sanguíneos	Manifestações clínicas
3 a 4 mg/dL	Náuseas Vômitos Fraqueza muscular Rubor cutâneo
4 a 5 mg/dL	Hiporreflexia
5 a 6 mg/dL	Perda dos reflexos tendíneos Hipotensão Alterações eletrocardiográficas
Acima de 9 mg/dL	Depressão respiratória Bloqueio cardíaco
Entre 10 e 15 mg/dL	Parada cardíaca Morte

  - Hiperparatireoidismo
  - Hiperaldosteronismo
  - Porfiria
- Alterações congênitas
  - Hipotireoidismo materno
  - Hiperparatireoidismo materno
  - Diabetes materno
  - Hipomagnesemia familiar
- Drogas
  - Aminoglicosídeos
  - Anfotericina
  - Beta-agonistas
  - Diuréticos de alça
  - Teofilina
  - Cisplatina
  - Ciclosporina
  - Insulina
- Gravidez
- Abuso de álcool
- Acidose metabólica (p. ex.: cetoacidose diabética)

MANIFESTAÇÕES CLÍNICAS

As manifestações clínicas da hipomagnesemia não são específicas e podem ser confundidas com outras anormalidades metabólicas. Um aspecto relevante da hipomagnesemia é a possibilidade de estar associada a outras alterações eletrolíticas como a hipopotassemia, hipocalcemia e hipofosfatemia. A hipoalbuminemia pode levar a um falso diagnóstico de hipomagnesemia.

Os sistemas cardiovascular e nervoso central são os mais acometidos. As manifestações neuromusculares incluem fraqueza muscular, parestesia, nistagmo, tremores, fasciculações, tetania, convulsões e estado mental alterado. As manifestações cardiovasculares incluem aparecimento da onda U, prolongamento do intervalo QT, arritmias atriais, arritmias ventriculares e aumento de toxicidade aos digitálicos. As arritmias são as manifestações mais comuns da hipomagnesemia. Essas se apresentam como fibrilação atrial, taquicardia atrial multifocal, taquicardia supraventricular paroxística, contrações ventriculares prematuras, taquicardias ventriculares, *torsades de pointes* e fibrilação ventricular. Os pacientes portadores de insuficiência cardíaca congestiva em uso de diuréticos são os mais propensos às arritmias. A correlação entre a hipomagnesemia e a doença cardíaca isquêmica é controversa. Hipomagnesemia tem sido uma condição frequente em pacientes com dor torácica admitidos na unidade coronariana.

As manifestações clínicas por sistemas estão apresentadas, de forma esquemática, nas Tabela 70.4.

TABELA 70.4 Sinais e sintomas da hipomagnesemia por sistemas

Sistemas	Sinais e Sintomas
Manifestações gerais	Ansiedade Confusão Depressão Psicose
Neurológico/neuromuscular	Vertigem Disartria Disfagia Ataxia Câimbras Hiperreflexia Mioclônus Sinal de Chvostek Sinal de Trousseau Nistagmo Convulsão Coma
Cardiovascular	Palpitações Arritmias Hipertensão Angina Intoxicação digitálica Intervalos PR e QT prolongados Onda T apiculada ou invertida Depressão do segmento ST Ondas U
Respiratório	Laringoespasmo
Complicações fatais	Arritmias ventriculares Vasoespasmo coronariano Laringoespasmo

TRATAMENTO

A gravidade dos sintomas determina o tratamento. A maioria dos episódios de hipomagnesemia em terapia intensiva é assintomática. Teoricamente, os sinais e sintomas deveriam aparecer quando os níveis séricos de magnésio atingissem valores inferiores a 1,2 mg/dL. Nos casos sintomáticos, a reposição deve almejar os valores normais máximos (2,4 mg/dL), em especial nos pacientes com arritmias e convulsões. A dose recomendada por boa parte dos autores em casos leves é de 2 g de sulfato de magnésio a 50% em 10 minutos e uma dose de manutenção de 0,5 g por hora, durante 6 horas. A dose de manutenção pode ser substituída por infusões em bolo de 1 g a cada hora por 4 horas consecutivas. Em pacientes com insuficiência renal, a dose deve ser diminuída à metade. Lembrar que é impossível infundir o sulfato de magnésio diluído em solução salina a 0,9% ou solução glicosada a 5%. A infusão pode ser feita em veia periférica exceto quando a concentração for superior a 20 mmoL/100 mL quando um acesso venoso profundo deve ser obtido.

Nas hipomagnesemias graves sintomáticas, a reposição intravenosa imediata de sulfato de magnésio está indicada. O objetivo é manter o nível sanguíneo de magnésio superior a 1 mg/dL. Como o nível sérico de magnésio é o principal regulador de sua reabsorção pelo rim, elevações abruptas da concentração plasmática retiram o estímulo de retenção de magnésio, podendo levar a uma excreção de até 50% da dose infundida na urina, levando à necessidade de reposições maiores para sustentar a correção pretendida. A dose utilizada nas primeiras 24 horas é de 8 a 12 g. Nos dias subsequentes, a dose deve ficar entre 4 e 6 g para manter a reserva corporal de magnésio. Em pacientes com infarto agudo do miocárdio e Hipomagnesemia, a recomendação da American Heart Association (AHA) é de 2 g de sulfato de magnésio a 50% em 15 minutos seguidas de 18 g em 24 horas. Em casos extremos ou de maior gravidade, infusões maiores podem ser requeridas.

Pacientes com hipocalcemia e hipopotassemia concomitantes devem receber reposição destes íons de modo conjunto com o magnésio. No caso da hipocalcemia, a infusão isolada de sulfato de magnésio pode diminuir agudamente o cálcio ionizado pela formação de um complexo entre o sulfato e o cálcio.

Pacientes que têm hipomagnesemia induzida pelo uso de diuréticos e necessitam da manutenção dessas medicações, a associação com diuréticos poupadores de potássio pode ajudar, pois eles aumentam a reabsorção de magnésio pelo rim.

Na Tabela 70.5, apresentam-se formas de reposição de magnésio em algumas situações clínicas.

REFERÊNCIAS BIBLIOGRÁFICAS

1. Herroeder S, Schönherr ME, De Hert SG, et al. Magnesium. Essentials for anesthesiologists. Anesthesiology. 2011; 114(4):971-93.
2. Guerrera MP, Volpe SL, Mao JJ. Therapeutic uses of magnesium. American Family Physician. 2009; 80(2):157-62.
3. Chang WTW, Radin B, McCurdy MT. Calcium, magnesium, and phosphate abnormalities in the emergency department. Emergency Medicine Clinics of North America. 2014; 32:349-66.
4. James MFM. Magnesium in obstetrics. Best Practice & Research Clinical Obstetrics and Gynaecology. 2010; 24:327-37.
5. Dibaba DT, Xun P, He K. Dietary magnesium intake is inversely associates with serum C-reactive protein levels: meta-analysis and systematic review. European Journal of Clinical Nutrition. 2014; 68:510-6.
6. Agus ZS. Hypomagnesemia. Journal of the American Society of Nephrology. 1999; 10:1616-22.
7. Polderman KH, Bloemers FW, Peerdeman SM, et al. Hypomagnesemia and hypophosphatemia at admission in patients with severe head injury. Critical Care Medicine. 2000; 28:2022-5.
8. Morisaki H, Yamamoto Y, Moreta Y, et al. Hypermagnesemia-induced cardiopulmonary arrest before induction of anesthesia for emergency cesarean section. Journal of Clinical Anesthesia. 2000; 12:224-6.
9. Fuchs-Buder T, Wilder-Smith OH, Borgeat A, et al. Interaction of magnesium sulphate with vecuronium-induced neuromuscular block. British Journal of Anaesthesia. 1995; 405-9.
10. Czarnetzki C, Lysakowski C, Elia N, et al. Time course of rocuronium-induced neuromuscular block after pre-treatment with magnesium sulphate. A randomized study. Acta Anaesthesiologica Scandinavica. 2010; 54:299-306.
11. Taheri A, Haryalchi K, Ghanaie MM, et al. Clinical study effect of low-dose (single-dose) magnesium sulfate on postoperative analgesia in hysterectomy patients receiving balanced general anesthesia. Anesthesiology Reseach and Practice. 2015; 306145.
12. Sedighinejad A, Haghighi M, Nabi BN, et al. Magnesium sulfate and sufentanil for patient-controlled analgesia in orthopedic surgery. 2014; 4(1);e11334.
13. Saritas TB, Borazan H, Okesli S, et al. Is intra-articular magnesium effective for postoperative analgesia in arthroscopic shoulder surgery? Pain Research & Management. 2015; 20(1):35-8.
14. Gupta SD, Mitra K, Mukherjee M, et al. Effect of magnesium infusion on thoracic epidural analgesia. Saudi Journal of Anaesthesia. 2011; 5(1):55-61.
15. Lee AR, Yi HW, Chung IS, et al. Magnesium added to bupivacaine prolongs the duration of analgesia after interscalene nerve block. Canadian Journal of Anaesthesiology. 2012; 59(1):21-7.
16. Sun J, Wu X, Xu X, et al. A comparison of epidural magnesium and/or morphine with bupivacaine for postoperative analgesia after cesarean section. International Journal of Obstetric Anesthesia. 2012; 21(4):310-6.
17. Murphy JD, Paskaradevan J, Eisler LL, et al. Analgesic efficacy of continuous intravenous magnesium infusion as an adjuvant to morphine for postoperative analgesia: a systematic review and meta-analysis. Middle East Journal of Anaesthesiology. 2013; 22(1):11-20.
18. Mentes O, Harlak A, Yigit T, et al. Effect of intraoperative magnesium sulphate infusion on pain relief after laparoscopic cholecystectomy. Acta Anaesthesiologica Scandinavica. 2008; 52:1353-9.
19. Euser AG, Cipolla MJ. Magnesium sulfate for the treatment of eclampsia: A brief review. Stroke. 2009; 40:1169-75.
20. Berhan Y, Berhan A. Should magnesium sulfate be administered to women with mild pre-eclampsia? A systematic review of published reports on eclampsia. Journal of Obstetrics and Gynaecology Research. 2015; 41(6):831-42.
21. Ghabriel MN, Thomas A, Vink R. Magnesium restores altered aquaporin-4 immunoreactivity following traumatic brain injury to a preinjury state. Acta Neurochirurgica Supplement. 2006; 96:402-6.
22. Hull CJ. Phaeochromocytoma. Diagnosis, preoperative preparation and anaesthetic management. British Journal of Anaesthesia. 1986; 58:1453-68.
23. Mannino DM, Homa DM, Akinbami LJ, et al. Surveillance for asthma - United States, 1980-1999. MMWR Surveillance Summaries. 2002; 51:1-13.

TABELA 70.5 Sugestão de doses para algumas situações clínicas. As doses podem e devem ser modificadas em decorrência do quadro clínico e da resposta à infusão

Situação clínica	Dosagens
Pré-eclâmpsia/Eclâmpsia	Sulfato de magnésio a 50% 4 g EV em 5 a 10 minutos seguidos de 1 g/hora por pelo menos 24 horas. Uma segunda dose de 2 g em 15 a 20 minutos deve ser dada no caso de ocorrerem crises convulsivas ou aumentar a infusão para 2 g/hora.
Asma aguda grave	Sulfato de magnésio a 50% 2,5 g EV em 5 a 10 minutos seguido de 10 a 25 g em 24 horas, dependendo da gravidade e evolução.
Fibrilação/*Flutter* atrial	Sulfato de magnésio a 50% 2,5 g EV em 5 a 30 minutos, dependendo da gravidade, seguido de uma infusão objetivando uma concentração plasmática do valor normal menor (1,5 mg/dL).
Torsades de pointes	Sulfato de magnésio a 50% 2,5 g EV em 5 a 10 minutos seguido de 10 a 25 g em 24 horas, de acordo com a evolução.

24. Ma L, Liu WG, Zhang JM, et al. Magnesium sulphate in the management of patients with aneurysmal subarachnoid haemorrhage: A meta-analysis of prospective controlled trials. Brain Injury. 2010; 24(5):730-5.
25. McKee JA, Brewer RP, Macy GE, et al. Magnesium neuroprotection is limited in humans with acute brain injury. Neurocritical Care. 2005; 2:342-51.
26. Wong GKC, Boet R, Poon WS, et al. Intravenous magnesium sulphate for aneurysmal subarachnoid hemorrhage: an updated systemic review and meta-analysis. Critical Care. 2011; 15:R52.
27. Saver JL, Starkman S, Eckstein M, et al. Prehospital use of magnesium sulfate as neuroprotection in acute stroke. New England Journal of Medicine. 2015; 372:528-36.
28. Meller CH, Izbizky G, Otaño L. Update on the use of magnesium sulphate for neuroprotection in preterm birth. Archivos Argentinos de Pediatria. 2015; 113(4):345-51.
29. Antman EM, Anbe DT, Armstrong PW, et al. ACC/AHA Guidelines for the management of patients with ST-elevation myocardial infarction - Executive Summary: A report of the American College of Cardiology/ American Heart Association Task Force on practice guidelines (Writing Committee to Revise the 1999 Guidelines for the Management of patients with acute myocardial infarction). Circulation. 2004; 110:588-636.
30. Thel MC, Armstrong AL, McNulty SE, et al. Randomised trial of magnesium in in-hospital cardiac arrest. Duke internal medicine housestaff. Lancet. 1997; 350:1272-6.
31. Fatovich DM, Prentice DA, Dobb GJ. Magnesium in cardiac arrest (the magic trial). Resuscitation. 1997; 35:237-41.
32. Haft WA, Vallejo MC. The changing role of magnesium in obstetric practice. Anesthesiology Clinics. 2013; 31:517-28.

71

Distúrbios do Potássio

Ítalo Bruno dos Santos Sousa
Paulo Ricardo Gessolo Lins
Roberto Camargo Narciso

INTRODUÇÃO

O nome potássio vem do neerlandês *pottasche* (cinza de pote), nome dado por Humphry Davy quando o descobriu em 1807. Esse foi o primeiro elemento metálico isolado por eletrólise a partir da potassa (KOH), composto cujo nome latino, *Kalium*, originou o símbolo químico do potássio.

O potássio é o mais importante íon do espaço intracelular, onde sua concentração normal é de 100 a 150 mEq/L. A quantidade média estimada de potássio corporal é cerca de 50 mEq/kg, de cujo total 90% localizam-se no espaço intracelular, por conta da atividade da bomba Na-K-ATPase. O íon potássio é o principal responsável pela manutenção do volume intracelular, do mesmo modo que o sódio constitui o principal cátion do espaço extracelular. Somente cerca de 10% do potássio corporal situa-se no espaço extracelular, desse montante, cerca de 8% situam-se no tecido ósseo, de onde é lentamente mobilizado, enquanto apenas cerca de 2% encontram-se em solução no plasma e no fluido intersticial, onde sua concentração é muito inferior à do espaço intracelular. O potencial de membrana depende crucialmente da diferença de concentração do íon potássio através da membrana celular (gradiente transmembrana). Variações nos níveis do cátion, especialmente no espaço extracelular, podem levar a importantes perturbações funcionais das células cardíacas, dando origem a arritmias potencialmente fatais, motivo pelo qual sua concentração deve ser mantida dentro de limites estreitos, entre 3,5 e 5,5 mEq/L.

A ingestão média de potássio em uma dieta ocidental corriqueira é cerca de 50 a 150 mEq/dia, e variações neste valor são bem toleradas pelo organismo. A internalização do potássio ingerido e absorvido ocorre dependente da ação da insulina e via receptores beta-2 adrenérgicos, o que evita a hipercalemia pós-prandial. Em 6 a 8 horas, em indivíduos normais, este elemento é redistribuído e seu excesso eliminado, sendo a via de excreção renal a principal forma (90%, ou 50 a 140 mEq/dia), pequena parte via fecal (5 a 10%, ou 5 a 10 mEq/dia) e via sudorese (0-5%, ou 0 a 5 mEq/dia). Nos rins, quase todo potássio filtrado é reabsorvido no túbulo contorcido proximal e na alça de Henle. A excreção acontece de fato por secreção ativa do íon nos segmentos distais do néfron. Esta secreção é influenciada pelos fatores descritos na Tabela 71.1.

O entendimento da ação coordenada de todos estes elementos é de extrema importância para a compreensão dos distúrbios relacionados à concentração sérica do potássio. Apesar de bastante comum, a prevalência exata destes distúrbios no cenário da terapia intensiva é desconhecida, porém os pacientes críticos estão entre aqueles com maior risco de desenvolvimento de complicações decorrentes de distúrbios do potássio, em virtude das situações clínicas subjacentes. Desse modo, o pronto reconhecimento e intervenção são essenciais para minimizar morbidade e mortalidade e exigem do médico emergencista adequado conhecimento do tema abordado neste capítulo.

TABELA 71.1 Fatores determinantes da excreção de potássio
Desequilíbrio ácido-básico: na acidose há aumento da concentração extracelular de potássio devido à troca deste pelo íon próton, que é internalizado na tentativa de tamponar o excesso de íons hidrogênio no espaço extracelular. Na alcalose, por outro lado, ocorre o contrário. De maneira geral, podemos dizer que nos distúrbios metabólicos (alcaloses e acidoses) a variação média de 0,1 ponto no pH leva a uma variação de 0,5 mEq/L no potássio sérico. De modo ainda não totalmente elucidado, distúrbios respiratórios apresentam efeitos mínimos sobre o influxo e efluxo de potássio nas células.
Fluxo intraluminal: sódio, água e outros osmóis no lúmen tubular distal ativam a ação de canais de secreção de potássio específicos de alta condutância (Big K).
Ânions não cloreto excretados e apresentados no lúmen distal, gerando aumento do gradiente eletroquímico favorável para excreção de potássio (diurese osmótica)
Condições respectivas de excesso ou escassez de potássio interferem na maior ou menor atividade da Na-K-ATPase, na tentativa de normalizar o gradiente transmembrana.

HIPERCALEMIA

DEFINIÇÃO E EPIDEMIOLOGIA

Considera-se hipercalemia valores séricos de potássio acima de 5,5 mmol/L. Em pacientes críticos, este distúrbio é menos frequente do que a hipocalemia, contudo oferece complicações mais sérias. Hipercalemia severa requer rápida correção para prevenção de complicações cardiovasculares fatais. Os principais fatores predisponentes são: redução da função renal, idade avançada, diabetes mellitus (comumente relacionada a acidose e hipoaldosteronismo hiporreninêmico), determinadas medicações, tais como inibidores de enzima conversora da angiotensina, diuréticos poupadores de potássio, betabloqueadores, entre outros.

CAUSAS

As elevações séricas de potássio podem ser falsamente encontradas em pacientes sem qualquer desordem clínica, decorrentes de hemólise na amostra de sangue colhida, quer por condições de armazenamento ou de processamento. Nesta situação, o soro fica tingido pela hemoglobina livre resultante da lise de hemácias, o que facilita seu reconhecimento, sendo este evento geralmente identificado pelo laboratório, determinando a necessidade de nova coleta. Em pacientes portadores de hiperleucocitose (> 100.000/mm^3) ou trombocitose (> 1.000.000/mm^3) também podemos identificar pseudo-hipercalemia. Neste caso, ocorre um fenômeno *in vitro* decorrente da liberação de potássio pelas células durante a formação de coágulo dentro da amostra. Aferições simultâneas da concentração de potássio no plasma e no soro podem identificar este problema, sendo uma elevação de 0,2 a 0,3 mEq/L do soro em relação ao plasma indicativa de pseudo-hipercalemia. Finalmente, a coleta de amostra do mesmo braço onde está sendo feita infusão de potássio também deve ser descartada como causa de pseudo-hipercalemia. Deve-se estar sempre atento a qualquer uma destas possibilidades quando houver variações muito abruptas nos níveis de potássio entre uma coleta e outra.

A hipercalemia verdadeira ocorre por três mecanismos principais: aumento do aporte, redistribuição transcelular e redução da excreção renal.

Apesar de existirem mecanismos de defesa contra sobrecarga oral em indivíduos saudáveis, pode se desenvolver hipercalemia em pacientes suscetíveis, como aqueles com insuficiência renal crônica e hipoaldosteronismo hiporreninêmico. Incluem-se aqui alimentos, suplementos orais/endovenosos e medicamentos como a penicilina cristalina (1,7 mEq de potássio/milhão de UI).

Alterações no equilíbrio entre as concentrações intracelulares e extracelulares de potássio também podem evoluir para hipercalemia severa em pacientes críticos, seja por liberação intracelular de potássio ou por inibição do movimento de entrada para o interior da célula (Tabela 71.2). Hiperosmolaridade do líquido extracelular (LEC) provoca saída de água a partir do líquido intracelular (LIC), carreando potássio para fora por convecção. Do mesmo modo, acidose metabólica altera o balanço do potássio por captar o excesso de prótons livres (H+) do meio extracelular através da bomba de contratransporte Na-H, levando a redução da concentração de sódio intracelular, e, consequentemente, sua disponibilidade para ser trocado pelo potássio através da bomba Na-K-ATPase, fazendo que uma menor quantidade de potássio entre nas células. De modo prático, para cada 0,1 U de alteração do pH sanguíneo haverá uma alteração concomitante do potássio sérico de 0,6 mEq/L. Diversas drogas também podem afetar o gradiente transmembrana de potássio, como os betabloqueadores que inibem o transporte do íon em direção ao meio intracelular por intermédio do bloqueio da atividade Na-K-ATPase mediada por catecolaminas. De modo semelhante, a digoxina inibe diretamente este mesmo alvo nas células musculares esqueléticas. A succinilcolina bloqueia a reentrada fisiológica de potássio após a despolarização da junção neuromuscular e pode causar hipercalemia severa em pacientes com queimaduras severas, trauma extenso ou miopatias. A paralisia periódica hipercalêmica é uma doença autossômica dominante, rara, na qual os indivíduos são acometidos por surtos de fraqueza ou paralisia seguindo exposição ao frio, exercício e ingestão de potássio. A fisiopatologia não é clara, mas inclui distúrbios do gradiente transmembrana de potássio. Já na necrose tecidual extensa, como no trauma, grandes queimaduras, rabdomiólise e lise tumoral, a rotura da membrana plasmática determina perda dos mecanismos de manutenção do gradiente transmembrana e liberação de grandes quantidades de potássio diretamente no meio extracelular.

A insuficiência renal é a causa mais comum de redução da excreção de potássio. No paciente com insuficiência renal

TABELA 71.2 Principais causas de elevação da concentração do potássio sérico

Pseudo-hipercalemia	Aporte excessivo
1. Coleta de sangue não apropriada (torniquete) 2. Hemólise (*in vitro*)* 3. Aumento exagerado do número de leucócitos ou plaquetas	1. Administração oral ou intravenosa 2. Drogas contendo K^+: penicilina cristalina (1,7 mEq/mUI) 3. Transfusão de sangue estocado
Desvio do potássio para o extracelular	**Diminuição da excreção renal**
1. Acidose (metabólica, principalmente)* 2. Lesão tecidual: trauma, queimadura, rabdomiólise* 3. Síndrome da lise tumoral (SLT) 4. Hiperosmolalidade 5. Succinilcolina 6. Superdosagem de digitálico 7. Betabloqueadores 8. Paralisia periódica hipercalêmica 9. Exercícios intensos	1. Insuficiência renal aguda oligúrica* 2. Insuficiência renal crônica* 3. Insuficiência adrenal: doença de Addison, adrenalectomia bilateral 4. Hipoaldosteronismo*: hiporreninêmico, defeitos enzimáticos específicos, pseudo-hipoaldosteronismo 5. Adrenalectomia bilateral 6. Acidose tubular renal tipo IV 7. Drogas: diuréticos poupadores de potássio*, IECA/BRA/Inibidores da Renina*, AINEs, heparina, trimetoprim, ciclosporina, tacrolimus, pentamidina, propofol

*Causas frequentes nos serviços de emergência.

aguda e sem catabolismo proteico, ocorre aumento de 0,5 mEq/L por dia de oligúria. Se houver diurese residual, geralmente apenas uma hipercalemia leve é evidenciada. Pacientes com insuficiência adrenal desenvolvem hipercalemia apesar de função renal adequada, por redução da atividade mineralocorticoide e consequente redução da ativação do sistema renina-angiotensina-aldosterona, comportando-se de maneira análoga ao uso de espironalactona ou inibidores do sistema renina-angiotensina. Várias drogas podem produzir hipercalemia por afetar a excreção renal de potássio, principalmente pelo bloqueio do eixo renina-angiotensina-aldosterona. Este é o caso dos inibidores da enzima conversora de angiotensina (IECA), bloqueadores dos receptores de angiotensina-II (BRA) e da espironolactona (antagonista da aldosterona). Já a heparina inibe a síntese de aldosterona. Os anti-inflamatórios não esteroidais (AINEs) bloqueiam a síntese renal de prostaglandinas e causam supressão da liberação de renina. Os AINEs ainda podem reduzir a taxa de filtração glomerular por vasoconstrição renal, de modo semelhante à ciclosporina e tacrolimus. Os diuréticos poupadores de potássio não dependentes da aldosterona (amilorida e triantereno), trimetoprim e pentamidina inibem diretamente a secreção tubular de potássio no néfron distal.

QUADRO CLÍNICO

As oscilações na concentração sérica de potássio geram alterações na excitabilidade e no potencial de membrana das células, o que determina que as principais manifestações clínicas deste distúrbio também sejam musculares e cardíacas.

Os sintomas da hipercalemia são escassos e manifestam-se apenas quando o quadro é grave, com hipercalemia maior que 7 mEq/L, com exceção dos casos muito agudos. O paciente pode apresentar desde fraqueza ascendente progressiva até paralisia flácida, que normalmente não atinge a musculatura respiratória, pares cranianos nem esfíncteres.

Vários distúrbios de condução podem ser verificados nos casos de hipercalemia, porém a mais precoce e mais específica é a presença de onda T aumentada de amplitude, simétrica e apiculada ("em tenda"). Logo aparecem a redução do intervalo QT, o alargamento do complexo QRS e o aumento do intervalo PR. Seguem-se bloqueio AV de 1º grau e diminuição da voltagem da onda P, sendo a evolução natural a assistolia ou a fibrilação ventricular. Quanto mais rápida for a instalação de hipercalemia, mais deletérios serão seus efeitos. A presença de qualquer alteração eletrocardiográfica associada com hipercalemia deve ser tratada imediatamente (Figura 71.1).

ABORDAGEM DIAGNÓSTICA

É imperativo reconhecer quando a hipercalemia representa uma emergência médica, pois a terapia nestes casos deve preceder o raciocínio diagnóstico, que será realizado em um segundo momento.

Hipercalemia de início abrupto sempre deve direcionar a hipótese para liberação do potássio intracelular, como na rabdomiólise e lise tumoral. História e exame clínico ajudam também a diferenciar entre as três causas mais comuns de hipercalemia decorrentes de prejuízo na excreção renal:

1. Insuficiência renal crônica, por meio dos sintomas urêmicos, sinais de hipervolemia ou queda do débito urinário;
2. Diminuição da oferta renal de sal e água, que ocorre frequentemente em estados de baixo volume circulante efetivo, como ICC descompensada e síndrome nefrótica, nos quais geralmente há edema e má distribuição de fluidos;
3. Hipoaldosteronismo de qualquer causa, que pode apresentar-se sem nenhum estigma específico.

Exames subsidiários são indicados conforme mecanismo etiológico principal. Além da dosagem do potássio sérico, deve-se solicitar ureia, creatinina, hemograma, CPK, sódio, cálcio, fósforo, marcadores de hemólise, solutos urinários, osmolaridade sérica e urinária, entre outros. Eletrocardiograma deve necessariamente ser providenciado o quanto antes.

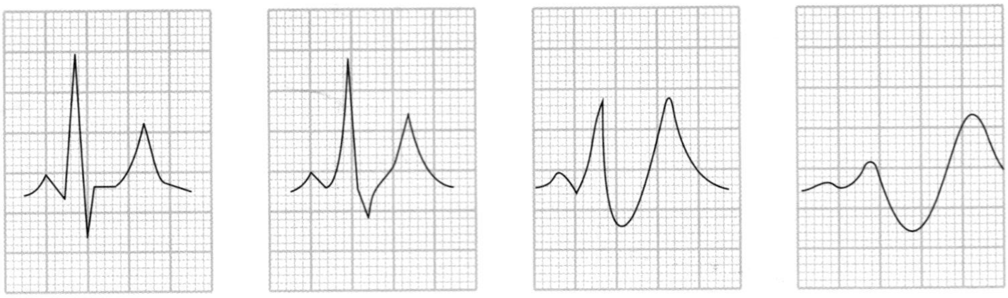

$[K^+]$ 6,0 a 7,0 mEq/L — Ondas T apiculadas e simétricas

$[K^+]$ 7,0 a 8,0 mEq/L — Ondas P achatadas, prolongamento do intervalo PR, depressão do segmento ST, ondas T mais apiculadas

$[K^+]$ 8,0 a 9,0 mEq/L — Desaparecimento das ondas P, QRS ainda mais alargado, ondas T apiculadas e início do aparecimento de padrão sinusoidal

$[K^+]$ > 9,0 mEq/L — Ondas com padrão sinusoidal

FIGURA 71.1 Alterações eletrocardiográficas associadas à hipercalemia.

A avaliação do gradiente transtubular de potássio (TTKG) também faz parte do arsenal para a diferenciação da etiologia dos quadros de hipercalemia. Uma vez que serve como estimativa da atividade de aldosterona e da concentração tubular distal de potássio, aqui ele ajuda a diferenciar os casos secundários ao hipoaldosteronismo. Assim, nas hipercalemias, TTKG > 7 é considerada resposta renal apropriada ao estimulo de hipercalemia sérica e < 5 é sugestivo de ausência de estímulo de resposta renal ao potássio sérico (hipoaldosteronismo).

Uma abordagem passo a passo para diagnóstico etiológico da hipercalemia é empregada conforme abaixo:

1. Checar eletrocardiograma e níveis séricos de potássio. Em caso de emergência clínica (maior risco quando > 7 mEq/L), instituir as medidas necessárias e seguir para o próximo passo apenas após controle imediato do distúrbio (*vide tratamento*).
2. História e exame físico direcionados com atenção à dieta, suplementos, fatores predisponentes e uso de medicações. Avalie sinais vitais e estime volemia do paciente.
   a. Hipercalemia e hipervolemia: doença renal crônica, inibidores de calcineurina (ciclosporina e tacrolimus), síndrome de Gordon (pseudo-hipoaldosteronismo tipo 2);
   b. Hipercalemia e hipovolemia: insuficiência adrenal, pseudo-hipoaldosteronismo tipo 1, diuréticos poupadores de potássio, trimetoprim, pentamidina.
3. Hipercalemia de instalação abrupta na ausência de aumento da oferta: deve-se suspeitar de causas que alteram o equilíbrio transcelular de potássio, incluindo drogas, rabdomiólise, hemólise maciça, trauma, queimaduras e lise tumoral. Pacientes com paralisia muscular flácida podem ser portadores de paralisia familiar hipercalêmica. Na ausência destas, a hipótese mais provável é pseudo-hipercalemia.
4. Pacientes com hiperleucocitose (> 100.000/mm³) ou trombocitose (> 1.000.000/mm³) devem ser avaliados com alto índice de suspeição para erro laboratorial na mensuração do potássio sérico, o que ainda pode ter acontecido quando há contração excessiva do punho durante a venopunção ou anormalidades no processamento da amostra.
5. Afastadas as causas anteriores, a hipótese mais provável é de um defeito na excreção renal de potássio. Caso a relação [potássio]urinário/[creatinina]urinária esteja abaixo de 150 mEq/g de creatinina, entendemos que a eliminação de potássio se encontra anormalmente baixa para o grau de hipercalemia.
6. Em situações ambulatoriais, calcular o gradiente de concentração de potássio transtubular (TTKG), que estima o funcionamento da excreção de potássio mediada por aldosterona no néfron distal.
   - TTKG > 7: funcionamento adequado do néfron distal. Redução da excreção renal provavelmente decorre de redução da taxa de filtração glomerular: redução do volume sanguíneo efetivo (hipovolemia, redistribuição para terceiro espaço), vasoconstrição renal, lesão renal aguda oligúrica ou doença renal crônica.
   - TTKG < 5: ocorre hipoaldosteronismo absoluto ou resistência à aldosterona no sítio de ação (canais de Na^+ epiteliais no túbulo coletor cortical).
   - A normalização do TTKG (valores iniciais < 5) após oferta de 0,05 mg de fludrocortisona oral (mineralocorticoide sintético) identifica deficiência absoluta de aldosterona. Este grupo heterogêneo pode ser subdividido às custas dos níveis plasmáticos de renina:
     - Renina baixa: considere hipoaldosteronismo hiporreninêmico, nefropatia tubulointersticial e uso de AINEs.

- Renina alta: considere doença de Addison, deficiência de 21 α-hidroxilase, inibidores da esteroidogênese (cetoconazol), IECA ou BRA.

7. A manutenção de TTKG < 5 após teste terapêutico com fludrocortisona indica resistência à atividade da aldosterona. Considere: pseudo-hipoaldosteronismo 1 e 2, nefropatia tubulointersticial, diuréticos poupadores de potássio, trimetoprim, pentamidina, ciclosporina, obstrução do trato urinário e anemia falciforme.

A seguir, algoritmo com abordagem recomendada em pronto-socorro (Figura 71.2).

TRATAMENTO

Terapia imediata deve ser instituída se houver alterações eletrocardiográficas ou potássio > 7 mEq/L. O tratamento tem três frentes principais:

1. Estabilizar o potencial de membrana agudamente;
2. Deslocar o potássio para o compartimento intracelular;
3. Reduzir os estoques totais de potássio corporais (Tabela 71.3).

Estabilização aguda do potencial de membrana

Este efeito é obtido prontamente pelo gluconato de cálcio, que não reduz calemia, mas protege o coração de arritmias malignas. Indicado em situações em que há risco iminente de vida. Usualmente, é aplicado em situações em que há hipercalemia grave com risco iminente de vida, exigindo monitorização cardíaca contínua durante administração. Repetimos infusão a cada 5 minutos enquanto persistirem as alterações no ECG. Extrema precaução deve ser tomada em pacientes com intoxicação digitálica, pois a hipercalcemia pode agravar sintomas.

Internalização do potássio extracelular

Este efeito pode ser obtido por meio de solução polarizante contendo insulina e glicose. Terapia efetiva deve reduzir a calemia em torno de 0,5 a 1,5 mEq/L e persiste por cerca de 4 horas, período a partir do qual pode ser repetida.

Outra possibilidade é o uso de beta-2 agonistas, geralmente através do preparo de fenoterol ou salbutamol via inalação. Há potencial de redução da calemia em torno de 0,5 a 1,5 mEq/L. Pode ser repetida a cada 4 horas.

A terceira opção é elevar o pH sistêmico através da infusão de bicarbonato de sódio. Os pacientes com maior benefício

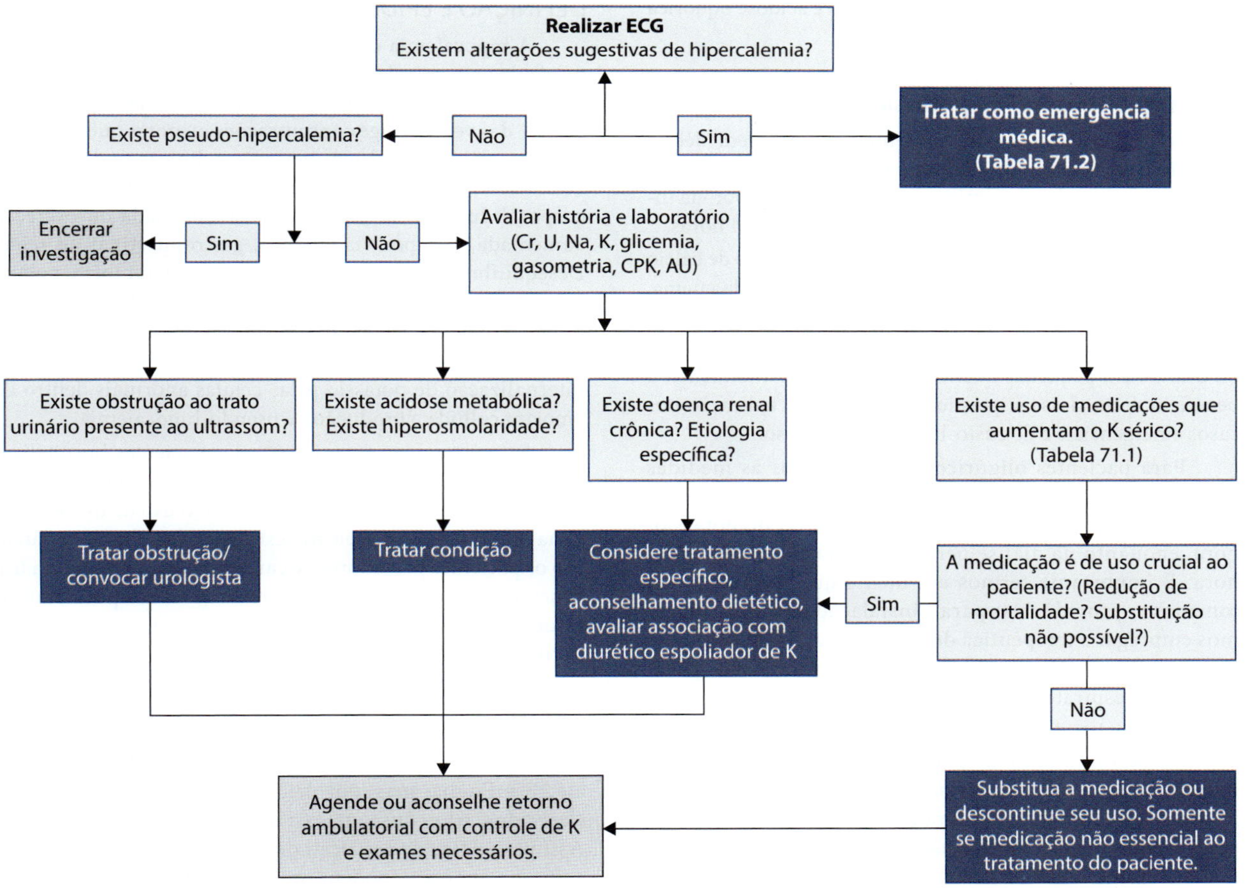

FIGURA 71.2 Abordagem da hipercalemia em pronto-socorro.

TABELA 71.3 Tratamento agudo da hipercalemia

Medida	Dose	Início	Duração do efeito	Mecanismo
Gluconato de cálcio (10%)	10 a 20 ml IV	1 a 3 minutos	30 a 60 minutos	Estabiliza a membrana plasmática do miócito
Insulina e glicose	10 UI de insulina + 25 g de glicose (50 ml GH 50%) IV	15 a 30 minutos	4 a 6 horas	Influxo intracelular de K^+
Bicarbonato de sódio	1 mEq/kg (1 mL/kg da solução a 8,4%) IV	5 a 10 minutos	1 a 6 horas	Influxo intracelular de K^+
Fenoterol	2,5 mg (10 gotas) via inalatória	15 a 20 minutos	2 a 4 horas	Influxo intracelular de K^+
Salbutamol	2,5 mg (10 gotas) via inalatória	15 a 20 minutos	2 a 4 horas	Influxo intracelular de K^+
Furosemida	20 a 80 mg até 1 mg/kg IV	60 minutos	4 a 6 horas	Aumento da excreção de K+ em pacientes com diurese presente
Poliestirenossulfonato de cálcio (Sorcal®)*	15 a 30 g diluídos em água ou manitol, via oral (preferível) ou enema	> 2 horas	2 a 6 horas	Troca de Na+ por K+, que é excretado pelas fezes
Hemodiálise	-	Imediato	2 a 8 horas	Retirada imediata de K+ do meio extracelular

*Evitar em pacientes com risco para necrose intestinal, íleo adinâmico ou hipovolêmicos, por relato de perfuração intestinal.

potencial são os portadores de acidose metabólica ou em situações de parada cardiorrespiratória (PCR) por hipercalemia. Há risco de sobrecarga volêmica, hipocalcemia e acidose liquórica paradoxal induzidas pela medicação.

Eliminação corporal do potássio

Diurético de alça para pacientes que mantêm débito urinário é medida rápida e eficaz para a redução do potássio corporal total. Pode ser administrada furosemida, por via intravenosa, na dose de 0,5 a 1 mg/kg a intervalos de 4 horas.

Resinas de troca como o poliestirenossulfonato de cálcio (Sorcal®), administradas por via oral ou na forma de enema, ligam-se ao potássio intestinal e impedem sua absorção. Deve ser administrado com manitol para efeito catártico adicional ou diluído em pequenas quantidades de água. Atualmente, o benefício desta classe é questionável, de pouca aplicação nos casos emergenciais e de custo-benefício duvidoso.

Para pacientes oligúricos ou refratários às medidas iniciais, a diálise é a única opção disponível. A hemodiálise consegue remover cerca de 25 a 50 mEq de potássio/hora, enquanto na diálise peritoneal apenas 10 a 15 mEq/hora. É importante termos em mente que, enquanto são tomadas as providências para a instalação da diálise, devemos empregar a terapêutica de efeito rápido (cálcio, glicose com insulina, bicarbonato) para diminuir o risco de parada cardiorrespiratória.

Em janeiro de 2015, o tratamento da hipercalemia foi contemplado com duas novas drogas com ação de quelantes intestinais, sendo elas o patiromer e o ciclossilicato sódico de zircônio. Essas medicações foram comparadas com placebo em pacientes renais crônicos não dialíticos em uso concomitante com inibidores do sistema renina-angiotensina-aldosterona, demonstrando superioridade em redução do nível sérico de potássio e controle de hipercalemia.

HIPOCALEMIA

DEFINIÇÃO E EPIDEMIOLOGIA

A hipocalemia é mais comum do que a hipercalemia e é definida a partir de níveis séricos de potássio menores que 3,5 mEq/L. Na maioria dos casos é silenciosa, porém em cerca de 25% das vezes atinge concentrações menores que 3 mEq/L, nível a partir do qual manifestações clínicas podem aparecem. Geralmente ocorre como consequência da depleção corporal de potássio por ingestão inadequada ou excreção aumentada, seja por via cutânea, gastrointestinal ou renal. Desequilíbrios transcelulares do potássio também podem causar hipocalemia de caráter transitório. Falsos resultados também podem ocorrer em pacientes portadores de leucemia com elevação marcante dos níveis de leucócitos, nos quais há internalização de potássio pelas células anormais dentro da amostra colhida e produção de pseudo-hipocalemia.

Estima-se que cerca de 20% dos pacientes hospitalizados apresentem hipocalemia, geralmente de maneira assintomática. No âmbito da terapia intensiva, o uso de diuréticos é a sua principal causa. Dentro deste contexto, chamam a atenção os pacientes portadores de cardiopatias, por vezes em uso concomitante de digitálicos, entre os quais a hipocalemia se associa especialmente à maior ocorrência de arritmias ventriculares e óbito.

CAUSAS

O rim é capaz de diminuir a excreção de potássio em até 15 mEq/dia; mas, por mecanismos não muito bem esclarecidos, não consegue suspender totalmente esta perda. Assim, regimes de restrição dietética de potássio extremos, como na anorexia, podem provocar hipocalemia. Mais comumente, porém, a restrição alimentar pode exacerbar e tornar clinicamente significativa a hipocalemia decorrente de outra alteração subjacente que também favoreça o aparecimento deste distúrbio. Deve ser lembrada em pacientes internados por longos períodos em que há má aceitação ou progressão retardada de dieta com baixa oferta de potássio. O jejum prolongado também influencia nas perdas de potássio, pois os cetoácidos inicialmente produzidos levam à indução da secreção de potássio pelo néfron distal para manter o equilíbrio elétrico da urina.

O estímulo à hematopoiese que decorre da administração de CSF-GM (Granulokine®) para tratamento de neutropenia ou ácido fólico/vitamina B12 para anemia megaloblástica pode levar a hipocalemia devido ao aumento da captação de potássio pelo grande volume de células novas. Assim, também, nos casos de leucemia aguda, em que há considerável aumento do número de leucócitos, o sangue coletado para análise pode apresentar nível de potássio bastante reduzido devido à captação in vitro por estas células metabolicamente ativas.

Como já referido, os rins são os maiores responsáveis por manter o balanço entre oferta e excreção de potássio, mantendo o volume de potássio corporal total estável. Ajustes na excreção renal podem demandar horas, assim, mudanças na concentração de potássio são tamponadas inicialmente por internalização ou saída do compartimento celular. Assim, ambos impedem a hipercalemia que poderia ocorrer pela sobrecarga pós-prandial, bem como pela contração muscular do exercício físico.

Do mesmo modo, em situações patológicas também se observa redistribuição do potássio entre os meios intra e extracelular. Na alcalose, o potássio é internalizado pelas células em troca dos prótons que passam por diferença de concentração do meio intracelular para o meio extracelular. Este efeito geralmente é pequeno, com queda aproximada da concentração do potássio sérico de 0,4 mEq/l para aumento de 0,1 unidade do pH.

O uso de insulina ou drogas com atividade beta-2 agonista, assim como em situações indutoras de liberação adrenérgica como na síndrome coronariana aguda ou libação alcoólica, podem causar hipocalemia grave associada ao aparecimento de arritmias, devido à redistribuição de potássio. Em pacientes portadores de paralisia periódica familiar hipocalêmica, há internalização abrupta do potássio do fluido extracelular, causando paralisia flácida aguda e insuficiência respiratória.

Perdas pelo trato gastrointestinal são recorrentes entre pacientes críticos, os quais são frequentemente submetidos a nutrição enteral, sucção nasogástrica, fístulas ou ostomias. A concentração de potássio na secreção gastrointestinal distal é maior, portanto é mais comum o aparecimento de hipocalemia em diarreia do que em vômitos. Entretanto, perdas gastrointestinais altas são acompanhadas de alcalose metabólica e hipocloremia, ambas associadas a aumento das perdas renais de potássio, exacerbando a hipocalemia resultante. Também pode haver perda extrarrenal de potássio pela sudorese excessiva, principalmente em pacientes portadores de fibrose cística.

Quando a hipocalemia for secundária a perda urinária, destacam-se as condições associadas com hiperaldosteronismo, seja primário ou secundário a estenose da artéria renal ou hipertensão maligna. Estes casos apresentam-se inicialmente com hipertensão e hipocalemia. Diagnóstico diferencial importante é a hipertensão tratada com diuréticos e hipocalemia secundária a esta medicação. Existem ainda nefropatias túbulo-intersticiais raras causadoras de hipocalemia, como as síndromes de Bartter e Gitelman, nefropatias intersticiais crônicas e acidoses tubulares renais tipos 1 (distal) ou 2 (proximal).

Um item muito importante a ser lembrado é o diagnóstico de hipomagnesemia, presente em até 40% dos pacientes com hipocalemia, tipicamente refratários à reposição de potássio. Aqui ocorre perda renal descontrolada de potássio e de cloreto, que resiste à terapêutica até haver reposição das reservas corporais de magnésio. Além disso, a hipomagnesemia leva à diminuição da secreção de PTH, o que gera hipocalcemia (Tabela 71.4). Por isso, a concomitância de hipocalcemia sugere a pesquisa dos níveis séricos de magnésio.

Por fim, várias drogas estão incluídas no rol de possíveis causas. Conforme dito anteriormente, os diuréticos, tanto tiazídicos como diuréticos de alça e inibidores da anidrase carbônica, podem desencadear hipocalemia. Penicilinas, gentamicina, cisplatina, anfotericina B, forscarnet, tenofovir, ifosfamida são ânions não reabsorvíveis e promovem a secreção de potássio pelos túbulos distais para manutenção da eletroneutralidade da urina. Compartilham ainda do mesmo mecanismo o bicarbonato (alcalose), o beta-hidroxibutirato (cetoacidose diabética) e o hipurato, resultante do metabolismo do tolueno (intoxicação exógena).

QUADRO CLÍNICO

Como o potássio é o cátion mais abundante no intracelular, é de se esperar que a hipocalemia produza distúrbios em múltiplos órgãos e sistemas. Os principais sintomas decorrem de aberrações na polarização das membranas que afetam a função dos tecidos neural e muscular. Os sinais e sintomas habitualmente não aparecem até que a deficiência seja significativa.

Quanto à musculatura esquelética, temos primeiramente o aparecimento de fraqueza na musculatura das pernas, depois do tronco e, finalmente, dos músculos respiratórios. O grau extremo de depleção culmina em arreflexia generalizada, paralisia flácida e morte por insuficiência respiratória.

No músculo cardíaco, a hiperexcitabilidade celular aumenta a automaticidade dos miócitos e prolonga o período refratário destas células, favorecendo arritmias como batimentos atrial e ventricular prematuros, bradicardia sinusal, taquicardia atrial paroxística ou juncional, BAV, TV, FV. As alterações eletrocardiográficas mais características são: depressão de ST, diminuição da amplitude de T, aumento da amplitude da onda U em derivações precordiais (Figura 71.3). Neste contexto, a associação entre hipocalemia e hipomagnesemia merece atenção especial, principalmente entre os pacientes tratados com medicações que prolongam intervalo QT, pois esta interação favorece o aparecimento de *torsade de pointes*.

TABELA 71.4 Principais causas de redução da concentração do potássio sérico	
Aporte reduzido	**Aumento da excreção renal**
▪ Administração oral ou intravenosa reduzida	1. Hiperaldosteronismo primário: adenoma, carcinoma 2. Hiperaldosteronismo secundário: hipertensão acelerada, estenose de artéria renal, nefrite intersticial, depleção de volume e estados edematosos (insuficiência cardíaca, cirrose e síndrome nefrótica), tumor secretor de renina. 3. Pseudo-hiperaldosteronismo: síndrome de Liddle, síndrome de excesso aparente de mineralocorticoide. 4. Hiperplasia adrenal congênita (deficiência de 11-hidroxilase ou 17-hidroxilase). 5. Síndrome de Cushing (endógena ou exógena). 6. Distúrbios túbulo-intersticiais: acidose tubular renal distal (tipo I), acidose tubular renal proximal (tipo 2), nefrite perdedora de sal, poliúria, síndrome de Bartter, síndrome de Gitelman. 7. Induzida por drogas: diuréticos tiazídicos*, de alça* e os inibidores da anidrase carbônica, extrato de alcaçuz (ácido glicirrízico), intoxicação por bário, intoxicação por césio, ânions não reabsorvíveis (penicilinas, cetoácidos), bicarbonato de sódio, aminoglicosídeos, anfotericina B. 8. Diurese osmótica: hiperglicemia, manitol. 9. Hipomagnesemia
Desvio do potássio para o intracelular	
▪ Alcalose* ▪ Infusão de glicose ▪ Insulina ▪ Estados hiperadrenérgicos ▪ Tireotoxicose ▪ Envenenamento por bário ▪ Paralisia familiar periódica hipocalêmica ▪ Leucemias agudas ▪ Síndrome da realimentação ▪ Recuperação de anemias megaloblásticas	
Perda extrarrenal excessiva	
1. Sudorese abundante 2. Gastrointestinal: vômitos, drenagem biliar, pancreática e intestinal, fístulas e ostomias, tumores neuroendócrinos, diarreia volumosa, síndromes disabsortivas, uso de laxativos, adenoma viloso de cólon. 3. Ureterossigmoidostomia	

*Etiologias frequentes no pronto-socorro.

ABORDAGEM DIAGNÓSTICA

A abordagem do paciente com hipocalemia deve enfatizar a história clínica, o uso de medicações, sintomas que sugiram fonte de perda como vômitos e diarreia, e antecedentes de doenças associadas. Do mesmo modo, no exame físico devem ser verificados sinais relacionados à repleção volêmica e presença ou não de hipertensão. Avaliação da força muscular é importante para estimar a gravidade do quadro e o tipo de terapia a ser instituída, além de servir como valioso parâmetro de evolução, se aferida sistematicamente ao longo do acompanhamento. A musculatura cardíaca também deve ser acompanhada de perto com ECG seriados e monitorização contínua.

Devemos sempre levar em consideração a redistribuição celular como causa da hipocalemia. Pacientes em eventos estressores fisiológicos agudos podem desenvolvê-la por descarga catecolaminérgica abrupta. Uso de beta-agonistas ou insulina em grandes doses deve ser pesquisado.

Independentemente da investigação da etiologia do quadro, a qual deve ser pautada pelas evidências clínicas, os exames subsidiários devem incluir: potássio urinário, que pode ser medido tanto na urina de 24 horas como em amostra simples (relação potássio/creatinina urinária), gasometria e magnésio sérico.

No paciente cuja origem da hipocalemia for espoliação não urinária, o rim trabalhará na tentativa de minimizar a perda deste cátion, até concentrações em torno de 15 a 20 mEq/dia (Figura 71.4). Por conta disso, valores maiores do que 15 mEq/dia de potássio na urina de 24 horas, bem como relação potássio/creatinina na amostra isolada maior do que 15 a 20 mEq/g de creatinina, sugerem perda extrarrenal de potássio.

Como sugerido, o estado acidobásico também contribui para a elucidação da etiologia da hipocalemia. Acidose metabólica hiperclorêmica concomitante pode decorrer de perdas extrarrenais (diarreia, laxativos, íleo adinâmico, fístulas intestinais) ou renais (acidoses tubulares renais tipos I e II, acetazolamida, cetoacidose diabética), diferenciadas através do cálculo do ânion *gap* urinário (AGU). Pacientes que apresentam alcalose metabólica podem ser subdivididos de

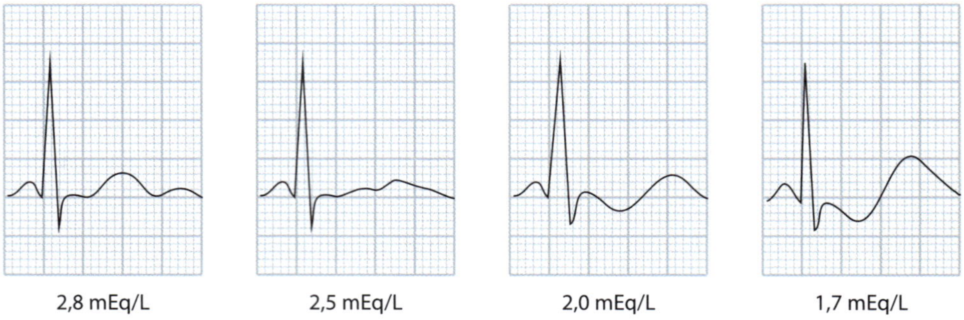

FIGURA 71.3 Traçados eletrocardiográficos compatíveis com hipocalemia.

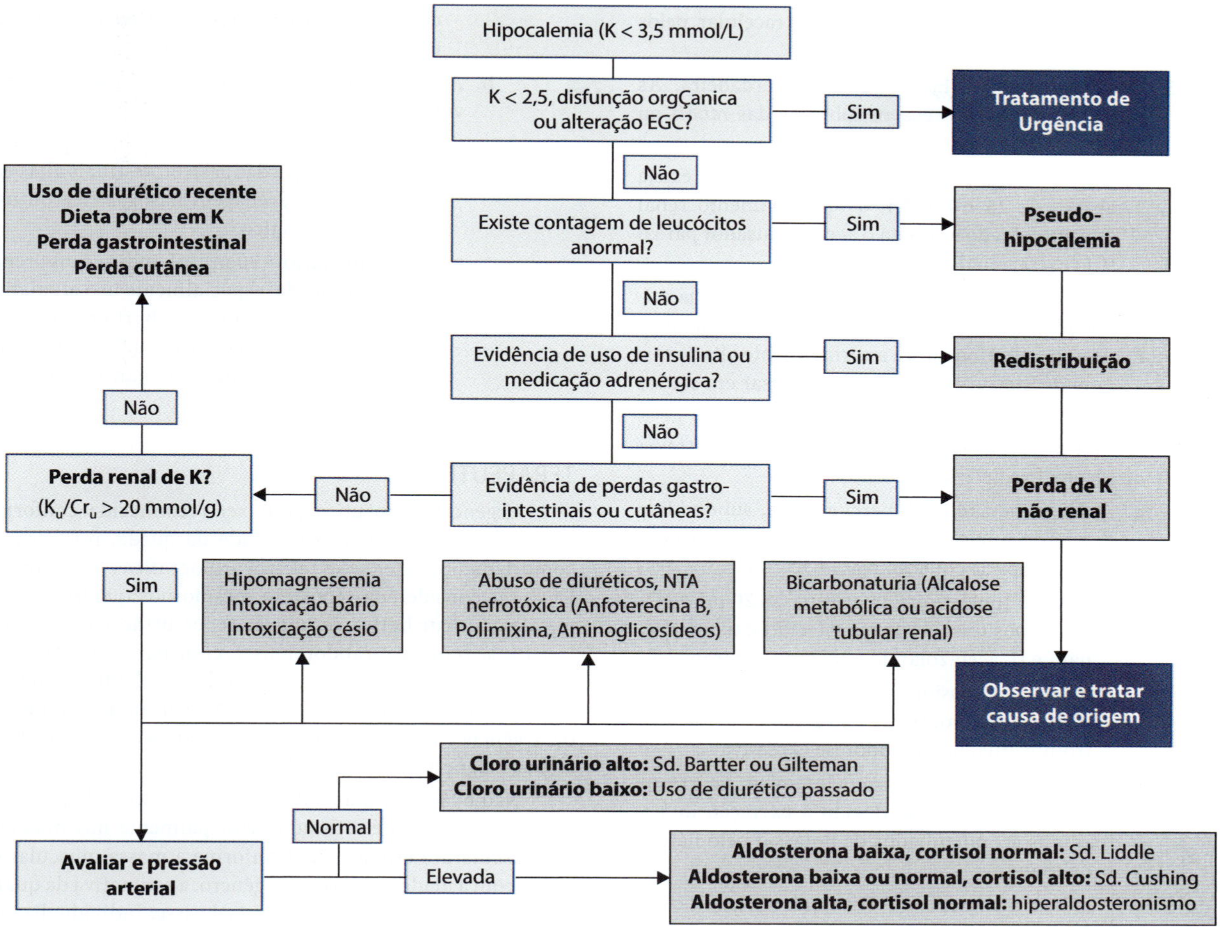

FIGURA 71.4 Avaliação da hipocalemia.

acordo com a estimativa de volemia e pressão arterial para diferenciar aqueles que podem estar sendo acometidos por doença renovascular ou excesso de mineralocorticoide (hipertensos) daqueles normotensos, cuja perda pode estar associada a vômitos em excesso, uso de diuréticos, síndrome de Bartter, síndrome de Gitelman ou deficiência de magnésio.

Uma abordagem passo a passo para o diagnóstico etiológico da hipocalemia é empregada conforme a seguir:

1. Checar eletrocardiograma e níveis séricos de potássio. Em caso de emergência clínica (maior risco quando < 2,5 mEq/L), seguir para o próximo passo apenas após controle do distúrbio (*vide tratamento*).
2. História e exame físico direcionados com a atenção à ingestão de dieta, hábito intestinal, uso de medicações (principalmente diuréticos) e evidências clínicas de estados hiperadrenérgicos. Avalie sinais vitais e estime a volemia do paciente.
   a. Hipocalemia e hipervolemia: hiperativação do sistema renina-angiotensina-aldosterona (SRAA), como na hipertensão maligna, estenose de artéria renal, tumor secretor de renina, hiperaldosteronismo primário, hiperaldosteronismo familiar responsivo a glicocorticoides (HFRG), pseudo-hiperaldosteronismo (síndrome de Liddle), síndrome de excesso aparente de mineralocorticoides (ingestão de alcaçuz, hipercortisolismo);
   b. Hipocalemia e hipovolemia: vômitos, diarreia, abuso de laxativos, uso de diuréticos, síndrome de Bartter, síndrome de Gitelman.
   c. Tremores finos de extremidades, taquicardia, pressão de pulso ($P_{sist} - P_{diast}$) aumentada: sugerem estado hiperadrenérgico como etiologia (tireotoxicose, feocromocitoma, B_2-agonistas, insulinoterapia, infarto agudo do miocárdio, trauma).
3. Hipocalemia de instalação abrupta sugere causas que alteram o equilíbrio transmembrana de potássio, incluindo crise tireotóxica, excesso de catecolaminas (primário ou secundário) e administração de insulina ou B2-agonistas. Pacientes com paralisia muscular flácida e insuficiência respiratória podem ser portadores de paralisia familiar hipocalêmica. A ausência de distúrbio ácido-básico associado corrobora esta suspeita. Na ausência destas, a hipótese mais provável é pseudo-hipercalemia (próximo passo).
4. A suspeita de erro laboratorial deve incorrer em pacientes com hiperleucocitose (> 100.000/mm³). Isto

ocorre por captação de potássio extracelular pelos leucócitos em excesso.

5. Em caso negativo, há hipocalemia verdadeira. As principais hipóteses recaem sobre perdas *renais* ou *extrarrenais* de potássio.
   a. Caso a relação $[potássio]_u/[creatinina]_u$ esteja abaixo de 15 mEq/gCr, o funcionamento renal está apropriado e aponta o agente causador para o sítio extrarrenal.
   b. Caso a relação $[potássio]_u/[creatinina]_u$ esteja acima de 20 mEq/gCr, entendemos que a eliminação de potássio se encontra anormalmente alta para o grau de hipocalemia. Devemos pensar em causas renais.
6. Afastar distúrbio ácido-básico concomitante através de gasometria arterial ou venosa.
   a. Acidose metabólica hiperclorêmica: subdividida de acordo com o ânion *gap* urinário (AG_U), calculado através da equação $Na^+_u + K^+_u - Cl^-_u$.
      - Relação $[potássio]_u/[creatinina]_u$ > 20 mEq/gCr + AG_u positivo: perda renal (acidose tubular renal I e II, acetazolamida, tolueno, topiramato).
      - Relação $[potássio]_u/[creatinina]_u$ < 15 mEq/gCr + AG_u negativo: perda extrarrenal (perda gastrointestinal baixa, sudorese excessiva).
   b. Acidose metabólica normoclorêmica: ocorre na cetoacidose diabética, devido à excreção de cetoânions acompanhados de potássio pelo néfron proximal.
   c. Alcalose metabólica: Verificamos a excreção renal de potássio.
      - Relação $[potássio]_u/[creatinina]_u$ < 15 mEq/gCr: uso anterior de diuréticos, diarreia por adenoma viloso de cólon, perdas cutâneas excessivas (fibrose cística).
      - Relação $[potássio]_u/[creatinina]_u$ > 20mEq/gCr: causa renal intrínseca ou decorrente de caliurese por alcalose extrarrenal (vômitos).
7. No contexto da alcalose metabólica com $[potássio]_u/[creatinina]_u$ > 20mEq/gCr, necessitamos da avaliação da volemia, da mensuração dos níveis séricos de renina e aldosterona e da excreção de cloro urinário.
   a. Alcalose hipocalêmica hipervolêmica decorre de hiperativação do SRAA:
      - Renina elevada + aldosterona elevada: estados hiperreninêmicos como estenose de artéria renal, hipertensão maligna e tumor secretor de renina.
      - Renina baixa + aldosterona elevada: distúrbio adrenal, principalmente hiperaldosteronismo primário e hiperaldosteronismo familiar responsivo a glicocorticoides (HFRG).
      - Renina baixa + aldosterona baixa: pseudo-hiperaldosteronismo (síndrome de Liddle), síndrome do excesso aparente de mineralocorticoides (hipercortisolismo, deficiência genética de 11β-hidroxiesteroide desidrogenase tipo 2, ingestão de alcaçuz ou regaliz).
   b. Alcalose hipocalêmica normovolêmica ou hipovolêmica é subdivida pelo nível de cloro urinário.
      - [Cloro] urinário < 10mEq/L justifica a presença de vômitos ou perdas gastrointestinais altas em excesso, como drenagem nasogástrica ou uso passado de diurético
      - [Cloro] urinário > 20 mEq/L indica causa renal a ser identificada, especialmente uso atual diuréticos de alça/síndrome de Bartter (hipercalciúria concomitante) ou uso atual de diuréticos tiazídicos/síndrome de Gitelman (hipocalciúria concomitante).

TERAPÊUTICA

Urgência terapêutica pode ser reconhecida conforme nível sérico do potássio, velocidade da queda, presença de comorbidades, alterações eletrocardiográficas e sintomas. Deve ser considerada reposição mesmo nos quadros de hipocalemia distributiva se houver repercussão clínica grave (arritmia, fraqueza, rabdomiólise), com particular cuidado nestes casos para o surgimento de hipercalemia de rebote como efeito adverso do tratamento. Não obstante a resolução da urgência clínica, devemos sempre abordar a causa de base (repor magnésio, suspender diurético).

Não é fácil estimar o déficit corporal total de potássio, pois este eletrólito é estocado principalmente nos miócitos da musculatura esquelética. Conforme a massa muscular se reduz com a idade e varia com o gênero, a estimativa da quantidade total de potássio a ser reposta deve ser individualizada. De maneira geral, há uma perda média de 300 mEq/L de potássio para cada 1 mEq/L de queda na calemia (Tabela 71.5). Sendo assim, mesmo havendo normalização da calemia, por vezes são necessários vários dias a semanas para repletar todos os estoques de potássio do organismo.

O tratamento básico inclui cloreto de potássio (KCl) isoladamente ou combinado com diuréticos poupadores de potássio. A via de administração depende da severidade do distúrbio, da velocidade de reposição e da disponibilidade do acesso. Independentemente, é necessária monitorização frequente do potássio sérico para evitar hipercalemia, especialmente em pacientes oligúricos.

A via de administração pode ser tanto oral quanto parenteral (Tabela 71.6). A reposição oral pode ser feita na forma de xarope ou na de comprimido de liberação entérica. Os efeitos colaterais destes preparados incluem desde má

TABELA 71.5 Estimativa de déficit corporal de potássio

$[K^+]$ sérico (mEq/L)	Déficit de K^+ (mEq)/70 kg
3,0 a 3,5	125 a 250
2,5 a 3,0	150 a 400
2.0 a 2,5	300 a 600
< 2,0	500 a 750

TABELA 71.6 Tratamento agudo da hipocalemia

Valor de [K+]	Medicação	Concentração	Via	Dose	Intervalo
[K+] entre 3,0 - 3,5 mEq/L	Xarope de KCl a 6% (Enila®)	8 mEq/10 mL	Oral	15 a 30 mL	8 em 8 horas a 6 em 6 horas
	Drágeas de KCl (Slow-K®)	8 mEq/drágea	Oral	1 drágea	8 em 8 horas a 6 em 6 horas
[K+] abaixo de 3,0 mEq/L ou ausência de via oral	KCl 19,1% 8 ml + SF 0,9% 492ml	40 mEq/L	Venosa periférica	500 mL	Em 4 a 6 horas
	KCl 19,1% 16 ml + SF 0,9% 484ml	80 mEq/L	Venosa central	500 mL	Em 1 a 4 horas
Arritmias malignas ou PCR por hipocalemia	KCl 19,1% 4ml + SF 0,9% 96ml	10 mEq/100 mL	Venosa	100 mL	Em 5 a 10 minutos, seguida de infusão gradual
Hipomagnesemia	$MgSO_4$ 10% 20ml + SF0,9% 230ml	64 mEq/L	Venosa	250 ml	Em 2 a 4 horas

aceitação e intolerância gástrica até perfurações intestinais em pacientes com íleo adinâmico.

Quando houver comprometimento da função gastrointestinal, nível sérico de potássio abaixo de 3,0 mEq/L ou sinais e sintomas, a terapia parenteral deve ser preferida. A preparação mais usada é KCl 19,1%, na qual cada mL possui 2,5 mEq. A administração endovenosa deve ser preparada em uma solução de soro fisiológico 0,9%, com concentração final de 40 a 60 mEq/L e infundida em 4 a 6 horas, se for usada veia periférica, pois concentrações maiores causam flebite e esclerose da veia. Soluções mais concentradas devem ser infundidas em veia central em concentrações de 80 a 120 mEq/L, cuja velocidade de infusão não deve exceder 40 mEq/h. Em casos extremos, com hipocalemia grave e risco iminente de parada cardíaca, podem ser infundidos até 100 mEq/h, com monitorização eletrocardiográfica intensiva. Espera-se em média que 20 mEq de KCl elevem o nível sérico de potássio em cerca de 0,25 mEq/L.

Em casos de hipocalemia crônica, podem ser utilizados bloqueadores do sistema renina angiotensina (inibidores da enzima conversora de angiotensina, bloqueadores da angiotensina II, inibidores da renina) e até antagonistas da aldosterona (espironolactona ou eplerenona). Pacientes hipertensos com hipocalemia com hipercaliúria concomitante se beneficiam tanto da reposição de potássio oral quanto do uso da espironolactona como agente hipotensor.

REFERÊNCIAS BIBLIOGRÁFICAS

1. Weiner ID, Linus S, Wingo CS. Disorders of potassium metabolism. In: Freehally J, Johnson RJ, Floege J, eds. Comprehensive clinical nephrology. 5th ed. St. Louis: Saunders; 2014:118.
2. Rose BD, Post TW. Clinical physiology of acid-base and electrolyte disorders. 5th ed. New York: McGraw-Hill; 2001.
3. Malnic G, Giebisch G, Muto S, Wang W, Bailey MA, Satlin LM. Regulation of K+ excretion. In: Alpern RJ, Caplan MJ, Moe OW, eds. Seldin and Giebisch's the kidney: physiology and pathophysiology. 5th ed. London, 2013; 1659-716.
4. Mount DB, Zandi-Nejad K. Disorders of potassium balance. In: Taal MW, Chertow GM, Marsden PA, Skorecki KL, Yu ASL, Brenner BM, eds. The kidney. 9th ed. Philadelphia: Elsevier, 2012:640-88.
5. Kovesdy CP. Management of hyperkalaemia in chronic kidney disease. Nat Rev Nephrol 2014; 10:653-62.
6. Persson F, Rossing P. Sequential RAAS blockade: is it worth the risk? Adv Chronic Kidney Dis 2014; 21:159-65.
7. Einhorn LM, Zhan M, Hsu VD, et al. The frequency of hyperkalemia and its significance in chronic kidney disease. Arch Intern Med 2009; 169:1156-62.
8. Weir MR, Bakris GL, Bushinsky DA, et al. Patiromer in patients with kidney disease and hyperkalemia receiving RAAS inhibitors. N Engl J Med 2015; 372:211-21.
9. Packham DK, Rasmussen HS, Lavin PT, et al. Sodium zirconium cyclosilicate in hyperkalemia. N Engl J Med 2015; 372:222- 31.
10. Kosiborod M, Rasmussen HS, Lavin P, et al. Effect of sodium zirconium cyclosilicate on potassium lowering for 28 days among outpatients with hyperkalemia: the HARMONIZE randomized clinical trial. JAMA 2014.
11. Mancia G, De Backer G, Dominiczak A, et al. 2007 Guidelines for the management of arterial hypertension: the Task Force for the Management of Arterial Hypertension of the European Society of Hypertension (ESH) and of the European Society of Cardiology (ESC). Eur Heart J 2007; 28:1462-536.
12. Hamill RJ, Robinson LM, Wexler HR, Moote C. Efficacy and safety of potassium infusion therapy in hypokalemic critically ill patients. Crit Care Med 1991; 19:694.
13. Pullen H, Doig A, Lambie AT. Intensive intravenous potassium replacement therapy. Lancet 1967; 2:809.
14. F. John Gennari, Hypokalemia. N Engl J Med 1998; 339:451-458
15. Agarwal A, Wingo CS. Treatment of hypokalemia. N Engl J Med 1999; 340:154-5.

72

Distúrbios do Fósforo

Luana Alves Tannous
Viviane Bernardes de Oliveira Chaiben
Paula Geraldes David João

INTRODUÇÃO

O fosfato é uma molécula inorgânica constituída por um átomo central de fósforo e quatro átomos de oxigênio. Em estado de equilíbrio, sua concentração plasmática é determinada pela habilidade renal em excretar o fosfato da dieta.[1]

METABOLISMO DO FÓSFORO

Em indivíduos com dieta adequada, a ingesta de fósforo é cerca de 800 a 1.500 mg/dia, sendo 80% absorvidos no intestino e 150 a 200 mg/dia excretados pelo cólon. A maior parte do fosfato está no osso, na forma de hidroxiapatita (85% do fósforo corporal), mas também está presente nas células como ânion livre (fosfato) e na composição de proteínas, enzimas, fatores de transcrição, intermediários de carboidratos e lipídios, ATP. As concentrações intracelulares são muito próximas das extracelulares e se dão na forma de fósforo elementar, sendo a variação normal em adultos entre 0,75 a 1,45 mmol/L ou 2,4 a 4,5 mg/dL.[9]

A absorção do fósforo oriundo da dieta no intestino ocorre por via dependente ou independente do sódio. A via dependente é através de uma proteína de transporte, mas as vias independentes não têm mecanismo muito evidente. A absorção também pode envolver a regulação da vitamina D. A utilização da fonte óssea de fosfato para aumentar a concentração plasmática envolve o metabolismo do cálcio, mas alguns hormônios também estão envolvidos na mobilização do fosfato do osso (fator de crescimento do fibroblasto 23 – FGF-23).[6]

Em indivíduos com níveis normais de fosfato e dieta adequada, a maior parte é reabsorvida nos túbulos proximais, sendo somente 10 a 20% excretados na urina. Quase não há reabsorção no nível dos túbulos distais. A reabsorção se dá através de proteínas de transporte dependentes de sódio.[8]

Embora o metabolismo ósseo e a absorção intestinal tenham papel importante no metabolismo como um todo, é o rim o regulador principal das concentrações finais de fosfato sérico. A reabsorção de fosfato depende da ingesta, da concentração sérica prévia, da atividade do hormônio paratormônio (PTH), do FGF-23 e da vitamina D (calcitriol).[7]

A queda de fosfato sérico ou ingesta adequada levam à ativação dos cotransportadores no lúmen do túbulo proximal, aumentando a reabsorção de fósforo. Por outro lado, o PTH e o FGF-23 são hormônios "fosfatúricos", agindo na diminuição da expressão de cotransportadores no rim, aumentando a excreção de fosfato e diminuindo a concentração sérica.[7]

Quando ocorre hipocalcemia, há aumento da atividade do PTH, levando em consequência ao aumento da excreção de fosfato e podendo levar à hipofosfatemia. Na hipercalcemia, ocorre o contrário.

HIPERFOSFATEMIA

A hiperfosfatemia é definida por uma dosagem de fósforo sérico maior que 4,5 mg/dL. Decorre de um balanço inadequado, em que o fosfato do fluido extracelular é maior do que o excretado por via renal. Está associada a um aumento da morbimortalidade em pacientes com insuficiência renal crônica, especialmente em decorrência de eventos cardiovasculares, que induzem alterações na camada média das artérias, levando a calcificação vascular.[2-3]

Comumente ocorre devido a quatro mecanismos, a saber: aumento agudo da carga de fósforo, disfunção renal aguda e crônica, aumento primário da reabsorção deste pelo túbulo renal proximal, desvio de fosfato para o fluido extracelular.[1]

Aumento da carga de fósforo pode ocorrer por via endógena e exógena. Na degradação maciça de tecido, como rabdomiólise e síndrome da lise tumoral, há liberação de fosfato para o fluido extracelular, pois este é o principal ânion intracelular. Esta hiperfosfatemia subsequente pode induzir a hipocalcemia sintomática através da precipitação de fosfato de cálcio nos tecidos. Aumento da carga de fosfato por fonte exógena ocorre, geralmente, por uso de laxantes que contêm fosfato, como fosfoenema. Nestes casos, há um risco maior de hiperfosfatemia devido à diminuição do volume intravascular e redução da perfusão renal, pela presença de diarreia.[1-2]

Outras condições que cursam com hiperfosfatemia, através do mecanismo de desvio extracelular, são acidose lática, quando há morte celular, diminuição do consumo e aumento da liberação do fósforo, e na cetoacidose diabética, em que o quadro de acidose pode levar a diminuição da utilização do fosfato celular.[1]

Reduções da taxa de filtração glomerular levam a diminuição da excreção do fosfato. O balanço, nestes casos, pode ser mantido por diminuição da reabsorção tubular, levando a um aumento da fosfatúria. Este mecanismo de compensação decorre do efeito do paratormônio (PTH), o qual diminui a atividade de cotransportadores de fosfato de sódio, e da ação de fosfatoninas (fator de crescimento de fibroblastos 23, proteína segregada-4), que diminuem a expressão luminal dos cotransportadores. Porém, em taxas de filtração glomerular menores que 20 a 25 mL/min está a maior supressão da reabsorção do fosfato; a partir de então, há um desequilíbrio, ocasionando a hiperfosfatemia.[1-2]

Aumento dos níveis de fosfato, devido ao estímulo à reabsorção, podem ocorrer em quadros de hipoparatireoidismo, por deficiência de secreção de PTH ou pseudo-hiperparatireoidismo, por aumento da resistência renal a este hormônio. Também na acromegalia, por estímulos do hormônio de crescimento e fator de crescimento insulina-*like* e uso de bisfosfonados.[1]

Nos casos de intoxicação por vitamina D, há aumento da absorção e diminuição da excreção do fosfato.[1]

Casos de pseudo-hiperfosfatemia podem ocorrem por alteração na aferição deste ânion, como em hiperglobulinemia (como no mieloma múltiplo), hiperlipidemia, hemólise e hiperbilirrubinemia.[2]

QUADRO CLÍNICO

Manifestações clínicas mais comuns são relacionadas a hipercalcemia, como fraqueza, anorexia, mialgia, câimbras, podendo evoluir para convulsões, tetania e arritmias graves.

Cristais de fosfato de cálcio podem causar lesão por deposição em tecidos e órgãos.[2]

TRATAMENTO

Deve-se identificar a causa e tratá-la de modo objetivo, para que níveis de fósforo atinjam o valor normal (2,7 a 4,5 mg/dL), além de manter o produto cálcio × fósforo menor que 55 a 60 mg/dL. A monitorização dos níveis séricos de fósforo deve ser feita a cada 24 a 48 horas, sendo indicadas coletas mais frequentes nos casos em que há sintomatologia grave ou pacientes em hemodiálise.[1-2]

Em paciente com função renal preservada, infusão de solução salina leva a um aumento da excreção renal de fósforo, além diminuir o cálcio através da diluição. Em geral, nestes pacientes a normalização dos níveis de fosfato ocorre em 6 a 12 horas. Pode ser considerado o uso de acetazolamina em associação a solução salina, na dose de 15 mg/kg. Naqueles com disfunção renal, com quadro de hipocalcemia sintomática, considerar hemodiálise.[4]

Quadros crônicos de hiperfosfatemia, como nos pacientes com insuficiência renal crônica e calcinose tumoral familiar, o tratamento é feito objetivando a diminuição da absorção de fosfato com quelantes de fósforo e dieta.

Quelantes de fósforo, como hidróxido de alumínio, sais de magnésio, carbonato ou acetato de cálcio e cloridrato de sevelamer, apresentam efeitos colaterais, diarreia e constipação e, portanto, devem ser prescritos com cautela. A seguir, a Tabela 72.1, demonstra algumas diferenças entre as opções de quelantes.[3]

Na terapia a longo prazo e insuficiência renal crônica, quelantes de cálcio são os preferíveis. O sevelamer é utilizado em casos refratários ou associados a hipercalcemia em

TABELA 72.1 Diferenças entre as opções de quelantes

Quelante	Poder quelante	Vantagens	Efeitos adversos
Carbonato de cálcio	Baixo	Baixo custo	▪ Constipação ▪ Hipercalcemia e calcificação metastática
Acetato de cálcio	Moderado	Maior poder quelante, menor aporte de cálcio	▪ Constipação e náuseas ▪ Hipercalcemia e calcificação metastática
Cloridrato de sevelamer	Moderado	Não contém cálcio ou alumínio	Diarreia ou constipação, flatulência, náuseas e dispepsia

pacientes com disfunção renal crônica, tem efeito similar aos demais quelantes, mas com a vantagem de não apresentar os efeitos colaterais, como elevação do produto cálcio × fósforo, hipercalcemia, calcificação tecidual, além de promover uma redução de cerca de 30% dos níveis de colesterol LDL.[5]

HIPOFOSFATEMIA

A prevalência de hipofosfatemia varia bastante, dependendo do tipo de população e da concentração de fósforo usada para definir esse quadro num dado local. Aproximadamente 5% dos pacientes hospitalizados têm níveis baixos de fósforo/fosfato (menor que 2,5 mg/dL ou 0,8 mmol/L), chegando a 30 a 50% em pacientes etilistas, com sepse grave ou trauma.[16]

Hipofosfatemia grave (concentração menor que 1 mg/dL ou 0,32 mmol/L), com sintomatologia evidente, é bem menos comum.[16]

CAUSAS[18]

Redistribuição do líquido extracelular para o intracelular

- **Aumento da secreção de insulina (principalmente por realimentação):** em indivíduos normais, a administração de insulina ou glicose estimula a secreção de insulina endógena, podendo causar hipofosfatemia leve. Mas em indivíduos com cetoacidose diabética ou hiperglicemia não cetótica (perda de fosfato na urina por diurese osmótica induzida por glicose), síndrome de realimentação na desnutrição por anorexia nervosa ou alcoolismo ou em pacientes com hiperalimentação, pode ocorrer um grau maior de hipofosfatemia.[15]
- **Alcalose respiratória aguda:** a diminuição da pCO_2 plasmática aumenta o pH intracelular por difusão do CO_2 para fora das células, aumentando a glicólise. É a causa mais comum de hipofosfatemia em pacientes hospitalizados. Em etilistas, pode ocorrer hipofosfatemia induzida por rabdomiólise, e em pacientes asmáticos, quedas leves podem ocorrer durante o tratamento, com o aumento da ventilação.
- *Hungry bone syndrome*: esse fenômeno ocorre após tireoidectomia ou paratireoidectomia, onde há deposição de cálcio e fósforo nos ossos que já têm osteopenia no pós-operatório imediato.[17]

Diminuição da absorção intestinal[19]

- **Ingesta inadequada:** raramente é causa de hipofosfatemia, uma vez que a readaptação renal promove reabsorção de 100% do fosfato, não havendo excreção. Mas se a ingesta for muito baixa (< 100 mg/dia) ou prolongada, associada a diarréia crônica ou esteatorréia, pode haver balanço negativo. A deficiência de vitamina D no hiperparetireoidismo secundário ou má absorção intestinal também podem baixar os níveis de fosfato por aumento da excreção urinária.
- **Antiácidos com alumínio ou magnésio:** por formação de sais insolúveis de fosfato de magnésio ou alumínio, causando perda líquida de fosfato. Causa pouco importante após o advento dos inibidores da bomba de prótons e bloqueadores de receptor H2.

Aumento da excreção renal[17]

- A absorção renal do fosfato ocorre no túbulo proximal (60 a 70%) e no túbulo distal (10 a 15%), via cotransportadores de sódio-fosfato por gradiente de sódio no lúmen. A regulação da reabsorção renal de fosfato depende da concentração sérica de fosfato (baixa concentração estimula receptores), do aumento do hormônio paratireoideano – hiperparatireoisdismo primário ou secundário (aumenta a excreção) – e de alguns fatores de crescimento (fosfatoninas), que diminuem a reabsorção. A deficiência de vitamina D (baixa ingesta, baixa exposição ao sol, resistência, aumento do catabolismo hepático) causa hipofosfatemia por diminuição da absorção intestinal e aumento da excreção renal.
- Outras causas de aumento da excreção renal são raquitismo, mutações genéticas em fatores de crescimento e cotransportadores, síndrome de Fanconi (primárias), além de osteomalácia induzida por tumor, pós-transplante renal, hepatectomia parcial, diurese osmótica (glicosúria associada), diuréticos com efeito no túbulo proximal (acetazolamida e tiazídicos), hipervolemia aguda e administração de ferro endovenoso.

Terapia de substituição renal

A hemodiálise pode levar à hipofosfatemia em pacientes renais crônicos por extração através do uso de altas taxas de filtração e terapia agressiva.

Quadro clínico[10]

As manifestações clínicas da hipofosfatemia dependem da concentração, sendo mais significativas com níveis inferiores a 1 mg/dL (0,32 mmol/L), e da cronicidade.

As condições que são fatores de risco para hipofosfatemia sintomática são alcoolismo crônico, hiperalimentação endovenosa sem suplementação de fosfato, síndromes perdedoras de fosfato urinário (Fanconi e osteomalácia por tumor), ingestão crônica de antiácidos, terapia de substituição renal.

Outras causas de hipofosfatemia, por serem mais agudas, têm menor chance de causar sintomas, como cetoacidose em tratamento com insulinoterapia e hiperventilação aguda.

As alterações podem acontecer em vários órgãos e estão associadas à depleção intracelular de fosfato, além de terem efeito no metabolismo do cálcio e magnésio. As manifestações clínicas refletem em defeito no metabolismo enegético celular, devido à depleção de ATP. A hipofosfatemia aguda tende a ser mais grave, sendo a apresentação clínica da hipofosfatemia crônica com queixas musculoesqueléticas, como dores ósseas, pseudofraturas, fraqueza proximal.

- **Efeitos no metabolismo mineral:** hipofosfatemia prolongada pode inibir a reabsorção de cálcio e magnésio nos túbulos distais, causando hipercalciúria. Além disso, baixos níveis de fósforo causam aumento da reabsorção óssea, havendo liberação de cálcio pelo osso, contribuindo para a hipercalciúria. Se o quadro for muito prolongado, pode levar a raquitismo e osteomalácia por queda da mineralização óssea.

- **Outros efeitos:** queda dos níveis de 2,3 DPG (difosfatoglicerato) nas hemácias, aumentando a afinidade do oxigênio pela hemoglobina e diminuindo a liberação de O_2 nos tecidos; queda nos níveis de ATP intracelular, prejudicando as funções dependentes de ATP:
- **Sistema nervoso central:** encefalopatia metabólica devido à queda no ATP, levando a irritabilidade, delirium, parestesias e até convulsões e coma. Em casos mais graves, pode haver mielinólise extrapontina e central.
- **Sistema cardiovascular:** pode haver prejuízo na contratilidade miocárdica pela depleção de ATP, arritmias ventriculares, infarto agudo do micárdio e aumento da necessidade de drogas vasoativas nos pós-operatórios de cirurgias cardíacas.
- **Músculos liso e esquelético:** miopatia proximal (musculatura esquelética), disfagia e íleo paralítico (musculatura lisa). Em casos de hipofosfatemia crônica "agudizada" ou sobreposta, pode haver rabdomiólise. Apesar de os níveis de CPK (creatinofosfoquinase) serem elevados na hipofosfatemia, a rabdomiólise parece acontecer especialmente nos casos de pacientes etilistas crônicos ou pacientes com hiperalimentação sem suplementação de fosfato.

  Pacientes que desenvolvem rabdomiólise podem ter algumas consequências, uma vez que há lesão muscular, aumento na liberação plasmática de fosfato pelos músculos, levando ao mascaramento da hipofosfatemia e protegendo o indivíduo do desenvolvimento de sintomas de hipofosfatemia. Nesses casos, uma medida anterior e posterior à lesão muscular é a única pista de que o problema primário é depleção de fósforo.[11]
- **Disfunção hematológica:** geralmente ocorre com hipofosfatemia severa (< 0,5 mg/dL), havendo aumento da rigidez na parede do eritrócito, predispondo a maior risco de hemólise, disfunção nos granulócitos e alteração na retração do coágulo e trombocitopenia, levando a hemorragia de mucosas.

AVALIAÇÃO[12]

Em geral, a causa da hipofosfatemia é evidente devido à história clínica do paciente. Se não há causa conhecida ou aparente, pode-se dosar a excreção de fosfato na urina em 24 horas, por coleta de urina de 24 horas ou cálculo da FePO4 (fração de excreção de fosfato filtrado) por amostra única de urina. (Tabela 72.2)

FEPO4 = [UPO4 × PCr × 100]/[PPO4 × Ucr]

UPO4 = concentração fosfato na urina

PPO4 = concentração sérica de fosfato

PCr = concentração plasmática de creatinina

Ucr = creatinina urinária

TRATAMENTO[12]

Alguns autores sugerem que, mesmo que os sintomas sejam raros, a não ser que o nível de fosfato seja menos que 2 mg/dL (0,64 mmol/L), o prognóstico desses pacientes é ruim. Sintomas mais severos, como rabdomiólise e fraqueza muscular, só aparecem com níveis menores que 1 mg/dL (0,32 mmol/L).

Sendo assim, é importante avaliar bem a causa da hipofosfatemia para a escolha do tratamento e se há indicação de tratar. Pacientes com causa de hipofosfatemia facilmente reversível, como cetoacidose diabética (uso de infusão de insulina), e causas de má absorção intestinal (diarréia, deficiência de vitamina D, uso de antiácidos) podem ter o fósforo corrigido através da reversão da causa base ou suplementação somente com dieta.

A escolha do tratamento com repleção de fosfato depende de:

- Concentração sérica;
- Presença de sintomas evidentes de hipofosfatemia;
- Possibilidade de terapia oral.

A terapia via oral é preferida à endovenosa devido ao risco de complicações.

O tratamento da hipofosfatemia segue as seguintes recomendações:[13]

- Assintomáticos + concentração < 2 mg/dL → terapia oral.
- Sintomáticos + concentração 1,0 a 1,9 mg/dL → terapia oral.
- Sintomáticos + concentração < 1,0 mg/dL → terapia endovenosa. Quando a concentração atingir 1,5 mg/dL, passa para via oral.

Terapia oral[15]

- Fosfato sérico ≥ 1,5 mg/dL (0,4 mmol/L): 1 mmol/kg fósforo elementar (mínimo 40 mmol e máximo 80 mmol) 3 a 4 vezes por dia por 24 horas.
- Fosfato sérico < 1,5 mg/dL (0,4 mmol/L): 1,3 mmol/kg

TABELA 72.2 Dosagem da excreção de fosfato na urina

Excreção renal	Taxa de excreção	Causa
Baixa excreção renal	PO4 em urina de 24 horas < 100 mg ou FEPO4 < 5%	Redistribuição (síndrome de realimentação, alcalose respiratória) ou diminuição da absorção intestinal (esteatorreia, terapia com antiácido)
Alta excreção renal	PO4 em urina 24 horas > 100 mg ou FEPO4 > 5%	Hiperparatireoidismo, deficiência de vitamina D

de fósforo elementar (máximo 100 mmol) 3 a 4 vezes por dia por 24 horas.

- Casos especiais: pacientes obesos podem receber terapia inicial em dose máxima ou ajustada de acordo com o peso e altura. Pacientes com diminuição do *clearance* de creatinina devem receber metade da dose usual inicial.

O fosfato sérico deve ser dosado até 12 horas após a última dose para reavaliar a necessidade de continuar a reposição. Se os níveis se mantiverem baixos, seguir as mesmas recomendações.

Outras formas de suplementação são com leite desnatado (15 mmol por 480 mL) e barras de suplemento com fosfato de sódio ou potássio. Cada barra em geral tem 8 mmol (250 mg de fosfato). É muito importante observar a concentração desse último tipo de suplemento, uma vez que a dose errada pode causar sérias complicações.

Terapia endovenosa

Deve ser indicada para pacientes com hipofosfatemia grave sintomática ou que não tenham condições de receber terapia via oral. A terapia endovenosa é potencialmente perigosa, uma vez que pode causar precipitação com cálcio, levando a hipocalcemia, insuficiência renal aguda pelo sal de fosfato de cálcio que é formado e possíveis arritmias fatais.

Em resumo, devem-se considerar, para a terapia endovenosa:[9]

- Gravidade da repleção do fosfato;
- Administração concomitante de glicose parenteral;
- Presença de complicações neuromusculares, cardiopulmonares ou hematológicas;
- Função renal (reduzir para metade da dose se creatinina > 2,5 mg/dL);
- Nível sérico de cálcio (se hipocalcemia, corrigir primeiro; se hipercalcemia, reduzir a dose pela metade).

A reposição endovenosa deve seguir as seguintes recomendações:[14]

- Fosfato sérico > 1,0 mg/dL (0,4 mmol/L) -> 0,08 a 0,24 mmol/kg por 6 horas (dose máxima de 30 mmol).
- Fosfato sérico < 1,0 mg/dL -> 0,25 a 0,5 mmol/kg por 8 a 12 horas (dose máxima de 80 mmol).

O nível de fosfato deve ser medido a cada 6 horas na terapia endovenosa, e quando a concentração for maior ou igual a 1,5 mg/dL, a infusão endovenosa é substituída pela terapia via oral.

Perda de fosfato urinário[12]

Nesses casos em que a excreção está aumentada, o tratamento é mais difícil, uma vez que o aumento da concentração sérica de fosfato pela suplementação pode aumentar mais ainda as taxas de excreção renal (mecanismo compensatório), criando um ciclo vicioso.

Nesta situação, pode ser indicado o uso de dipiridamol, que pode aumentar a reabsorção de fosfato nos túbulos renais. A dose é de 75 mg de 6 em 6 horas, com máximo efeito em 9 meses. Ainda há controvérsias sobre o uso dessa medicação, mas autores sugerem seu uso para pacientes sintomáticos, sem história cardiovascular, sem hipercalcemia, com *clearance* de creatinina maior que 70 mL/min/1,73 m^2. Houve bom resultado em pacientes com transplante renal.

REFERÊNCIAS BIBLIOGRÁFICAS

1. Jason R Stubbs, MD. Alan S L Yu, MB, BChir. Stanley Goldfarb, MD. John P Forman, MD, MSc. Overview of the causes and treatment of hyperphosphatemia. Literature review current through: Jul 2015. | This topic last updated: Jul 06, 2015. Disponível em: http://www.uptodate.com/contents/overview-of-the-causes-and-treatment-of-hyperphosphatemia?source=search_result&search=hiperfosfatemia+adulto&selectedTitle=1~150#. Acesso em 14/08/2015.
2. Manual de Terapia Intensiva: AMIB – São Paulo: Editora Atheneu, 2014.
3. Aluizio Barbosa de Carvalho, Lilian Cuppari. Controle da hiperfosfatemia na DRC Diretrizes Brasileiras de Prática Clínica para o Distúrbio Mineral e Ósseo na Doença Renal Crônica - J BrasNefrol 33; Supl1 (2011) S1-S6
4. Stone, C. K.; Humphries, R. L. Current medicina de emergência: diagnóstico e tratamento. 7. ed. Porto Alegre: AMGH, 2013. 1024p. (Lange)
5. Ricardo Sesso, Marcos B. Ferraz. Avaliação crítica do sevelamer no tratamento da hiperfosfatemia em pacientes com insuficiência renal crônica. Rev Assoc Med Bras 2003; 49(1):103-8.
6. Marks J, Debnam ES, Unwin RJ. The role of the gastrointestinal tract in the phosphate homeostasis in health and cronic kidney disease. Curr Opinion Nephrol Hypertensive 2013; 22:481.
7. Lederer E. Renal phosphate transporters. Curr Opinion Nephrol Hypertens 2014; 23:502.
8. Weinman EJ, Ledrer ED. NHERF-1 and the regulation of renal phosphate reabsorption: a tale of three hormones. Am J Physiol Renal Physiol 2012; 303:F321.
9. Braunwald E et al. Harrison - Medicina interna, 16ª. edição. Rio de Janeiro: McGraw Hill; 2006. Metabolismo ósseo e mineral na saúde e na doença. p. 2350-2355.
10. Yu ASL, Stubbs JR. Signs and symptoms of hypophosphatemia. Literature review current through: Jul 2015. | This topic last updated: Dec 16, 2014. Disponível em www.uptodate.com
11. Knochel JP. Hypophosphatemia ans rhabdomyolysis. Am J Med 1992; 92:455.
12. Yu ASL, Stubbs JR. Evaluation and Treatment of hypopfosphatemia. Literature review current through: Jul 2015. | This topic last updated: Mar 12, 2014. Disponível em www.uptodate.com
13. Kraft MD, Btaiche IF, Sacks GS et al. Treatment of electrolyte disorders in adult patients in the intensive care unit. Am J Health Syst Pharm. 2005; 62:1663.
14. Taylor BE, Huey WY, Buchman TG, et al. Treatment of hypophosphatemia using a protocol based on patient weight and serum phosphorus level in a surgical intensive care unit. J Am Coll Surg 2004; 198:198.
15. Marinella MA. Refeeding syndrome and hypophosphatemia. J Intensive Care Med 2005; 20:155.
16. Gaasbeek A, Meinders AE. Hypophosphatemia: an update on its etiology and treatment. Am J Med 2005; 118:1094.
17. Nowack R, Wachtler P. Hypophosphatemia and hungry bone syndrome in a dialysis patient with secondary hyperparathyroidism treated with cinacalcet – proposal for an improved monitoring. Clin Lab 2006; 52:583.
18. Yu ASL, Stubbs JR. Causes of hypophosphatemia. Literature review current through: Jul 2015. | This topic last updated: Jul 06, 201. Disponível www.uptodate.com
19. Murer H. Homer Smith Award. Cellular mechanisms in proximal tubular Pi reabsorption: some answers and more questions. J Am Soc Nephrol 1992; 2:1649.

73

Distúrbios do Equilíbrio Ácido-Base

Flávio Eduardo Nácul
Maria Fernanda Neves

INTRODUÇÃO

O pH plasmático é normalmente mantido em níveis próximos a 7,4 para garantir uma adequada função de células, tecidos, órgãos e sistemas. A abordagem do paciente com alterações do equilíbrio ácido-base é baseada no diagnóstico correto, identificação da causa e tratamento adequado. A história clínica, o exame físico e a análise dos exames laboratoriais são fundamentais para um melhor entendimento do distúrbio e para a escolha da melhor conduta a ser adotada.[1-2]

Neste capítulo serão abordados os quatro tipos básicos dos distúrbios do equilíbrio ácido-base. Os distúrbios metabólicos alteram primariamente as concentrações plasmáticas de bicarbonato, enquanto os respiratórios vão alterar inicialmente as de CO_2 (Tabela 73.1).[1-2]

ACIDOSE METABÓLICA

A acidose metabólica (H_1) é um distúrbio do equilíbrio ácido-base caracterizado por níveis plasmáticos reduzidos de pH e bicarbonato. A $PaCO_2$ costuma estar diminuída como consequência da hiperventilação compensatória, que é uma resposta dos pulmões para combater a acidose.

$$pH \downarrow HCO_3 \downarrow PaCO_2$$

RELAÇÃO ENTRE A $PACO_2$ E BICARBONATO NA ACIDOSE METABÓLICA[1-3]

Na acidose metabólica é importante avaliar se a relação entre $PaCO_2$ e HCO_3 está adequada usando-se a seguinte fórmula:

$$PaCO_2 \text{ esperada} = 1{,}5 \times HCO_3 + 8 \pm 2$$

A presença de uma $PaCO_2$ superior ao esperado sugere uma acidose respiratória concomitante (acidose metabólica e respiratória ou acidose mista), enquanto uma $PaCO_2$ inferior ao esperado sugere uma alcalose respiratória concomitante (acidose metabólica e alcalose respiratória).

TABELA 73.1 Os quatro distúrbios ácido-base simples

	Alteração primária	Alteração secundária
Acidose metabólica	↓ Bicarbonato	↓ $PaCO_2$
Alcalose metabólica	↑ Bicarbonato	↑ $PaCO_2$
Acidose respiratória	↑ $PaCO_2$	↑ Bicarbonato
Alcalose respiratória	↓ $PaCO_2$	↓ Bicarbonato

Exemplo: se um portador de acidose metabólica apresentar 10 mEq/L de HCO_3, a $PaCO_2$ esperada é de 1,5 × 10 + 8 = 23 mmHg. Um valor superior sugere uma acidose respiratória concomitante, enquanto valores inferiores são compatíveis com a alcalose respiratória associada. Nestes casos, valores diferentes de 23 mmHg ± 2 para $PaCO_2$ fazem o diagnóstico de um distúrbio misto.

CLASSIFICAÇÃO[3]

Com base no princípio da eletroneutralidade, o número de cargas positivas no plasma deve ser igual ao de cargas negativas. O principal cátion é o sódio (Na), e os principais ânions são o cloreto (Cl^-), bicarbonato (HCO_3^-) e os não mensurados de rotina (principalmente proteínas). Ao conjunto de ânions não mensurados chamamos de AG (Figura 73.1).

AG = Sódio – (Cloro + Bicarbonato)

Valores normais: 8- 16

Para que o princípio da eletroneutralidade seja mantido, sempre que ocorre uma acidose metabólica (redução do bicarbonato) ocorre um aumento do AG ou do cloro. Assim sendo, a acidose metabólica pode ser classificada segundo o *ânion gap* em acidose metabólica com AG aumentado (normoclorêmica) ou normal (hiperclorêmica).

Exemplo: paciente portador de acidose metabólica apresenta os seguintes exames de laboratório: sódio 140 mEq/L, Cl 100 mEq/L e bicarbonato 10 mEq/L. O AG é 140 – (100 + 10) = 30. Neste caso, o paciente apresenta acidose metabólica com AG aumentado.

Acidose metabólica com AG aumentado (AG superior a 16) ou normoclorêmica[1-3]

Resulta do acúmulo de ácidos orgânicos:

1. Acidose lática: causa mais comum. Ocorre em situações de isquemia e hipóxia celular; aumento excessivo do metabolismo muscular (convulsão); aumento da velocidade da via glicolítica (uso de agonistas beta-adrenérgcos, como a adrenalina), estados que reduzam a depuração do ácido lático (insuficiência hepática); estados de produção de ácido d-lático pela flora bacteriana intestinal (síndrome do intestino curto).
2. Cetoacidose (diabética, alcoólica, jejum): ocorre deficiência de insulina e elevação do glucagon. Nesta situação, há exacerbação do catabolismo com formação de corpos cetônicos.
3. Uremia.
4. Intoxicação exógena (salicilato e metanol).

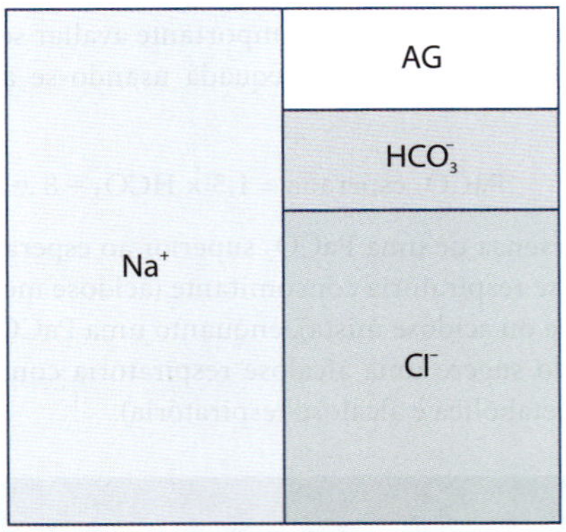

FIGURA 73.1 Com base no princípio da eletroneutralidade, o número de cargas positivas deve ser igual ao de cargas negativas. A redução da concentração de bicarbonato que ocorre na acidose metabólica deve ser compensada por um aumento na concentração do cloro (acidose metabólica com ânion *gap* normal) ou de ânion *gap* (acidose metabólica com ânion *gap* aumentado). AG = ânion *gap*.

Acidose metabólica com AG normal (AG entre 8 e 16) ou hiperclorêmica[1-3]

Resulta da perda de base:

- Diarréia e perdas digestivas distais ao piloro (fístula digestiva), pois as secreções pós-pilóricas são, em geral, ricas em HCO_3^-.
- Acidose tubular renal (ATR) – Tipos I, II, IV.
- Outros (hipoaldosteronismo, uso de resina de troca).

Os pacientes com acidose metabólica e AG normal ainda podem ser divididos em dois grupos, dependendo do AG urinário. A utilidade do AG urinário é informar se a perda do bicarbonato ocorre através do rim ou do trato gastrintestinal.

AG urinário = (Na urinário + K urinário) – cloro urinário (amostra urinária única)

Se o AG urinário for negativo (número inferior a zero), a acidose metabólica provavelmente é secundária a perdas gastrintestinais de bicarbonato. Por outro lado, se o AG urinário for positivo (número superior a zero), a acidose deve estar relacionada com perda renal de bicarbonato.

QUADRO CLÍNICO

Os sinais e sintomas de acidose metabólica são geralmente os da doença de base. Os pacientes podem apresentar taquipneia para eliminar CO_2 numa tentativa de compensar a acidose. A acidose grave diminui a contratilidade do miocárdio, reduz a atividade de aminas vasoativas e provoca vasodilatação com consequente hipotensão arterial.

TRATAMENTO

Graus leves de acidose metabólica são agudamente bem tolerados e até conferem certa vantagem fisiológica ao facilitarem a liberação de oxigênio da hemoglobina para os tecidos. A causa básica deve ser sempre corrigida. O uso de bicarbonato de sódio está reservado para situações onde o pH estiver abaixo de 7,15. A quantidade de bicarbonato de sódio a ser administrada depende do déficit de bicarbonato (DB).

DB = 0,5 × peso × (24 – bicarbonato plasmático)

A quantidade a ser reposta é de 50% do déficit calculado. Metade é administrada diretamente EV e a outra metade em infusão contínua em um período de 4 a 6 horas. A correção da acidose pode provocar hipopotassemia.

Exemplo: paciente de 50 kg, portador de cetoacidose diabética com a seguinte gasometria arterial: pH 6,99; $PaCO_2$ = 20 mmHg; PaO_2 = 98 mmHg; HCO_3 = 8 mEq/L e SaO_2 = 97%.

$$DB = 0,5 \times 50 \times (24 - 8) = 400 \text{ mEq}$$

Bicarbonato a ser reposto: 200 mEq, sendo 100 mEq EV em bolo e 100 mEq EV em infusão contínua durante 4 a 6 horas.

A administração de bicarbonato de sódio pode provocar hipernatremia, hiperosmolaridade, alcalose metabólica, hipercapnia (o bicarbonato é metabolizado em CO_2), acidose intracelular (entrada do CO_2 na célula)

ALCALOSE METABÓLICA[1-4]

É um distúrbio do equilíbrio ácido-base caracterizado por níveis plasmáticos elevados de pH e de bicarbonato. A PCO_2 também está elevada como resultado da hipoventilação alveolar que ocorre na tentativa de compensar o distúrbio primário.

$$pH \uparrow HCO_3 \uparrow PCO_2 \uparrow$$

RELAÇÃO ENTRE $PACO_2$ E HCO_3 NA ALCALOSE METABÓLICA[4]

$$PaCO_2 = (0,9 \times HCO_3) + 9$$

Exemplo: se um paciente portador de alcalose metabólica apresenta bicarbonato plasmático de 30 mEq/L, a $PaCO_2$ esperada é de (0,9 × 30) + 9 = 36 mmHg. Na presença de qualquer valor diferente, estaremos diante de um distúrbio misto.

CAUSAS[4]

As principais causas são vômitos, uso de sonda nasogástrica, diuréticos, corticosteróides, síndrome de Cushing, síndrome de Bartter e hipopotassemia.

A alcalose metabólica pode ser dividida em dois tipos, dependendo da dosagem do cloro na urina (amostra única).

1. Cloro urinário < 10 mEq/L (tipo salino-responsiva): é devido à diminuição do volume extracelular (vômitos, sonda nasogástrica, diuréticos), mas também ocorre na alcalose pós-hipercápnica.
2. Cloro urinário > 20 mEq/L (tipo salino-resistente): é devido ao excesso de mineralocorticóides (Cushing, Bartter) ou hipopotassemia importante.

QUADRO CLÍNICO

O pH alcalino provoca desvio da curva de dissociação da hemoglobina para a esquerda, diminuindo a oferta de oxigênio para os tecidos. Também aumenta a ligação do cálcio à albumina, o que faz com que haja redução da sua fração ionizada, podendo levar à tetania, convulsão e arritmias cardíacas. Outra consequência da alcalose metabólica é a vasoconstrição cerebral, que pode provocar rebaixamento do nível de consciência e depressão respiratória. Nos pacientes em ventilação mecânica invasiva, a alcalose reduz o *drive* respiratório e pode tornar o desmame difícil.

TRATAMENTO[4]

- **Tipo salino-responsivo:** consiste na correção do déficit do volume extracelular com soro fisiológico.
- **Tipo salino-resistente:** consiste em corrigir a hipopotassemia (quando presente) ou o excesso de mineralocorticóides (se este for a causa). Neste caso, podem ser usados a espironolactona (antagonista da aldosterona) ou os inibidores da enzima conversora da angiotensina (captopril, enalapril).
- **Espironolactona:** 25 a 50 mg VO de 6 em 6 horas;
- **Captopril:** 6,25 a 25 mg VO de 8 em 8 horas;
- **Enalapril:** 2,5 a 5,0 mg VO 1 vez ao dia ou 1 mg EV de 6 em 6 horas.

Quando a alcalose metabólica for grave (pH superior a 7,5 ou presença de sintomas), pode-se usar a acetazolamida (inibidor da anidrase carbônica) ou o ácido clorídrico 1,0 N.

- Acetazolamida = 250 a 500 mg VO de 8 em 8 horas;
- Ácido clorídrico 1,0 N = diluir 150 ml de HCl 1,0 N em 1000 ml de água destilada e administrar por via EV através de uma veia central na velocidade de 0,1 mEq/kg/hora. A solução contém 130 mEq de hidrogênio por litro.

ACIDOSE RESPIRATÓRIA[5]

A acidose respiratória (AR) é um distúrbio do equilíbrio ácido-base caracterizado por elevação da $PaCO_2$ e redução do pH plasmático. O HCO_3 plasmático geralmente está aumentado numa tentativa de combater o distúrbio primário.

$$pH \downarrow PCO_2 \uparrow HCO_3 \uparrow$$

RELAÇÃO ENTRE $PACO_2$ E HCO_3 NA ACIDOSE RESPIRATÓRIA (H_2)[1,2,5]

- **Aguda:** para cada aumento de 10 mmHg da $PaCO_2$, o bicarbonato aumenta 1 mEq/L.
- **Crônica:** para cada aumento de 10 mmHg da $PaCO_2$, o bicarbonato aumenta 3,5 mEq/L.

Exemplo: paciente com acidose respiratória crônica apresenta $PaCO_2$ de 60 mmHg. O bicarbonato esperado é de 31 mEq/L. Um valor de bicarbonato superior ao esperado sugere a presença de alcalose metabólica concomitante, enquanto um bicarbonato inferior ao esperado sugere uma acidose metabólica associada.

CAUSAS (H_2)

AR aguda ou agudizada[3-8]

Lesão do sistema nervoso central, radiculoneuropatia periférica (Guillain-Barré), miastenia grave, obstrução de via aérea superior, pneumopatia grave cursando com fadiga respiratória.

AR crônica[3-8]

DPOC (fase avançada), obesidade mórbida com apneia do sono, fibrose intersticial idiopática.

QUADRO CLÍNICO

Agitação, cefaléia, sonolência, papiledema, arritmia cardíaca. O aumento da $PaCO_2$ provoca vasodilatação cerebral, que pode gerar hipertensão intracraniana.

TRATAMENTO

Consiste na resolução da causa básica e em medidas para melhorar a ventilação alveolar. Deve-se prestar muita atenção aos pacientes retentores crônicos de CO_2. Estes devem ter seus parâmetros ajustados para que o pH se normalize. Mesmo que seja às custas de um CO_2 elevado. Lembrar sempre que não se pode administrar altos fluxos de O_2 nestes casos, visto que o bulbo destes pacientes tem seu estímulo baseado nas concentrações de CO_2. Logo, uma hiperóxia pode cursar com redução da frequência respiratória e aumentos ainda maiores nos níveis de CO_2.

ALCALOSE RESPIRATÓRIA[3-8]

A alcalose respiratória é um distúrbio do equilíbrio ácido-base caracterizado por elevação do pH e redução do $PaCO_2$ plasmático. O HCO_3 diminui em uma tentativa de compensar o distúrbio primário. A redução da $PaCO_2$ reduz o fluxo plasmático cerebral e conseqüentemente diminui a pressão intracraniana. Pode aumentar a resistência vascular sistêmica e precipitar o vasoespasmo.

$$pH \uparrow PaCO_2 \downarrow HCO_3 \downarrow$$

RELAÇÃO ENTRE $PACO_2$ E HCO_3 NA ALCALOSE RESPIRATÓRIA

- **Aguda:** para cada redução da $PaCO_2$ de 10 mmHg, o HCO_3 diminui 2 mEq/L.
- **Crônica:** para cada redução da $PaCO_2$ de 10 mmHg, o HCO_3 diminui 4–5 mEq/L.

Exemplo: paciente com alcalose respiratória aguda apresenta $PaCO_2$ de 20 mmHg, o bicarbonato esperado é de 22 mEq/L.

CAUSAS

Ansiedade, síndrome conversiva histérica, sepse, pneumopatias agudas (pneumonia, TEP e crise asmática), ventilação mecânica inapropriada, febre, insuficiência hepática fulminante, intoxicação por salicilatos.

QUADRO CLÍNICO

Confusão mental, parestesias, tetania, crises convulsivas, arritmia cardíaca.

TRATAMENTO

Consiste em corrigir a causa básica.

REFERÊNCIAS BIBLIOGRÁFICAS

1. Adrogue HJ, Madias NE. Management of life-threatening acid-base disorders. First of two parts. N Engl J Med. 1998; 338:26-34.
2. Adrogue HJ, Madias NE. Management of life-threatening acid-basedisorders. Second of two parts. N Engl J Med. 1998; 338:107-11.
3. Alapat PM, Zimmerman. Acid-Base disorders. In: In O`Donnell JM, Nacul FE (eds) Surgical Intensive Care Medicine. Springer – New York, 2010, 75-84.
4. Cogan M, Liu F, Berger B, Sebastian A, Rector F. Metabolic alkalosis. Med Clin North Am, 67:903-914, 1983.
5. Fencl V, Jabor A, Kazda A, Figge J. Diagnosis of metabolic acid-base disturbances in critically ill patients. Am J Respir Crit Care Med. 2000; 162:2246–51.
6. Figge J, Jabor A, Kazda A, Fencl V. Anion gap and hypoalbuminemia. Crit Care Med. 1998; 26:1807–10.
7. Gunnerson KJ, Kellum JA. Acid–base and electrolyte analysis in the critically ill patients: are we ready for the new millennium? Curr Opin Crit Care. 2003; 9:468-73.
8. Levraut J, Grimaud D. Treatment of metabolic acidosis. Curr Opin Crit Care. 2003; 9:260-5.

Seção 10

Emergências Hematológicas e Infectológicas

74

Trombocitopenia Imune

Cristiane Schwarz Gelain
Anne Grazielle Lima Bindá
Bruno Freire Martins
Nádia Aparecida M. Sanches

INTRODUÇÃO

A PTI, como é mais conhecida na sua abreviação, também chamada de púrpura trombocitopênica imune, púrpura trombocitopênica idiopática, púrpura trombocitopênica autoimune e mais recentemente denominada trombocitopenia imune,[1] por ter sua própria produção de anticorpos e nem sempre apresentar púrpura como manifestação clínica.

É uma das causas mais comuns de trombocitopenia assintomática em adultos, e geralmente diagnosticada em exame de rotina. Doença benigna, que se caracteriza por contagem de plaquetas abaixo do seu limite inferior, < 150.000/mm³, e ocorre por uma desordem autoimune, a destruição de plaquetas por autoanticorpos.

Uma das grandes preocupações quando há suspeita de PTI é diagnosticar se esta ocorre isoladamente, como doença primária, sem condição associada, ou como consequência de causas adjacentes, ou seja, secundária a doenças sistêmicas, tornando-se um grande desafio.

Dentre as principais causas secundárias, estão o uso de medicações, infecções virais, principalmente a hepatite C e HIV, doenças autoimunes, como a síndrome do anticorpo antifosfolípide, hipotireoidismo ou hipertireoidismo, neoplasias, e raramente infecções bacterianas (Tabela 74.1). Uma revisão sistemática de 2013 avaliou 153 drogas para implicar as principais causadoras de trombocitopenia[2] (Tabela 74.2).

De acordo com o International Working Group (IWG), consenso que reuniu especialistas adultos e pediátricos em PTI, é considerado como recém-diagnosticada a PTI realizada até 3 meses desde o seu diagnóstico, persistente quando a evolução é entre 3 a 12 meses após o diagnóstico, e crônica quando persiste por mais de 12 meses.[3]

TABELA 74.1 Causas secundárias de PTI
Drogas (Tabela 74.2)
Infecções: hepatite C, HIV, citomegalovírus, *helicobacter pylori*, varicela-zoster
Desordens linfoproliferativas: leucemia linfocítica crônica
Efeito colateral após transplante de medula óssea
Efeito colateral de vacinação
Lúpus eritematoso sistêmico
Síndrome do anticorpo antifosfolípide
Hipotireoidismo e hipertireoidismo

TABELA 74.2 Drogas que mais comumente podem causar trombocitopenia

Heparina	Linezolida	Rifampicina
Ceftriaxona	Carbamazepina	Quinina
Ibuprofeno	Dalaciclovir	Quinidina
Penicilina	Sulfametoxazol	Daptomicina
Vancomicina	Trimetoprim	Mirtazapina

Podemos definir como PTI grave aquela que apresenta sintomas suficientes para dar início ao tratamento, o que ocorre normalmente quando a contagem de plaquetas está abaixo de 10.000 a 20.000/mm^3.

Não há dados oficiais a respeito de sua incidência e prevalência na população brasileira. Há dados internacionais, que fornecem incidência de 1,6 a 2,7 casos por 100.000 pessoas/ano e prevalência de 9,5 a 23,6 casos por 100.000 pessoas, com predominância do sexo feminino.[4]

Uma revisão retrospectiva de três grandes estudos publicados na Europa determinou uma incidência de 1 a 3 por 100.000 adultos com PTI.[5-6] Há relatos que divergem quanto à predominância no sexo feminino, ocorrendo mais em pacientes do sexo masculino e acima de 70 anos.[5-7] Curiosamente, parece haver variações sazonais e geográficas, com um pico no inverno e maior incidência no norte da França.

ETIOLOGIA E FISIOPATOLOGIA

Apesar de a etiologia ainda não ser completamente descrita, há o relato de autoanticorpos IgG específicos, produzidos por células B do paciente, impulsionadas por células auxiliares CD4 T positivas[8] direcionados a antígenos da membrana plaquetária, as glicoproteínas GPIIb e III a.[9-10] A plaqueta então é reconhecida por macrófagos do baço e no sistema reticuloendotelial, sendo destruída, reduzindo seu tempo de vida e levando a menores contagens de plaquetas circulantes.[11] Fatores genéticos e adquiridos também podem contribuir.[12-13]

ACHADOS CLÍNICOS

A manifestação clínica pode ocorrer em até dois terços dos pacientes e se caracteriza por sangramento na pele e mucosas, como petéquias, púrpuras, equimoses, epistaxe, gengivorragia e menorragia, não envolvendo articulações e músculos.

Sangramentos do trato gastrointestinal e genitourinário são pouco frequentes. Raramente pode ocorrer sangramento intracraniano, e quando ocorre, é precedido por trauma e continua sendo a principal causa de óbito na trombocitopenia.

A gravidade dos sintomas está associada com a contagem de plaquetas, principalmente abaixo de 10.000/mm^3, o que é raro. Embora os sintomas sejam frequentemente insidiosos, a apresentação clínica pode ser súbita, surgindo sintomas abruptamente.

O tratamento é restrito quando há plaquetas abaixo de 20.000/mm^3, considerada grave, e acima de 30.000/mm^3 tende a ter uma boa evolução, sendo desnecessário tratamento clínico.

DIAGNÓSTICO E DIAGNÓSTICO DIFERENCIAL

De acordo com a American Society of Hematology (ASH), o diagnóstico de PTI é de exclusão, com base na história clínica e exame físico, com hemograma completo e esfregaço de sangue periférico quando houver trombocitopenia (< 100.000/mm^3) isolada, sem outras séries no hemograma, com exclusão das condições que cursam com trombocitopenia (PTI secundária)[14] (Tabela 74.3).

O esfregaço de sangue periférico é útil principalmente porque pode descartar ou corroborar o diagnóstico de causas secundárias, como por exemplo na visualização de esquizócitos, que pode sugerir uma púrpura trombocitopênica trombótica ou síndrome hemolítico-urêmica.

Não há exame laboratorial específico para o diagnóstico; a dosagem de anticorpos antiplaquetários não é recomendada devido à baixa acurácia diagnóstica.

EXAMES COMPLEMENTARES

Devem ser solicitadas sorologias anti-HIV e anti-HCV rotineiramente para o diagnóstico diferencial, uma vez que infecção crônica previamente assintomática pode se manifestar inicialmente com trombocitopenia. Além dessas, solicitar sorologias para hepatite B, fator antinuclear e função tireoidiana.

Avaliação da medula óssea com biópsia e aspirado é indicada quando houver suspeita de neoplasias ou mielodisplasias, anemia ou leucopenia associadas a plaquetopenia, e nos pacientes com idade > 60 anos.

TRATAMENTO

Considerando que as complicações relacionadas com o tratamento não são desprezíveis[15-16] e podem ser até maior que as do próprio sangramento em si, este deve ser reservado a pacientes com trombocitopenia grave (abaixo de 20.000 plaquetas/mm^3) e sintomáticos (aqueles que apresentam sangramentos, com plaquetas abaixo de 50.000/mm^3).

Pode ocorrer remissão da doença, porém bem menos frequente nos adultos em comparação com as crianças.[17]

Os corticoides estão indicados no tratamento inicial destes pacientes. Devem ser utilizados pelo menor tempo possível, para evitar seus efeitos adversos.

O esquema posológico indicado é o uso de dexametasona (40 mg/dia) VO ou IV por 4 dias a 8 dias consecutivos.[18] Também pode ser utilizada prednisona, 1 mg/kg/dia VO por 14 a 21 dias, com redução progressiva da dose após adequada resposta terapêutica, ou metilprednisolona, 30 mg/kg/dia ou 1.000 mg/dia IV, por 3 dias.

Considera-se a suspensão se houver aumento da contagem de plaquetas acima de 30.000/mm^3, na ausência de sangramento ativo.

A imunoglobulina humana também pode ser usada como tratamento. Não há consenso sobre a melhor posologia de uso, pode ser utilizada na dose de 1 g/kg/dia IV em dose única, e no caso de plaquetas < 20.000/mm^3, pode-se repetir a dose no segundo dia. Para pacientes que não respondem a esta dose, ela pode ser aumentada para 2 g/kg/dia.[19]

Nos pacientes com resistência aos corticosteroides e à imunoglobulina, a esplenectomia é a opção terapêutica de escolha, pois o baço é o principal responsável pela destruição plaquetária e contém 25% da massa linfoide envolvida na produção de anticorpos. O pré-operatório consiste em mielograma, que é solicitado para demonstrar celularidade normal com eritropoiese e mielopoiese normais, afastando mielodisplasias. Exige-se também uma contagem plaquetária de no mínimo 50.000/mm³, que deve ser atingida, podendo ser utilizadas altas doses de corticosteroides ou imunoglobulina humana antes do procedimento.

TRATAMENTO EMERGENCIAL

Define-se como emergência a presença de sangramento intracraniano ou mucoso (gastrointestinal, genitourinário ou respiratório), com instabilidade hemodinâmica ou respiratória, que requerem um rápido aumento na contagem de plaquetas para a realização da hemostasia adequada em pacientes com PTI.

O tratamento emergencial é limitado em algumas opções, mesmo considerando-se que podem se passar várias horas ou até dias para se obter efeito. Consiste em:[20]

1. Transfusão de plaquetas, 3 vezes mais do que o usual, pela destruição rápida (3 unidades para cada 10 kg de peso);
2. Corticosteroides em altas doses, metilprednisolona, 1 g/dia por 3 dias;
3. Imunoglobulina humana intravenosa, 1 g/kg por 1 a 2 dias (repete-se a dose no segundo dia se a contagem de plaquetas permanecer abaixo de 50.000/mm³).

De acordo com a ASH, está provado que a imunoglobulina IV tem o início de ação mais rápido, e deve ser considerada juntamente com o uso de corticoide, com o objetivo de aumentar a contagem de plaquetas. No entanto, em situações críticas, apesar de evidência limitada, pode-se optar por transfusão de plaquetas, com uma variação de 30 minutos a cada 8 horas, em conjunto com a infusão contínua de Ig IV.[21-22]

COMPLICAÇÕES E DOENÇA REFRATÁRIA

Considera-se doença refratária a presença de plaquetopenia persistente e grave, abaixo de 50.000/mm³, quando há necessidade de tratamento medicamentoso para manter as contagens plaquetárias e falha após realizar esplenectomia.

Uma série de casos de pacientes com PTI acompanhados ao longo de vários anos demonstram que a morbimortalidade relacionada à doença é baixa, próximo à da população geral.[17,23]

Pacientes com PTI crônica e refratária deverão fazer uso da medicação por pelo menos 8 semanas e considerar a interrupção quando a contagem plaquetária estiver em 30.000/mm³ por pelo menos 6 meses.

Em uma revisão do consenso de 2010, foram incluídas como opção para doença refratária algumas alternativas de tratamento de segunda linha: esplenectomia, azatioprina (1 a 2 mg/kg/dia), ciclofosfamida (1 a 2 mg/kg/dia), danazol (400 a 800 mg/dia), vincristina, agonistas do receptor da trombopoietina (eltrombopag e romiplostim), ciclosporina, dapsona, micofenolato mofetil, e rituximab.

É difícil definir com precisão a superioridade de uma modalidade de tratamento em relação à outra, pois os consensos são baseados mais em observações do que em estudos clínicos controlados.[24-26]

A Diretriz Terapêutica Brasileira de Trombocitopenia imune de 2014 orienta nos casos de PTI refratária que estes sejam manejados inicialmente com azatioprina ou ciclofosfamida, e na falha destes recomenda-se o uso de danazol (exceto em crianças e adolescentes, pelo risco de virilização). A vincristina é reservada para casos de falha terapêutica, em que as três outras opções medicamentosas citadas acima já foram realizadas.

Porém, mostrou-se que a esplenectomia continua a ser o único tratamento que proporciona remissão sustentada em 1 ano.

TABELA 74.3 Principais causas secundárias na PTI
Pseudotrombocitopenia
Gestação
Infecções virais
Mononucleose infecciosa
Hiperesplenismo por hipertensão portal
Cirrose alcóolica
Esquistossomose
Mielodisplasia
Púrpura trombocitopênica trombótica/Síndrome hemolítico-urêmica
Coagulação intravascular disseminada

CONCLUSÕES

A trombocitopenia imune é a nova nomenclatura da púrpura trombocitopênica imune, pois a apresentação clínica nem sempre se dá com a presença de púrpura.

O diagnóstico de PTI é de exclusão, necessitando uma boa história clínica e exame físico, solicitando hemograma completo e esfregaço de sangue periférico para excluir outras causas.

Pacientes que apresentam plaquetas de 30.000/mm³, sem sangramento, não são indicados para tratamento e geralmente têm boa evolução clínica.

Não há indicação de transfusão de plaquetas na PTI, apenas é indicada quando o sangramento apresenta risco de morte, assim como em situação emergencial, considerando o uso conjunto de corticoterapia com imunoglobulina, ou apenas um destes junto com a transfusão de plaquetas.

Para os pacientes em que falhou a terapia com corticoesteroides, a esplenectomia é recomendada.

Os agonistas do receptor de trombopoietina podem ser indicados para os pacientes que têm risco de sangramento após a esplenectomia ou que têm contraindicação à esplenectomia e que não conseguiram pelo menos uma outra terapia.

REFERÊNCIAS BIBLIOGRÁFICAS

1. Ruggeri M, Fortuna S, Rodeghiero F. Heterogeneity of terminology and clinical definitions in adult idiopathic thrombocytopenic purpura: a critical appraisal from a systematic review of the literature. Haematologica. 2008;93(1):98-103.
2. Guo C, Chu X, Shi Y, et al. Correction of Th1-dominant cytokine profiles by high-dose dexamethasone in patients with chronic idiopathic thrombocytopenic purpura. J Clin Immunol. 2007;27:557.
3. Rodeghiero F, Stasi R, Gernsheimer T, et al. Standardization of terminology, definitions and outcome criteria in immune thrombocytopenic purpura of adults and children: report from an international working group. Blood. 2009;113(11):2386-2393.
4. Abrahamson PE, Hall SA, Feudjo-Tepie M, Mitrani-Gold FS, Logie J. The incidence of idiopathic thrombocytopenic purpura among adults: a population-based study and literature review. Eur J Haematol. 2009;83(2):83-9.
5. Frederiksen H, Schmidt K. The incidence of idiopathic thrombocytopenic purpura in adults increases with age. Blood. 1999;94:909.
6. Terrell DR, Beebe LA, Neas BR, et al. Prevalence of primary immune thrombocytopenia in Oklahoma. Am J Hematol. 2012;87:848.
7. Neylon AJ, Saunders PW, Howard MR, et al. Clinically significant newly presenting autoimmune thrombocytopenic purpura in adults: a prospective study of a population-based cohort of 245 patients. Br J Haematol. 2003;122:966.
8. Kuwana M, Okazaki Y, Ikeda Y. Splenic macrophages maintain the anti-platelet autoimmune response via uptake of opsonized platelets in patients with immune thrombocytopenic purpura. J Thromb Haemost. 2009;7:322.
9. Cines DB, Blanchette VS. Immune thrombocytopenic purpura. N Engl J Med 2002;346:995.
10. Tolt LJ, Arnold DM. Pathophysiology and management of chronic immune thrombocytopenia: focusing on what matters. Br J Haematol. 2011;152-52.
11. Cooper N, Bussel J. The pathogenesis of immune thrombocytopaenic purpura. Br J Haematol. 2006;133(4): 364-74.
12. Cines DB, Bussel JB, Liebman HA, Luning Prak ET. The ITP syndrome: pathogenic and clinical diversity. Blood. 2009;113:6511.
13. Sood R, Wong W, Gotlib J, et al. Gene expression and pathway analysis of immune thrombocytopenic purpura. Br J Haematol. 2008;140:99.
14. James N. George, Mayez A. El-Harake, and Gary E. Raskob N Engl J Med 1994; 331:1207-1211 Clinical manifestations and diagnosis of immune (idiopathic) Chronic Idiopathic thrombocytopenic purpura in adults. 2010.
15. Stasi R, Stipa E, Masi M, Cecconi M, Scimò MT, Oliva F, et al. Long-term observation of 208 adults with chronic idiopathic thrombocytopenic purpura. Am J Med. 1995;98(5): 436-42.
16. Portielje JE, Westendorp RG, Kluin-Nelemans HC, Brand A. Morbidity and mortality in adults with idiopathic thrombocytopenic purpura. Blood. 2001;97(9): 2549-54.
17. Stasi R, Stipa E, Masi M, et al. Long-term observation of 208 adults with chronic idiopathic thrombocytopenic purpura. Am J Med. 1995;98(5):436-442.
18. Cheng Y, Wong RS, Soo YO, Chui CH, Lau FY, Chan NP, et al. Initial treatment of immune thrombocytopenic purpura with high-dose dexamethasone. N Engl J Med. 2003;349(9): 831-6.
19. Godeau B, Caulier MT, Decuypere L, Rose C, Schaeffer A, Bierling P. Intravenous immunoglobulin for adults with autoimmune thrombocytopenic purpura: results of a randomized trial comparing 0.5 and 1 g/kg b.w. Br J Haematol. 1999; 107(4):716-719.
20. James N. George, Mayez A. El-Harake, and Gary E. Raskob. Treatment and prognosis of immune (idiopathic) thrombocytopenic purpura in adults. 2010.
21. Carr JM, Kruskall MS, Kaye JA, Robinson SH. Efficacy of platelet transfusions in immune thrombocytopenia. Am J Med. 1986;80(6):1051-1054.
22. Spahr JE, Rodgers GM. Treatment of immune-mediated thrombocytopenia purpura with concurrent intravenous immunoglobulin and platelet transfusion: a retrospective review of 40 patients. Am J Hematol. 2008;83(2):122-125.
23. Portielje JE, Westendorp RG, Kluin-Nelemans HC, Brand A. Morbidity and mortality in adults with idiopathic thrombocytopenic purpura. Blood. 2001;97(9):2549-54.
24. ToltLJ, Arnold DM, Pathophysiology and management of chronic immune thrombocytopenia: focusing on what matters. Br J Haemtol. 2011;152:52-60.
25. Provan D, Stasi R, Newland AC, Blanchette VS, Bolton-Maggs P, Bussel JB, et al. Internacional consensus report on the investigation and management of primary immune thrombocytopenia. Blood. 2010;115:168-86.
26. Bussel JB. Traditional and new approaches to the management of immune thrombocytopenia: issues of when and who to treat. Hematol Oncol Clin North Am. 2009;23 (6):1329-41.

75

Neutropenia Febril

Nádia Aparecida M. Sanches
Anne Grazielle Lima Bindá
Bruno Freire Martins
Cristiane Schwarz Gelain

INTRODUÇÃO

Neutropenia febril é uma condição clínica que pode se constituir em uma urgência e decorre de quimioterapia ou mesmo da pancitopenia. É uma complicação potencialmente grave, aproximadamente 20% dos pacientes neutropênicos requerem manejo hospitalar. Define-se por neutropenia grave quando acompanhada de febre, que frequentemente acontece entre 1 a 2 semanas após quimioterapia. Outra causa é deficiência da medula óssea, por invasão tumoral, por exemplo. No manejo utiliza-se de escalas de severidade que ajudam a guiar o tratamento.

DEFINIÇÃO

Contagem de neutrófilos < $500/mm^3$ ou < $1.000mm^3$ com tendência a queda para níveis < $500/mm^3$ associada a febre > 38,3° ou temperatura > 38° por uma hora. Na indisponibilidade de hemograma em até 30 minutos, considerar paciente neutropênico se estiver no nadir do ciclo, entre o décimo e vigésimo dia após quimioterapia.

ETIOLOGIA E FISIOPATOLOGIA

Entre as causas de febre pode-se citar: liberação pós-QT de IL-6, TNFa, quimioterapia "pirogênica" e infecção. Outras possíveis causas são: translocação bacteriana e quebra de barreira – mucosite. As infecções bacterianas eram causadas predominantemente por Gram-negativos até os anos 1980. Entretanto, a proporção dessas infecções mudou, sendo as bactérias Gram-positivas responsáveis pela maior parte das infecções, que nos neutropênicos pode-se explicar pelo uso de antineoplásicos mais agressivos associados com mucosite oral grave, o que aumenta o risco de infecção por bactérias Gram-positivas da flora oral; aumento no uso de cateteres intravenosos, crescentes infecções por *Staphylococcus* e profilaxia com fluorquinolonas, principalmente a associação com bloqueadores H2 e outros antiácidos. A etiologia dos patógenos causadores de infecção está se modificando, há novo aumento na proporção de bacteremias por Gram-negativos, porém não está claro se este aumento está associado com a diminuição da profilaxia ou com o aumento da resistência às quinolonas. Entre os patógenos mais frequentes encontram-se bactérias Gram-positivas, como *Streptococcus* do grupo *viridans* e *Staphylococcus* coagulase-negativos (ECN), sendo os *Staphylococcus aureus* e ECNs os agentes mais relacionados às infecções associadas a cateteres; bactérias Gram-negativas, como *E.coli*, *Klebsiella spp* e *Pseudomonas aeruginosa*; anaeróbios, como *Clostridium difficile* e *Bacteroides spp*. (Tabela 75.1). As infecções fúngicas causadas por *Candida spp* e *Aspergillus spp* associam-se a maior mortalidade.

TABELA 75.1 Principais patógenos na neutropenia febril

Gram-positivos	Gram-negativos
Estafilo (coagulase + e -)	E. coli
Estrepto	Klebsiella
Enterococo fecalis/faecium *Corynebacterium*	Enterobacter, citrobacter Pseudomonas
	Stenotrophomonas maltophilia

CAUSAS DE NEUTROPENIA: DIAGNÓSTICO DIFERENCIAL

Observe a Tabela 75.2.

ABORDAGEM DIAGNÓSTICA

A avaliação inicial deve contemplar a história da evolução da doença, revisão de todos os sistemas. Atentar para dados como hospitalização prévia, colonização anterior por micro-organismos resistentes ou fungos, episódios anteriores de neutropenia e febre, quimioterápicos em uso e exposição a patógenos. Eventualmente, se o paciente não possuir resultado de hemograma para confirmação de neutropenia ou existir previsão de demora de mais de trinta minutos para o resultado, considera-se o paciente neutropênico se entre o décimo e o vigésimo dia após a administração da quimioterapia.

O exame físico deve ser detalhado, pois o quadro pode ser frustro nesses pacientes em consequência da diminuição da resposta inflamatória. Febre, dor e eritema devem sempre ser considerados e deve-se inspecionar e examinar locais mais frequentes de infecção, como pele, cavidade oral, pulmões, local de inserção de cateter, fundo de olho, períneo e região perianal.

Exames complementares devem preceder o início da antibioticoterapia: solicitar hemograma, eletrólitos, função renal e função hepática. A coleta de hemocultura é essencial para identificação do agente etiológico e deve ser realizada em dois acessos venosos periféricos. Na presença de cateter, deve-se obter 15 mL de sangue de cada via do cateter e mais uma amostra de um acesso venoso periférico. Outras culturas podem ser solicitadas caso exista suspeita de infecção em algum outro local, como urina e fezes. Punção liquórica pode ser considerada de acordo com a história clínica, se houver queixa de alteração mental. Em pacientes de alto risco, considerar pesquisa para fungos com exames que identificam componentes da parede celular fúngica, tais como galactomanana (identifica *Aspergillus*), e beta-D-glucana pode identificar Candida e outros (Tabela 75.3). Exames de controle seriados são convenientes, como hemograma diário, hemocultura em caso de febre, eletrólitos, função renal e, a cada três dias, enzimas hepáticas. Exames de imagem devem ser solicitados, como radiografia de tórax (frente e perfil), porém a sensibilidade para detectar infiltrados pulmonares em uma fase mais precoce da infecção pulmonar nesses pacientes é baixa. A tomografia computadorizada de tórax pode identificar lesões sugestivas de diagnósticos como pneumonia por *Pneumocystis jiroveci*, *Micobacterium tuberculosis* ou *Aspergillus spp*, significativamente mais sensível, servindo como guia para procedimentos como broncoscopia, lavado bronco-alveolar, biópsias e punção pleural. História clínica, epidemiologia, exame físico e exames complementares permitem a estratificação de risco em relação à gravidade da doença.

AVALIAÇÃO DE RISCO

O mais conhecido e utilizado escore de risco foi criado pela Associação Multinacional de Apoio aos Cuidados do Câncer (MAASC) de 2000 (Tabela 75.4). É uma ferramenta de pontuação de acordo com a importância para cada variável considerada de boa evolução. Valor máximo de 26 pontos classifica como de baixo risco (menor que 10%) paciente com

TABELA 75.2 Diagnóstico diferencial de neutropenia febril

Produção diminuída
Induzida por fármacos: ▪ Agentes não citotóxicos: penicilinas, cloranfenicol, sulfonamidas; meprobamato, clozapina, carbamazepina; fenotiazidas, AINE, antitireoidianos, diuréticos ▪ Quimioterápicos
Invasão tumoral: mielofibrose
Doenças hematológicas: anemia aplásica, neutropenia idiopática, cíclica, síndrome de Chédiak-Higashi
Infeciosa: febre tifóide, tuberculose, brucelose, tularemia, sarampo, mononucleose infecciosa, hepatite viral, leishmaniose visceral, malária, AIDS
Deficiência de folato e B12
Destruição periférica
Retenção esplênica e/ou pulmonar
Distúrbios autoimunes
Anticorpos antineutrófilos
Fármacos: aminoporina, alfametildopa, fenilbutazona, diuréticos mercuriais, algumas fenotiazidas
Granulomatose de Wegener
Neutropenia transitória

TABELA 75.3 Exames complementares a serem solicitados
Exames complementares
Hemograma
Eletrólitos, função renal, função hepática
Hemocultura (periferia e cateter central)
Urocultura
Cultura de outros sítios
Pesquisa para fungos: galactomanana, beta-D-glucana
Punção liquórica
RX tórax
Tomografia de tórax

21 pontos ou mais e de alto risco paciente com menos de 21 pontos (Tabela 75.5). Possui boa sensibilidade e alto valor preditivo positivo, o questionamento do modelo MAASC é a pontuação atribuída aos pacientes com tumores sólidos (4 pontos); assim, pacientes com neoplasias hematológicas alcançam uma pontuação inicial, independentemente de quaisquer outras condições, de no máximo 22 pontos, o que confere alta taxa de hospitalização, resultando em altos custos ao sistema de saúde.

Conforme as diretrizes da Sociedade Americana de Doenças Infecciosas (IDSA) 2002 (Tabela 75.6 e 75.7), os fatores verificados em estudos controlados que determinam baixo risco de complicações e indicam tratamento ambulatorial são: contagem absoluta de neutrófilos maior ou igual a 100 células/mm^3 e de monócitos maior ou igual a 100 células/mm^3; radiografia de tórax sem alterações; função hepática e renal limítrofe ou normal; duração da neutropenia menor que sete dias; expectativa de resolução da neutropenia menor que 10 dias; ausência de infecção em cateter; evidência precoce de recuperação da medula óssea; neoplasia em remissão da malignidade; pico de temperatura menor que 39°C; sem alteração neurológica ou mental; bom estado geral; ausência de dor abdominal e ausência de sinais de gravidade geral.

TABELA 75.4 Escore de MAASC

Características	Pontuação
Carga de doença (considerando todas as comorbidades) ▪ sintomas leves ou ausentes ▪ sintomas moderados	 5 3
Sem hipotensão	5
Sem DPOC	4
Tumor sólido ou hematológico sem infecção fúngica	4
Sem desidratação	3
Paciente ambulatorial (não internado no início NF)	3
Idade < 60 anos	2

Escore ≥ 21 = baixo risco (máximo 26) – prediz < 5% de complicações graves.

TABELA 75.5 Critérios de classificação de alto risco
Critérios para classificar paciente como alto risco (apenas um)
Neutropenia < 100 celulass/microlitro por sete dias ou mais
Instabilidade hemodinâmica
Sintomas gastrointestinais (vômito, diarreia, dor abdominal)
Alterações do estado mental
Infecção de cateter
Novo infiltrado pulmonar
Disfunção renal ou hepática (> 5× valor transaminases)

TABELA 75.6 Critérios de classificação de baixo risco
Baixo risco
MAASC ≥ 21
Previsão neutropenia intensa (ANC* < 100) < 7 dias
Doença oncológica controlada (sem PD)
Ausência de infiltrado pulmonar
Sem uso de alemtuzumab (LLC-B, anti-CD52)
Mucosite grau < II
Sem uso de profilaxia com quinolona

TABELA 75.7 Classificação de mucosite

Classificação	Mucosite
Grau I	Eritema da mucosa
Grau II	Placa, úlcera oral ou pseudomembrana
Grau III	Ulceras confluentes; pseudomembrana sangrante ao toque; ingesta VO comprometida; diarréia importante
Grau IV	Necrose tecidual, sangramento espontâneo, risco de morte

TRATAMENTO

O início precoce da antibioticoterapia é essencial, o IDSA recomenda que o tempo entre a admissão do paciente e o início da antibioticoterapia empírica seja de 30 minutos. O tratamento inicial depende da classificação de risco em baixo ou alto; a classificação é dinâmica, reavaliações devem ser feitas com frequência. Para os pacientes de alto risco, a antibioticoterapia será sempre intravenosa. O uso de vancomicina no esquema inicial é recomendado na presença dos seguintes fatores: instabilidade hemodinâmica; mucosite grave; infecção relacionada ao cateter; profilaxia antibiótica com quinolona; colonização prévia por *Staphylococcus aureus* resistente à oxacilina (MRSA) ou pneumococo resistente à penicilina; cultura positiva para Gram-positivo (Tabela 75.8). Indicado uso de vancomicina, deve-se associar a um β-lactâmico com atividade antipseudomonas como cefepime com ou sem associação de aminoglicosídeo. Se não houver critérios para introdução de vancomicina, a terapia empírica inicial deve

TABELA 75.8 Uso da vancomicina no tratamento inicial da neutropenia febril
Critério para introdução de vancomicina no início da terapêutica
Mucosite grave
Instabilidade hemodinâmica
Infecção relacionada ao cateter ou partes moles
Pneumonia com diagnóstico radiológico
Profilaxia prévia com quinolona
Cultura positiva para Gram-positivo antes da determinação final do germe
Colonização prévia por patógeno sensível à vancomicina

conter um antibiótico ou combinação de antibióticos com atividade contra Pseudomonas.

Em pacientes de baixo risco, o início da terapia antimicrobiana poderá ser por via oral, por terapia sequencial intravenosa-oral ou somente parenteral. O esquema sugerido é ciprofloxacina 500 mg a cada doze horas e amoxicilina-clavulanato 1,5 g ao dia, mas as quinolonas de última geração também são efetivas. Se no paciente de baixo risco for usado esquema intravenoso, utiliza-se o mesmo dos pacientes de alto risco sem indicação de uso de vancomicina.

SEGUIMENTO

Avalia-se o número de dias sem febre, a quantidade de neutrófilos e o foco infeccioso presumido. Se identificado o foco infeccioso, adequa-se o regime antibiótico, cobrindo os patógenos do foco, não necessariamente altera-se o antibiótico de base.

Para paciente afebril por mais de 48 horas e com a contagem de neutrófilos superior ou igual a 500/mm^3, fundamenta-se o tratamento no diagnóstico ou não do foco e no isolamento ou não do agente infeccioso. Sem agente e foco, mantém-se antibioticoterapia por cinco dias afebril.

Interrompe-se antibioticoterapia se houver culturas negativas e neutrófilos maior que 500/mm^3 por no mínimo dois dias consecutivos. Se o foco infeccioso foi determinado, amplia-se o esquema seguindo o antibiograma. Em caso de paciente afebril por mais de 48 horas, porém com contagem de neutrófilos menor que 500/mm^3, mantém-se o antibiótico por cinco dias sem febre a partir do segundo dia consecutivo com neutrófilos acima de 500/mm^3; se foco determinado, adequa-se a terapia. No caso de paciente febril por três a cinco dias após a antibioticoterapia inicial, deve-se ampliar investigação. Se febre persistente por mais cinco a sete dias, e sem melhora da neutropenia, podemos: insistir no regime de tratamento, se paciente estável; trocar ou adicionar antibiótico; se evidências de evolução da doença ou de complicação como dor abdominal, lesões mucosas em piora, infecção do cateter, infiltrado pulmonar, toxicidade por drogas ou surgimento de outros patógenos, introduzir antifúngico ao tratamento, com ou sem mudança do antibiótico (Tabela 75.9).

UTILIZAÇÃO DE FATORES DE CRESCIMENTO (G-CSF OU GM-CSF) NA NEUTROPENIA FEBRIL

O uso profilático de fatores de crescimento hematopoiéticos mieloides diminui a incidência de neutropenia febril já demonstrada em estudos. Diretrizes atuais sugerem o seu uso se o risco de neutropenia e febre associada ao regime quimioterápico for superior a 20%. Tais fatores de crescimento hematopoiéticos profiláticos podem ser considerados em pacientes idosos ou na presença de fatores de risco. Se utilizados os fatores de crescimento inicia-se logo após a quimioterapia. As diretrizes atuais não recomendam o uso simultâneo de fatores de crescimento mieloides no tratamento de febre e neutropenia, pois nos estudos não há benefício na sobrevida, a despeito da redução mínima no tempo de duração de febre, dias de neutropenia e tempo de internação hospitalar. A ASCO (American Society of Clinical Oncology), não recomenda em suas diretrizes o uso desses fatores estimuladores como rotina na abordagem terapêutica adjuvante da neutropenia febril (Figura 75.1).

TABELA 75.9 Manejo do paciente relacionado com o tempo de febre

Afebril em 72 horas	Febril em 72 horas	Afebril em 96 horas	Febril em 96 horas
Com foco, ampliar espectro conforme antibiograma	Com foco, amplia-se espectro	Com foco, ampliar antibioticoterapia conforme antibiograma	Com foco e instável, cobrir com carbapenêmicos, vancomicina e antifúngicos
Sem foco, completar antibioticoterapia por 5 dias afebril	Sem foco e instável, iniciar vancomicina e cobrir Gram-negativos com carbapenêmicos	Sem foco, mantém-se terapia por cinco dias a partir do segundo dia com neutrófilos > 500 mm^3	Reavaliar com: RX tórax, pesquisa de foco fechado, pesquisa para fungos, avaliação do infectologista ou hematologista
	Sem foco e estável, manter antibioticoterapia		
	Reavaliar culturas e RX do tórax		
	Neutropenia prolongada > 5 dias, considerar infecção por fungos.		

Fluxograma de atendimento do paciente com neutropenia febril

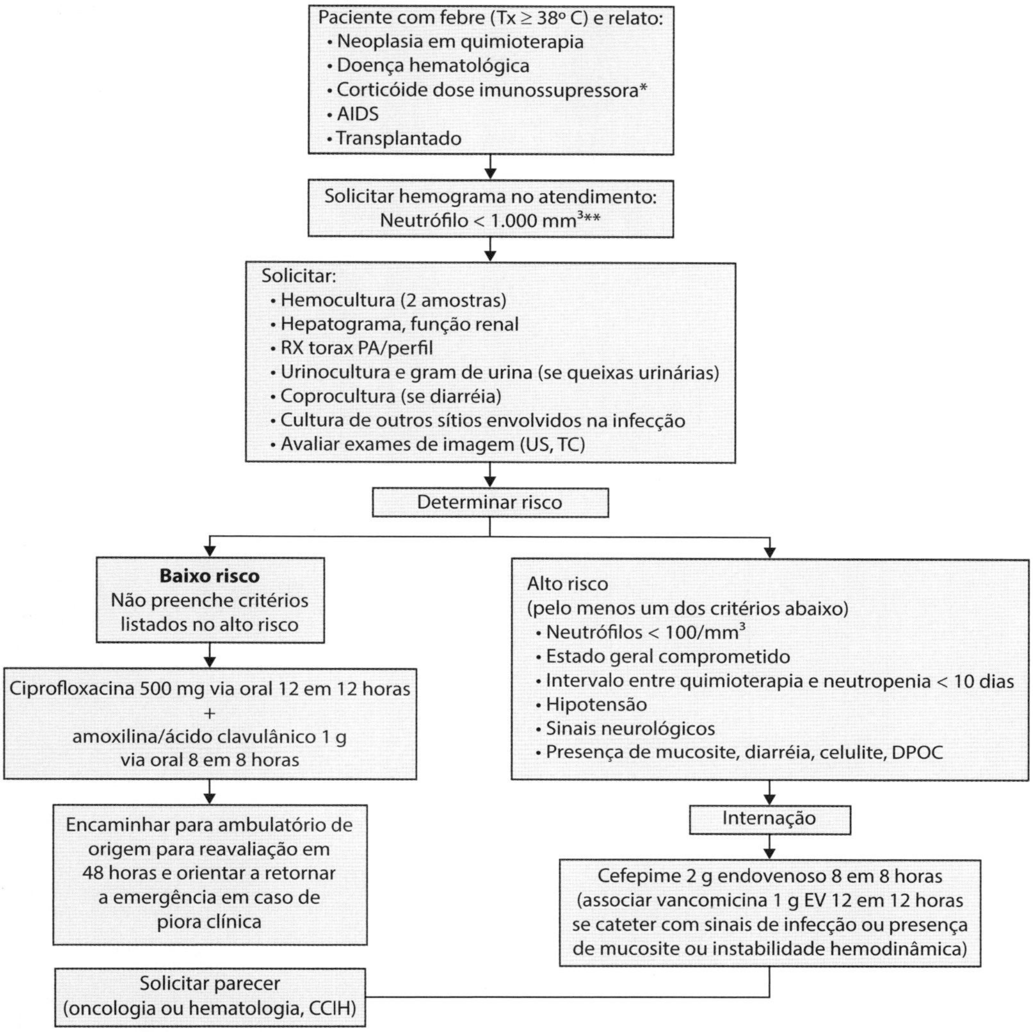

FIGURA 75.1 Fluxograma de manejo do paciente neutropênico. * Falta o texto referente a esse asterisco. **Em literatura, paciente neutropênico febril é definido como paciernte com neutrófilos < 500 mm³, porém para efeito de atendimento na emergência foi estabelecido pela CCIH como neutrófilos < 1000 mm³.

REFERÊNCIAS BIBLIOGRÁFICAS

1. American Society of Clinical Oncology clinical guideline. Antimicrobial prophylaxis and outpatient management of febrile neutropenia in adults treated for malignancy. J Clin Oncol 2013; 31:794-810.
2. Smith TJ, et al. American Society of Clinical Oncology clinical pratice guideline update. Recommendations for the use of WBC Growth Factors. J Clin Oncol 2015; 33:3199-212
3. García Rodrigues JA. Micro-organismos que participam da infecção no paciente neutropênico. In: Critical Practice in Infectious Diseases. Recomendações para o tratamento da neutropenia febril baseadas em evidências. Baltimore (MD): Williams and Wilkins; 2005. p. 6-11.
4. Bow E. Treatment and prevention of neutropenic fever syndromes in adult cancer patients at low risk for complications. Disponível em www.uptodate.com, UpToDate, 2016.
5. Freifeld AG, Bow EJ, Sepkowitz KA, et al. Clinical practice guideline for the use of antimicrobial agents in neutropenic patients with cancer. 2010 update by the Infectious Diseases Society of America. Clin Infect Dis 2011;52:56-93.
6. Picazzo JJ. A infecção no paciente neutropênico. In: Critical Practice in Infectious Diseases. Recomendações para o tratamento da neutropenia febril baseadas em evidências. Baltimore (MD): Williams and Wilkins; 2005. p.3-5.
7. Rolston KV. Challenges in the treatment of infections caused by Gram-positive and Gram-negative bacteria in patients with cancer and neutropenia. Clin Infect Dis 2005; 40(Suppl 4):S246-52.
8. Fernandes GS, Pracchia LF, Costa SF, Brandão Neto RA. Neutropenia febril. In: Martins HS, Brandão Neto RA, Scalabrini Neto A, Velasco IT. Emergências clínicas: abordagem prática. São Paulo: Manole; 2016. p. 1216-1227.
9. Keng MK, et al. Reducing time to antibiotic administration for febrile neutropenia in the emergency department. J Oncol Pract 2015;11(6):450-5.

76

Coagulação Intravascular Disseminada

Patrícia M. Veiga de Carvalho Mello
Thirso de Sousa Muniz Nascimento

INTRODUÇÃO

A coagulação intravascular disseminada (CIVD), também conhecida como coagulopatia de consumo ou síndrome de desfibrinação, constitui uma grave síndrome adquirida com potencial para causar trombose e hemorragia. Pode manifestar-se tanto na fase aguda como crônica na da injúria primária, sendo responsável pelo aumento da mortalidade em pacientes críticos. Desse modo, a identificação e o tratamento da condição predisponente são fundamentais para sua resolução.[1]

Sua incidência não é conhecida com precisão sendo relatada em apenas 1% dos pacientes hospitalizados e varia de acordo com a doença de base que a desencadeia. Na sepse, ocorre em aproximadamente 35% dos casos e, em pacientes com trauma grave, ocorre em mais de 50% dos casos, estando, em ambos os casos, associados a um pior prognóstico desses pacientes.[2,3]

FISIOPATOLOGIA

A hemostasia, processo de coagulação sanguínea, ocorre mediante uma sequência de reações químicas que resultam na formação de um coágulo de fibrina, visando a interrupção de eventos hemorrágicos e mantendo a integridade de um sistema fechado a altas pressões após dano vascular.[1]

Inicialmente, é formado um trombo jovem rico em plaquetas chamado tampão plaquetário (hemostasia primária) e, subsequentemente, é formada a fibrina, a qual torna esse trombo estável (hemostasia secundária). Simultaneamente sempre que se inicia o processo de formação de um trombo no organismo, existem estímulos para a ativação de substâncias pró-coagulantes, anticoagulantes e fibrinolíticas, de modo a modular adequadamente esse processo. A ativação da fibrinólise com lise do trombo formado desencadeada de modo concomitante visa impedir a perpetuação da cascata da coagulação, evitando, desse modo, que um processo de trombose e oclusão definitiva da circulação ocorra em áreas hígidas, promovendo, assim, a restauração de fluxo adequado na área lesada após estabilização da lesão vascular.[2,4]

A ativação da coagulação pode ocorrer tanto pela via intrínseca como pela via extrínseca e ambas levam à ativação da via final comum por meio da ativação do fator X (Figura 76.1). O processo é deflagrado principalmente pela ativação do complexo fator tecidual/fator VII ativado (FT/FVIIa), mas também pela ativação do fator XII, levando à formação de trombina. De maneira simultânea, ocorre também a inibição de proteínas anticoagulantes naturais (inibidor da via do fator tecidual –TFPI, a proteína C – PC, a proteína S – PS e a antitrombina III – AT) e a inibição da atividade fibrinolítica pelo aumento dos níveis do inibidor do ativador do plasminogênio do tipo 1 (PAI-1), resultando em remoção inadequada de fibrina. Todos esses eventos contribuem para a formação de trombos, caracterizando a fase de iniciação do processo de coagulação. Na sequência, observa-se uma fase de amplificação dessa ativação da coagulação, caracterizada por ação da trombina formada, gerando ainda maior ativação plaquetária e de cofatores da cascata da coagulação (fatores V, VIII e XI) na superfície das plaquetas. Esses eventos são seguidos da fase de propagação da ativação da coagulação que se caracteriza pela maior produção de trombina com formação de trombo estável e interrupção do processo de hemorragia. Por fim, ocorre a fase de finalização, com a produção de anticoagulantes naturais (TFPI, PC, PS e AT) limitando o processo de coagulação e evitando a ocorrência de oclusões trombóticas em áreas vasculares íntegras próximas à lesão.[4]

A lesão vascular expõe as proteínas da parede do vaso ao sangue circulante. As plaquetas aderirão a essas proteínas tornando-se ativadas e agregando-se umas às outras através do fibrinogênio, formando um tampão plaquetário temporário e frouxo responsável pela hemostasia primária. As plaquetas atraem e se unem ao fibrinogênio, que, ao ser imobilizado na lesão, atrai os fatores de coagulação (fatores intrínsecos, extrínsecos e fatores da via comum). Estes, ao se unirem ao fibrinogênio, o transformam em um polímero de fibrina, estabilizando o trombo. A ativação da coagulação propriamente dita ocorre quando uma dessas proteínas da parede vascular, o fator tecidual, é exposta ao espaço intravascular e liga-se ao fator VII ativado (FVIIa) que está circulando no sangue, formando o complexo FT-FVIIa (via extrínseca). Esse complexo ativa os fatores IX (FTIX) e X(FX) em fatores IXa(FIXa) e Xa(FXa). O fator Xa, então, aderirá ao trombo plaquetário e também ativa o fator V em fator Va e junto a ele forma o complexo protrombinase (FXa-FVa), que leva à transformação do fator II (protrombina) em fator IIa (trombina). A trombina, então, converte o fibrinogênio em fibrina, dando início ao coágulo de fibrina e promove a ativação dos fatores V, VIII e XI. O fator IXa que havia sido ativado pelo complexo FT-FVIIa ligar-se-á ao fator VIII ativado (FVIIIa) pela trombina, formando o complexo FVIIIa-FIXa, que, por sua vez, aumentará a formação de FXa. A ativação da coagulação também ocorre pela via intrínseca, ou seja, o dano vascular leva à ativação do fator XII em XIIa, o qual ativa o fator XI em XIa, que, por sua vez, ativa o fator IX em IXa. Este junta-se ao fator VIIIa e estimula a via comum, contribuindo para mais formação de Fator Xa. A trombina será, então, responsável pela formação dos filamentos de fibrina a partir de seu precursor que é o fibrinogênio. Esses filamentos de fibrina aderem às células da parede vascular e às plaquetas ativas, formando trama rígida e insolúvel. Essa rede de fibrina mantém o tampão hemostático inicial estabilizado. Após 24 a 48 horas, a plasmina é atraída pela presença de fibrina e, ao chegar, ao trombo promove sua lise (fibrinólise), liberando produtos de degradação da fibrina na circulação, os quais são subsequentemente fagocitados por macrófagos e eosinófilos.[4]

A ativação da cascata de coagulação está intimamente ligada à ativação da resposta inflamatória orgânica. Substâncias pró-coagulantes, anticoagulantes e, principalmente, a formação de trombina levam ao aumento da produção de citocinas, produzindo mais processo inflamatório. Em contrapartida, citocinas inflamatórias, sobretudo a interleucina 6 (IL-6), também participam da ativação da cascata da coagulação, tendo ação central nesse processo. No paciente crítico, a síndrome de resposta inflamatória sistêmica (SIRS)

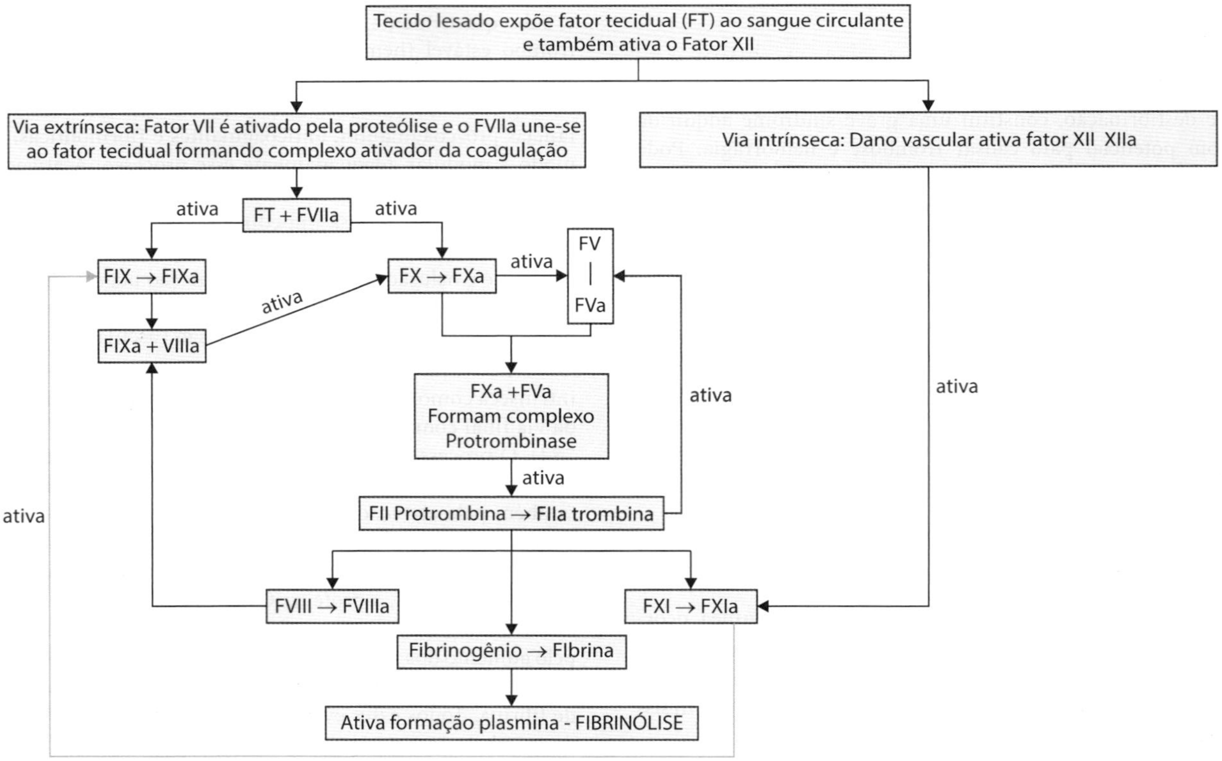

FIGURA 76.1 Cascata da coagulação normal.[4]

e a ativação da coagulação ocorrem de modo concomitante, de maneira desregulada e se perpetuam em um sistema de retroalimentação mútua, sendo parte importante na fisiopatologia desses quadros e tendo impacto na morbimortalidade desses pacientes (Figura 76.2).[2,4,5]

COAGULAÇÃO VASCULAR DISSEMINADA

A CIVD caracteriza-se por um processo de ativação exacerbada e desregulada da coagulação com consumo dos fatores de coagulação e de plaquetas e em que se observam aumento de degradação e diminuição da síntese de ambos. Paradoxalmente, durante a fase de maior ativação da coagulação, o sistema fibrinolítico, que é normalmente ativado na presença de trombos, encontra-se amplamente inativado. Isso ocorre devido ao aumento dos níveis plasmáticos do inibidor ativador de plasminogênio-1 (PAI-1), o principal inibidor do sistema fibrinolítico. Em decorrência disso, observa-se não somente a formação de trombos, mas também a deficiência na lise de trombos formados, contribuindo para um estado caracterizado por extensa deposição de fibrina e formação de trombos.[4,7]

A trombose provoca a hipoperfusão e a hemólise microangiopática, a qual contribui para agravar esse estado de trombogenicidade nesses territórios. Em conjunto com alterações metabólicas e hemodinâmicas, a trombose e o estado de hipoperfusão orgânica podem levar à disfunção e falência múltipla de órgãos. O estado de atividade pró-coagulante contínuo gera consumo e depleção de plaquetas, de fatores da coagulação com prolongamento dos tempos de coagulação e, ainda, fibrinólise secundária à trombose na microcirculação, gerando produtos de degradação de fibrina e ainda mais consumo de fatores da coagulação e de plaquetas. Esse ciclo vicioso explica por que esses pacientes estão predispostos não somente a fenômenos trombóticos, mas também a fenômenos hemorrágicos (Figura 76.2). Um exemplo clássico de fibrinólise acelerada levando a eventos hemorrágicos graves é bem descrito nos quadros de leucemia promielocítica aguda.[2-4]

Embora, às vezes, ocorra iniciação potente da coagulação pelo fator tecidual, a ativação da coagulação pode não ser propagada se a via anticoagulante fisiológica estiver funcionando bem. Entretanto, na CIVD, todas as vias de anticoagulação naturais, isto é, antitrombina III, sistema de proteína C, e inibidor de via do fator tecidual, parecem estar deficientes. Entre eles, o inibidor da trombina mais importante é a antitrombina, a qual tem seus níveis plasmáticos reduzidos nessas situações em decorrência do consumo secundário à geração contínua de trombina, do aumento da degradação pela elastase liberada por neutrófilos ativados e da diminuição de sua síntese.[4,5]

A atividade do sistema PC/PS também se encontra diminuída em decorrência do consumo e da diminuição da expressão de trombomodulina nas células endoteliais. A disfunção da proteína C é causada pela síntese deficiente de proteínas e pela diminuição da concentração da fração livre da proteína S, que é um importante cofator da atividade da PC. A depressão significante da proteína C pode comprometer ainda mais uma adequada regulação de coagulação ativada. Além disso, parece haver um desequilíbrio do inibidor da via do fator tecidual em relação ao aumento da ativação de coagulação dependente desse fator. Os níveis plasmáticos de TFPI não estão reduzidos, evidências sugerem que sua

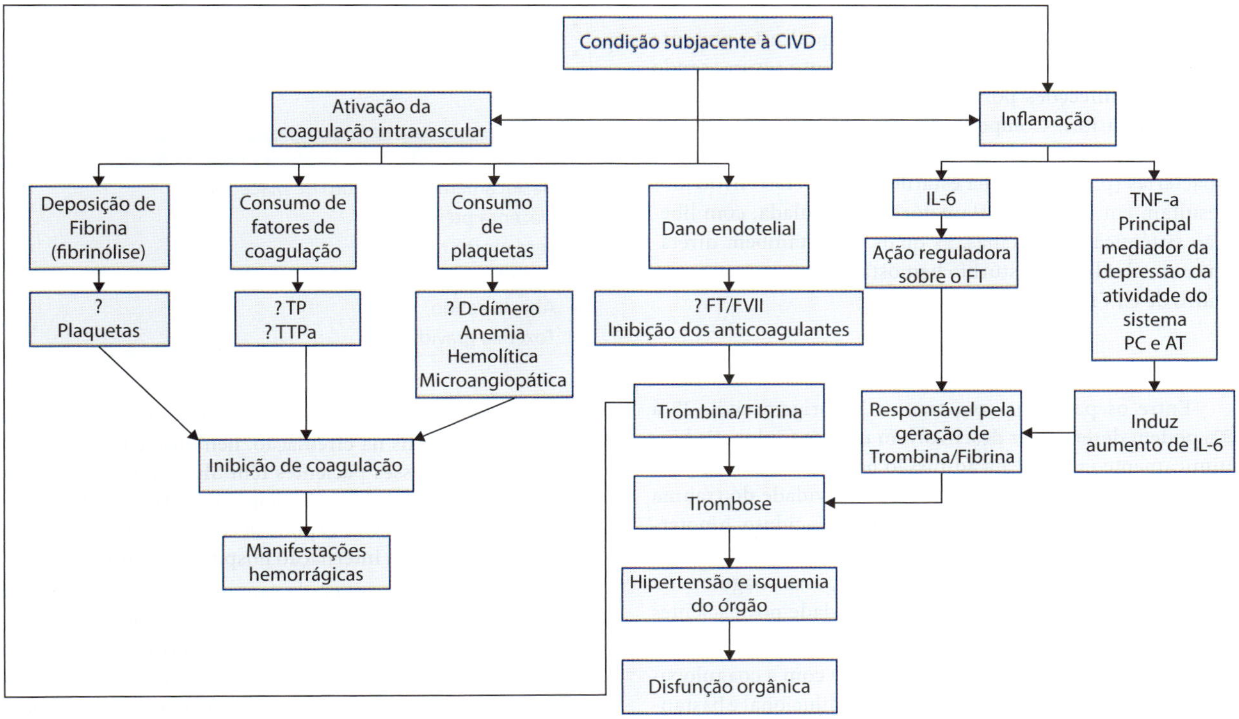

FIGURA 76.2 Fisiopatologia da CIVD e a interface inflamação e coagulação.[4]

atividade reguladora não seja exercida adequadamente em pacientes com CIVD. Todas essas vias anticoagulantes são ligadas ao endotélio e é provável que a disfunção da célula endotelial seja importante para disfunção desses sistemas de anticoagulação.[4,6-7]

Desse modo, não obstante as manifestações hemorrágicas sejam complicações possíveis, é a trombose microvascular que, provavelmente, mais contribui para a disfunção de órgãos-alvo e mortalidade associadas à CIVD.

De acordo com a intensidade do processo de ativação do sistema hemostático pela doença subjacente, a CIVD pode ser classificada em aguda ou crônica. A primeira também é chamada de descompensada e apresenta rica sintomatologia clínica e laboratoriais de eventos hemorrágicos e trombóticos. A segunda, também chamada de compensada constitui casos menos graves de evolução arrastada. Nela, a diminuição dos fatores da coagulação e anticoagulantes naturais é mínima em decorrência de uma produção compensada, levando seu diagnóstico a ser feito, muitas vezes, por alterações laboratoriais.[1,8]

CAUSAS DE COAGULAÇÃO INTRAVASCULAR DISSEMINADA

A CIVD não é uma doença propriamente dita, mas uma condição sempre secundária a uma desordem presente que causa ativação da coagulação, podendo ocorrer em associação a uma grande variedade de condições clínicas. No contexto de urgências médicas, destacam-se os processos apresentados na Tabela 76.1.

TABELA 76.1 Processos que podem induzir a coagulação intravascular disseminada

Dano tecidual
▪ Trauma ▪ Lesão por esmagamento ▪ Lesão do sistema nervoso central ▪ Insolação ▪ Queimaduras ▪ Reação transfusional hemolítica ▪ Rejeição aguda do transplante
Neoplasias
▪ Tumores sólidos ▪ Leucemias, especialmente leucemia promielocítica aguda ▪ Quimioterapia do cancro ▪ Síndrome de lise tumoral
Miscelânia
▪ Choque ▪ Parada cardiorrespiratória ▪ Insuficiência hepática fulminante ▪ Afogamentos (especialmente em água doce) ▪ Embolia gordurosa ▪ Aneurisma de aorta ▪ Hemangiomas gigantes ▪ Intoxicações (anfetaminas, venenos de serpente e víboras) ▪ Púrpura fulminante
Micro-organismos
▪ Bactérias gram-positivas ▪ Bactérias gram-negativas ▪ Espiroquetas ▪ Riquetsiose ▪ Protozoários ▪ Fungos ▪ Vírus
Condições Obstétricas
▪ Deslocamento prematuro de placenta ▪ Placenta prévia ▪ Feto morto retido ▪ Embolia amniótica ▪ Aborto retido ▪ Toxemia gravídica

INFECÇÕES E SEPSE

As doenças infecciosas, em particular a sepse, são as mais comumente associadas à CIVD, a qual está presente em aproximadamente 35% dos casos de sepse severa, sendo relatada em infecções por gram-positivos, gram-negativos, fungos e parasitas. Componentes da membrana de microrganismos (lipopolissacarídeos ou endotoxinas) e exotoxinas de bactérias (p. ex.: α-toxina estafilocócica) estão envolvidos e resultam em resposta inflamatória desregulada, com liberação sistêmica de citocinas, as quais estão também diretamente envolvidas no distúrbio hemostático que caracteriza o quadro de CIVD.[2,3]

TRAUMA

Entre os pacientes com trauma de origem civil, 25 a 35% podem desenvolver desenvolvem uma coagulopatia bioquimicamente evidente na admissão no setor de emergência hospitalar que pode ser o resultado da gravidade do trauma ou de desarranjos fisiológicos, tais como a acidose, hipotermia, hemodiluição ou relacionada com a administração de fluidos ou de sangue. Uma vez adquirida, essa coagulopatia aumenta em três a quatro vezes a mortalidade nos pacientes traumatizados.[9]

No trauma, a diferenciação da CIVD com a coagulopatia por perda sanguínea e da coagulopatia dilucional é bastante difícil. Provavelmente, a CIVD observada nesses pacientes pode decorrer inicialmente da combinação de mecanismos que incluem também a liberação de gordura e fosfolipídeos teciduais e cerebrais na circulação, hemólise e lesão endotelial. Além disso, esses pacientes têm SIRS com liberação de citocinas, as quais também participam da ativação da coagulação. Tardiamente, a CIVD pode decorrer de insultos secundários relacionados à internação hospitalar, como a sepse.[2-3,9]

A coagulopatia por perda sanguínea está relacionada à acidose pela lesão tecidual do trauma e do choque hipovolêmico instalado; e da hipotermia pela exposição secundária à perda da continuidade da pele e administração de fluidos. A coagulopatia diluicional está relacionada à hemodiluição secundária, aos fluidos de ressuscitação volêmica e às terapêuticas transfusionais desproporcionais.[9]

NEOPLASIAS

A prevalência de CIVD no câncer não é precisamente conhecida, mas pacientes com tumores sólidos e neoplasias hematológicas podem cursar com CIVD provavelmente secundária à expressão do fator tecidual na superfície das células tumorais. Essas células tumorais sólidas podem também expressar outras moléculas pró-coagulantes, como um pró-coagulante de câncer, a protease cisteína com fator X. A leucemia promielocítica aguda cursa com uma forma distinta de CIVD, caracterizada por hiperfibrinólise e, apesar de o sangramento ser a manifestação clínica mais comum nesses pacientes, a trombose disseminada também ocorre.[2,3]

PATOLOGIAS GESTACIONAIS

A CIVD é uma complicação clássica em patologias gestacionais, podendo estar presente em situações de pré-eclâmpsia, eclâmpsia, descolamento de placenta e embolia de líquido amniótico. O líquido amniótico é forte ativador da coagulação *in vitro* e a liberação do mesmo e de material tromboplástico na circulação é responsável por esses quadros, estando o grau de descolamento placentário correlacionado com a gravidade desses pacientes. Gestantes que cursam com síndrome HELLP também apresentam importantes distúrbios da coagulação, os quais são ocasionados principalmente pela presença de plaquetopenia e secundários à anemia hemolítica microangiopática, sendo esta uma situação distinta dos quadros de CIVD.[2,3]

OUTRAS ETIOLOGIAS

Outras coagulopatias que ocorrem em decorrência de anemia hemolítica microangiopática incluem os quadros de púrpura trombocitopênica trombótica (PTT), síndrome hemolíticourêmica (SHU), anemia hemolítica microangiopática induzida por quimioterapia e hipertensão maligna. O que ocorre nessas doenças é a lesão endotelial, que causa adesão e agregação plaquetária, formação do trombo e alteração da fibinólise.[1-3]

Doenças vasculares, como hemangiomas gigantes (síndrome de Kasabach-Merritt) e grandes aneurismas de aorta podem ter ativação local da coagulação e, como consequência, a depleção sistêmica dos fatores de coagulação e plaquetas, desencadeando a CIVD.[1-3]

MANIFESTAÇÕES CLÍNICAS

A ativação sistêmica da coagulação promove manifestações trombóticas, pela deposição de fibrina e trombose, e manifestações hemorrágicas, pelo consumo e depleção dos fatores de coagulação e plaquetas (Tabela 76.2).[8]

A CIVD varia de intensidade conforme a doença de base que iniciou a resposta inflamatória do organismo. Assim observa-se uma manifestação AGUDA, também chamada de descompensada, e outra CRÔNICA, também chamada de compensada. Ambas cursam com particularidades nas manifestações clínicas e laboratoriais (Tabela 76.3).[1]

A CIVD aguda tem uma maior probabilidade de complicações hemorrágicas devido ao rápido consumo de fibrinogênio e fatores pró-coagulantes associados à grande quantidade de produtos de degradação da fibrina. Já a CIVD crônica é mais propensa a apresentar complicações tromboembólicas, pois os níveis de fatores pró-coagulantes são mantidos mesmo com a geração contínua de trombos.[1]

História recente de trauma, a sepse, a leucemia promielocítica aguda e transfusões de sangue ABO-incompatíveis são mais propensas a levarem a um quadro de CIVD aguda. Já a história de malignidade (especialmente pancreática,

TABELA 76.2 Manifestações clínicas da coagulação intravascular disseminada

Sistema	Trombose	Hemorragia
Neurológicas	Rebaixamento do nível de consciência (coma), *delirium*, déficit motor e anisocoria.	
Pele e Mucosas	Isquemia focal e gangrena.	Petéquias, equimose em sítios de venopunção. Epistaxe e gengivorragias.
Renal	Oligúria e azotemia	Hematúria
Respiratório	Desconforto respiratório agudo	Desconforto respiratório agudo e hemoptise
Gantrointestinais	Ulcerações agudas	Hematêmese, melena e enterorragias
Membros	Assimetria aguda de membros e/ou ausência de pulso	Alterações hemorrágicas dermatológicas

TABELA 76.3 Diferenças entre coagulação intravascular disseminada aguda e crônica

Parâmetro	CIVD aguda	CIVD crônica
Manifestações	Maior probabilidade de hemorragias.	Maior probabilidade de trombose.
Etiologia	Trauma, sepse e leucemia promielocítica aguda.	Malignidade – tumores sólidos.
Alterações Laboratoriais	▪ Redução: plaquetas, fibrinogênio e fatores de coagulação. ▪ Elevação: TP, TTPa, TT, PDF e D-dímero.	Elevação: PDF e D-dímero.*

TP: tempo de protrombina; TTPa: tempo de tromboplastina parcial ativada; TT: tempo de trombina; PDF: produtos da degradação de fibrina.
*A contagem de plaquetas é variável e o TT e fibrinogênio podem estar normais ou elevados. Os demais exames encontram-se com valores normais.

gástrica, ovariana e cerebrais) é mais propensa a causar a CIVD crônica.[1,8]

As manifestações hemorrágicas incluem petéquias, equimoses, sangramentos em sítios cirúrgicos, de feridas, cateteres e superfícies mucosas. A hemorragia envolvendo o trato gastrointestinal, pulmões ou sistema nervoso central tem elevada mortalidade. Apesar de ser mais provável na CIVD aguda, o sangramento também pode ocorrer na crônica.[1,7]

As manifestações tromboembólicas se manifestam por tromboembolismo venoso e trombose arterial com isquemia de tecido ou órgão e são mais comuns em pacientes com CIVD crônica.[1]

Uma variedade de mecanismos, incluindo a trombose vascular, a hemorragia e a hipoperfusão podem, na CIVD, causar disfunção de órgãos. A disfunção renal é a mais comum (25 a 40% dos casos de CIVD) e se manifesta por versão aguda. A disfunção hepática se manifesta por icterícia e uma doença hepática preexistente pode exarcebar a CIVD, pois a produção e eliminação de fatores de coagulação estão limitadas. A disfunção pulmonar manifesta-se tanto pela hemorragia pulmonar como pela formação de microtrombos culminando, na síndrome do desconforto respiratório agudo (SARA). A disfunção neurológica pode ser secundária a microtrombos, hemorragias e hipoperfusão e inclui desde delírios a déficits neurológicos focais e coma.[1]

ALTERAÇÕES LABORATORIAS

Os exames laboratoriais utilizados para ajudar na confirmação diagnóstica de CIVD são:

TEMPO DE PROTROMBINA (TP), TEMPO DE TROMBOPLASTINA PARCIAL ATIVADA (TTPA) E TEMPO DE TROMBINA (TT)

O prolongamento do TP e do TTPa reflete o consumo dos fatores da coagulação e, portanto, uma fase de ativação franca da coagulação. Porém, o resultado normal desses exames não exclui a presença de CIVD, pois, nas fases iniciais da síndrome, não há consumo suficiente de fatores da coagulação para prolongar o TP e o TTPa.[8]

Por serem exames amplamente disponíveis e baratos, sua realização seriada diante da suspeita de CIVD é indicada para avaliar a evolução do quadro e a resposta terapêutica.[8]

Já o TT, por sua vez, reflete a hipofibrinogenemia relacionada ao consumo de fibrinogênio, além de se alterar mediante ação dos produtos de degradação da fibrina/fibrinogênio (PDF) sobre o fibrinogênio.[8]

CONTAGEM DE PLAQUETAS

Pode apresentar valores normais, levemente diminuídas ou muito diminuídas. A queda progressiva em seus valores é um achado sensível, ainda que pouco específico, para avaliar a evolução da doença, uma vez que a agregação plaquetária é consequência da geração de trombina. Já a estabilização da contagem de plaquetas sugere que a formação de trombina cessou.[1,8]

FIBRINOGÊNIO E PRODUTOS DA DEGRADAÇÃO DA FIBRINA (PDF)

Nas fases iniciais da CIVD, a dosagem de fibrinogênio plasmático pode permanecer normal ou mesmo elevada apesar da ativação da coagulação uma vez que se trata de uma proteína de fase aguda. Com a evolução do quadro, observa-se a hipofibrinogenemia. Já o aumento dos PDF é, em geral, observado desde o início do quadro de CIVD.[1,8]

Atualmente, os testes de quantificação de D-dímeros (um dos produtos da degradação da fibrina no plasma) são mais sensíveis do que os ensaios de PDF e os níveis normais de D-dímeros têm um alto valor preditivo negativo para a presença de degradação intravascular da fibrina.[1,8]

Entretanto, deve-se ter cuidado com a interpretação desses exames uma vez que o fibrinogênio também se degrada em regiões extravasculares, assim a elevação dos PDF e do D-dímeros não implica necessariamente a presença de fibrinólise intravascular. Além disso, os PDF são metabolizados pelo fígado e excretados pelos rins e, portanto, os níveis plasmáticos desses produtos são alterados nas disfunções desses órgãos.[1,8]

DOSAGEM DE FATORES DA COAGULAÇÃO E ANTICOAGULANTES NATURAIS (PROTEÍNA C, ANTITROMBINA)

A diminuição global dos níveis plasmáticos de fatores da coagulação é refletida no prolongamento dos tempos de coagulação e é resultado do seu consumo. A dosagem de fatores específicos (p. ex.: fatores V e VIII) pode ser útil em algumas situações, por exemplo, no auxílio da diferenciação entre coagulopatia associada à insuficiência hepática e CIVD.[1,8]

A dosagem plasmática de AT e PC também pode ter valor diagnóstico complementar nos casos em que a hipótese de CIVD segue inconclusiva mesmo após a realização dos exames mencionados anteriormente.[1,8]

MARCADORES DE ATIVAÇÃO DA COAGULAÇÃO

São representados pelo fibrinopeptídeo A, fragmento 1+2 da protrombina, fibrina solúvel e complexo trombina-antitrombina. Esses marcadores são indicadores sensíveis da geração de trombina, com sensibilidade e especificidade que variam de 80 a 90%, porém são exames caros e, em geral, não disponíveis para uso rotineiro.[8]

OBSERVAÇÃO DO ESFREGAÇO DE SANGUE PERIFÉRICO

Tem importância nos casos de suspeita de CIVD, à medida que a presença de hemácias fragmentadas (esquizócitos) é indicativa da presença de trombose microvascular e anemia hemolítica microangioática.[8]

TROMBOELASTOGRAMA

Avalia as propriedades viscoelásticas de formação de coágulos no sangue citratado, fresco ou em tempo real. O teste sintetiza as informações obtidas em vários outros testes de coagulação (PT, PTT, tempo de trombina, nível de fibrinogênio e contagem de plaquetas) em uma única leitura com o fornecimento de informações sobre a iniciação de coágulo, força do coágulo e fibrinólise, simultaneamente.[9]

Antigamente, o uso clínico do tromboelastograma era restrito à monitorização da coagulação durante a circulação extracorpórea e em transplante de fígado. Atualmente, está emergindo como uma ferramenta importante para a identificação de pacientes com coagulopatia aguda e traumática permitindo monitoramento em tempo real dos esforços de ressuscitação empregados. Entretanto, ainda são necessários mais estudos para o estabelecimento de diretrizes para difundir seu uso.[9]

DIAGNÓSTICO

Diante da suspeita de CIVD, sugere-se realizar os seguintes exames: contagem de plaquetas e visualização do esfregaço de sangue periférico; TP; TTPa; TT; dosagem de fibrinogênio; PDF; e D-dímero. A repetição seriada desses exames tem maior valor do que seus resultados isoladamente e permite melhor avaliação da evolução da síndrome. Em casos selecionados, a depender de análise individual e disponibilidade do método diagnóstico, dosagens de AT, de PC ou de fatores da coagulação podem também ser efetuadas.[8]

Numerosos sistemas de escore foram propostos com a intenção de permitir diagnóstico e acompanhamento mais precisos da CIVD, porém, até o momento, nenhum deles foi amplamente aceito. Atualmente, o Subcomitê Científico de CIVD da Sociedade Internacional de Trombose e Hemostasia (ISTH) sugere um sistema que considera duas situações diferentes: CIVD fases I/II e CIVD plenamente manifesta. O diagnóstico de CIVD plenamente manifesta é baseado na aplicação de algoritmo de cinco passos, com atribuição de pontos cuja soma maior ou igual a 5 é compatível com o diagnóstico de CIVD plenamente manifesta, levando-se em conta que uma pontuação menor não exclui o diagnóstico (Figura 76.3). A presença de uma doença de base sabidamente associada à síndrome é o primeiro passo do algoritmo e condição *sine qua non* para sua execução. O subcomitê recomenda que o escore seja calculado diariamente a fim de que se caracterizem a gravidade e a evolução do quadro.[10,11]

DIAGNÓSTICO DIFERENCIAL

Inclui outras condições associadas com sangramento, hipercoagulabilidade, causas de anemia hemolítica microangiopática e trombocitopenia. Algumas condições, tais como insuficiência hepática, podem ser uma causa ou consequência da CIVD.[1]

A doença hepática, quando grave, prejudica a síntese hepática de fatores de coagulação e pode causar uma coagulopatia grave, manifestada por hemorragias ou trombose, uma vez que ocorre redução de fatores pró-coagulantes e anticoagulantes, bem como trombocitopenia. Ao contrário da CIVD, na doença hepática grave essas manifestações podem vir associada à fonte conhecida de lesão hepática, aos testes de função hepática anormais e ao hiperesplenismo. Alguns autores utilizam a dosagem de trombopoetina (TPO) e de fator VIII para a diferenciação, o primeiro é produzido principalmente no fígado e encontra-se reduzido na doença hepática grave, já o segundo não é produzido nos hepatócitos, assim, encontra-se baixo na CIVD (coagulopatia de consumo) e elevado na doença hepática.[1]

A produção hepática dos fatores de coagulação ocorre na dependência da presença da vitamina K, que tem sua síntese também diminuída na insuficiência hepática e acaba sendo um outro diagnóstico diferencial. A vitamina K atua como cofator na síntese dos fatores II, VII, IX e X e também das proteínas C e S. Além de comprometimento da síntese, a deficiência de vitamina K pode ocorrer em deficiências nutricionais importantes, uso de antibióticos de largo espectro que erradicam a flora intestinal e doença biliar ou do intestino delgado que geram má absorção de gordura e, consequentemente, de vitamina K.[2,3]

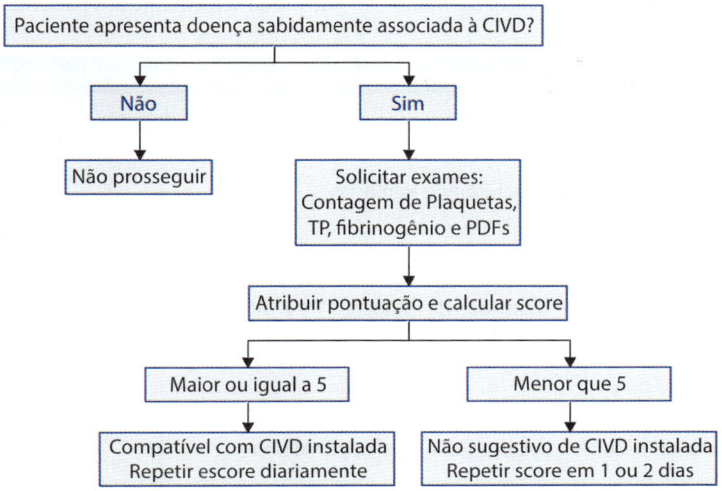

FIGURA 76.3 Algorítimo para diagnóstico de coagulação intravascular disseminada plenamente manifesta. *Plaquetas em unidades/mm³; s: segundos. Fonte: Sociedade Internacional de Trombose e Hemostasia.

A trombocitopenia induzida pela heparina (TIH) é uma complicação potencialmente fatal da exposição à heparina em virtude de um anticorpo para o fator plaquetário. Assim como na CIVD, pode haver trombose (devido à ativação plaquetária pelo anticorpo TIH e/ou a condição subjacente para a qual se estava ofertando heparina) e hemorragias (devido à heparina ou ao anticoagulante não heparínico utilizado para tratar a THI). Ao contrário da CIVD, os pacientes com TIH normalmente têm exposição heparina recente e um teste laboratorial positivo para anticorpos heparina-PF4 (anticorpos TIH); além disso não possuem alterações globais da coagulação, com exceção daquelas causadas pela sua ação anticoagulante.[1]

A púrpura trombocitopênica trombótica (PTT) ou outra microangiopatia trombótica (p. ex.: induzida por medicamentos ou mediada pelo complemento) apresentam anemia hemolítica microangiopática e trombocitopenia devido ao consumo de plaquetas na microvasculatura. Semelhante à CIVD, ocorrem trombocitopenia e esquizócitos no esfregaço de sangue periférico. Porém, na PTT e demais microangiopatias trombóticas não há coagulopatia de consumo (assim TP, TTPa, fibrinogénio e D-dímero são normais).[1]

TRATAMENTO

Ainda não existem evidências claras e seguras que possam fundamentar o tratamento da CIVD. Apesar das várias controvérsias em relação à terapêutica da doença, todas as evidências são unânimes em indicar que o tratamento da doença de base é fundamental na eliminação do estímulo para geração contínua de trombina e fibrinólise. Paralelamente a esse tratamento, adotam-se estratégias de suporte visando o controle das manifestações clínicas e laboratoriais da doença.[2,3,8]

Administração de fluidos, antibioticoterapia, correção de distúrbios hidroeletrolíticos e do equilíbrio acidobásico, suporte ventilatório e circulatório são medidas que podem se fazer necessárias para estabilização e tratamento da doença subjacente. Adicionalmente, medidas baseadas na fisiopatologia da CIVD podem ser implementadas visando a prevenção e o tratamento de hemorragias e trombose. De modo geral, essas medidas se baseiam no uso de anticoagulantes, reposição de plasma e plaquetas e administração de inibidoras fisiológicos da coagulação.[2,3,8]

PREVENÇÃO/TRATAMENTO DE HEMORRAGIAS

Pacientes com CIVD estão em risco de hemorragias em virtude da trombocitopenia e da depleção dos fatores de coagulação. No entanto, só é recomendável a administração profilática de plaquetas e/ou de fatores de coagulação em pacientes com hemorragias ativas ou com alto risco de sangramento (p. ex.: necessidade de procedimentos invasivos e níveis de plaquetas iguais ou inferiores a 10.000/mm³ ou tempo de ativação da protrombina (TAP) menor do que 50%). Essa recomendação é baseada na falta de evidência de que a hemorragia pode ser prevenida por essas terapêuticas, bem como por sua natureza fugaz se a causa subjacente de CIVD for mantida e, ainda, pelo concomitante aumento do risco de trombose nesses pacientes (Tabela 76.4).[1,2,12]

A infusão de antitrombina não está indicada para tratar o quadro hemorrágico da CIVD por não beneficiar a redução da mortalidade em ensaios humanos. Agentes antifibrinolíticos, tais como o ácido tranexâmico, são geralmente contraindicados uma vez que o bloqueio do sistema fibrinolítico pode aumentar o risco de complicações trombóticas. Ainda não existem dados sobre o uso de concentrado de complexo protrombínico.[1,13]

PREVENÇÃO/TRATAMENTO DE TROMBOSES

Os pacientes com CIVD têm risco elevado de eventos trombóticos devido à estimulação contínua de coagulação, mediada por exposição contínua ao fator tecidual, à trombina ou a outras substâncias pró-coagulantes, como já visto na fisiopatologia da CIVD. Apesar desse elevado risco, há pouca evidência para apoiar o uso de anticoagulação profilática em pacientes com CIVD aguda ou crônica, com exceção do período perioperatório ou durante internação hospitalar para tratamento clínico de doenças agudas, quando está indicada de modo semelhante aos pacientes sem CIVD.[1-2]

TABELA 76.4 Tratamento das manifestações hemorrágicas da coagulação intravascular disseminada

Quadro Clínico	Terapêutica	Comentário
▪ Hemorragias Graves > 30% ou > 15% da volemia, se comorbidades. ▪ Anemia Grave: Hb < 7 ou < 9 g/dL se comorbidades	▪ Transfusão de Hemácias	▪ Cada unidade transfundida aumenta a Hg em 1 g/dL. ▪ Comorbidades: doença cardiovascular ou cerebrovascular ativa.
▪ Hemorragias Graves ou necessidade de procedimentos invasivos com plaquetas < 50.000/mm³	▪ Transfusão de Plaquetas: 1 a 2 UI/10 kg de peso corporal ou 1 UI por aférese.	▪ Após infusão da dose certa, espera-se aumento de 30.000 plaquetas; ▪ O aumento na contagem de plaquetas pode ser menor do que o esperado devido ao consumo de plaquetas em curso.
▪ Pacientes com plaquetas < 10000/mm³ (alto risco de sangramento espontâneo)	▪ Transfusão de Plaquetas: 1-2 UI/10Kg de peso corporal ou 1 UI por aférese.	▪ Este grau de trombocitopenia é raro na CIVD, com a exceção da leucemia promielocítica aguda.
▪ Pacientes com hemorragia grave e TP ou TTPa aumentados ou nível de fibrinogénio < 50 mg/dL.	▪ Plasma Fresco congelado: 10 a 20 mL/kg; ou ▪ criopreciptado: 1 a 1,5 UI/10 Kg	▪ Deve-se priorizar o crioprecipitado, pois fornece uma boa fonte de fibrinogênio com menor carga de volume.

O monitoramento da anticoagulação é complicado, pois os tempos de coagulação podem apresentar elevação da linha de base. Desse modo, devem ser usados protocolos locais com orientações para as doses de heparina e o prolongamento acima da linha de base.[14]

PÚRPURA FULMINANTE

Pacientes com deficiência genética de proteína C adquirida (p. ex.: devido à meningococcemia) podem desenvolver púrpura fulminante. Eles parecem se beneficiar da administração de concentrado de proteína C. Alternativamente, pode-se usar doses elevadas de plasma fresco congelado (2 a 3 unidades a cada 6 horas), pois a meia-vida da proteína C contida no plasma é curta. Em contraste, não há indicação para reposição de proteína C em pacientes com a deficiência dessa proteína e sem púrpura fulminante.[1,15]

RESOLUÇÃO DA COAGULOPATIA

Diferentemente das coagulopatias por outras causas, como hemorragia por excesso de anticoagulantes, a coagulopatia da CIVD não se resolve de imediato. Necessita-se, além do controle da doença, de uma boa função hepática (responsável pela produção de fatores de coagulação) e medular (responsável pela produção de plaquetas). Dependendo da agressão a esses órgãos, o processo de normalização da coagulação pode demorar vários dias, ainda que a doença de base tenha sido controlada.[1]

PROGNÓSTICO

A mortalidade da CIVD depende principalmente da resposta terapêutica da doença subjacente e do grau de deficiência de coagulação. Em pacientes com sepse grave, trauma grave ou queimaduras extensas, a taxa de mortalidade varia de 40 a 80%, porém não está claro se esses números refletem os efeitos da CIVD ou as consequências da resposta inflamatória sistêmica.[1]

A redução acentuada dos níveis de antitrombina nas fases iniciais do choque séptico é bastante sensível e tem se mostrado um marcador prognóstico desfavorável, presumivelmente, por indicar a persistência do estado pró-coagulante.[1]

Em pacientes oncológicos, a CIVD também é responsável por redução das médias de sobrevivência, quando comparada às dos que não a desenvolvem.[16]

CONCLUSÃO

A coagulação intravascular disseminada é uma patologia secundária a outra patologia inicial e que, dependendo da intensidade da última e das medidas terapêuticas tomadas, altera consideravelmente a mortalidade dos pacientes. Todos os profissionais que lidam com pacientes vítimas de emergências médicas devem reconhecer os fatores de risco para seu desenvolvimento bem como os critérios diagnósticos para que seu diagnóstico seja prontamente realizado. A correta interpretação dos testes de coagulação e o uso adequado de hemoderivados e ou anticoagulantes, se necessário, são essenciais para a boa condução desses pacientes. Os conhecimentos fisiopatológicos da doença estão avançando muito nos últimos anos e novas ferramentas diagnósticas, como a tromboelastrogrametria, e novas opções terapêuticas, como reposição específica de fatores de coagulação, prometem melhorar a abordagem terapêutica. Entretanto, apesar de todas essas inovações, o correto e precoce tratamento da patologia inicial continua sendo o foco da abordagem e o fator mais importante na redução da mortalidade.

REFERÊNCIAS BIBLIOGRÁFICAS

1. Lawrence, LKL. Clinical features, diagnosis, and treatment of disseminated intravascular coagulation in adults. Up To Date. 2014. Disponível em: http://www.uptodate.com/contents/clinical-features-diagnosis-and-treatment-of-disseminated-intravascular-coagulation-in-adults. Acessado em: 20 dez 2014.
2. Levi M. Disseminated intravascular coagulation. Crit Care Med. 2007; vol. 35, n. 9; 2191-2195.
3. Levi M. Opal S. Coagulation Abnormalities in the Critically Ill. Surgical Intensive Care Medicine. 2010, 371-378.
4. Mello PVC, Silveira HFA, Ferreira MSF. Coagulação Intravascular Disseminada-CIVD. In: Guimaraes HP, Assunção MSC, Carvalho FB, Japiassu AM, Veras KN, Nacul FE, Reis HJL, Azevedo RP. Manual de Medicina Intensiva-AMIB. São Paulo: Atheneu; 2014. cap.77, p. 791-805.
5. Levi M, de Jonge E, van der Poll T. Rationale for restoration of physiological anticoagulant pathways in patients with sepsis and disseminated intravascular coagulation. Crit Care Med. 2001; 29(7 Suppl); S90–S94.
6. Esmon CT. Role of coagulation inhibitors in inflammation. Thromb Haemost. 2001; 86: 51–56.
7. Levi M. The imbalance between tissue factor and tissue factor pathway inhibitor in sepsis. Crit Care Med. 2002; 30:1914–1915.
8. Pintão MCT, Franco RF. Coagulação intravascular disseminada. Medicina (Ribeirão Preto, Online); 2001, 34(3/4), 283-291.
9. Cohen M, Kutcher ME. Coagulopathy associated with trauma. Up ToDate 2014. Disponível em: http://www.uptodate.com/contents/coagulopathy-associated-with-trauma#H3046566855. Acessado em: 20 dez 2014.
10. Taylor JRFB, Toh CH, Hoots WK, Wada H, Levi M. Towards definition, clinical and laboratory criteria, and a scoring system for disseminated intravascular coagulation. Thromb Haemost. 2001, 86, 1327-1330.
11. Levi M, Toh CH, Thachil J, Watson HG. Guidelines for the diagnosis and management of disseminated intravascular coagulation. British Committee for Standards in Haematology. Br J Haematol. 2009; 145:24.
12. Guia para o uso de hemocomponentes. Série A. Normas e Manuais Técnicos. Ministério da Saúde. Secretaria de Atenção à Saúde. Departamento de Atenção Especializada. Brasília/DF – 2008.
13. Warren BL, Eid A, Singer P, et al. Caring for the critically ill patient. High-dose antithrombin III in severe sepsis: a randomized controlled trial. JAMA. 2001; 286:1869.
14. Kitchens CS. Thrombocytopenia and thrombosis in disseminated intravascular coagulation (DIC). Hematology Am Soc Hematol Educ Program. 2009;240.
15. Smith OP, White B, Vaughan D, et al. Use of protein-C concentrate, heparin, and haemodiafiltration in meningococcus-induced purpura fulminans. Lancet. 1997; 350:1590.
16. Sallah S, Wan JY, Nguyen NP, et al. Disseminated intravascular coagulation in solid tumors: clinical and pathologic study. Thromb Haemost. 2001; 86:828.

77

Anemias

Lígia Niero-Melo
Lucilene Ruiz e Resende
Rafael Dezen Gaiolla
Adriana Valente Fadel

INTRODUÇÃO

Este capítulo tem o propósito de fornecer informações consideradas essenciais para o raciocínio clínico em síndromes anêmicas, ou seja, o de pensar anemias frente à tomada de decisão em situação emergencial ou não. Essas informações serão embasadas em quatro pilares, a saber:

1. Conceituações Básicas;
2. Mecanismos Fisiopatológicos;
3. Reconhecimento Laboratorial das Anemias;
4. Condutas e Orientações Gerais.

CONCEITUAÇÕES BÁSICAS

FISIOLOGIA[1]

- Produção eritroide mantida e regulada pela medula óssea (MO): produção = hemocaterese;
- Reposição equilibrada das perdas fisiológicas;
- Hemocaterese normal = 5-8% da massa eritroide/dia = 1/120 do total de hemácias;
- *Turnover* eritroide = 0,3 – 0,7 mg Hb/dL/24 horas.

A Organização Mundial de Saúde (OMS)[2] conceitua anemia como níveis de hemoglobina (Hb) menores que 13 g/dL (para homens) e 12 g/dL (para mulheres), sendo considerados níveis graves abaixo de 8g/dL. É síndrome altamente prevalente em pacientes internados em unidades de terapia intensiva, sendo que dados demonstram que após sete dias de internação em cuidados intensivos 80% apresentarão Hb < 9 g/dL. Anemia também é associada a resultados piores quanto à sobrevida e recuperação dos quadros de base.[3]

Anemia significa hipóxia por perda de massa eritroide,[4] com consequente queda de oxigenação tecidual. Deve sempre ser considerada síndrome, ou seja, manifestação que pode pertencer a várias doenças. As manifestações dependem da interação entre a causa-base × capacidade de oxigenação × adaptação hemodinâmica à hipóxia. (Figura 77.1)

Por ser síndrome, anemia deve ser entendida dentro de contexto fisiopatológico, ou seja, cumprindo passos que delineiam fatores causais/contributivos para seu correto diagnóstico. (Figura 77.2)

MANIFESTAÇÕES CLÍNICAS

As manifestações clínicas do quadro de anemia dependem de:

- Tempo da(s) doença(s)-base e do quadro anêmico;
- Condições de resposta da medula óssea (MO);

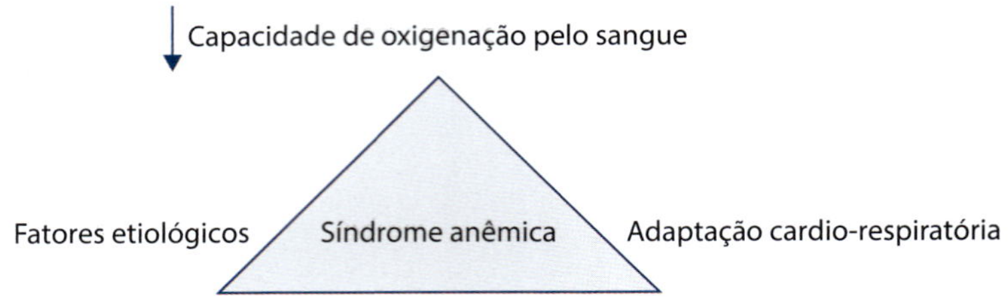

FIGURA 77.1 As manifestações clínicas de anemia dependem da inter-relação entre fatores etiológicos × capacidade de oxigenação tecidual × adaptação cardiorrespiratória.[4]

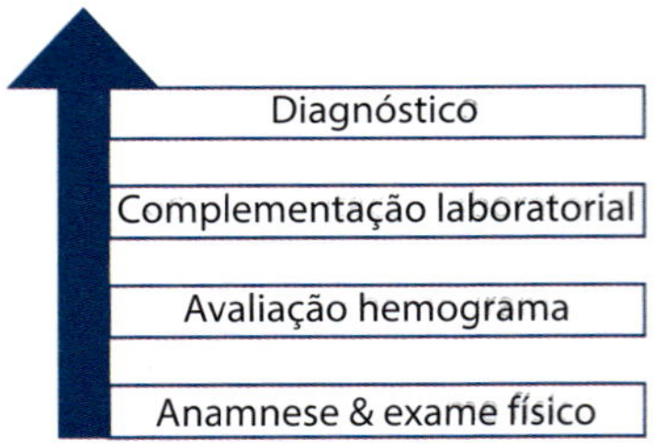

FIGURA 77.2 Etapas a serem cumpridas para diagnóstico correto de anemias.

- Grau de adaptação do hospedeiro à hipóxia;
- Comorbidades: fatores agravantes, drogas e medicamentos;
- Idade/sexo e altitude do local em que reside.

CHECKLIST DOS PRINCIPAIS DADOS DE ANAMNESE

- **Duração dos sintomas:** insidioso, agudo;
- **Ocupação, hábitos e hobbies:** drogas, álcool, tabaco, químicos/solventes, viagens;
- **Dieta:** mastigação, oferta alimentos, cirurgias (bariátrica ou ressecções);
- **Alteração peso corporal:** *quantum*, voluntária, involuntária;
- **TGI (trato digestório):** dor, pirose, refluxo, hábito intestinal, sangramentos;
- **Urina:** cor, volume, dor, espuma;
- **Fluxo menstrual:** tempo, duração, volume (absorventes/dia), coágulos;
- **Gestações:** *quantum*, intervalos, abortamentos, lactação/amamentação;
- **Sintomas neurológicos:** parestesias, sensibilidade bota/luva;
- **Anexos:** unhas, cabelos, mucosa, lingual.

Há várias maneiras de se classificar anemia,[5] porém nenhuma forma é completa, mas o conjunto de critérios se complementa. Em relação ao impacto sobre o hospedeiro, anemia pode manifestar-se como aguda ou crônica. (Figura 77.3)

Racional 1

- É possível acontecer agudização de um quadro crônico de anemia (exemplo: anemia crônica do alcoolismo com sangramento de varizes esofágicas etc.).

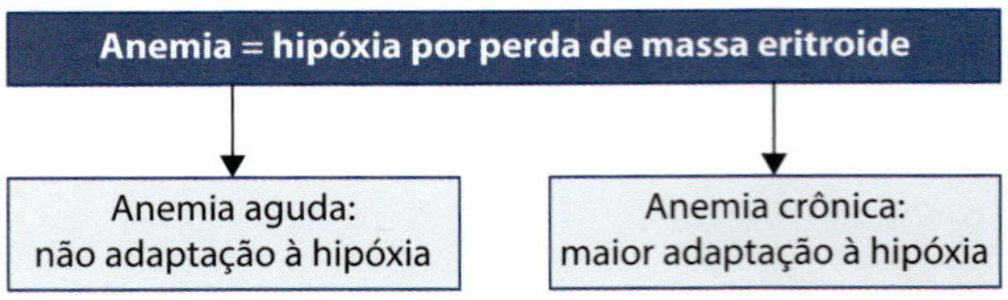

FIGURA 77.3 Diferenciação entre anemia aguda e crônica.

- Anemia é sempre síndrome, que pode pertencer a várias doenças, de vários órgãos ou sistemas, mesmo que a manifestação seja de apenas um sintoma.
- Anemia não é doença em si, é manifestação de doença-base, ou seja, demanda que sempre se busque(m) o(s) diagnóstico(s) etiológico(s).
- Anemia também pode ser apresentação hematológica de doença não hematológica.[4]

Quadro Clínico Geral

- Cansaço aos esforços e menor tolerância ao exercício;
- Palpitações, taquicardia, tontura e fadiga;
- Palidez cutaneomucosa (± icterícia);
- Menores índices pressóricos (↓ PA);
- Dispneia em repouso;
- Angina, claudicação intermitente;
- Câibra muscular noturna;
- Cefaleia, escotomas.

Racional 2

As manifestações acontecem por:[5]

- Palidez se deve a vasoconstrição periférica (pele, TCSC, tecidos menos prioritários).
- Valores pressóricos tendem a hipotensão em virtude do somatório entre vasoconstrição periférica × vasodilatação visceral (SNC, pulmões, coração, mesentéricas e ilíacas) em condições que não sejam de anemia com hipovolemia associada.
- Os rins suportam maior grau de hipóxia (suportam menos a hipovolemia) do que o miocárdio e o SNC.
- Aumento do débito cardíaco "compensatório" exige maior aporte de O_2 para o miocárdio, traduzindo-se em menor tolerância ao exercício, aos mínimos esforços etc.[1,5]

MECANISMOS FISIOPATOLÓGICOS

FISIOLOGIA: OXIGENAÇÃO TECIDUAL[1]

- pO_2 capilar baixa é insuficiente para as necessidades metabólicas basais;
- Em média: necessidade de 250 mL O_2/min para suporte à vida;
- Sangue normal é capaz de carrear O_2 = 1,34 mL O_2/g Hb (≅ 200 mL de O_2/litro);
- Débito cardíaco (DC) = 5000 mL/min ⇒ 1000 mL O_2/min disponíveis em nível tissular;
- Extração de ¼ dessa quantidade: reduz tensão O_2 de 100 torr (terminal arterial) para 40 torr (terminal venoso);
- Esse gradiente de tensão garante suficiente pressão de difusão pelos capilares, para prover O^2 para as necessidades das células.
- No estado anêmico: extração da mesma quantidade de O_2 leva a aumento da dessaturação da Hb e redução da tensão O_2 no terminal venoso.

Considerar que as anemias acontecem por alterações em quatro compartimentos: (Figura 77.4)[4]

- Medula óssea (MO).
- Defeitos da própria hemácia (hereditários ou adquiridos).
- Não produção de eritropoetina (Epo) pelo rim.
- "Doenças" em outros órgãos e sistemas, ou conjunto de comorbidades que podem inibir a adequada resposta da MO eritropoética à hipóxia.

Racional 3

Deve-se estabelecer qual a origem do quadro anêmico, se dependente de:

1. Doença primária da medula óssea (MO), tais como: aplasia/hipoplasias, infiltração leucêmica ou por linfomas/mieloma, mielodisplasias, mielopatias infiltrativas por infecção ou tumores sólidos etc.;

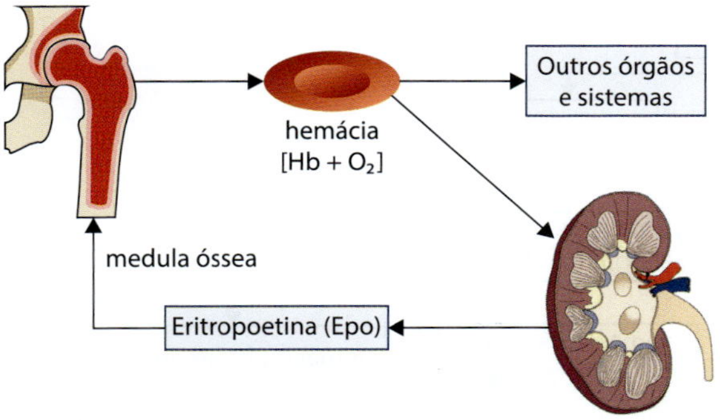

FIGURA 77.4 Representação esquemática das inter-relações fisiopatológicas entre MO, sangue periférico, rins e outros órgãos/sistemas, na produção e manutenção eritropoéticas. Sempre que se pensar anemia, deve-se pensar nesses quatro compartimentos.[4]

2. Lesão na hemácia em si, tais como: microangiopatias, hemoglobinopatias, auto/aloanticorpos, hemoglobinúria, enzimopatias e reações hemolíticas a drogas etc.;
3. Perda de função renal de quaisquer etiologias, sendo que já há diminuição da função eritropoética se *clearance* de creatinina ≤ 60 mL/min/1,73 m², ou seja, creatinina plasmática ≥ 1,6 mg/dL;[7]
4. Patologias de outros órgãos/sistemas que influenciam a eritropoese, principalmente quando há atividade inflamatória (com ou sem infecção), com secreção de citocinas que diminuem a resposta eritropoética;[8]
5. Capacidade de a MO responder à hipóxia, com resposta reticulocitária adequada; ou seja, quando há condições (matéria-prima e hematínicos) que permitam atender à demanda;
6. Quadros sindrômicos expressivos e que sabidamente podem alterar a função eritropoética, tais como: insuficiência renal crônica (IRC),[9] insuficiência/lesão hepáticas, endocrinopatias, infecções crônicas, neoplasias de quaisquer sítios;[10]
7. Anemia é sempre indicativa de uma doença-base, ou seja, é a apenas a "ponta do *iceberg*".

RECONHECIMENTO LABORATORIAL

Hemograma é o exame mais frequentemente solicitado na prática de rotina assistencial, e que fornece os dados e índices hematimétricos que devem ser avaliados segundo tabela para idade e sexo. (Quadros 77.1 e 77.2)

Racional 4

- Sempre considerar estados em que há hemoconcentração (ex.: desidratação) ou hemodiluição (gestação, esplenomegalia etc.) volêmicas que podem alterar esses valores acima.
- Esses índices são grandes aliados no diagnóstico de anemias, mas mostram os valores médios obtidos pelos contadores automáticos. Entretanto, esses inegáveis avanços tecnológicos não substituem a revisão da lâmina de esfregaço de sangue periférico, feita por pessoal treinado, método ainda considerado padrão-ouro.[10]

Considerar a interação entre os critérios mostrados na Figura 77.5.[4]

Os critérios morfológicos baseiam-se na "aparência" das hemácias, que podem traduzir alguns mecanismos fisiopatológicos envolvidos, como para a microcitose.[11] (Figura 77.6)

QUADRO 77.1 Valores hematimétricos (ver tabela de normalidade para a idade)
Glóbulos vermelhos (GV/mm³)
Hematócrito (Ht%)
Hemoglobina (Hb g/dL)

QUADRO 77.2 Índices hematimétricos[5]

- volume corpuscular médio (VCM fl) = indica o "tamanho médio" das hemácias
- (micro, normo e macrocíticas)
- Hemoglobina corpuscular média (HCM pg) = indica o "recheio médio" de Hb dentro das hemácias (grau de hipocromia)
- Concentração de hemoglobina corpuscular média (CHCM g/dL) = indica a "proporção" entre conteúdo de Hb x continente (tamanho das hemácias)
- Variação de tamanho das hemácias (RDW %) = grau de anisocitose

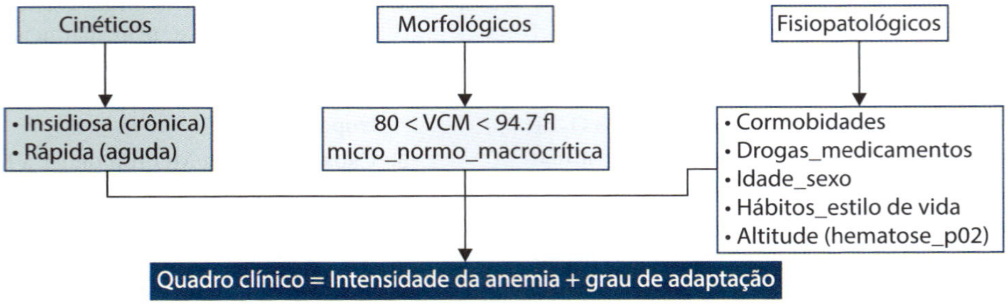

FIGURA 77.5 Interação entre critérios cinéticos × morfológicos × fisiopatológicos para o diagnóstico de anemias.[4]

Racional 5

- Existem normalmente 640 milhões de moléculas de hemoglobina dentro de cada hemácia.[12]
- Microcitose provém de uma "saída" que o eritroblasto encontra para permanecer viável, quando há menor síntese de globina (nos ribossomos, ex.: talassemias) ou menor síntese de heme (na mitocôndria, ex.: ferrodeficiência).
- Nessas circunstâncias há aumento do número de divisões mitóticas durante o amadurecimento do eritroblasto, de tal maneira a manter uma concentração crítica mínima de hemoglobina dentro da célula e mantê-la viável, escapando da fagocitose que faz o "controle de qualidade" da eritropoese.[4]

Assim também, para avaliação de macrocitose pode-se seguir o algoritmo abaixo. (Figura 77.7)

Racional 6

- Macrocitose não necessariamente significa megaloblastose.[4,16]
- Estresse hipóxico importante pode requisitar eritroblastos ainda não bem hemoglobinizados (mais imaturos e que ainda iriam sofrer mais divisões mitóticas) e que abandonam a MO, para a circulação periférica.
- Drogas como: álcool, anticonvulsivantes, antirretrovirais, imunossupressores etc. podem ser causas de macrocitose.[16]
- Artefatos de coleta e armazenamento da amostra de sangue podem se revelar como macrocitose na leitura por contadores automáticos.[13]

Anemias normocíticas sempre exigem maior elaboração de raciocínio.[14] (Figura 77.8)

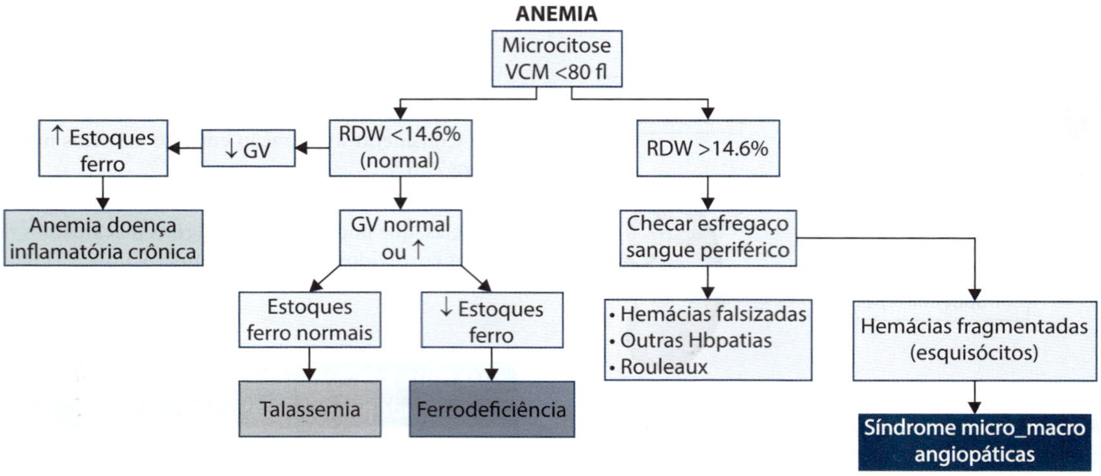

FIGURA 77.6 Representação esquemática do fluxograma para microcitose.

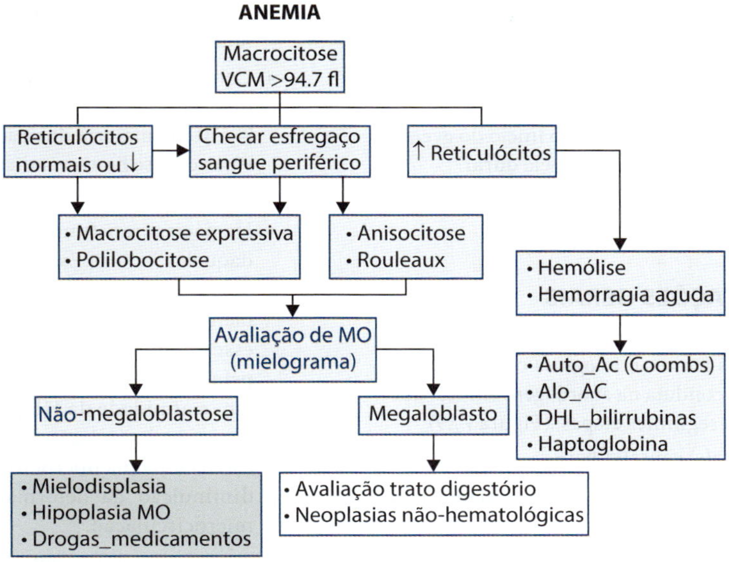

FIGURA 77.7 Representação esquemática do fluxograma para macrocitose.[13]

Racional 7

- Anemias normocíticas sempre exigem avaliação de creatinina (função renal) no primeiro momento.
- Avaliação das outras linhagens hematopoéticas vistas ao hemograma (leucometria total e específica, plaquetometria).[15]
- Avaliação do esfregaço de sangue periférico (lâmina do hemograma).
- Pesquisa de uso de medicações.
- Quadros clínicos associados: doença hepática; doença renal; endocrinopatias; doenças reumatológicas; estados inflamatórios (com ou sem infecção); neoplasias de quaisquer origens; desnutrição proteico-energética; pós-operatório.[16]
- Anemias normocíticas abrangem o subtipo anemia das doenças crônicas (ADC), também denominadas anemias citocina-induzidas e que demandam busca das etiologias envolvidas, não só por serem frequentes, mas por serem em geral subestimadas e se apresentarem de modo único, embora produtos de diferentes fatores causais.[4]
- ADC são mediadas por citocinas (hepcidina; IL1; IL6; TNFα; IFNγ), que resultam em inibição da atividade eritropoética.
- Há três mecanismos fisiopatológicos principais envolvidos nas ADC:
  a. menor sobrevida das hemácias (componente hemolítico);

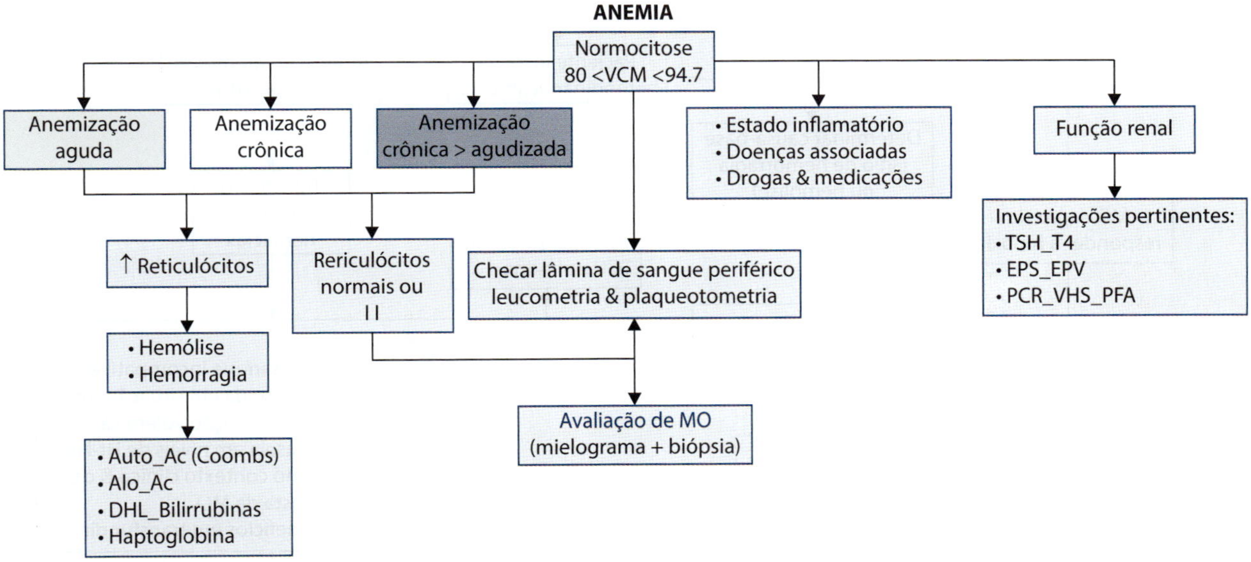

FIGURA 77.8 Representação esquemática do fluxograma para normocitose.[4]

b. menor resposta eritroide à Epo;
c. metabolismo de ferro comprometido, de tal maneira a não haver ferro disponível para a eritropoese.[16,17]

- ADC pode se iniciar em horas após o início do evento inflamatório e pode durar enquanto ele durar.
- ADC e anemias normocíticas exigem raciocínio fisiopatológico mais elaborado.

CONDUTAS E ORIENTAÇÕES GERAIS

Reconhecidos os eventos que levam ao quadro de anemia, com confirmação dos fatores etiológicos ou contributivos, há que se estabelecer a conduta na abordagem clínica, que sempre deve contemplar as seguintes etapas: (Figura 77.9)

- **Passo 1:** controle da(s) causa(s)-base.
- **Passo 2:** anemia aguda se houve perda volêmica → reposição de volume + transfusão de hemocomponentes
- **Passo 3:** ANEMIA AGUDA sem perda volêmica → reposição de hemocomponentes
- **Passo 4:** ANEMIA CRÔNICA com: hipóxia de SNC; cor anêmico ou insuficiência cardíaca por outras causas requerem transfusão de concentrado de hemácias com atenção quanto ao volume a ser transfundido × tempo de infusão.

Racional 8

As indicações de transfusão sanguínea (rotina ou emergência) devem ser precisas e criteriosas, pois:

- Transfusão é considerada transplante de células vivas.
- Não se indica mais transfusão com base em limite mínimo de Ht-Hb, critério estabelecido em 1942 (antiga "hemoterapia reposicionista") e que está absolutamente em desuso na atualidade.[18]
- Consenso britânico propõe que os níveis devam ser mantidos em Hb = 7 a 9 g/dL, não devendo exceder 9 g/dL na maioria dos pacientes em unidade intensiva, exceto se houver indicação precisa por fatores que modifiquem essa tomada de decisão.
- Hemácias transfundidas têm propriedades distintas daquelas *in vivo*. Existem alterações físico-químicas pela preservação (bolsa de sangue coletado) em ambiente ácido, que se intensifica proporcionalmente a esse tempo de armazenamento. Essas alterações são, principalmente, a diminuição de 2,3-DPG (que altera a afinidade da Hb pelo O_2), induzindo a menor curva de dissociação da Hb-O, piorando a oxigenação tecidual na microcirculação; assim também pela diminuição da deformabilidade das hemácias na microcirculação.[19]
- Transfusão em pacientes assintomáticos deve ser criteriosamente avaliada.
- Não se faz reposição volêmica com plasma (exceto em hepatopatias para correção de fatores de coagulação).
- Vale sempre o contexto clínico; ou seja, há que se proceder ao diagnóstico causal, avaliação clínico-laboratorial e ponderação de riscos. Não se transfunde de forma leviana, para correção numérica de índices hematimétricos.
- Transfusão sanguínea segue normas e leis bem-estabelecidas na prática médica. As regras e consensos estabelecidos pelos hemocentros e sociedades de Hematologia-Hemoterapia (indicações, coletas, procedimentos-padrão de tipagem e infusão etc.) devem ser rigorosamente seguidos.[20]

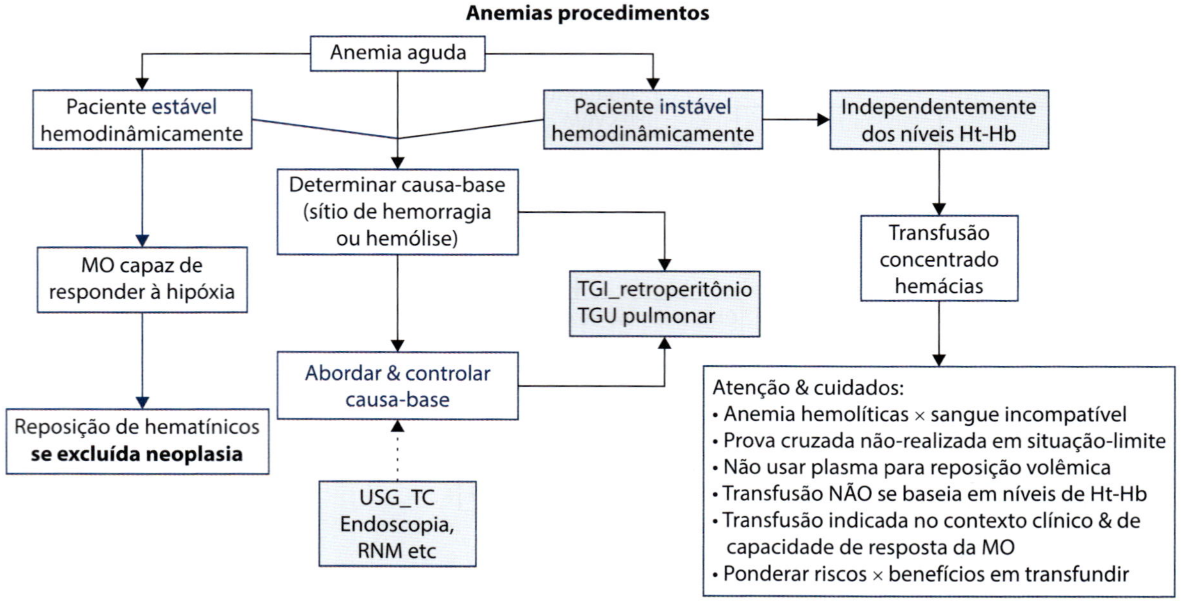

FIGURA 77.9 Orientações gerais para transfusão em anemias agudas.

REFERÊNCIAS BIBLIOGRÁFICAS

1. Prchal JT. Clinical Manifestations and Classification of Erythrocyte Disorders. In: Kaushansky K, Lichtman MA, Beutler E, Kipps TJ, Seligsohn U, Prchal JT, editors. Williams Hematology. 8th Ed, New York: The McGraw-Hill Companies, Inc., 2010. p. 455-462.
2. Haemoglobin Concentrations for the Diagnosis of Anaemia and Assessment of Severity. World Health Organization (WHO). WHO/NMH/NHD/MNM/11.1 http://www.who.int/topics/anaemia/en/
3. Hébert PC, Van der Linden P, Biro G, Hu LQ. Physiologic aspects of anemia. Crit Care Clin 2004 (20): 187– 212.
4. Niero-Melo L, Resende LSR. Eritropoese - mecanismos de produção e distribuição da hemácia. In: Tratado de Clínica Médica. 2ª ed. São Paulo/SP: Editora Rocca, 2007, v.147, p. 1886-1889.
5. Means Jr RT, Glader B. Anemia: General Considerations. In: Greer JP, Arber DA, Glader B, List AF, Means Jr RT, Paraskevas F, Rodgers GM, editors. Wintrobe's Clinical Hematology. 13th Ed. Philadelphia: Lippincott Williams & Wilkins, Wolters Kluwer, 2014, p. 587-616.
6. Macdougall IC. Anaemia and chronic renal failure. Medicine (2015), http://dx.doi.org/10.1016/j.mpmed.2015.05.008
7. Niero-Melo L, Ruiz e Resende LS, Gaiolla RD. Leucocitoses e leucopenias. Alterações sanguíneas em doenças não hematológicas. In: Zago MA, Falcão RP, Pasquini R. Tratado de Hematologia. São Paulo: Atheneu, 2014. p. 841-848.
8. National Institute for Health and Clinical Excellence. Anaemia management in chronic kidney disease. Clinical guideline 39. London: NICE, September 2006. http://www.nice.org.uk/guidance/ng8.
9. Niero-Melo L. Mielopatias infiltrativas: II) Aspectos Fisiopatológicos. Jornal Brasileiro de Medicina1993;64:107 - 111.
10. Rosenblum D. Consultation in Hematology. In: Handin RI, Lux SE, Stossel TP, editors. Blood. Principles and Practice of Hematology. 2nd Ed. Philadelphia-USA: Lippincott Williams & Wilkins. 2003. p. 1-14.
11. Perkins S. Hypochromic, microcytic anemias. In: Kjeldsberg CR, editor. Practical Diagnosis of Hematologic Disorders. Volume 1. Benign Disorders. 4th Ed. Singapore: ASCP Press, 2006: 17-29.
12. Jandl JH. Physiology of red cells. In: Jandl JH, editor. Blood. Textbook of Hematology. 2nd Ed. Boston: Little, Brown and Company, 1996. p.135-200.
13. Perkins S. Diagnosis of anemia. In: Kjeldsberg CR, editor. Practical Diagnosis of Hematologic Disorders, volume 1. Benign Disorders. 4th Ed. Singapore: ASCP Press, 2006. p. 1-16.
14. Foucar K. Anemia of chronic disease and normochromic, normocytic, non-hemolytic anemias. In: Kjeldsberg CR, editor. Practical Diagnosis of Hematologic Disorders. volume1. Benign Disorders. 4th Ed. Singapore: ASCP Press, 2006. p. 31-41.
15. Rezende LSR, Niero-Melo L. Leucocitoses e leucopenias na infância. In: Pediatria Clínica.: São Paulo: EPUB - Editora de Publicações Biomédicas, 2006. p. 321-327.
16. Brugnara C, Lux IV SE. Introduction to anemias. In: Handin RI, Lux SE, Stossel TP, editors. Blood. Principles and Practice of Hematology. 2nd Ed. Philadelphia-USA: Lippincott Williams & Wilkins, 2003. p. 1345-1360.
17. Marks, PW. Approach to anemia in the adult and child. In: Hoffman R, Benz Jr EJ, Silberstein LE, Heslop HE, Weitz JI, Anastasi J, editors. Hematology Basic Principles and Practice. 6th Ed. Philadelphia-USA: Elsevier Saunders, 2013. p. 418-426.
18. Hébert PC, Van der Linden P, Biro G, Hu LQ. Physiologic aspects of anemia. Crit Care Clin 2004 (20): 187– 212.
19. Retter A, Allard S, Wyncoll D, et al. British Committee for Standards in Haematology. Guidelines on the management of anaemia and red cell transfusion in adult critically ill patients. British Journal of Haematology 2013, 160: 445–464.
20. Napolitano LM, Kurek S, Luchette FA, et al. for the American College of Critical Care Medicine of the Society of Critical Care Medicine and the Eastern. Clinical Practice Guideline: Red Blood Cell Transfusion in Adult Trauma and Critical Care. Crit Care Med 2009; 37 (12): 3124-57.

78

Emergências Clínicas em Pacientes Infectados pelo Vírus da Imunodeficiência Humana - HIV

Roberto Muniz Junior

INTRODUÇÃO

Pacientes infectados pelo HIV podem se apresentar no pronto-socorro com inúmeras queixas e sintomas e, dependendo da fase da doença e da imunidade do indivíduo, a etiologia pode ou não ter caráter oportunista.

As infecções oportunistas são causadas por agentes comuns (vírus, bactérias, fungos, parasitas) que normalmente não causam doença ou causam apenas acometimento moderado devido à resposta imune eficiente. No doente infectado pelo vírus HIV, manifestam-se como doenças potencialmente graves, caracterizando a síndrome da imunodeficiência adquirida (AIDS).

Assim, torna-se fundamental, na avaliação inicial de um paciente com HIV/AIDS na sala de emergência, conhecer ou estimar seu *status* imunológico investigando a contagem total de células CD4, carga viral, uso regular de terapia antirretroviral e antecedente de doenças oportunistas. A depender dessas informações, as infecções oportunistas tornam-se mais prováveis como diagnósticos diferenciais.

A síndrome respiratória é o principal motivo que leva o paciente com HIV/AIDS à emergência: cerca de 80% dos pacientes apresentam complicações respiratórias na evolução da doença. A diarreia também é sintoma frequente, ocorrendo em até 90% dos casos e necessitando, por vezes, de cuidados emergenciais. Síndromes neurológicas e psiquiátricas acontecem em 40% e 70% desses indivíduos respectivamente e requerem abordagem individualizada.

EMERGÊNCIAS RESPIRATÓRIAS

Pacientes com HIV/AIDS são frequentemente acometidos por doenças respiratórias e, dependendo do *status* imunológico, podem evoluir de modo desfavorável. Os agentes etiológicos (Tabela 78.1) contemplam microrganismos que comumente afetam a população imunocompetente e outros específicos de pacientes imunodeprimidos.

A abordagem inicial deve ser feita da maneira rotineira, avaliando-se a história clínica, sinais vitais e alterações ao exame físico. Deve-se descartar sinais de sepse ou de insuficiência respiratória que exigem medidas urgentes como hidratação vigorosa e suplementação de oxigênio ou ventilação por pressão positiva. Radiografia de tórax, hemograma completo, gasometria arterial com lactato e provas inflamatórias (p. ex.: proteína C reativa) auxiliam no raciocínio e manejo inicial.

TABELA 78.1 Principais etiologias de emergências respiratórias em pacientes com HIV/AIDS

- Fungos: *Pneumocystis jiroveci, H. capsulatum, C. neoformans, Candida sp.*
- Bactérias: pneumococo, hemófilos, *P. aeruginosa, Legionella, Nocardia*
- Micobactérias: *M. tuberculosis, M. avium, M. kansassi*
- Virais: *influenza*, rinovírus, citomegalovírus, herpes-vírus simples e adenovírus
- Neoplasias: linfoma e sarcoma de Kaposi
- Pneumonite: pneumonite intersticial linfoide, medicamentos, idiopática
- Protozoário: *Toxoplasma gondii*
- Outras: doença pulmonar obstrutiva crônica exacerbada, asma descompensada

Esses pacientes podem ter apresentações atípicas e evoluções desfavoráveis, portanto é fundamental a tentativa de identificação do agente etiológico. Exames complementares como hemoculturas, cultura de escarro ou secreção traqueal, baciloscopia, broncoscopia com lavado e/ou biópsia e a tomografia computadorizada de tórax são ferramentas que devem ser consideradas.

O tempo de evolução da doença ajuda a diferenciar algumas etiologias, sendo estes os principais agentes:

- **Pneumonias bacterianas:** responsáveis pela maioria dos casos agudos e o raciocínio e a conduta clínica devem ser os mesmos que em pacientes imunocompetentes uma vez que os agentes etiológicos e perfil de resistência são os mesmos: *Streptococcus pneumoniae* (35 a 70%), *Haemophilus influenzae* (3 a 40%), *Pseudomonas aeruginosa* (3 a 10%), *E.coli* (6 a 7%) e outros agentes gram-negativos (7% a 9%). No entanto, pacientes com imunossupressão grave têm mais chance de evoluir com bacteremia por qualquer agente, além disso, o risco para *Legionella* é maior em até 42 vezes.
- **Pneumonias virais:** os vírus são etiologias frequentes de complicações respiratórias, mas dificilmente são lembrados, identificados e tratados, todavia muitos têm evolução autolimitada. Necessário, no entanto, lembrar do vírus influenza, sobretudo no período de outono e inverno, uma vez que estudos mostram que pacientes infectados pelo HIV podem ter pior evolução e que o tratamento com o oseltamivir ou outro inibidor de neuroaminidase, quando iniciado dentro das primeiras 48 horas após o início dos sintomas, tem impacto na redução destes. O diagnóstico pode ser realizado com pesquisa do RNA viral por meio de *swab* de nasofaringe, o que evita o uso desnecessário de antibióticos. O citomegalovírus também pode ser causa de infecção, principalmente em pacientes como imunossupressão grave, mas dificilmente é isolado e ainda são poucos os estudos que definem sua patogenicidade. O tratamento empírico deve ser considerado no caso de doença refratária aos agentes mais comuns, em pacientes com baixa contagem de células CD4, sem outra causa evidente e com detecção de cópias virais em sangue.
- **Pneumocistose:** pacientes com contagem de células CD4 abaixo de 200/mm^3 e doença de evolução subaguda devem ter a pneumocistose entre os diagnósticos diferencias. Esta é uma infecção oportunista causada pelo fungo *Pneumocystis jiroveci* e é descrita desde os primeiros casos de pacientes como HIV. Mesmo com o advento da terapia antirretroviral de alta potência, a pneumocistose continua sendo a doença definidora de AIDS mais comum. É caracterizada por tosse seca, febre, taquipneia e dispneia progressiva, com evolução arrastada. A ausculta respiratória pode estar normal em até 50% dos casos e é comum a evolução para insuficiência respiratória. A radiografia de tórax é caracterizada por infiltrado intersticial reticular bilateral, mas pode ser normal em até 10% dos casos. A tomografia de tórax mostra o padrão típico em vidro fosco. O tratamento de escolha é trimetoprim-sulfametoxazol (15 a 20 mg/kg/dia do componente trimetoprim, divididos em 3 a 4 doses) durante 14 a 21 dias. O uso de corticosteroides é indicado para os casos com a PAO_2 < 70 mmHg ou gradiente alveoloarterial > 35 mmHg. O corticosteroide diminui o processo inflamatório, a chance de intubação e de fibrose pulmonar sequelar. A prednisona é iniciada na dose de 40 mg/dose a cada 12 horas por 5 dias; 40 mg/dose uma vez ao dia do 6º ao 10º dia; e, finalmente, 20 mg/dia até o final do tratamento (14° a 21° dia).
- **Tuberculose pulmonar:** ainda muito prevalente no Brasil e pode ocorrer independentemente do grau de imunossupressão do paciente. Assim, deve ser sempre lembrada, sobretudo em casos subagudos e crônicos. A apresentação clínica nesse grupo específico é bem variável, podendo cursar com febre, tosse, dispneia, sudorese noturna, perda de peso e até mesmo comprometimento extrapulmonar, principalmente nos casos de imunodeprimidos graves. O padrão radiológico também é variável e nem sempre é possível perceber cavitações. A tomografia de tórax ajuda na caracterização da doença. A pesquisa etiológica dever ser realizada com a coleta seriada de escarros, secreção traqueal ou lavado broncoalveolar para pesquisa do bacilo *M. tuberculosis*. É importante solicitar cultura desses materiais para caraterização da espécie e padrão de resistência. Uma ferramenta nova que facilita o diagnóstico, mas ainda não está disponível em todos os centros, é o método do GeneXpert, que, por técnica genética, permite a rápida identificação do *M. tuberculosis* e a resistência a rifampicina.
- **Tratamento:** feito com esquema RIPE recomendado pelo Ministério da Saúde e associado à piridoxina (para prevenir a neuropatia periférica causada pela pirazinamida). Os primeiros 2 meses com rifampicina, isoniazida, pirazinamida e etambutol, seguidos

de mais 4 meses com rifampicina e isoniazida. Importante lembrar da necessidade de isolamento respiratório de pacientes bacilíferos e a investigação dos contactantes.

EMERGÊNCIAS NEUROLÓGICAS

O espectro de complicações neurológicas associadas à infecção pelo HIV é extremamente heterogêneo e inclui doenças primárias (causadas pelo próprio HIV) ou secundárias (causadas por infecções ou neoplasias oportunistas). Doenças neurológicas não relacionadas à infecção pelo retrovírus também devem ser consideradas diagnósticos diferenciais.

Na abordagem inicial, dificilmente poderá ser definido um diagnóstico etiológico, portanto a decisão terapêutica deve se basear nas características clínicas, radiológicas, na evolução temporal e no *status* imunológico do paciente. As doenças oportunistas ocorrem normalmente quando a contagem de células CD4 está abaixo de 200 células/µL e, em cerca de 15% dos pacientes, ocorrem dois processos oportunistas concomitantes.

Após avaliação e suporte inicial, o exame de imagem torna-se obrigatório e deve ser realizado o quanto antes, tanto para auxílio diagnóstico quanto para descartar possíveis contraindicações à punção de líquido cefalorraquidiano, já que podem existir lesões expansivas pouco sintomáticas.

Pode-se organizar o raciocínio de modo didático, classificando as manifestações neurológicas oportunistas segundo o predomínio da síndrome neurológica envolvida: aquelas com predomínio de sinais meníngeos e aquelas com predomínio de sinais focais (com ou sem efeito expansivo). A Figura 78.1 apresenta as causas mais frequentes em nosso meio. Em seguida, serão comentadas as principais doenças oportunistas que exigem abordagem de emergência.

- **Neurotoxoplasmose:** das doenças oportunistas, aquela que apresenta mais prevalência em nosso meio é a neurotoxoplasmose, de cada 10 indivíduos soropositivos com CD4 abaixo de 250 células/mm^3, nove apresentam neurotoxoplasmose. A doença geralmente acomete indivíduos com CD4 < 200 a 150 e decorre da reativação de infecção prévia por *Toxoplasma gondii*, um parasita que, em geral, é transmitido por felinos e alimentos crus. O quadro clínico costuma ser subagudo, com duração de 2 a 3 semanas. Os sinais e sintomas mais frequentes são alteração do sensório, hemiparesia e outros sinais focais, cefaleia, convulsões e sinais de irritação meníngea (menos de 10%). A tomografia computadorizada de crânio classicamente demonstra uma ou múltiplas imagens hipodensas com realce anelar de contraste, acompanhadas ou não de intenso edema perilesional, que, muitas vezes, desvia estruturas de linha média e comprime ventrículos cerebrais. O líquido cefalorraquidiano é usualmente normal, mas pode se observar pleocitose (< 20 células) ou discreta proteinorraquia (< 150 mg/dL) e é importante para descartar outras doenças oportunistas associadas. O teste positivo de reação em cadeia da polimerase em amostra de líquido cefalorraquidiano ou sangue tem elevada especificidade. A biopsia cerebral fica resguardada para as falências de tratamento empírico. Devido à elevada frequência em nosso meio, o tratamento deve ser iniciado empiricamente em todos os casos com características clínicas e radiológicas compatíveis. O esquema de escolha é via oral, composto por pirimetamina 200 mg no 1º dia, seguida de 50 mg/dia associada à sulfadiazina 1 a 1,5 g a cada 6 horas, mais ácido folínico 15 mg/dia, durante 6 semanas. O tratamento com trimetoprim/sulfametoxazol 5/25 mg/kg a cada 12 horas durante 4 a 6 semanas é igualmente eficaz e apresenta-se como alternativa importante em pacientes graves, com nível de consciência comprometido pois pode ser realizado via endovenosa, este ainda tem menor incidência de efeitos colaterais e melhora mais rápida da lesão. Os corticosteroides apenas devem ser utilizados em casos de lesões com importante efeito de massa ou nos casos de edema cerebral difuso, pois seu uso irrestrito pode mascarar o diagnóstico de outras causas de lesões expansivas cerebrais. Os anticonvulsivantes devem ser prescritos após ocorrência de crises convulsivas, e não de modo profilático.
- **Linfoma de sistema nervoso central:** o linfoma é a neoplasia primária do SNC mais frequente em HIV/AIDS, correspondendo a 20 a 30% dos casos de lesões com sinais predominantemente focais e é importante diagnóstico diferencial com a neurotoxoplasmose. Os sintomas são semelhantes devido à presença de lesão expansiva cerebral e a diferenciação por exames de imagem também é difícil. Muitas vezes, o diagnóstico é tardio, após tratamento empírico não efetivo para outra doença oportunista e a biópsia é a ferramenta que permite o diagnóstico de certeza. O prognóstico é ruim e o tratamento ainda não é muito bem estabelecido. O manejo inicial abrange avaliação dos sintomas compressivos. O início ou manutenção da

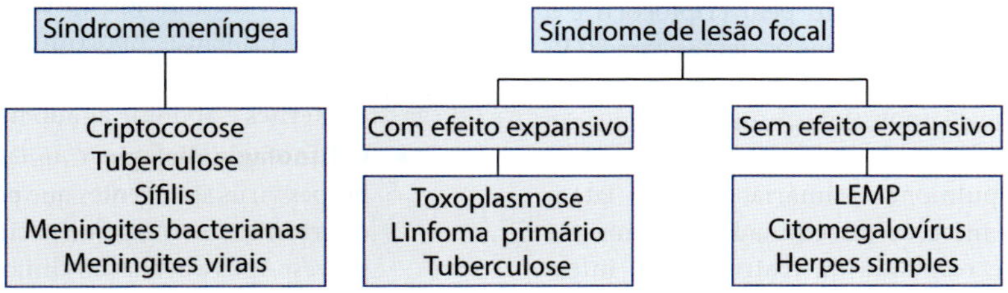

FIGURA 78.1 Doenças oportunistas do SNC em pacientes com HIV/AIDS.

terapia antirretroviral mostra-se fundamental, pois melhora o estado neurológico e pode prolongar a sobrevida desses pacientes. De acordo com o estadiamento, ainda é possível a realização de radioterapia associada ou não ao metotrexate. Os corticosteroides podem mascarar o resultado da biópsia e devem ser utilizados apenas se risco de herniação.

- **Neurotuberculose:** a tuberculose de SNC pode se comportar como meningoencefalite ou lesão expansiva (tuberculoma). Na meningoencefalite, os sintomas são similares aos dos pacientes sem a doença pelo vírus HIV e incluem cefaleia, febre, confusão mental, hemiparesia ou lesão de pares cranianos e convulsões. A hidrocefalia e a hipertensão intracraniana são complicações frequentes da meningite tuberculosa, muitas vezes sendo necessária a realização de derivação ventrículo externa (DVE) e, posteriormente ventriculoperitoneal (DVP). Se a imunossupressão não for excessiva, este é o cenário em que a lesão abscedada de tuberculose pode se formar, comportando-se como lesão expansiva. A abordagem inicial inclui investigação radiológica. No caso da meningite, a tomografia de crânio costuma ser normal. Os tuberculomas são lesões geralmente múltiplas que predominam na região da hipófise e da sela túrcica. O diagnóstico é realizado pela análise do líquido cefalorraquidiano, caracterizada por celularidade aumentada (linfomonocitária), proteinorraquia elevada e glicorraquia diminuída. A pesquisa de bacilo álcool-acidorresistente (BAAR) é raramente positiva, mas pode ser melhorada com retirada de volumes grandes de líquido cefalorraquidiano (10 mL) e com ultracentrifugação e pesquisa de BAAR do sobrenadante. A cultura e a pesquisa da micobactéria por reação em cadeia da polimerase permitem o diagnóstico definitivo, o método descrito anteriormente também deve ser usado, pois aumenta o rendimento da cultura. O tratamento é feito com esquema recomendado pelo Ministério da Saúde do Brasil: rifampicina; isoniazida; pirazinamida; e etambutol durante 9 meses, em associação coma piridoxina. Nos primeiros 2 meses, as quatro medicações são administradas em conjunto; em seguida, mantêm-se a rifampicina e a isoniazida por mais 7 meses. O uso de corticosteroide é recomendado e reduz a mortalidade da doença (prednisona: 1 a 2 mg/kg/dia, com doses decrescentes, durante 6 a 8 semanas). Quando necessário e possível, o tuberculoma deve ser avaliado neurocirugicamente para drenagem, associado a tratamento medicamentoso.
- **Neurocriptococose:** a infecção pelo criptococo é a causa principal de meningite nos pacientes com HIV/AIDS, especialmente naqueles com contagem de células CD4 abaixo de 100 células/mm3. A exposição ao fungo se dá pela inalação de esporos que podem causar infecção pulmonar primária, infecção latente ou até mesmo infecção disseminada. A meningite por criptococo é resultado da reativação da infecção latente em pacientes imunocomprometidos. As manifestações mais frequentes são febre, cefaleia, náuseas e vômitos, fotofobia, alterações visuais, letargia, alteração do nível da consciência, alteração de personalidade e alterações de memória e convulsões. Hipertensão intracraniana ocorre em 50 a 75% dos pacientes devido ao aumento da produção do líquido cefalorraquidiano e prejuízo da drenagem. A punção lombar é fundamental para a pesquisa do criptoco, através da tinta da China, pesquisa diretamente do antígeno e cultura. É importante também a medida da pressão de abertura liquórica, para descartar a presença de hipertensão intracraniana (> 25 cmH_20). As alterações quimiocitológicas nem sempre são significativas. A tomografia computadorizada não costuma apresentar alterações, mas na ressonância magnética podem ser visualizadas lesões bilaterais hipodensas sem efeito expansivo nem captação do contraste, especialmente nos espaços perivasculares dos gânglios da base (pseudocistos mucinosos) ou lesões hipodensas com captação de contraste nodular ou anelar e efeito de massa variável (criptococomas). O tratamento de escolha é a anfotericina-B deoxicolato (0,6 a 1 mg/kg/dia, via endovenosa) associada a 5-flucitosina (25 mg/kg a cada 6 horas via oral), durante 14 dias (fase de indução). Devido à baixa disponibilidade da 5-flucitosina no Brasil, o tratamento pode ser realizado com a associação de anfotericina-B (mesma dose) e fluconazol (800 mg/dia, via oral). O controle do tratamento é feito com estudo do líquido cefalorraquidiano no final da fase de indução. Se a cultura estiver negativa, mantém-se fluconazol na dose de 400 a 800 mg/dia via oral por pelo menos 8 semanas (fase de consolidação). Caso o líquido cefalorraquidiano não esteja estéril, a fase de indução deve ser prolongada. Após essa segunda fase, recomenda-se deixar fluconazol 200 mg/dia (fase de manutenção). O controle da hipertensão intracraniana com punções do líquido cefalorraquidiano seriadas deverá reduzir em 50% a pressão inicial ou retirar aproximadamente 20 a 30 mL de líquido. Caso a pressão de abertura permaneça elevada por mais de 7 dias ou o exame de imagem demonstre hidrocefalia, deve ser considerada a derivação ventriculoperitoneal.

EMERGÊNCIAS GASTROINTESTINAIS

Pacientes infectados pelo HIV costumam procurar o pronto-socorro com queixas relativas ao trato gastrointestinal tais como odinofagia, disfagia, diarreia, dor abdominal e sangramento intestinal.

Pacientes com imunossupressão severa devem ser investigados para doenças oportunistas, pois esse grupo está sujeito a patologias específicas, além daquelas que são causa de gastroenterites e abdome agudo na população em geral.

- **Odifnofagia/disfagia:** *Candida spp*, citomegalovírus e herpes vírus são agentes que podem acometer de modo oportunista o esôfago de pacientes imunossuprimidos graves. Após a avaliação clínica inicial, deve-se programar endoscopia digestiva alta com biópsia das lesões visualizadas para investigação do quadro.

- **Diarreia:** a diarreia aguda se assemelha à de pacientes imunocompetentes e pode acometer pacientes com qualquer grau de imunossupressão. Os principais agentes são rotavírus, adenovírus, coronavírus, *Salmonella spp, Shygella spp, Campylobacter jejuni, Yersinia enterocolica, Clostridium difficile.* No entanto, devem também ser consideradas doenças neoplásicas (sarcoma Kaposi e linfoma), etiologias medicamentos e agentes oportunistas como *Microsporidium, Isospora e Criptosporidium.* A investigação deve ser realizada em pacientes com mais de 5 dias de sintomas, com coleta de protoparasitológico de fezes (cinco amostras), coprocultura e, no caso de suspeita de neoplasia, retosigmoidoscopia.
- **Dor abdominal/sangramento intestinal:** além das causas que comumente afetam a população imunocompetente, deve ser lembrado que os pacientes com HIV/AIDS estão mais sujeitos a desenvolver infecções por citomegalovírus (pancreatite, acometimento intestinal), herpes-vírus (acometimento intestinal), micobactérias (tuberculose ganglionar, pancreatite) e neoplasias (linfoma, sarcoma de Kaposi). Investigações complementares devem ser realizadas de acordo com o quadro clínico do paciente.

OUTRAS EMERGÊNCIAS

- **Hematológicas:** as citopenias são frequentes em qualquer fase da infecção por HIV e podem ser originadas pela própria ação viral ou secundária a neoplasias (sarcoma de Kaposi, linfoma), medicamentos (zidovudina, dapsona, ganciclovir, foscarnet, sulfonamidas, trimetoprim, aciclovir, pirimetamina, pentamidina, interferon, primaquina) ou doenças oportunistas (micobactérias, citomegalovírus, histoplasmose, criptococose). Devem ser lembrados também o parvovírus e a leishmaniose visceral que, apesar de não serem consideradas doenças oportunistas, têm maior associação com pacientes HIV/AIDS. A abordagem deve incluir investigação etiológica, com a coleta de hemograma completo, perfil de ferro, vitamina B_{12}, ácido fólico, RDW e mielograma com mielocultura, de preferência antes da instituição de qualquer terapêutica.
- **Renais:** A insuficiência renal e os distúrbios hidoeletrolíticos também podem ser causados pelo próprio vírus (nefropatia pelo HIV) ou secundária à perda de fluidos (diarreia, vômitos, sangramentos), medicamentos nefrotóxicos (tenofovir, anfotericina, aciclovir, cotrimoxazol etc.) e doenças oportunistas (micobactérias, citomegalovírus e fungos). A suspensão ou substituição imediata de qualquer medicação nefrotóxica é fundamental no caso de injúria renal evidente.
- **Cardiovasculares:** necessário lembrar que pacientes HIV/AIDS são mais propensos a eventos tromboembólicos. Assim, o infarto agudo do miocárdio e o acidente vascular isquêmico devem ser sempre lembrados como diagnósticos diferenciais no caso de dor torácica e déficits focais, respectivamente. O controle da dislipidemia, da hipertensão arterial, do sobrepeso e do diabetes deve ser foco do acompanhamento ambulatorial desses pacientes.

REFERÊNCIAS BIBLIOGRÁFICAS

1. Laborda LS, Martins HS. Emergências em pacientes com HIV/SIDA. In: Martins HS, Brandão Neto RA, Scalabrini Neto A, Velasco IT. Emergências clínicas: abordagem prática. 10. ed. Barueri: Manole, 2015.
2. Ministério da Saúde. Protocolo Clínico e Diretrizes Terapêuticas para Manejo da Infecção pelo HIV em Adultos. Brasília, DF: 2015. Acesso em 01 de dezembro de 2015. Disponível em: http://www.aids.gov.br/pcdt/protocolo-clinico.
3. Bermudez JEV, Oliveira ACP. Doenças neurológicas oportunistas em pacientes infectados pelo HIV-1. Not Published, 1–25.

79

Leptospirose

Lúcia Andrade
Antonio Carlos Seguro

INTRODUÇÃO

A leptospirose é uma zoonose de distribuição global, presente em todos os continentes.[1-3] É causada por um microrganismo do gênero *Leptospira,* que pode afetar humanos e uma grande variedade de animais. A leptospirose é reconhecida como uma doença infecciosa reemergente devido ao grande aumento em número de casos, como também aumento na frequência de surtos na América Latina e Sudeste da Ásia.[1,5] Embora, tradicionalmente tenha sido uma doença de áreas rurais, os maiores surtos têm ocorrido nas grandes cidades entre a população de baixa renda.[1,3,6]

No Brasil, a leptospirose é endêmica; os surtos ocorrem durante as estações de chuva coincidente com as áreas de alagamento.[6] A incidência da doença pode estar subestimada, pois, muitas vezes, é diagnosticada erroneamente como *influenza*, dengue, zica e outras. Há alguns anos, a Sociedade Internacional de Leptospirose criou uma rede para registrar casos de leptospirose em todo o mundo (http://www.leptonet.net).

As manifestações clínicas da doença são muito variáveis desde infecção benigna (caracteriza por sintomas leves e inespecíficos) até a síndrome de Weil, forma mais grave da doença caracterizada por icterícia, eventos hemorrágicos e insuficiência renal aguda (IRA).[7-9] A mortalidade na síndrome de Weil ultrapassa 10%.[1]

ETIOLOGIA

O agente etiológico é uma espiroqueta (leptospira) medindo 6 a 20 μm de comprimento e 0,1 μm de diâmetro.[1,2] As leptospiras apresentam características de bactérias gram-positivas e gram-negativas.[2] A espécie *Leptospira interrogans* é dividida em dois complexos: *L. interrogans*, que é patogênica e *L. biflexa*, que é saprofítica, e não é patogênica.[2,6,7]

TRANSMISSÃO

A transmissão para humanos ocorre pelo contato direto com sangue, tecidos, órgãos ou urina de animais infectados. Ocorre também através do contato indireto de água contaminada com mucosas ou áreas de pele que tenham lesão de continuidade.[1-6]

MÉTODOS DE DIAGNÓSTICO

O diagnóstico é baseado nos dados clínicos e epidemiológicos, entretanto é confirmado com testes laboratoriais. O teste universalmente usado para o diagnóstico é a soroaglutinação microscópica (MAT). Este teste deve ser feito com duas colheitas de sangue no intervalo de 15 dias. O MAT é considerado positivo quando há uma elevação de quatro vezes nos títulos de anticorpo em relação ao basal. A taxa de falso-negativos é em torno de 13%. A cultura de leptospira requer um meio específico (Ellinghausen-McCullough-Johnson-Harris ou meio Fletcher) e pode demorar mais de 4 semanas para haver crescimento. Atualmente o método de ELISA tem sido também utilizado, entretanto sua sensibilidade é baixa na fase aguda da doença (39 a 72%). O exame de reação da cadeia de polimerase, apesar de já ter sido desenvolvido para o diagnóstico de leptospirose, ainda está limitado para alguns laboratórios.[10]

MANIFESTAÇÕES CLÍNICAS

Como já foi dito, podem se apresentar desde como sintomas inespecíficos e leves (forma anictérica) até a forma grave da doença (forma ictérica, síndrome de Weil).[2,3] A forma anictérica é autolimitada e é a mais comum, ocorrendo em 85 a 90% dos casos. É classicamente caracterizada por duas fases. A fase inicial dura de 3 a 7 dias. Os pacientes infectados apresentam febre, tremores e, posteriormente desenvolvem anorexia, diarreia, náuseas, vômitos, mal-estar e mialgia (mais evidente nas panturrilhas). A febre geralmente é em torno de 38 a 39° C e remite no período de 4 a 7 dias. Nesta fase, é possível isolar leptospiras de amostras de sangue. Ocorre uma melhora dos sintomas que, em geral, dura de 1 a 3 dias e, após este período, sem sintomas, se inicia a fase imune da doença e os sintomas retornam. Esta segunda fase pode se manter de 4 a 30 dias e apresentar sintomas mais graves como meningite e uveíte. Somente 20% dos pacientes desenvolverão a segunda fase (fase imune).[2]

A doença se manifesta como:

1. Icterícia (com predomínio de bilirrubina direta). É chamada de "icterícia rubínica" (resultante da vasculite associada à icterícia). Os valores podem ser bem elevados (muitas vezes, confundem-se com quadros de icterícia obstrutiva). Mesmo depois da admissão e do início do tratamento, os níveis séricos de bilirrubina podem continuar a aumentar.
2. Elevação de enzimas hepáticas (entretanto esta elevação não é muito significativa – 1 a 2 vezes os valores normais). Não há alteração de função hepática. O coagulograma é normal. As enzimas canaliculares estão aumentadas (fosfatase alcalina e gama-GT).
3. Febre (38 a 39°C).
4. Plaquetopenia.
5. Rabdomiólise (pode ocorrer ou não, com elevações de CPK).
6. Leucocitose (com desvio à esquerda).
7. Pancreatite (pode ocorrer ou não).
8. Quadro pulmonar com tosse, dispneia e escarro hemoptoico. Estertores crepitantes e subcrepitantes à ausculta pulmonar. Pode desenvolver insuficiência respiratória grave necessitando de ventilação mecânica.
9. Mal-estar, queda do estado geral, náuseas, vômitos e dor abdominal.
10. Insuficiência renal. Hipocalemia.
11. Confusão mental – meningite asséptica (o predomínio da celularidade pode ser de neutrófilos ou de linfomononucleares).
12. Sufusões hemorrágicas, hiperemia conjuntival.
13. Desidratação.
14. História com epidemiologia positiva.

Nas formas graves, pode ocorrer envolvimento cardíaco da leptospirose que é caracterizado por arritmias (a fibrilação atrial é a mais comum), bloqueio atrioventricular, miocardite, atrito e derrame pericárdico.[11] De Brito e colaboradores observaram edema intersticial, infiltração celular no miocárdio e arterite de coronárias e aorta. Os autores também detectaram antígenos da leptospirose na aorta e artérias coronárias.[11]

A síndrome de Weil pode acarretar manifestações hemorrágicas fatais. Os pacientes podem desenvolver alterações hemodinâmicas necessitando de drogas vasoativas (DVA). As alterações hemodinâmicas são secundárias à hipovolemia e à ação direta das toxinas da leptospirose que podem lesar o endotélio e alterar a permeabilidade.[12] Manifestações hemorrágicas incluem sufusões oculares, petéquias, hemorragia pulmonar, hemorragia gastrointestinal e hematúria. A plaquetopenia é vista em mais que 70% dos casos. A hemorragia tem se tornado a mais séria complicação da leptospirose e a sua incidência está aumentando em todo o mundo.[13] Recentemente, Daher e colaboradores demonstraram que a gravidade da leptospirose está associada à intensidade da resposta imune.[14]

O principal achado envolvendo o sistema nervoso central (SNC) é a cefaleia. Meningite é uma complicação comum na fase imune. Hemorragias cerebrais também podem ocorrer, mas são raras.

ENVOLVIMENTO RENAL

A incidência de insuficiência renal aguda (IRA) na leptospirose varia de 40 a 60%. Os rins são um dos principais órgãos acometidos pela *Leptospira*. Leucócitos, como também, em uma menor quantidade, hemácias, podem ser vistos no exame de urina. Proteinúria, quando presente, geralmente é menor de que 1 g/dia. Entre as 1ª e 4ª semanas da infecção, as leptospiras podem ser vistas na urina à microscopia de campo escuro.[15]

Os achados patológicos incluem focos em túbulos e interstício. Os glomérulos estão preservados, entretanto, pode-se encontrar proteína no espaço de Bowman. Células inflamatórias podem ser vistas ao redor dos túbulos renais.[16] O principal achado anatomopatológico é a nefrite intersticial. Infiltrado e edema celular podem ser vistos mesmo quando não há insuficiência renal ou necrose tubular aguda. A infiltração celular pode ser focal ou difusa ao redor dos glomérulos e vênulas. O infiltrado celular é predominantemente de células mononucleares.[17] Silver e colaboradores demonstraram por imuno-histoquímica grande número de leptospiras intactas. As leptospiras podem ser vistas na membrana basal tubular, entre as células tubulares, dentro do lúmen tubular, no interstício e, em alguns casos, mas mais raramente, dentro do glomérulo. Fragmentos de espiroquetas podem ser vistos dentro de histiócitos, no interstício e nos túbulos. Espiroquetas são raramente encontradas no glomérulo.[12]

A IRA da leptospirose é tipicamente não oligúrica e geralmente se apresenta com hipocalemia. Seguro e colaboradores estudaram 56 pacientes com IRA e encontraram uma frequência alta de pacientes não oligúricos.[18] A mortalidade e a morbidade eram menores no grupo que desenvolveu a IRA não oligúrica do que no grupo que desenvolveu a IRA oligúrica. Além disso, dos 56 pacientes estudados, 45% eram hipocalêmicos e nenhum desenvolveu hipercalemia. Nesse mesmo trabalho, em um estudo prospectivo envolvendo 11 dos pacientes, foi demonstrado um aumento da fração de excreção de potássio e sódio (FEK, FENa) além de um aumento na razão de excreção urinária potássio/sódio, sugerindo que há um aumento da secreção distal de potássio. Este aumento da secreção distal de potássio pode ocorrer devido a uma lesão do proximal e, portanto, a aumento do aporte de sódio aos segmentos distais. No 8º dia após a admissão, as FEK e FENa tinham diminuído.

Magaldi e colaboradores inocularam cobaias com *Leptospira icterohaemorrhagiae* para avaliar a função renal e tubular utilizando técnicas de clearance e microperfusão de segmento isolado do nefron.[19] Embora todos os animais com leptospirose terem apresentado icterícia, os clearances foram normais, portanto a filtração glomerular estava normal. Contudo, esses animais apresentaram uma alta FEK em relação aos animais que não foram inoculados (controles). A fim de estudar a porção ascendente espessa da alça de Henle, os autores utilizaram altas doses de furosemida (inibe o cotransportador Na-K-2Cl). Após a administração de furosemida, houve um aumento significantemente maior da FEK comparada aos animais controles que também receberam a mesma dose de furosemida. Esses dados confirmam que os segmentos distais estão intactos na leptospirose e que a secreção de potássio, nesses segmentos, está aumentada.

Os estudos de microperfusão realizados pelos mesmos autores demonstraram que a permeabilidade à água e à ureia não aumentou na presença da vasopressina em ducto coletor medular interno. Isso demonstra uma resistência ao hormônio antidiurético. Esse fenômeno pode explicar, portanto, a alta frequência da forma não oligúrica vista nos pacientes.

Em um estudo prospectivo de 42 pacientes com lesão pulmonar aguda (a grande maioria também com IRA), os níveis séricos de potássio maiores de que 4 mEq/l constituíram um fator independente associado à mortalidade. Os sobreviventes apresentavam níveis séricos mais baixos de potássio, sugerindo que a lesão renal era menos intensa nesses pacientes. O nível sérico de potássio mais alto nos não sobreviventes pode ser decorrente da maior lesão renal e da rabdomiólise. A associação entre a CPK e os níveis sérico mais elevado de creatinina sugere que a rabdomiólise é um fator contribuinte para a IRA e para o nível mais elevado de potássio nos não sobreviventes.[20]

Em hamsters infectados com leptospirose, Andrade e colaboradores demonstraram uma diminuição significativa da proteína do trocador Na^+/H^+ (NHE3). O trocador NHE3 é expresso em membrana apical do túbulo proximal e é o principal responsável pela reabsorção de sódio no túbulo proximal.[21] A diminuição da expressão dessa proteína transportadora de sódio pode justificar parcialmente a poliúria e totalmente o aumento da FENa. Como consequência à diminuição do transporte de sódio do túbulo proximal, há aumento da oferta de sódio e água para os segmentos distais. Os autores demonstraram também aumento da expressão da proteína do cotransportador Na-K-2Cl (NKCC2). Essa proteína é a principal responsável pela reabsorção de sódio na porção ascendente espessa da alça. O aumento da expressão desta proteína pode representar uma resposta compensatória desse segmento à grande carga de sódio que não foi reabsorvida no túbulo proximal. O cotransportador Na-Cl e o canal de sódio amiloride sensível (ENaC), ambos regulados pela aldosterona, não se alteraram em animais infectados por leptospirose. Os autores especulam que o sistema renina-angiotensina-aldosterona possa não estar envolvido na leptospirose, embora esses transportadores, por algum motivo, possam não estar respondendo à aldosterona. Esses animais também desenvolveram poliúria e diminuição da osmolalidade urinária (compatíveis com déficit de concentração urinária). Os autores demonstraram diminuição da expressão da proteína aquaporina-2 em medula renal.[21]

Outras disfunções tubulares têm sido descritas. Khositseth e colaboradores encontraram aumento da excreção urinária de magnésio em 75% dos pacientes estudados (em uma série de 20 pacientes com leptospirose). 50% dos pacientes apresentavam também aumento da excreção urinária de fósforo. Nove pacientes apresentavam hipomagnesemia e três pacientes apresentavam hifosfatemia. Todos os pacientes estavam em IRA. Essas alterações renais foram revertidas em 2 semanas após a admissão. Os autores também identificaram N-acetilglutamato e B2-microglobulina na urina de todos os pacientes indicando que há disfunção do túbulo proximal.[22]

Em estudo realizado recentemente no Instituto de Infectologia Emílio Ribas em São Paulo (SP), Santos e colaboradores (comunicação pessoal) demonstraram, em uma casuística de 54 pacientes com leptospirose e IRA, que, na fase poliúrica, a média dos níveis de magnésio plasmático encontrava-se no limite inferior da normalidade (1,6 ± 0,4 mg/dL), com aumento importante da fração de excreção de magnésio (33,2 ± 22,9%), sugerindo, portanto, perda renal de magnésio. Todos os pacientes, na fase poliúrica, receberam suplementação endovenosa de magnésio. Os autores também observaram que houve recuperação dos níveis plasmáticos de magnésio com diminuição da excreção urinária de magnésio.

O conhecimento dos distúrbios eletrolíticos e da poliúria na leptospirose é de grande significado clínico, pois as correções dos distúrbios podem melhorar as condições clínicas desses pacientes gravemente enfermos.

Embora os rins do rato sejam os maiores reservatórios da infecção, os ratos são relativamente resistentes à leptospirose. Um grande espectro de alterações morfológicas foi detectado em ratos de rua capturados. Em condições experimentais, apenas nefrite intersticial foi reproduzida nos rins de rato. Faria e colaboradores reportaram as alterações anatomopatológicas vistas em ratos capturados na zona urbana de Salvador, Brasil. Esses animais eram infectados naturalmente com leptospirose. Os autores também infectaram ratos Wistar experimentalmente e comparam os dois grupos de animais (capturados e infectados em laboratório). Os animais capturados apresentavam uma série de alterações que pode ser atribuída às outras infecções bacterianas e às condições do meio ambiente. Somente 14% dos animais infectados em laboratório apresentavam nefrite intersticial 4 meses após a infecção.

O papel da resposta imune na proteção contra a leptospirose grave é ainda muita incerta. Os *Toll-like receptors* (TLR) são atualmente reconhecidos como os principais receptores nas células do sistema imune para os patógenos. Recentemente, esses receptores têm sido identificados em vários órgãos, inclusive nos rins.[24] Tem sido demonstrado que o receptor TLR4 tem sua distribuição afetada pela sepse no néfron. Dados de literatura indicam que esses receptores exercem um papel importante na modulação da resposta renal na sepse.[24] Viriyakosol e colaboradores demonstraram que a sinalização desses receptores é de fundamental importância para a diminuição da resposta inflamatória induzida pela leptospirose grave.[25] Mamíferos que são reservatórios de leptospira não desenvolvem a doença. Em camundongos knockout para o receptor TLR4, os autores encontraram uma grande quantidade de leptospira, principalmente nos principais órgãos de acometimento da leptospirose (rins, pulmões e fígado).[25] Esses dados são de extrema importância, pois mostram que o receptor TLR4 é um fator determinante na resposta inflamatória do organismo frente à leptospirose. Em cultura de células de túbulo proximal, há um importante aumento da produção de proteínas inflamatórias (MCP-1, TNF-alfa) após a inoculação de proteínas de leptospira.[26]

RECUPERAÇÃO DA FUNÇÃO RENAL APÓS A INSUFICIÊNCIA RENAL AGUDA INDUZIDA PELA LEPTOSPIROSE

Daher e colaboradores avaliaram a recuperação da função renal em pacientes que desenvolveram IRA pela leptospirose.[27] A avaliação foi feita em 35 pacientes durante a hospitalização, no período de alta, 3 e 6 meses após a alta. A função renal foi recuperada completamente até 6 meses após a alta. A proteinúria ocorreu somente na fase aguda, durante a hospitalização e não atingiu níveis nefróticos. Houve uma recuperação do pH urinário até o 3º mês. Interessante observar que a recuperação desses parâmetros não foi influenciada pela severidade da IRA. Até o 6º mês, os pacientes ainda permaneciam com déficit de concentração urinária.[27]

INSUFICIÊNCIA RENAL AGUDA EM CRIANÇAS COM LEPTOSPIROSE

A leptospirose na criança é bem menos frequente que no adulto. Isso pode ser porque a criança se expõe menos, ou porque a doença está sendo subdiagnosticada ou mesmo porque pode haver diferenças na manifestação clínica da leptospirose na criança. Marotto e colaboradores estudaram 43 crianças (4 a 14 anos de idade) infectadas com leptospirose.[28] A incidência de IRA foi de 79% e apresentava as mesmas características da IRA do adulto (não oligúrica). A hipocalemia ocorreu em 11 crianças. Somente duas crianças necessitaram de diálise. Quando comparada à população de adulto com leptospirose, a evolução na criança foi bem mais benigna. Apenas uma criança faleceu entre a população estudada.

Recentemente, um interessante caso de uma criança de 19 meses de vida foi diagnosticado no Instituto de Infectologia Emílio Ribas.[29] A criança foi admitida por meningite e IRA, entretanto não apresentava icterícia. Na semana precedente ao início dos sintomas, a casa onde a criança morava havia sido inundada pela chuva. A IRA foi revertida e houve melhora do quadro clínico após antibioticoterapia e expansão volêmica. Deve-se atentar principalmente, em áreas endêmicas como São Paulo, para o diagnóstico diferencial de leptospirose mesmo em lactentes.

MANIFESTAÇÕES PULMONARES NA LEPTOSPIROSE

Está havendo um aumento na incidência das manifestações pulmonares na leptospirose em todo o mundo.[2,6] Foram descritos surtos de hemorragia pulmonar associados à leptospirose em várias localizações, inclusive na Nicarágua.[30] O envolvimento pulmonar na leptospirose varia de 20 a 70%.[1,2] A frequência de síndrome de Weil associada à hemorragia pulmonar em 2006 na região metropolitana de São Paulo foi de 69%.[31]

As manifestações clínicas da pneumonite hemorrágica são tosse, dispneia e hemoptise acompanhadas de alterações radiológicas que variam desde infiltrado intersticial até infiltrado alveolar difuso. A mortalidade é alta quando ocorre insuficiência respiratória devido à hemorragia pulmonar.[32]

Atualmente, a leptospirose é reconhecida como uma das principais causas no diagnóstico diferencial da síndrome hemorrágica. Mesmo quando não existe sangramento pulmonar, a síndrome da angústia respiratória (SARA) pode ocorrer por edema pulmonar. A hemorragia pulmonar é atualmente a principal causa de óbito na leptospirose. Spichler e colaboradores demonstraram que as leptospiras tem preferência por órgãos como o fígado, rins e pulmões.[33] Em necropsias de pacientes com leptospirose foi demonstrado edema do septo intra-alveolar.[12] Além disso, foi também visto um infiltrado inflamatório com predomínio de macrófagos, linfócitos e plasmócitos. Tumefação endotelial foi vista, e alguns pacientes também apresentavam hemorragia pulmonar. O antígeno da leptospirose foi detectado como material granular ou na forma filamentosa em membrana luminal e também no citoplasma do endotélio em septos.[12,34] Em estudo envolvendo animais infectados com leptospirose, Nally e colaboradores, demonstraram nos pulmões por imunofluorescência que há deposição de imunoglobulinas e esse depósito pode ser granular ou linear (como ocorre na doença de Goodpasture). O infiltrado inflamatório de monócitos e polimorfonucleares observado em septos alveolares coincide com as mesmas células em que foi demonstrado o antígeno da leptospira. Há várias possibilidades para explicar a presença dessas células inflamatórias no septo alveolar: debris de antígenos de leptospira encontrados dentro do septo alveolar podem refletir o clearance das espiroquetas feito pelas células inflamatórias; lesão endotelial pode ter induzido resposta inflamatória; ou ativação do complemento evidenciado por depósitos de C3 pode também induzir resposta inflamatória.[35]

As alterações pulmonares na leptospirose podem se apresentar de várias maneiras, incluindo uma das formas mais severas: SARA. Tem sido demonstrado que o clearance do fluido alveolar é regulado principalmente por transporte ativo de sódio, e não tanto pelas forças de Starling. Andrade e colaboradores demonstraram em pulmões de hamsters que, na infecção por leptospirose, há uma diminuição da expressão da proteína do canal de sódio amiloride sensível (ENaC). Esse transportador de sódio é expresso em membrana apical de pneumócitos.[21] Os autores também demonstraram que, nesses mesmos pulmões de animais infectados com leptospirose, há um aumento da expressão da proteína transportadora de sódio (Na-K-2Cl, no pulmão denominada como NKCC1) da membrana basolateral em pneumócitos. Tanto a proteína transportadora de água (aquaporina-5) como a proteína Na-K-ATPase não se alteram nesses pulmões infectados.[21] Portanto, a leptospirose causa alterações significantes no transporte de sódio e água em pneumócitos e, sendo assim, leva, provavelmente, à diminuição do clearance de fluido alveolar. Esse transporte iônico é de fundamental importância para a manutenção do clearance alveolar. Um transporte ativo é feito pela bomba Na-K-ATPase na membrana basolateral de pneumócitos gerando um gradiente osmótico que permite a entrada de sódio através da membrana apical pelo canal ENaC. Portanto, há um transporte contínuo de sódio do lúmen para o interstício. Esse gradiente osmótico do lúmen para o interstício promove a entrada de água através da via paracelular. A aquaporina-5, apesar de sua presença em pneumócitos, tem uma contribuição muito pequena para o transporte de água. O volume celular é regulado pela NKCC1, que como já foi dito, é a proteína que está presente na membrana basolateral e transporta sódio, potássio e cloro para fora da célula, regulando, assim, o seu volume. A hipótese é que a leptospirose induz uma diminuição do clearance alveolar pois leva a uma diminuição na expressão do canal de sódio amiloride sensível (ENaC) e, sendo assim, há uma diminuição do transporte iônico do lúmen para dentro do pneumócito. O transporte de água também está diminuído. Isso acarreta, provavelmente, diminuição do volume celular do pneumócito. Esse fenômeno de diminuição do volume celular é um estímulo para o aumento da expressão da Na-K-2Cl (NKCC1) que aumenta o transporte de sódio, potássio e cloro para dentro da célula. A diminuição do influxo de sódio do lúmen para a célula (induzido pela diminuição da expressão do ENaC) associado ao aumento do influxo de sódio do interstício para a célula (induzido pelo aumento da expressão da NKCC1) pode ser um fator determinante para o bloqueio do influxo de sódio e água do alvéolo para o interstício (Figura 79.1). A diminuição do clearance alveolar está implicada na fisiopatologia da SARA.

Existem alguns relatos no uso de metilprednisolona para diminuir as lesões pulmonares induzidas pela leptospirose. Em um pequeno grupo de pacientes, houve diminuição da mortalidade no grupo que foi tratado com corticosteroides.[36] Ainda não está estabelecido se há benefícios no uso de corticosteroides na insuficiência respiratória na leptospirose.

LEPTOSPIROSE EM TERAPIA INTENSIVA

O edema pulmonar/SARA e a hemorragia pulmonar são as manifestações mais graves na lesão pulmonar induzida pela leptospirose.

A habilidade dos pulmões em resolver o edema é fundamental para o seu funcionamento. Sabe-se que em pacientes com SARA essa habilidade está diminuída.[37-38]

Tem sido demonstrado uma grande associação entre SARA e IRA em pacientes em UTI. A insuficiência renal e a respiratória são fatores de risco independentes para a mortalidade.[39] A síndrome de Weil se manifesta com uma lesão pulmonar grave (hemorragia pulmonar difusa, edema pulmonar, SARA ou a combinação destes) acompanhada de insuficiência renal, portanto tem alta chance de mortalidade.[20,34]

A leptospirose é um modelo de sepse. Em uma série publicada por Marotto e colaboradores, os dados hemodinâmicos em pacientes com leptospirose eram compatíveis com sepse como alto índice cardíaco ($4{,}71 \pm 1{,}41$ L/min/m^2), pressão de capilar pulmonar normal (10 ± 5 mmHg) e baixa resistência vascular sistêmica (1393 ± 882 dyne/s/cm^2).[20] Na UTI do Instituto de Infectologia Emílio Ribas, a mortalidade nos pacientes com leptospirose que se apresentavam com SARA (em ventilação mecânica) e IRA (necessitando de diálise) era de 55% no período de 1994 até 1997 e de 43% no período 1998 até 2001.[40] Recentemente, vários estudos têm demonstrado que a dose de diálise pode afetar a evolução em pacientes com sepse que se apresentam com IRA associada.[41] Com base nos estudos, os efeitos da dose de diálise foram avaliados na forma mais severa da síndrome de Weil, com SARA (em ventilação mecânica) e IRA (necessitando de diálise).[40] Os autores demonstraram que o início precoce da diálise associado com doses diárias de hemodiálise levou a uma redução significativa da mortalidade para 16,7%, comparada com 66,7% nos pacientes que faziam hemodiálise em dias alternados. Baseados nesses resultados, eles concluíram que a dose de hemodiálise é de fundamental importância para pacientes com leptospirose grave que se encontram em UTI.

Devido ao alto risco de sangramento pulmonar, recomenda-se que haja um controle bem adequado do balanço hídrico diário desses pacientes com leptospirose. Balanços hídricos muito positivos podem ser extremamente deletério para esses pacientes com edema pulmonar e alto risco de sangramento pulmonar. Portanto, deve-se ser bem conservador e manter balanços hídricos pouco positivos. Os estudos realizados pela Clinical Trial Network (ARDS) mostraram que o protocolo mais conservador na administração de fluidos tentando manter baixa pressão venosa central e baixa pressão de capilar pulmonar acarretou em um número menor de efeitos adversos comparado com o protocolo mais liberal na administração de fluidos.[42] A estratégia mais conservadora levou a uma melhora da função pulmonar, diminuiu a duração do tempo de ventilação mecânica e também o tempo de permanência na UTI, sem aumentar o risco de insuficiência de órgãos. Esses resultados mostram que a estratégia mais conservadora na administração de soros deve ser usada nos pacientes com injúria pulmonar aguda.[42] Além disso, trazendo esses resultados para os pacientes com leptospirose, deve-se lembrar que esses pacientes têm também uma disfunção no transporte de sódio e água nos alvéolos, portanto uma diminuição do clearance alveolar.[21]

Durante a ventilação mecânica, também é recomendado que se utilizem as estratégias protetoras de ventilação

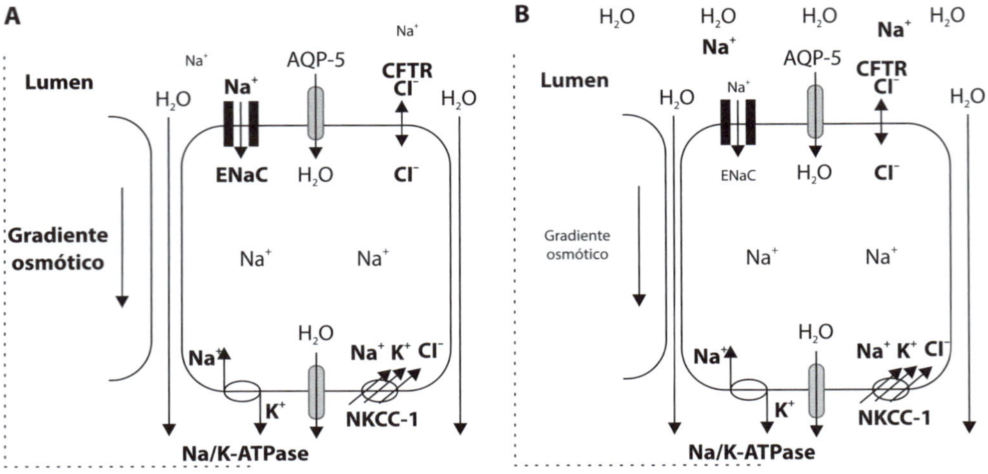

FIGURA 79.1 (A): Normal: O transporte ativo da bomba Na-K-2Cl gera um gradiente osmótico que favorece a entrada de sódio via α-ENaC. Portanto, há um transporte contínuo de sódio do lúmen para o interstício. Apesar da presença da AQP-5, o gradiente osmótico entre o lúmen e o interstício promove o movimento da água pela via paracelular. O cotransportador NKCC1 regula o volume celular (B): na leptospirose: a diminuição da entrada de sódio do lúmen para a célula (causada pelos baixos níveis da proteína α-ENaC), associada ao aumento da entrada de sódio do interstício para a célula (induzida pelos altos níveis da proteína NKCC1), pode bloquear o influxo de sódio e água do alvéolo. (A e B). Note-se que o tamanho do texto e o tamanho das setas se relacionam com o grau de expressão da proteína, dos níveis de sódio, gradiente osmótico etc.[21]

como o volume corrente baixo (6 mL/kg) garantido, assim, pressões de platô baixas. Manobras de recrutamento e alta pressão expiratória final (PEEP) são também usadas para recuperação das trocas gasosas. Essas manobras estão associadas à diminuição da mortalidade em pacientes de UTI.[43-44]

TRATAMENTO

O uso de antibiótico é recomendado tanto no início como nas fases tardias da doença. Estudo recente em hamsters infectados com leptospirose demonstrou por imuno-histoquímica que esses animais apresentavam grande quantidade de antígenos de leptospira em pulmão e rins, além da diminuição dos transportadores de sódio (NHE3 e NKCC2). Tanto o início precoce como o tardio de ampicilina, para esses animais, acarretaram em uma diminuição significativa dos antígenos de leptospira nos órgãos-alvo e recuperaram a expressão dos transportadores de sódio.[33]

O tratamento da leptospirose consiste em penicilina cristalina endovenosa na dose de 1.500.000 UI a cada 6 horas. Ceftriaxone (1 g por dia endovenoso) ou cefotaxime (1 g a cada 6 horas) também podem ser utilizados.[45-46] O tratamento deve ser mantido por 7 dias. Reações de Jarisch-Herxheimer podem ocorrer no início do tratamento, entretanto são bem mais raras na leptospirose do que em infecções por outras espiroquetas. A azitromicina também pode ser utilizada para pacientes ambulatoriais.[47] A doxiciclina também parece ser efetiva para esses pacientes.[48-49]

PREVENÇÃO

Pode-se fazer profilaxia com doxiciclina, durante surtos, quando há exposição.[50] Medidas profiláticas incluem uso de luvas, botas e roupas protetoras quando há risco de exposição (pessoas que trabalham em construção civil, em reciclagem de papel etc.). Ainda não existe vacina para a leptospirose.[3]

CONDUTAS A SEREM TOMADAS FRENTE À DOENÇA

1. A história é de fundamental importância, principalmente a história epidemiológica (contato com água potencialmente contaminada, ratos no peridomicílio, atividade profissional etc.).
2. Se o paciente apresentar quadro respiratório (mesmo que leve) e/ou icterícia deve ser admitido no pronto-socorro.
3. Exame físico rigoroso (pressão arterial, pulso, avaliar estado de hidratação, frequência respiratória, utilização de musculatura acessória, ausculta pulmonar minuciosa).
4. Exames que devem ser colhidos: ureia, creatinina, sódio, potássio, magnésio, cálcio, gasometria arterial, TGO, TGP, bilirrubinas total e frações, CPK, amilase, DHL, fosfatase alcalina, gama-GT, hemograma completo com plaquetas, hemoculturas, coagulograma, urina 1.
5. Radiografia de tórax.
6. Sorologia e ELISA para leptospirose.
7. Início do tratamento: em geral, esses pacientes se encontram desidratados (ou porque estão na fase poliúrica da doença, ou pelos vômitos, diarreia ou por não estarem se alimentando). Deve-se hidratar com soro fisiológico. Se houver quadro pulmonar associado (estertores, hipoxemia), deve-se ter muito cuidado com expansões vigorosas, pois pode haver piora do quadro respiratório acarretando em san-

gramento e edema pulmonar. Deve-se iniciar a penicilina cristalina na dose de 1.500.000 UI por via endovenosa a cada 6 horas.

8. Em geral, a evolução do quadro respiratório é rápida com piora em poucas horas. A monitorização deve ser rigorosa. Se houver comprometimento na radiografia de tórax (infiltrado intersticial) e se houver hipoxemia, pode-se iniciar pressão positiva contínua nas vias aéreas (CPAP). A indicação de entubação e início da ventilação mecânica deve ser bastante liberal, isto é, a indicação deve ser precoce, pois estes pacientes podem evoluir rapidamente para hemorragia alveolar. Quando há quadro pulmonar, sempre há indicação de terapia intensiva.
9. Ventilação mecânica: utilizar sempre as estratégias protetoras (baixo volume corrente 6mL/kg, *pressão* positiva no final da expiração (PEEP) elevada, utilizar, preferencialmente, modalidade de pressão controlada com baixas pressões de platô).
10. Quando houver instabilidade hemodinâmica, deve-se expandir o paciente com soro fisiológico, entretanto, como já foi dito, não se deve utilizar expansão vigorosa devido ao risco de sangramento pulmonar. Se não houver resposta à expansão, iniciar norepinefrina. Neste momento, o paciente deve ter acesso venoso central.
11. Quando da presença de insuficiência renal: se o paciente apresentar diurese adequada (pelo menos 50 mL/hora), quadro geral bom, sem instabilidade hemodinâmica e sem comprometimento pulmonar, a indicação de diálise pode ser mais conservadora. Se houver comprometimento pulmonar, a indicação de diálise é precoce.

REFERÊNCIAS BIBLIOGRÁFICAS

1. McBride AJ, Athanazio DA, Reis MG, Ko AI. Leptospirosis. Curr Opin Infect Dis. 2005;18:376-86.
2. Bharti AR, Nally JE, Ricaldi JN, Matthias MA, Diaz MM, Lovett MA, et al. Leptospirosis: a zoonotic disease of global importance. Lancet Infect Dis. 2003;3(12):757-71.
3. Vinetz JM. Leptospirosis. Curr Opin Infect Dis. 2001;14(5):527-38.
4. Sambasiva RR, Naveen G, Bhalla P, Agarwal SK. Leptospirosis in India and the rest of the world. Braz J Infect Dis. 2003;7(3):178-93.
5. Levett PN. Leptospirosis. Clin Microbiol Rev. 2001;14:296-326.
6. Ko AI, Reis MG, Dourado CM, Johnson WD Jr, Riley LW. Urban epidemic of severe leptospirosis in Brazil. Lancet. 1999;354:820-5.
7. Plank R, Dean D. Overview of the epidemiology, microbiology, and pathogenesis of Leptospira spp. in humans. Microb Infect. 2000;2(10):1265-76.
8. Edwards CN, Nicholson GD, Hassel TA, Everard COR, Callender J. Leptospirosis in Barbados. A clinical study. West Indian Med J. 1990;39:27-34.
9. Costa E, Costa YA, Lopes AA, Sacramento E, Bina JC. Severe forms of leptospirosis: clinical, demographic and environmental aspects. Rev Soc Bras Med Trop. 2001;34(3):261-7.
10. Ko AI. Leptospirosis. In: Goldman L, Ausiello D, editors. Cecil Medicine. Philadelphia: Elsevier Saunders; 2008. p. 2296-98.
11. De Brito T, Morais CF, Yasuda PH, Lancellotti CP,Hoshino-Shimizu S, Yamashiro E, et al. Cardiovascular involvement in human and experimental leptospirosis: pathologic finding and immunohistochemical detection for leptospiral antigen. Ann Trop Med Parasit. 1987;81:207-14.
12. Nicodemo AC, Duarte MI, Alves VA, Takakura CH, Santos RT, Nicodemo EL. Lung lesions in human leptospirosis. Microscopic, immunohistochemical and ultrastructural features related to thrombocytopenia. Am J Trop Med Hyg. 1997;56:181-7
13. Wagenar JF, Goris MG, Sakundarno MS, Gasem MH, Mairuhu AT, Kruif MD. What role do coagulation disorders play in the pathogenesis of leptospirosis? Trop Med Int Healt. 2007;12(1):111-22.
14. Daher EF, Zanetta DM, Cavalcante M, Abdulkader RC. Risk factors for death and changing patterns in acute renal failure of leptospirosis. Am J Trop Med Hyg. 1999;61:630-4.
15. Sitprija V, Losuwanrak K, Kanjanabuch T. Leptospiral nephropathy. Semin Nephrol. 2003;23:42-8.
16. Penna D, DeBrito T, Pupo AA, Machado MM, Galvão PAA, Soares SS. Kidney biopsy in human Leptospirosis. Am J Trop Med Hyg. 1963;12:896-901.
17. Sitprija V, Evans H. The kidney in human Leptospirosis. Am J Med. 1970;49:780-8.
18. Seguro AC, Lomar AV, Rocha AS. Acute renal failure of leptospirosis: non-oliguric and hypokalemic forms. Nephron. 1990;55:146-51.
19. Magaldi AJ, Yasuda PN, Kudo LH, Seguro AC, Rocha AS. Renal involvement in Leptospirosis: a pathophysiology study. Nephron. 1992;62:332-9.
20. Marotto PC, Nascimento CM, Eluf-Neto J, Marotto MS, Andrade L, Sztajnbok J, et al. Acute lung injury in Leptospirosis: clinical and laboratory features, outcome, and factors associated with mortality. Clin Infect Dis. 1999;29:1561-3.
21. Andrade L, Rodrigues Jr AC, Sanches TR, Souza RB, Seguro AC. Leptospirosis leads to dysregulation of sodium transporters in the kidney and lung. Am J Physiol Renal Physiol. 2007;292:586-92.
22. Khositseth S, Sudjaritjan N, Tananchai P, Ong-ajyuth S, Sitprija V, Thongboonkerd V. Renal magnesium wasting and tubular dysfunction in leptospirosis. Nephrol Dial Transpl. In press.
23. Faria MT, Athanazio DA, Ramos EAG, Silva EF, Reis MG, Ko AI. Morphological Alterations in the Kidney of Rats with Natural and Experimental Leptospira Infection. J. Comp. Path. 2007;137:231-8.
24. El-Achkar TM, Huang X, Plotkin Z, Sandoval RM, Rhodes GJ, Dagher PC. Sepsis induces changes in the expression and distribution of Toll-like receptor 4 in the rat kidney. Am J Physiol Renal Physiol. 2006;290:F1034-F43.
25. Viriyakosol S, Matthias MA, Swancutt MA, Kirkland TN, Vinetz JM. Toll-Like Receptor 4 Protects against Lethal Leptospira interrogans Serovar Icterohaemorrhagiae Infection and Contributes to In Vivo Control of Leptospiral Burden. Infection and Immunity. 2006;74:887-95.
26. Yang CW, Wu MS, Pan MJ, Hsieh WJ, Vandewalle A, Huang CC. The Leptospira outer membrane protein LipL32 induces tubulointerstitial nephritis-mediated gene expression in mouse proximal tubule cells. J Am Soc Nephrol. 2002;13:2037-45.
27. Daher EF, Zanetta DM, Abdulkader RC. Pattern of renal function recovery after leptospirosis acute renal failure. Nephron Clin Pract. 2004;98 (1):c8-14.
28. Marotto PC, Marotto MS, Santos DL, Souza TN, Seguro AC. Outcome of Leptospirosis in children. Am J Trop Med Hyg. 1997;56:307-10.
29. de Souza AL, Sztajnbok J, Marques SR, Seguro AC: Leptospirosis-induced meningitis and acute renal failure in a 19-month-old male child. J Med Microbiol. 2006;55:795-7.
30. Trevejo RT, Rigau-Pérez JG, Ashford DA, McClure EM, Jarquín-González C, Amador JJ, et al. Epidemic leptospirosis associated with pulmonary hemorrhage-Nicaragua, 1995. J Infect Dis. 1998;178(5):1457-63.
31. Spichler A, Athanazio D, Buzzar M, Castro B, Chapolla E, Seguro A, et al. Using death certificate reports to find severe leptospirosis cases, Brazil. Emerg infect Dis. 2007;13:1559-61.
32. Dupont H, Dupont-Perdrizet D, Pierie JL, Zehner-Hansen S, Jarrige B, Daijardin JB. Leptospirosis: prognostic factors associated with mortality. Clin Infect Dis. 1997;25:720-4.

33. Spichler A, Ko AI, Silva EF, De Brito T, Silva AM, Athanazio D, et al. Reversal of renal tubule transporter downregulation during severe leptospirosis with antimicrobial therapy. Am J Trop Med Hyg. In press.
34. Dolhnikoff M, Mauad T, Bethlem EP, Carvalho CR. Leptospiral pneumonias. Curr Opin Pulm Med. 2007;13:230-5.
35. Nally JE, Chantranuwat C, Wu XY, Fishbein MC, Pereira MM, Da Silva JJ, et al. Alveolar septal deposition of immunoglobulin and complement parallels pulmonary hemorrhage in a Guinea pig model of severe pulmonary Leptospirosis. Am J Pathol. 2004;164:1115-27.
36. Shenoy VV, Nagar VS, Chowdhury AA, Bhalgat PS, Juvale NI. Pulmonary leptospirosis: an excellent response to bolus methylprednisolone. Post Grad Med J. 2006;82:602-6.
37. Matthay MA, Folkesson HG, Verkman AS. Salt and water transport across alveolar and distal airway epithelia in the adult lung. Am J Physiol. 1996;270:L487-L503
38. Matthay MA, Folkesson HG, Clereci C. Lung epithelial fluid transport and the resolution of pulmonary edema. Physiol Rev. 2002;82:569-600.
39. Mehta R, Pascual M, Soroko S, Savage B, Himmelfarb J, Ikizler T, et al. Spectrum of acute renal failure in the intensive care unit: The PICARD experience. Kidney Int. 2004;66:1613-21.
40. Andrade L, Cleto S, Seguro AC. Door-to-dialysis time and daily hemodialysis in patients with leptospirosis: impact on mortality. Clin J Am Soc Nephrol. 2007;2:739-44.
41. Ronco C, Bellomo R, Homel P, Brendolam A, Dan M, Piccinni P, et al. Effects of different doses in continuous veno-venous hemofiltration on outcome of acute renal failure: a prospective randomised trial. Lancet. 2000;356:26-30
42. The National Heart. Lung, and blood institute acute respiratory distress syndrome (ARDS) clinical trials network: comparison of two fluid-management strategies in acute lung injury. New Engl J Med. 2006;354:1-12.
43. Carvalho CR, Bethlem EP. Pulmonary complications of Leptospirosis. Clin Chest Med. 2002;23:469-78.
44. Amato MB, Carvalho CR. Severe acute respiratory distress syndrome, Leptospirosis, and lung protective strategies. Crit Care Med. 2006;34:2703-4.
45. Pappas G, Cascio A. Optimal treatment of leptospirosis: queries and projections. Int J Antimicrob Agents 2006;28:491-6.
46. Panaphut T, Domrongkitchaiporn S, Vibhagool A, Thinkamrop B, Susaengrat W. Ceftriaxone compared with sodium penicillin G for treatment of severe leptospirosis. Clin Infect Dis. 2003;36:1507-13.
47. Ghouse M, Maulana AB, Mohamed Ali MG, Sarasa VD. A two-year study of the efficacy of azithromycin in the treatment of leptospirosis in human. Indian J Med Microbiol. 2006;24(4):345-6.
48. Phimda K, Hoontrakul S, Suttinont C, Chareonwat S, Losuwanaluk K, Chueasuwanchai S, et al. Doxycycline versus azithromycin for treatment of leptospirosis and scrub typhus. Antimicrob Agents Chemother. 2007;51(9):3259-63.
49. Suputtamongkol Y, Niwattayakul K, Suttinont C, Losuwanaluk K, Limpaiboon R, Chierakul W, et al. An open, randomized, controlled trial of penicillin, doxycycline, and cefotaxime for patients with severe leptospirosis. Clin Infect Dis. 2004;39:1417-24.
50. Sehgal SC, Sugunan AP, Murhekar, Sharma S, Vijayachari P. Randomized controlled trial of doxycycline prophylaxis against leptospirosis in an endemic area. Int J Antimicrob Agents. 2000;13:249-55.

80

Tétano – Tratamento e Profilaxia

Alexandre Naime Barbosa
Benedito Barraviera

INTRODUÇÃO

Conhecido desde a antiguidade por gregos e egípcios, o tétano é uma doença grave que ainda nos dias de hoje tem relevante impacto na saúde pública global. Os avanços científicos modernos permitiram reduzir substancialmente a incidência e a mortalidade do tétano, mas é imprescindível manter o alerta sobre a suspeição clínica e o reconhecimento precoce de possíveis casos, bem como de pessoas expostas ao risco de desenvolver a doença. Justamente por ser doença rara atualmente, existe o risco de negligenciar sinais e sintomas compatíveis com a clínica, além de perder oportunidades de estabelecer profilaxia para essa enfermidade.

A principal arma disponível para aumentar a chance de sobrevivência dos pacientes com tétano é a rapidez em estabelecer o diagnóstico clínico, visto que os exames complementares são inúteis em confirmar ou refutar tal hipótese. Do mesmo modo, a indicação de profilaxia precoce para o tétano em possíveis situações de risco é fundamental para a efetividade da resposta imune contra a doença. Portanto, mesmo sendo uma condição menos frequente nos dias de hoje, é essencial reforçar os conceitos básicos para o diagnóstico, tratamento e profilaxia. Estes devem estar profundamente sedimentados entre os profissionais de saúde, principalmente aqueles que atuam na área de urgência e emergência.

EPIDEMIOLOGIA

O TÉTANO NO MUNDO

O tétano é uma doença universal, considerada endêmica ou potencialmente endêmica em qualquer região do planeta, com incidência aumentada em países de clima quente. A incidência também está intimamente relacionada à falta de cobertura vacinal e à dificuldade de acesso a serviços de saúde de qualidade que permitam a adequada conduta profilática pós-exposição. Portanto, a maioria dos casos está concentrada em países pobres e regiões com má distribuição de renda e de clima quente.[1] (Figura 80.1)

Oficialmente, a Organização Mundial de Saúde (OMS) calcula que a incidência atual do tétano em todo o mundo esteja em torno de 5 a 10 mil casos/ano, com taxa de 0,3 casos/100.000 habitantes, tendo apresentado grande declínio quando comparada com as décadas passadas, o que reflete a efetividade dos programas de imunização.[2] Porém, a real magnitude é completamente desconhecida, pois se sabe da elevada frequência de casos não notificados, o que permite estimativas de incidência global de tétano na ordem de 1 milhão de casos/ano e cerca de 300 a 500 mil óbitos/ano pela doença em todo o planeta.[3]

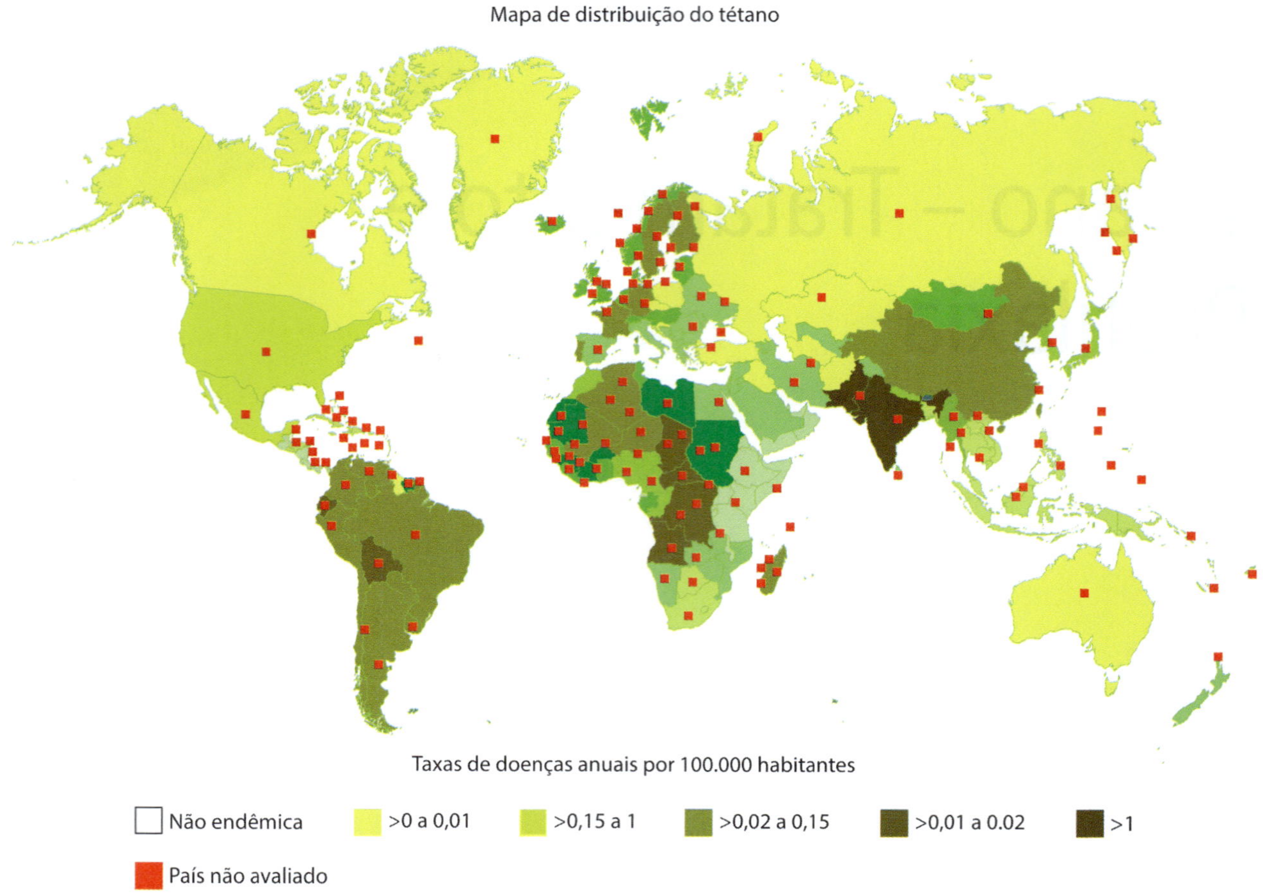

FIGURA 80.1 Mapa da distribuição do tétano mundial (Incidência anual/100.000 habitantes).[1]

Especial atenção especial se deu à profilaxia do tétano neonatal nas últimas décadas, sendo que, por meio de diversos programas, a OMS reportou em 2008 uma queda de 92% nos óbitos por essa forma da doença em comparação com as mortes registradas no final da década de 1980.[4]

A mortalidade pelo tétano também varia importantemente de acordo com o acesso e a qualidade dos serviços de saúde. Nos Estados Unidos, a taxa de mortalidade está em 13,2% no geral, e em 31,3% na população acima de 65 anos.[5] Já em países mais pobres, esse percentual aumenta muito, alcançando facilmente taxas superiores a 50% em regiões sem adequada estrutura de assistência à saúde.[6]

O TÉTANO NO BRASIL

Acompanhando a tendência mundial, a incidência de tétano caiu quase 80% em duas décadas no Brasil, passando de um total de 1.312 casos em 1992 para 314 em 2012[7] (Figura 80.2). Apesar de mais raro, em 2013 todos os estados brasileiros registaram pelo menos um caso de tétano, com exceção do Distrito Federal.[7]

Também em relação ao tétano neonatal, a redução nos casos no Brasil foi robusta, superior a 95% quando comparado a situação atual à vivida uma década atrás. Em 2013, foram registrados somente três casos de tétano neonatal no território nacional e apenas um óbito.[8] A mortalidade geral no Brasil, porém, se manteve estável na última década, com um percentual de óbito em torno de 30%.[7]

ETIOLOGIA

O agente etiológico do tétano é uma bactéria denominada *Clostridium tetani*, bacilo gram-positivo anaeróbico obrigatório com cerca de 4 a 10 μm de comprimento. No meio ambiente, encontra-se amplamente distribuído na forma de esporos, configuração altamente resistente e que permanece potencialmente viável durante meses a anos. Ao encontrar condições de anaerobiose, os esporos germinam para a forma vegetativa, que não é diretamente patogênica por não ser invasiva, mas com potencial de produzir uma das mais potentes neurotoxinas.

Os esporos do *C. tetani* estão distribuídos em diversos tipos de solo, como terra, areia ou pisos, além de vegetação, coleções de água e qualquer material que possa conter sujidade. Pregos e outros objetos metálicos são historicamente temidos pela população, pois esses materiais geralmente estão impregnados de terra e outros elementos, servindo, então, como veículo de inoculação. Os esporos também são encontrados na pele e no trato digestivo de mamíferos, bem como em suas fezes, o que faz desse material uma fonte rica em *C. tetani*.

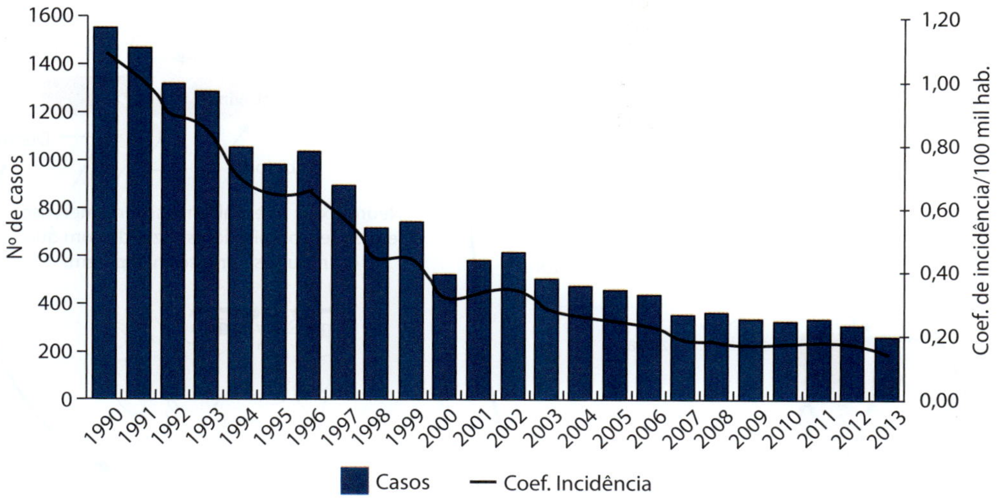

FIGURA 80.2 Casos confirmados e coeficiente de incidência. Tétano acidental no Brasil (1990-2013).[7]

Extremamente resistente, a forma esporular arredondada suporta exposição a diversos agentes desinfetantes, tais como etanol, fenol e formalina, mas é sensível ao iodo, glutaraldeído e peróxido de hidrogênio, e também à esterilização em autoclave a 121° C por mais de 15 minutos. Em ambiente anaeróbico, o *C. tetani* germina em forma de bastão para, depois, brotar um esporo terminal, criando uma configuração semelhante a uma raquete de tênis, alfinete ou uma baqueta de tambor, crescendo em culturas com temperatura próximas a 37° C (Figura 80.3). Sua sensibilidade *in vitro* inclui antibióticos como as penicilinas, metronidazol, cefalosporinas, clindamicina, carbapenêmicos, macrolídeos e tetraciclinas.[9,10]

FISIOPATOLOGIA

Após a inoculação do esporo em um ambiente favorável de anaerobiose, como em ferimentos ou situações em que há quebra da barreira da pele, as formas vegetativas são geradas em aproximadamente 6 horas e iniciam, então, a produção de exotoxinas. A fração denominada "tetanopasmina" (TT), uma das mais potentes toxinas conhecidas, é a responsável pelo quadro clínico do tétano. A dose letal da TT para seres humanos é de 2,5 nanogramas/quilo de peso (1 nanograma = 1 bilionésimo de 1 grama) ou 175 nanogramas para um indivíduo de 70 kg.[11]

Após ser produzida, a TT se dissemina através de neurônios periféricos via retrógrada axonal (ou pela corrente sanguínea e vasos linfáticos, segundo uma linha teórica alternativa), alcançando diferentes locais do sistema nervoso central (SNC). Primordialmente, ao impedir a liberação de neurotransmissores, a TT bloqueia os impulsos de inibição fisiológica do córtex motor, causando rigidez muscular contínua e intensa (Figura 80.4). Caso haja estímulos, a resposta motora sem controle inibitório agirá contraindo ambas as musculaturas agonistas e antagonistas, levando ao quadro de espasmo. Além disso, o sistema nervoso autônomo pode também ser acometido pela TT, causando hiperatividade simpática, caracterizada por sudorese profusa, taquicardia e labilidade da pressão arterial. Finalmente, a TT pode agir localmente em nervos periféricos ou cranianos levando à paralisia da musculatura relacionada isoladamente.[9,10,12]

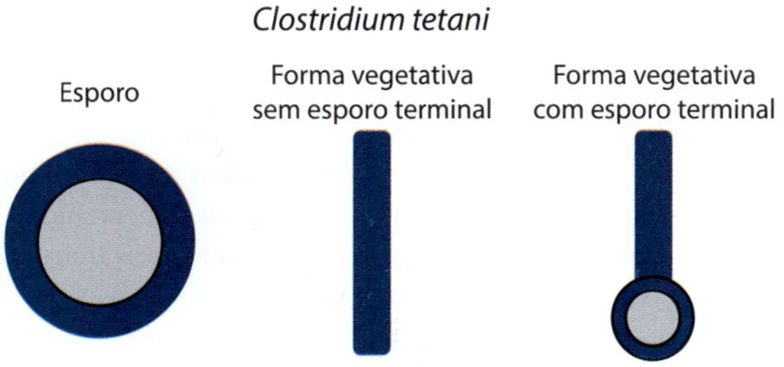

FIGURA 80.3 Representação esquemática das formas do *C. tetani.* Fonte: Desenho do autor.

PERÍODO DE INCUBAÇÃO E DE PROGRESSÃO

- **Incubação:** período compreendido entre a inoculação do esporo até o surgimento do primeiro sintoma, na maioria das vezes o trismo. A média desse período varia entre 7 e 10 dias, podendo, em casos extremos, ser menor do que 24 horas, ou mesmo maior do que 1 mês. Desse modo, é muito importante investigar possíveis lesões, ferimentos ou situações de quebra de barreira anteriores aos sintomas. Quanto menor o período de incubação, maior a gravidade da doença devido à probabilidade de mais produção de TT.
- **Progressão:** período entre o primeiro sintoma e o primeiro espasmo muscular, que varia de algumas horas até dias. A exemplo do período de incubação, quanto menor o intervalo, maior a gravidade.[11,12]

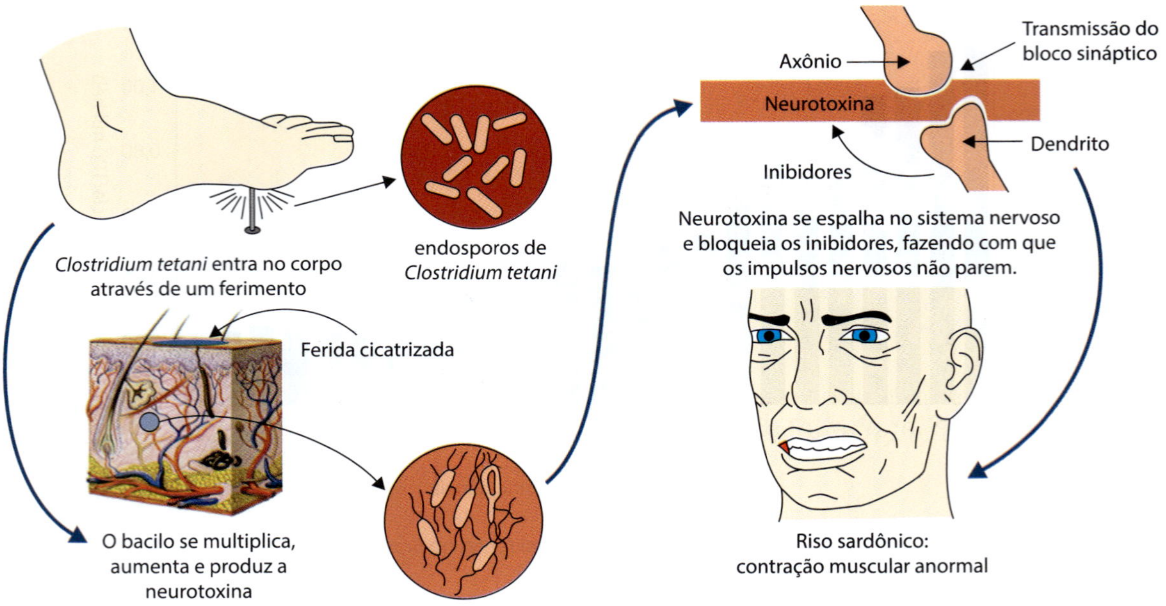

FIGURA 80.4 Tétano - principal via fisiopatológica esquematizada.

FATORES PREDISPONENTES OU CAUSAIS

Basicamente, pode-se dividir o tétano, em termos de aquisição, em dois grandes grupos:

- **Acidental:** inoculação causada por lesões que propiciem a entrada de sujidade contendo esporos, tais como ferimentos pontiagudos, por arma branca ou de fogo, lacerações, fraturas expostas, cortes na pele, mordeduras de animais, entre outros. Quebras de barreira da pele como procedimentos cirúrgicos, ou estéticos tais como tatuagem, *piercing* ou outros ornamentos, assim como o uso de drogas injetáveis sem a adequada higiene também podem estar relacionados. Queimaduras e presença de tecido desvitalizado, mal vascularizado ou necrótico também servem como porta de entrada. É possível a coinfecção do *C. tetani* com outras bactérias em infecções de pele mais extensas e profundas. A presença de corpos estranhos em ferimentos aumenta a chance de infecção. É importante lembrar a possibilidade de tétano após abortos sépticos e infecções da cavidade oral.
- **Neonatal:** inoculação causada pelo uso de material não estéril e contaminado para cortar o cordão umbilical, tais como tesouras domésticas ou lâminas de barbear já utilizadas, além da ligadura feita com barbantes ou linhas de costura e o do uso de substâncias não assépticas para a limpeza do coto.
- **Ausência de fatores predisponentes:** em cerca de 10% dos casos, não é possível encontrar o foco de entrada para o *C. tetani*, que pode estar associado a pequenas lesões ou abrasões de pele não identificáveis.[9,11-14]

Comentário especial deve ser feito em relação aos idosos, extremo de idade em que frequentemente se flagram descuidos com o calendário vacinal, abrindo uma janela de oportunidades para o *C. tetani*. Em recente publicação, médicos italianos descreveram interessante caso de uma mulher de 77 anos que foi internada com doença de Alzheimer, diabetes melito tipo 2 e febre. Apresentava ainda grande úlcera de pressão infectada, em região sacral. Após 1a semana de internação e em uso de antibióticos, a paciente iniciou quadro típico de tétano generalizado. Posteriormente, a porta de entrada foi identificada justamente na úlcera de pressão. O atraso vacinal no caso era de mais de 30 anos e não foi observado na admissão da paciente.[15]

QUADRO CLÍNICO

Cronologicamente, os sintomas do tétano obedecem a seguinte ordem de surgimento:

1. Tétano local: nem sempre percebidos pelo paciente, sintomas como rigidez ou espasmos da musculatura próxima ao do ponto da inoculação (descritos como beliscões) refletem a ação inicial da TT. Em pacientes parcialmente imunizados ou com pouca produção da TT, podem ser a única manifestação da doença.
2. Contratura permanente: rigidez contínua, geralmente iniciada por trismo (rigidez do músculo masseter) em 60% dos casos e riso sardônico (contratura do músculo orbicular da boca). Com a evolução do quadro, evolui para outros músculos, dificultando a marcha e movimentação global, caracterizando-se, assim, o tétano generalizado.
3. Espasmos paroxísticos: inicialmente mais leves e transitórios, evoluem progressivamente em intensidade e periodicidade, geralmente sendo deflagrados por estímulos sensoriais.[9,12,14]

GENERALIZADO

Quadro clínico mais comum, observado em 80% dos casos, caracteriza-se por hipertonia muscular generalizada, espasmos paroxísticos e hiperatividade simpática. É importante ressaltar que não há prejuízo da função cognitiva e, portanto, o paciente mantém plena consciência e sensibilidade dolorosa, apesar de poder apresentar agitação psicomotora.

Em relação à contratura generalizada, além do trismo e do riso sardônico, geralmente são observadas, de modo descendente, rigidez de nuca, dificuldade na deglutição e aumento do tônus da musculatura abdominal. Sequencialmente, a contratura de tronco e membros cria uma postura semelhante à decorticação cerebral, denominada "opistótono" e caracterizada por flexão dos braços e extensão das pernas, além de intensa contratura da musculatura paravertebral (Figura 80.5).

Os espasmos paroxísticos podem ser desencadeados pela mais variada gama de estímulos sensoriais, tais como ruídos, luz, tato, pressão, dor, temperatura entre outros, e são acompanhados de fortíssima dor muscular causada pela intensa contração de músculos agonistas e antagonistas de modo simultâneo. Quando as musculaturas respiratória e deglutitória são acometidas, pode haver asfixia, aspiração de conteúdo líquido de orofaringe, anóxia e parada respiratória, sendo esta última a principal causa de mortes pelo tétano antes da era da respiração artificial.

Nos dias de hoje, a mortalidade está intimamente associada à hiperatividade simpática, síndrome resultante da disfunção do sistema nervoso autônomo e caracterizada por hiper e hipotensão arterial, taquiarritmias cardíacas, hipertermia, vasocontrição periférica, febre, sudorese profusa entre outros. O manejo terapêutico de todas as facetas do tétano, em especial do generalizado, em unidade de terapia intensiva (UTI) é essencial para um prognóstico superior.[9,11,12,14]

LOCALIZADO

Caracteriza-se por hipertonia que se restringe a um grupo muscular, ou cadeia de músculos vizinhos, situação decorrente da neutralização parcial do TT por esquemas vacinais incompletos, ou baixa concentração de TT.

O tétano cefálico é uma forma localizada decorrente de uma porta de entrada na cabeça. Os sintomas que surgem são paralisia facial mono ou bilateral, trismo, rigidez de nuca e disfagia, podendo também ser acometidas as musculaturas deglutitória e respiratória que, muitas vezes, são confundidas com acidente vascular encefálico pela ausência das manifestações do tétano generalizado.

Em casos raros, o quadro se restringe a um membro ou região lombossacra, sendo denominados monoplégicos ou paraplégicos.[9,11,12,14]

NEONATAL

Relacionado à falta de assepsia durante a amputação do cordão umbilical e ausência de imunização materna durante a gestação, essa forma geralmente se manifesta clinicamente 7 dias após a inoculação. O primeiro sintoma é a dificuldade do recém-nascido em sugar o leite materno, seguido de trismo, disfagia, rigidez e espasmos generalizados, alcançando mortalidade próxima a 90%.[9,11,12,14]

DIAGNÓSTICO

CLÍNICO

O diagnóstico definitivo de tétano tem como principal componente a observação clínica e a obtenção de dados epidemiológicos que evidenciem o foco da doença, visto que exames laboratoriais não confirmam nem excluem a infecção pelo *C. tetani*.

LABORATORIAL

- **Cultura de lesões para *C. tetani*:** pouco útil, pois resultados negativos são comuns, e os positivos podem ser referir a cepas não patogênicas ou mesmo infecção em um paciente protegido por anticorpos.
- **Dosagem de anticorpos anti-TT:** a maioria dos pacientes com tétano tem níveis indetectáveis, mas

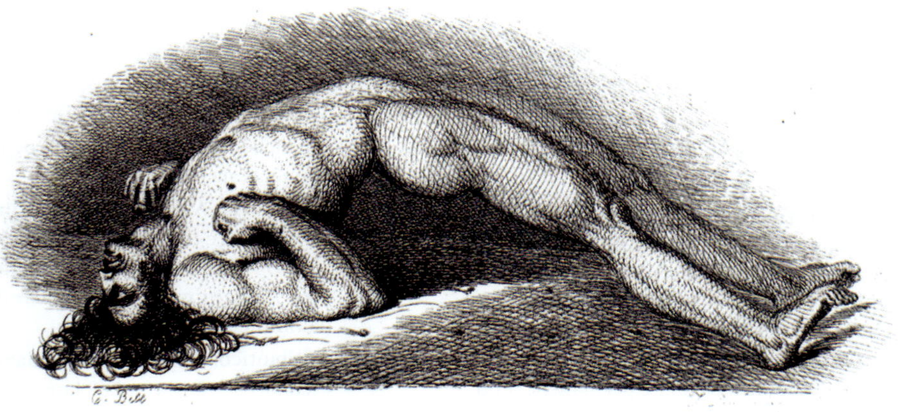

FIGURA 80.5 Charles Bell - Opistótono de um soldado com tétano (1809).

alguns apresentam níveis acima do título protetor, dificultando a interpretação.

- **Eletroneuromiografia:** útil em casos duvidosos, principalmente em formas localizadas e com foco conhecido.
- **Toxicológico:** muito útil quando o diferencial for intoxicação por estriquinina, situação que pode mimetizar o quadro clínico do tétano.

DIFERENCIAIS

O quadro clássico de tétano permite poucos verdadeiros diagnósticos diferenciais, exceção feita à intoxicação por estriquinina pela semelhança da fisiopatologia.

Porém, alguns sintomas de diversas patologias podem superpor achados do tétano, sem, contudo, completar o quadro sintomático:

1. Processos inflamatórios na região bucal: o trismo e a febre podem ocorrer em abscessos dentários ou amigdalianos.
2. Meningites: rigidez de nuca e febre estão presentes.
3. Meningoencefalites: agitação psicomotora.
4. Síndrome neuroléptica maligna: instabilidade autonômica e rigidez muscular.

PROTOCOLO DE TRATAMENTO

O tétano, principalmente quando generalizado, deve sempre ser conduzido em UTI, sob os cuidados de pessoal especializado em Medicina Intensiva e com o apoio de equipe multidisciplinar, envolvendo primordialmente o infectologista, o anestesista e o otorrinolaringologista, entre outros que se fizerem necessários no decorrer da evolução do paciente. É importante lembrar que, a despeito da qualidade do tratamento, o tétano é essencialmente uma doença grave e tem prognóstico fatal que varia entre 13 e 32% nos Estados Unidos, em torno de 30% no Brasil e alcançando mais de 50% em países pobres.[5-7]

Há escassez de evidências científicas na padronização específica de condutas, sendo que, nos últimos 30 anos, apenas nove ensaios clínicos randomizados foram publicados sobre o tema.[17] Desse modo, as recomendações que se seguem foram formuladas com a intenção de estabelecer um protocolo adequado à realidade encontrada na maioria dos serviços de emergência no Brasil, baseando-se em diretrizes já consagradas na literatura.[9,10,16,18]

DIAGNÓSTICO E ESTABILIZAÇÃO DO PACIENTE (PRIMEIRAS HORAS)

1. Respiração: garantir vias aéreas pérvias e adequada ventilação prontamente. Os espasmos podem levar à rápida instalação de insuficiência respiratória, e uma via segura para ventilação deve ser imediatamente providenciada. O trismo dificulta, ou até mesmo impossibilita a intubação orotraqueal (IOT), e tanto a laringoscopia como a passagem e permanência do tubo servem de estímulos para os espasmos violentos. Desse modo, recomenda-se a intubação traqueal (IT) (traqueostomia) já na admissão do paciente; ou, em casos de pacientes já em IOT, providenciar IT o mais breve possível. O modo de ventilação indicado é o assistido-controlado.
2. Exames laboratoriais: proceder à coleta de exames essenciais para o paciente em suporte avançado de vida, tais como hemograma, eletrólitos (Na, K, Ca Mg, Cl), gasometria arterial, creatinofosfoquinase (CPK), ureia (U), creatinina (C), ácido lático, urina I, mioglobinúria, entre outros.
3. Foco da Infecção: identificar o local, desbridar, determinar os períodos de incubação e progressão e obter o histórico vacinal.
4. Sedação e controle dos espasmos: administrar e manter diazepam (medicação de escolha) em bolo (10 a 30 mg/hora) ou, preferencialmente, em infusão continua, com bolo extra de 10 mg quando necessário (presença de espasmos). O midazolam (medicação alternativa) pode ser utilizado opcionalmente para a sedação e relaxamento muscular a depender da experiência do serviço, mas o diazepam foi a medicação mais ostensivamente estudada na literatura, com grande segurança e menor preço. Não há ensaios clínicos que permitam diferenciar os dois benzodiazepínicos em termos de superioridade.

Além disso, deve-se transferir o paciente para uma área da UTI com menor frequência de estímulos sensoriais (luz, ruídos, temperatura, circulação de pessoas, etc.).

MANEJO INICIAL (PRIMEIRO DIA)

1. Imunização Passiva: administrar imunoglobulina antitetânica humana (IGATH) 250 UI a 5.000 UI pela via intramuscular (medicamento de escolha). Não há consenso sobre a dose ideal de IGATH, sendo que valores de 250 UI parecem ser igualmente efetivos quanto 10.000 UI. Opcionalmente, a imunoglobulina antitetânica equina - soro antitetânico heterólogo (SAT) (medicamento alternativa) pode ser utilizada na dose entre 20.000 e 30.000 UI via intramuscular, sendo que também não há consenso sobre os valores de dose. A preferência de uso pela IGATH se deve à sua meia-vida mais longa (21 a 30 dias) e ao maior potencial de reações de hipersensibilidade ao SAT. Não há ensaios clínicos que determinem qual das duas opções é melhor, sendo que o SAT tem custo significativamente inferior.

   Não há benefícios na aplicação de IGATH ou SAT diretamente na lesão ou intratecal.
2. Imunização Ativa: administrar uma dose de vacina dT (difteria e tétano) em adultos, ou uma dose de vacina DTP (difteria, tétano e coqueluche) em crianças. Utilizar um grupo muscular diferente e distante da imunização passiva.
3. Antibiótico: iniciar metronidazol (medicação de escolha) 500 mg a cada 8 horas via endovenosa, por 10 dias ou até que o foco da infecção esteja completamente desbridado e removido. Opcionalmente, a

penicilina cristalina (medicação alternativa) pode ser usada na dose de 2 milhões de unidades a cada 4 horas, por 10 dias. O metronidazol substituiu recentemente a penicilina como medicação de escolha no tétano pelo melhor perfil de segurança e desfechos superiores.

4. Foco da Infecção: após anestesia local, desbridar, remover e desinfetar ostensivamente o local, para que não haja a contínua produção de TT.
5. Alimentação: providenciar sonda nasal para o fornecimento de dieta enteral. Casos específicos podem necessitar de nutrição parenteral.
6. Sedação e Controle de Espasmos: manter o uso de diazepam ou midazolam. Em casos de espasmos refratários aos benzodiazepínicos, o uso de bloqueadores musculares (curarização) está indicado. O pancurônio é a medicação mais estudada por ser mais antiga, mas o uso de vencurônio e de outros bloqueadores pode ser justificado a depender da experiência do serviço. Apesar de extremamente benéfico no controle de espasmos refratários aos benzodiazepínicos, é importante lembrar que o uso de curarização deve ser o mais curto possível, com a intenção de evitar complicações como atrofia muscular. Assim, diariamente os bloqueadores devem ser interrompidos para avaliar se os espasmos ainda estão presentes.

   Em adição aos benzodiazepínicos e bloqueadores, o uso do sulfato de magnésio tem benefício adjuvante no controle dos espasmos, diminuindo a dose necessária dessas medicações e também auxiliando a reduzir os sintomas da disautonomia. Desse modo, justifica-se em casos de espasmo refratários e hiperatividade simpática o uso concomitante de sulfato de magnésio na dose de ataque de 40 mg/kg por 30 minutos, seguida de infusão de 2 g/hora.

   O uso de outras medicações analgossedativas em concomitância com os benzodiazepínicos é estratégia largamente utilizada em vários estudos sem, contudo, haver demonstrado superioridade. A intenção é fornecer melhor efeito sedativo, menor volume de infusão de fluidos e de dose dos benzodiazepínicos, em especial do diazepam. Assim, medicações como o fentanil, alfentanil, remifentanil, propofol e dexmedetomidina podem ser utilizadas como adjuvantes na sedação, a depender da experiência do serviço.
7. Vigilância Epidemiológica: a notificação do caso é obrigatória.

MANEJO INTERMEDIÁRIO (PRIMEIRAS SEMANAS)

1. Disautonomia: na presença de suspeita de hiperatividade simpática, iniciar morfina 0,5 a 1 mg/kg/hora em infusão contínua, ou labetalol 0,25 a 1 mg/minuto até controle pressórico e de outros parâmetros. Não há consenso sobre superioridade entre morfina ou labetalol, mas a classe dos opioides é aquela com qual se tem mais experiência na literatura, sendo que o fentanil representa uma opção à morfina. O sulfato de magnésio tem ação sobre a hiperatividade simpática, podendo ser utilizado em conjunto com os opioides ou labetalol, como já citado anteriormente. É importante relembrar que, nos dias de hoje, a disautonomia responde pela principal causa de morte entre os pacientes com tétano, sendo importantíssimo monitorar cuidadosamente os parâmetros hemodinâmicos. Evitar diuréticos para controle de hipertensão, pois esse uso está associado à piora do controle autonômico por perda de volume.
2. Hipotensão: iniciar reposição volêmica com fluídos e, se necessário, uso de drogas vasoativas por cateter venoso central.
3. Bradicardia: em alguns casos, a bradicardia pode se manter sustentada, sendo necessário tratamento clínico (atropina ou isoprenalina), ou mesmo instalação de marca-passo.
4. Trombose Venosa Profunda: iniciar esquema profilático de preferência do serviço.
5. Cuidados no Leito: cuidados com úlceras de pressão e paralisias de nervos periféricos, mas evitar manipulação excessiva que serve como estímulos para os espasmos.
6. Sedação e Controle dos Espasmos: avaliar diariamente com cuidado as doses dos sedativos, analgésicos e bloqueadores, com a finalidade de retirá-los gradativamente do paciente, sempre observando a presença de espasmos, disautonomia e dor. Não existe um tempo preestabelecido de manutenção dessas medicações, ou de permanência em ventilação assistida ou em UTI, sendo necessário individualizar esses períodos para cada caso.

   A dosagem diária de CPK pode ajudar na verificação de um adequado controle de relaxamento muscular, visto que níveis aumentados estão presentes em pacientes com espasmos não presenciados.

CONVALESCENÇA (ÚLTIMOS DIAS)

1. Reabilitação: após completa recuperação caracterizada por ausência de espasmos, disautonomia ou dor, além do desmame das medicações e da ventilação mecânica, deve-se envolver profissionais das áreas de Fisioterapia, Fonoaudiologia, Terapia Antálgica, Psicologia, entre outras para planejamento da reabilitação de forma multiprofissional para alta da UTI e, posteriormente, do hospital.
2. Imunização Ativa: deixar agendadas as doses de vacina dT ou DTP faltantes, visto que a doença não garante imunidade.

COMPLICAÇÕES

Diversas complicações são descritas após a resolução do quadro agudo de tétano, variando desde sequelas neurológicas causadas por hipoxemia; fraturas de vértebras e de costelas decorrentes dos violentos espasmos musculares; atrofias e dor crônica muscular; danos inerentes a um paciente crítico em internação em UTI como insuficiência renal crônica, estenose de traqueia ou infecções hospitalares, além de grande impacto psicológico.[9,12,14]

PROFILAXIA

O tétano é doença imunoprevenível, facilmente evitável com a imunização ativa estabelecida pelo calendário regular de imunização (Tabela 80.1).

Porém, a frequência de falhas na vacinação é alta, principalmente em adultos e idosos, o que é um risco em potencial para a instalação da doença. Uma vez que o paciente em situação de risco de exposição seja identificado, há como proceder à profilaxia pós-exposição, garantindo a imunização passiva e a proteção contra a doença (Tabela 80.2).

TABELA 80.1 Momentos de Vacinação contra o Tétano no Calendário do Brasil[18]

Idade	Vacina
2 Meses	Pentavalente
4 Meses	Pentavalente
6 Meses	Pentavalente
15 Meses	DTP
4 anos	DTP
Adolescentes, Adultos e Idosos (reforço a cada 10 anos)	dT

Pentavalente: difteria, tétano, coqueluche, hepatite B, hemófilo; DTP: difteria, tétano,coqueluche; dT: difteria, tétano.

TABELA 80.2 Condutas Profiláticas contra o Tétano Pós-Exposição[18]

História de vacinação prévia contra tétano	Ferimentos com risco mínimo de tétano[a]			Ferimentos com alto risco de tétano[b]		
	Vacina	SAT/IGHAT	Outras condutas	Vacina	SAT/IGHAT	Outras condutas
Incerta ou menos de 3 doses	Sim[c]	Não	Limpeza e desinfecção, lavar com soro fisiológico e substâncias oxidantes ou antissépticas e desbridar o foco de infecção	Sim[c]	Sim	Desinfecção, lavar com soro fisiológico e substâncias oxidantes ou antissépticas e remover corpos estranhos e tecidos desvitalizados Desbridamento do ferimento e lavagem com água oxigenada
3 doses ou mais, sendo a última há menos de 5 anos	Não	Não		Não	Não	
3 ou mais doses, sendo a última há mais de 5 anos e menos de 1 anos	Não	Não		Sim (1 reforço)	Não[d]	
3 ou mais doses, sendo a última há 10 ou mais anos	Sim	Não		Sim (1 reforço)	Não[d]	
3 ou mais doses, sendo a última há 10 ou mais anos em situações especiais	Sim	Não		Sim (1 reforço)	Sim[e]	

[a] Ferimentos superficiais, limpos, sem corpos estranhos ou tecidos desvitalizados. [b] Ferimentos profundos ou superficiais sujos; com corpos estranhos ou tecidos desvitalizados; queimaduras; feridas puntiformes ou por armas brancas e de fogo; mordeduras; politraumatismos e fraturas expostas. [c] Vacinar e aprazar as próximas doses para complementar o esquema básico. Essa vacinação visa proteger contra o risco de tétano por outros ferimentos futuros. Se o profissional que presta o atendimento suspeitar de que os cuidados posteriores com o ferimento não serão adequados, deve considerar a indicação de imunização passiva com SAT (soro antitetânico) ou IGHAT (imunoglobina humana antitetânica). Quando indicado o uso de vacina e SAT ou IGHAT concomitantemente, devem ser feito em locais diferentes. [d] Para pacientes imunodeprimidos, gravemente desnutridos ou idosos, além do reforço com a vacina, estão também indicados IGHAT ou SAT. [e] Se o profissional que presta o atendimento suspeitar de que os cuidados posteriores com o ferimento não serão adequados, deve considerar a indicação de imunização passiva com SAT ou IGHAT. Quando indicado o uso de vacina e SAT ou IGHAT concomitantemente, devem ser feitos em locais diferentes.

REFERÊNCIAS BIBLIOGRÁFICAS

1. Stephen Berge. Tetanus: Global Status 2015 E-book. GIDEON Informatics, Inc. Disponível em: https://books.google.com.br/books?id=EsqQBwAAQBAJ&lpg. Acesso em: 26 ago 2015.
2. World Health Organization - Tetanus (total) reported cases. Disponível em: http://apps.who.int/immunization_monitoring/globalsummary/timeseries/tsincidencettetanus.html. Acesso em: 26 ago 2015.
3. Afshar M, Raju M, Ansell D, Bleck TP. Narrative review: tetanus, a health threat after natural disasters in developing countries. Ann Intern Med. 2011;154 (5):329.
4. World Health Organization - Tetanus Fact Sheet. Disponível em: http://www.wpro.who.int/mediacentre/factsheets/fs_20120307_tetanus/en/. Acesso em: 26 ago 2015.
5. Centers for Disease Control and Prevention (CDC). Tetanus surveillance. United States, 2001-2008. MMWR Morb Mortal Wkly Rep. 2011;60(12):365.
6. Thwaites CL, Beeching NJ, Newton CR. Maternal and neonatal tetanus. Lancet. 2015;385(9965):362.
7. Tétano acidental - situação epidemiológica - dados. Secretaria de Vigilância em Saúde do Ministério da Saúde do Brasil. Disponível em: http://portalsaude.saude.gov.br/index.php/o-ministerio/principal/leia-mais-o-ministerio/684-secretaria-svs/vigilancia-de-a-a-z/tetano-acidental/11473-situacao-epidemiologica-dados. Acesso em: 26 ago 2015.
8. Tétano neonatal - situação epidemiológica - dados. Secretaria de Vigilância em Saúde do Ministério da Saúde do Brasil. Disponível em: http://u.saude.gov.br/index.php/o-ministerio/principal/leia-mais-o-ministerio/733-secretaria-svs/vigilancia-de-a-a-z/tetano-neonatal/11467-situacao-epidemiologica-dados. Acessado em: 26 ago 2015.
9. Bennet JE, Dolin R, Blaser MJ. Mandell, Douglas, and Bennett's principles and practice of infectious diseases - Clostridium tetani (Tetanus). 8. ed. Philadelphia: Elsevier, 2014.

10. The Johns Hopkins POC-IT ABX Guide 2015 - The Unbound Plataform (IOS app).
11. Centers for Disease Control and Prevention (2012). "Ch. 20: Tetanus". In: Atkinson W, Wolfe S, Hamborsky J. Epidemiology and prevention of vaccine-preventable diseases (Pink Book). 12. ed. Washington DC: Public Health Foundation. p. 291–300.
12. Ayres JA, Barraviera B. Tétano. In: Cimerman S, Cimerman B. Condutas em Infectologia. 2. ed.– São Paulo: Editora Atheneu; 2011.
13. Barraviera B. Tétano. Educação médica continuada em infectologia. Editora de Publicações Médicas Ltda. Rio de Janeiro: EPUB; 1999. p. 56.
14. Focaccia R, Tavares W, Mazza CC, Veronesi R. Tétano. In: Veronesi R, Focaccia R. Tratado de Infectologia. 4. ed.– São Paulo: Editora Atheneu, 2009.
15. Verde F, et al. An old woman with pressure ulcer, rigidity, and opisthotonus: never forget tetanus! Lancet. 2014; 384: 2266.
16. Lisboa T, et al. Guidelines for the management of accidental tetanus in adult patients. Rev Bras Ter Intensiva. 2011; 23(4):394-409.
17. Sexton D. Tetanus. UpToDate Website. Disponível em: www.uptodate.com. Acessado em: 26 ago 2015.
18. Brasil. Ministério da Saúde. Secretaria de Vigilância em Saúde. Guia de Vigilância em Saúde. Brasília: Ministério da Saúde; 2014.

81

Influenza no Departamento de Emergência

Tania Maria Marcial
Frederico Bruzzi de Carvalho

INTRODUÇÃO

A *influenza* ou gripe é uma doença viral respiratória aguda causada pelo vírus *influenza*. Os vírus *influenza* são classificados em tipos A, B e C. Os dois primeiros são os responsáveis pelos surtos ou epidemias que ocorrem anualmente, enquanto o terceiro ocorre esporadicamente, sem período de sazonalidade. Os vírus *influenza* A são classificados de acordo com as proteínas de superfície hemaglutinina (H) e neuraminidase (N), podendo ocorrer várias combinações, como A(H1N1), A(H3N2). Atualmente, são identificados vírus com variações de hemaglutinina de H1 a H16 e de neuraminidase de N1 a N9. Anualmente, podem ocorrer variações nos subtipos predominantes, podendo circular três ou mais subtipos ao mesmo tempo. Por isso, é necessária a realização de vacina anual.[1]

No mundo, é estimado que, anualmente, 5 a 10% dos adultos e 20 a 30% das crianças tenham *influenza* no período sazonal. Em torno de 3 a 5 milhões de casos evoluirão para as formas graves com 250.000 a 500.000 casos de morte por ano.[2] No Brasil, é realizada a vigilância dos casos de síndrome respiratória aguda grave (SRAG) desde o ano de 2009. Em 2015, foram notificados 14.432 casos de SRAG hospitalizados notificados no Sistema de Informação de Agravos de Notificação (Sinan) *Web Influenza*, 9,1% desses casos foram devido a *influenza*. Houve predomínio do vírus *influenza* A (H3N2), com proporção de 53,5%. Do total de casos de SRAG notificados, 1.706 (11,8%) evoluíram para óbito. Do total de óbitos, 175 (10,5%) foram confirmadas para o vírus *influenza*, com 75 (42,9%) decorrentes de *influenza* A(H3N2), 39 (22,3%) por *influenza* B, 36 (20,6%) por A(H1N1) pdm 09 e 25 (14,3%) *influenza* A não subtipado. O estado com o maior número de óbitos por *influenza* foi São Paulo, totalizando 37,1% (65/175) dos ocorridos no país.[3]

Os médicos que trabalham em serviços de urgência e emergência, geralmente, são os primeiros a identificarem os casos de *influenza* no período sazonal. Além de responsáveis pelo diagnóstico e tratamento, também são responsáveis pelas informações sobre benefícios da vacinação[2] e realização de quimioprofilaxia em casos indicados.[4]

A gripe pode ocorrer durante todo ano, mas a maioria dos casos ocorre nos meses frios considerados o período epidêmico que dura de 5 a 6 semanas. Durante a epidemia, é observado aumento de morbidade e de mortalidade, principalmente relacionado ao aumento de taxas de pneumonia e internações relacionadas à gripe.[1] No Brasil, apesar de sempre ter representado um problema de saúde pública, somente a partir do ano de 2009, com a pandemia da *influenza* A H1N1, é que medidas de prevenção, controle e tratamento começaram a ser amplamente divulgadas pelas autoridades públicas.[5,6]

TRANSMISSÃO

O vírus da *influenza* é transmitido de pessoa para pessoa pelas vias respiratórias. Tosse e espirros geram partículas menores que podem ficar suspensas no ar por muitas horas, podendo ocorrer transmissão a muitas pessoas presentes no mesmo ambiente e partículas maiores que vão para o chão ou para superfícies a uma distância de até 3 metros, podendo ocorrer transmissão por contato direto.[1]

A transmissibilidade em adultos ocorre, principalmente, 24 horas antes do início dos sintomas e dura até três dias após o final da febre.[4]

CARACTERÍSTICAS DA INFECÇÃO PELO VÍRUS *INFLUENZA*

O período de incubação geralmente é de 1 a 2 dias, podendo ser de horas. Geralmente, inicia-se com a instalação abrupta de febre alta, acima de 38° C, seguida de mialgia, dor de garganta, prostração, dor de cabeça e tosse seca. A febre é o sintoma mais importante e dura em torno de 3 dias. Com a sua progressão, os sintomas respiratórios tornam-se mais evidentes e mantêm-se, em geral, por 3 a 4 dias após o desaparecimento da febre.[1] Nas crianças, a febre e os sintomas respiratórios podem durar, em média, 10 dias, podendo prolongar-se por mais tempo em pacientes imunossuprimidos. Os demais sinais e sintomas são habitualmente de aparecimento súbito, como calafrios, mal-estar, artralgia, rinorreia. Podem ainda estar presentes diarreia, vômito, fadiga, rouquidão e hiperemia conjuntival e linfoadenopatia cervical. A rouquidão e a linfoadenopatia cervical são mais comuns em crianças. A tosse, a fadiga e o mal-estar podem persistir pelo período de 1 a 2 semanas e até por mais de 6 semanas. Geralmente, há resolução espontânea de todos os sinais e sintomas em até 7 dias, mas alguns casos podem evoluir com complicações. As complicações mais comuns são pneumonia viral ou bacteriana, sinusite, otite e desidratação.[4]

DEFINIÇÕES

Para o correto manejo clínico da *influenza*, é preciso considerar e diferenciar os casos de síndrome gripal (SG) e síndrome respiratória aguda grave (SRAG) (Quadro 81.1).

MANEJO CLÍNICO

Para assistência aos pacientes com suspeita da *influenza*, são necessárias a avaliação clínica criteriosa com determinação de fatores de risco e sinais de agravamento e a classificação de risco com estabelecimento dos fluxos de referência para os pacientes na rede assistencial (Quando 81.2).[4,7]

CLASSIFICAÇÃO DE RISCO E FLUXO DE ENCAMINHAMENTO DOS PACIENTES ENTRE OS NÍVEIS DE ATENÇÃO À SAÚDE

Para facilitar o manejo clínico e o estabelecimento de fluxos no atendimento aos pacientes, e de acordo com fatores de risco e sinais de agravamento, assim como com as recomendações sobre os locais de atendimento,[4,7] nas Figuras 81.1, 81.2, 81.3, 81.4 e 81.5 estão descritas as condutas a serem tomadas.

DIAGNÓSTICO ESPECÍFICO

O exame específico para *influenza* deve ser realizado somente se o resultado for alterar a condução clínica do caso. Nas unidades de urgência e emergência, o mais indicado é a realização de teste rápido, apesar de apresentar sensibilidade limitada e o resultado negativo não excluir a doença. Se a suspeita for alta, deve-se considerar realizar a confirmação por meio do exame de reação em cadeia da polimerase-tempo real, não devendo a confirmação laboratorial ser fator impeditivo para o início do tratamento.[8]

QUADRO 81.1 Definições de síndrome gripal, síndrome respiratória aguda grave e surto de síndrome gripal[4,7]

Síndrome gripal (SG)	Indivíduo que apresente febre de início súbito, mesmo que referida, acompanhada de tosse ou dor de garganta e pelo menos um dos seguintes sintomas: cefaleia, mialgia ou artralgia, na ausência de outro diagnóstico específico. Em crianças com menos de 2 anos de idade, consideram-se também casos de síndrome gripal: febre de início súbito (mesmo que referida) e sintomas respiratórios (tosse, coriza e obstrução nasal), na ausência de outro diagnóstico específico.
Síndrome respiratória aguda grave (SRAG)	Indivíduos de qualquer idade, com síndrome gripal e que apresentem dispneia ou saturação de O_2 menor que 95% em ar ambiente OU sinais de desconforto respiratório e/ou: ▪ Aumento da frequência respiratória de acordo com idade, ou piora nas condições clínicas de base; ▪ Taquipneia em Crianças: ▫ Até 2 meses: FR ≥ 60 irpm; ▫ > 2 meses e < 12 meses: FR ≥ 50 irpm; ▫ de 13 meses a 4 anos: FR ≥ 40 irpm; ▫ > 4 anos: FR ≥ 30 irpm. ▪ Taquipneia em Adultos: ▫ FR: > 25 irpm, na ausência de febre. ▫ Hipotensão em relação à pressão arterial habitual do paciente. ▪ Crianças: além dos itens acima, observar também: batimentos de asa de nariz, cianose, tiragem intercostal, desidratação e inapetência. ou Indivíduo de qualquer idade com quadro de insuficiência respiratória aguda, durante período sazonal. O quadro clínico pode ou não ser acompanhado de alterações laboratoriais e radiológicas listadas a seguir: ▪ Alterações laboratoriais: leucocitose, leucopenia ou neutrofilia; ▪ Radiografia de tórax: infiltrado intersticial localizado ou difuso ou presença de área de condensação.

QUADRO 81.2 Fatores de risco para complicações e sinais de agravamento[4,7]

Fatores de risco para complicações	▪ Grávidas em qualquer idade gestacional, puérperas até 2 semanas após o parto (incluindo as que tiveram aborto ou perda fetal). ▪ Indivíduos que apresentem: ▫ Pneumopatias (incluindo asma); pacientes com tuberculose de todos os modos (há evidências de maior complicação e possibilidade de reativação); ▫ Cardiovasculopatias (excluindo hipertensão arterial sistêmica); ▫ Nefropatias; ▫ Hepatopatias; ▫ Doenças hematológicas (incluindo anemia falciforme); ▫ Distúrbios metabólicos (incluindo diabetes melito descompensado); ▫ Transtornos neurológicos que podem comprometer a função respiratória ou aumentar o risco de aspiração (disfunção cognitiva, lesões medulares, epilepsia, paralisia cerebral, síndrome de Down, atraso de desenvolvimento, acidente vascular encefálico (AVE) ou doenças neuromusculares); ▫ Imunossupressão (incluindo medicamentosa ou pelo HIV); ▫ Obesidade (especialmente se índice de massa corporal (IMC) > 40). ▪ Indivíduos menores de 19 anos de idade em uso prolongado de ácido acetilsalicílico (risco de síndrome de Reye). ▪ Adultos ≥ 60 anos. ▪ Crianças < 5 anos (sendo que o maior risco de hospitalização é em menores de 2 anos, especialmente as menores de 6 meses com maior taxa de mortalidade). ▪ População indígena aldeada.
Sinais de agravamento sem indicação de terapia intensiva*	▪ Aparecimento de dispneia ou taquipneia ou hipoxemia (saturação de O_2 < 94% e > 90%). ▪ Persistência ou aumento da febre por mais de 3 dias (pode indicar pneumonite primária pelo vírus *influenza* ou secundária a uma infecção bacteriana). ▪ Exacerbação de doença pulmonar obstrutiva crônica. ▪ Exacerbação de doença cardíaca preexistente. ▪ Miosite comprovada por exames laboratoriais. ▪ Alteração do sensório. ▪ Exacerbação dos sintomas gastrointestinais em crianças. ▪ Desidratação. ▪ Alterações na radiografia de tórax: ▫ Infiltrado intersticial localizado; ▫ Infiltrado difuso; ▫ Presença de área de condensação. ▪ Alterações no hemograma: leucocitose ou leucopenia ou neutrofilia.
Sinais de agravamento com indicação de terapia intensiva*	▪ Instabilidade hemodinâmica. ▪ Sinais e sintomas de insuficiência respiratória. ▪ Comprometimento pulmonar ao exame radiológico. ▪ Hipoxemia, com necessidade de suplementação de oxigênio acima de 3 L/minuto para manter saturação arterial de oxigênio acima de 90%. ▪ Relação PO_2/FiO_2 abaixo de 300, caracterizando a lesão pulmonar aguda. ▪ Necessidade de atendimento fisioterápico contínuo. ▪ Alterações clínicas e laboratoriais: ▫ Alteração do nível de consciência; ▫ Elevação significativa de desidrogenase láctica (DHL); e ▫ Elevação significativa de creatinofosfoquinase (CPK); ▫ Alteração da função renal.

Há indicação de realização do exame em todos os casos suspeitos de SRAG. Na rede pública de saúde, há indicação de realizar o exame específico somente diante de suspeita de SRAG.[4]

No Quadro 81.3, estão descritos os principais exames com seu perfil de sensibilidade e especificidade.

TRATAMENTO ESPECÍFICO

Apesar de controverso,[10] o tratamento específico com antiviral continua indicado de acordo com diretrizes nacionais e internacionais.[4,11] Segundo o CDC, o tratamento reduz: o período da febre e de outros sintomas; o risco de complicações incluindo otite média em crianças; pneumonia com indicação de antibioticoterapia em adultos; e o risco de morte em adultos hospitalizados.[12] No Brasil a medicação disponível para tratamento específico é o antiviral oseltamivir (Tamiflu®) que deve ser utilizado, preferencialmente, até 48 horas depois da data de início dos sintomas. Como em toda prescrição terapêutica, deve-se atentar para as interações medicamentosas, as contraindicações formais e os efeitos adversos. O antiviral está disponível em unidades de saúde pública de todos os municípios para tratamento de casos suspeitos de SRAG e SG, não havendo necessidade de aguardar o diagnóstico laboratorial de *influenza* para iniciar o uso da medicação.[4]

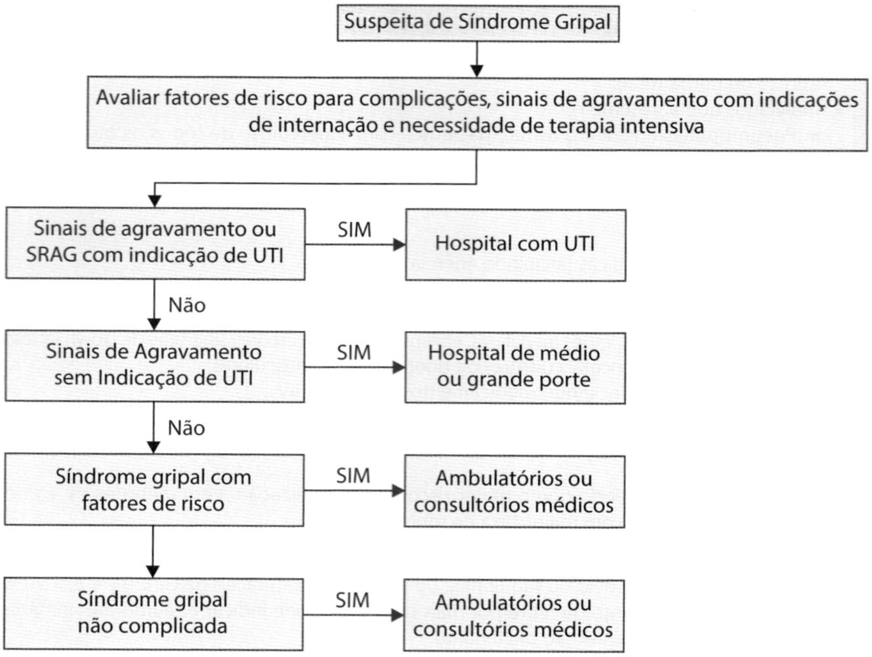

FIGURA 81.1 Fluxo de encaminhamento dos pacientes com suspeita de *Influenza* nos serviços de saúde.[7]

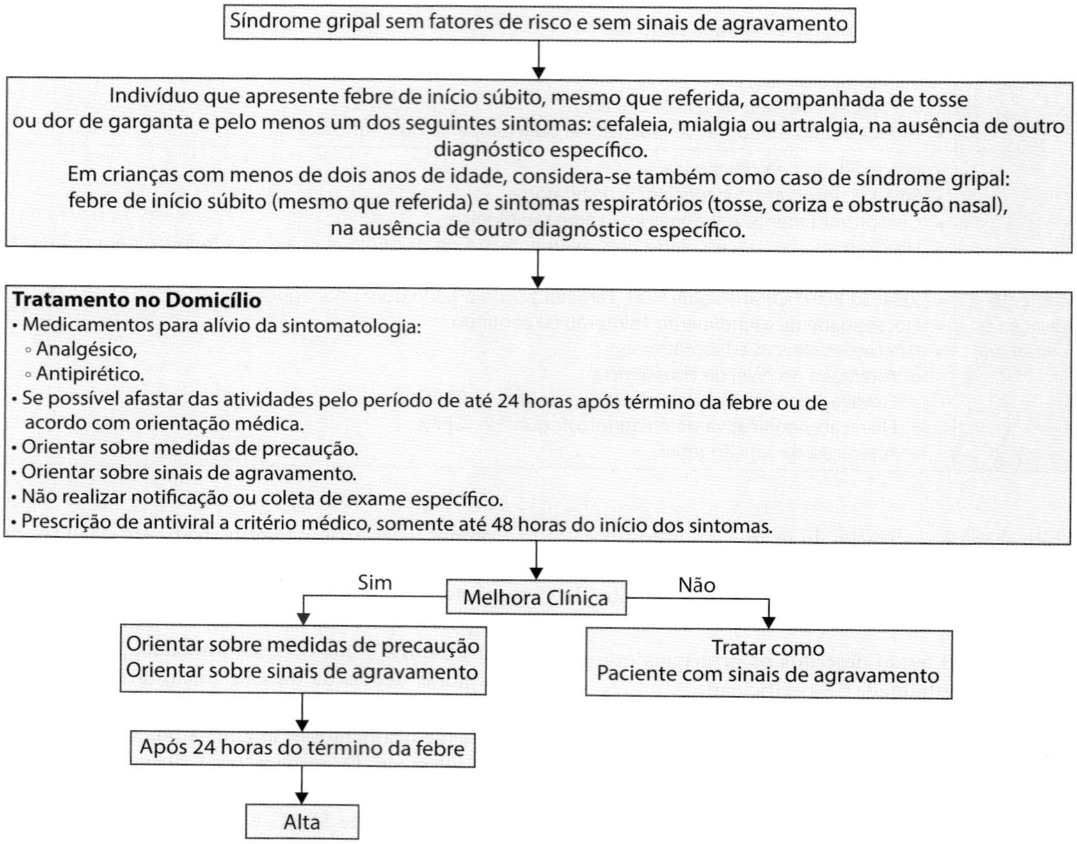

FIGURA 81.2 Condutas dos pacientes com síndrome gripal sem fatores de risco e sem sinais de gravidade.[7]

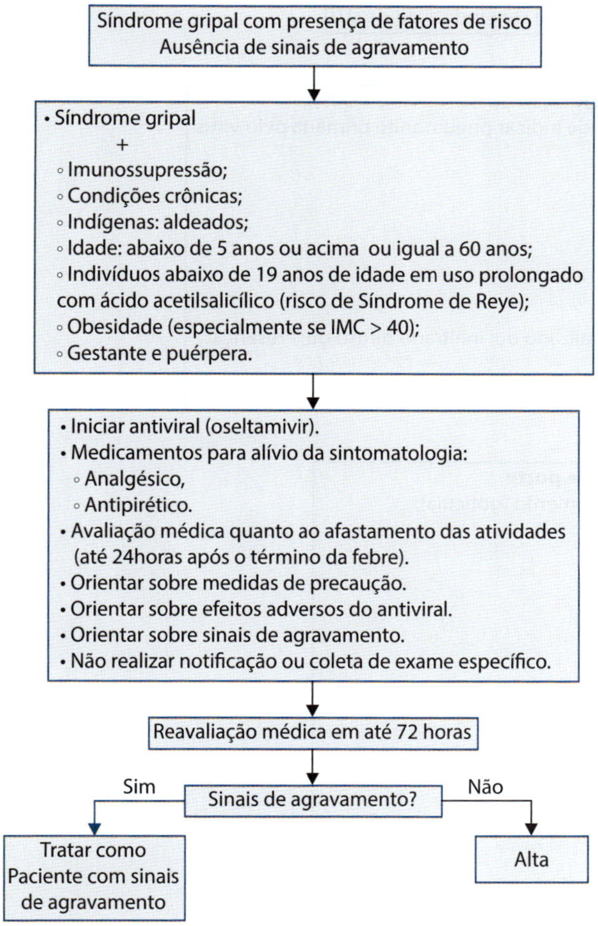

FIGURA 81.3 Conduta nos indivíduos com síndrome gripal com fatores de risco.[7]

INDICAÇÃO DE TRATAMENTO ESPECÍFICO

- Quadro clínico suspeito de gripe (*influenza*). Excepcionalmente, caso haja indicação médica, até 48 horas após o início dos sintomas;
- Pacientes com fatores de risco para complicações;
- Pacientes com sinais de agravamento ou com síndrome respiratória aguda grave.

O tratamento específico deve ser realizado independentemente da situação vacinal do paciente e da confirmação laboratorial.

PERÍODO PARA INÍCIO E DURAÇÃO DO TRATAMENTO

- O início do tratamento deve ser o mais precoce possível, preferencialmente até 48 horas do início dos sintomas. Após o estabelecimento das manifestações clínicas em pacientes com SRAG e com fatores de risco para complicações, o antiviral apresenta benefícios mesmo se iniciado após 48 horas.[4]
- A duração do tratamento é de 5 dias.
- Nos casos graves, esse período poderá ser estendido de acordo com avaliação médica.

Oseltamivir: apresentação e doses recomendadas (Quadro 81.4)

O oseltamivir (Tamiflu®) está disponível em cápsulas de 30 mg, 45 mg e 75 mg.

Considerar a possibilidade de utilização de dose dobrada de oseltamivir (150 mg) a cada 12 horas nas seguintes circunstâncias:

- insuficiência respiratória;
- neutropenia;
- imunossupressão;
- quimioterapia;
- uso de corticosteroides;
- obesidade grau III.

Na insuficiência renal, a dose deve ser ajustada se o clearence de creatinina for < 30 mL/minuto. A dose a ser administrada será de 75 mg a cada 24 horas. Se em hemodiálise, administrar dose de 30 mg após cada seção e, em pacientes, em diálise peritoneal a dose recomendada é 30 mg, uma vez por semana. Para os pacientes que vomitam até 1 hora após a ingestão do medicamento, uma dose adicional poderá ser administrada.[4,7]

Indicações do uso de zanamivir

Antiviral utilizado pela via inalatória, e nas seguintes situações:[4,7]

- Intolerância ao oseltamivir
- Não resposta ao oseltamivir quando este for introduzido até 48 horas após início dos sintomas e em pacientes que estejam em unidades hospitalares, principalmente se imunocomprometidos.

O medicamento está contraindicado em crianças menores de cinco anos de idade e em portadores de pneumopatias crônicas devido ao risco de provocar broncoespasmo severo.[4]

Quimioprofilaxia

É recomendada no período máximo de 48 horas após exposição aos casos suspeitos ou confirmados de *influenza*, nas seguintes situações (Quadro 81.5):[4]

- Profissionais de laboratório que tenham manipulado amostras clínicas contendo o vírus *influenza* sem o uso de equipamento de proteção individual (EPI) ou que o utilizaram de maneira inadequada;
- Trabalhadores de saúde que estiveram envolvidos na realização de procedimentos invasivos (geradores de aerossóis) ou manipulação de secreções de um caso suspeito ou confirmado de infecção pela *influenza*, sem o uso de EPI ou que utilizaram EPI de maneira inadequada.
- Em indivíduos com fator de risco para complicações pela *influenza*.

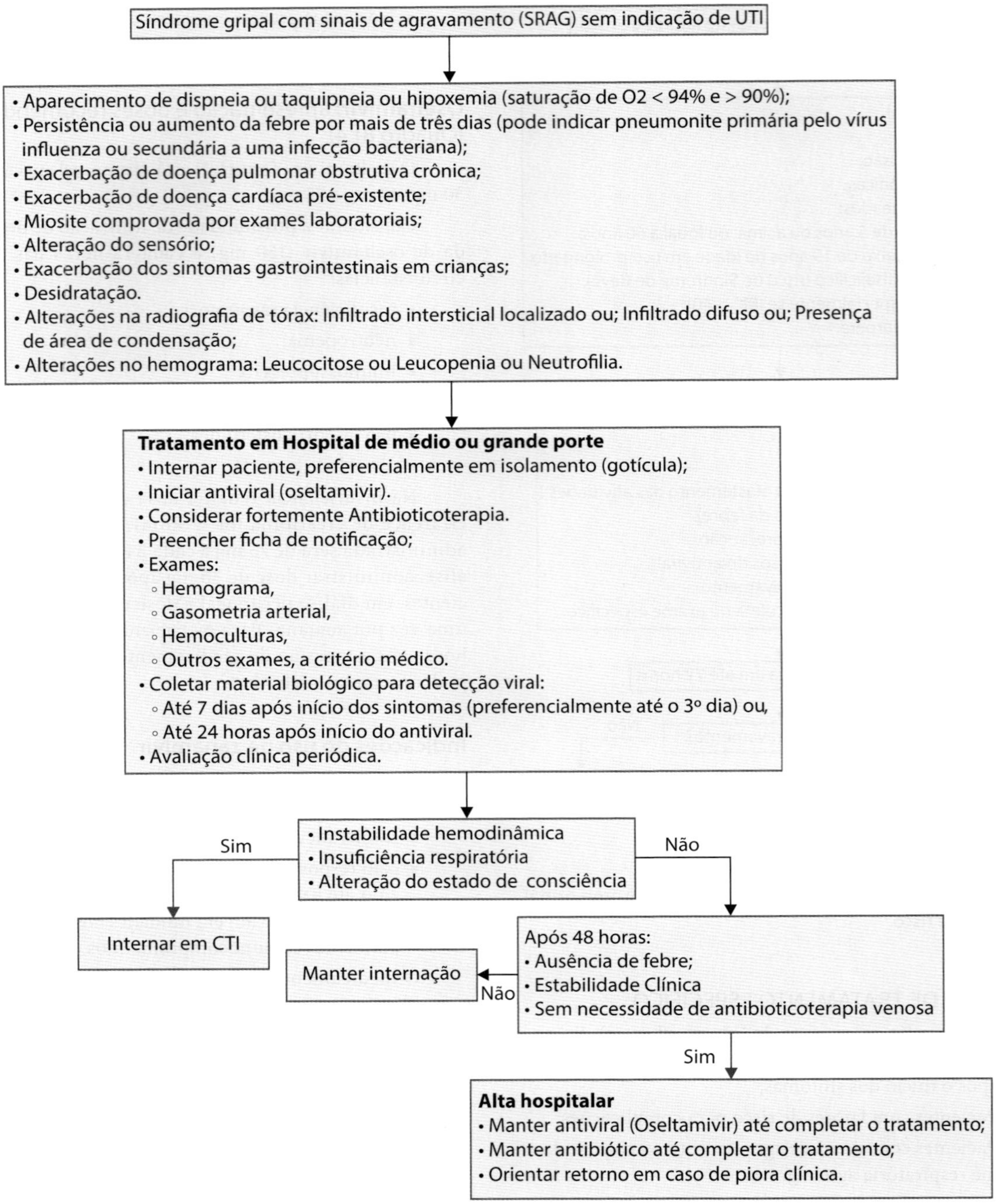

FIGURA 81.4 Condutas nos indivíduos com síndrome gripal do com sinais de agravamento sem indicação de UTI.[7]

A quimioprofilaxia não é recomendada, mesmo nas situações descritas, se a pessoa estiver adequadamente vacinada. São consideradas adequadamente vacinadas as pessoas acima de 9 anos de idade que receberam há 15 ou mais dias uma dose da vacina indicada para o ano em questão e crianças abaixo de 9 anos que receberam duas doses com intervalo de 30 dias entre elas, sendo a segunda dose aplicada há 15 dias ou mais.

ANTIBIOTICOTERAPIA

Infecção pulmonar bacteriana associada à *influenza* em adultos

Nos quadros clínicos de maior gravidade, o profissional de saúde que atende pacientes com SG ou com SRAG deve estar atento para o diagnóstico e tratamento de infecções bacterianas, sobretudo pulmonares.[7]

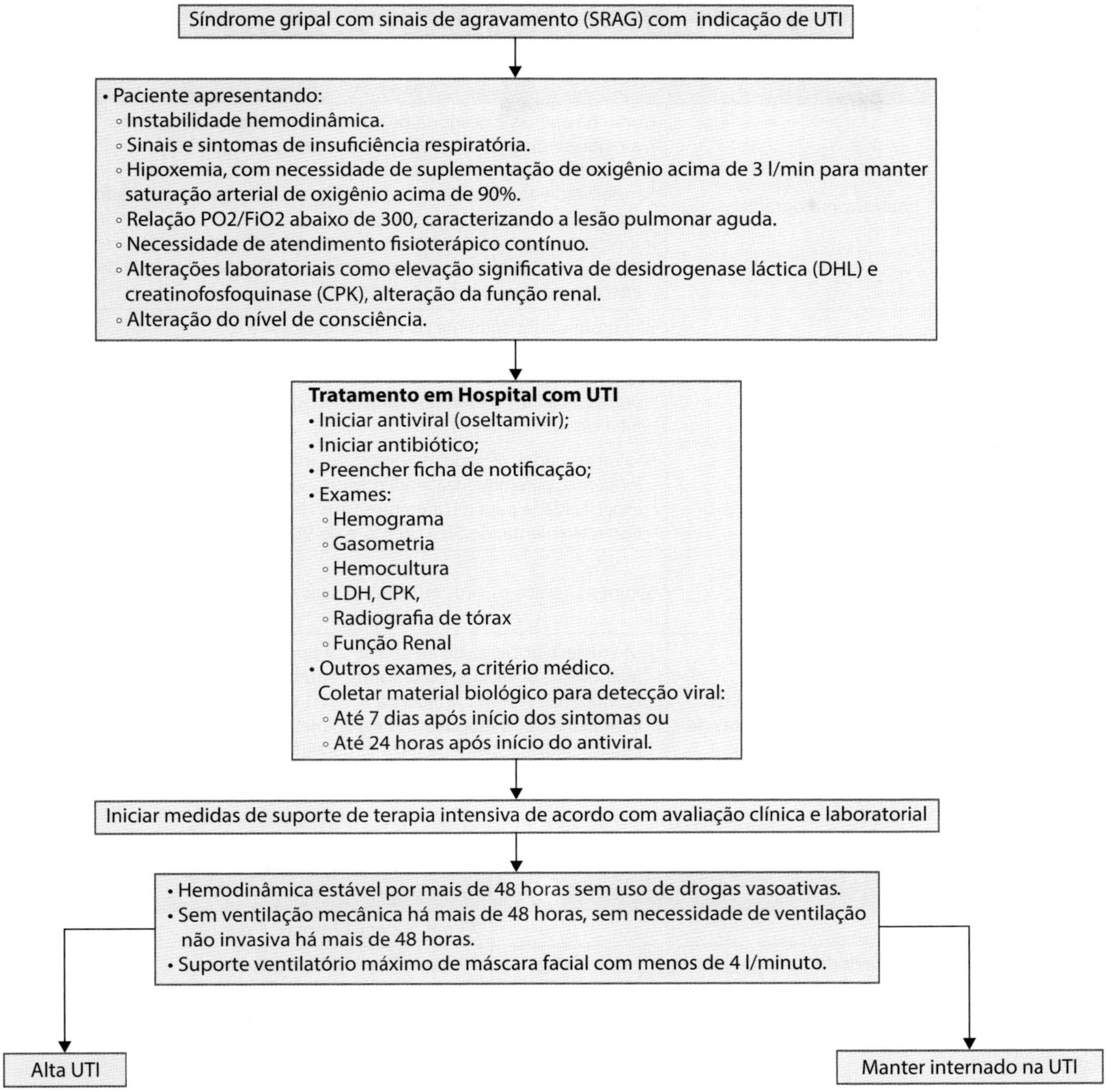

FIGURA 81.5 Condutas nos indivíduos com síndrome gripal com sinais de agravamento com indicação de internação em UTI.[7]

No período da epidemia de *influenza*, muitos casos de pneumonia adquirida na comunidade se tornarão suspeitos de *influenza*, principalmente os quadros mais graves.[7]

Coinfecção bacteriana ocorre em torno de 0,5% dos casos de *influenza* em indivíduos jovens e saudáveis, aumentando em cinco vezes o risco (2,5%) nas pessoas que apresentam fatores de risco:

- adultos com 65 ou mais anos de idade;
- crianças abaixo de 5 anos;
- gestantes;
- obesidade grau III; e
- presença de comorbidades, incluindo doenças renal hepática e neurológica crônicas, pulmonares, cardiovasculares e doenças metabólicas e condições imunossupressoras.[13]

Características clínicas e laboratoriais da pneumonia causada por influenza e pneumonia bacteriana associada

Algumas características clínicas e laboratoriais são sugestivas de pneumonia viral e outras de pneumonia bacteriana associada. No entanto, em todos os casos graves, é imperativa a indicação de antibioticoterapia. O Quadro 81.6 traz as características clínicas e laboratoriais da pneumonia por *influenza* e pneumonia bacteriana.[14-16]

Indicação do uso de antibióticos

- Para todos os pacientes internados em UTI;
- Pacientes internados: fortemente indicado principalmente se apresentam infiltrado lobar ou escarro purulento;

QUADRO 81.3 Exames disponíveis para diagnóstico específico com padrão de sensibilidade e especificidade[9]

Exame	Método	O que oferece	Laudo (horas)
Pesquisa rápida de *influenza* A e B	Imunocromatográfico	Como há apenas a pesquisa de *influenza*, está indicado quando a hipótese diagnóstica é de gripe ou em outros quadros respiratórios que podem ser causados pelo vírus *influenza* Sensibilidade ao redor de 50 a 70% (↑ para amostras de aspirado nasal) e especificidade de 90 a 95% Importante: esta sensibilidade é menor para *influenza* A H1N1, em outras palavras, o exame negativo não afasta a possibilidade de infecção por este vírus	1 hora
Influenza A e B por imunofluorescência	Imunofluorescência	São pesquisados somente os vírus *influenza* A e B, Sensibilidade > 70% e especificidade > 80% Importante: esta sensibilidade é menor para *influenza* A H1N1; em outras palavras, o exame negativo não afasta a possibilidade de infecção por este vírus	24 horas
Vírus respiratório, triagem	Imunofluorescência	São investigados os seguintes vírus: sincicial expiratório (VSR), *influenza*, parainfluenza e adenovírus. Sensibilidade e especificidade para os diferentes vírus respiratórios variando, respectivamente, de 55 a 80,4% e de 98,7 a 100%	24 horas
Reação em cadeia da polimerase para H1N1	Reação em cadeia da polimerase	São pesquisados os vírus *influenza* A sazonal e *influenza* A H1N1	72 horas
Painel de vírus respiratórios por reação em cadeia da polimerase secreção trato respiratório	Reação em cadeia da polimerase, seguida de identificação por array de baixa densidade	Teste molecular capaz de identificar 19 tipos de vírus respiratórios: adenovírus, bocavírus, coronavírus, enterovírus, *influenza* A, *influenza* A H3N2, *influenza* A H1N1 (2009), *influenza* B, *influenza* C, metapneumovírus A, metapneumovírus B, parainfluenza 2, parainfluenza 3, parainfluenza 4a, parainfluenza 4b, rinovírus, sincicial respiratório A e sincicial respiratório B	72 horas

QUADRO 81.4 Doses recomendadas de oseltamivir e zanamivir para tratamento de acordo com a faixa etária[4]

Medicamento	Faixa etária		Posologia
Fosfato de oseltamivir (Tamiflu©)	Adulto		75 mg, 12 em 12 horas, 5 dias
	Criança maior de 1 ano de idade	<<< 15 kg	30 mg, 12 em 12 horas, 5 dias
		> 15 a 23 kg	45 mg, 12 em 12 horas, 5 dias
		> 23 a 40 kg	60 mg, 12 em 12 hora, 5 dias
		> 40 kg	75 mg, 12 em 12 horas, 5 dias
	Criança menor de 1 ano de idade	0 a 8 meses	3 mg/kg, 12 em 12 horas, 5 dias
		9 a 11 meses	3,5 mg/Kg, 12 em 12 horas, 5 dias
Zanamivir (Relenza©)	Adulto		10 mg: duas inalações de 5 mg, 12 em 12 horas, 5 dias
	Criança	>>>> 7 anos	10 mg: duas inalações de 5 mg, 12 em 12 horas, 5 dias

- Pacientes ambulatoriais: antibióticos devem ser prescritos para todos os casos com critério clínico e/ou radiológico de pneumonia.

IMPORTANTE

Adultos previamente hígidos sem critérios de pneumonia não requerem habitualmente antibióticos. No entanto, o uso de antibióticos deverá ser considerado para:

- Pacientes previamente hígidos que evoluírem com piora dos sintomas, tais como recrudescência da febre ou aumento da dispneia;
- Pacientes com alto de risco para complicação ou para infecção secundária durante quadro infecção por *influenza*: idosos, portadores de comorbidades pulmonares ou insuficiência cardíaca, quando apresentarem sinais clínicos de infecção respiratória baixa.

VACINAÇÃO

A vacinação anual contra *influenza* é a principal medida utilizada para se prevenir a doença, porque pode ser administrada antes da exposição ao vírus e é capaz de promover imunidade durante o período de circulação sazonal do vírus

QUADRO 81.5 Doses recomendadas de oseltamivir e zanamivir para quimioprofilaxia de acordo com faixa etária[4]

Medicamento	Faixa etária		Quimioprofilaxia
Fosfato de oseltamivir (Tamiflu®)	Adulto		75 mg/dia, VO/10 dias
	Criança maior de 1 ano de idade	≤ 15 kg	30 mg/dia, VO/10 dias
		> 15 a 23 kg	45 mg, VO/10 dias
		> 23 a 40 kg	60 mg/dia, VO/10 dias
		> 40 kg	75 mg/dia, VO/10 dias
	Criança menor de 1 ano de idade	0 a 8 meses	3 mg/kg ao dia, 10 dias
		9 a 11 meses	3,5 mg/kg ao dia, 10 dias
Zanamivir (Relenza®)	Adulto		10 mg: duas inalações de 5 mg, uma vez ao dia, 10 dias
	Criança	≥ 5 anos	10 mg: duas inalações de 5 mg uma vez ao dia, 10 dias

QUADRO 81.6 Diferenças clínicas e laboratoriais da pneumonia relacionada à influenza e pneumonia bacteriana associada

Características clínicas e laboratoriais	Pneumonia *influenza*	Pneumonia bacteriana
Comprometimento respiratório	1 a 2 dias, após a instalação dos sintomas.	4 a 7 dias, após a instalação dos sintomas.
Evolução do quadro respiratório	Tosse geralmente seca (podendo ser produtiva em 40% dos casos), dispneia, taquipneia, hemoptoicos, alterações na gasometria arterial, rápida deterioração clínica com evolução para insuficiência respiratória.	Piora de sintomas respiratórios: tosse, dispneia, taquipneia, aumento da expectoração, escarro purulento, hemoptoicos, dor torácica, alterações na gasometria arterial (queda na saturação de O_2, retenção de CO_2, acidose).
Febre	+++, pico nas primeiras 24 horas do início dos sintomas, com duração geralmente de 3 dias (variação de 1 a 5 dias).	+++; febre após período de defervescência febril, ou aumento da temperatura ou persistência da febre após 3 a 5 dias.
Radiografia de tórax	Processo difuso.	Presença de infiltrado lobar ou aparecimento de novo infiltrado.
Contagem de leucócitos	Normal ou baixo, raramente aumentado.	Aumentado.
Identificação de *Influenza*	+++	++ - diminui a chance de identificação viral por ser mais tardia.
Pesquisa de bactérias em amostras do trato respiratório baixo (escarro, aspirado traqueal, lavado broncoalveolar)	Flora normal	Cultura ou Gram com predominância dos seguintes microrganismos: *Streptococcus pneumoniae, Staphylococcus aureus, Streptococcuspyogenes, Haemophilusinfluenzae, Moraxellacatharralis.*

influenza, reduzindo o agravamento da doença.[4] De acordo com a Sociedade Brasileira de Imunizações (Sbim), é indicada uma dose anual de vacina contra *influenza* para todas as pessoas.[17] Na rede pública esta vacina é direcionada para as pessoas com fatores de risco e profissionais de saúde.[4]

MEDIDAS DE BIOSSEGURANÇA PARA PROFISSIONAIS E SERVIÇOS DE SAÚDE[4,7]

Todos os profissionais de saúde devem ser vacinados durante a campanha de vacinação para *influenza*, evitando, assim, o risco de transmissão da doença ao cuidar de pacientes, principalmente aqueles que apresentam fatores de risco para complicação. Também devem proceder à lavagem das mãos, antes e após o atendimento de cada paciente, além de evitar tocar superfícies com luvas ou outro equipamento de proteção individual contaminado. Não podem circular dentro do hospital usando os EPI; estes devem ser imediatamente removidos após o profissional que o estiver usando sair do quarto, enfermaria ou área de isolamento.

INDICAÇÕES DE UTILIZAÇÃO DE EQUIPAMENTO DE PROTEÇÃO INDIVIDUAL - EPI

- Utilizar máscara cirúrgica descartável no atendimento a pacientes suspeitos.
- Utilizar máscara de proteção respiratória (respirador particulado ou N95): caso realize procedimento causador de aerossol, como aspiração de secreções respiratórias, broncoscopia e/ou intubação endotraqueal de pacientes suspeitos ou confirmados.
- Utilizar luvas descartáveis quando houver risco de contato das mãos do profissional com sangue, fluidos

corporais, secreções, excreções, mucosas, pele não íntegra e artigos ou equipamentos contaminados.

- Utilizar protetor ocular ou protetor de face quando houver risco de exposição a respingo de sangue, secreções corporais e excreções.
- Utilizar gorro descartável apenas em situações de risco de geração de aerossol.

MEDIDAS DE PRECAUÇÃO NAS UNIDADES DE PRONTO ATENDIMENTO

As seguintes medidas devem ser observadas pelos serviços de saúde que prestam atendimento ambulatorial e pronto atendimento aos casos de SG ou SRAG:

- Estabelecer classificação de risco para identificação e pronto atendimento dos casos, com o objetivo de reduzir o risco de transmissão na sala de espera para outros pacientes, bem como priorizar o atendimento dos pacientes com SG que apresentam fatores de risco ou sinais de agravamento;
- Orientar os profissionais do serviço quanto às medidas de precaução a serem adotadas;
- Colocar máscara cirúrgica nos pacientes suspeitos de SG e SRAG, desde que a situação clínica do caso permita;
- A máscara cirúrgica deve ser utilizada desde o momento da triagem até o encaminhamento para o hospital de referência;
- Orientar os pacientes a adotar as medidas de precaução para gotícula e higienizar as mãos após tossir ou espirrar;
- Prover lenço descartável para higiene nasal na sala de espera;
- Prover lixeira, preferencialmente, com acionamento por pedal para o descarte de lenços e lixo;
- Prover dispensadores com preparações alcoólicas para as mãos (sob as formas gel ou solução) nas salas de espera e estimular a higienização das mãos após contato com secreções respiratórias;
- Prover condições para higienização simples das mãos: lavatório/pia com dispensador de sabonete líquido; suporte para papel toalha; papel toalha; lixeira com tampa e abertura sem contato manual;
- Manter os ambientes ventilados;

REFERÊNCIAS BIBLIOGRÁFICAS

1. Mandell GL, Bennett JE, Dolin R. Mandell, Douglas, and Bennett's principles and practice of infectious diseases. Churchill Livingstone. 8. ed. 2014. 2000-2024 p.
2. Michael K. Abraham, Jack Perkins, Gary M. Vilke at al. Influenza in the emergency department: vaccination, diagnosis, and treatment: clinical practice paper approved by American Academy of Emergency Medicine Clinical Guidelines Committee. The Journal of Emergency Medicine, Vol. 50, N. 3, p. 536–542, 2016.
3. BRASIL. Ministério da Saúde. Secretaria de Vigilância em Saúde. Boletim informativo influenza (gripe) - semana epidemiológica (SE) 52. Atualização 2015. Disponível em: http://portalsaude.saude.gov.br/images/pdf/2016/marco/04/Boletim-Epidemiol--gico-Influenza-SE52-2015-completo.pdf. Acesso em: 31 mar 2016.
4. Brasil. Ministério da Saúde. Secretaria de Vigilância em Saúde. Departamento de Vigilância das Doenças Transmissíveis. Protocolo de tratamento de Influenza: 2015 [recurso eletrônico] / Ministério da Saúde, Secretaria de Vigilância em Saúde, Departamento de Vigilância das Doenças Transmissíveis. Brasília: Ministério da Saúde; 2015.41 p.: il.
5. Brasil. Ministério da Saúde. Secretaria de Vigilância em Saúde. Gabinete Permanente e Emergência de Saúde Pública. Emergência de Saúde Pública de Importância Internacional (ESPII). Protocolo de manejo clínico e vigilância epidemiológicada influenza. Versão III. Brasília; 2009. p. 32.
6. Brasil. Ministério da Saúde. Influenza: aprender e cuidar. Brasília, 2009. Disponível em: portal.saude.gov.br/portal/arquivos/pdf/vademecum_ampliado.pdf. Acesso em: 19 mar 2016.
7. Minas Gerais. Secretaria de Estado da Saúde. Protocolo Estadual para Assistência e Vigilância aos casos de Síndrome Gripal e Síndrome Respiratória Aguda Grave com ênfase na Influenza, 2014. Disponível em: http://www.ameci.org.br/ups/protocolo-estadual-influenza-2014-1402961129.pdf. Acesso em: 28 mar 2016.
8. Center for Disease Control and Prevention - CDC. Guidance for Clinicians on the Use of Rapid Influenza Diagnostic Tests. Disponível em: http://www.cdc.gov/flu/professionals/diagnosis/clinician_guidance_ridt.htm. Acesso em: 27 mar 2016.
9. Albert Einstein Hospital Israelita. Diagnóstico de influenza e outros vírus respiratórios no hiae. O que você precisa saber. Disponível em: https://medicalsuite.einstein.br/pdf/diagnostico-influenza-outros-virus-respiratorios.pdf. Acesso em: 25 mar 2016.
10. Jefferson T, Jones MA, Doshi P, et al. Neuraminidase inhibitors for preventing and treating influenza in healthy adults and children. Cochrane Database Syst Rev; 2014;4:CD008965.
11. Center for Disease Control and Prevention - CDC. Influenza antiviral medications: summary for clinicians; 2016. Disponível em: http://www.cdc.gov/flu/professionals/antivirals/summary-clinicians.htm. Acesso em: 28 mar 2016.
12. Angela Campbell Treating Flu: CDC 2015-2016 influenza antiviral recommendations. January 25, 2016. Disponível em: http://www.medscape.com/partners/cdc/public/cdc-commentary. Acesso em 10/08/2016.
13. Daniel S. Chertow, Matthew J. Memoli. Bacterial coinfection in influenza a grand rounds review. JAMA, 2013; 309(3).
14. Wright PF; Kikland KB; Modlin, JF. When to consider the use of antibiotics in the treatment of 2009 H1N1 influenza-associated pneumonia. N Engl J Med. 2009; 361(24):e112.
15. Lun E, Chong E, Marra F. British Columbia's H1N1 Pandemic Influenza Response Plan (2009): antibiotics for secondary pneumonia in community and acute care settings antibiotic therapy. Guidance Clinical Care Advisory Group. 2009. Disponível em: http://www.health.gov.bc.ca/pho/pdf/response_plan_antibiotics_secondary_pneumonia.pdf. Acesso em: 19 abr 2013.
16. Lun E, Chong E, Marra F; British Infection Society, British Thoracic Society, Health Protection Agency in collaboration with the Department of Health. Clinical management of patients with an influenza-like illness during an influenza pandemic. Disponível em: http://www.health.gov.bc.ca/pho/pdf/response_plan_antibiotics_secondary_pneumonia.pdf. Acesso em 19 abr. 2013.
17. Sociedade Brasileira de Imunizações. Calendários de Vacinação 2015/2016. Recomendações da Sociedade Brasileira de Imunizações – SBIm. Disponível em: http://sbim.org.br/vacinacao/. Acessado em: 31 mar 2016.

82

Raiva

Rita Catarina Medeiros Sousa
Livia Medeiros Neves Casseb
Luzia de Fátima Alves Martorelli

INTRODUÇÃO

A raiva é uma doença viral imunoprevinível que ocorre em mais de 150 países e territórios. Trata-se de uma das zoonoses mais importantes de todos os tempos, e continua a afetar dezenas de milhares de pessoas pelo mundo. Sua incidência ainda é elevada na maioria dos países em desenvolvimento, onde o controle vacinal do cão é inadequado. Mais de 95% das mortes em humanos ocorrem na Ásia e África.[1,2]

É uma doença negligenciada, caracteristicamente de populações pobres e vulneráveis, cujas mortes raramente são reportadas. Em regiões com populações rurais remotas, a vacina humana e imunoglobulina específica frequentemente não estão prontamente disponíveis ou acessíveis. As principais vítimas nessas localidades são crianças com idades entre 5 a 14 anos.[2]

Na América Latina, o número de casos da doença foi consideravelmente reduzido nos últimos anos, graças a políticas públicas de combate à raiva em animais domésticos,[1,2] mas dentre as enfermidades infecciosas a doença persiste como importante causa de morte.[2]

Entretanto, a análise epidemiológica do vírus da raiva nos países latino-americanos nas duas últimas décadas, em especial no Brasil, Peru e Colômbia, mostra que houve uma inversão do modo de transmissão viral nessa região, na qual os caninos deixaram de ser considerados os principais agentes transmissores e os quirópteros, especialmente os morcegos hematófagos da espécie *Desmodus rotundus*, tornaram-se altamente relevantes.[3]

Faz-se importante ressaltar que, das ações de controle da raiva no que tange aos morcegos (ordem Chiroptera), apenas os morcegos hematófagos *Desmodus rorundus* são passíveis de controle, uma vez que as demais espécies são protegidas por lei e somente são recomendadas ações de manejo. Já em animais da ordem Carnívora não se obtém controle da raiva somente utilizando ações que promovam o controle da densidade populacional, mas também com o uso concomitante da vacinação.[4,5]

Na região amazônica, vários fatores se mesclam, culminando em surtos de agressões por morcegos hematófagos à população. A grande degradação ambiental, a diminuição da população animal (nichos alimentares de morcegos), a condição precária de moradias (casas sem qualquer revestimento externo para a proteção contra a entrada de animais) e de atenção à saúde (em locais distantes dos serviços da atenção básica) colaboram significativamente para o desencadeamento de todo o processo de inversão da transmissão da doença.[3]

Entre 2004 e 2015, foram notificados 105 casos de raiva humana no Brasil, a maioria nos estados da região Nordeste. Não há notificações de casos da doença na região Sul nos últimos 25 anos, e na região Norte não há casos notificados desde 2005. As principais fontes de infecção para o homem no Brasil durante esse período foram morcego e cão, mas outros animais foram descritos como transmissores da doença: sagui, canídeos silvestres (raposa-do-campo), gato-do-mato, guaxinim, entre outros.[6]

A imunização pré e pós-exposição continua sendo a principal ferramenta de prevenção contra a raiva humana. O tratamento pós-exposição tem sido realizado desde o final do século XIX, e, atualmente, tanto a vacinação quanto a imunoglobulina são seguras e eficazes. Desde o seu desenvolvimento, há quatro décadas, as vacinas antirrábicas baseadas em culturas celulares purificadas e concentradas ou em culturas em ovos embrionados têm se mostrado seguras e eficazes na prevenção da raiva. Essas vacinas são destinadas a profilaxia pré e pós-exposição e têm sido administradas a milhões de pessoas no mundo.[7]

OBJETIVOS

Este capítulo visa fornecer informações sobre a epidemiologia e o risco de infecção humana, bem como o manejo da imunoprofilaxia, aos profissionais de saúde que assumem a assistência ao paciente em unidades de urgência e emergência no Brasil.

O VÍRUS DA RAIVA E SUA DOENÇA

O vírus da raiva é uma das 14 espécies virais pertencentes ao gênero *Lyssavirus*, família Rhabdoviridae e ordem Mononegavirales, que causa uma encefalite de evolução fatal em pouco mais de 99% dos indivíduos infectados.[8]

Na natureza, o vírus da raiva é lábil e inativado pela luz do sol, calor, dessecação e outros fatores ambientais, não sendo viável fora do hospedeiro. Todos os mamíferos são suscetíveis e podem transmitir o vírus a outro animal. O mais comum é que seja a partir da mordedura, arranhadura ou lambedura, desde que a saliva do agressor esteja contaminada com o vírus. O vírus é então inoculado na ferida ou mucosa do animal agredido.[9,10]

O vírus da raiva é neurotrópico; por isso, logo após ser inoculado no tecido muscular, liga-se a receptores nicotínicos de acetilcolina na junção neuromuscular. A partir de então, faz rápido transporte axonal retrógrado em direção ao sistema nervoso central. Ao atingir o tecido encefálico, provoca uma encefalite aguda, a qual se apresenta sob duas formas clínicas clássicas:

A. Forma encefálica, dita raiva furiosa, que representa 70% dos casos e está associada a cepa viral proveniente de cães (variante 2);

B. Forma paralítica (ou raiva paralítica), descrita em 30% dos casos notificados. Encefalopatia, sialorreia, hidrofobia e aerofobia são mais comumente observadas nos casos de raiva furiosa. Na raiva paralítica, a evolução da doença é para uma paralisia flácida ascendente, tremores, mioclonia, sintomas sensitivos locais; a raiva paralitica é mais facilmente confundida com outras doenças, paralisias flácidas e especialmente com quadros de síndrome de Guillain-Barré.[10]

Independentemente do modo de apresentação da doença, a evolução clínica da raiva pode ser dividida em cinco estágios: período de incubação, período prodrômico, fase neurológica aguda, coma e morte. O período de incubação pode variar de uma semana até um ano, e o mais comum é de 2 semanas a 3 meses. O período prodrômico, quando sinais e sintomas são inespecíficos, está relacionado a alterações disestésicas no local da lesão, como dor, formigamento e prurido, seguidas de insônia, febre baixa, anorexia, cefaleia e agitação que se instalam em dois a cinco dias (Figura 82.1).[10,11]

Na fase neurológica aguda, são observados os sinais e sintomas das duas formas clássicas da raiva, furiosa ou paralitica, conforme descrito anteriormente, com evolução fatal em praticamente 100% dos casos. Após instalado o coma, o paciente apresenta espasmos inspiratórios, difíceis de serem detectados na raiva paralítica, taquicardia sinusal desproporcional à febre, arritmia ventricular ou supraventricular por provável mecanismo de lesão viral do seio ou nó atrioventricular, e miocardite, sialorreia abundante, disfagia, hiperacusia e fotofobia também são características. O coma precede episódios de hematêmese, registrada em 30 a 60% dos casos, e a insuficiência circulatória precede o óbito na maioria dos casos. Insuficiência respiratória e disautonomia são as principais causas de morte, que em média ocorre duas semanas após o início dos sintomas.[10,11]

Na suspeição da raiva, além do quadro clínico sugestivo, é importante investigar e determinar o vínculo epidemiológico, com história de exposição a uma provável fonte de infecção.

↓ Exposição ↓ Sintomas inespecíficos ↓ Sinais neurológicos ↓ Coma ↓ Morte

Estágio clínico	Período de incubação	Fase prodrômica	Fase neurológica aguda	Coma
Duração usual	20 a 90 dias em geral. Média 25 a 45 dias	2 a 10 dias. Depende da assistência médica, medicamentosa e/ou hospitalar ao paciente	2 a 7 dias ou mais. Depende da assistência medicamentosa e/ou hospitalar ao paciente	0 a 14 dias ou + Depende da assistência ao paciente

FIGURA 82.1 Esquema ilustrativo dos períodos e das manifestações clínicas em casos de raiva humana. Fonte: Brasil, 2008.

Após instalada, a raiva é uma doença fatal em quase 100% dos casos. Raros casos de indivíduos que desenvolveram a doença e sobreviveram foram relatados na literatura, alguns desses após instituição do chamado protocolo de Milwaukee para tratamento de raiva, o qual foi adaptado para dar origem ao protocolo de tratamento da raiva humana no Brasil.[12,13] Todo caso suspeito de raiva deve ser encaminhado para serviços de referência para tratamento de doenças infecciosas e deve ser mantido em Unidade de Terapia Intensiva.

DIAGNÓSTICO

O diagnóstico diferencial da raiva é bastante amplo e deve ser feito não somente com doenças infecciosas (encefalites por outros rabdovírus e arbovírus; tétano; botulismo; enteroviroses; pasteureloses por mordedura de gato e de cão; entre outras), mas também com doenças não infecciosas (síndrome de Guillain-Barré; encefalomielite difusa aguda (ADEM); intoxicações; quadros psiquiátricos; e encefalite pós-vacinal).[9,10,11]

A raiva está presente em todo o território nacional, sendo confirmada laboratorialmente através da detecção do vírus em animais infectados, podendo ser considerada endêmica em graus diferenciados de acordo com a região geopolítica.[14] Sua forma de apresentação é variável nas diferentes espécies de mamíferos, razão pela qual todo humano e animal suspeitos devem ter o sistema nervoso central coletado e enviado, em condições adequadas, ao laboratório de diagnóstico, para a confirmação de uma suspeita clínica. Preferencialmente o laboratório de diagnóstico deverá receber amostras em bom estado de conservação, devidamente identificadas, e com ficha de remessa de material suficientemente explicativa (Tabela 82.1).[14,15]

Em humanos, quando o paciente em vida, o teste de imunofluorescência direta (IFD) pode ser feito em tecido bulbar de folículo piloso obtidos por biópsia de pele da região cervical, além do soro para pesquisa de anticorpos neutralizantes (AcN) para o RABV. A presença de anticorpos neutralizantes em soro e líquido cefalorraquidiano (LCR) de indivíduos não vacinados é indicativa de raiva, mas esses resultados só ocorrem no estágio terminal da doença. A sensibilidade dessas provas, isoladamente, é limitada, e, quando negativas, não se pode excluir a raiva.[17,18] Testes de biologia molecular a partir de diversos espécimes clínicos (LCR, lágrima, saliva, tecido bulbar de folículo piloso) para detecção do RNA viral têm sido utilizados em laboratórios de referência.

Após a morte, a realização de necropsia é fundamental para a confirmação diagnóstica, sendo a IFD realizada em impressões de tecido nervoso (encéfalo), permanecendo essa técnica de eleição para o diagnóstico de raiva, por ser um método rápido, sensível e específico para esse diagnóstico. A prova biológica é realizada para a tentativa de isolamento do vírus após a inoculação de material suspeito em camundongo albino suíço; a incubação nesses animais varia de 5 a 20 dias, porém com uma média de 7 dias e a confirmação pode ser feita através da IFD.[17,18]

PROFILAXIA DA RAIVA EM HUMANOS

Após a exposição, a profilaxia contra a raiva deve ser iniciada o mais precocemente possível. Dentre os esquemas preconizados, a eleição do mesmo deve ocorrer de acordo com a situação vivenciada.

A Organização Mundial de Saúde recomenda a utilização de dois esquemas vacinais para a profilaxia da raiva.[7,16]

PROFILAXIA PRÉ-EXPOSIÇÃO

Vacinação preventiva, que consiste na utilização de três doses da vacina de cultivo celular nos dias D0, D7 e D28. Está indicada para todo indivíduo com risco de agressão por animal raivoso, seja ocupacional, no exercício da profissão (veterinários, técnicos de laboratório envolvidos na manipulação do vírus, trabalhadores de matadouros), seja em situação de lazer (viagem para áreas de grande circulação viral e/ou de difícil acesso a serviços de saúde). Completado o esquema, recomenda-se que de uma a três semanas após a última dose vacinal seja verificada a taxa de anticorpos neutralizantes no indivíduo vacinado. O esquema de pré-exposição apresenta algumas vantagens em relação ao esquema de pós-exposição, tais como: simplifica a terapia pós-exposição, a partir da diminuição do número de doses da vacina, além de desencadear uma resposta imunológica secundária mais rápida, quando iniciado o esquema pós-exposição.[16,19]

TABELA 82.1 Espécie animal e fragmento de eleição do SNC a ser coletado para o diagnóstico laboratorial da raiva

Espécie animal	Parte(s) do SNC a ser(em) coletada(s) (preferencialmente)
Humana	Cérebro, cerebelo e medula
Bovino	Cerebelo, tronco encefálico e medula
Equídeos (cavalo, jumento, burro)	Tronco encefálico e medula
Ovino, caprino e suíno	Cerebelo, tronco encefálico e medula
Animais silvestres	Quando possível, enviar animal inteiro para identificação da espécie. Se não, o cérebro, cerebelo e medula.

Fonte: BRASIL, Ministério da Saúde, 2014.

PROFILAXIA PÓS-EXPOSIÇÃO

Para uma correta profilaxia antirrábica em situações de pós-exposição, o profissional de saúde deve ter um claro entendimento do ciclo epidemiológico da raiva no Brasil. A circulação viral se dá em dois ciclos epidemiológicos: o ciclo terrestre de transmissão da doença, relacionado ao vírus da raiva mantido e transmitido por cães, além de outras linhagens de vírus da raiva que têm como reservatórios e transmissores diversas espécies de animais silvestres terrestres, dependendo da região onde circula; e o ciclo aéreo de transmissão, em que, além dos morcegos hematófagos, diversas outras linhagens do vírus são mantidas e transmitidas por uma grande diversidade de morcegos não hematófagos.

A raiva mantida e transmitida por populações de cães, caracteristicamente transmitida de cão para cão, pode infectar outros animais domésticos e humanos. A raiva mantida e transmitida por populações de morcegos hematófagos é descrita especialmente entre os animais herbívoros, sendo os bovinos e equinos os mais acometidos. Além dos morcegos hematófagos, diversas espécies asseguram a circulação viral, sendo o ciclo aéreo responsável pela propagação viral por extensa área territorial. No meio silvestre, por sua vez, a propagação do vírus da raiva se faz especialmente entre mamíferos silvestres terrestres, com destaque para as raposas; mas os saguis, primatas frequentemente criados como animais de estimação, também têm sido responsáveis pela transmissão do vírus a humanos. O homem, independentemente do ciclo descrito, entra como hospedeiro acidental da doença.[19]

Por fim, também foi relatada a transmissão da raiva por aerossóis, em cavernas altamente povoadas por morcegos, e por transplantes de órgãos.

Na profilaxia pós-exposição há necessidade de cuidados gerais com o local de agressão:[19]

A. Lavar o ferimento com sabão ou detergente, enxaguar com água em abundância, tratar a ferida com álcool 40 a 70%, tintura de iodo (iodóforos) ou solução a 0,1% de amônio quaternário; se possível, não suturar a ferida;

B. O número de doses da vacina e o uso ou não do soro antirrábico dependerão do tipo do animal agressor (doméstico ou silvestre) e das características do ferimento causado por animais domésticos (cão e gato). Agressões por animais silvestres devem ser classificadas sempre como graves, independentemente da extensão e do local da ferida. O tratamento nesse caso inclui cinco injeções, por via intramuscular, nos dias D0, D3, D7, D14 e D28, com a mesma posologia para adultos e crianças. Toda vez que o acidente for classificado como grave, é necessária a imunização passiva complementar no dia D0 com soro antirrábico de origem equina – heterólogo (dose de 40 UI/kg), ou imunoglobulina humana antirrábica – homólogo (dose 20 UI/kg), que deverá ser aplicado preferencialmente no local da agressão e ao seu redor, na tentativa de inativar o vírus *in loco*. Em caso de não dispor de soro antirrábico no momento do primeiro atendimento, o indivíduo deverá ser encaminhado para unidades de referência até o dia 7 após agressão do animal para receber a imunização passiva (Quadro 82.1).

Esquemas alternativos que visam redução do número de doses ou administração da vacina por via intradérmica têm sido adotados em vários países. Dentre eles destaca-se o chamado "regime de Zagreb" de 2-1-1 (quatro doses totais de vacina), usando administração bilateral de vacina (duas doses) no dia 0 e outras duas doses subsequentes nos dias 7 e 21.[7,20]

Por fim, em situações de reexposição, e se passados 90 dias do esquema completo com cinco doses da vacina, duas doses complementares (D0 e D3) deverão ser administradas, sem repetição do soro.

CONCLUSÃO

Embora a incidência da raiva no Brasil tenha sido consideravelmente reduzida nos últimos anos, as situações de risco para transmissão do vírus rábico persistem tanto em ambiente rural como em grandes cidades. Informar a população sobre os riscos de transmissão e conduzir adequadamente as etapas de imunoprofilaxia são obrigações do médico que atua em unidades de atenção primária ou de urgência e emergência.

QUADRO 82.1 Profilaxia pós-exposição da raiva

Tipo de animal	Tipo de exposição	Observação do animal	Conduta
Cães, gatos	Acidente leve: a. ferimento superficial (mordedura/arranhadura), geralmente único, em tronco e membros (exceto mãos, polpa digital e plantas dos pés); b. lambedura de pele com lesões superficiais.	Animal saudável e passível de observação por 10 dias.	• Lavar ferimento com água e sabão; • Não tratar se o animal permanecer sadio no período da observação.
		Animal com suspeita de raiva no momento da agressão.	• Lavar ferimento com água e sabão; • Iniciar profilaxia com 2 doses da vacina (D0 e D3); • Se o animal sobreviver além de 10 dias de observação e descartada a possibilidade de raiva – suspender profilaxia; • Se o animal morrer, desaparecer ou se tornar raivoso – completar o esquema vacinal até 5 doses.

Continua

Continuação

QUADRO 82.1 Profilaxia pós-exposição da raiva

Tipo de animal	Tipo de exposição	Observação do animal	Conduta
Cães, gatos	Acidente leve: a. ferimento superficial (mordedura/ arranhadura), geralmente único, em tronco e membros (exceto mãos, polpa digital e plantas dos pés); b. lambedura de pele com lesões superficiais.	Animal sabidamente raivoso; Desaparecido; Morto.	▪ Lavar ferimento com água e sabão. ▪ Iniciar imediatamente o esquema profilático com 5 doses da vacina (D0, D3, D7, D14 e D28).
	Acidente grave: a. ferimentos na cabeça e pescoço, mãos, polpa digital e plantas dos pés; b. feridas profundas, múltiplas ou extensas, em qualquer região do corpo; c. lambedura de mucosas ou sobre lesões graves.	Animal saudável e passível de observação por 10 dias.	▪ Lavar ferimento com água e sabão; ▪ Observar o animal durante 10 dias após exposição; ▪ Iniciar profilaxia com 2 doses da vacina (D0 e D3); ▪ Se o animal permanecer sadio durantes os 10 dias de observação – suspender profilaxia. ▪ Se o animal morrer, desaparecer ou se tornar raivoso – administrar o soro e completar o esquema vacinal até 5 doses.
		Animal com suspeita de raiva no momento da agressão.	▪ Lavar ferimento com água e sabão; ▪ Iniciar imediatamente profilaxia com soro + 5 doses da vacina (D0, D3, D7, D14 e D28); ▪ Observar o animal durante 10 dias após exposição; ▪ Se suspeita de raiva for descartada após 10 dias de observação – suspender profilaxia.
Morcegos, mico, macaco, raposa, guaxinim, quati, gambá, roedores silvestres; animais domésticos de interesse econômico ou de produção (bovinos, bubalinos, equídeos, caprinos, suínos e outros)	Sempre considerar acidente grave, independentemente das características da ferida.	Não se aplica	▪ Lavar ferimento com água e sabão; ▪ Iniciar imediatamente profilaxia com soro + 5 doses da vacina (D0, D3, D7, D14 e D28).

Fonte: BRASIL, Normas Técnicas de Profilaxia da Raiva Humana, Brasília – DF, 2014.

REFERÊNCIAS BIBLIOGRÁFICAS

1. Dodet B, Africa Rabies Bureau (AfroREB). The fight against rabies in Africa: from recognition to action. Vaccine Aug. 2009.; 27()37):5027-32.
2. WHO- World Health Organization. Rabies. Fact Sheet N 99, updated September, 2015. http://www.who.int/mediacentre/factsheets/fs099/en/(Acesso em 20 set. 2015).
3. Schneider MC, Romijn PC, Uieda W, Tamayo H, da Silva DF, Belotto A, da Silva JB, Leanes LF. Rabies transmitted by vampire bats to humans: An emerging zoonotic disease in Latin America? Rev Panam Salud Publica 2009; 25(3): 260 – 69.
4. kotait I, Carrieri ML, Carnieli Júnior P, Castilho JG, Oliveira RN, Macedo CI, Scheffer Ferreira KC, Achkar SM. Reservatórios silvestres do vírus da raiva: um desafio para a saúde pública. Wildlife reservoirs of rabies virus: a new challenge to a public health. Publicação mensal sobre agravos à saúde pública. Boletim Epidemiológico Paulista 2007; 4(40). Disponível em http://www.cve.saude.sp.gov.br/agencia/bepa40_raiva.htm (Acesso em 23 abr. 2015).
5. Johnson N, Aréchiga-Ceballos N, Aguilar-Setien A. Vampire bat rabies: ecology, epidemiology and control. Viruses 2014; 6: 1911-28.
6. Brasil. Ministério da Saúde. Secretaria de Vigilância em Saúde. Departamento de Vigilância Epidemiológica. Situação Epidemiológica. Brasília: MS, 2015. http://portalsaude.saude.gov.br/images/pdf/2015/junho/08/raiva-humana-por-UF-1990-a-2015.pdf
7. World Health Organization. Rabies vaccines: WHO position paper–recommendations. Vaccine 2010; 28:7140-42. http://dx.doi.org/10.1016 /j.vaccine.2010.08.082.
8. Walker P and ICTV Rhabdoviridae Study Group. Implementation of taxon-wide non-Latinized binomial species names in the family Rhabdoviridae. June 15, 2015.
9. Jackson AC. Update on rabies. Research and Reports in Tropical Medicine 2011; 2: 31–43.

10. Udow SJ, Ann Marrie R, Jackson AC. Clinical features of dog- and bat-acquired rabies in humans. Clinical Infectious Diseases 2013; 57(5): 689-96.
11. Hemachudha T, Ugolini G, Wacharapluesadee S, Sungkarat W, Shuangshoti S, Laothamatas J. Human rabies: neuropathogenesis, diagnosis, and management. The Lancet Neurology 2013;12 (5): 498–513.
12. Willoughby REJ, Tieves KS, Hoffman GM, Ghanayem NS, Amlie-Lefond CM, Schwabe MJ, Chusid MJ, Rupprecht CE. Survival after treatment of rabies with induction of coma. N Engl J Med 2005; 352(24): 2508-14.
13. Brasil. Ministério da Saúde. Secretaria de Vigilância em Saúde. Departamento de Vigilância Epidemiológica. Protocolo de tratamento da raiva humana no Brasil. Brasília: MS, 2011.
14. kotait I, Carrieri ML, Takaoka NY. Raiva – aspectos gerais e clínica. São Paulo: Instituto Pasteur, 2009 (Manuais, 8), p.7-16.
15. Brasil. Ministério da Saúde. Secretaria de Vigilância em Saúde. Departamento de Vigilância Epidemiológica. Manual de diagnóstico laboratorial da raiva. Brasília: Editora do Ministério da Saúde, 2008.108p.
16. Brasil. Ministério da Saúde, Secretaria de Vigilância em Saúde, Departamento de Vigilância das Doenças Transmissíveis. Departamento de Vigilância Epidemiológica. Normas Técnicas de Profilaxia da Raiva Humana. 1ª edição revisada. 60p. Brasília, DF, 2014.
17. Chaves L B, Silva ACR, Caporale GMM, Scheffer KC, Waquim Neto SJ, Carrieri ML, Kotait I. Diagnóstico ante-mortem da raiva humana: anticorpos neutralizantes em soro e líquido cefalorraquidiano. Boletim Epidemiológico Paulista maio 2007; 4 (41): 8-12. Disponível em http://www.cve.saude.sp.gov.br/agencia/bepa41_raivah.htm (Acesso em 30 mar. 2015).
18. Smith JS, Yager P A, Baer GM. A rapid reproducible test for determining rabies neutralizing antibody. In: Meslin FX, Kaplan MM, Koprowski H. Laboratory Techniques in Rabies. 4th. ed. Geneva: World Health Organization, 1996. p. 181-192.
19. Brasil, Normas Técnicas de Profilaxia da Raiva Humana. Brasília - DF, 2014.
20. Ren J, Yao L, Sun J, Gong Z. Zagreb regimen, an abbreviated intramuscular schedule for rabies vaccination. Clinical and Vaccine Immunology 2015; 22 (1): 1-5.

83

Protocolo Assistencial de Atendimento do Paciente Séptico na Sala de Emergência

Murillo Santucci Cesar Assunção
Carolina da Silva Rodrigues

INTRODUÇÃO

Sepse é uma condição clínica tratável e reversível. É uma infecção grave, e muito se discute qual a melhor definição para essa síndrome, visto que o consenso de 1992 realizado por Bone[1] e colaboradores apresenta alta sensibilidade e baixa especificidade no tocante à gravidade do paciente. Nesse consenso, sepse é definida por uma síndrome da resposta inflamatória sistêmica decorrente de um foco infeccioso presumido ou confirmado, que pode evoluir para as formas de maior gravidade ao desencadear uma disfunção orgânica, sepse grave, ou desenvolver hipotensão arterial refratária à infusão de fluidos com necessidade de vasopressor para manter adequada pressão de perfusão, o choque séptico. As condições mais graves, sepse grave e choque séptico, são as que apresentam alta taxa de morbidade e mortalidade, e são as que se deve focar no reconhecimento precoce no pronto-socorro.[2] Sem diagnóstico e intervenção precoces da sepse grave, esta pode evoluir para a disfunção de múltiplos órgãos e, por conseguinte, a óbito. Sepse grave é uma emergência médica com alto risco de mortalidade se não tratada adequadamente, por isso o reconhecimento e a intervenção precoces melhoram os desfechos e aumentam a sobrevida dessa população de pacientes graves.[3-5]

A sepse grave é uma condição que atinge cerca de 18 milhões de indivíduos por ano mundialmente, com uma incidência de hospitalização em torno de 750.000 casos/ano nos EUA, com uma taxa de mortalidade de 30% e uma média de 215.000 óbitos/ano. Mundialmente, 1.400 pacientes evoluem a óbito por dia. Os custos despendidos para esse tratamento são próximos de 7,6 bilhões de euros nos países europeus e, nos EUA, em torno de 22 mil dólares por cada caso.[6]

O choque séptico, por sua vez, apresenta uma taxa de mortalidade mais elevada, de 20 a 72%, dependendo do local de atendimento, em que os pacientes podem evoluir para desfechos clínicos piores.

A ocupação anual de indivíduos com suspeita de sepse grave nas salas de emergência é de, aproximadamente, 500.000 pacientes nos EUA.[4,7,8]

Cerca de dois terços dos pacientes têm o seu primeiro atendimento na emergência, podendo chegar a 75 a 85%, conforme a literatura.[7] A ocupação média desses pacientes nas salas de emergência, até a transferência para outro departamento, é de 4,5 horas a cinco horas.[4,7]

Nos serviços de emergência, a prioridade para o manejo do paciente séptico é o diagnóstico precoce, a coleta de culturas, a administração de antibiótico apropriado na primeira hora e a ressuscitação adequada com fluidos quando necessário.

Em 2001, River et al.[9] publicaram o estudo *Early goal-directed therapy in the treatment of severe sepsis and septic shock* (EGDT), realizado na sala de emergência, em centro único, com 263 pacientes randomizados para dois grupos, um com tratamento convencional e o outro grupo intervenção em que foi aplicada a terapia precoce guiada por metas. No final do estudo, os autores concluíram que os pacientes com sepse grave (hiperlactatemia > 4 mmol/L) ou choque séptico que recebiam tratamento precoce e ressuscitação guiada pela monitorização da pressão venosa central (PVC), pressão arterial média (PAM) e saturação venosa central de oxigênio ($SvcO_2$) apresentaram redução de 16% (p=0,009) na taxa de mortalidade hospitalar, comparados ao outro grupo controle que foi submetido a um tratamento convencional.

Após a publicação do EGDT, outros estudos foram realizados para averiguar se realmente manter a terapia dirigida por metas diminuiria a mortalidade. Foi então que os *trials* ARISE,[8]ProMISe[10] e ProCESS[11] demonstraram que não houve superioridade em manter cateter venoso central para monitorização de PVC e $SvcO_2$ de todos os pacientes com sepse grave (hiperlactatemia > 4 mmol/L) ou choque séptico comparados ao grupo com tratamento usual. Nesses estudos, todos os pacientes receberam antibioticoterapia precoce e infusão de fluidos antes da randomização (cerca 30 mL/kg de solução cristaloide), e a ressuscitação com fluidos nas primeiras seis horas foi semelhante entre eles. Entretanto, o EGDT de Rivers mudou o paradigma da abordagem de pacientes graves, visto que a principal mensagem não é simplesmente um protocolo de ressuscitação dirigido por metas, mas sim um protocolo de tratamento precoce, sendo que todos os últimos estudos iniciaram o tratamento precocemente mesmo antes da randomização em todos os grupos. Isso com certeza contribuiu para o desfecho clínico semelhante nos grupos, e também o esforço para realizar o diagnóstico precoce tem sido disseminado cada vez mais após o início da Surviving Sepsis Campaign (SSC). Assim, comparar um estudo realizado no final da década de 1990 com aqueles realizados em uma época em que se difunde o conhecimento sobre a necessidade do diagnóstico e início da terapêutica apropriada precocemente é algo para se refletir e pensar em tantas outras variáveis além dos conceitos aplicados nos estudos que confrontaram o EGDT. Além disso, outros conceitos foram incorporados no tratamento de pacientes graves. Isso inclui pacientes com sepse grave e choque séptico, que são pertinentes como avaliação de fluidorresponsividade com o objetivo de oferecer fluidos para quem realmente irá se beneficiar, ou seja, terá incremento do débito cardíaco e, por conseguinte, melhora da perfusão tecidual. Essa mudança de atitude na prescrição de fluidos colabora inclusive para a menor incidência de síndrome do desconforto respiratório agudo.

No conceito atual pode ser entendido que a ressuscitação deve ter como meta o restabelecimento da perfusão tecidual, e isso pode ser realizado pela avaliação clínica do paciente após a infusão inicial de fluidos, e naqueles pacientes em que ainda houver hipoperfusão pode-se associar pelo menos dois dos seguintes parâmetros: $SvcO_2$, PVC, ecocardiografia à beira do leito, parâmetros de fluidorresponsividade para a decisão de prescrever novas alíquotas de fluidos ou se há indicação de otimizar o fluxo sanguíneo pelo emprego de inotrópicos. A necessidade de seguir números como meta, $SvcO_2$ e PVC, não é mais recomendada para os casos de pacientes em choque séptico ou em sepse grave com disfunção metabólica caracterizada pela hiperlactatemia maior que 4 mmol/L. O que se preconiza, com base nos estudos ARISE, ProCESS e ProMISe é o reconhecimento precoce e o tratamento rápido, incorporados ao uso de antimicrobianos adequados tão logo se identifique um paciente com sepse grave ou choque séptico, e a expansão plasmática com fluidos para os pacientes com hipotensão arterial ou hipoperfusão tecidual. Enfatiza-se que a meta final da ressuscitação do paciente é o restabelecimento da perfusão tecidual, com o objetivo de ressuscitar completamente ao final das primeiras 6 horas. As atuais recomendações da SSC refletem a necessidade de se avaliar o estado volêmico dos pacientes com hipoperfusão tecidual, considerando o uso de parâmetros de fluidorresponsividade, $SvcO_2$, PVC, avaliação clínica e uso de ecocardiografia à beira do leito com o objetivo de restabelecer a perfusão tecidual.

DIAGNÓSTICO

A SIRS (do inglês *Systemic Inflammatory Response Syndrome*), caracterizada pela presença de dois ou mais critérios, descritos a seguir (Quadro 83.1), decorrente de um foco de infecção presumido ou confirmado, contempla a definição de sepse de acordo com a reunião de consenso de 1992.[12]

Entretanto, nem todos os pacientes com SIRS apresentam sepse, ou vice-versa. Os critérios de SIRS não conseguem identificar os pacientes que estão evoluindo com disfunção orgânica, o que realmente aumenta o risco de morte dessa população de pacientes graves. Um em cada oito pacientes com sepse grave não apresenta os critérios de SIRS requeridos para o diagnóstico de sepse grave, conforme observado em elegante estudo por Kaukonen et al.,[13] e o que torna o paciente grave é a manifestação de disfunção orgânica secundaria a um foco infeccioso.[14] Em um estudo publicado em 2006, observou-se que 34% dos pacientes com sepse grave e 24% dos pacientes com choque séptico não apresentaram SIRS durante sua permanência nos Departamentos de Emergência, e nessa população estudada cada adição de uma disfunção orgânica aumentava o risco de mortalidade ao final de um ano.[14] Os critérios de SIRS não necessariamente definem a doença grave que se procura, que é a infecção grave associada a disfunção orgânica, ou seja, sepse grave segundo o consenso de 1992.[12] Assim, há a necessidade do aprimoramento da definição, seja por análise de parâmetros em outros estudos, seja por nova reunião de consenso. Por isso se discute que a definição de sepse que mais se torna próxima do que se propõe é a presença de uma infecção grave desenvolvendo disfunção orgânica e que não necessariamente exista a necessidade de apresentar critérios de SIRS, visto que, como mencionado, um em cada oito pacientes com sepse grave não apresenta critérios de SIRS.[13]

QUADRO 83.1 Critérios de SIRS
Temperatura corporal > 38 °C ou < 36 °C;
Frequência cardíaca > 90 bpm;
Frequência respiratória > 20 irpm ou $PaCO_2$ < 32 mmHg;
Leucócitos > 12.000 cél./ mm³ ou < 4.000 cél./mm³, ou a presença de > 10% de formas jovens (bastões).

Pela Surviving Sepsis Campaign, o reconhecimento de um paciente com sepse é quando o mesmo apresenta ou tem uma suspeita de infecção associada a uma manifestação sistêmica devido à infecção.[15] (Tabela 83.1)

Se houver alguma disfunção orgânica ou hipoperfusão tecidual, é considerado sepse grave (Tabela 83.2).

O choque séptico é a persistência da hipotensão, devido a um processo infeccioso, que não respondeu à expansão plasmática com fluidos, sendo necessário o uso de vasopressor para manter pressão de perfusão adequada.[15]

A implementação de um protocolo para reconhecimento e tratamento da sepse grave e choque séptico inicia-se com a disseminação do conceito de cada um deles, com o objetivo de buscar de forma ativa no pronto-socorro pacientes com infecção e disfunção orgânica. Assim, na triagem, deve-se estar atento para quadros sugestivos de infecção associados à presença de disfunções orgânicas que possam ser reconhecidas clinicamente, como: hipotensão arterial, sinais de hipoperfusão tecidual (tempo de preenchimento capilar lentificado), pulsos finos, taquicardia,

TABELA 83.2 Definição de sepse grave = disfunção de órgão ou hipoperfusão tissular induzida por sepse (qualquer dos seguintes supostamente devidos à infecção)
Hipotensão induzida por sepse
Lactato acima dos limites da normalidade
Diurese < 0,5 mL/kg/h por mais de 2 horas apesar da ressuscitação fluida adequada
Lesão pulmonar aguda com PaO_2/FiO_2 < 250 na ausência de pneumonia como fonte de infecção
Lesão pulmonar aguda com PaO_2/FiO_2 < 200 na presença de pneumonia como fonte de infecção
Creatinina > 2,0 mg/dL
Bilirrubina > 2 mg/dL
Contagem de plaquetas < 100.000 µL
Coagulopatia (razão normalizada internacional > 1,5)

Modificado de Surviving Sepse Campaign, 2012.[15]

TABELA 83.1 Critério diagnóstico para sepse
Infecção, documentada ou suspeita, e alguns dos seguintes:
Variáveis gerais
▪ Febre (> 38,3 °C) ▪ Hipotermia (temperatura basal < 36 °C) ▪ Frequência cardíaca > 90/min–1 ou mais do que dois dp (desvios-padrão) acima do valor normal para a idade ▪ Taquipneia ▪ Estado mental alterado ▪ Edema significativo ou balanço fluido positivo (> 20 mL/kg acima de 24 horas) ▪ Hiperglicemia (glicose no plasma > 140 mg/dL) na ausência de diabetes
Variáveis inflamatórias
▪ Leucocitose (contagem de glóbulos brancos > 12.000 µL–1) ▪ Leucopenia (contagem de glóbulos brancos < 4000 µL–1) ▪ Contagem de glóbulos brancos normal com mais de 10% de formas imaturas ▪ Proteína C reativa no plasma mais do que dp acima do valor normal ▪ Procalcitonina no plasma mais do que 2 dp acima do valor normal
Variáveis hemodinâmicas
Hipotensão arterial (PAS < 90 mmHg, PAM < 70 mmHg ou redução de PAS > 40 mmHg em adultos ou menos de 2 dp abaixo do normal para a idade)
Variáveis de disfunção de órgãos
▪ Hipoxemia arterial (PaO_2/FiO_2 < 300) ▪ Oligúria aguda (diurese < 0,5 mL/kg/h por pelo menos 2 h apesar de ressuscitação fluida adequada) ▪ Aumento de creatinina > 0,5 mg/dL ▪ Anormalidades de coagulação (RNI > 1,5 ou TTPA > 60 s) ▪ Íleo (ausência de sons intestinais) ▪ Trombocitopenia (contagem de plaquetas < 100.000 µL–1) ▪ Hiperbilirrubinemia (bilirrubina total no plasma > 4 mg/dL)
Variáveis de perfusão tissular
▪ Hiperlactatemia (> 1 mmol/L) ▪ Diminuição do enchimento capilar

CGB: contagem de glóbulos brancos; PAS: pressão arterial sistólica; PAM: pressão arterial média; RNI: razão normalizada internacional; TTPA: tempo de tromboplastina parcial ativada. Critérios de diagnóstico para sepse na população pediátrica são sinais e sintomas de inflamação, além de infecção com hiper ou hipotermia (temperatura retal > 38,5 °C ou < 35 °C), taquicardia (pode estar ausente em pacientes hipotérmicos) e em pelo menos uma das seguintes indicações de função orgânica alterada: estado mental alterado, hipoxemia, nível de lactato seroso aumentado ou pulsos céleres. Modificado de Surviving Sepse Campaign, 2012.[15]

diminuição da saturação arterial de oxigênio pela oximetria de pulso, quadros de insuficiência respiratória, alteração do nível de consciência e oligúria. Assim pode-se realizar clinicamente o diagnóstico de sepse grave e direcionar os esforços e recursos para essa população de pacientes graves com alto risco de vida.

TRATAMENTO

Assim que se reconhece o paciente com sepse grave, deve-se iniciar a terapêutica.

O tratamento inicial do paciente é sistematizado, sendo considerado o pacote de 6 horas que compreende o pacote das 3 primeiras horas iniciais, o reconhecimento do paciente com sepse grave ou choque séptico e as 6 horas do diagnóstico (3 horas iniciais + 3 horas).[15]

METAS DAS PRIMEIRAS 3 HORAS:

- coleta de hemoculturas pareadas, e se necessário outras culturas pertinentes, como urina, liquor e líquidos cavitários, podendo-se aguardar no máximo 45 minutos para a coleta das culturas;
- coleta de lactato;
- início rápido do antibiótico, até 1 hora da identificação do paciente com sepse grave, e não deve ser atrasado pela espera da coleta de culturas, daí o tempo limite de 45 minutos para realizar a coleta de culturas pertinentes, pois a hemocultura pode ser rapidamente coletada;
- iniciar a infusão de solução cristaloide 30 mL/kg nas primeiras 3 horas, para aqueles pacientes que apresentam hipotensão arterial ou hiperlactatemia.

O atraso de cada hora na administração do antimicrobiano adequado em pacientes que se apresentaram hipotensos aumenta em 7,6% a taxa de mortalidade.[4,5] Isso significa que ao final de 36 horas a mortalidade é de quase 100%. Por isso o início dos antimicrobianos de amplo espectro adequados para determinado tipo de infecção é importante. Assim, a escolha dos mesmos deve considerar onde a infecção foi adquirida, o sítio da infecção, se o paciente já fez uso de esquemas ou de antimicrobianos prévios, se a infecção é relacionada aos cuidados com a saúde, e se apresenta determinadas condições como, por exemplo, imunossupressão. Essas informações obtidas pela anamnese são fundamentais na tomada de decisão.

A coleta de hemoculturas é fundamental, devendo dois a três pares de hemoculturas ser coletados antes do início dos antimicrobianos. Cada par de hemocultura é considerado uma amostra, assim, necessitar-se-á de duas a três amostras de hemoculturas. Caso seja necessário, as demais culturas, como urina, liquor, derrame pleural, líquido ascítico etc., não devem atrasar o início dos antimicrobianos da primeira hora, e pode-se aguardar até 45 minutos para a coleta dessas culturas, além das hemoculturas. Coletar as hemoculturas logo após a primeira punção do acesso venoso, com amostras de sítios diferentes, e não aguardar o pico febril ou intervalo entre as amostras. O resultado das culturas é de extrema importância, pois auxilia tanto o escalonamento quanto o esquema terapêutico inicial. Logo após a punção venosa, iniciar a infusão de fluidos, se indicada hipotensão arterial ou hiperlactatemia.

A hipoperfusão tecidual é o fator precursor para o desenvolvimento da disfunção celular e, por conseguinte, da disfunção orgânica. É mensurada pelo nível sérico de lactato, que além de prognóstico também auxilia na avaliação da resposta ao tratamento.[16] A presença de hiperlactatemia é um marcador de disfunção orgânica, a disfunção metabólica, que caracteriza o quadro de sepse grave, ou seja, infecção associada a disfunção orgânica. Quando há níveis elevados de lactato (> ou = 2,5 mmol/L) associados a hipotensão com necessidade de vasopressor (choque séptico) em pacientes sépticos, a taxa de mortalidade encontrada é de 44,8%, e se apenas o lactato estiver em nível elevado (choque críptico), a taxa de mortalidade é de 35,3%.[17] Os valores intermediários de lactato (2,1 a 3,9 mmol/L) também estão associados a um aumento do risco de morte de 2,3 vezes.[18,19] O nível de lactato é um preditor de mortalidade, e a resposta terapêutica avaliada pelo clareamento de lactato de 10% nas primeiras seis horas aponta para um desfecho clínico favorável.[20]

A infusão inicial de fluidos deve ser realizada com solução cristaloide 30 mL/kg em até 3 horas. Alguns pacientes precisarão de alíquotas maiores, outros precisarão que parte dessa alíquota inicial seja feita em uma velocidade maior e o restante seja completado até durante as primeiras 3 horas. Estudos compararam o real benefício da ressuscitação precoce e completa nas primeiras 3 horas com a ressuscitação completa em 6 horas, e observaram uma melhora do desfecho clínico[21] naqueles pacientes em que a alíquota de fluido foi completada nas primeiras 3 horas. Como discutido anteriormente, os ensaios clínicos que testaram o estudo de Rivers et al. apresentavam como critério de inclusão a infusão de 30 mL/kg de solução cristaloide. Assim, para serem incluídos no estudo os pacientes tinham que ter recebido alíquotas de fluidos além do início de antimicrobianos. A par do momento e do tempo para a infusão de fluidos, o tipo de solução cristaloide, balanceada ou não balanceada, pode ter relação com a redução da mortalidade nessa população. Em estudos com pacientes sépticos, o uso de solução cristaloide balanceada foi associado a menor mortalidade[22] e não foi evidenciado maior risco para injúria renal aguda ou maior necessidade de terapia de reposição renal, como evidenciado em outros estudos.[23] Há uma metanálise que aponta um provável benefício com o uso dessas soluções, porém ainda faltam estudos para comprovar o benefício para essa população de pacientes graves.[24] O uso de soluções com hidroxietilamido em pacientes sépticos está contraindicado devido à associação com aumento de mortalidade e maior risco de desenvolver lesão renal aguda, com maior necessidade de terapia de reposição renal.[25]

Soluções albuminadas a 4% ou 5% ou mesmo a 20% podem ser uma opção de coloides naqueles pacientes que já receberam grandes alíquotas de soluções cristaloides e ainda necessitam do benefício da infusão de fluidos. Um ponto de discussão é que não está claro o que representam grandes alíquotas de solução cristaloide: pode ser que sejam 4000 mL para um avaliador e para outro 2500 mL. Fato é que a individualização e a avaliação para cada paciente parecem ser a melhor decisão. O objetivo da ressuscitação é restabelecer a perfusão tecidual, e, se após a infusão da alíquota inicial não houver correção da hipoperfusão tecidual, a avaliação clínica, associada a outros parâmetros, como índices de fluidor-responsividade, $SvcO_2$, PVC e uso de ecocardiografia à beira do leito, orienta se a infusão de fluido será benéfica ou se deverá ser associado inotrópico para a otimização do fluxo. A infusão de fluidos que não se traduzem em incremento da perfusão tecidual pelo aumento do índice cardíaco pode contribuir com a piora do desfecho clínico.[26]

O restabelecimento da pressão de perfusão a valores de pressão arterial média (PAM) maior ou igual a 65 mmHg é um parâmetro que pode ser utilizado na população em geral para a fase de ressuscitação, o que também contribui para a otimização da perfusão tecidual. Importante lembrar que pacientes hipertensos podem se beneficiar de níveis pressóricos mais elevados, porém isso está associado à maior incidência de arritmias cardíacas (fibrilação atrial). Além disso, os pacientes que sabidamente apresentam níveis pressóricos menores, ou seja, PAM inferior a 65 mmHg, podem se prejudicar dessas metas preestabelecidas.[27] Nessas situações extremas e de exceções a melhor conduta é a individualização para cada paciente. O restabelecimento da PAM pelo emprego de vasopressores nas primeiras horas sem realizar a correção do estado de hipovolemia pode contribuir com o aumento da mortalidade. Esse fato pode estar associado com a infusão de menor quantidade de fluido e à utilização de vasopressores para se manter níveis pressóricos mais elevados, o que não consegue otimizar a perfusão tecidual. Nos casos em que o início de vasopressores se dá precocemente em decorrência de hipotensão ameaçadora à vida, a mortalidade nesses pacientes é maior, mas essa população também apresenta maior gravidade. Assim, o momento ideal para iniciar o vasopressor parece ser após o início da ressuscitação com fluidos, e esse início não pode ser tardio após a sexta hora, mas entre a primeira e sexta horas quando não houver hipotensão ameaçadora à vida.[28]

META DAS 6 HORAS

- Uso de vasopressor para aqueles que não responderam à expansão de fluidos adequados, com persistência da hipotensão arterial, manter valor de pressão arterial média (PAM) $\geq$ 65 mmHg.
- Nova coleta de lactato no início da 3ª hora, se o inicial estiver elevado.
- Se não houver clareamento do lactato, reavaliar o estado volêmico e a necessidade de otimização do fluxo sanguíneo para restabelecimento da perfusão tecidual do paciente. Avaliar de acordo com a Tabela 83.3.

TABELA 83.3 Reavaliação do estado volêmico e de perfusão tecidual[26]

▪ Reexaminar após ressuscitação volêmica através dos sinais vitais, cardiorrespiratório, enchimento capilar, pulso e pele.
Ou dois dos seguintes: ▪ Medida de PVC ▪ Medida de $SvcO_2$ ▪ Ultrassom cardiovascular ▪ Avaliação dinâmica de fluidorresponsividade com a elevação das pernas ou resposta volêmica

Se há necessidade de vasopressor, o fármaco de primeira escolha é a norepinefrina, e se for necessário iniciar inotrópico, a droga de primeira escolha é a dobutamina.

Ao final das 6 horas, espera-se que a perfusão tecidual tenha sido restabelecida pela avaliação e uso racional de fluidos, inotrópicos e vasopressores.

Com essa abordagem inicial, o paciente receberá tratamento adequado para a sepse grave ou choque séptico. Deve-se contatar equipe da unidade de terapia intensiva referenciada e solicitar transferência do paciente, para dar seguimento e acompanhamento do paciente. O suporte necessário para atender a segurança do paciente, como monitorização hemodinâmica, monitorização e suporte respiratório, deve ser avaliado e instituído pela equipe da UTI.

MEDIDAS GERAIS

INTERNAÇÃO EM LOCAL SEGURO

A internação desse paciente em local apropriado faz parte do atendimento inicial. Definir o melhor atendimento e assistência, se em uma unidade de terapia intensiva ou unidade semi-intensiva, de acordo com a disponibilidade e as condições da instituição. Pacientes em choque séptico, com disfunção cardiovascular grave e necessidade de vasopressor, devem ser encaminhados à UTI, assim como aqueles com suporte ventilatório (ventilação não invasiva ou invasiva) ou mesmo com maior necessidade de oxigenoterapia. Muitos desses pacientes estão com a resposta inflamatória mais exacerbada e apresentam maior probabilidade de desenvolver edema inflamatório pulmonar decorrente da ressuscitação com fluidos, conforme o objetivo inicial de restabelecer a perfusão tecidual. Aqueles que evoluem com alteração do estado de nível de consciência necessitam de vigilância neurológica, por isso também está indicada a internação em UTI. Os pacientes com hiperlactatemia, disfunção metabólica, e sem hipotensão refratária a fluidos ou insuficiência respiratória, também requerem cuidados de UTI até que a perfusão tecidual seja restabelecida, com normalização dos níveis de lactato. Ao se normalizarem os níveis de lactato, o paciente pode ser encaminhado para semi-intensiva. Esses pacientes podem ser subestimados, pois, apesar de não apresentarem alterações clinicas, apenas a presença de hiperlactatemia já aumenta o risco de morte, independentemente dos valores. Essa condição de parâmetros clínicos próximos ou dentro da normalidade associados a hiperlactatemia é denominada choque críptico ou choque compensado.

Sabe-se que a falta de leitos de UTI é um problema em grande número de instituições e muitos dos pacientes ficam internados no pronto-socorro aguardando vaga de UTI. Esses pacientes com sepse grave, se não cuidados adequadamente nas primeiras horas, têm suas disfunções agravadas e desenvolvem novas disfunções orgânicas.

PREVENÇÃO DE INFECÇÃO

Campanhas de higienização das mãos são fundamentais para o atendimento de qualquer paciente, principalmente no pronto-socorro. É uma medida simples que diminui o risco de transmissão de infecções dentro das unidades de internação, desde o primeiro atendimento do paciente, sendo muito importante a atuação de todos os profissionais da saúde, pois, apesar de ser uma atitude simples, existe uma baixa aderência, principalmente da equipe médica.

VASOPRESSORES

O vasopressor de primeira escolha no tratamento do choque séptico é a norepinefrina. A diluição sugerida é de 16 mg de norepinefrlina em solução glicosada 5% 250 mL. Nos casos de refratariedade ao uso de norepinefrina, o fármaco de escolha para associação é a epinefrina. A titulação da epinefrina é semelhante à da norepinefrina, e pode-se prescrever 16 mg de epinefrina em solução glicosada 5% 250mL.

Importante lembrar que a titulação do vasopressor deve ser realizada em μg/kg/min e não ser simplesmente titulada em mL/h, pois a dose que um paciente com 100 kg recebe com norepinefrina a 10 mL/h não é a mesma dose para um paciente com 60 kg que receba na mesma velocidade de infusão com a mesma diluição.

A vasopressina não deve ser iniciada isoladamente como único vasopressor nos casos de hipotensão induzida pela sepse. Esse vasopressor pode ser associado à norepinefrina com o objetivo de diminuir as doses ou aumentar o nível de pressão de perfusão nas doses de 0,02 a 0,04 U/min. O estudo VAAST mostrou benefício na redução de mortalidade ao associar vasopressina no subgrupo de pacientes que já recebiam norepinefrina até 0,21 μg/kg/min. A utilização da vasopressina como droga de resgate pode ser considerada quando o choque for refratário à primeira droga de resgate, a epinefrina. A vasopressina apresenta vários efeitos colaterais, entre eles depressão do miocárdio e lesões isquêmicas de pele e tecido celular subcutâneo.

DOSES BAIXAS DE CORTICOSTEROIDE

Nos pacientes com choque séptico e que necessitam de aumento frequente de doses de vasopressor, está indicada a associação de hidrocortisona em baixas doses. O uso de hidrocortisona não está indicado em pacientes com a estabilização da hemodinâmica e sem o uso de vasopressor. Ainda não é claro o real benefício dessa associação. Há dois estudos que avaliaram o uso de corticosteroide em baixas doses no choque séptico, o estudo francês e o estudo CORTICUS.[29,30] O estudo francês iniciou precocemente o uso de hidrocortisona em baixa dose (até 8 horas) *versus* até 72 horas no estudo CORTICUS; além disso, associou fludrocortisona (CORTICUS, somente hidrocortisona), e o tempo da terapia foi menor, de 7 dias (CORTICUS, 11 dias), e permitia realizar a retirada abrupta do corticosteroide após suspensão do vasopressor (CORTICUS, progressiva). No estudo francês os pacientes apresentavam maior gravidade, e para poder iniciar a terapia com corticosteroide em baixa dose o paciente deveria apresentar hipotensão por mais de uma hora (CORTICUS < uma hora), sendo que a maior parte dos pacientes era clínica (CORTICUS, 36% pacientes clínicos), e, o mais importante, é que ainda não havia orientações definidas em diretrizes de tratamento do choque séptico durante a realização do estudo francês.

Recomenda-se o uso contínuo de hidrocortisona, na dose de 200 mg ao dia, sem a associação de fludrocortisona, e sem a necessidade de avaliar a resposta à corticotropina, sendo a retirada do corticosteroide realizada após a suspensão do vasopressor, e de forma progressiva. A opção pela infusão contínua de hidrocortisona se deve à menor incidência de hiperglicemia. Nos pacientes que fazem uso regular (crônico) de corticosteroide e na ausência de choque séptico, os mesmos não devem deixar de recebê-los.

HEMOCOMPONENTES E HEMODERIVADOS

O uso de hemocomponentes e hemoderivados só está indicado se o paciente estiver com sangramento ativo ou naquele que será submetido a algum procedimento invasivo.

A transfusão profilática de aférese de plaquetas ou uma unidade de plaquetas randômicas para cada 10 kg está indicada quando a contagem de plaquetas for inferior a 50.000 cél./mm^3 e o paciente for submetido a procedimentos cirúrgicos ou intervencionistas, ou apresentar sangramento ativo. Nos pacientes com plaquetas inferiores a 10.000 cél./mm^3 sem sangramento ativo a transfusão profilática está indicada, assim como também naqueles com maior risco de sangramento, com o objetivo de manter as plaquetas acima de 20.000 cél./mm^3.

As alterações laboratoriais no coagulograma são decorrentes da fisiopatogenia da sepse, e na ausência de indicações não deve ser realizada a transfusão de hemocomponentes ou hemoderivados profiláticos.

TRATAMENTO DO PACIENTE COM SUPORTE DO VENTILATÓRIO

A única estratégia do pacote de 24 horas da primeira publicação que apresentava impacto na redução de mortalidade do paciente com sepse grave e choque séptico é a estratégia protetora de ventilação mecânica, cujo objetivo é evitar que as alterações nos alvéolos levem a uma lesão de pneumócitos tipo II, acarretando diminuição da síntese de surfactante, e também evitar a hiperdistensão alveolar e, por conseguinte, o barotrauma. A ventilação protetora preconiza ventilar os pacientes com volume corrente ajustado em 6 mL/kg de peso predito pela estatura (peso corpóreo ideal) e que não ultrapasse a pressão de platô em 30 cmH_2O. É importante calcular o peso predito pela estatura para evitar que grandes volumes sejam aplicados de maneira inadequada; por exemplo, o volume total pulmonar é o mesmo para dois pacientes com 170 cm de altura, mas com peso corpóreo diferente, 70 kg e 100 kg, respectivamente.

Nas situações de hipoxemia refratária, as manobras de recrutamento alveolar podem ser utilizadas com o objetivo de abrir colapsos alveolares, bem como nos casos em que a relação PaO_2/FiO_2 for < 100 tem-se a opção de colocar o paciente em posição prona, ou seja, decúbito ventral. Essa manobra recruta as áreas posteriores, abrindo áreas colapsadas dependentes da ação da gravidade nas regiões pulmonares posteriores.

Nos pacientes com progressão de desmame ventilatório, nos quais a causa de base da intubação foi resolvida, o teste de respiração espontânea (TRE) pode ser aplicado. O desmame também é baseado em outros parâmetros como nível de consciência, ausência de febre, quantidade de secreção pulmonar, nível de FiO_2 ofertada, nível de PEEP e uso de fármacos vasoativos. Assim, tenta-se progredir a retirada do suporte ventilatório. Nos pacientes em uso de inotrópicos sugere-se que seja retirado progressivamente após a retirada da ventilação mecânica invasiva, pois o suporte ventilatório contribui para a diminuição do trabalho cardíaco ao diminuir o retorno venoso e facilitar a ejeção ventricular esquerda.

Nos pacientes com necessidade de valores elevados de PEEP, o uso da monitorização com o cateter de artéria pulmonar (CAP) volumétrico pode ser conveniente, pois oferece variáveis, como a fração de ejeção de ventrículo direito e o índice de volume diastólico de ventrículo direito, podendo assim monitorizar o impacto do aumento da pós-carga no ventrículo direito decorrente do aumento de PEEP. Outro auxílio seria o uso da ecocardiografia à beira do leito, na condução do paciente grave associado à monitorização invasiva em níveis elevados de PEEP, pois esse método pode avaliar a função ventricular direita, o que a monitorização invasiva não oferece. Entretanto, há dificuldade técnica em realizar o ecocardiograma em decorrência do uso de PEEP elevada, o que faz com que os pulmões permaneçam inflados durante a fase expiratória, dificultando a visualização das câmaras cardíacas.

O uso rotineiro de β_2-agonistas inalatórios em pacientes sem broncoespasmo não é recomendado, pois pode aumentar o risco de morte.

O uso de suporte ventilatório não invasivo (VNI) pode ser realizado, porém não se deve retardar a intubação orotraqueal nos pacientes com hipoxemia hipoxêmica.

O risco de aspiração é minimizado ao se elevar o decúbito da cabeceira a 30° – 45° nos pacientes que se encontram em ventilação mecânica.

SEDAÇÃO, ANALGESIA E USO DE BLOQUEADORES NEUROMUSCULARES

Nos pacientes com necessidade de esquema de sedação para adequar o acoplamento a ventilação mecânica (VM), é importante lembrar a associação de hipnóticos e analgésicos. O uso de opioides, como fentanil, pode ser vantajoso, pois além da analgesia também têm efeito hipnótico e sedativo. A titulação deve ser baseada em meta para manter o paciente acoplado a VM, confortável e acordado. Escalas de analgesia/sedação e agitação, como Riker Sedation-Agitation Scale (SAS) ou Richmond Agitation Sedation Scale (RASS), devem ser utilizadas de rotina para avaliar a necessidade de aumento ou diminuição das doses do protocolo de analgesia/sedação. E não se esquecer de realizar a triagem da presença de *delirium*.

O uso dos bloqueadores neuromusculares (BNM) nos pacientes sem síndrome do desconforto respiratório agudo (SDRA) deve ser evitado, devido ao efeito colateral após o uso prolongado. O BNM, quando utilizado, deve ser monitorizado quanto à sua intensidade pelo *train-of-four*, além de garantir que os pacientes estão realmente sedados, e não estão sendo submetidos ao BNM sem sedação adequada. Nos casos de SDRA grave com relação $PaO_2/FiO_2 < 150$, sugere-se o uso do cisatracúrio, por um período não superior a 48 horas, com o objetivo de otimizar a ventilação mecânica protetora.

CONTROLE GLICÊMICO

A orientação sobre o alvo do controle glicêmico nos pacientes sépticos desde a primeira publicação foi evitar o controle restrito entre 80 e 110 mg/dL. O alvo glicêmico de 180 mg/dL é mais seguro e diminui o risco de evento adverso referente à hipoglicemia. Assim, os níveis terapêuticos de controle glicêmico devem abranger entre 110 e 180 mg/dL. Se o paciente apresentar duas dosagens de glicemia consecutivas acima de 180 mg/dL, um protocolo de manejo glicêmico deve ser iniciado, pela infusão intravenosa de insulina, com controles a cada hora, até que as necessidades de insulina se estabilizem e o controle possa ser realizado a cada duas ou quatro horas.

SUPORTE NUTRICIONAL

Durante a sepse grave e choque séptico o paciente necessita mobilizar suas reservas energéticas para manter a elevada demanda metabólica. Assim, nessa fase inicial o organismo necessita de 20 a 25 kcal/dia, chamada de hiponutrição permissiva. A via de administração da dieta, preferencialmente, é a via oral; entretanto, em situações em que não há a possibilidade da ingesta oral a via preferencial passa a ser a enteral. O início da nutrição deve ser precoce, dentro das primeiras 48 horas, após a estabilização da perfusão tecidual e hemodinâmica, com baixa oferta calórica, cerca de 500 kcal ao dia, realizando-se a progressão da nutrição de acordo com a aceitação do paciente. A meta calórica de 20 a 25 kcal ao dia pode ser atingida até o 7° dia. Nos casos que se necessite de suplementação nutricional, por exemplo, nos pacientes com gastroparesia e íleo paralítico, a complementação com solução glicosada deve ser iniciada. Se não houver situações de risco, como desnutrição grave, a nutrição parenteral total (NPT) deve ser iniciada após os primeiros sete dias de tentativas de suporte nutricional, devendo ser evitada como primeira opção de prescrição ou como complementação à dieta enteral.

Oferecer calorias em excesso pode levar o paciente a um estado de superalimentação (*overfeeding*), que implicará complicações metabólicas. E não há evidências que beneficiem o uso de dietas com componentes imunomoduladores, como arginina ou glutamina, nos casos de sepse grave ou choque séptico.

CONCLUSÃO

Ao menos metade dos pacientes tem seu primeiro atendimento nos Departamentos de Emergência.

O início do tratamento que diminui a mortalidade dos pacientes com sepse grave ou choque séptico pode ser instituído plenamente nas salas de emergências. O reconhecimento precoce, o uso de antibiótico e a realização da expansão volêmica são a base para o início de um tratamento adequado e sem a necessidade de altos recursos financeiros.

Sepse grave e choque séptico são entidades clínicas tempo- dependentes, e sua mortalidade está diretamente relacionada ao tempo de ação.

REFERÊNCIAS BIBLIOGRÁFICAS

1. Bone RC. Definitions for sepsis and organ failure and guidelines for the use of innovative therapies in sepsis. The ACCP/SCCM Consensus Conference Committee. American College of Chest Physicians/Society of Critical Care Medicine. Chest Journal 1992;101(6):1644.
2. Vincent JL, Opal SM, Marshall JC, Tracey KJ. Sepsis definitions: time for change. Lancet 2013;381(9868):774-5.
3. Groenewoudt M, Roest AA, Leijten FM, Stassen PM. Septic patients arriving with emergency medical services: a seriously ill population. European Journal of Emergency Medicine: official journal of the European Society for Emergency Medicine 2014;21(5):330-5.
4. Studnek JR, Artho MR, Garner CL, Jr., Jones AE. The impact of emergency medical services on the ED care of severe sepsis. The American Journal of Emergency Medicine 2012;30(1):51-6.
5. Assuncao MS, Teich V, Shiramizo SC, Araujo DV, Carrera RM, Serpa Neto A, et al. The cost-effectiveness ratio of a managed protocol for severe sepsis. J Crit Care 2014;29(4):692 e1-6.
6. Angus DC, Linde-Zwirble WT, Lidicker J, Clermont G, Carcillo J, Pinsky MR. Epidemiology of severe sepsis in the United States: analysis of incidence, outcome, and associated costs of care. Crit Care Med 2001;29(7):1303-10.
7. Perman SM, Goyal M, Gaieski DF. Initial emergency department diagnosis and management of adult patients with severe sepsis and septic shock. Scand J Trauma Resusc Emerg Med 2012;20:41.
8. Investigators A, Group ACT, Peake SL, Delaney A, Bailey M, Bellomo R, et al. Goal-directed resuscitation for patients with early septic shock. N Engl J Med 2014;371(16):1496-506.
9. Rivers EP, Nguyen B, Havstad S, Ressler J, Muzzin A, Knoblich B, et al. Early goal-directed therapy in the treatment of severe sepsis and septic shock. N Engl J Med 2001;345(19):1368-77.
10. Mouncey PR, Osborn TM, Power GS, Harrison DA, Sadique MZ, Grieve RD, et al. Trial of early, goal-directed resuscitation for septic shock. N Engl J Med 2015;372(14):1301-11.
11. Pro CI, Yealy DM, Kellum JA, Huang DT, Barnato AE, Weissfeld LA, et al. A randomized trial of protocol-based care for early septic shock. N Engl J Med 2014;370(18):1683-93.
12. Bone RC, Sibbald WJ, Sprung CL. The ACCP-SCCM consensus conference on sepsis and organ failure. Chest 1992;101(6):1481-3.
13. Kaukonen KM, Bailey M, Pilcher D, Cooper DJ, Bellomo R. Systemic inflammatory response syndrome criteria in defining severe sepsis. N Engl J Med 2015;372(17):1629-38.
14. Shapiro N, Howell MD, Bates DW, Angus DC, Ngo L, Talmor D. The association of sepsis syndrome and organ dysfunction with mortality in emergency department patients with suspected infection. Ann Emerg Med2006;48(5):583-90, 90.e1.
15. Dellinger RP, Levy MM, Rhodes A, Annane D, Gerlach H, Opal SM, et al. Surviving Sepsis Campaign: international guidelines for management of severe sepsis and septic shock, 2012. Intensive Care Med 2013;39(2):165-228.
16. Dettmer M, Holthaus CV, Fuller BM. The impact of serial lactate monitoring on emergency department resuscitation interventions and clinical outcomes in severe sepsis and septic shock: an observational cohort study. Shock 2015;43(1):55-61.
17. Thomas-Rueddel DO, Poidinger B, Weiss M, Bach F, Dey K, Haberle H, et al. Hyperlactatemia is an independent predictor of mortality and denotes distinct subtypes of severe sepsis and septic shock. J Crit Care 2015;30(2):439 e1-6.
18. Mikkelsen ME, Miltiades AN, Gaieski DF, Goyal M, Fuchs BD, Shah CV, et al. Serum lactate is associated with mortality in severe sepsis independent of organ failure and shock. Crit Care Med 2009;37(5):1670-7.
19. Howell MD, Donnino M, Clardy P, Talmor D, Shapiro NI. Occult hypoperfusion and mortality in patients with suspected infection. Intensive Care Med 2007;33(11):1892-9.
20. Nguyen HB, Rivers EP, Knoblich BP, Jacobsen G, Muzzin A, Ressler JA, et al. Early lactate clearance is associated with improved outcome in severe sepsis and septic shock. Crit Care Med 2004;32(8):1637-42.
21. Lee SJ, Ramar K, Park JG, Gajic O, Li G, Kashyap R. Increased fluid administration in the first three hours of sepsis resuscitation is associated with reduced mortality: a retrospective cohort study. Chest 2014;146(4):908-15.
22. Raghunathan K, Shaw A, Nathanson B, Sturmer T, Brookhart A, Stefan MS, et al. Association between the choice of IV crystalloid and in-hospital mortality among critically ill adults with sepsis. Crit Care Med 2014;42(7):1585-91.
23. Yunos NM, Bellomo R, Hegarty C, Story D, Ho L, Bailey M. Association between a chloride-liberal vs chloride-restrictive intravenous fluid administration strategy and kidney injury in critically ill adults. JAMA 2012;308(15):1566-72.
24. Rochwerg B, Alhazzani W, Sindi A, Heels-Ansdell D, Thabane L, Fox-Robichaud A, et al. Fluid resuscitation in sepsis: a systematic review and network meta-analysis. Ann Intern Med 2014.
25. Serpa Neto A, Veelo DP, Peireira VG, de Assuncao MS, Manetta JA, Esposito DC, et al. Fluid resuscitation with hydroxyethyl starches in patients with sepsis is associated with an increased incidence of acute kidney injury and use of renal replacement therapy: a systematic review and meta-analysis of the literature. J Crit Care 2014;29(1):185 e1-7.
26. Campaign SS. Surviving Sepsis Campaign - Updated Bundles in Response to New Evidence 2015 [Available from: http://www.survivingsepsis.org/SiteCollectionDocuments/SSC_Bundle.pdf.
27. Asfar P, Meziani F, Hamel JF, Grelon F, Megarbane B, Anguel N, et al. High versus low blood-pressure target in patients with septic shock. N Engl J Med 2014;370(17):1583-93.
28. Waechter J, Kumar A, Lapinsky SE, Marshall J, Dodek P, Arabi Y, et al. Interaction between fluids and vasoactive agents on mortality in septic shock: a multicenter, observational study. Crit Care Med 2014;42(10):2158-68.
29. Annane D, Sébille V, Charpentier C, Bollaert P-E, François B, Korach J-M, et al. Effect of treatment with low doses of hydrocortisone and fludrocortisone on mortality in patients with septic shock. JAMA2002;288(7):862-71.
30. Sprung CL, Annane D, Keh D, Moreno R, Singer M, Freivogel K, et al. Hydrocortisone therapy for patients with septic shock. N Engl J Med 2008;358(2):111-24.

84

Acidentes por Animais Peçonhentos

Ceila Maria Sant'Ana Malaque
Fan Hui Wen

INTRODUÇÃO

No Brasil, os agentes peçonhentos que causam acidente são serpentes, escorpiões, aranhas, lagartas e abelhas quando provocam ataques maciços.

Na abordagem ao paciente acidentado por um animal peçonhento, algumas orientações comumente difundidas não têm embasamento na prática e, muitas vezes, confundem ou dificultam a tomada de decisão por parte do profissional de saúde. Por exemplo:

- O diagnóstico do envenenamento não deve depender da identificação do animal causador do acidente. Na realidade, capturar e identificar o animal pode até auxiliar no diagnóstico, porém isso nem sempre é possível. Na prática, portanto, o que orienta a intervenção a ser realizada é a presença de manifestações clínicas apresentadas pelo paciente. Nem todo indivíduo picado por animal peçonhento deve receber antiveneno, pois picada não é sinônimo de soroterapia. Existem muitas serpentes não peçonhentas capazes de agredir um indivíduo, da mesma maneira que uma serpente peçonhenta pode não injetar veneno suficiente para causar alterações fisiopatológicas (conhecida como "picada seca"). De outro modo, existem diversos gêneros e espécies de aranhas e escorpiões que, mesmo apresentando glândulas de veneno, seus efeitos no homem não chegam a provocar nenhum tipo de sintomatologia. É, portanto, necessário que o paciente seja criteriosamente avaliado dos pontos de vista clínico e laboratorial para se definir o diagnóstico.
- Não há, na rotina de atendimento, exames laboratoriais que permitam detectar a presença do veneno. Entretanto, os testes de coagulação são úteis para o diagnóstico, sendo utilizados também no monitoramento da eficácia terapêutica.
- Não existe no Brasil um soro capaz de neutralizar os efeitos de todo e qualquer envenenamento. Os antivenenos são, em geral, específicos para cada gênero de animal peçonhento e, portanto, devem ser administrados conforme o tipo de envenenamento, em doses que variam de acordo com a gravidade.

ACIDENTE OFÍDICO

No Brasil são encontrados quatro gêneros de serpentes que podem causar envenenamento, para os quais existem antivenenos específicos: *Bothrops*, *Crotalus*, *Lachesis* e *Micrurus*. Dentre eles, o gênero *Bothrops* é o principal agente causador de acidente ofídico no Brasil (Quadro 84.1).

Alguns aspectos devem ser observados no atendimento de pacientes com suspeita de acidente ofídico.

CONDUTA PRÉ-HOSPITALAR

O que fazer

- Realizar avaliação ABCD e ressuscitação, se necessário;

QUADRO 84.1 Gêneros de serpentes causadoras de envenenamento no Brasil

Gênero da serpente	Nome popular	Acidente	Frequência do acidente (%)
Bothrops (Figura 84.1)	Jararaca, jararacuçu, urutu, cruzeira, comboia; também conhecida como surucucu em alguns locais da Amazônia.	Botrópico	86,0
Crotalus (Figura 84.2)	Cascavel	Crotálico	9,4
Lachesis (Figura 84.3)	Surucucu, pico-de-jaca	Laquético	3,6
Micrurus (Figura 84.4)	Coral verdadeira	Elapídico	1,0

- Manter o paciente em repouso, com o membro elevado se houver edema;
- Manter o local da picada limpo (lavar com água e sabão se possível);

Encaminhar a um serviço médico o mais rapidamente possível, de preferência onde haja antiveneno.

O que não fazer

- Não cortar o local da picada;
- Não fazer torniquete;
- Não fazer sucção;
- Não colocar gelo;
- Não colocar produtos químicos ou orgânicos na região da picada;
- Não aplicar choque na região da picada.

CONDUTA HOSPITALAR

- Avaliar ABCD.
- Verificar nível de consciência, pressão arterial, FC, FR, saturação de O_2.
- Obter um bom acesso venoso periférico (nesse momento colher amostra de sangue para exames laboratoriais).
- Realizar anamnese, exame físico e coleta de exames laboratoriais.
- Manter paciente adequadamente hidratado; utilizar cristaloide.

Se for indicado antiveneno, atenção durante a infusão para a ocorrência de reação adversa; estar preparado para o tratamento de possível anafilaxia

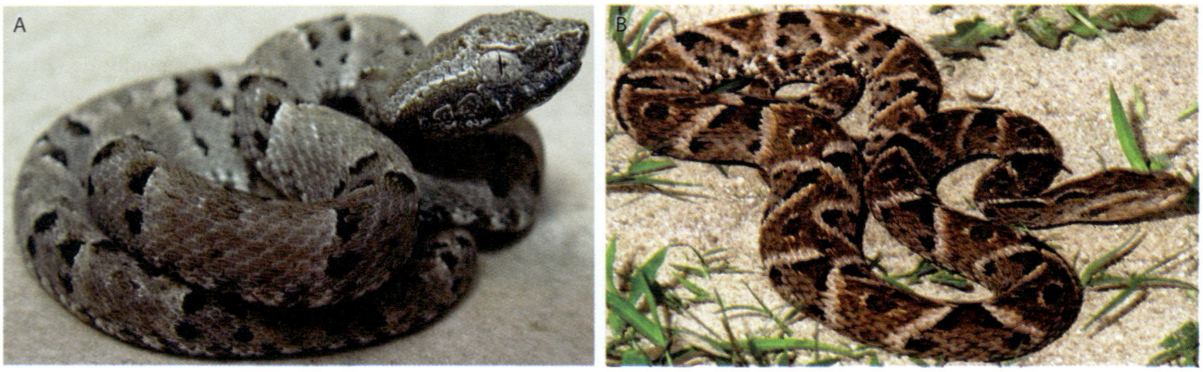

FIGURA 84.1 Exemplares de serpente do gênero *Bothrops*.

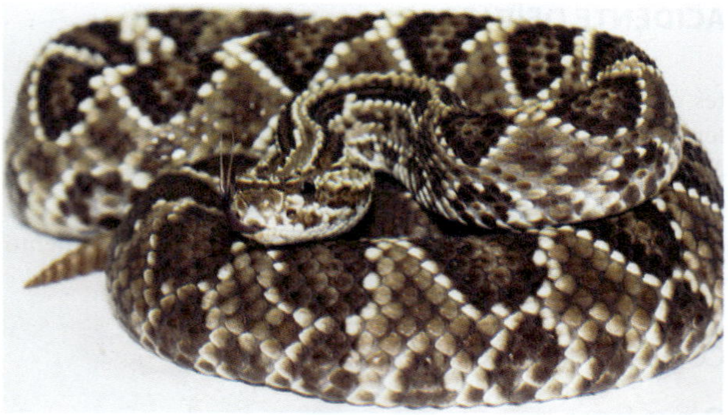

FIGURA 84.2 Exemplar de serpente do gênero *Crotalus*.

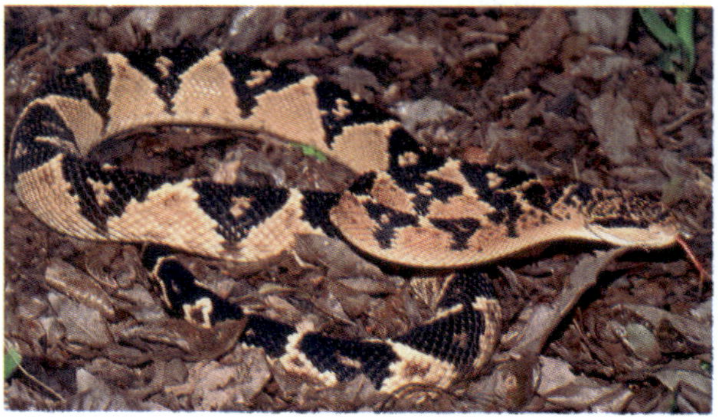

FIGURA 84.3 Exemplar de serpente do gênero *Lachesis*.

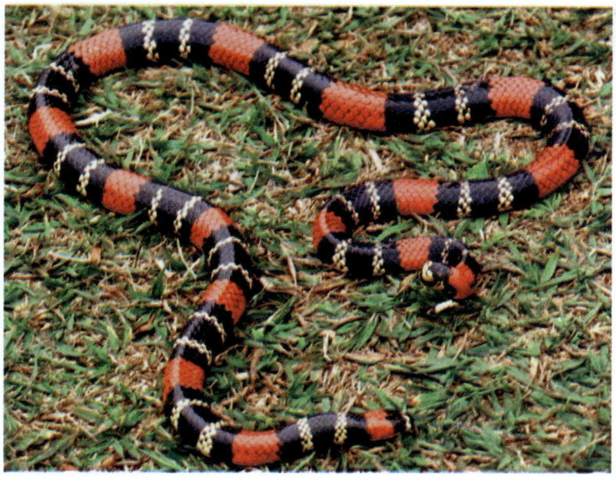

FIGURA 84.4 Exemplar de serpente do gênero *Micrurus*.

Avaliação inicial

Em geral, a serpente não é capturada para identificação, e, mesmo quando o é, nem sempre é possível a correta identificação. Além disso, o antiveneno dever ser administrado a pacientes que apresentem manifestações do envenenamento. Portanto, avaliação clínico-laboratorial criteriosa é extremamente importante para a indicação da terapia antiveneno.

No caso de a serpente ter sido capturada, deve-se assegurar que foi o exemplar causador do acidente. Se as manifestações clínico-laboratoriais de envenenamento apresentadas pelo paciente não forem compatíveis com a serpente identificada, as informações sobre as condições da captura do animal devem ser checadas, e o tratamento deve ser baseado nas manifestações clínico-laboratoriais presentes.

Para correto diagnóstico é necessário ter a história clínica detalhada, exame físico criterioso e exames laboratoriais adequados para casos de envenenamento.

Anamnese

Na anamnese atentar para:

- Quando ocorreu o acidente (data e hora);
- Atividade que o paciente fazia ao ser picado; os acidentes ofídicos em geral acontecem na mata, no roçado, em quintais de chácaras e sítios e terrenos baldios de periferias;
- Se o animal foi de fato visualizado, e, se possível, descrição de características como tamanho e coloração;
- As primeiras alterações no local da picada: por exemplo, sangramento, edema, dor, parestesia, equimose;
- Manifestações sistêmicas após a picada, caso tenham ocorrido;
- Evolução das manifestações locais e sistêmicas desde a hora do acidente até o momento da anamnese;
- Medidas prévias: torniquete, sucção, incisão, produtos colocados no local, bebidas ingeridas;
- Acidente prévio com animal peçonhento;
- Exposição prévia a soro heterólogo;
- História prévia de hipersensibilidade;
- Presença de comorbidade e uso de medicações prévias;
- História de drogadição (álcool, tabaco e drogas ilícitas).

Importante

Manifestações inespecíficas como cefaleia, náuseas, vômitos e dor abdominal podem ser causadas por ansiedade, mas também podem fazer parte do quadro de envenenamento. Entretanto, na evolução podem estar associadas a complicações como lesão renal aguda, sangramento em sistema nervoso central, especialmente quando persistentes e intensas.

Exame físico

No exame físico checar:

- Alterações na região da picada (sinal de inoculação, edema, equimose, eritema, intensidade da dor, parestesia);
- Manifestações sistêmicas (sangramentos, fenômenos neuroparalíticos como ptose, oftalmoplegia, disfagia, diminuição da força muscular).

Exames laboratoriais

- Para diagnóstico de acidente ofídico no Brasil, os testes de coagulação são os principais exames laboratoriais.
- Pacientes admitidos com suspeita de acidente ofídico que, ao exame físico, não apresentem alteração local ou sistêmica e não apresentem alteração de teste de coagulação na admissão: devem ser mantidos para avaliação clínico-laboratorial e testes de coagulação repetidos após 6 horas da picada.

Alta hospitalar

Pacientes que recebem o antiveneno devem permanecer internados por, no mínimo, 24 horas após a administração do antiveneno, de modo a se avaliar a resposta ao antiveneno, detectar manifestações de reação precoce ao antiveneno e as complicações do envenenamento.

MECANISMO DE AÇÃO DOS VENENOS OFÍDICOS

Os venenos das serpentes são misturas de enzimas, polipeptídeos de baixo peso molecular, glicoproteínas, íons metálicos, entre outros, com múltiplas e complexas ações. Entretanto, os mecanismos fisiopatogênicos das alterações observadas no ser humano podem ser resumidos conforme observado no Quadro 84.2.

ACIDENTE BOTRÓPICO

As serpentes do gênero *Bothrops* são encontradas em todo o país, variando as espécies, de acordo com a região. Em consequência de sua ampla distribuição e adaptação aos ambientes periurbanos, o acidente botrópico é o mais comum entre os acidentes ofídicos causados por serpentes peçonhentas (Quadro 84.1).

QUADRO 84.2 Mecanismos fisiopatogênicos dos envenenamentos ofídicos

Gênero da serpente	Principais atividades do veneno	Efeito
Bothrops	Pró-coagulante Hemorrágica Liberação de mediadores inflamatórios	Coagulopatia de consumo semelhante à CIVD Sangramento Inflamação (edema, dor, calor)
Lachesis	Pró-coagulante Hemorrágica Liberação de mediadores inflamatórios Vagomimética	Coagulopatia de consumo semelhante à CIVD Sangramento Inflamação (edema, dor, calor) Manifestações vagomiméticas
Crotalus	Neurotoxica (pré-sinapse) Miotóxica (rabdomiólise) Pró-coagulante	Paralisia muscular Rabdomiólise Coagulopatia de consumo semelhante à CIVD
Micrurus	Neurotóxica (pré/pós-sinapse)	Paralisia muscular

QUADRO CLÍNICO

O acidente botrópico pode evoluir com alterações locais e/ou sistêmicas:

- **Quadro local:** Após a picada, observa-se sangramento pelo(s) orifício(s) de inoculação em pequena quantidade e o local pode evoluir com edema (Figura 84.5), dor, eritema e equimose (Figuras 84.6 e 84.7). Bolhas podem surgir no decorrer das primeiras 24 horas do acidente (Figura 84.8).

QUADRO SISTÊMICO

A incoagulabilidade sanguínea é a alteração sistêmica mais frequente, e é detectada através de testes de coagulação. Equimose (local e regional) e sangramentos espontâneos como gengivorragia (Figura 84.9), epistaxe e hematúria podem ocorrer. Sangramentos de maior intensidade/gravidade como hematêmese, enterorragia, sangramento em sistema nervoso central são mais raros. Com menor frequência também podem ocorrer hipotensão e choque.

Acidentes causados por serpentes filhotes podem evoluir com alteração local mínima, observando-se, porém, evidente alteração na coagulação.

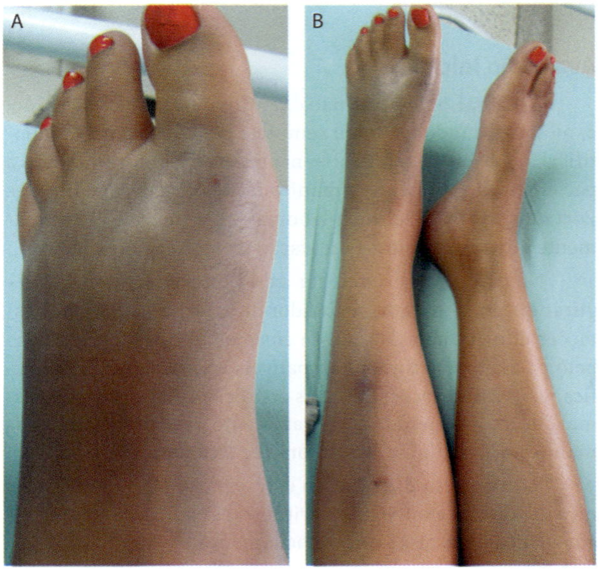

FIGURA 84.6 Acidente botrópico leve. (A): local da picada em dorso de pé direito. (B): edema em pé, tornozelo e terço distal de perna, equimose em pé.

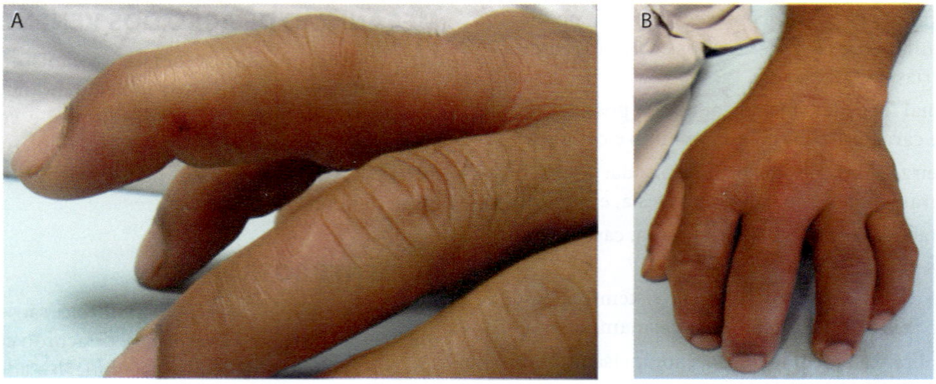

FIGURA 84.5 Acidente botrópico leve, uma hora após a picada. (A): local da picada em terceiro dedo de mão esquerda. (B): discreto edema em terceiro dedo com leve eritema.

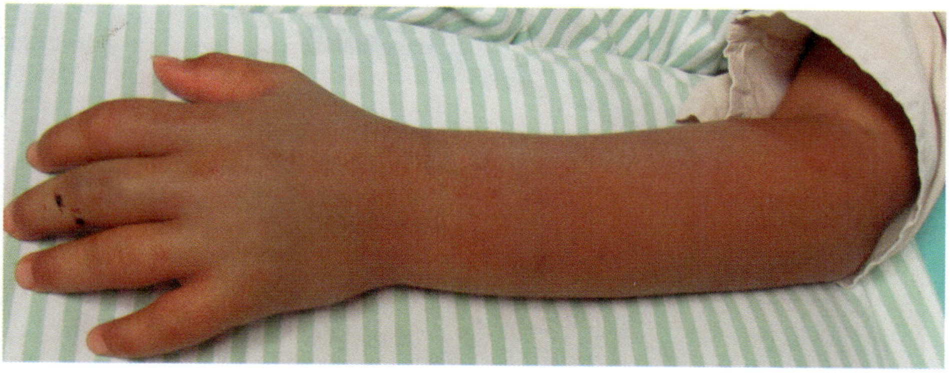

FIGURA 84.7 Acidente botrópico moderado, três horas e meia após a picada em terceiro de dedo de mão esquerda; edema se estende até cotovelo. Apresenta equimose em mão.

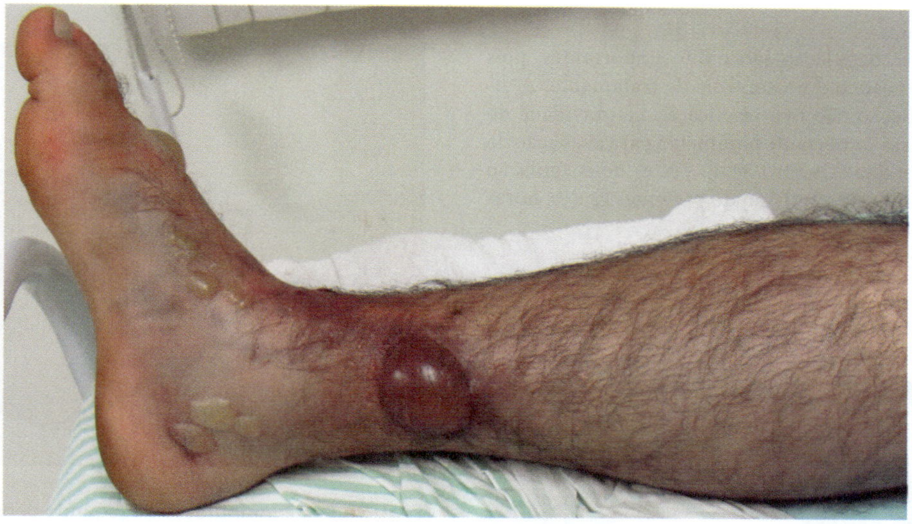

FIGURA 84.8 Acidente botrópico, um dia após a picada. Apresenta edema, equimose e bolhas no membro picado.

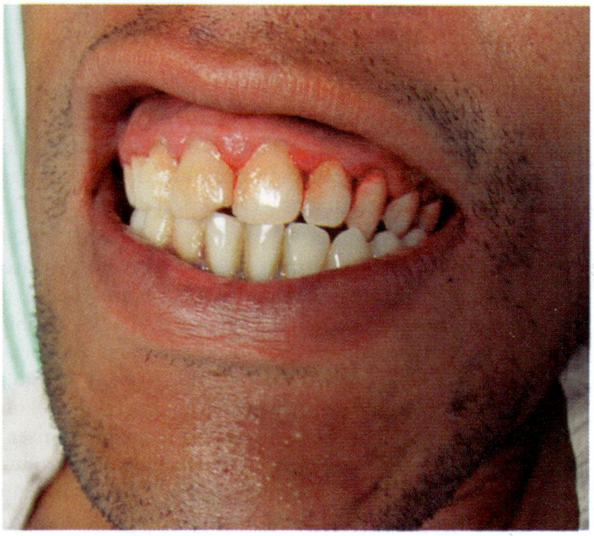

FIGURA 84.9 Acidente botrópico, cinco horas após a picada, com gengivorragia.

COMPLICAÇÕES

- **Local:** podem ocorrer infecção (celulite, abscesso, fasceíte) (Figura 84.10), necrose (Figura 84.11), síndrome compartimental (decorrente do edema, que pode levar a compressão do feixe vasculonervoso), amputação (Figura 84.12).
- **Sistêmica:** são observadas lesão renal aguda (LRA) e septicemia.

O óbito pode ocorrer devido a insuficiência renal aguda, hemorragia grave, choque ou septicemia.

EXAMES COMPLEMENTARES

As alterações laboratoriais encontradas podem ser decorrentes do envenenamento ou secundárias às complicações (Quadro 84.3).

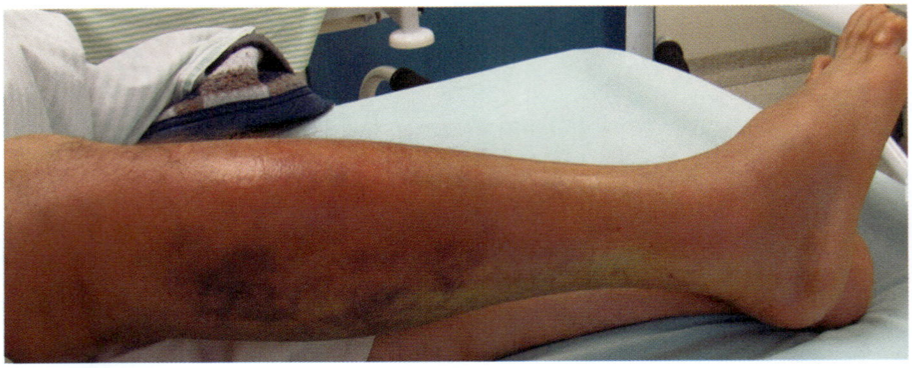

FIGURA 84.10 Acidente botrópico, no terceiro dia após a picada, com presença de edema, equimose e intenso eritema na região da picada devido a infecção secundária.

Os testes de coagulação são muito importantes, pois auxiliam no diagnóstico e no controle de tratamento. A alteração na coagulação não tem implicação na gravidade do quadro, porém é um importante parâmetro para avaliação da eficácia da soroterapia (Quadro 84.4). Testes de coagulação devem ser solicitados na admissão do paciente, 12 e 24 horas após o término da soroterapia.

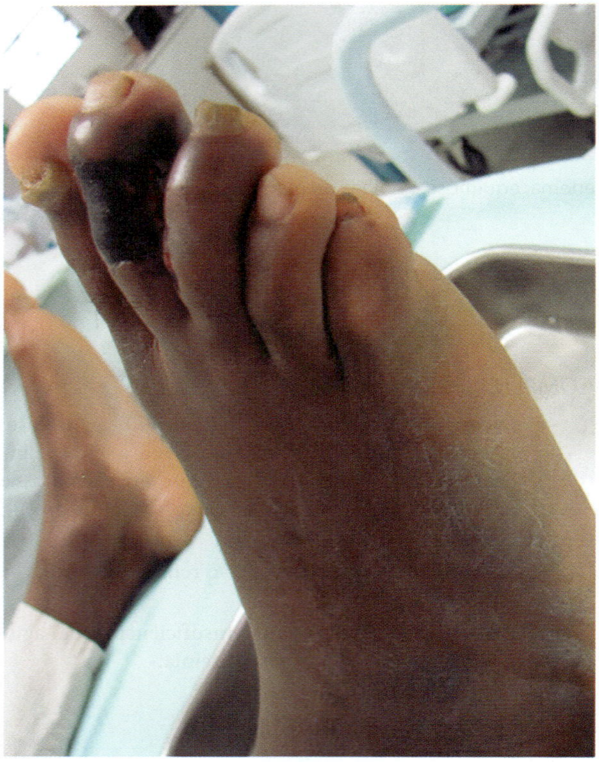

FIGURA 84.11 Acidente botrópico, cinco dias após a picada. Apresenta necrose no local da picada, segundo dedo de pé direito.

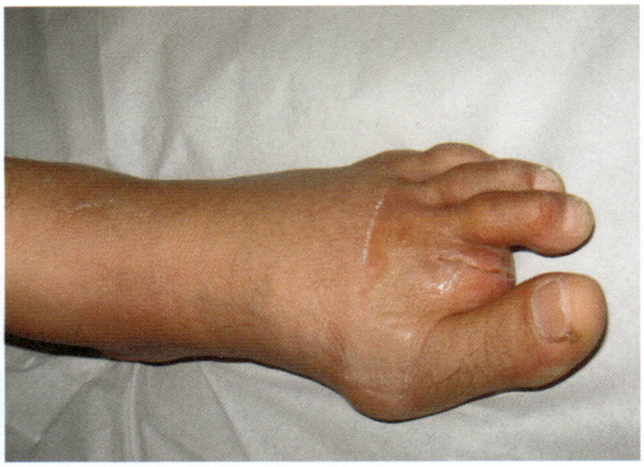

FIGURA 84.12 Amputação de segundo dedo de pé esquerdo, devido a acidente botrópico.

TRATAMENTO

Os princípios a serem observados no tratamento específico estão descritos no Quadro 84.4. As doses do antiveneno variam de acordo com a gravidade, que é avaliada através das alterações clínicas apresentadas na admissão (Quadro 84.5).

O controle da coagulação deve ser realizado 12 e 24 horas após o término da administração do antiveneno. Caso não haja melhora da coagulopatia após 12 horas (isto é, o sangue permanece incoagulável), deve-se avaliar a possibilidade de ter havido administração de antiveneno inapropriado (erro no diagnóstico do tipo de envenenamento), quantidade insuficiente (erro na avaliação da gravidade) ou uso do imunobiológico em condições inadequadas (conservação e/ou validade fora do padrão estabelecido pelo produtor). Na maioria das vezes em que não houve normalização dos testes de coagulação, observa-se que o diagnóstico etiológico foi incorreto.

Além da administração do antiveneno específico, outras medidas são importantes no tratamento (Quadro 84.6).

QUADRO 84.3 Alterações laboratoriais que podem ser observadas, segundo o tipo de acidente ofídico

Exame Laboratorial	Ac. botrópico	Ac. laquético	Ac. crotálico	Ac. elapídico
Hemograma	Neutrofilia; leucócitos normais ou leucocitose; plaquetopenia pode ocorrer	Leucocitose com neutrofilia; plaquetopenia pode ocorrer	Neutrofilia; leucócitos normais ou leucocitose; plaquetopenia é rara	Leucocitose
Bioquímica	↑ Ureia e creatinina podem ocorrer; CK pode estar ↑ devido efeito miotóxico local do veneno de algumas espécies; ↑ DHL e BI devido a hemólise intravascular	Registros escassos, perfil bioquímico provavelmente semelhante ao do acidente botrópico	↑ CK (pode estar muito elevada; proporcional à gravidade), AST, DHL; ↑ Ureia, creatinina, potássio, fósforo e ácido úrico na presença de LRA; ↓ Cálcio na fase inicial da LRA	CK pode estar um pouco aumentada devido ao efeito miotóxico local do veneno de algumas espécies
Coagulação	Normal ou alargamento de TP, TTPA; TC alterado; ↓ Fibrinogênio; ↑ PDF e D-dímero			Normal
Urina 1	Hematúria	Hematúria	Mioglobinúria	Não descrito

QUADRO 84.4 Princípios gerais para a administração do antiveneno (soroterapia)

- Tratar o paciente com manifestações do envenenamento; lembrar que alguns acidentes podem evoluir sem manifestação de envenenamento ("picada seca");
- Administrar o antiveneno por via endovenosa;
- As doses do antiveneno são as mesmas para adultos e crianças. O número de ampolas varia de acordo com a gravidade avaliada;
- Administrar o antiveneno específico, segundo as manifestações clínicas compatíveis para cada tipo de envenenamento;
- O antiveneno pode ser diluído em salina ou glicose a 5%; é usual a preparação da solução de 1:5 a 1:10. Para acidentes causados por escorpião e *Phoneutria* usar solução mais concentrada;
- A administração do antiveneno deve ser realizada em cerca de 30 minutos a 1 hora e pode ser iniciada lentamente, aumentando gradualmente o gotejamento da solução;
- Em caso de reação de hipersensibilidade ao antiveneno, suspender temporariamente a infusão da solução;
- Testes de coagulação devem ser realizados para controle do tratamento 12 e 24 horas após o término da soroterapia, nos acidentes que levam a coagulopatia (*Bothrops*, *Lachesis* e *Crotalus*).

QUADRO 84.5 Tratamento específico para os acidentes ofídicos segundo a gravidade

Acidente	Soro	Gravidade	Nº de ampolas
Botrópico	Antibotrópico (SAB)	Leve: edema local de até dois segmentos;* sangramento em pele ou mucosas; pode haver apenas distúrbio de coagulação	4
		Moderado: edema que atinge três a quatro segmentos;* sangramento sem comprometimento do estado geral; teste de coagulação normal ou alterado	8
		Grave: edema que atinge cinco segmentos,* hemorragia grave, hipotensão/choque; teste de coagulação normal ou alterado	12
Crotálico	Anticrotálico (SAC)	Leve: fácies miastênica pouco evidente, sem mialgia ou urina escura; teste de coagulação normal ou alterado	5
		Moderado: fácies miastênica evidente; mialgia, urina escura discretas; teste de coagulação normal ou alterado	10
		Grave: fácies miastênica evidente; intensa mialgia, urina escura; pode haver insuficiência respiratória; teste de coagulação normal ou alterado	20
Laquético	Antibotrópico-laquético (SABL)	Quadro local presente; pode haver sangramento; sem manifestações vagais	10
		Quadro local intenso, pode haver sangramento; manifestações vagais presentes	20
Elapídico	Antielapídico (SAE)	Considerar todos os casos potencialmente graves	10

*O membro picado é dividido em cinco segmentos: por ex.: em relação ao membro superior: 1. Mão; 2. 1/2 distal do antebraço; 3. 1/2 proximal do antebraço; 4. 1/2 distal do braço; 5. 1/2 proximal do braço. Do mesmo modo divide-se o membro inferior em cinco segmentos. Obs.: Eventualmente pode ser utilizado o soro antibotrópico-crotálico quando não houver o antiveneno específico para o tratamento do acidente botrópico ou crotálico. SAB, SABC, SAC, SABL e SAEL – 1 frasco-ampola = 10 mL

QUADRO 84.6 Condutas gerais no tratamento do envenenamento ofídico

Conduta	Descrição	Acidente botrópico	Acidente laquético	Acidente crotálico	Acidente elapídico
Jejum	Inicialmente, o paciente deve permanecer em jejum, pois durante a infusão da soroterapia há risco de ocorrerem náuseas e vômitos como manifestações de anafilaxia. Terminada a infusão do antiveneno, avaliar as condições clínicas do paciente para liberação da dieta.	X	X	X	X
Venóclise	Obter um bom acesso venoso periférico para administração do antiveneno; não instalar venóclise no membro que foi atingido pela picada, especialmente nos acidentes que evoluem com edema. Em pacientes com coagulopatia, evitar acesso em veia jugular periférica pelo risco de perda do acesso e formação de hematoma que pode causar compressão de vias aéreas.	X	X	X	X
Analgesia	Especialmente nos acidentes botrópico e laquético; em geral há boa resposta com analgésico do tipo dipirona; eventualmente, administrar opioides; evitar AINH.	X	X	X	X
Procedimento invasivo	Evitar procedimentos invasivos desnecessários, como cateter venoso profundo, sonda vesical de demora, especialmente em pacientes que apresentam coagulopatia.	X	X	X	X
Medicação parenteral	Não fazer infiltração anestésica nem injetar medicação no local da picada.	X	X	X	X
	Evitar injeções IM, devido à coagulopatia decorrente do envenenamento.	X	X	X	
Drenagem postural	Havendo edema, manter o membro atingido elevado; reavaliar a conduta em caso de síndrome compartimental..	X	X	X	
Hidratação	Manter hidratação adequada com cristaloide, precocemente, para prevenir LRA; entretanto, cuidado com sobrecarga de volume, especialmente em crianças e cardiopatas, e paciente oligoanúrico.	X	X	X	
Controle diurese	Especialmente nas primeiras 24 horas após o envenenamento, fazer controle rigoroso de diurese, para detecção precoce de oligúria; na maioria dos casos não há necessidade de passagem de sonda vesical de demora.	X	X	X	
Diurético	Na presença de oligúria, com o paciente já adequadamente hidratado, estimular diurese com o uso de diurético de alça do tipo furosemida; esta pode facilitar o manuseio da LRA, nos casos que respondem com diurese, em relação a sobrecarga de volume.	X	X	X	
Diálise	Na presença de lesão renal aguda, solicitar avaliação da Nefrologia.	X	X	X	
Antibiótico	Administrar antimicrobianos com atividade sobre bacilos gram-negativos (especialmente *Morganella*), cocos gram-positivos e anaeróbios.	X	X		
Procedimento cirúrgico	Drenar abscesso no momento apropriado; debridar áreas com necrose após sua delimitação. Na suspeita de síndrome compartimental, avaliar de forma criteriosa a indicação de fasciotomia.	X	X		
Derivados de sangue	Plasma fresco, crioprecipitado ou plaquetas não são indicados para correção dos distúrbios de hemostasia, na ausência do antiveneno. Os sangramentos espontâneos cessam poucas horas após o início do antiveneno. Em situações em que haja necessidade da realização de procedimentos invasivos/cirúrgicos antes da reversão da coagulopatia, pode ser necessária a reposição desses fatores.	X	X	X	
Ventilação mecânica	Para os pacientes com comprometimento da mecânica respiratória.			X	X
Profilaxia antitetânica	Atualizar a carteira vacinal do paciente; quando necessário, administrar após a normalização da coagulopatia a fim de evitar formação de hematoma.	X	X	X	X

ACIDENTE LAQUÉTICO

As serpentes do gênero *Lachesis* (surucucu, pico-de-jaca) estão presentes em áreas de floresta da região amazônica e na mata atlântica da região Nordeste até o norte do Rio de Janeiro. A frequência desses acidentes é pequena no Brasil (Quadro 84.1).

QUADRO CLÍNICO

Seu veneno apresenta atividades fisiopatológicas semelhantes às das serpentes que causam o acidente botrópico, portanto o quadro clínico pode ser indistinguível nas regiões onde ocorrem jararacas e pico-de-jaca.

QUADRO LOCAL

O local da picada deve apresentar edema, dor, equimose, eritema e/ou bolhas.

QUADRO SISTÊMICO

Coagulopatia com ou sem sangramentos espontâneos. São observadas manifestações vagomiméticas como náuseas, vômitos, sudorese, dores abdominais, diarreia, hipotensão e choque. Quando essas alterações estão presentes, sugerem fortemente o diagnóstico, porém sua ausência não descarta a possibilidade de acidente laquético.

Apesar de poucos relatos na literatura, podem ocorrer complicações semelhantes às observadas nos acidentes botrópicos.

EXAMES COMPLEMENTARES

As alterações laboratoriais estão descritas no Quadro 84.3.

TRATAMENTO

Devido à possibilidade de semelhança nas apresentações clínicas e laboratoriais, o tratamento deve ser realizado com o soro antibotrópico-laquético (SABL). As doses variam de acordo com a presença ou não das manifestações vagomiméticas (Quadro 84.5).

Quanto às condutas gerais, são semelhantes àquelas indicadas no acidente botrópico (Quadro 84.6). Além delas, pacientes que evoluem com hipotensão devem receber inicialmente expansão com cristaloide e, posteriormente, avaliar-se a necessidade de administrar droga vasoativa. Na presença de bradicardia severa com instabilidade hemodinâmica, usar atropina (0,05 mg/kg para crianças e 0,5 mg para adultos).

ACIDENTE CROTÁLICO

O acidente crotálico, causado por serpente do gênero *Crotalus* (cascavel), representa a segunda causa de acidente ofídico no país (Quadro 84.1).

QUADRO CLÍNICO

Diferentemente do veneno das serpentes dos gêneros *Bothrops* e *Lachesis*, as principais alterações observadas no acidente crotálico decorrem do bloqueio neuromuscular e rabdomiólise.

QUADRO LOCAL

As manifestações na região da picada são pouco proeminentes em relação àquelas observadas nos acidentes botrópico e laquético. São observados edema, eritema, dor e, eventualmente, parestesia.

QUADRO SISTÊMICO

São as principais manifestações do acidente crotálico. As queixas iniciais são visão turva e "olhos pesados". Na progressão do envenenamento, o paciente evolui com ptose palpebral, diplopia, podendo apresentar dificuldade para deglutição e ptose mandibular. Casos graves podem desenvolver insuficiência respiratória secundária ao comprometimento da musculatura respiratória. Também se observam manifestações decorrentes de rabdomiólise como mialgia, colúria (por mioglobinúria). Mais raramente, ocorrem sangramentos como gengivorraria e equimoses decorrentes da ação pró-coagulante de veneno.

Nos casos leves, as manifestações clínicas podem se instalar mais lentamente, o que torna necessário manter uma observação mais rigorosa e prolongada.

COMPLICAÇÕES

- **Local:** infecção na região da picada é pouco frequente; síndrome compartimental é descrita, mas é extremamente rara.
- **Sistêmica:** a complicação mais frequente é a LRA, decorrente da rabdomiólise.

EXAMES COMPLEMENTARES

As principais alterações laboratoriais são as decorrentes da rabdomiólise. Cerca de 50% dos pacientes apresentam testes de coagulação alterados (Quadro 84.3).

TRATAMENTO

De acordo com a gravidade, está indicado o soro anticrotálico (SAC) ou, na sua ausência, o antibotrópico-crotálico (SABC), como mostra o Quadro 84.5.

No Quadro 84.6, estão descritas as medidas de suporte indicadas para esse tipo de envenenamento. Observar com atenção possível progressão da paralisia muscular, dificuldade de deglutição, padrão respiratório, bem como a oximetria de pulso, para tomada oportuna de conduta para proteção de vias aéreas e ventilação mecânica em pacientes que evoluem com insuficiência respiratória.

ACIDENTE ELAPÍDICO

O acidente causado pelas corais verdadeiras (gênero *Micrurus*) é denominado elapídico devido ao fato de essas serpentes pertencerem à família Elapidae. Esses animais possuem coloração com anéis corporais pretos, brancos, amarelos e/ou vermelhos; apesar de encontradas em todo o território brasileiro, o acidente é raro (Quadro 84.1), devido às características dessas serpentes, que possuem hábitos subterrâneos, boca pequena e presa não articulada.

QUADRO CLÍNICO

- **Local:** em geral a região da picada não apresenta alterações significativas, podendo ser observado eritema, além de sinais de inoculação. Podem ser observadas parestesia e dor de fraca intensidade.
- **Sistêmico:** é característico o quadro neurotóxico, decorrente de bloqueio neuromuscular: turvação visual, diplopia, ptose palpebral, ptose mandibular, dificuldade para deglutição, sialorreia. Em casos graves o paciente pode evoluir com dispneia e insuficiência respiratória por paralisia da musculatura respiratória.

Mialgia discreta localizada, e, mais raramente, a distância da região picada, pode ocorrer. Outras manifestações, como náuseas ou vômitos, também são observadas.

EXAMES COMPLEMENTARES

Nesse envenenamento não há comprometimento da coagulação. No Quadro 84.3 estão descritas as alterações encontradas.

TRATAMENTO

A dose do antiveneno está indicada no Quadro 84.5. Não há classificação de intensidade do envenenamento devido à escassez de dados clínicos.

As medidas gerais a serem tomadas estão descritas no Quadro 84.6. É importante observar com atenção o padrão respiratório do paciente, e, em caso de insuficiência respiratória, este deve ser submetido a intubação orotraqueal e ventilação mecânica. Além disso, na presença de insuficiência respiratória aguda, é facultada a realização de teste terapêutico com anticolinesterásicos, do tipo neostigmina, na tentativa de reverter os fenômenos neuroparalíticos. Administra-se neostigmina (prostigmina) por via intravenosa (0,05 mg/kg), precedida da injeção de atropina IV, para prevenir os efeitos muscarínicos da acetilcolina, principalmente a bradicardia e a hipersecreção (0,5 mg para adulto e de 0,02/kg/dose para criança, dose máxima de 0,5 mg). Em geral, a resposta é rápida. Em caso de melhora da sintomatologia paralítica, recomenda-se dose de manutenção (0,01 a 0,04 mg/kg, IV, a cada quatro horas ou intervalos menores, ou por infusão contínua, iniciando com 0,025 mg/kg/hora) sempre precedida da administração de atropina. Dependendo da resposta do paciente, pode haver maior espaçamento entre as doses, até que ocorra a recuperação do quadro. Não havendo resposta ao teste terapêutico, não se deve manter o anticolinesterásico.

ACIDENTES POR SERPENTES NÃO PEÇONHENTAS

Outras serpentes que não pertencem aos quatro gêneros anteriormente discutidos podem causar acidentes com manifestações locais; entretanto, não há evidências de que possam provocar envenenamento sistêmico.

Acidentes causados por serpentes dos gêneros *Philodryas*, *Thamnodynastes*, *Clelia*, *Boiruna* podem evoluir com quadro inflamatório local (edema, dor, eritema) e equimose, muitas vezes erroneamente diagnosticados e/ou tratados com acidente botrópico.

O tratamento para esses acidentes é sintomático, não existindo antiveneno específico.

ACIDENTES POR ARTRÓPODES

Entre os artrópodes de importância médica estão os escorpiões, algumas aranhas, lagartas e as abelhas: estas últimas, ao causar ataques maciços com múltiplas picadas, podem produzir quadro de envenenamento.

ACIDENTE ESCORPIÔNICO

Os escorpiões são encontrados em todo o Brasil. Nos últimos anos, o registro desses acidentes tem aumentado significativamente devido à proliferação desses animais, principalmente nas periferias das áreas urbanas.

Apenas o gênero *Tityus* é considerado de importância em saúde, e a espécie *T. serrulatus* (Figura 84.13) tem sido associada a casos graves em crianças. A letalidade desses acidentes é relativamente baixa, de 0,2%, porém os óbitos ocorrem predominantemente em pacientes menores de 14 anos de idade.

Mecanismo de ação do veneno

As manifestações clínicas do escorpionismo decorrem da ação do veneno sobre os canais de sódio voltagem-

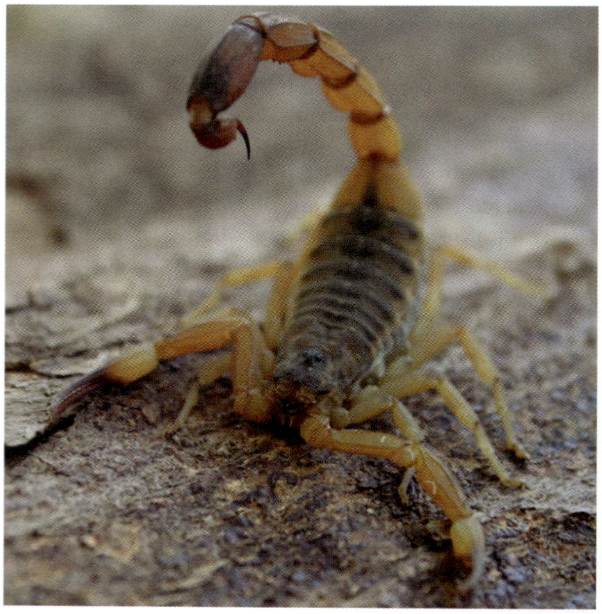

FIGURA 84.13 Exemplar de escorpião *Tityus serrulatus*. (Foto: Camilla Carvalho.)

-dependentes, que leva à despolarização das terminações nervosas sensitivas, motoras e do sistema nervoso autônomo, com liberação maciça de neurotransmissores adrenérgicos e colinérgicos. As manifestações sistêmicas são devidas à ação desses neurotransmissores.

Quadro Clínico

- **Quadro local:** na maioria dos casos, o acidente evolui apenas com quadro local. A dor é a principal manifestação e ocorre imediatamente após a picada. Sua intensidade é variável, sendo às vezes insuportável. São também observados na região da picada eritema, sudorese e piloereção.
- **Quadro sistêmico:** com menor frequência, podem ocorrer alterações sistêmicas, resultando em acidentes de gravidade mais acentuada. Observam-se náuseas, vômitos, sudorese, sialorreia, agitação, taquipneia e taquicardia, convulsão, coma, bradicardia, insuficiência cardíaca, edema agudo de pulmão, choque. As manifestações sistêmicas são mais frequentes em crianças e quando ocorrem são precoces, sendo observadas já na primeira hora após a picada, de modo que nas primeiras duas a três horas a gravidade do acidente está definida. A intensidade e a frequência dos vômitos são um sinal premonitório sensível da gravidade do envenenamento.

Na região Norte do Brasil, têm-se descrito acidentes por *T. obscurus* (Figura 84.14), nos quais o paciente refere sensação de "choque elétrico" pelo corpo, mioclonia, dismetria, disartria e ataxia da marcha.

Exames complementares

As alterações laboratoriais são encontradas nos casos com manifestação sistêmica. O envenenamento escorpiônico não causa alteração de coagulação.

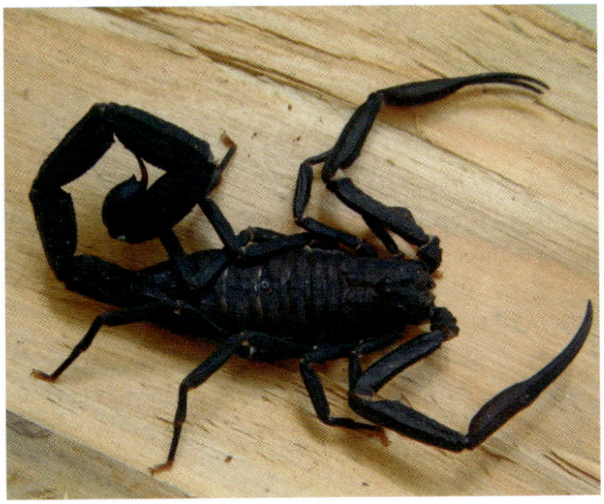

FIGURA 84.14 Exemplar de escorpião *Tityus obscurus*. (Foto: Camilla Carvalho.)

São descritos:

- **Hemograma:** leucocitose com neutrofilia;
- **Bioquímica:** hiperglicemia, hiperamilasemia, hipopotassemia e hiponatremia; em casos graves a CK, CKMb e troponina I podem estar aumentadas;
- **ECG:** arritmias como taquicardia ou bradicardia sinusal, extrassístoles ventriculares, alterações similares às encontradas no infarto agudo do miocárdio, bloqueio de condução atrioventricular ou intraventricular;
- **RX de tórax:** aumento da área cardíaca, congestão pulmonar;
- **Ecocardiograma:** nas formas graves pode-se observar hipocinesia transitória do septo interventricular e da parede posterior do ventrículo esquerdo.

Tratamento

O antiveneno está indicado para os casos com manifestações sistêmicas (moderados e graves) e a dose a ser administrada varia conforme a gravidade (Quadro 84.7). O antiveneno não é indicado para pacientes que evoluem com quadro leve (apenas quadro local), mesmo naqueles com dor muito intensa.

Nos pacientes em que o antiveneno deve ser administrado, é necessário muito cuidado com o volume em que as ampolas serão diluídas, evitando-se administrar quantidade excessiva de líquidos, devido ao risco de edema pulmonar.

Para a dor intensa deve-se fazer infiltração local ou bloqueio com anestésico, do tipo lidocaína 2%, sem vasoconstritor (2 a 4 mL/dose); se necessário, repetir o anestésico ou associar analgésico opioide. Quando a dor for de menor intensidade, analgésicos orais e compressas mornas no local podem ser suficientes. Não colocar gelo sobre o local da picada.

Na presença de manifestações sistêmicas, o paciente deve ser monitorado com atenção, preferencialmente em UTI. Para os casos com vômitos profusos, além da hidratação parenteral (que deve ser cuidadosa devido ao risco de edema pulmonar), pode ser administrada a metoclopramida. Na presença de insuficiência cardíaca/edema agudo de pulmão, a hidratação deve ser cuidadosa; administrar diurético de alça, oxigênio e, se necessário, dobutamina, e ventilação não invasiva ou ventilação mecânica. Em paciente com bradicardia grave, com instabilidade hemodinâmica, usar atropina IV. Havendo hipotensão ou choque, não relacionados a hipovolemia, administrar dobutamina/noradrenalina.

ACIDENTES CAUSADOS POR ARANHAS

As aranhas de importância médica no Brasil pertencem a três gêneros: *Loxosceles*, *Phoneutria* e *Latrodectus* (Quadro 84.8). Dentre elas, as aranhas *Loxosceles* (Figura 84.15) são as responsáveis pela maioria dos registros de acidentes, seguidos pelos acidentes causados por *Phoneutria* (Figura 84.16). Relatos de envenenamentos por *Latrodectus* (Figura 84.17) são raros no Brasil. Os mecanismos de ação dos venenos estão descritos no Quadro 84.8.

QUADRO 84.7 Tratamento dos acidentes por artrópodes segundo a gravidade			
Acidente	**Soro**	**Gravidade**	**Nº de ampolas**
Escorpiônico	Antiescorpiônico (SAEsc) ou Antiaracnídico (SAA)	Leve: dor, eritema, sudorese, piloereção, parestesia na região da picada	-
		Moderado: quadro local e uma ou mais manifestações como: náuseas, vômitos, sudorese, sialorreia discretos, agitação, taquipneia e taquicardia	2-3
		Grave: Além das manifestações acima: vômitos profusos e incoercíveis, sudorese profusa, sialorreia intensa, prostração, convulsão, coma, bradicardia, insuficiência cardíaca, edema agudo de pulmão, choque	4-6
Foneutrismo	Antiaracnídico (SAA)	Leve: dor, edema, eritema, sudorese, parestesia local	-
		Moderado: quadro local associado a sudorese, vômitos ocasionais, agitação, hipertensão arterial	2-4
		Grave: sudorese profusa, priapismo, vômitos frequentes, arritmia, choque, edema agudo de pulmão	5-10
Loxoscelismo	Antiaracnídico (SAA) ou antiloxoscélico (SALOX)	Cutâneo	5
		Cutâneo-hemolítico	10
Lonômico	Antilonômico (SALON)	Leve: apenas quadro local, sem alteração de coagulação	-
		Moderado: alteração de coagulação; sangramento pode ou não ocorrer; quando presente: em pele e/ou mucosas	5
		Grave: alteração de coagulação; presença de sangramento em vísceras ou complicações com risco de morte ao paciente	10

ACIDENTE POR *PHONEUTRIA*

Os acidentes causados pela aranha *Phoneutria*, cujo nome popular é armadeira, são registrados principalmente no Sul e Sudeste do Brasil. Ocorrem com frequência em circunstâncias como o ato de calçar sapatos, limpeza de quintal ou jardim e manuseio de legumes, verduras e frutas, principalmente bananas, sendo mais acometidos mãos e pés.

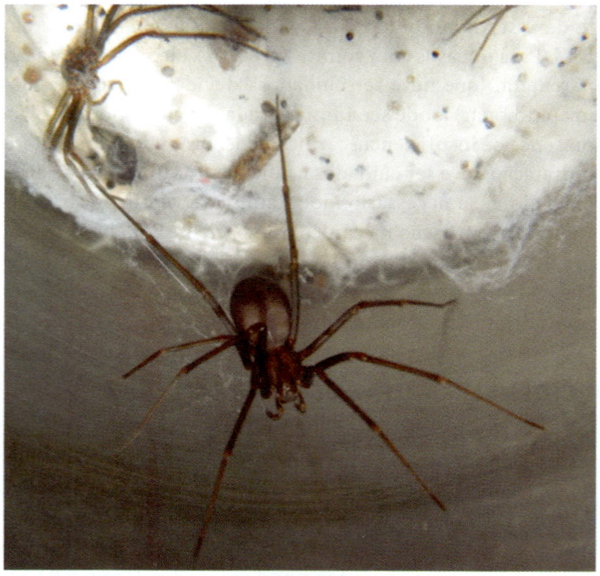

FIGURA 84.15 Exemplar de aranha *Loxosceles gaucho*, aranha-marrom. (Foto: Denise Candido.)

QUADRO CLÍNICO

As manifestações clínicas são muito semelhantes àquelas descritas para o acidente escorpiônico.

- **Quadro local:** no local da picada podem ser observados um ou dois pontos de inoculação. A principal alteração é a dor com ou sem irradiação, podendo ser de intensidade insuportável. São observados também edema, eritema, sudorese na região da picada. Muitas vezes a queixa é apenas de parestesia ou queimação.
- **Quadro sistêmico:** é pouco frequente, e quando ocorre é observado especialmente em crianças. Nesses casos, são observados vômitos, sudorese, hipertensão arterial, priapismo, bradicardia, hipotensão arterial, arritmias, edema agudo do pulmão, convulsões e coma.

EXAMES COMPLEMENTARES

Em casos graves são descritas leucocitose com neutrofilia, hiperglicemia e acidose metabólica.

TRATAMENTO

Na maioria das vezes o tratamento é apenas sintomático, objetivando o controle da dor. O antiveneno está indicado nos casos com manifestações sistêmicas em crianças e em todos os casos graves (Quadro 84.7). O soro a ser administrado é o soro antiaracnídico (SAAr). O paciente que evolui com manifestações sistêmicas deve ser internado, preferencialmente em unidade de terapia intensiva, e o tratamento segue os princípios do tratamento para o escorpionismo grave.

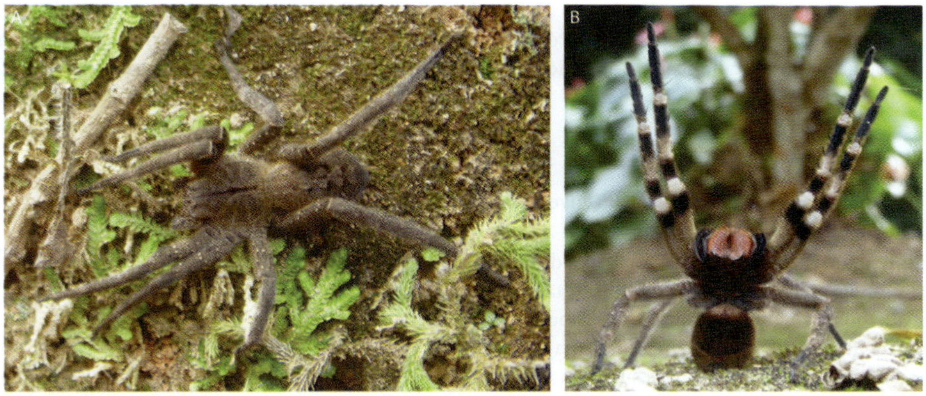

FIGURA 84.16 (A): Exemplar de aranha *Phoneutria nigriventer.* (B): *Phoneutria nigriventer*, aranha-armadeira, em posição característica. (Fotos: Denise Candido.)

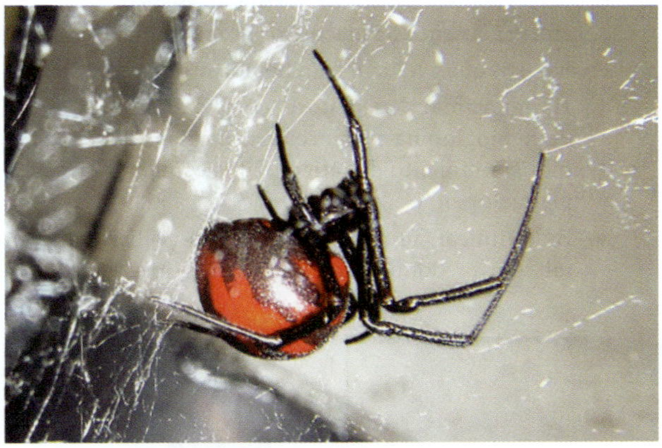

FIGURA 84.17 Exemplar de aranha *Latrodectus curacaviensis.* (Foto: Denise Candido.)

Para alívio da dor, quando esta é intensa, recomenda-se bloqueio ou infiltração local de anestésico, do tipo lidocaína 2%, sem vasoconstritor, 2 a 4 mL. Havendo necessidade de repetir o anestésico local, analgésicos opioides podem ser associados. Se a dor não é de forte intensidade, analgésicos de uso oral e compressas mornas no local podem ser suficientes. Não devem ser utilizadas compressas frias ou de gelo.

ACIDENTE POR *LOXOSCELES*

As aranhas do gênero *Loxosceles* (aranha-marrom) podem causar acidentes em todo o país, porém observa-se maior frequência na região Sul, especialmente na região metropolitana de Curitiba (Paraná). A ocorrência desses acidentes está mais comumente associada aos atos de vestir e dormir, atingindo principalmente a região proximal de membros e o tronco.

QUADRO 84.8 Características dos agentes e mecanismo de ação dos venenos das aranhas de importância médica no Brasil

Item	*Loxosceles*	*Phoneutria*	*Latrodectus*
Características das aranhas de importância médica no Brasil	Nome popular: aranha-marrom. Tem tamanho pequeno (3 a 4 cm) e coloração marrom. Não é agressiva. Encontrada sob telhas, tijolos, madeiras; no interior de domicílios vive escondida em porões, atrás de móveis e em cantos escuros. O acidente ocorre quando a aranha é comprimida contra o corpo.	Nome popular: aranha-armadeira. Atinge até 15 cm de envergadura, tem coloração marrom-acinzentada. Como postura de defesa, eleva as patas dianteiras, apoiando-se sobre as traseiras. É encontrada em cachos de banana, palmeiras, debaixo de troncos caídos, pilhas de madeira e entulhos. Esconde-se dentro dos calçados.	Nome popular: viúva-negra ou flamenguinha. A fêmea adulta atinge 3 cm de envergadura, tem coloração marrom, ou preta e vermelha; possui no ventre um desenho em forma de ampulheta.
Mecanismo de ação dos venenos de aranhas de importância médica no Brasil	Ativa sistema complemento, célula endotelial, epitelial, plaquetas; degrada moléculas da membrana basal do endotélio; ativa metaloproteinases endógenas que lesam glicoforinas da membrana de hemácias, tornando-as suscetíveis à ação do complemento.	Ativa canais de sódio voltagem-dependentes; leva despolarização de fibras musculares esqueléticas, terminações nervosas sensitivas, motoras, do sistema nervoso autônomo (liberação de catecolaminas acetilcolina)	Age na pré-sinapse, levando a aumento de cálcio intracelular e libera neurotransmissores adrenérgicos, colinérgicos e ácido gama-amino-butírico (GABA).

O envenenamento causado por aranha *Loxosceles,* a aranha-marrom, pode levar a uma lesão cutaneonecrótica e mais raramente, associado à lesão cutânea, a um quadro de hemólise intravascular.

QUADRO CLÍNICO

Duas formas clínicas são observadas nesse envenenamento: a forma cutânea e a cutaneohemolítica:

- **Forma cutânea:** é a mais frequente, com cerca de 90% dos casos. O quadro inicia-se com dor discreta após a picada e que posteriormente evolui, em período que pode variar de 2 a 8 horas, com edema e eritema no local da picada. Nas primeiras 24 horas surge na região da picada mácula com áreas de equimose, mescladas com eritema violáceo e palidez (mácula marmórea), muitas vezes com halo eritematoso ao redor; bolhas podem ser observadas (Figuras 84.18a e 84.19). Após cerca de uma semana a lesão pode evoluir para uma escara seca (Figura 84.18b) e, posteriormente, úlcera de tamanho e profundidade variáveis. Nem toda lesão evolui com necrose cutânea.

Nas primeiras 24 a 72 horas, podem surgir manifestações gerais como febre, náuseas, vômitos, tontura, cefaleia e exantema macular (Figura 84.20) ou maculopapular, frequentemente pruriginoso.

- **Forma cutaneohemolítica:** mais raramente, associada à lesão cutânea, é observada hemólise intravascular, a chamada forma cutâneo-hemolítica. Além das manifestações gerais descritas para a forma cutânea, ocorrem também anemia aguda, icterícia, hemoglobinúria, devido à hemólise intravascular. Na maioria dos casos os sinais e sintomas de hemólise dos casos surgem nas primeiras 72 horas após a picada.

COMPLICAÇÕES

- **Local:** infecção cutânea, causada por bactérias da flora de pele, ocorre com pouca frequência, na fase de escara.
- **Sistêmica:** na forma cutâneo-hemolítica, podem ser observadas lesão renal aguda (LRA) e, com menor frequência, coagulação intravascular disseminada (CIVD).

EXAMES COMPLEMENTARES

Não há exame específico para diagnóstico.

Na forma cutânea há leucocitose com neutrofilia.

Nos casos que evoluem com hemólise intravascular:

- **Hemograma:** leucocitose com neutrofilia, queda de hemoglobina proporcional à intensidade da hemólise, aumento de reticulócitos e, mais raramente, plaquetopenia.
- **Bioquímica:** aumento de DHL, de bilirrubina total com predomínio de bilirrubinas indireta e livre;

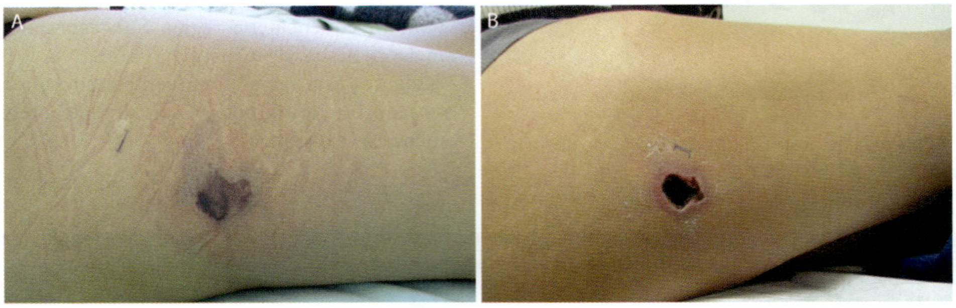

FIGURA 84.18 Lesão cutânea decorrente de picada de aranha *Loxosceles*. (A): Mácula marmórea, com halo eritematoso, observada 2 dias após a picada. (B): Evolução com necrose, 22 dias após a picada.

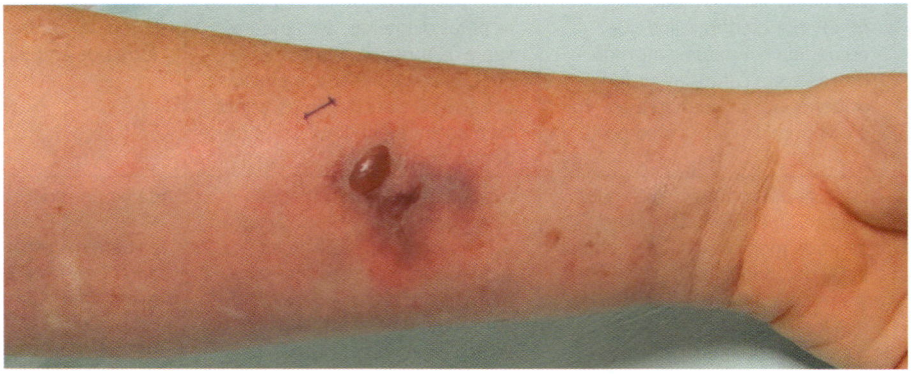

FIGURA 84.19 Mácula marmórea, com bolha, decorrente de picada de aranha *Loxosceles,* terceiro dia após a picada.

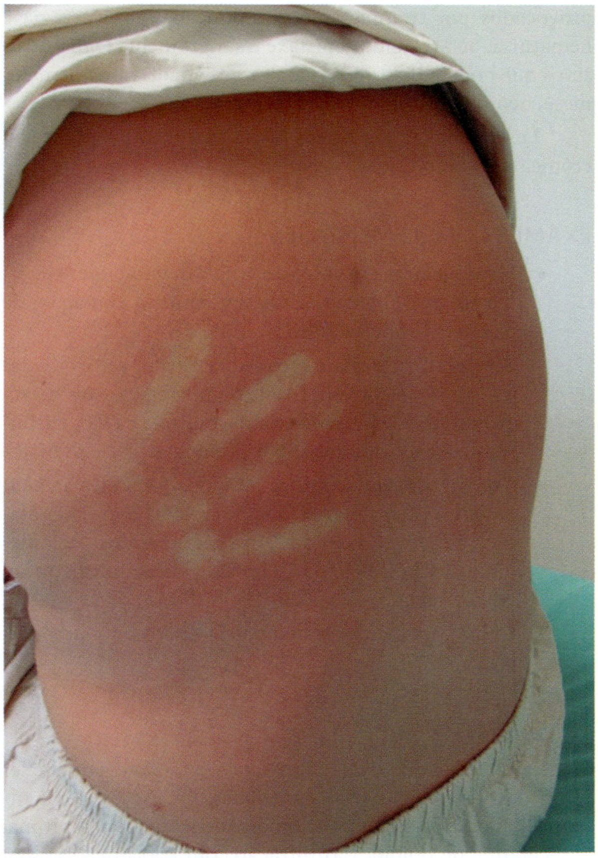

FIGURA 84.20 Paciente com exantema maculopapular, dois dias após a picada por aranha *Loxosceles*.

diminuição de haptoglobina quando há hemólise mais intensa. Em caso de insuficiência renal, há elevação de ureia e creatinina, e podem ser encontradas alterações hidreletrolíticas e distúrbios do equilíbrio acidobásico.

- **Coagulograma:** na presença de CIVD, há alteração dos testes de coagulação.
- **Urina:** hemoglobinúria.

TRATAMENTO

Na forma cutânea, tem-se recomendado o antiveneno específico (soro antiaracnídico ou o soro antiloxoscélico) na fase inicial, usualmente nas primeiras 48 horas após o acidente, e corticosteroides. Entretanto, quanto maior o tempo ocorrido após o acidente, menor é a eficácia da soroterapia sobre a evolução da lesão cutânea. Na forma cutâneo-hemolítica são indicadas a administração de corticosteroide e a soroterapia específica, independentemente do tempo decorrido após a picada, se persiste evidência de hemólise ativa.

No Quadro 84.9 estão resumidas as medidas terapêuticas recomendadas.

ACIDENTE POR *LATRODECTUS*

Os acidentes causados pela aranha *Latrodectus*, conhecida como viúva-negra, são muito raros no Brasil. As fêmeas em geral causam o acidente quando comprimidas contra o corpo.

QUADRO CLÍNICO

Após a picada ocorrem dor local, que pode persistir por até 48 horas, pápula eritematosa, edema e sudorese. Em alguns pacientes a dor pode se generalizar e evoluir com manifestações sistêmicas como tremores, agitação, contraturas musculares, dor abdominal. Também são descritos blefaroconjuntivite, sudorese, hipertensão arterial, taquicardia que pode evoluir para bradicardia, retenção urinária, priapismo e choque.

EXAMES COMPLEMENTARES

Não há um padrão de exames laboratoriais nos acidentes ocorridos no Brasil.

TRATAMENTO

Não há no Brasil antiveneno para esse envenenamento.

O tratamento inclui analgésicos e benzodiazepínicos do tipo diazepam (5 a 10 mg em adultos e 0,05 a 0,3 mg/kg/dose em crianças, dose máxima de 10 mg, IV a cada 4 horas), clorpromazina (25 a 50 mg em adultos, 0,5 mg/kg/dose em

QUADRO 84.9 Medidas terapêuticas indicadas para o loxoscelismo

Forma cutânea	Forma cutaneohemolítica
Prednisona: 5 a 7 dias 40 mg/d (adulto); 1 mg/kg/dia (criança)	Prednisona: 1 mg/kg/dia, 5 a 7 dias
*SALox ou SAA: 5 ampolas	SALox ou SAA: 10 ampolas
-	▪ Correção de alterações hidreletrolíticas e de distúrbios do equilíbrio acidobásico ▪ Diálise ▪ Concentrado de hemácias
▪ Analgesia de acordo com a intensidade da dor ▪ Anti-histamínico: para os casos com exantema pruriginoso ▪ Antibiótico: se houver infecção secundária (com espectro para microrganismos usuais da flora da pele, como por exemplo cefalexina) ▪ Debridamento cirúrgico, quando há delimitação da necrose ▪ Cirurgia plástica reparadora, se necessário	

*Soro antiloxoscélico (SALox) ou soro antiaracnídico (SAA) – 1 ampola = 5 mL.

crianças, IM a cada 8 horas) até a reversão da sintomatologia do envenenamento.

ACIDENTE POR LAGARTAS

Lagartas ou larvas de mariposas, conhecidas como taturanas, orugas, tapurus, causam acidentes quando entram em contato com a pele. Independentemente do gênero ou da família do agente causador do acidente, o quadro local caracteriza-se por dor imediata em queimação, irradiada para o membro, com área de eritema e edema na região do contato. Podem ser observadas lesões puntiformes eritematosas nos pontos de inoculação das cerdas. Adenomegalia regional dolorosa é comumente referida. Raramente pode haver evolução com bolhas e necrose cutânea superficial.

Entre as várias famílias e gêneros desses insetos, apenas o gênero *Lonomia* pode levar a uma síndrome hemorrágica com potencial para evoluir com complicações e óbito decorrente de sangramentos.

MECANISMO DE AÇÃO DO VENENO

O veneno da *Lonomia* tem atividade pró-coagulante, levando a consumo de fibrinogênio e incoagulabilidade sanguínea (Figura 84.21).

QUADRO CLÍNICO

O envenenamento ocorre através do contato com as cerdas da lagarta e compressão sobre a pele. Logo após, há dor em queimação, de início imediato, muitas vezes intensa e irradiada para região proximal do membro atingido, e eventualmente acompanhada por prurido discreto. Além da dor, há edema e eritema, muitas vezes com lesões puntiformes no local da compressão das cerdas, e frequentemente enfartamento ganglionar regional.

Alguns pacientes podem evoluir com uma síndrome hemorrágica, que se instala algumas horas após o acidente. Manifestações inespecíficas como cefaleia, mal-estar, náuseas e dor abdominal podem ocorrer, muitas vezes associadas ou antecedendo o aparecimento de sangramentos. As manifestações hemorrágicas mais frequentemente observadas são equimoses e hematomas de aparecimento espontâneo ou provocados por traumatismo/venopunção, gengivorragia e hematúria. São relatados epistaxe e sangramentos em outros sítios que podem determinar maior gravidade como hematêmese, hemoptise e hemorragia intracraniana.

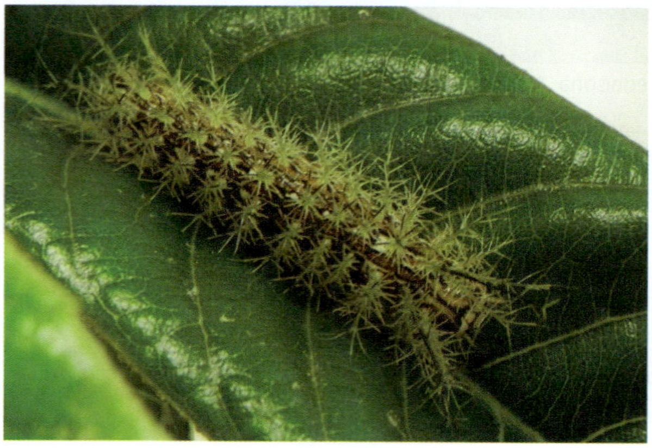

FIGURA 84.21 Exemplar de *Lonomia obliqua*.

Lesão renal aguda e mais raramente insuficiência renal crônica são complicações descritas.

EXAMES COMPLEMENTARES

- **Hemograma:** em casos de sangramento podem ocorrer anemia e queda de hemoglobina; a contagem de plaquetas pode estar diminuída.
- **Bioquímica:** ureia e creatinina devem ser avaliadas nos quadros com síndrome hemorrágica para detecção de LRA; bilirrubina total e indireta e DHL encontram-se elevadas quando há hemólise.
- **Coagulograma:** cerca de 50% dos pacientes acidentados por *Lonomia* apresentam distúrbio na coagulação sanguínea, com ou sem sangramentos, cuja melhora costuma ocorrer 24 horas após a administração do antiveneno específico.
- **Urina:** pode ocorrer hematúria micro ou macroscópica.

TRATAMENTO

Para a dor que ocorre logo após o contato podem ser utilizadas compressas frias ou geladas. Quando a dor é intensa, podem ser necessários analgésicos do tipo dipirona, paracetamol ou opioides. Infiltração com xilocaína 2%, sem vasoconstritor, também tem sido utilizada.

O antiveneno específico, o soro antilonômico (Salon), está indicado para os acidentes causados pela *Lonomia*, nas formas moderadas e graves, ou seja, naqueles pacientes que evoluem com coagulopatia, conforme o Quadro 84.7.

Para os acidentes causados por *Lonomia* que evoluem com síndrome hemorrágica:

- Evitar injeção intramuscular, pelo risco de formação de hematoma;
- Hidratação endovenosa com cristaloide deve ser iniciada precocemente; se o paciente evoluir com LRA oligúria, o aporte hídrico deve ser reavaliado;
- Na presença de LRA, fazer correção de distúrbios eletrolíticos, de alterações do equilíbrio acidobásico, e avaliar os critérios para indicação de diálise;
- Fazer correção da anemia com concentrado de hemácias quando necessário;
- Não há indicação para administração de plasma, fatores de coagulação na ausência de antiveneno, pois sua utilização nessas situações está associada a piora ou demora na recuperação da síndrome hemorrágica.

ACIDENTES POR ABELHAS

Acidentes por abelhas são bastante comuns e, em geral, têm evolução benigna. Entretanto, esses insetos podem provocar quadros graves no caso de poucas picadas, ao causarem quadro alérgico em pessoa previamente sensibilizada;

também podem provocar um quadro tóxico, decorrente de ataque por múltiplas abelhas. Outros insetos, como vespas, marimbondos, mamangavas e formigas, podem causar quadros semelhantes, porém são menos frequentes.

Os registros de acidentes por abelhas estão concentrados no Sul e Sudeste do país; entretanto, a incidência de ataques maciços é pouco conhecida.

MECANISMO DE AÇÃO DO VENENO

Alguns componentes presentes no veneno de abelhas estão relacionados aos eventos observados no envenenamento:

- Fosfolipases e melitina agem de forma sinérgica, causando lise de membranas celulares.
- Peptídeo degranulador de mastócitos (PDM) é responsável pela liberação de mediadores de mastócitos e basófilos, como histamina, serotonina e derivados do ácido araquidônico.
- Aminas biogênicas como histamina, serotonina, dopamina e norepinefrina podem levar a vasodilatação, aumento da permeabilidade capilar e intoxicação adrenérgica.

QUADRO CLÍNICO

As manifestações após a(s) picada(s) podem ser de natureza:

- **Alérgica (hipersensibilidade):** se o paciente não tem sensibilização prévia ao veneno, o quadro é apenas local, apresentando geralmente discreto eritema, edema, prurido e dor que podem durar várias horas. Alguns pacientes apresentam sinais inflamatórios mais intensos que podem persistir por alguns dias.

Mais raramente, são observadas reações de hipersensibilidade imediata sistêmica, como urticária, exantema, angioedema, broncoespasmo, edema de glote, náuseas, vômitos, cólicas abdominais, diarreia, arritmia cardíaca, hipotensão/choque. A anafilaxia é a reação de hipersensibilidade grave, caracterizada pela presença de sintoma respiratório grave ou comprometimento circulatório, geralmente associado a manifestações cutâneas. O comprometimento cutâneo ou mucoso isoladamente não é critério para reação anafilática.

- **Tóxica:** é decorrente de múltiplas picadas, geralmente acima de 100. Nesses casos, há liberação maciça de mediadores, como a histamina, mediadores adrenérgicos e lesão celular. O quadro inicia-se com sensação de dor, prurido, rubor e calor generalizados, podendo surgir pápulas e placas urticariformes disseminadas, taquicardia, cefaleia, náuseas e/ou vômitos, cólicas abdominais e broncoespasmo, sudorese, hipotensão, hipertermia, rabdomiólise e hemólise. Podem ocorrer complicações como insuficiência respiratória aguda, insuficiência renal aguda, coagulação intravascular disseminada e hemólise.

EXAMES COMPLEMENTARES

- **Hemograma:** anemia, leucocitose com neutrofilia, plaquetopenia, reticulocitose.
- **Bioquímica:** quando há envenenamento por múltiplas picadas, pode haver elevação de CPK, AST, ALT, DHL, bilirrubina total com predomínio de indireta, hemoglobina livre, diminuição dos níveis séricos de haptoglobina livre. Ureia e creatinina devem ser solicitadas para avaliar a função renal, bem como eletrólitos como sódio e potássio e gasometria.

TRATAMENTO

Reação de hipersensibilidade:

- **Local:** aplicar compressas frias ou geladas, analgésicos, anti-histamínico H1 oral, corticosteroide tópico.
- **Anafilaxia:** a epinefrina (adrenalina) é a droga de escolha para tratamento da reação anafilática; a dose a ser utilizada é 0,01 mg/kg em solução de 1:1000 (1 mg/mL), sendo a dose máxima de 0,5 mg (0,5 mL) para adulto e 0,3 mg (0,3 mL) para criança; aplicar na face anterolateral do terço médio da coxa. A administração da epinefrina deve ser repetida em intervalos de 5 a 15 minutos, em caso de sintomas refratários ou recorrentes.

Para os sintomas respiratórios, utilizar O_2 e inalação com β-2 agonista.

Em pacientes com hipotensão, fazer expansão volêmica com SF, rapidamente, em dose de 5 a 10 mL/kg nos primeiros 5 a 10 minutos em adultos e 10 mL/kg em crianças.

Posteriormente, administram-se anti-histamínicos (bloqueador H1), por via enteral ou parenteral, e corticosteroides.

Após a resolução dos sintomas o paciente deve ser observado por pelo menos duas horas, devido à possibilidade de recorrência. Pacientes com reação de hipersensibilidade sistêmica devem ser encaminhados para médico alergista.

QUADRO TÓXICO SISTÊMICO (ENVENENAMENTO)

Tratamento específico: não existe antiveneno disponível no Brasil.

Tratamento de suporte:

- Retirada do ferrão imediatamente após o acidente e de modo cuidadoso, para não comprimir a glândula presente no aguilhão;
- Anti-histamínico e corticosteroides;
- Expansão com cristaloide: para os casos de hipotensão, bem como para facilitar a excreção de mio e hemoglobina;
- Para o controle da intoxicação adrenérgica, quando necessário recomenda-se prazosina;
- Dependendo das complicações, avaliar a necessidade de diálise, ventilação mecânica.

SOROTERAPIA

Os antivenenos no Brasil são concentrados de imunoglobulinas purificadas, de origem heteróloga, obtidas pela hiperimunização de cavalos com venenos dos diferentes animais peçonhentos.

Alguns princípios da soroterapia estão descritos no Quadro 84.4.

Por serem de origem heteróloga, os antivenenos podem causar efeitos adversos como reação de hipersensibilidade, durante a infusão e mesmo após algumas horas do término da administração, e reação tardia (doença do soro).

Durante a infusão do antiveneno o paciente deve ser criteriosamente observado para detecção precoce de sinais e sintomas de reação de hipersensibilidade ao antiveneno e, caso necessário, receber tratamento adequado prontamente:

- A infusão da solução deve ser suspensa temporariamente;
- Em caso de anafilaxia, o tratamento deve ser realizado com epinefrina (ver tratamento de anafilaxia no tópico "Acidentes por abelhas"). Após a melhora do quadro, a administração do antiveneno deve ser reiniciada mais lentamente.

A administração prévia de anti-histamínicos (difenidramina 50 mg EV em adultos e 1 mg/kg em crianças) e corticosteroides (hidrocortisona 300 a 500 mg em adultos e 4 a 8 mg/kg em crianças) pode diminuir a frequência e/ou intensidade das manifestações alérgicas, porém não previne totalmente o aparecimento de reações que variam desde urticária até choque anafilático.

A reação tardia ao antiveneno pode ocorrer de 5 a 21 dias após a soroterapia, e em geral as manifestações são leves e autolimitadas. São observados febre, artralgia, urticária, prurido e adenomegalia. Dependendo da intensidade dos sinais e sintomas são indicados anti-histamínicos ou corticosteroide (prednisona por via oral, adultos: 20 a 40 mg/dia, crianças: 1 mg/kg/dia por 5 a 7 dias).

REFERÊNCIAS BIBLIOGRÁFICAS

1. Amaral CF, Lopes JA, Magalhaes RA, de Rezende NA. Electrocardiographic, enzymatic and echocardiographic evidence of myocardial damage after Tityus serrulatus scorpion poisoning. Am J Cardiol 1991;67:655-7.
2. Arocha-Piñango CL, Guerrero B. Síndrome hemorrágico producido por contacto com orugas. Estudios clínicos y experimentales. Revisión. Invest Clin 2003;44(2):155-63.
3. Azevedo-Marques MM, Cupo P, Coimbra TM, Hering SE, Rossi MA, Laure CJ. Myonecrosis, myoglobinuria and acute renal failure induced by South American rattlesnake (Crotalus durissus terrificus) envenomation in Brazil. Toxicon 1985;23(4):631-6.
4. Brasil. Ministério da Saúde. Secretaria de Vigilância em Saúde. http://dtr2004.saude.gov.br/sinanweb.
5. Ministério da Saúde. Centro Nacional de Epidemiologia. Fundação Nacional de Saúde. Manual de diagnóstico e tratamento de acidentes por animais peçonhentos. Brasília, 1998,131p.
6. Cardoso JLC, França FOS, Fan HW, Malaque CMS, Haddad Jr V. Animais peçonhentos no Brasil: Biologia, clínica e terapêutica dos acidentes. São Paulo: Sarvier/Fapesp, 2009.
7. Casale TB, Burks AW. Hymenoptera-sting hypersensitivity. N Engl J Med 2014; 370: 1432-1439.
8. Gamborgi GP, Metcalf EB, Barros EJ. Acute renal failure provoked by toxin from caterpillars of the species Lonomia obliqua. Toxicon 2006;47(1):68-74.
9. Jorge MT, Sano-Martins IS, Tomy SC, Castro SC, Ferrari RA, Ribeiro LA et al. Snakebite by the bushmaster (Lachesis muta) in Brazil: case report and review of the literature. Toxicon 1997;35(4):545-54.
10. Maggi S, Faulhaber GA. Lonomia obliqua Walker (Lepidoptera: Saturniidae): hemostasis implications. Rev Assoc Med Bras 2015;61(3):263-8.
11. Pardal PPO, Castro LC, Jennings E, Pardal JSO, Monteiro MRCC. Aspectos epidemiológicos e clínicos do escorpionismo na região de Santarém, Estado do Pará, Brasil. Rev Soc Bras Med Trop 2003;36(3):349-353.
12. Simons FE, Ardusso LR, Bilò MB, Dimov V, Ebisawa M, El-Gamal YM, Ledford DK, Lockey RF, Ring J, Sanchez-Borges M, Senna GE, Sheikh A, Thong BY,Worm M; World Allergy Organization. WAO Anaphylaxis Guidelines Simons et al. Curr Opin Allergy Clin Immunol 2012;12:389–399.

85

Antibioticoterapia na Emergência

Luiz Alexandre Alegretti Borges
Osmar Mazetti Jr.
Juliana Batista R. Pereira
André Pinheiro Weber

INTRODUÇÃO

O atendimento de doentes acometidos por infecções bacterianas faz parte da rotina das emergências.

Estes podem se apresentar nos mais variados estágios da infecção, de quadros simples a sepse grave, e o diagnóstico precoce com o tratamento adequado diminui sua morbimortalidade.

A escolha correta da terapêutica deve seguir os princípios do uso racional de antimicrobianos, sobretudo em vigência de germes multirresistentes. Para a escolha dos antibióticos, deve-se também considerar o perfil microbiológico e os protocolos institucionais.

A seguir estão as orientações gerais da antibioticoterapia inicial em adultos para as infecções mais comuns no ambiente de urgência e emergência. Aos casos que cabem, salientamos as orientações de duração e terapias. Lembre-se que após a dose inicial alguns antibióticos devem ser corrigidos para a função renal do paciente e que as escolhas podem ser diferentes em gestantes e lactantes.

Ao final do capítulo destacamos a antibioticoterapia em algumas situações especiais: neutropenia febril, trauma e sepse.

INFECÇÕES DAS VIAS AÉREAS SUPERIORES

Por serem quadros frequentes e predominantemente virais, é de fundamental importância a diferenciação clínica para a indicação de antibioticoterapia (Tabela 85.1).

INFECÇÕES DE VIAS AÉREAS INFERIORES

O acerto na escolha do antibiótico (ATB) para a terapia empírica da pneumonia na fase precoce diminui as taxas de mortalidade. Antes de prescrever, deve-se considerar idade, comorbidades, fatores de risco para germes específicos, uso prévio de antibiótico e a história de internações recentes.[5] A análise desses aspectos servirá como base para a escolha da terapia para pacientes internados e ambulatoriais (Tabela 85.2).

Em pacientes etilistas, com dentes em estado precário (dentes sépticos), história de disfagia ou sugestiva de aspiração, germes anaeróbios devem ser considerados no tratamento. Aos pacientes idosos, em casas de repouso, etilistas, portadores de neoplasia, insuficiência hepática ou com uso recente de antibióticos, estão associadas as infecções por bacilos gram-negativos (BGN). Nos pacientes com infecção por vírus influenza superposta a infecção bacteriana, são comuns *M. catarrhalis*, pneumococo e *S. aureus*. E nos pacientes com

TABELA 85.1 Infecções das vias aéreas superiores[1-4]

Doença	Agentes mais comuns	Terapia
Sinusite	*S. pneumoniae* (pneumococo)	Amoxicilina VO (500 mg 8 em 8 horas)
	H. influenzae	Levofloxacino VO (500 mg 24 em 24 horas)
	Pneumococo resistente	Duração: 7 dias
Faringite	Pneumococo *Chlamydophila pneumoniae*	Amoxicilina VO (8 em 8 horas por 10 dias) *ou* Azitromicina VO (500 mg no 1º dia e 250 mg do 2º ao 5º dia 24 em 24 horas)
Otite média aguda	Pneumococo *H. influenzae* *Moraxella catarrhalis*	Amoxicilina VO (500 mg 8 em 8 horas) *ou* Cefuroxima VO (500 mg 12 em 12 horas) por 10 dias

TABELA 85.2 Pneumonia adquirida na comunidade (PAC) – tratamento ambulatorial[5-7]

Doença	Agentes mais comuns	Tratamento
PAC sem comorbidades ou fatores de risco	Pneumococo, *Mycoplasma pneumoniae, Chlamydophila pneumoniae*	Azitromicina VO (500 mg 24 em 24 horas por 3 dias) *ou* Amoxicilina VO (500 mg 8 em 8 horas por 7 dias)
PAC com fatores de risco para resistência bacteriana ▪ Idade > 65 ▪ Uso de atb nos últimos 3 a 6 meses ▪ Alcoolismo ▪ Doença ou terapia imunossupressora ▪ Comorbidades (DPOC, IC, DM, neoplasias)	Pneumococo, *M. pneumoniae, C. pneumoniae*	Levofloxacino VO (750 mg 24 em 24 horas) *ou* Amoxicilina VO (1 g 8 em 8 horas) + Azitromicina VO (500 mg 24 em 24 horas) por 5 dias

história de internação prévia, uso recente de antibióticos, imunossupressão ou doença pulmonar estrutural grave, deve-se considerar infecção por *Pseudomonas* (Tabela 85.3).

No tratamento das pneumonias de origem nosocomial (Tabela 85.4), considere os fatores de risco acima citados, além do alto risco para infecção por organismos multirresistentes: uso de antibióticos nos últimos 90 dias, internação por mais de cinco dias, flora hospitalar local, internação há menos de 90 dias por pelo menos dois dias, doentes residentes em casa de repouso, imunossupressão, neurocirurgia, ventilação mecânica por período prolongado e síndrome da angústia respiratória aguda (SARA).[7-9]

INFECÇÕES DO TRATO GASTROINTESTINAL

Na apendicite aguda não perfurada é indicado o tratamento de curta duração, com o propósito de profilaxia cirúrgica; já nos casos de perfuração ou processos patológicos abdominais que envolvem peritonite, a antibioticoterapia é prolongada, visando a cobertura de amplo espectro para gram-negativos e anaeróbios, sendo o tratamento passível de modificação após o resultado das culturas. Nos casos em que a cultura identifica múltiplos germes, deve-se considerar a presença de anaeróbios e manter a cobertura para tais organismos (Tabela 85.5).[12]

TABELA 85.3 PAC – Tratamento hospitalar[5-6,8-9]

Doença	Agentes mais comuns	Tratamento
PAC sem outros fatores associados	Pneumococo, *M. pneumoniae, C. pneumoniae, H. influenzae, Legionella sp*, BGN	Levofloxacino EV (750 mg 24 em 24 horas) *ou* Cefotaxima EV (1 g 8 em 8 horas) + azitromicina VO (500 mg 24 em 24 horas)
PAC com risco para Pseudomonas	Pneumococo, *M. Pneumoniae, C. pneumoniae, H. influenzae Legionella sp*, BGN + *P. aeruginosa*	Cefepima EV (2 g 8 em 8 horas) + ciprofloxacino EV (400 mg 8 em 8 horas) *ou* Ceftazidima EV (2 g 8 em 8 horas) + levofloxacino EV (750 mg 24 em 24 horas)
PAC com risco para anaeróbios	Pneumococo, *M. pneumoniae, C. pneumoniae, H. influenzae Legionella sp*, BGN + Anaeróbios	Amoxicilina-clavulanato EV (1 g 8 em 8 horas) *ou* Clindamicina EV (600 mg 8 em 8 horas)
PAC com risco para MRSA/ORSA	*S. aureus* resistente a meticilina/oxacilina (MRSA/ORSA)	Cefotaxima EV (1 g 8 em 8 horas) + azitromicina VO (500 mg 24 em 24 horas) + vancomicina EV (15 a 20 mg/kg a cada 8 a 12 horas)

TABELA 85.4 Pneumonias nosocomiais[6,9-11]

Doença	Agentes mais comuns	Tratamento
Pneumonia nosocomial com baixo risco para organismos multirresistentes	Pneumococo, *H. influenzae*, MRSA/ORSA, BGN (*E. coli, K. pneumoniae, Enterobacter sp)*	Levofloxacino EV (750 mg 24 em 24 horas) *ou* Ceftriaxona EV (1 g 12 em 12 horas)
Pneumonia nosocomial com alto risco para organismos multirresistentes	*Pseudomonas aeruginosa, K. pneumoniae* (ESBL), *Acinetobacter spp.*	Ceftazidima EV (2 g 8 em 8 horas) + ciprofloxacino EV (400 mg 8 em 8 horas)
	MRSA/ORSA	Vancomicina EV (15 a 20 mg/kg a cada 8 a 12 horas)

TABELA 85.5 Infecções do trato gastrointestinal

Doença	Agentes mais comuns	Terapia
Apendicite aguda (não perfurada)	Aeróbios gram-negativos, anaeróbios	Cefoxitina EV (iniciar 2 g e após 1 g 6 em 6 horas *ou* Cloranfenicol EV (iniciar 2 g e após 1 g 6 em 6 horas) *ou* Metronidazol + gentamicina EV (iniciar 500 mg + 240 mg 24 em 24 horas) Duração: 24 horas
Apendicite aguda perfurada, peritonite, abscesso ou diverticulite	Bacilos gram-negativos, anaeróbios	Metronidazol EV (500 mg 8 em 8 horas) *ou* Cloranfenicol + gentamicina EV (iniciar com 2 g + 240 mg e após 1 g 6 em 6 horas + 3 a 5 mg/kg 24 em 24 horas) *ou* Ceftriaxona EV (iniciar com 2 g e após 1 g 12 em 12 horas) Duração: 5 dias ou após 72 horas sem sinais de infecção (afebril, leucograma normal)
Apendicite aguda perfurada, peritonite, abscesso ou diverticulite, com: • gram-positivos ou bacteremia por gram + • má resposta ao tratamento da diverticulite • coleção intra-abdominal • peritonite terciária • prótese valvar, intravascular ou doença valvar	*Enterococcus*	Ampicilina EV (2 g 6 em 6 horas) Duração: até isolamento do germe causador
Colecistite aguda ou colangite	Enterobactérias, *Enterococcus*, anaeróbios	Ceftriaxona + metronidazol EV (1 g 12 em 12 horas + 500 mg 8 em 8 horas) *ou* Ampicilina + gentamicina + metronidazol EV (6 a 8 g/dia + 3 a 5 mg/kg 24 em 24 horas + 500 mg 8 em 8 horas) Duração: após 72 horas sem sinais de infecção
Colangite	*Pseudomonas*, gram-negativos multirresistentes	Ceftazidima EV (2 g 8 em 8 horas) *ou* Cefepima EV (2 g 8 em 8 horas) Duração: após 72 horas sem sinais de infecção
Diarreia nosocomial	*Clostridium difficile*	Metronidazol EV (500 mg 8 em 8 horas) *ou* Metronidazol VO (250 mg 6 em 6 horas) *ou* Vancomicina EV (125 a 500 mg 6 em 6 horas) – se não responde a metronidazol Duração: 10 dias ou até 7 dias após a suspensão do antibiótico causador da diarreia
Diarreia aguda comunitária (se duração > 72 horas ou necessidade de internação)	Tratamento empírico	Ambulatorial: Norfloxacino VO (400 mg 12 em 12 horas) Internação: Ciprofloxacino EV (400 mg 12 em 12 horas) *ou* Ceftriaxona EV/IM (2 g 24 em 24 horas)
	Shigella sp, E. coli, Salmonella	Sulfametoxazol-trimetoprima VO (800/160 mg 12 em 12 horas) *ou* Ciprofloxacino VO (500 mg 12 em 12 horas) ou Ceftriaxona EV (2 g 24 em 24 horas)

Continua

Continuação

TABELA 85.5 Infecções do trato gastrointestinal

Doença	Agentes mais comuns	Terapia
Diarreia aguda comunitária (se duração > 72 horas ou necessidade de internação)	*Campylobacter*	Eritromicina VO (500 mg 12 em 12 horas)
	Yersinia	Sulfametoxazol-trimetoprima VO (800/160 mg 12 em 12 horas) *ou* Ciprofloxacino VO (500 mg 12 em 12 horas)
	Giardia	Metronidazol VO/EV (250 a 750 mg 8 em 8 horas) Duração: 3 a 7 dias
Peritonite bacteriana espontânea	*E. coli, Klebsiella, Staphylococcus, Streptococcus*	Sem profilaxia: Amoxicilina + clavulanato VO (500 mg 8 em 8 horas) *ou* Ciprofloxacino VO (500 mg 12 em 12 horas) Duração: pelo menos 5 dias Com profilaxia: Amoxicilina + clavulanato VO (500 mg 8 em 8 horas) *ou* Ceftriaxona EV/IM (1 g 12 em 12 horas) Duração: 10 a 14 dias Complicada: Cefotaxima EV (2 g 8 em 8 horas) Duração: 5 a 14 dias

A peritonite bacteriana espontânea deve ser tratada empiricamente em pacientes com ascite que apresentam pelo menos um dos seguintes sinais: temperatura maior que 37,8 °C, dor abdominal, alteração do estado mental ou contagem de polimorfonucleares no líquido ascítico maior que 250 cél./mm³. A terapia inicial deve ser de amplo espectro, pois mesmo com a predominância de gram-negativos pode-se achar culturas com crescimento de *Staphylococcus* e *Streptococcus*. A terapia pode ser modificada após o resultado de cultura e perfil de sensibilidade.[13]

Para a colangite, embora não haja consenso sobre a escolha do antibiótico para a terapia inicial, o tratamento é tipicamente iniciado com antibióticos de amplo espectro,[14] visando a cobertura de microrganismos do cólon.

O tratamento das diarreias agudas segue as recomendações empíricas visando os microrganismos mais comuns,[9] sendo a terapia específica direcionada para os patógenos isolados em cultura ou à suscetibilidade pelas características clínicas ou perfil epidemiológico do doente.

INFECÇÕES DO TRATO GENITOURINÁRIO

A infecção sintomática do trato urinário (ITU) situa-se entre as infecções bacterianas mais frequentes do ser humano, figurando como a segunda infecção mais comum na população em geral, predominando entre os adultos em pacientes do sexo feminino. No adulto do sexo masculino, favorecem a ITU a instrumentação das vias urinárias – incluindo-se o cateterismo vesical - e a hiperplasia prostática; nos idosos e em indivíduos hospitalizados, as taxas de ITU também são elevadas pelos fatores citados e por inúmeros outros, relacionados àquela faixa etária. As ITUs adquiridas em hospital são as infecções nosocomiais mais frequentes em todo o mundo, representando cerca de 50% do total das infecções adquiridas.[15]

A doença inflamatória pélvica (DIP) é uma síndrome clínica atribuída à ascensão de microrganismos do trato genital inferior, espontânea ou devida a manipulação (inserção de DIU, biópsia de endométrio, curetagem etc.), comprometendo endométrio (endometrite), trompas, anexos uterinos e/ou estruturas contíguas (salpingite, miometrite, ooforite, parametrite, pelviperitonite). A DIP é um processo agudo: são infecções frequentemente polimicrobianas, com envolvimento de bactérias anaeróbias e facultativas, sendo 90% originárias de agentes sexualmente transmissíveis.[16]

Em casos de violência sexual, a quimioprofilaxia das infecções de transmissão sexual deve visar os agentes infecciosos mais prevalentes, de repercussão clínica importante, e está indicada nessas situações independentemente da gravidade das lesões, sexo ou idade da vítima.[17]

O tratamento das doenças urológicas em homens segue algumas orientações atualizadas da Sociedade Europeia de Urologia (Tabela 85.6).[18]

INFECÇÕES DO SISTEMA NERVOSO CENTRAL

Observe a Tabela 85.7.

As infecções bacterianas do sistema nervoso central são graves, com alto potencial de morbimortalidade, e necessitam de intervenções diagnósticas e terapêuticas precoces.[19]

Em pacientes que se apresentam no Departamento de Emergência com sinais e sintomas sugestivos de meningite bacteriana, a suspeita e o início da terapêutica precoce são definidores de prognóstico do doente. Os sinais vistos em pacientes com meningite bacteriana são febre, rigidez de nuca, alteração do estado mental, convulsões, sinais focais e *rash* cutâneo.[20]

Em situações de epidemias, o agente mais prevalente é o meningococo, que deve ser considerado em pacientes que apresentam uma doença grave e fulminante, com petéquias, equimoses, *rash* e choque séptico. O pneumococo é o agente mais prevalente em períodos não epidêmicos, devendo ser considerado quando a doença meníngea é concomitante ou precedida de doença respiratória. Em história prévia de neurocirurgia, traumatismo cranioencefálico, derivações ou fístulas liquóricas pode haver infecção por estafilococos ou bacilos gram-negativos. Considere *Listeria sp* em pacientes imunodeprimidos e naqueles acima de 50 anos.

Até a identificação do patógeno devem-se usar drogas antimicrobianas de amplo espectro. Ceftriaxona e cefotaxima são recomendadas, associadas à vancomicina caso a prevalência local de pneumococo resistente seja maior que 2%. Associar altas doses de ampicilina nos pacientes com perfil de risco para *Listeria*. Em alérgicos às penicilinas e cefalosporinas, utilizar meropeném, cloranfenicol ou vancomicina.

Os abscessos cerebrais são mais comuns em homens, relacionados à disseminação por contiguidade, hematogênica, uso de drogas injetáveis, craniotomia ou traumatismo cranioencefálico (TCE). Abscessos secundários à otite média são mais comuns em crianças e idosos, e a sinusopatia, em adultos.

TABELA 85.6 Infecções do trato genitourinário

Doença	Agentes mais comuns	Terapia
Doença inflamatória pélvica	*N. gonorrhoeae, Chlamydia trachomatis, Mycoplasma genitalium*	Ambulatorial: Ceftriaxona IM (250 mg dose única) *ou* ofloxacino VO (400 mg 12 em 12 horas 14 dias) *ou* Ciprofloxacino VO (500 mg 12 em 12 horas 14 dias) + Doxicilina VO (100 mg 12 em 12 horas 14 dias) + Metronidazol VO (500 mg VO 12 em 12 horas 14 dias) Internação: Cefoxitina EV (2 g 6 em 6 horas até 48 horas após melhora clínica) *ou* penicilina cristalina EV (4.000.000 UI 4 em 4 horas até 48 horas após melhora clínica) com gentamicina EV (3 a 5 mg/kg 24 em 24 horas até 48 horas após melhora clínica) + Doxiciclina VO (100 mg 12 em 12 horas 14 dias) *ou* Ciprofloxacino EV (200 mg 12 em 12 horas) + doxiciclina VO (100 mg 12 em 12 horas) + metronidazol EV (500 mg 8 em 8 horas) por 14 dias Duração: 14 dias
Cistite	*E. coli*, enterobactérias	Sulfametoxazol-trimetoprima VO (800 a 160 mg 12 em 12 horas) *ou* Norfloxacino VO (400 mg 12 em 12 horas) *ou* Ácido nalidíxico VO (500 mg 6 em 6 horas) *ou* Nitrofurantoína VO (100 mg 6 em 6 horas) Duração: 03 dias
Pielonefrite	*E. coli*, enterobactérias	Internação: Gentamicina IM/EV (5 mg/kg/dia) *ou* Amicacina EV (15 mg/kg/dia) *ou* Ciprofloxacino EV (400 mg 12 em 12 horas) *ou* Ceftriaxona EV (1 g 12 em 12 horas) Ambulatorial: Ciprofloxacino VO (500 mg 12 em 12 horas) Duração: 2 semanas
ITU associada a cateterização vesical	*E. coli, Enterococcus, Pseudomonas, Klebsiella*	Casos não graves: Ceftriaxona EV (1 g 24 em 24 horas) *ou* Cefotaxima EV (1 g 8 em 8 horas) *ou* Ciprofloxacino EV (400 mg 12 em 12 horas) *ou* Levofloxacino EV (500 mg 24 em 24 horas) Casos graves ou suspeita de infecção por *Pseudomonas*: Ciprofloxacino EV (400 mg 12 em 12 horas) *ou* Ceftazidima EV (1 g 8 em 8 horas) *ou* Cefepima EV (1 g 8 em 8 horas) Duração: 7 a 14 dias
Epididimite	>35 anos: *E. coli, Pseudomonas, Haemophilus*	Ciprofloxacino VO (500 mg 12 em 12 horas) *ou* Ofloxacino VO (200 mg 12 em 12 horas) por 10 dias
	< 35 anos: germes causadores de DST	Ceftriaxona IM (500 mg em dose única) + doxiciclina VO (100 mg 12 em 12 horas por 10 dias) Duração: 10 dias
Orquite	*E. coli, Klebsiella, Pseudomonas, Staphylococcus, Streptococcus*	Ciprofloxacino VO (500 mg 12 em 12 horas) *ou* Ofloxacino VO (200 mg 12 em 12 horas) *ou* Ceftriaxona EV/IM (1 g 12 em 12 horas) Duração: 10 dias
Prostatite aguda	Enterobactérias, *Staphylococcus, Haemophilus*	Ciprofloxacino VO (50 mg 12 em 12 horas) *ou* Ofloxacino VO (200 mg 12 em 12 horas) *ou* Ceftriaxona EV (1 g 12 em 12 horas) Duração: 4 semanas
Violência sexual (profilaxia para DSTs)		Ceftriaxona IM 1 g + azitromicina VO 1 g + metronidazol VO 2 g Duração: dose única

TABELA 85.7 Infecções do sistema nervoso central

Doença	Agentes	Terapia
Meningite em adultos sem fator de risco	Pneumococo, meningococo	Ceftriaxona EV (1 a 2 g 12 em 12 horas por 10 a 14 dias)
Neurocirurgia ou válvula de derivação	*S. aureus* ou coagulase-negativo, *P. aeruginosa*, *Acinetobacter baumannii*	Vancomicina EV (1 a 2 g 12 em 12 horas) + ceftazidima EV (2 g 8 em 8 horas) por 10 a 14 dias
Fístula liquórica	Pneumococo	Ceftriaxona EV (1 a 2 g 12 em 12 horas por 10 a 14 dias)
Gestantes, adultos com mais de 50 anos, imunodepressão	*Listeria sp.*	Ampicilina EV (2 g 4 em 4 horas) + ceftriaxona EV (1 a 2 g 12 em 12 horas) + vancomicina EV (1 a 2 g 12 em 12 horas)
Abscesso cerebral de origem comunitária	Pneumococo, meningococo, *Listeria*	Ceftriaxona EV (2 g 12 em 12 horas) + metronidazol EV (500 mg 8 em 8 horas)
	Disseminação hematogênica ou usuários de drogas EV	Associar oxacilina EV (2 g 4 em 4 horas)
	Pós-neurocirurgia ou trauma	Vancomicina 1 g EV, 12 em 12 horas + meropeném ou ceftazidima EV (2 g 8 em 8 horas)

INFECÇÕES DE PARTES MOLES

As afecções de partes moles são queixas frequentes no Departamento de Emergência, e o seu adequado reconhecimento e tratamento diminuem potenciais complicações da doença. (Tabela 85.8)

SITUAÇÕES ESPECIAIS

Estão listados os sinais que indicam situações especiais em antibioticoterapia para Neutropenia (Tabela 85.9), Trauma (Tabela 85.10) e Sepse (Tabela 85.11), seus agentes mais comuns e as terapias indicadas a seguir.

TABELA 85.8 Infecções de partes moles[9,21]

Doença	Agentes	Escolha
Impetigo ▪ Vesículas com crostas ou bolhas, indolor.	*Streptococcus* do grupo A, *S. aureus*	Cefalexina VO (1 g 6 em 6 horas) *ou* Eritromicina VO (500 mg 6 em 6 horas) Duração: 7 dias
Erisipela ▪ Dor, rubor, calor e edema, bordas elevadas e bem- delimitadas.	*Streptococcus* dos grupos A, G, C, B, *S. aureus* (mais raro)	Ambulatorial: Penicilina procaína IM (400.000 UI 12 em 12 horas)*ou* Clindamicina VO (600 mg 6 em 6 horas) Internação: Penicilina cristalina EV (2.000.000 ui 4 em 4 horas)*ou* Clindamicina ev (600 mg 6 em 6 horas) Duração: 7 dias
Celulite ▪ Dor, rubor, calor e edema, sem limites definidos, pode haver equimose.	*Streptococcus* do grupo A, *S. aureus*	Ambulatorial: Cefalexina VO (1 g 6 em 6 horas) *ou* Clindamicina VO (300 a 540 mg 6 em 6 horas) *ou* Amoxicilina-clavulanato VO (500 mg 8 em 8 horas) Internação: Oxacilina EV (2 g 4 em 4 horas) *ou* Clindamicina EV (600 mg 6 em 6 horas) Duração: 7 dias
Fasceíte necrotizante ▪ Dor intensa, contínua, flogose, equimose e bolhas, limites imprecisos	*Clostridium sp.* *Streptococcus* β-hemolítico Flora mista oral	Clindamicina EV (900 mg 8 em 8 horas) + penicilina cristalina EV (3.000.000 UI 4 em 4 horas)
	Flora mista intestinal (Fournier)	Clindamicina EV (900 mg 8 em 8 horas) + gentamicina EV (240 mg/dia) *ou* Meropeném EV (1 g 8 em 8 horas) + cefepima EV (2 g 12 em 12 horas) + clindamicina EV (600 mg 8 em 8 horas)
	Origem hospitalar (flora mista, *Streptococcus* β-hemolítico, *S. aureus*)	Vancomicina EV (1 g 12 em 12 horas) + amicacina EV (1 g/dia) + metronidazol EV (500 mg 8 em 8 horas)

TABELA 85.9 Neutropenia febril[9,20,22]

Sinais	Agentes mais comuns	Terapia
▪ Contagem de neutrófilos < 500/mm^3 ou entre 500-1000/mm^3 e com tendência a queda com nadir previsto < 500/mm^3 nas próximas 48 horas. ▪ Temperatura axilar ≥ 37,8 °C em uma medição, não relacionada à infusão de hemoderivados. ▪ Entre o 10° e 20° dias após a aplicação da quimioterapia, e instituir antibioticoterapia empírica até confirmação. ▪ Apresentação mais comum é a febre. Deve-se investigar minuciosamente o foco.	Gram-positivos: ▪ *Streptococcus* ▪ *Enterococcus fecalis/faecium* ▪ *Corynebacterium* Gram-negativos: ▪ *Pseudomonas* ▪ *Klebsiella* (maior prevalência de agentes etiológicos gram-positivos, porém são os gram-negativos os responsáveis por evolução rápida para sepse grave e choque séptico dentro de poucas horas após o primeiro episódio de febre) Em todos os pacientes com febre e neutropenia persistente a partir de 72 a 96 horas de antibioticoterapia, considerar infecção fúngica.	Cefepima 4 a 6 g/dia, Meropeném 1 g, EV, 8 em 8 horas *ou* Piperaciclina-tazobactam 4,5 g EV 6 em 6 horas (associar Vancomicina EV 1 g, a cada 8 a 12 horas inicialmente em: pacientes com instabilidade hemodinâmica, mucosite grave, infecção relacionada a cateter, uso prévio de quinolonas, cultura prévia mostrando germe sensível, cultura positiva para gram+, febre > 72 horas da terapia inicial e ainda sem foco)

TABELA 85.10 Trauma[9,23]

Tipo de trauma	ATB	Posologia
Abdominal ▪ Penetrante (inclui cólon) ▪ Fechado com indicação cirúrgica	Cefoxitina	2 g EV 6 em 6 horas por 24 horas
Torácico ▪ Penetrante fechado com dreno	Cefazolina	1 g EV 6 em 6 horas por 24 horas
Torácico com lesão de esôfago	Cefazolina + metronidazol	Cefazolina 2 g EV 6 em 6 horas + Metronidazol 500 mg EV 8 em 8 horas por 24 horas
Fratura exposta tipo I	Cefazolina	2 g EV 6 em 6 horas por 2 semanas
Fratura exposta tipos II e III	Clindamicina + gentamicina	Clindamicina 600 mg EV 8 em 8 horas + Gentamicina 240 mg EV 24 em 24 horas por 2 semanas
Trauma cirúrgico de cabeça e pescoço, crânio fechado ou crânio penetrante	Cefazolina	2 g EV 6 em 6 horas por 24 horas
Trauma de crânio com fístula liquórica e pneumoencéfalo	Cefuroxima	1,5 g EV por 5 dias
Bucomaxilofacial	Cefazolina	2 g EV 6 em 6 horas por 24 horas
Trauma penetrante de olho	Levofloxacino	500 mg VO 24 em 24 horas por 7dias

TABELA 85.11 Sepse[24]

Foco	Infecção comunitária	Infecção hospitalar
Pulmonar	Cefalosporinas de 3ª geração + claritromicina *ou* quinolona respiratória (levofloxacino, moxifloxacino) ▪ Cefepima se doença pulmonar crônica ▪ Associar clindamicina no lugar do macrolídeo se pneumonia aspirativa	Piperacilina-tazobactam *ou* cefalosporina de 4ª geração ▪ se prevalência de MRSA/ORSA, associar vancomicina, teicoplamina ou linezolida ▪ se prevalência de germes multirresistentes, considerar a associação de polimixina B ▪ se uso prévio de cefalosporinas ou quinolonas, preferir carbapenêmicos
Urinário	Quinolonas ou cefalosporinas de terceira geração	Cefalosporinas de 4ª geração ou carbapenêmicos
Abdominal	Cefalosporina de 3ª geração + metronidazol + ampicilina + aminoglicosídeo	Cefalosporina de 4ª geração + metronidazol + aminoglicosídeo *ou* carbapenêmicos + aminoglicosídeos
Pele e partes moles	Cefalosporina de 1ª geração *ou* oxacilina ▪ associar clindamicina se sinais de necrose	Vancomicina ou teicoplamina, associadas a cefalosporina de 4ª geração
Indefinido	Cefalosporina de 4ª geração + metronidazol	Carbapenêmicos associados a vancomicina, teicoplamina *ou* linezolida

REFERÊNCIAS BIBLIOGRÁFICAS

1. Pádua FGM, Sakano E, Bezerra T et al. Rinossinusite aguda bacteriana: tratamento. Projeto Diretrizes, 2012.
2. Pinna F, Pádua F, Abdo T. Guidelines IVAS: Infecções das vias aéreas superiores [internet]. Sociedade Brasileira de Otorrinolaringologia. Disponível em: http://www.aborlccf.org.br/imageBank/guidelines_completo_07.pdf. (Acesso em 10/08/2016)
3. Hwang PH. Acute sinusitis and rhinosinusitis in adults: Treatment, Set 09 2015. In: UpToDate [internet]. Philadelphia (PA): WoltersKluwers Health, 1992. Disponível em: http://www.uptodate.com/contents/acute-sinusitis-and-rhinosinusitis-in-adults-clinical-manifestations-and-diagnosis. (Acesso em 10/08/2016)
4. Limb CJ. Acute otitis media in adults, Set 09 2015. In: UpToDate [internet]. Filadélfia (PA): WoltersKluwers Health, 1992. Disponível em: http://www.uptodate.com/acute-otitis-media-in-adults.
5. Corrêa RA, Lundgren FLC, Pereira-Silva JL et al. Diretrizes brasileiras para pneumonia adquirida na comunidade em adultos imunocompetentes - 2009. J Bras Pneumol 2009;35 (6): 574-601.
6. Mandell LA, Wunderink RG, Anzueto A, et al. IDSA/ATS Guidelines for CAP in adults. Clinical Infectious Diseases 2007:44:s27-72.
7. File TM. Treatment of community-acquired pneumonia in adults in the outpatient setting. Set 09 2015 In: UpToDate [internet]. Philadelphia (PA): WoltersKluwers Health, 1992. Disponível em: http://www.uptodate.com/contents/treatment-of-community-acquired-pneumonia-in-adults-in-the-outpatient-setting. (Acesso em 10/08/2016)
8. File TM. Treatment of community-acquired pneumonia in adults who require hospitalization. Set 09 2015 In: UpToDate [internet]. Philadelphia (PA): WoltersKluwers Health, 1992- Disponível em: http://www.uptodate.com/contents/treatment-of-community-acquired-pneumonia-in-adults-who-require-hospitalization. (Acesso em 10/08/2016)
9. Levin ASS et al. Guia de utilização de anti-infecciosos e recomendações para a prevenção de infecções relacionadas à assistência à saúde 2015-2017. São Paulo: Hospital das Clínicas, 2014.
10. Sociedade Brasileira de Pneumologia e Tisiologia. Diretrizes brasileiras para tratamento das pneumonias adquiridas no hospital e das associadas à ventilação mecânica - 2007. J Bras Pneumol 2007; 33(supl 1): S 1-S 30.
11. Bartlett JG. Aspiration pneumonia in adults. Set 09 2015 In: UpToDate [internet]. Philadelphia (PA): WoltersKluwers Health, 1992. Disponível em: http://www.uptodate.com/contents/aspiration-pneumonia-in-adults. (Acesso em 10/08/2016)
12. Smink D, Soybel D. Management of acute apendicitis in adults. 17 Jun 2015. In: UpToDate [Internet]. Philadelphia (PA): WoltersKluwer Health, 1992. – Disponível em: http://www.uptodate.com/contents/management-of-acute-appendicitis-in-adults. (Acesso em 10/08/2016)
13. Runyon BA. Spontaneous bacterial peritonitis in adults: Treatment and prophylaxis. Aug 17 2015. In: UpToDate [Internet]. Philadelphia (PA): WoltersKluwer Health, 1992. – Disponível em: http://www.uptodate.com/contents/spontaneous-bacterial-peritonitis-in-adults-treatment-and-prophylaxis. (Acesso em 10/08/2016)
14. Afdhal NH. Acute cholangitis. Apr 22, 2015. In: UpToDate [Internet]. Philadelphia (PA): WoltersKluwer Health, 1992. Disponível em: http://www.uptodate.com/contents/acute-cholangitis. (Acesso em 10/08/2016)
15. Lopes HV, Tavares W. Infecções do trato urinário. Projeto Diretrizes, 2004.
16. Ministério da Saúde. Manual de controle das doenças sexualmente transmissíveis. 4ª edição. Brasília, DF, 2006.
17. Faúndes A, Rosas CF, Bedone AJ et al. Violência sexual: procedimentos indicados e seus resultados no atendimento de urgência de mulheres vítimas de estupro. Rev Bras Ginecol Obstet 2006; 28(2):126-35.
18. Grabe M, Bartoletti R, Johansen TEB et al. Guidelines on Urological Infections. European Association of Urology, 2015.
19. Marx JA, Hockberger RS, Walls RM (eds). Rosen's Emergency Medicine: concepts and clinical practice. 8th edition. Philadelphia, PA: Elsevier, 2014.
20. Martins HS, Brandão Neto RA, Scalabrini Neto, A et al. Emergências clínicas: Abordagem prática. 10ª edição. Barueri,SP: Manole, 2015.
21. Stevens DL, Bisno AL, Chambers HF. Practice guidelines for the diagnosis and management of skin and soft tissue infections: 2014 update by the Infectious Diseases Society of America. Clin Infect Dis 2014 Jul 15;59(2):e10-52.
22. Dos Santos RP et al. Antimicrobial stewardship program. Hospital de Clínicas de Porto Alegre: 2010 Infection Control Committee. Rev HCPA 2010;30(1):13-21.
23. Hospenthal DR, Murray CK, Andersen RC. Guidelines for the prevention of infections associated with combat-related injuries: 2011 Update. J Trauma 2011; 71:S210-S234.
24. Instituto Latino-Americano de Sepse. Guia de antibioticoterapia para sepse grave [internet]. Disponível em: http://www.sepsisnet.org/upfiles/arquivos/guia-antibioticoterapia-empirica.pdf. (Acesso em 10/08/2016)

Seção 11

Emergências Oftalmológicas e Otorrinolaringológicas

86

Emergências em Oftalmologia

Licia Matieli
Eduardo Maidana
Elisabeth Nogueira Martins

INTRODUÇÃO

As emergências oftalmológicas podem ser classificadas como infecciosas, inflamatórias, traumáticas e neuro-oftalmológicas.

Olho vermelho e diminuição da acuidade visual são as queixas mais frequentes no atendimento oftalmológico de urgência. Contudo, um grande número de doenças e condições pode causar olho vermelho e/ou alteração da visão, como as infecções, quadros inflamatórios e o aumento súbito da pressão intraocular.

Neste capítulo abordaremos as principais urgências oftalmológicas, com ênfase na abordagem inicial ainda no pronto atendimento e a necessidade ou não de avaliação oftalmológica de urgência.

EMERGÊNCIAS ASSOCIADAS A OLHO VERMELHO

CELULITES

As celulites orbitárias podem ser subdivididas em pré-septal e pós-septal de acordo com localização da infecção em relação ao septo orbitário (anterior e posterior, respectivamente).[1-2]

Celulite pré-septal

Frequentemente associada a histórico de sinusite, abrasão cutânea local (trauma), hordéolo, dacriocistite ou picada de inseto.

- **Sintomas:** dor, edema, eritema e calor nas pálpebras.
- **Sinais:** edema que pode variar de tamanho, podendo impedir a abertura das pálpebras. Ausência de proptose e restrição da motilidade ocular, acuidade visual mantida e reflexos pupilares sem alterações (Figura 86.1).

Diagnóstico diferencial: celulite pós-septal, calázio, hordéolo, alergia e trauma

- **Avaliação:** investigar proptose, alteração da motilidade ocular (olho congelado ou com restrição à abdução, adução, elevação) e avaliar os reflexos pupilares.
- **Tratamento:** ambulatorial nos pacientes acima de 5 anos com cefalexina 500 mg via oral (VO) de 6 em 6 horas por 10 dias. Não é necessário solicitar exame de imagem.

Internação hospitalar nos pacientes com menos de 5 anos. Pacientes com toxemia ou sem resposta ao tratamento ambulatorial devem ser tratados com ceftriaxona 100 mg/kg/dia, intravenoso (IV), 2 ×/dia para crianças e 1 a 2 g, IV, a cada 12 horas para adultos por 7 a 10 dias.

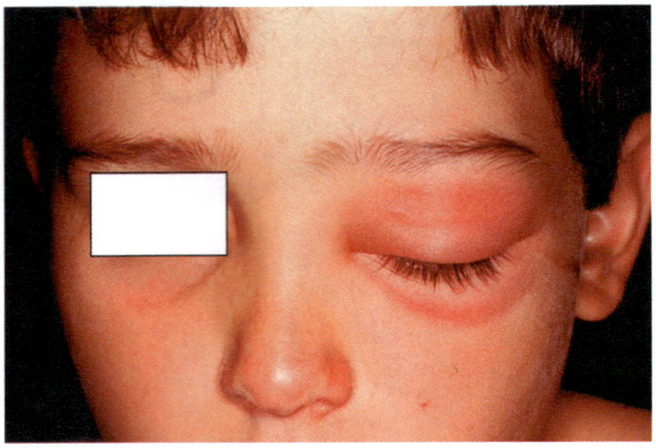

FIGURA 86.1 Celulite pré-septal em olho esquerdo.

O seguimento deve ser diário até que ocorra uma consistente melhora do quadro clínico, e após, a cada 2 a 7 dias até a resolução completa do quadro. Após o primeiro atendimento, encaminhar para o oftalmologista.

Celulite pós-septal

A celulite pós-septal está frequentemente associada a histórico de sinusite, dacriocistite, trauma ou infecção dentária.

- **Sintomas:** dor, edema, eritema e calor nas pálpebras, visão borrada, visão dupla, cefaleia, febre e queda do estado geral
- **Sinais:** proptose, restrição da motilidade ocular, edema das pálpebras, acuidade visual reduzida, reflexos pupilares alterados, hiperemia conjuntival e quemose (edema da conjuntiva) (Figura 86.2).

Diagnóstico diferencial: trombose do seio cavernoso, rabdomiossarcoma em crianças

- **Avaliação:** investigar proptose, alteração da motilidade ocular e dos reflexos pupilares. Solicitar tomografia computadorizada de órbitas com contraste e exames laboratoriais.

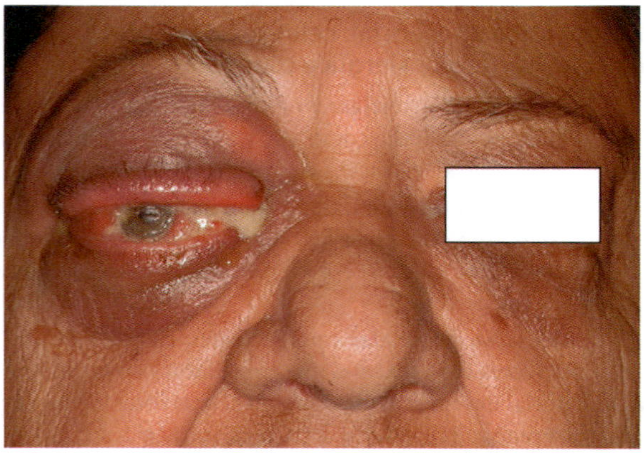

FIGURA 86.2 Celulite pós-septal em olho direito.

- **Tratamento:** hospitalizar o paciente e iniciar antibióticos de amplo espectro para cobertura de gram-positivo, gram-negativo e anaeróbios por pelo menos 72 horas e antibiótico via oral após, até completar pelo menos 10 dias. Os esquemas de associação de antibióticos propostos são: cefalosporina de primeira geração + aminoglicosídeo + metronidazol ou clindamicina + ceftriaxona ou vancomicina + ceftriaxona + metronidazol.

  O seguimento deve ser diário e a avaliação do oftalmologista deve ser solicitada já no momento da internação.

CONJUNTIVITES

Conjuntivite significa qualquer inflamação da mucosa conjuntival caracterizada por dilatação vascular (hiperemia), infiltrado celular e exsudação associada à quemose.

CLASSIFICAÇÃO

Dependendo do tempo de aparecimento e da duração, podem ser classificadas em:

A. Hiperagudas: aparecimento dentro de 12 a 24 horas.

B. Agudas: duração de até 4 semanas.

C. Crônicas: além de 4 semanas.

CONJUNTIVITES HIPERAGUDAS

Causada pela *Neisseria gonorrhoeae* ou *Neisseria meningitidis*. Mais comum em neonatos, adolescentes com vida sexual ativa e adultos jovens. Trata-se de um quadro muito grave que pode progredir para ulceração e perfuração corneana em menos de 24 horas.

- **Sintomas:** dor ocular, sensação de corpo estranho e secreção em grande quantidade
- **Sinais:** abundante secreção purulenta, quemose, hiperemia conjuntival e edema palpebral, adenopatia pré-auricular.
- **Diagnóstico:** feito através do exame da lâmpada de fenda e exame laboratorial da secreção conjuntival (coloração de Gram, pesquisando diplococos Gram-negativos).
- **Tratamento:** o uso de antibióticos sistêmicos é obrigatório e concomitante com antibioticoterapia tópica.

Na presença de comprometimento corneano grave, deve-se internar o paciente para administrar ceftriaxona 1 g IV 12 em 12 horas, durante 3 a 7 dias (25 a 50 mg/kg/dia). Para crianças, a dose máxima é de 125 mg/dia. Tomar, antes, 1 g de probenicida em dose única. Outra opção terapêutica é a penicilina cristalina 300.000 UI/kg/dia EV até 24 milhões UI/dia de 6 em 6 horas, por 7 dias.

Não havendo comprometimento corneano, usar ceftriaxona 1 g, intramuscular em dose única ou penicilina procaína 4,8 milhões IM em dose única, metade em cada glúteo.

Associar azitromicina 1 g VO, dose única, ou doxiciclina 100 mg, VO de 12 em 12 horas por 7 a 10 dias para tratar uma possível coinfecção por *Chlamydia trachomatis*.

O tratamento tópico consiste em higiene local com irrigação de soro fisiológico de uma em uma hora até eliminar a secreção. Antibioticoterapia com colírio de fluorquinolonas (ciprofloxacino 0,3%, gatifloxacino, moxifloxacino) inicialmente de uma em uma hora.

Tratar os parceiros sexuais com antibioticoterapia oral tanto para gonorreia quanto para clamídia.

Pesquisar a existência de outras doenças sexualmente transmissíveis tanto no paciente quanto no parceiro.

CONJUNTIVITES AGUDAS

Conjuntivite Viral

São as conjuntivites agudas mais frequentes. O agente mais comum é o adenovírus. A conjuntivite adenoviral é um processo infeccioso autolimitado, que ocorre em surtos epidêmicos. Em geral, o quadro é bilateral, podendo ser assimétrico. O período de contaminação é de cerca de 7 dias após o início dos sintomas.[3]

- **Sintomas:** fotofobia, sensação de corpo estranho,
- **Sinais:** hiperemia conjuntival, edema de pálpebra e presença de secreção aquosa. Linfoadenomegalia pré--auricular ipsilateral pode estar presente (Figura 86.3).

Diagnóstico: exame clínico

- **Tratamento:** inclui a prevenção da transmissão assim como o alívio dos sintomas. O paciente deve ser orientado a afastar-se do contato pessoal e evitar compartilhar toalhas, travesseiros e qualquer item pessoal que possa ser contaminado pelas secreções oculares. O médico deve lavar as mãos antes e depois do exame.

Para aliviar os sintomas estão indicados o uso de compressas frias e higiene local com soro fisiológico ou água filtrada e colírios de lágrimas artificias até 5 vezes ao dia.

Conjuntivite Bacteriana

São conjuntivites pouco frequentes. Os agentes etiológicos mais comuns são: *Staphylococcus* sp, *Streptococcus pneumoniae*, *Haemophilus* sp (*H. influenza* em crianças), *Moraxella* sp, *Corynebacterium diphtheriae*, e bactérias entéricas Gram-negativas.[4]

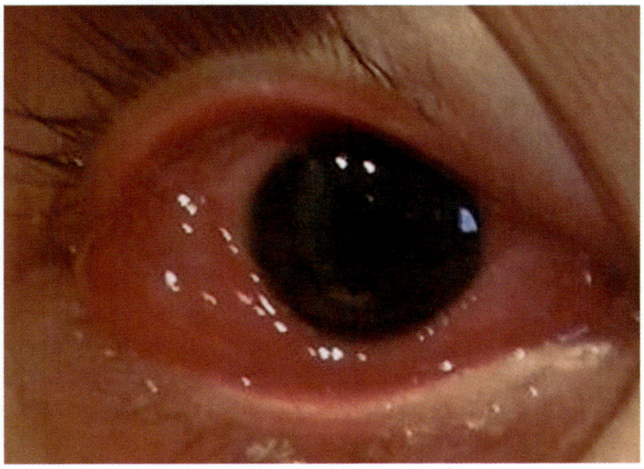

FIGURA 86.3 Conjuntivite adenoviral.

- **Sintomas:** dor ocular, sensação de corpo estranho.
- **Sinais:** hiperemia conjuntival, edema palpebral e secreção mucopurulenta (mais comum) ou mucóide (catarral), causando a adesão das pálpebras pela manhã;

  Exceto por *Neisseria*, as bactérias não costumam ocasionar linfadenopatia pré-auricular.
- **Tratamento:** antibioticoterapia tópica de amplo espectro como fluorquinolonas de última geração 4 vezes ao dia. Evitar o uso de colírios com associação de antibiótico e corticosteroide.

Conjuntivite Alérgica

A conjuntivite alérgica é definida como uma resposta inflamatória iniciada por reações de hipersensibilidade do tipo I e/ou tipo IV após exposição a um alérgeno.[5]

- **Sintomas:** a alergia ocular é caracterizada por prurido. Na vigência de crise, fotofobia e visão embaçada também podem estar presentes.
- **Sinais:** hiperemia conjuntival, lacrimejamento.
- **Diagnóstico:** exame clínico (biomicroscopia).
- **Tratamento:** inclui medidas gerais, como eliminar o agente desencadeante (poeira doméstica, pólen, alimento), compressas frias com água filtrada, colírios de lágrimas artificias até 5 vezes ao dia. Em casos seletos, colírios antialérgicos e corticosteroides podem ser prescritos.

CONJUNTIVITES CRÔNICAS

Os sinais e sintomas são os mesmos das conjuntivites agudas, porém com uma duração superior a 4 semanas. A etiologia mais comum é a bacteriana (*Staphylococcus* sp, *Streptococus viridans* e *pneumoniae, Proteus* sp, *Klebsiella* sp e *Serratia* sp).

Dentre outras causas de conjuntivite crônica, podemos destacar a conjuntivite de inclusão do adulto causada pela *Chlamydia trachomatis*, cuja transmissão ocorre por via sexual e está associada a uretrite e cervicite. Como tratamento, prescrever azitromicina 1 g, VO, em dose única, ou eritromicina 500 mg, VO, 4 vezes por dia, por 7 dias (tratar paciente e parceiro sexual).

O tracoma, doença ocular clamidiana de transmissão olho a olho, ocorre principalmente em áreas de saneamento ruim e condições de aglomeração, tendo a criança como a principal fonte de infecção. A infecção de repetição pode ser transmitida pelas mãos, por moscas e fômites. Assim como na conjuntivite de inclusão, dá-se preferência ao tratamento sistêmico com azitromicina em dose única 1 g, ou tetraciclina 250 mg, VO, 4 vezes ao dia por 4 semanas, ou doxiciclina 100 mg, VO, 2 vezes ao dia, por 3 semanas, ou eritromicina 500 mg VO 4 vezes por dia por 3 semanas. As tetraciclinas estão contraindicadas em crianças menores de 8 anos, em mulheres grávidas e em mães amamentando.

O molusco contagioso é uma infecção causada por vírus da família poxvírus, caracterizada por nódulos umbilicados e brilhantes, geralmente múltiplos. Quando presentes na pálpebra ou borda palpebral, podem causar conjuntivite crônica. O tratamento consiste em remoção das lesões.

CONJUNTIVITES NEONATAIS

As conjuntivites neonatais são definidas como processo inflamatório da conjuntiva que aparece até o 28° dia após o nascimento. A contaminação ocorre por inoculação de organismos vaginais (parto normal ou ruptura de membranas), contaminação de pessoal do berçário, da mãe ou de outros membros da família.

A conjuntivite química (causada pelo nitrato de prata utilizado na profilaxia da oftalmia neonatal) é a mais frequente dentro do período neonatal (pode ocorrer em até 90% dos recém-nascidos). Ocorre dentro das primeiras horas de vida até 2 dias após a utilização do nitrato. É autolimitada, com presença de secreção escassa, hiperemia conjuntival e tem duração de 24 a 48 horas. Como tratamento orientamos apenas higiene com soro fisiológico.

Entre as conjuntivites de causa infecciosa, os principais agentes etiológicos são: *Chlamydia trachomatis* (73%), mais comum a partir do 7° dia de vida, *Neisseria gonorrhoeae* (15%) com aparecimento até o 3° dia de vida e *Staphylococcus aureus* em qualquer época. Outras agentes menos frequentes são *Streptococcus pneumoniae, Haemophilus influenzae* e herpesvírus.

- **Sinais:** edema palpebral, hiperemia conjuntival e secreção mucopurulenta.
- **Diagnóstico:** exame laboratorial da secreção ocular.
- **Tratamento:** inicialmente pode ser feito empiricamente com pomada de eritromicina a 0,5% de 4 em 4 horas ou com colírios até a identificação do agente etiológico (a colheita é mandatória).

Neisseria gonorrhoeae trata-se com ceftriaxona 25 a 50 mg/kg/dia, IV ou IM, dose única diária por 7 dias ou penicilina G cristalina 100.000 U/kg/dia, EV, de 12 em 12 horas (até os 7 dias de nascimento) ou de 6 em 6 horas (após 7 dias de nascimento), por 7 dias. *Chlamydia trachomatis* é tratada com eritromicina (estearato) 50 mg/kg/dia, dividida em 4 doses por 14 a 21 dias. Os pais devem também ser tratados com azitromicina 1 g VO, dose única, ou doxiciclina 100 mg, VO, de 12 em 12 horas por 7 dias (evitar em mães em aleitamento).

GLAUCOMA AGUDO

O glaucoma agudo de ângulo fechado ou por bloqueio pupilar é uma emergência oftalmológica que ameaça a visão irreversivelmente. A suspeita diagnóstica e o tratamento precoces são de suma importância para o prognóstico visual.

- **Sintomas:** dor, visão borrada, visão de halos coloridos ao redor de luzes, cefaleia, náuseas e vômitos.
- **Sinais:** acuidade visual reduzida, edema das pálpebras, olho quente com hiperemia conjuntival e midríase média paralítica, pressão intraocular aumentada.
- **Diagnóstico diferencial:** outros tipos de glaucoma, uveítes.
- **Avaliação:** investigar hiperemia ocular, córnea opaca, dor à palpação do globo e pupila em meia midríase e não reagente.
- **Tratamento no pronto-socorro:** manitol 20%, 250 mL IV – correr em 40 minutos; acetazolamida 250 mg, 2 comprimidos VO; analgésicos e antieméticos também podem ser prescritos. Após melhora da dor, redução da pressão intraocular e diminuição do edema de córnea, o oftalmologista deve realizar o tratamento definitivo do fechamento angular (iridotomia a laser).

ÚLCERA DE CÓRNEA

Úlceras infecciosas são uma das maiores causas de deficiência visual em todo o mundo e o diagnóstico e tratamento precoce são essenciais para prevenção de possíveis complicações, como endoftalmite ou perda da visão. Muitos microrganismos, como bactérias, fungos, protozoários e vírus, podem causar úlceras de córnea. O trauma ocular e o uso de lentes de contato estão entre os principais fatores de risco. A maioria dos casos de úlcera de córnea tem etiologia bacteriana, e em segundo lugar estão as úlceras de etiologia fúngica.[6]

Dentre as de etiologia bacteriana, os agentes mais frequentes são *Staphylococcus aureus* e *epidermidis, Streptococcus pneumoniae, Pseudomonas aeruginosa, Enterobacterias* (*Proteus, Enterobacter, Serratia*).[7]

- **Sintomas:** dor, fotofobia, embaçamento visual e sensação de corpo estranho.
- **Sinais:** o sinal cardinal é a presença de uma opacidade corneana branco-acinzentada. Outros sinais incluem edema palpebral, secreção e hiperemia conjuntival.

Perante a suspeita de uma úlcera de córnea, o paciente deve ser imediatamente encaminhado ao oftalmologista para abordagem diagnóstica e terapêutica adequadas, estando absolutamente contraindicada a utilização empírica de colírios ou pomadas com associação de antibióticos e corticosteroides, assim como o uso de curativos oclusivos.

UVEÍTES

As uveítes são inflamações intraoculares que têm diversas etiologias (idiopáticas, infecciosas, inflamatórias, imunológicas, induzidas por fármacos, pós-trauma, dentre outras). São classificadas em anterior, intermediária e posterior.

As uveítes anteriores são diagnóstico diferencial de olho vermelho.

- **Sintomas:** dor, olho vermelho, fotofobia e diminuição da visão.
- **Sinais:** à ectoscopia, o paciente apresenta olho vermelho com ausência de secreção. Ao exame oftalmológico é possível observar alterações típicas, como a presença de precipitados ceráticos e células na câmara anterior, e sinéquias posteriores.
- **Diagnóstico:** investigação clínica.
- **Tratamento:** colírios midriáticos e corticosteroides.

O paciente com olho vermelho, sem secreção e com diminuição da visão deve ser encaminhado ao oftalmologista para confirmação diagnóstica. Não prescrever nenhum medicamento.

EMERGÊNCIAS NÃO ASSOCIADAS A OLHO VERMELHO

DESCOLAMENTO DE RETINA

O descolamento de retina (DR) é a separação das camadas da retina neurossensorial e epitélio pigmentado da retina (EPR). Pode ser subdividido em regmatogênico, tracional e exsudativo. O DR regmatogênico é o mais comum, ocorrendo pela presença de roturas ou buracos retinianos. Os principais fatores de risco são: trauma ocular, alta miopia e descolamento do vítreo posterior. O DR tracional ocorre, em sua maioria, nos pacientes com retinopatia diabética avançada e o DR exsudativo pode estar associado a doenças sistêmicas como doença de Vogt-Koyanagi-Harada ou tumores oculares.

Descolamento de retina regmatogênico

É uma emergência oftalmológica nos casos de mácula colada. O encaminhamento precoce é primordial para o prognóstico visual.

- **Sintomas:** perda súbita da visão, visão de *flashes* luminosos (fotopsias), visão de moscas volantes (*floaters*): fio de cabelo, teia de aranha, moscas; mancha, cortina ou sombra no campo de visão.
- **Sinais:** sem alterações à ectoscopia, olho calmo. O oftalmologista observa retina descolada com a presença de rotura.
- **Diagnóstico diferencial:** hemorragia vítrea, neurite óptica, uveítes, oclusões vasculares.
- **Avaliação:** aferir acuidade visual de ambos os olhos e encaminhar ao oftalmologista.
- **Tratamento:** normalmente é cirúrgico. Em casos pontuais pode-se realizar fotocoagulação com laser.

OCLUSÕES VASCULARES RETINIANAS

Oclusões venosas

Oclusão de veia central da retina e oclusão de ramo de veia central da retina

Frequentemente associada à aterosclerose da artéria central da retina adjacente que comprime a veia central da retina, provocando uma trombose na região da lâmina crivosa (oclusão da veia central) ou em um cruzamento dos vasos (oclusão de ramo venoso). Fatores de risco associados são hipertensão arterial sistêmica (HAS), glaucoma, estados de hiperviscosidade sanguínea e vasculites.

- **Sintomas:** perda súbita da visão, ser indolor e geralmente unilateral.
- **Sinais:** sem alterações à ectoscopia, olho calmo. O oftalmologista observa presença de hemorragias retinianas nos 4 quadrantes (oclusão de veia central) (Figura 86.4) ou em um quadrante específico da retina (oclusão de ramo venoso). Pode ocorrer edema macular em ambos os tipos de oclusão.
- **Diagnóstico diferencial:** hemorragia vítrea, neurite óptica, uveítes, descolamento de retina.
- **Avaliação:** clínica e exames laboratoriais. Aferir acuidade visual de ambos os olhos e encaminhar ao oftalmologista.
- **Tratamento:** pode ser observação, fotocoagulação com laser, aplicações intravítreas de anti-VEGF ou a combinação destes, a depender do exame oftalmológico.

Oclusões arteriais

Oclusão de artéria central da retina e oclusão de ramo de artéria central da retina

Frequentemente associada a embolia: êmbolos de colesterol e fibrinoplaquetários (originários de ateromas ulcerados das carótidas) e cálcio (originários das valvas cardíacas) são os mais comuns. Também associada a doenças vasculares do colágeno, arterite de células gigantes e estados de hiperviscosidade sanguínea.

- **Sintomas:** perda súbita da visão (visão de vultos ou percepção luminosa – muito baixa visão), indolor e geralmente unilateral.
- **Sinais:** sem alterações à ectoscopia, olho calmo. O oftalmologista observa opacificação da retina e mancha vermelho-cereja no centro da mácula (oclusão de artéria central) ou em um quadrante específico da retina (oclusão de ramo arterial).
- **Diagnóstico diferencial:** hemorragia vítrea, neurite óptica, uveítes, descolamento de retina.
- **Avaliação:** aferir acuidade visual de ambos os olhos e encaminhar ao oftalmologista.
- **Tratamento:** Não há consenso sobre a efetividade de nenhum tratamento. Existem casos de melhora

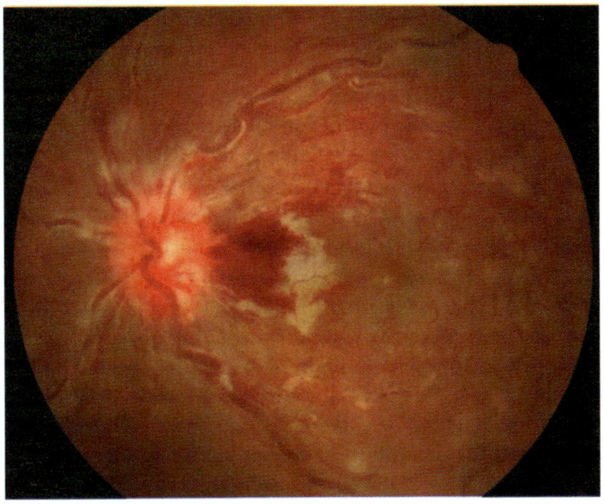

FIGURA 86.4 Oclusão de veia central da retina esquerda.

descritos após massagem ocular bidigital, paracentese da câmara anterior, acetazolamida e hiperventilação em um saco de papel para induzir uma acidose respiratória e vasodilatação subjacente com a mobilização do trombo. Todas essas manobras devem ser efetuadas até no máximo 2 horas após a perda súbita da visão.

NEUROPATIAS ÓPTICAS NÃO TRAUMÁTICAS

- **Sintoma principal:** diminuição aguda da visão.

  Frente à esse sintoma, considerar a idade do paciente: na criança, a causa mais frequente é pós-infecção (sarampo, caxumba, varicela ou dengue,[8] por exemplo) ou pós-vacinação; no adulto jovem (15 a 40 anos) considerar doença desmielinizante (esclerose múltipla), e nos adultos acima de 40 anos, a causa principal é a neuropatia óptica isquêmica.[2,9]
- **Diagnóstico:** encaminhar ao especialista para exame oftalmológico. Alteração do disco óptico (edema) está presente em apenas 1/3 dos casos, mais comumente nas crianças e adultos jovens. Exames complementares como tomografia de órbitas, exame de líquor e ressonância magnética fazem parte do arsenal diagnóstico das neuropatias.
- **Tratamento:** de acordo com a etiologia da neuropatia.

EMERGÊNCIAS SECUNDÁRIAS AO TRAUMA OCULAR

O traumatismo ocular é, ainda hoje, uma das principais causas de cegueira unilateral. Pode ser mecânico, químico, elétrico ou térmico.

Entre as atividades relacionadas ao risco de traumatismo, temos as recreacionais e ocupacionais (especialmente em trabalhadores das indústrias de metais e construção civil). Apresenta distribuição etária bimodal, sendo mais frequente em adultos jovens e após os 70 anos de idade, com predomínio de pacientes do sexo masculino (3-5:1).[10-11]

O paciente vítima de trauma ocular geralmente procura atendimento inicial em unidade de pronto-socorro geral, onde recebe atendimento realizado por médico não especialista. Nesta primeira avaliação o examinador deve certificar-se de que o trauma não colocou o paciente em risco de vida e/ou as situações que exijam conduta emergencial, como por exemplo as queimaduras oculares.

A acuidade visual inicial deve ser aferida e deve-se pesquisar a presença de defeito pupilar aferente relativo, pois estes são os principais indicadores de prognóstico nos casos de trauma ocular com comprometimento da espessura total da parede do globo ocular (trauma aberto) (Figura 86.5).

O exame deve ser sempre realizado de maneira cuidadosa, pois caso o paciente apresente trauma aberto, a força que ele faz para manter os olhos fechados e a que o examinador faz na tentativa de abri-los pode provocar a extrusão de tecidos intraoculares. Se houver pouca colaboração, o exame sob sedação deve ser indicado.

Nesta situação, se o paciente não puder ser avaliado por um oftalmologista imediatamente, o olho deve ser ocluído com cuidado (utilizar copo plástico ou concha acrílica), sem realizar pressão, até avaliação especializada.

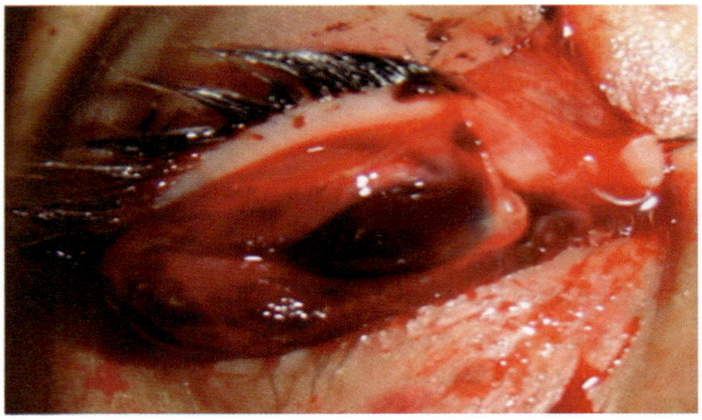

FIGURA 86.5 Trauma ocular aberto.

A administração de colírios não é recomendada e a limpeza local deve ser feita com cautela para evitar tracionar qualquer estrutura que se encontre exposta.

CERATITE FOTOELÉTRICA

A ceratite fotoelétrica é uma lesão decorrente da exposição à radiação UV, comum nos pacientes usuários de solda sem equipamento de proteção ocular. Geralmente se apresenta 6 horas após o uso da solda elétrica. É caracterizada por dor intensa e fotofobia. Como conduta inicial, deve-se fazer a oclusão com pomada de antibiótico e o paciente deve ser encaminhado para avaliação oftamológica para garantir que não haja corpo estranho na córnea.

QUEIMADURAS QUÍMICAS

O prognóstico visual do paciente que sofreu queimadura química é determinado pelo tipo e quantidade do produto que atingiu os olhos e pela demora até ser instituída a lavagem copiosa dos olhos e pálpebras.[12]

Produtos alcalinos tendem a causar queimaduras mais graves porque penetram mais facilmente no globo ocular, enquanto os ácidos (Figura 86.6) costumam causar danos mais superficiais. Os álcalis (Figura 86.7) mais comuns são amônia (NH_3), hidróxido de sódio (NaOH), cal ($CaHO_2$) e soda cáustica (KOH).

Ao exame, os sinais mais frequentes são lacrimejamento e blefaroespasmo. Nos casos mais graves pode ocorrer aumento da pressão intraocular, midríase e catarata.

O tratamento deve ser imediato, com lavagem copiosa com solução salina balanceada ou água corrente, até que o pH do fundo de saco conjuntival esteja restabelecido (pH normal da lágrima: 7,4). A irrigação deve ser realizada com as pálpebras abertas e o paciente olhando para cima e para baixo, tentando retirar qualquer resquício do agente químico da córnea e da conjuntiva e diminuir assim a formação de aderências.[12]

Após a realização da lavagem, o paciente deve ser encaminhado ao oftalmologista para avaliação e início da terapêutica específica de acordo com seu grau de comprometimento (antibioticoterapia tópica, hipotensores etc.).

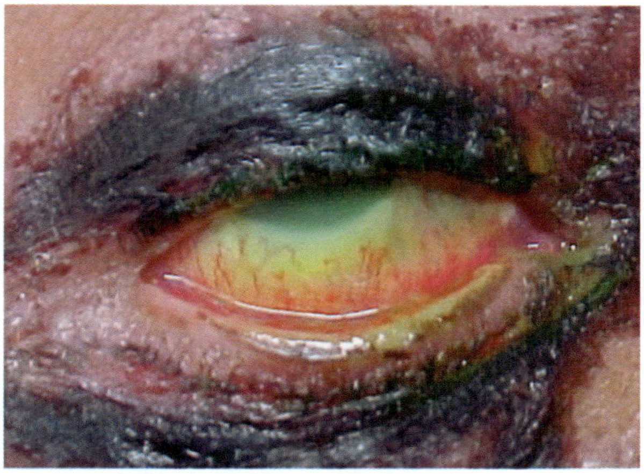

FIGURA 86.6 Queimadura química por ácido.

Nos casos mais graves, procedimentos cirúrgicos podem ser necessários (recobrimento conjuntival, transplante, reconstrução palpebral).

TRAUMAS MECÂNICOS

Para uniformizar a descrição das lesões oculares relacionadas aos traumatismos mecânicos, foi desenvolvido um sistema de classificação internacional dos traumas oculares, conhecido pela sigla BETT (Birmingham Eye Trauma Terminology).[13]

De acordo com esta classificação, os traumatismos mecânicos se dividem em traumas fechados e abertos, conforme apresentem ou não comprometimento de espessura total da parede ocular (córnea ou esclera) (Figura 86.8).

Como trauma fechado do globo temos as contusões, as lacerações lamelares e os corpos estranhos superficiais. As contusões são traumas causados por impacto de objetos rombos, e as lesões resultantes podem ocorrer no local de impacto ou não. As lacerações lamelares são decorrentes de trauma da parede do globo ocular (esclera ou córnea) ou da conjuntiva bulbar, causados por um objeto cortante, sem penetração intraocular.[14]

No trauma aberto, temos as lacerações e as rupturas. As lacerações são lesões que envolvem toda a espessura da

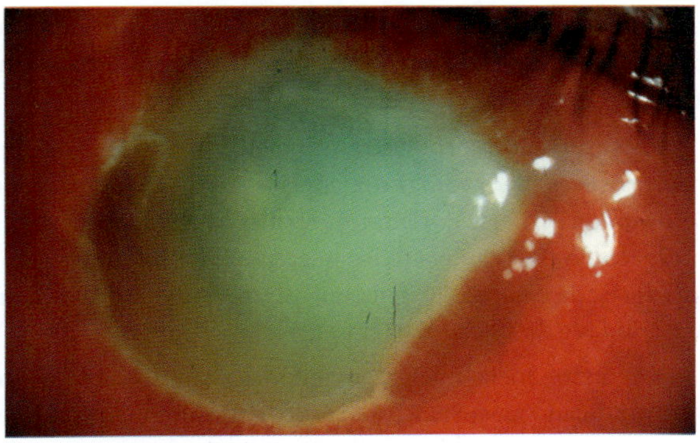

FIGURA 86.7 Queimadura química por álcali.

parede ocular causadas por um objeto cortante no local do impacto. As lacerações abrangem os ferimentos penetrantes (um único ferimento de espessura total no globo, causado por objeto cortante), perfurantes (duas lesões -uma de entrada e outra de saída - de espessura total) e corpo estranho intraocular. As rupturas também são lesões que comprometem a espessura total da parede do globo, porém provocadas por um objeto rombo. Nesta situação, o globo irá romper em um ponto de maior fraqueza, podendo ou não ser o local do impacto.

ABORDAGEM INICIAL

Por motivos legais, é importante o registro adequado com o maior número possível de informações. O exame do paciente vítima de trauma é muitas vezes difícil de ser realizado e a história bem detalhada do trauma pode fornecer subsídios para a suposição do comprometimento ocular, direcionando e facilitando os procedimentos. A ectoscopia, ou exame externo com iluminação direta da face e olho durante a entrevista, também pode fornecer dados relevantes.

Antecedentes sistêmicos, oculares, familiares, alérgicos e de vacina antitetânica devem ser pesquisados.

A avaliação da acuidade visual inicial é importante por motivos legais e de prognóstico. Deve ser sempre realizada na chegada do paciente e antes que qualquer tratamento seja instituído. No trauma ocular aberto, a acuidade visual é considerada o melhor preditor da acuidade visual final.

O reflexo pupilar deve ser testado para avaliação inicial da retina e do nervo óptico, bem como para reconhecimento precoce de lesões intracranianas possivelmente associadas. A presença de pupila fixa e dilatada pode ser resultado da hipertensão intracraniana ou de lesão direta do terceiro nervo ou de seu núcleo e gânglio ciliar.

A pupila com distorção (corectopia) pode ser decorrente do encarceramento da íris e sugerir a ocorrência de comprometimento da espessura total da parede do globo ocular (trauma aberto).

As pálpebras devem ser avaliadas quanto à presença de lacerações, presença de corpo estranho, equimose (que pode indicar fratura de base de crânio ou de órbita), ptose e lesão de vias lacrimais. O olho deve ser avaliado quanto ao seu posicionamento: proptose ou enoftalmia são sugestivos de fratura de órbita.

À palpação, a presença de degraus ósseos, áreas de anestesia da pele e enfisema subcutâneo são também indicativos de fratura de órbita.

A ausculta da região periocular pode firmar o diagnóstico das fístulas carótido-cavernosas pela presença de frêmito e sopro na região periocular.

A musculatura ocular extrínseca deve ser testada apenas após a exclusão de hipótese de trauma ocular aberto, pois os movimentos oculares podem provocar extrusão de conteúdo intraocular.

A dilatação medicamentosa das pupilas deve ser evitada em pacientes com comprometimento neurológico, pois este reflexo é um dos parâmetros utilizados na avaliação neurológica.

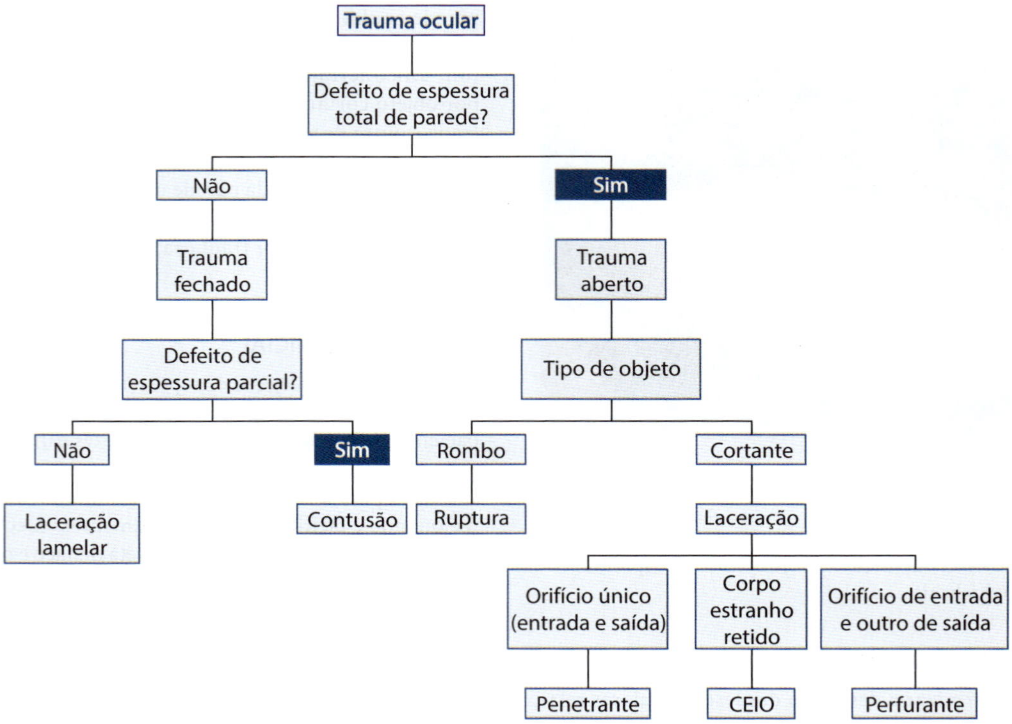

FIGURA 86.8 Fluxograma para avaliação e descrição no traumatismo ocular. CEIO: corpo estranho intraocular. (BETT – Birmingham Eye Trauma Terminology; 2002).

Se durante qualquer etapa do exame ocular for identificada ou formulada a hipótese de trauma aberto, o exame deve ser interrompido e o paciente colocado em jejum, repouso, oclusão com concha rígida ou copo plástico invertido (evitando manipulação) e solicitada avaliação por oftalmologista. Profilaxia antibiótica endovenosa pode ser instituída.

HEMORRAGIA SUBCONJUNTIVAL

A hemorragia subconjuntival, ou hiposfagma, é achado frequente no trauma ocular. É autolimitada, porém o clareamento completo da hemorragia ocorre lentamente (pode levar semanas, dependendo da extensão inicial). Assim, é importante que os pacientes sejam bem orientados.

É importante considerar que a hemorragia subconjuntival pode mascarar a presença de laceração escleral e trauma ocular aberto, o que adia seu diagnóstico e tratamento.

Além do trauma ocular, a hemorragia subconjuntival pode ser causada por manobra de Valsalva (episódios repetidos de tosse ou vômito, levantamento de peso etc.). Hipertensão arterial sistêmica e uso de medicação anticoagulante também podem predispor os pacientes à ocorrência de hiposfagma.

CORPO ESTRANHO SUPERFICIAL

Se afastada a hipótese de trauma aberto, devemos então avaliar a conjuntiva tarsal, com eversão da pálpebra superior, na tentativa de identificar presença de corpo estranho.

Caso seja identificado corpo estranho na conjuntiva tarsal, este pode ser retirado pelo médico e o olho deve ser ocluído com pomada antibiótica (tobramicina 0,3%) até reavaliação por oftalmologista após 24 horas. Corpos estranhos localizados na córnea, conjuntiva bulbar e/ou esclera não devem ser retirados pelo médico não especialista. Estes casos devem ser cuidadosamente avaliados pelo oftalmologista, com auxílio da lâmpada de fenda para determinação de sua localização exata (profundidade).

CORPO ESTRANHO INTRAOCULAR

A presença de corpo estranho intraocular deve ser sempre investigada. Os danos oculares resultantes do trauma ocular com corpo estranho retido estão relacionados às características desse corpo (composição, tamanho, forma, localização), lesões de estruturas oculares adjacentes, assim como lesões provocadas pela sua extração.

A suspeita de corpo estranho metálico pode ser confirmada através da radiografia simples nas incidências de Caldwell ou Waters. Porém, um resultado negativo deve ser interpretado com cautela (falso negativo). A tomografia computadorizada é capaz de detectar fragmentos > 0,06 m^3 com sensibilidade de 100%.[15]

A ressonância nuclear magnética está absolutamente contraindicada na suspeita de corpo estranho metálico, pois a movimentação intraocular do corpo estranho pode provocar maior lesão às estruturas oculares.

REFERÊNCIAS BIBLIOGRÁFICAS

1. Hofling-Lima AL, Moeller CTA, Freitas D, Martins EN. Manual de condutas em Oftalmologia. São Paulo: Editora Atheneu; 2008. 1249 p.
2. Ehlers JP, Shah CP. Manual de doenças oculares do Wills Eye Hospital. EUA: Artmed; 2009. 475 p.
3. Nakano E, Freitas D, Yu M, Alvarenga L, Hofling-Lima AL. Microbiota aeróbia conjuntival nas conjuntivites adenovirais. Arq Bras Oftalmol. 2002;63:319-22.
4. Uesugui E, Cypel-Gomes M, Atique D, al e. Identificação laboratorial dos patógenos oculares mais frequentes e sua susceptibilidade in vitro aos agentes antimicrobianos. Arq Bras Oftalmol. 2002;65:339-42.
5. Marback PM, de Freitas D, Paranhos Junior A, Belfort Junior R. [Epidemiological and clinical features of allergic conjunctivitis in a reference center]. Arq Bras Oftalmol. 2007;70(2):312-6.
6. Marujo FI, Hirai FE, Yu MC, Hofling-Lima AL, Freitas D, Sato EH. [Distribution of infectious keratitis in a tertiary hospital in Brazil]. Arq Bras Oftalmol. 2013;76(6):370-3.
7. Rocha GA, Silva RF, Lopes MF, Pereira NC, Sousa LB. [Main pathogens and in vitro antimicrobial susceptibility in bacterial keratitis: 5-year study, 2005-2009]. Arq Bras Oftalmol. 2011;74(1):28-32.
8. Aragao RE, Barreira IM, Lima LN, Rabelo LP, Pereira FB. [Bilateral optic neuritis after dengue viral infection: case report]. Arq Bras Oftalmol. 2010;73(2):175-8.
9. Almeida GV, Reggi JR, Nishiwaki-Dantas MC. Manual de primeiros socorros da Santa Casa de São Paulo: Editora Phoenix; 2004. 203 p.
10. Moreira CA, Jr., Debert-Ribeiro M, Belfort R, Jr. Epidemiological study of eye injuries in Brazilian children. Arch Ophthalmol. 1988;106(6):781-4.
11. Dannenberg AL, Parver LM, Brechner RJ, Khoo L. Penetration eye injuries in the workplace. The National Eye Trauma System Registry. Arch Ophthalmol. 1992;110(6):843-8.
12. Ikeda N, Hayasaka S, Hayasaka Y, Watanabe K. Alkali burns of the eye: effect of immediate copious irrigation with tap water on their severity. Ophthalmologica Journal international d'ophtalmologie International journal of ophthalmology Zeitschrift fur Augenheilkunde. 2006;220(4):225-8.
13. Kuhn F, Maisiak R, Mann L, Mester V, Morris R, Witherspoon CD. The Ocular Trauma Score (OTS). Ophthalmol Clin North Am. 2002;15(2):163-5, vi.
14. Hartley KL, Mason BL, Banta JT. Ocular Trauma. Philadelphia: 2007.
15. Chacko JG, Figueroa RE, Johnson MH, Marcus DM, Brooks SE. Detection and localization of steel intraocular foreign bodies using computed tomography. A comparison of helical and conventional axial scanning. Ophthalmology. 1997;104(2):319-23.

87

Emergências em Otorrinolaringologia

Alberto Starzewski Junior
Nilton Freire de Assis Neto
Fernando Anauate
Fernando Gonzales Corrêa

INTRODUÇÃO

As urgências e emergências otorrinolaringológicas são quadros comuns nos atendimentos de pronto-socorro, com alta predominância de quadros inflamatórios e infecciosos.[1] Mesmo sendo quadros com baixos índices de morbidade e mortalidade, estas não devem ser subvalorizadas, devido à alta incidência na população adulta e pediátrica. Serão descritas neste capítulo as principais afecções da orelha, nariz, faringe e laringe.

ORELHA

Entre os dez atendimentos mais frequentes da otorrinolaringologia, sete pertencem à otologia.[1]

CORPO ESTRANHO E CERÚMEN

Os corpos estranhos na orelha são os mais frequentes na área otorrinolaringológica. Podem ocorrer em qualquer idade, com maior taxa de prevalência em crianças ou adultos portadores de necessidades especiais.[2] Crianças, por estarem em fase de maturação cognitiva, tendem a levar às orelhas diferentes objetos; já crianças maiores e adolescentes o fazem por brincadeira.[3] Quando se fala em adultos portadores de necessidade especiais, grande parcela provém de pacientes que possuem distúrbios psiquiátricos.

Com relação aos achados mais comuns, podemos classificá-los como inertes ou vivos. Com relação aos vivos temos o caso de insetos que penetram no meato acústico. Quanto aos inertes, há relatos de sementes, borrachas, espumas, brincos etc.

Embora o cerúmen não seja um corpo estranho, ele se comporta como se fosse, principalmente quando existe a formação de um tampão ou rolha.

O paciente ou familiar poderá contar a história de entrada de corpo estranho ou apresentar queixas como diminuição da audição ou otalgia. A otalgia é rara no caso de cerúmen, mas pode ocorrer.

A otoscopia poderá revelar o tipo de corpo estranho ou a presença de cerúmen de coloração variável. Pode-se observar também a presença de edema e lacerações no conduto, principalmente devido à manipulação prévia.

A remoção deverá ser feita apenas por otorrinolaringologista, com material adequado, através de lavagem, aspiração ou instrumental. No caso de grãos hidrófilos ou pequenas baterias, a lavagem deve ser evitada.

Deve ser considerada uma emergência no caso de corpo estranho vivo ou na presença de baterias, requerendo uma pronta avaliação otorrinolaringológica. No caso de corpos estranhos vivos, é necessário torná-lo inerte colocando no meato acústico uma solução oleosa.

OTOEMATOMA

Trata-se de uma coleção seroemática entre o pericôndrio e a cartilagem do pavilhão auricular da orelha. É uma lesão onde ainda não há infecção. É associada com trauma local (na maioria dos casos) ou espontâneo (discrasias sanguíneas).

O paciente apresentará abaulamento local de coloração vinho-acastanhada, endurecido ou com flutuação e dor à palpação.

Deverá ser feita a drenagem local de forma asséptica e de forma estática, seguida de curativo compressivo. A punção não apresenta resultado satisfatório. Deve-se introduzir antibioticoterapia profilática.

PERICONDRITE

A pericondrite é um processo infeccioso de etiologia bacteriana que acomete cartilagem e pericôndrio do pavilhão auditivo. Pode ser associada com perfuração, lacerações, contusões ou ainda ser secundária a uma otite externa.

Os principais agentes são os estreptococos, estafilococos e a *Pseudomonas aeruginosa*.

O paciente apresentará hiperemia, dor intensa e edema de pavilhão auricular com rápida evolução.

Deve-se considerar a drenagem e o debridamento, além de realizar antibioticoterapia de amplo espectro, sendo a Ciprofloxacina a primeira escolha.

OTITES

As otites são a razão das maiores procuras otológicas em pronto-socorro, principalmente a otite externa aguda e a otite média aguda.

Otite Externa Aguda

A otite externa aguda é uma infecção aguda da pele e tecidos subcutâneos do conduto auditivo externo. Esta afecção se torna mais prevalente no verão, após banhos de piscina ou de mar. É possível afirmar também que alguns objetos, como as hastes flexíveis de algodão, e algumas ações que mudem o pH local podem ocasionar o quadro.

No que diz respeito aos agentes etiológicos mais comuns tem-se a *Pseudomonas aeruginosa*, o *S. aureus* e *Proteus mirabilis*.[4]

O paciente apresentará otalgia intensa que piora com a compressão do trágus, e hipoacusia quando ocorre obstrução do conduto por edema. Pode ocorrer a presença de otorreia mucopurulenta discreta.

Na otoscopia são observadas hiperemia e tumefação. Não há repercussão sistêmica, como febre ou queda do estado geral do paciente. A Figura 87.1 mostra edema e hiperemia em conduto auditivo externo.

O tratamento consiste em antibioticoterapia tópica (gotas otológicas) e uso de analgésicos e anti-inflamatórios não hormonais orais.[4]

Deve-se manter a proteção do conduto auditivo quanto à entrada de água e reavaliar o paciente em 48 a 72 horas.

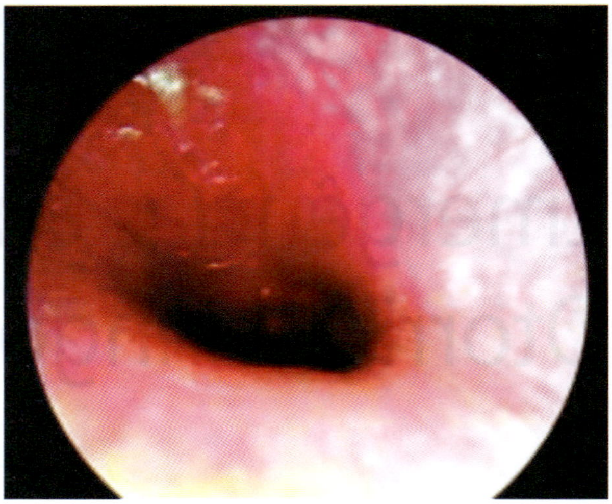

FIGURA 87.1 Otite externa aguda.[4]

Otite Externa Micótica

É a infecção do conduto auditivo externo com etiologia fúngica, onde os agentes mais comuns são *Candida sp* e *Aspergillus sp*.

É uma doença pouco sintomática, onde geralmente há presença de prurido isolado.

À otoscopia observamos a presença de filamentos. Pode haver hiperemia do conduto, mas não é frequente.

O tratamento consiste no uso de antifúngicos tópicos e higienização auricular efetiva realizada por otorrinolaringologista.

Otite Externa Maligna

A otite externa maligna é uma afecção grave, invasiva e necrotizante, que pode se estender atingindo outras estruturas como orelha média, mastoide, articulação temporomandibular (ATM) e base de crânio. Imunossuprimidos, imunocomprometidos, diabéticos e idosos são a população de risco para esta patologia.[5]

O agente causador mais comum é a *Pseudomonas aeruginosa*.[5]

A clínica começa como uma otite externa aguda que evolui com piora da otalgia, otorreia fétida, febre e queda do estado geral. Devido ao caráter invasivo e necrotizante, úlceras poderão ser vistas e a dor a palpação é uma das principais queixas do paciente. Podemos ainda verificar com a evolução da doença a restrição da abertura oral (acometimento do músculo masseter e ATM), paralisia facial periférica e abscessos (inclusive intracranianos).

Alguns exames auxiliam no manejo do paciente, como o hemograma, provas de função inflamatória na presença de altas titulações de PCR e VHS, além da própria glicemia, já que o descontrole glicêmico está dentro dos fatores de risco. Além disso, a cintilografia com tecnécio 99 revela regiões osteoblásticas presentes na osteomielite, enquanto a cintilografia com gálio 67 marca a infecção ativa, monitorando a evolução do paciente e sua resposta ao tratamento.

A tomografia computadorizada avalia o grau de extensão do processo infeccioso e a ressonância magnética avalia possíveis alterações e envolvimentos de tecidos moles e do sistema nervoso central (SNC) secundárias à infecção. Ainda podemos recorrer à cultura local e hemocultura.

O tratamento consiste na compensação do paciente, estabilizando as patologias associadas, antibioticoterapia e debridamento local. A antibioticoterapia com ciprofloxacina é indicada e deve ser feita inicialmente por via endovenosa.[6]

Otite Média Aguda

A otite média aguda é uma infecção viral ou bacteriana da orelha média. Embora ocorra em todas as idades, há maior incidência nas crianças, com dois picos, um entre 6 e 24 meses e outro entre os 4 e 7 anos de idade.[7]

Com relação aos agentes mais comuns, dentre os patógenos bacterianos estão *Streptococcus pneumoniae*, *Haemophilus influenzae* e a *Moraxella catarrhalis*; dentre os virais, os mais comuns são o rinovírus humano, o adenovírus e o sincicial respiratório.

Na investigação clínica será observada a otalgia associada a plenitude auricular e febre. A otorreia pode estar presente no caso de otites supuradas.

Na otoscopia podemos observar hiperemia e abaulamento da membrana timpânica.

Nas afecções bacterianas, deverá ser realizada a antibioticoterapia, sendo a amoxicilina a primeira escolha, e em casos alternativos a cefalosporina ou macrolídeos por 10 dias. Na ausência de melhora, poderá ser feita ainda a associação de amoxicilina com clavulanato, cefuroxima ou ceftriaxona.

Independentemente da etiologia, está indicado o uso de analgésicos e anti-inflamatórios não hormonais.

Otite Médica Crônica

Otite média crônica é a condição inflamatória da orelha média, com duração maior que 2 meses, associada a perfuração da membrana timpânica.

Dentro da otite médica crônica, vamos encontrar a otite média crônica simples, onde a alteração da mucosa da orelha média é mínima; a otite médica crônica supurativa, onde existe um processo inflamatório persistente, e a otite média colesteatomatosa, onde existe a presença de colesteatoma (epitélio escamoso estratificado).

Nas crises, o paciente se apresentará com otorreia e hipoacusia. A otalgia é rara.

Geralmente a piora está associada com a entrada de água no conduto auditivo externo.

Na otoscopia observaremos a presença de otorreia e se possível a perfuração da membrana timpânica.

A conduta deverá ser a antibioticoterapia tópica e a proteção do conduto auditivo quanto à entrada de água. O paciente deve ser encaminhado ao otorrinolaringologista para diagnóstico mais aprofundado do tipo de otite média crônica e conduta específica.

Complicações das Otites Médias

As otites médias podem evoluir para complicações intratemporais (mastoidite aguda, labirintite infecciosa, fístula perilinfática, paralisia facial periférica infecciosa e petrosite) ou intracranianas (meningite otogênica, abscesso extradural, abscesso subdural, abscesso intraparenquimatoso, trombose de seio sigmoide e hidrocefalia).

A ausência de melhora ou a piora do quadro após a instituição do tratamento e sinais e sintomas como abaulamento ou hiperemia retroauricular, quadro vertiginoso intenso, paralisia facial, perda auditiva importante, cefaleia intensa, vômitos, rigidez de nuca, rebaixamento do nível de consciência ou queda do estado geral deve alertar para a possibilidade de complicações.

A avaliação de um otorrinolaringologista é imprescindível.

PARALISIA FACIAL PERIFÉRICA

A paralisia facial periférica é uma doença caracterizada pela diminuição da função do nervo facial, podendo ser temporária ou não, levando a alterações da movimentação facial. A paralisia periférica acomete toda a hemiface, enquanto a paralisia facial central poupa o andar superior da face.

Dentre as etiologias, as causas são congênitas, infecciosas (virais e bacterianas), traumáticas, neoplásicas, metabólicas, vasculares, iatrogênicas ou idiopáticas. Dentre as idiopáticas, a paralisia de Bell é a mais comum, porém apresentando evidências de associação com o herpesvírus simples.

O quadro clínico é o comprometimento da mímica facial, podendo acometer glândulas lacrimais, salivares e alteração da gustação.

Ao exame, o paciente apresentará paralisia de toda a hemiface, assim como assimetria facial, apagamento do sulco nasogeniano e de rugas na fronte, a piscada torna-se mais lenta e há desvio da rima bucal. O paciente vai ter dificuldade para insuflar as bochechas, havendo escape durante a ingesta alimentar. De modo menos comum, pode ocorrer dor e parestesia.

O paciente deve ser orientado quanto ao seu quadro, tranquilizando-o de que não se trata de um acidente vascular encefálico. A proteção ocular é de extrema importância, indicando o uso de colírio lubrificante a cada hora e uso de pomada oftálmica com oclusão do olho com fita médica adesiva durante o sono. Está indicada a corticoterapia, prednisona oral, iniciando com 1 mg/kg/dia por 10 dias. Nas suspeitas virais, a droga mais utilizada é o aciclovir, na dose de 400 a 800 mg, 5 ×/dia, por 7 a 10 dias. O paciente deverá ser encaminhado para acompanhamento e investigação com otorrinolaringologista, além de encaminhamento para fisioterapia motora e fonoterapia.

SÍNDROMES VESTIBULARES AGUDAS (CRISE VERTIGINOSA)

Quando o paciente se apresenta com vertigem, é fundamental afastar uma causa não vestibular. Dentre estas podemos citar a síndrome vaso-vagal, hipotensão arterial, crise hipertensiva, anemias, alterações metabólicas e hormonais (hipoglicemia, hiperglicemia, tireoidopatias, dislipidemias, distúrbios hidreletrolíticos etc.) e até ataque de pânico.

Dentre as causas vestibulares, temos as periféricas e as centrais. As causas periféricas são as mais frequentes. As causas centrais tendem a ser mais graves.

As causas periféricas mais comuns são:

- **Vertigem Posicional Paroxística Benigna (VPPB):** os episódios vertiginosos possuem curta duração e são desencadeados por mudanças na posição da cabeça;
- **Cinetose:** transtorno ocasionado pelo movimento, em que há associação com náuseas;
- **Doença de Ménière:** doença do labirinto membranoso caracterizada pela tríade de vertigem, hipoacusia ou plenitude auricular e zumbido;
- **Vertigem medicamentosa:** onde há uma exposição farmacológica ou agentes químicos levando a lesão ou disfunção do aparelho vestibular;
- **Labirintite infecciosa:** infecção viral ou bacteriana do labirinto.

Em relação à característica do nistagmo, este é horizontal, diminui ou desaparece com a fixação do olhar, havendo latência e esgotamento após o estímulo.

A crise deve ser abordada através de repouso, hidratação, medicação antivertiginosa e antiemética parenteral. Na ausência de vômitos, podem ser utilizadas medicações orais. A Tabela 87.1 relaciona os principais medicamentos e suas posologias em adultos sem disfunção renal ou hepática.[8]

Deve-se solicitar a avaliação de um otorrinolaringologista no intuito de realizar o diagnóstico diferencial das causas e instituir um tratamento específico, se couber.

As causas centrais geralmente envolvem outros pares cranianos, cerebelo ou tronco. Os sintomas auditivos estão ausentes.

As causas centrais mais comuns são:[9]

- Acidente vascular encefálico (principalmente relacionado com a circulação vascular posterior);
- Enxaqueca basilar;
- Doenças desmielinizastes.

As vertigens centrais apresentam nistagmo, que pode ser em qualquer direção, não se altera com a fixação ocular, e não está relacionado com o estímulo (latência e esgotamento). A Tabela 87.2 mostra as características do nistagmo nas vestibulopatias periféricas e centrais a título de comparação.

Na suspeita de causas centrais, deve-se contar com a avaliação de um neurologista para elucidação através de exames de imagem e correta abordagem.

SURDEZ SÚBITA

A surdez súbita se caracteriza por uma perda auditiva neurossensorial, em três frequências consecutivas, de pelo menos 30 dB, instalada em até 72 horas. A maioria é unilateral e o comprometimento auditivo vai variar com a intensidade e as frequências sonoras acometidas.[10-11]

TABELA 87.1 Principais medicamentos para o tratamento da crise vertiginosa e suas posologias (em adultos)

Medicamento	Posologia e via de administração	Intervalo
Diazepam	10 mg, EV ou VO	A cada 8 ou 12 horas
Clonazepam	0,5 a 1 mg, VO ou SL	A cada 12 ou 24 horas
Dimenidrinato e Piridoxina	50 mg e 10 mg, VO	A cada 6 ou 8 horas
Dimenidrinato e Piridoxina	50 mg e 50 mg, IM	A cada 6 ou 8 horas
Dimenidrinato e Piridoxina	30 mg e 50 mg, EV	A cada 6 ou 8 horas
Cinarizina	12,5 a 25 mg, VO	A cada 8 ou 12 horas
Flunarizina	10 mg, VO	A cada 24 horas
Meclizina	25 mg, VO	A cada 6 ou 8 horas
Prometazina	25 a 50 mg, IM	A cada 8 ou 12 horas
Metoclopramida	10 mg, IM ou EV ou VO	A cada 8 horas
Domperidona	10 mg, VO	A cada 8 horas
Ondansetrona	4 a 8 mg, IM ou EV ou VO	A cada 8 horas

EV: Endovenoso; VO: Via oral; SL: Sublingual; IM: intramuscular.

Dentre as causas mais comuns, temos a vascular, infecciosa (viral ou bacteriana), autoimune, neoplásica, traumática, iatrogênica, fístula perilinfática e idiopática. A causa vascular (hemorragia, espasmo, trombose ou embolia) é uma das mais plausíveis. Uma vez que a microcirculação da orelha interna seja terminal, qualquer obstrução afeta o metabolismo da orelha, levando a hipóxia e, por conseguinte, morte celular.[10]

Os pacientes podem queixar-se de zumbido, hipoacusia, vertigem ou plenitude auricular, sendo a otoscopia normal.

É fundamental a realização da audiometria para comprovar uma perda neurossensorial. Exames laboratoriais e de imagem também deverão ser solicitados.

TABELA 87.2 Características do nistagmo nas vestibulopatias periféricas e centrais

Característica	Vestibulopatias periféricas	Vestibulopatias centrais
Direção	Horizontal	Múltiplas direções
Nistagmo rotatório	Ausente	Pode ocorrer
Com a fixação ocular	Diminui ou desaparece	Não se altera
Latência após estímulo	Presente	Ausente
Esgotamento após estímulo	Presente	Ausente

O tratamento é direcionado à etiologia.[11] Podem ser usados corticosteroides, antivirais e vasodilatadores periféricos. É importante lembrar que estamos frente a uma patologia multifatorial, logo poderá haver causas distintas associadas a doenças sistêmicas.

A avaliação de um otorrinolaringologista o mais precoce possível é fundamental para a elucidação diagnóstica através da solicitação de exames e instituição do tratamento adequado. É importante ressaltar a grande importância de um fator prognóstico que é o tempo do início do quadro até o início do tratamento (até 10 dias no máximo).

TRAUMA

Diversos são os traumas que acometem a orelha. Abordaremos os mais relevantes em pronto-socorro.

Trauma do Conduto Auditivo Externo

É causado geralmente por hastes flexíveis com algodão ou corpos estranhos usados para manipular o conduto, como grampos, clipes de papel, canetas e palitos.

O paciente terá otalgia e pode haver presença de pequeno sangramento.

Na otoscopia observa-se a presença de laceração do conduto auditivo externo. Não deve ser feita a limpeza ou manipulação do conduto (seja pelo médico ou pelo próprio paciente).

O tratamento consiste na proteção do conduto contra a entrada de água e analgesia. A necessidade de antibioticoterapia dependerá do tamanho da laceração e das condições da orelha.

O paciente deve ser encaminhado posteriormente para avaliação otorrinolaringológica.

Perfuração da Membrana Timpânica Traumática

Tem basicamente a mesma etiologia do trauma em conduto auditivo externo ou está relacionada com um barotrauma.

Além da otalgia e da otorragia, o paciente relata hipoacusia.

A otoscopia pode demonstrar apenas coágulos ou pode ser observada uma perfuração da membrana timpânica, como na Figura 87.2.

Assim como no trauma do conduto auditivo externo, não deve ser feita a limpeza ou manipulação, e o paciente dever ser orientado a proteger o conduto contra a entrada de água.

Deve-se prescrever analgesia e é recomendado o uso de antibiótico profilático via oral. O paciente deve ser encaminhado para avaliação e acompanhamento da perfuração com otorrinolaringologista.

Trauma Acústico

É o trauma provocado por som de alta intensidade sobre a cóclea em razão de exposição aguda. A lesão pode ser temporária ou permanente.

O paciente relatará principalmente zumbido intenso e plenitude auricular. Pode-se queixar também de perda auditiva ou de sintomas vestibulares.

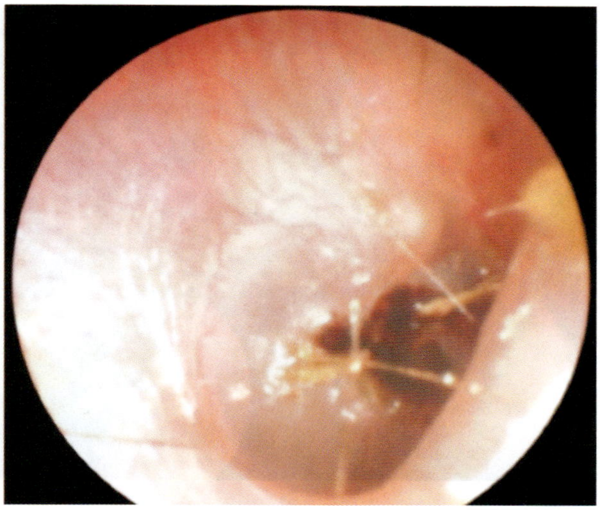

FIGURA 87.2 Perfuração timpânica por corpo estranho.[12]

O tratamento consiste em repouso acústico, corticoterapia e vasodilatadores periféricos.

Deve-se realizar o acompanhamento audiométrico.

Fraturas do Osso Temporal

Presente em cerca de 5 a 10% dos traumatismos cranioencefálicos (TCE), a partir dos quais o paciente pode evoluir com perda auditiva, vertigem, paralisia facial periférica e otorragia.

Seu diagnóstico é feito basicamente através de tomografia computadorizada, devendo ser solicitado a avaliação de um otorrinolaringologista para a correta abordagem e conduta.

NARIZ

As urgências nasais, mesmo que muitas vezes sejam de simples tratamento, devem ser abordadas com rapidez e cautela. Urgências como epistaxe, que por vezes pode ser maciça, ou um corpo estranho nasal, se não tratados adequadamente podem tornar-se quadros extremamente graves.

CORPO ESTRANHO NASAL

A ocorrência de corpo estranho nasal é motivo de frequentes consultas, principalmente em crianças, em serviços de emergência.

Estudos demostram que a faixa etária mais acometida é dos 0 aos 3 anos de idade, sendo uma maior prevalência do sexo masculino.[2,3,13] Dentre os principais objetos que são introduzidos na cavidade nasal temos papel, brinquedos de pequeno diâmetro, esponja, caroço de frutas, milho e peças pequenas. A Figura 87.3 mostra alguns exemplos.

Na cavidade nasal os sintomas se iniciam com espirros, coriza serosa e obstrução nasal, evoluindo em poucos dias para rinorreia unilateral fétida e purulenta. São complicações dos corpos estranhos na cavidade nasal a epistaxe, perfuração septal, rinossinusite, necrose química (no caso de peque-

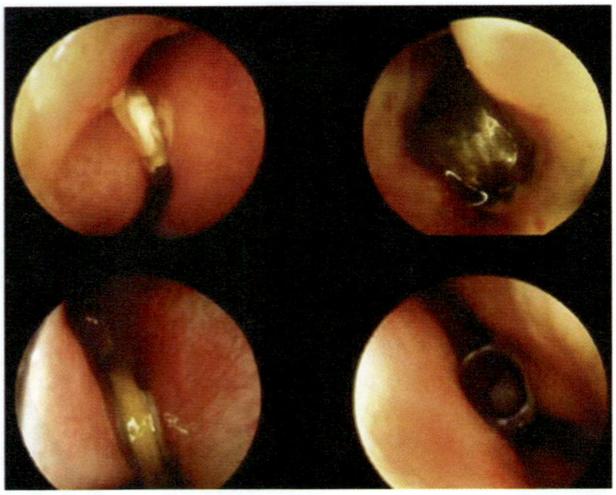

FIGURA 87.3 Corpos estranhos em fossas nasais (em sentido horário, a partir da imagem superior esquerda): botão, fragmento de brinquedo, tampa de caneta e moeda)[14]

nas baterias) e a broncoaspiração de acordo com o tempo de evolução do quadro e a localização do corpo estranho.

A presença de corpo estranho nasal é uma emergência e sua retirada deve ser feita apenas por especialista e com instrumental adequado. Não se deve tentar a retirada antes da avaliação do otorrinolaringologista.

EPISTAXE

Epistaxe é a principal emergência otorrinolaringológica e pode ser definida como o sangramento proveniente da mucosa nasal,[15] decorrente da quebra da hemostasia normal do nariz. Mais da metade da população adulta apresentará pelo menos um episódio de epistaxe ao longo da vida, e apenas 6% desses casos necessitarão de intervenção médica.[16]

A irrigação sanguínea das fossas nasais é proveniente das artérias carótidas externas e internas, e as epistaxes podem ser classificadas, de acordo com a origem do sangramento, em anterior ou posterior. A epistaxe de origem anterior é a mais comum, ocorrendo principalmente nas crianças, adultos jovens e pacientes hipertensos.[17]

A epistaxe pode ser causada por fatores sistêmicos (Tabela 87.3) ou por fatores locais (Tabela 87.4). É fundamental afastar fatores sistêmicos ligados a um sangramento nasal.

Deve-se realizar uma anamnese direcionada investigando uso de anticoagulantes, história pessoal ou familiar positiva para doenças genéticas que cursam com sangramentos e traumas.[18]

No exame físico deve-se avaliar o quadro geral do paciente, mucosas, pulso, pressão arterial, frequência respiratória, e afastar possível quadro de instabilidade hemodinâmica causado pela epistaxe.

TABELA 87.3 Principais fatores sistêmicos para epistaxe
▪ Hipertensão arterial
▪ Discrasias sanguíneas
▪ Malformações vasculares
▪ Neoplasias hematológicas
▪ Hepatopatias

TABELA 87.4 Principais fatores locais para epistaxe
▪ Trauma
▪ Processos inflamatórios (rinite, rinossinusite)
▪ Corpos estranhos
▪ Agentes irritantes
▪ Tumor nasal
▪ Doenças granulomatosas

Nas epistaxes ativas, a abordagem e a avaliação pelo otorrinolaringologista são fundamentais, entretanto é papel do emergencista abordar o sangramento na ausência do especialista. A primeira conduta a ser tomada é a compressão digital por alguns minutos mantendo o paciente sentado e com a cabeça inclinada para frente. Após esta, se não efetiva, pode-se utilizar a colocação de algodão com vasoconstritor na fossa nasal sangrante. Caso o paciente ainda mantenha o sangramento, realiza-se o tamponamento nasal anterior utilizando um tampão feito com dedo de luva e gaze em seu interior. Podemos utilizar como alternativa raiom ou uma esponja absorvível. No caso do dedo de luva ou de raiom, deve-se passar um fio de náilon pelo mesmo e fixar na face do paciente com fita médica adesiva (não deve ser fixado através de ponto cirúrgico no paciente).

Na ausência de efetividade das medidas acima, provavelmente estaremos diante de um sangramento de origem posterior, devendo ser realizado um tamponamento anteroposterior. Como alternativa, podemos utilizar uma sonda de Foley 12-16. A sonda é lubrificada com anestésico sob a forma de gel e introduzida pela fossa nasal, ao longo do assoalho do nariz até que seja visualizada na faringe. O balão é inflado e o cateter puxado anteriormente para impactar na coana. Realiza-se após o tamponamento anterior como descrito anteriormente e o cateter é fixado (Figura 87.4).

Todos os pacientes com tamponamento devem ficar em observação até a avaliação do otorrinolaringologista e devem receber antibióticos de largo espectro. Nos pacientes com tamponamento posterior deve-se fazer uma suplementação de oxigênio.

RINOSSINUSITE AGUDA

A rinossinusite aguda é um processo inflamatório com duração menor que 4 semanas que acomete a mucosa nasal e os seios paranasais e no qual os sintomas desaparecem com-

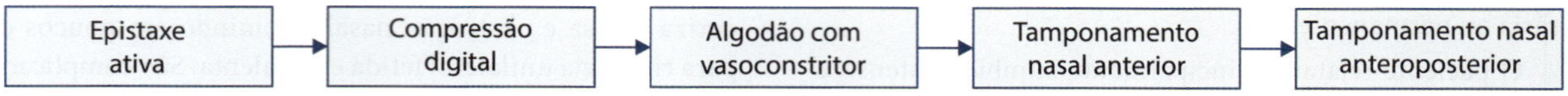

FIGURA 87.4 Abordagem da epistaxe ativa.

pletamente. Quando a etiologia é infecciosa, esta pode ser principalmente viral ou bacteriana.

Nos quadros virais, os principais agentes etiológicos são rinovírus, coronavírus, vírus sincicial respiratório, influenza vírus e parainfluenza vírus.[19-20] São infecções geralmente autolimitadas, onde o paciente se apresenta com rinorreia hialina (coriza), obstrução nasal, cefaleia e febre na maioria das vezes baixa. O suporte clínico com hidratação, umidificação das vias aéreas superiores e sintomáticos é suficiente para a melhora do paciente.

Nos quadros bacterianos, os principais agentes etiológicos são o *Streptococcus pneumoniae*, o *Haemophilus influenzae* e a *Moraxella catarrhalis*.[19-20] O paciente se queixará de rinorreia espessa, obstrução nasal, cefaleia frontal ou dor maxilar e febre. O quadro também pode se apresentar como uma rinossinusite viral que não está apresentando melhora dos sintomas ou está piorando. O diagnóstico é clínico, não sendo necessário qualquer tipo de exame de imagem. Além do tratamento realizado nas rinossinusites virais (hidratação, umidificação das vias aéreas superiores e sintomáticos), deve-se realizar antibioticoterapia. A primeira escolha é amoxicilina por 14 dias sendo alternativas a claritromicina ou a clindamicina. Na ausência de melhora, a segunda escolha deverá ser amoxicilina com com clavulanato, cefalosporinas de segunda ou terceira geração, macrolídeos ou quinolonas.

Deve-se ficar atento quanto à possibilidade de complicações das rinossinusites. Estas são orbitárias (celulite periorbital, celulite orbital, abscesso subperiosteal, abscesso orbital e trombose do seio cavernoso), intracranianas (meningite, abscesso extradural, abscesso subdural, abscesso intraparenquimatoso) e a osteomielite do osso frontal. A Figura 87.5 exemplifica um quadro de celulite periorbital. Na suspeita, os exames de imagens são fundamentais bem como a pronta avaliação de um otorrinolaringologista em conjunto com um oftalmologista ou neurocirurgião.

TRAUMA NASAL

O nariz é facilmente exposto ao trauma por ser mais proeminente e anterior à face. Quando o médico emergencista se depara com um trauma nasal ele deve, primeiramente, verificar o mecanismo da lesão. O efeito do traumatismo nasal tem intima correlação com a direção e intensidade do golpe. Traumatismos de pequena intensidade podem não produzir sequelas devido à estrutura elástica da cartilagem nasal.

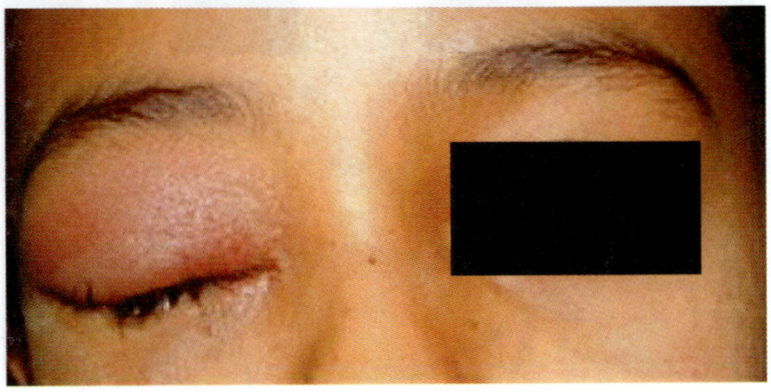

FIGURA 87.5 Celulite periorbital.[21]

A porção óssea do nariz é formada por dois ossos nasais unidos na linha média e a porção cartilaginosa é composta por duas cartilagens laterais superiores e duas cartilagens laterais inferiores. A Figura 87.6 mostra as relações anatômicas entre os ossos nasais e as cartilagens.

O diagnóstico de fraturas nasais se dá pela clínica do paciente, sendo fundamental a inspeção e a palpação na busca de deformidades, crepitações ou desvios. A Figura 87.7 mostra a inspeção de uma face com fratura nasal pós-queda. A radiografia simples de osso próprio nasal pode auxiliar no diagnóstico.

É fundamental a realização da rinoscopia anterior na tentativa de descartar a presença de um hematoma septal. Este é uma emergência otorrinolaringológica, pois pode levar a necrose do septo. Na suspeita de hematoma septal, a avaliação de um especialista é mandatória para sua abordagem o mais precoce possível.

Na presença de fraturas, quando estas são estáveis e sem desvio, devemos prescrever analgésicos, anti-inflamatórios não hormonais e lavagem nasal com soro fisiológico. Na presença de fraturas instáveis ou com desvio, um otorrinolaringologista deverá ser chamado para sua redução.

FARINGE E LARINGE

As urgências relacionadas com a faringe e a laringe, principalmente os quadros inflamatórios e infecciosos, constituem uma das principais queixas em pronto-socorro adulto e pediátrico.

CORPO ESTRANHO

Assim como a presença de corpos estranhos nasais, o reconhecimento clínico e a abordagem correta em outras partes das vias aéreas superiores (faringe e laringe) é de extrema importância.

Diferentemente de corpos estranhos otológicos ou nasais, em que a predominância da faixa etária é pediátrica, 60% dos casos de corpo estranho em faringe e laringe apresentam faixa etária entre 20 e 50 anos.[3]

Em orofaringe, a presença de espinhas de peixe representa 70% dos atendimentos, seguida de ossos de frango, com 15%. Já no caso de corpos estranhos em laringe, temos uma inversão no padrão, sendo os ossos de frango 45% e espinhas de peixe 20%.[3]

Sendo a faringe e a laringe áreas ativas com constante movimentação, os pacientes com corpos estranhos localizados nessas regiões raramente se apresentam assintomáticos. Os quadros clínicos de maior frequência têm como queixa odinofagia com sensação de agulhadas e sialorreia.

O diagnóstico é realizado através da visualização do corpo estranho na oroscopia ou através da laringoscopia indireta. Caso não seja visualizado, exames subsidiários podem ser necessários, como radiografia simples cervical, laringoscopia direta, endoscopia digestiva alta ou broncoscopia.

A presença de corpo estranho em faringe ou laringe é uma emergência e requer a pronta avaliação de um especialista. Mesmo sob visualização direta, a retirada deve ser realizada apenas por profissional habilitado e com pinças adequadas.

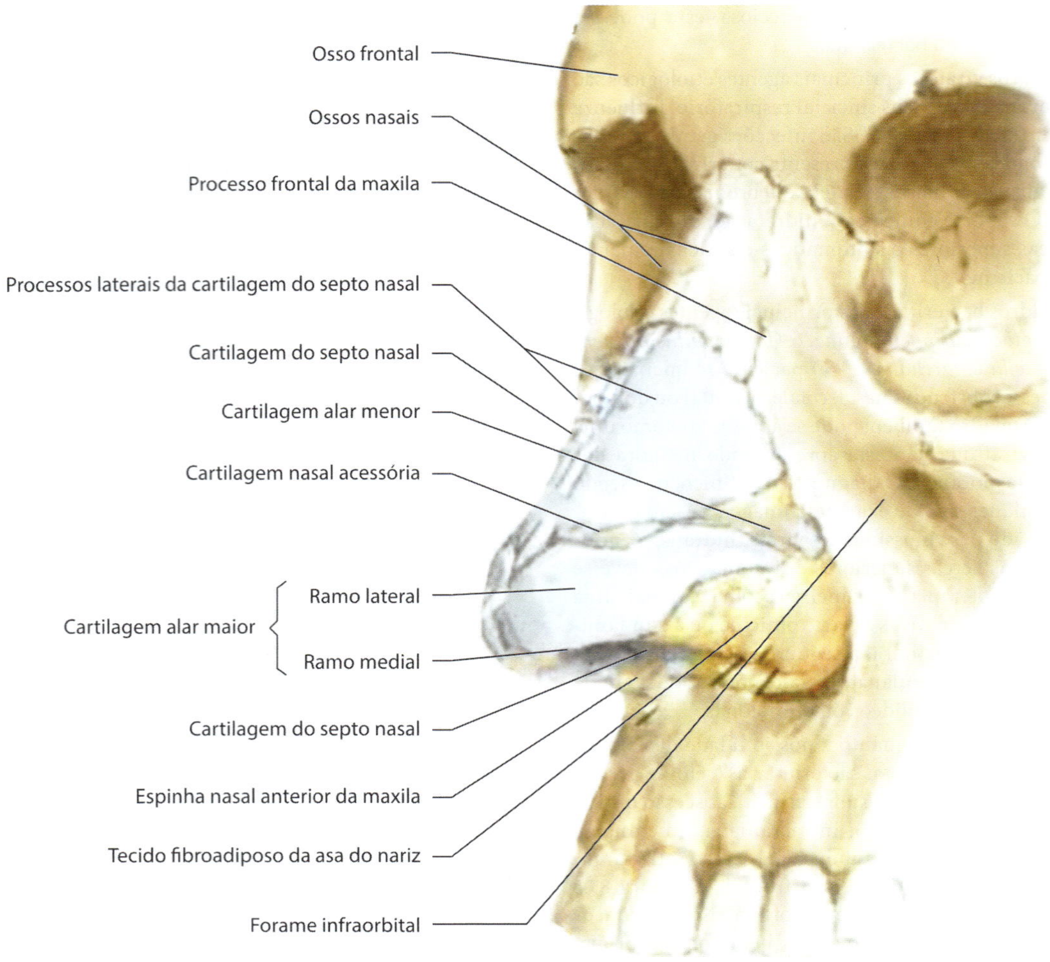

FIGURA 87.6 Relação anatômica entre ossos nasais e cartilagens.[22]

FARINGOTONSILITE AGUDA

As faringotonsilites são infecções das vias aéreas superiores com comprometimento da faringe e das tonsilas. Sua incidência e morbidade são maiores na população pediátrica.[24-25] Sua etiologia pode ser viral, correspondendo a cerca de 75% dos casos, ou bacteriana.

Nos quadros virais, os agentes etiológicos mais comuns são o rinovírus, o coronavírus, o adenovírus e o herpes simples. O quadro clínico geralmente se apresenta em uma evolução gradual com dor de garganta, disfagia, tosse, coriza e febre baixa a moderada. Ao exame podemos observar hiperemia da orofaringe e das amígdalas. É possível a presença de pequena quantidade de exsudato. O tratamento deve ser sintomático com anti-inflamatórios e analgésicos.

Nos quadros bacterianos, os agentes mais comuns são o *Streptococcus pyogenes* (estreptococo beta-hemolítico do grupo A), *Staphylococcus aureus*, *Haemophilus sp* e *Moraxella catarrhalis*. O quadro clínico geralmente se apresenta de forma mais súbita, com febre alta e dor intensa em garganta, disfagia e odinofagia. Na oroscopia, além da hipe-

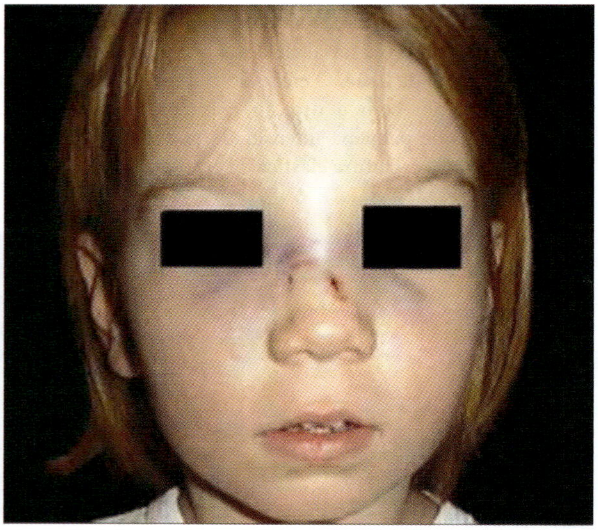

FIGURA 87.7 Fratura nasal.[23]

remia podemos observar exsudato purulento com presença de placas esbranquiçadas em amígdalas. Também pode ser solicitado o teste antigênico rápido se necessário ou a cultura de orofaringe, que é considerada o padrão ouro.[26] Além de anti-inflamatórios e analgésicos, deve-se realizar antibioticoterapia. A primeira escolha é amoxicilina por 10 dias, sendo os macrolídeos uma alternativa. Na ausência de melhora, a segunda escolha deverá ser amoxicilina com clavulanato ou cefalosporinas de 2ª ou 3ª geração.

Deve-se ficar atento quanto à possibilidade de complicações das faringotonsilites bacterianas. Estas podem ser não supurativas (escarlatina, febre reumática, glomerulonefrite e a síndrome do choque tóxico estreptocócico) ou supurativas (abscesso periamigdaliano, parafaríngeo ou retrofaríngeo – abscessos cervicais profundos).

ABSCESSOS CERVICAIS PROFUNDOS

As fáscias cervicais e suas subdivisões determinam espaços virtuais denominados espaços cervicais profundos. Envoltos por estas fáscias e por músculos temos as estruturas como a faringe, a laringe, o esôfago, a traqueia, as glandulas salivares, a tireoide, bem como artérias, veias, linfonodos e vasos linfáticos.[27] Os abscessos localizados em região cervical profunda preocupam devido às suas relações anatômicas, necessitando cuidado especial por seu potencial de obstrução de vias aéreas e disseminação (mediastinite por exemplo).

O surgimento de abscessos cervicais profundos provém principalmente de infecções de vias aéreas superiores, faringotonsilites ou infecções odontogênicas. Também podem são causas o trauma de região cervical, corpos estranhos, complicações de infecções superficiais, uso de drogas endovenosas, causas de imunossupressão ou idiopática.

Abscessos cervicais profundos são de difícil percepção, principalmente em fases iniciais ou caso o paciente já tenha iniciado a antibioticoterapia, porém de modo ineficaz. Os sinais de alerta para seu diagnóstico são principalmente a presença de febre sem melhora, prostração, limitação dos movimentos da boca ou pescoço, dor, disfagia, odinofagia, dispneia e disfonia.

Ao exame devemos observar as condições dentárias, a presença de infecções e principalmente de abaulamentos e edemas em vias aéreas superiores e cervicais.

Devem ser solicitados exames gerais como o hemograma, PCR, VHS, eletrólitos, coagulograma e, se possível, cultura do sítio da infecção.

Os exames de imagem são de fundamental importância para visualização da presença e extensão do abscesso. A tomografia computadorizada é um dos exames mais indicados com este propósito, sendo a ressonância magnética e a ultrassonografia exames que podem auxiliar, dependendo do quadro.

O paciente deve ser internado e receber antibioticoterapia endovenosa de amplo espectro. Deve-se solicitar o mais breve possível a avaliação de um otorrinolaringologista ou de um cirurgião de cabeça e pescoço para a realização do tratamento cirúrgico.[28]

LARINGITE AGUDA

A inflamação aguda da laringe pode ser dividida, de acordo com a etiologia, em não infecciosa ou infecciosa (virais ou bacterianas).

O quadro clínico está associado a disfonia e dor, com possível odinofagia. A sensação de pigarro com tosse associada também é relatada.

Laringite Aguda Não Infecciosa

Diversas etiologias podem cursar com inflamação da laringe de modo não infeccioso. As de maior prevalência são os quadros alérgicos, a inalação de irritantes, o trauma vocal e crises de refluxo. A história contada pelo paciente e seus antecedentes guiarão para a hipótese diagnóstica.

O paciente deve ser orientado quanto ao repouso vocal e uma boa hidratação. Podem ser prescritos analgésicos e anti-inflamatórios. Os anti-inflamatórios devem ser evitados nas doenças do refluxo, pois tendem a piorar o quadro. O paciente deve ser encaminhado para investigação laríngea com otorrinolaringologista na ausência de melhora ou na persistência dos sintomas.

Laringite Aguda Infecciosa

As laringites infecciosas agudas podem ser de etiologia viral (na maioria dos casos) ou bacteriana. O quadro clínico é muito semelhante ao das laringites agudas não infecciosas, porém com o aparecimento de febre, calafrios, mialgia e comprometimento do estado geral mais raramente.

As laringites de etiologia viral geralmente são autolimitadas e apresentam na maioria das vezes sintomas de vias aéreas superiores acompanhando ou precedendo o quadro. O tratamento é semelhante ao dispensado para as laringites não infecciosas, com repouso vocal, hidratação e sintomático.[19,29]

A laringotraqueíte aguda (crupe) é uma infecção subaguda, comumente resultante da infecção pelos vírus *Parainfluenza*, adenovírus, vírus sincicial respiratório, *Influenzae* ou outros. Acomete principalmente crianças de 1 a 3 anos no outono e inverno e com resolução espontânea de 3 a 7 dias. Apresenta instalação lenta e insidiosa, geralmente precedida por congestão nasal, rinorreia e dor de garganta evoluindo com febre e tosse não produtiva ladrante (tipo "latido de cachorro"). A radiografia cervical lateral pode mostrar um estreitamento subglótico por edema (sinal da "torre de igreja"). Como a doença apresenta evolução benigna, o tratamento é apenas o suporte com umidificação de vias aéreas e hidratação. Na presença de dispneia severa, que é rara, pode-se utilizar corticosteroide sistêmico.

As infecções bacterianas que acometem a laringe em grande parte são consequência de invasão direta ou por contiguidade de infecções faríngeas.

O *Haemophilus influenzae* B é responsável por grande parte das supraglotites (epiglotites) seguido pelos estreptococos e estafilococos. Em crianças, o quadro é mais intenso e grave, resultando em febre alta, prostração, letargia, odinofagia, hipersalivação, estridores respiratórios e abafamento da voz, podendo levar à obstrução respiratória. Já em adultos seu quadro é menos dramático. A radiografia cervical lateral revela um espessamento de partes moles em topografia de epiglote (sinal do "polegar"). Esta é uma emergência pediátrica, sendo muitas vezes necessária a intubação orotraqueal. Deve-se iniciar a antibioticoterapia com cefalosporinas de 3ª geração e corticosteroide sistêmico o quanto antes.

Staphylococcus aureus, *Haemophilus influenzae*, *Streptococcus* do grupo A e a *Moraxella catarrhalis* são os responsáveis pela traqueíte bacteriana que se propaga para a região laríngea, resultando em laringite aguda. Outros processos que invadem a laringe são a difteria e a coqueluche.

Trauma laríngeo

O trauma externo da laringe é incomum devido à sua localização anatômica, flexibilidade do esqueleto cartilaginoso e mobilidade. Entretanto, lesões neste segmento podem cursar rapidamente com obstrução grave de via aérea.

Os traumas podem ser divididos em penetrantes (armas de fogo ou armas brancas) e não penetrantes (acidentes automobilísticos e estrangulamentos). As forças externas não penetrantes se refletem em lesões na coluna cervical, lesões laringotraqueais e lesões faringoesofágicas.[30]

Os sintomas que sugerem lesões laríngeas são disfonia, dispneia, estridor, hemoptise, enfisema subcutâneo e saída de ar pelo orifício.

O manejo dos traumas laríngeos deve seguir o protocolo de assistência ao trauma, conforme sequência do atendimento primário ABCDE (ver capítulo 17 "Avaliação inicial e abordagem do politraumatizado"). A prioridade é a manutenção de uma via aérea patente. A intubação não é recomendada de rotina na suspeita de lesão laríngea pela possibilidade de exacerbação das lesões, risco de avulsão, laceração ou falso trajeto. Assim também a cricotireoidostomia deve ser evitada. O procedimento de escolha é a traqueostomia sob anestesia local quando se faz necessária a abordagem da via aérea.

A tomografia computadorizada pode ser utilizada em pacientes estáveis para a avaliação do arcabouço laríngeo, entretanto a suspeita de lesão deve ser avaliada por um otorrinolaringologista para a tomada de conduta mais adequada.

Todo paciente vítima de trauma penetrante deve receber antibioticoterapia e profilaxia antitetânica.

REFERÊNCIAS BIBLIOGRÁFICAS

1. Andrade J S C et al. - Profile of Otorhinolaryngology emergency unit care in a high complexity public hospital. Braz J Otorhinolaryngol, 2013;79(3):312-316.
2. Salgado C, Corrêa JP Corpo estranho de orelha, nariz e orofaringe: experiência de um hospital terciário. Rev Bras Otorrinolaringol. 2006;72(2):177–181.
3. Marques MPC, Sayuri MC, Nogueira MD, et al. Tratamento dos corpos estranhos otorrinolaringológicos - um estudo prospectivo. Rev Bras Otorrinolaringol. 1998;64(1):42-47.
4. Figueiredo RR, Fabri ML, Machado WS Otite externa difusa aguda: um estudo prospectivo no verão do Rio de Janeiro. Revista Brasileira de Otorrinolaringologia, 2004;70(2):226-231.
5. Gattaz G, Sperotto LS, Rebouças LM - Otite externa maligna. Revista Brasileira de Otorrinolaringologia, 2007;73(1):140.
6. Eckley CA, Rodrigues NFZ, Filho OCL - Otite Externa Maligna: Tratamento com Ciprofloxacina. Revista Brasileira de Otorrinolaringologia, 1996;62(4):296-304.
7. Costa SS, D´Ávila C, Cruz OLM - Otite Média Aguda, em: Otologia Clínica e Cirúrgica. Rio de Janeiro, Revinter, 2000;171-179.
8. Ganança MM et al. - Managing Vertigo. Hanover:Solvay, 2006;112.
9. Bertol E; Rodríguez CA - Da Tontura à Vertigem: Uma Proposta Para o Manejo do Paciente Vertiginoso na Atenção Primária. Revista de APS, 2008;11(1):62-73.
10. Lazarini PR, Camargo ACK - Surdez súbita idiopática: aspectos etiológicos e fisiopatogênicos. Revista Brasileira de Otorrinolaringologia. 2006;72(4):554-561.
11. Penido NO, Ramos HVL, Barros FA et al. - Fatores clínicos, etiológicos e evolutivos da audição na surdez súbita. Rev Bras Otorrinolaringol. 2005;71(5):633-638.
12. Figueiredo RR et al. Complicações de corpos estranhos em otorrinolaringologia: um estudo retrospectivo. Rev Brasi de Otorrinolaringol. 2008;74(1):7-15.
13. Abou-Elfadl M, Horra A, Abada RL, et al. Nasal foreign bodies: Results of a study of 260 cases. Europ Ann Otorhinolaryngol. 2005;132(6):343–6.
14. Figueiredo RR et al. Corpos estranhos de fossas nasais: descrição de tipos e complicações em 420 casos. Revi Bras Otorrinolaringo. 2006;72(1):18-23.
15. Lepore ML Epistaxis, em: Johnson JT, Rosen CA, Newlands SD - Bailey's Head & Neck Surgery Otolaryngology. Philadelphia: Lippincott Williams & Wilkins, 1993;428-46.
16. Strong EB, Bell DA, Johnson LP, et al. Intractable epistaxis: transantral ligation vs. embolization: efficacy review and cost analysis. Otolaryngol Head Neck Surg, 1995;113:674-78.
17. Wurman LH, Sack JG, Flannery JV, et al. The management of Epistaxis. Am J Otolaryngol, 1992;13(4):193-209.
18. Balbani APS, Formigoni GGS, Butugan O Tratamento da epistaxe. Rev Assoc Med Bras. 1999;45(2):189-193.
19. Pitrez PMC, Pitrez JLB Infecções agudas das vias aéreas superiores – diagnóstico e tratamento ambulatorial. J Pediatr 2003;79:77-86.
20. DeMuri GP, Gern JE, Moyer SC, et al. Clinical features, virus identification, and sinusitis as a complication of upper respiratory tract illness in children ages 4-7 years. J Pediatr 2015;171(1):133-139.
21. Saraiva FP et al. Oftalmomiíase como causa de lesão canalicular. J Pediatr 2005;81(1):85-87.
22. Netter FH Atlas de anatomia humana. Rio de Janeiro: Elsevier, 2008;36.
23. Fornazieri MA et al. Fratura de ossos nasais: uma análise epidemiológica. Arq. Intern. Otorrinolaringol 2008;12(4):498-501.
24. Sih T Faringotonsilites agudas, em: VI manual de otorrinolaringologia pediátrica da IAPO. São Paulo, RR Donnelley, 2007;55-64.
25. Balbani APS, Montovani JC, Carvalho LR Faringotonsilites em crianças: visão de uma amostra de pediatras e otorrinolaringologistas. Rev Bras Otorrinolaringol, 2009;75(22):139-46.
26. Brodsky L, Poje C - Tonsillitis, Tonsillectomy, and Adenoidectomy, in Johnson JT, Rosen CA, Newlands SD Bailey's Head & Neck Surgery Otolaryngology. Philadelphia: Lippincott Williams & Wilkins, 2006;1186-1191.
27. Durazzo MD, Pinto FR, Loures MSR, et al. Os espaços cervicais profundos e seu interesse nas infecções da região. Rev Ass Med Brasil, 1997;43(2):119-26.
28. Sennes LU, et al. Infecções dos espaços cervicais: estudo prospectivo de 57 casos. Rev. Bras. Otorrinolaringol, 2002;68(3):388-393.
29. Junior HS Laringites agudas na infância, em: IV manual de otorrinolaringologia pediátrica da IAPO, São Paulo: RR Donnelley, 2005;102-106.
30. Ernest E, Burnett A, Frascone RJ Recognizing and managing traumatic neck injuries. JEMS, 2014;39(4):50-54.

88

Abordagem na Emergência para Ingestão e Aspiração de Corpos Estranhos

Guilherme Malandrini Andriatte
Hélio Penna Guimarães

INTRODUÇÃO

Neste capítulo, serão abordadas a ingestão e a aspiração de corpo estranho com foco para o emergencista; tema de fundamental importância, visto ser um diagnóstico pouco lembrado e cada vez mais frequente devido ao aumento da prevalência de doenças psiquiátricas e degenerativas na população adulta.

A correta identificação diagnóstica, por meio da análise de fatores de risco, da história e do exame físico, permitirá uma abordagem terapêutica mais rápida e eficaz, evitando, assim, complicações graves aos pacientes no departamento de emergência.

INGESTÃO DE CORPO ESTRANHO NA EMERGÊNCIA

EPIDEMIOLOGIA

A ingestão de corpo estranho se dá mais frequentemente em crianças, sendo objetos pequenos, como moedas, os mais comuns de serem encontrados, chegando até a 76% em alguns estudos.[1]

Já em adultos, a obstrução de comida, geralmente carne, acima de uma estenose ou anel esofagiano é, de longe, o modo mais comum de apresentação no departamento de emergência. Além disso, a obstrução por ossos de frango, medicações e fragmentos dentários também é comum.[2]

As populações com maior fator de risco para esses eventos são a de idosos com algum grau de demência e disfagia de condução e a de pacientes psiquiátricos.

Felizmente, mais de 80% das ingestões acidentais de corpo estranho são resolvidas sem nenhuma atividade intervencionista.[3] No entanto, quando essa ingestão se dá de modo intencional, a intervenção endoscópica se faz necessária em até 76% dos pacientes.[4]

A obstrução esofágica, geralmente, acontece em um dos três estreitamentos naturais do esôfago:

- Esfíncter esofágico superior;
- Ao nível do arco aórtico;
- Hiato diafragmático.

Anormalidades estruturais ou funcionais aumentam o risco da obstrução esofágica, conforme a Tabela 88.1.

Em uma série de 1.088 casos de um estudo chinês, as causas mais comuns foram carcinoma esofagiano (33%), estenose (23,9%), divertículo (15,9%), pós-grastrectomia (11,4%) e hérnia de hiato (10,2%).[5]

Questão 1

Assinale a alternativa que contenha o tipo de corpo estranho mais encontrado no adulto e uma condição clínica frequentemente associada:

A. Medicamentos – esclerose lateral amiotrófica
B. Moeda – doença de Parkinson

C. Bolo alimentar (carne) – doença de Alzheimer

D. Fragmento dentário – miastenia grave

Resposta: letra C.

Comentário: O tipo de corpo estranho que é mais ingerido em adultos é o bolo alimentar, sendo carne o alimento mais encontrado. Com o envelhecimento da população, quadros demenciais como a doença de Alzheimer ou vascular são condições clínicas frequentemente associadas.

QUADRO CLÍNICO

Nem sempre a história de ingestão de corpo estranho está presente, como nos casos de tentativa de suicídio ou demências avançadas. Por isso, um alto grau de suspeição é necessário para a elucidação diagnóstica.

Normalmente, os sintomas são agudos, de minutos a horas, no entanto, já houve casos em que o diagnóstico foi feito meses ou anos após.[6]

A apresentação mais comum é por disfagia, acúmulo oral de saliva e rigidez do pescoço.[7] A dificuldade de engolir saliva é importante sinal de gravidade que pode refletir obstrução esofagiana total.

Outros sintomas incluem engasgos, recusa alimentar, odinofagia, dor torácica retroesternal, dispneia. Alguns pacientes podem se apresentar com quadro de dor e distensão abdominal, refletindo uma obstrução intestinal.

É fundamental para o médico no departamento de emergência estar atento à sinais de perfuração:

- **Orofaringe e esôfago proximal:** edema cervical, rigidez e enfisema subcutâneo.
- **Esôfago médio e distal:** dor torácica retroesternal, dor epigástrica, dispneia, cianose.
- **Estômago:** sinais de peritonite, defesa abdominal, taquicardia, hipotensão.

Questão 2

Escolha a alternativa que apresente o sintoma mais frequentemente associado com obstrução esofagiana total.

A. Odinofagia

B. Dor torácica

C. Edema cervical

D. Dificuldade de engolir saliva

Resposta: letra D.

Comentário: a dificuldade de engolir saliva e o seu acúmulo oral são os sintomas mais frequentes relatados pelo paciente em casos de obstrução esofagiana total.

TABELA 88.1 Condições predisponentes para obstrução esofágica[19]

Localização	Frequência	Condição Predisponente
Terço proximal	Raro	Lesão do SNC Divertículo de Zenker
Terço médio	Frequente	Neoplasia (primária ou extrínseca) Esofagite eosinofílica Pós-radioterapia
Terço distal	Comum	Estenose péptica Acalásia Anel esofagiano Lesão por esclerodermia

DIAGNÓSTICO

É dado, fundamentalmente, pela história, análise dos fatores de risco prévios, pelo quadro clínico, em associação com a comprovação radiológica mediante radiografia de pescoço, tórax ou abdominal.

A radiografia é essencial para a localização do corpo estranho quando este é radiopaco e, além disso, para determinar se há perfuração, visualizando ar no mediastino, no subcutâneo ou na região infradiafragmática.

Contudo, em alguns casos a radiografia de tórax pode ser negativa, como na ingestão de ossos de peixe. Nesses pacientes, uma avaliação por endoscopia se faz necessária.

A radiografia deve ser realizada em duas incidências: posteroanterior e perfil. Desse modo, é possível identificar a localização mais precisa da obstrução antes da intervenção endoscópica e diferenciar se realmente a obstrução é do trato gastrointestinal ou em via aérea (como se verá adiante).

É necessário ressaltar que:

- Objetos planos, como moedas, geralmente orientam-se no plano coronal quando alojados no esôfago e são mais bem vistos em projeções anteroposteriores (Figura 88.1).
- Objetos alojados na traqueia são mais bem vistos no plano sagital e, por isso, mais facilmente localizados em projeções laterais.[8]

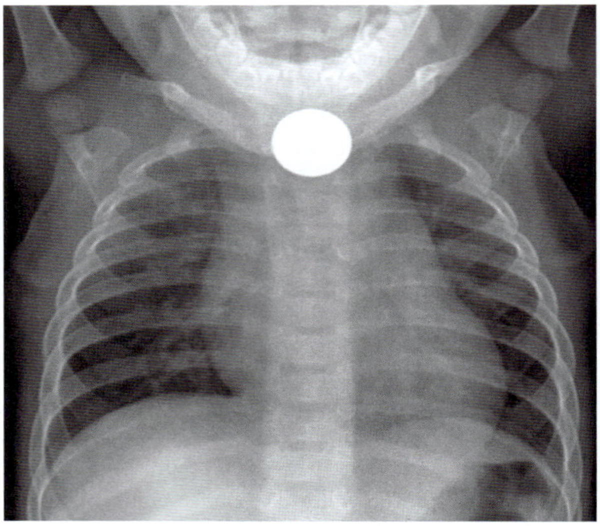

FIGURA 88.1 Nota-se o corpo estranho (moeda) no esôfago, com desvio da traqueia. Fonte: Adaptado de Alan e Schlesinger, MD, Departamento of Radiology, Baylor College of Medicine.

- Nem todos os corpos estranhos são vistos em radiografias: espinhas de peixe, ossos de frango, madeira, plástico, vidro, objetos de metal finos e bolos alimentares não são facilmente vistos em radiografias simples, de modo que a falha para localizar um objeto em exame radiográfico não descarta a possibilidade de estarem presentes.
- É importante tentar diferenciar entre a ingestão de moedas e baterias, uma vez que esses objetos são semelhantes na radiografia, mas requerem abordagens terapêuticas diferentes (Figura 88.2).

A tomografia computadorizada (TC) pode ser útil principalmente quando as radiografias forem negativas ou na suspeita de ingestão de pacotes de narcóticos ou outras drogas ilícitas.

Em pacientes com sintomas esofágicos persistentes, uma avaliação endoscópica deve ser realizada, mesmo se o exame radiográfico for negativo. Além disso, em pacientes com suspeita de impactação de alimentos sem ossos, que não têm evidências de complicações, a endoscopia pode ser realizada antes de se obter imagens radiográficas.

Questão 3

Qual método de imagem deve ser utilizado como primeiro exame na suspeita de ingestão de corpo estranho?

A. Esofagografia contrastada

B. TC Multislice

C. Radiografia de tórax posteroanterior

D. Radiografia de tórax posteroanterior e perfil

Resposta: letra D

Comentário: o exame mais rápido, barato e com boa sensibilidade deve ser o primeiro a ser realizado na suspeita de ingestão de corpo estranho. Das alternativas apresentadas, a radiografia de tórax em duas incidências é o exame que mais se encaixas nesse perfil. Importante lembrar que nem sempre ela será positiva e, a depender do contexto clínico, uma TC ou endoscopia digestiva alta de emergência (EDA) deverá ser realizada.

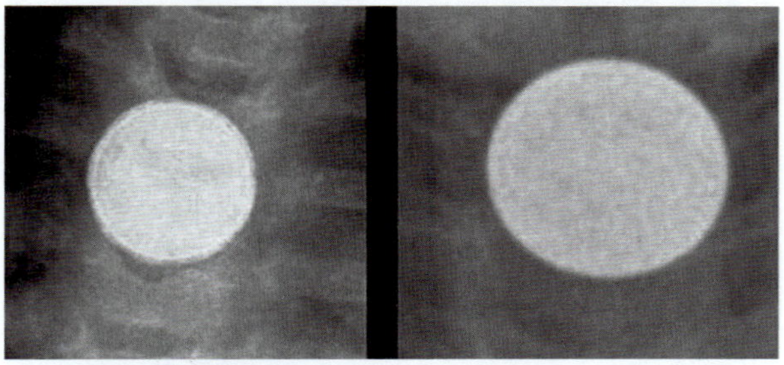

FIGURA 88.2 Comparação radiológica entre uma ingestão de bateria (à esquerda) e de uma moeda (à direita). A estrutura bilaminar da bateria demonstra um discreto halo radiopaco ao seu redor; já a moeda se apresenta como uma estrutura homogênea. Fonte: Adaptado de Barbara Specter, MD.

ABORDAGEM TERAPÊUTICA

A abordagem terapêutica inicial baseia-se em três fatores:

- Tipo do objeto ingerido
- Localização do objeto
- Estado clínico do paciente

A presença de sibilos, estridor, asfixia, ou dispneia sugere uma via aérea comprometida devido a corpo estranho aprisionado na hipofaringe, traqueia, seio piriforme ou divertículo de Zenker.

Se houver asfixia iminente, a intubação orotraqueal de emergência é necessária. Em pacientes que não conseguem lidar com secreções da orofaringe devido à obstrução esofágica completa, mesmo na ausência de sintomas respiratórios, a proteção das vias aéreas e a sucção orofaríngea contínua são importantes para evitar aspiração pulmonar.

A obstrução das vias aéreas também pode ocorrer durante a remoção endoscópica do corpo estranho e um laringoscópio deve estar imediatamente disponível.

O tratamento conservador pode ser tentado na grande maioria dos pacientes, uma vez que a maioria dos objetos sairá naturalmente.[9]

Pacientes sem alterações na radiografia de tórax, se assintomáticos, podem ter conduta expectante, sempre com orientações de sinais de alarme (p. ex.: disfagia, dor refratária, dispneia, febre).

Outros pacientes podem precisar de endoscopia ou cirurgia aberta, dependendo do objeto ou da gravidade do quadro clínico.

Os sete passos para a avaliação do paciente com obstrução esofagiana por corpo estranho são:[10]

1. Avaliação das vias aéreas
2. Avaliação da urgência da remoção
3. Localização radiológica
4. Observação clínica
5. Recuperação endoscópica do objeto
6. Monitoramento para complicações
7. Endoscopia ou cirurgia aberta para complicações

Os pacientes que necessitarem de endoscopia podem ser divididos em três grupos (ver Tabela 88.2):

- Endoscopia imediata
- Endoscopia nas primeiras 24 horas
- Endoscopia não urgente – após 24 horas

Geralmente o aparelho usado para remoção dos objetos é o endoscópio flexível, que, além de ser mais seguro, pode ser usado com apenas sedação do paciente.[11]

Para objetos localizados na porção superior do esôfago, um endoscópio rígido pode ser necessário. Além disso, pode-se usar um *overtube* se houver receio de aspiração ou de lesão da mucosa esofagiana durante o procedimento (Figura 88.3).

A remoção do corpo estranho por endoscopia tem taxa de sucesso de mais de 90%, apresentando poucas complicações (perfuração, mediastinite, sangramento) e, geralmente, relacionadas ao endoscópio rígido.[12]

TABELA 88.2 Endoscopia e grupos de risco

Endoscopia imediata	Endoscopia em 24 horas	Endoscopia não urgente
Obstrução esofágica total (incapacidade de engolir saliva)	▪ Objetos não pontiagudos ▪ Obstrução parcial por comida ▪ Objetos pontiagudos no estômago ou duodeno	▪ Moedas podem ser observadas por 12 a 24 horas em pacientes assintomáticos ▪ Objetos rombos > 2,5 cm de diâmetro
Baterias	Objetos > 6 cm de comprimento acima da região duodenal	Objetos rombos que não passarem pelo estômago em 3 semanas
Objetos pontiagudos no esôfago	Ímãs	

Fonte: Adaptado de <http://www.uptodate.com>.

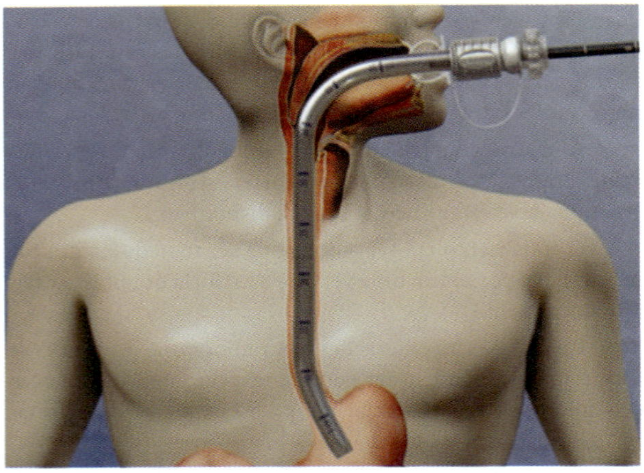

FIGURA 88.3 Overtube.

A maioria dos objetos que estiverem no estomago sairá sem gerar danos em um prazo de 4 a 6 semanas, sendo possível a conduta expectante.

A exceção se faz, como visto anteriormente, a baterias, ímãs, objetos com comprimento acima de 6 cm ou diâmetro maior do que 2,5 cm.

Pacientes submetidos a tratamento conservador devem realizar radiografias semanais para avaliar o progresso do objeto. Devem também ser alertados a procurarem o pronto-socorro se sintomas como náuseas, vômitos e dor abdominal estiverem presentes.

Outra orientação é que retomem a alimentação normal, prestando atenção se o objeto é eliminado nas fezes e, então, realizar a radiografia de controle para confirmar a saída do objeto.

Algumas situações merecem destaque, como:

- Para a obstrução parcial por bolo alimentar (geralmente carne), a endoscopia deve ser realizada nas primeiras 12 horas, minimizando o risco de broncoaspiração. Pode-se tentar a administração de 1 mg IV de glucagon no intuito de relaxar a musculatura esofagiana, embora muitos estudos apresentem resultados controversos sobre o tema.[13]
- Em casos de pacotes de drogas, ingeridos por traficantes, a endoscopia não deve ser realizada pelo risco de ruptura dos pacotes e consequente intoxicação.[14]

O paciente deve ser mantido em UTI por 48 horas, monitorizado, avaliando-se temperatura corporal. Pode-se administrar carvão ativado e laxantes para diminuir a absorção e acelerar a eliminação dos pacotes ingeridos. Importante lembrar que, nesses casos, a radiografia pode ser falso-negativa, sendo necessária a confirmação por TC. A cirurgia aberta se faz imperativa se houver sinais de intoxicação ou obstrução intestinal (Figura 88.4).

COMPLICAÇÕES

A complicação mais temida após a retirada do corpo estranho é a perfuração esofágica, que não é frequente, mas deve ser tratada rapidamente via cirúrgica para evitar quadros drásticos como mediastinite, sangramentos e fístulas.

SEGUIMENTO

A recorrência na ingestão de corpo estranho chega a 20%; por isso, o médico deve estar atento e realizar o acompanhamento clínico do paciente, identificando fatores de risco corrigíveis como estenose, hérnia de hiato ou acalasia e corrigindo-os assim que possível.

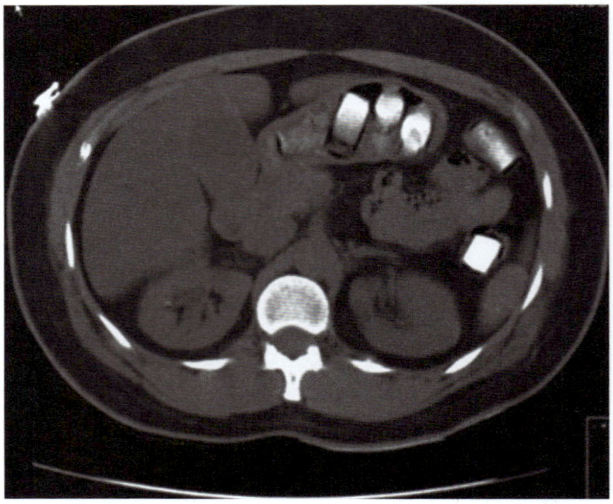

FIGURA 88.4 TC abdome sem contraste mostrando ingestão de pacotes de cocaína.[20]

ASPIRAÇÃO DE CORPO ESTRANHO NA EMERGÊNCIA

EPIDEMIOLOGIA

A aspiração de corpo estranho é um evento que pode ser fatal e, portanto, consiste em uma emergência médica. Apesar de ser mais comum em crianças, a prevalência em adultos acima de 75 anos vem aumentando gradativamente, sobretudo naqueles com algum grau de disfunção cognitiva.

PATOGÊNESE

Em crianças, os materiais orgânicos são os mais comuns de serem encontrados, como sementes e castanhas.

Já em adultos, a variedade de materiais encontrados mais é maior, desde pedaços de alimentos mal mastigados (p. ex.: carne), até dentes, próteses dentárias, *pins* e agulhas (Figura 88.5).

O tipo de material aspirado reflete o tipo de reação inflamatória que poderá ocorrer na via aérea. Materiais inorgânicos como metal ou vidro, geralmente, não causam inflamação importante, enquanto materiais orgânicos como sementes ou castanhas causam uma inflamação significante. Além disso, algumas medicações em forma de pílula podem causar úlceras e perfurações na via aérea, como cloreto de potássio ou sulfato ferroso.

Os principais fatores de risco para aspiração de corpo estranho são: trauma; intoxicação por álcool ou drogas ilícitas; anestesia geral ou doenças degenerativas, como as de Alzheimer e de Parkinson, que alteram a mastigação ou deglutição.

QUADRO CLÍNICO

Os sintomas causados pela aspiração de corpo estranho podem variar de acordo com o tamanho do material, localização e tempo de aspiração.

Em adultos, a apresentação mais comum é a tosse crônica, por obstrução da via aérea pelo corpo estranho. Sintomas como febre, dor torácica e hemoptise também podem estar presentes.

Exames complementares

Os achados de imagem dependem do tipo de corpo estranho, sua localização e a duração da história clínica.

A radiografia de tórax e pescoço, posteroanterior e perfil, deve ser o exame inicial a ser pedido, lembrando que nem sempre será definitiva. Dependendo do grau de suspeita clínica, pode-se proceder à tomografia computadorizada de tórax.

A sensibilidade desse exame varia entre 70 e 80 e, por isso, deve ser o primeiro a ser pedido. Comparado à radiografia, a TC mostra mais frequentemente objetos radiopacos, em uma proporção de 16:3.[17]

Embora ainda não aprovada na prática clínica, a TC com reconstrução 3D, chamada de "broncoscopia virtual", já é usada em alguns centros[18] (Figura 88.6).

Importante: nunca se deve postergar uma intervenção para realizar exame de imagem em um paciente instável, como aquele em um episódio de asfixia aguda.

DIAGNÓSTICO

É suspeitado quando um paciente chega ao departamento de emergência com sinais de insuficiência respiratória aguda e obstrução de via aérea alta, como estridor ou engasgos.

Naqueles pacientes com sintomas crônicos, o diagnóstico de aspiração de corpo estranho entra no quadro de diagnósticos diferenciais de pneumonia de repetição ou tosse crônica, por exemplo.

O diagnóstico é dado pela visualização no objeto na via aérea. Geralmente, em obstruções acima das cordas vocais, pode-se proceder à laringoscopia direta ou à broncoscopia,

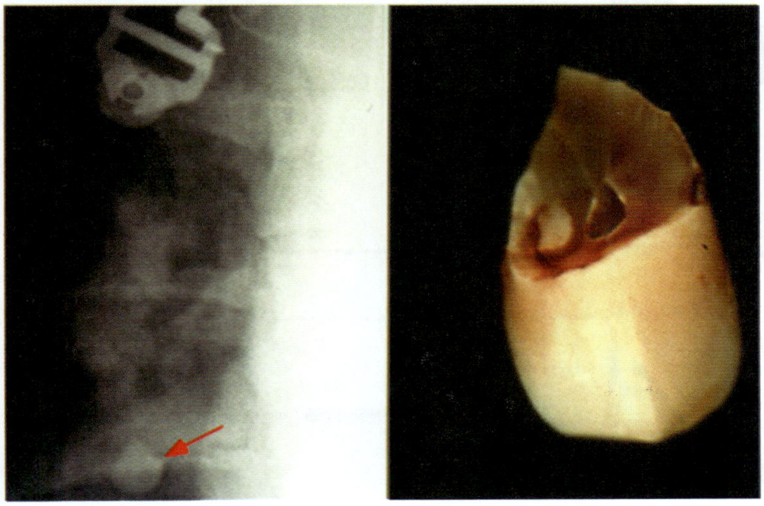

FIGURA 88.5 Radiografia de um fragmento dentário que foi aspirado.

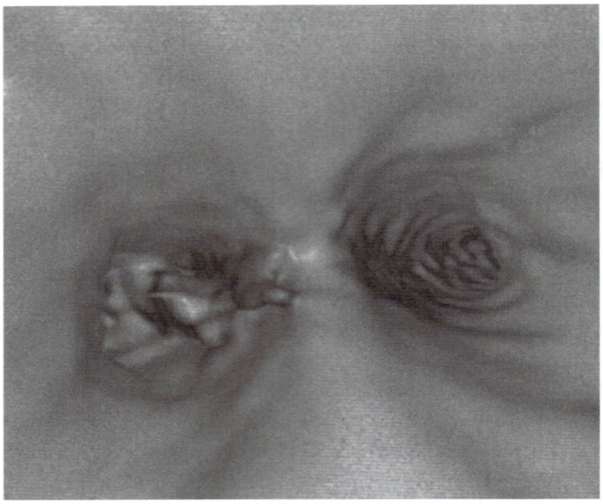

FIGURA 88.6 Broncoscopia virtual mostrando obstrução em brônquio fonte esquerdo.

enquanto para obstruções abaixo das cordas vocais a broncoscopia (flexível ou rígida) é o procedimento de escolha.

ABORDAGEM TERAPÊUTICA

Orienta-se, basicamente, por duas situações:

- Asfixia ameaçadora à vida
- Asfixia não ameaçadora a vida

Asfixia ameaçadora à vida

Nesses casos, primeiramente o paciente deve ser levado à sala de emergência, com monitorização cardíaca, acesso venoso calibroso, com oxigenação adequada garantida e uma via aérea definitiva estabelecida. Pode-se tentar métodos não invasivos como ventilação com dispositivo bolsa-válvula – máscara ou, mais frequentemente, a intubação orotraqueal.

Em casos nos quais a intubação não for possível, a via aérea pode ser garantida pela cricotireoidostomia ou traqueostomia. Uma vez que a via aérea esteja garantida, deve-se proceder à inspeção da orofaringe através da laringoscopia, visto que, em um terço dos casos que se apresentam como asfixia grave, a obstrução é supraglótica.

Nos casos em que o objeto não é visto na região supraglótica, pode-se proceder à broncoscopia rígida ou flexível. Em situações em que se suspeita de que a obstrução é traqueal ou em brônquios fonte, prefere-se a broncoscopia rígida (Figura 88.7).

Asfixia não ameaçadora à vida

Nesses casos, a broncoscopia flexível é o procedimento de escolha (Figura 88.8).

É importante estar atento para o fato de que, mesmo com o paciente estável, durante a retirada do objeto este pode deslocar-se piorando a obstrução e, consequentemente, a hipoxemia.

A broncoscopia flexível é recomendada para a retirada de objetos menores em vias aéreas inferiores; já a broncoscopia rígida é melhor para objetos maiores em vias aéreas mais calibrosas. Outra vantagem da broncoscopia flexível é que ela requer menor sedação do que a broncoscopia rígida que, geralmente, exige anestesia geral.

MEDICAÇÕES

Antibióticos e anti-inflamatórios não estão indicados de rotina, mas podem ser administrados nas seguintes circunstâncias:

- Glicocorticosteroides podem ser usados quando o objeto estiver envolvido em tecido de granulação, fri-

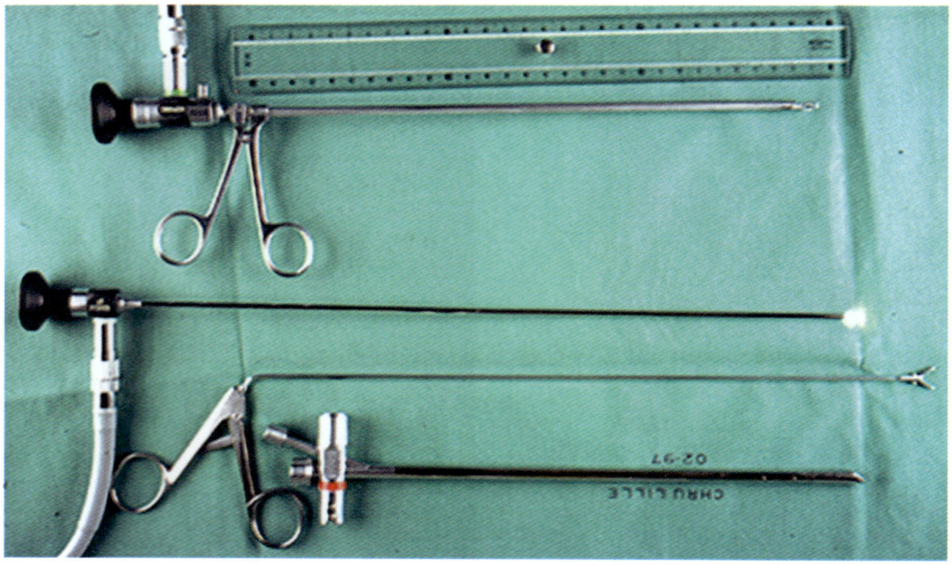

FIGURA 88.7 Broncoscópio rígido.

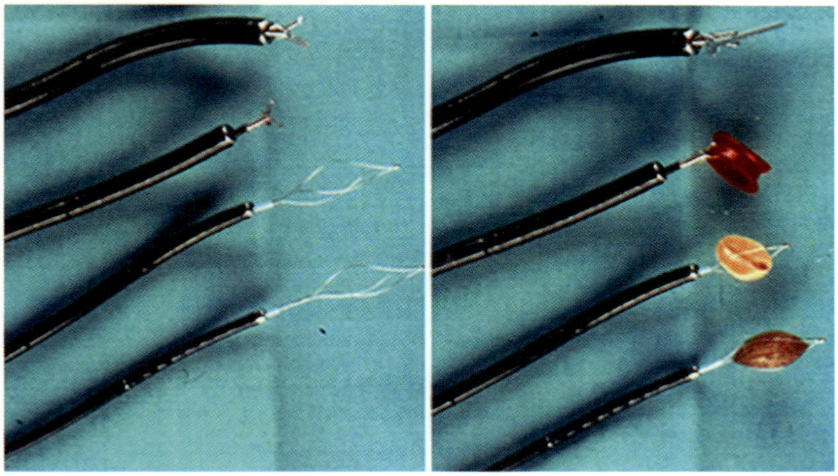

FIGURA 88.8 Broncoscópio flexível. Fonte: Adaptado de Charles Marquette, MD.

ável e rígido. Nesses casos, pode-se administrar um curso de corticosteroide (1 a 2 mg/kg de prednisolona ou equivalente) e adiar o procedimento, desde que o paciente permaneça estável.

- Antibióticos são indicados apenas em casos de infecção documentada, seja por suspeição clínica, radiologia ou laboratorial. Em casos de sepse, o objeto deve ser retirado assim que possível e coletadas culturas de lavado broncoalveolar.
- Glicocorticosteroides ou adrenalina inalatória podem ser considerados em pacientes que apresentarem edema em região glótica ou estridor pós-remoção de corpo estranho.

COMPLICAÇÕES

As complicações mais comuns são:

- Pneumonia
- Estenose brônquica
- Bronquiectasia
- Disfagia
- Hemoptise
- Empiema
- Pneumotórax.

CONCLUSÃO

- A causa mais comum de obstrução por ingestão de corpo estranho no adulto é bolo alimentar (geralmente carne) e está associada a alguma alteração anatômica preexistente.
- A maioria dos corpos estranhos ingeridos pode ter conduta conservadora.
- Radiografia de tórax em duas incidências é o exame de imagem que deve ser solicitado inicialmente.
- Importante lembrar que a investigação diagnóstica deve prosseguir se a suspeita clínica for alta, mesmo com exames de imagem negativos.
- A abordagem terapêutica da ingestão de corpo estranho deve levar em conta o tipo de objeto, localização e estado clínico do paciente.
- Não realizar EDA em paciente com suspeita de ingestão de pacotes de narcóticos.
- A apresentação de asfixia grave no adulto por aspiração de corpo estranho é rara, mas deve ser reconhecida.
- Tosse crônica e pneumonias de repetição podem ser a apresentação de aspiração de corpo estranho.
- Deve-se sempre garantir a via aérea como primeiro passo no paciente com quadro de asfixia e suspeita de aspiração de corpo estranho.
- A broncoscopia flexível é preferível à rígida na maioria dos casos, exceto para vias aéreas proximais ou objetos grandes.

REFERÊNCIAS BIBLIOGRÁFICAS

1. Schunk JE, Harrison AM, Corneli HM, Nixon GW. Fluoroscopic foley catheter removal of esophageal foreign bodies in children: experience with 415 episodes. Pediatrics. 1994; 94:709.
2. Wu WT, Chiu CT, Kuo CJ, et al. Endoscopic management of suspected esophageal foreign body in adults. Dis Esophagus. 2011; 24:131.
3. Pellerin D, Fortier-Beaulieu M, Guegen J. The fate of swallowed foreign bodies: Experience of 1250 instances of subdiaphragmatic foreign bodies in children. Program Pediatr Radiol. 1969; 2:302.
4. Sahn B, Mamula P, Ford CA. Review of foreign body ingestion and esophageal food impaction management in adolescents. J Adolesc Health. 2014; 55:260.
5. Li ZS, Sun ZX, Zou DW, et al. Endoscopic management of foreign bodies in the upper-GI tract: experience with 1088 cases in China. Gastrointest Endosc. 2006; 64:485.
6. Adams DB. Endoscopic removal of entrapped coins from an intraluminal duodenal diverticulum 20 years after ingestion. Gastrointest Endosc. 1986; 32:415.
7. Khan MA, Hameed A, Choudhry AJ. Management of foreign bodies in the esophagus. J Coll Physicians Surg Pak. 2004; 14:218.
8. Ghahremani GG. Foreign bodies of the alimentary tract. In: textbook of gastrointestinal radiology. Gore RM, Levine MS, Laufer I (eds.). WB Saunders: Philadelphia; 1994. p.2547.

9. Pellerin D, Fortier-Beaulieu M, Guegen J. The fate of swallowed foreign bodies: Experience of 1250 instances of subdiaphragmatic foreign bodies in children. Program Pediatr Radiol. 1969; 2:302.
10. Eisen GM, Baron TH, Dominitz JA, et al. Guideline for the management of ingested foreign bodies. Gastrointest Endosc. 2002; 55:802.
11. Webb WA. Management of foreign bodies of the upper gastrointestinal tract: update. Gastrointest Endosc. 1995; 41:39.
12. Gmeiner D, von Rahden BH, Meco C, et al. Flexible versus rigid endoscopy for treatment of foreign body impaction in the esophagus. Surg Endosc. 2007; 21:2026.
13. Ferrucci JT Jr, Long JA Jr. Radiologic treatment of esophageal food impaction using intravenous glucagon. Radiology. 1977; 125:25.
14. Lancashire MJ, Legg PK, Lowe M, et al. Surgical aspects of international drug smuggling. Br Med J (Clin Res Ed). 1988; 296:1035.
15. Mittleman RE, Wetli CV. The fatal cafe coronary. Foreign-body airway obstruction. JAMA. 1982; 247:1285.
16. Wolkove N, Kreisman H, Cohen C, Frank H. Occult foreign-body aspiration in adults. JAMA. 1982; 248:1350.
17. Mehta AC, Khemasuwan D. A foreign body of a different kind: Pill aspiration. Ann Thorac Med. 2014; 9:1.
18. Tong B, Zhang L, Fang R, et al. 3D images based on MDCT in evaluation of patients with suspected foreign body aspiration. Eur Arch Otorhinolaryngol. 2013; 270:1001.
19. Carp L. Foreign bodies in the intestine. Ann Surg. 1927; 85:575.
20. <http://pt.slideshare.net/leonel_netto/radiologia-do-estmago-e-duodeno>. Acesso em 18 Ago 2016.

Seção 12

Emergências em Dermatologia e Imunologia

89

Stevens-Johnson e Necrólise Epidérmica Tóxica

Denise Steiner
Mirella Pascini

INTRODUÇÃO

EXISTEM URGÊNCIAS EM DERMATOLOGIA?

Na dermatologia, há algumas situações que são urgências absolutas e que, se não tratadas de maneira imediata, podem pôr em risco a vida. A necrólise epidérmica tóxica (NET), a síndrome de Stevens-Johnson (SSJ), a síndrome de hipersensibilidade a drogas, eritrodermias, psoríase pustulosa, vasculites sistêmicas, herpes em imunodeprimidos e infecções graves como fasciíte necrotizante são as urgências dermatológicas relatadas na literatura.

Neste capítulo serão abordadas a síndrome de Stevens-Johnson e a necrólise epidérmica tóxica.

Essas duas patologias são raras, agudas, ameaçadoras da vida e estão quase sempre relacionadas a fármacos.[1-2] Ambas são imunomediadas e resultam da morte de queratinócitos, acarretando a separação da epiderme da derme.[1] As drogas desencadeadoras mais comuns são:

- Allopurinol;
- Antibióticos;
- Anticonvulsivantes;
- Anti-inflamatórios não esteroidais.[3]

A SJS e a NET, devido a similaridades etiopatogênicas, clínicas e histopatológicas, representam variantes graves do mesmo processo. Essas entidades diferem somente pela porcentagem da superfície corporal envolvida. Um acometimento abaixo de 10% representa a SJS; entre 10 e 30%, uma sobreposição de ambas, e acima de 30% caracteriza a NET.[4] Como o prognóstico está relacionado com a velocidade na qual a droga responsável pelo quadro é identificada e retirada, é crucial estabelecer o diagnóstico rapidamente, assim a droga causadora pode ser descontinuada e o tratamento específico realizado o mais rapidamente possível.[1]

EPIDEMIOLOGIA

A incidência da SSJ é estimada em cerca 1 a 6 casos por milhão de habitantes ao ano e a incidência da NET, de 0,4 a 1,2 casos para cada milhão de habitantes ao ano na Europa.[6] Alguns grupos de pacientes apresentam um risco mais elevado de desenvolver SJS e NET, incluindo os acetiladores lentos, imunocomprometidos, aqueles que fazem radioterapia concomitantemente com uso de anticonvulsivantes ou são portadores de alelos (HLA) específicos. Em pacientes com AIDS, o risco de desenvolver NET é 1.000 vezes maior do que na população em geral.[1]

A NET ocorre em todas as faixas etárias, mas atinge com mais frequência mulheres e idosos.[7] A mortalidade varia entre de 25 a 50% (média 25 a 35%) para pacientes com NET, e até aproximadamente 5% para pacientes cm SJS.[1]

O uso de medicamentos é relatado em mais de 95% dos casos de pacientes com NET. A relação entre fármacos e SJS é menos clara, somente 50% dos casos de SJS foram relatados como associados ao uso de medicamentos. Provavelmente trata-se de um número subestimado, em grande parte devido à confusão que existia anteriormente no diagnóstico entre SSJ e eritema multiforme.[1] Mais de 100 drogas já foram associadas a SJS e NET. As drogas mais frequentes estão listadas na Tabela 89.1, e consistem em alopurinol, antibióticos, AINES e anticonvulsivantes. Entre os antibióticos, sulfonamidas estão fortemente associadas a SJS/NET; outros antibióticos incluem aminopenicilinas, quinolonas, cefalosporinas, tetraciclinas e antifúngicos. Nas primeiras semanas de tratamento, o risco de desenvolver SJS/NET é maior, e para os anticonvulsivantes aromáticos o risco é maior durante os primeiros dois meses de tratamento. Além disso, drogas com meias-vidas mais longas são mais propensas a causar farmacodermias e desfechos fatais do que aquelas com meias-vidas mais curtas, mesmo que sejam quimicamente relacionadas.[1] Algumas associações de drogas podem predispor ao quadro de NET, como o uso de alopurinol concomitante aos inibidores da enzima de conversão de angiotensina e o uso de ácido valproico associado à lamotrigina.[6]

Outras causas de NET incluem infecções, vacinas, e aproximadamente 20% dos casos são idiopáticos.[7]

PATOGÊNESE

A esmagadora maioria dos casos de SSJ e NET são relacionados à hipersensibilidade à fármacos. O estudo multicêntrico internacional EuroSCAR, conduzido na Europa entre 1997 e 2001, avaliou as drogas mais frequentemente relacionadas a SSJ e NET após análise de 379 casos pareados com 1.505 controles. As drogas que apresentam maior risco, de acordo com este estudo, estão listadas na Tabela 89.1.[8] Os sintomas surgem entre 7 dias a 8 semanas após a ingestão da droga, com uma média de início variando de 6 dias a 2 semanas. Na reexposição à droga, o quadro pode se desenvolver em horas.[9]

Recentemente foi formulado um algoritmo que avalia a possibilidade de um fármaco ser o causador da NET (*algorithm of drug causality for epidermal necrolysis* -ALDEN).O algoritmo leva em conta fatores como o tempo entre a ingestão da droga e o início dos sintomas, a presença da droga no organismo no primeiro dia de sintomas, história prévia de reação adversa àquela droga ou similar, risco de a droga desencadear NET de acordo com o estudo EuroSCAR e a probabilidade de se tratar de outra causa etiológica, como, por exemplo, infecções.[10] Segundo esse algoritmo, a droga suspeita pode ser classificada como causadora muito provável, provável, possível, improvável e muito improvável do quadro.[10]

A patogênese da SSJ e da NET não é totalmente compreendida e envolve a incapacidade de desintoxicar metabólitos reativos de medicamentos, com a predominância de um genótipo de acetiladores lentos, e fatores imunes relacionados à apoptose cellular.[2,4] Sabe-se hoje que a SSJ e a NET são distúrbios mediados pelas células T, com células T citotóxicas sendo responsáveis pela necrose da epiderme, via apoptose de ceratinócitos.[2] Apesar do papel central dos linfócitos citotóxicos CD8+, células CD4+ e células do sistema imune inato também participam destas reações. Concentrações semelhantes de citocinas Th1 e Th2 são encontradas na epiderme e derme de pacientes com NET; células Th1 secretam IL-2 e interferon gama (INF gama) e são responsáveis pela ativação de macrófagos e células citotóxicas.[13]

Existem duas teorias para explicar a ativação de células T. Segundo a teoria do hapteno, o fármaco metabolizado se combinaria com peptídeos celulares de modo covalente, criando uma molécula capaz de estimular o sistema imune via células apresentadoras de antígeno. Na teoria imunológica, a droga ligaria-se diretamente ao MHC tipo 1 e ao receptor da célula T, do mesmo modo como se liga ao seu alvo farmacológico, independentemente das células apresentadoras de antígeno.[11]

Muitos estudos revelam a relação entre MHC I e reações de hipersensibilidade. Em pacientes chineses da etnia han com SSJ/NET, achou-se uma forte associação entre drogas anticonvulsivantes aromáticas (carbamazepina, fenitoína, lamotrigina) e o HLA-B*1502, assim como o alopurinol e o HLA -B*5801. A forte associação entre certos alótipos de MHC sugerem que estes são não apenas marcadores genéticos, mas estejam também envolvidos na patogênese da NET.[12]

A apoptose é a causa da morte dos queratinócitos na NET, e os principais mediadores da apoptose são a granulosina, a perforina e granzima B liberadas pelos linfócitos LT CD8+. A interação do receptor Fas e o ligante Fas na superfície do queratinócito, o óxido nítrico e o fator de necrose tumoral alfa também contribuem para a morte dos queratinócitos. Estudos recentes ressaltam o papel predominante da granulosina, uma molécula encontrada nos grânulos citotóxicos de linfócitos e células NK, de causar lise de membranas celulares, dano à mitocôndria e apoptose celular. Alguns estudos revelam aumento de granulosina no soro de pacientes com SSJ e NET antes do destacamento da epiderme e afirmam que este aumento poderia ser usado como um marcador para o diagnóstico precoce de NET.[13-14] O FasL é uma proteína transmembrana expressa na superfície dos queratinócitos, células NK e células T. Quando as células T citotóxicas são ativadas, o FasL é expresso em sua superfície e liga-se ao seu receptor nas células-alvo, ativando caspases intracelulares e desencadeando a apoptose da célula-alvo. Muitos estudos já comprovaram a importância da via Fas-FasL na patogênse da NET.[13]

TABELA 89.1 Drogas associadas a NET

Nevirapina	Sulfassalazina
Lamotrigina	Alopurinol
Carbamazepina	AINES inibidores da COX 2
Fenitoína	Aminopenicilina
Fenobarbital	Cefalosprinas
Cotrimoxazol	Quinolonas

CLASSIFICAÇÃO

Bastuji-Garin propõem uma classificação baseada na gravidade do descolamento epidérmico, que divide o espectro dessas dermatoses em:

1. Eritema multiforme major: descolamento < 10% da superfície corpórea, associada a lesões em alvo;
2. Síndrome de Stevens-Johnson: descolamento < 10% da superfície de área copórea, associada a máculas eritêmato-purpúricas ou alvos atípicos.

3. Síndrome de sobreposição SSJ/NET: descolamento entre 10 e 30% de área de superfície corpórea, associada a máculas eritematosas ou purpúricas disseminadas ou alvos atípicos.
4. NET com máculas: descolamento > 30% da área da superfície corpórea, associada a máculas eritematosas ou purpúricas ou alvos atípicos.
5. NET sem máculas: destacamento da epiderme em grandes retalhos epidérmicos, acometendo > 10% da superfície corpórea sem máculas purpúricas ou lesões em alvo.[15]

O eritema multiforme major é caracterizado por erosões mucosas e lesões cutâneas em alvo típicas (lesões que exibem 3 zonas distintas, sendo 2 halos concêntricos em volta de um disco central), simétricas, que predominam em regiões acrais, associando-se a infecção por micoplasma, herpes simples ou eventualmente relacionadas à fármacos, com baixa morbidade e sem letalidade, ao contrário da SSJ. O destacamento epidérmico é limitado a menos de 10% (geralmente 1 a 2%) da superfície corporal. Caracteriza-se como uma condição autolimitada, com pouco ou nenhum envolvimento sistêmico, com tendência a recorrência.[2,7,15]

O eritema multiforme é considerado hoje uma condição separada, com características clínicas, epidemiológicas e etiológicas distintas, enquanto a SSJ e a NET são espectos de uma mesma doença, se diferenciando pela porcentagem de área corpórea acometida.[7]

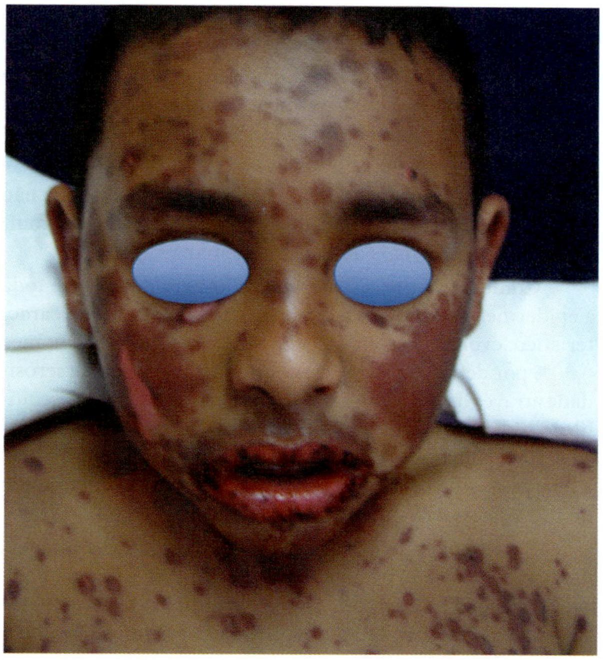

FIGURA 89.1 Síndrome de Stevens-Johnson. Máculas purpúricas, exulcerações, enantema em mucosa oral e conjuntiva. (Gentilmente cedida pelo Dr. Mario Cezar Pires.)

QUADRO CLÍNICO

Sintomas iniciais de SJS e NET podem ser: febre, ardência nos olhos, odinofagia, e podem preceder as manifestações cutâneas em 1 a 3 dias. O acometimento mucoso (oral, ocular, genital) ocorre em mais de 90% dos pacientes.[1]

Os sinais clínicos começam a surgir, em média, uma semana após a administração do medicamento, e podem variar de 7 a 21 dias numa primeira exposição. Na reexposição, o início se dá antes e pode ocorrer em dois dias.[1]

Stevens-Johnson: O quadro clínico é caracterizado pela presença de máculas purpúricas e bolhas ou lesões em alvos atípicos (lesões redondas, com duas zonas ou bordas) predominantemente na face e tronco, acometendo também extremidades.[2] Deve ser diferenciado clinicamente do eritema multiforme pelos alvos atípicos e maior acometimento cutâneo e mucoso.[16]

Pode ser precedida por erupção maculopapulosa discreta, semelhante ao exantema morbiliforme.[15] O descolamento epidérmico é geralmente menor do que 10% da superfície corpórea.[2] As mucosas estão acometidas em 90% dos casos, podendo preceder ou suceder o envolvimento cutâneo. Inicialmente surge enantema e edema, seguidos por erosões e formação de pseudomembranas nos olhos, boca, genitais, faringe e vias aéreas superiores.[2] Em geral, mais de uma mucosa está acometida (Figuras 89.1 e 89.2).

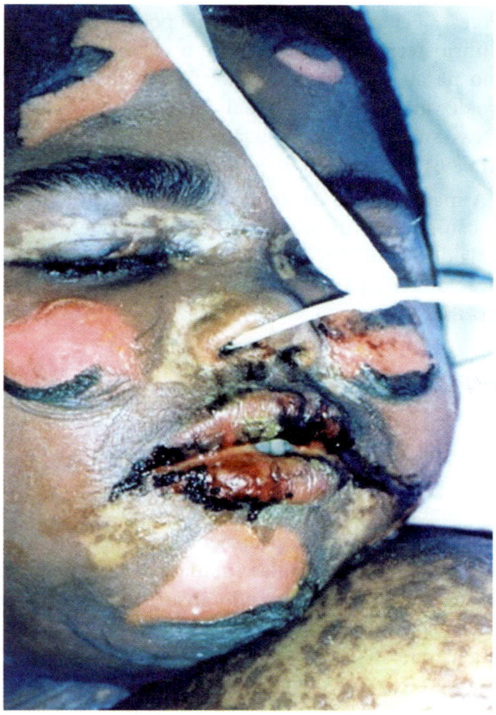

FIGURA 89.2 Síndrome de Stevens-Johnson. Crostas hemorrágicas nos lábios e lesões bolhosas na face. (Gentilmente cedida pelo Dr. Mario Cezar Pires.)

NECRÓLISE EPIDÉRMICA TÓXICA

A NET tem como características iniciais sintomas não específicos, influenza-símiles, tais como febre, odinofagia, ardência nos olhos e ardência vaginal, que precedem as manifestações cutâneas em alguns dias.[2]

As primeiras lesões geralmente surgem na face e porção superior do tronco, e são geralmente alvos atípicos e máculas purpúricas, irregulares, com tendência a coalescer.[2,15] O paciente queixa-se de dor e queimação na pele (Figura 89.3).

A progressão da doença, caso a droga causadora não seja suspensa, ocorre de 2 a 5 dias ou até mesmo horas, e muito raramente leva mais do que uma semana.[2]

Conforme o processo avança, e ocorre necrose de toda a epiderme, as máculas assumem um tom acinzentado característico, evoluindo com descolamento da superfície cutânea > 30% por definição.[15] Ocorre contínua eliminação de serosidade através da derme desnuda, contribuindo para o desequilíbrio hidroeletrolítico e perda proteica. As áreas submetidas a pressão, como os ombros, dorso e nádegas, são as primeiras a liberar retalhos da epiderme. Pode ocorrer o acometimento de 100% da superfície cutânea.[2]

Na ausência de destacamento epidérmico espontâneo, deve ser pesquisado o sinal de Nikolski (realiza-se uma pressão tangencial na pele com os dedos, em uma área eritematosa). O sinal é positivo quando a clivagem dermoepidérmica é induzida.[15] Existem alguns casos de NET sem máculas, em que ocorre destacamento de mais de 10% da epiderme sobre grandes áreas eritematosas, porém sem a formação de máculas ou alvos atípicos.[13]

As membranas mucosas estão acometidas em 87 a 100% dos pacientes, com envolvimento da mucosa oral em 71 a 100%, envolvimento ocular em 50 a 78%, envolvimento genital em 40 a 63% e lesões nas três mucosas em 34 a 50% dos pacientes.[13] Febre alta ou hipotermia podem ocorrer por desequilíbrio termorregulatório, até a cicatrização completa, mesmo na ausência de infecção.[2] A reepitelização começa dentro de vários dias, sendo mais lenta nas mucosas e naquelas áreas submetidas a pressão, maceração ou infecção.[13] (Figura 89.4, 89.5 e 89.6).

A manifestação da doença é independente da dose da droga causadora utilizada e o curso evolutivo é imprevisível. A escala de SCORTEN é utilizada nas primeiras 48 horas de evolução da NET para avaliar o prognóstico dos pacientes.[4-5] (Tabela 89.2).

MANIFESTAÇÕES SISTÊMICAS

A NET pode ser caracterizada como uma insuficiência cutânea aguda, com erosão e necrose ocorrendo na conjuntiva, traqueia, brônquios, intestino e rins.[17]

Acometimento renal: citocinas envolvidas na patogênese da NET apresentam propriedades citotóxicas e podem causar destruição das células tubulares e da barreira de filtração glomerular, acarretando insuficiência renal aguda com microalbuminúria e presença de enzimas tubulares renais na urina.[18]

Outras causas para a disfunção renal encontrada nesses casos são hipovolemia e baixo débito cardíaco.[18]

Acometimento pulmonar: síndrome da angústia respiratória aguda (SARA), bronquiolite obliterante e enfisema subcutâneo já foram relatados. Segundo estudo recente, 25% dos pacientes com NET apresentaram disfunção renal precoce, evidenciada por hipoxemia, dispneia e descolamento da mucosa brônquica à broncoscopia.[19]

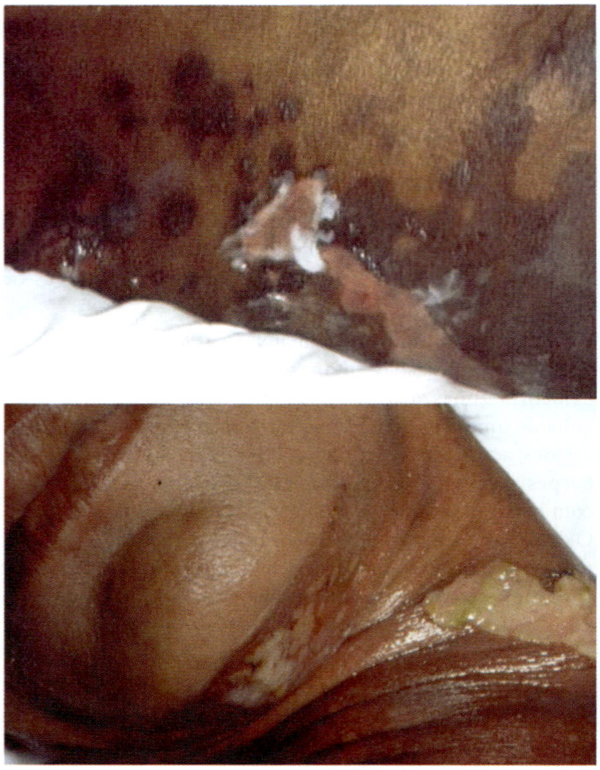

FIGURA 89.3 Máculas purpúricas confluentes e destacamento da epiderme. (Gentilmente cedida pelo Dr. Mario Cezar Pires.)

Anemia, leucopenia e hepatite também são comuns. Dor abdominal, diarreia, aumento de enzimas hepáticas, hipoalbuminemia, hiponatremia, miocardite e encefalopatia podem estar presentes.[19]

DIAGNÓSTICOS DIFERENCIAIS

Casos iniciais de SSJ e NET devem ser diferenciados do eritema multiforme, que se caracteriza por apresentar lesões em alvo típicas ou atípicas, que predominam nas extremidades. Geralmente há formação de bolhas, porém com acometimento muito menor comparado com a SSJ/NET.[15]

Outras doenças que podem se assemelhar a SSJ/NET são:

- **Síndrome estafilocóccica da pele escaldada:** doença causada pela liberação de exotoxinas do *S. aureus*, levando a clivagem intraepidérmica. Mais comum em crianças, porém adultos imunodeprimidos ou com insuficiência renal também podem ser acometidos. Clinicamente, pode-se diferenciar as duas condições pela ausência de acometimento mucoso na síndrome estafilocóccica da pele escaladada.[20]
- **Dermatose bolhosa por IgA linear induzida por drogas:** é caracterizada por bolhas tensas em arranjo arciforme, com ou sem acometimento mucoso. Geralmente ocorre após 2 semanas do uso de vancomicina.[21]

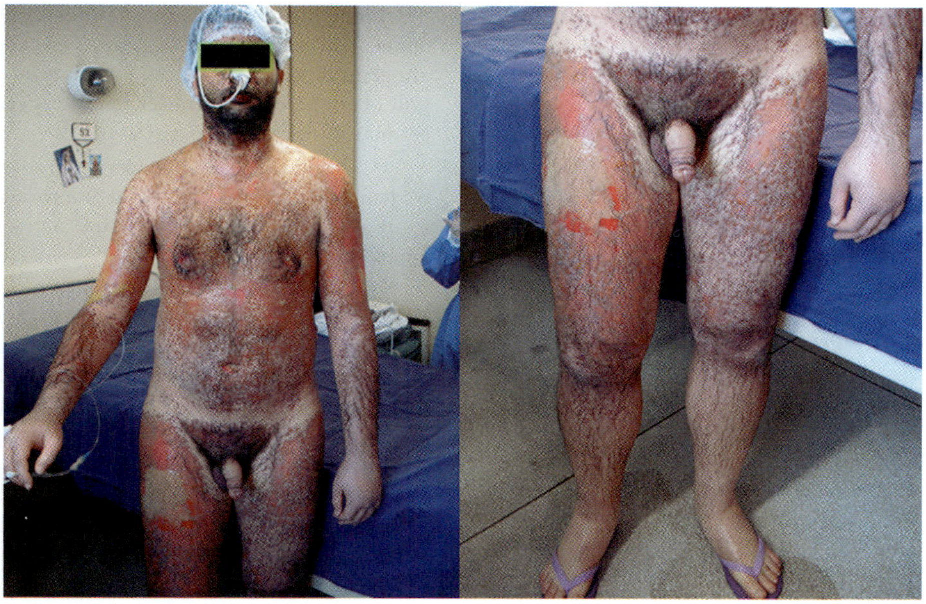

FIGURA 89.4 NET: Crostas hemorrágicas nos lábios associadas a extenso descolamento epidérmico (> 30% da superfície corpórea). (Gentilmente cedida pelo Dr. Mario Cezar Pires.)

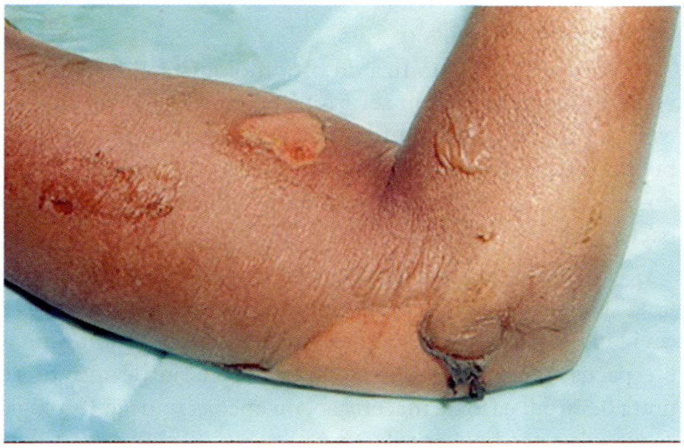

FIGURA 89.5 NET: Lesões bolhosas confluentes. (Gentilmente cedida por Dr. Mario Cezar Pires.)

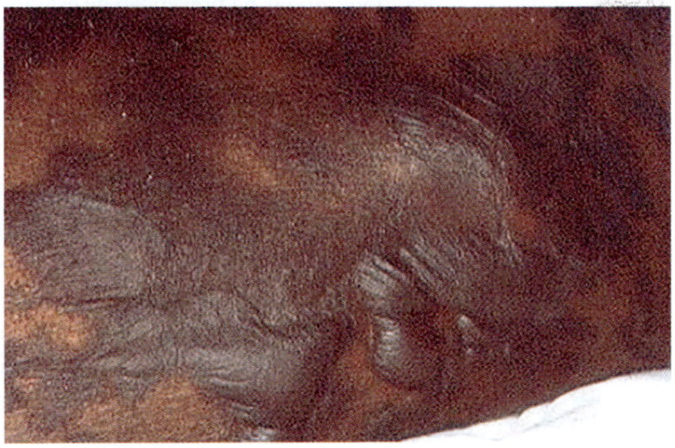

FIGURA 89.6 NET: Lesões bolhosas confluentes. (Gentilmente cedida por Dr. Mario Cezar Pires.)

TABELA 89.2 Grau de gravidade da NET – SCORTEN

Fatores prognósticos	Pontos
Idade > 40 anos	1
Taquicardia > 120 bpm	1
Neoplasia	1
Deslocamento inicial > 10%	1
Ureia sérica > 10 mmol/L	1
Bicarbonato sérico < 20 mmol/L	1
Glicose no sangue > 14 mmol/L	1
SCORTEN	Mortalidade
0-1	3
2	12
3	35
4	58
≥ 5	90

- **Doença do enxerto *versus* hospedeiro aguda:** ocorre em média após duas semanas em pacientes submetidos a transplante de medula óssea e caracteriza-se por uma erupção acral, simétrica, morbiliforme e às vezes liquenoide. Podem surgir bolhas em mucosa oral e genital.[22] A presença de diarreia e elevação das bilirrubinas distinguem a doença do enxerto *versus* hospedeiro da NET.
- **Erupção à droga morbiliforme:** representa também uma reação de hipersensibilidade e é responsável por 95% das reações cutâneas a drogas. As mucosas são poupadas nesses casos.

- **Erupção a drogas com eosinofilia e sintomas sistêmicos (DRESS):** ocorre edema facial, erupção morbiliforme e até mesmo bolhas tensas e erosões nos lábios, porém não ocorre o destacamento da epiderme em retalhos.[22]

TRATAMENTO

Os pilares do tratamento da SSJ e NET incluem:

- Diagnóstico precoce;
- Descontinuação imediata da droga causadora;
- Tratamento de suporte;
- Terapia específica.

DIAGNÓSTICO

O diagnóstico da SSJ e da NET são clínicos, corroborados pelo exame físico (sinal de Nikolski positivo) e antecedente de uso de fármacos. Todos os pacientes devem ser submetidos a biópsia para confirmação diagnóstica, que irá mostrar necrose de toda a espessura da epiderme, enquanto a derme exibe mínimas alterações.[23]

TRATAMENTO DE SUPORTE

As medidas mais urgentes a serem tomadas são a descontinuação do fármaco causador e a de qualquer fármaco não essencial à vida do paciente, e a transferência do paciente para uma unidade de cuidados intensivos, preferencialmente uma unidade de queimados.[1]

As unidades de queimados estão acostumadas a tratar de pacientes com extenso dano à barreira epidérmica, onde o tratamento de suporte é focado na manutenção e reconstituição da barreira cutânea, prevenção de sequelas oculares, manejo do equilíbrio hidroeletrolítico, monitoramento e prevenção de infecções.[16]

O tratamento de suporte é similar àquele oferecido aos grandes queimados e objetiva limitar as complicações associadas, que são a principal causa de mortalidade. Podem ocorrer hipovolemia, desequilíbrio hidroeletrolítico, insuficiência renal e sepse.[1] Os pacientes com SSJ/NET não apresentam, entretanto, a mesma necessidade de reposição volêmica dos pacientes queimados e deve-se evitar uma sobrecarga hídrica realizando a reposição de fluidos por via endovenosa de modo criterioso.[24]

O gasto energético do paciente com NET é elevado, e o consumo metabólico basal está aumentado em duas vezes, sendo 50% deste destinados à pele. O paciente deve ser alimentado via sonda nasogástrica devido à perda proteica e calórica exacerbada.[15]

O ambiente deve ser aquecido (30 a 32 graus), a fim de compensar o estado hipercatabólico, reduzindo as perdas calóricas pela pele.[16]

Todos os procedimentos necessários devem ser realizados de modo estéril, e os catéteres venosos devem ser introduzidos, se possível, em áreas de pele sã.

O paciente deve ser manipulado o menos possível, pois cada movimento apresenta um risco potencial de descolamento da pele. Os maiores cuidados devem se concentrar na face, olhos, nariz, boca, ouvidos, região anogenital, pregas axilares e região interdigital. As regiões com pele sã devem ser mantidas secas e não devem ser manipuladas.[1]

Culturas da pele devem ser realizadas a cada 48 horas e a lâmpada de Wood pode ser usada para detectar a presença de *Pseudomonas aeruginosa*, que apresenta fluorescência amarelo-esverdeada.[16]

O cuidado com as áreas desnudas deve ser meticuloso a fim de minimizar os riscos de infecção e sepse. Essas devem ser mantidas ocluídas preferencialmente com gaze vaselinada, até que a reepitelização ocorra. Podem ser usados curativos impregnados com nitrato de prata, que mantêm o ambiente úmido, aceleram a epitelização, atenuam a dor e diminuem as taxas de infecção.[1,24]

Produtos à base de sulfas, como a sulfadiazina, de prata devem ser evitados, pois além de estarem relacionados ao desencadeamento da NET, aumentam o risco de sensibilização e leucopenia.[24]

As crostas hemáticas podem ser limpas com soro fisiológico estéril diariamente. Cremes de antibiótico (mupirocina) devem ser aplicados em áreas periorificiais (orelhas, nariz, boca) e curativos de silicone também podem ser usados sobre áreas desnudas da pele.[1]

A avaliação periódica do oftalmologista é indispensável. As pálpebras devem ser limpas com solução fisiológica estéril, e uma pomada antibiótica deve ser aplicada nas pálpebras. Além disso, colírios antibióticos devem ser aplicados 3 vezes ao dia, na córnea para reduzir a colonização bacteriana.[1]

Deve-se realizar a lavagem da cavidade oral usando-se uma solução antisséptica. A remoção das crostas dos lábios e cavidade oral deve ser feita diariamente. Na região anogenital e espaços interdigitais deve-se aplicar solução de nitrato de prata 0,5% em caso de maceração, ou apenas solução fisiológica estéril se não houver maceração.[1]

A função respiratória deve ser monitorada, com pronta suplementação de oxigênio, intubação e ventilação mecânica assim que necessário.[24]

A sondagem vesical pode ajudar na prevenção de estenose uretral, porém a cateterização desnecessária deve ser evitada a fim de evitar o risco de infecção.[24] (Tabela 89.3).

Tratamento específico

Nenhum tratamento específico para SJS ou NET mostrou eficácia em estudos clínicos prospectivos, controlados.[1]

Existem relatos de casos e estudos não controlados de tratamento de NET, como o uso de imunoglobulina endovenosa, ciclosporina (3 a 4 mg/kg/dia), ciclofosfamida (100 a 300 mg/dia), talidomida, N acetilcisteína (2 g/6 horas), plasmaférese, anticorpos monoclonais anticitocinas, entre outros, na tentativa de cessar o processo de apoptose, sendo seu valor questionado, mesmo porque, na maioria dos pacientes, no momento da internação, o fenômeno da necrose praticamente cessou sua progressão.[1-2]

TABELA 89.3 Medidas de suporte ao paciente com SSJ extensa ou NET.
Descontinuar todas as drogas potencialmente causadoras do quadro e toda aquela não essencial à vida do paciente
Internar paciente em UTI ou unidade de queimados
Instalação de acesso venoso periférico calibroso ou acesso venoso central
Manter o ambiente aquecido para prevenção de hipotermia
Corrigir desequilíbrio hidroeletrolítico
Aporte calórico via sonda nasogástrica
Realizar biópsia com *punch* para confirmação diagnóstica
Prevenção de infecção secundária com pomadas antibióticas
Avaliação oftalmológica
Avaliação urológica
Culturas periódicas do sangue, cavidade oral, pele, escarro, urina
Fisioterapia para prevenção de contraturas

Corticosteroides

Corticosteroides sistêmicos só devem ser administrados nas primeiras 48 horas do início do quadro, não se mostrando benéficos após esse período, por retardar a epitelização, aumentar o catabolismo proteico e o risco de infecções.[3]

O corticosteroide deve ser administrado sobre forma de pulsoterapia, por três dias consecutivos (dexametasona endovenosa 1,5 mg/kg).[1] Ainda não existe consenso sobre o uso de corticoterapia na NET. A combinação de metilprednisolona (1,5 mg/kg/dia) e imunoglobulina (2 g/kg,) diminuiu as taxas de mortalidade de acordo com a escala SCORTEN e controlou a progressão do destacamento epidérmico mais rapidamente do que o uso isolado de corticosteróide.[25]

Antibioticoterapia

Deverá ser iniciada nos casos em que ocorra diminuição brusca da temperatura, queda do estado geral ou aumento das bactérias cultivadas ne pele com predomínio de uma única cepa. Nos primeiros dias, as infecções mais comuns são pelo *S. aureus* e posteriormente gram-negativos (*Pseudomonas aeruginosa*) ou *Candida albicans*.[2-3]

Imunoglobulina

A administração de imunoglobulina endovenosa pode bloquear a apoptose de queratinócitos, inibindo a ligação Fas-FasL, um mediador da morte celular na NET. Prins et al. publicaram estudo multicêntrico e retrospectivo sobre o uso da imunoglobulina endovenosa no tratamento dos pacientes com NET, com excelentes resultados. Os autores deste estudo concluíram que o uso precoce da imunoglobulina é seguro e recomendam dose de 1 g/kg/dia por três dias consecutivos.[2] Entretanto, a área de destacamento epidérmico, que é frequentemente superestimada, pode ser um viés de alguns desses estudos que relatam diminuição da mortalidade com o uso de imunoglobulina. Outros estudos ainda carecem de grupo controle para comparação. Desse modo, o uso de imunoglobulina continua controverso.[26]

Plasmaférese

O provável benefício da plasmaférese baseia-se na remoção de citocinas pró-inflamatórias. Já foi usada em pacientes refratários ao tratamento de suporte e corticosteróide sistêmico, com relatos de melhora rápida.[25]

Ciclosporina: um estudo recente, que incluiu 29 pacientes tratados com ciclosporina por pelo menos 10 dias, mostrou parada da progressão da doença, sem aumento do risco de infecção. Ainda, mais estudos serão necessários para validar o uso da ciclosporina.[27]

Antagonista do TNF-alfa

Com base nos altos níveis de TNF-alfa encontrado em biópsias cutâneas e no fluido de bolhas e soro de pacientes com NET, foi proposta a terapia antiTNF-alfa com anticorpos monoclonais (infliximabe) ou proteínas de fusão solúveis (etanercept). Apesar dos relatos escassos do uso de agentes biológicos para o tratamento da NET, os resultados são muito animadores. Em um estudo recente, 10 pacientes com NET foram tratados com uma dose única de etanercept (50 mg), evoluindo com completa cicatrização, sem complicações ou efeitos colaterais.[3]

CONCLUSÃO

O diagnóstico é clínico e deve ser estabelecido o mais rapidamente possível, pois trata-se de doença de alta mortalidade. Deve-se proceder à rápida descontinuação de todas as drogas não essenciais à vida e tratamento de suporte em unidade de terapia intensiva. Até o momento não há consenso sobre nenhuma terapia específica, mas a imunoglobulina intravenosa é uma opção terapêutica promissora, mostrando evidência de poder interromper o processo de necrose. O desenvolvimento de um teste que diagnostica a NET em estágio inicial, assim como teste para identificação do HLA, são medidas promissoras, porém ainda fora da realidade de nosso país.

REFERÊNCIAS BIBLIOGRÁFICAS

1. French LE, Prins C. Erythema multiforme, Stevens-Johnson syndrome and toxic epidermal necrolysis. In: Bologna J, Jorizzo JL, Schaffer JV, editors. Dermatology -3rd ed. London: Elsevier; 2009. p.319-334.
2. Criado PR, Criado RFJ, Vasconcellos C, Ramos RO, Gonçalves AC. Reações cutâneas graves adversas a drogas - aspectos relevantes ao diagnóstico e ao tratamento - Parte I - Anafilaxia e reações anafilactoides, eritrodermias e o espectro clínico da síndrome de Stevens-Johnson e necrólise epidérmica tóxica (Doença de Lyell). An Bras Dermatol. 2004; 9:471-88.
3. Paradisi A, Abeni D, Bergamo F, et al. Etanercept therapy for toxic epidermal necrolys. Journal of the American Academy of Dermatology 2014; 278-282.
4. Fracaroli TS, Sodré JL, Gripp A, Miranda LQ, Chaves M. Necrólise epidérmica tóxica induzida pelo lansoprazol. An Bras Dermatol. 2013; 88(1).
5. Rajaratnam R, Mann C, Balasubramaniam P, Marsden JR, Taibjee SM, Shah F, et al. Toxic epidermal necrolysis: retrospective analysis of 21 consecutive cases managed at a tertiary centre. Clin Exp Dermatol. 2010; 35:853-862.

6. Ellender RP, Peters CW, Albritton HL, Garcia AJ, Kaye AD. Clinical Considerations for Epidermal Necrolysis. The Ochsner Journal. 2014; 14(3):413-417.
7. Schwartz, RA. et al. Toxic epidermal necrolysis. Journal of the American Academy of Dermatology, Volume 69, Issue 2, 173. e1 - 173.e13.
8. Mockenhaupt, M. et al. Stevens-Johnson syndrome and toxic epidermal necrolysis: assessment of medication risks with emphasis on recently marketed drugs. The EuroSCAR-study. J. Invest. Dermatol. 128, 35–44 (2008).
9. Guillaume JC, Roujeau JC, Revuz J, Penso D, Touranine R. The culprit drugs in 87 cases toxic epidermal necrolysis (Lyell's syndrome). Arch Dermatology 1987; 123:1166-70.
10. Sassolas B, Haddad C, Mockenhaupt M, Dunant A, Liss Y, Bork K, et al. ALDEN, an algorithm for assessment of drug causality in Stevens-Johnson syndrome and toxic epidermal necrolysis: comparison with case-control analysis. Clin Pharm Ther. 2010; 88:60-8.
11. Pichler WJ, Naisbitt DJ, Park BK. Immune pathomechanism of drug hypersensitivity reactions. J Allergy Clin Immunol. 2011;127(3 suppl):S74-81.
12. Man CB, Kwan P, Baum L, Yu E, Lau KM, Cheng AS, et al. Association between HLA-B*1502 allele and antiepileptic drug-induced cutaneous reactions in Han Chinese. Epilepsia. 2007;48:1015-8.
13. Schwartz RA, McDonough, Lee BW.Toxic epidermal necrolysis. Part I. Introduction, history, classification, clinical features, systemic manifestationsm etiology, and immunopathogenesis. Journal of the American Academy of Dermatology. 2013, vol: 69 Nro: 2 Págs: 173e1-173e9.
14. Trent JT, Kirsner RS, Romanelli P, Kerdel FA. Analysis of intravenous immunoglobulin for the treatment of toxic epidermal necrolysis using SCORTEN: The University of Miami Experience. Arch Dermatol. 2003;139:39-43.
15. Vasconcellos C, Criado RFJ, Criado PR. Reações adversas a drogas, em: Junior WB, Chiacchio ND,Criado PR. Tratado de dermatologia. 1 edição, São Paulo, Atheneu, 2010; 605-615.
16. 60 Schwartz RA, McDonough, Lee BW. Toxic epidermal necrolysis. Part II. Prognosis, sequelae, diagnosis, differential diagnosis, prevention, and treatment. Journal of the American Academy of Dermatology. 2013, vol: 69 Nro: 2 Págs: 18.e1-187e16.
17. Pereira FA, Mudgil AV, Rosmarin DM. Toxic epidermal necrolysis. J Am Acad Dermatol. 2007;56:181-200.
18. Blum L, Chosidow O, Rostoker G, Philippon C, Revuz J, Roujeau JC. Renal involvement in toxic epidermal necrolysis.J Am Acad Dermatol 1996;34:1088-90.
19. Murata J, Abe R, Shimizu H. Increased soluble Fas ligand levels in patients with Stevens-Johnson syndrome and toxic epidermal necrolysis preceding skin detachment. J Allergy Clin Immunol 2008;122:992-1000.
20. Nassif A, Bensussan A, Boumsell L, Deniaud A, Moslehi H, Wolkenstein, et al. Toxic epidermal necrolysis: effector cells are drug-specific cytotoxic T cells. J Allergy Clin Immunol 2004;114:1209-15.
21. Caproni M, Torhia D, Schincaglia E, Volpi W, Frezzolini A, Schena D, et al. The CD40/CD40L system is expressed in the cutaneous lesions of erythema multiforme and Stevens-Johnson syndrome/toxic epidermal necrolysis spectrum.Br J Dermatol 2006;154:319-24.
22. Tohyama M, Hashimoto K. Immunological mechanisms of epidermal damage in toxic epidermal necrolysis. Drug Allergy 2012;12:376-82.
23. Saito N, Yoshioka N, Abe R, Qiao H, Fujita Y, Hoshina D, et al. Stevens-Johnson syndrome/toxic epidermal necrolysis mouse model generated by using PBMCs and the skin of patients. J Allergy Clin Immunol 2013;131:434-41.
24. Fromowitz JS, Ramos-Caro FA, Flowers F. Practical guidelines for the management of toxic epidermal necrolysis and Stevens-Johnson syndrome. International Journal of Dermatology 2007, 46, 1092-1994.
25. Zhu QY, Ma L, Luo XQ, Huang HY. Toxic epidermal necrolysis: performance of SCORTEN and the score-based comparison of the efficacy of corticosteroid therapy and intravenous immunoglobulin combined therapy in China. J Burn Care Res 2012;33:e295-308.
26. Schneck J, Fagot JP, Sekula P, Sassolas B, Roujeau JC, Mockenhaupt M. Effects of treatments on the mortality of Stevens-Johnson syndrome and toxic epidermal necrolysis: a retrospective study on patients included in the prospective EuroSCAR study. J Am Acad Dermatol 2008;58:33-40.

90

Anafilaxia

Renata Parrode Bittar
Luis Felipe Chiaverini Ensina
Glauco Baiocchi Junior

INTRODUÇÃO

A anafilaxia é uma reação aguda, com risco iminente de morte, que envolve diferentes órgãos e sistemas.

Segundo a mais recente revisão sobre a nomenclatura das doenças alérgicas, o termo anafilaxia alérgica deve ser utilizado para aquelas reações desencadeadas por um mecanismo imunológico, que podem ser imunoglobulina E (IgE)-mediadas ou não IgE -mediadas (como nas reações mediadas por IgG ou pelo sistema complemento). Os demais casos devem ser considerados como anafilaxia não alérgica.

CONCEITO

Anafilaxia é comumente conceituada como "uma reação de hipersensibilidade generalizada ou sistêmica, grave, com risco de morte iminente" e "uma reação grave, com início rápido e que pode causar a morte".[6] Assim, o conceito de gravidade já está incorporado no próprio conceito da anafilaxia. No entanto, existem autores que sugerem diferentes classificações para a gravidade de uma reação anafilática, sendo as formas mais graves aquelas que se manifestam através de hipóxia, hipotensão e sinais de comprometimento neurológico (incontinência, colapso e confusão). (Tabela 90.1)[21]

As reações anafiláticas graves ocorrem por mecanismos semelhantes às reações leves e moderadas. São denominadas reações anafiláticas alérgicas aquelas desencadeadas por mecanismos imunológicos, IgE ou não IgE-mediados (por exemplo, por ativação do complemento ou IgG). As reações anafiláticas em que o mecanismo desencadeante não é imunológico são consideradas não alérgicas, devendo-se evitar termos como reações anafilactoides ou reações pseudoalérgicas.[1]

TABELA 90.1 Sistema de graduação para reações anafiláticas[21]

Grau	Definida por
1. Leve (apenas pele e tecido subcutâneo)	Eritema generalizado, urticária, edema peripalpebral, angioedema
2. Moderada (características sugestivas de envolvimento respiratório, digestivo ou cardiovascular)	Dispneia, estridor, sibilos, náuseas, vômito, tontura, aperto no peito ou na garganta, dor abdominal
3. Grave (hipóxia, hipotensão ou comprometimento neurológico)	Cianose ou $SpO_2 \leq 92\%$ em qualquer estágio, hipotensão (pressão sistólica menor que 90 mmHg em adultos), confusão, colapso, perda de consciência ou incontinência

Independentemente do mecanismo desencadeante, a anafilaxia envolve a ativação de mastócitos e basófilos, com consequente liberação de mediadores inflamatórios. A histamina é provavelmente o mediador mais importante das reações anafiláticas. Os outros mediadores liberados incluem as proteases (triptase, carboxipeptidase, quimase) e lipídeos (fator de ativação plaquetária - PAF, prostaglandinas e leucotrienos). As quimiocinas e citocinas têm função importante, especialmente aquelas relacionadas a quimiotaxia e ativação dos eosinófilos. De modo geral, os mediadores inflamatórios provocam vasodilatação, aumento da permeabilidade capilar e contração da musculatura lisa, resultando nos sintomas de anafilaxia. As principais ações desses mediadores estão descritas na Tabela 90.2.[2]

EPIDEMIOLOGIA

A incidência e prevalência exatas de anafilaxia não estão bem estabelecidas em nosso meio, por ausência de notificação dos casos nos serviços de emergência e dificuldades do profissional médico no diagnóstico dessas reações. Mesmo assim observa-se aumento da frequência nos últimos anos, principalmente em países desenvolvidos, com prevalência estimada em 0,05 a 2%. Nos Estados Unidos, calcula-se que visitas à emergência por alergia alimentar ocorrem a cada 3 minutos, em média, e anafilaxia induzida por alimento pode chegar a cada 6 minutos.[19]

Na América Latina, dados epidemiológicos verificados através de questionário eletrônico preenchidos por médicos especialistas em alergia mostraram que:

- 57% dos casos ocorrem em indivíduos do gênero masculino;
- 62% dos pacientes iniciaram a reação no ambiente domiciliar;
- A identificação dos agentes etiológicos ocorre em 89% dos casos sendo: ferroada de insetos (31%), alimentos (29%) e medicamentos (29%);[20]
- Os anti-inflamatórios não esteroidais são a causa mais frequente de anafilaxia por medicamentos.

DIAGNÓSTICO CLÍNICO

O diagnóstico clínico da anafilaxia é baseado em uma história detalhada e exame físico minucioso, avaliando-se potenciais desencadeantes, tempo entre exposição e início dos sintomas, duração e evolução do quadro. Estabelecer o diagnóstico prontamente é fundamental para instituir a terapêutica adequada.

Utilizar os critérios diagnósticos é também fundamental para que os casos clínicos de reação aguda grave não sejam subestimados pela ausência de sinais de choque.[4,6] Muitos profissionais relutam no diagnóstico quando sinais de acometimento de pele e/ou mucosa não estão presentes, devendo-se levar em conta que estes podem se tornar visíveis apenas após o retorno da perfusão adequada.

A gravidade dos sintomas está diretamente relacionada ao intervalo entre exposição ao desencadeante e o aparecimento dos sintomas.[2,4] Casos de óbito podem ocorrer em minutos, mas raramente acontecem após horas ou dias dos sintomas iniciais.

A maior parte dos pacientes com reação anafilática apresenta alguma manifestação cutânea. Eritema generalizado (*flushing*), prurido, urticária e/ou angioedema estão presentes em 90% dos pacientes com anafilaxia. Obstrução de vias aéreas por edema de laringe ou língua, broncoespasmo, aperto no peito, tosse, rouquidão, espirros, obstrução nasal e rinorreia podem ocorrer em até 70% dos indivíduos. Sintomas gastrointestinais estão presentes em 30 a 45% dos casos. As manifestações digestivas mais frequentes são náuseas, vômitos, diarreia, urgência ou incontinência fecal e cólicas. Choque, hipotensão, tontura, arritmias, dor no

TABELA 90.2 Mediadores de mastócitos e basófilos e sua função na fisiopatologia da anafilaxia

Mediador	Atividade fisiopatológica	Correlação clínica
Histamina e produtos do metabolismo do ácido araquidônico (PAF, prostaglandinas e leucotrienos)	Contração de músculo liso, secreção mucosa, vasodilatação, aumento da permeabilidade capilar, ativação de neurônios nociceptivos, aderência plaquetária, ativação de eosinófilos, quimiotaxia de eosinófilos	Sibilos, urticária, angioedema, eritema generalizado (*flushing*), diarreia e dor abdominal, hipotensão e rinorreia
Proteases neutras: triptase, quimase, carboxipeptidase, catepsina G	Exercem atividade via receptores de superfície celular ativados por proteases: clivagem de fatores do sistema complemento, quimiotaxia para eosinófilos e neutrófilos, aumenta a desgranulação de mastócitos, conversão de angiotensina I em angiotensina II	Ativação do complemento através da clivagem do C3, pode melhorar os sintomas através de uma resposta hipertensiva pelo aumento da angiotensina I em II e inativação de neuropeptídeos. No entanto, também pode piorar o quadro por aumentar a ativação dos mastócitos.
Proteoglicanas: heparina e sulfato de condroitina	Anticoagulação, inibição do complemento, ligação com a fosfolipase A2, quimiotaxia para eosinófilos, inibição da função de citocinas, ativação da via das cininas	Pode inibir a coagulação intravascular e ativação do complemento. Também pode recrutar cininas e aumentar a gravidade da reação.
Quimiocinas e fatores quimiotáticos para eosinófilos	Atrai células para o local da inflamação.	Pode ser responsável pela recrudescência dos sintomas na fase tardia ou prolongamento dos sintomas.

peito, cefaleia, urgência ou incontinência urinária e mal-estar ocorrem entre 10 e 45% dos pacientes. A dor no peito durante um episódio de anafilaxia pode ser indicativa de doença coronariana em idosos, e deve ser investigada. Os critérios clínicos para o diagnóstico de anafilaxia estão representados na Tabela 90.3, e os principais sintomas e sinais, na Tabela 90.4.[2]

Em alguns casos, mesmo após a melhora do quadro inicial, pode ocorrer o reaparecimento dos sintomas após algumas horas. Anafilaxia bifásica é o termo utilizado nessas situações, que ocorrem em até 20% dos pacientes. Além disso, os ataques podem ser prolongados, persistindo por vários dias, e caracterizados por episódios recorrentes alternados com períodos assintomáticos de até algumas horas. O tratamento com corticosteroide aparentemente não suprime a resposta bifásica. Assim, sugere-se que se observe o indivíduo com anafilaxia por pelo menos 24 horas após a resolução do quadro inicial.[4,7-8]

É importante observar que mais de 20% dos pacientes não apresentam achados dermatológicos, e os sintomas gastrointestinais, que geralmente não são associados a anafilaxia, estão incluídos nos critérios diagnósticos, pois estão

TABELA 90.3 Critérios clínicos para diagnóstico de anafilaxia

Anafilaxia é provável quando QUALQUER UM dos critérios abaixo está presente:
1. Doença de início agudo (minutos a horas) com envolvimento de pele e/ou mucosas (ex.: urticária generalizada, prurido ou rubor facial, prurido ou rubor facial, edema de lábios, língua e úvula) e pelo menos um dos seguintes: a. Comprometimento respiratório (ex.: dispneia, sibilância, broncoespasmo, estridor, redução de pico de fluxo expiratório (PFE), hipoxemia). b. Redução da pressão arterial ou sintomas associados de disfunção terminal de órgão (ex.: colapso, síncope, incontinência).
2. Dois ou mais dos seguintes que ocorrem rapidamente (minutos a horas) após a exposição a provável alérgeno conhecido para um determinado paciente: a. Envolvimento de pele e/ou mucosa (ex.: urticária generalizada, prurido ou rubor facial, prurido ou rubor facial, edema de lábios, língua e úvula). b. Comprometimento respiratório (ex.: dispneia, sibilância, broncoespasmo, estridor, redução do PFE, hipoxemia). c. Redução da pressão arterial ou sintomas associados (ex.: hipotonia-colapso, síncope, incontinência). d. Sintomas gastrointestinais persistentes (ex.: cólicas abdominais, náuseas e vômitos).
3. Redução da pressão arterial após exposição a alérgeno conhecido para determinado paciente (minutos a horas): a. Lactentes e crianças: PAS baixa (idade específica) ou maior que 30% de queda na PAS basal. 1 mês - 1 ano → PAS < 70 mmHg 1 – 10 anos → PAS < Idade x 2 + 70 mmHg 11 – 17 anos → PAS < 90 mmHg b. Adultos: PAS abaixo de 90 mmHg ou queda de mais de 30% de seu basal.

Adaptado de J Allergy Clin Immunol. 2006; 117: 391-7.[22]

TABELA 90.4 Quadro clínico das reações anafiláticas

Cutâneos/subcutâneos/mucosas
▪ Rubor, prurido, urticária, angioedema, *rash* morbiliforme, ereção pilar ▪ Prurido labial, da língua e do palato: prurido palmoplantar e no couro cabeludo ▪ Edema dos lábios, da língua e da úvula ▪ Prurido periorbital, eritema e edema, eritema conjuntival, lacrimejamento ▪ Palidez, sudorese, cianose labial e de extremidades
Sistema respiratório
▪ Laríngeo: prurido e aperto na garganta, disfagia, disfonia, rouquidão, tosse seca, estridor, sensação de prurido no canal auditivo externo ▪ Pulmões: respiração curta, dispneia, aperto no peito, sibilância ▪ Nariz: prurido, congestão, rinorreia, espirros
Aparelho cardiovascular
▪ Hipotensão, sensação de fraqueza, taquicardia, vertigem, síncope, estado mental alterado ▪ Dor no peito, arritmia
Sistema gastrointestinal
▪ Náusea, dor abdominal em cólica, vômitos, diarreia
Outros
▪ Contrações uterinas, convulsões, perda de visão, zumbido, sensação de morte iminente, perda de controle de esfíncteres, estado mental alterado

Fonte: J Invest Allergol Clin Immunol 2005; 15:91-101.[8]

relacionados a achados importantes quando ocorreram em reações graves. Esses critérios foram validados, apresentando 97% de sensibilidade e 82% de especificidade.

A anafilaxia nem sempre é reconhecida clinicamente com facilidade, especialmente quando se trata do primeiro episódio do indivíduo, ou de um alérgeno pouco habitual, ou ainda quando ocorre em indivíduos afônicos, dispneicos ou inconscientes. Pode ser leve e desaparecer espontaneamente pela produção endógena de adrenalina, angiotensina II e endotelina, ou pode ser grave e progredir em alguns minutos para insuficiência cardiorrespiratória e morte.[9] (Quadro 90.1)

DIAGNÓSTICO LABORATORIAL

O diagnóstico laboratorial da anafilaxia é limitado e envolve a detecção de marcadores que indicam a desgranulação dos mastócitos e basófilos, como a dosagem de histamina e triptase séricas. Atualmente a dosagem de triptase é mais utilizada, pois seus níveis séricos podem permanecer elevados por até 3 horas após o início da reação, enquanto a histamina praticamente não é mais detectada após alguns minutos. No entanto, é importante ressaltar que, embora exista correlação clara entre níveis elevados de triptase e anafilaxia, níveis normais não excluem o diagnóstico de reação anafilática.[2,6]

DIAGNÓSTICO ETIOLÓGICO

MEDICAMENTOS

Os medicamentos são causa comum de anafilaxia, especialmente em idosos. O baixo peso molecular da maioria dos medicamentos os impede de agirem como um antígeno completo. Para provocarem uma reação IgE-mediada, devem se ligar a proteínas plasmáticas e formar um antígeno imunogênico. Muitas vezes, no entanto, são capazes de desencadear reações anafiláticas por mecanismos não dependentes de IgE. Enquanto nas reações IgE-mediadas deve haver uma sensibilização prévia, nos casos em que há ativação direta de mastócitos a reação pode ocorrer logo no primeiro contato com o medicamento.[10]

ANTIBIÓTICOS

A penicilina é a principal causa de anafilaxia por medicamentos nos Estados Unidos, ocorrendo em 0,001% dos pacientes tratados. Em condições fisiológicas, a penicilina espontaneamente se degrada em produtos intermediários e forma determinantes antigênicos. A maior parte das reações ocorre através do determinante principal, enquanto 20% estão relacionadas aos determinantes secundários, responsáveis pelas reações mais graves.[8] O teste cutâneo para o diagnóstico de reação mediada por IgE para penicilina é padronizado, embora no Brasil não estejam disponíveis os extratos comerciais contendo os determinantes principal e secundários. O Ministério da Saúde recomenda a realização dos testes com a penicilina G. Estudo recente realizado por um dos grupos da European Network for Drug Allergy (ENDA) sugere a realização do teste de provocação quando os testes cutâneos são negativos, mesmo se utilizados os extratos padronizados.[11] Os testes cutâneos com derivados da penicilina, apesar de não padronizados, podem ser realizados em concentrações máximas de 1 a 3 mg/mL, devendo ser interpretados com cautela. A dosagem de IgE específica *in vitro* é possível tanto para penicilina como para amoxicilina e ampicilina, mas o valor preditivo negativo não é satisfatório.

As penicilinas e as cefalosporinas apresentam um anel betalactâmico em comum, embora a reatividade cruzada entre elas seja muito baixa. Os pacientes com história de reação a penicilina, mas com testes cutâneos negativos, podem usar cefalosporinas sem risco. Nos pacientes com testes positivos para penicilina, o teste de provocação com cefalosporinas é recomendado.[11]

Os monobactâmicos não têm reatividade cruzada com as penicilinas, mas apresentam uma cadeia R-lateral idêntica à da ceftazidima, podendo ocorrer reatividade cruzada com esta. Os carbapenéns não apresentam reatividade cruzada do ponto de vista imunológico com as penicilinas, e podem ser utilizados nos pacientes com hipersensibilidade aos demais betalactâmicos.[11]

A vancomicina é um antibiótico glicopeptídeo indicado para o tratamento de organismos resistentes e nos pacientes com hipersensibilidade a penicilina. A administração rápida da vancomicina pode provocar uma intensa degranulação de mastócitos, causando tanto anafilaxia como a síndrome do homem vermelho.[8]

ANTI-INFLAMATÓRIOS NÃO ESTEROIDAIS (AINE)

Os AINE, assim como as penicilinas, estão entre os medicamentos mais frequentemente relacionados com reações anafiláticas, principalmente nos países latino-americanos. Na maior parte das vezes o mecanismo é relacionado a alterações no metabolismo do ácido araquidônico, provocadas pela inibição de COX. É por esse motivo que boa parte dos pacientes tolera os inibidores fracos de COX, como o paracetamol, assim como os inibidores seletivos de COX-2. No entanto, recomendamos o teste de provocação oral em ambiente hospitalar, antes de liberar os inibidores seletivos de COX-2 para o uso nos pacientes com reação prévia aos AINE.[5]

ANAFILAXIA DURANTE ANESTESIA

A incidência de anafilaxia durante anestesia varia entre 1:4.000 a 1:25.000, com mortalidade que pode chegar a até

QUADRO 90.1 Fatores de risco para anafilaxia grave
Os fatores de risco para anafilaxia grave ou fatal são semelhantes em todo o mundo e incluem: fatores relacionados com a idade, doença concomitantes como asma e outras doenças respiratórias crônicas, doenças cardiovasculares, mastocitose, e doenças alérgicas graves como a rinite alérgica. Alguns medicamentos como betabloqueadores e os inibidores da enzima conversora da angiotensina também podem aumentar o risco de reações graves. Entre as causas de reações mais graves estão o veneno de insetos e as iatrogênicas, seguidas pelos alimentos.

6%. As múltiplas alterações fisiológicas que ocorrem antes e durante a anestesia podem dificultar bastante o reconhecimento da anafilaxia, o que torna a dosagem de triptase sérica bastante útil nesses casos.[8]

Os relaxantes neuromusculares são a principal causa de anafilaxia durante anestesia, sendo responsáveis por 60% dos casos. As reações podem ocorrer tanto por ativação direta de mastócitos como por mecanismo IgE-dependente. Reatividade cruzada entre os diferentes relaxantes musculares pode ocorrer. O teste de puntura pode ser realizado tanto com a medicação envolvida, para diagnóstico, como com medicações alternativas, para verificar a reatividade cruzada.[8,12]

Claro que, dependendo do tipo de cirurgia e da técnica anestésica utilizada, as medicações envolvidas podem ser diferentes. Por exemplo, em cirurgias cardíacas, os antibióticos são mais frequentemente envolvidos do que os relaxantes neuromusculares.

Alergia ao látex é outra causa importante de anafilaxia intraoperatória. O látex é um produto extraído da *Hevea brasiliensis,* utilizado na manufatura de diversos artefatos, como luvas de borracha, preservativos, sondas e cateteres, entre outros. Profissionais da saúde, trabalhadores da indústria da borracha e pacientes submetidos a múltiplos procedimentos, com anormalidades do trato genitourinário, ou espinha bífida, apresentam maior risco de reação ao látex. O diagnóstico é confirmado através do teste de puntura, que pode ser realizado tanto com extratos comerciais como através da técnica *prick to prick*. A dosagem de IgE específica *in vitro* também está disponível, mas apresenta menor sensibilidade.[8,12]

Os hipnóticos, como os barbituratos, são potenciais desencadeantes de uma reação anafilática. O diagnóstico é feito através dos testes cutâneos de puntura e intradérmico de leitura imediata, mas reações irritativas podem ocorrer. O propofol é um agente não barbitúrico que pode ser usado como alternativa, mas que pode provocar desgranulação direta de mastócitos por mecanismos não IgE-dependentes.[8,12]

CONTRASTES RADIOLÓGICOS

As reações adversas aos contrastes ocorrem em 5 a 8% dos pacientes, sendo que as reações graves correspondem a 0,1% com os contrastes radiológicos iodados de alta osmolaridade. A mortalidade é estimada em 1 para cada 75.000 indivíduos que recebem contraste. Após a introdução dos contrastes de baixa osmolaridade, o risco de anafilaxia diminuiu para 1/5 do que ocorria com o contraste convencional. A maior parte das reações ocorre em indivíduos entre 20 e 50 anos, embora as reações graves sejam mais frequentes nos idosos. O risco de reação é maior nos pacientes com doença cardiovascular que fazem uso de betabloqueadores. A aplicação do contraste deve ser suspensa imediatamente na suspeita de uma reação. O tratamento é semelhante ao da anafilaxia em geral. Estudos recentes têm demonstrado que até 50% das reações aos contrastes iodados podem ser mediadas por mecanismo imunológicos, e que os testes cutâneos devem ser realizados na avaliação desses pacientes.[8,13]

No caso da necessidade de um novo procedimento com contraste iodado em indivíduo com reação prévia, deve-se optar por contrastes de baixa osmolaridade. Embora não existam evidências suficientes sobre a eficácia da profilaxia farmacológica em indivíduos com suspeita de hipersensibilidade, recomenda-se o seguinte protocolo: prednisona 50 mg por via oral em 13, 7 e 1 hora antes do procedimento, associada a difenidramina 50 mg intramuscular ou endovenosa 1 hora antes do procedimento. No caso de procedimento de emergência, recomenda-se o uso de hidrocortisona 200 mg endovenosa a cada 4 horas antes do contraste e difenidramina 50 mg endovenosa em uma hora antes do procedimento.

DROGAS ANTINEOPLÁSICAS (QUIMIOTERÁPICOS)

A anafilaxia por drogas utilizadas em quimioterapia tem aumentado, uma vez que o uso desse tipo de tratamento é cada vez maior. As reações estão relacionadas principalmente com a cisplatina e a carboplatina. Muitas vezes, o solvente utilizado nessas medicações (L-cremofor) pode ser o responsável pela reação.[14]

ALIMENTOS

Diversos alimentos podem causar anafilaxia, e os mais frequentes são o amendoim, peixes e frutos do mar em adultos. É importante salientar que a reação a um determinado alimento não significa necessária reação a todos os alimentos daquele grupo. Alguns alimentos possuem epítopos que podem reagir cruzadamente do ponto de vista imunológico, mas não necessariamente do ponto de vista clínico.[7]

A história clínica de uma anafilaxia por alimento é bem sugestiva, uma vez que a reação geralmente acontece após alguns minutos da ingestão do alimento. Alguns indivíduos podem ter uma reação anafilática após a inalação do alimento (ex.: peixe cozinhando). Ao se avaliar um quadro de anafilaxia induzida por alimentos, devem-se considerar fatores associados, como o exercício após a ingestão (anafilaxia induzida por exercício). Além disso, a antigenicidade de determinados alimentos pode ser alterada após o cozimento ou processamento dos mesmos.[7]

Os exames diagnósticos de maior utilidade para o diagnóstico de uma reação anafilática relacionada a alimentos são a dosagem de IgE específica *in vitro*, testes cutâneos e a provocação oral.[7] O teste cutâneo de puntura para alimentos é teste de escolha, mas, como não existem extratos padronizados, ele deve ser realizado com o alimento fresco através da técnica de *prick to prick*.

Se a história e o teste cutâneo são compatíveis, não é necessário o teste de provocação oral. No entanto, se a história não está clara, e os testes cutâneos são inconclusivos, a provocação oral simples ou duplo-cega controlada por placebo deve ser realizada.[7]

VENENO DE HIMENÓPTERAS

As reações sistêmicas ao veneno de insetos da classe himenóptera (abelhas, vespas e formigas) podem ocorrer em até 3% da população, com mortalidade de 40 pessoas por ano nos Estados Unidos.[8]

Muitas vezes o indivíduo não consegue identificar o inseto que provocou a reação, e, nesses casos, a pesquisa de IgE específica, tanto *in vitro* como *in vivo* (testes de puntura), pode ajudar no diagnóstico. Entre as espécies pode ocorrer reatividade cruzada, uma vez que as proteínas encontradas nos venenos podem ser semelhantes (fosfolipases A1 e A2, fosfatase ácida e proteases).[8,2]

ANAFILAXIA INDUZIDA POR EXERCÍCIO

A anafilaxia induzida por exercício é uma forma de alergia física, com sintomas iniciais que incluem prurido, eritema, urticária e sensação de calor difuso, com progressão para angioedema, sintomas gastrointestinais, fadiga, edema de laringe e/ou colapso vascular. Os sintomas podem durar por até 30 minutos ou mais.

A corrida é um fator precipitante comum, embora qualquer atividade esportiva possa desencadear o quadro. Alguns pacientes apresentam anafilaxia induzida por exercício associada à ingestão de determinados alimentos ou medicamentos, ou seja, a reação só ocorre se o indivíduo ingerir o alimento ou medicamento e realizar a atividade física em seguida. Nesses casos, orientamos o paciente a não ingerir nenhum alimento entre 4 e 6 horas antes de realizar a atividade física.[8,4]

A anafilaxia induzida por exercício deve ser diferenciada de outras condições médicas associadas ao exercício. A urticária colinérgica, por exemplo, é uma alergia física caracterizada pelo desenvolvimento de pápulas puntiformes que surgem em situações em que há aumento da temperatura corporal, associadas a prurido e algumas vezes a outros sintomas sistêmicos como falta de ar e tonturas.[15]

O uso de anti-histamínicos não previne a ocorrência da anafilaxia induzida por exercício, e não devem ser orientados com essa finalidade.

ANAFILAXIA IDIOPÁTICA

Na anafilaxia idiopática, os sintomas são idênticos aos que ocorrem nas anafilaxias desencadeadas por fatores conhecidos. A investigação nesses casos deve ser detalhada, inclusive para descartar outras condições como a mastocitose sistêmica. O diagnóstico de anafilaxia idiopática é de exclusão.[16]

DIAGNÓSTICO DIFERENCIAL

A maior parte dos indivíduos com história consistente realmente apresentou um episódio de anafilaxia. No entanto, outros diagnósticos devem ser considerados em um paciente com história sugestiva de reação anafilática.[15]

O diagnóstico diferencial da anafilaxia em idosos envolve as reações vasovagais, que ocorrem geralmente durante situação de medo ou trauma emocional. O mecanismo dessas reações está provavelmente relacionado ao reflexo de Bezold-Jarish, que resulta em vasodilatação, bradicardia, hipotensão e perda de consciência. Clinicamente, o indivíduo apresenta queda da pressão arterial, palidez, fraqueza, náuseas, vômitos e diaforese, porém marcadamente urticária, angioedema e outros sintomas cutâneos, como ocorre na maior parte das reações anafiláticas.[15]

A mastocitose sistêmica e a leucemia basofílica são doenças em que há produção excessiva de histamina endógena, levando algumas vezes o indivíduo acometido a manifestar sintomas de anafilaxia.[4,15]

Existem situações em que ocorre um eritema generalizado (*flushing*), que deve entrar no diagnóstico diferencial das reações anafiláticas. O consumo de álcool associado a medicamentos como sulfonilureias e cefalosporinas é uma dessas situações. Mulheres na pós-menopausa também podem apresentar um *flushing* diário, com duração de 3 a 5 minutos, alternados com períodos assintomáticos. A síndrome carcinoide pode provocar *flushing* e outros sintomas de anafilaxia, uma vez que tumores carcinoides secretam histamina, calicreína, neuropeptídeos e prostaglandinas. A síndrome do restaurante chinês, relacionada à ingestão de alimentos com glutamato monossódico e sulfitos, além do *flushing*, pode causar sintomas como dor no peito, ardor facial, parestesia, sudorese, mal-estar, tontura, cefaleia, palpitação, náuseas e vômitos. Os sintomas geralmente começam em até uma hora após a ingestão do alimento, e parece existir uma tendência familiar em apresentar esse tipo de reação, cujo mecanismo ainda é pouco conhecido.[4,15]

O diagnóstico diferencial das reações anafiláticas inclui ainda outras formas de choque (cardiogênico, hemorrágico, endotóxico), doenças não orgânicas (ataques de pânico, disfunção de prega vocal), angioedema hereditário (por deficiência no inibidor de C1-esterase), feocromocitoma e síndrome do homem vermelho (por infusão rápida de vancomicina).[4,15] (Quadro 90.2)

TRATAMENTO DA ANAFILAXIA

Como o tratamento de qualquer paciente crítico na sala de emergência, o tratamento da anafilaxia começa com acesso e manutenção rápida e adequada da via aérea, respiração e circulação. Quando o paciente preenche qualquer um dos três critérios de anafilaxia já mencionados, ele deve receber adrenalina imediatamente, já que essa é a primeira droga de escolha no tratamento.

QUADRO 90.2 Diagnóstico diferencial

- Reações vasodepressoras (síndromes vasovagais)
- Síndromes *flush* (rubor): carcinoides, pós-menopausa, alcoólicas, carcinoma medular de tireoide, epilepsia, tumores secretantes de peptídeo vasoativo intestinal (VIP)
- Síndrome de restaurante: glutamato monossódico, sulfitos, escombroidose (envenenamento por histamina)
- Outras formas de choque: hemorrágico, cardiogênico, endotóxico
- Síndrome com produção endógena de histamina em excesso: mastocitose sistêmica, urticária pigmentosa, leucemia basofílica
- Doenças não orgânicas: pânico, estridor, síndrome de Münchausen, síndrome da disfunção de cordas vocais, histeria
- Miscelânea: angioedema hereditário, vasculite urticariforme, feocromocitoma, sinais neurológicos (convulsões, síndrome do homem vermelho [*red man syndrome*])

Intervenções subsequentes serão baseadas na evolução clínica e na resposta à epinefrina.

CRISE AGUDA – SALA DE EMERGÊNCIA

EPINEFRINA

A epinefrina é a medicação de escolha para o tratamento da anafilaxia. A epinefrina aquosa (1 mg/mL – 1:1.000) deve ser administrada preferencialmente por via intramuscular (IM) (vasto lateral da coxa), uma vez que a absorção e as concentrações plasmáticas são atingidas mais rapidamente do que com a injeção subcutânea, além de diminuir o risco de complicações cardiológicas. As doses preconizadas são de 0,01 mg/kg (dose máxima de 0,5 mg) com intervalos de 5 a 15 minutos até o controle dos sintomas e aumento da pressão arterial. Para adultos a recomendação, portanto, varia de 0,2 a 0,5 mL por administração. Não há contraindicação absoluta para o uso de epinefrina na anafilaxia. É importante enfatizar que a administração da epinefrina deve ser imediata, uma vez que quanto maior o intervalo entre o início dos sintomas e o início do tratamento, pior o prognóstico. Em caso de hipotensão grave (choque) refratário ao tratamento inicial com epinefrina IM e adequada ressuscitação volêmica, a administração de epinefrina intravenosa (1:10.000) em bolo na dose de 5 a 10 mcg (0,2 mcg/kg) ou preferencialmente em bomba de infusão contínua (0,1 a 1 mcg/kg/min – doses baixas) poderá ser necessária. Lembrando que esta última é a forma mais segura de administrar epinefrina, já que dessa maneira podemos titular a medicação, evitando potenciais acidentes.[2,6,8,17] Não temos nenhuma outra informação quanto a essas doses – temos o respaldo das referências.

Algumas medicações podem interagir com a epinefrina, inibindo sua ação (Tabela 90.5). Os betabloqueadores não só reduzem a eficácia da epinefrina, como também levam a broncoconstrição paradoxal, hipertensão e bradicardia após o uso de epinefrina por estimulação dos receptores alfa. Antidepressivos tricíclicos e inibidores da monoaminoxidase aumentam o risco de arritmia cardíaca associado ao uso de epinefrina.

FLUÍDOS

Em alguns pacientes, pode ocorrer a transferência de até 50% do líquido intravascular para o espaço extravascular em até 10 minutos. Esse fenômeno causa vasodilatação e consequentemente hipotensão grave (choque distributivo). Nos pacientes com resposta pouco satisfatória à epinefrina, a reposição de volume com solução cristaloide deve ser realizada imediatamente (10 a 20 mL/kg sob pressão) observando-se a resposta, podendo ser repetida conforme necessário. Embora não existam evidências quanto a um maior benefício no uso de coloides ou cristaloides, os primeiros devem ser evitados, uma vez que também podem provocar anafilaxia.[6,17-18]

VASOPRESSORES

Vasopressores potentes, como norepinefrina, vasopressina e dopamina, em infusão contínua, podem ser necessários para superar a vasodilatação, se epinefrina ou reposição volêmica adequada não conseguirem manter pressão arterial sistólica superior a 90 mmHg.[6,18]

ANTI-HISTAMÍNICOS

Os anti-histamínicos H1 e H2 são usados como medicações de segunda linha no tratamento da anafilaxia, uma vez que seu início de ação é bem mais lento do que o da epinefrina. Utiliza-se a difenidramina 1 a 2 mg/kg/dose (amp. 1 mL/50 mg), em doses de 25 a 50 mg/dose (adultos), preferencialmente por via endovenosa. A prometazina pode ser utilizada na dose de 0,25 mg/kg em crianças a partir de dois anos. O uso de anti-histamínicos H2 é controverso, mas alguns estudos demonstram que o uso combinado de anti-H1 com anti-H2 é mais eficiente para o tratamento da anafilaxia do que os anti-H1 isoladamente. A ranitidina é a medicação de escolha por interagir menos com outros medicamentos. A dose recomendada para adultos é de 1 mg/kg (amp. 25 mg/mL).[6,17-18]

CORTICOSTEROIDES

Os corticosteroides sistêmicos têm ação limitada no tratamento da anafilaxia, uma vez que começam a agir em apenas 4 a 6 horas, mesmo quando utilizados por via endovenosa. No entanto, podem auxiliar no tratamento dos indivíduos com reação anafilática que apresentam história de asma ou outras doenças alérgicas tratadas com corticosteroides.

Os mais utilizados são metilprednisolona 1 a 2 mg/kg, 6 em 6 horas, ou hidrocortisona 100 a 200 mg intravenosos.[6,17-18]

TABELA 90.5 Medicamentos que podem interagir com a epinefrina (K)

Droga	Interação
Antipsicóticos	Podem antagonizar o efeito hipertensivo da epinefrina
Betabloqueadores (incluindo ocular)	1. Reduzem a eficácia da adrenalina 2. Podem levar a broncoconstrição, bradicardia e hipertensão grave
Clonidina	Possível risco de hipertensão
Dopaminérgicos	Possivelmente aumentam o efeito da adrenalina
Ergotamina e metisergida	Aumentam o risco de envenenamento pelo ergot
Inibidores da monoaminoxidase e linezolida	Aumentam o risco de arritmias e hipertensão
Antidepressivos tricíclicos	Aumentam o risco de arritmia e hipertensão

OUTRAS MEDIDAS

O paciente com anafilaxia deve ser colocado em posição deitada e confortável. O oxigênio deve ser administrado nos pacientes com anafilaxia prolongada, ou naqueles com hipoxemia ou disfunção miocárdica preexistente, além dos pacientes que fazem uso de broncodilatadores ou naqueles que necessitam de múltiplas doses de epinefrina. Os broncodilatadores podem ser utilizados nos pacientes com asma.[6-7]

Nos pacientes em uso de betabloqueadores, os episódios de anafilaxia podem ser mais graves, caracterizados por bradicardia paradoxal, hipotensão e broncoespasmo grave. O uso de bloqueadores seletivos β1 não reduz o risco de reação grave, uma vez que tanto os antagonistas β1 como os β2 são capazes de bloquear os receptores beta-adrenérgicos. A adrenalina administrada nos pacientes em uso de betabloqueador é ineficaz. Nessa situação, deve-se utilizar o glucagon associado a um expansor de volume. A dose recomendada de glucagon é de 1 a 5 mg intravenosos em 5 minutos, seguido de infusão titulada, de acordo com a resposta clínica. A proteção das vias aéreas é fundamental, uma vez que o glucagon pode causar vômitos e aspiração, especialmente nos pacientes com níveis de consciência reduzidos.[6,17-18]

É importante lembrar que os casos de anafilaxia fatal se devem, na maioria das vezes, à administração tardia de adrenalina, às complicações respiratórias, às complicações cardiovasculares ou a ambas.[6,18]

O paciente deve permanecer em observação por 4 a 24 horas ou até se estabelecer o controle da crise aguda. Na alta da emergência, deve receber prescrição de anti-histamínicos e corticosteroides por via oral pelo prazo de cinco a sete dias e ser orientado a procurar assistência médica especializada.[4,6,18]

As principais medicações utilizadas no tratamento de anafilaxia constam na Tabela 90.5.

PREVENÇÃO

A profilaxia das reações anafiláticas deve ser realizada de acordo com o agente envolvido na reação. Os indivíduos com história de anafilaxia, de maneira geral, devem evitar o uso de drogas betabloqueadoras. Em alguns casos específicos, existe a indicação de profilaxia farmacológica, como nas reações por contrastes iodados. Os pacientes com maior risco de reações aos contrastes devem utilizar contrastes de baixa osmolaridade. A dessensibilização é indicada nas reações por medicamentos em que não há opção terapêutica adequada, como nas reações por quimioterápicos em pacientes com câncer. Pacientes com anafilaxia induzida por veneno de himenópteras têm indicação de realizar imunoterapia alérgeno-específica. [4,6]

Algumas orientações específicas são importantes, tais como reconhecer antígenos alimentares ocultos, conhecer os medicamentos que apresentam reatividade cruzada com a medicação envolvida na reação e o uso de epinefrina autoinjetável nos pacientes com maior risco de nova reação.[6]

Observe na Tabela 90.6 as principais medicações utilizadas nas crises agudas de anafilaxia.

TABELA 90.6 Principais medicações utilizadas na anafilaxia – crise aguda

Droga	Apresentação	Via	Dose adulto	Dose criança	Intervalo	Início/ pico/ duração
Vasopressor						
Epinefrina	1 mg/mL (1:1.000)	IM	0,2 a 0,5 mL	0,01 mg/kg Dose máxima: 0,3 mg/dose	5 a 15 min	5 a 10 min/ desconhecido/2 a 4 min
	1 mg/mL (1:10.000)	EV/IO Se houver hipotensão	0,2 a 0,5 mL	0,01 mL/kg	3 a 5 min Dose máxima: 1 mg	Imediato/em até 1 min/2 a 4 min
Se a hipotensão persistir apesar da administração de fluidos e injeção de epinefrina EV, considere infusão contínua de 0,1 a 1 mcg/kg/ por minuto						
Fluidos						
SF0,9%/SR/SRL	500 mL – frasco	EV/IO	1 a 2L	10 a 20 ml/kg sob pressão	ACM	Imediato
B2 de curta						
Fenoterol gotas (5 mg/mL)	10 mL – frasco	INA	2,5 a 5 mg 20 em 20 min 3 doses Após 3 em 3 horas	0,07 a 0,15 mg/kg 20 em 20 min 3 doses Dose máxima: 5 mg (1 mL)	Após 3 em 3 horas ACM	5 min/15 min/8 horas
Fenoterol spray (100 mcg/jato) em crianças usar espaçador	0,1 ou 0,2 mg/ jato	INA	4-8 jatos 20 em 20 min 3 doses	1 jato/2 a 3 kg 20 em 20 min 3 doses Dose máxima: 10 jatos	Após 3/3h ACM	5 min/15 min/8 horas

Continua

Continuação

TABELA 90.6 Principais medicações utilizadas na anafilaxia – crise aguda

Droga	Apresentação	Via	Dose adulto	Dose criança	Intervalo	Início/ pico/ duração
B2 de curta						
Salbutamol (IDM)	100 mcg/ aspiração	INA	4-8 aspirações 20/20 min	1 jato/2-3 kg 20/20 min 3 doses Dose máxima: 10 jatos Utilizar com espaçador	Conforme a necessidade ACM	5 a 15 min/ 30 a 60 min/ 4 a 6h
Salbutamol (Nebulizador)	0,5% (5 mg/mL)	INA	5 mg/dose 20/20 min.	> 20 kg = adulto < 20 kg = 2,5 mg/kg 20/20 min	conforme a necessidade ACM	5 a 15 min/ 30 a 60 min/ 4 a 6h
Terbutalina	0,5 mg/1 mL	SC	0,5 a 1 mL máx. 4× dia	¼ - ½ dose do adulto	ACM	5 min/ 30 min/ 16h
Terbutalina	0,5 mg/1 mL	EV	Dose de ataque: 10 a 15 mcg/kg Manutenção contínua: 1-2 mcg/kg/min	Dose de ataque: 10 a 15 mcg/kg Manutenção contínua: 1-2 mcg/kg/min	ACM	5 min/ 30 min/ 16h
Bloqueadores H1 (AH1)						
Difenidramina	1 mL/ 50 mg 1 mL/10 mg	EV/IO/IM	25 – 50 mg (máx. 400 mg/24h)	1-2 mg/kg/dose (máx. 5 mg/kg/24h)	4 a 6h	15 a 30min/ 1 a 4h/ 4 a 8h
Bloqueadores H2 (AH2)						
Ranitidina	50 mg/2 mL ou 50 mg/10 mL	EV	50 mg	0,75 – 1,5 mg/kg/ dose	Administrada juntamente com AH1	Rápido/ 2 a 3h/ 12h
Corticosteroide						
Dexametasona	2 e 4 mg/mL	EV/ IM	0,6 mg/kg/dose Dose máxima em 24h: 16 mg	0,6 mg/kg/dose Dose máxima em 24h: 16 mg	24h	> 1h/ 8h/ 2½ a 6 dias
Metilprednisolona	1 mL/40 mg ou 2 mL/125 mg	EV/IO/IM	50 a 100 mg/ dose	Ataque: 2 mg/kg Manutenção: 0,5 mg/ kg 6/6h ou 1 mg/kg 12/12h	6/6h ou 12/12h	> 1h/ desconhecido/ 1 a 2 dias
Hidrocortisona	100 mg, 250, 500 ou 1.000 mg	EV/IO	100 – 200 mg/ dose	1-2 mg/kg/dose	6/6h ou 8/8h	> 1h/ desconhecido/ 8 a 24h
Prednisona/ Prednisolona	Comprimidos: 5;10;20 mg	VO	40 – 60 mg/dia	0,5 a 1,0 mg/kg/dia	12/12h ou 24/24h Dose máxima: 1 mg/kg/dia	> 1h/ 1 a 3h/ 12 a 36h
Outros tratamentos adjuvantes						

Glucagon: antídoto betabloqueador
- Adultos e crianças > 20 kg: 1 mg a 5 mg – via SC/ IM ou IV
- Dose pode ser repetida ou pela infusão de 5 mcg/min a 15 mcg/min
- Crianças < 20 kg: 0,5 mg ou uma dose equivalente a 20 a 30 mcg/kg

Atropina para Bradicardia:
- Adultos: 0,5 mg IV bolo a cada 3-5min (dose total máxima: 3 mg)
- Crianças: 0,02 mg/kg IV bolo a cada 3-5 min (dose total máxima: 1 mg)

EV: endovenoso; IO: intraósseo; IM: intramuscular; SC: subcutâneo; IDM: inalador com dose medida; INA: via inalatório; AH1: antagonista dos receptores histamínicos H1; AH2: antagonista dos receptores histamínicos H2; ACM: a critério médico. Informações do fabricante/ AHA (American Heart Association) - PALS (Pediatric Advanced Life Support) - Diretrizes Suporte Avançado de Vida em Pediatria 2010/GINA 2011 - Global Initiative for Asthma.

REFERÊNCIAS BIBLIOGRÁFICAS

1. Johansson SG, Hourihane JO, Bousquet J, Bruijnzeel-Koomen C, Dreborg S, Haahtela T, et al. A revised nomenclature for allergy. An EAACI position statement from the EAACI nomenclature task force. Allergy 2001 Sep.;56(9):813–824.
2. Simons F. Anaphylaxis. Journal of Allergy and Clinical Immunology 2008 Feb.;121(2):S402–S407.
3. Lieberman P. Epidemiology of anaphylaxis. Curr Opin Allergy Clin Immunol 2008 Aug.;8(4):316–320.
4. Bernd L, Solé D, Pastorino A, Prado E, Castro F, Rizzo M, et al. Anafilaxia: guia prático para o manejo. Rev Bras Alerg Imunopatol 2006;29(6):283–291.
5. Ensina L, Fernandes F, Di Gesu G, Malaman M, Chavarria M, Bernd L. Reações de hipersensibilidade a medicamentos: parte II. Rev Bras Alerg Imunopatol 2009;32(3):74–83.
6. Simons F, Ardusso L, Bilò M. World Allergy Organization Guidelines for the Assessment and Management of Anaphylaxis. World Allergy Organization Journal. 2011.
7. Sampson HA. Anaphylaxis and emergency treatment. Pediatrics. 2003 Jun.;111(6 Pt 3):1601–1608.
8. Lieberman P, Kemp S, Oppenheimer J, Lang D, Bernstein I, Nicklas R, et al. The diagnosis and management of anaphylaxis: An updated practice parameter. Journal of Allergy and Clinical Immunology 2005 Mar.;115(3):S483–S523.
9. Ring J, Brockow K, Behrendt H. History and classification of anaphylaxis. Novartis Found. Symp. 2004;257:6–16; discussion 16–24, 45–50, 276–85.
10. Pichler W, Naisbitt D, Park B. Immune pathomechanism of drug hypersensitivity reactions. Journal of Allergy and Clinical Immunology 2011 Mar. 1;127(S):S74–S81.
11. Blanca M, Romano A, Torres MJ, Férnandez J, Mayorga C, Rodriguez J, et al. Update on the evaluation of hypersensitivity reactions to betalactams. Allergy 2009 Feb.;64(2):183–193.
12. Ebo DG, Fisher MM, Hagendorens MM, Bridts CH, Stevens WJ. Anaphylaxis during anaesthesia: diagnostic approach. Allergy 2007 May;62(5):471–487.
13. MD KB. Immediate and delayed reactions to radiocontrast media: is there an allergic mechanism? Immunology and Allergy Clinics of NA 2009 Aug. 1;29(3):453–468.
14. Castells MC. Hypersensitivity to antineoplastic agents. Curr Pharm Des 2008;14(27):2892–2901.
15. Lieberman P. Anaphylaxis. Medical Clinics of North America 2006 Jan.;90(1):77–95.
16. Greenberger P. Idiopathic anaphylaxis. Immunology and Allergy Clinics of North America 2007 May;27(2):273–293.
17. El-Shanawany T, Williams PE, Jolles S. Clinical Immunology Review Series: An approach to the patient with anaphylaxis. Clinical & Experimental Immunology 2008 Jul.;153(1):1–9.
18. Sampson HA, Muñoz-Furlong A, Campbell RL, Adkinson NF Jr, Bock SA, Branum A, et al. Second stmposium on the definition and menagement of anaphylaxis: summary report - Second National Institute os Allergy and Infectious Disease/Food Allergy and Anaphylaxis Network symposium. J Allergy Clin Immunol 2006;117:391-7.
19. Kopplin JJ, Martin PE, Allen KJ. An update on epidemiology of anaphylaxis in children and adults. Curr Opinion Allergy Clin Immunol 2011;11:492-6.
20. Solé D, Ivancevich JC, Borges MS, Coelho MA, Rosário NA, Ardusso L, et al. Anaphylaxis in Latin American children and adolescents: the Online Latin American Survey on Anaphylaxis (OLASA). Allergol Immunopathol (Madr) 2012;40:331-5.
21. Brown SG. Clinical features and severity grading of anaphylaxis. J Allergy Clin Immunol. 2004 Aug;114(2):371-6.
22. Sampson HA,Muñoz-Furlong A, Campbell RL, Adkinson Jr NF, Bock SA et al. Second Symposium on the Definition and Management of Anaphylaxis: Summary Report—Second National Institute of Allergy and Infectious Disease/Food Allergy and Anaphylaxis Network Symposium. April 2006Volume 47, Issue 4, Pages 373–380.

Seção 13

Emergências Osteomusculares e Reumatológicas

91

Emergências em Reumatologia

Fábio Freire
Thaís Colodetti

INTRODUÇÃO

As doenças autoimunes sistêmicas são inflamações que envolvem pelo menos dois sistemas orgânicos. Classicamente, incluem as colagenoses, as vasculites e as doenças granulomatosas. Aproximadamente 10 a 25% de todos os pacientes com doenças reumatológicas que visitam unidades de pronto atendimento requerem internação hospitalar; desses, pelo menos um terço requer tratamento em unidades de terapia intensiva (UTI). As colagenoses e vasculites podem apresentar doenças graves e ameaçadoras, que devem ser reconhecidas e tratadas prontamente para evitar sua morbimortalidade.

Diante de um paciente com uma doença reumatológica já diagnosticada, o conhecimento prévio das possíveis emergências contribui significativamente para o diagnóstico precoce de condições potencialmente graves. A principal causa de admissão hospitalar é por envolvimento respiratório e, entre as doenças autoimunes em ordem de frequência, há o lúpus eritematoso sistêmico (LES) com 33,5%, artrite reumatoide com 25% e vasculites sistêmicas com 15% das admissões.

ETIOLOGIA

As causas de admissão hospitalar são variáveis. As principais são por exacerbação de uma manifestação já preexistente da doença; desenvolvimento de uma nova manifestação da doença; infecções resultantes da imunossupressão; reações adversas a medicamentos; malignidade por uso prolongado de medicações citotóxicas; doença grave aguda não relacionada à doença reumatológica, mas que é agravada e/ou alterada por ela.

Na maioria dos pacientes, mais de um fator coexiste, dando mais complexidade ao caso e desafiando o médico. Neste capítulo, serão abordadas as principais causas reumatológicas de atendimento em unidades de emergência divididas por sistemas.

QUADRO CLÍNICO

APARELHO RESPIRATÓRIO

É acometido pela própria doença autoimune, por infecções adquiridas na comunidade e por infecções oportunistas. Os sintomas variam de falta de ar, tosse, hemoptise, dor torácica a estridor. Cerca de dois terços dos pacientes admitidos em UTI requerem ventilação mecânica.

- **Dispneia:** ocorre pelo envolvimento do parênquima pulmonar, geralmente associada à hipoxemia nos pacientes com LES, artrite reumatoide, esclerodermia e na doença de Goodpasture.
- **Hemoptise:** surge pelo dano alveolar difuso. É grave e progride rapidamente para síndrome do desconforto respiratório agudo (SDRA). Acomete pacientes com vasculite sistêmica e síndrome de Goodpasture. No LES, esse sintoma também pode estar presente, devendo-se atentar para complicações graves como a hemorragia alveolar.

- **Dor torácica:** a dor é usualmente pleurítica, pelo envolvimento da pleura, mais frequente no LES ou por embolia pulmonar.
- **Estridor:** acontece pela obstrução da via aérea no plano das cordas vocais, região subglótica ou traqueia, ocorrendo principalmente na granulomatose com poliangeíte (antigamente denominada granulomatose de Wegener) ou artrite reumatoide.

Pacientes com fibrose pulmonar intersticial, como os portadores de artrite reumatoide e esclerose sistêmica, quando adquirem uma infecção pulmonar, têm alto risco de evolução para insuficiência respiratória.

APARELHO CARDIOVASCULAR

O envolvimento cardíaco se dá a partir de mecanismos como inflamação, fibrose, infiltração, vasculite, tromboembolismo e aterosclerose.

- **Hipertensão arterial:** manifestação cardiovascular mais comum, mas raramente é severa o suficiente para necessitar de tratamento de emergência. A hipertensão maligna associada à esclerodermia conhecida como crise renal esclerodérmica será discutida adiante.
- **Insuficiência cardíaca:** ocorre por falência ventricular esquerda causada por miocardite. É comum nos pacientes com LES e esclerose sistêmica. Arritmias cardíacas podem estar presentes, evoluindo após a miocardite.
- **Síndrome coronariana aguda:** as artérias coronárias podem ser acometidas em pacientes adultos jovens com polarterite nodosa e LES. Mulheres com LES entre 35 a 44 anos possuem um risco 50 vezes maior de desenvolverem infarto agudo do miocárdio, presumivelmente por aterosclerose prematura, uso concomitante de corticosteroide e menopausa precoce.
- **Pericardite:** raramente leva ao tamponamento pericárdio.
- **Síndrome antifosfolipídica catastrófica:** tanto pacientes com LES como portadores da síndrome antifosfolipídica primária (SAF) podem apresentar essa variante extrema da SAF, com oclusões predominantemente de pequenos vasos, afetando principalmente o parênquima de órgãos. Os fatores desencadeantes conhecidos para a doença são infecções, trauma, cirurgia, uso de contraceptivos orais, neoplasia e suspensão da varfarina. O diagnóstico pode ser difícil pelo amplo espectro de manifestações clínicas, podendo apresentar acometimento pulmonar (SDRA e embolia pulmonar), disfunção renal, acometimento cerebral (infarto cerebral, convulsões, oclusões venosas), infarto do miocárdio e necrose de pele. O livedo reticular é um importante achado no exame físico apontando para o diagnóstico.

APARELHO RENAL

A alteração da função renal ocorre em aproximadamente 10 a 35% dos pacientes com doença reumatológica sistêmica admitidos em UTI, sendo mais frequente na artrite reumatoide, LES e nas vasculites necrotizante. Comumente, manifestam-se com lesão renal aguda ou insuficiência renal rapidamente progressiva. Os mecanismos que produzem insuficiência renal são por oclusão da artéria renal (arterites da aorta); microangiopatia (esclerose sistêmica, artrite reumatoide com vasculite, síndrome de Sjögren); glomerulonefrite aguda (poliangeíte microscópica, granulomatose com poliangeíte, LES, síndrome de Goodpasture) e, mais raramente, nefrite tubulointersticial (LES, síndrome de Sjögren, uso de anti-inflamatório não hormonal).

- **Crise renal esclerodérmica:** ocorre de maneira precoce, nos primeiros 4 anos do diagnóstico da esclerose sistêmica, tem uma natureza vascular não inflamatória. Os corticosteroides têm sido implicados como desencadeadores da crise renal. O quadro cursa com cefaleia, aumento dos níveis basais de pressão arterial (um paciente jovem com pressão arterial basal de 100/60 pode fazer crise renal com pressão arterial de 130 a 140/90), retinopatia hipertensiva grau III ou IV, elevação da creatinina sérica (deterioração da função renal em menos de 1 mês), anemia hemolítica microangiopática com trombocitopenia. A insuficiência renal pode ser irreversível.

SISTEMA NERVOSO

Manifestações neurológicas estão presentes em cerca de 10 a 20% dos pacientes em UTI. Nos pacientes com lúpus e acometimento do sistema nervoso central (SNC) o prognóstico é ruim, indicando imunossupressão agressiva.

- **Psicose e convulsões:** são comuns nos pacientes com LES, 54% dos pacientes terão pelo menos um deles durante o curso da doença. Febre pode vir associada ao quadro, sendo importante diferenciar esses casos de outras causas neurológicas como meningite, acidente vascular cerebral, convulsões de causas metabólicas e psicose induzida por medicamentos. A convulsão também pode ocorrer nos pacientes (SAF ou LES com anticorpo antifosfolipídico) com trombose de veias cerebrais.
- **Acidente vascular cerebral:** geralmente resulta de trombose arterial, ocorre em pacientes com LES, arterite de células gigantes (antigamente denominada de arterite temporal), arterites da aorta, poliarterite nodosa e na vasculite primária do sistema nervoso central (SNC).
- **Fraqueza muscular:** a polimiosite e dermatomiosite, comumente, envolvem a musculatura respiratória e a musculatura bulbar. Diante desse quadro, os pacientes são incapazes de proteger a via aérea, necessitando de intubação orotraqueal para prevenir aspiração. A fraqueza da musculatura intercostal causa insuficiência respiratória tipo II. Os corticosteroides, medicações amplamente utilizadas nas doenças reumatológicas, também podem causar fraqueza da musculatura proximal, decorrente da miosite associada ao seu uso crônico em altas doses.

- **Mielite transversa:** devastadora desordem neuroinflamatória que acomete 2% dos pacientes com LES. Se não reconhecida e tratada precocemente, pode levar a uma paraplegia irreversível. O quadro clínico cursa com fraqueza muscular, parestesias, dor neuropática, disfunção esfincteriana e perda sensitiva no nível da coluna torácica baixa.

OCULAR

O envolvimento ocular nas doenças reumatológicas é comum. As queixas podem ser de dor e desconforto ocular, hiperemia conjuntival, lacrimejamento, fotofobia, diplopia e alteração da acuidade visual.

- **Perda visual:** complicação mais temida da arterite de células gigantes (arterite temporal), irreversível na maioria dos pacientes. A arterite de células gigantes é uma vasculite de grandes e médios vasos que costuma acometer pacientes de meia idade e idosos. Caracteriza-se por sintomas constitucionais (febre, fadiga, perda de peso) associados à cefaleia (classicamente na região temporal), ao comprometimento visual agudo, à claudicação de mandíbula e, em até 50% dos casos, sintomas de polimialgia reumática. Valores elevados da velocidade de hemossedimentação (VHS) sugerem o diagnóstico, sendo a confirmação dada por biópsia de artéria temporal. Sintomas como alucinações visuais, trombocitose e a presença de outros sintomas isquêmicos da arterite temporal parecem indicar a perda visual.

SISTEMA GASTROINTESTINAL

As principais manifestações do trato gastrointestinal incluem a hemorragia digestiva, isquemia intestinal, pancreatite e hepatite.

- **Hemorragia digestiva:** hematêmese é a manifestação mais comum do trato gastrointestinal. Geralmente, é causada por gastrite erosiva aguda, por úlceras duodenal ou gástrica nos pacientes com LES e artrite reumatoide, em consequência do tratamento com corticosteroide e anti-inflamatório não hormonal. A hematoquezia ocorre por sangramento das úlceras isquêmicas do intestino delgado e grosso, vista na púrpura de Henoch-Schönlein, esclerose sistêmica e nas vasculites necrosantes.
- **Isquemia intestinal:** ocorre em 10% dos pacientes com granulomatose com poliangeíte, também frequente em artrite reumatoide, doença de Behçet, LES e na poliarterite nodosa. O quadro clínico depende do tamanho dos vasos acometido, podendo variar de isquemia mesentérica e angina intestinal até infarto e gangrena do intestino. Acometimento de grandes vasos produz isquemia mesentérica; o de pequenos vasos levam à angina intestinal; e doença grave causa infarto e gangrena do intestino.
- **Pancreatite aguda:** também é causa de abdome agudo nos pacientes com LES, artrite reumatoide juvenil e na púrpura de Henoch-Schönlein. Ocorre pela combinação de vasculite, toxicidade por medicamentos e autoimunidade.
- **Hepatite:** uma disfunção leve a moderada com elevação de transaminase ocorre em 40 a 70% dos pacientes com doença de Still e em alguns pacientes com LES e poliarterite nodosa. O uso de anti-inflamatórios e de metrotexato também pode causar hepatite; sendo que, com o metrotexato, existe o risco de hepatite crônica e dano irreversível ao fígado. A hepatite fulminante é rara, mas pode acometer os pacientes com doença de Still, artrite idiopática juvenil ou secundária a medicamentos como sulfassalazina e hidroxicloroquina.

ABORDAGEM

A avaliação inicial de pacientes com doenças reumatológicas consiste em identificar os órgãos acometidos e diferenciar um quadro infeccioso de complicações por atividade de doença. Visto que a principal causa de atendimento em unidades de emergência é por descompensação do aparelho respiratório, a abordagem desse sistema será priorizada no presente capítulo.

Tanto a febre como a leucocitose são características proeminentes de infecção e exacerbação da doença. Portanto, não são úteis para diferenciar os infiltrados pulmonares. História de imunossupressão associada à leucopenia deve aventar a possibilidade de infecção oportunista. Uma piora do quadro respiratório com surgimento simultâneo de manifestações extrapulmonares como artrites, rash cutâneo e lesões cardíacas sugere atividade de doença.

Diante da dificuldade de diferenciar infecção de exacerbação, devem ser coletadas amostras de hemoculturas e cultura de escarro. Enquanto se aguardam os resultados de laboratório, antibioticoterapia empírica deve ser prontamente iniciada. Caso as culturas sejam negativas, é indicado realizar tomografia computadorizada de alta resolução e broncoscopia com lavado broncoalveolar.

Alguns exames laboratoriais são utilizados para auxiliar na diferenciação de quadros infecciosos de exacerbação aguda da doença. O complemento sério pode estar consumido e o anticorpo anti-DNA pode estar presente em alguns quadros de atividade do lúpus. A pró-calcitonina está extremamente elevada em infecções bacterianas e fúngicas e levemente elevada em infecções virais e atividade de doença.

Confirmada a hipótese de exacerbação aguda de uma doença reumatológica sistêmica, terapia imunossupressiva agressiva é indicada na maioria dos casos. Corticosteroides são as primeiras medicações a serem administradas, com preferência pela metilprednisona intravenosa. Na Esclerose sistêmica, púrpura de Henoch-Schönlein e na doença de Still, os corticosteroides são particularmente ineficazes. Em algumas situações, pode ser necessária a combinação de medicações citotóxicas com corticosteroides, como nas vasculites necrosantes, granulomatose com poliangeíte, síndrome de Goodpasture, nefrite lúpica e polimiosite grave. Plasmaférese pode salvar a vida de pacientes com LES e manifestações neuropsiquiátricas, síndrome de Goodpasture, artrite idiopática juvenil, púrpura trombocitopênica trombótica e síndrome antifosfolipídica catastrófica. Os inibidores da enzima conversora de angiotensina são especificamente indicados na crise renal esclerodérmica. Importante lembrar da necessidade de prevenir estrongiloidíase disseminada (ivermectina via oral, 200 µg/kg/dia por 1 a 2 dias) antes de iniciar terapia imunossupressora.

ABORDAGEM DE SÍNDROMES ESPECÍFICAS

HEMORRAGIA ALVEOLAR

A hemorragia alveolar é uma manifestação rara do LES e não se manifesta necessariamente com hemoptise. Pode ser a apresentação inicial do lúpus, mas é vista comumente nos pacientes com a doença já diagnosticada.

Os pacientes são gravemente enfermos, com queixas de dispneia, tosse e hemoptise. O sangramento pode ser suficiente para levar à anemia. Radiografia de tórax geralmente mostra um infiltrado alveolar bilateral. O lavado broncoalveolar ajuda a excluir infecção quando é sanguinolento, banhado de macrófagos com pigmentos de hemossiderina e culturas negativas. Somente a biópsia pulmonar confirma o diagnóstico.

A terapia combinada de glicocorticosteroide em altas doses (metilprednisona 500 mg – 2000 mg) com a ciclofosfamida, antibióticos e cuidados intensivos (ventilação mecânica) reduziu drasticamente a mortalidade desses pacientes. Plasmaférese associada à ciclofosfamida é indicada na falha terapêutica com corticosteroide.

SÍNDROME ANTIFOSFOLIPÍDICA CATASTRÓFICA

A SAF catastrófica raramente ocorre nos pacientes com LES e SAF primária, manifesta com trombose disseminada e lesão de órgãos. Considera o diagnóstico naqueles pacientes com história de SAF ou anticorpo antifosfolipídico (anticoagulante lúpico, anticorpo anticardiolipina, anticorpo anti-beta-2 glicoproteína), três ou mais tromboses em 1 semana, biópsia confirmando microtrombos e exclusão de outras causas de trombose ou microtrombose disseminada.

A abordagem desses pacientes deve ser sistematizada:

- Qualquer infecção identificada que possa ter precipitado a SAF catastrófica deve ser tratada com antibióticos apropriados.
- Anticoagulação com heparina intravenosa no cenário agudo. Nos pacientes hemodinamicamente estáveis, sem novos episódios de trombose e sem sangramentos, a anticoagulação pode ser substituída pela via oral com varfarina.
- Corticosteroide sistêmico em alta dose, metilprednisona 1 g intravenosa diariamente por 3 dias, seguida por corticosteroide oral ou intravenoso na dose equivalente à prednisona 1 mg/kg/dia.
- Plasmaférese por 5 dias consecutivos associada ou não à imunoglobulina venosa (400 mg/kg/dia por 5 dias). Quando a imunoglobulina é utilizada em associação com a plasmaférese, ela só deve ser administrada após o último dia de plasmaférese.

Mortalidade permanece elevada mesmo com o tratamento adequado. Estudos relatam uma taxa de recuperação variando de 50 a 80% com a terapia combinada de anticoagulação, corticosteroide sistêmico e plasmaférese com ou sem imunoglobulina venosa.

DOENÇA PERICÁRDICA

O envolvimento pericárdico é a alteração ecocardiográfica mais comum do lúpus e a causa mais frequente de doença cardíaca sintomática. A pericardite sintomática tipicamente se apresenta com febre, dor torácica subesternal do tipo pleurítica e atrito pericárdio na ausculta cardíaca. Em casos de derrame significativo com sinais de tamponamento pericárdio, manifesta-se com dispneia, hipotensão arterial, abafamento de bulhas e fadiga.

Nos pacientes com doenças reumatológicas, tipicamente no LES, raramente é necessária a pericardiocentese diagnóstica, exceto quando há febre, sinais de infecção ou ausência de melhora com o tratamento convencional.

O curso da doença pericárdica é benigno na maioria dos pacientes. Pericardite sintomática responde aos anti-inflamatórios não hormonais (AINE) e aqueles que não toleram ou não respondem, podem ser tratados com prednisona (0,5-1 mg/kg/dia em dose divididas). A colchicina pode ser usada nos pacientes com LES que não respondem rapidamente ao tratamento com AINE ou corticosteroide. Drenagem percutânea guiada por ecocardiograma é efetiva no tratamento do tamponamento pericárdio, drenagem cirúrgica raramente é necessária, mas pode ser útil se houver um derrame loculado.

CRISE RENAL ESCLERODÉRMICA (CRS)

Microangiopatia trombótica que ocorre em 5 a 20% dos pacientes com esclerose sistêmica difusa, sendo menos frequente em seu modo limitado. É uma complicação precoce, ocorrendo invariavelmente nos primeiros 5 anos da doença.

É caracterizada pelo surgimento agudo de falência renal com elevação na creatinina sérica, podendo estar associada à anúria ou oligúria, na ausência de doença renal prévia significativa. Manifesta-se com hipertensão moderada a grave, algumas vezes com hipertensão maligna (retinopatia hipertensiva, encefalopatia hipertensiva), porém a ausência de hipertensão não exclui o diagnóstico. O sedimento urinário é usualmente normal, podendo apresentar algumas células e cilindros, além de leve proteinúria. Outros achados associados à crise renal esclerodérmica são anemia hemolítica angiopática com trombocitopenia, falência cardíaca, edema pulmonar, cefaleia, visão turva com retinopatia hipertensiva e encefalopatia hipertensiva, que comumente é acompanhada de crises convulsivas generalizadas.

Fatores de risco definidos para a CRS incluem o envolvimento cutâneo difuso, uso de corticosteroide e a presença ou ausência de certos autoanticorpos. O principal fator de risco é a forma cutânea difusa, sobretudo se é rapidamente progressiva. O uso de corticosteroide em dose moderada a alta (> 15 mg/dia de prednisona ou equivalente), nos últimos 6 meses que antecedem a CRS, está associado a um risco maior. Pacientes com anticorpo anti-RNA polimerase III apresentam um risco aumentado para CRS, enquanto os que possuem anticorpo anticentrômero apresentam um risco relativamente menor.

A CRS, se não tratada, pode progredir para doença renal estágio terminal em um período de 1 a 2 meses, com óbito ocorrendo usualmente em 1 ano. O alvo da terapia é o controle pressórico rápido e efetivo (retornar a pressão arterial ao valor prévio em 72 horas), que acaba por melhorar e estabilizar a função renal. O sucesso da terapia anti-hipertensiva depende se ela foi iniciada antes do dano renal irreversível.

Hemograma completo, produtos de degradação da fibrina, desidrogenasse láctica e esfregaço de sangue periférico são realizados regularmente, já que o grau de hemólise microangiopática geralmente reflete o grau de atividade da doença, além de ser uma indicação para intensificar a terapia.

A medicação de escolha é o captopril, com a vantagem de ter início de ação rápida e meia vida curta, permitindo ajuste rápido da dose. Em pacientes sem evidência de comprometimento do SNC (encefalopatia hipertensiva, papiledema), inicia-se captopril 6,25 a 12,5 mg com incrementos de 12,5 a 25 mg a cada 4 a 8 horas até atingir o alvo pressórico (dose máxima de captopril 300 a 450 mg/dia). O nitroprussiato de sódio intravenoso é indicado naqueles com envolvimento do SNC em combinação com o captopril oral. Cerca de 20 a 50% dos pacientes necessitarão de diálise (hemodiálise, diálise peritoneal). Contudo, a sobrevida desses pacientes é significativamente menor quando comparada à de pacientes com outras causas de doença terminal em diálise.

MIELITE TRANSVERSA

Cogita-se que a mielite transversa ocorra por uma arterite, resultando em necrose isquêmica da coluna espinhal. Os pacientes apresentam fraqueza súbita de membros inferiores e/ou perda sensitiva, com perda do controle esfincteriano. Os sintomas podem ser a manifestação inicial do LES. O início, usualmente, coincide com outros sinais de lúpus em atividade, incluindo neurite óptica.

Exames de imagem, como ressonância nuclear magnética (RNM), devem ser realizados para excluir uma lesão compressiva por infecção ou outra causa. Na RNM, é visto um edema localizado com hipersinal em T2. O líquido cefalorraquidiano (LCR) deve ser obtido para excluir infecção. Nos pacientes com LES, o LCR apresenta proteína elevada e moderada pleocitose linfocítica.

A mielite transversa deve ser tratada agressiva e rapidamente para se obter recuperação. Indica-se a combinação de prednisona (1,5 mg/kg dia), plasmaférese e ciclofosfamida. Nos pacientes com anticorpo antifosfolipídico, é possível alcançar uma boa recuperação com varfarina, corticosteroides e tratamento imunossupressivo.

VASCULITES

Doenças raras caracterizadas pela presença de inflamação na parede dos vasos, culminando com um dano estrutural. A perda da integridade dos vasos pode levar ao sangramento e/ou oclusão do lúmen com isquemia tecidual e necrose. As vasculites são classicamente agrupadas de acordo com o tamanho do vaso acometido, podendo ser primárias ou secundárias à outra doença.

- **Grandes vasos:** arterite de Takayasu e arterite de células gigantes.
- **Médios vasos:** poliarterite nodosa, doença de Kawasaki, vasculite primária do SNC.
- **Pequenos vasos:** síndrome de Churg-Strauss, granulomatose com poliangeíte, poliangeíte microscópica, crioglobulinemia, púrpura de Henoch-Schonlein, vasculites nas doenças reumáticas, vasculite de hipersensibilidade e vasculite por infecções virais.

O diagnóstico de uma vasculite deve ser considerado nos pacientes com sintomas sistêmicos e evidência de disfunção de um ou mais órgãos. Embora esses sintomas não sejam específicos da doença, a maioria dos pacientes queixa-se de fadiga, fraqueza, febre, artralgias, e dor abdominal, apresentando hipertensão, insuficiência renal (sendimento urinário alterado com leucocitúria, hematúria e cilindros hemáticos) e sintomas neurológicos. A presença de mononeurite multiplex, púrpura palpável e a combinação de envolvimento renal e pulmonar são fortemente sugestivos de vasculite.

RESUMO

Segue, na Tabela 91.1, um resumo das principais emergências reumatológicas e procedimentos.

TABELA 91.1 Emergências Reumatológicas

Emergências Reumatológicas	Doença Autoimune Associada	Quadro Clínico	Laboratório e Imagem	Tratamento	Diagnóstico Diferencial
Hemorragia Alveolar	LES	Dispneia (100%), febre alta (82%), hemoptise (50%)	Queda da hemoglobina, infiltrado pulmonar denso,	Corticosteroide em altas doses, ciclofosfamida, e/ ou plasmaférese.	Pneumonia, pneumonite lúpica, embolia pulmonar
Estenose Subglótica	Granulomatose com poliangeíte (granulomatose de Wegener)	Rouquidão, tosse, dispneia e/ou estridor	Laringoscopia	Traqueostomia precoce, dilatação intratraqueal com injeção de corticosteroide	Doença pulmonar

Continua

Continuação

TABELA 91.1 Emergências Reumatológicas

Emergências Reumatológicas	Doença Autoimune Associada	Quadro Clínico	Laboratório e Imagem	Tratamento	Diagnóstico Diferencial
Tamponamento Pericárdio	LES	Dispneia progressiva, dor torácica	Ecocardiograma	Pericardiocentese ou pericardiotomia	Outras causas de pericardite (viral, tuberculose)
Síndrome Antifosfolipídica Catastrófica	LES e SAF primária	Disfunção renal (70%), SDRA e embolia pulmonar (66%), infarto cerebral e convulsões (60%)	Trombocitopenia, altos títulos de anticorpo antifosfolipídico	Heparina intravenosa e altas doses de corticosteroides Imunoglobulina intravenosa e plasmaférese	PTT, endocardite marântica, vasculite pelo LES
Crise Renal Esclerodérmica	Esclerose Sistêmica	Hipertensão maligna e cefaleia	Elevação da creatinina, anemia hemolítica microangiopática com trombocitopenia	Inibidores a enzima conversa de angiotensina (IECA-captopril), mesmo nos pacientes em diálise	PTT, SHU
Fraqueza Muscular	Poliomiosite e dermatomiosite	Fraqueza da musculatura respiratória, insuficiência respiratória, disfagia	Elevação de CPK, aldolase e VHS	Prednisona (1 -1,5 mg/kg/dia), metilprednisona IV (se grave) + imunossupressão (metrotexato, azatioprina)	Miopatia por corticosteroide
Mielite Transversa	LES	Fraqueza, parestesias, dor neuropática, disfunção vesical, perda sensitiva	RNM com hipersinal em T2 e atrofia da medula espinhal. LCR com pleocitose e aumento de IgG	Prednisona 1,5 mg/kg/dia, plasmaférese, ciclofosfamida	Hematoma, tumores, fraturas, hérnia de disco, infecções, condições desmielinizantes

LES: lúpus eritematoso sistêmico; SAF: síndrome antifosfolipídica primária; PTT: tempo de tromboplastina parcial; SDRA: síndrome do desconforto respiratório agudo; SHU: síndrome de Churg-Strauss; CPK: creatinofosfoquinase; VHS: velocidade de hemossedimentação; LCR: líquido cefalorraquidiano; RNM: ressonância nuclear magnética.

REFERÊNCIAS BIBLIOGRÁFICAS

1. Quintero OL, Rojas-Villarraga A, Mantilla RD, Anaya JM. Autoimmune diseases in the intensive care unit. An update. Autoimmunity Reviews. 2013;12(3):380-95.
2. Frankel SK, Sullivan EJ, Brown KK. Vasculitis: Wegener granulomatosis, Churg-Strauss syndrome, microscopic polyangiitis, polyarteritis nodosa, and Takayasu arteritis. Critical Care Clinics. 2002;18(4):855-79.
3. Janssen NM, Karnad DR, Guntupalli KK. Rheumatologic diseases in the intensive care unit: epidemiology, clinical approach, management, and outcome. Critical Care Clinics. 2002;18(4):729-48.
4. Slobodin G, Hussein A, Rozenbaum M, Rosner I. The emergency room in systemic rheumatic diseases. Emergency Medicine Journal: EMJ. 2006;23(9):667-71.
5. Weyand CM, Goronzy JJ. Clinical practice. Giant-cell arteritis and polymyalgia rheumatica. The New England Journal of Medicine. 2014;371(1):50-7.
6. Morabito G, Tartaglino B. Emergencies in systemic rheumatic diseases. In: Tintinalli JE, Gabor DK, Staphczynski S, ed. Tintinalli's emergency medicine: a comprehensive study guide, 6. ed. New York: McGraw-Hill; 2004.
7. Bermas BL, Erkan D, Schur P. Diagnosis of the antiphospholipid syndrome. UpToDate, 2014.
8. Bermas BL, Schur PH, Kaplan AA. Treatment of the antiphospholipid syndrome. UpToDate, 2014.
9. Varga J, Fenves AZ. Renal disease in systemic sclerosis (scleroderma), including scleroderma renal crisis. UpToDate, 2014.
10. Fauci AS - Harrison Rheumatology, 3. Ed. United States, Mc Graw Hill Education, 2013; 84-86.
11. Imboden JB, Hellmann DB, Stone JH. Current diagnosis and treatment rheumatology. 3. ed. United States: Mc Graw Hiil Education; 2013; 245-249.
12. West SG. Rheumatology secrets. 3. ed. United States: Elsevier; 2015; 82-90, 291-299,337-345.

92

Dor Articular

Fábio Freire

INTRODUÇÃO E DEFINIÇÕES

Dor osteomuscular responde por mais de 315 milhões de consultas ambulatoriais por ano nos Estados Unidos. Ainda que muitos pacientes apresentem condições autolimitadas necessitando de avaliação mínima e terapia sintomática, dor musculoesquelética específica ou persistente pode representar condições graves, que requerem avaliação clínica e laboratorial detalhada para estabelecer o diagnóstico. Ressaltam-se aquelas patologias com morbidade e letalidade elevadas, como a artrite séptica, artrite gotosa e fraturas.

Diante dessa queixa, algumas definições para formular e estreitar as hipóteses diagnósticas são importantes, como assegurar se a dor é articular ou não articular em sua origem; inflamatória ou não inflamatória na natureza; aguda ou crônica na duração; monoarticular ou poliarticular na distribuição.

ARTICULAR *VERSUS* NÃO ARTICULAR

Características que sugerem dor articular incluem uma dor forte e difusa, limitação articular, dor à movimentação passiva e ativa, edema, crepitação, deformidade e instabilidade articular. Na dor não articular, existe dor à movimentação ativa e não na passiva, referida em região focal adjacente à articulação.

DISTÚRBIOS INFLAMATÓRIOS *VERSUS* NÃO INFLAMATÓRIOS

As doenças inflamatórias podem ter origem infecciosa (*Neisseria gonorrhoeae ou Mycobacterium tuberculosis*), induzida por cristais (gota e pseudogota), imunomediada (artrite reumatoide, lúpus eritematoso sistêmico), reativa (febre reumática, artrite reativa) ou idiopática. Sugerem inflamação a presença dos sinais cardinais (calor, rubor, edema e dor), os sintomas constitucionais (febre, fadiga, perda de peso), a elevação de provas inflamatórias (velocidade de hemossedimentação, proteína C reativa, trombocitose, anemia de doença crônica, hipoalbunemia), a rigidez matinal com duração superior a 60 minutos, precipitada pelo repouso prolongado e melhora com movimentação e uso de anti-inflamatórios.

CRONOLOGIA E DISTRIBUIÇÃO

A história clínica é uma ferramenta útil para elucidar o diagnóstico e questionar a cronologia, a extensão do envolvimento articular, os fatores precipitantes (trauma, administração de medicamentos, intercorrências clínicas) e os antecedentes pessoais.

- Aguda quando a duração é menor do que 6 semanas (artrite séptica e gota) *versus* crônica (osteoartrose, artrite reumatoide)
- Episódica (gota) *versus* migratória (artrite gonocócica, febre reumática, artrite viral) *versus* aditiva (artrite reumatoide, artrite psoariática)
- Monoarticular/oligoarticular (gota, artrite séptica) *versus* poliarticular, mais do que quatro articulações acometidas (osteoartrose, artrite reumatoide)
- Simétrica (artrite reumatoide) *versus* assimétrica (gota, espondiloartropatias)

Neste capítulo, serão abordadas as principais causas de dor articular emergenciais nos prontos-socorros e o manejo dessas condições.

ETIOLOGIA

DOR MONOARTICULAR

A avaliação inicial de um paciente com monoartralgia aguda deve aventar a possibilidade de uma etiologia infecciosa, visto que a infecção pode levar à destruição articular em questão de dias caso não reconhecida e tratada. Deve-se considerar toda monoartrite aguda como infecciosa até que se prove o contrário. Outras causas frequentes são por trauma e por depósito de cristais, a Tabela 92.1 apresenta as principais etiologias das monoartrites agudas.

INFECÇÃO GONOCÓCICA

A infecção gonocócica disseminada ocorre em cerca de 0,5 a 3% dos pacientes infectados pela *N. gonorrhoeae*. É a principal causa de monoartrite ou oligoartrite não traumática aguda em adultos jovens.

INFECÇÕES BACTERIANAS NÃO GONOCÓCICA

Infecção potencialmente grave e destrutiva, ocorre em grandes articulações, como o joelho e quadril, porém também pode acometer tornozelos e punhos. Usualmente, é uma infecção monomicrobiana, em que o *Staphylococcus aureus* é o agente mais comum, seguido do *Streptococcus pneumoniae* e, mais raramente, bactérias gram-negativas. Em geral, ocorre por disseminação hematogênica, mas pode ser por trauma, mordedura, inoculação direta da bactéria após cirurgia ou por contiguidade.

DEPÓSITO DE CRISTAIS

A gota é uma doença por depósito de cristais de monourato de sódio nos tecidos, bioquimicamente pela supersaturação de cristais no líquido extracelular, devido à elevação do ácido úrico sérico. O espectro de manifestações da doença inclui a artrite gotosa, tofos (agregados de monourato de sódio nos tecidos moles, cartilagens e ossos), nefrolitíase por ácido úrico e a nefropatia crônica gotosa.

TABELA 92.1 Diagnósticos diferenciais da monoartrite aguda

Infecção	Tumores
▪ Bacteriana ▪ Fúngica ▪ Micobactérias ▪ Viral ▪ Espiroquetas	▪ Condrossarcoma ▪ Doença metastática
Induzida por cristais	**Doenças reumatológicas**
▪ Monourato de sódio ▪ Pirofosfato de Cálcio ▪ Hidroxiapatita ▪ Oxalato de Cálcio	▪ Artrite reumatóide ▪ Espondiloartropatias ▪ Lúpus eritematoso sistêmico ▪ Sarcoidose
Hemoartrose	**Desarranjo intra-articular**
▪ Trauma ▪ Anticoagulação ▪ Distúrbios da coagulação ▪ Fratura ▪ Sinovite vilonodular pigmentada	▪ Ruptura de menisco ▪ Osteonecrose ▪ Fratura

A gota tende a surgir de forma mais precoce nos homens, sendo a principal causa de artrite naqueles acima de 40 anos. Houve uma elevação na sua incidência nas últimas duas décadas secundariamente à dieta, obesidade, síndrome metabólica e ao uso de medicamentos (baixa dose de aspirina e diuréticos). A relação entre homens e mulheres é de 2 a 7:1.

A hiperurecemia é definida pela concentração sérica de ácido úrico acima de 7 mg/dL nos homens e acima 6 mg/dL nas mulheres, sendo necessária, porém insuficiente, para o surgimento da doença gotosa. Apenas 15% dos pacientes hiperurecêmicos apresentaram gota e o risco se eleva em 30 a 50% quando as concentrações estão acima de 10 mg/dL. Os níveis séricos de ácido único são dependentes de idade e sexo, aumentando após a puberdade nos homens e, após a menopausa, nas mulheres.

A patogênese na hiperurecemia envolve produção aumentada ou excreção renal diminuída de ácido úrico ou, ainda, a combinação dos dois (Tabela 92.2). Cerca de 90% dos pacientes com hiperurecemia e gota primária possuem excreção renal diminuída de ácido úrico.

DOENÇA SISTÊMICA

As espondiloartropatias soronegativas (artrite reativa, artrite psoriática, artrite associada à doença inflamatória intestinal) podem se apresentar como monoartrite, geralmente nas articulações dos membros inferiores.

DOR POLIARTICULAR

Identificar a causa de uma poliartralgia pode ser difícil em razão da extensa lista de diagnósticos diferenciais, a Tabela 92.3 apresenta as principais causas de poliartralgias e suas características. Infecções virais, artrite por depósito de cristais e artrite reativa são causas comuns de poliartrite aguda autolimitada.

As manifestações extra-articulares de doenças reumatológicas auxiliam nos diagnósticos específicos. Fraqueza sugere a presença de uma doença neurológica ou miopática. Já a presença de sinais de sintomas de envolvimento multissistêmico (como fadiga, rash, adenopatia, úlcera oral e nasal, dor torácica pleurítica, fenômeno de Raynaud, boca e olhos secos) é mais comum em pacientes com doenças reumatológicas.

Artrite reativa clássica está associada a infecções entéricas (salmonela, *Shigella*, *Campylobacter* ou espécies de *Yersinia*) ou infecções urogenitais (*Chlamydia trachomatis*).

A fibromialgia é um diagnóstico a ser considerado naqueles pacientes com poliartralgia sem sinovite, associada a mialgias e pontos dolorosos (*tender points*).

HISTÓRIA E EXAME FÍSICO

A avaliação do paciente com dor osteomuscular começa com a exclusão de possíveis causas emergenciais, que

TABELA 92.2 Causas de hiperurecemia

Produção aumentada de ácido úrico	
Ingestão de alimentos ricos em purinas (carnes, frutos do mar, mariscos, anchovas)	Doenças linfoproliferativas e mieloproliferativas
Psoríase	Hemólise
Hipóxia tecidual	Síndrome de Down
Excreção renal diminuída de ácido úrico	
Drogas e Medicamentos	Doença renal crônica
Ciclosporina	Nefropatia por chumbo
Álcool, ácido nicotínico	Depleção do volume efetivo (ICC, perda de volume)
Diurético tiazídico e de alça	Hiperparatireoidismo
Etambutol, pirazinamida	Hipotireoidismo
Baixa dose de aspirina	Acidose láctica

ICC: Insuficiência Cardíaca Congestiva

geralmente têm uma apresentação aguda com pontos-chaves na história. A presença de edema e calor articular, associada a sintomas constitucionais (febre alta, perda de peso e mal-estar), sugere infecção ou sepse. Em contrapartida, a dor em queimação, formigamento ou parestesia pode sugerir uma mielopatia aguda, radiculopatia ou neuropatia.

O exame físico deve se concentrar em avaliar a presença ou ausência de sinovite, já que sua presença estreita o diagnóstico para causas inflamatórias (incluindo infecção) e doenças reumáticas sistêmicas. As características da sinovite são o edema de partes moles, calor sobre a articulação e derrame articular.

ARTRITE GONOCÓCICA

Os pacientes com infecção gonocócica disseminada geralmente se apresentam de duas formas:

1. Tríade de tenossinovite, lesões cutâneas vesiculopapulares e poliartralgia (migratória ou aditiva) sem artrite purulenta:
   - A fase aguda da doença é caracterizada por febre e mal-estar.
   - A tenossinovite é um achado único da artrite gonocócica, sendo infrequente em outras artrites infecciosas. Vários tendões são inflamados simultaneamente, como punhos, tornozelos, pés

TABELA 92.3 Diagnóstico diferencial nas poliartralgias

Doença	Cronologia	Inflamação	Padrão de distribuição	Simetria	Envolvimento axial	Manifestações extra-articulares
Infecção pelo parvovírus B19	Agudo	Sim	Pequenas articulações	Sim	Não	Rash malar, rash rendilhado
Artrite reumatoide	Crônico	Sim	Pequenas e grandes articulações	Sim	Cervical	Nódulos subcutâneos, síndrome do túnel do carpo
Lúpus eritematoso sistêmico	Crônico	Sim	Pequenas articulações	Sim	Não	Rash malar, úlceras orais, serosite
Osteoartrite	Crônico	Não	Articulação dos membros inferiores, interfalangiana distal e proximal e primeiro metacarpofalangiana	Sim/não	Cervical e lombar	Ausente
Fibromialgia	Crônico	Não	Difusa	Sim	Sim	Mialgias, *tender points*, síndrome do intestino irritável
Espondilite anquilosante	Crônico	Sim	Grandes articulações	Sim	Sim	Tendinite, insuficiência aórtica
Artrite psoriática	Crônico	Sim	Pequenas e grandes articulações	Sim/não	Sim/não	Psoríase, dactilite (dedo em salsicha), tendinite, onicodistrofia

e dedos. Geralmente, a dor é desproporcional ao exame físico.

- Na dermatite, as lesões são indolores, em pequena quantidade, geralmente pustulosas ou vesiculopapulares, transitórias mesmo sem tratamento, durando cerca de 3 a 4 dias.

2. Artrite purulenta sem lesões cutâneas:
   - Joelhos, punhos e tornozelos são mais acometidos e mais de uma articulação pode ser acometida simultaneamente. Quase sempre, é uma monoartrite; a poliartrite, quando, presente é assimétrica.

É necessário lembrar que esses pacientes podem apresentar sobreposição das duas apresentações clínicas. É raro uma história recente de infecção genital, porém a maioria relata episódios passados de doenças sexualmente transmissíveis. Os principais fatores de risco para artrite gonocócica estão listados na Tabela 92.4.

ARTRITE BACTERIANA NÃO GONOCÓCICA

A artrite séptica apresenta-se como monoartrite aguda ou, mais raramente, oligoartrite aguda. O joelho é a articulação mais acometida, representando 50% dos casos. Manifesta-se com quadro sistêmico, febre, queda do estado geral associado a uma dor articular súbita com edema, calor e restrição à movimentação ativa e passiva. Os pacientes permanecem com o joelho fletido, abduzido e com rotação externa para maximizar o volume intracapsular. A Tabela 92.5 apresenta os principais fatores de risco para a artrite séptica.

ARTRITE GOTOSA

A crise de gota é francamente inflamatória com dor intensa, vermelhidão, edema, calor, incapacidade e pode ocorrer febre baixa. O edema e o rubor periarticular podem progredir e assemelhar-se a uma celulite não infecciosa, chamada de celulite gotosa. Geralmente, a crise de gota se inicia à noite ou logo pela manhã quando a articulação está mais fria, os principais gatilhos para crise de gota estão na Tabela 92.6. A dor atinge seu pico máximo em horas e a resolução do quadro ocorre em 3 a 10 dias, mesmo sem tratamento. Com a resolução da inflamação, pode haver descamação da pele sobre a articulação afetada.

A primeira artrite gotosa, geralmente, é monoarticular, com preferência pelas articulações dos membros inferiores, destacando-se a primeira metatarsofalangiana, conhecida como podagra. Raramente há envolvimento do esqueleto axial. Em ordem de frequência, os locais mais acometidos após a primeira metatarsofalangiana são o dorso do pé, tornozelo, calcanhar, joelho, punho, mãos e cotovelo.

A artrite gotosa é composta por quatro estágios:

- **Hiperurecemia assintomática:** o paciente apresenta nível elevado de ácido úrico sem artrite, tofos, ou nefrolitíase por ácido úrico. Naqueles pacientes que apresentarão a gota, a maioria terá 20 anos de hiperurecemia assintomática antes do primeiro episódio.
- **Artrite gotosa:** a crise de gota, geralmente, é monoarticular em 85 a 95% dos casos, apenas 15% terá a primeira crise de gota com um quadro poliarticular.
- **Período intercrise:** é o intervalo assintomático, 60% dos pacientes terá sua segunda crise de gota em 1 a 2 anos.
- **Tofo gotoso crônico:** depósito de cristais de monourato de sódio no subcutâneo, sinovia e osso.

EXAMES COMPLEMENTARES

O exame laboratorial crucial na avaliação da dor monoarticular é a análise do líquido sinovial (Tabela 92.7). Segundo o Colégio Americano de Reumatologia, a artrocentese deve ser realizada em todo paciente febril, com artrite aguda, bem estabelecida, para excluir artrite séptica. Em outras situações, o propósito da análise do líquido sinovial é definir se o derrame articular é inflamatório, infeccioso, sanguinolento, com cristais ou brando.

TABELA 92.4 Fator de risco para artrite gonocócica
Menstruação recente
Gravidez ou estado de pós-parto imediato
Deficiência de complemento congênita ou adquirida (C5, C6, C7 OU C8)
Lúpus eritematoso sistêmico

TABELA 92.5 Fator de risco para artrite séptica
Idade acima de 80 anos
Diabetes melito
Artrite reumatoide
Prótese articular
Cirurgia articular recente
Uso de drogas ilícitas intravenosas, alcoolismo
Infiltração articular prévia
Infeções de pele

TABELA 92.6 Desencadeadores da crise de gota	
Ingestão alcoólica	Dieta com excesso de purinas
Hemorragia	Doença aguda incluindo infecções
Exercício	Drogas
Trauma	Radioterapia
Cirurgia (tipicamente entre o 3º e 5º pós-operatórios)	

TABELA 92.7 Indicações de artrocentese
Suspeita de infecção articular
Suspeita de artrite induzida por cristais
Suspeita de hemoartrose
Diferenciar artrite inflamatória de não inflamatória

Após a artrocentese, realiza-se a inspeção visual do líquido sinovial para caracterizar se é do tipo xantocrômico (sugere hemorragia recente por trauma ou coagulopatia), límpido (não inflamatório) ou turvo (inflamatório), solicitam-se a contagem total e diferencial de leucócitos, cultura e coloração do Gram e, se indicada, a análise de cristais utilizando a microscopia com luz polarizante (Tabela 92.8). A análise bioquímica do líquido como dosagem de glicose, desidrogenase láctica ou proteína é de valor limitado.

A radiografia simples da articulação é útil nos pacientes com monoartralgia, principalmente para aqueles com história de trauma e dor óssea focal, para excluir a possibilidade de fratura, osteonecrose, osteoartrites ou tumores. A radiografia também aumenta suspeição de uma pseudogota quando se vê a presença de condrocalcinose, pelo depósito de pirofosfato de cálcio. A ultrassonografia musculoesquelética é mais sensível para detectar sinovite do que o exame físico e pode ser utilizada para guiar punção articular.

Alguns exames complementares devem ser solicitados a depender das características do quadro clínico e do líquido sinovial. Aqueles com líquido sanguinolento sem história prévia de trauma devem ter avaliação do coagulograma e contagem de plaquetas. Em paciente com líquido inflamatório, devem ser solicitadas hemoculturas; e, nos sexualmente ativos, culturas de lesões de pele, faringe, uretra, cérvice ou reto, para pesquisar infecção gonocócica.

A biopsia sinovial é raramente necessária, indicada naqueles casos de monoartrite refratária, alta suspeição de infecção por agentes atípicos ou avaliação de tumores intra-articulares. A biópsia é considerada ferramenta de auxílio no diagnóstico de tuberculose, sarcoidose e fungos.

ARTRITE GONOCÓCICA

Como qualquer caso de artrite purulenta, a base do diagnóstico é a análise do líquido sinovial (em torno de 50.000 leucócitos/mm^3), além de coleta de dois frascos de hemoculturas. A positividade da cultura é maior nos pacientes com a tríade de tenossinovite, dermatite e artrite não purulenta do que nos pacientes com artrite purulenta sem lesões cutâneas. Deve-se pesquisar a *N. gonorrhoeae* em amostras de pele, faringe, uretra ou cérvice e retal.

Confirmado o diagnóstico ou mesmo na suspeita de artrite gonocócica, os pacientes devem ser investigados para outras doenças sexualmente transmissíveis (HIV, clamídia, sorologia para sífilis) por ser comum a coexistência dessas infecções.

ARTRITE NÃO GONOCÓCICA

O diagnóstico definitivo se dá pela identificação da bactéria no líquido sinovial. A cultura é positiva na maioria dos pacientes com infecção não gonocócica e a sensibilidade da coloração pelo Gram gira em torno de 29 a 50%. Na suspeita de artrite séptica, a artrocentese deve ser realizada previamente à administração de antibióticos. O líquido sinovial tem aspecto purulento, com contagem de leucócitos superior a 50.000 (maioria de neutrófilos).

A Tabela 92.9 apresenta as principais características que diferenciam a artrite gonocócica da não gonocócica.

ARTRITE GOTOSA

O diagnóstico é confirmado pela pesquisa no líquido sinovial de cristais de monourato de sódio em forma de agulha

TABELA 92.8 Análise do líquido sinovial baseada em achados clínicos e laboratoriais

Medida	Normal	Não inflamatório	Inflamatório	Séptico	Hemorrágico
Volume	< 3,5	Normalmente > 3,5	Normalmente >3,5	Normalmente > 3,5	Comumente > 3,5
Claridade	Transparente	Transparente	Translúcido -opaco	Opaco	Sanguinolento
Cor	Claro	Amarelo	Amarelo a opalescente	Amarelo a verde	Vermelho
Viscosidade	Alta	Alta	Baixa	Variável	Variável
Leucócitos	< 200	0-2.000	2.000 - 100.000	15.000 - 100.000	200-2.000
Polimorfonucleares (%)	< 25	< 25	> 50	> 75	50 a 75
Cultura	Negativa	Negativa	Negativa	Geralmente positiva	Negativa

TABELA 92.9 Diferenciação da artrite gonocócica da não gonocócica

	Gonocócica	Não gonocócica
Hospedeiro	Jovem, adulto saudável	Crianças, idosos, imunocomprometidos
Padrão articular	Poliartralgia migratória, artrites	Monoartrite
Tenossinovite	Comum	Rara
Dermatite	Comum	Rara
Cultura articular positiva	< 25%	> 95%
Hemoculturas positivas	Rara	40-50%
Prognóstico	Bom em > 95%	Ruim em 30-50%

algumas difícil de tratar, como a Pseudomonas aeruginosa (incidência aumentada em usuários de drogas ilícitas injetáveis), o intervalo terapêutico é de 4 a 6 semanas.

Drenagem articular

Recomendada nas artrites sépticas, já que ela representa um abscesso fechado. Pode ser realizada pela artrocentese com agulha, artroscopia ou drenagem cirúrgica aberta (artrotomia). A eficácia da drenagem é avaliada por parâmetros clínicos e laboratoriais, como melhora na temperatura, edema, dor articular e com queda na contagem de leucócitos e negativação de culturas.

Indicação de drenagem cirúrgica

- Articulações difíceis de serem drenadas (quadril, ombros)
- Ausência de melhora clínica/laboratorial após repetidas artrocenteses com agulha
- Prótese articular
- Líquido sinovial purulento ou espesso
- Osteomielite vertebral com compressão medular

ARTRITE GOTOSA

A diretriz de 2012 do Colégio Americano de Reumatologia recomenda as seguintes medicações para o tratamento da crise de gota (Tabela 82.12): anti-inflamatórios não hormonais (AINE), colchicina e corticosteroides. Em casos graves, pode ser necessária a combinação de agentes (a associação de AINE e corticosteroide é menos desejável pelo risco potencial de toxicidade gastrointestinal). Gelo local também pode ser utilizado. Os corticosteroides podem ser administrados via oral, endovenosa, intramuscular e intra-articular.

As medicações que reduzem o ácido úrico não devem ser iniciadas até resolução completa da crise de gota e também não devem ser interrompidas caso o paciente apresente a crise de gota em uso da medicação.

Alguns pacientes se beneficiarão da terapia a longo prazo com medicamentos que reduzem a concentração sérica de ácido úrico. Os inibidores da xantina oxidase (alopurinol) são a terapia de 1ª linha. Indicações:

1. Mais de duas a três crises de gota em 1 a 2 anos
2. Nefrolitíase (cálcio ou ácido úrico)
3. Tofo gotoso
4. Gota estabelecida com doença renal crônica a partir do estágio 2

Em unidades de pronto atendimento, é notada uma incidência aumentada de crise de gota em pacientes submetidos a transplantes, em decorrência de uso de medicações que diminuem a excreção renal de ácido úrico, principalmente a ciclosporina e o tacrolimus. Nesse grupo de pacientes, o tratamento da crise de gota é mais complicado, visto que a terapia com AINE é relativamente contraindicada, sendo a terapia com corticosteroide sistêmico e infiltração intra-articular de corticosteroide a terapia mais segura.

REFERÊNCIAS BIBLIOGRÁFICAS

1. Tauil AB. Harrison Reumatologia. 3. ed. United States: McGraw-Hill Education; 2013. 218-224.
2. Imboden JB, Hellmann DB, Stone JH. Current diagnosis and treatment rheumatology. 3. ed. United States: McGraw-Hill Education; 2013. 1-14, 26-35, 332-354.
3. West SG. Rheumatology secrets. 3. ed. United States: Elsevier; 2015. 83-90, 281-290, 335-345.
4. [illegible]
5. Helfgott SM. Evaluation of the adult with monoarticular pain. Uptodate; 2015.
6. Shmerling RH. Evaluation of the adult with polyarticular pain. Uptodate; 2015.
7. Becker MA. Clinical manifestations and diagnosis of gout. Uptodate; 2015.
8. Goldenberg DL, Sexton DJ. Disseminated gonococcal infection. Uptodate; 2015.
9. Goldenberg DL, Sexton DJ. Septic arthritis in adults. Uptodate; 2015.

TABELA 82.12 [illegible]

Medicação	Dose	Observações
Anti-inflamatórios não hormonais [illegible]	Via oral: 50 mg 4 vezes ao dia por 48 horas, seguido de 50 mg 3 vezes por dia por 48 horas [illegible] da crise	A indometacina é a medicação de [illegible] também são igualmente eficazes
Colchicina	1,2 mg seguido de 0,6 mg 1 hora depois	Maior benefício nas primeiras 36 horas da crise. [illegible]
Corticosteroide intra-articular/intramuscular	40 mg para articulações maiores e 10-20 mg para articulações menores ou bursas	[illegible]
Corticosteroide sistêmico	Prednisona 0,5 mg/kg/dia por 5-10 dias ou por 2-5 dias e reduzido para 7-10 dias	Pode haver [illegible] pacientes com contraindicação a AINE

93

Tratamento Conservador das Fraturas e Abordagem Prática das Luxações

Guilherme Boni
Fernando Baldy dos Reis

INTRODUÇÃO[1-10]

O tratamento conservador, até meados de 1700, era o único método de tratamento das fraturas dos ossos do corpo humano. Após a Segunda Guerra Mundial houve avanços, principalmente tecnológicos que permitiram, não só no campo cirúrgico, mas também no campo anestésico, que permitiram que o tratamento cirúrgico fosse uma opção em determinadas fraturas.

Hoje em dia o tratamento conservador continua o método mais comum para o tratamento das fraturas, com altos índices de sucesso quando bem indicado e uma ótima opção entre as condutas ortopédicas.

FISIOPATOLOGIA[5-15]

As fraturas têm uma tendência a se consolidarem de forma espontânea, desde que mantidos os princípios de vitalidade tecidual e estabilidade mecânica.

No mesmo momento da fratura, já começa a se organizar um hematoma devido a lesão de vasos das extremidades e do periósteo. Esse hematoma fica contido em um envelope de partes moles e, então, passa a ser substituído por um aglomerado fibroso, com neoangiogênese que traz também osteoblastos e condroblastos. Esses primeiros promoverão a formação de osso reticular e, depois, um osso lamelar que, no início é desorganizado, porém com o trabalho dos ósteons, passa a ser organizar em osso maduro.

A integridade óssea e a preservação do hematoma fraturário são muito importantes durante esse tratamento conservador e nos métodos de tratamento com estabilidade relativa, em que é formado o calo, dependendo ainda de remodelagem óssea (Figura 93.1). Diferentemente do que ocorre nas fraturas que foram submetidas a osteossíntese e estabilidade absoluta com formação direta do sistema de Havers, sendo que, desse modo, não há a formação de calo ósseo (Figura 93.2).

TRATAMENTO CONSERVADOR *VERSUS* CIRÚRGICO[1-12]

Como já mencionado, após a Segunda Guerra Mundial, muitos avanços permitiram que algumas fraturas, antes tratadas de maneira conservadora, se beneficiassem de um tratamento cirurgico, antibióticos, UTI, material e formato dos implantes mais adequados.

Porém, conforme crescia o número de fraturas tratadas de forma cirúrgica, também cresciam as complicações inerentes ao método escolhido pelo cirurgião, como falha do implante e infecção (Figura 93.3).

Não que o tratamento conservador seja uma opção melhor do que o cirúrgico sempre, mesmo porque, em uma avaliação criteriosa, existem pontos negativos do tratamento conservador como imobilização prolongada, tipo de imobilização e seu peso, rigidez articular, deformidade residual entre outras (Figura 93.4).

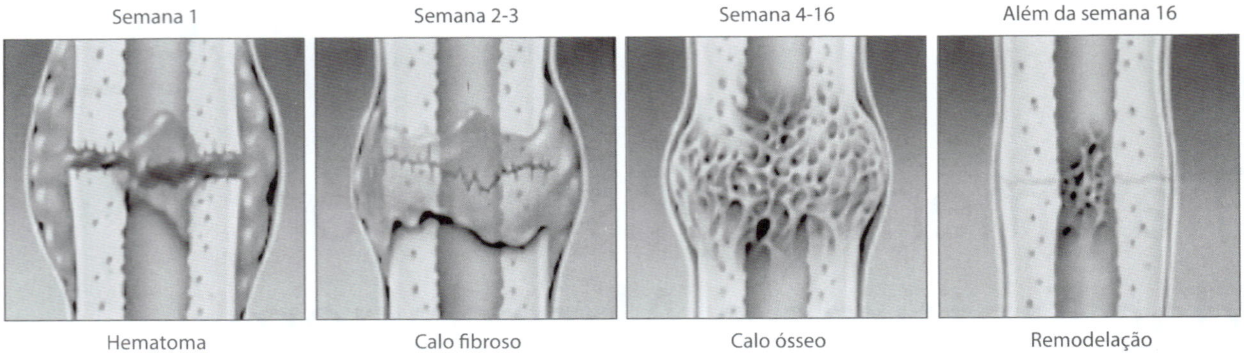

FIGURA 93.1 Formação de calo ósseo.

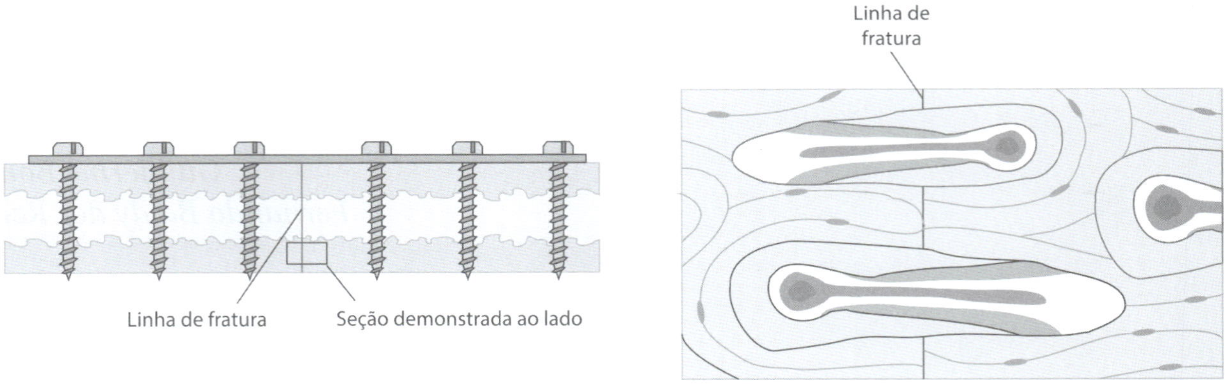

FIGURA 93.2 Estabilidade absoluta sem formação de calo.

Desse modo, todo cirurgião deve ter em mente pontos negativos e positivos de cada uma das opções de tratamento, comparando se a opção por cirurgia tem um benefício maior, de fato, do que a opção não cirúrgica; ou seja, se as fraturas tratadas de forma conservadora, em determinados pacientes com diversas comorbidades trariam maiores benefícios ao paciente.

Outros aspectos que devem ser levados em conta na hora de escolher entre uma das opções de tratamento são a localização, o tipo de fratura e os padrões de alinhamento e rotação aceitáveis para região diafisária de cada osso. Por exemplo, as fraturas articulares com grandes desvios < 2 mm tendem a ser tratadas de maneira cirúrgica, pois, do contrário, haverá formação de calo em uma região que tem um esquema de chave-fechadura com o osso adjacente, tendo como complicação o bloqueio articular. Já nas fraturas diafisárias, se após manobra de redução houver um padrão aceitável de alinhamento

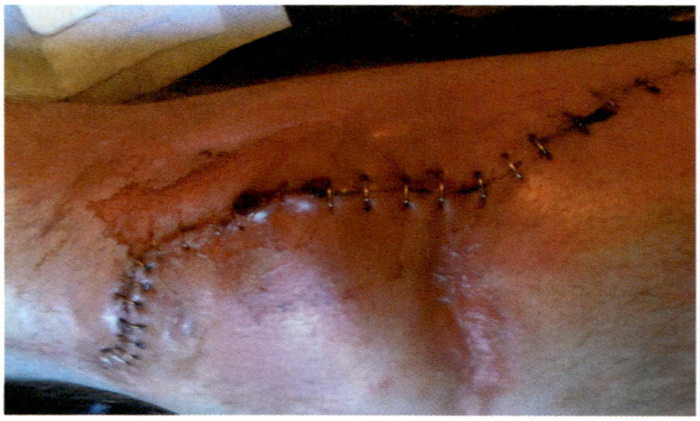

FIGURA 93.3 Aspecto de infecção de ferida operatória após osteossíntese.

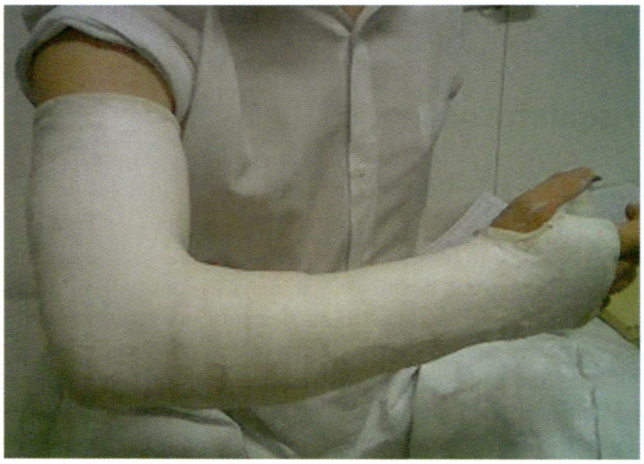

FIGURA 93.4 Imobilização axilopalmar gessada.

e rotação, o tratamento conservador, com acompanhamento rigoroso semanal, é uma ótima opção.

Todo cirurgião ortopédico deve pensar na falha de ambos os métodos antes de fazer sua opção, por isso se deve avaliar não somente a fratura em si, mas também o que é chamado de "personalidade da fratura". Avaliando a fratura, o paciente em questão como sua idade, suas comorbidades e suas atividades sociais. Para que, desse modo, diminuam-se os riscos de falha do tratamento, alcançando o sucesso sempre que possível. (Figura 93.5)

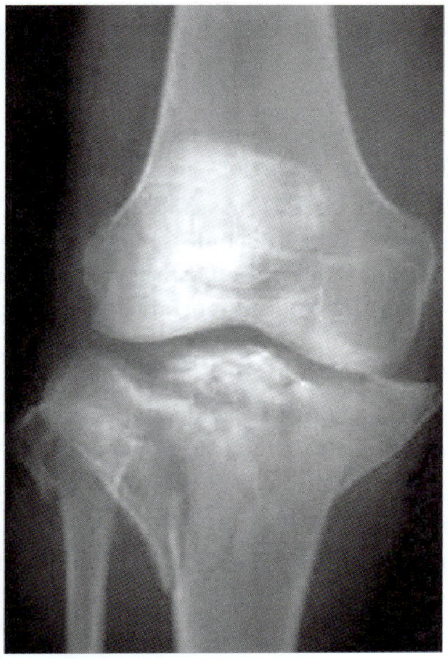

FIGURA 93.5 Fratura com extensão articular submetida a tratamento cirúrgico.

ATENDIMENTO AO PACIENTE COM SUSPEITA DE FRATURA EXPOSTA[10-20]

As fraturas expostas (FE) são aquelas nas quais uma ruptura da pele e dos tecidos moles subjacentes cria uma comunicação entre o ambiente externo e o osso fraturado ou, o hematoma resultante. O prognóstico relativo às fraturas expostas será determinado principalmente pelo volume de tecidos moles desvitalizados, pelo nível e tipo de contaminação bacteriana, e pelo tempo até a instituição do tratamento cirúrgico.

O agente etiológico de contaminação mais comum é o *Staphylococcus aureus*.

O diagnóstico das fraturas expostas costuma ser imediato na maioria dos casos. O paciente apresenta uma laceração hemorrágica profunda acima ou próxima da fratura do osso subjacente. O atendimento inicial é feito segundo os preceitos do ATLS, por, geralmente, se tratar de trauma de alta energia.

Na inspeção, avaliar grau de contaminação da ferida, status dos tecidos moles, status vascular e neurológico da extremidade afetada. Neste momento, deve-se classificar a contaminação da fratura.

Radiografia da área da lesão em duas incidências, incluindo as articulações adjacentes (ex: fratura de tíbia; é mandatório ver joelho e tornozelo).

Ver fluxograma na Figura 93.6 a seguir.

TRATAMENTO

O tratamento das FE é baseado em antibioticoterapia precoce, debridamento mecânico, estabilização da fratura e reconstituição da cobertura de partes moles.

O primeiro tratamento consiste em minimizar a contaminação da fratura, realizando irrigação com dois litros de soro fisiológico, cobertura da ferida com material estéril, antibioticoterapia e estabilização provisória da fratura. Com exceção de alguns tipos de fraturas de falange distais

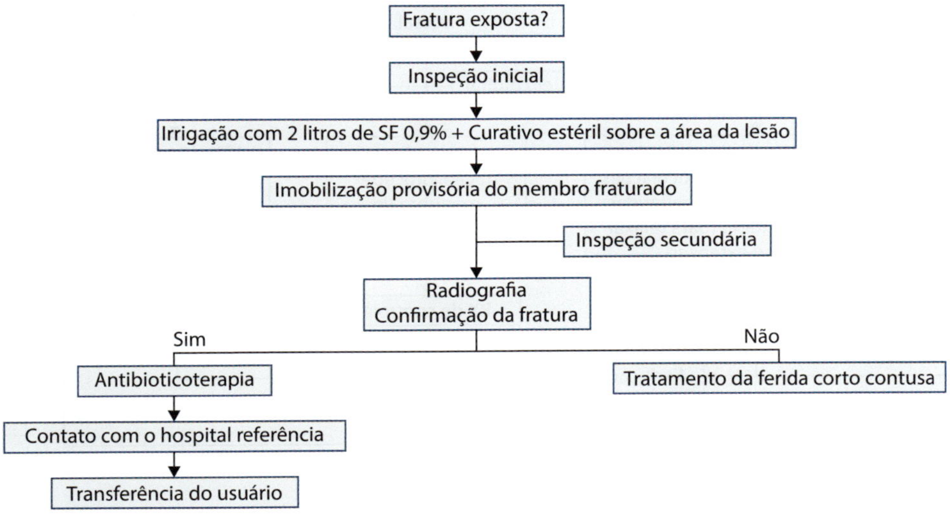

FIGURA 93.6 Fluxograma.

(F1), o tratamento subsequente deve ser realizado em ambiente hospitalar.

ATENDIMENTO AO PACIENTE COM LUXAÇÃO E LESÕES LIGAMENTARES NA ARTICULAÇÃO INTERFALANGEANA PROXIMAL DOS DEDOS[10-20]

As lesões ligamentares da mão ocorrem mais comumente na articulação interfalangeana proximal dos dedos. As lesões variam de uma entorse simples até um quadro mais grave, como o de uma fratura-luxação.

Na clínica predominam os sinais de deformidade e impotência funcional da articulação IFP dos dedos. A luxação pode ser lateral ou dorsal. Deve sempre verificar associação com fraturas, principalmente nas luxações dorsais.

As radiografias em AP e Perfil dos dedos acometidos, evitar solicitar radiografias das mãos para avaliar lesões de dedos.

TRATAMENTO

Realizar manobras de redução após bloqueio digital.

- **Luxação Lateral:** proceder redução, corrigindo o desvio;
- **Luxação Dorsal:** NÃO realizar tração, proceder manobra de flexão da junta;
- **Luxação Volar (com e sem componente rotacional):** realizar manobra de redução, através da extensão da junta, mantendo as articulações metacarpo-falangeanas fletidas e o punho estendido (para relaxar o aparelho extensor);
- **Fratura-Luxação Dorsal:** se houver fratura da base da falange média, medindo menos do que 40% da superfície articular, realiza-se tratamento conservador. Caso observe-se acometimento maior do que 40%, proceder tratamento cirúrgico com especialista.

Sempre solicitar radiografia de controle pós-redução para verificação de congruência articular.

Caso não se obtenha redução congruente, proceder tratamento cirúrgico.

O determinante final de tratamento é saber se a articulação permanece concentricamente reduzida com o movimento ativo. Essa avaliação exige um controle adequado da dor através de um bloqueio digital. (Figura 93.7)

ATENDIMENTO AO PACIENTE COM LUXAÇÃO SIMPLES DO COTOVELO[12-22]

A luxações de cotovelo podem ser simples, quando só há lesão de partes moles e complexas, quando há fraturas envolvidas.

A direção da luxação também pode ser utilizada como classificação, sendo a posterior a mais comum.

Existe uma sequência básica de abordagem das lesões na luxação do cotovelo, iniciando-se lateralmente, com progressão às cápsulas anterior e posterior até o acometimento medial. As estruturas mais importantes nos complexos ligamentares são a banda anterior medialmente e o ligamento ulnar lateralmente.

Na maioria dos casos é evidente a luxação do cotovelo, com dor, deformidade e limitação funcional.

É importante a avaliação da função neurológica (ulnar e mediano) e vascular do membro.

A avaliação radiológica é feita com radiografias em AP e perfil.

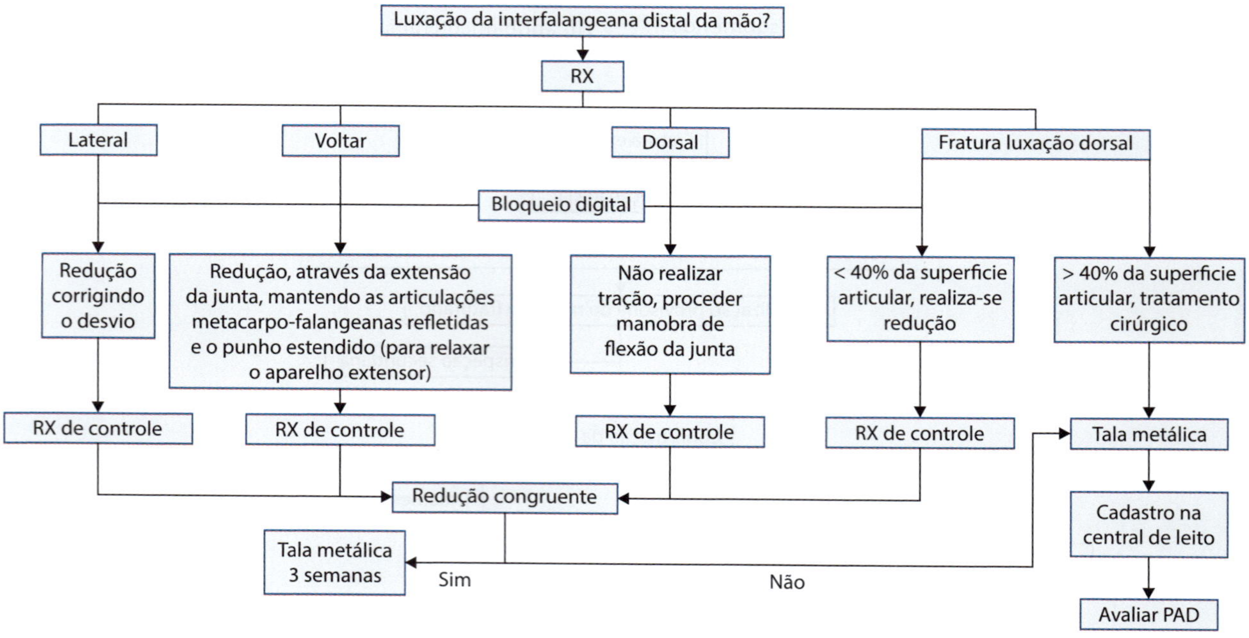

FIGURA 93.7 Fluxograma .

O Tratamento das luxações envolve o conhecimento de que a maioria das luxações simples do cotovelo é estável após a redução incruenta:

- A redução tem como base a manipulação do cotovelo em 90° de flexão, tentando direcionar o olecrano ao úmero distal;
- Após a redução a estabilidade deve ser checada através de radiografias e do restabelecimento da amplitude de movimento, com AMD passiva entre 130 e 20° de flexo-extensão;
- A imobilização é feita com o cotovelo em 90° de flexão por duas semanas. O posicionamento do antebraço em pronação pode aumentar a estabilidade;
- Deve ser feito acompanhamento para avaliação de persistência de instabilidade e rigidez do cotovelo; Casos de instabilidades persistentes e fraturas luxações têm indicação de tratamento cirúrgico.

A manobras de Parvin e Meyn e Quigley são apresentadas na Figura 93.8.

ATENDIMENTO AO PACIENTE COM FRATURA DA CLAVÍCULA [23-24]

Fraturas da clavícula são comuns sendo responsáveis por 2,6 – 4,0% das fraturas do adulto e 35% das lesões do ombro. Podemos dividir essas fraturas em relação a sua localização em três regiões anatômicas:

- Medial;
- Diafisária;
- Lateral.

As fraturas do terço medial são de baixa incidência e frequentemente encontradas na forma de epifisiolise até o início da idade adulta, quanto ocorre fusão do núcleo de ossificação medial (Fusão pode ocorrer até os 25 anos). Em geral, são fraturas associadas com acidentes envolvendo veículos automotores, em especial colisões, com uso de cinto de segurança, nos quais o cinto pode ser o agente causador da fratura.

As fraturas do terço médio são as fraturas mais comuns da clavícula. A avaliação de lesões associadas não deve ser esquecida, incluindo fratura-luxação das articulações esterno-clavicular e acrômio-clavicular e epifisiolise em pacientes mais jovens. Outras lesões incluem o trauma torácico com hemo/pneumotórax, fraturas de costela, fraturas do corpo e colo da escápula.

As fraturas do terço lateral constituem o segundo padrão de fratura mais comum da clavícula.

Essas fraturas, quando desviadas, têm maior potencial para evoluir com pseudoartrose (11,63 – 42%), mas por serem mais incidentes em pessoas idosas, os índices de pessoas com pseudoartrose assintomática é alto. O Quadro 93.1 demonstra a classificação de Craig das principais fraturas de clavícula.

TRATAMENTO

Fraturas do terço medial (Grupo III)

O tratamento não cirúrgico destas fraturas utilizando tipoia americana e mobilização precoce do membro, conforme tolerado, tem sido o tratamento de escolha, com exceção das fraturas expostas e das fraturas que promovem compressão das estruturas mediastinais.

No último caso, tentativa de redução urgente deve ser realizada, inicialmente, por meios fechados e, se mal sucedida, de forma cruenta.

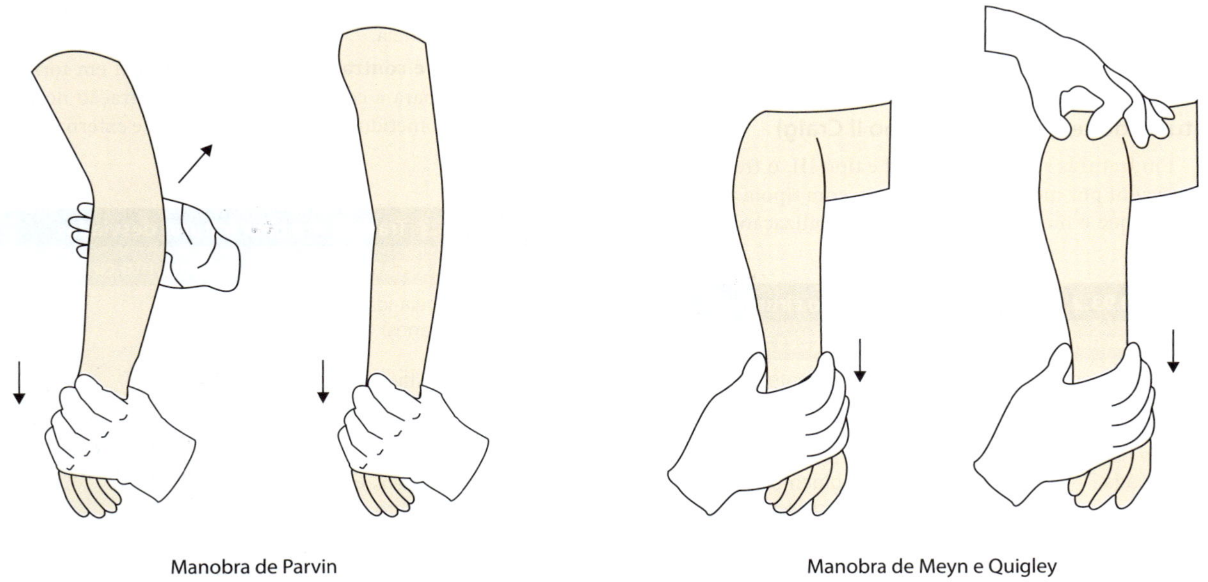

FIGURA 93.8 Manobra de Parvin e Manobra de Meyn e Quigley.

QUADRO 93.1 Classificação de Craig - fraturas da clavícula

Grupo I - Fraturas do terço médio Grupo II - Fraturas do terço lateral	
Tipo I	Mínimo-sem desvio (interligamentar)
Tipo II	Deslocada (fratura medial aos ligamentos coracoclaviculoares) a. conoide e trapezoide no fragmento distal (padrão de fratura oblíquo) b. coronoide lesado e trapezoide integro (padrão de fratura transverso)
Tipo III	Fraturas da superfície articular
Tipo IV	Deslocamento ósseo e ligamentos firmes ao periósteo (criança)
Tipo V	Fragmento inferior cominuído (latarjet) onde se inserem os ligamentos
Grupo III - Fraturas do terço medial	
Tipo I	Mínimo/sem desvio
Tipo II	Deslocada (ligamentos rompidos)
Tipo III	Intra-articular
Tipo IV	Epifisiólise (crianças e adulto jovem - até 25 anos podem ocorrer)
Tipo V	Cominuída

Fraturas do terço médio / diáfise (Grupo I)

Em fraturas do terço médio sem desvio, o tratamento é conservador e envolve o uso de tipóia americana para conforto álgico durante duas até no máximo 6 semanas, com retirada progressiva à medida que a dor permitir e retorno às atividades.

O tratamento cirúrgico em fraturas completamente desviadas deve ser oferecido a pacientes adultos jovens ativos após adequado aconselhamento sobre os riscos envolvidos e os prováveis resultados a serem alcançados.

O Quadro 93.2 demonstra as principais indicações de tratamento cirúrgico para estas fraturas.

Fraturas do terço lateral (Grupo II Craig)

Em fraturas sem desvio tipo I e tipo III, o tratamento é conservador por meio da imobilização com tipoia americana antálgica que é mantida até que haja mobilização sem dor e ausência de crepitação no foco de fratura, o que usualmente ocorre de 3-6 semanas e é seguido pelo início da mobilização.

Já o tratamento para fraturas desviadas (Tipo II e V Grupo II Craig) é controverso conforme descrito no Quadro 93.3.

Fraturas do tipo IV que envolvem um desenluvamento periosteal são, invariavelmente, tratadas conservadoramente tendo em vista o potencial de remodelação, a não ser na presença de um desvio muito grande.

QUADRO 93.2 Indicações de tratamento cirúrgico

Indicação absoluta	Indicações relativas
▪ Fraturas expostas ▪ Fratura com tensão excessiva na pele ▪ Lesão neurológica/vascular associada	▪ Encurtamento ou desvio > 2 cm ▪ Fratura cominuída com deslocamento transverso do fragmento/segmentada ▪ Fratura clavícula bilateral ▪ Fratura ipsilateral ▪ Ombro flutuante ▪ politrauma com exigência de carga precoce MMSS

ATENDIMENTO AO PACIENTE COM LUXAÇÃO GLENOUMERAL[10-20]

Esta luxação tem elevada incidência e é comum a recorrência da instabilidade. Pode ser classificadas de diversas formas, entre elas:

- **Quanto ao mecanismo:** traumática ou atraumática;
- **Quanto à direção:** anterior (mais comum), posterior, superior ou inferior (raras) ou multidirecional.

A luxação aguda é muito dolorosa, a musculatura se torna espástica. A cabeça do úmero pode ser palpável fora da articulação, deixando um espaço vazio abaixo do acrômio.

Braço em abdução e rotação externa nos casos de luxação anterior e adução e rotação interna nas posteriores. Nas luxações inferiores o paciente tende a manter o membro em abdução acima do nível do ombro. Importante avaliar a função neurológica, principalmente do nervo axilar (região do deltoide).

A avaliação radiográfica inicial deve ter as incidências da "série trauma" do ombro: AP verdadeiro, perfil escapular ou perfil axilar, que pode ser substituído por incidência de Velpeau.

TRATAMENTO

A medida inicial após o adequado estudo da luxação (direção, mecanismo, história clínica, etc.) é a redução. Existem diversas manobras que podem ser utilizadas conforme figuras na sequência.

- **Tração e contra tração:** faixa de lençol em torno do Tórax para a contra tração. inicia-se tração no braço comprometido, com rotações interna e externa suaves.

QUADRO 93.3 Tratamento para fraturas desviadas

Tratamento conservador	Tratamento cirúrgico
Pacientes de meia-idade e idosos (> 35 anos) Exceção: ▪ Fratura exposta ▪ Grave comprometimento de partes moles ▪ Dupla ruptura do complexo suspensório superio do ombro ▪ Osteoartrose acromioclavicular ▪ Pseudoartrose sintomática após 6 meses	Pacientes adultos a jovens (< 35 anos)

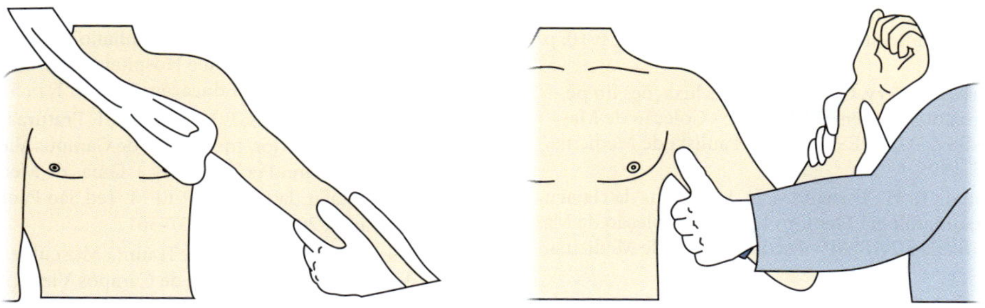

Tração e contração   Método de Milch

FIGURA 93.9 Método de Milch.

- **Método de Milch:** paciente em supinação, abdução e rotação externa do braço, com o polegar empurrando a cabeça do úmero para a glenoide. (Figura 93.9)
- **Método de Kocher modificado:** Tração contínua do braço com o cotovelo em 90°, de abdução e rotação externa do braço, seguidos de adução e rotação interna. (Figura 93.10)
- **Método de Spaso:** paciente em posição supina, é feita tração vertical no membro superior, associada a rotação externa.

Métodos que envolvam aplicação de força excessiva e mecanismo de alavanca são perigosos por serem causas de fraturas.

A necessidade de analgesia para a redução varia de acordo com o tempo de evolução da luxação, com o número de

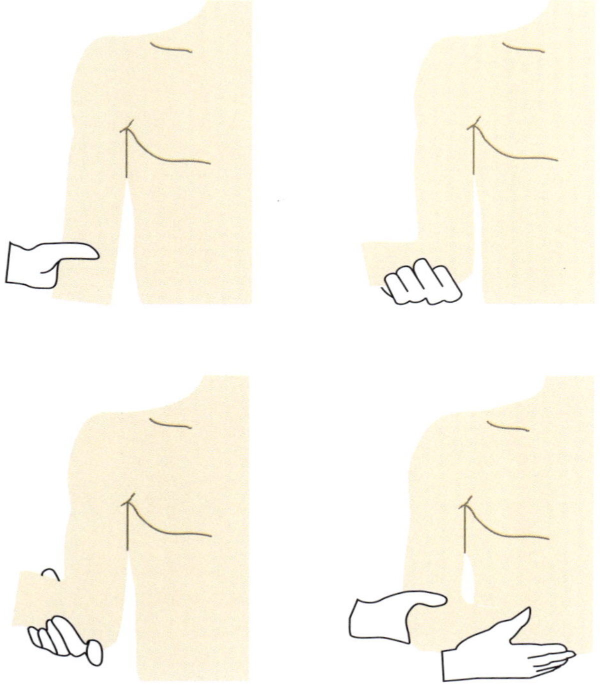

Método de Kocher

FIGURA 93.10 Método de Kocher.

episódios, com o trauma associado etc. Pode ser utilizada injeção intra-articular de lidocaína, no máximo 20mL a 1%, injetados lateralmente, em direção à glenoide, 2 cm abaixo do acrômio, 15 minutos antes da manobra de redução. Podem ser utilizados esquemas de sedação, com a ressalva dos maiores efeitos colaterais e necessidade de ambiente hospitalar de segurança.

A redução da luxação deve ser confirmada com as mesmas radiografias iniciais.

Após a confirmação da redução, é prescrito esquema de analgesia doméstico e uso de tipoia por 3 semanas. Nas luxações posteriores, pode ser necessária imobilização com rotação externa do ombro, na posição que conferir estabilidade.

Deve haver orientação quanto a necessidade de acompanhamento e sobre possibilidade de recorrência da luxação.

Os casos em que não é conseguida a redução têm indicação de tratamento cirúrgico.

REFERÊNCIAS BIBLIOGRÁFICAS

1. Balbachevsky, Daniel; Belloti, João Carlos; Doca, Daniel Gonçalves; Jannarelli, Bruno; Junior, João Alberto Yazigi; Fernandes, Hélio Jorge Alvachian; Reis, Fernando Baldy Dos. Treatment of pelvic fractures - a national survey. Injury, v. 45, p. S46-S51, 2014.
2. Miki, Natália; Martimbianco, Ana Luiza Cabrera; Hira, Lúcia Tomomi; Lahoz, Gisele Landim; Fernandes, Hélio Jorge Alvachian; Reis, Fernando Baldy Dos. Profile of trauma victims of motorcycle accidents treated at hospital São Paulo. Acta Ortopédica Brasileira (Impresso), v. 22, p. 219-222, 2014.
3. Reis, F. B. Propedêutica e Abordagem do Politraumatizado. Revista Ortopedia e Traumatologia Ilustrada, v. 1, p. 7-31, 2013.
4. REIS, F. B. Fraturas distais do úmero no adulto. Revista Ortopedia e Traumatologia Ilustrada, v. 1, p. 55-72, 2013.
5. Reis, F. B.; Balbachevsky, D.; Belloti, J. C.; Martins, C. V. E.; Fernandes, H. J.; Faloppa, F.; Pires, R. E. S. Como são tratadas as fraturas da tíbia no Brasil? Estudo transversal. Acta Ortopédica Brasileira, São Paulo, v. 13, n.5, p. 229-232, 2005.
6. REIS, F. B.; FALOPPA, F.; FERNANDES, H. J. Traumatologia ortopédica. Seminários em Ortopedia do Departamento de Ortopedia e Traumatologia UNIFESP/EPM, São Paulo, v. 4, p. 3-12, 2003.
7. Reis, F. B.; Faloppa, F.; Fernandes, H. J. Fraturas expostas. Seminários em Ortopedia e Traumatologia do Departamento de ortopedia e Traumatologia da UNIFESP, São Paulo, v. 4, p. 13-24, 2003.
8. Reis, F. B.; Ciconelli, R. M.; Faloppa, F. Pesquisa científica: a importância da metodologia. Revista Brasileira de Ortopedia, São Paulo, v. 37, n.3, p. 51-55, 2002.

9. Reis, F. B.; Ishida, A.; Laredo Filho, J. Latrogenia em traumatologia. Acta Ortopédica Brasileira (Impresso), São Paulo, v. 10, p. 58-61, 2002.
10. Reis, F. B.; Koberle, G.; Nery, C. A. S. Fraturas luxações do pé. Manual de Traumatologia Membro Inferior - Coleção de Manuais de Ortopedia da UNIFESP - Escola Paulista de Medicina, São Paulo, p. 3-5, 1999.
11. Reis, F. B.; Christian, R. W.; Fernandes, H. J. Fraturas da clavícula. Manual de Traumatologia Membro Inferior - Coleção de Manuais de Ortopedia da UNIFESP - Escola Paulista de Medicina, p. 14-17, 1999.
12. Reis, F. B.; Nery, C. A. S.; Christian, R. W. Fraturas do tornozelo. Manual de Traumatologia Membro Inferior - Coleção de Manuais de Ortopedia da UNIFESP - Escola Paulista de Medicina, São Paulo, p. 72-74, 1999.
13. Reis, F. B.; Laredo Filho, J. Imobilizações gessadas e enfaixamentos. Manual de Traumatologia Membro Superior - Manuais de Ortopedia da Escola Paulista de Medicina, São Paulo, v. 1, p. 1-6, 1997.
14. Reis, F. B.; Lourenco, A. F.; Koberle, G. Síndrome do compartimento. Manual de Traumatologia Membro Superior - Coleção de Manuais de Ortopedia da UNIFESP - Escola Paulista de Medicina, São Paulo, p. 19-22, 1997.
15. Reis, F. B.; Leite, N. M.; Bongiovanni, J. C. Tratamento das fraturas expostas. Manual de Traumatologia Membro Superior - Coleção de Manuais de Ortopedia da UNIFESP - Escola Paulista de Medicina, São Paulo, p. 40-43, 199
16. Reis, F. B.; Fernandes, H. J. (Org.); Pires, R. E. S. (Org.). Propedêutica Ortopédica e Traumatológica - Tema. 1a. ed. Santana - Porto Alegre: Artmed Editora Ltda, 2013. v. 1. 583p.
17. Reis, F. B.; Balbachevsky, D. Trauma Pélvico. In: Simone de Campos Vieira Abib/ João Aléssio Juliano Perfeito. (Org.). Guias de Medicina Ambulatorial e Hospitalar da UNIFESP-EPM. 1ed.São Paulo - SP: Manole Educação, 2012, v. 1, p. 511-525.
18. Pires, R. E. S.; Reis, F. B.; Faloppa, F. Fraturas e Amputações do Membro Superior. In: Simone de Campos Vieira Abib/ João Aléssio Juliano Perfeito. (Org.). Guias de Medicina Ambulatorial e Hospitalar da UNIFESP-EPM. 1ed.São Paulo - SP: Manole Educação, 2012, v. 1, p. 537-561.
19. Reis, F. B.; Machado, JKS. Trauma Musculoesquelético: Extremidade Inferior. In: Simone de Campos Vieira Abib/ João Aléssio Juliano Perfeito. (Org.). Guias de Medicina Ambulatorial e Hospitalar da UNIFESP-EPM. 1ed.São Paulo - SP: Manole Educação, 2012, v. 1, p. 563-595.
20. Reis, F. B.; Machado, JKS. Amputações Traumáticas dos Membros. In: Simone de Campos Vieira Abib/ João Aléssio Juliano Perfeito. (Org.). Guias de Medicina Ambulatorial e Hospitalar da UNIFESP-EPM. 1ed.São Paulo - SP: Manole Educação, 2012, v. 1, p. 633-646.
21. Ennis O, Miller D,Kelly CP. Fractures of the adult elbow. Current Orthopaedics (2008) 22, 111-131.
22. Safran MR, Baillargeon D. Soft-tissue stabilizers of the elbow. J Shoulder Elbow Surg 2005;14: 179S-185S.
23. Bahk, M. et al. Acromioclavicular and sternoclavicular injuries and clavicular, glenoid, and scapular fractures. Journal of bone and joint surgery(Am). Vol. 91A(10), 2009: 2492-510.
24. Jeray, K. Acute midshaft clavicular fracture. Journal of amercian academy orthopedics. Vol. 15, 2007: 239-248.

Seção 14

Emergências Oncológicas

94

Emergências Oncológicas

Cristina Prata Amendola
Caio Augusto Dantas Pereira
Jenna Kadja Neves Valente
Lucas Lousada Ferreira
Pedro De Marchi
Wilson Massayuki Imanishi

INTRODUÇÃO

O câncer atualmente representa um importante problema de saúde pública, sendo a segunda causa de morte por doença na maioria dos países, perdendo apenas para as doenças cardiovasculares. De acordo com Tamayo e Robbins (2007), estima-se que em meados do século 21 o câncer seja a principal causa de morte no Brasil, fato explicado pelo aumento da expectativa de vida da população em geral associada à maior exposição a fatores de risco e pela expectativa de sobrevivência desses pacientes. Apesar do aumento da taxa de incidência de câncer na população em geral, as taxas de mortalidade por câncer estão caindo devido aos rápidos avanços nas estratégias de tratamento. A melhoria global na sobrevivência a longo prazo dos pacientes com câncer combinada ao aumento do uso de estratégias de tratamento mais eficientes fatores é fator que contribui para a mudança na abordagem em relação ao paciente oncológico, de sua sobrevida e melhoria em sua qualidade de vida.

Ao longo de seu tratamento, o paciente oncológico pode procurar o setor de emergência por consequências diretas da neoplasia ou de sua terapia, mas outras condições não neoplásicas também são muito frequentes e devem ser consideradas no diagnóstico diferencial de cada emergência oncológica.

Uma emergência oncológica pode ser definida como qualquer complicação metabólica, neurológica, cardiovascular, hematológica e/ou infecciosa relacionada ao câncer ou à terapia anticâncer que requer intervenção imediata para evitar perda da vida ou da qualidade de vida. Enquanto algumas complicações oncológicas sejam insidiosas e possam levar semanas ou até meses para se desenvolverem, outras podem se manifestar em poucas horas e levar rapidamente a desfechos graves que podem resultar em morbidez permanente ou à morte.

O cuidado de pacientes com câncer em situação de emergência representa um desafio não só para médicos oncologistas, mas também para os médicos envolvidos em medicina de emergência em virtude de sua grande complexidade clínica e ética.

Esse profissional deve ser capaz de:

1. Diferenciar as situações de emergências relacionadas ao câncer daquelas não relacionados ao câncer.
2. Entender as emergências oncológicas comuns: problemas estruturais; infecciosos; hematológicos; e metabólicos.

Este capítulo reúne as complicações mais comuns e críticas do câncer com que o clínico geral possa se deparar, especificamente:

- Neutropenia febril
- Síndrome de lise tumoral
- Síndrome da veia cava superior
- Compressão da medula espinhal

Situações mais específicas podem ser encontrados em *guidelines* das sociedades de especialidades.

ABORDAGEM INICIAL DA DOENÇA AGUDA EM PACIENTES COM CÂNCER

Os pacientes com câncer que se apresentam com emergências agudas inicialmente devem ser abordados de modo semelhante aos não oncológicos.

Uma vez reconhecida a situação de emergência, a agressividade do tratamento de qualquer emergência oncológica deve ser influenciada pela reversibilidade do evento imediato, a probabilidade de sobrevivência a longo prazo e cura, a capacidade de oferecer tratamento paliativo eficaz, os desejos da família e do paciente; e os objetivos e/ou as chamadas diretivas antecipadas devem ser rapidamente avaliadas para se estabelecer rapidamente um plano adequado de tratamento.

NEUTROPENIA FEBRIL

Neutropenia é uma das mais frequentes manifestações da mielossupressão induzida pela quimioterapia citotóxica. As células que se dividem rapidamente, tais como folículos pilosos, revestimentos de mucosa e medula óssea, são as mais afetadas, fazendo com que as toxicidades bem documentadas como alopecia, mucosite e supressão da medula óssea se manifestem.[1]

A incidência de febre relacionada à neutropenia é documentada entre 10 e 50% em pacientes com tumores sólidos e até 80% nas neoplasias hematológicas após pelo menos um ciclo de quimioterapia.[2]

Para a maioria dos regimes de quimioterapia, a contagem de neutrófilos cai a seu nível mais baixo cerca de 5 a 7 dias após a administração da quimioterapia e pode levar até 2 a 4 semanas para se recuperar; mas, para algumas medicações e regimes de administração, esses prazos podem variar.[3]

A mielossupressão pode causar impactos extremamente negativos que incluem aumento da mortalidade por infecções ou sangramentos, frequentes hospitalizações, aumento do custo do tratamento, redução da dose da quimioterapia e descontinuação do tratamento.[4]

DEFINIÇÃO

A neutropenia febril é definida como a temperatura oral ≥ 38,3° C ou duas leituras consecutivas de > 38° C durante 2 horas e uma contagem absoluta de neutrófilos < 500 células/mm^3 ou < 1000 células/mm^3, com estimativa de queda a patamar < 500 células/mm^3 nos 2 dias subsequentes.[5]

Infecções causadas por bactérias gram-negativas e *Staphylococcus aureus* são mais comuns na 1ª semana de neutropenia, enquanto as infecções causadas por fungos incluindo *Candida* e *Aspergillus* se desenvolvem em pacientes com neutropenia prolongada.[6]

As atuais recomendações para avaliação, tratamento e profilaxia são estruturadas na avaliação de risco que está relacionada tanto ao tratamento quanto ao risco individual do paciente.[7]

O instrumento mais amplamente utilizado, o escore Multinational Association for Supportive Care (MASCC), permite ao clínico uma avaliação rápida do risco antes do acesso à contagem de neutrófilos e do volume tumoral. Os critérios de pontuação estão listados na Tabela 94.1.

TABELA 94.1 Escore de risco MASCC em Neutropenia Febril

Características	Pontos
Intensidade dos sintomas	
▪ Assintomático	5
▪ Sintomas leves	5
▪ Sintomas moderados ou graves	3
Ausência de hipotensão	5
Ausência de doença pulmonar obstrutiva crônica	4
Portador de tumor sólido ou ausência de infecção fúngica	4
Ausência de desidratação	3
Não hospitalizado ao aparecimento da febre	3
Idade < 60 anos	2

O risco é definido como somatória dos pontos: ≥ 21= baixo risco / < 21 = alto risco

AVALIAÇÃO CLÍNICA

Deve-se colher uma história detalhada abrangendo o tipo de quimioterápico realizado, uso de antibioticoterapia profilática e de esteroides concomitante e procedimentos cirúrgicos recentes. É importante verificar o prontuário clínico, história de culturas positivas, em particular presença de organismos resistentes aos antibióticos, para guiar a terapia.[5]

Exame físico: deve ser bastante detalhado com a devida atenção para os sinais vitais e o risco iminente de sepse. Dispensando cuidado especial para o exame do aparelho respiratório, digestivo, pele, períneo, região perirretal e cateter de longa permanência. Por causa do risco potencial de bacteremia e sepse, deve-se evitar a realização de procedimentos invasivos como toque retal e vaginal.[8]

Exames laboratoriais: hemograma, função renal, transaminases, eletrólitos, bilirrubinas, culturas dirigidas para os possíveis focos (hemocultura, urocultura, cultura de secreções etc.) e dosagem de lactato arterial, um importante marcador preditivo de injúria tecidual grave.[8]

Exames de Imagem: a radiografia de tórax está indicada na presença ou não de sintomas respiratórios, porém é importante atentar que muitas vezes não se detectam infiltrados pulmonares até a recuperação dos neutrófilos. A tomografia de tórax deverá ser realizada apenas com indicação clínica.[2]

TRATAMENTO

O manejo da neutropenia tem dois objetivos: redução da incidência e da severidade das complicações infecciosa; e manutenção da intensidade da dose relativa da quimioterapia em mais de 85%.[1]

Acredita-se que aproximadamente 80% das infecções identificadas nos pacientes são provenientes da flora endógena. Bactérias gram-positivas são os patógenos mais comuns, porém as gram-negativas estão mais associadas a infecções de maior gravidade. A cobertura inicial contra *P. aeruginosa* permanece amplamente recomendada pela alta mortalidade associada a essa infecção.[9]

Em pacientes de baixo risco, pode-se considerar antibioticoterapia por via oral. Terapia oral com ciprofloxacina e amoxicilina-clavulanato *versus* terapia venosa mostrou equivalência em dois importantes estudos. Porém, deve-se atentar para o fato de que os pacientes foram acompanhados em unidade hospitalar, e não em regime ambulatorial. É fundamental que o paciente tenha acesso à equipe médica 24 horas por dia, 7 dias por semana e pronto acesso ao hospital.[2]

Nos pacientes de alto risco, recomenda-se antibioticoterapia de amplo espectro com ação antipseudomonas como cefepime, piperacilina/tazobactam e carbapenêmicos.

A adição de vancomicina ao esquema antibiótico não dever ser feita de rotina, porém existem algumas situações clínicas em que a utilização empírica da vancomicina deve ser considerada: instabilidade hemodinâmica; infecção relacionada ao cateter; mucosite grave; profilaxia antibiótica com quinolona; colonização prévia por germe sensível apenas à vancomicina; cultura positiva para gram-positivo antes da determinação final do germe e persistência de febre até o 4º dia de antibiótico (Figura 94.1).

Na persistência de febre após 48 a 72 horas de antibiótico em pacientes estáveis, deve-se considerar novo rastreamento infeccioso (coletas de novas hemoculturas), pesquisa de toxina de *Clostridium difficile* nas fezes (na presença de diarreia e/ ou dor abdominal) e tomografias conforme indicação clínica (p. ex.: pesquisa de abscesso profundo, sinusite). Em pacientes instáveis, deve-se considerar a troca do esquema antibiótico (cefalosporina ou piperacilina/tazobactam) pelos carbapenêmicos em associação com aminoglicosídeos e cobertura para fungos anticândida como fluconazol ou

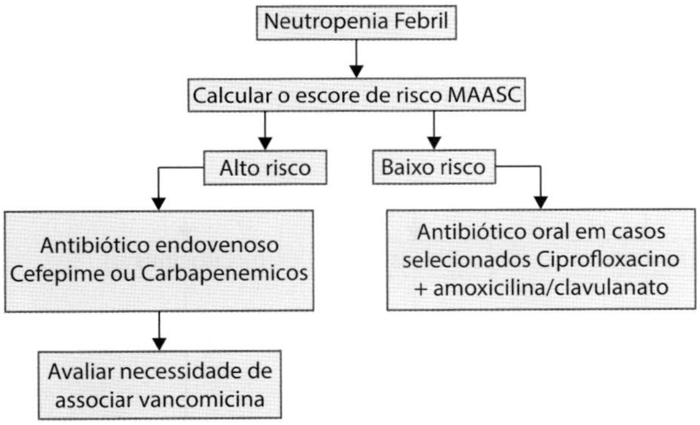

FIGURA 94.1 Manejo Inicial da neutropenia febril.

novos antifúngicos em caso que o paciente tenha feito uso de profilático de fluconazol.

A Sociedade Americana de Oncologia Clínica não recomenta o uso rotineiro do fator estimulador de colônias de granulócitos (G-CSF). No entanto, o uso profilático de G-CSF tem benefício em pacientes com risco previsto da neutropenia febril igual ou superior a 20%.

A manutenção do antibiótico em pacientes sem foco definido está prevista até a recuperação da neutropenia e eles se apresentarem afebris. Nos casos em que o foco infeccioso é documentado, clínica ou microbiologicamente, a duração da terapia deve ser guiada pelo germe e pelos sítios envolvidos.

SÍNDROME DA LISE TUMORAL

A síndrome de lise tumoral (SLT) é caracterizada por alterações metabólicas causadas pela liberação rápida e maciça de componentes celulares na corrente sanguínea após a lise de células tumorais, levando aos achados característicos de hiperuricemia, hipercalemia, hiperfosfatemia e hipocalcemia.[11]

A SLT é mais frequente em pacientes portadores de neoplasias hematológicas, como leucemia linfoblástica aguda e linfomas de Burkitt após o início do tratamento, mas pode ocorrer de modo espontâneo ou em decorrência de diversas modalidades de tratamento oncológico (quimioterapia, terapia alvomolecular, corticosteroide, embolização tumoral e radioterapia).[11,12]

Embora seja menos frequente, a SLT ocorre em tumores sólidos com alta taxa de proliferação celular, grande carga tumoral e sensíveis ao tratamento citotóxico.[12]

Conforme a classificação proposta por Cairo-Bishop, a SLT pode ser definida em laboratorial ou clínica (Tabela 94.2).[11]

FISIOPATOLOGIA E FATORES DE RISCO

A função renal tem papel central no desenvolvimento da SLT. A excreção renal é a principal via de eliminação de urato, xantina e fosfato, que podem se precipitar em qualquer porção do sistema coletor renal, causando inflamação, obstrução e insuficiência renal aguda. A SLT se estabelece quando, em decorrência do dano renal, os mecanismos homeostáticos naturais se tornam incapazes de compensar o excesso de metabólitos intracelulares proveniente da lise maciça de células tumorais.[14]

TABELA 94.2 Classificação de Cairo-Bishop[11]

Complicações	Manifestações
Duas ou mais das alterações a seguir ocorrendo simultaneamente, entre 3 dias antes até 7 dias após a quimioterapia.	SLT laboratorial mais um dos seguintes achados.
Ácido Úrico > 8mg/dL ou aumento de 25% do valor basal	Creatinina 1,5x maior do que o LSN
Potássio > 6 mEq/dL ou aumento de 25% do valor basal	Arritmia cardíaca ou morte súbita
Fosfato > 4,5 mg/dL ou aumento de 25% do valor basal	Convulsão
Cálcio < 7 mg/dL ou queda de 25% do valor basal	

* Prolongamento do intervalo QRS, onda T apiculada, achatamento ou ausência da onda P. LSN: limite superior da normalidade.

Os mecanismos envolvidos no dano renal e as consequências metabólicas da SLT estão resumidos na Figura 94.2.

O ácido úrico é o produto final do metabolismo das purinas. A baixa solubilidade urinária favorece a precipitação do ácido úrico nos túbulos renais, causando insuficiência renal aguda.

As células tumorais contêm cerca de quatro vezes mais fósforo do que as células normais. A liberação rápida de fósforo proveniente da lise aumenta o produto cálcio-fósforo e ocasiona precipitação de cristais de fosfato de cálcio nos túbulos renais, levando à nefrocalcinose e desenvolvimento de nefropatia obstrutiva.

A hipercalemia é a manifestação mais grave da SLT, devendo ser tratada imediatamente na sala de emergência. A elevação dos níveis de potássio pode causar fraqueza muscular e uma gama de alterações eletrocardiográficas (prolongamento do intervalo QRS, onda T apiculada e achatamento ou ausência de onda P). Em casos graves, pode desenvolver arritmias malignas e parada cardiorrespiratória.[12,14]

A hipocalcemia secundária à hiperfosfatemia causa alterações neurológicas (confusão mental, *delirium*, alucinações e convulsões), irritabilidade neuromuscular (tetania), arritmias cardíacas (*torsade de pointes*) e morte súbita.[12,14]

A prevenção é a medida mais custo-efetiva no manejo da SLT. O reconhecimento dos fatores de risco é fundamental para o estabelecimento precoce de medidas preventivas (Tabela 94.3).

TABELA 94.3 Fatores de risco para SLT[16]

Categoria	Fatores de risco
Tipo de tumor	Linfoma de Burkitt
	Linfoma linfoblástico
	Linfoma difuso de grandes células
	Leucemia linfoide aguda
	Tumores sólidos com alta taxa de proliferação e rápida resposta ao tratamento
Carga/extensão tumoral	Tumores > 10 cm
	DHL elevado (x2 SLN*)
	Leucocitose (> 2500/μL)
Função renal	Insuficiência renal crônica
	Oligúria
Ácido úrico basal	Ácido úrico > 7,5 mg/dL
Terapia citoredutora rápida e efetiva	Terapia tumor-específico, varia de acordo com o tipo histológico

DHL: desidrogenase lática; SLN: superior ao limite da normalidade.

Algumas condições clínicas, como as seguintes, podem manifestar sintomas e alterações metabólicas semelhantes aos da SLT:[14,15]

- Desidratação.
- Insuficiência renal aguda relacionada à sepse.
- Lesão renal obstrutiva (invasão ou compressão das vias urinárias pelo tumor).
- Toxicidade às medicações (incluindo quimioterapia).
- Uso recente de contraste iodado.
- Rabdomiólise.

DIAGNÓSTICO

A apresentação clínica e a sintomatologia estão diretamente relacionadas às alterações bioquímicas características dessa síndrome (Tabela 94.4).

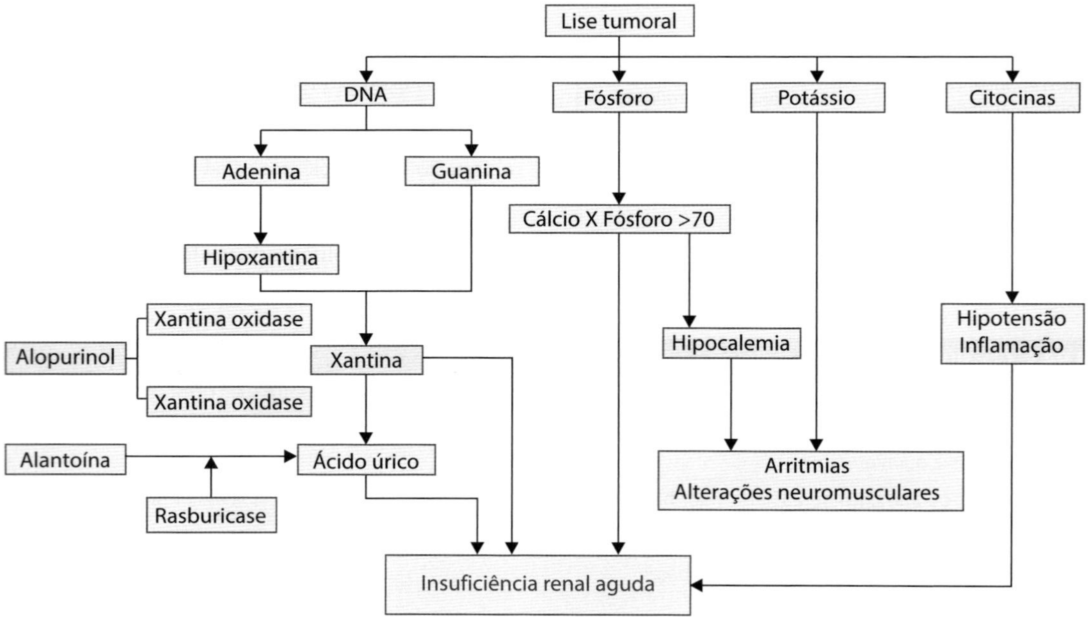

FIGURA 94.2 Fisiopatologia da síndrome de lise tumoral.

TABELA 94.4 Manifestações clínicas da SLT[12,15,16]

	Manifestações
Hipercalemia	Náuseas, vômitos e diarreia
	Espasmos musculares, parestesias e fadiga
	Alterações eletrocardiográficas*
	Fibrilação ventricular e parada cardiorrespiratória
Hiperfosfatemia	Náuseas, vômitos, diarreia, letargia
	Insuficiência renal aguda
	Hipocalcemia secundária
	Convulsões
Hipocalcemia	Contrações musculares, parestesias e tetania
	Confusão mental, delirium e alucinações
	Convulsões
	Prolongamento do intervalo QT, *torsade des pointes*
	Exacerbação da hipercalemia
Hiperuricemia	Náuseas, vômitos, diarreia, anorexia e desconforto abdominal
	Insuficiência renal aguda

* Prolongamento do intervalo QRS, onda T apiculada, achatamento ou ausência da onda P. SLT: síndrome de lise tumoral.

Exames complementares auxiliam na identificação e manejo da SLT. É indispensável solicitar hemograma, função renal, sedimento urinário (urina tipo I), eletrólitos, ácido úrico, DHL, eletrocardiograma e ultrassonografia de rins e vias urinárias.[14]

TRATAMENTO

- **Expansão volêmica:** 2,5 a 3 litros/m²/dia, objetivando débito urinário de 2 mL/kg/hora.[2-4]
  O aumento do volume intravascular, do fluxo sanguíneo renal e da taxa de filtração glomerular promove maior excreção de ácido úrico e fosfato, o que diminui os riscos de formação de cristais e micro-obstruções.[13]
- **Diuréticos:** não há evidência de benefício.[11-14]
  Os diuréticos podem ser utilizados para promover diurese satisfatória (2 mL/kg/hora) em pacientes submetidos à adequada expansão volêmica.[11,14] Além de aumentar o débito urinário e diminuir os riscos de congestão em pacientes intolerantes à reposição volêmica (cardiopatas e nefropatas).[12]
- **Alcalinização urinária:** não há evidência de benefício.[11-14]
  A alcalinização urinária pode aumentar a solubilidade do ácido úrico, porém diminui a solubilidade do fosfato de cálcio. Desse modo, favorece a precipitação de cristais de fosfato de cálcio nos rins, piorando a função renal.[11-14]
  A alcalose metabólica pode ser responsável pela piora da hipocalcemia por aumentar a avidez da albumina pelo cálcio livre.[11-14]
- **Hipercalemia (Tabela 94.5)**
  Quando identificadas alterações eletrocardiográficos sugestivas de hipercalemia, o paciente deve ser tratado imediatamente na sala de emergência.
  O gluconato de cálcio deve ser utilizado com cautela pela possibilidade de formação de fosfato de cálcio e piora da função renal.[12,14] Idealmente, deve-se utilizar em casos de alterações eletrocardiográficas severas, arritmias malignas e parada cardiorrespiratória.[14]
  O bicarbonato de sódio deve ser evitado pelos mesmos motivos descritos na alcalinização urinária. Tem papel no tratamento da hipercalemia em pacientes com acidose metabólica.[12,15]
- **Hiperfosfatemia (Tabela 94.5)**
  Não existem estudos que comprovem os benefícios dos quelantes de fósforo em pacientes com SLT, embora sejam utilizados rotineiramente.[13]
- **Hipocalcemia (Tabela 94.5)**
  Os esforços para aumentar a eliminação do fosfato devem ser considerados antes da administração de cálcio, a não ser que haja alguma condição ameaçando a vida relacionada à hipocalcemia.[12,14]
  Não é recomendado utilizar reposição de cálcio em pacientes com hipocalcemia assintomática.[14,15]
- **Hiperuricemia (Tabela 94.5)**
  - Alopurinol: aumenta os níveis séricos e urinários de xantinas que podem precipitar nos túbulos renais, causando insuficiência renal aguda.[11-15]
    É capaz de reduzir a produção de ácido úrico, porém não tem ação sobre o ácido úrico preexistente. Portanto, deve ser idealmente utilizado antes do início do tratamento oncológico.[12-15]
    Pode causar reações de hipersensibilidade, principalmente em pacientes com insuficiência renal crônica.[13,14]
    Inibe o metabolismo de drogas análogas de purinas (azatioprina e 6-mercaptopurinas).[14,15]
  - Rasburicase: considerada a medicação de escolha para o tratamento da hiperuricemia relacionada à SLT, com diminuição da necessidade de diálise nesses pacientes, embora nenhum trabalho tenha demonstrado impacto sobre a prevenção de insuficiência renal aguda (IRA) ou a mortalidade.[12-15]
    A liberação de peróxido de hidrogênio proveniente do processo de degradação do ácido úrico em alantoína pode desencadear metemoglobinemia e anemia hemolítica em pacientes com deficiência de G6PD.[13-15]
    As amostras de sangue de pacientes em uso de rasburicase devem ser transportadas em gelo para evitar ativação *ex vivo* da medicação e alterações na avaliação laboratorial.[13,14]
- **Hemodiálise**
  Deve ser considerada em pacientes com hipercalemia refratária, hipocalcemia sintomática e produto cálcio × fósforo ≥ 70.[12-14]

TABELA 94.5 Manejo dos distúrbios hidroeletrolíticos[11]

Distúrbios	Tratamento
Hipercalemia	
Moderada ou assintomática ≥ 6 mmol/L	Restrição de potássio VO e EV ECG seriado e monitorização cardíaca Resina quelante de potássio
Severa > 7 mmol/L e/ou sintomática	▪ ECG seriado e monitorização cardíaca ▪ Gluconato de cálcio ▪ Insulina regular com ou sem dextrose ▪ Inalação com β2 – agonista ▪ Resina quelante de potássio ▪ Bicarbonato de sódio 8,4% ▪ Hemodiálise
Hiperfosfatemia	
Moderada ≥ 2,1 mmol/L	▪ Restrição de fosfato VO e EV ▪ Quelantes de fósforo
Severa	Hemodiálise
Hipocalcemia ≤ 1,75 mmol/L	
Assintomático	Conduta expectante
Sintomático	Gluconato de cálcio
Hiperuricemia > 8 mg/dL	▪ Alopurinol ▪ Rasburicase

VO: via oral; EV: endovenosa; ECG: eletrocardiograma.

SÍNDROME DA VEIA CAVA SUPERIOR

A síndrome da veia cava superior (SVCS) é uma síndrome clínica resultante da obstrução mecânica da veia cava superior (VCS).[16] Foi primeiramente descrita no ano de 1757 pelo cirurgião escocês William Hunter em um paciente portador de aneurisma sifilítico da aorta. A partir da metade do século 20, as neoplasias malignas passaram a representar as principais causas de SVCS. Atualmente, devido ao uso frequente de dispositivos intravasculares como cateteres centrais e marca-passos, houve aumento dos casos de SCVS associada à trombose desses dispositivos.[17]

FISIOPATOLOGIA

A VCS é um vaso de baixa pressão e fino calibre, com 4 a 6 cm de comprimento por 1,5 a 2 cm de largura, que se estende da confluência das veias braquiocefálicas, terminando na porção superior do átrio direito. É responsável pela drenagem de cerca de um terço do sangue que retorna ao coração, oriundo da cabeça, pescoço, extremidades superiores e região superior do tórax. A SVCS é causada pela compressão direta, invasão ou trombose da VCS por patologias que envolvam as estruturas mediastinais (tumores pulmonares, linfomas, linfonodomegalias mediastinais metastáticas e, mais raramente, doenças benignas inflamatórias, infecciosas e aneurismas), antes de sua entrada no átrio direito.

Quando existe obstrução da veia cava superior e consequente aumento da pressão hidrostática local, ocorre abertura de redes venosas colaterais para a porção inferior do corpo (especialmente pelo sistema Ázigos), levando ao aparecimento de circulação colateral no tórax e pescoço.[17,18]

ACHADOS CLÍNICOS E ETIOLOGIA

Os achados clínicos mais comuns são o edema facial (82%) e a dilatação das veias do pescoço e do tórax (66% e 54% respectivamente). Outros sinais e sintomas incluem dispneia, pletora facial, tosse, dor torácica, rouquidão, estridor, disfagia, cefaleia e alteração do nível de consciência[18] (Tabela 94.6).

A severidade dos sintomas depende do grau de compressão da VCS e da velocidade de instalação dessa obstrução.[16,18] Na maioria dos casos, a instalação da obstrução ocorre de modo insidioso, ao longo de semanas, o que explica a baixa frequência de sintomas graves na instalação.[17-19]

Complicações graves como insuficiência respiratória por obstrução das vias aéreas ou rebaixamento do nível de consciência por edema cerebral são raras e, quando presentes, devem ser tratadas ainda no ambiente de pronto-socorro.[18,19]

Neoplasias malignas são as causas mais comuns de SVCS (Tabela 94.7). Entre as neoplasias malignas, as causas mais frequentes de SVCS são o câncer de pulmão e linfoma não Hodgkin (LNH). Curiosamente, o mesmo não ocorre com o linfoma de Hodgkin, que embora apresente acometimento mediastinal, raramente cursa com SVCS. Outras causas de SVCS relacionada às neoplasias malignas é a doença metastática (principalmente por câncer de mama, tumores de células germinativas e timomas).[17-19]

Causas não malignas têm ganhado destaque no cenário atual, devido ao aumento do uso de dispositivos de implantação intravenosa como cateteres para infusão de quimioterapia e marca-passos. Atualmente, a trombose relacionada ao uso desses dispositivos é responsável por cerca de 30 a 40% dos casos atuais de SVCS.[16-17] Causas infecciosas como mediastinite

TABELA 94.6 Sinais e sintomas da SVCS[18]

Sinais e Sintomas	Frequência (%)
Edema facial	82
Edema braquial	46
Distensão de veias do pescoço	63
Distensão de veias do tórax	53
Pletora Facial	20
Sintomas visuais	2
Dispneia	54
Tosse	54
Rouquidão	17
Estridor	4
Síncope	10
Cefaleia	9
Tontura	6
Confusão	4
Obnubilação	2

TABELA 94.7 SVCS por neoplasia maligna[17-18]

Tipo histológico	Frequência (%)
Câncer de pulmão de células não pequenas	50
Câncer de pulmão de células pequenas	22
Linfomas	12
Câncer metastático	9
Tumor de células germinativas	3
Timomas	2
Mesoteliomas	1
Outros cânceres	1

por histoplasmose e tuberculose são pouco frequentes de SVCS de etiologia não maligna, embora representassem as principais causas de SVCS no início do século passado.[17,18]

DIAGNÓSTICO

Os métodos de imagem continuam sendo o pilar do diagnóstico. Embora a venografia seja o método padrão-ouro, a tomografia computadorizada (CT) é mais utilizada em razão da grande disponibilidade, alta especificidade e sensibilidade (92% e 96% respectivamente), além de fornecer informações sobre o local, extensão da doença e auxiliar em biópsias guiadas. Embora pouco estudada em pacientes com SVCS, a CT com emissão de pósitrons (PET-CT) pode ser útil em pacientes com linfomas ou câncer de pulmão pela influência no planejamento do campo de radioterapia e na definição da intenção de tratamento (definitiva e paliativa).[18-20]

Como citado anteriormente, a velocidade de instalação da SVCS ocorre, geralmente, de modo insidiosa, o que permite o tempo necessário para obtenção de um diagnóstico histológico e reconhecimento da extensão da doença antes do início do tratamento. Em especial nos casos de SVCS de etiologia neoplásica maligna, tratamento empírico, como o uso de corticosteroides ou radioterapia, deve ser evitado por prejudicar a avaliação histológica subsequente, comprometendo o tratamento da doença de base.[17-20]

Uma avaliação clínica criteriosa deve ser realizada em busca de sítios metastáticos periféricos como linfonodomegalias supraclaviculares, cervicais e axilares, que possam ser biopsiadas de modo pouco invasiva. Quando necessários, procedimentos como broncoscopia, biópsias transtorácicas, mediastinoscopia e mediastinostomia possuem boa eficácia diagnóstica e taxas de complicações aceitáveis.[18,20]

TRATAMENTO

O tratamento da SVCS não deve se limitar ao alívio dos sintomas obstrutivos, devendo-se instituir o tratamento mais apropriado para a causa de base e extensão da doença ao diagnóstico.[16-20]

No manejo clínico inicial, a elevação da cabeceira e a suplementação de oxigênio são considerados cuidado-padrão. Outros métodos como uso de glicocorticosteroides e diuréticos são amplamente realizados embora não apresentem eficácia confirmada na literatura atual. Os glicocorticosteroides podem causar melhora dos sintomas obstrutivos em pacientes portadores de linfoma ou timoma, mas podem comprometer o diagnóstico histológico, caso ele não tenha sido firmado.[17,18,20]

Em linhas gerais, o tratamento da SVCS decorrente de neoplasia maligna passa por quimioterapia, radioterapia, radiologia intervencionista e cirurgia.

A quimioterapia pode beneficiar, como terapêutica inicial, especialmente pacientes portadores de tumores quimiossensíveis, como os linfomas, tumores de pequenas células do pulmão e tumores germinativos. Nesses casos, a quimioterapia pode produzir alívio sintomático e tratamento definitivo da doença de base.[19,20]

Em tumores sólidos que apresentam menor sensibilidade à quimioterapia, a radioterapia é a modalidade de tratamento indicada (câncer de mama, câncer de pulmão de células não pequenas, entre outros) e beneficia, especialmente, os pacientes nos quais o campo de tratamento envolve toda a massa tumoral e linfonodos regionais adjacentes.[18-20]

A desobstrução mecânica por meio de angioplastia com colocação de *stent* ou trombólise local é útil em pacientes com sintomas graves e de rápida instalação, nos casos de recorrência da obstrução após tratamento convencional e tumores resistentes à quimioterapia e radioterapia. O alívio dos sintomas é alcançado entre 24 e 48 horas e tem vantagem no tratamento inicial por não comprometer o diagnóstico histológico. Há necessidade de anticoagulação e a retirada do cateter deve ser realizada sempre que possível.[17-19]

Cirurgia deve ser considerada apenas na falha dos tratamentos convencionais (quimioterapia, radioterapia e colocação de *stent*) ou no caso de tumores quimio e radiorresistentes em que o tratamento-padrão seja a ressecção completa do tumor, como é o caso dos timomas.[18,20]

SÍNDROME DE COMPRESSÃO MEDULAR

A síndrome de compressão medular (SCM) é uma das mais temidas complicação do câncer metastático, estando associada a dor e potenciais perdas irreversíveis de funções neurológicas.[1]

Ocorre em 5 a 14% dos pacientes com câncer ao longo da evolução da doença, variando conforme o tumor primário. As neoplasias mais associadas à SCM são câncer de mama, pulmão, próstata, rim e tumores hematopoiéticos, destacando-se os linfomas e o mieloma múltiplo.[1,2]

FISIOPATOLOGIA

O sistema esquelético, particularmente o esqueleto axial, é um dos sistemas orgânicos mais acometidos por metástases devido à estrutura capilar e ao fluxo sanguíneo peculiar que facilitam a deposição e crescimento dos implantes noeplásicos.[4]

A compressão medular metastática é mais comum na coluna torácica, independentemente do tipo histológico do tumor, em decorrência de vários fatores como menor espaço do canal medular em relação ao diâmetro da medula, menor perfusão medular entre as vértebras T4 e T9, alinhamento cifótico da coluna torácica, e por se tratar da maior porção da coluna vertebral (maior número de vértebras torácicas do que cervicais ou lombares).[3,5]

O mecanismo mais comum de compressão da medula espinhal é a extensão direta do tumor a partir de uma metástase hematogênica de um corpo vertebral infiltrada por um depósito tumoral, resultando em lesão medular por um fragmento de osso ou instabilidade da coluna.[6]

Os implantes metastáticos são mais frequentes na região posterolateral do corpo vertebral devido ao maior suprimento sanguíneo e à massa óssea dessa região em relação aos elementos posteriores da vértebra e em virtude de o suprimento vascular situar-se na região posterior e lateral do corpo vertebral.[12]

QUADRO CLÍNICO

A dor nas costas é o sintoma mais relatado nas metástases vertebrais, estando presente em cerca de 88% dos pacientes. Dor na coluna torácica média e alta, de caráter progressivo, que piora no período da noite, prejudica o sono e que é agravada por espirros, tosse ou manobra de Valsalva é sugestiva de doença metastática.[7] A dor é resultando do envolvimento periosteal, que é ricamente inervado. Na sua fase inicial, a dor pode ser localizada no segmento de coluna vertebral afetado.

Destacam-se a fraqueza motora, alterações sensoriais e disfunção vesical como sintomas frequentes da SCM.[9]

A disfunção motora (fraqueza, espasticidade) é o sinal mais precoce e ocorre antes do distúrbio sensorial.[8]

A presença de paralisia, quer na apresentação ou após o tratamento, está associada à menor expectativa de vida, além de produzir impacto negativo na qualidade de vida dos pacientes e de seus familiares.[3]

DIAGNÓSTICO

Apesar da disponibilidade de testes diagnósticos sensíveis, o tempo médio entre o início dos sintomas e o diagnóstico definitivo ainda é de 3 meses.[8]

Apesar de a radiografia simples ser útil, é necessário que 30 a 50% do trabeculado ósseo esteja comprometido para que uma lesão óssea possa ser identificada, portanto a radiografia simples da coluna não está indicada para afastar a possibilidade de metástase vertebral ou de compressão medular.[3]

A TC tem como vantagem permitir a aquisição de imagens em alta velocidade, já que muitos doentes não toleram o tempo necessário para obtenção de imagens da ressonância magnética, e identificar a presença de compressão medular por massa tumoral, apesar de menor capacidade de diferenciação de partes moles quando comparado à ressonância nuclear magnética (RNM).[3]

Desse modo, a RNM é o método de imagem padrão-ouro na avaliação de doença metastática da coluna vertebral em virtude de sua alta sensibilidade (93%) e especificidade (97%). Permite avaliar tecidos moles como a medula, raízes nervosas, meninges, musculatura paravertebral e a relação dessas estruturas com o tumor.

TRATAMENTO

Quando há suspeita de SCM, o tratamento com corticosteroides deve ser iniciado imediatamente. Os corticosteroides não apenas facilitam o manejo da dor como também reduzem o edema vasogênico.[6] Recomenda-se o uso de uma dose de ataque de 10 a 16 mg endovenosa de dexametasona, seguida de 4 mg a cada 6 horas enquanto o tratamento definitivo é planejado (Figura 94.3).[3]

Radioterapia externa convencional é a modalidade mais utilizada no tratamento desses pacientes, embora a dose ideal e o esquema de tratamento permaneçam controversos. O mais utilizado consiste em 3 a 4 Gy divididos entre 5 a 10 frações, no entanto doses diárias mais elevadas durante uma fase de indução seguida por fase de consolidação também sejam utilizadas. Em situações paliativas, fração única de 8 Gy pode ser preferível.[6]

A resposta ao tratamento depende do tipo histológico do tumor. Como seria de se esperar, os pacientes com tumores radiossensíveis (seminonas, linfomas) têm uma maior chance de recuperar ou preservar a função motora quando comparados aos pacientes com tumores menos radiossensíveis (câncer de pulmão não pequenas células, melanoma, carcinoma de células renais).

Sempre que possível, o tratamento cirúrgico deve ser considerado, no entanto riscos e benefícios devem ser criteriosamente observados. O tratamento cirúrgico tem a vantagem de promover a descompressão medular imediata, o que possibilita que um maior número de pacientes tenha a medula descomprimida antes da instalação de um déficit neurológico definitivo. Os principais critérios geralmente utilizados para indicação cirúrgica são compressão medular associada à deformidade vertebral, sinais de instabilidade da coluna, presença de fragmentos ósseos no canal medular e pacientes que responderam adequadamente à radioterapia, mas apresentaram recorrência dos sintomas de compressão medular.[11]

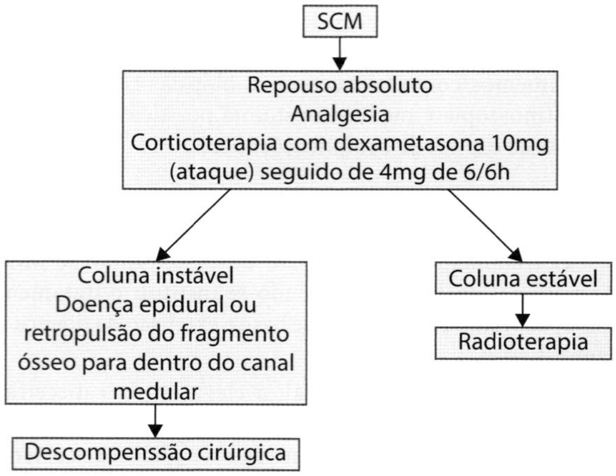

FIGURA 94.3 Síndrome da Compressão Medular (SCM).

REFERÊNCIAS BIBLIOGRÁFICAS

1. De Vita VT, Lawrence TD, Rosenberg SA. Cancer principles e practice of oncology. 10. ed. Philadelphia: Wolters Kluwer Health; 2015. 1960-1968.
2. Torres LG, Tabak D. Emergências oncológica - neutropenia febril e câncer. Revista Onco. 2011; 36-39.
3. Holmes, FA. Comparable efficacy and safety profiles of once-per-cycle pegfilgrastim and daily injection filgrastim in chemotherapy-induced neutropenia: a multicenter dose-finding study in women with breast cancer. Annals of Oncology, vol. 13, n. 6,2002; 903-909.
4. Lyman GH, Michel SL, Reynolds MW, et al. Risk of mortality in patients who experience febrile neutropenia. Cancer. 2010; 116:5555–5563.
5. Naurois J, I. Basso B, Gill MJ, et al. Management of febrile neutropenia: ESMO Clinical Practice Guidelines. Annals of Oncology 21, 2010; 252–256.
6. Ruhnke M, Böhme A, Buchheidt D, et al. Diagnosis of invasive fungal infections in hematology and oncology - guidelines from the Infectious Diseases Working Party in Haematology and Oncology of the German Society for Haematology and Oncology (AGIHO). Ann Oncol. 2012; 23:823–833.
7. Lyman GH, Kuderer N, Crawford J, et al. Predicting individual risk of neutropenic complications in patients receiving cancer chemotherapy. Cancer 2011;117:1917-1927.
8. Higa EMS, Atallah AN, et al. Guia de Medicina de Urgência. 3. ed. São Paulo: Manole; 2013; p. 469-479.
9. Holland T, Fowler VG, Shelburne SA. Invasive gram-positive bacterial infection in cancer patients. Clin Infect Dis. 2014; 54 Suppl 5: S331.
10. Lewis MA, Hendrickson AW, Moynihan TJ. Oncologic emergencies: Pathophysiology, presentation, diagnosis, and treatment. Ca Cancer. J Clin, 2011; 287-314.
11. Coiffier B, Altman A, Pui C. Guidelines for the manegement of pediatric and adult tumor lysis syndrome: an evidence-based review. Journal of Clinical Oncology. 2008; 26(16):2767-78.
12. Howard S, Jones D, Pui C. The tumor lysis syndrome. The New England Journal of Medicine. 2011; 364:1844-54.
13. Wilson F, Berns J. Tumor lysis syndrome: new challenges and recent advances. Adv Chronic Kidney Dis. 2014; 21(1):18-26.
14. Mirrakhimov A, Voore K, Khan M. Tumor lysis syndrome: a clinical review. World J Crit Care Med. 2015; 4(2):130-138.
15. McCurdy M, Shanholtz C. Oncologic emergencies. Crit Care Med. 2012;40(7):2212-22.
16. Khan U, Shanholtz C, McCurdy M. Oncologic mechanical emergencies. Emerg Med Clin North Am. 2014;32(3):495-508.
17. McCurdy M, Shanholtz C. Oncologic emergencies. Crit Care Med. 2012;40(7):2212-22.
18. Wilson L, Detterbeck F, Yahalom J. Superior vena cava syndrome with malignant causes. N Engl J Med. 2007;356:1862-9.
19. Samphao S, Eremin J, Eremin O. Oncological emergencies: clinical importante and principles of mangement. European Journal of Cancer Care. 2010;19:707-13.
20. De Vita V, Lawrence T, Rosenberg A. Cancer (2015). Principles and practice of oncology. 10. ed. Wolters Kluwer (Ed.). Superior vena cava syndrome. p. 1804-1809).
21. Loblaw DA, Perry J, Chambers A, Laperriere NJ. Systematic review of the diagnosis and management of malignant extradural spinal cord compression: the Cancer Care Ontario Practice Guidelines Initiative´s Neuro-Oncology Disease Site Group. J Clin Oncol. 2005; 23: 2028.
22. Patchell RA, Tibbs PA, Regine WF, et al. Direct decompressive surgical resection in the treatment of spinal cord compression caused by metastatic cancer: a radomised trial. Lancet. 2005; 366: 643-8.
23. Hoff PMG, Katz A, Chammas R, Vicente O, Novis YS. Tratado de oncologia. São Paulo: Atheneu; 2013; p. 1229-1240.
24. Biousse V, Ameri A, Bousser MG. Isolated intracranial hypertension as the only sign of cerebral venous thrombosis. Neurology 1999; 53: 1537-1542.
25. Bickels J, Dadia S, Lidar Z. Surgical management of metastatic bone disease. Journal of Bone and Joint Surgery. American Volume. 2009; 91: 1503-16.
26. De Vita VT, Lawrence TD, Rosenberg SA. Cancer principles e practice of oncology. 10. ed. Philadelphia: Wolters Kluwer Health; 2015. p. 1816-1821.
27. White AP, Kwon BK, Lindskog DM, et al. Metastatic disease of the spine. Journal of the American Academy of Orthopaedic Surgeons. 2006; 14: 587-598.
28. Levack P, Graham J, Collie D, et al. Don't wait for a sensory level - listen to the symptoms: a prospective audit of the delays in diagnosis of malignant cord compression. Clin Oncol (R Coll Radiol). 2002;14:472-480.
29. Levack P, Graham J, Collie D, et al. Don't wait for a sensory level-listen to the symptoms: a prospective audit of the delays in diagnosis of malignant cord compression. Clin Oncol 14; 472-480, 2002.
30. Klimo P Jr, Kestle JR, Schmidt MH. Treatment of metastatic spinal epidural disease: a review of the literature. Neurosurg Focus. 2003;15:E1.
31. Schiff D, O'Neill BP, Wang CH, et al. Neuroimaging and treatment implications of patients with multiple epidural spinal metastases. Cancer. 1998;83:1593-1601.
32. Daniel JW, Veiga JCE. Diretrizes no tratamento das metástases epidurais da coluna vertebral. Atualização. Arq Bras Neurocir. 2007;26(3):93-110.

Seção 15

Emergências por Fatores Ambientais e Intoxicações Externas

95

Intoxicações Exógenas

Juang Horng Jyh
Jaqueline Tonelotto
Emerson Yukio Kubo
Lília Ribeiro Guerra

"Existe algo que não seja tóxico? Tudo é tóxico e nada é isento de toxicidade. Somente a dose determina se uma substância é ou não tóxica."

Paracelsus (1493-1541)

INTRODUÇÃO

A intoxicação exógena (IE) é a manifestação clínica e/ou laboratorial dos efeitos adversos de agentes químicos (medicamentos, produtos químicos industrializados, saneantes e agrotóxicos), físicos (irradiações de substâncias radioativas) ou biológicos (toxinas de animais peçonhentos, de bactérias e de plantas tóxicas).

A exposição ao veneno pode ocorrer pelas vias digestiva, inalatória, cutânea (pele e mucosas) e parenteral (subcutânea, intramuscular e endovenosa); sendo que a ingestão oral é a principal via nos casos de intoxicações acidentais e nas tentativas de suicídios.

A ocorrência de IE é um problema de saúde pública em todo o mundo, uma das principais causas de mortes prematuras e consome recursos substanciais da saúde. As crianças são as principais vítimas das intoxicações em circunstâncias acidentais; entretanto, as tentativas de suicídios ainda são as principais causas de óbitos toxicológicos relacionados à população adulta.[1]

Nos Estados Unidos, o relatório da American Association of Poison Control Centers (AAPCC) mostrou que no ano de 2011, foram registrados 2.334.004 casos de exposição humana nos cinquenta e sete Centros de Controle de Intoxicações (CCI) existentes naquele país.[2] A ingestão oral foi a principal via de exposição (83,2%), seguida da dérmica (7%), inalatória/nasal (6,1%) e ocular (4,3%). A taxa de letalidade foi de 0,05%. Entre os 1.158 óbitos relacionados às exposições toxicológicas, a via de exposição predominante foi a ingestão oral (84,3%), seguidas por inalatória/nasal (10,2%) e parenteral (4,6%). As substâncias não farmacêuticas corresponderam a 51,3% dos casos, enquanto os medicamentos corresponderam a 48,7.

Contudo, as intoxicações por medicamentos foram mais graves, sendo responsáveis por 521 óbitos; enquanto as substâncias não farmacêuticas causaram 242 óbitos.[2]

Dados sobre exposição/intoxicação humana existentes no Brasil são ainda muito escassos, apesar da existência de 36 Centros de Informação Toxicológica (CIT) distribuídos em diferentes Estados da Federação. A Portaria n. 2.472 GM/MS de 31 de agosto de 2010 foi revogada pela Portaria n. 104 GM/MS, de 25 de janeiro de 2011, na qual o Ministério da Saúde (MS) incluiu as IE como agravos à saúde de Notificação Compulsória e determinando que estas notificações passem a ser realizadas no Sistema de Informação de Agravos de Notificação (SINAN).[3,4] Até 2010, a única fonte de informação sobre os casos de intoxicação/exposição no Brasil era o Sistema Nacional de Informação Toxicofarmacológicas (SINITOX) do Instituto de Comunicação e Informação Científica e Tecnológica em Saúde da Fundação Oswaldo Cruz, que compila os dados enviados pelos CIT do país.

O relatório do SINITOX de 2010, originado dos dados enviados por 25 dos 36 Centros, acusou 103.184 notificações de exposição/intoxicação humana; destas, 440 evoluíram para o óbito. A taxa de letalidade é regionalmente variável, com média de 0,43%, no entanto, a região Centro-Oeste, apresentou taxa de 1,1%.[5]

As substâncias envolvidas nas exposições/intoxicações podem variar entres as diferentes regiões demográficas brasileiras (SINITOX, 2010), os medicamentos são as substâncias mais envolvidas, seguidos pelos acidentes com animais peçonhentos (25,1%), saneantes domésticos (11,2%), drogas de abuso (6,8%). Os agrotóxicos, apesar de corresponderem apenas a 5,3% dos casos notificados, foram os principais responsáveis pelo número de óbitos (44,3%); seguidos pelos medicamentos (16,6%), drogas de abuso (11,6%) e acidentes com animais peçonhentos (7%). Crianças na faixa etária entre 1 e 4 anos foram as vítimas mais frequentes da exposição/intoxicação, principalmente em circunstâncias acidentais. As circunstâncias intencionais (suicídios) predominaram em adultos, especialmente na faixa etária entre 15 e 29 anos (22,3% do total de óbitos).[5]

Comparando-se os relatórios da AAPCC de 2011 com os da SINITOX de 2010, é possível afirmar que o Brasil precisa avançar não só no sistema de notificação, mas também na melhoria da qualidade do atendimento ao paciente intoxicado, tendo em vista o baixo número de casos notificados e uma taxa de letalidade maior do que a dos Estados Unidos (cerca de 10 vezes). Portanto, é uma excelente oportunidade para os setores de atendimentos a pacientes críticos dos hospitais brasileiros de se aperfeiçoarem nesta área de emergências.

As IE agudas são definidas como aquelas intoxicações decorrentes da exposição a uma única dose ou doses múltiplas, em um intervalo de tempo menor do que 24 horas, são as mais frequentes causas toxicológicas que levam ao atendimento médico nos serviços de emergências e, na maioria dos casos, exige uma avaliação precisa e terapia rápida e correta. Os casos mais graves requerem internação em unidades de terapias intensivas (UTI) para monitorações contínuas e cuidados intensivos adequados.

Diferentemente daquelas doenças cujos fisiopatologia, critérios de diagnósticos e de tratamentos já são bem estabelecidos, o manejo aos pacientes intoxicados requer do médico conhecimento especializado e experiência em toxicologia clínica para que os procedimentos terapêuticos sejam mais adequados e sem riscos de iatrogenias.

A escassez de evidências científicas para apoiar as intervenções terapêuticas em toxicologia dificulta a política de saúde pública em diversos países. Se por um lado, análises de custos e benefícios devem ser feitas antes do uso rotineiro de terapias de altos custos, cujas eficácias, muitas vezes, ainda não foram comprovadas; por outro lado, medicamentos e antídotos com eficácias comprovadas devem estar disponíveis nos setores de atendimentos emergenciais (p. ex.: naloxone e flumazenil para as intoxicações por opioides e benzodiazepínicos, respectivamente; atropina e a pralidoxima para o tratamento das intoxicações por organofosforado; carvão ativado, utilizado como antídoto universal no procedimento de descontaminação do trato gastrointestinal).

Os Centro de Informação e Assistência Toxicológica (CIATox) funcionam ininterruptamente, 24 horas por dia, para o fornecimento de informações, via telefone ou videoconferência, especialmente na área de toxicologia clínica. Os médicos podem e devem sempre consultá-los para obter auxiliar no diagnóstico e tratamento corretos, bem como para predizer a evolução clínica dos intoxicados.

A Toxicologia já é reconhecida como disciplina nos Estados Unidos e sua importância pode ser reconhecida com a publicação, em 2005, do livro-texto *Critical Care Toxicology – Diagnosis and management of critically poinsoned patients*, pelos editores Brent J, Wallace KL, Burkhart KK, Phillips SD e Donovan JW.[6]

ABORDAGEM INICIAL AO PACIENTE COM IE

Deve-se pensar em IE quando diante das seguintes situações apresentadas no Quadro 95.1.

Como a maioria das intoxicações é atendida no setor de emergências, o médico emergencista precisa ter o conhecimento dos princípios básicos no atendimento inicial ao paciente intoxicado, como mostra no Quadro 95.2.

Deve-se ter em mente que uma abordagem inadequada ao paciente exposto a uma substância potencialmente tóxica pode causar mais danos do que a própria exposição à substância em questão. São as já conhecidas iatrogenias que podem decorrer de:

A. Ação Terapêutica Errônea: como na aplicação de lavagem gástrica para os casos de IE por ingestão de substâncias voláteis (gasolina, querosene e água raz), acarretando insuficiência respiratória grave com pneumonite química, após aspiração de vômitos provocados pelo procedimento;
B. Omissão Terapêutica: por exemplo, mandar imediatamente uma criança para casa por ela se encontrar sem clínica no momento da consulta, mesmo com o relato de ingestão de um frasco inteiro de xarope de sulfato ferroso e a mesma criança retorna, horas depois, já em choque hemorrágico.

QUADRO 95.1 Situações em que se deve pensar em IE
▪ Alteração do nível de consciência ou estado de coma
▪ Alteração do humor
▪ Alteração súbita e inesperada do quadro clínico
▪ Alterações gastrointestinais: náuseas, vômitos e diarreias
▪ Quadro de dispneia aguda e edema de glote
▪ Arritmias cardíacas súbitas
▪ Alterações visuais agudas
▪ Alterações motoras e sensitivas aguda e convulsões
▪ Distúrbios hidroeletrolítico ou metabólicos agudos
▪ Quadro hemorrágico agudo: oral, melena, enterorragia

QUADRO 95.2 Atendimento inicial ao paciente com IE
1. Estabilização do paciente, de acordo com o protocolo ABC de reanimação
2. Avaliação clínica (história, antecedentes clínicos e medicamentosos e exame clínico)
3. Terapia de suporte e manutenção do estado hidroeletrolítico, ventilatório e hemodinâmico
4. Prevenção da absorção da substância tóxica
5. Eliminação da substância tóxica (aumentar)
6. Antídotos (quando existir)
7. Prevenir e tratar convulsões, hipo e hipertermia, hipo e hiperglicemia
8. Monitoração clínico-laboratorial e exames complementares

DIAGNÓSTICO CLÍNICO DAS INTOXICAÇÕES

Para que haja um efeito tóxico, é geralmente necessária a absorção sistêmica do veneno e, mesmo que isso ocorra, a quantidade absorvida pode ser muito pequena para produzir um quadro de intoxicação. Já as substâncias cáusticas ou corrosivas, mesmo em pequenas doses, causam queimaduras químicas logo ao contato com a pele ou mucosas.[7]

O diagnóstico de intoxicação poder ser evidente, como no caso de overdose de drogas de abuso, mas também pode ser obscuro (Quadro 95.3). Deve-se tomar como base a história detalhada da exposição ao agente tóxico e no exame clínico minucioso. A identificação exata da substância e a caracterização da exposição (via, dose e tempo entre a exposição e o atendimento médico) são indispensáveis para a avaliação do risco toxicológico e, consequentemente, determinar os possíveis efeitos à saúde humana.[8,9] Esses dados são fundamentais para que o CIATox possa fornecer informações mais detalhadas, baseadas na toxicocinética e toxicodinâmica da substância tóxica em questão, ou mesmo da mistura de substâncias tóxicas em que o paciente fora exposto.[8] A importância dos CIATox para integrar os serviços de Emergências foi reconhecida pela Portaria MS/GM n. 1.678, de 02 de outubro de 2015.[10]

Em todos os casos de coma a esclarecer ou de alterações desfavoráveis do estado clínico, em vigência de um esquema terapêutico, devem ser descartados possíveis situações de IE. A confirmação é feita mediante exames toxicológicos, como cromatografia em camada delgada de gel de sílica (CCD) ou das determinações analíticas quantitativas por meio de espectrofotometria de reabsorção atômica, analisando o sangue, urina, líquido cefalorraquidiano, secreções salivares e lavados gástricos.

O conhecimento das principais síndromes toxicológicas ou toxíndromes (Quadro 95.4) permite o diagnóstico de algumas possíveis intoxicações e, assim, a execução imediata do tratamento específico; como no caso de organofosforados e carbamatos, que necessitam do uso específico da atropina como antídoto. No entanto, na maioria dos casos de IE, o prognóstico do paciente é dependente das imediatas medidas corretas de suporte vital e do uso adequado dos procedimentos de descontaminação.[11-13]

O atraso no diagnóstico de uma intoxicação que necessite de antídoto específico imediato pode causar danos irreversíveis ao paciente e, até mesmo, levá-lo ao óbito. Do mesmo modo, concluir pelo diagnóstico de intoxicação baseado apenas no relato de terceiros e sem uma caracterização adequada da exposição, quando, na realidade, a toxicidade e o mecanismo de ação não condizem com o seu quadro clínico, permitindo a não realização de diagnóstico diferencial correto, também causa danos ao paciente, já que ele não receberá o tratamento adequado. Assim, é fundamental tomar conhecimento sobre as síndromes toxicológicas na realização de exames clínicos minuciosos durante a abordagem ao paciente suspeito de IE. O retardo na realização de diagnósticos diferenciais, bem como na oferta de suporte clínico adequado ao paciente, pode aumentar a morbimortalidade desses pacientes críticos.[14]

Algumas IE agudas podem necessitar de suporte ventilatório mecânico, monitoramento hemodinâmico e cardiológico, procedimentos dialíticos e o uso de antídotos específicos; portanto, na fase aguda, os pacientes toxicológicos devem receber uma assistência intensiva.[15]

PRINCIPAIS FATORES QUE INDICAM NECESSIDADE DE INTERNAÇÃO EM UTI EM PACIENTES COM IE[16]

- Insuficiência respiratória.
- Instabilidade hemodinâmica.
- Convulsões.

QUADRO 95.3 Procedimento para o diagnóstico de IE

Presuntivo de IE	Para ter certeza
▪ Certeza de ingestão (saber a quantidade e tempo decorrido) ▪ Certeza de ingestão (mas não sabe a quantidade e nem o tempo decorrido)	Fazer tóxico-síndrome
▪ Incerteza de ingestão ou ▪ Quadro clínico suspeito	Fazer exames toxicológicos (CCD, dosagem quantitativa)

CCD: cromatografia em camada delgada de gel de sílica.

QUADRO 95.4 Síndromes toxicológicas (toxíndromes)[13]

QC / Grupo	PA	FC	FR	T	Nível de Consciência	Pupila	Peristalse	Sudorese	Outros
Anticolinérgicos	–/↑	↑	+/–	↑	Delírio	↑	↓	↓	Rubor facial, mucosas secas, bexigoma
Colinérgicos	+/–	+/–	–/↑		Normal - tendendo à depressão	+/–	↑	↑	Aumento de secreções, sialorreia, broncorreia, lacrimejamento, diarreia, fasciculações
Álcoois e hipnosedativos	↓	↓	↓	–/↓	Depressão/ Agitação	+/–	↓	–	Ataxia, dislalia, hiporreflexia,
Opioides	↓	↓	↓	↓	Depressão				Hiporreflexia
Simpatomiméticos	↑	↑	↑	↑	Agitação	↑	–/↑	↑	Tremores, convulsões
Síndrome de abstinência	↑	↑	↑	↑	Agitação, alucinações, desorientado	↑	↑	↑	Tremores, convulsões

QC: quadro clínico; PA: pressão arterial; FC: frequência cardíaca; FR: frequência respiratória; T: temperatura.

- Arritmias cardíacas.
- Estado comatoso.
- Alterações eletrolíticas com alterações no ECG.
- Necessidade de hemoperfusão ou hemodiálise de emergência.
- Necessidade de exsanguinotransfusão.
- Acidose metabólica refratária.
- Intoxicação por antidepressivos tricíclicos ou fenotiazínicos com sinas clínicos anticolinérgicos, alteração neurológica, duração do intervalo QRS > 0,12 segundos ou do QTc > 0,5 segundos.
- Administração de pralidoxima na intoxicação por organofosforado.
- Inalação de substância tóxica (gases tóxicos).
- Edema cerebral (p. ex.: intoxicação por salicilato e monóxido de carbono).
- Hipotermia ou hipertermia induzida por drogas ilícitas, incluindo, síndrome neuroléptica maligna.
- Intervenção cirúrgica de emergência (p. ex.: ingestão de cáustico).
- Acidente grave por animais peçonhentos, tais como: cascavel, coral, surucucu, escorpião amarelo, viúva negra e lonomia (taturana).
- Broncoaspiração de derivados de petróleo e substâncias voláteis.
- Oxigenação por membrana extracorpórea (ECMO).

PREVENÇÃO DA ABSORÇÃO DA SUBSTÂNCIA TÓXICA

DESCONTAMINAÇÃO

Descontaminação é o procedimento utilizado para impedir a absorção de substância tóxica para a corrente sanguínea a partir do local da exposição; também objetiva impedir ou minimizar os danos causados por uma substância irritante ou corrosiva à pele, mucosa e olhos. Há os seguintes tipos:

Descontaminação cutânea

Remove fisicamente as substâncias tóxicas de modo rápido e eficaz. Alguns cuidados devem ser tomados durante o processo, pois o tóxico pode ser liberado a partir de roupas e da pele contaminada em forma de micropartículas ou mesmo gasosa, de tal modo a ser absorvido por via inalatória; ou, ainda, se for uma substância lipossolúvel (agrotóxicos e pesticidas), pode ser absorvida através da pele. Portanto, deve-se usar o equipamento de proteção individual (EPI) próprio para o tóxico envolvido, antes de se iniciar o procedimento de descontaminação. As vestimentas contaminadas devem ser retiradas e colocadas em sacos plásticos ou recipientes resistentes e fechadas hermeticamente, para evitar exposição secundária por parte dos prestadores de serviço.

A descontaminação deverá ser feita mediante lavagem da pele com água e sabão neutro de modo suave para evitar lesões que podem favorecer a absorção. Lavar bem as áreas de dobras e proteger os olhos ao se lavar o couro cabeludo e o rosto.

É contraindicado o uso de substâncias neutralizantes de ácidos ou bases devido à reação exotérmica que libera calor, podendo causar queimaduras químicas.

Descontaminação do trato gastrointestinal (TGI)

A IE aguda é uma importante causa de mortalidade hospitalar, sendo a maioria dos casos letais decorrente das circunstâncias intencionais pela via digestiva. No atendimento emergencial, um dos maiores desafios é a pronta avaliação de pacientes intoxicados com risco potencial de desenvolver sérias complicações clínicas e que se beneficiariam com a descontaminação do TGI.[13]

Métodos para a descontaminação do TGI:

- Lavagem gástrica;
- Carvão ativado;
- Irrigação intestinal.

A indução de êmese está formalmente contraindicada, pois é um procedimento de risco e que retarda outras condutas mais efetivas e adequadas.

QUADRO 95.5 Lavagem gástrica
Material: Sonda de maior calibre (crianças de 16 a 28 Fr e adultos de 36 a 40 Fr) ▪ Soro fisiológico 0,9% ou solução de bicarbonato de sódio a 0,3% (agrotóxicos e barbitúricos), não usar água (destilada) pelo risco de intoxicação hídrica
Indicação: Tóxicos potencialmente letais ou em quantidades perigosas, presentes ainda no estômago (até 1 hora, nível de evidência C)
Contraindicação: Paciente agitado ou comatoso, sem prévia intubação e sedação. Ingestão de derivados de petróleo ou de produtos cáusticos
Observações: Medidas para evitar que o tóxico seja forçado para os intestinos: 1. Decúbito lateral esquerdo; 2. Não usar grandes volumes (crianças: 10 a 15 mL/kg/vez; adultos: 250 a 300 mL/vez). A lavagem gástrica deve ser feita até que o líquido drenado seja claro.

Lavagem Gástrica (Quadro 95.5)

Tem sido utilizada como tratamento de IE por mais de 200 anos, entretanto, nas últimas décadas, tem-se discutido muito a sua relação risco-benefício ao paciente. E ainda não há evidências científicas ou consenso sobre o seu benefício terapêutico, apesar do seu uso constante e, muitas vezes, de modo intempestivo, principalmente nos países em desenvolvimento. Assim, identificar prontamente pelo benefício da lavagem gástrica no atendimento inicial ao paciente com IE ainda é um grande desafio. Deve-se buscar o bom senso, pois existem contraindicações, uma vez que, além de acarretar possíveis eventos adversos (Quadro 95.6), deve-se responder algumas questões básicas (Quadro 95.7) antes de se decidir pela sua realização.

A lavagem gástrica pode causar eventos adversos graves para o paciente, prolongar a sua internação e até contribuir para o óbito, sendo, por isso, contraindicada nas seguintes situações:[17]

1. Anomalias cranioencefálicas;
2. Traumatismo craniofaciais concomitante;
3. Politraumatismo;
4. Depressão do nível de consciência sem proteção adequada das vias aéreas;
5. Convulsões;
6. Risco de broncoaspiração (ingestão de substâncias de baixa viscosidade: hidrocarbonetos);
7. Risco de hemorragias ou perfuração gastrointestinal (coagulopatias ou cirurgia no TGI recente);
8. Substâncias cáusticas (ácida ou básica);
9. Paciente agitados e não cooperativos (contraindicação relativa).

Pacientes com ausência de reflexo do engasgo deverão ser intubados com cânulas orotraqueais para a proteção das vias aéreas superiores antes da realização da lavagem gástrica. Os principais eventos adversos decorrentes da lavagem gástrica são mostrados no Quadro 95.7.

Assim, a lavagem gástrica não deve ser considerada procedimento de rotina para todos os casos de IE. O seu uso deve ser reservado para a ingestão de substâncias potencialmente fatais e em até 1 hora da sua ingestão.

QUADRO 95.6 Eventos adversos decorrentes da lavagem gástrica
1. Pneumonia aspirativa
2. Laringoespasmo
3. Arritmia cardíaca
4. Perfuração de esôfago ou estômago
5. Hemorragia digestiva alta por perfuração de varizes esofagianas
6. Desequilíbrio hidroeletrolítico
7. Pequenas hemorragias conjuntivais

Carvão Ativado

Seu uso ressurgiu nas últimas duas décadas a partir de vários estudos comparativos com outros métodos de descontaminação física, sendo, atualmente, considerado o melhor método para diminuir a absorção intestinal de vários medicamentos e de outras substâncias tóxicas, portanto, é reconhecido como o verdadeiro antídoto universal por vários toxicologistas.[17]

O carvão ativado é um pó adsorvente inerte, não tóxico e apresenta elevada superfície de adsorção, em que 1 g do pó tem 950 a 2.000 m^2 de área adsorvente, por isso é bastante eficaz e deve ser usado na maioria dos casos de ingestão de substâncias tóxicas. Dependendo da toxicocinética do veneno em questão, o carvão poderá ser usado em dose única, em até 1 hora da exposição, para diminuir a absorção do tóxico; ou ser administrado em múltiplas doses, quando há possibilidade de aumentar a eliminação do agente tóxico, já

QUADRO 95.7 Questionamentos básicos para fazer ou não a lavagem gástrica
1. Existe contraindicação formal para a realização da lavagem gástrica?
2. Paciente apresentou êmese? E foi suficiente para eliminar quantidade significativa da substância ingerida?
3. Substância ingeria é absorvida pelo TGI?
4. Ainda há tempo hábil para a lavagem gástrica ser efetiva em diminuir a absorção da substância?
5. Toxicidade da substância e a dose ingerida superam os riscos da lavagem gástrica?
6. Paciente já apresentava sinais e sintomas da intoxicação no momento do atendimento?

absorvido, mas que apresenta um ciclo entero-hepático. Adota-se a dose de 1 g/kg (dose máxima: 30 a 50 g), administrada por gavagem através de sonda nasogástrica, sendo ministrada a cada 2 horas (múltiplas doses) para tóxicos com ciclo êntero-hepático (teofilina, carbamazepina).

O Quadro 95.8 mostra as principais medicações que são adsorvidas pelo carvão ativado.[18,19]

Os eventos adversos relacionados ao uso de carvão ativado são os seguintes:

A. bronquiolite obliterante por broncoaspiração ou de posicionamento inadequado da sonda nasogástrica;

B. vômitos;

C. obstipação intestinal, até abdome agudo.

Pela possibilidade de abdome agudo obstrutivo, é recomendado o uso de catárticos após administração do carvão ativado quando este é usado em múltiplas doses, como nas intoxicações por antidepressivos tricíclicos. Entretanto, esses catárticos (sorbitol, soluções salinas, manitol) devem ser utilizados com cautela pelo risco de acarretarem distúrbios hidroeletrolíticos.

O Quadro 95.9 mostra as situações em que a administração do carvão ativado está contraindicada.

Irrigação Intestinal

Irrigação intestinal utilizando solução de polietileno glicol, administrada através de sonda nasogástrica, não é utilizada no Brasil já que este medicamento ainda não tem registro na Anvisa.

PROCEDIMENTOS PARA AUMENTAR A ELIMINAÇÃO DO AGENTE TÓXICO

Existem dois mecanismos fisiológicos de eliminação de substâncias tóxicas do organismo:

A. biotransformação em metabólitos inativos; e

B. eliminação da substância ativa ou de seus metabólitos ativos através do sistema urinário.

QUADRO 95.8 Principais drogas adsorvidas pelo carvão ativado

▪ Antidepressivos tricíclicos	▪ Digitálicos	▪ Meprobamato
▪ Aspirina	▪ Fenitoína	▪ Metotrexato
▪ Carbamazepina	▪ Fenobarbital	▪ Nadolol
▪ Dapsona	▪ Glutetimida	▪ Teofilina

QUADRO 95.9 Contraindicação do uso do carvão ativado

- Risco de broncoaspiração, se as vias aéreas não estiverem protegidas
- Presença de íleo paralítico ou obstrução intestinal
- Ingestão de cáusticos (um ácido ou uma base)
- Ingestão de solventes orgânicos (querosene, gasolina, cetonas, álcool)
- Cirurgia recente em trato gastrointestinal

Alguns tóxicos, após serem absorvidos, produzem os seus efeitos danosos ao atingirem os órgãos alvos; depois, sofrem biotransformação e são eliminados como metabólitos inativos ou mesmo ativos. Outros precisam sofrer a biotransformação para liberarem os metabólitos ativos, os quais têm efeitos tóxicos; nesses casos, a inibição da biotransformação é essencial para reduzir ou evitar os efeitos tóxicos.

O metanol, o etileno glicol e o paracetamol são exemplos de substâncias que causam IE aguda grave pela formação de metabólitos ativos. Portanto, nos respectivos tratamentos, são utilizados os antídotos específicos para inibir a biotransformação, o mais precocemente possível. O fomepizol e o etanol são antídotos utilizados em casos de ingestão de doses tóxicas do metanol e do etileno glico, por atuarem como inibidores competitivos da enzima desidrogenase alcóolica. Já o N-acetilcisteína (NAC) é um importante antídoto para IE por paracetamol (acetaminofen).

Muitos compostos são eliminados através da urina, nas formas ionizadas ou polares e, portanto, promovendo a sua ionização, aumentará a sua eliminação. Esse é o princípio do aumento da velocidade de eliminação de substâncias ácidas e bases fracas através da alcalinização ou acidificação urinária, respectivamente. Assim, o fenobarbital e os salicilatos (causas frequentes de IE), sendo ácidos fracos, serão mais facilmente eliminados com a alcalinização da urina através da administração de solução de bicarbonato de sódio a 8,4%, por via endovenosa, de modo a manter o pH urinário entre 7,5 e 8 com o cuidado de o pH sanguíneo não ultrapassar 7,5[20] (Figura 95.1).

Existe o mesmo princípio para os medicamentos com pH alcalino (p. ex.: anfetaminas, quinidina e dietilcarbamazepina) poderem ser eliminadas mais rapidamente através da acidificação urinária, no entanto, essa prática não deve ser indicada devido ao risco de acidose metabólica com o desenvolvimento da falência renal na presença de rabdomiólise.

ANTÍDOTOS

Agentes terapêuticos que agem biologicamente através de diferentes mecanismos, diminuindo ou neutralizando a ação de um agente tóxico ou se opondo aos seus efeitos danosos.[21]

Vale a lembrança de que o principal mandamento de cuidado aos pacientes intoxicados é "primeiro deve-se cuidar do doente e não do veneno"; conduta fundamental no manejo dos casos de IE agudas, pois existem poucos antídotos para tantas substâncias tóxicas; sendo que, na maioria das vezes, não se tem acesso aos antídotos existentes.

Os Quadros 95.10 e 95.11 ilustram os principais antídotos, sendo que muitas vezes são utilizados nas suas doses preconizadas para a triagem toxicológica diagnóstica.

Os antídotos podem atuar por meio de vários mecanismos, por exemplo, evitando a formação de metabólitos tóxicos (N-acetilcisteína para o paracetamol; etanol e fomepizol para metanol e etilenoglicol), bloqueando a ação no receptor (atropina na intoxicação por carbamato e organofosforados), formando complexos inertes (quelação para os metais pesados; fragmentos antidigoxina para digitálicos).[22] Os antídotos

Esquema de Alcalinização urinária

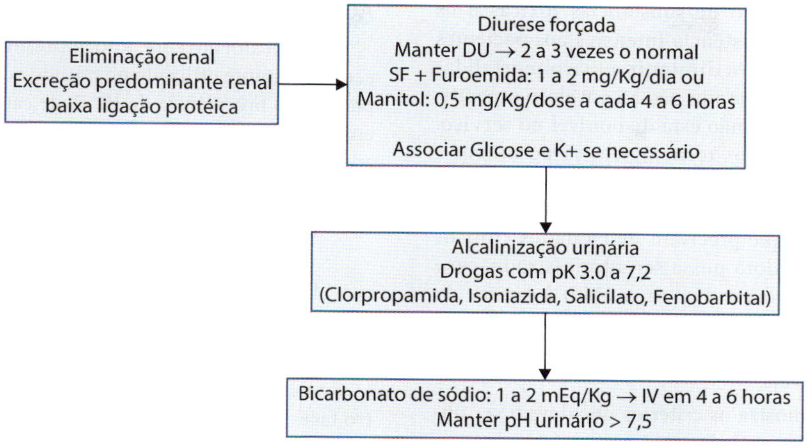

FIGURA 95.1 Alcalinização urinária para aumentar excreção de tóxicos.

QUADRO 95.10 Triagem diagnóstica - I

Agente	Antídoto	Dose
Benzodiazepínicos	Flumazenil (Lanexat®)	0,01 a 0,02 mg/kg/dose (DM = 0,2 mg/dose) EV, ET
Carbamato e organofosforados	Atropina	0,1 mg/kg (DM = 4 mg) EV, IM, IO, ET
Dicumarínico	Vitamina K1	0,5 mg/kg (DM = 10 mg) IM
Digitálico	Ac monoclonal Fab (Digibind®)	5 a 10 ampolas EV → 1 ampola (38 mg) liga 0,5 mg Digoxina
Fenotiazida	Difenidramina	1 a 2 mg/kg (DM = 50 mg) EV Lento ou IM
Ferro	Deferoxamine	10-15 mg/kg (DM = 2 g) IM, até resolução da acidose
Insulina	Glicose	1 g/kg EV em solução a 10%
Isoniazida	Piridoxina	5 g EV lento (1 hora) em solução a 5 a 10%
Opiáceo	Naloxone (Narcan®)	0,03 mg/kg (DM = 4 mg) EV

EV: endovenosa; IM: intramuscular; IO: intraóssea; ET: endotraqueal; DM: dose máxima; do: dose.

QUADRO 95.11 Triagem diagnóstica - II

Agente	Antídoto	Dose
β-Bloqueador	Glucagon	Bolo 0,1 mg/kg; infusão 0,07 mg/kg/h
Etilenoglicol/metanol	Etanol	Ataque: 10 mL/kg; manutenção: 1 a 2 mL/kg/h
Cianeto	Hidroxicobalamina (Cyanokit®)	5 a 15 g EV (70 mg/kg)
Antidepressivos TC	Bicarbonato de Sódio	1 mEq/kg, manter pH: 7,50
Paracetamol	N-Acetilcisteína	150 mg/kg EV em 15 h
Heparina	Protamina	1 mg/90 a 115 UI Heparina (DM = 50 mg)
Metais pesados	EDTA	20 a 30 mg/kg/dia IM
Sulfonilureia	Octreotide	1 a 2 µg/kg EV/SC a cada 8 horas
Varfarina	Vitamina K	1 a 5 mg cada 6 a 8 horas IM ou EV

EV: endovenosa; IM: intramuscular; IO: intraóssea; ET: endotraqueal; DM: dose máxima; SC: subcutânea; UI: unidade internacional; h: hora(s).

são componentes críticos no cuidado dos pacientes intoxicados. Alguns antídotos, tais como anticorpo (Ac) monoclonal Fab digoxina pode salvar vidas, no entanto, devem estar disponíveis em tempo adequado para serem eficazes. Para alguns venenos, o antídoto pode ser administrado mais tardiamente, podendo ser adquirido a partir da farmácia ou de outro hospital; entretanto, para outros agentes tóxicos, ele deve estar imediatamente disponível no setor de emergência.[23]

Nos últimos anos, a evolução de medidas terapêuticas e de suporte avançado de vida, tais como as técnicas extracorpóreas para a eliminação de substâncias tóxicas e os avanços tecnológicos na assistência intensiva aos pacientes críticos, tem contribuído para diminuir a morbimortalidade das IE, principalmente quando não há antídoto específico para o tratamento ou ele não está disponível no serviço. Em muitos casos, os avanços tecnológicos já permitem a manutenção das funções vitais do paciente intoxicado até que o antídoto seja administrado, como nas gravíssimas intoxicações por cianeto, que precisam de cuidados clínicos intensivos até que o antídoto possa ser administrado, caso contrário, o paciente poderia evoluir a óbito à espera do mesmo. De qualquer maneira, como nas IE por cianetos, os antídotos devem ser administrados antes que os seus efeitos tóxicos sejam irreversíveis.[24,25]

O Quadro 95.12 mostra os critérios que devem ser observados para a administração de antídotos.

Flumazenil, fármaco inibidor competitivo e altamente específico aos receptores dos benzodiazepínicos no sistema nervoso central (SNC), é um bom exemplo de antídoto de fácil acesso nos serviços de emergência. Mesmo assim, o seu uso deve ser criterioso nas intoxicações por benzodiazepínicos, tendo em vista que o seu emprego é formalmente contraindicado em usuários crônicos desse grupo de medicamentos e em casos de suspeita de coingestão de outras substâncias que diminuem o limiar de convulsão, tais como antidepressivos tricíclicos, lítio, cocaína, isoniazida e inibidores da monoamina oxidase (MAO), uma vez que convulsões e arritmias cardíacas podem ser desencadeadas pelo uso de flumazenil. Por isso, o uso do flumazenil, como teste terapêutico para casos suspeitos de intoxicação por benzodiazepínico, não é muito recomendado.[26]

Um consenso realizado por um grupo de especialistas reunidos nos Estados Unidos, em 2009, estabeleceu as diretrizes para a estocagem de antídotos em hospitais que prestam assistências emergenciais.[27] Entretanto, o estudo de Galvão e colaboradores (2013) mostrou a inexistência de uma política brasileira para os antídotos, pois, com exceção de soros heterólogos para animais peçonhentos, o Brasil ainda não tem uma política de provisão de antídotos. Outro fato crítico é que muitos antídotos já consagrados na literatura médica nem sequer são registrados na Anvisa.

QUADRO 95.12 Critérios para o uso de antídotos
Especificidade de ação e eficácia comprovada por critérios de evidências científicas
Condições clínicas que justifiquem o seu uso (intoxicação grave ou prognóstico de severidade)
Concentração sanguínea do tóxico em nível potencial de acarretar risco letal
Benefícios terapêuticos devem superar os possíveis riscos
Ausência de contraindicação ao paciente em questão
Eficiência e disponibilidade do antídoto

INTOXICAÇÕES GRAVES MAIS COMUNS

ACETAMINOFENO (PARACETAMOL)

Medicamento com ação antitérmica e analgésica, de fácil acesso, bastante utilizado no mundo ocidental, o que contribui para a alta prevalência de IE. Pode causar disfunção hepática em doses maiores do que 140 mg/kg em crianças e 7,5 g em adultos. Fatores associados à hepatoxicidade do paracetamol:

A. uso inapropriado da dose;
B. interação por uso crônico de carbamazepina, etanol, isoniazida, fenobarbital e rifampicina;
C. dose excessiva;
D. apresentação em concentrações aumentadas;
E. jejum prolongado.

A intoxicação por paracetamol inclui tipicamente quatro fases:

1ª. Anorexia, náusea e vômito;
2ª. Resolução da primeira fase e dor no quadrante superior direito, hepatomegalia, oligúria, aumento de bilirrubinas e enzimas hepáticas, aumento no tempo de protrombina;
3ª. Após 3 a 5 dias de curso, retornam anorexia, náusea, vômito com sinais de falência hepática com icterícia, hiperglicemia, coagulopatia e encefalopatia;
4ª. Recuperação ou progressão para óbito por falência hepática.[28]

O tratamento deve ser iniciado o mais breve possível, nas primeiras 24 horas da ingestão. Está indicado quando, após 4 horas do acidente, o paciente apresentar concentração sérica ≥ 150 μg/mL ou, após 8h, ≥ 75 μg/mL, ou, ainda, após 12 horas, o nível sérico ≥ 37,5 μg/mL. É utilizado N-Acetil-Cisteína (NAC) em infusão endovenosa por 20 horas ou oral por período de 72 horas. Estudos relatam igual eficácia, independentemente da via de administração. O NAC pode acarretar reações adversas tais como: *rash* cutâneo, náusea, vômitos, hipotensão e broncoespasmo.

Por via oral, a dose de ataque de NAC é de 140 mg/kg, seguida de 70 mg/kg, a cada 4 horas por 17 doses (total de 72 horas). Se endovenoso, a dose inicial de NAC é 15 mg/kg, diluída em 200 mL de soro glicosado (SG) 5%, com infusão em 30 minutos, seguida de 50 mg/kg diluídos em 500 mL de SG 5%, com infusão em 4 horas e, posteriormente, 100 mg/kg diluídos em 100 mL de SG5%, em 15 horas (total de 20 horas).[29]

ÁCIDO ACETILSALICÍLICO

Um dos analgésicos, antitérmicos e anti-inflamatórios mais usados em nosso meio. Em intoxicações leves e moderadas, acarreta náuseas, vômitos, taquipneia, taquicardia, letargia. Nos casos mais graves, há coma, convulsões, edema cerebral, hipertermia, falência cardiovascular. É frequente a alcalose respiratória no início do quadro. Outras alterações metabólicas observadas: hiper ou hipoglicemia; cetonemia; acidose láctica; alterações das enzimas hepáticas e alterações do coagulograma.

Quanto ao tratamento, as medidas de esvaziamento gástrico e o uso de catárticos estão indicados. O carvão ativado deverá ser usado em doses múltiplas. O aumento da eliminação renal deverá ser feito com a alcalinização urinária; em casos mais graves, utilizam-se a hemodiálise e a hemoperfusão. Não há antídoto específico e o tratamento de suporte deverá ser direcionado para a correção da desidratação ou choque, da acidose metabólica, das convulsões, das hemorragias e das alterações metabólicas. Deve-se monitorizar as funções hepática e renal.

ÁLCOOL (ETANOL, ISOPROPANOL, METANOL E ETILENOGLICOL)

O etanol é encontrado em bebidas alcoólicas, alguns xaropes, antissépticos, perfumes. O isopropanol é usado principalmente como solvente e desinfetante. O metanol é encontrado como anticongelantes, adicionado ao combustível e como solvente. O etilenoglicol é encontrado principalmente como anticongelante automotivos.

Os álcoois são rapidamente absorvidos após a ingestão, primeiramente são metabolizados no fígado. O etanol é oxidado no fígado formando CO_2 e H_2O. A metabolização do isopropanol forma acetona; do metanol, originam-se formaldeído e ácido fórmico; e o etilenoglicol forma oxalato, ácido glicolícito, ácido hipúrico e glicoaldeído. Os metabólicos do metanol e do etilenoglicol são mais tóxicos do que o composto original, sendo responsáveis pelas lesões graves decorrentes dessas intoxicações.

Quanto ao quadro clínico, são todos depressores do SNC e irritantes do trato gastrointestinal. Os sintomas são geralmente de início rápido, contudo algumas lesões provocadas pelo metanol e etilenoglicol podem aparecer tardiamente. Em baixas concentrações, o etanol (100 a 300 mg/100 mL), o isopropanol (50 a 150 mg/100 mL) e o metanol (20 a 30 mg/100 mL) levam a alterações visuais, lentificação das reações, ataxia e vários graus de depressão do SNC. Em altas concentrações, o etanol (> 500 mg/100 mL), o isopropanol (> 500 mg/100 mL) e o metanol (> 100 mg/100 mL) provocam estado de coma, convulsões e comprometimento cardiorrespiratório.

Quanto ao tratamento, as medidas de esvaziamento gástrico devem ser indicadas o mais rapidamente possível, após a proteção das vias aéreas. Não se indicam o carvão ativado nem o aumento da excreção renal. A hemodiálise ou a hemoperfusão podem ser indicadas nas intoxicações graves. O antídoto nas intoxicações por metanol ou etilenoglicol é o etanol, pois esse álcool é aquele com o qual a desidrogenase alcoólica tem maior afinidade em relação aos outros dois, diminuindo a metabolização e a consequente formação dos metabólitos, que são tóxicos.

O etanol deve ser usado quando o nível sérico do metanol for maior do que 15 a 20 mg/100 mL ou quando a ingestão de etilenoglicol ultrapassar 2 mg/kg. A dose de ataque é de 1 g/kg VO (em solução 40 a 50%) ou IV (solução 5 a 10%), seguida de manutenção de 100 a 150 mg/kg/h, IV, ou 400-500 mg/Kg, a cada 4 horas por VO. O objetivo terapêutico é manter o nível sérico de etanol entre 100 e 150 mg/100 mL. A duração do tratamento será de aproximadamente 5 dias para o etilenoglicol e até que a concentração do metanol seja menor do que 5 e 10 mg/100 mL. O tratamento de suporte consiste em manter a estabilidade respiratória e no controle dos distúrbios metabólico e acidobásicos. Na intoxicação por metanol, é necessária avaliação oftalmológica em razão da maior toxicidade ocular pelo ácido fórmico; e, nas intoxicações por etilenoglicol, deve-se monitorizar a função renal.

ANTIDEPRESSIVOS TRICÍCLICOS (ADTC)

Medicamentos muito prescritos como amitriptilina, imipramina e nortriptilina apresentam três ações farmacológicas:

A. efeito anticolinérgico;

B. bloqueio na recaptação das catecolaminas na região neurológica adrenal;

C. efeito semelhante ao da quinidina sobre o miocárdio.

Devido a essas ações e ao fato de que frequentemente as suas margens de segurança terapêutica estarem sobrepostas a seus efeitos tóxicos, são considerados de grande risco à saúde, podendo ser, inclusive, fatais.

A carbamazepina e a ciclobenzaprina podem ser aqui incluídas devido à semelhança toxicofarmacológica. Já os novos antidepressivos (amoxapina) e os antidepressivos tetracíclicos (maprotilina) estão mais relacionados com convulsões do que com problemas cardiovasculares.

Na dosagem terapêutica, o pico sérico ocorre após 2 a 8 horas da administração e em uma sobredosagem ocorre diminuição do trânsito gastrointestinal, bem como redução de absorção (efeito anticolinérgico); mesmo assim, o quadro tóxico instala-se rapidamente. Em uma intoxicação, a meia-vida de eliminação também fica aumentada devido à saturação do sistema enzimático de metabolização. Os ADTC apresentam grande volume de distribuição, com altas ligações teciduais.

O quadro clínico decorre de suas três ações farmacológicas:

A. no SNC (agitação, alucinação, sedação, convulsão, coma e alterações autonômicas);

B. efeitos anticolinérgicos ou atropínicos (febre, boca seca, midríase, retenção urinária, taquicardia, *rash* cutâneo e diminuição da motilidade gastrointestinal);

C. cardiotoxicidade, que é a mais temida (arritmias ventriculares e supraventriculares, *flutter* e fibrilação ventricular, distúrbios de condução, hipotensão, edema pulmonar e choque).

O eletroencefalograma (ECG) pode mostrar prolongamento do intervalo PR e do QT, depressão do segmento ST, inversão da onda T, graus variados de bloqueios e alargamento do complexo QRS (este tem sido correlacionado com a gravidade e pode persistir por até três dias após a melhora de todos os sinais toxicológicos).

No tratamento, realizam-se as medidas de suporte. O esvaziamento gástrico pode ser feito. Devem ser administradas doses repetidas de carvão ativado (devido ao ciclo êntero-hepático). Realizam-se monitorizações hemodinâmica e cardíaca por 48 horas. Administra-se bicarbonato de sódio para manter o pH sérico em torno de 7,5, o que tem efeito supressor sobre as arritmias e também reduz o complexo QRS, acarretando a melhora da hipotensão.

Fisostigmina pode melhorar o estado de coma, hipotensão e taquiarritmia, mas é preciso cuidado com pacientes asmáticos e os portadores de cardiopatias; também pode agravar anomalias de condução cardíaca e, até mesmo, precipitar convulsões. A dose pediátrica é de 0,5 mg IV lentamente; no adulto, é de 2 mg seguida de 1 a 2 mg.

Devem ser evitados cimetidina, haloperidol e morfina por causa da competição com os ADTC na metabolização hepática.

CÁUSTICOS

A ingestão de substâncias cáusticas, alcalinas ou ácidas, causa lesão de orofaringe, esôfago e estômago. Os agentes alcalinos destroem os tecidos por dissolverem parcialmente proteínas e lipídeos. Essa destruição da membrana mucosa permite a penetração do agente tóxico mais profundamente. As lesões por substâncias alcalinas atingem principalmente o esôfago. Já os agentes ácidos produzem necrose de coagulação, o que previne a penetração do agente em planos mais profundos. Essas substâncias lesam com maior intensidade o estômago.

O quadro clínico da ingestão de substâncias cáusticas se compõe de sialorreia, disfagia, dor retroesternal, dor epigástrica e vômitos. Na presença de desconforto respiratório, deve-se checar a possibilidade de aspiração pulmonar. Nas primeiras 72 horas, há alto risco de perfuração do trato digestivo superior e colapso circulatório. Complicações tardias como estenose ou desnutrição ocorrem após 3 a 4 semanas. A avaliação endoscópica deve ser feita dentro das primeiras 48 horas após ingestão.

A medida terapêutica inicial deve objetivar a diluição do agente tóxico com água. Não se deve provocar vômitos, nem tentar passar sonda gástrica para lavagem. Se for necessário, passa-se uma sonda enteral para suporte nutricional, por endoscopia. Até hoje o uso de antibiótico profilático é controverso, bem como o uso de corticosteroide (alguns autores recomendam o uso de prednisona, 2 mg/kg/dia).

CIANETOS

São encontrados em gases de combustão de materiais derivados de plástico (poliacriolonitrila e poliuretano), de madeira e de tecidos de seda e náilon; portanto é frequente causa de intoxicação por inalação de fumaças nos grandes incêndios em ambientes fechados, juntamente com o monóxido de carbono. Já o gás cianídrico é utilizado como fumigante e inseticida e apresenta um cheiro de amêndoas amargas. Cianomida é utilizada como fertilizante. Certos vegetais podem conter cianetos (mandioca-brava, amêndoa amarga, sementes de pêssego, ameixa, damasco, pera e maçã), assim como medicamentos como o nitroprussiato de sódio.

O cianeto acarreta hipóxia histológica por se ligar ao íon férrico (FE+++) da citocromoxidase mitocondrial, inibindo essa enzima respiratória e interrompendo o funcionamento normal da cadeia transportadora de elétrons e da faculdade da utilização celular do oxigênio na fosforilação oxidativa. Acarretando, com isso, principalmente, distúrbios neurológicos e cardiovasculares (tonturas, cefaleias, confusão mental, delírio, convulsão, vertigem, opistótono, coma, bradicardia, hipotensão arterial, arritmia cardíaca e choque). Também são comuns náuseas, vômitos, fraquezas, diarreias e dispneia. O diagnóstico deve ser feito imediatamente pela história e pelo odor exalado, ou dos vômitos com características de amêndoas amargas.

O tratamento é voltado para a assistência respiratória, com oxigênio a 100%, correção hidroeletrolítica e da acidose metabólica, instituir monitoração cardiocirculatória. O esquema terapêutico clássico, além do oxigênio a 100%, são:

A. inalações com nitrito de amila durante 20 a 30 segundos a cada minuto, em um total de 1 a 2 ampolas, concomitantemente administra-se nitrito de sódio a 3% na dose de 10 mg/kg (máximo de 300 mg) em infusão venosa lenta. A administração de nitrito leva à formação de metemoglobina, que compete com as enzimas celulares na ligação com o cianeto, formando cianometoglobina, que é rapidamente eliminada;

B. imediatamente após, deve-se administrar tiossulfato de sódio a 25%, 1 mg/kg (máximo de 50 mL) IV. O tiossulfato (hipossulfito) combina com cianeto formando tiocianeto, que é rapidamente excretado pela urina. Deve-se procurar manter o nível sérico de metemoglobina não maior do que 25%.

A hidroxicobalamina, que tem a propriedade de se combinar com o cianeto formando a cianocobalamina, composto praticamente atóxico, também é usada na prevenção de intoxicação por nitroprussiato de sódio e na intoxicação cianídrica, em doses altas (70 a 100 mg/kg por IV).

DESCONGESTIONANTES NASAIS - SIMPATOMIMÉTICOS

Os derivados imidazólicos oximetazolina, xilometazolina, tetraidrozolina e nafazolina, encontrados em soluções oftálmicas e descongestionantes nasais, são causas de grande número de intoxicações em nosso meio.

O quadro clínico decorre diretamente da estimulação dos receptores alfa-2 que são potentes vasoconstritores, acarretando sedação, insônia, agitação, alucinações e convulsão. A estimulação central dos receptores alfa-2 aumenta o tônus vagal com consequente bradicardia, arritmia e depressão respiratória.

O tratamento é sintomático e deve ser feita monitoração cardiocirculatória (frequência cardíaca e pressão arterial). Para tratamento dos efeitos adversos da substância, usa-se fentolamina, um antagonista alfa-adrenérgica, na dose de 0,05 a 0,01 mg/kg (adulto 2,5 a 5 mg e em crianças 1 mg) IV, se necessário pode ser repetida em 5 a 10 minutos.

DIGITÁLICOS

São usados com fins terapêuticos há mais de 200 anos. Existem dois preparados que apresentam circulação êntero-hepática: a digoxina que tem meia-vida em torno de 33 horas e é de excreção predominantemente renal e a digitoxina, cuja meia-vida é de 6 a 7 dias, é eliminada após ser metabolizada em produtos inativos (92%). Apresentam cardiotoxicidade decorrente de seus efeitos sobre a condução e o automatismo cardíaco. Na intoxicação aguda, as manifestações clínicas decorrem dos efeitos vagais. Apresentam baixo índice terapêutico, pois, para se conseguir um efeito máximo, requerem uma dosagem de 40 a 60% da dose letal.

O quadro clínico é constituído por náuseas, anorexia, vômitos, diarreia, cefaleia, tontura, fadiga, fraqueza, alterações visuais, confusão e depressão mental, alucinação, bradicardia associada ou não a distúrbios de condução atrioventricular, bloqueios atrioventriculares, arritmia e falência cardíaca. A arritmia ventricular está associada à alta taxa de mortalidade (mais de 50%). A hipocalemia é encontrada na intoxicação crônica, enquanto a hipercalemia, na forma aguda.

O diagnóstico é baseado no quadro clínico e história de uso de digitálicos. O ECG pode mostrar as seguintes alterações: PR prolongado, bloqueio atrioventricular, depressão do segmento ST, arritmias. Dosagem de nível sérico de digoxina maior do que 60 mg/mL está associada a 50 % da mortalidade.

O tratamento constitui no esvaziamento gástrico, seguido do uso de carvão ativado. Monitorização cardíaca é fundamental, assim como a manutenção hemodinâmica. A administração de potássio deve ser feita somente se não tiver falência renal e com nível sérico comprovadamente baixo. A correção de hipóxia e da hipopotassemia é imperativa no tratamento da arritmia e ectopia ventricular. Atropina é útil para bradicardias graves, em casos refratários deve-se instalar um marca-passo. A fenitoína (50 a 100 mg IV lentamente a cada 5 minutos até atingir 600 mg) e a lidocaína são antiarrítmicos de escolha. A hemodiálise não é eficaz para eliminar a digoxina devido à alta ligação proteica. A colestiramina é recomendada por diminuir a absorção e interrompe a circulação êntero-hepática.

Nos casos resistentes ou de doses excessivas, são indicados os anticorpos monoclonais, fragmentos Fab (anticorpos específicos para digoxina). Essas moléculas diminuem a toxicidade da digoxina e aumentam a sua velocidade de excreção. A dose é de 1 mg para cada 1 mg/mL de digoxina sérica, administrada em infusão venosa em 15 a 30 minutos.

FERRO

Está presente em diversos compostos de suplementação vitamínica. A intoxicação por ferro ocorre quando a sua concentração sérica excede a capacidade total de ligação, resultando em circulação de ferro livre que resultará no quadro toxicológico.

O quadro clínico na intoxicação aguda pode ser dividido em quatro estágios (clássicos):

A. Primeiro estágio (6 horas após a ingestão) sintomas predominantemente gastrointestinais, vômitos e diarreia, que podem ser sanguinolentas (efeito corrosivo do ferro), náuseas e dores abdominais. Hipotensão com taquicardia compensatória, acidose metabólica, depressão do sensório, hipotonia, leucocitose, hiperglicemia e dispneia.

B. Segundo estágio (6 a 24 horas após a ingestão) → aparenta estabilização clínica.

C. Terceiro estágio (12 a 24 horas após a ingestão) → há recorrência dos sintomas gastrointestinais, choque profundo, acidose metabólica, convulsão, letargia grave e coma, necrose hepática e icterícia, hipoglicemia e alterações de coagulação sanguínea, oligúria com insuficiência renal, devido a choque, edema e hemorragia pulmonar.

D. Quarto estágio (2 a 6 semanas após a ingestão) → podem ocorrer obstrução intestinal e estenose pilórica, cirrose hepática (mais comum na intoxicação crônica) e degeneração gordurosa hepática (na intoxicação aguda).

O diagnóstico é feito pela história de ingestão e da dosagem de nível sérico de ferro, cuja medição mais confiável se faz entre 4 a 6 horas após a ingestão. O valor normal é até 125 µg/dL, sendo que acima de 300 µg/dL deve-se tratar com queladores, já os níveis acima de 1.000 mcg/dL são geralmente fatais. No tratamento, o esvaziamento gástrico com lavagens gástricas copiosas é imperativo, pois o próprio ferro é bastante corrosivo. Após a lavagem, ou mesmo durante, são recomendadas instilações de bicarbonato de sódio a 1%, pois promovem a formação de sais de carbonato de ferro, que são menos irritantes e pobremente absorvidos. Pode ser realizada a instilação de 10 g de deferoxamina no final da lavagem para quelar o ferro que permaneceu no estômago. Não está indicado o uso de carvão ativado. Pacientes com níveis séricos de ferro acima de 350 µg/dL, ou mesmo abaixo, mas com sintomas toxicológicos, devem fazer quelação do ferro via intravenosa com deferoxamina 15 mg/kg/hora por 8 horas e, se necessário, seguido de 5 mg/kg/hora. Se o paciente não estiver em choque pode ser administrado por via IM 20 mg/kg a cada 4 a 6 horas, até 6 g em 24 horas. A quelação deve ser feita até o desaparecimento da coloração de "vinho rosé" na urina.

HIDROCARBONETOS

As intoxicações por hidrocarbonetos são comuns e incluem os derivados destilados do petróleo (gasolina, óleo de motor, graxas, óleo mineral de vedação) e a terebentina, que provém do óleo de pinho. Os destilados de alta volatilidade, baixa viscosidade e baixa tensão superficial tendem a ser aspirados mais facilmente, acarretando lesões pulmonares intensas (pneumonites químicas).

No quadro clínico predominam origens respiratórias (tosse, dispneia, cianose, retrações intercostais, supraclaviculares, subesternais, roncos, sibilos e estertores pulmonares). São comuns náuseas, vômitos, eructações, diarreia, sensação de queimação na boca e dores abdominais. Manifestações do SNC (sonolência, letargia, coma, convulsão) decorrem da hipóxia e da acidose resultantes das lesões pulmonares. Também são encontradas arritmias cardíacas e hemoglobinúria. Após a aspiração, o curso clínico é progressivo durante as primeiras 24 horas, o comprometimento pulmonar é, geralmente, bilateral e atinge o máximo grau de lesão em 72 horas.

O tratamento visa primeiramente evitar a aspiração, de modo que são contraindicadas medidas provocadoras de vômitos e as lavagens gástricas (com exceção de paciente previamente intubado). Fornecer oxigênio e assistência respiratória, com padrões de ventilação pulmonar mecânica adequada. Evitar epinefrina, pois os destilados de petróleo podem sensibilizar o miocárdio e ainda, em presença de hipóxia, podem precipitar arritmia fatal. Antibioticoterapia profilática e corticosteroides são, *a priori*, contraindicados.

METAEMOGLOBINEMIAS (MHG)

Os nitritos e os nitratos, tanto sob a forma orgânica como a inorgânica, são as maiores fontes de MHG tóxica. Existem outros agentes que acarretam essa doença como a anilina, benzocaína, dapsona, metoclopramida, toluidina e o nitroprussiato de sódio. A metaemoglobina é um pigmento de coloração marrom-escuro, formado pela oxidação do ferro da heme da hemoglobina que passa do estado ferroso para o férrico, sendo incapaz de se combinar reversivelmente com o oxigênio, o que acarreta hipóxia anêmica.

O sangue fica escurecido, com cianose cutânea cinzento-ardósia, notável a partir de metemoglobina entre 10 e 15% em indivíduos normais. Provocam cefaleia, náuseas e fadiga quando o nível chega a 20 a 30%. Letargia, dispneia aos esforços e taquicardia aparecem quando atingem níveis de 30 a 45%; com níveis entre 50 e 70%, instalam-se coma, arritmia, falência respiratória, convulsão e acidose. Níveis acima de 70% acarretam colapso cardiovascular e morte se não forem tratados imediatamente.

A cianose não melhora com a administração de oxigênio e, muitas vezes, é mais assustadora do que o estado clínico. O sangue apresenta uma coloração achocolatada. Obter a dosagens de MHG para a orientação terapêutica. No hemograma podem aparecer corpúsculos de Heinz.

O tratamento consiste de esvaziamento gástrico, uso de carvão ativado, remoção dos tóxicos da pele com higiene corpórea rigorosa, suporte respiratório e manutenção hemodinâmica e hidroeletrolítica. Azul-de-metileno, antídoto específico, é recomendado para quando a metemoglobinemia for maior do que 25%. A dose inicial deve ser 1 a 2 mg/kg ou 0,1 a 0,2 mL/kg da solução a 1%, administrada em infusão venosa por mais de 5 minutos. A resposta terapêutica já aparece em 1 hora, quando o nível de metemoglobina pode ser checado. Se o paciente continuar sintomático e o nível permanecer alto, pode-se repetir. A transfusão de concentrado de hemácias pode ser útil, principalmente se houver hemólise. Para níveis acima de 70%, deve ser considerada a exsanguinotransfusão. A vitamina C pode ser usada como codjuvante em casos mais leve de MHG, sendo administrada em doses altas (1 a 4 g/dia) por via intravenosa.

PRAGUICIDAS

Os carbamatos e os organofosforados são potentes inibidores da enzima colinesterase que atuam interferindo na metabolização da acetilcolina. Assim, na intoxicação por esses produtos, ocorre o acúmulo dessa substância que acarreta estimulação intensa do sistema colinérgico, gerando efeitos muscarínicos, nicotínicos e no SNC. Os pacientes apresentam cefaleia, sialorreia, dificuldade respiratória, lacrimejamento, diarreia, náuseas, vômitos, fraqueza muscular, fasciculações e tremores musculares, tonturas, visão borrada, paralisia, convulsão e coma, miose e sudorese.

O diagnóstico pode ser confirmado mediante dosagem colorimétrica da atividade da colinesterase plasmática ou dos glóbulos vermelhos. Nos casos de intoxicações por carbamatos, devido à regeneração rápida da colinesterase, a sua dosagem sérica não é tão útil.

O tratamento consiste de lavagem gástrica, carvão ativado, higiene corpórea rigorosa. A atropina, na dose de 0,05 mg/kg até 2 mg IV, pode ser repetida a cada 15 a 20 minutos, se necessário. A pralidoxima reativa à colinesterase é usada somente na intoxicação por organofosforados (400 mg/dose em adultos e 100 a 200 mg/dose em crianças, aplicados em infusão venosa contínua a cada 8 a 12 horas). Uso de solução de bicarbonato de sódio 0,5 a 1 mEq/kg em infusão venosa contínua para manter o pH sanguíneo próximo de 7,5 ou pH urinário de 8 é recomendado pelo CEATOX de Botucatu para melhorar as condições clínicas do paciente.[29]

TRATAMENTO DO USUÁRIO DE COCAÍNA

Nas últimas décadas, o uso da cocaína em forma de pó (cloridrato) e na forma de base livre (crack) tornou-se uma epidemia e um grande problema de saúde pública no Brasil, que apesar da subnotificação dos casos atendidos nos serviços de emergência, que são frequentes, serem a principal causa de óbitos decorrentes de intoxicações por drogas de abuso. Não é raro pessoas traficarem esse tipo de droga ingerindo pequenos sacos que podem romper e causar intoxicação grave e até fatal e, por isso, a abordagem desses pacientes, no setor de emergência, exige cuidados especiais.[30]

A cocaína é uma droga estimulante do SNC e tem ação simpaticomimética, pois atua bloqueando a recaptação de noradrenalina e dopamina nos terminais pré-sinápticos de nervos simpáticos, resultando no acúmulo de catecolaminas na fenda sináptica. Apresenta efeito anestésico local resultante da ação bloqueadora dos canais de sódio neuronais. Seus efeitos sistêmicos decorrem dos estímulos contínuos nos receptores α e β-adrenérgicos e, por isso, o uso de substâncias antagonistas β-adrenérgicos como o propanolol e de antagonistas mistos α e β-adrenérgicos como o labetalol é absolutamente contraindicado no tratamento dos pacientes intoxicados por cocaína e seus derivados, pois aumentam o risco dos efeitos agudos e crônicos das doenças cardiovasculares causadas pela droga, fato que pode até levar o paciente ao óbito durante o atendimento na emergência.[31] Além disso, a administração de bloqueadores β-adrenérgicos, na presença de overdose de cocaína, induz à síndrome coronariana aguda. Esses fatos foram considerados nas Diretrizes para a Reanimação Cardiopulmonar e Atendimento de Emergência Cardiovascular da American Heart Association de 2005, que ratificou a contraindicação do propanolol nos casos de overdose de cocaína.

Os anestesiologistas devem ficar em alerta quanto às inúmeras complicações que podem ocorrer durante o procedimento anestésico nos intoxicados ou usuários crônicos de cocaína, que podem resultar da interação de efeitos dos anestésicos com a droga ou das sequelas cardiovasculares e pulmonares advindos do seu uso crônico.[32]

TRATAMENTO DAS ARRITMIAS TÓXICAS

As arritmias cardíacas podem estar presentes nas IE agudas causadas por várias substâncias, entre as quais: simpaticomiméticos (cocaína, anfetamina); antidepressivos tricíclicos (imipramina e amitriptilina); bloqueadores dos canais de cálcio (verapamil e nifedipina), solventes orgânicos (gasolina, querosene e tolueno); entre outras.

O protocolo de manobras básicas de reanimação deve ser aplicado imediatamente ao intoxicado que, independentemente da substância envolvida na intoxicação. Entretanto, devido o mecanismo de ação de determinadas substâncias tóxicas sobre o coração, mostradas no Quadro 95.13, acarretam exceções no manejo das arritmias cardíacas; fato que todos os emergencistas/intensivistas devem conhecer para não causar mais danos a esse grupo de pacientes, que podem até ser fatais.[33]

CONSIDERAÇÕES FINAIS

Diagnosticar uma IE não é simplesmente conhecer o nome do agente tóxico envolvido, pois a via, a dose, as manifestações clínicas e os diagnósticos diferenciais são indispensáveis para efetivar o diagnóstico clínico correto. Os exames toxicológicos nem sempre estão disponíveis na grande maioria dos serviços de emergência, portanto, não se deve esperar para se iniciar as medidas gerais de tratamento ao paciente intoxicado.[34] O conhecimento das síndromes tóxicas, da toxicocinética e da toxicodinâmica da substância envolvida deverá ser considerado para poder auxiliar no manejo correto do paciente intoxicado em estado crítico. A prevenção de efeitos adversos também deve ser o objetivo terapêutico e, para tanto, é importante consultar um CIATox, pois o conhecimento atualizado e a experiência no atendimento de diferentes tipos de IE facilitam a tomada de medidas mais objetivas e rápidas e na realização de procedimentos terapêuticos mais adequados, evitando ou, ao menos, reduzindo a possibilidade de iatrogenias.

Algumas recomendações no manejo do paciente intoxicado são baseadas em evidências, mas a maioria dos estudos na área de toxicologia clínica consiste principalmente de publicações de relatos de casos e estudos experimentais com animais, o que torna os estudos epidemiológicos, resultantes das notificações detalhadas dos casos de IE com acompanhamento da evolução dos mesmos, essenciais para o conhecimento dos efeitos adversos das substâncias na saúde humana.

REFERÊNCIAS BIBLIOGRÁFICAS

1. Bateman DN. The epidemiology of poisoning. Medicine. 40(2): 42-5, 2012.
2. McMahon A, Brohan J, Donnelly M, Fitzpatrick GJ. Characteristics of patients admitted to the intensive care unit following self-poisoning and their impact on resource utilisation. Ir J Med Sci. 2013.
3. BRASIL, Ministério da Saúde, Portaria MS/GM nº 104, de 25 de janeiro de 2011.
4. Brasil, Ministério da Saúde. Sistema de Informação de Agravos de Notificação – SINAN. Disponível em: http://dtr2004.saude.gov.br/sinanweb/tabnet/dh?sinannet/animaisp/bases/animaisbrnet.def. Acessado em: 14 dez 2013.
5. SINITOX. Sistema Nacional de Informações Tóxico Farmacológicas. Ministério da Saúde. FIOCRUZ. Disponível em: http://sinitox.icict.fiocruz.br/ (Acesso em 11/08/2016)
6. Critical Care Toxicology – Diagnosis and management of critically poisoned patients. Editores Brent J, Wallace KL, Burkhart KK, Phillips SD, Donovan JW. Editora Elsevier Mosby, Pennsylvania, EUA. 2005.
7. Wallace M. Risk Perception in Toxicology—Part II: Toxicology Must Be the Solution
8. Not the Problem. Toxicological Sciences. 121(1):7-10, 2011.
9. Goddard AJ and Dear J. Management of the poisoned patient. Anaesthesia & Intensive Care Medicine. 11(11):490-3, 2010.
10. Thomas SHL. Is the cause toxicological? Medicine. 40(2):46-7, 2012.
11. BRASIL, Ministério da Saúde, Portaria MS/GM n. 1.678, de 02 de outubro de 2015.
12. Holstege CP, Dobmeier SG, Bechtel LK. Critical Care Toxicology. Emergency Medicine Clinics of North America. 26(3):715-39, 2008.

QUADRO 95.13 Cuidados especiais no manejo das arritmias de origens toxicológicas[33]

Tóxicos	Medicamentos contraindicados	Justificativas
Antidepressivos tricíclicos e anti-histamínicos	Antiarritmicos Classe IA (quinidina, procainamida, disopiramida) e Classe IC (flecainida, propafenona)	Nas arritmias QTlongo e *torsades de pointes* → Sinergismo da inibição dos receptores muscarínicos
Digitálicos	Antiarrítmicos Classe IA (quinidina, procainamida, disopiramida)	Depressão da condução atrioventricular nodal e aumento da toxicidade cardíaca pelo digitálico
Antipsicóticos	Antiarrítmicos Classe IA, IC Classe III (amiodarona, sotalol)	Aumento dos efeitos cardiotóxicos
Cocaína e seus derivados	Antagonistas β-adrenérgicos, Antiarrítmicos das Classes IA e IC	Síndrome coronariana aguda
Solventes orgânicos aromáticos (tolueno, benzeno, xilol), Combustíveis contendo misturas aromáticas (gasolina, querosene) Hidrocarbonetos clorados (clorofórmio, tetracloreto de carbono)	Catecolaminas	Os tóxicos aumentam a sensibilidade do miocárdio às catecolaminas ==> Prolongamento de QTc, fibrilação atrial, fibrilação ventricular, morte súbita

13. Van Hoving DJ, Veale DJH, Müller GF. Clinical Review: Emergency management of acute poisoning. African Journal of Emergency Medicine. 1:69–78, 2011.
14. Nelson LS, Lewin NA, Howland MA, Hoffman RS, Goldfrank LR, Flomenbaum NE, eds. Goldfrank's Toxicologic Emergencies. 9. ed. New York: McGraw-Hill; 2011.
15. Vale A and Bradberry S. Assessment and diagnosis of the poisoned patient. Medicine. 40(2):48-52, 2012.
16. Vale A and Bradberry S. Management of poisoning: initial management and need for admission. Medicine. 40(2):65-6, 2012.
17. Leikin JB and Paloucek FP. Poisoning and Toxicolog handbook. 4th ed. Informa Healthcare USA, Inc. 2008. eEd. Editora McGraw-Hill Companies. EUA. 2008.
18. American Academy of Clinical Toxicology; European Association of Poisons Centres and Clinical Toxicologists. Position Statement and Practice Guidelines on the Use of Multi-Dose Activated Charcoal in the Treatment of Acute Poisoning. Clinical Toxicology, 37(6):731–51,1999.
19. American Academy of Clinical Toxicology; European Association of Poisons Centres and Clinical Toxicologists. Position Paper: Single-Dose Activated Charcoal. Clinical Toxicology. 43:61–87, 2005.
20. Vale A. Reducing absorption and increasing elimination. Medicine. 40(2):67-8, 2012.
21. McCord J, et al. Management of Cocaine-Associated Chest Pain and Myocardial Infarction: a scientific statement from the American Heart Association Acute Cardiac Care Committee of the Council on Clinical Cardiology. Circulation. 117:1897-1907, 2008.
22. Marraffa JM, Cohen V and Howland MA. Antidotes for toxicological emergencies: a practical review. Am J Health-Syst Pharm. 69:199-212, 2012.
23. Thanacoody RH K, et al. National audit of antidote stocking in acute hospitals in the UK. Emerg Med J. 30:393-6, 2013.
24. Borron SW. and Baud FJ. Antidotes for Acute Cyanide Poisoning. Current Pharmaceutical Biotechnology. 13:1940-8, 2012.
25. Mitchell LJ, et al. 'Do you know where your cyanide kit is?': a study of perceived and actual antidote availability to emergency departments in the South West of England. Emerg Med J. 30:43-8, 2013.
26. Jones LO. Poisoning. Anaesthesia & Intensive Care Medicine. 7(4):132-4, 2006.
27. Dart RC, et al. Expert Consensus Guidelines for Stocking of Antidotes in Hospitals That Provide Emergency Care. Annals of Emergency Medicine. 54(3):386-94, 2009.
28. American Academy of Pediatrics – Committee on Drugs. Acetaminophen toxicity in children. Pediatrics. 108:1020, 2001.
29. Juang HJ, Vassilieff I. Intoxicações Agudas In: Fioretto JR. Manual de terapia intensiva pediátrica. Rio de Janeiro: Editora REVINTER, pág.435, 2003
30. Traub SJ, Hoffman RS, Nelson LS. Current concepts: body packing - the internal concealment of illicit drugs. N Engl J Med. 349(26):2519-26, 2003.
31. McCord J, et al. Management of cocaine-associated chest pain and myocardial infarction: a scientific statement from the American Heart Association Acute Cardiac Care Committee of the Council on Clinical Cardiology. Circulation 117:1897-1907, 2008.
32. Luft A, Mendes FF. Anestesia no paciente usuário de cocaína. Rev Bras Anestesiol. 57(3): 307-14, 2007.
33. Batlouni M e Ramires JAF. Farmacologia e terapêutica cardiovascular. São Paulo: Editora Atheneu; 2004. p. 613.
34. Thomas SHL. Is the cause toxicological? Medicine. 40(2):46-7, 2012.

96

Identificação Sindrômica e Tratamento de Exposições Químicas e Biológicas

Anthony J. Tomassoni
Frank G. Walter

INTRODUÇÃO A EVENTOS QUÍMICOS E BIOLÓGICOS

As ramificações médicas da exposição a um agente químico ou biológico são múltiplas. A habilidade da comunidade para gerar uma resposta rápida e efetiva, proporcional à magnitude do problema, depende de muitos fatores, tais como:

- Análise completa e precisa da vulnerabilidade a ameaças, antes e durante o evento.
- Planejamento e preparação com antecedência.
- Vigilância para a rápida detecção de um evento.
- Rápida identificação do(s) agente(s) etiológico(s).
- Habilidade para limitar a exposição ou contágio adicional pelo agente.
- Rápida implementação de contramedidas.

O aparecimento de um evento químico, biológico ou radiológico pode se dar de forma precipitada ou insidiosa e, geralmente, imprevista. A liberação acidental de 1.375 Ci de césio-137 ocorrida em 13 de setembro de 1987, em Goiânia, Brasil, foi um desses incidentes que se tornaram um estudo de caso trágico e, ao mesmo tempo, edificante. Pessoas, residências e locais públicos foram contaminados. Foram publicados relatos detalhados sobre as exposições, suas consequências, o tratamento dos indivíduos expostos, a descontaminação ambiental necessária e os efeitos sobre a comunidade local e sobre o estado de Goiás. Depois que o evento foi reconhecido, as autoridades responderam pronta e efetivamente, com coragem e compaixão. Especialistas internacionais foram convidados a ajudar. Um relatório instrutivo e detalhado foi publicado pela International Atomic Energy Agency (IAEA).[1] Os efeitos da exposição humana interna e externa resultaram em quatro mortes e 28 pessoas com queimaduras por radiação. Cerca de 3.500 m^3 de resíduos radioativos foram gerados na descontaminação subsequente.

Infelizmente, o incidente ocorrido em Goiânia não foi o único. Incidentes químicos, incidentes radiológicos e surtos de doenças infecciosas ocorrem no mundo inteiro, como resultado de acidentes, guerras e terrorismo. A epidemiologia de incidentes envolvendo materiais perigosos e uma cronologia de alguns dos principais eventos químicos são encontradas no *Advanced Hazmat Life Support Provider Manual*.[2]

É impossível considerar todo o espectro de agentes químicos e de doenças infecciosas em um único capítulo ou processo de planejamento regional. A abordagem deve ser ajustada aos agentes que mais provavelmente sejam causadores de doença em uma dada comunidade ou região, bem como àqueles para os quais medidas específicas possam minimizar a morbidade e mortalidade. O processo de planejamento deve ser informado por uma análise dos riscos baseada em evidência e pela consideração cuidadosa dos agentes para os quais possa ser indicado mais do que a descontaminação e o tratamento de suporte. A prevenção da exposição deve ser a principal estratégia de planejamento e minimização. Para a maioria dos compostos químicos industriais, armas químicas e doenças infecciosas, a descontaminação e o tratamento de suporte são as únicas ferramentas disponíveis para tratar os pacientes expostos. Em contraste, se a análise de risco revelar uma potencial vulnerabilidade a uma doença infecciosa contra a qual uma vacinação, antibiótico ou terapia antiviral sejam efetivos, ou ainda a presença de um veneno para o qual exista antídoto disponível, então deve-se 1) considerar a vigilância e minimização da exposição a essa doença ou composto químico e 2) abordar a logística do armazenamento e implantação de vacinas, antibióticos, antivirais e/ou antídoto em quantidade suficiente para tratar um surto. O presente capítulo enfoca as doenças e agentes químicos de maior importância em saúde pública. Ênfase especial será dada aos agentes para os quais a disponibilidade em larga escala de vacinas, antibióticos, antivirais e/ou antídotos possa ser efetiva.

RECONHECIMENTO E RESPOSTA A UM EVENTO

A etiologia de surtos misteriosos causados por exposições químicas, biológicas e radiológicas pode ser indefinida, a menos que o clínico mantenha um alto índice de suspeita e obtenha uma história de exposição. Mesmo assim, indivíduos expostos podem não ter consciência da exposição ou podem desconhecer a natureza ou a extensão dessa exposição. Os clínicos devem usar uma abordagem sistêmica para deflagrar os principais elementos de uma história de exposição, a fim de melhorar a precisão diagnóstica. Existem muitas ferramentas disponíveis para auxiliar na estruturação desse processo.[3]

Quando o processo de obtenção da história falha, reconhecer as síndromes de exposição comuns pode facilitar o diagnóstico e tratamento de pacientes expostos a agentes biológicos desconhecidos ou compostos químicos tóxicos. Os clínicos, geralmente, têm experiência em reconhecer e tratar doenças causadas por bactérias e vírus. O período de incubação após a exposição a doenças infecciosas, muitas vezes, propicia aos agentes de saúde pública e clínicos uma janela de oportunidades para aumentar a resposta a essas ameaças à saúde pública. Para muitos, o diagnóstico de doença químico-induzida é mais difícil. O aparecimento dos efeitos clínicos a partir da exposição a muitos compostos químicos industriais tóxicos, bem como a armas químicas, geralmente é rápido. Portanto, a preparação para eventos químicos deve proporcionar a prestação tempo-sensível de cuidados de suporte e antídotos para minimização da morbidade e mortalidade. A logística do armazenamento, acesso e administração de antídotos aos atendentes (que também podem ser expostos) e pacientes deve propiciar a imediata distribuição. A distribuição de antibióticos e contramedidas para doenças virais pode ser um pouco menos tempo-sensível, porém o acesso oportuno a um equipamento de proteção pessoal e as instalações/equipamentos de descontaminação podem ser similarmente tempo-sensíveis.

O reconhecimento de várias síndromes tóxicas comuns (toxídromes) e os sinais e sintomas das doenças infecciosas podem acelerar o reconhecimento de doenças químicas e biológicas. Isso, por sua vez, pode acelerar a resposta, como medidas de contenção, descontaminação, distribuição de antídotos para venenos químicos e toxinas biológicas, rastreamento de contato, imunização e/ou administração de antibióticos ou antivirais. Para as exposições químicas, antídotos específicos podem resgatar pacientes submetidos a exposições específicas. Esses princípios também se aplicam a crianças pequenas e indivíduos incapazes de fornecer uma história. O conhecimento dos princípios básicos de toxicologia pode facilitar o reconhecimento, diminuir os tempos de resposta e ampliar as opções de resposta.[4]

Os planejadores e profissionais da assistência médica devem pensar a respeito da acuidade e urgência das sequelas médicas a partir das exposições. Algumas exposições (p. ex.: exposição a uma alta concentração de gás cloro) podem resultar em efeitos imediatos (irritação respiratória e dispneia decorrente de lesão pulmonar e/ou síndrome da angústia respiratória aguda (SARA)), enquanto outras podem resultar em efeitos tardios (exposição ao fosgênio ou dióxido de nitrogênio pode produzir SARA tardia decorridas muitas horas da exposição). Algumas exposições podem não ser evidentes por períodos prolongados, resultando em teratogênese ou carcinogênese (p. ex.: leucemia mielógena aguda por exposição ao benzeno). Saber os princípios das doenças infecciosas, bem como dos envenenamentos, tais como dose, via de exposição e mecanismo(s) de toxicidade, no contexto de eventos específicos e pacientes individuais, ajuda a estabelecer um diagnóstico funcional e informa a tomada de decisão. O processo é adicionalmente informado pelo conhecimento dos efeitos a curto e longo prazos dos agentes tóxicos, os órgãos-alvo que estes atacam e as prováveis fontes ambientais de exposições tóxicas.[5]

ABORDAGEM DE PLANEJAMENTO E RESPOSTA

É preciso ter em mente os seguintes princípios, ao fazer o planejamento de possíveis incidentes com materiais perigosos e eventos com doenças infecciosas:

- Mecanismo de vigilância ativa e passiva podem acelerar o reconhecimento dos eventos, permitindo que uma ação antecipada minimize o evento e suas potenciais consequências.
- Inclusão de mecanismos de vigilância e notificação no planejamento de desastres.
- A estimativa da magnitude e do impacto de um evento frequentemente tem de ser feita com base em informação inadequada. A análise avançada de ameaças e riscos pode ajudar a fechar o planejamento e as lacunas na resposta.
- Os planos de resposta e também os sistemas de controle e comando de incidentes devem ser prontamente escaláveis.
- Atendentes, equipe médica e pacientes devem ser protegidos contra exposições primárias e secundárias.
- Aqueles submetidos a exposições significativas devem ser diferenciados daqueles que não foram expostos ou que se submeteram a exposições insignificantes.
- Se o agente etiológico não tiver sido identificado ain-

da, as casualidades deverão ser analisadas em busca de toxídrome ou síndrome de doença infecciosa, e tratadas com a terapia disponível mais apropriada.

- A descontaminação deve ser iniciada de acordo com o agente, via de exposição e condições do sítio (temperatura ambiental, velocidade e direção do vento etc.), o quanto antes, no sítio, se possível, para evitar a disseminação do agente.
- Pode ser necessário executar planos para surtos/desastres diante de eventos de grandes proporções. Os atendentes devem saber como solicitar a ativação de planos de emergência em sua região ou organização.
- As agências de saúde pública e de segurança pública, organizações de assistência médica e centro regional de venenos/rede epidemiológica devem ser notificados dos eventos, o mais rápido possível. Os mecanismos de notificação devem ser simplificados e fáceis de seguir. Os atendentes devem saber como iniciar o fluxo de recursos necessários para responder às emergências químicas, radiológicas e de doenças infecciosas.

ANÁLISE DA VULNERABILIDADE E PRONTIDÃO CONTRA AMEAÇAS

Uma parte essencial da prontidão clínica é a administração das fontes requeridas para responder às emergências de saúde pública. Nos últimos anos, um esforço substancial foi empreendido no sentido de conhecer as melhores práticas de planejamento e resposta a desastres, como os esforços de regionalização da prontidão e resposta. Isso permite que os planejadores reúnam recursos para planos mais realistas de prontidão e resposta, a fim de unir as partes interessadas e os parceiros de resposta antes da ocorrência de incidentes, com o intuito de melhor compreender as capacidades reais e as capacidades de cada organização, melhorar o comando e o controle e alcançar certo grau de economia de escala, evitando esforços e gastos em dobro.[6] Um plano robusto antecipa desastres naturais, surtos biológicos e incidentes intencionais ou acidentais cometidos pelo ser humano. Por sua natureza, os desastres excedem a capacidade de resposta e a competência. Sempre haverá competição de prioridades por fundos e recursos escassos. Desse modo, os planejadores e prestadores de assistência médica devem se autoeducar em relação aos desastres históricos que sucederam em suas comunidades e também em relação às possíveis ameaças futuras. Devem entender que as doenças infecciosas podem ser introduzidas em suas comunidades por meio de viagens globais e preparar contramedidas para os surtos mais prováveis. Também têm de prever e cuidar da preparação para os desastres químicos mais prováveis, com base nas instalações fixas que lidam com compostos químicos presentes em suas regiões; nos compostos químicos usados e manufaturados em seus locais; e nos compostos químicos transportados através de suas regiões por trem, caminhão, meios aéreos, navios, encanamentos ou outras vias.

Uma análise de vulnerabilidade a ameaças (AVA) deve ser conduzida para determinar as maiores ameaças enfrentadas por uma dada região. As agências de manejo de emergência, hospitais e negócios devem ter por objetivo a minimização, prontidão, resiliência e continuidade dos negócios. As AVAs devem ser atualizadas regularmente, os atendentes e o público devem ser educados e contramedidas precisam ser adquiridas e mantidas. A AVA deve ser projetada para ajudar uma região a priorizar o uso de seus recursos, dependendo das escolhas feitas com base nos riscos e relacionadas às ameaças e recursos disponíveis. As escolhas devem ser baseadas na aceitabilidade (ou na falta desta) das consequências e na frequência de várias ameaças. A gravidade de um evento pode ser diminuída pela prontidão em minimizar os impactos sobre as pessoas, negócios e propriedades. Preparações como planejamento, educação, estocagem de materiais e ajuda mútua de outras regiões podem amenizar as consequências de um incidente. Todos os prováveis incidentes com consequências devem ser considerados em AVA regionais ou organizacionais, a fim de obter e alocar recursos da melhor forma possível.[7-9]

A probabilidade de um evento é somente um determinante da AVA. Os planejadores devem priorizar os recursos escassos, ponderando se a preparação para eventos pouco frequentes e de graves consequências (p. ex.: terremotos) *versus* eventos mais comuns e de consequências brandas (p. ex.: quedas de energia) é oportuna. A priorização de recursos escassos também se aplica à obtenção, estocagem e distribuição de contramedidas destinadas a eventos químicos, biológicos e radiológicos.

Os clínicos devem se familiarizar com as ameaças locais e recursos de resposta para eventos químicos, biológicos e radiológicos, além de participarem de AVA regionais ou organizacionais sempre que possível. Uma vez informados, os clínicos devem defender a instrução sobre ameaças químicas e biológicas, instalações de descontaminação, estocagem de antídotos e outras contramedidas em locais estratégicos, bem como planos de distribuição de materiais e funcionários. Existem muitos recursos para guiar a seleção de equipamento de proteção pessoal para atendentes a eventos químicos e biológicos, bem como para criar e usar procedimentos e instalações para descontaminação química e biológica.[10,11]

A falta de suprimentos regionais adequados de antídotos tem sido demonstrada nos Estados Unidos e, provavelmente, é comum no mundo inteiro.[12,13] As recomendações especializadas para estocagem de antídotos que podem ser ajustados de acordo com as ameaças exclusivas de qualquer região, em uma organização qualquer ou em um dado hospital.[14] Uma abordagem similar pode ser usada para estocagem de vacinas, antibióticos e antivirais. Em adição, é possível fazer provisões para "proteção de força" de atendentes a eventos químicos e biológicos.

Entre as considerações e critérios para seleção de antídotos de emergência, estão:

1. A letalidade dos agentes tratados
2. O potencial de salvamento dos resgatadores e/ou pacientes expostos, quando o tempo para tratar é um fator decisivo
3. Inteligência do governo e outras lideranças ou responsáveis pela tomada de decisões relacionadas com agentes químicos na comunidade, surtos de doença

biológica ao redor do mundo (potencial pandêmico) e para agentes de guerra química seletos e agentes de terrorismo oportunos

4. Presença de agentes químicos na comunidade, com base em avaliações de ameaça e compostos químicos industriais localizados/transportados pela região
5. Probabilidade de derramamento ou liberação e o impacto desse derramamento ou liberação
6. Existência de terapia com antídoto específico
7. Probabilidade de tratamento pré-hospitalar e/ou emergencial seguro e bem-sucedido, com materiais adequados e treinamento de prestadores
8. Falta de acesso adequado ou de suprimentos de antídotos específicos

O desenvolvimento e implantação de um estoque regional de antídotos em uma área rural dos Estados Unidos foi decisivo para responder ao envenenamento em massa com arsênico que chamou a atenção nacional e destacou o reconhecimento sindrômico desse envenenamento, bem como o acesso e administração oportuna dos antídotos quelantes para otimização do salvamento dos pacientes.[15,16] As diretrizes do Yale New Haven Health System Clinical para diagnóstico e tratamento de pacientes com emergências químicas e biológicas são incluídas como apêndices no final deste capítulo. As diretrizes na íntegra são disponibilizadas em: <http://yalenewhavenhealth.org/emergency/WhatWeDo/ClinicalGuidelines.html> (acessado em 14 de setembro de 2015).

PAPEL DO ESPECIALISTA MÉDICO-TÉCNICO NAS RESPOSTAS A INCIDENTES QUÍMICOS E BIOLÓGICOS

Planejadores, atendentes, clínicos e outros especialistas precisam conhecer a estrutura de controle e comando para respostas de emergência em suas regiões. É essencial contar com alguma forma de sistema de comando de incidente adaptado às necessidades e exclusividades da região. Muitos prestadores de atendimento médico de emergência, médicos e enfermeiros atuarão no tratamento direto do paciente. Alguns profissionais de assistência médica também podem atuar como consultores técnicos das lideranças de resposta em suas regiões e/ou organizações. Além de serem proficientes no reconhecimento e tratamento de exposições químicas e biológicas, é importante que os especialistas médico-técnicos conheçam seus papéis e pontos de contato na infraestrutura da resposta, antes e durante um incidente.[17]

ENFOCANDO EVENTOS QUÍMICOS

No mundo inteiro, as indústrias usam centenas de milhares de compostos químicos a cada dia, de modo que o alcance em potencial dos materiais perigosos é desafiador. Muitos desses compostos químicos nunca passaram por testes de segurança ambiental nem de segurança humana.[18] A expansão dos usos dos compostos químicos aumenta a probabilidade de derramamento acidental ou liberação intencional de compostos químicos. As crescentes densidades populacionais em torno das áreas industrializadas aumentam o número de pessoas que correm risco de exposição a liberações de compostos químicos.[19] A liberação de metilisotiocianato ocorrida em Bhopal, na Índia, em 1984, matou milhares e expôs dezenas de milhares de indivíduos, muitos dos quais foram permanentemente afetados.[20] Em 2005, a exposição e o subsequente derramamento de ~100 toneladas de benzeno e nitrobenzeno nas águas próximas de Harbin, na China, mataram 5 pessoas e lesaram outras 70 pessoas.[21] Em agosto de 2015, as explosões ocorridas em Tianjin, na China, mataram 85 pessoas e lesaram outras centenas.[22] Os acidentes químicos não são o único risco, uma vez que a guerra química e o terrorismo datam de mais de 2.000 anos. O uso recente de cloro e mostarda de enxofre destacam o risco de terrorismo químico.[23,24]

RECONHECIMENTO SINDRÔMICO DE ENVENENAMENTO

Alguns eventos químicos podem ser evidentes, como explosões ou derramamentos amplos, enquanto outras são insidiosas ou encobertas, como um vazamento lento ou a liberação de uma arma química. A vigilância ativa ou passiva pode dar o primeiro alerta. A vigilância passiva por agentes de saúde pública, hospitais ou centros de veneno emprega algoritmos de busca projetados para apontar alterações nos padrões usuais de doença em uma dada área geográfica.[16]

Nos primeiros minutos a horas que se seguem a um evento químico, a identidade do composto químico pode ser indefinida. Reconhecer o tipo de síndrome tóxica (toxídrome), uma constelação de indícios clínicos característicos, pode indicar a identidade de um veneno desconhecido. Em alguns casos, pode ser necessário instituir terapia com antídoto urgente ou emergente para diminuir a morbidade ou mortalidade. Os atendentes médicos de emergência e outros clínicos podem salvar vidas conhecendo e identificando as toxídromes causadas por materiais perigosos comuns e armas químicas típicas e, então, aplicando os antídotos apropriados (Apêndices químicos: Apêndices 96.1 e 96.2). É preciso ter em mente que as toxídromes podem estar presentes *in toto* ou em parte. Os fatores que podem afetar a expressão de uma toxídrome podem incluir a dose, via de exposição, coadministração de outros agentes ou medicações, condições médicas subjacentes e outras variáveis.

É importante reconhecer que o risco associado a uma exposição depende da toxicidade do agente e da magnitude da exposição. É importante rever a(s) via(s) que um agente químico pode seguir no corpo e a resposta do corpo a esse composto químico. As potenciais vias de exposição incluem a dérmica, ocular, inalatória, ingesta e/ou injeção.

Os sintomas manifestados podem variar de acordo com a via de exposição (p. ex.: as exposições a inseticidas organofosfatos ou agentes dos nervos comumente produzem manifestações de fasciculação a partir da exposição dérmica, broncoespasmo e broncorreia por inalação, náusea e vômito por ingesta, e miosite a partir da exposição ocular.)

EXEMPLOS DE TOXÍDROMES

Para compreender as toxídromes, o conhecimento acerca dos mecanismos subjacentes do sistema nervoso autônomo esclarece o modo como os compostos químicos podem envenenar os seres humanos e o motivo pelo qual certos antídotos são eficazes no tratamento de alguns envenenamentos.

Para identificar uma toxídrome, é importante considerar um conjunto inteiro de sinais vitais, sempre que possível, para avaliar o estado mental do paciente e, por fim, checar outros sinais e sintomas autonomicamente controlados, como o tamanho pupilar, sons intestinais, secreções/excreções etc.

A seguir, são descritos três exemplos de toxídromes: a muscarínica; a t antimuscarínica (anticolinérgica); e a asfixiante sistêmica.

Os neurônios pós-ganglionares existentes no sistema nervoso parassimpático liberam acetilcolina como neurotransmissor. A acetilcolina estimula os receptores muscarínicos presentes nas glândulas exócrinas aumentando a secreção e a motilidade gastrointestinal. A palavra-chave para toxídrome muscarínica colinérgica é, portanto, úmida. Essa toxídrome pode ser produzida pela administração de substâncias análogas à acetilcolina ou agentes que bloqueiam a degradação da acetilcolina, como os inseticidas organofosfatos ou agentes dos nervos. Por outro lado, os agentes que bloqueiam a ligação da acetilcolina aos seus receptores muscarínicos inibirão as secreções – uma das principais características da toxídrome anticolinérgica antimuscarínica, cuja palavra-chave é "seca". A atropina é o protótipo dos agentes anticolinérgicos antimuscarínicos.

Um exemplo final de toxídrome por materiais perigosos é a asfixiante sistêmica, produzida prototipicamente pelo cianeto e que constitui um excelente exemplo. O cianeto se liga à citocromo-c-oxidase mitocondrial para bloquear o uso do oxigênio na cadeia de transporte de elétrons. Como resultado, a produção aeróbica eficiente de ATP pode ser paralisada. Se a dose for suficiente, o organismo morrerá em consequência da incapacidade de usar oxigênio para gerar energia. Detalhes adicionais sobre essas três toxídromes, uma lista expandida de toxídromes por materiais perigosos e os indícios de seu reconhecimento e tratamento são encontrados nas Diretrizes clínicas para agentes químicos (Apêndices 96.1 e 96.2).

O poder da toxídrome como ferramenta diagnóstica pode ser melhor compreendido por meio do seguinte exemplo: imagine-se um cenário em que muitas pessoas necessitam passar por triagem rápida após um evento em que algumas foram expostas a um organofosfato aerosolizado. Algumas têm o potencial de adoecer, enquanto outras, apesar de não expostas, ficam preocupadas e ansiosas com a possibilidade de adoecerem. Todas estão buscando atendimento e os prestadores devem separar aquelas que podem adoecer e aquelas com menor probabilidade de terem sofrido exposição. Deve-se comparar e contrastar os sinais autônomos associados com a toxídrome colinérgica muscarínica *versus* ansiedade grave na Tabela 96.1. Explicações aprofundadas sobre os materiais perigosos, suas respectivas toxídromes e seus antídotos podem ser obtidas por meio de um curso de 2 dias, o Advanced Hazmat Life Support™ (AHLS™) Provider Course, aliado ao *AHLS Provider Manual* disponibilizado pela Universidade do Arizona (EUA).[25] É possível encontrar informação online sobre compostos químicos tóxicos e armas químicas nos sites do U.S. Centers for Disease Control and Prevention[26] e da Agency for Toxic Substances and Disease Registry.[27]

TABELA 96.1 Envenenamento por organofosfatos *versus* ansiedade após a potencial exposição química

Exposição a organofosfato	Ansiedade grave
Taquicardia	Taquicardia
Dispneia	Dispneia
Ansiedade	Ansiedade
Diaforese	Diaforese
Pressão torácica	Pressão torácica
Cólicas abdominais	Cólicas abdominais
Náusea e vômito	Náusea e vômito
Incontinência	Incontinência
Fasciculações	Tremor
Coma	Cefaleia, síncope
Miose (toxídrome muscarínica)	Midríase (toxídrome simpática)

Fonte: Yale New Haven Health.

Quando a identificação sindrômica de um agente etiológico falha, o uso de *kits* de testes rápidos, a disponibilidade de laboratórios hospitalares e/ou de saúde pública, ou a ação de equipes de atendimento especial capacitadas para laboratório podem ajudar a resolver o problema. Os laboratórios locais de comunidades pequenas podem não dispor de recursos para realizar as análises necessárias. Esses laboratórios locais devem ter protocolos de amostragem, catalogagem e transporte estabelecidos para realizar o transporte de amostras até os laboratórios de referência.

RECONHECENDO OPORTUNIDADES PARA MELHORAR A EXPOSIÇÃO QUÍMICA

É importante que os clínicos elaborem abordagens sistemáticas em suas práticas para minimizar as chances de erro e otimizar a assistência. Uma dessas abordagens sistemáticas consiste em analisar um conjunto completo de sinais vitais e observar atentamente os sinais e sintomas autônomos para detectar as toxídromes. Outra abordagem sistemática consiste em pensar sobre cada etapa a que um agente químico, fármaco ou agente tóxico é submetido ao longo de seu trajeto pelo corpo e a resposta do corpo a tal agente. O acrônimo LADMER é um recurso para memorização que ajudará a lembrar essas etapas. Uma descrição de cada etapa acompanhada de um exemplo é dada a seguir:

- Liberação de uma toxina de sua matriz (p. ex.: a ricina deve ser liberada da mamona, enquanto a nicotina deve ser liberada das folhas de tabaco para que a absorção possa ocorrer).
- Absorção de agentes tóxicos por inalação, ingesta ou por via transcutânea (p. ex.: absorção dérmica de inseticidas organofosfatos).

- Distribuição de um veneno a órgão(s)-alvo (p. ex.: transporte de ferro para os hepatócitos).
- Metabolismo que pode produzir metabólitos ativos ou inativos, biotransformar um agente não tóxico em metabólito tóxico, ou transformar um agente tóxico em metabólito não tóxico.
- Eliminação, geralmente pelas vias hepática ou renal, às vezes através da respiração, sudorese, etc.
- Resposta: esta etapa é uma oportunidade para pensar sobre a resposta do corpo a um veneno e lembrar que alguns agentes podem causar toxicidade adicional por **R**ecirculação êntero-hepática.

A Tabela 96.2 traz exemplos de ações que podem ser conduzidas para diminuir o impacto de alguns venenos.

ENFOCANDO EVENTOS BIOLÓGICOS

As pandemias de influenza naturais já ocorreram três vezes (1918, 1957 e 1968), somente no século 20. Outras pandemias são altamente prováveis.[28] O número de mortes da pandemia de 1918 ultrapassou 20 milhões de pessoas.[29]

A recente emergência da H5N1, a "gripe aviária", custou bilhões de dólares aos governos americanos em esforços de planejamento e prontidão, concentrando a atenção nos esforços de continuidade dos negócios e recuperação e alterando amplamente as práticas de criação de aves.[30] Outras doenças infecciosas emergentes de interesse mundial são a SARA e a síndrome respiratória do Oriente Médio por corona vírus (MERS CoV). A guerra biológica e o bioterrorismo também podem impor sérios riscos de contágio em termos mundiais e, assim, ameaçar o comércio doméstico e internacional.

Embora o aprimoramento da tecnologia médica possa minimizar o impacto da próxima pandemia, esse impacto tende a ser grave. Avaliações de risco e análises econômicas devem ser realizadas para estarmos preparados. Os custos aos governos, negócios e indivíduos podem ser assombrosos. Para estimar o impacto do influenza na sociedade, uma doença que nos confronta ano após ano e com a qual estamos familiarizados, os fatores a serem considerados incluem as taxas de crise geral, a distribuição de idade das pessoas que adoecem, a taxa de mortalidade, o número de indivíduos vacinados, a efetividade da(s) vacina(s) disponível(is), o custo das vacinações e da assistência médica em todos os locais, as perdas econômicas resultantes da perda de produtividade e outros.[31]

PREPARANDO E PROTEGENDO OS PROFISSIONAIS DA ASSISTÊNCIA MÉDICA E O PÚBLICO

Se a resposta e recuperação de um evento químico típico for comparada a uma corrida de velocidade, a resposta a uma pandemia pode ser mais semelhante a uma maratona, exigindo assistência 24 horas para um amplo número de indivíduos doentes e por várias semanas ou meses. Equipe de assistência médica, materiais e instalações serão necessários por períodos prolongados. Desse modo, a capacidade de uma comunidade responder a um surto de uma determinada doença (e outros desastres) começa com a prontidão individual e familiar. A prontidão pessoal deve formar a base dos planos de prontidão. Se seus entes queridos não estiverem em segurança, é possível que os atendentes hesitem em ir trabalhar. Os passos iniciais para a prontidão pessoal podem ser:

- Conhecer os tipos de desastres que podem acontecer em uma comunidade e estabelecer planos para abordar os perigos regionais.
- Estabelecer e pôr em prática um plano de comunicação e desastre para as famílias.
- Providenciar provisões especiais para crianças, idosos, pessoas com incapacitação e animais de estimação.
- Estabelecer um *kit* de prontidão de emergência e proporcionar acesso contínuo a medicações diárias.
- Aprender primeiros socorros.
- Fazer provisões para permanecer informado acerca dos eventos em curso e para manter a comunicação com os familiares.

Informação adicional sobre prontidão de emergência pode ser fornecida pela Cruz Vermelha Americana.[32]

TABELA 96.2 Sistema LADMER e exemplos de intervenções que podem melhorar envenenamentos

LADMER	Tóxico	Possíveis intervenções
Liberação	Chumbo elementar e sais de chumbo	A irrigação intestinal total acelera o trânsito pelo intestino antes da absorção da dose integral.
Absorção	Compostos químicos orgânicos	Carvão ativado, irrigação intestinal total.
Distribuição	Monóxido de carbono	O oxigênio pode diminuir a ligação à hemoglobina e minimizar a inibição da citocromo-c-oxidase, além de intensificar a eliminação.
Metabolismo	Metanol e etilenoglicol	Fomepizol previne o metabolismo pela álcool-desidrogenase em metabólitos tóxicos.
Eliminação	Metanol e etilenoglicol	A diálise intensifica a eliminação de metanol, etilenoglicol e alguns de seus metabólitos tóxicos, além de ajudar a corrigir as perturbações ácido-base.
Resposta/Recirculação êntero-hepática	Amatoxinas	O carvão ativado se liga a estas toxinas para facilitar a remoção a partir do intestino e limitar a recirculação êntero-hepática destas toxinas.

Fonte: Yale New Haven Health.

A detecção de surtos de doença infecciosa começa com o estabelecimento de uma definição de caso e monitoramento de dados de vigilância ao nível internacional, bem como de vigilância regional e local, passiva e ativa. A definição de caso consiste em um conjunto de critérios clínicos pelos quais os profissionais de saúde pública determinam se um indivíduo é incluído na investigação de um surto. Na ausência de um surto, as definições de caso podem ser usadas nos esforços de vigilância para identificar e classificar as condições presentes em uma população. Os casos podem ser classificados como "suspeitos", "prováveis" ou "confirmados". O monitoramento dos diagnósticos de admissão e/ou alta de hospitais e clínicas é uma forma de vigilância passiva que pode auxiliar na detecção de casos e avaliação da magnitude de um surto. A detecção e o relato antecipados dos casos às autoridades de saúde pública são de importância fundamental.

RECONHECIMENTO SINDRÔMICO DE AGENTES BIOLÓGICOS

A apresentação clínica de um paciente infectado pode fornecer indícios importantes para a identificação do organismo infeccioso e para determinar o tratamento que mais provavelmente favorecerá o desfecho, antes da disponibilização dos resultados de microscopia, reação em cadeia da polimerase ou de culturas e sensibilidades. A presença de febre, (ou a falta de) sintomas respiratórios ou gastrointestinais, exantemas ou enantemas, linfadenopatia e/ou sintomas neurológicos pode facilitar o reconhecimento de um agente infeccioso. É importante reconhecer que, assim como as toxídromes, a apresentação de uma doença pode ser modificada pela via de exposição e pela liberação intencional de um agente ao individuo. Exemplificando, a maioria das infecções naturais por antraz se manifesta com infecção cutânea, ainda que ocorram casos inalatórios menos comumente, enquanto os casos gastrointestinais são raros. Se um determinado número de casos de antraz inalatório for identificado, isso deve levar imediatamente à preocupação com a potencial liberação por aerossol de antraz transformado em arma. Os Apêndices 96.3, 96.4, 96.5 e 96.6 contêm um catálogo de agentes patológicos notáveis, suas respectivas síndromes e tratamentos.

CARACTERÍSTICAS E CLASSIFICAÇÃO DE AGENTES BIOLÓGICOS

As classificações dão uma noção do mecanismo de replicação, transmissão, prevenção e tratamento de doenças causadas por agentes patológicos. Assim como ocorre com os agentes químicos, os agentes biológicos podem produzir incapacitação, taxas de mortalidade elevadas e/ou demandas insuperáveis para a saúde pública e prontidão de emergência.

Os agentes biológicos podem ser classificados de acordo com sua natureza: agentes biológicos que incluem um subconjunto de riquétsias (imóveis, não formadores de esporos, parasitas intracelulares obrigatórios que não crescem em meios artificiais); vírus (que também devem se replicar nas células); e toxinas de origem metabólica biológica. As contramedidas podem incluir apenas assistência de suporte, terapia antibiótica, vacinação antes do início da doença ou após a exposição (para atenuar a gravidade da doença), agentes antivirais, antitoxinas, controle de vetor, quarentena e/ou isolamento.

Os agentes biológicos de importância também podem ser classificados de acordo com a gravidade de seu potencial impacto sobre a saúde pública; transmissibilidade pessoa-pessoa; potencial de transformação em arma ou geração de terror; a natureza das estratégias de prontidão e prevenção, tais como vacinação ou estocagem de antibiótico; e técnicas de detecção laboratorial. A classificação estabelecida pelo U.S. Centers for Disease Control and Prevention (CDC) agrupa os agentes biológicos de importância nas categorias A (risco grave para a população em caso de liberação, como no exemplo da varíola), B (capaz de produzir morbidade e mortalidade significativas, porém de menor impacto do que aquele causado pelos agentes da categoria A, como mormo ou enterotoxina estafilocócica B), e C (doenças infecciosas emergentes ou agentes geneticamente modificados, *e.g.*, hantavírus ou vírus Nipah). Uma lista em ordem alfabética dos agentes, suas propriedades e tratamentos é disponibilizada no site do CDC.[33] As diretrizes biológicas anexadas a este capítulo resumem os agentes conforme suas naturezas (bacteriana, viral, toxina) e agentes causais, bem como discutem as síndromes clínicas que produzem, os períodos de incubação, os modos de transmissão, as medidas protetivas e os tratamentos.

Em resumo, o reconhecimento da síndrome pode levar ao tratamento de suporte antecipado e à terapia específica (quando disponível). O reconhecimento da síndrome constitui a base dos esforços de prontidão e resposta aos materiais perigosos e doenças biológicas, seja de ocorrência natural ou liberados de modo intencional. A notificação feita o quanto antes aos departamentos de saúde pública e às organizações de segurança pública ajudará a mobilizar os recursos necessários para a minimização do impacto.

APÊNDICES

Notificar imediatamente as autoridades estaduais e locais de quaisquer incidentes com materiais perigosos ou suspeitas de atividade terrorista. Para obter auxílio na identificação de toxídromes, tratamento de pacientes e localização de antídotos, contatar o Centro de Controle de Venenos local (1-800-222-1222 nos Estados Unidos). A consulta rápida com um médico toxicologista ajudará a prevenir lesões reativas e a otimizar a alocação de recursos para tratamento do paciente.

APÊNDICE 96.1 Sintomas e tratamento de toxídromes químicas por materiais perigosos

Toxídrome	Tóxicos típicos	Via de exposição principal	Efeitos, sintomas e sinais típicos	Tratamento	Antídoto(s) específico(s)
Gás irritante: altamente hidrossolúvel	Amônia, formaldeído, cloreto de hidrogênio, dióxido de enxofre	Inalação	Estes gases podem causar inflamação em membranas mucosas e nas vias aéreas superiores, edema e corrosão. Os sintomas podem ser leve irritação ocular, coriza, irritação de via aérea superior, ardência, tosse, estridor, laringoespasmo, afonia, sons respiratórios anormais, falta de ar e parada respiratória.	Remover as roupas e descontaminar aqueles que relatam irritação da pele/membrana mucosa/olho. Enxaguar a pele com água, em casos de compostos químicos dissolvidos na transpiração sobre a pele. Fornecer oxigênio e assistência de suporte, conforme a necessidade. Considerar a rápida intubação em casos de edema de via aérea e ventilação com pressão positiva para edema pulmonar.	Em geral, nenhum. Consultar o Centro de Controle de Venenos para esclarecimento de quaisquer dúvidas.
Gás irritante: hidrossolubilidade intermediária	Cloro	Inalação	Estes gases podem causar inflamação em membranas mucosas e nas vias aéreas superiores, edema e corrosão. Os sintomas podem ser leve irritação ocular, coriza, irritação de via aérea superior, ardência, tosse, estridor, laringoespasmo, afonia, sons respiratórios anormais, SARA e parada respiratória. Inchaço de via aérea superior, estridor e laringoespasmo são improváveis, em comparação ao observado para gases hidrossolúveis altamente irritantes.	Remover as roupas e descontaminar aqueles que relatam irritação da pele/membrana mucosa/olho. Enxaguar a pele com água, em casos de compostos químicos dissolvidos na transpiração sobre a pele. Fornecer oxigênio e assistência de suporte, conforme a necessidade. Considerar a rápida intubação em casos de edema de via aérea e ventilação com pressão positiva para edema pulmonar. Administrar albuterol para broncoespasmo. Internar indivíduos submetidos a exposições significativas para um período de observação de 24 horas, devido à possibilidade de efeitos tardios. Considerar administração por inalação de 3 mL de bicarbonato de sódio a 4,2% nebulizado: para exposições sintomáticas ao cloro.	Em geral, nenhum. Consultar o Centro de Controle de Venenos para considerar um potencial papel do bicarbonato de sódio a 4,2% inalado em exposições sintomáticas ao cloro.

Continua

Continuação

APÊNDICE 96.1 Sintomas e tratamento de toxídromes químicas por materiais perigosos

Toxídrome	Tóxicos típicos	Via de exposição principal	Efeitos, sintomas e sinais típicos	Tratamento	Antídoto(s) específico(s)
Gás irritante: levemente hidrossolúvel	Dióxido de nitrogênio, fosgênio	Inalação	Estes gases podem causar inflamação mais profunda de vias aéreas e pulmões, edema e corrosão. Os sintomas e sinais podem ser irritação de via aérea, ardência, tosse, sons respiratórios anormais, falta de ar, SARA e parada respiratória. Inchaço de via aérea, estridor e laringoespasmo são improváveis.	Remover as roupas e descontaminar aqueles que relatam irritação da pele/membrana mucosa/olho. Fornecer oxigênio e assistência de suporte, conforme a necessidade. Considerar a rápida intubação em casos de edema de via aérea e ventilação com pressão positiva para edema pulmonar. Administrar albuterol para broncoespasmo. Internar indivíduos submetidos a exposições significativas para um período de observação de 24 horas, devido à possibilidade de SARA tardia.	Em geral, nenhum. Consultar o Centro de Controle de Venenos para esclarecimento de quaisquer dúvidas.
Asfixiante: asfixiante simples	Dióxido de carbono, metano, nitrogênio, propano	Inalação	Os asfixiantes simples deslocam o oxigênio da atmosfera ambiente e, assim, diminuem a disponibilidade de oxigênio para os pulmões. Os sintomas incluem falta de ar, ânsia por ar, frequência cardíaca rápida, dor torácica, disritmias, náusea/vômito, confusão/combatividade, síncope, coma e parada respiratória.	Remover as roupas para eliminar odores, se houver. Fornecer oxigênio e assistência de suporte, conforme a necessidade. Pode haver necessidade de intubação endotraqueal.	Oxigênio

Continua

Continuação

APÊNDICE 96.1 Sintomas e tratamento de toxídromes químicas por materiais perigosos

Toxídrome	Tóxicos típicos	Via de exposição principal	Efeitos, sintomas e sinais típicos	Tratamento	Antídoto(s) específico(s)
Asfixiante: asfixiante sistêmico	Monóxido de carbono, hidrogênio azida, cianeto de hidrogênio, sulfureto de hidrogênio, nitrito de isobutil	Inalação	Os asfixiantes sistêmicos interferem no transporte e/ou uso do oxigênio. Entre os possíveis sintomas, estão falta de ar, frequência cardíaca rápida, dor torácica, disritmias, palidez, diaforese, náusea/vômito, confusão/combatividade, síncope, coma, parada respiratória, vasodilatação, hipotensão ou cefaleia. Os agentes causadores de metemoglobinemia podem induzir uma tonalidade azulada na pele ou sangue cor-de-chocolate. Conjuntivite e odor de ovo podre podem indicar envenenamento por sulfureto de hidrogênio. O monóxido de carbono pode produzir sintomas semelhantes aos da gripe, sendo que a tonalidade vermelho-cereja da pele é um achado *post mortem*. A oximetria de pulso pode resultar falsamente normal, se houver metemoglobinemia. Pacientes expostos a chamas (sobretudo em espaços confinados) podem envenenamento concomitante por monóxido de carbono e cianeto. Sais de cianeto ou sulfureto reagem com o ácido gástrico para formar cianeto de hidrogênio ou sulfureto de hidrogênio, respectivamente.	Remover as roupas para minimizar odores, se presente. Descontaminar a pele, quando assintomática ou em presença de sólidos ou líquidos aderidos. Descontaminar os olhos, se estiverem sintomáticos apresentando ardência, lacrimejamento etc. Fornecer oxigênio e assistência de suporte, conforme a necessidade. Pode haver necessidade de intubação endotraqueal. Pode haver necessidade de antídoto(s).	Oxigênio Pode haver indicação para antídotos adicionais, tais como: ▪ Monóxido de carbono: ▪ Oxigênio hiperbárico. ▪ Metemoglobinemia ▪ Azul de metileno. ▪ Cianeto ▪ Amil nitrito, nitrito de sódio e/ou tiossulfato de sódio ▪ Alternativamente, hidroxicobalamina ▪ Sulfureto de hidrogênio ▪ Possíveis para nitrito(s) e/ou oxigênio hiperbárico ▪ Contatar o Centro de Controle de Venenos. ▪ Azidas ▪ Não há antídoto conhecido para azidas. ▪ Contatar o Centro de Controle de Venenos.

Continua

Continuação

APÊNDICE 96.1 Sintomas e tratamento de toxídromes químicas por materiais perigosos

Toxídrome	Tóxicos típicos	Via de exposição principal	Efeitos, sintomas e sinais típicos	Tratamento	Antídoto(s) específico(s)
Colinérgico: pesticidas	Pesticidas organofosfato (diclorvos, clorpirifos, gutiona, parationa) Inseticidas de carbamato (carbaril)	Pele e membranas mucosas	Causa inibição de acetilcolinesterase. Os sintomas são: Sistema nervoso periférico-muscarínicos: diarreia, urinação, miose, bradicardia, broncorreia, broncoespasmo, êmese, lacrimejamento, salivação, sudorese. Nicotínicos: midríase, taquicardia, enfraquecimento, hipertensão, hiperglicemia, fasciculações. Sistema nervoso central: confusão, convulsões e coma.	Remover as roupas. Descontaminar aqueles expostos a névoas, líquidos etc. Administrar oxigênio. Pode haver necessidade de administração imediata ou antecipada de antídotos. Assistência de suporte. Pode haver necessidade de intubação endotraqueal. Administrar albuterol para broncoespasmo após a terapia com antidoto – não adiar o tratamento definitivo para administrar albuterol.	A administração de atropina adequada bloqueará os efeitos do excesso de acetilcolina sobre seus receptores e pode ser indicada para os casos de exposição a organofosfato e carbamato. A administração de 2-PAM em geral não é indicada para o envenenamento com carbamato. O diazepam pode prevenir ou cessar as convulsões. O pré-tratamento dos respondedores com piridostigmina pode ser indicado em algumas circunstâncias. Ver a tabela de antídotos químicos a seguir.
Colinérgico: Agentes de nervos	Agentes de nervos organofosfatos (agentes "G", soman, sarin, tabun, VX etc.)	Inalação e/ ou via pele e membrana mucosas	Idem aos pesticidas colinérgicos.	Idem aos pesticidas colinérgicos. Os agentes de nervos geralmente são mais rápidos; a pronta administração de atropina e 2-PAM deve ser considerada.	Idem aos pesticidas colinérgicos.
Corrosivo	Ácidos (ácido hidroclorídrico, ácido nítrico, ácido sulfúrico etc.) Bases (hidróxido de amônio, hidróxido de potássio, hidróxido de sódio, etc.)	Pele e membrana mucosas	Efeitos irritantes e corrosivos locais, que causam queimaduras nos tecidos expostos. Os sintomas incluem: Respiratórios: irritação, queimaduras, edema de via aérea e pulmões, laringoespasmo, disfonia/afonia. Cardiovascular: taquicardia, hipovolemia, hipotensão, disritmia. Sistema nervoso: confusão, coma, metemoglobinemia (alguns oxidantes) ou hipocalcemia (fósforo). Pele, sistema GI, olhos e membranas mucosas: efeitos corrosivos locais, perfuração. Ácidos: necrose por coagulação. Bases: necrose liquefativa.	Remover as roupas, e descontaminar com água em abundância (ou, para olhos, usar salina estéril e lentes de Morgan com anestesia tópica, quando disponível). Em geral, as bolhas de queimadura química devem ser estouradas para liberarem qualquer composto químico capturado. Administrar oxigênio para contaminação respiratória. Assistência de suporte. Pode haver necessidade de intubação endotraqueal antecipada. Administrar albuterol para broncoespasmo.	A exposição ao ácido hidrofluorídrico é um caso especial para o qual pode ser indicada a administração de sais de cálcio por via tópica, sistêmica ou inalatória. Contatar o Centro de Controle de Venenos. Ver a tabela de antídotos químicos a seguir.

Continua

Continuação

APÊNDICE 96.1 Sintomas e tratamento de toxídromes químicas por materiais perigosos

Toxídrome	Tóxicos típicos	Via de exposição principal	Efeitos, sintomas e sinais típicos	Tratamento	Antídoto(s) específico(s)
Corrosivo	Fluoreto de hidrogênio (ácido hidrofluorídrico)	Inalação, contato com a pele/olho ou ingestão	Irritante da pele, olhos e membranas mucosas. Sua inalação pode causar irritação respiratória ou hemorragia. Os efeitos sistêmicos são náusea, vômito, dor gástrica, arritmia cardíaca. Os efeitos dérmicos incluem dor, vermelhidão e queimaduras profundas, de cicatrização lenta e associadas a uma dor desproporcional ao aspecto físico. A exposição para diluição da solução (10%) pode resultar no aparecimento tardio dos sintomas (6 horas após a exposição). A hipocalcemia pode resultar da exposição dérmica e causar tetania, diminuição da contratilidade miocárdica e colapso cardiovascular.	Remover as roupas, dada a possibilidade de contaminação secundária ou *off*-intoxicação. Pode haver necessidade de assistência de suporte e/ou intubação endotraqueal. Tratar as arritmias seguindo o protocolo ACLS. Irrigar os olhos irritados com água ou salina durante pelo menos 20 minutos. NÃO induzir êmese. NÃO administrar carvão ativado. Tratar as ingestas com 113-227 mL de leite ou água. Contatar o Centro de Controle de Venenos.	Tratar a hipocalcemia com solução de gluconato de cálcio ou cloreto de cálcio a 10% por via IV. Tratar os casos de exposição da pele com gel de gluconato de cálcio de uso tópico e, se a dor persistir >30 minutos, pode ser indicado o tratamento intrarterial. Queimaduras por inalação podem requerer tratamento com gluconato de cálcio 2,5% nebulizado.
Hidrocarbonos e hidrocarbonos halogenados	Clorofórmio, gasolina, propano, tolueno, tricloroetileno	Inalação de gases ou vapores	A inalação pode causar sonolência ao ponto de narcose (estupor e/ou coma) e irritabilidade cardíaca. Hipóxia, narcose, coma, morte súbita cardíaca por sensibilização miocárdica a catecolaminas endógenas. Aspiração ou pneumonite química. Tosse, hipoxemia; náusea e vômito, quando ingerido. Dermatite desengordurante.	Remover as roupas e descontaminar com água e detergente líquido suave (ou, para os olhos, usar salina estéril e lentes de Morgan com anestesia tópica, quando disponível). Administrar oxigênio, conforme a indicação. Assistência de suporte. Se possível, evitar o uso de epinefrina devido à sensibilização miocárdica. Pode haver necessidade de intubação endotraqueal.	Pode haver indicação de uso de betabloqueador para casos de irritabilidade ventricular persistente induzida por hidrocarbonos. Consultar um toxicologista e tranquilizar o paciente.
Agentes formadores de bolhas (vesicantes)	Mostarda de enxofre (gás mostarda, agentes "H")	Pele, olhos, inalação. Danifica o DNA.	Sintomas tardios que surgem em 2-48 horas. Avermelhamento e irritação da pele que levam ao aparecimento de bolhas. Olhos irritados, coriza nasal, rouquidão, tosse, diarreia, febre, náusea, vômito. Pode haver supressão da medula óssea, após alguns dias (efeito radiomimético).	Remover as roupas que possam estar contaminadas. Lavar imediatamente toda a área e enxaguar os olhos. Tratamento de suporte.	Sem antídoto. Fator estimulador de colônias de granulócitos para tratar a supressão da medula óssea.

Continua

Continuação

APÊNDICE 96.1 Sintomas e tratamento de toxídromes químicas por materiais perigosos

Toxídrome	Tóxicos típicos	Via de exposição principal	Efeitos, sintomas e sinais típicos	Tratamento	Antídoto(s) específico(s)
Agentes formadores de bolhas (vesicantes)	Mostarda nitrogenada (HN)	Pele, olhos, inalação. Danifica o DNA.	Sintomas tardios, que surgem várias horas após a exposição. Sintomas similares aos produzidos pela mostarda de enxofre.	Remover as roupas que possam estar contaminadas. Lavar imediatamente toda a área e enxaguar os olhos. Tratamento de suporte.	Sem antídoto. Fator estimulador de colônias de granulócitos para tratar a supressão da medula óssea.
Agentes formadores de bolhas (vesicantes)	Lewisite (L)	Exposição através da pele, olhos, inalação.	Sintomas tardios, que surgem várias horas após a exposição. Sintomas similares aos produzidos pela mostarda de enxofre. Pode produzir efeitos similares aos do arsênico (baixa pressão arterial, vômito, diarreia).	Remover as roupas que possam estar contaminadas. Lavar imediatamente toda a área e enxaguar os olhos. Tratamento de suporte.	A rápida administração tópica de dimercaprol pode prevenir os efeitos.
Agentes formadores de bolhas (vesicantes)	Oxima de fosgênio (CX)	Exposição através da pele, olhos, inalação, causa irritação forte.	Dor imediatamente irritante, quase insuportável ao toque. Prurido intenso seguido de descoramento e formação de anéis vermelhos. Aparecimento de urticária em 24 horas e, em seguida, a pele adquire tonalidade marrom e há formação de cicatriz. Não causa bolhas. Efeito sobre os olhos e pulmões, similares aos da mostarda de enxofre.	Remover as roupas que possam estar contaminadas. Lavar imediatamente toda a área e enxaguar os olhos. Tratamento de suporte.	Sem antídoto.
Toxinas biológicas	Botulínica	Transmissão pela comida: 12-72 horas (faixa: 2 horas a 8 dias) Transmissão por inalação: 12-80 horas	Ptose; paralisia simétrica, descendente, flácida. Em geral, afebril, com sensibilidade e estado mental normais. Pode evoluir para obstrução de via aérea e insuficiência respiratória. Ressecamento da boca, visão turva, diplopia, disartria, disfonia, disfagia. Transmissão pela comida: possível náusea, vômito, cólicas abdominais, diarreia.	Assistência de suporte.	Contatar o departamento de saúde pública estadual e o *Centers for Disease Control and Prevention*, para análise de amostra e obtenção de potencial antídoto específico (toxina botulínica).
Toxinas biológicas	Ricina (toxina da mamona)	Inalação: 4-8 horas Ingesta: 1-4 horas	Ingesta: dor abdominal, vômito, diarreia, desidratação, choque hipovolêmico.	Assistência de suporte. Possível papel para o carvão ativado.	

Continua

Continuação

APÊNDICE 96.1 Sintomas e tratamento de toxídromes químicas por materiais perigosos

Toxídrome	Tóxicos típicos	Via de exposição principal	Efeitos, sintomas e sinais típicos	Tratamento	Antídoto(s) específico(s)
Outros	Hidrazinas (combustível de jatos ou foguetes, isoniazida)	Corrosivo ou irritante para os olhos, pele, nariz, membranas mucosas, garganta e sistema respiratório.	Convulsões	Assistência de suporte. Benzodiazepínicos, barbitúricos e/ ou propofol.	Piridoxina (vitamina B6).
	Metanol (solvente ou combustível)	A exposição tóxica pode acontecer por ingesta, inalação ou vias dérmicas.	Intoxicação, acidose, sintomas visuais	Assistência de suporte. Pode haver indicação para diálise. Necessário suplementação de folato.	Fomepizol ou etanol bloquearão o metabolismo de metabólitos tóxicos.
	Etilenoglicol (anticongelamento, outros)	A maioria das exposições se dá a partir da ingesta de anticongelantes.	Intoxicação, acidose, cristalúria, insuficiência renal	Assistência de suporte. Pode haver indicação para diálise. Necessário suplementação de piridoxina tiamina.	Fomepizol ou etanol bloquearão o metabolismo de metabólitos tóxicos.
	Arsina (manufatura de semicondutores, outros)	Inalação; a arsina é um gás altamente tóxico a concentrações extremamente baixas.	Hemólise	Assistência de suporte. Transfusão de troca para níveis plasmáticos de hemoglobina livre acima de 1,5g/dL	Sem antídoto.

APÊNDICE 96.2 Antídotos químicos

Antídoto	Diretrizes	Dose: Adulto	Dose: Pediátrica
Amil nitrito	Os nitritos induzem metemoglobinemia para facilitar a remoção do cianeto da citocromo oxidase. Ter cautela na dosagem para evitar hipoxemia. O amil nitrito é volátil e inflamável. Evitar a inalação acidental. Pode causar hipotensão.	Medida de temporização somente ao iniciar a terapia IV com nitrito de sódio. Quebrar 1 ampola e manter na corrente de ar inspirada pelo paciente durante 30 segundos a cada 1 minuto, até que haja disponibilidade de nitrito de sódio.	Idem ao do adulto.
Atropina	Bloqueia os efeitos do excesso de acetilcolina. Potencialmente salva-vidas. Titular conforme os sinais e sintomas, em vez do tamanho pupilar. Tratar somente os sintomas e não a potencial exposição em pacientes assintomáticos, exceto quando orientado por um médico toxicologista/centro de venenos. A via IV é preferida, mas a via IM também pode ser usada. A intubação endotraqueal e/ou sucção de via aérea também podem ser indicadas para casos de envenenamento grave.	1-5 mg, IV. Dobrar a dose a cada 3-5 minutos, até a resolução da broncorreia. Para casos de envenenamento grave, usar doses de 3-5 mg. Ver as notas adiante Sintomas leves: dose inicial de 2 mg, IV/IM Sintomas moderados: dose inicial de 4-6 mg, IV/IM Sintomas graves: dose inicial de 6 mg, IV/IM, seguida de titulação Tratamento contínuo: reavaliações frequentes. Titular atropina adicional para os sinais e sintomas respiratórios. Se não houver resposta à dose inicial, dobrar a dose e proceder conforme descrito.	50 µg/kg, IV, dobrando a dose do mesmo modo como para a dose de adulto (dose mínima = 0,1 mg; dose inicial máxima = 0,5 mg). A via IV é preferida, mas a via IM pode ser usada.
Diazepam	Eleva o limiar de convulsões. Outros benzodiazepínicos podem ser usados como substitutos.	Dose inicial: 5-10 mg, IV, e então conforme indicado para convulsões. Pode exigir intubação endotraqueal. A fenitoína e derivados tendem a não eliminar as convulsões induzidas por toxinas.	1 mês a 5 anos de idade para o estado epiléptico; 0,2-0,5 mg/kg, IV, a cada 15-30 minutos, x 2-3 doses.
Fomepizol (4-metil pirazol)	Inibe o metabolismo do metanol ou etilenoglicol em metabolitos tóxicos, via inibição da álcool-desidrogenase.	Dose de carga: 15 mg/kg, IV, seguida após 12 horas de 10 mg/kg, por 4 doses. Todas as doses devem ser administradas como infusão IV lenta, durante 30 minutos. Se houver necessidade de tratamento com duração > 48 horas, usar a dose de 15 mg/kg a cada 12 horas até a depuração do álcool tóxico (níveis < 25 mg/dL na ausência de perturbação ácido-base). Dosar a cada 4 horas, durante a hemodiálise. Se a última dose tiver sido administrada há +6 horas em relação ao início da diálise, administrar a dose no início da diálise.	Idem à dose de adulto.

Continua

Continuação

APÊNDICE 96.2 Antídotos químicos

Antídoto	Diretrizes	Dose: Adulto	Dose: Pediátrica
Hidroxicobalamina	Forma de vitamina B12. É o tratamento de escolha, quando disponível. Colore de vermelho as membranas mucosas e líquidos corporais *NÃO INFUNDIR ao mesmo tempo ou no mesmo sítio COM TIOSSULFATO DE SÓDIO.*	Dose inicial: 70 mg/kg IV (não exceder a dose inicial de 5 g) infundida por 30 minutos. Pode ser administrada por impulso IV em casos de parada cardíaca.	Dose inicial: 70 mg/kg IV (não exceder a dose inicial de 5 g) infundida por 30 minutos. Pode ser administrada por impulso IV em casos de parada cardíaca.
Azul de metileno	Pode causar metemoglobinemia adicional, sobretudo com doses altas. Indivíduos sem sintomas cardiorrespiratórios e/ou níveis de metemoglobina < 30% raramente necessitam de tratamento – contraindicação: deficiência comprovada de glicose-6 fosfato desidrogenase.	1-2 mg/kg, IV, x; 25-50 mg/m2, IV, x 1. Pode ser repetida em 30-60 minutos, em casos de sintomas persistentes.	0,3-1 mg/kg, IV, por 5 minutos, seguida de um jato IV de 30 mL de líquido. Pode ser necessário repetir a dosagem.
Pralidoxime (2-PAM)	Reverte a ligação do veneno à acetilcolinesterase. Sua administração na ausência de envenenamento pode causar complicações, incluindo hipertensão. A via IV é preferível à via IM.	Infusão de 1-2 g, IV, por 30 minutos, seguida de até 500 mg/h, para pacientes gravemente envenenados. Sintomas leves: dose inicial de 600 mg, IV/IM Sintomas moderados: dose inicial de 1.200 mg, IV/IM Sintomas graves: dose inicial de 1.800 mg, IV/IM, seguida de repetição mediante consulta ao toxicologista/centro de venenos Tratamento contínuo: reavaliações frequentes. Titular pralidoxime adicional, mediante consulta com o toxicologista/centro de venenos, para pacientes com sinais persistentes de envenenamento.	Infusão de 20-50 mg/kg (dose máxima = 1-2 g), IV, por 30-60 minutos, seguida de 10-20 mg/kg/h (dose máxima = 500 mg/h). A via IV é preferida, mas a via IM pode ser usada.
Piridoxina (Vitamina B-6)	Cofator para piridoxal fosfato. Coadministrar benzodiazepínico de escolha.	Dose máxima de 5 g ou 70 mg/kg infundida por via IV a 0,5 g/min, até a cessação das convulsões; em seguida, infundir o restante por 4-6 horas. A inalação de bicarbonato de sódio a 4,2% (3 mL em nebulizador) pode melhorar o conforto do paciente.	Infundir 0,5 g/minuto até a cessação das convulsões; em seguida, infundir o restante no decorrer de 4-6 horas. A dose máxima não deve exceder 70 mg/kg.
Nitrito de sódio	Pode causar hipotensão.	300 mg, IV (10 mL de solução a 3%), administrada a 2,5-5 mL/min. Metade da dose inicial pode ser repetida em 2 horas em caso de melhora clínica insatisfatória ou para fins de profilaxia. Diminuir a dose para 0,13-0,33 mL/kg, se houver anemia significativa. Em seguida, administrar imediatamente tiossulfato de sódio, conforme descrito a seguir.	Solução a 3%, a 6-8 mL/m2 (máximo = 300 mg), IV, infundida por 2-5 minutos (0,2 mL/kg de nitrito de sódio a 3% = 6 mg/kg). Em seguida, administrar imediatamente tiossulfato de sódio, conforme descrito a seguir.
Tiossulfato de sódio	Pode causar náusea e vômito. Pode ser usado o mesmo cateter IV e a mesma veia usada para administrar nitrito de sódio.	12,5 g (50 mL de solução a 25%), IV. Pode repetir com metade da dose inicial, caso os sintomas recorram ou, para fins profiláticos, em 2 horas.	7 g/m2 (0,5 g/kg) (2mL/kg) de solução a 25%, IV (dose máxima = 12,5 g). Pode repetir com metade da dose inicial, caso os sintomas recorram ou, para fins profiláticos, em 2 horas.

APÊNDICE 96.3 Epidemiologia – agentes bacterianos

Doença	Período de incubação	Sintomas	Sintomas clínicos	Transmissão e precauções	Organismo causador e testes/ amostras diagnósticas
Antraz, inalatório	1-7 dias (possivelmente até 60 dias)	Inespecífico: mal-estar, tosse, dispneia, cefaleia, vômito, dores abdominal e torácica	Rápido aparecimento de sofrimento respiratório grave, insuficiência respiratória e choque, ampliação do mediastino, +/- efusão pleural na radiografia de tórax	Transmissão natural por inalação de esporos oriundos de material animal infectado. Pode ser transformado em arma. O antraz GI pode resultar da ingesta de material animal contaminado com organismos de antraz. ▪ Sem transmissão pessoa-pessoa ▪ Medidas preventivas padrão	*Bacillus anthracis*: Sangue, soro, líquido cefalorraquidiano (LCR) (se houver sinais meníngeos), líquidos pleural ou ascítico, coloração Gram ou Wright, hemocultura, IHQ, sorologia, IFD, reação em cadeia de polimerase
Antraz, cutâneo	1-7 dias, até 12 dias	Pápula indolor ou pruriginosa	Pápula evolui para lesão vesicular ou ulcerativa e, em seguida, forma uma escara negra após 3-7 dias	Transmissão natural por manipulação de material animal infectado (couro). Contado da pele com esporos transformados em armas ▪ Transmissão pessoa-pessoa improvável; requer contato direto com lesão cutânea ▪ Medidas preventivas padrão	*Bacillus anthracis*: Swab de líquido ou exudato da lesão; biópsia de pele, sangue/ coloração de Gram, cultura da lesão, hemocultura, sorologia, reação em cadeia de polimerase
Brucelose	Altamente variável, 5-60 dias	Inespecífico: febre (muitas vezes intermitente), cefaleia, calafrios, sudorese intensa, artralgia	Doença sistêmica, pode se tornar crônica com febre e perda de peso	Transmissão natural por ingesta, inalação ou manipulação de material infectado (em geral, leite). Pode ser transformado em arma ▪ Funcionários de laboratório correm risco ▪ Medidas preventivas-padrão ▪ Transmissão pessoa-pessoa via gotículas respiratórias ▪ A transmissão por contato sexual é rara	*Espécies de Brucella*: Sangue, soro, medula óssea, tecido/cultura, sorologia, reação em cadeia de polimerase
Ameaças de segurança alimentar	Variável: minutos a horas, possivelmente dias	Inespecífico: mal-estar, tosse, dispneia, cefaleia, vômito, dores abdominal e torácica	Depende do agente causal	▪ Transmissão depende do agente causal ▪ Medidas preventivas-padrão	*Botulismo, E.coli 0157:H7, ricina, Salmonella, Shigella dysenteriae tipo 1, enterotoxina estafilocócica B, tifoide, Vibrio cholera*

Continua

Continuação

APÊNDICE 96.3 Epidemiologia – agentes bacterianos

Doença	Período de incubação	Sintomas	Sintomas clínicos	Transmissão e precauções	Organismo causador e testes/ amostras diagnósticas
Mormo	Alguns dias a várias semanas; disseminação 1-4 semanas após a infecção do linfonodo	Dependente da via de exposição: rupturas na pele, membrana mucosa e vias inalatórias descritas	Localizado: infecção cutânea piogênica Sistêmica: infecção pulmonar, bacteremia/sepse e infecção supurativa crônica. Os sintomas generalizados incluem febre, rigidez e diaforese, mialgia, dor torácica, cefaleia, secreção nasal mucopurulenta e sensibilidade à luz com lacrimejamento excessivo. Relatos de abscessos na pele, músculo, pulmão, fígado e baço.	Transmissão natural em espécies de equinos. Pode ser transmitida a outras espécies ▪ Os casos humanos são raros ▪ Foi transformado em arma (aerossolização) ▪ Não há casos de ocorrência natural nos Estados Unidos desde os anos 1940	*Burkhoderia mallei: Cultura*
Melioidose	Os sintomas geralmente aparecem em 2-4 semanas após a exposição, mas isso pode variar de 1 dia a muitos anos	Dependente da via de exposição: pode ocorrer em indivíduos sadios Fatores de risco: diabetes, doença hepática ou renal, talassemia, outros imunocomprometimentos não relacionados ao HIV	Infecção aguda ou localizada. Infecção pulmonar, bacteremia/ sepse ou infecção disseminada; infecções subclínicas possíveis	▪ Transmissão natural por contato direto em regiões tropicais (endêmicas) ▪ Contato direto com solo contaminado e águas de superfície com a pele não íntegra ▪ A disseminação pessoa-pessoa é rara ▪ Inalação de poeira ou gotículas de água contaminada ▪ Ingesta de água contaminada ▪ Por contaminação de ferimento de guerra.	*Burkholderia pseudomallei: Cultura*
Peste, pneumônica	1-6 dias	Inespecífico: febre alta, tosse, calafrios, dispneia, cefaleia, náusea, vômito, diarreia	Pneumonia fulminante, muitas vezes com hemoptise; progressão rápida para insuficiência respiratória, septicemia e choque. A presença de hemoptise pode ajudar a distinguir do antraz	▪ Vetor natural: moscas infectadas (a partir de roedores) ▪ Pode ser transformado em arma ▪ Precauções contra gotículas até o paciente receber antibióticos apropriados por no mínimo 2 dias e apresentar melhora clínica ▪ Precauções contra contato e também se houver bubões	*Yersinia pestis:* *sangue, escarro, soro, LCR.* *Aspirado de linfonodo, se houver bubões; colorações de Gram, Wright ou Wayson; cultura, sorologia, imunofluorescência direta (IFD), reação em cadeia da polimerase*
Tularemia, pneumônica	3-5 dias; faixa: 1-14 dias	Inespecífico: febre, fadiga, calafrios, tosse seca, mal-estar, dores corporais, cefaleia, dispneia, dor torácica	Pneumonite, efusão pleural, SARA, hemoptise, sepse. Pode haver erupção grave. Lesões oculares e úlceras cutâneas associadas com linfadenite regional podem ocorrer com ataque, quando transformado em arma (aerosol)	Transmissão natural via manipulação ou ingesta de material animal (de coelho, lebres, roedores) infectado, ou transmissão por artrópodes. Pode ser transformado em arma para terrorismo. ▪ Não há comprovação da transmissão pessoa-pessoa ▪ Funcionários de laboratório correm risco ▪ Medidas preventivas padrão ▪ Precauções contra contato, se houver úlceras, drenagem	*Francisella tularensis: soro, urina, sangue, escarro, lavagem faríngea, aspirado gástrico de jejum; swabs de úlcera, aspirados de linfonodo, se houver lesões. Coloração de Gram, cultura, coloração de IFD ou imuno-histoquímica (IHQ) de secreções, exsudatos ou amostras de biópsia*

Continua

Continuação

APÊNDICE 96.3 Epidemiologia – agentes bacterianos

Doença	Período de incubação	Sintomas	Sintomas clínicos	Transmissão e precauções	Organismo causador e testes/ amostras diagnósticas
Febre Q	10-40 dias	Inespecífico: febre, cefaleia, calafrios, sudorese intensa, artralgia	Agudos: doença febril autolimitada, com duração de 2 dias a 2 semanas; pode se manifestar como pneumonia atípica Crônicos: endocardite	Transmissão natural por inalação de material infectado de celeiro (gado, ovinos e caprinos). Pode ser transformado em arma. ▪ Sem transmissão pessoa-pessoa ▪ Medidas preventivas-padrão	*Coxiella burnetii: soro, escarro/ sorologia (difícil de cultivar)*

APÊNDICE 96.4 Epidemiologia – agentes virais

Doença	Período de incubação	Sintomas	Sintomas clínicos	Transmissão e Precauções	Organismo causador e Testes/amostras diagnósticas
Encefalite equina (oriental, ocidental, venezuelana), vírus La Crosse	Venezuelana: 2-6 dias Outras: 5-15 dias	Inespecífico: aparecimento súbito de mal-estar, febre alta, rigidez, cefaleia grave, fotofobia, náusea, vômito, mialgia de pernas e dorso	Febre, cefaleia, rigidez cervical, náusea, vômito, dor de garganta, diarreia com duração de vários dias levando ao enfraquecimento e letargia prolongados; possível desenvolvimento de sintomas do sistema nervoso central (SNC)	▪ Sem transmissão natural pessoa-pessoa: os vetores naturais são artrópodes (mosquitos) ▪ Medidas preventivas padrão	Vírus: Soro ou LCR, cultura do vírus, sorologia, reação em cadeia de polimerase
Varíola	12 dias; Faixa: 7-17 dias	Pródromo (inespecífico): Febre, mal-estar, cefaleia, prostração, rigidez, vômito, lombalgia grave. Mortalidade histórica: 30%. Somente estoques de laboratório. Não há surtos naturais desde 1977.	Erupção centrífuga: maculopapular, vesicular e então lesões pustulares, todas no mesmo estágio e em uma única localização. Surgem na língua, membranas mucosas, disseminam-se para a face, braços, pernas e, então, para as mãos e pés, podendo incluir as palmas e solas. Lesões de localização profunda (em relação à catapora/varicela) podem ser umbilicadas no decorrer de sua evolução (em geral em 3-4 dias) Tipos: comum (90% dos casos), modificado (vacinado-leve), plano (grave), hemorrágico (grave)	▪ Transmissão pessoa-pessoa por gotículas respiratórias ▪ Raramente transmitido pelo ar ou por contato direto ▪ Precauções contra transmissão aérea com pressão negativa e precauções anticontato ▪ Vestuário e roupa de cama necessitam de manuseio e lavagem adequada	Vírus da Variola: líquido de vesículas ou pústulas e raspagens, *swab* faríngeo, sarna, material, soro ▪ As amostras de lesão devem ser obtidas somente por funcionários com vacinação atualizada e usando equipamento de proteção (EPP) ▪ reação em cadeia de polimerase, cultura do vírus, microscopia eletrônica ou óptica, sorologia
Febres hemorrágicas virais (arenavírus, bunyavírus, dengue, vírus Ebola, filovírus, flavivírus, febre Lassa, vírus Marburg, outros)	2-21 dias; varia entre os vírus	Inespecífico: febre, mialgia, erupção, letargia, dor abdominal, hematêmese, diarreia, faringite, petéquias, suscetibilidade ao sangramento, olhos irritados avermelhados	Doença febril agravada por suscetibilidade a sangramentos, petéquias, hipotensão e choque. As taxas de casos fatais variam amplamente (p. ex.: de 25 a > 80% para Marburg).	▪ Transmissão pessoa-pessoa de certos vírus por contato com sangue, tecido e líquidos corporais ▪ Possivelmente, transmitido pelo ar ▪ Precauções contra transmissão aérea e anticontato: luvas duplas, proteção de cobertura para pernas e calçados	Vírus: soro ou hemocultura do vírus, reação em cadeia de polimerase, sorologia

Continua

Continuação

APÊNDICE 96.4 Epidemiologia – agentes virais

Doença	Período de incubação	Sintomas	Sintomas clínicos	Transmissão e Precauções	Organismo causador e Testes/amostras diagnósticas
Botulismo	Transmissão por alimentos: 12-72 horas (faixa: 2 horas - 8 dias) Inalação: 12-80 horas	Ingesta de toxina pré-formada: muitas vezes, sem sintomas iniciais. Possível náusea, vômito, cólicas abdominais ou diarreia, seguidos da síndrome clínica. Ferida, formas intestinal e infantil a partir de esporos.	Ptose; paralisia/paresia flácida descendente simétrica, diplopia, disartria, disfonia e disfagia. Geralmente afebril, com estado mental normal. Pode evoluir para obstrução de via aérea e insuficiência respiratória. Ausência de déficits sensoriais.	▪ Sem transmissão pessoa-pessoa ▪ Medidas preventivas padrão	*Clostridium botulinum*: soro (antes da antitoxina); aspirado gástrico, amostras de fezes e/ou alimentos, em caso de possível transmissão por alimentos
Ricina	Inalação: 4-8 horas Ingesta: 1-4 horas	Inalação: Dispneia, tosse, febre, enfraquecimento, hipotermia, artralgia, hipotensão, colapso cardíaco Ingesta: dor abdominal, náusea, vômito, diarreia	Inalação: em doses altas, o período de incubação curto e o rápido aparecimento são sugestivos de agente químico. Ingesta: desidratação, choque hipovolêmico.	Inalação de ricina aerossolizada, uma toxoalbumina extraída da mamona (arma) ▪ Sem transmissão pessoa-pessoa Ingesta de mamona com a casca da semente rompida (ingesta pediátrica ocasional) ou extrato de mamona (arma) ▪ Medidas preventivas padrão	Toxina de mamona. Sangue, tecido para pesquisa de toxina/sorologia/IHQ de tecido
Enterotoxina estafilocócica B	Inalação: 3-12 horas Ingesta: Minutos a horas	Inalação: febre, calafrios, cefaleia, mialgia, tosse, náusea. Ingesta: náusea, vômito, diarreia. Período de incubação curto e aparecimento rápido sugestivos de agente químico.	Inalação: dispneia, possível desenvolvimento de dor retrosternal. Ingesta: náusea, vômito e diarreia.	A toxídrome inalatória somente resulta da aerossolização da toxina transformada em arma ▪ Sem transmissão pessoa-pessoa ▪ Medidas preventivas padrão Ingesta de material contaminado com espécies estafilocócicas produtoras de toxina pré-formada, ou intencionalmente envenenados com toxina extraída ▪ Medidas preventivas padrão	Toxina produzida/extraída de espécies de estafilococos. Envenenamento por inalação: soro, urina. Envenenamento por ingesta: fezes, vômito/Ag-ELISA, Ac-ELISA, sorologia.

Continua

Continuação

APÊNDICE 96.4 Epidemiologia – agentes virais

Doença	Período de incubação	Sintomas	Sintomas clínicos	Transmissão e Precauções	Organismo causador e Testes/amostras diagnósticas
Micotoxinas tricotecenos	Pode ocorrer em alguns segundos de exposição (tópica, oral, inalação)	Queimação cutânea ou oral progressiva, dor, vermelhidão ou erupção, vômito, diarreia, dispneia e sangramento	Envolvimento progressivo rápido de múltiplos sistemas de órgãos. Diferenciada da enterotoxina B de estafilococos pela queimação dérmica e sintomas mucocutâneos. Diferenciada da ricina pela presença de sintomas dérmicos.	Exposição tópica, ingesta ou inalação de toxina que pode ser transformada em arma. ▪ Medidas preventivas padrão e anticontato são necessárias, até a descontaminação da vítima	Imunoensaio/anticorpos contra micotoxinas tricoteceno (não validado). Secreções nasais, da garganta e respiratórias, para avaliação por espectrometria de massa; soro, urina e tecido para detecção de toxina. Triagem de ELISA para exposição; contagem absoluta sequencial de linfócitos; painel de coagulação. O ensaio ambiental pode ser a confirmação mais confiável.

APÊNDICE 96.5 Diagnósticos diferenciais por síndrome

Síndrome	Bioterrorismo	Outras condições/infecções
Sofrimento respiratório agudo com febre	Inalação de antraz	Influenza e outros vírus respiratórios causadores de pneumonia, tularemia, peste, pneumonia adquirida na comunidade, meningite bacteriana, aracnidismo necrótico.
	Peste pneumônica	Síndrome da resposta inflamatória sistêmica (SRIS), linfadenopatia supurativa, difteria, sepse, impetigo, meningite bacteriana, síndrome da angústia respiratória aguda (SARA), antraz, meningococcemia, pneumonia bacteriana, linfogranuloma venéreo, febre tifoide, tularemia, febre maculosa das Montanhas Rochosas, parotite, cancro, síndrome pulmonar do antavírus, fasciite necrotizante.
	Tularemia pneumônica (rara)	Pneumonias bacterianas, antraz, SARA, febre maculosa das Montanhas Rochosas, febre Q, febre tifoide, doença da arranhadura do gato, esporotricose.
	Ricina/abrina	Pneumonias atípicas (*Mycoplasma, Chlamydia, Legionella*). Antraz, fosgênio, toxina SEB, celulite, febre Q, tularemia. Considerar também: peste, salmonela, shigela, colera, fasciite necrotizante.
	Enterotoxina estafilocócica B (SEB)	Dependente da via de exposição. Hantavírus, síndrome do choque toxico estreptocócico, doença de Kawasaki, febre escarlate, febre maculosa das Montanhas Rochosas, meningococcemia, leptospirose, síndrome de Stevens-Johnson, fasciite necrotizante. Conjuntivite, otite média/externa. Exposição à ricina.
	Micotoxina T2	Ricina/abrina, toxina SEB, exposição vesicante (mostarda/lewisite).
Erupção aguda com febre	Catapora	Vesicular ou pustular: varicela, enterovírus, herpes simples disseminado ou herpes-zóster, impetigo, *monkey pox*, erupções farmacológicas, dermatite de contato, eritema multiforme, sarna/picadas de inseto, molusco contagioso.
	Febre hemorrágica viral	Não vesicular: meningococcemia, riquétsia, leucemia, eritema multiforme, erupções farmacológicas, enterovírus. Influenza, hepatite viral, sepse por estafilococos/gram-negativa, síndrome do choque tóxico, salmonelose, shiguelose, leptospirose, borreliose, psitacose, febre do dengue, síndrome pulmonar do hantavírus, malária, tripanossomíase, peste septicêmica, rubéola, sarampo, catapora hemorrágica.
Síndromes neurológicas	Botulismo	Vírus West Nile, encefalite de St. Louis, acidente vascular cerebral (AVC), meningite, miastenia grave, paralisia por carrapato, envenenamento com arsênico, chumbo, mercúrio ou compostos orgânicos
	Encefalites (Venezuelana, Oriental, Ocidental)	Síndrome de Guillain-Barré, meningite bacteriana, meningite viral, infecções fúngicas do SNC, abscesso intracraniano, hematoma subdural, vasculopatia, encefalopatia, DIC, raiva, encefalite por herpesvírus humano (HSV), infecção enteroviral do SNC, sarampo afetando o SNC, miastenia grave, síndrome de Eaton-Lambert, paralisia por carrapato, intoxicação, poliomielite
Doença influenza-símile	Brucelose	Influenza e outros vírus respiratórios; malária, doença de Lyme, febre tifoide, tifo, tuberculose, mononucleose, febre reumática, sífilis, HIV, febre Q
	Tularemia	Mononucleose (vírus de Epstein-Barr (EBV), citomegalovírus (CMV), toxoplasmose, vírus da imunodeficiência humana (HIV)), antraz, febre maculosa das Montanhas Rochosas, febre Q, febre tifoide, doença da arranhadura do gato, esporotricose

Continua

APÊNDICE 96.6 Diretrizes terapêuticas

Agente	Tratamento	Profilaxia	Dose de adulto	Dose pediátrica
Antraz, inalatório/ cutâneo	Inalação: Ciprofloxacina, doxiciclina e penicilina G procaína são comprovadamente efetivas em não primatas e aprovadas para uso pela Food and Drugs Adinistration (FDA) na profilaxia do antraz inalatório B. Ciprofloxacina ou doxiciclina são recomendadas para profilaxia e tratamento de adultos e crianças, mais um ou dois outros antimicrobianos e ciprofloxacina ou doxiciclina. Os regimes de ciprofloxacina/doxiciclina devem ser mantidos por um total de 60 dias IV/PO. Cutâneo: Ciprofloxacina ou doxiciclina; adicionar um ou dois outros antimicrobianos, se houver edema extensivo sistêmico, lesões na face/pescoço Referências: Exposure management and antimicrobial therapy: MMWR 50(42);909-919, 2001. For information regarding pregnant women, breastfeeding and children: MMWR 50(45);1014-16, 2001.	Profilaxia com ciprofloxacina: Para um total de 60 dias, IV/VO. Tratamento: via IV mais um ou dois antibióticos adicionais.	Ciprofloxacina ▪ 500 mg, VO a cada 12 horas, por 60 dias *Ou* ▪ 400mg, IV a cada 12 horas, por 60 dias	Ciprofloxacina ▪ 10-15 mg/kg, VO a cada 12 horas, por 60 dias (não exceder 500 mg/dose) *Ou* ▪ 10 mg/kg, IV a cada 12 horas, por 60 dias (não exceder 400 mg/dose)
		Profilaxia com doxiciclina: Para um total de 60 dias. Tratamento: via IV mais um ou dois antibióticos adicionais.	Doxiciclina ▪ 100 mg, VO/IV a cada 12 horas, por 60 dias	Doxiciclina ▪ > 8 anos e > 45 kg: 100 mg, VO/IV a cada 12 horas, por 60 dias ▪ > 8 anos ≤ 45 kg: 2,2 mg/kg, VO/IV a cada 12 horas, por 60 dias
		PCN Quando sensível – presença de betalactamases constitutivas e induzíveis, bem como cefalosporinas em alguns isolados. *Atenção*: a penicilina isolada não é recomendada.	PCN G: ▪ 8-12 milhões de unidades IV, divididas a cada 4-6 horas PCN V: ▪ 200-500 mg, VO a cada 6 horas	PCN G: ▪ 100.000-150.000 UI/kg/dia, IV, divididas a cada 4-6 horas PCN V: ▪ 25-50 mg/kg/dia, VO, divididas 2 vezes ao dia/4 vezes ao dia
		Amoxicilina Opção na doença cutânea, para gestantes e crianças, se o isolado for sensível – não foi estudada em modelos animais; *ver alerta anterior.*	Amoxicilina ▪ 500 mg, VO a cada 8 horas	Amoxicilina ▪ 40 kg: 500 mg, VO a cada 8 horas ▪ <40 kg: 15 mg/k a cada 8 horas* ▪ (total: 45 mg/kg/dia). Esta é a dose mínima de amoxicilina para pacientes pediátricos pesando < 40 kg. Doses < 45 mg/kg/dia e intervalos de dosagem maiores que a cada 8 horas não devem ser usados. ▪ < 8 anos: 2,2 mg/kg, VO, 2 vezes/dia.

Continua

Continuação

APÊNDICE 96.6 Diretrizes terapêuticas

Agente	Tratamento	Profilaxia	Dose de adulto	Dose pediátrica
Antraz, inalatório/ cutâneo	Inalação: Ciprofloxacina, doxiciclina e penicilina G procaína são comprovadamente efetivas em não primatas e aprovadas para uso pela FDA na profilaxia do antraz inalatório B. Ciprofloxacina ou doxiciclina são recomendadas para profilaxia e tratamento de adultos e crianças, mais um ou dois outros antimicrobianos e ciprofloxacina ou doxiciclina. Os regimes de ciprofloxacina/doxiciclina devem ser mantidos por um total de 60 dias IV/VO. Cutâneo: Ciprofloxacina ou doxiciclina; adicionar um ou dois outros antimicrobianos, se houver edema extensivo sistêmico, lesões na face/pescoço Referência: Exposição management and antimicrobial therapy: MMWR 50(42);909-919, 2001. For information regarding pregnant women, breastfeeding and children: MMWR 50(45);1014-16, 2001	Vacina anti-antraz - adsorvida	Vacina anti-antraz ▪ A imunização consiste em uma série de 5 doses de 0,5 mL por via IM. Administrar uma dose em 0 e 4 semanas, e 6, 12, e 18 meses. ▪ Pode ser iniciada quando o risco de exposição for identificado (a profilaxia antibiótica pode ser indicada). Para pré-exposição à vacinação, os indivíduos somente são considerados protegidos depois que uma série inteira é concluída.	Vacina anti-antraz ▪ Recomendada para indivíduos selecionados, entre 18 e 65 anos de idade. Uma imunização de reforço anual é recomendada. ▪ A segurança e efetividade em pacientes pediátricos com idade <18 anos não está estabelecida.

Continua

Continuação

APÊNDICE 96.6 Diretrizes terapêuticas

Agente	Tratamento	Profilaxia	Dose de adulto	Dose pediátrica
Toxina do botulismo	Tratamento de suporte: Pode haver necessidade de ventilação (capacidade vital < 12 mL/kg). Antitoxina equina trivalente (tipos A, B, E) disponível – solicitar junto ao departamento de saúde local/estadual. Precisa de dose de teste, devido ao potencial de hipersensibilidade. A antitoxina heptavalente (HBAT) para os tipos A-G pode ser obtida diretamente do CDC/US Army/DHHS Strategic National Stockpile Para botulismo infantil: antitoxina humano-derivada (tipos A, B), "baby big" Contatar o controle de infecção hospitalar, departamento de saúde local e estadual, quando disponível; CDC (770) 488-7100	Nenhum	HBAT – Referir ao protocolo completo do CDC: ▪ Infusão de 20 mL, IV, a ser diluída com SN à concentração de 1:10; ▪ Infusão lenta por bomba volumétrica a 0,5mL/minuto por 30 minutos; ▪ Na ausência de reação, aumentar para 1mL/minuto por 30 minutos; ▪ Na ausência de reação evidente, pode aumentar para 2 mL/minuto no decorrer do restante da infusão. Outras formulações: Referir a informações sobre dosagem e protocolos fornecidos	As antitoxinas trivalentes e HBAT podem ser usadas no botulismo transmitido por alimentos, transformado em arma e de ferida. O botulismo infantil pode ser tratado com imunoglobulina antibotulínica humana (Baby BIG-IV, disponível junto à Div. of Communicable Disease Control, CA Dept. of Public Health 510-231-7600; 24 horas/dia, 365 dias/ano). Em bebês com idade < 1 ano: infusão de 50 mg/kg; inicialmente, 25 mg/kg/h (ao longo de 0-15 minutos), não exceder 50 mg/kg/h. BIG-IV não é recomendado antes de 1 ano. Antibióticos não são indicados, exceto para infecção secundária. Cuidado: o uso de aminoglicosídeos (p. ex., gentamicina) ou tetraciclinas pode piorar a paralisia no botulismo infantil.
Brucelose	Doxiciclina mais estreptomicina ou rifampina. Alternativas: ciprofloxacina mais rifampina; doxiciclina mais gentamicina; TMP/SMX mais gentamicina. Referência: emedicine article CBRNE- Bruceloseupdate April 29,2009	Doxiciclina/estreptomicina	Doxiciclina, 100 mg, VO, IV 2 vezes/dia por: ▪ 3-6 semanas mais estreptomicina, 15 mg/kg (não exceder 1 g/dia, IM, por 3 semanas)	Doxiciclina 5 mg/kg/dia VO for: ▪ 3 semanas mais 20-40 mg/kg IM diariamente (não exceder 1 g diariamente)
		Rifampina	Rifampina: ▪ 600-900 mg, VO/IV, diariamente	Rifampina: ▪ 10-20 mg/kg, VO/IV, diariamente; não exceder 600 mg

Continua

Continuação

APÊNDICE 96.6 Diretrizes terapêuticas

Agente	Tratamento	Profilaxia	Dose de adulto	Dose pediátrica
Brucelose	Doxiciclina mais estreptomicina ou rifampina. Alternativas: ciprofloxacina mais rifampina; doxiciclina mais gentamicina; TMP/SMX mais gentamicina. Referência: emedicine article CBRNE- Bruceloseupdate April 29,2009	Gentamicina	Gentamicina: ▪ 5,1 mg/kg, IV/IM, diariamente *Ou* ▪ dose de carga de 2 mg/kg, IV, seguida de 1,7 mg/kg, IV/IM, a cada 8 horas por 5 dias	Gentamicina: ▪ 5 mg/kg, IM, por 5 dias, combinada com doxiciclina ou TMP/SMX
		TMP/SMX	TMP/SMX: ▪ 1 comprimido de potência dupla, VO, 2 vezes/dia (160/ 800) ou 8-10 mg/kg, IV	TMP/SMX: ▪ 5 mL/10kg (40/200), VO, 2 vezes/dia
		Dexametasona: Considerar como adjunto para melhorar o resultado na neurobrucelose/meningite de brucella	Dexametasona: ▪ 0,15 mg/kg, IV, a cada 8 horas	Dexametasona: ▪ 0,6 mg/kg/d, IV, dividido a cada 6 horas por duas doses, antes de iniciar os antibióticos
Peste	Estreptomicina; gentamicina. Cloranfenicol deve ser usado para meningite. Referência: JAMA 2000; 283(17):2281-2290.	Doxiciclina; tetraciclina; ciprofloxacina	Estreptomicina ▪ 30 mg/kg (até 2 g) por dia, dividido 2 em duas vezes ao dia/3 vezes ao dia. Alternativa: doxiciclina ▪ Carga com 200 mg, IV, seguida de 100 mg, IV, 2 vezes/dia Cloranfenicol: ▪ 25 mg/kg, a cada 6 horas	Alternativas Doxiciclina: ▪ < 45 kg de peso corporal: 2,2 mg/kg, IV, 2 vezes/dia (não exceder 200 mg diariamente) ▪ > 45 kg: usar dosagem de adulto; em crianças > 2 anos cloranfenicol: 25 mg/kg, IV, a cada 6 horas
	Alternativas: Doxiciclina; tetraciclina; ciprofloxacina; e cloranfenicol. Referência: emedicine: CBRNE - Peste Sept. 22, 2009.	Cloranfenicol (para meningite de peste)	Cloranfenicol ▪ 50-100 mg/kg/dia, divido a cada 6 horas: ▪ 30 mg/kg/dia, VO, dividido a cada 6 horas, pode ser substituído nos últimos 5 dias de terapia	Cloranfenicol: ▪ < 7 dias: 25 mg/kg, VO/IV, diariamente ▪ > 7 dias: 50 mg/kg/dia, VO/IV, dividido a cada 12 horas
Febre Q	Doxiciclina; tetraciclina, cloranfenicol	Doxiciclina; tetraciclina (pode retardar, mas não previne a doença)	Doxiciclina ▪ 100 mg, VO, a cada 12 horas	Doxiciclina: ▪ > 8 anos: 3 mg/kg/dia, VO, a cada 12 horas (não exceder 200 mg/dia). ▪ < 8 anos: não recomendado
		Cloranfenicol	Cloranfenicol ▪ 500-750 mg, VO/IV, a cada 6 horas (não exceder 4 g/dia)	Cloranfenicol: ▪ 50 mg/dia, PO/IV, dividido 3 vezes/dia

Continua

Continuação

APÊNDICE 96.6 Diretrizes terapêuticas

Agente	Tratamento	Profilaxia	Dose de adulto	Dose pediátrica
Ricina/abrina	Tratamento de suporte: Tratamento para edema pulmonar, desidratação, hipotensão. Cefazolina (infecções bacterianas secundárias), dopamina/ noradrenalina (hipotensão), difteria e toxoides tetânicos (induz imunidade ativa contra a toxina); inibidores de H2 e carvão ativo podem ser usados.	Nenhuma	Somente tratamento de suporte Sem tratamento definitivo	Somente tratamento de suporte Sem tratamento definitivo
Catapora	Tratamento de suporte: Hidratação IV, controle da febre e da dor, tratamento de infecções secundárias. Vacinação. Possível papel para antivirais, como cidofovir (ou análogo) Consultar: controle de infecção hospitalar, departamento de saúde local e estadual, CDC para assistência no manejo da vacina e da imunoglobulina.	A vacinação dentro de 3 dias de exposição pode prevenir ou diminuir a gravidade da doença. Não estabelecido para uso em crianças e jovens com idade < 16 anos.	Imunoglobulina (do CDC e vacina de imunoglobulina IV humana (VIGIV)) pode ter alguma utilidade. Por outro lado, apenas tratamento de suporte. Sem tratamento definitivo, considerar cidofovir.	Imunoglobulina (do CDC e vacina de VIGIV) pode ter alguma utilidade. Por outro lado, apenas tratamento de suporte. Sem tratamento definitivo.
Enterotoxina estafilocócica B	Tratamento de suporte: Ressuscitação com líquido, vasoativos, antipiréticos. Remoção e descarte de roupas contaminadas; limpeza de áreas infectadas/expostas.	Nenhum	Somente tratamento de suporte Sem tratamento definitivo	Somente tratamento de suporte Sem tratamento definitivo
Micotoxina T2 ("Yellow Rain")	Irritante dérmico potente Pode ser absorvida através da pele intacta, causando doença sistêmica. Os sintomas geralmente se manifestam em segundos após a LD 50= ~1 mg/kg ser atingida. A exposição humana causa doença letal protraída com dor de garganta, secreção nasal sanguinolenta, dispneia, tosse e febre.		Carvão ativado ▪ 1 g/kg, VO/NG, repetir 20-50 g a cada 2-6 horas	Carvão ativado: ▪ < 1 ano - 1 g/kg, VO ▪ 1-12 anos: 25-50 g, VO ▪ Adolescentes 25-100 g, VO ▪ Repetição da dosagem para crianças não estabelecida ▪ Metade da dose inicial recomendada sem sorbitol

Continua

Continuação

APÊNDICE 96.6 Diretrizes terapêuticas

Agente	Tratamento	Profilaxia	Dose de adulto	Dose pediátrica
Tularemia	Estreptomicina: existe vacina, embora atualmente esteja indisponível Referência: JAMA 2001:285(21): 2763-2773	Tetraciclina; doxiciclina; ciprofloxacina, gentamicina (monitor para insuficiência renal)	Estreptomicina ▪ 1 g, IM, 2 vezes/dia por 7-14 dias, até a febre cessar *Ou* ▪ 1 g/kg, VO/NG; possível, doxiciclina 100mg, IV/VO, 2 vezes/dia por 14 dias Alternativas: gentamicina ▪ 5mg/kg, IM/ IV, diariamente Cloranfenicol ▪ 15 mg/kg, IV, a cada 6 h; Ciprofloxacina ▪ 400 mg, IV, 2 vezes/dia.	Estreptomicina ▪ 15 mg/kg, IM, 2 vezes/dia (não exceder 2 g/dia) Alternativas: doxiciclina ▪ < 45 kg de peso corporal: 2,2 mg/kg, IV, 2 vezes/dia. ▪ >45 kg: 100 mg, IV, 2 vezes/dia. Gentamicina ▪ 2.5 mg/kg, IM/IV, a cada 8 horas, com função renal normal Cloranfenicol ▪ 15 mg/kg, IV, a cada 6 horas
Febres hemorrágicas virais	Tratamento de suporte: Ribavirina empírica até o vírus ser identificado. A ribavirina pode ser efetiva para as febres de Lassa, Crimeia-Congo e Rift Valley	A ribavirina pode ser efetiva para as febres de Lassa, Crimeia-Congo e Rift Valley	Somente tratamento de suporte intensivo Sem tratamento definitivo	Somente tratamento de suporte intensivo Sem tratamento definitivo

REFERÊNCIAS BIBLIOGRÁFICAS

1. IAEA. The radiological accident in Goiania. IAEA, Vienna, 1988. In: http://www.pub.iaea.org/mtcd/publications/pdf/pub815_web.pdf. (Acessado 4 ago 2015).
2. Walter FG, Schauben JL, et al. Advanced HAZMAT Life Support Provider Manual. 4. ed.. University of Arizona, USA. 2014. ahlsinfo@aemrc.arizona.edu.
3. ATSDR: Taking an exposure History. 2000. http://www.atsdr.cdc.gov/HEC/CSEM/exphistory/docs/exposure_history.pdf. (Acessado 12 Ago 2016).
4. Prybys KM, Tomassoni AJ. Principles of pediatric toxicology. Topics in Emergency Medicine. 1996. 18(2):56-72.
5. Tomassoni AJ, French RNE, Walter FG. Toxic industrial chemicals and chemical weapons: exposure identification and management by syndrome. Emerg Med Clin of N Am. 2015. 33:13-36.
6. Tomassoni AJ. Regional Mass Care. Oxford American Handbook of Disaster Medicine. Oxford University Press. 201;, p.308-324.
7. Saruwatari M. Developing a facility hazard and vulnerability analysis (HVA). National Association of Community Health Centers. Live Process. 2008.
8. Kaiser Permanente. Kaiser permanente hazard vulnerability analysis (HVA) tool. (Acessado 4 ago 2015).
9. Campbell P, Trockman SJ, Walker A.R. Strengthening hazard vulnerability analysis: results of recent research in Maine. Public Health Report. 2011 Mar-Apr;126(2):290-3.
10. OSHA Best practices for hospital-based first receivers of victims from mass casualty incidents involving the release of hazardous substances. January, 2005. https://www.osha.gov/dts/osta/bestpractices/html/hospital_firstreceivers.html. (Acessado 14 set 2015).
11. Centers for Disease Control and Prevention, Emergency Resposta Resources. http://www.cdc.gov/niosh/topics/emres/responders.html. (Acessado 14 set 2015).
12. Dart RC, Stark Y, Fulton B, Koziol-McLain J, Lowenstein SR. Insufficient stocking of poisoning antidotes in hospital pharmacies. JAMA. 1996 Nov 13;276(18):1508-10.
13. Skolfield S, Lambert D, Tomassoni A, Wallace K. Inadequate regional supplies of antidotes and medications for poisoning emergências. Clin Tox 1997; 35(5) (abstract).
14. Dart RC, Borron SW, Caravati EM, Cobaugh DJ, Curry SC, Falk JL, Goldfrank L, et al. Antidote Summit Authorship Group. Ann Emerg Med. 2009 Sep;54(3):386-394.e1. doi: 10.1016/j.annemergmed.2009.01.023. Epub 2009 May 5. http://www.supplements.annemergmed.com/pdf/guidelines.pdf. Acessado em: 14 set 2015.
15. Tomassoni AJ, Simone K. Development and use of a decentralized antidote stockpile in a rural state. Clin Tox 2004; 42(5) (abstract).
16. Mills DA, Tomassoni AJ, Tallon LA, Kade KA, Savoia ES. Mass arsenic poisoning and the public health response in Maine. Disaster Med Public Health Prep. 2013 Jun;7(3):319-26. doi: 10.1001/dmp.2011.1.
17. Yale New Haven Center for Emergency Preparedness and Disaster Response. In 141: The role of medical/technical specialists during an incident: mini-module. http://ynhhs.emergencyeducation.org/. (Acessado 14 set 2015).
18. Urbina I. Think those chemicals have been tested? New York Times 2013.
19. Auf der Heide E. Disaster Response: principles of preparation and coordination. Mosby; 1989. Disponível em: http://sheltercentre.org/sites/default/files/CVMosby_ DisasterResponsePrinciples.pdf. (Acessado 15 set 2015).
20. Madhya Pradesh Government: Bhopal Gas Tragedy Relief and Rehabilitation Department, Bhopal. Mp.gov.in. Recuperado em: 28 ago 2012.
21. Is Harbin chemical spill, China's Chernobyl? November 29, 2005. http://www.socialistworld.net/doc/2042. (Acessado 15 set 2015).
22. South China Morning Post. http://www.scmp.com/topics/tianjin-warehouse-explosion-2015. (Acessado 5 set 2015).

23. Muir J. Syria war: 'Chlorine' attack video moves UN to tears. 17 de abril de 2015. BBC News. http://www.bbc.com/news/world-middle-east-32346790.
24. Lubold G, Entous A. U.S. Tests Show Islamic State Used Mustard Agent Against Kurdish Fighters. 21 de agosto de 2015. The Wall Street Journal. http://www.wsj.com/articles/u-s-tests-show-islamic-state-used-mustard-agent-against-kurdish-fighters-1440179956.
25. Universidade do Arizona (EUA). Advanced Hazmat Life SupportTM – AHLS. AHLS Provider Manual. https://www.ahls.org/ahls/ecs/main/ahls_home.html.
26. U.S. Centers for Disease Control and Prevention. http://www.bt.cdc.gov/hazards-specific.asp. (Acessado 17 set 2015).
27. Agency for Toxic Substances and Disease Registry. http://www.atsdr.cdc.gov/toxprofiles/index.asp. (Acessado 17 set 2015).
28. Patriarca PA, Cox NJ. Influenza pandemic preparedness plan for the United States. J Infect Dis 1997;176 Suppl.1:S4-7.
29. Simonsen L, Clarke MJ, Schonberger LB, Arden NH, Cox NJ, Fukuda K. Pandemic versus epidemic influenza mortality: a pattern of changing age distribution. J Infect Dis 1998;178:53-60.
30. Rosenthal E, Bradsher K. Is Business Ready for a Flu Pandemic? New York Times, March 16, 2006 http://www.nytimes.com/2006/03/16/business/16bird.html?_r=2&oref=slogin&.
31. Meltzer MI, Cox NJ, Fukuda K. The economic impact of pandemic influenza in the United States: priorities for intervention. Emerging Infectious Disease; 1999. 5(5):660-671.
32. http://www.redcross.org/prepare/location/home-family. (Acessado 14 set 2015) e Centers for Disease Control and Prevention (http://www.bt.cdc.gov/prontidão/index.asp. (Acessado 14 set 2015).
33. U.S. Centers for Disease Control and Prevention (CDC). http://emergency.cdc.gov/agent/agentlist.asp. (Acessado 19 set 2015).
34. Kwan-Gett TSC, Kemp C, Kovarik C. Infectious and tropical diseases: a handbook for primary care. Elsevier-Mosby. St. Louis, MO, USA. 2006.
35. Oxford American handbook of disaster medicine. Oxford University press; 2012.
36. Managing hazardous materials incidents: a planning guide for the management of contaminated patients. U.S. Department of Health And Human Services Public Health Service Agency for Toxic Substances and Disease Registry http://www.atsdr.cdc.gov/MHMI/mhmi_v1_2_3.pdf. (Acessado 12 Ago 2016).
37. Medical management of chemical casualties. 4. ed. U.S. Army. http://ccc.apgea.army.mil/products/info/products.htm.
38. Medical management of Biological Casualties Handbook. 7th edition U.S. Army Medical Research Institute of Infectious Diseases. http://www.usamriid.army.mil/education/instruct.htm.
39. Sullivan JB, Krieger GR. Hazardous Materials Toxicology: Clinical Principles of Environmental Health. Baltimore: Williams & Wilkins, 1992.
40. The U.S. Centers for disease control and prevention. http://emergency.cdc.gov/.
41. Yale New Haven Center for Emergency Preparedness and Disaster Response. New Haven, CT, USA. Chemical Clinical Guidelines: a quick guide to the management of chemical disaster. http://yalenewhavenhealth.org/emergency/WhatWeDo/ClinicalGuidelines.html. (Acessado 14 set 2015).
42. Yale New Haven Center for Emergency Preparedness and Disaster Response. New Haven, CT, USA. Chemical Clinical Guidelines: a quick guide for the management of biological disaster for emergency department personnel. Rev. June 2013. http://yalenewhavenhealth.org/emergency/WhatWeDo/ClinicalGuidelines.html. (Acessado 14 set 2015).
43. Yale New Haven Center for Emergency Preparedness and Disaster Response. New Haven, CT, USA. Radiation Guidelines: a quick guide to the management of radiation disasters. http://yalenewhavenhealth.org/emergency/WhatWeDo/ClinicalGuidelines.html. (Acessado 14 set 2015).

97

Hipertermia e Hipotermia

Cintia Magalhães Carvalho Grion
Ana Luiza Mezzaroba
Josiane Festti

INTRODUÇÃO

Alterações da temperatura corporal são frequentemente observadas em pacientes atendidos no departamento de emergência e podem refletir estado grave de doença. Conhecer suas definições, fisiopatologia, tratamento e implicações prognósticas é fundamental para o profissional que atua neste setor. Por esse motivo, este capítulo apresenta as alterações de temperatura corporal em três partes distintas: febre; hipertermia em situações especiais; e hipotermia.

FEBRE

Define-se como a elevação da temperatura corporal central acima da variação normal para um indivíduo. A temperatura corporal sofre variações ao longo do dia, controlada por centros termorreguladores localizados no hipotálamo anterior. A temperatura oral varia de 35,6° C a 38,2° C, sendo que os valores mais baixos ocorrem no período da manhã, ao redor das 06h:00min, e os valores mais elevados no período da tarde, entre 16h:00min e 18h:00min.[1] Um valor limite ≥ 38,3° C tem sido recomendado para o diagnóstico de febre.[2]

A febre é regulada no plano do hipotálamo de modo semelhante ao do funcionamento de um termostato. Frente a um dado estímulo, o centro termorregulador hipotalâmico eleva a sua temperatura, essa elevação ativa neurônios no centro vasomotor que provocam vasoconstrição e ativação neuronal que aumentam a produção de calor perifericamente até atingir o novo nível de temperatura determinado pelo hipotálamo. Em raros pacientes, existe regulação anormal do centro hipotalâmico devido a seu mal funcionamento, trauma, hemorragias ou tumores. O termo "febre hipotalâmica" pode ser utilizado nesses casos. Entretanto, a maior parte dos pacientes com dano hipotalâmico apresentará hipotermia e seu diagnóstico depende da identificação de outras funções hipotalâmicas anormais, tais como resposta anormal ao frio, ausência de ritmo circadiano hormonal e de temperatura.

A hipertermia ocorre quando a temperatura corporal se eleva devido ao aumento desregulado da produção de calor periférico que supera a habilidade de perder calor. Nessa situação, o centro termorregulador hipotalâmico permanece inalterado em níveis normotérmicos. Exposição externa ao calor e aumento da produção endógena de calor são os dois mecanismos que levam a hipertermia e que podem resultar em aumento crítico da temperatura interna corporal.

É importante distinguir essas duas situações clínicas. Hipertermia pode ser rapidamente fatal e seu tratamento difere daquele da febre. O diagnóstico de hipertermia é feito pela história de exposição prévia ao calor ou a medicamentos e outras substâncias que podem interferir na termorregulação normal (Quadro 97.1).

QUADRO 97.1 Causas de hipertermia

Exposição exógena ao calor
Heat Stroke clássico
Produção de calor endógeno
▪ Induzida por medicamentos – antidepressivos tricíclicos, atropina, anti-histamínicos ▪ Intoxicação exógena – anfetamina, cocaína, ecstasy ▪ Medicamentos anestésicos – hipertermia maligna ▪ Medicamentos neurolépticos – síndrome neuroléptica maligna ▪ Síndrome serotoninérgica

Vários métodos de ativação do hipotálamo têm sido descritos (Figura 97.1). Classicamente, os pirogênios exógenos (PAMP – padrões moleculares associados a patógenos) estimulam leucócitos que produzem substâncias conhecidas como pirogênios endógenos, principalmente interleucinas (IL-1β e IL-6), fator de necrose tumoral (TNFα). Os pirogênios endógenos ativam a resposta febril indiretamente por indução de secreção de prostaglandina E2 no *organum vasculosum* da lâmina terminal, situado abaixo da área pré-óptica do hipotálamo. Alternativamente, a ativação da resposta febril pode ocorrer por produção de ceramida pela esfingomielinase neutral. Existe outro método de ativação neuronal, independente da produção de citocinas. As células de Kuppfer, estimuladas por lipopolissacarídeos, produzem prostaglandina E2 que levam a ativação hipotalâmica por um caminho neural mediado pelo nervo vago e pelo núcleo solitário. Desse modo, a febre pode ser induzida por inflamação ou infecção.

Observações clínicas e diversas publicações têm apresentado evidências dos efeitos benéficos e nocivos da febre.[3] Foi demonstrado que a febre tem efeito sobre o crescimento de microrganismos. A elevação da temperatura corporal pode aumentar o tempo para o crescimento do pneumococo em meningites bacterianas e inibir o crescimento de

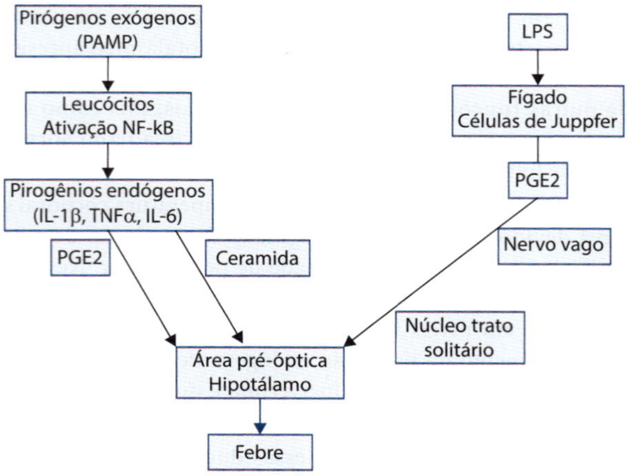

FIGURA 97.1 Fisiopatologia da ativação do hipotálamo. Adaptado de Launey Y et al[3]. PAMP: padrões moleculares associados a patógenos; LPS: lipopolissacarídeo; PGE: prostaglandina E; IL: interleucina; TNF: fator de necrose tumoral.

Plasmodium falciparum. Em estudos experimentais, a elevação da temperatura aumenta a atividade de agentes antimicrobianos e reduz a concentração inibitória mínima (MIC). Febre ainda pode modular a resposta celular imune e induzir a síntese de proteínas de choque térmico, efeitos que incrementam a resposta imune e podem ter efeito de proteção celular, reduzindo o dano endotelial em diversas situações de reação inflamatória.

Contudo, a febre pode causar efeitos deletérios em desfechos clínicos em determinadas situações. O aumento da temperatura corporal aumenta a demanda metabólica e o consumo de oxigênio de diversos órgãos, especialmente cérebro e coração, podendo piorar doenças preexistentes. Em injúrias neurológicas agudas, como a isquemia e o trauma, o controle da temperatura corporal é fundamental para prevenção da progressão das lesões primárias. No paciente com doença cardíaca subjacente, o aumento do consumo de oxigênio durante a febre pode piorar o quadro clínico e hemodinâmico. Em pacientes com quadro de insuficiência respiratória, o aumento da temperatura corporal pode elevar a produção de dióxido de carbono (CO_2) e aumentar a necessidade de oxigênio, aumentando o tempo de necessidade de suporte ventilatório. Nessas situações clínicas, quando existe um processo infeccioso concomitante, o benefício do controle da febre deve ser contrabalançado com seus benefícios inerentes na resposta imune.

HIPERTERMIA MALIGNA

Doença hereditária caracterizada por resposta hipermetabólica aos anestésicos voláteis (p. ex.: halotano, sevoflurano, isoflurano, desflurano) e à succinilcolina, relacionada a um desarranjo da homeostase intracelular do cálcio.[4]

Trata-se de síndrome de transmissão autossômica dominante com penetrância reduzida e expressão variável, causada por diferentes mutações genéticas, a maioria localizada no cromossomo 19, no gene para o receptor rianodina.[5] Em pacientes suscetíveis, a exposição aos agentes desencadeantes altera a regulação do cálcio intracelular, com risco de ocasionar hiperatividade contrátil muscular, hidrólise de adenosina trifosfato (ATP), hipertermia, aumento do consumo de oxigênio, produção exagerada de gás carbônico e ácido lático e lise celular.[4-6]

QUADRO CLÍNICO

As manifestações clínicas iniciam-se em torno de 30 minutos após a exposição ao agente; taquicardia sinusal, hiperventilação, rigidez da musculatura esquelética generalizada, alteração da pressão arterial e cianose são os principais sinais. São ainda comuns a presença de acidose metabólica e respiratória, hipercalemia, rigidez de masseter sustentada por mais de 2 minutos, rabdomiólise, mioglobinúria, arritmias, hipoperfusão cutânea, diaforese, hipertermia, instabilidade hemodinâmica e sangramento causado por coagulação intravascular disseminada associada à hipertermia severa.[4,6] Um sinal clínico precoce pode ser um aumento do $ETCO_2$ (*end-tidal CO_2*) que não se normaliza com ajustes ventilatórios adequados.[5-6]

DIAGNÓSTICO

Nas crises de hipertermia maligna, é baseado no quadro clínico. Exames complementares devem ser utilizados para avaliação das complicações, como acidoses respiratória e metabólica, rabdomiólise, insuficiência renal aguda e arritmias e controle da resposta ao tratamento.[4]

Diagnóstico Diferencial

O modo clássico de apresentação de hipertermia maligna pode se confundir com outros diagnósticos, como tireotoxicose, feocromocitoma, síndrome serotoninérgica, anestesia e analgesia inadequadas, reação transfusional, reação anafilática, síndrome neuroléptica maligna, intoxicações exógenas, entre outros.[4,6,7]

TRATAMENTO

O tratamento específico da hipertermia maligna consiste em injeções intravenosas de 2 a 2,5 mg/kg de dantrolene sódico, repetidas a cada 5 minutos até o controle das manifestações clínicas, geralmente sendo necessária dose total menor do que 10 mg/kg.[4,6,8] Caso não haja melhora dos sintomas com 10 mg/kg, outros diagnósticos devem ser buscados.[5] A ação do dantrolene se dá mediante inibição da liberação do cálcio do retículo sarcoplasmático.[5-6]

A formulação mais antiga do dantrolene intravenoso consiste em frascos-ampola de 70 mL com 20 mg de dantrolene sódico; cada frasco deve ser diluído em 60 mL de água estéril e deve ser infundido em equipo de sangue com filtro. O aquecimento do diluente pode ajudar na solubilidade. A administração da dose inicial em um adulto de 70 Kg deve necessitar em torno de nove frascos.[6] Ajuda deve ser solicitada sempre que houver o diagnóstico de hipertermia maligna, tanto para o tratamento geral do paciente como para a diluição do dantrolene.[5]

Uma nova formulação do dantrolene (Ryanodex®), disponível para uso clínico desde 2014, tem como apresentação frascos de 250 mg cada, reconstituíveis em somente 5 mL de água estéril, além de ser mais facilmente dissolvível.[6]

Assim que formada a suspeita da crise de hipertermia maligna, deve-se interromper prontamente a administração de anestésicos voláteis e/ou succinilcolina e iniciar hiperventilação com uso de oxigênio a 100%.[8] As complicações metabólicas e respiratórias devem ser tratadas como de costume e, conforme necessário, deve ser feito resfriamento ativo do paciente, com colchão hipotérmico, gelo na superfície corporal, administração de soluções geladas intravenosas ou para lavagem gástrica, vesical, retal ou de cavidades, até atingir 38° C.[4,5] No tratamento de arritmias cardíacas, não devem ser utilizados bloqueadores de canais de cálcio nem digitálicos, uma vez que estes aumentam a concentração intracelular de cálcio.[4,8]

O paciente deve ficar em observação em unidade de terapia intensiva (UTI) por pelo menos 24 horas em virtude do risco de recidivas, inclusive com uso de dantrolene intravenoso 1 mg/kg a cada 6, 8 ou 12 horas, conforme protocolo local; a interrupção ou maior espaçamento do uso podem ocorrer se houver estabilidade metabólica por 24 horas, temperatura corporal menor de 38° C, creatinofosfoquinase em queda, ausência de mioglobinúria e ausência de rigidez muscular.[6]

Tanto o paciente como seus familiares devem ser orientados sobre o diagnóstico e sobre a importância da confirmação diagnóstica por meio de biópsia muscular e testes genéticos.[4,9]

SÍNDROME NEUROLÉPTICA MALIGNA

Síndrome neuroléptica maligna (SNM) é uma doença associada ao uso de agentes neurolépticos, caracterizada por alterações neurológicas, rigidez muscular, febre e disautonomia.[10]

Apesar do possível envolvimento de todas as classes de medicações neurolépticas, a SNM é mais associada a agentes típicos de alta potência, como haloperidol e flufenazina. Contudo, agentes de baixa potência como clorpromazina, antipsicóticos atípicos como olanzapina, quetiapina, risperidona e clozapina e medicamentos antieméticos como metoclopramida, domperidona, droperidol e prometazina também podem ser responsáveis pela síndrome.[10,11]

A relação da síndrome com o uso desses medicamentos é idiossincrásica e não é dose-dependente, apesar de o uso de doses maiores ser um fator de risco.[10,12]

FISIOPATOLOGIA

A principal explicação fisiopatogênica da SNM é o bloqueio central de receptores dopaminérgicos; o bloqueio desses receptores no hipotálamo pode causar hipertermia e disautonomia e as alterações na via dopaminérgica nigroestriatal e gânglios da base podem levar ao quadro de parkinsonismo-like.[10,11] Surgiu, mais recentemente, suspeita de que receptores serotoninérgicos tenham relação com o desenvolvimento de SNM, principalmente nos casos associados a antipsicóticos de 2ª geração.[12]

QUADRO CLÍNICO

Apresenta-se geralmente com hipertermia, disautonomia (hipertensão arterial ou labilidade pressórica, taquicardia, diaforese), rigidez muscular generalizada importante e alterações do estado mental, desde *delirium* hiperativo, confusão, psicose ou catatonia até estupor e coma. Sintomas extrapiramidais como o sinal da "roda denteada", tremores, distonia, trismo e coreia, entre outros, podem também estar presentes.[10,11]

DIAGNÓSTICO

O diagnóstico da SNM é baseado no quadro clínico e na história de exposição aos agentes desencadeantes. As alterações laboratoriais mais comuns são rabdomiólise, mioglobinúria, insuficiência renal aguda, leucocitose, elevação de lactato desidrogenase, fosfatase alcalina e transaminases, alterações eletrolíticas e acidose metabólica.[10,11]

Diagnóstico Diferencial

Por serem sinais e sintomas amplos e relativamente inespecíficos, há muitos diagnósticos diferenciais. Devem ser lembrados e descartados: síndrome serotoninérgica; hipertermia maligna; catatonia maligna; intoxicações por drogas de abuso; infecções de sistema nervoso central (SNC); tireotoxicose; feocromocitoma; tétano; entre outros.[10]

TRATAMENTO

A base inicial do tratamento é a interrupção do uso do agente causador da SNM. Outros medicamentos que têm efeito psicotrópico e podem contribuir para a síndrome como lítio, agentes serotoninérgicos e os anticolinérgicos também devem ser descontinuados.[10]

Sempre que possível, o paciente deve ser internado em UTI e o tratamento de suporte direcionado ao quadro clínico apresentado. O tratamento geral envolve estabilização hemodinâmica e ventilatória, monitorização e tratamento de possíveis alterações cardíacas, busca da euvolemia e tratamento de rabdomiólise, redução da temperatura corporal e controle eletrolítico.[10]

O tratamento específico da SNM é controverso e baseado em relatos de caso e experiência clínica. Em geral, os medicamentos mais utilizados no tratamento específico são dantrolene 1 a 2,5 mg/kg intravenoso em doses repetidas, se necessário, no máximo de 10 mg/kg/dia (doses maiores têm maior risco de hepatotoxicidade), bromocriptina 2,5 mg via oral ou enteral a cada 6 a 8 horas até o máximo de 40 mg/dia e amantadina 100 mg via oral ou enteral como dose inicial, titulada até o máximo diário de 200 mg a cada 12 horas. Eletroconvulsoterapia pode ser considerada em pacientes não responsivos à terapia medicamentosa na 1ª semana.[10,13]

FEBRE INDUZIDA POR MEDICAMENTOS

Define-se como aquela que coincide com a administração de um medicamento e que cessa com a descontinuação dele, desde que não haja outra causa clínica ou laboratorial para a febre.[14]

A fisiopatogenia é múltipla, pouco compreendida e pode ser dividida em categorias:

A. Febre associada a reações de hipersensibilidade: causa mais comum de febre induzida por medicamentos; é associada à formação de complexos antígeno-anticorpo e/ou resposta imune por células T e não há relação direta do tempo entre a administração da medicação e o aparecimento da febre. A retirada da medicação suspeita geralmente leva à redução da temperatura dentro de 72 a 96 horas, o que auxilia no diagnóstico;

B. Febre secundária a alterações da termorregulação: geralmente relacionada ao uso de hormônios tireoidianos, os quais aumentam o metabolismo basal e a produção de calor, ao uso de medicamentos anticolinérgicos (antidepressivos tricíclicos, atropina, anti-histamínicos), que alteram a função hipotalâmica, e ao uso de agentes simpaticomiméticos como anfetamina, cocaína e *ecstasy*, que geram vasoconstrição periférica e também causam distúrbios hipotalâmicos;

C. Febre associada à administração do medicamento em si: causada pela contaminação do medicamento infundido ou por flebite local;

D. Febre secundária ao efeito farmacocinético do medicamento: associada à necrose e lise celulares induzidas por medicamentos quimioterápicos ou pela liberação de produtos bacterianos após sua morte (reação de Jarich-Herxheimer);

E. Febre por reação idiossincrásica: grupo de síndromes de aparecimento imprevisível, que podem ter relações genéticas ou associação com fenômenos de hipersensibilidade. Enquadram-se, nesta categoria, a hipertermia maligna, a SNM (descritas anteriormente neste capítulo), síndrome serotoninérgica (excesso de atividade serotoninérgica em receptores centrais e periféricos, possivelmente associada ao uso de inibidores seletivos de receptação de serotonina, uso de agonistas serotoninérgicos ou pelo uso de algumas medicações junto com inibidores da monoaminoxidase), entre outras.[14]

DIAGNÓSTICO

O diagnóstico das febres induzidas por medicamentos é de exclusão. A presença de *rash* cutâneo deve sugerir este diagnóstico, apesar de sua ausência não o excluir. Já o tempo entre o início do uso do medicamento e o aparecimento da febre não deve ser útil para o diagnóstico, enquanto a presença de eosinofilia (constatada em torno de 20% dos casos) deve auxiliar.[14]

Contudo, na maioria dos casos, a única maneira de saber se realmente a febre foi induzida por medicamentos é mediante a interrupção de seu uso. Novos testes terapêuticos com a medicação suspeita podem ser realizados, porém com cautela em casos em que houve síndromes mais graves e sistêmicas, e não somente febre.[14]

HEAT STROKE

Heat stroke (HS), ou insolação, é definido clinicamente como uma síndrome de temperatura corporal central maior que 40° C associada a calor, pele seca e alterações do SNC.[15]

Existem dois modos de HS:

A. Modo clássico (não associado a exercícios): afeta geralmente pacientes com condições médicas crônicas que prejudicam sua termorregulação, impossibilitam sua saída de ambientes quentes ou interferem em seu acesso à hidratação ou a meios de resfriamento corporal; essas condições incluem extremos de idade, doenças cardiovasculares, neurológicas ou psiquiátricas, obesidade, anidrose, entre outros;[16]

B. Modo associado a exercícios: de modo geral, ocorre em pacientes mais jovens, saudáveis, que exercem atividades físicas extenuantes em ambientes de altas temperaturas e umidade (atletas, militares etc.).[16]

FISIOPATOLOGIA

A manutenção da temperatura corporal adequada depende de um equilíbrio entre os mecanismos produtores e dissipadores de calor. O calor corporal advém dos processos metabólicos corporais em associação com a absorção de calor do ambiente, enquanto a evaporação é a principal maneira de perda de calor em ambientes quentes; contudo, esta torna-se ineficaz em ambientes com umidade relativa do ar maior ou igual a 75%. Nesses casos, o organismo utiliza outros modos de perda de calor, como radiação, condução e convecção. O centro termorregulatório localiza-se no hipotálamo e, através do sistema nervoso autonômico, busca a adequação da temperatura corporal, em casos de aumento desta, por meio de vasodilatação cutânea e sudorese.[15,16]

Em situações de alterações importantes da temperatura corporal não facilmente controlada pelos mecanismos termorregulatórios, inicia-se uma situação de estresse metabólico, com estímulo de células endoteliais e leucócitos, os quais tentam proteger os tecidos de danos e promovem a reparação. Interleucinas e proteínas de fase aguda são também liberadas na tentativa de controlar a agressão corporal pelo calor.[15]

Falhas nos processos de termorregulação associadas a respostas agudas celular e plasmática exacerbadas podem levar ao quadro de HS.[15] O aumento importante do consumo de oxigênio e da demanda metabólica basal resulta em taquicardia, taquipneia, aumento de débito cardíaco e desvio da circulação esplâncnica para pele e músculos, o que pode ocasionar isquemia gastrointestinal, aumento da permeabilidade da mucosa intestinal e disfunção de hepatócitos. Apesar de hepatócitos, endotélio vascular e tecido nervoso serem os mais sensíveis a aumentos de temperatura, todos os tecidos, órgãos e sistemas podem ser acometidos, inclusive com risco de coagulação intravascular disseminada e síndrome de disfunção de múltiplos órgãos e sistemas.[16]

Portanto, o HS pode ser descrito como uma síndrome de disfunção multiorgânica associada a vários fatores, como alterações fisiológicas relacionadas à própria hipertermia, citotoxicidade direta pelo calor e resposta inflamatória e de coagulação do indivíduo acometido.[15]

QUADRO CLÍNICO

Hipertermia (em torno de 40 a 47° C) e alterações do SNC devem estar presentes sempre. A disfunção cerebral pode se manifestar de maneira discreta, como somente com alterações do comportamento, vertigem, fala arrastada e irritabilidade até quadros mais exacerbados, como delírios, convulsões e coma.[15,16]

A maioria dos pacientes desenvolve taquicardia e hiperventilação, geralmente com desenvolvimento de alcalose respiratória em HS clássico e presença também de acidose lática nos casos de HS associados a exercícios.[15]

A pele pode estar seca ou úmida, dependendo das condições médicas preexistentes, estado de hidratação e velocidade de desenvolvimento do HS.[16]

Além disso, pode haver rubor cutâneo, hipotensão e distúrbios hidroeletrolíticos associados ou não à rabdomiólise. Casos mais graves podem evoluir com múltiplas disfunções orgânicas, como encefalopatia, disfunção renal aguda, síndrome do desconforto respiratório agudo, injúria miocárdica, lesão hepatocelular, isquemia intestinal e pancreática, trombocitopenia e coagulação intravascular disseminada.[15,16]

DIAGNÓSTICO

O diagnóstico de HS clássico é feito com base no quadro clínico composto pelo menos de temperatura corporal elevada (em geral, acima de 40° C) e disfunção de SNC, associado à história de exposição a ambientes quentes. Normalmente, os pacientes que desenvolvem o HS clássico possuem maior suscetibilidade a serem prejudicados pelo calor, seja por extremos de idade ou doenças prévias.[16]

Na forma de HS associada a exercícios, além dos sintomas clássicos, geralmente há relatos de atividades físicas extenuantes em ambientes com elevada temperatura e umidade.[15]

Não há nenhum exame que faça a confirmação do diagnóstico de HS.

A temperatura corporal deve ser aferida por termômetros esofágico ou retal. Exames complementares devem ser realizados para auxílio no diagnóstico diferencial e para o diagnóstico de complicações associadas ao HS. A princípio, sugere-se que sejam realizados radiografia de tórax, eletrocardiograma, hemograma, eletrólitos, ureia, creatinina, transaminases, gasometria, dosagem de creatinofosfoquinase e coagulograma. Exames toxicológicos podem ser feitos caso haja suspeita clínica de uso ou abuso de substâncias, enquanto tomografia computadorizada de crânio e análise de líquido cefalorraquidiano podem ser necessários caso haja suspeita de doenças de etiologia primária do SNC como causa dos sintomas neurológicos.[16]

A melhora rápida dos sintomas com o resfriamento ativo corporal pode favorecer o diagnóstico de HS.[16]

TRATAMENTO

Além do atendimento primário do paciente, incluindo manejo de vias aéreas e monitorizações e assistências respiratória e hemodinâmica, a monitorização contínua de temperatura corporal central é primordial e mandatória. Resfriamento corporal, o principal tratamento para HS, deve ser interrompido quando a temperatura corporal atingir 38 a 39° C com o objetivo de reduzir o risco de hipotermia iatrogênica.[16]

O objetivo do resfriamento corporal é acelerar a transferência de calor da pele para o meio ambiente sem comprometer o fluxo de sangue para os tecidos. Essa meta pode ser alcançada com o aumento da diferença de temperatura entre a pele e o ambiente (resfriamento por condução), com o aumento do gradiente de pressão de vapor de água entre a pele e o ambiente (resfriamento por evaporação) e com o aumento da velocidade de ar adjacente à pele (resfriamento por convecção).[15]

O resfriamento por condução pode ser realizado com imersão corporal em água gelada ou aplicação de bolsas de gelo ou toalhas geladas em axilas, pescoço, virilhas e glabela. Como esse método ocasiona vasoconstrição, sugere-se massagear a pele para reduzir tal efeito. Além disso, lavagens gástrica e peritoneal com água gelada podem auxiliar no resfriamento por condução, apesar do risco de intoxicação hídrica.[15,16]

Os resfriamentos por evaporação e convecção podem ser realizados com a aplicação de água morna no corpo do paciente enquanto ventiladores são usados para mover o ar sobre a pele úmida.[16]

Existem também camas específicas para resfriamento corporal que umedecem a pele com água a 15º C enquanto o corpo recebe jatos de ar a 45º C.[15]

Não há métodos farmacológicos que auxiliam na redução da temperatura corporal em casos de HS. Medicamentos antipiréticos como dipirona, paracetamol e ácido acetilsalicílico não são eficazes no tratamento de HS. Benzodiazepínicos podem ser usados para o tratamento de tremores desenvolvidos durante técnicas de resfriamento corporal. O uso de dantrolene é ineficaz em pacientes com aumento de temperatura corporal que não foi causada por hipertermia maligna.[15-16]

A recuperação dos sintomas neurológicos durante as medidas de resfriamento corporal é um sinal de bom prognóstico; contudo, pode haver danos neurológicos residuais em até 20% dos pacientes, fato que aumenta a mortalidade.[15]

Além disso, devem ser tomadas medidas específicas para a monitorização e tratamento de complicações do HS, como disfunções respiratórias, arritmias, hipotensão, convulsões, rabdomiólise, injúria renal aguda, lesão hepática e coagulação intravascular disseminada.[16]

HIPOTERMIA

A hipotermia é definida como uma temperatura corporal abaixo de 35º C e está associada à alta mortalidade e morbidade. Nos Estados Unidos, a cada ano aproximadamente 1.500 pacientes apresentam hipotermia como diagnóstico em seu atestado de óbito.[17] A ocorrência de hipotermia acidental está relacionada a regiões do mundo com invernos rigorosos, mas também é observada em outras estações do ano e em pacientes hospitalizados.[18]

No Brasil, um estudo com 483 idosos institucionalizados apresentou uma prevalência de 7,2% de pacientes com hipotermia. Todos os casos foram decorrentes de causas infecciosas, 77,1% dos pacientes apresentavam alto grau de dependência e a mortalidade foi de 62,8%.[19] Outro estudo observou uma mortalidade intra-hospitalar de aproximadamente 40% para pacientes com hipotermia moderada e grave.[18]

A hipotermia primária ocorre quando a produção de calor em uma pessoa saudável é superada pelo frio excessivo, especialmente quando o armazenamento de energia está reduzido. A hipotermia secundária pode ocorrer em pessoas com uma condição médica prévia mesmo em um ambiente quente. A morte em pacientes com hipotermia secundária é, muitas vezes, causada pela doença subjacente e não pela hipotermia.[17]

As condições médicas associadas à hipotermia secundária podem causar alteração da termorregulação ou aumento da perda de calor. Entre as causas de alteração da termorregulação, estão o acidente vascular encefálico, traumatismo cranioencefálico, hemorragia subaracnóidea, disfunção hipotalâmica, cetoacidose diabética, acidose láctica, hipoglicemia, desnutrição e extremos de idade, como recém-nascidos e idosos. Entre as causas de aumento de perda de calor, estão as queimaduras, politraumatismo, sepse, medicamentos, toxinas e álcool.[17]

Os fatores de risco associados à morte para hipotermia acidental são o uso de álcool, pacientes institucionalizados, doenças psiquiátricas e idade avançada.[18]

Os pacientes idosos têm risco aumentado de desenvolver hipotermia e suas complicações pela redução da reserva fisiológica, doenças crônicas e uso de medicações que interferem na resposta compensatória, além de isolamento social. Em pacientes idosos, a sepse pode manifestar-se com hipotermia.[18]

CLASSIFICAÇÃO

A classificação mais comumente utilizada na literatura define a hipotermia como leve, moderada e grave conforme a temperatura corporal:

- **Hipotermia leve:** temperatura corporal de 32 a 35° C.
- **Hipotermia moderada:** temperatura corporal de 28 a 32° C.
- **Hipotermia grave:** temperatura corporal abaixo de 28° C.

Alguns especialistas consideram também a hipotermia profunda como uma temperatura corporal menor que 24 ou 20° C.[18]

Outra classificação, que também pode ser utilizada pelo serviço pré-hospitalar, foi descrita pela International Commission for Mountain Emergency Medicine, conhecida como "*the Swiss system*". Visualizada na Tabela 97.1, é baseada na avaliação de consciência, tremores e sinais vitais e classifica em estágios de hipotermia I à hipotermia V.[20]

FISIOPATOLOGIA

O corpo humano procura manter a temperatura de 37° C ± 0,5° C. Quando ocorre exposição ao frio, o controle central da temperatura no hipotálamo recebe informações dos receptores centrais e periféricos e desencadeia reflexos autonômicos que controlam as respostas de reaquecimento.[21]

Durante as fases iniciais de hipotermia de uma vítima consciente, as respostas secundárias ao resfriamento da pele predominam. Os tremores desencadeados, mesmo com uma temperatura corporal de 37° C, aumentam o metabolismo devido ao trabalho dos tremores e ao aumento da ventilação, débito cardíaco e pressão arterial média. Esses parâmetros se elevam inicialmente com a queda da temperatura corporal até aproximadamente 32° C; depois, declinam com a redução da temperatura. Os tremores cessam com uma temperatura corporal de aproximadamente 30° C e, então, o metabolismo se reduz com o maior declínio da temperatura.[21]

TABELA 97.1 Classificação da hipotermia: *the Swiss system*

Temperatura	Classificação	
35 - 32°	Hipotermia I	Consciência adequada com tremores
32 - 28°	Hipotermia II	Consciência prejudicada sem tremores
28 - 24°	Hipotermia III	Inconsciência
24 -13,7°	Hipotermia IV	Morte aparente
< 13,7°	Hipotermia V	Morte por hipotermia irreversível

A atividade cerebral começa a se reduzir com uma temperatura corporal entre 33° e 34° C. Os sintomas são de irritabilidade, confusão, apatia, letargia, sonolência e coma.[21] Os achados do eletroencefalograma tornam-se anormais com temperaturas abaixo de 34° C. Ocorre arreflexia com temperaturas abaixo de 26° C.[22] A redução da temperatura cerebral reduz o consumo de oxigênio, que permite uma proteção temporária durante condições de anóxia, como parada cardíaca ou afogamento.[21]

No sistema cardiovascular, os efeitos iniciais da hipotermia provocam uma resposta simpática que causa vasoconstrição, taquicardia e aumento do consumo miocárdico de oxigênio.[22] O estresse causado pelo frio reduz o volume sanguíneo circulante como resultado de uma combinação de diurese induzida pelo frio, transferência de plasma para o espaço extravascular e ingestão inadequada de fluidos.[21] Com a temperatura do coração abaixo de 30° C, o débito cardíaco, a pressão arterial média e a contratilidade miocárdica têm uma redução drástica e a ocorrência de bradicardia é comum.[21,22] Achados eletrocardiográficos não são específicos, mas incluem a clássica onda J (Osborn), presente em 80% dos pacientes com hipotermia. A onda J surge com temperaturas abaixo de 33° C e fica mais pronunciada com a redução da temperatura.[18,22] Anormalidades na condução elétrica podem causar arritmias como extrassístoles atriais e ventriculares, fibrilação atrial e fibrilação ventricular. Abaixo de 28° C, o coração fica suscetível à fibrilação ventricular, que pode ser desencadeada por acidose, hipóxia ou movimento.[21] Assistolia ocorre com temperaturas abaixo de 20° C.[22]

A associação de hipoventilação e retenção de dióxido de carbono gera hipóxia e acidose respiratória. Ocorre uma depressão da função mucociliar do epitélio respiratório e o reflexo de tosse fica reduzido, o que predispõe à broncoaspiração e pneumonia. A apneia ocorre com temperaturas abaixo de 24 °C.[21]

O hematócrito aumenta 2% a cada redução de 1° C na temperatura corporal. A desidratação e o aumento inapropriado do débito urinário causam hemoconcentração e aumento da viscosidade sanguínea. A hipotermia afeta a contagem e a função plaquetária. As enzimas envolvidas na coagulação também são afetadas. O tempo de protrombina fica prolongado. Uma síndrome semelhante à coagulação intravascular disseminada pode ocorrer com tendência ao desenvolvimento de tromboembolismo.[21]

A diurese fria é causada por redução na secreção do hormônio antidiurético (ADH) e também por resposta simpática que causa vasoconstrição e consequente aumento do volume intravascular e do fluxo sanguíneo renal.[21]

QUADRO CLÍNICO

Na hipotermia leve, o paciente apresenta taquipneia, taquicardia, julgamento prejudicado, tremores e diurese fria.

Na hipotermia moderada, ocorre redução da frequência cardíaca e do débito cardíaco, hipoventilação, depressão do SNC, hiporreflexia, redução do fluxo sanguíneo renal, redução dos tremores e arritmias.

Na hipotermia grave, pode ocorrer edema pulmonar, oligúria, arreflexia, coma, hipotensão, bradicardia, arritmias ventriculares e assistolia.[18]

O quadro clínico, conforme a classificação da hipotermia, está resumido na Tabela 97.2.

MENSURAÇÃO DA TEMPERATURA CORPORAL

O método minimamente invasivo de maior acurácia para mensuração da temperatura corporal é a medida da temperatura esofágica, com uma sonda inserida no terço inferior do esôfago, em média 24 cm abaixo da laringe em adultos. A acurácia do método é útil para guiar o tratamento da hipotermia moderada e grave. Antes da passagem da sonda, recomenda-se proteger a via aérea com um tubo traqueal ou com uma via aérea supraglótica.[17,18,21]

A temperatura timpânica, medida através de uma sonda com termístor próximo à membrana timpânica, reflete a temperatura da artéria carótida. Em pacientes com débito cardíaco adequado, a temperatura timpânica reflete a temperatura corporal. Em pacientes com baixo débito cardíaco ou em parada cardíaca, a temperatura timpânica pode ser menor do que a temperatura esofágica. Em ambientes frios, a medida da temperatura timpânica pode ser falsamente menor. Recomenda-se o uso apenas em pacientes sem possibilidade da medida da temperatura esofágica.[21]

O uso da temperatura retal não é aconselhável antes que o paciente seja removido para um ambiente aquecido, para evitar exposição e aumento da perda de calor. A medida da temperatura oral não é útil em pacientes com hipotermia já que os termômetros são incapazes de medir temperatura abaixo de 35,6° C.[21]

TABELA 97.2 Quadro clínico da hipotermia

	Leve	Moderada	Grave
Neurológico	Confusão Amnésia Julgamento prejudicado	Letargia Alteração do reflexo fotomotor	Coma Declínio da atividade do EEG
Cardiovascular	Taquicardia Aumento do DC	Bradicardia Hipotensão Redução do DC Arritmias Ondas J no ECG	Hipotensão Redução do DC Fibrilação Ventricular Assistolia
Respiratório	Taquipneia	Hipoventilação Diminuição de tosse	Edema pulmonar Apneia
Renal	Diurese fria	Diurese fria	Oligúria
Muscular	Aumento de tremores	Redução de tremores Rigidez muscular	Ausência de tremores

EEG: eletroencefalograma; DC: débito cardíaco; ECG: eletrocardiograma.

EXAMES COMPLEMENTARES

Pacientes com hipotermia moderada ou grave devem ser investigados com exames complementares, descritos na Tabela 97.3, para identificar possíveis complicações e comorbidades, incluindo acidose láctica, rabdomiólise, risco de hemorragias e infecções.[18]

No eletrocardiograma, observam-se arritmias, como bradicardia e fibrilação atrial. Pode ocorrer prolongamento dos intervalos PR, QRS e QT. As ondas J (Osborn) aparecem na junção do QRS e segmento ST, como uma distorção da fase inicial de repolarização da membrana, e são mais proeminentes nas derivações V2-V5.[18]

Na radiografia de tórax, é possível observar presença de pneumonia aspirativa, congestão vascular ou edema pulmonar.[18]

DIAGNÓSTICO DIFERENCIAL

A hipotermia pode ser causada por exposição ao ambiente frio, mas também por várias condições médicas, incluindo hipotireoidismo, insuficiência suprarrenal, sepse, doenças neuromusculares, desnutrição, deficiência de tiamina, hipoglicemia, uso de álcool, intoxicação por monóxido de carbono e doenças psiquiátricas.[18]

Algumas medicações podem ser causa direta ou indireta de hipotermia: ansiolíticos; antidepressivos; antipsicóticos; opioides; anti-hiperglicêmicos; betabloqueadores; agonistas alfa-adrenérgicos; e anestésicos.[18]

Observar se os sinais vitais são compatíveis com o estágio de hipotermia. Por exemplo, taquicardia inconsistente com a temperatura sugere hipoglicemia, hipovolemia ou overdose; hiperventilação pode indicar acidose, como cetoacidose diabética. Se o nível de consciência não é proporcional à temperatura, deve-se suspeitar de lesão neurológica, infecção do SNC ou overdose.[18]

TRATAMENTO

O tratamento da hipotermia requer avaliação e suporte da via aérea, respiração e circulação. Também é necessário prevenir mais perda de calor, iniciar o reaquecimento pelo nível de hipotermia e tratar as complicações.[18]

A intubação traqueal deve ser realizada em pacientes com insuficiência respiratória e em pacientes que não podem proteger a via aérea. A intubação precoce pode facilitar a aspiração de secreções brônquicas produzidas pelo frio em pacientes com alteração do estado mental ou tosse ineficaz.[18,21]

No departamento de emergência, pode existir dificuldade em determinar o ritmo cardíaco, mesmo com monitores. Pulsos periféricos são difíceis de detectar em pacientes com bradicardia. Devem ser checados pulsos centrais por 1 minuto e utilizar-se ultrassom com doppler ou ecocardiograma se disponíveis.[18]

A bradicardia pode ser fisiológica na hipotermia grave e, geralmente, não requer estimulação cardíaca a menos que persista após o reaquecimento para 32° a 35° C. O flutter e a fibrilação atrial, com frequência, resolvem-se espontaneamente com o reaquecimento. Arritmias ventriculares e assistolia podem ser refratárias à terapia convencional até que o paciente seja reaquecido. Portanto, o manejo definitivo da arritmia é focado no reaquecimento agressivo e suporte cardíaco.[18]

A ressuscitação cardiopulmonar deve ser iniciada em pacientes com hipotermia acidental em parada cardíaca. Pupilas midriáticas e fixas e aparente *rigor mortis* não são contraindicação à ressuscitação. As contraindicações às compressões torácicas incluem lesões fatais óbvias, como decapitação ou traumatismo craniano com perda de massa encefálica, e tórax congelado que não é compressível. As compressões torácicas não devem ser iniciadas em pacientes que apresentam um ritmo organizado no monitor cardíaco, mesmo que não apresentem pulsos palpáveis ou outros sinais de vida. Na ocorrência de assistolia, as compressões torácicas devem ser iniciadas imediatamente.[18,21]

A desfibrilação está indicada apenas nos ritmos de taquicardia ventricular ou fibrilação ventricular, com apenas um choque de máxima energia para pacientes com temperatura menor que 30° C. Deve-se aguardar um reaquecimento de 1 ou 2° C ou temperatura de 30° C antes de novas tentativas com choques. Após atingir a temperatura de 30° C, é preciso manter a orientação para pacientes normotérmicos em relação à desfibrilação.[21]

Pacientes com hipotermia moderada e grave frequentemente apresentam hipotensão durante o reaquecimento devido à desidratação e ao deslocamento de fluidos. Dois acessos periféricos devem ser providenciados. Realizar infusão de cristaloides aquecidos (40 a 42° C), preferencialmente com soluções salinas. A infusão de fluidos em temperatura ambiente pode piorar a hipotermia. O acesso intraósseo pode ser obtido mais facilmente do que o acesso venoso periférico em pacientes com vasoconstrição pelo frio. A passagem de um cateter central contribui para a infusão de fluidos. O acesso preferível é o femoral para se evitar arritmias por estímulo do átrio direito. Em casos de hipotensão refratária à reposição volêmica, utiliza-se dopamina como medicação vasoativa de escolha. Os outros vasopressores são aceitos, mas faltam estudos sobre seu uso. Deve-se passar sonda vesical de demora para monitorar o débito urinário. Movimentos bruscos e atividade devem ser evitados pelo risco de provocar fibrilação ventricular.[17,18,21]

Devido ao efeito neuroprotetor, a completa recuperação de pacientes com hipotermia e parada cardíaca tem sido documentada, apesar de ressuscitações prolongadas. Portanto, os esforços de ressuscitação devem ser mantidos até se

TABELA 97.3 Exames complementares na hipotermia

Exames complementares
▪ Hemograma com plaquetas
▪ Eletrólitos séricos
▪ Creatinina e ureia
▪ Glicemia
▪ Gasometria arterial
▪ Lactato
▪ Fibrinogênio
▪ Creatinofosfoquinase
▪ Eletrocardiograma
▪ Radiografia de tórax

alcançar temperaturas de 32° a 35° C. Exames laboratoriais podem ser úteis na decisão de continuar a ressuscitação. A hipercalemia extrema reflete lise celular e prediz uma ressuscitação inútil, a sobrevivência é rara quando a concentração de potássio excede 10 a 12 mEq/L. Evidências de trombose intravascular (concentração de fibrinogênio abaixo de 50 mg/dL) e concentração de amônia acima de 420 mcg/dL também são indicadores de grave prognóstico e sugerem suspender os esforços de reanimação.[18]

Reaquecimento

Os pacientes devem ser retirados do ambiente frio em posição horizontal se possível. O reaquecimento deve ser iniciado imediatamente. O grau de hipotermia determina qual técnica de reaquecimento de ser utilizada:

- **Hipotermia leve:** reaquecimento externo passivo.
- **Hipotermia moderada ou leve refratária:** reaquecimento externo ativo.
- **Hipotermia grave ou moderada refratária:** reaquecimento interno ativo.

Reaquecimento externo passivo

- Remover roupas molhadas, cobrir o paciente com cobertores.
- Manter a temperatura ambiente em aproximadamente 28° C.
- Ocorre aumento de temperatura entre 0,5 e 2° C por hora.

O reaquecimento passivo requer reserva fisiológica suficiente para gerar calor por meio de tremores e aumento da taxa metabólica. Pacientes idosos, com sepse ou hipovolemia podem não responder com sucesso às medidas. Se o reaquecimento for menor do que 0,5° C por hora ou ocorrerem arritmias, deve-se considerar medidas de reaquecimento ativo.[18,21]

Reaquecimento externo ativo

- Cobertores aquecidos, calor radiante, sistema com aquecimento de ar.
- Reaquecimento do tronco deve ser feito antes das extremidades.
- Ocorre aumento de temperatura de 2° C por hora.

Quando o tronco e as extremidades são reaquecidos simultaneamente, ocorrem acidose e queda na temperatura pela recirculação em extremidades que apresentavam vasoconstrição. Ocorre também vasodilatação periférica que contribui para hipotensão, perfusão coronariana inadequada e fibrilação ventricular, que justificam as potenciais arritmias fatais durante o reaquecimento.[17,18,21]

Reaquecimento interno ativo

Pode ser utilizado sozinho ou em combinação com medidas de reaquecimento externo ativo.

- Infusão de solução salina aquecida: 40 a 42° C.
- Oxigênio umidificado aquecido.
- Irrigação do peritônio e do espaço pleural com cristaloides isotônicos aquecidos.
- Circulação extracorpórea.
- Ocorre aumento de temperatura de 2° C por hora.

Inicia-se com técnicas de reaquecimento menos invasivas, como a infusão de líquidos aquecidos e oxigênio aquecido. Em pacientes que não respondem a essas medidas, pode ser realizada a irrigação do peritônio ou do espaço pleural com cristaloides aquecidos. O reaquecimento com circulação extracorpórea é realizado em casos extremos como parada cardíaca ou membros congelados, ou quando o reaquecimento é inadequado apesar das outras medidas descritas.[18]

O aquecimento do ar umidificado terá maior benefício se atingir 45° C. As irrigações gástricas e colônica podem causar distúrbios hidroeletrolíticos e devem ser evitadas. A irrigação vesical também não tem benefício em virtude de sua pequena superfície de contato.[18]

A irrigação peritoneal deve ser realizada com a infusão de 10 a 20 mL/kg de salina isotônica, aquecida a aproximadamente 42° C, por 20 minutos e removida em seguida. A taxa de troca geralmente é de 6 litros por hora e pode ser facilitada com a inserção de dois cateteres, um para a infusão e outro para a drenagem. O cateter é similar ao usado para o lavado peritoneal diagnóstico.[18]

A irrigação pleural pode ser realizada com a inserção de dois drenos de tórax (36 a 40 French) no espaço pleural em um ou ambos hemitórax. O primeiro dreno deve ter inserção superior e anterior e o segundo dreno deve ter inserção inferior e posterior. Cerca de 200 a 300 mL de salina isotônica aquecida a uma temperatura de 40 a 42° C deve ser infundida através do dreno anterior e drenada pelo posterior. Não se deve fazer a inserção do dreno no hemitórax esquerdo se o paciente apresentar sinais de perfusão, pois o coração está irritável. Deve-se manter o tubo posterior para drenagem após o reaquecimento.[18]

Várias técnicas podem ser utilizadas para a circulação extracorpórea: reaquecimento venovenoso; hemodiálise; reaquecimento contínuo arterionevoso; *by-pass* cardiopulmonar; e oxigenação por membrana extracorpórea (ECMO).[17,18]

TRATAMENTO DA HIPOTERMIA SECUNDÁRIA

Para os pacientes com hipotermia refratária, investigam-se outras causas como hipoglicemia, sepse, insuficiência suprarrenal e hipotireoidismo.[18]

Pacientes hipotérmicos com um foco de infecção devem receber antibióticos. Pacientes que não elevam a temperatura acima de 0,67 °C por hora, apesar dos esforços de reaquecimento adequados, devem ser tratados empiricamente com amplo espectro de antibióticos. O reaquecimento depende parcialmente da capacidade do paciente de termogênese, que é comprometida na presença de infecção.[18]

Disfunções endócrinas, toxinas e lesões do SNC também podem provocar falha do reaquecimento. Deve-se considerar tratar a insuficiência de suprarrenal e hipotireoidismo nesses casos. Para a insuficiência de suprarrenal, administra-se dexametasona 4 mg ou hidrocortisona 100 mg endovenosa.[18]

Se o paciente apresentar antecedente de uso de medicação ou cicatriz cirúrgica cervical que sugira hipotireoidismo, o coma mixedematoso deve ser tratado empiricamente com levotiroxina 250 μg endovenoso, após a coleta de sangue para dosagem de hormônios tireoidianos. E o tratamento para insuficiência suprarrenal também é necessário nesses casos.[18]

Após a ressuscitação, deve-se manter atenção às potenciais complicações:

- hipotensão durante reaquecimento;
- arritmias;
- hipercalemia;
- hipofosfatemia;
- hipoglicemia;
- rabdomiólise;
- atonia vesical;
- íleo paralítico;
- distúrbios eletrolíticos; e
- hemorragias.[18,22]

REFERÊNCIAS BIBLIOGRÁFICAS

1. Mackowiak PA, Wasserman SS, Levine MM. A critical appraisal of 98.6 degrees F, the upper limit of the normal body temperature, and other legacies of Carl Reinhold August Wunderlich. JAMA. 1992;268(12):1578-1580.
2. Porat R, Dinarello CA. Pathophysiology and treatment of fever in adults. UpToDate, 2015. Disponível em: <http://www.uptodate.com/online>. Acesso em: 08 jun 2015.
3. Launey Y, Nesseler N, Mallédant Y, et al. Clinical review: fever in septic ICU patients-friend or foe? Crit Care. 2011;15(3):222.
4. Simões, CM, Silva ED. Hipertermia Maligna. In: Schettino G, Cardoso, LF, Mattar Jr J, Ganem F, editors. Paciente crítico. Diagnóstico e tratamento. 2. ed. São Paulo (SP): Hospital Sírio-Libanês; 2012. 911-921.
5. Sociedade Brasileira de Anestesiologia. Projeto Diretrizes. Associação Médica Brasileira. Conselho Federal de Medicina. Hipertermia Maligna. 2009; 1-14.
6. Litman RS. Malignant Hyperthermia: clinical diagnosis and management of acute crisis. UpToDate, 2015. Disponível em: <http://www.uptodate.com/online>. Acesso em: 08 jun 2015.
7. Schneiderbanger D, Johannsen S, Roewer N, et al. Management of malignant hyperthermia: diagnosis and treatment. Ther Clin Risk Manag. 2014; 10:355–362.
8. Broman M, Islander G, Muller CR. Malignant hyperthermia, a Scandinavian update. Acta Anaesthesiol Scand. 2015; 1-15.
9. Litman RS. Susceptibility to malignant hyperthermia: Evaluation and management. UpToDate, 2015. Disponível em: <http://www.uptodate.com/online>. Acesso em: 07 abr 2015.
10. Wijidicks EFM. Neuroleptic malignant syndrome. UpToDate, 2015. Disponível em: <http://www.uptodate.com/online>. Acesso em: 30 maio 2015.
11. Gragnani A, Cezillo MVB, Oliveira AF, et al. Neuroleptic malignant syndrome in trauma patient. Burns. 2015 Jun 2. pii: S0305-4179(15)00016-9. doi: 10.1016/j.burns.2015.01.015. [Epub ahead of print].
12. Murri MB, Guaglianone A Bugliani M, et al. Second-generation antipsychotics and neuroleptic malignant syndrome: systematic review and case report analysis. Drugs 2015;15:45–62.
13. Munhoz Rp, Moscovich M, Araujo PD, et al. Movement disorders emergencies: a review. Arq Neuropsiquiatr 2012; 70(6):453-461.
14. McDonald M, Sexton DJ. Drug fever. UpToDate, 2015. Disponível em: <http://www.uptodate.com/online>. Acesso em: 14 jul 2015.
15. Bouchama A, Knochel JP. Heat stroke. N Engl J Med. 2002 Jun 20; 346(25):1978-1988.
16. Mechem CC. Severe nonexertional hyperthermia (classic heat stroke) in adults. UpToDate, 2015. Disponível em: <http://www.uptodate.com/online>. Acesso em: 10 jun 2015.
17. Brown DJA, Brugger H, Boyd J, et al. Accidental hypothermia. NEJM, 2012;367:1930-1938.
18. Zafren K, Mechem C. Accidental hypothermia in adults. UpToDate. 2015. Disponível em: <http://www.uptodate.com/online>. Acesso em: 10 ago 2015.
19. Seman AP, Golim V,Gorzoni ML. Estudo da hipotermia accidental em idosos institucionalizados. Rev Assoc Med Bras 2009; 55(6): 663-671.
20. Durrer B, Brugger H, Syme D. The medical on-site treatment of hypothermia ICAR-MEDCOM recommendation. High Altitude Medicine & Biology, 2003;4:99-105.
21. Zafren K, Giesbrecht GG, Danzl DF, et al. Wilderness Medical Society practice guidelines for the out-of-hospital evaluation and treatment of accidental hypothermia: 2014 Update. Wilderness & Environmental Medicine, 2014; 25: S66-S85.
22. Petrone P, et al. Management of accidental hypothermia and cold injury. Current Problems in Surgery, 2014; 51: 417-431.

98

Afogamento

David Szpilman

INTRODUÇÃO

O afogamento causa mais de 500 mil mortes a cada ano no mundo e 7.000 somente em nosso país, tendo um risco de óbito 200 vezes maior que o acidente de trânsito.[1] O afogamento no Brasil é a segunda causa de morte para idades de 5 a 9 anos, terceira causa nas faixas de 1 a 19, e quinta na faixa de 20 a 29. O maior risco de morte por afogamento ocorre na faixa de 15 a 19 anos e em média seis vezes mais no sexo masculino.[2] No afogamento o resgate é um componente vital para salvar o paciente, e a avaliação e os primeiros cuidados são fornecidos em um ambiente altamente hostil, a água. Portanto, é essencial que profissionais de saúde tenham conhecimento da cadeia de sobrevivência no afogamento, que inclui desde o atendimento pré-hospitalar até a internação hospitalar. Afogamento envolve principalmente a assistência pré-hospitalar prestada por leigos, guarda-vidas, socorristas e profissionais de saúde. Essa assistência inicia-se pela ajuda prestada ao afogado para retirá-lo de dentro da água sem, contudo, tornar-se uma segunda vítima, iniciando imediatamente o suporte básico de vida ainda dentro da água e acionando então o suporte avançado de vida. Quando esse tipo de assistência não é realizado adequadamente no local do evento, pouco se pode realizar no hospital para modificar o resultado final. Apenas 2% de todos os resgates realizados por guarda-vidas necessitam de cuidados médicos, e 0,5% sofreram uma parada cardiorrespiratória (PCR) necessitando de ressuscitação cardiopulmonar (RCP), evidenciando que para um atendimento diferencial aos casos de afogamento o pré-hospitalar é fundamental e insubstituível.[1] Ao analisar todos os atendimentos hospitalares ou atestados de óbitos em afogamento podemos apenas ver uma pequena parte do problema, e ainda hoje não temos ferramentas para mensurar todo o fardo deste problema AFOGAMENTO.

DEFINIÇÃO[3]

O afogamento ocorre em qualquer situação em que o líquido entra em contato com as vias aéreas da pessoa em imersão (água na face) ou por submersão (abaixo da superfície do líquido). Se ocorrer o resgate, o processo de afogamento é interrompido, o que é denominado um afogamento não fatal. Se a pessoa morre como resultado de afogamento, isso é denominado um afogamento fatal. Qualquer incidente de submersão ou imersão sem evidência de insuficiência respiratória deve ser considerado apenas um resgate na água e não um afogamento. Termos como "quase afogamento" (*near-drowning*), "afogamento seco ou molhado", "afogamento ativo e passivo", "afogamento azul ou branco" e "afogamento secundário como complicação" são obsoletos e devem ser abandonados. (Quadro 98.1)

PROCESSO E FISIOPATOLOGIA DO AFOGAMENTO

Quando uma pessoa está em dificuldades na água e não pode mais manter as vias aéreas livres de líquido, a água entra na boca e é voluntariamente cuspida ou engolida, ou, ainda, como resposta consciente imediata ocorre a tentativa de segurar a respiração, embora esta tenha a duração de apenas possível da horizontal, porém mantendo-se a cabeça acima do nível do corpo sem, contudo, obstruir as vias aéreas, que devem permanecer sempre pérvias. O posicionamento da vítima para o primeiro atendimento em área seca deve ser paralelo ao espelho d'água, o mais horizontal possível, deitada em decúbito dorsal, distante o suficiente da água a fim de evitar as ondas. Se estiver consciente, coloque a vitima em decúbito dorsal, com a cabeça elevada. Se estiver ventilando, coloque a vítima em posição lateral de segurança (decúbito lateral).[10] As tentativas de drenagem da água aspirada são extremamente nocivas e devem ser evitadas. A manobra de compressão abdominal (Heimlich) nunca deve ser realizada como meio para eliminar água dos pulmões, pois ela é ineficaz e gera riscos significativos de lesão. Durante a ressuscitação, tentativas de drenar água ativamente, colocando a vítima com a cabeça abaixo do nível do corpo, aumentam as chances de vômito em mais de cinco vezes, levando a um aumento de 19% na mortalidade. Mesmo naqueles que não necessitam de intervenção após o resgate o vômito ocorre em 50%. A presença de vômito nas vias aéreas pode acarretar maior broncoaspiração e obstrução, impedindo a oxigenação, além de poder desencorajar o socorrista a realizar a respiração boca a boca. Em caso de vômitos, vire a cabeça da vítima lateralmente e remova o vômito com o dedo indicador, usando um lenço ou aspiração, e continue prestando a assistência ventilatória.[11]

Uma das decisões mais difíceis é como tratar uma vítima de afogamento corretamente. Em vista dessa necessidade, foi desenvolvido no Rio de Janeiro um sistema de classificação de casos de afogamento baseado na análise de 41.279 casos de afogamento resgatados, dos quais 5,5% necessitaram de cuidados médicos.[12] Essa classificação foi reavaliada em 2002[13-14] e engloba todo o suporte desde o local do acidente até o hospital, recomenda o tratamento e revela o prognóstico. É baseado na gravidade das lesões identificadas na cena do acidente utilizando apenas variáveis clínicas. Veja a Figura 98.2.[14]

SUPORTE AVANÇADO DE VIDA NO LOCAL[12-14]

Ao contrário de opiniões passadas, levar o equipamento médico à vítima, ao invés de levá-la ao hospital, poupa um tempo precioso e melhora o prognóstico nos casos de afogamento. O tratamento médico avançado é instituído de acordo com a classificação do afogamento e de preferência no local do incidente onde todo atendimento inicial básico e avançado será realizado. Desse modo, em situações críticas o profissional de saúde deve estar preparado para ficar ao menos por 15 a 30 minutos no local do incidente antes de pensar em transporte ao hospital ou em ambulância.[15]

Classificação da gravidade do afogamento e seu tratamento avançado (veja também o Figura 98.2)

Cadáver

Vítima com tempo de submersão acima de 1 hora ou com sinais físicos óbvios de morte (rigor mortis, livores e/ou decomposição corporal). Não iniciar ressuscitação e encaminhar o corpo ao IML.

Grau 6 – Parada cardiorrespiratória

A ressuscitação iniciada por leigos ou guarda-vidas na cena deve ser mantida por pessoal médico especializado até que seja bem-sucedida ou caso a vítima necessite de aquecimento por meios sofisticados, situação que só o hospital poderá fornecer. Nesse último caso, e como única exceção, a vítima deve ser transportada ao hospital enquanto recebe ressuscitação. A prioridade é a manutenção eficiente da ventilação e da oxigenação exatamente como é feito em outros casos de PCR. O pessoal médico deve continuar com as compressões cardíacas e manter a ventilação artificial com bolsa autoinflável e oxigênio a 15 L/min, até que seja possível realizar a intubação orotraqueal. A aspiração das vias aéreas antes da intubação é geralmente necessária para uma boa visualização da glote/epiglote. No entanto, recomenda-se a utilização de um aspirador que permita um grosso calibre, dada a frequente presença de alimentos em vias aéreas superiores decorrente de quase sempre de regurgitação/vômitos de alimentação recente. Uma vez intubada, a vítima pode ser ventilada e oxigenada adequadamente, mesmo na presença de edema pulmonar. A aspiração de vias aéreas ou do tubo orotraqueal (TOT) somente deve ser realizada quando a quantidade de fluido presente no seu interior interferir definitivamente com a ventilação. Na RCP dos afogados é recomendado realizar cinco ventilações iniciais e então uma relação de duas ventilações para 30 compressões antes da inserção do TOT. Em caso de dois socorristas, e exclusivamente para casos de afogamento, a relação poderá ser de duas ventilações para 15 compressões. Em vítimas hipotérmicas (< 34 °C) sem pulso, a RCP deve ser mantida. Desfibriladores externos devem ser utilizados para monitorar o ritmo cardíaco ainda na cena do incidente. A PCR em afogamentos ocorre quase 100% em assistolia quando não existem comorbidades ou fatores precipitantes ao afogamento. A fibrilação ventricular pode estar presente em adultos com doença coronariana ou como consequência da terapia de suporte avançado de vida, com o uso de drogas pró-arritmogênicas (epinefrina). Exclusivamente nesses casos a desfibrilação pode ser necessária, embora seja rara. O acesso venoso periférico é a via preferencial para administrar drogas. Embora algumas medicações possam ser administradas por via traqueal, mesmo na vigência de edema agudo de pulmão, a absorção é incerta e deverá ser feita em último caso. A dose de epinefrina a ser utilizada ainda é um ponto de controvérsia, principalmente no afogamento, no qual o intervalo de tempo da PCR até o início da ressuscitação e o resultado da mesma pode variar muito, em comparação a outras causas. Uma dose inicial alta ou progressiva de epinefrina aumenta as chances de recuperação da circulação. Porém, altas doses de epinefrina não parecem melhorar a sobrevida nem o prognóstico neurológico em paradas por outras causas, quando utilizada como terapia inicial. Tampouco ficou demonstrado que altas doses de epinefrina são prejudiciais. Portanto, dose alta de epinefrina não é recomendada como rotina, mas pode ser considerada no afogamento caso a dose de 1 mg não tenha o efeito esperado (Classe indeterminada – aceitável, mas não recomendável). Nossa recomendação é que se utilize uma dose inicial de 0,01 mg/kg EV após 3 minutos de RCP e, caso não haja resposta, aumentar para 0,1 mg/kg infundida a cada 3 a 5 minutos de RCP.

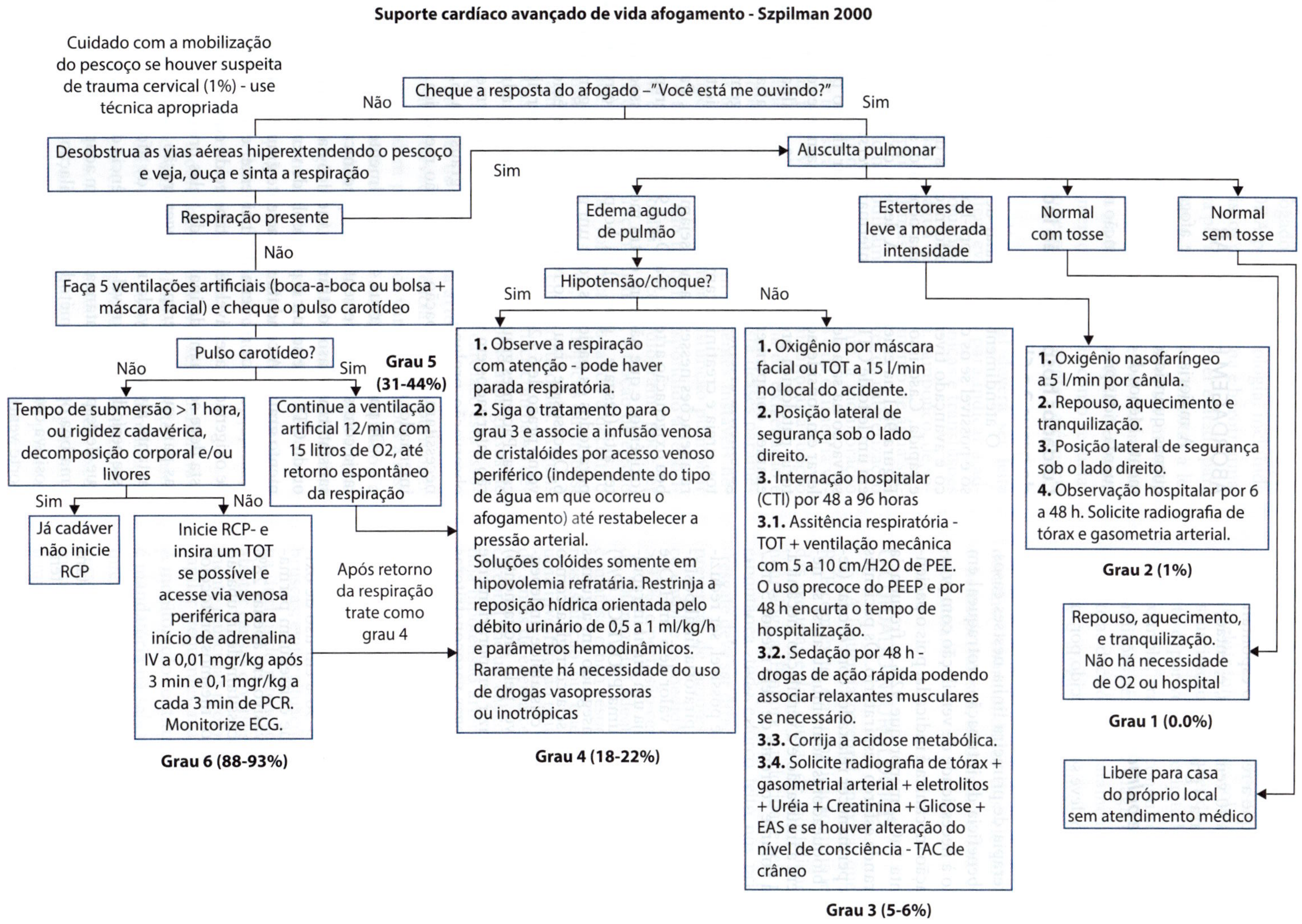

FIGURA 98.2 Classificação e tratamento dos afogamentos. Fonte: Szpilman D. Near-drowning and drowning classification: a proposal to stratify mortality based on the analysis of 1831 cases. Chest 1997;112:660-5 & Szpilman D, Elmann J, Cruz-Filho FES. Drowning classification: a revalidation study based on the analysis of 930 cases over 10 years. Presented at the World Congress on Drowning, Amsterdam, June 26–28, 2002. Abstract. Szpilman D, Bierens JJLM, Handley AJ, Orlowski JP. Drowning: Current Concepts. N Engl J Med 2012;366:2102-10. http://www.nejm.org/doi/pdf/10.1056/NEJMra1013317)

13. Szpilman D, Elmann J & Cruz-Filho FES. Drowning classification: a revalidation study based on the analysis of 930 cases over 10 years. World Congress on Drowning, Netherlands 2002, Book of Abstracts, ISBN:90-6788-280-01, p. 66.
14. Szpilman D, Sincok A, Graves S. Classification systems; section 7(7.11) hospital treatment. In Bierens J (ed.). Handbook on Drowning: Prevention, Rescue and Treatment. Springer-Verlag, 2005. p. 427-432.
15. Orlowski JP, Szpilman D. Drowning - rescue, resuscitation, and reanimation. Pediatric Critical Care: A New Millennium. Pediatric Clinics Of North America June 2001; 48:3. •.
16. Cummins RO, Szpilman D. Submersion. In Cummins RO, Field JM, Hazinski MF(eds.). ACLS - The Reference Textbook; volume II: ACLS for Experienced Providers. Dallas, TX: American Heart Association, 2003. p. 97-107.
17. Szpilman D, Orlowski JP, Bierens J. Drowning. In: Vincent JL, Abraham E, Moore AF, Kochanek P, Fink M (eds.). Textbook of Critical Care. 6th edition.; Elsevier Science, 2011. Chapter 71, p. 498-503.
18. Szpilman D. A case report of 22 minutes submersion in warm water without sequelae; section 6(6.15) Resuscitation. In Bierens J (ed.). Handbook on Drowning: Prevention, Rescue and Treatment.Springer-Verlag, 2005. p. 375-376.

99

Interações Farmacológicas em Medicina de Emergência

Juang Horng Jyh
Jaqueline Tonelotto

INTRODUÇÃO

Os medicamentos são fundamentais na condução terapêutica de todos os pacientes, portanto, o conhecimento farmacológico dos medicamentos é essencial para a boa prática médica. Na assistência aos pacientes críticos emergenciais, a habilidade do médico e o seu conhecimento médico, principalmente em farmacoterapia, são fatores definitivos para o êxito terapêutico.

Para entender melhor, podemos ver a Figura 99.1.

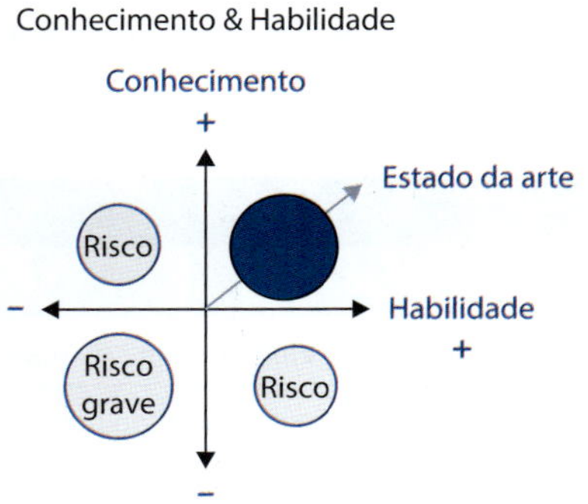

FIGURA 99.1 Relação conhecimento e habilidade na atividade profissional. Fonte: Juang Horng Jyh

A partir da figura podemos entender que o profissional de sucesso é aquele que mantém bom conhecimento e também boa habilidade nos procedimentos. No setor de emergências, quando você trabalha com um profissional que tem bom conhecimento médico, mas sem habilidades em procedimentos, ou seja, tem bom conhecimento teórico, mas sem prática, é um risco para o serviço. Do mesmo modo, se o profissional tem boa habilidade manual, mas sem conhecimento médico adequado (aprendeu de "orelhada"), pode acarretar riscos aos pacientes. É, portanto, aconselhável que você não trabalhe com profissional que tenha pouca habilidade (prática) e com escasso conhecimento médico (teórico), pois isso trará enormes riscos ao serviço.

Nas emergências médicas, é comum a prescrição de polifármacos, o que concorre para a possibilidade de interações farmacológicas (IF) e que podem acarretar transtornos perigosos aos pacientes críticos e já debilitados. Esta preocupação é frequentemente levantada pela Organização Mundial da Saúde (OMS) e mesmo pela Agência Nacional de Vigilância Sanitária (ANVISA), recomendando que os prescritores devam estar alertas para estas possibilidades, pois assim poderão procurar evitá-las ou, diante de eventos adversos, poder rapidamente tomar medidas reparadoras que possam reduzir a morbimortalidade.

HISTÓRICO

Desde o final do século passado temos assistido ao estado de caos nos serviços emergenciais de assistência à saúde. Fatos como a superlotação e a baixa qualidade de assistência são frequentemente apontados pela mídia, gerando estresse nos profissionais da área da saúde e obrigando os gestores a buscar por soluções ou, ao menos, por medidas que possam atenuar esta situação.

Um dos temas mais discutidos na atualidade é a segurança do paciente. Quando se fala em processos de Acreditação, na qualidade de assistência médico-hospitalar, na redução de processos judiciais, na saúde baseada em evidências, nas questões éticas e bioéticas e até mesmo, na humanização assistencial, tem-se como objetivo o melhoramento da prestação de serviços junto aos pacientes e seus responsáveis. Somados a estes fatos, o Ministério da Saúde (MS) lançou recentemente o Programa Nacional de Segurança do Paciente, tendo como principal objetivo a redução de iatrogenias e com isso pregar a importância de os serviços de saúde de constituírem um Núcleo de Segurança do Paciente em Serviços da Saúde. Dentre as funções do gerenciamento de riscos (GR), as relacionadas com a farmacoterapia (farmacovigilância) são consideradas prioritárias pelo número de sua incidência em eventos adversos.

As Iatrogenias medicamentosas, segundo alguns autores, são responsáveis por milhares de mortes anualmente. Nos Estados Unidos da América (EUA), estima-se que seja responsável por cerca de cem mil óbitos anuais.[1]

Inicialmente, o que mais chamou a atenção dos profissionais de saúde pelas interações farmacológicas foi o tratamento preconizado na síndrome da imunodeficiência adquirida (SIDA), composto por vários fármacos que têm efeitos potentes na alteração das enzimas de metabolização.

Uma prescrição médica segura deve seguir o princípio Hipocrático: "*Primum non nocere*", ou seja: "Antes de tudo, tenha a certeza de não estar causando nenhum mal". Assim a farmacoterapia deve ser manejada com responsabilidade e profissionalismo, pois, quando manipulada adequadamente, pode melhorar a qualidade de vida de um doente; por outro lado, uma terapia farmacológica imprudente pode ser lesiva e até mesmo fatal. Portanto, a farmacoterapia ideal, não é simplesmente fazer uma mistura de ingredientes químicos, mas sim uma composição bastante equilibrada, com potencial de interações que objetivam beneficiar o paciente.[2]

PRINCÍPIOS DAS INTERAÇÕES FARMACOLÓGICAS

As interações entre um fármaco e o outro podem aumentar ou diminuir a eficácia terapêutica destes medicamentos, bem como acentuar ou minimizar os seus efeitos colaterais. Assim, quando se tem habilidade em farmacoterapia, pode-se fazer o uso de vários medicamentos simultaneamente na tentativa de melhorar a eficácia terapêutica ou ao menos reduzir os seus efeitos adversos.

Deve-se ter muito cuidado com relação às interações farmacológicas (IF), pois muitas das associações, além de serem inúteis, podem ser extremamente lesivas, expondo o paciente ao risco de morte.

De maneira geral, podemos dizer que ocorreu uma IF toda vez em que os efeitos farmacológicos esperados de um medicamento são alterados pela presença de outro medicamento (fármaco), ou mesmo pelo alimento, medicamentos fitoterápicos e agentes químicos ambientais. Os resultados dessas interações são mostrados no Quadro 99.1.

A incidência de IF varia de 3 a 5% entre os pacientes que recebem poucos medicamentos, até 20% naqueles que recebem 10 a 20. Estes dados são preocupantes, pois nos permitem estimar a frequência e a gravidade do problema diante dos pacientes atendidos em serviços de emergências, prontos-socorros e também nos internados dentro das Unidades de Tratamentos Intensivas, que em geral recebem diariamente mais de 10 medicamentos. Além do mais, as IF trazem consequências mais sérias a estes pacientes críticos, que em geral, apresentam problemas hepáticos, cardíacos, renais ou já são portadores de doenças crônicas de base (diabetes, insuficiência cardíaca, insuficiência respiratória, doenças autoimunes, coagulopatias e neuropatias convulsivas), principalmente quando o paciente já é idoso.

Segundo dados do estudo realizado por Hammes e colaboradores, ocorrem IF potencialmente significativas em 67,1% dos pacientes internados na UTI estudada. Traduzidos pelos 39,2% das 1.069 prescrições, os autores apontaram que o uso de mais de 6 fármacos por dia aumenta esse risco em 9,8 vezes.[3]

Um estudo realizado em 2011 apontou que 88,2% das prescrições avaliadas apresentaram potencial teórico de ocorrer IF, sendo as 10 mais frequentes: ácido acetilsalicílico (AAS) com ranitidina, insulina com propranolol, AAS com enoxaparina, midazolam com omeprazol, dipirona com propranolol, fentanil com midazolam, AAS com insulina, dipirona com furosemida, anlodipino com dipirona e dipirona com enoxaparina.[4]

QUADRO 99.1 Resultados de Interação Farmacológica

Tipo	Descrição
Sinérgica ou aditiva (Sinergismo farmacológico)	Quando ocorre somação ou potencialização do efeito de uma ou mais drogas.
Antagônica (Antagonismo farmacológico)	Quando ocorre anulação do efeito de uma droga pela ação de outra(s) droga(s).
Alteração idiossincrática	Quando ocorre a produção de um efeito diferente do que é habitualmente esperado dos mesmos fármacos quando administrados separadamente.

Fonte: Juang Horng Jyh.

Outro estudo apontou interações de gravidade alta em 30% das prescrições, representadas pela associação enoxaparina com clopidogrel; e interações de gravidade moderada em 70%, pela associação de sinvastatina com clopidogrel.[5]

Embora algumas IF possam ser deliberadamente aplicadas para a obtenção de seus benefícios terapêuticos, a vasta maioria das interações pode ser imprevista, mas que acarretam perigosas reações adversas medicamentosas (RAM). Relembrando o exemplo de interações medicamentosas utilizadas para a redução da carga viral plasmática do vírus da imunodeficiência humana (HIV), cujas combinações destes fármacos foram selecionadas pelas suas atividades sinérgicas ou aditivas. No entanto, algumas destas drogas, particularmente os inibidores de proteases, inibem o sistema enzimático citocromo P450 e, com isso, aumentam potencialmente o perigo destas interações.

Estas interações que ocorrem em alguns indivíduos podem não ocorrer em outros. Os efeitos das interações, dependentes da metabolização dos fármacos, podem variar bastante em diferentes pacientes, pois existem diferenças individuais com relação às taxas de metabolismo, bem como na indução enzimática microssomal.

Os fármacos que apresentam uma janela terapêutica estreita (anticoagulantes, digoxina, teofilina, imunossupressores) são os que mais apresentam riscos para IF.

Os mecanismos envolvidos nas IF podem ter bases farmacocinéticas (interferindo na absorção, distribuição, metabolização e excreção dos fármacos, com consequente alteração na sua concentração no organismo) ou farmacodinâmicas (efeitos fisiológicos e bioquímicos da droga), mas frequentemente envolvem mais de um mecanismo. A farmacocinética e a farmacodinâmica de um fármaco podem sofrer influências de diferenças genéticas, os chamados fatores farmacogenéticos.

INTERAÇÕES FARMACOCINÉTICAS

Ocorre alteração farmacocinética quando a liberação de um fármaco no seu sítio de ação é alterada pelo outro fármaco. Esta alteração na concentração do fármaco no organismo pode ser decorrente da mudança da velocidade ou da extensão de absorção, distribuição, biotransformação ou excreção provocada pelo outro fármaco. Este fato pode ser mensurado através de parâmetros cinéticos, tais como: concentração sérica máxima, concentração/tempo, meia-vida, área sob a curva de concentração, quantidade de excreção pela urina. Essas interações podem decorrer dos mecanismos a seguir.

INTERFERÊNCIA NA ABSORÇÃO

A via oral ou mesmo a parenteral para a administração de fármacos é a mais frequentemente prescrita e as IF que interferem na absorção devem ser sempre averiguadas. São mais frequentes em causar redução de absorção do que aumento. Entretanto, é fundamental fazermos a distinção entre alteração na taxa ou na extensão de absorção, pois no caso de uma alteração exclusiva na taxa de absorção ocorrerá alteração da forma da curva tempo/concentração após a sua administração, mas não alterará a média ou a concentração farmacológica no estado de equilíbrio. Assim, para fármacos que exigem uma concentração limiar para produzir o seu efeito, como no caso dos analgésicos, a demora na sua absorção e, concomitantemente, uma alta taxa de excreção do paciente, poderá resultar em falha na analgesia.[6]

Fatores que podem acarretar alteração na absorção:

Alteração no pH gastrintestinal

A absorção pela mucosa gastrointestinal depende da concentração do fármaco no modo não ionizado e lipossolúvel, por isso é que os salicilatos (ácido fraco) são mais bem absorvidos quando estão em pH baixo (predomínio do modo não ionizado). Fármacos que alteram o pH (antiácidos, inibidores de H_2, inibidores da bomba de prótons) podem afetar a absorção de medicamentos e reduzir a sua biodisponibilidade, por exemplo o cetoconazol e o itraconazol, por isso é recomendável o intervalo de 2 a 3 horas da administração de antiácidos, para se reduzir o risco de IF.

Formação de complexos (quelação) no trato gastrintestinal (TGI)

Alguns fármacos podem interagir entre si de modo a produzir um complexo que não é absorvido pelo TGI, que pode ser no modo de quelação ou adsorção. Antibióticos quinolonas e ciprofloxacina podem ser quelados pela administração concomitante de antiácidos contendo alumínio ou magnésio.[7] A absorção de antidepressivos tricíclicos, ciclosporina, digoxina, propranolol, tiroxina e varfarina podem ser reduzidos pela colestiramina, que tem capacidade de adsorver estes fármacos.

Alteração na motilidade gastrintestinal (GI)

Fármacos que alteram a velocidade de esvaziamento gástrico podem alterar a taxa de absorção de outros fármacos quando administrados simultaneamente. Exemplos clássicos são a levodopa e a penicilina, que sofrem metabolização na mucosa gástrica; assim, quando ocorre retardo de esvaziamento GI, elas podem ser degradadas pela exposição prolongada ao suco gástrico, que é ácido. Paracetamol, ácido fraco (pKa 9,5), se mantém em estado predominantemente não ionizado, tanto em suco gástrico como intestinal, e, portanto, a sua taxa de absorção está diretamente relacionada à velocidade de esvaziamento gástrico, fato que também ocorre com clorpromazina, diazepam, fenilbutazona, propranolol e lítio.

Os anticolinérgicos, anti-histamínicos, antidepressivos tricíclicos, fenotiazinas e opioides também retardam o esvaziamento gástrico.

Os agentes procinéticos, por acelerarem o esvaziamento gástrico, como a metoclopramida e a cisaprida, aumentam a absorção de ciclosporina, diazepam, lítio, paracetamol e propranolol.

Ação tóxica no trato GI

Medicamentos citotóxicos (utilizados na terapia antitumoral) podem lesar o intestino delgado e reduzir a absorção de alguns fármacos, com consequente perda da ação terapêutica. Este fato ocorre com fenitoína e verapamil, cuja absorção é reduzida em 20 a 35%, quando os pacientes estão em uso de carmustina, metotrexato e vincristina.

Alteração da flora intestinal

A alteração da flora intestinal pela eritromicina, tetraciclina e antibióticos de amplo espectro de ação pode afetar a metabolização de certos fármacos. Assim, com medicamentos que são metabolizados pela flora bacteriana intestinal, o uso desses antibióticos pode levar ao aumento da sua concentração plasmática, o que no caso da digoxina é extremamente perigoso, pois chega a dobrar.[8] Os antibióticos também podem evitar a hidrólise bacteriana de conjugados farmacológicos secretados através da bile, reduzindo a sua reabsorção.

DISTRIBUIÇÃO

Após a absorção, o fármaco é distribuído para o seu sítio de ação, e neste processo ele também pode interagir com outros fármacos. O mecanismo mais comum desta interação é o deslocamento no sítio de ligação proteica, que é traduzido pela redução da ligação proteica no plasma de um fármaco causado pela presença do outro. Muitos medicamentos e os seus metabólitos apresentam alta capacidade de ligação com proteínas plasmáticas.

O exemplo clássico deste modo de IF é o efeito anticoagulante da varfarina potencializado pela administração concomitante de fenilbutazona. A fenilbutazona inibe a metabolização do componente S-varfarina (composto da mistura racêmica de S e R, sendo o modo S 5 vezes mais potente que R), provocando o aumento do efeito da anticoagulação.

Os deslocamentos dos sítios de ligação proteica proporcionam maior número de fármacos livres para a metabolização e filtração glomerular, podendo ser distribuídos para fora do compartimento plasmático. Portanto, este aumento de concentração no modo livre é geralmente transitório e muitas vezes não representa risco para os pacientes. Entretanto, estes tipos de IF devem ser considerados na monitoração terapêutica de certos fármacos. No caso de fenitoínas, o uso concomitante de outra droga que promova o deslocamento no seu sítio de ligação irá acarretar uma "queda" na medida da concentração do seu nível plasmático, mesmo que a sua concentração no modo livre, que é a ativa, permaneça inalterada.

Dentro deste tipo de IF, o exemplo clássico é com a ceftriaxona, que não deve ser prescrita em recém-nascido (RN) com hiperbilirrubinemia, pois o antibiótico se liga à proteína, deslocando a bilirrubina dela, que estando no modo livre pode contribuir para risco de encefalopatia por hiperbilirrubinemia (kernicterus).

METABOLIZAÇÃO

As interações farmacológicas envolvendo alterações na taxa de metabolização são as que mais apresentam importância clínica. Fármacos lipossolúveis necessitam ser convertidos em hidrossolúveis para serem excretados pelos rins ou pela bile. Sem dúvida, o fígado é o principal órgão de metabolização, entretanto outros órgãos também podem ter esta atuação (rins, intestino, pulmões, pele e até a placenta).

O conhecimento das vias específicas de metabolização de um fármaco e dos mecanismos moleculares da indução enzimática poderá ajudar a reconhecer potenciais IF, por esse motivo as vias de metabolismo dos fármacos são geralmente estudadas durante a fase de desenvolvimento pré-clínico.

O processo de metabolização envolve duas principais fases de reação:

- **Fase I:** envolve a oxidação, hidrólise ou redução. Nesta fase, geralmente envolve o sistema oxidativo hepático, em que participa o citocromo P450 (CYP). Na verdade, o citocromo P450 é constituído de diferentes isoformas, sendo apenas algumas (CYP1, CYP2 e CYP3) as responsáveis por cerca de 90% da metabolização dos fármacos em seres humanos.

  As atividades destas enzimas sofrem modulações, desde fatores genéticos, idade, sexo, etnia, dieta, presença de alcoolismo ou tabagismo, até condições patológicas. Isto explica as diferentes variações dentro das ocorrências de IF.

  A IF pode afetar preferencialmente apenas certas isoformas (isoenzimas do citocromo P450). Isso explica por que somente a metabolização de alguns fármacos é afetada.
- **Fase II:** envolve a conjugação do fármaco ou de metabólitos da Fase I, com ácido glicurônico, sulfatos ou glicina.

Indução enzimática

A indução enzimática pode ser desenvolvida dentro de alguns dias a algumas semanas do uso do fármaco, dependendo da dose e das características farmacocinéticas da droga indutora, bem como da cinética da enzima afetada.

A indução enzimática geralmente acarreta redução do efeito farmacológico ou, ao contrário, quando os seus metabólitos é que são os modos ativos. De maneira geral, os fármacos indutores reduzem os níveis plasmáticos das substâncias que são metabolizadas pelas enzimas do citocromo P450, que incluem: anticoncepcionais de baixa dosagem, ciclosporina, dexametasona, inibidores de proteases do HIV, metadona, metilprednisolona, tacrolimus, varfarina.

- **Principais indutores enzimáticos:** barbitúricos, carbamazepinas, etanol, fenitoínas, flutetimida, griseofulvinas, primidona, rifabutina, rifampicina, tabaco.

  O uso concomitante de fenitoína ou rifampicina pode aumentar o metabolismo de corticosteroides, levando à sua falha terapêutica. O etilista crônico pode apresentar hepatoxicidade para o paracetamol, mesmo em reduzidas doses. Já, o uso de carbamazepina ou de fenitoína pode levar à redução dos níveis de ciclosporina, com riscos de rejeição de transplantes.

Inibição enzimática

A inibição enzimática geralmente produz efeito mais rápido e mais perigoso do que a indução enzimática. Para um fármaco que apresenta meia-vida curta, os efeitos podem aparecer dentro de 24 horas da administração do agente inibidor enzimático. As alterações clínicas são dependentes de fatores como dose, alterações nas propriedades farmacológicas das drogas envolvidas (meia-vidas) e características próprias do paciente (seu estado fisiopatológico). A maioria destas interações envolve a inibição do sistema enzimático do citocromo P450.

Antibióticos macrolídeos (azitromicina, claritromicina e eritromicina) acarretam riscos toxicológicos por inibição do sistema enzimático CYP3A4, tanto no fígado como nos eritrócitos. Como exemplo, inibição de metabolização de carbamazepina, ciclosporina e teofilina, promovida pela eritromicina. Outros exemplos são a nefrotoxicidade induzida pela ciclosporina e pelo tacrolimus e a miopatia e rabdomiólise grave pelos altos níveis dos inibidores da enzima HMG-CoA redutase. Por isso, sempre que prescrever um inibidor das isoformas da CYP3A, deve-se estar ciente da possibilidade de ocorrerem interações graves com os fármacos metabolizados por essas enzimas.

O Quadro 99.2 apresenta os fármacos inibidores enzimáticos envolvidos em IF.

A inibição enzimática e consequente acúmulo de fármacos com potenciais de prolongar o intervalo QT podem acarretar arritmias cardíacas (Quadro 99.3), como *torsade de pointes* (taquicardia ventricular polimórfica).[6,9]

Interações com reações sérias têm sido descritas com o uso de inibidores de proteases pelos pacientes portadores de HIV. Como exemplo, temos o caso de um paciente que, em uso de saquinavir, sofreu sedação prolongada pelo midazolam, que foi revertida com flumazenil.[10]

Inibição do transporte

Os transportadores de fármacos são determinantes fundamentais para disponibilizar alguns compostos em seus sítios de ação, e IF significativas podem decorrer da inibição desses transportadores. A glicoproteína P, transportador mais conhecido, está expressa na superfície luminal das células do epitélio intestinal (inibindo a absorção de xenobióticos), na superfície luminal das células dos túbulos renais e na superfície canalicular dos hepatócitos, e sua inibição nesses locais irá aumentar o nível plasmático dos fármacos no estado de equilíbrio. Um bom exemplo é a digoxina, que depende da glicoproteína P para sua eliminação e que poderá incorrer em intoxicação digitálica se esse transportador estiver inibido por algum fármaco.[11]

Os fármacos no cérebro são removidos pela glicoproteína P dentro do endotélio capilar que forma a barreira hematoencefálica, assim, a sua inibição aumenta a concentração destes fármacos no SNC.

São inibidores da glicoproteína P: amiodarona, cetoconazol, diltiazem, eritromicina, itraconazol, quinidina e verapamil, muitos destes também inibidores do CYP3A.[12]

QUADRO 99.2 Fármacos inibidores enzimáticos

Grupo	Fármacos
Antibióticos	Ciprofloxacina, Cloranfenicol, Eritromicina, Isoniazida, Metronidazol
Antifúngicos	Cetoconazol, fluconazol, itraconazol, miconazol
Antivirais	Indinavir, ritonavir, saquinavir
Antidepressivos	Fluoxetina, fluvoxamina, nefazodona, paroxetina
Cardiológicos	Amiodarona, diltiazem, quinidina, verapamil
Gastrointestinais	Cimetidina, omeprazol
Reumatológicos	Alopurinol, azatioprina, fenilbutazona
Outros	Dissulfiram, valproato de sódio

Fonte: Lee e Stockley.[6]

QUADRO 99.3 Fármacos que podem acarretar prolongamento do intervalo QT

Grupos	Fármacos
Antiarrítmicos	Amiodarona, disopiramida, quinidina, sotalol.
Antibióticos	Cloroquina, eritromicina, pentamidina.
Anti-histamínicos	Astemizol, terfenadine
Antipsicóticos	Antidepressivos tricíclicos (imipramina), clorpromazina, haloperidol, lítio, pimozida, tioridazina
Outros	Cisaprida, metadona, probucol, tacrolimus

Fonte: Lee e Stockley.[6]

EXCREÇÃO

A maioria das IF envolvidos na eliminação dos fármacos ocorre nos rins.

Alteração do pH urinário

Somente os fármacos no modo não ionizado são lipossolúveis e capazes de se difundirem através da membrana celular dos túbulos renais. Assim, os fármacos que são ácidos fracos (pKa 3,0 a 7,5), em meio alcalino, ficam no modo ionizado, moléculas lípides insolúveis, sendo incapazes de se difundirem para dentro das células tubulares e, portanto, eliminados pela urina. Este mecanismo tem importância terapêutica, principalmente na toxicologia, em que a alcalinização urinária é realizada para aumentar a eliminação de salicilatos. Pelo mesmo princípio, a acidificação urinária pode ser utilizada para aumentar a eliminação de anfetaminas.

Alteração na excreção tubular ativa renal

Fármacos que utilizam o mesmo sistema de transporte ativo nos túbulos renais podem competir entre si para serem excretados. Esta competição pode trazer vantagens terapêuticas, como no caso da administração do probenecid para aumentar a concentração do nível sérico de penicilina através do retardamento da sua eliminação renal. Entretanto, este processo pode ser perigoso, como no caso de toxicidade por metotrexato, decorrente do uso simultâneo de salicilatos ou de outros AINHs.

Alteração no fluxo sanguíneo renal

O fluxo sanguíneo renal é controlado parcialmente pelas prostaglandinas; assim, os inibidores de prostaglandinas (indometacina, ibuprofeno) podem reduzir a excreção renal de um fármaco com potencial tóxico, como o lítio, devido ao seu subsequente aumento sérico.

Alteração na excreção biliar e ciclo êntero-hepático

INTERAÇÕES FARMACODINÂMICAS

Interações farmacodinâmicas são interações que ocorrem nos sítios de ação dos fármacos, quando a resposta do órgão-alvo é modificada por um segundo fármaco.

Neste tipo de interações, as associações farmacológicas são usadas para obtenção de benefícios terapêuticos, pelos seus efeitos aditivos ou sinérgicos; como exemplo, o aumento do espectro bactericida de trimetoprim e sulfametoxazol, por atuarem em etapas diferentes de mesma rota metabólica. Portanto, utilizando simultaneamente apenas doses submáximas dos fármacos, procura-se evitar os seus efeitos adversos (efeitos colaterais) específicos. Entretanto, também podem acarretar efeitos adversos severos, como com relação à varfarina:

1. associada aos AINH (que causam úlceras gastroduodenais) aumenta em cerca de 4 vezes o risco de sangramento gastrointestinal;
2. associada a antibióticos que alteram a flora intestinal (redução da síntese bacteriana de vitamina K), acentua o efeito anticoagulante. Podem ocorrer os tipos de interações farmacodinâmicas a seguir.

INTERAÇÕES ANTAGÔNICAS (ANTAGONISMO)

Ocorre quando um fármaco, com ação agonista num tipo particular de receptor, interage com outro, que é antagonista no mesmo receptor. Esta forma particular de interação é bastante utilizada em terapias toxicológicas. Antagonistas específicos podem ser utilizados para reverter os efeitos de outra droga no mesmo sítio receptor.

SINERGISMO (ADIÇÃO, POTENCIALIZAÇÃO)

A adição (somação) dos efeitos pode ocorrer quando duas drogas, com os mesmos efeitos farmacológicos, são administradas simultaneamente. Este fato pode gerar riscos aos pacientes, a exemplo do uso concomitante de fármacos que causam depressão do sistema nervoso central (SNC): anti-histamínicos + antiepilépticos + sedativos. O Quadro 99.4 mostra mais alguns exemplos desta interação.

ALTERAÇÃO NO MECANISMO DE TRANSPORTE

Um fármaco pode interferir na captura e no transporte de outro para os sítios intracelulares de ação.

DISTÚRBIOS HIDROELETROLÍTICOS

Distúrbios hidroeletrolíticos podem alterar a ação dos fármacos, particularmente daqueles que atuam no miocárdio, nos rins e na transmissão neuromuscular. Casos de hipocalemias induzidas por diuréticos com riscos de arritmia ventricular quando se faz associação

Com os seguintes medicamentos: sotalol, procainamida, quinidina ou amiodarona.

Os AINH podem interferir nas ações dos diuréticos de alças e dos inibidores da enzima conversora de angiotensina (ECA) no tratamento de insuficiência cardíaca e também apresentar ações antagônicas sérias frente aos diuréticos e anti-hipertensivos, diminuindo os seus efeitos.

INTERAÇÕES FARMACODINÂMICAS INDIRETAS

Existem várias interações farmacodinâmicas indiretas importantes. Os β-bloqueadores (propranolol) podem bloquear a mobilização de glicose hepática e acarretar hipoglicemia e também podem bloquear os receptores β2-adrenérgicos pancreáticos que modulam a liberação de insulina.

Os inibidores da monoamina oxidase (IMAO), quando administrados juntamente com aminas simpatomiméticas (anfetamina, fenilpropanolamina, pseudoefedrina e tiramina), podem resultar em crises hipertensivas potencialmente fatais, devido à liberação maciça de noradrenalina nos nervos

QUADRO 99.4 Interações sinérgicas

Interação de Drogas	Efeitos Farmacológicos
Anti-inflamatórios não hormonais e varfarina	Aumenta o risco de sangramento
Inibidores de ECA e diuréticos poupadores de K	Aumenta risco de hipercalemia
Antagonistas β-adrenérgicos e verapamil	Risco de bradicardia e assistolia
Aminoglicosídeos e bloqueadores neuromusculares	Aumenta o bloqueio neuromuscular (BNM)
Álcool e benzodiazepínicos	Aumenta a sedação
Clozapina e cotrixomazol	Aumenta o risco de depressão medular óssea
Antidepressivos tricíclicos e diuréticos	Risco de arritmias

Fonte: Lee e Stockley.[6]

terminais adrenérgicos. Esta alteração é conhecida como Síndrome de Hiperatividade Simpática. Assim, os pacientes que fazem uso de IMAO devem ser fortemente advertidos sobre os riscos do uso concomitante de medicamentos contra a tosse e resfriados, bem como de drogas ilícitas e até sobre a restrição de certos alimentos que possam conter tiramina (queijos e vinhos tintos).

INTERAÇÕES FARMACÊUTICAS

São interações que já ocorrem *in vitro*, ou seja, antes da sua administração, quando se misturam dois ou mais fármacos numa mesma solução, seringa, bureta, equipo de soro ou outro recipiente. Este tipo de interação é também conhecido como *incompatibilidade medicamentosa*, que pode estar associado ou não a alterações da atividade farmacoterapêutica. Estas interações são geralmente decorrentes de reações físico-químicas e que podem resultar em:

A. Alterações organolépticas, em que se evidencia a mudança da coloração, da consistência e o aparecimento de turvação, floculação e formação de precipitações;
B. Inativação do fármaco;
C. Formação de um novo composto que pode ser ativo, inócuo ou mesmo, tóxico;
D. Redução da atividade farmacológica original dos componentes da mistura.

CONSIDERAÇÕES PARA A PRÁTICA SEGURA DA FARMACOTERAPIA

1. Embora o número absoluto de interações farmacológicas (IF) impossibilite a sua memorização, a compreensão de seus mecanismos farmacocinéticos e farmacodinâmicos fornece uma estrutura conceitual para permitir evitá-los.
2. Na falência circulatória (choque), a compensação neuroendócrina pode reduzir significativamente o fluxo sanguíneo renal e hepático, reduzindo então a eliminação de muitos fármacos, havendo a necessidade de se reduzir as suas doses.
3. Distúrbios hidroeletrolíticos podem alterar a ação dos fármacos, especialmente naqueles que atuam no miocárdio, rins e na transmissão neuromuscular. Como exemplo, a hipocalemia induzida por diuréticos, que gera risco de arritmia ventricular quando se associa aos medicamentos como sotalol, procainamida, quinidina ou amiodarona.
4. A maioria dos fármacos é avaliada inicialmente em adultos jovens e de meia-idade. Devemos lembrar que os indivíduos diferem na maneira como metabolizam os fármacos (farmacocinética) e como respondem aos fármacos (farmacodinâmica). Estas diferenças exigem doses e esquemas posológicos diferenciados (individualizados) para poder atingir o efeito terapêutico desejado.[13]
5. Idealmente, os ajustes posológicos devem ser fundamentados pela monitoração dos níveis séricos terapêuticos. A disposição dos fármacos não varia linearmente com o peso ou a superfície corporal e não existem princípios confiáveis ou fórmulas para converter as doses dos fármacos utilizados em adultos para doses seguras e eficazes em crianças.
6. A farmacodinâmica dos fármacos em crianças também pode diferir da dos adultos; como exemplo, anti-histamínicos e barbitúricos causam sedação em adultos, mas podem causar hiperatividade em lactentes.
7. A velocidade de administração endovenosa dos fármacos é de fundamental importância, pois eles podem produzir efeitos tóxicos quando atingirem níveis plasmáticos altos. Isso explica por que uma injeção ou administração intravenosa muito rápida de fármacos como fenitoína, potássio ou procainamida pode causar colapso cardiovascular.
8. Apesar de certas dificuldades, como sinais e sintomas inespecíficos, e da falta de informações confiáveis, os médicos que atuam em setores de emergências devem estar atentos para reconhecer e tratar adequadamente as IF e evitar mais iatrogenias.
9. A FDA recomenda que não se deve administrar ceftriaxone misturada ou infundida simultaneamente com soluções contendo cálcio, pelo menos por 48 horas após a última dose. Vale relembrar que solução de Ringer, solução de Ringer-lactato e nutrição parenteral contêm cálcio. Isso se deve ao fato de que ocorre uma reação físico-química, com a formação de cristais insolúveis de ceftriaxone-cálcio. O mecanismo da oclusão de arteríolas nos pulmões e nos rins pelas partículas insolúveis da mistura deste antibiótico com cálcio causaram óbitos de recém-nascidos.[14]
10. Ao fazer a prescrição, o médico tem a obrigação de conferir todos os medicamentos de que o paciente faz uso (incluindo homeopáticos, fitoterápicos, vitaminas e até mesmo o regime e o tipo de alimentação), investigando sobre os possíveis riscos de IF.
11. Na escolha de um medicamento, procurar avaliar:
    a. as propriedades farmacodinâmicas e farmacocinéticas;
    b. o perfil farmacológico, buscando o de maior eficácia, o mais bem investigado (pesquisado), o que apresenta menor número de IF, além daquele de menor custo (eficiência).
12. Antes de prescrever, verificar:
    a. conveniência do medicamento quanto ao número de doses diárias, seu modo de apresentação e o esquema de administração (se são complicadas ou não);
    b. duração do tratamento (deve ser a mais adequada para as condições patológicas do paciente);
    c. quais as suas contraindicações, bem como as possíveis reações colaterais e IF;
    d. real utilidade diante de condições patológicas associadas.

13. Padronizar a prescrição:

a. Iniciar por ordem de prioridade;

b. Prescrever pelo nome genérico/farmacológico; caso necessário, colocar o nome de marca entre parênteses;

c. Prescrever a dose real do medicamento por extenso, nunca pelo volume, pois existe a possibilidade de apresentações com diferentes concentrações;

d. Indicar em que concentração/diluição o medicamento deve ser administrado;

e. Prescrever qual deve ser a diluição e o tipo de diluente (uns são incompatíveis em solução salina, outros em solução glicosada);

f. Nunca escrever "0" (zero) após a vírgula, pois pode causar confusões perigosas, como confundir 3,0 (três) com 30 (trinta);

g. Indicar e certificar-se da via de aplicação do medicamento após conferir a sua apresentação;

h. Indicar a frequência ou o horário de administração;

i. Apontar o dia de tratamento, principalmente ao se tratar de prescrição de antimicrobianos;

j. Deixar claro em quanto tempo deve ser realizada a infusão de medicamentos endovenosos e se necessitam de fotoproteção.

CONCLUSÃO

O reconhecimento de IF possibilita realizar o monitoramento farmacoterapêutico, promover uso racional e correto dos fármacos, prevenir eventos adversos e falhas terapêuticas ou, ao menos, minimizar os seus potenciais efeitos tóxico/iatrogênicos através de ajuste de esquemas posológicos ou da prescrição de fármacos alternativos. Outra medida relevante é a presença e o acompanhamento das prescrições medicamentosas realizadas nos setores de urgências e emergências, assim como nas UTI, pelo farmacêutico clínico.

E, para finalizar, devemos sempre procurar aplicar os princípios básicos para o exercício profissional do médico, os "Dez E":

- Escutar o paciente (familiares)
- Examinar o paciente (do fio de cabelos até a ponta dos dedos do pé)
- Exames suplementares (para corroborar com o diagnóstico e o seguimento)
- Entender a patologia (a lógica para o surgimento dos sinais e sintomas)
- Esclarecer o paciente (esclarecimento entendido pelo paciente/familiares)
- Escrever (documentar o atendimento)
- Equipe (atuar em equipe, pois hoje os profissionais de saúde, além de ser multidisciplinar, é multiprofissional)
- Estudar (busca pela atualização-educação continuada)
- Envolvimento (para uma boa atuação profissional, este deve estar envolvido)
- Ética profissional (em todas as nossas atitudes)

REFERÊNCIAS BIBLIOGRÁFICAS

1. LAZAROU J, POMERANZ BH, COREY PN. Incidence of adverse drug reactions in hospitalized patients: a meta-analysis of prospective studies. JAMA 1998;279:1200-5.
2. Videau J-Y. Making medicines safe. Bull WHO 2001;79:87.
3. Hammes JA, Pfuetzenreiter F, Silveira F, Koenig A, Westphal GA. Prevalência de potenciais de interações medicamentosas droga-droga em unidades de terapia intensiva. Rev Bras Ter Intensiva. 2008, 20(4): 349-354.
4. Mazzola PG, Rodrigues AT, Cruz AA, Marialva M, Granja S et al. Perfil e manejo de interações medicamentosas potenciais teóricas em prescrições de UTI. R. Bras. Farm. Hosp. Serv. Saúde. São Paulo. 2011, 2(2):15-19.
5. Yunes LP, Coelho TA, Almeida SM. Principais interações medicamentosas em pacientes da UTI-Adulto de um hospital privado de Minas Gerais. R. Bras. Farm. Hosp. Serv. Saúde São Paulo. 2011, 2(3):23-26.
6. Lee A and Stockley IH. Drug-Drug Interactions. In Boxtel CJ, Santoso B, Edwards IR (Ed): Drugs benefits and risks – International textbook of clinical pharmacology. John Wiley & Sons, Ltd, 2001, pp 211-226.
7. Stockley IH. Drug Interactions. A source book of adverse interactions, their mechanisms, clinical Importance and management. 5th edition, Pharmaceutical Press, London, 1999.
8. Ilett KF, Tee LBG, Reeves PT, Minchin RF. Metabolism of drugs and other xenobiotics in the gut lumen and wall. Pharmacol Ther. 1990, 46:67-93.
9. Goto CS, Feng SY, Wiebe RA. How to prevent harmful drug interactions. Emerg Med. 2008, 40(12): 25
10. Merry C, Mulcahy F, Barry M et al. Saquinavir interaction with midazolam: pharmacokinetic considerations when prescribing protease inhibitors for patients with HIV disease (letter). AIDS. 1997, 11: 268-9.
11. Oats JA. A ciência da farmacoterapia. In Bruton LL, Lazo JS, Parker KL (Ed): Goodman & Gilman – As bases farmacológicas da terapêutica. 11ª ed. McGrawHill, Rio de Janeiro. 2006, pp 107-125.
12. Kim RB, Wandel C, Leake B, et al. Interrelationship between substrates and inhibitors of human CYP3A and P-glycoprotein. Pharm Res. 1999, 16:408-414.
13. Kearns GL, Abdel-Rahman SM, Alander SW. Developmental pharmacology – drug disposition, action and therapy in infants and children. New Engl J Med. 2003, 349:1157-1167.
14. Rapp RP and Kuhn R. Clinical pharmaceutics and calcium ceftriaxone. The Annals of Pharmacotherapy. 2007, 41:2071-74.
15. Fralick M, Macdonald EM, Gomes T, Antonius T, Hollands S, Mamdani MM, Juurlink DN. Co-trimoxazole and sudden death in patients receiving inhibitors of renin-angiotensin system: population based study. BMJ 2014; 349:g6191.
16. Eiam-Ong S, Kurtzman NA, Sabatini S. Studies on the mechanism of trimethoprim-induced hyperkalemia. Kidney Int. 1996; 49:1372-8.
17. Bachmann, KA, Interações medicamentosas. Lexi comp, Manole, 2ª ed. 2006.

Seção 16

Ética, Qualidade e Segurança

100

Normatizações e Resoluções Aplicadas à Medicina de Urgência e Emergência no Brasil

Paulo de Tarso Monteiro Abrahão

INTRODUÇÃO

Na história de saúde pública do Brasil, as Urgências e Emergências foram a mais recente discussão e incorporação de normatizações federais.

No Brasil, na década de 1970 os trabalhadores, gestores e usuários iniciam uma crítica severa ao modelo hegemônico no sistema de saúde, tendo sido apontada a necessidade de reforma deste no sentido da construção de um novo e mais efetivo modelo de atenção.

Inicia-se o movimento de Reforma Sanitária, que começa a mostrar uma realidade assistencial num modelo distorcido, principalmente na área das urgências e emergências, que não dava conta de atender às necessidades e às realidades epidemiológicas de um país continental e tão diverso.

A partir dos anos 1980 esse movimento sanitário começa a preconizar a necessidade de repensar e reconstruir o modelo de atenção em novas bases, ou seja, entendendo a saúde não como mera ausência de doenças ou simples reparação do corpo biológico, mas tentando ampliar o conceito da saúde como direito social e de cidadania, e como resultante das condições de alimentação, moradia, saneamento e meio ambiente, educação, trabalho e renda, lazer e cultura, entre outras. Nesse sentido, para dar conta da complexidade do objeto do processo saúde/doença, há que se ter um conceito amplo de saúde que direcione a intervenção e resposta às necessidades de saúde desses sujeitos sociais, atuando desde a promoção e prevenção, passando pelo diagnóstico, monitoramento e tratamento, mas também atuando sobre a reabilitação em todos os seus aspectos.

Nesse panorama estávamos vivendo o modelo hospitalocêntrico, herança do Instituto Nacional de Previdência Social (INPS), criado em 1966, fazendo com que os níveis de atenção e as referências e contrarreferências fossem completamente insuficientes, com uma distribuição inadequada dos recursos assistenciais em todas as Unidades Federativas (UF) e, em cada UF, também a mesma realidade, contemplando mais recursos nas capitais e grandes centros em detrimento do interior e de outras regiões mais afastadas.

Isso gerava um trabalho extenuante para todos os profissionais dos equipamentos de saúde, pois contavam com baixa resolubilidade, que desencadeou uma desumanização das relações tanto entre os profissionais de saúde como também dos profissionais com a população.

Soma-se a isso a insuficiente qualificação profissional na área específica das urgências, levando a profissionais da área da saúde em geral a saírem da formação sem qualificação técnica para resolutividade dos casos.

As áreas físicas, os equipamentos para recursos diagnósticos eram muito inadequados para a demanda que chegava à porta de entrada, e ainda a insuficiência de leitos das unidades de terapia intensiva (UTI) fazia com que em quase todas as Unidades tivessem que "improvisar" leitos de UTI, ficando com os casos graves aguardando nos corredores, com pacientes em ventilação mecânica, usando drogas vasoativas etc.

Outro fator é que os casos eram atendidos por ordem de chegada, e os de maior gravidade podiam estar aguardando numa "fila de espera", enquanto os de menor gravidade estavam sendo atendidos.

A insuficiência de recursos da média complexidade fazia com que a espera para esses procedimentos levasse muito tempo, e enquanto aguardavam seu caso agudizava, e os fazia ir para a porta de entrada das urgências.

A área física, os equipamentos e insumos das unidades básicas de saúde associados à falta de qualificação levaram a um não acolhimento dos casos agudizados nessas Unidades de Saúde.

A ausência de centrais de regulação médica fazia com que os transportes de pacientes fossem feitos de maneira aleatória, e gerando a busca de um local que "abrisse as portas" para receber o paciente, ocasionando o que conhecemos vulgarmente como "ambulancioterapia".

Esse cenário levou vários trabalhadores dessa área a se reunirem e começarem a discutir como deveria ser um atendimento humanizado e acolhedor, com maior resolubilidade, respeitando as realidades epidemiológicas e as diferentes necessidades da população.

Com conhecimento técnico e com experiências internacionais, o grupo levou até o Ministério da Saúde uma proposta que acabou sendo aprovada nos espaços de gestão e governo, sendo publicada a primeira Portaria que legislava e normatizava as urgências, propondo então uma Política a ser implantada e não um programa (RBCE, 2001).

Estamos agora no ano de 2002, mês de novembro, quando saiu a Portaria GM 2048 de 05 de novembro de 2002 (Brasil, 2002), que é o "Regulamento Técnico dos Sistemas Estaduais de Urgência e Emergência".

Ela é composta de sete capítulos, que detalham o passo a passo para todos os gestores e profissionais de saúde, por isso é chamada de Regulamento Técnico, a saber:

1. Plano de Atendimento às Urgências
2. Regulação Médica das Urgências
3. Atendimento Pré-hospitalar Fixo
4. Atendimento Pré-hospitalar Móvel
5. Atendimento Hospitalar
6. Transferências inter-hospitalares
7. Núcleos de Educação em Urgências

No seu capítulo I, Plano de Atendimento às Urgências, encontramos as informações de como construir um "Plano" já com o modelo "regional" colocando o Estado como ator importante à frente desse processo.

No capítulo II temos a regulação médica das urgências, com a normatização, regras, modelo de funcionamento, profissionais envolvidos com seus perfis, competências e responsabilidades, equipamentos necessários e área física.

Aí vêm os próximos três capítulos, que colocam o embrião dos componentes da Rede de Atenção às Urgências e Emergências:

- Pré-hospitalar fixo são todos os equipamentos não hospitalares que estão antes do hospital, descrevendo também área física, equipe com perfil, competências e responsabilidades.
- Pré-hospitalar móvel, conhecido com vários nomes pelo Brasil, como Resgate, Sistema Integrado de Atendimento ao Trauma e Emergências - SIATE, SAMU, Grupamento de Socorro de Emergência - GSE, entre outros, sendo a grande maioria em trabalho conjunto entre a Saúde e o Corpo de Bombeiros.
- O capítulo seguinte, o mais difícil e polêmico, descreve como devem ser os hospitais, também com área física, equipe com perfil, competências e responsabilidades.

Aqui cabe uma grande crítica porque colocamos o hospital como "divisor de águas", quando usamos a terminologia Pré-hospitalar Fixo, Pré-hospitalar Móvel e Hospitalar, que reforçou, na época, o "empoderamento" hospitalar do modelo "inampiano", muito criticado pela Reforma Sanitária.

- O próximo capítulo, Transferências inter-hospitalares, cumpre normatizar as responsabilidades de um paciente sair de uma Unidade de Saúde para outra, descrevendo claramente as responsabilidades do solicitante, do médico regulador, da equipe do transporte terrestre/aéreo/aquático e do receptor do paciente. Aqui cabe salientar a importância desse capítulo no sentido de que muitos pacientes necessitavam ser transferidos para outros locais para avaliações, procedimentos e até estabilização e manutenção da vida.
- No último capítulo finalmente foi descrita a necessidade de se criarem os Núcleos de Educação em Urgências, com a grade necessária, temas, carga horária para cada profissional, colocando a necessidade de esses Núcleos serem construídos em parceria com vários atores para atuar na qualificação e educação permanente dos profissionais de saúde e também da população.

Seguindo nesse fluxo, em 2003, finalmente saíram as Portarias 1.863 e 1.864, já revogadas, mas que tiveram o papel importante de finalmente implantar a "Política Nacional de Atenção às Urgências e Emergências" (Brasil, 2003).

Na Portaria 1.863, que institui a Política Nacional (Brasil, 2003), temos a normatização dos cinco eixos, das sete diretrizes, dos componentes com suas responsabilidades e dos níveis de atuação.

EIXOS DA POLÍTICA

Os cinco eixos definem o caminho que as urgências devem tomar, como ferramenta gestora de interferir no processo gestão-assistencial (Figura 100.1).

PRINCÍPIOS NORTEADORES

Os sete princípios reforçam a função da Política como indutora de modificações e adequações regionais:

1. Garantir a universalidade, equidade e integralidade no atendimento às urgências clínicas, cirúrgicas, gineco-obstétricas, psiquiátricas, pediátricas e as relacionadas às causas externas (acidentes e violências).

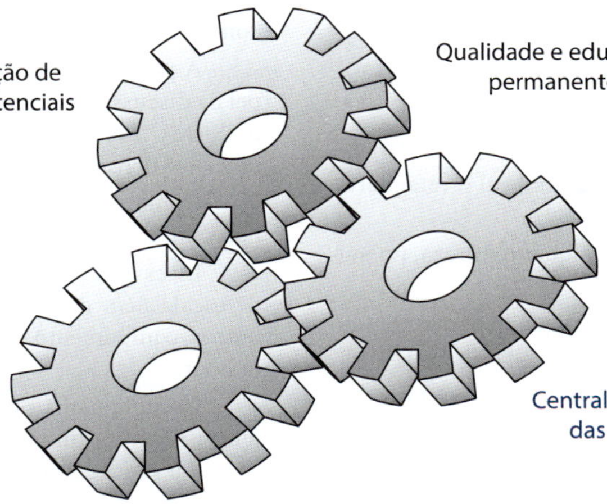

FIGURA 100.1 Os cinco eixos das urgências.

2. Consubstanciar as diretrizes de regionalização da assistência às urgências mediante a adequação criteriosa da distribuição dos recursos, conferindo concretude ao dimensionamento e implantação de Sistemas Estaduais, Regionais e Municipais e suas respectivas redes de atendimento. (Veja que aqui já está a regionalização.)
3. Adotar estratégias promocionais que garantam a prevenção das doenças e agravos, proteção da vida e recuperação da saúde, garantindo a humanização do atendimento às urgências.
4. Fomentar, coordenar e executar programas e projetos estratégicos de atendimento às necessidades coletivas, urgentes e transitórias, decorrentes de situações de perigo iminente, de calamidades públicas e de acidentes com múltiplas vítimas a partir da construção de mapas de riscos regionais e locais.
5. Contribuir no desenvolvimento de processos e métodos de coleta, análise e organização dos resultados das ações e serviços de urgência, permitindo que a partir de seu desempenho seja possível uma visão dinâmica do estado de saúde da população e do desempenho do Sistema Único de Saúde.
6. Integrar o complexo regulador do Sistema Único de Saúde, promover intercâmbio com outros subsistemas de informações intersetoriais, implementando e aperfeiçoando permanentemente a produção de dados e a democratização das informações.
7. Qualificar a assistência e promover a educação permanente das equipes de saúde do Sistema Único de Saúde na Atenção às Urgências, em acordo com os princípios da integralidade e humanização.

COMPONENTES

Aqui vemos que novamente a terminologia anterior dos componentes foi mantida, mas foi acrescentado o Pós-hospitalar, ou seja, um importante componente de cuidado, de acordo com a realidade epidemiológica devido ao aumento dos casos crônicos por mudança da esperança de vida, que aumentou muito a faixa etária:

1. Pré-hospitalar fixo
2. Pré-hospitalar móvel
3. Hospitalar
4. Pós-hospitalar

NÍVEIS DE ATUAÇÃO NA URGÊNCIA

A descrição desses níveis colocou os profissionais das urgências num papel importante de intervir na formulação das políticas públicas, a partir do conhecimento da atuação direta com o paciente, até o entendimento da realidade de necessidades da região de sua área de abrangência:

1. Atuação direta com o paciente
2. Atuação na cena da ocorrência
3. Controle operacional
4. Gerência de serviços
5. Gestão do Sistema
6. Formulação de políticas públicas

No mesmo dia saiu a Portaria 1.864 (Brasil, 2003), criando o componente móvel e batizando de SAMU 192, que normatiza o seu funcionamento, profissionais envolvidos, competências e responsabilidades.

Além disso, houve o grande avanço gestor dessa Portaria, porque agora o Ministério da Saúde passa a ser o responsável pelos investimentos e custeio mensal desse serviço e de sua Central de Regulação das Urgências.

O SERVIÇO DE ATENDIMENTO MÓVEL DE URGÊNCIA – SAMU 192

Por definição e missão, é o atendimento que procura chegar ao cidadão acometido por uma urgência de natureza clínica, cirúrgica, traumática, obstétrica ou psiquiátrica nos primeiros minutos após o agravo, prestando atendimento adequado no local e transporte a um serviço de saúde hierarquizado e integrado ao SUS, quando necessário (Brasil, 2003).

Deve cumprir os seguintes requisitos:

- Ser um serviço público de ajuda médica de urgência 24 horas por dia;
- Ter o acionamento fácil e gratuito pelo número nacional de urgências médicas: 192;
- Assegurar a escuta médica qualificada permanente;
- Garantir atendimento médico no local e retaguarda em serviços de saúde;
- Responder a chamados de qualquer natureza, no menor tempo possível;
- Viabilizar o transporte mais adequado para cada tipo de agravo ou solicitação;
- Organizar o acolhimento do paciente no serviço receptor definido;
- Participar e elaborar os Planos de atenção para atendimento a eventos e/ou grandes aglomerados;
- Coordenar o atendimento de catástrofes ou acidente com múltiplas vítimas;
- Participar da formação em urgência dos profissionais de saúde de sua área de abrangência;
- Elaborar e aplicar curso de primeiros socorros para leigos;
- Estar integrado com outros SAMU da região e com as outras centrais de regulação.

Ficam definidos como competências e responsabilidades para esse serviço a regulação médica do sistema de urgência e o monitoramento de toda a demanda, garantindo a orientação médica e o atendimento dos casos de urgência (Brasil, 2003).

Além disso, os atendimentos sob agendamento prévio dos casos graves, a cobertura de eventos de risco, a cobertura de acidentes de grandes proporções, a capacitação de recursos humanos de sua área de abrangência e as ações educativas para a comunidade (Brasil, 2003).

Isso proporcionou um avanço de parceria dos níveis federal, estadual e municipal na elaboração dos planos, provocando a discussão de região, gestão, modelos apropriados ou não. O SAMU 192 foi, com isso, um grande indutor de conseguir mostrar o que a Reforma Sanitária já gritava há anos, ou seja, precisamos de outro modelo, outra maneira de fazer gestão, outro modelo de regular e conseguir atender às necessidades da população, suas mudanças e agravos epidemiológicos, seus constantes e grandes anseios de acolhimento e de atendimento humanizado.

Logo a seguir conseguimos discutir o outro componente, as Unidades Não Hospitalares, Pré-Hospitalar Fixo, Pronto Atendimento, Pronto-Socorro Não Hospitalar, Unidades de Emergência, com vários nomes por este país, fazendo um estudo detalhado de como atender de maneira humanizada.

Para isso, mais uma vez um grupo se debruçou a estudar e escreveu a Portaria das UPAs, que nada mais é que a definição de quais deveriam ser a área física, os equipamentos e a equipe necessária para atender um quantitativo/dia de pacientes com qualidade, de maneira humanizada e com acolhimento, inserida num território, com a responsabilidade sanitária definida junto com os outros equipamentos, garantindo os níveis de atenção, desde a atenção primária até a alta complexidade.

A partir daí a região começou a ter um importante papel na discussão, porque todos os componentes até o momento, SAMU 192 e UPA, conseguiam dar conta em municípios de maior densidade populacional.

Como chegar até os municípios com menos de 50.000 habitantes, a grande maioria do Brasil?

Esses equipamentos são caros e não davam economia de escala nem de escopo, e teríamos dois problemas, entre outros, equipamento caro e ocioso e o gestor não conseguiria manter.

Isso forçou mais uma vez a discussão de região, pois não temos nenhum município autônomo nas urgências, porque todos ou vão receber algum paciente de outros municípios ou terão que encaminhar algum paciente.

Nessa discussão começamos a regionalizar as urgências, e surgiu a Portaria 2.657 (Brasil,2004), que destacava os critérios para a regionalização das urgências.

Um salto de qualidade importante que essa Portaria veio dar é que, além de regionalizar, ela mudou totalmente os critérios para o SAMU 192, agora colocando o tempo-resposta como eixo dos projetos dos SAMU Regionais.

Estabelece ainda as atribuições das centrais de regulação médica de urgências e o dimensionamento técnico para a estruturação e operacionalização dos SAMU 192, agora regionalizando e agrupando municípios e com o critério de tempo-resposta como norteador do planejamento (Brasil, 2004).

A Central tem que ter sua área física com 2 m² para cada trabalhador, acesso restrito, isolamento acústico, temperatura e iluminação adequadas, com um sistema de telefonia.de radiocomunicação e de gravação contínua para garantir sua qualidade técnica e missão (Brasil, 2004).

O planejamento do SAMU 192 Regional deve conter bases descentralizadas, sempre pensando no tempo-resposta como norteador das grandes extensões territoriais a serem cobertas e com uma configuração mínima (Brasil, 2004).

As ferramentas necessárias para a regulação devem conter, no mínimo:

- Mapas de Município e região com localização de Serviços de Saúde;
- Listas de telefones;
- Grades pactuadas, regionalizadas e hierarquizadas;
- Protocolos técnicos;
- Agendas de eventos;
- Relacionamento direto com central de vagas;
- Planos de Catástrofes;
- Normas e rotinas do serviço.

Os princípios que norteiam a regulação devem ter como normas gerais o acolhimento do usuário, a garantia de acesso do paciente e continuidade de seu tratamento, com equidade, e a resolutividade de toda demanda (Brasil, 2004).

A regulação operacionaliza um fluxo que foi pactuado e normatizado anteriormente, garantindo o acesso aos serviços, e, a partir daí, gera uma base de dados epidemiológicos que chamamos de "sangrantes", e o controle, subsidiado por esses dados, providencia as ações necessárias de intervenção no Sistema.

Isso resume as três etapas ou movimentos da regulação para buscar cada mais a necessidade da população de sua área de abrangência.

- **Regulação da assistência:** garante o acesso aos serviços de saúde com equidade e de acordo com as necessidades e risco classificado.
- **Regulação do Sistema:** faz o controle, a avaliação, a auditoria e o planejamento, garantindo a universalidade.
- **Gestão:** garante o custeio, os investimentos e as pactuações necessárias.

Muito projetos não conseguiram cumprir a contento esse novo critério devido à grande extensão territorial das nossas regiões, dificuldades das malhas viárias e acessos complicados, o que geraria um grande número de ambulâncias, mas que ficariam "ociosas" por não haver um quantitativo populacional para elas, mas ao mesmo tempo a não cobertura do território começa a gerar uma "desassistência", que provoca uma rediscussão do inter-hospitalar, quem faz, como faz, responsabilidade técnica e gestora.

Essa discussão não avançou, até o momento, porque ela envolve uma discussão do modelo como um todo, que possa dar conta de 100% do território nacional.

Iniciava-se um momento de rever o modelo de saúde até então que garantisse a atenção integral à saúde dos cidadãos e que pudesse melhorar e humanizar o acesso, aumentar o vínculo e a responsabilização, instituindo uma nova relação profissional de saúde-usuário, implementar o trabalho em equipe e multidisciplinar, a prática clínica cuidadora, aumentar a qualidade da atenção (ações coordenadas, contínuas e respondendo às necessidades dos usuários), garantir a profissionalização e democratização dos serviços, efetivar a articulação em rede, garantir a participação da sociedade e o controle dos usuários e aumentar a resolubilidade, a eficiência e a efetividade do serviços.

Muito já se avançou nestes últimos anos no processo de implementação do SUS no Brasil, entretanto, tornava-se cada vez mais evidente a necessidade de superar a fragmentação das ações e serviços de saúde e qualificar a gestão do cuidado.

Para isso o caminho apontado foi a organização e implementação das Redes de Atenção à Saúde (RAS) no país.

Estas são definidas como arranjos organizativos de ações e serviços de saúde, de diferentes densidades tecnológicas, que, integradas por meio de sistemas de apoio técnico, logístico e de gestão, buscam garantir a integralidade do cuidado (MS, 2010).

As RAS são caracterizadas pela formação de relações horizontais entre todos os pontos de atenção, tendo como centro de comunicação a Atenção Primária em Saúde (APS), pela centralidade nas necessidades em saúde de uma população, pela responsabilização com a atenção contínua e integral, pelo cuidado multiprofissional e pelo compartilhamento de objetivos e compromissos com os resultados sanitários e econômicos (Brasil, 2010).

Buscando a consecução desse objetivo estratégico fundamental para o Ministério da Saúde, ficaram definidos como compromissos prioritários de governo a organização das Redes Materno-Infantil (Rede Cegonha), a Rede de Atenção às Urgências e Emergências, a Rede de Atenção Psicossocial com ênfase no enfrentamento do crack e outras drogas, a Rede de Atenção às Doenças e Condições Crônicas e a Rede de Cuidado a Pessoas com Deficiência.

Para isso, foi necessária a decisão política do conjunto dos gestores do SUS para estímulo à organização e implementação das RAS, buscando um pacto cooperativo entre as instâncias de gestão e governança do sistema para garantir os investimentos e recursos necessários a essa mudança.

Chegamos então, finalmente, na implantação da Rede de Atenção às Urgências e Emergência – RUE.

AS REDES DE ATENÇÃO À SAÚDE (RAS)

São arranjos organizativos de ações e serviços de saúde, de diferentes densidades tecnológicas, que, integradas por meio de sistemas de apoio técnico, logístico e de gestão, buscam garantir a integralidade do cuidado (Ministério da Saúde, 2010 – Portaria 4.279, de 30/12/2010).

FUNDAMENTO NORMATIVO DA RAS

Vários normativos e legislações já citavam as redes há muito tempo, a saber:

Art. 198 da CF/88: *"As ações e os serviços públicos de saúde integram uma rede regionalizada e hierarquizada e constituem um sistema único organizado de acordo com as diretrizes de descentralização, atendimento integral e participação da comunidade".*

Lei 8.080, 1990:

Art. 7º, inciso II: *"(...) integralidade de assistência, entendida como conjunto articulado e contínuo das ações e serviços preventivos, curativos, individuais e coletivos (....)"*

Art. 10º aponta *"arranjos organizacionais para as redes locorregionais através de consórcios intermunicipais e distritos de saúde como forma de integrar e articular recursos e aumentar a cobertura das ações.*

Portaria 4.279 de 30/12/2010: Estabelece diretrizes para organização da RAS no âmbito da SUS.

POR QUE IMPLANTAR UMA REDE DE ATENÇÃO À SAÚDE - RAS?

1. Fragmentação histórica do sistema de saúde, que mostrou desde a Reforma Sanitária que o sistema não dava conta com as Unidades de Saúde trabalhando de maneira isolada.
2. Isso gerava uma concorrência entre os serviços, e o modelo vigente "empoderava" uns em detrimento de outros.
3. Os usuários ficavam completamente desorientados por não saber em "qual porta bater".
4. Os recursos eram usados de maneira inadequada, gerando um alto custo e gastos inapropriados.

5. A falta de seguimento horizontal dos usuários.
6. A prevalência das doenças crônicas aumenta cada vez mais, necessitando de equipamentos para dar conta dessa demanda de cuidado e não somente da assistência.
7. As boas práticas no mundo mostraram que as redes dão um salto de qualidade na atenção.
8. Permite monitoramento e avaliação pelos gestores e a sociedade.

CARACTERÍSTICAS DA RAS

Alguns pontos são fundamentais para justificar a elaboração de redes de atenção (Brasil, 2010):

- Permite a formação de relações horizontais entre os pontos de atenção, tendo ABS como centro de comunicação e ordenadora do território;
- Centralidade nas necessidades de saúde da população;
- Responsabilização por atenção contínua e integral;
- Compartilhamento de objetivos e compromissos com resultados sanitários e econômicos.

REDES DE ATENÇÃO À SAÚDE

Observe na Figura 100.2 as redes prioritárias que o Ministério da Saúde publicou em suas Portarias:

REDE DE ATENÇÃO ÀS URGÊNCIAS

A Política Nacional de Atenção às Urgências foi normatizada pela Portaria MS/GM Nº 1.863 de 29/09/2003 (Brasil, 2003), dando início à implantação do SAMU 192 no território nacional, priorizando inicialmente os municípios com população acima de 100.000 habitantes e depois regionalizando para começar o processo de interiorização das urgências.

Em 2008, o Ministério da Saúde lança mão da proposta da implantação das Unidades de Pronto Atendimento – UPA.

Entretanto, é importante ressaltar que a mera implantação de SAMU ou UPA isoladamente não dá conta da diversidade e das especificidades das questões relacionadas à urgência e emergência em nosso país, dadas a natureza do objeto saúde/doença e a complexa rede de intervenções necessárias para impactar os problemas de saúde.

O conceito estruturante a ser utilizado é que o atendimento aos usuários com quadros agudos deve ser prestado por todas as portas de entrada do SUS, possibilitando a resolução de seu problema ou transportando-o, responsavelmente, para um serviço de maior complexidade, dentro de um sistema hierarquizado e regulado, conforme institui a Política Nacional de Atenção às Urgências (Brasil, 2003), organizando as redes regionais de atenção às urgências enquanto elos de uma rede de manutenção da vida em níveis crescentes de complexidade e responsabilidade.

Para organizar uma rede que atenda os principais problemas de saúde dos usuários na área de urgência/emergência é necessário olhar e considerar o perfil epidemiológico no Brasil, onde se evidencia uma alta morbimortalidade relacionada à violência e acidentes de trânsito no Brasil até os 40 anos e, acima dessa faixa, as doenças do aparelho circulatório, segundo dados da SVS/MS.

As Causas Externas (que incluem os acidentes e violências) são responsáveis pela terceira causa de morte na população geral e a primeira causa de morte na faixa etária de 1 a 39 anos (Brasil, 2010).

No trânsito, o Brasil ocupa o quinto lugar no mundo em mortes provocadas por incidentes relacionados aos acidentes de trânsitos e atropelamentos, atrás apenas da Índia, China, Estados Unidos e Rússia (OPAS, 2009).

Outro dado relevante em relação aos acidentes de trânsito refere-se ao aumento crescente e progressivo da taxa de acidentes envolvendo motociclistas em todo o país, conforme a Figura 100.3 a seguir.

Outra questão relevante em relação às causas externas é o problema das violências. As violências interpessoais são a primeira causa de morte na faixa etária de cinco a 40 anos de idade, sendo que os homicídios representam a primeira causa de morte de 15 a 35 anos.

Nos serviços de urgência, estima-se que cerca de 30% atendimentos são por traumas. As principais vítimas da violência urbana são homens, jovens, negros, e, em relação à violência doméstica, as principais vítimas são mulheres em todos os ciclos de vida (Brasil, 2009, 2010).

Além das causas externas, outro problema importante do ponto de vista epidemiológico, no Brasil, constitui-se nas Doenças Crônico-Degenerativas. Isso em função do processo de envelhecimento da população e da transição

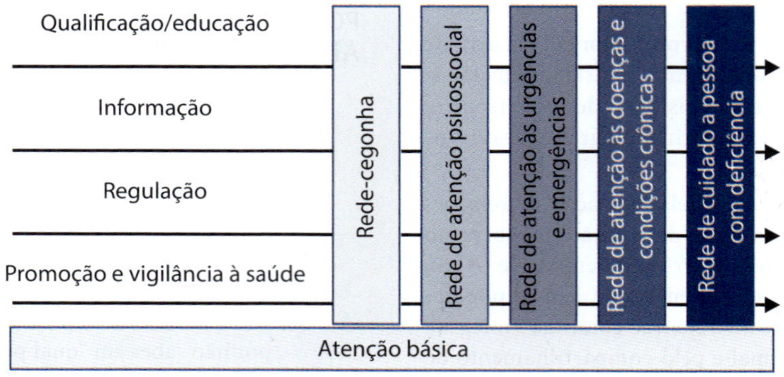

FIGURA 100.2 Redes prioritárias publicadas nas Portarias do Ministério da Saúde.

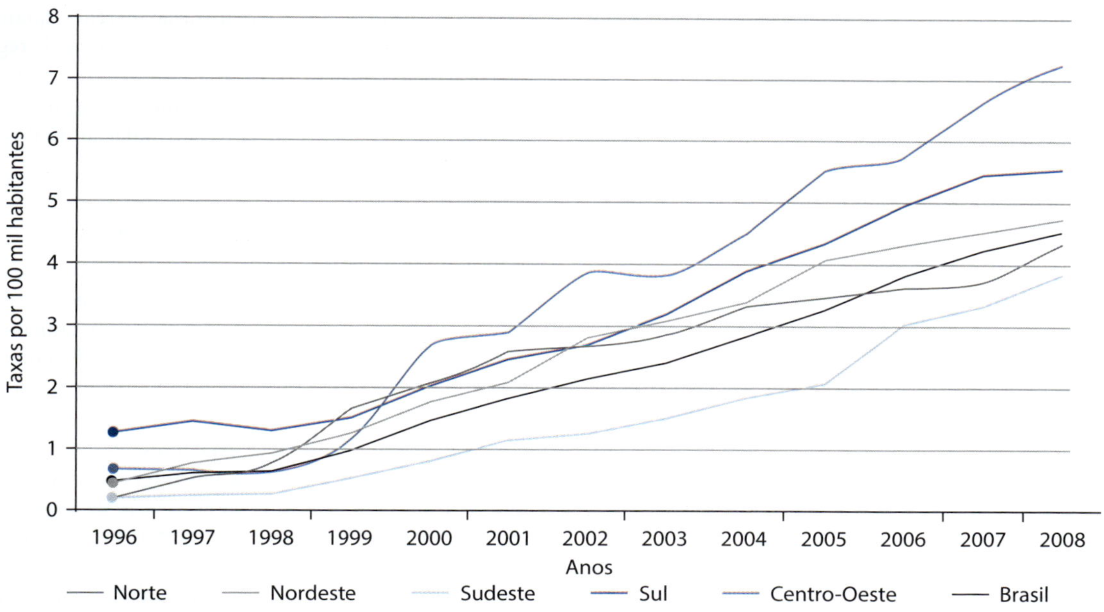

FIGURA 100.3 Taxa de mortalidade por acidentes de transporte terrestre-ATT envolvendo motociclistas, por regiões: 1996-2008. Fonte: SVS, MS, 2011.

epidemiológica expressa pela tripla carga de doenças (persistência das doenças infectocontagiosas e doenças maternas e neonatais evitáveis, crescimento das causas externas e crescimento progressivo das doenças crônicas no perfil de morbimortalidade).

Em relação às últimas, observa-se um aumento na prevalência e incidência do conjunto das doenças crônicas, em especial aquelas do aparelho circulatório, e dentro destas destacando-se o Infarto Agudo do Miocárdio (IAM) e o Acidente Vascular Encefálico (AVE). Segundo a OMS, a doença arterial coronariana (DAC) é a principal causa de óbito no mundo inteiro, com maior impacto clínico e financeiro, seguida em segundo lugar pela doença cerebrovascular. De acordo com projeções da OMS, essas duas causas continuarão sendo as mais importantes nos próximos 20 anos no mundo em relação tanto à mortalidade quanto à morbidade (Mathers, Loncar, 2006).

Assim, considerando o imperativo de prover a atenção qualificada à saúde de toda a população brasileira, incluindo o atendimento ágil e resolutivo das urgências e emergências, o Ministério da Saúde propôs uma reformulação da política no sentido de se trabalhar e estimular a constituição das Redes de Atenção à Urgência e Emergência (RUE) nas regiões de saúde do país.

A atenção às urgências é um tema complexo, que não deve ser tratado de forma pontual e por um único tipo de serviço. Desse modo, no âmbito do SUS, as urgências devem ser abordadas a partir da constituição de uma Rede Atenção, que atravesse os diversos níveis de complexidade do sistema, além de comportar vários serviços diferentes, organizados a partir das necessidades dos usuários.

Desse modo, integram a Rede de Atenção às Urgências desde salas de observação, funcionando na Atenção Primária à Saúde, até os leitos de retaguarda nos hospitais, passando pela organização do SAMU, Unidades de Pronto Atendimento (UPAS) e similares e a proposta de Atenção Domiciliar.

Dentro dessa compreensão, a proposta da RUE incorpora diversos componentes para sua constituição, como a promoção e prevenção, a atenção primária em saúde através das suas unidades básicas, o SAMU e seus complexos reguladores, as UPAs e o conjunto de serviços de urgência 24 horas, as portas de entrada hospitalares de urgência, as enfermarias de retaguarda aos atendimentos de urgências (leitos clínicos resolutivos, unidades de cuidado intensivo, leitos crônicos etc.) e algumas inovações tecnológicas nas linhas de cuidado prioritárias (infarto agudo do miocárdio, acidente vascular encefálico e trauma), e o programa de atenção domiciliar.

Todas essas portas passam a ter como norte a ser seguido com a proposta do acolhimento com classificação do risco, qualidade e resolutividade na atenção.

Esses diversos componentes têm interfaces entre si e são transversalizados por algumas vertentes consideradas fundamentais para garantir a integração e a integralidade da atenção nessa rede; são elas: a promoção e prevenção enquanto eixos que devem atravessar todos os componentes, a qualificação profissional para dar conta da complexidade dos problemas apresentados na rede, a informação e a regulação como eixos estruturantes da RUE.

A organização dessa rede tem a finalidade de articular e integrar todos os equipamentos de saúde objetivando ampliar e qualificar o acesso humanizado e integral aos usuários em situação de urgência nos serviços de saúde de forma ágil e oportuna.

Todas as redes têm a Atenção Básica como ordenadora/coordenadora do território, até porque é o componente mais próximo da população e conhece todas as necessidades de sua área de abrangência.

Notem que transversais às redes estão a qualificação/educação, a informação, a regulação e a promoção e vigilância à saúde.

Isso é importante citar porque a qualificação e educação dos profissionais são de fundamental importância para o salto de qualidade da atenção, com processos de educação permanente, que é educação em serviço.

A informação é a necessidade de se ter um prontuário eletrônico único, assim como processos de comunicação e de software, que possa ser de acesso a todos os componentes da rede.

A regulação é o eixo importante de garantia do acesso equânime e com qualidade a todos os usuários do território.

A promoção é a garantia de saúde, de não adoecer, controlando e fiscalizando a água, os alimentos, os produtos de higiene pessoal, o cenário do trabalho, o ar e tudo mais que está no nosso mundo pessoal e do trabalho.

A vigilância epidemiológica vai garantir a prevenção de doenças, dando qualidade a nossa vida, e fecha o ciclo com a vigilância sanitária, que garante tudo que temos que consumir com qualidade de vida e não de doença.

Finalmente, chega a Portaria 1.600, que reformula a Política Nacional de Atenção às Urgências e institui a Rede de Atenção às Urgências no Sistema Único de Saúde (Brasil, 2011).

COMPONENTES DA POLÍTICA

Agora os componentes da Política são ampliados e passaram a ser os que seguem, conforme a Figura 100.4 (Brasil, 2011):

1. Promoção e prevenção;
2. Atenção básica – Sala de Observação;
3. Sala de estabilização;
4. UPA e serviços 24h;
5. SAMU 192;
6. Hospital;
7. Atenção domiciliar;
8. Força Nacional do SUS - FN SUS.

Os cinco eixos da Política são mantidos e norteadores importantes para a gestão e qualificação da assistência, como estratégias promocionais, organização de redes, qualificação e educação permanente, humanização e central de regulação das urgências (Brasil, 2011).

Cada componente tem um papel importante tanto na atenção como na assistência e reformulação da Política do território.

Componente 1: Promoção, prevenção e vigilância à saúde

Na perspectiva da integralidade da atenção, um ponto que não deve ser esquecido e que impacta diretamente a crescente demanda de atendimento às urgências é o componente da promoção da saúde e prevenção de doenças e agravos à saúde (Brasil, 2004, 2006, 2007, 2009, 2010).

Esse componente deve estar presente em todos os outros, sempre verificando as ações intersetoriais que podem ser realizadas para garantia da promoção da saúde nos pontos da rede e como identificar e intervir prevenindo os diferentes fatores de risco presentes.

Para isso a SVS propõe campanhas e ações de prevenção aos acidentes de trânsito e violências, além de ações intersetoriais e mobilização da sociedade visando a promoção da saúde através dos núcleos criados para tal fim, além da implementação da política de promoção da saúde e dos programas de prevenção de doenças crônicas não transmissíveis, com uma série de ações para o enfrentamento dessas doenças nesse componente.

Todas essas estratégias impactam, em médio e longo prazos, a condição de saúde e a qualidade de vida dos cidadãos.

É composta pelo Núcleo de Prevenção da Violência e Promoção da Saúde e integra a Rede Nacional de Prevenção de Violência e Promoção da Saúde, que estão vinculados aos três níveis de gestão e instituições acadêmicas (Brasil, 2004).

Tem como principal atribuição articular e estruturar a Rede de Atenção e Proteção Integral as Pessoas em Situação de Violência.

1. VIVA – Sistema de Vigilância de Violências e Acidentes. O VIVA possui dois componentes:
   a. Componente I - VIVA Contínuo/SINAN - NET: notificação compulsória de violência doméstica,

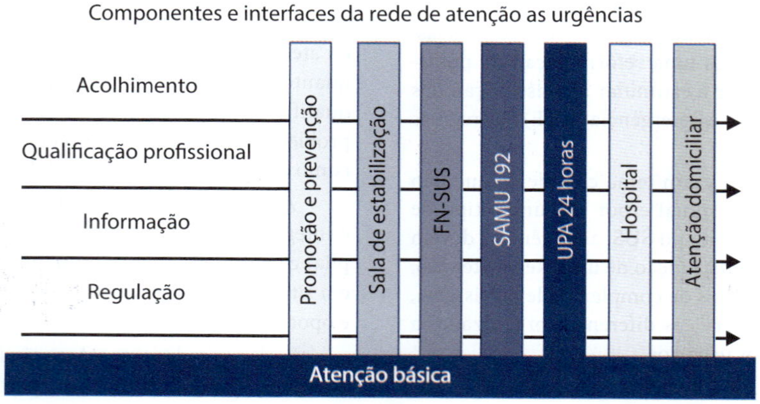

FIGURA 100.4 Acolhimento com classificação de risco e maior resolutividade.

sexual e/ou outras violências envolvendo crianças, adolescentes, mulheres e idosos, desde 2006. A partir de 2009 o VIVA Contínuo passou a integrar o Sistema de Informação de Agravo de Notificação (SINAN).

b. Componente II - VIVA Inquérito: Busca estimar prevalências de acidentes de trânsito, agressões, suicídios e outras causas externas e estudar associações com possíveis fatores de risco. Pesquisa nas unidades de urgência e emergência foi realizada nos anos de 2006, 2007 e 2009.

2. Trânsito: Ações voltadas para a vigilância e a prevenção de lesões e mortes provocadas pelo trânsito, a atenção às vítimas e a promoção da saúde e cultura de paz, com o objetivo maior de reduzir as lesões e mortes provocadas pelo trânsito.

Componente 2: Atenção básica – sala de observação

Responsável pelo primeiro cuidado e acolhimento às urgências por meio da implantação da classificação de risco, de forma articulada aos outros pontos de atenção (Brasil, 2011).

Tem como objetivo a ampliação do acesso e da resolutividade do cuidado.

- Sala de Observação: Ambiente da UBS destinado ao atendimento de pacientes em regime ambulatorial, com necessidade de observação em casos de urgência/emergência de baixa complexidade, no período de funcionamento da unidade, articulado e conectado aos outros serviços da rede de atenção às urgências, para posterior transporte e encaminhamento.
- Plano de requalificação das UBS: Adequação da estrutura física e de equipamentos (Sala de Observação).

Componente 3: Sala de estabilização

Local de estabilização de pacientes críticos/graves, de funcionamento 24 horas, em vazios assistenciais, vinculado a uma unidade de saúde, articulado e conectado aos outros níveis de atenção para posterior encaminhamento à rede de atenção à saúde (Brasil, 2011).

São salas específicas instaladas em unidades/serviços da rede de atenção que ocupam posição estratégica em relação à rede de suporte ao SAMU e/ou à Cadeia de Manutenção da Vida (Brasil, 2011).

Configuram pontos de apoio ao atendimento em locais/municípios onde haja grande extensão entre os pontos de atenção locorregional (Brasil, 2011).

Estão instaladas em unidades de menor porte destinadas à interiorização dos cuidados urgentes, sendo aceitável a presença de apenas um médico previamente treinado e habilitado para o atendimento das urgências (Brasil, 2011).

Devem garantir retaguarda médica e de enfermagem nas 24 horas, possibilitando o primeiro atendimento e/ou estabilização a pacientes acometidos por qualquer tipo de urgência (Brasil, 2011).

Critério para escolha:

- Vazios assistenciais
- Municípios com menos de 50 mil habitantes

Devem cumprir os seguintes pré-requisitos:

- Estar em área de cobertura de SAMU Regional
- Articular com Rede de Urgência para continuidade do cuidado

Componente 4: Força Nacional do SUS - FN-SUS

A Força Nacional de Saúde do SUS (Figura 100.5) objetiva aglutinar esforços para garantir a integralidade na assistência em situações de risco ou emergenciais para populações (Brasil, 2011):

1. Catástrofes que envolvem múltiplas vítimas e demais condições de calamidade
2. Agravos epidemiológicos de importância nacional
3. Desassistência

Ela foi concebida pelo aumento da incidência de emergências e desastres em saúde com alto índice de morbimortalidade.

Uma das funções essenciais da Saúde Pública é reduzir o impacto das emergências e desastres em saúde (OPAS, 2002) através:

- Do desenvolvimento de políticas, do planejamento e da realização de ações de prevenção, mitigação, preparação, resposta e reabilitação para reduzir o impacto dos desastres sobre a saúde pública
- De um enfoque integral com relação aos danos e à origem de todas ou cada uma das emergências ou desastres possíveis na realidade do país
- Da participação de todo o sistema de saúde e a mais ampla colaboração intersetorial e interinstitucional na redução do impacto de emergências ou desastres

Para tanto, deve desenvolver ações, fortalecer e manter as capacidades de estrutura e recursos para:

- Detectar;
- Repassar imediatamente todas as informações essenciais disponíveis ao nível apropriado de resposta de atenção à saúde;

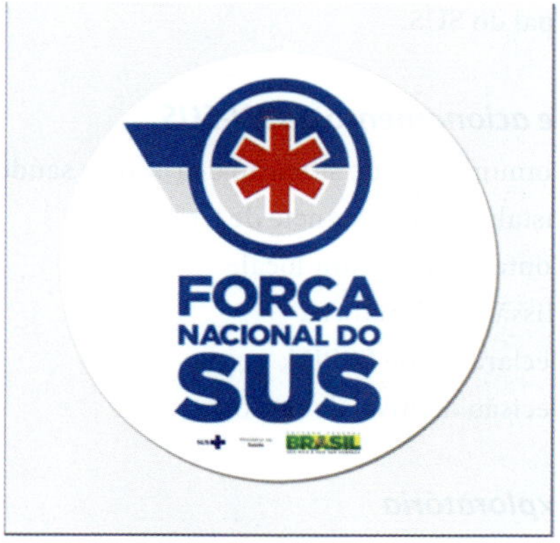

FIGURA 100.5 Logomarca da Força Nacional do SUS. Fonte: site do Ministério da Saúde.

- Implementar imediatamente medidas de controle e prevenção.

A FN-SUS foi criada pelo Decreto Presidencial nº 7.616 de 17/11/2011, que dispõe sobre a declaração de Emergência em Saúde Pública de Importância Nacional – ESPIN e institui a Força Nacional do Sistema Único de Saúde – FN-SUS.

Depois foi regulamentada pela Portaria Ministerial GM/MS 2.952, de 14/11/2011, que define o escopo de ação para prestar assistência em situações de riscos e vulnerabilidades, alagamento e seca, desabamento, enchente, incêndio, epidemias/pandemias, acidentes nucleares, tentados terroristas, eventos com aglomeração, situações especiais de vulnerabilidade e suscetibilidade de populações especiais, como povos indígenas e demais comunidades, e qualquer situação especial em que seja necessária a atuação da Força Nacional do SUS, orientada pela Gestão Federal (Brasil, 2011).

A FN-SUS poderá ser acionada, de acordo com o Decreto e Portaria, nas seguintes situações:

1. Epidemias
   - Apresentem risco de disseminação nacional;
   - Sejam produzidas por agentes infecciosos inesperados;
   - Representem a reintrodução de doença erradicada;
   - Apresentem gravidade elevada; ou
   - Extrapolem a capacidade de resposta da direção estadual do SUS.
2. Desastres
   - Evento que configure Situação de Emergência ou Estado de Calamidade Pública reconhecido pelo Poder Executivo Federal e que implique atuação direta na área de Saúde Pública;
   - Evento que supere a capacidade de resposta do nível local.
3. Desassistência
   - Evento que, devidamente reconhecido mediante a decretação de situação de emergência ou calamidade pública pelo ente federado afetado, coloque em risco a saúde dos cidadãos por incapacidade de resposta das direções estadual, distrital e municipal do SUS.

Cadeia de acionamento da FN-SUS

1. Comunicação de situação de risco de saúde pública;
2. Instalação de Gabinete de Crise;
3. Contato com gestor local;
4. Missão exploratória;
5. Declaração de ESPIN;
6. Decisão do nível de resposta.

Missão exploratória

É a primeira equipe do MS a chegar ao local, que faz a articulação locorregional com saúde e intersetorial, estabelece a magnitude do evento, define o nível de resposta, as necessidades de RH e Recursos Logísticos e informa as necessidades de resposta a Coordenação da FN-SUS (Brasil, 2011).

Níveis de resposta da FN-SUS

Resposta I

- Monitoramento do evento;
- Orientação técnica;
- Encaminhamento de insumos básicos necessários.

Resposta II

- Monitoramento do evento;
- Orientação técnica a distância;
- Operação local de suporte básico e avançado;
- Envio de profissionais do GR/FN-SUS.

Resposta III

- Monitoramento;
- Orientação Técnica;
- Operação local de suporte básico e avançado;
- Envio de profissionais do GR/FN-SUS;
- HCAMP de acordo com a magnitude do evento.

Resposta IV

- Aplicável a situações de excepcional gravidade, que poderão demandar recursos extraordinários para adequada resposta de Saúde Pública
- HCAMP
  - UTI
  - Centro Cirúrgico

Recursos materiais da FN-SUS (Figuras 100.6 a 100.13)

Componente 5: Serviço de atendimento móvel de urgência (SAMU)

Componente da rede de atenção às urgências, que objetiva ordenar o fluxo assistencial e disponibilizar atendimento e transporte adequado, rápido e resolutivo a vítimas acometidas por agravos à saúde de natureza clínica, cirúrgica, gineco-obstétrica, traumática e psiquiátrica, reduzindo a morbimortalidade (Brasil, 2002, 2003).

Dentro da RUE tem a proposta e desafio de ampliar a cobertura para 100% da população e estar regionalizado até o ano de 2018.

Por missão, é o atendimento que procura chegar ao cidadão acometido por uma urgência de natureza clínica, cirúrgica, traumática, obstétrica ou psiquiátrica nos primeiros minutos após o agravo, prestando atendimento adequado no local, e transporte a um serviço de saúde hierarquizado e integrado ao SUS, quando necessário (Brasil, 2003).

Para isso, se utiliza de veículos terrestres, aéreos e aquáticos, podendo com sua equipe garantir o suporte básico ou avançado de vida, de acordo com o risco classificado pelo médico regulador:

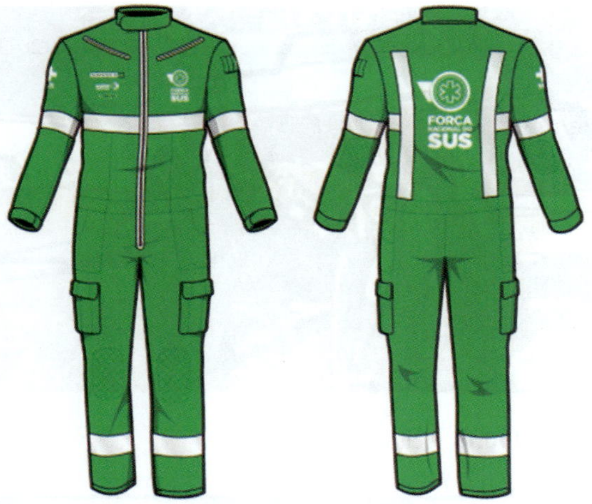

FIGURA 100.6 Uniforme força nacional do SUS. Fonte: site do Ministério da Saúde.

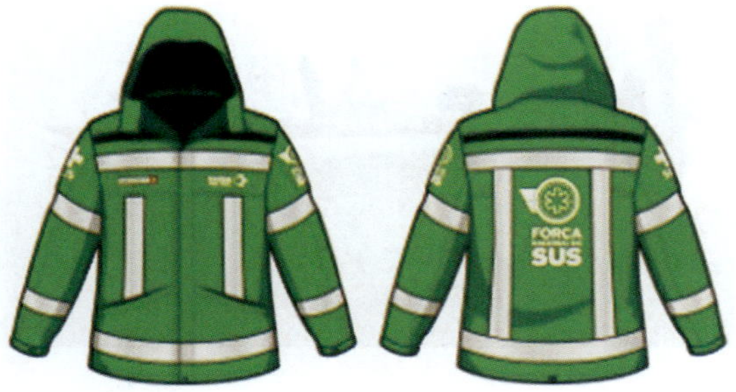

FIGURA 100.7 Uniforme força nacional do SUS. Fonte: site do Ministério da Saúde.

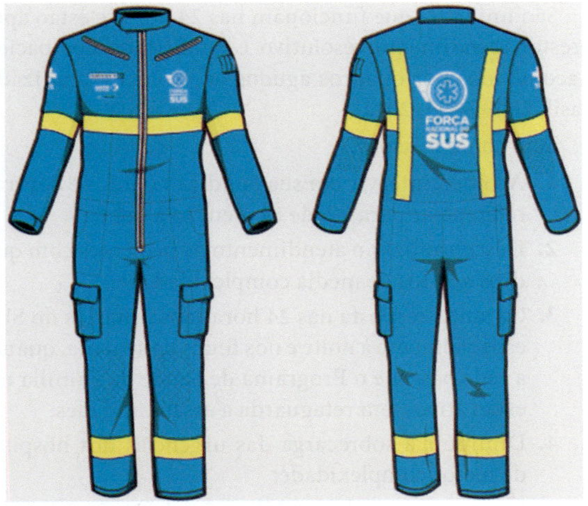

FIGURA 100.8 Uniforme força nacional do SUS.

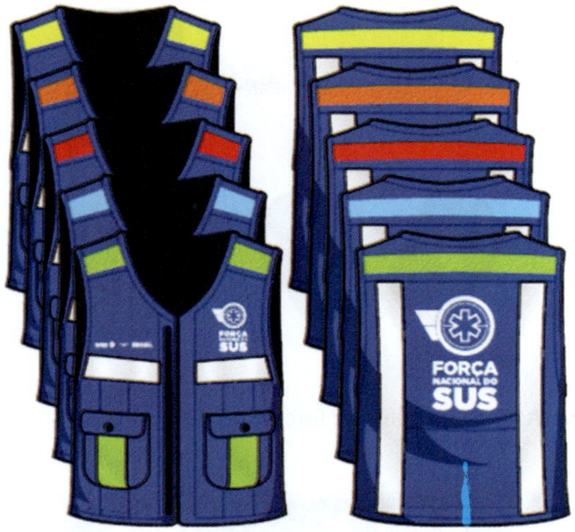

FIGURA 100.9 Uniforme força nacional do SUS.

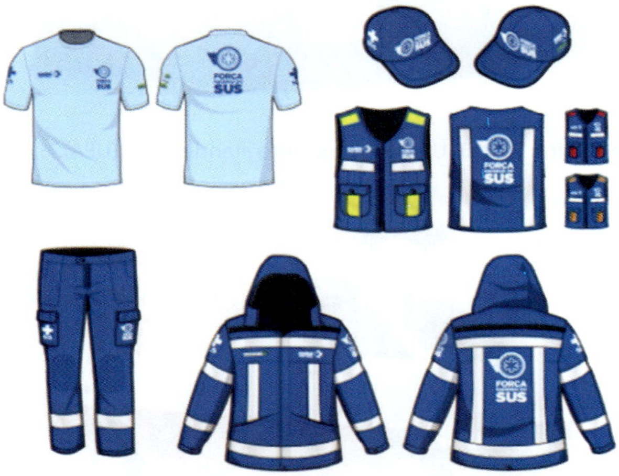

FIGURA 100.10 Uniforme força nacional do SUS.

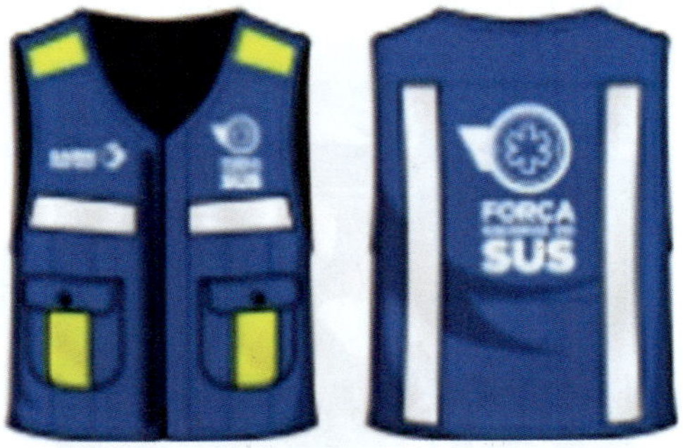

FIGURA 100.11 Uniforme força nacional do SUS.

Tipos de veículos, tripulações e outras características das ambulâncias (Figuras 100.14 a 100.17)

- Ambulâncias (terrestres, aéreas e aquáticas):
  - Tipo D: Ambulância de Suporte Avançado.
  - Tipo B: Ambulância de Suporte Básico.
- Ambulancha (que pode ser suporte básico ou avançado de vida, de acordo com a ocorrência).
- Motolância.
- Helicópteros (sempre suporte avançado de vida).
- Avião (sempre suporte avançado de vida).

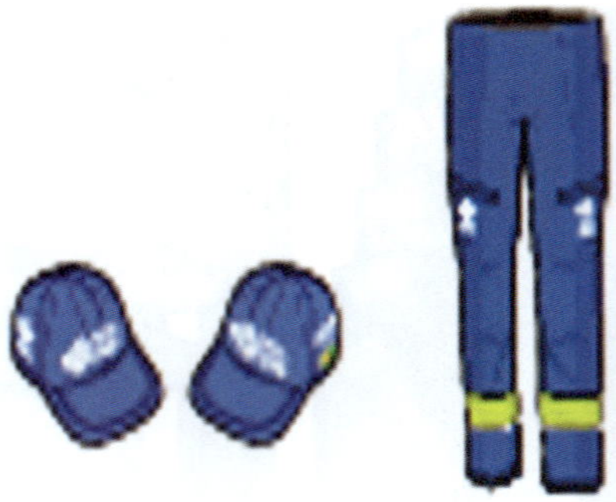

FIGURA 100.12 Uniforme força nacional do SUS.

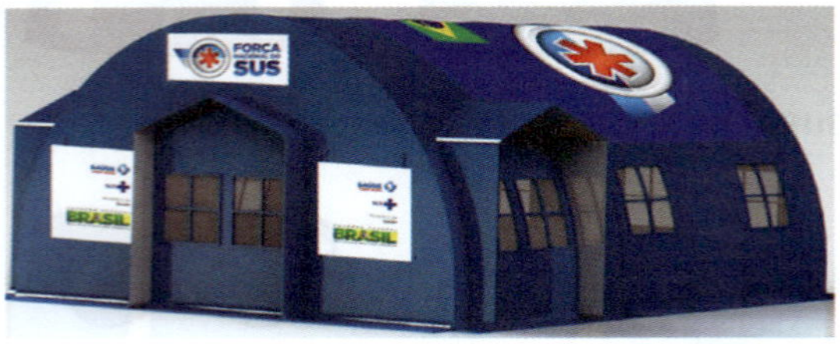

FIGURA 100.13 Unidade de pronto atendimento (UPA).

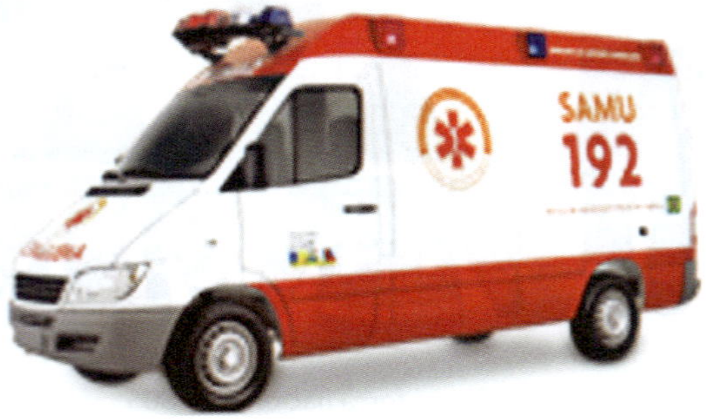

FIGURA 100.14 Ambulância de suporte básico.

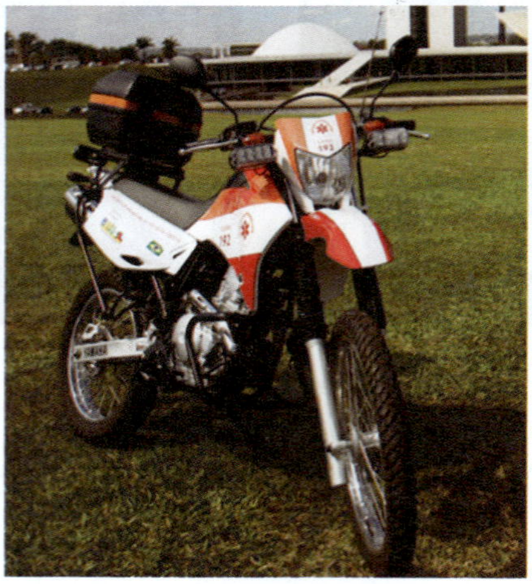

FIGURA 100.15 Motolância.

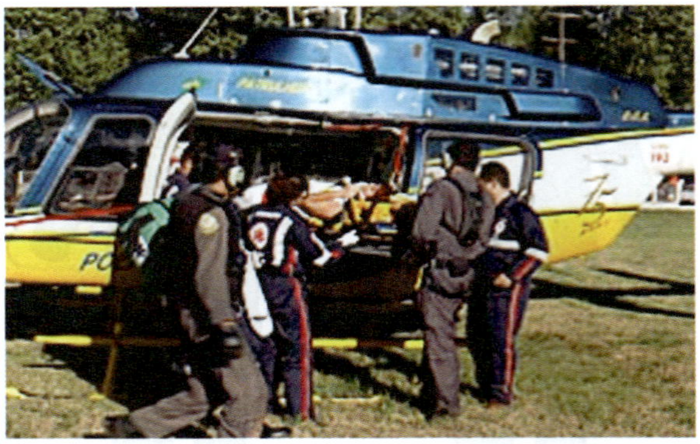

FIGURA 100.16 Helicópteros.

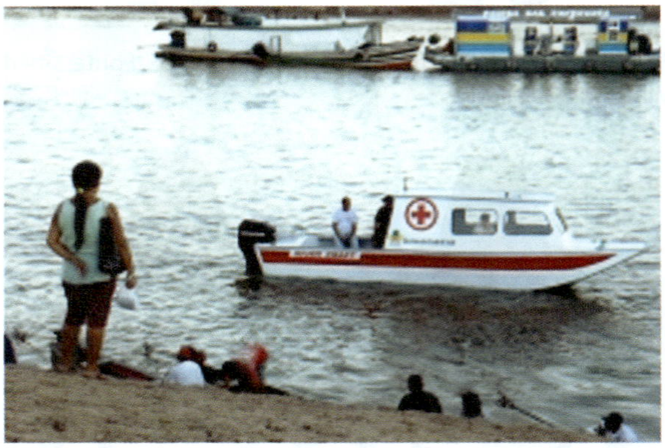

FIGURA 100.17 Ambulância aquática.

Componente 6: Unidade de Pronto Atendimento (UPA) 24h

São unidades que funcionam nas 24 horas e estão aptas a prestar atendimento resolutivo e qualificado aos pacientes acometidos por quadros agudos ou crônicos agudizados (Brasil, 2009, 2011, 2012).

Tem como missões:

1. Acolher, intervir em sua condição clínica e contrarreferenciar para a rede de atenção à saúde;
2. Descentralizar o atendimento de pacientes com quadros agudos de média complexidade;
3. Garantir resposta nas 24 horas aos usuários do SUS, especialmente à noite e nos finais de semana, quando a rede básica e o Programa de Saúde da Família não estão ativos, em retaguarda a essas Unidades;
4. Diminuir a sobrecarga das urgências dos hospitais de maior complexidade;
5. Ser entreposto de estabilização do paciente crítico para o serviço de atendimento pré-hospitalar móvel;
6. Articular-se com os serviços de saúde do sistema locorregional, construindo fluxos coerentes e efetivos de referência e contrarreferências;
7. Ser observatório do sistema e da saúde da população, subsidiando a elaboração do planejamento da atenção integral às urgências, bem como de todo o sistema de saúde.

Um salto de qualidade dado é que essa Portaria da UPA normatiza e define como uma Unidade de Saúde, em uma determinada área de abrangência, deverá ter sua área física, quais os profissionais e os equipamentos necessários para atender com humanização e qualidade um número definido de pacientes/dia (Brasil, 2009, 2011, 2012). Observe a Tabela 100.1.

Componente 7: Componente hospitalar

O componente hospitalar da Rede de Atenção às Urgências será constituído por (Brasil, 2011):

1. Portas Hospitalares de Urgência;
2. Enfermarias de retaguarda clínicas e de longa permanência;
3. Leitos de cuidados intensivos;
4. Reorganização das linhas de cuidados prioritárias.

Sabendo que as portas de entrada hospitalares de urgência/emergência se constituem hoje em um dos graves problemas relacionados à atenção no SUS, foram realizados levantamentos objetivando a construção de uma proposta de investimento e melhoria de custeio desses prontos socorros/pronto atendimentos que são importantes referências para as redes municipais, regionais ou estaduais de saúde (Brasil, 2011).

A partir daí foram adotados os seguintes critérios para definição de quais seriam as portas de entrada hospitalares (Brasil, 2011):

- **Porte definido pelo número de leitos:** Hospitais com 100 ou mais leitos;
- **Referência Regional:** realizem, no mínimo, 10% dos atendimentos de outros municípios de sua região de saúde;
- **Papel assistencial:** referência para traumatologia, cardiovascular e/ou neurologia/neurocirurgia.

Com isso foram selecionadas 231 portas de entrada hospitalares, distribuídas em 151 municípios das 27 UFs.

Os Hospitais Federais e Hospitais Universitários Federais já possuem financiamento federal específico (MS e MEC) e, portanto, não estão incluídos aqui; somando com eles, a Rede fica então com 287 portas de entrada hospitalares de urgência (231 + 46 HU federais + 6 hospitais RJ + 3 institutos + GHC).

Para viabilização do monitoramento dessas Unidades, foi criado um Núcleo Interno de Acesso e Qualidade Hospitalar, cujo objetivo deve ser o acompanhamento do processo de acesso, qualidade e gestão da porta de entrada de forma compartilhada e solidária entre os níveis de gestão (federal, estadual e municipal) e o gestor do estabelecimento hospitalar para apoio à melhoria e eficiência da gestão.

Linhas de cuidado

"Conjunto de saberes, tecnologias e recursos necessários ao enfrentamento de determinados riscos, agravos ou condições específicas do ciclo de vida a serem ofertados de forma oportuna, articulada e contínua pelo sistema de saúde, sendo sua implementação estratégia central para a organização e a qualificação das redes de atenção à saúde, com vistas à integralidade da atenção" (Braga, 2006).

Ficou definida a implantação, inicialmente, de linhas de cuidado nos agravos:

1. Trauma;
2. Cardiologia – IAM;
3. Neurologia/Neurocirurgia – AVC.

Para isso foram modelados as inovações tecnológicas, medicamentos e procedimentos essenciais a serem incorporados, novas medicações, investimentos em tecnologias como angioplastia primária, custeio de tele-ECG, custeio das Unidades de AVC e trombolíticos (Brasil, 2011).

A partir do diagnóstico da importância do infarto agudo do miocárdio (IAM) e acidente vascular cerebral (AVC) no perfil de morbimortalidade da população brasileira, foram pensadas algumas estratégias visando impactar os indicadores de saúde referentes a esses eventos (Brasil, 2011).

Para o infarto agudo do miocárdio (IAM) (Brasil, 2011):

- Implantar protocolos rígidos de transferência e transporte para agilização do atendimento, visando o início o mais rápido possível do tratamento de reperfusão imediata aos pacientes com síndrome coronariana aguda;
- Utilizar métodos de Telemedicina para diagnóstico eletrocardiográfico precoce (expansão do tele-ECG nos SAMU e UPAs);
- Qualificar o atendimento ao infarto nas urgências pré-hospitalares (SAMU e UPAs) e implementar a integração entre o diagnóstico pré-hospitalar e a conduta hospitalar;

TABELA 100.1 Razão entre população, área física, profissionais e atendimentos para as UPAs

UPA Porte	População da área de abrangência	Área física mínima	Número de atendimentos médicos em 24 horas	Número mínimo de médicos por plantão	Número mínimo de leitos de observação
PORTE I	50.000 a 100.000 habitantes	700 m²	Até 150 pacientes	2 médicos	7 leitos
PORTE II	100.001 a 200.000 habitantes	1.000 m²	Até 300 pacientes	4 médicos	11 leitos
PORTE III	200.001 a 300.000 habitantes	1.300 m²	Até 450 pacientes	6 médicos	15 leitos

Fonte: Brasil, 2009, 2011, 2012.

- Criar mecanismo de financiamento e ampliação de leitos de Unidades Coronarianas - UCO para hospitais que se habilitem a participar da rede;
- Ampliar o acesso à Angiologia Primária;
- Melhorar a comunicação e articulação entre a Central de Regulação Médica de Urgência e as UCO visando o atendimento imediato;
- Garantir o fornecimento de medicamentos essenciais ao tratamento do IAM;
- Normatizar a terapia trombolítica e ampliar acesso, utilizando-a em unidades como UPA e prontos-socorros hospitalares como estratégia inicial;
- Ampliar na rede a disponibilização de reabilitação pós-infarto.

Para o acidente vascular cerebral (AVC) (Brasil, 2012):

- Desenvolver ações de educação em saúde para o reconhecimento do AVC na população;
- Qualificar a capacidade diagnóstica em todos os pontos da Rede;
- Aumentar a capacidade logística e organização de fluxos para o atendimento aos pacientes neurológicos;
- Criar unidades mistas de atendimento ao AVC nos hospitais de referência visando:
    - Assistência qualificada (cuidado multiprofissional);
    - Capacitação do restante da Rede para o atendimento pós-internação;
- Implementar o Telessaúde entre unidades de AVC e outros pontos da rede;
- Possibilitar o acesso facilitado a leitos de retaguarda para crônicos e pacientes socialmente vulneráveis;
- Garantir acesso a reabilitação qualificada.

Enfermaria Clínica de Retaguarda para Urgência

Em relação aos leitos de clínica médica de retaguarda para urgência, identifica-se esse como um dos grandes problemas, tanto em seu quantitativo, que é insuficiente para a demanda, quanto no custeio da diária do leito, também insuficiente para cobrir os custos reais (Brasil, 2011).

Nesse sentido propõe-se o estímulo financeiro, através de custeio mensal, para criação das Enfermarias Clínicas de Retaguarda para a Urgência, para os hospitais disponibilizarem enfermaria específica de leitos clínicos para retaguarda aos atendimentos de urgência/emergência, após pactuação junto aos gestores.

Unidades de Cuidados Intensivos para Retaguarda da RUE

Aquele hospital que se dispuser a disponibilizar esses leitos de UTI receberá um incentivo a ser acrescido no contrato, para funcionamento de unidades específicas para pacientes críticos como retaguarda aos atendimentos de urgência/emergência, após pactuação com os gestores (Brasil, 2011).

Enfermaria Crônicos de Retaguarda para Urgência

Em função do déficit desse tipo de leitos, foi criado um incentivo a ser acrescido no contrato, para os hospitais que disponibilizarem enfermaria específica de leitos crônicos para retaguarda aos atendimentos de urgência/emergência, após pactuação junto aos gestores (Brasil, 2011).

Componente 8: Atenção domiciliar

Modalidade de atenção à saúde substitutiva ou complementar às já existentes, caracterizada por um conjunto de ações de promoção à saúde, prevenção e tratamento de doenças e reabilitação prestadas em domicílio, com garantia de continuidade de cuidados e integrada às redes de atenção (Brasil, 2011, 2012).

PROGRAMA SOS

O governo federal cria o SOS Emergências, que, juntamente com estados, municípios e gestores hospitalares, vai promover o enfrentamento das principais necessidades desses hospitais, melhorar a gestão, qualificar e ampliar o acesso aos usuários em situações de urgência, reduzir o tempo de espera e garantir atendimento ágil, humanizado e com acolhimento (Brasil, 2011).

O SOS Emergências funciona articulado com os demais serviços de urgência e emergência que compõem a Rede de Urgência e Emergência - RUE, coordenada pelo Ministério da Saúde e executada pelos gestores estaduais e municipais.

As unidades hospitalares deverão estar articuladas com o SAMU 192, UPAS 24 horas, Salas de Estabilização, serviços da Atenção Básica e Melhor em Casa.

Cada um dos hospitais possui um Núcleo de Acesso e Qualidade Hospitalar instalado, que atua visando à melhoria da gestão e da qualidade assistencial. Os núcleos são formados pelos coordenadores dos serviços de urgência/emergência, das unidades e central de internação do hospital (incluindo as UTIs) e por um representante do gestor local.

O trabalho nos hospitais conta, ainda, com os apoiadores institucionais, como Apoiador de Ponto de Atenção, profissional contratado pelo Ministério da Saúde que faz o acompanhamento cotidiano do serviço de emergência do hospital, e um Consultor Matricial, profissional especializado, que apoia na resolução de problemas complexos e atuará articulado com o apoiador do ponto em temas específicos.

Objetivos

- Diminuição da superlotação e filas nos hospitais
- Menor tempo de permanência dos pacientes nas urgências
- Agilidade na realização de exames e internações
- Atendimento priorizado por critério de risco, humanizado e com acolhimento em todas as situações
- Oferta de condições adequadas de assistência com melhoria da infraestrutura

Função dos apoiadores

- Apoiar a equipe de direção do hospital, articulando e induzindo a construção de espaços de discussão coletiva com os trabalhadores
- Apoiar na elaboração do diagnóstico e do plano de ação do hospital
- Atuar em processos de contratualização entre as unidades do hospital
- Monitorar, acompanhar e avaliar junto com o núcleo os produtos, resultados e impactos das ações desenvolvidas
- Atuar em processos de qualificação
- Facilitar a construção do desenho do Plano Regional da Rede de Atenção às Urgências

A OPERACIONALIZAÇÃO DA REDE DE ATENÇÃO ÀS URGÊNCIAS

A operacionalização das RUE dar-se-á pela execução de cinco fases (Brasil, 2011):

1. Fase de Adesão e Diagnóstico
2. Fase do Desenho Regional da Rede
3. Fase da Contratualização dos Pontos de Atenção
4. Fase da Qualificação dos Componentes
5. Fase da Certificação

A fase I é a apresentação da Rede de Atenção às Urgências com a realização de diagnóstico e aprovação da região inicial de implementação da RUE na Comissão Intergestores Bipartite (CIB) nos estados, instituindo o Grupo Condutor Estadual da Rede de Atenção às Urgências, formado pela Secretaria Estadual de Saúde (SES), Conselho de Secretarias Municipais de Saúde (COSEMS) e apoio institucional do Ministério da Saúde.

Nessa fase são mobilizados os dirigentes políticos do SUS, que têm o papel de apoiar a organização dos processos de trabalho voltados à implantação/implementação da rede, identificar e apoiar a solução de possíveis pontos críticos e monitorar e avaliar o processo de implantação/implementação da rede.

Então, na fase I, monta-se o Grupo Condutor, que define a região e faz um diagnóstico detalhado dessa região.

Na fase II inicia a análise da situação dos serviços de atendimento às urgências, com dados primários, incluindo dados demográficos e epidemiológicos, dimensionamento da demanda das urgências, dimensionamento da oferta dos serviços de urgência existentes e análise da situação da regulação, da avaliação, do controle, da vigilância epidemiológica, do apoio diagnóstico, do transporte para as urgências, da auditoria e do controle externo.

É então elaborada proposta de Plano de Ação Regional - PAR, com detalhamento técnico de cada componente da Rede, contemplando o desenho da Rede Atenção às Urgências, metas a serem cumpridas, cronograma de implantação, mecanismos de regulação, monitoramento e avaliação, estabelecimento de responsabilidades e o aporte de recursos de cada esfera da gestão.

A partir daí há a aprovação do Plano de Ação Regional - PAR na CIR e na CIB e a elaboração dos Planos de Ação Municipais dos Municípios integrantes da CIR, em consonância com o Plano de Ação Regional.

Nessa fase então fica definido para cada componente da RUE o que tem que ser investido, quanto, quando e quem fará esse investimento, e tudo é colocado num plano chamado PAR.

Aí vem a fase III, com a contratualização pela União, pelos Estados, pelo Distrito Federal ou pelos Municípios dos pontos de atenção da Rede de Urgência e Emergência, observadas as responsabilidades definidas para cada Componente da Rede de Atenção às Urgências no desenho regional.

Na fase IV é feita a qualificação dos Componentes da Rede de Atenção às Urgências, definindo uma portaria específica para cada um dos Componentes, na qual constarão as responsabilidades que deverão ser cumpridas, com os prazos definidos e as ações que serão desenvolvidas.

Na fase V a certificação será concedida pelo Ministério da Saúde aos gestores do SUS, após a etapa de qualificação dos Componentes da Rede de Atenção às Urgências, com avaliação periódica.

O Plano de Ação Regional e o Plano de Ação Municipal serão os documentos orientadores para a execução das fases de implementação da Rede de Urgência e Emergência, assim como para o monitoramento e a avaliação da implementação da Rede pelo Grupo Condutor Estadual e pelo Ministério da Saúde.

A contratualização dos Pontos de Atenção é o meio pelo qual o gestor, seja ele o Município, o Estado, o Distrito Federal ou a União, estabelece metas quantitativas e qualitativas do processo de atenção à saúde, com os pontos de atenção à saúde da Rede de Atenção às Urgências sob sua gestão, de acordo com o Plano de Ação Regional e os Planos de Ação Municipais.

Vemos que agora os níveis federal, estaduais e municipais estão juntos, planejando as regiões, as necessidades, os investimentos a serem feitos, dando a cada um a responsabilidade sanitária que lhe compete.

Assim, agora existe uma legislação que garante três pontos fundamentais:

1. Discussão e pactuação nos Conselhos Nacionais de Secretários Estaduais e Municipais (CONASS e CONASEMS) para garantir o que foi discutido em cada esfera de governo;
2. Aprovação na Comissão Intergestores Tripartite – CIT, onde CONASS E CONASEMS aprovam junto ao Ministro da Saúde a legislação para cada componente com Portarias específicas;
3. Garantia de financiamento tanto para o investimento como para o custeio mensal, dos três níveis de governo, para cada componente da RUE.

AS URGÊNCIAS E A POLÍTICA NACIONAL DE HUMANIZAÇÃO

O que essa Política orienta para nós que trabalhamos nas urgências buscarmos com muita vontade, determinação e ética junto aos gestores e à comunidade (Brasil, 2004). Muitos desafios para serem enfrentados, como:

1. Reduzir filas e o tempo de espera, buscando atender no tempo e local certo cada caso, ampliando o acesso, com atendimento acolhedor e resolutivo, baseado em critérios de risco.
2. Para tanto, temos a identificação e responsabilização como eixos norteadores de todos os processos de planejamento, garantindo o acesso a informação com uma gestão participativa e com educação permanente.
3. Temos então que ampliar o diálogo entre todos os envolvidos, estimular práticas resolutivas e eliminar intervenções desnecessárias.
4. Reforçar o conceito de "Clínica Ampliada", que tem três eixos importantes:
   a. Um compromisso com o sujeito e seu coletivo, olhando cada paciente como um ser que tem um número de pessoas ao seu redor e cada movimento que fazemos com ele está movimentando também todas essas pessoas, como marido, esposa, filhos, mãe, pai etc.
   b. Utilização de diferentes práticas terapêuticas, garantindo aqui outras opções como homeopatia, acupuntura, fitoterapia etc.
   c. Responsabilizar gestores, trabalhadores e usuários pela produção de saúde, através de participação ativa nos Comitês e Conselhos.
5. Estar atento à questão da violência intrafamiliar com a criança, a mulher, o idoso. O aumento estatístico deve proporcionar ações a serem desenvolvidas.
6. Combater o preconceito sexual, racial, religioso e outros.
7. Proporcionar uma ambiência acolhedora e confortável que induza a um bom dia e um sorriso no rosto de todos os trabalhadores envolvidos.
8. Ter os Colegiados gestores com a participação dos trabalhadores das urgências.
9. Garantir um incentivo e valorização da jornada integral no SUS, discutindo aqui a gestão de pessoas, sua formação acadêmica, sua especialização e suas capacitações em serviço necessárias.

Temos que aprender a trabalhar em equipe, entendendo e respeitando os limites de cada um no processo assistencial, a interface de cada profissional para garantir um "todo", a importância do acolhimento e da classificação de risco e não atender mais por ordem de chegada, garantindo o referenciamento aos demais níveis do sistema, e as contrarreferências aos pacientes que buscam as portas de urgência, garantindo a transferência segura, tudo isso discutido, pactuado e escrito com toda a equipe e gestão como protocolos clínicos (Brasil, 2004).

DESAFIOS

Temos grandes desafios para implantação e implementação de uma RUE efetiva, tais como:

1. Articulação entre os gestores federal, estaduais e municipais: Por mais que pareça óbvio, ainda temos dificuldade de compreensão dessa horizontalidade dos níveis, não havendo comando de um sobre o outro; o trabalhar juntos é que dará o salto necessário, respeitando a realidade de cada local desse Brasil.
2. Cooperação e solidariedade inter-regional: Dentro de uma região existe ainda a dificuldade política entre os vários municípios que a compõem, e, aí, a cooperação e solidariedade entre eles são de fundamental importância para efetivação da RU.
3. Gestor Estadual estar inserido como ator estratégico nessa proposta: O Estado passa a ser o ator estratégico importante, como apoio técnico, organizativo e regulador.
4. Ter uma regulação efetiva: A regulação do sistema e a regulação do acesso serem efetivas e de acordo com as necessidades da população de sua área de abrangência.
5. Formação e qualificação de pessoal: Tanto a academia como os processos de qualificação com educação permanente e em serviço devem estar voltados para a realidade epidemiológica, adequando às necessidades de cada região o processo de qualificação dos profissionais de saúde envolvidos.
6. APS assumindo seu papel de ordenadora do cuidado: A Atenção Primária, como já dito desde Alma Ata, assumir seu papel ordenador, coordenador e orientador das necessidades das regiões e, a partir daí, se possam definir os equipamentos de saúde necessários.
7. Comunicação de todos os pontos de atenção: Aqui é um salto de qualidade importante, para poder garantir a comunicação dos pontos de atenção, com prontuários eletrônicos, software de regulação, de gestão, de processos, de controle, de avaliação, de pagamentos, assim como telefonias fixas, móveis e se satélite, radiocomunicação e outros equipamentos que possam garantir que a informação ande na velocidade das necessidades dos usuários.

RESUMO

Saímos de um cenário perverso das urgências e emergências, sem normatizações específicas ou financiamento sustentável, e, a partir de 2002, tivemos o início de um processo rico, construído com a participação dos trabalhadores de saúde e a sociedade civil organizada, gerando uma sequência de Portarias que, além de legislar, proporcionaram discussão com a sociedade civil e de classes, iniciando uma onda de conceitos, regras, processos, modelos e, principalmente, permitindo rever juízos de valores.

Foi um passo a passo rápido, e, como um "rolo compressor", começou a dar respostas à sociedade.

O avanço na área das urgências e emergências é nítido, com legislação e financiamento para cada um dos componentes, porém precisamos rever nossos juízos de valores, conceitos e modelos para que não fique como "mais um livro de poesias", e possamos avançar cada vez mais com qualidade e efetividade.

Para isso temos que crescer em alguns pontos, como o controle e a gestão de pessoas.

Só com um salto maior no controle, e aqui coloco o controle e avaliação do SUS e o controle social, que juntos devem e podem monitorar o que foi discutido, pactuado e definido nos Planos de Ação Regional, vendo quem vai investir e financiar o que e, a partir daí, poder fiscalizar os serviços e contas públicas.

O outro ponto que vejo é na questão da formação acadêmica dos profissionais envolvidos e a qualificação e capacitação com educação permanente em serviço, tão necessária para que possa dar a qualidade que a população merece.

E, para terminar, há a questão da gestão de pessoas, podendo discutir, rever, avaliar, indicar e também implantar os planos de carreira na saúde, rediscutindo valores salariais mais dignos, que proporcionem a possibilidade de vínculo único no SUS, com dignidade salarial, qualidade de vida e propensão a uma carreira ascendente.

Acho que agora entramos num momento de rever os modelos implantados, como e o que podemos modificar para garantir economia de escala e escopo na interiorização das urgências, ou seja, quais são os equipamentos que conseguem dar conta desse avanço.

A gama complexa de pontos de atenção à saúde conformando uma rede multifacetada, o trabalho em parceria e de forma horizontal de todos os pontos da rede e a coordenação das ações por meio de uma gestão eficiente, sustentada por uma central de regulação bem-estruturada, são alguns dos pontos a serem abordados por uma política eficiente de atenção às urgências, para dar conta de sua dimensão e complexidade.

Um modelo de atenção à saúde que tenha uma atenção primária resolutiva, como primeiro nível de atenção à saúde e como ordenadora do sistema, levando em consideração as estratégias de prevenção e promoção da saúde em todos os níveis de complexidade da rede, conjugado a uma política de atenção às urgências baseada na conformação de uma rede de cuidados, funcionando de forma integrada, se constitui numa ferramenta fundamental para o enfrentamento da situação atual.

Há que se ampliar a discussão para o conjunto dos atores sociais do SUS e sociedade organizada para garantia de uma política pública de saúde que incorpore a discussão da urgência e emergência dentro do contexto das Redes de Atenção à Saúde (RAS).

REFERÊNCIAS BIBLIOGRÁFICAS

1. BRASIL. Ministério da Saúde. Portaria nº 2.048, de 05 de novembro de 2002: Regulamento Técnico das Urgências e Emergências. Brasília: MS, 2002.
2. _____. Ministério da Saúde. Portaria nº 4.279, de 30 de dezembro de 2010: Estabelece diretrizes para a organização da Rede de Atenção à Saúde no âmbito do SUS. Brasília: MS, 2010.
3. _____. Ministério da Saúde. Portaria nº 1.600, de 7 de julho de 2011: Reformula a Política Nacional de Atenção às Urgências e institui a Rede de Atenção às Urgências no SUS. Brasília: MS, 2011.
4. _____. Ministério da Saúde. Portaria nº 344, de 19 de fevereiro de 2002: Institui a Política Nacional de Redução da Morbimortalidade por Acidentes de Trânsito: mobilizando a sociedade e promovendo saúde. Brasília: MS, 2002.
5. _____. Ministério da Saúde. Portaria nº 936, de 18 de maio de 2004: Dispõe sobre a estruturação da Rede Nacional de Prevenção da Violência e Promoção da Saúde e a Implantação e Implementação de Núcleos de Prevenção à Violência em Estados e Municípios. Brasília: MS, 2004.
6. _____. Ministério da Saúde. Portaria Nº 2.657, de 16 de dezembro de 2004. Estabelece as atribuições das centrais de regulação médica de urgências e o dimensionamento técnico para a estruturação e operacionalização das Centrais SAMU-192. Brasília: MS, 2004.
7. _____. Ministério da Saúde. Portaria nº 2.488, de 21 de outubro de 2011: Aprova a Política Nacional de Atenção Básica, estabelecendo a revisão de diretrizes e normas para a organização da Atenção Básica, para a Estratégia Saúde da Família (ESF) e o Programa de Agentes Comunitários de Saúde (PACS). Brasília: MS, 2011.
8. _____. Ministério da Saúde. Portaria nº 1.010, de 21 de maio de 2012: Redefine as diretrizes para a implantação do Serviço de Atendimento Móvel de Urgência (SAMU 192) e sua Central de Regulação das Urgências, componente da Rede de Atenção às Urgências. Brasília: MS, 2012.
9. _____. Ministério da Saúde. Portaria nº 443, de 9 de junho de 2011: Aprovar a criação da Força Nacional de Saúde do Sistema Único de Saúde (FN-SUS), sob a gestão do Ministério da Saúde. A Força Nacional de Saúde do SUS deverá ser organizada na lógica de aglutinar esforços para garantir a integralidade da assistência em situações de risco ou emergenciais a que esteja exposta a população brasileira, e, especialmente, os povos indígenas e grupos populacionais localizados em território de difícil acesso, devendo conduzir suas atividades segundo os princípios de equidade, integralidade e universalidade. Brasília: MS, 2011.
10. _____. Ministério da Saúde. Portaria nº 1.171, de 5 de junho de 2012: Dispõe sobre o incentivo financeiro de investimento para construção e ampliação no âmbito do Componente Unidade de Pronto Atendimento (UPA 24h) e do conjunto de serviços de urgência 24 horas da Rede de Atenção às Urgências, em conformidade com a Política Nacional de Atenção às Urgências. Brasília: MS, 2012.
11. _____. Ministério da Saúde. Portaria nº 2.648, de 07 de novembro de 2011: Redefine as diretrizes para implantação do Componente Unidade de Pronto Atendimento (UPA 24h) e do conjunto de serviços de urgência 24 (vinte e quatro) horas da Rede de Atenção às Urgências, em conformidade com a Política Nacional de Atenção às Urgências. Brasília: MS, 2011.
12. _____. Ministério da Saúde. Portaria nº 2.395, de 11 de outubro de 2011: Organiza o Componente Hospitalar da Rede de Atenção às Urgências no âmbito do Sistema Único de Saúde (SUS). Brasília: MS, 2011.
13. _____. Ministério da Saúde. Portaria nº 2.527, de 27 de outubro de 2011: Redefine a Atenção Domiciliar no âmbito do Sistema Único de Saúde (SUS). Brasília: MS, 2011.
14. _____. Ministério da Saúde. Portaria nº 1.533, de 15 de julho de 2012: Altera e acresce dispositivos à Portaria nº 2.527/GM/ MS, de 27 de outubro de 2011, que redefine a Atenção Domiciliar no âmbito do Sistema Único de Saúde (SUS). Brasília: MS, 2012.
15. _____. Ministério da Saúde. Portaria nº 1.663, de 06 de agosto de 2012: Dispõe sobre o Programa SOS Emergências no âmbito da Rede de Atenção às Urgências e Emergências (RUE). Brasília: MS, 2012.
16. _____. Ministério da Saúde. Portaria nº 2.994, de 23 de dezembro de 2011: Aprova a Linha de Cuidado do Infarto Agudo do Miocárdio e o Protocolo de Síndromes Coronarianas Agudas, cria e altera procedimentos na Tabela de Procedimentos, Medicamentos, Órteses, Próteses e Materiais Especiais do SUS. Brasília: MS, 2011.
17. _____. Ministério da Saúde. Portaria nº 665, de 12 de abril de 2012: Dispõe sobre os critérios de habilitação dos estabelecimentos hospitalares como Centro de Atendimento de Urgência

aos Pacientes com Acidente Vascular Cerebral (AVC), no âmbito do Sistema Único de Saúde (SUS), institui o respectivo incentivo financeiro e aprova a Linha de Cuidados em AVC. Brasília: MS, 2012.
18. _____. Ministério da Saúde. Consulta Pública nº 17, datada de 29 de agosto de 2012: Fica estabelecido o prazo de 30 (trinta) dias, a contar da data de publicação desta Consulta Pública, para que sejam apresentadas contribuições relativas ao texto da "Linha de Cuidado ao Trauma". Brasília: MS, 2012.
19. _____. Ministério da Saúde. Portaria nº 2.809, de 7 de dezembro de 2012: Estabelece a organização dos Cuidados Prolongados para retaguarda à Rede de Atenção às Urgências e Emergências (RUE) e às demais Redes Temáticas de Atenção à Saúde no âmbito do Sistema Único de Saúde (SUS). Brasília: MS, 2012.
20. _____. Ministério da Saúde. Portaria nº 1.020 de 13 de maio de 2009. Estabelece diretrizes para a implantação do componente pré-hospitalar fixo para a organização de redes locorregionais de atenção integral às urgências em conformidade com a Política Nacional de Atenção às Urgências. Brasília: MS, 2009.
21. _____. Ministério da Saúde. Portaria nº 1.601, de 7 de julho de 2011. Estabelece diretrizes para a implantação do componente Unidades de Pronto Atendimento (UPA 24h) e o conjunto de serviços de urgência 24 horas da Rede de Atenção às Urgências, em conformidade com a Política Nacional de Atenção às Urgências. Brasília: MS, 2011.
22. _____. Ministério da Saúde. Portaria nº 2.648, de 7 de novembro de 2011. Redefine as diretrizes para implantação do Componente Unidade de Pronto Atendimento (UPA 24h) e do conjunto de serviços de urgência 24 (vinte e quatro) horas da Rede de Atenção às Urgências, em conformidade com a Política Nacional de Atenção às Urgências. Brasília: MS, 2011.
23. _____. Ministério da Saúde. Portaria nº 2.952, de 14 de dezembro de 2011. Regulamenta, no âmbito do Sistema Único de Saúde (SUS), o Decreto nº 7.616, de 17 de novembro de 2011, que dispõe sobre a declaração de Emergência em Saúde Pública de Importância Nacional (ESPIN) e institui a Força Nacional do Sistema Único de Saúde (FN-SUS). Brasília: MS, 2011.
24. _____. Ministério da Saúde. Site do Manual Instrutivo da Rede de Atenção às Urgências e Emergências no Sistema Único de Saúde – SUS - http://bvsms.saude.gov.br/bvs/publicacoes/manual_instrutivo_rede_atencao_urgencias.pdf. Brasília: MS, 2013.
25. _____. Ministério da Saúde. Acidentes e violências no Brasil: um panorama atual das mortes, internações hospitalares e atendimentos em serviços de urgência. In: Brasil. Ministério da Saúde. Saúde Brasil, 2009. Brasília, DF, 2010.
26. _____. Ministério da Saúde. Portaria GM nº 1.101 de 12 de junho de 2002. Estabelece, na forma do Anexo desta Portaria, os parâmetros de cobertura assistencial no âmbito do Sistema Único de Saúde - SUS. Brasília: MS, 2002.
27. _____. Ministério da Saúde. Secretaria de Vigilância em Saúde. Departamento de Análise de Situação de Saúde. Sistema de Informações Hospitalares do SUS (SIH). Disponível em: <http://tabnet.datasus.gov.br/>. Acesso em 10 de maio de 2011. Brasília: MS, 2011.
28. _____. Ministério da Saúde. Secretaria de Vigilância em Saúde. Departamento de Análise de Situação de Saúde. VIVA: Vigilância de Violências e Acidentes, 2006 e 2007. Brasília: MS, 2009.
29. _____. Ministério da Saúde. Secretaria de Vigilância em Saúde. Departamento de Análise de Situação de Saúde. VIVA: Vigilância de Violências e Acidentes, 2008 e 2009. Brasília: MS; 2010c.
30. _____. Ministério da Saúde. Site do Manual da Política Nacional de Humanização do Sistema Único de Saúde – SUS – http://bvsms.saude.gov.br/bvs/publicacoes/humanizasus_2004.pdf. Brasília: MS, 2004.
31. Mathers CD, Loncar D. Projections of global mortality and burden of disease from 2002 to 2030. PLoS Med 3(11): e442. (2006).
32. OPAS – Organización Panamericana de la Salud. Informe Mundial sobre Prevención de los Traumatismos Causados por el Tránsito. Washington, D.C.: OPS, 2009.
33. BRASIL, Ministério da Saúde. Site do Manual da Política Nacional de Humanização do Sistema Único de Saúde – SUS – http://bvsms.saude.gov.br/bvs/publicacoes/humanizasus_2004.pdf. Brasília: MS, 2004.

101

Aspectos Éticos no Atendimento de Urgência e Emergência

Mauro Luiz de Britto Ribeiro
Carlos Vital Tavares Corrêa Lima

INTRODUÇÃO

A crise no atendimento no Serviço Hospitalar de Urgência e Emergência no Brasil talvez seja o lado mais perverso do caos que assola a saúde pública no País.

O Serviço Hospitalar de Urgência e Emergência é o segmento na cadeia de atenção à saúde mais exposto e visível para a sociedade, e a precariedade de seu atendimento, agravada por tratar de pacientes graves que exigem cuidados imediatos, faz com que os problemas do setor causem choque e indignação na população.

Quando analisamos a crise no Serviço Hospitalar de Urgência e Emergência, enfocamos principalmente o componente hospitalar, porém não resolveremos os problemas neste segmento se não houver políticas públicas voltadas a toda a Rede de Atenção às Urgências, formadas pelos seguintes componentes:

1. Promoção, Prevenção e Vigilância;
2. Salas de Estabilização;
3. Força Nacional – SUS;
4. SAMU 192;
5. UPA 24 horas;
6. Componente Hospitalar;
7. Atenção Domiciliar.

Estes componentes têm na Rede como eixos transversais a Atenção Básica, Acolhimento com Classificação de Risco, Informação, Regulação, Qualificação Profissional e Resolutividade. No sistema privado, o atendimento pré-hospitalar é realizado por serviços próprios.

Existe deficiência em toda a Rede de Atenção às Urgências no Brasil, e isto se reflete diretamente no componente hospitalar, gerando crise permanente no setor, cujas causas são multifatoriais, existindo inúmeros fatores que são determinantes para o caos que o assola. Entre as causas estão:

- Dificuldade de acesso dos pacientes ao atendimento primário;
- Falta de estrutura hospitalar no interior dos Estados;
- Falta de equipe de profissionais adequada;
- Grande rotatividade de médicos;
- Pacientes atendidos por ordem de chegada, sem acolhimento com classificação de risco;
- Escalas de profissionais incompletas;
- Falta de médicos especialistas de sobreaviso;
- Área física dos hospitais inadequada;
- Falta de leitos de retaguarda; falta de leitos de CTI.

O Sistema de Saúde no Brasil é extremamente deficiente quanto ao atendimento na assistência básica. Os usuários do SUS não conseguem agendar consultas eletivas nas Unidades Básicas de Saúde com médicos clínicos gerais, e a situação é ainda pior quando a população necessita de consultas eletivas com médicos especialistas, pois estes simplesmente não estão disponíveis para atender a toda a demanda da população. A espera por uma consulta, quando se consegue marcá-las, é de meses. Com isso, as pessoas que necessitam de consultas eletivas, quer sejam com clínicos gerais ou com especialistas, procuram espontaneamente os Serviços Hospitalares de Urgência e Emergência dos hospitais de referência, por saberem que ali serão atendidos, por existirem clínicos, cirurgiões e especialistas de plantão para atendimento. Este fluxo de pacientes com doenças de caráter eletivo que procuram os Serviços Hospitalares de Urgência e Emergência contribui para tumultuar o ambiente nestes setores, além de ser um fator importante na superlotação.

As condições de atendimento no Serviço Hospitalar de Urgência e Emergência são as piores possíveis, não apenas para os médicos, mas para todos os profissionais de saúde que trabalham no setor. No local existe superlotação de pacientes, que são atendidos normalmente por uma equipe de saúde subdimensionada, gerando grande estresse em todos os profissionais, que trabalham além do limite físico e intelectual para bem atender aos pacientes, principalmente os médicos, que têm a maior responsabilidade na assistência aos doentes. As equipes médicas invariavelmente têm menos profissionais do que o necessário para o atendimento, condição que não é corrigida pelos administradores hospitalares ou gestores municipais ou estaduais.

As condições de trabalho dos médicos no Serviço Hospitalar de Urgência e Emergência estão muito longe da ideal, por várias razões:

- Ser em ambiente insalubre, extremamente estressante, com estrutura física inadequada, agravada pela superlotação de pacientes;
- Falta de segurança;
- Má remuneração;
- Jornada de trabalho massacrante;
- Falta de medicações básicas;
- Falta de médicos especialistas;
- Regulação deficiente, sem ter para onde encaminhar doentes que necessitem de atendimento em hospital de maior complexidade;
- Responsabilidade sobre pacientes internados no setor por falta de leitos de retaguarda ou UTI;
- Responsabilidade por pacientes recebidos em "vaga zero", sem ter a menor condição de bem atendê-los, para citar apenas alguns aspectos.

A Portaria 2048/02 do Ministério da Saúde atribui ao Médico Regulador do Sistema de Urgência e Emergência o grau de Autoridade Regulatória e determina que o este não deve aceitar a inexistência de vagas nos Hospitais de Referência, "mesmo na situação em que inexistam leitos vagos para a internação dos pacientes (a chamada "vaga zero" para internação)". Assim, a Portaria autoriza o Médico Regulador a encaminhar pacientes graves para Hospitais de Referência, mesmo que estes estejam superlotados, sem vagas, e também sem a menor condição de atendimento.

Todos esses fatores são decisivos para que o exercício da medicina no Setor de Urgência e Emergência seja de muito risco para o médico no cotidiano, colocando-o em risco constante de demandas éticas e judiciais.

Neste capítulo abordaremos os aspectos éticos no atendimento de urgência e emergência, discutindo as situações mais frequentes enfrentadas pelos médicos nos prontos-socorros, comentadas de acordo com a normatização do Código de Ética Médica e legislações do Conselho Federal de Medicina.

1º CASO CLÍNICO

Paciente do sexo feminino, 6 anos de idade, trazida pela mãe, é atendida totalmente nua no pronto-socorro (PS) para a realização de punção lombar pelo médico plantonista, acompanhada por 2 acadêmicos de medicina, sem acompanhamento de qualquer familiar.

É correta esta conduta do médico?

O Código de Ética Médica no Artigo 38 estabelece que:

> "É vedado ao médico desrespeitar o pudor de qualquer pessoa sob seus cuidados profissionais."

Quando examinamos um paciente, é necessário que tenhamos o cuidado de cobrir suas partes íntimas, de maneira a respeitar seu pudor. Isso se aplica a todos os pacientes, independente do sexo, idade, classe social ou beleza. É inadmissível que o/a paciente permaneça com seus órgãos genitais ou mamas expostas no ambiente do PS, exceto nos casos que isso seja necessário para o atendimento.

A presença dos pais acompanhando o exame do filho menor é um direito da família, enquanto o acompanhamento de um procedimento é facultativo e discricionário de autorização médica. No entanto, deve ser enfatizado que o acompanhamento é sempre desejável, pois além de tranquilizar o menor, dando-lhe confiança e conforto, protege o médico ao dar a oportunidade aos pais de assistirem ao procedimento realizado.

Em relação à presença de acadêmicos de medicina acompanhando o médico assistente ou mesmo examinando os pacientes, desde que sob responsabilidade de um preceptor, é uma necessidade de fundamental importância no processo de ensino-aprendizagem na formação médica. Porém, é necessário que os pacientes ou seus responsáveis legais sejam comunicados da atividade dos acadêmicos no PS.

2º CASO CLÍNICO

Criança, 5 anos, com história de pai alcoolista e violento, foi trazida pela tia ao PS com manchas roxas pelo corpo. A pediatra suspeita de maus tratos.

Quando e como suspeitar de maus-tratos domiciliares? O que fazer?

Existem alguns sinais de alerta na anamnese e exame físico que podem sugerir a possibilidade de maus tratos:

- Relato de "acidente" para justificar os ferimentos;
- Tempo muito longo decorrido entre o "acidente" e a procura pelo hospital;
- História não compatível com a gravidade das lesões;
- História conflitante de parentes com vizinhos;

- Presença de lesões múltiplas, assimétricas, com evolução temporal diferentes, não compatíveis com um único trauma.

O médico, sempre que se deparar com um paciente com suspeita de maus-tratos, deve imediatamente interná-lo, mesmo que não tenha justificativa clínica, para afastá-lo do agressor, como medida de proteção ao menor. Além disso, o médico está obrigado a comunicar o Conselho Tutelar, em obediência ao disposto no Art. 13 do Estatuto da Criança e do Adolescente, que estabelece:

> "Os casos de suspeita ou confirmação de castigo físico, de tratamento cruel ou degradante e de maus-tratos contra criança ou adolescente serão obrigatoriamente comunicados ao Conselho Tutelar da respectiva localidade, sem prejuízo de outras providências legais."

No caso em questão, poderia ser questionado se o médico não estaria quebrando o sigilo, assim infringindo o Artigo 73 do Código de Ética Médica, que estabelece:

> "É vedado ao médico revelar fato de que tenha conhecimento em virtude do exercício de sua profissão, salvo por motivo justo, dever legal ou consentimento, por escrito, do paciente.
>
> Parágrafo único. Permanece essa proibição:
>
> a. Mesmo que o fato seja de conhecimento público ou o paciente tenha falecido;
>
> b. Quando de seu depoimento como testemunha. Nessa hipótese, o médico comparecerá perante a autoridade e declarará seu impedimento;
>
> c. Na investigação de suspeita de crime, o médico estará impedido de revelar segredo que possa expor o paciente a processo penal."

No caso, não há infração ao Artigo 73, pois está caracterizado que assim agindo o faz por dever legal.

3º CASO CLÍNICO

Paciente de 13 anos, feminina, dá entrada no PS com vômitos, mal-estar e fraqueza com início há dois dias. Tem vida sexual ativa, sem proteção, e relata atraso menstrual há 45 dias. Está sozinha, mas informa que a mãe está a caminho. É realizado diagnóstico de gravidez. A menor implora ao médico que não conte à mãe.

O médico deve revelar à mãe sobre a gravidez?

O código penal brasileiro elegeu os menores de 14 anos como vulneráveis absolutos quanto à dignidade sexual, o que quer dizer que não estão autorizados a ter relações sexuais em um espaço de legalidade. Toda relação sexual de pessoa com menos de 14 anos é, legalmente, um estupro. A lei não permite relações sexuais entre crianças. A lei não permite relação sexual de criança com criança ou adulto, com ou sem preservativo, com ou sem contraceptivo. Não há exceção.

O médico é obrigado a revelar aos pais ou responsável legal sobre a gravidez de menor de 14 anos, já que a relação sexual nesta faixa etária é crime, de acordo com o código penal brasileiro. Além disso, gravidez nesta faixa etária é considerada de alto risco, o que limita a autonomia da paciente. O fato de a menor ter vida sexual ativa sem proteção a expõe ao risco de adquirir doenças sexualmente transmissíveis, por isso o médico pode fazer orientação anticoncepcional, mas tem a obrigação de comunicar o fato aos pais ou responsável legal sem correr o risco de infringir o Artigo 74 do Código de Ética Médica que estabelece:

> "É vedado ao médico revelar sigilo profissional relacionado a paciente menor de idade, inclusive a seus pais ou representantes legais, desde que o menor tenha capacidade de discernimento, salvo quando a não revelação possa acarretar dano ao paciente."

4º CASO CLÍNICO

Paciente de 15 anos, feminina, dá entrada no PS acompanhada pela mãe. Apresenta febre, corrimento com prurido vaginal e dor em região genital. O médico explica à mãe a importância da consulta privada com a paciente. A mãe se revolta, mas sai. A adolescente relata que mantém relações sexuais há 8 meses com o namorado sem proteção. Solicita que ele a oriente em relação a contracepção.

O médico deve contar à mãe da paciente o que se passa com a mesma?

O Parecer CFM nº 55/2015 trata desse tema, o qual transcrevemos em parte:

> "Neste caso a situação é diferente da anterior, pois a relação sexual de adolescentes a partir de 14 anos completos não é considerada crime de estupro de acordo com o código penal brasileiro. A vontade manifestada pela menor à privacidade e à intimidade demonstra ser mais relevante a seus interesses e ao cumprimento das normas de proteção das quais são beneficiários, comparativamente à exigência legal da representação/assistência, em razão da idade."

O sigilo e a confidencialidade decorrentes da privacidade e da intimidade proporcionam, nos casos em que os adolescentes desejam estar sozinhos com o médico, uma parceria benévola, que tende a efetivar, de maneira eficaz, a educação sexual, o acesso à informação sobre contracepção, a prescrição de métodos anticoncepcionais, se for o caso e, também, orientações preciosas e indispensáveis sobre doenças sexualmente transmissíveis.

É importante observar que a autonomia, por si só, não significa desconsiderar ou alijar a presença dos pais, representantes ou assistentes na consulta médica ou nas orientações dadas pelos médicos, posto que suas presenças, participação e auxílio harmônico, desde que aceitos pelas adolescentes, seriam o ideal para o atendimento de seus interesses e direitos.

No caso ora analisado, a nosso ver, os direitos assegurados às adolescentes à saúde, à educação (inclusive educação sexual), à liberdade, à dignidade, em especial os já acima referidos direitos de buscarem refúgio, auxílio e orientação (princípio da liberdade), o direito à garantia de inviolabilidade da sua integridade física, psíquica e moral, que abrange a preservação da imagem, da identidade, da autonomia, dos valores, ideias e crenças, dos espaços e objetos pessoais (princípio do respeito), são princípios que têm uma dimensão de peso maior que o cumprimento formal da norma civil, seja em relação à idade, seja em relação à exigência absoluta da presença dos pais ou do representante/assistente legal em todos os atos da vida civil até o menor completar 18 anos, salvo nas hipóteses legais de emancipação.

O médico deve fornecer informações e orientações as mais simples, diretas, completas e claras possíveis, esclarecendo o menor sobre seus direitos de privacidade e sigilo, sobre seus direitos de conhecer sua sexualidade e de ser orientado sobre tudo o que se refere ao mesmo, sobre o planejamento familiar, sobre os métodos contraceptivos existentes.

Adolescentes devem ser reconhecidos socialmente como pessoas sexuadas, livres e autônomas, com direito à educação sexual que as tornem seguras e responsáveis, com qualidade de vida, de alegria, de prazer, para viver os melhores anos da vida. Não há nada que impeça o médico, sob o prisma ético e legal, de orientar sexualmente a adolescente na faixa etária em análise, pois a responsabilidade sexual deve recair sobre ambos os parceiros, independentemente do sexo.

Esta orientação está condicionada ao grau de discernimento do menor, a ser avaliado pelo médico, assim como deve ser aquilatado o melhor método contraceptivo, inclusive contracepção de emergência, jamais se esquecendo, o médico, de sua função de orientador/informador/educador do menor, sempre atuando com respeito a suas crenças, sensibilidade e meio de onde vem, e sempre tendo em vista que o menor tem direito à informação, à orientação, à educação, inclusive educação sexual, respeito, sigilo e privacidade.

Pelos princípios da autonomia e da privacidade que se desdobra, dentre outros, nos princípios do sigilo e da confidencialidade, em relação às menores, sempre sob a verificação do grau de discernimento suficiente à compreensão da situação concreta, se o médico entender presentes as condições físicas, fisiológicas, mentais e psicológicas, ausentes riscos previsíveis decorrentes da indicação do contraceptivo, inexiste impedimento de ordem jurídica ou ética para a manutenção do sigilo na orientação sexual às adolescentes.

A quebra do sigilo médico/paciente no caso de orientação sexual para adolescentes na faixa etária de 14 anos completos até 18 anos incompletos, desde que obedecidas as condições expostas na presente análise, está vedada ao médico, pois fere o estabelecido no Artigo 74 do Código de Ética Médica:

> "É vedado ao médico revelar sigilo profissional relacionado a paciente menor de idade, inclusive a seus pais ou representantes legais, desde que o menor tenha capacidade de discernimento, salvo quando a não revelação possa acarretar dano ao paciente."

5º CASO CLÍNICO

Paciente de 28 anos, politraumatizado, com TCE grave e trauma torácico, com escala de Glasgow 5, foi atendido pelo plantonista do PS em hospital de porte médio, com insuficiência respiratória importante e hipotensão arterial. O médico solicitou que fosse puncionada veia periférica com abocath nº 22, colocado 500 ml de SG 5%, tendo o paciente sido encaminhado sem regulação médica imediatamente a hospital de referência, em ambulância básica, sem acompanhamento médico. Chegou gaspiando, com pneumotórax hipertensivo em hemitórax direito, choque obstrutivo, falecendo logo após ser intubado e realizado o primeiro atendimento pelo médico da emergência.

A conduta de transferir o paciente imediatamente, adotada pelo médico no primeiro atendimento, foi correta?

Infelizmente, episódios como este são frequentes no cotidiano das emergências dos hospitais de referência. O artigo que trata deste caso é o de erro médico, que é o mais importante do Código de Ética Médica e estabelece que:

> "Art. 1º - É vedado ao médico causar dano ao paciente, por ação ou omissão, caracterizável como imperícia, imprudência ou negligência.
>
> Parágrafo único: A responsabilidade médica é sempre pessoal e não pode ser presumida."

É importante definir as três modalidades de erros caracterizados neste artigo:

- **Imperícia:** fazer mal o que deveria ser bem feito;
- **Imprudência:** fazer o que não deveria ser feito;
- **Negligência:** não fazer o que deveria ser feito.

Estas modalidades de erro médico devem ser diferenciadas de situações que também podem levar a um mau resultado, sem caracterizar erro:

- **Acidente imprevisível:** mau resultado devido a caso fortuito ou força maior, incapaz de ser previsto ou evitado, e que ocorreria independente de quem o praticou.
- **Mal incontrolável:** ocorre devido a uma situação incontida e de curso inexorável, cuja consequência é decorrente de sua própria natureza e evolução, para a qual a medicina não tem solução.

No caso analisado, é fundamental que o paciente seja estabilizado no local do primeiro atendimento, com todas as condutas necessárias para que esteja em condições de ser transferido. A transferência imediata sem que o paciente esteja estabilizado e com via aérea definitiva, quando necessário, geralmente resulta em óbito, frequentemente durante o transporte.

A estabilização hemodinâmica passaria pela punção venosa de 1 ou 2 veias com abocath de grosso calibre (nº 14 ou 16), reposição volêmica com cristaloides de acordo com a necessidade do paciente, garantia de via aérea com intubação orotraqueal, devido ao rebaixamento importante do nível de consciência, drenagem torácica do hemitórax direito, e na impossibilidade desta, toracocentese para tirar o componente hipertensivo do pneumotórax, como tentativa de prevenção do choque obstrutivo.

Em relação à transferência do paciente, esta foi totalmente inadequada, não seguindo o normatizado na Resolução CFM nº 1672/2003, que em seu Artigo 1º, inciso III, que estabelece:

> "Pacientes graves ou de risco devem ser removidos acompanhados de equipe composta por tripulação mínima de um médico, um profissional de enfermagem e motorista, em ambulância de suporte avançado. Nas si-

tuações em que seja tecnicamente impossível o cumprimento desta norma, deve ser avaliado o risco potencial do transporte em relação à permanência do paciente no local de origem."

Assim, no caso em análise, todo o atendimento foi inadequado, ficando o profissional comprometido em sua defesa em caso de denúncia ética ou judicial.

6º CASO CLÍNICO

Médica plantonista é solicitada a atender na sala de emergência do Hospital de PS a paciente de 72 anos, com pneumonia grave e insuficiência respiratória. O paciente foi intubado, porém não havia vaga disponível no CTI e todos os respiradores do setor de emergência estavam ocupados. O paciente permaneceu em ventilação manual com ambu. A médica revoltou-se, ameaçando abandonar o plantão, por sentir-se ameaçada quanto a sua responsabilidade profissional, e questionou de quem era a responsabilidade por atender naquele caos.

O que fazer?

Infelizmente esta é uma situação muito comum nos prontos-socorros dos hospitais brasileiros, devido ao agravamento da dificuldade de acesso da população aos serviços de saúde, o que resulta em um número cada vez maior de pacientes graves represados nas salas vermelhas dos prontos-socorros, principalmente que necessitam de cuidados em Unidades de Terapia Intensiva, pela falta de leitos neste setor. Esta situação impacta diretamente no trabalho do médico emergencista, que tem um aumento brutal na sua responsabilidade, por estar atendendo em um local onde reconhecidamente não tem condições de atender o paciente minimamente em suas necessidades, ficando exposto a estresse pelas péssimas condições de trabalho, além de demandas éticas e judiciais. Por essas razões, e não raramente, o médico emergencista se revolta, por vezes ameaçando ir embora do plantão, alegando não ser possível o trabalho naquelas condições.

O Código de Ética Médica, em seu Capítulo II, é todo dedicado ao Direito dos Médicos, estabelecendo no Inciso IV que:

"É direito do médico recusar-se a exercer sua profissão em instituição pública ou privada onde as condições de trabalho não sejam dignas ou possam prejudicar a própria saúde ou a do paciente, bem como a dos demais profissionais. Neste caso, comunicará imediatamente sua decisão à comissão de ética e ao Conselho Regional de Medicina."

Assim, nenhum médico está obrigado a exercer sua profissão em local onde não haja condições, tendo a obrigação ética de comunicar o fato ao Conselho Regional de Medicina.

Quanto a abandonar o plantão devido as condições calamitosas encontradas, isso a médica não pode fazer, pois o Código de Ética Médica, estabelece que:

Art. 7 - É vedado ao médico deixar de atender em setores de urgência e emergência, quando for de sua obrigação fazê-lo, expondo a risco a vida de pacientes, mesmo respaldado por decisão majoritária da categoria.

Art. 33 - É vedado ao médico deixar de atender paciente que procure seus cuidados profissionais em casos de urgência ou emergência, quando não haja outro médico ou serviço médico em condições de fazê-lo.

Art. 9 - É vedado ao médico deixar de comparecer a plantão em horário preestabelecido ou abandoná-lo sem a presença de substituto, salvo por justo impedimento.

Parágrafo único. Na ausência de médico plantonista substituto, a direção técnica do estabelecimento de saúde deve providenciar a substituição."

Assim, o Código de Ética Médica permite ao médico não trabalhar em local onde reconhecidamente não haja condições de atendimento, no entanto veda ao profissional o abandono do plantão.

7º CASO CLÍNICO

PS de referência em Hospital Universitário, superlotado, em péssimas condições de atendimento e com pacientes graves, intubados, no ventilador, sem vagas na UTI. Os médicos que atendem no local se revoltam e pedem providências ao chefe do plantão.

De quem é a responsabilidade de atender naquelas condições?

Este é um questionamento importante sobre de quem é a responsabilidade do atendimento médico no caos que assola o setor de urgência e emergência dos hospitais brasileiros. A Resolução CFM nº 2077/14 normatizou esta cadeia de responsabilidade ao estabelecer que:

Art. 17 - O médico plantonista do Serviço Hospitalar de Urgência e Emergência deverá acionar imediatamente o Coordenador de Fluxo, e na inexistência deste, o Diretor Técnico do hospital, quando:

a. Forem detectadas condições inadequadas de atendimento ou constatada a inexistência de leitos vagos para a internação de pacientes, com superlotação do Serviço Hospitalar de Urgência e Emergência;
b. Houver pacientes que necessitem de Unidade de Terapia Intensiva e não houver leito disponível;
c. Quando o Serviço Hospitalar de Urgência e Emergência receber pacientes encaminhados na condição de "vaga zero";

§ 1º. A "vaga zero" é um recurso essencial para garantir acesso imediato aos pacientes com risco de morte ou sofrimento intenso, devendo ser considerada como situação de exceção e não uma prática cotidiana na atenção às urgências.

§ 2º - O encaminhamento de pacientes como "vaga zero" é prerrogativa e de responsabilidade exclusiva dos médicos reguladores de urgências, que deverão, obrigatoriamente, tentar fazer contato telefônico com o médico que irá receber o paciente no hospital de referência, detalhando o quadro clínico e justificando o encaminhamento.

§ 3º - Em caso de transferência de pacientes de Unidades de Saúde para hospitais de maior complexidade em "vaga zero", as informações detalhadas em relação ao quadro clínico do paciente deverão ser encaminhadas por escrito pelo médico solicitante do serviço de saúde de origem.

§ 4 - No caso de utilizar-se a "vaga zero" em Serviço Hospitalar de Urgência e Emergência superlotado ou sem capacidade técnica de continuidade do tratamento, caberá à equipe médica estabilizar o paciente e, após obtidas as condições clínicas que permitam a transferência, o fato será comunicado à regulação, persistindo a responsabilidade do gestor público pela obtenção de vagas para continuidade do tratamento e, se necessário, com a compra de leitos na forma da lei.

Art. 18 - Uma vez acionado em função da superlotação, o Diretor Técnico do hospital deverá notificar ao gestor responsável e ao Conselho Regional de Medicina para que as medidas necessárias ao enfrentamento de cada uma das situações sejam desencadeadas.

Parágrafo único. Nos casos de recusa ou omissão por parte do gestor, o Diretor Técnico deverá comunicar imediatamente o fato ao Ministério Público, dando ciência ao Conselho Regional de Medicina.

Fica claro, pela resolução, que a responsabilidade é compartilhada pelo médico plantonista, coordenador de fluxo do PS, quando houver, diretor técnico e gestor (municipal, estadual ou federal, dependendo da natureza da instituição).

Quando o PS perde a condição de atendimento, conforme disposto no Artigo 17 da norma, é de responsabilidade do médico plantonista fazer o melhor para o paciente dentro das condições oferecidas e comunicar o fato ao coordenador de fluxo, quando houver, e na sua ausência ao diretor técnico da instituição. Ao coordenador de fluxo também cabe a responsabilidade de comunicar o diretor técnico. É responsabilidade do diretor técnico notificar o gestor para que tome as medidas para o encaminhamento das soluções, comunicando o fato ao Conselho Regional de Medicina. Caso o gestor se omita, cabe ao diretor técnico comunicar o Ministério Público, dando ciência ao CRM.

Caso cada um dos médicos envolvidos cumpra com o disposto na Resolução, estarão livres da responsabilidade sobre as más condições do setor, no entanto, caso sejam omissos e não cumpram o disposto na norma, assumem o risco de ser responsabilizados por qualquer ocorrência que porventura aconteça no PS.

8º CASO CLÍNICO

O médico plantonista da cirurgia geral atendeu PCR pós-operatória de paciente no andar, seguindo rigidamente o protocolo da American Heart Association, porém o doente evoluiu para óbito. Não realizou a evolução no prontuário, pois estava apressado para ir para o centro cirúrgico, não retornando depois da cirurgia para o registro do atendimento. A família, inconformada com a morte do paciente, processou o médico na esfera ética e judicial, acusando-o de negligência no atendimento.

Houve alguma falha no atendimento realizado?

O Código de Ética Médica é claro ao normatizar que:

Art. 87 - É vedado ao médico deixar de elaborar prontuário legível para cada paciente.

§ 1º - O prontuário deve conter os dados clínicos necessários para a boa condução do caso, sendo preenchido, em cada avaliação, em ordem cronológica com data, hora, assinatura e número de registro do médico no CRM.

§ 2º - O prontuário estará sob a guarda do médico ou da instituição que assiste o paciente.

O Código de Ética Médica não permite ao médico, em nenhuma hipótese, deixar de registrar o atendimento prestado no prontuário do paciente. O artigo não abre exceção. É obrigação ética. Caso não possa fazê-lo, por qualquer razão, no momento que prestou o atendimento, deve retornar o mais rápido possível para descrever o ato no prontuário do doente.

Deve ser ressaltado que o preenchimento do prontuário é a mais forte defesa que o médico pode ter em demandas éticas ou judiciais. Um atendimento competente e ético, com o devido registro de todos os detalhes no prontuário, praticamente garante ao médico sucesso em sua defesa.

Não obstante a importância do prontuário em relação à defesa do médico, deve ser enfatizado outro benefício, talvez ainda mais importante, que é o fato de que a descrição em detalhes dos atendimentos prestados por todos os médicos envolvidos permite o acompanhamento adequado e necessário do doente, pois o prontuário é a memória do tratamento e da evolução do paciente. A falta de registro dos atendimentos médicos no prontuário compromete a assistência ao paciente.

9º CASO CLÍNICO

Médico psiquiatra vai ao PS responder a solicitação de parecer do plantonista. Após examinar a paciente, dirigiu-se à técnica de enfermagem questionando onde estava o prontuário, para que pudesse evoluir e medicar a doente. A técnica, de maneira grosseira e mal-educada, respondeu que ele procurasse. Segui-se áspera discussão entre ambas, tendo o médico xingado a funcionária.

A reação do médico se justifica?

O Código de Ética Médica, no Capítulo dos Princípios Fundamentais, Inciso XVII estabelece que:

"As relações do médico com os demais profissionais devem basear-se no respeito mútuo, na liberdade e na independência de cada um, buscando sempre o interesse e o bem-estar do paciente."

O ambiente no pronto-socorro é normalmente muito tenso, por ser bastante tumultuado em função da superlotação, com aglomeração de pacientes, familiares se queixando das condições oferecidas aos enfermos, doentes graves sendo tratados sem as condições adequadas, equipes de médicos e enfermagem subdimensionadas, fazendo com que todos os profissionais trabalhem no limite das condições psicológicas. É muito difícil manter o equilíbrio emocional nessas condições, o que predispõe a discussões por problemas banais que aparentemente que não se justificam.

O médico no exercício da medicina, por ser o profissional mais importante e líder da equipe multiprofissional da assistência ao paciente, tem a obrigação de contornar essas situações de estresse, tendo como objetivo a boa assistência ao paciente sob sua responsabilidade, não podendo se perder em discussões fúteis que não trazem nenhum benefício ao doente. Quando agredido no desempenho de suas funções, deve seguir as normas administrativas da instituição denunciando o agressor, que responderá e assumirá a responsabilidade pela atitude inadequada e intempestiva que adotou.

10º CASO CLÍNICO

Residente de plantão no PS com o preceptor a distância, é chamado para atender a paciente grave, e após a avaliação tenta localizar o preceptor de todas as maneiras, sem sucesso. O paciente piora, recebe a assistência do médico plantonista do PS e do residente, porém vem a óbito. A família processa a ambos no CRM, e não ao preceptor. Os dois se revoltam. O preceptor argumenta que ninguém o contatou.

O residente errou? O que poderia ter feito diferente?

O Código de Ética Médica, no Capítulo dos Princípios Fundamentais, Inciso II estabelece que:

> "O alvo de toda a atenção do médico é a saúde do ser humano, em benefício da qual deverá agir com o máximo de zelo e o melhor de sua capacidade profissional."

A Lei nº 6932/81, que normatiza a residência médica no Brasil, estabelece, no Artigo 1º:

> "A Residência Médica constitui modalidade de ensino de pós-graduação, destinada a médicos, sob a forma de cursos de especialização, caracterizada por treinamento em serviço, funcionando sob a responsabilidade de instituições de saúde, universitárias ou não, sob a orientação de profissionais médicos de elevada qualificação ética e profissional."

Conforme a Lei, o programa de Residência Médica é um processo de ensino-aprendizagem para especialização médica baseado em treinamento em serviço, sob supervisão de preceptores qualificados. O médico residente deve estar acompanhado durante todo o tempo em que está em atividade no programa da Residência Médica, pois grande parte do aprendizado que adquire vem dos preceptores nas atividades práticas. Não há sentido em cursar um programa de Residência Médica para realizar os atendimentos ou procedimentos sozinho, sem a presença do preceptor.

No caso em análise, o médico residente, ao aceitar fazer o plantão sem a presença do preceptor, colocou-se sob risco de se deparar com um caso de maior complexidade, necessitar a presença do preceptor e por alguma razão não o encontrar. Neste caso assume toda a responsabilidade das condutas que adotar, com todas as consequências possíveis, pois perante a Lei é médico com registro no Conselho Regional de Medicina. Quando tem o preceptor ao seu lado, a responsabilidade é compartilhada, no entanto sendo o preceptor o principal responsável pelo atendimento do paciente, desde que o médico residente siga suas determinações.

O médico residente, ao aceitar fazer plantão sozinho sem a presença do preceptor, comete um erro imenso que pode ter proporções catastróficas, com todas as consequências recaindo sobre ele mesmo. É a típica situação em que só tem a perder.

11º CASO CLÍNICO

Médico plantonista do PS é chamado para realizar sutura em braço direito de paciente alcoolizado, que havia sido encaminhado do posto de saúde para a cirurgia plástica devido à perda de substância no local. Ao examiná-lo, notou ser ferida simples e o encaminhamento não era compatível com o quadro apresentado pelo paciente. O médico, irritado, comunica ao chefe do plantão que não vai realizar a sutura e encaminhará o paciente de volta ao posto de saúde.

O médico está certo?

O Código de Ética Médica, no Capítulo dos Princípios Fundamentais, Inciso II estabelece que:

> "O alvo de toda a atenção do médico é a saúde do ser humano, em benefício da qual deverá agir com o máximo de zelo e o melhor de sua capacidade profissional."

Esta é uma situação frequente nas emergências dos grandes hospitais, causa de profunda irritação para os médicos plantonistas, que já trabalham no limite emocional pela situação frequentemente caótica no setor, e se deparam com esse tipo de encaminhamento de procedimentos de baixa complexidade, que poderiam ter sido resolvidos na instituição de origem.

Nesses casos, o médico deve lembrar que o paciente não tem nenhuma responsabilidade em relação às falhas da regulação ou aos encaminhamentos inadequados, pois a única atitude do doente foi procurar uma instituição de saúde para solucionar seu problema. Cabe ao plantonista do hospital realizar a sutura, medicar e orientar o paciente, encaminhando as medidas administrativas necessárias, se julgar adequado, em relação ao médico da instituição de origem.

12º CASO CLÍNICO

Residente de cirurgia geral é solicitado na sala de emergência do PS para avaliar paciente de 22 anos, vítima de PAF com orifício de entrada em mesogástrio e de saída em região lombar direita. Realiza o primeiro atendimento, exames de rotina e pede sala no centro cirúrgico para laparotomia exploradora. Ao comunicar o preceptor da necessidade de operar o paciente, o mesmo responde pelo telefone que faria conduta expectante.

Qual deve ser a atitude do residente?

O Código de Ética Médica estabelece:

> Art. 1 - É vedado ao médico causar dano ao paciente, por ação ou omissão, caracterizável como imperícia, imprudência ou negligência.
>
> Parágrafo único. A responsabilidade médica é sempre pessoal e não pode ser presumida.

Art. 32 - É vedado ao médico deixar de usar todos os meios disponíveis de diagnóstico e tratamento, cientificamente reconhecidos e a seu alcance, em favor do paciente.

O médico residente deve ter em mente que perante a Lei é profissional registrado no Conselho Regional de Medicina, sendo responsável pelos atos que praticar. Quando acompanhado do preceptor, a responsabilidade maior dos atos será deste, no entanto o médico residente tem responsabilidade compartilhada com o preceptor. O médico residente não deve aceitar do preceptor condutas absurdas que coloquem o paciente sob risco, como no caso em análise, pois nesses casos também responderá junto com o preceptor pelas consequências da má conduta adotada. Nesse caso, o médico residente deve comunicar o coordenador do programa de residência médica e/ou o chefe do serviço do que está acontecendo, sempre buscando prestar a melhor assistência ao paciente. No caso em análise, a conduta expectante é um erro tão gritante que se concretizada colocaria os médicos sob risco de infração aos Artigos 1º e 32 do Código de Ética Médica.

13º CASO CLÍNICO

Plantonista hospitalar da clínica médica é chamada pelo telefone às 3:00 horas da manhã para atender a paciente com pneumonia e febre de 38,7 °C. Como estava no repouso dormindo por estar cansada pelo dia estressante que teve, orienta a enfermagem pelo telefone a medicar a paciente com dipirona, sem ir até o andar para examiná-la a paciente. Voltou a dormir e no outro dia não se preocupou em saber como estava a doente. Após dis dias teve que responder denúncia da enfermagem à Direção Clínica.

Foi certa a atitude da médica?

O Código de Ética Médica estabelece no Art. 37:

"É vedado ao médico prescrever tratamento ou outros procedimentos sem exame direto do paciente, salvo em casos de urgência ou emergência e impossibilidade comprovada de realizá-lo, devendo, nestas circunstâncias, fazê-lo imediatamente após cessado o impedimento."

O Código de Ética Médica é claro ao exigir que o médico não prescreva sem examinar o paciente, exceto em casos de urgência e emergência, devendo fazê-lo assim que cessar a atividade que o impediu.

Os legisladores com essa determinação visaram garantir a segurança e a boa assistência ao paciente, obrigando o médico a examiná-lo antes de prescrevê-lo.

14º CASO CLÍNICO

Paciente de 46 anos, Testemunha de Jeová, deu entrada no PS com hemorragia digestiva alta, apresentando hematêmese e melena. Encontrava-se em choque hipovolêmico, com PA: 60 × 30 mmHg, P: 162 bpm, sudoreico, com palidez cutânea intensa e em coma. O médico opta pela não transfusão sanguínea devido às convicções religiosas do paciente. O paciente evolui para óbito.

Foi correta a conduta?

O Código de Ética Médica estabelece no Art. 31:

"É vedado ao médico desrespeitar o direito do paciente ou de seu representante legal de decidir livremente sobre a execução de práticas diagnósticas ou terapêuticas, salvo em caso de iminente risco de morte."

Este artigo trata da autonomia do paciente em relação aos métodos diagnósticos e terapêuticos.

No entanto, o ponto nevrálgico da norma é a transfusão de sangue em pacientes Testemunhas de Jeová, pois estes não aceitam a transfusão de sangue em nenhuma hipótese, mesmo com risco iminente de morte. Muitos debates têm sido realizados discutindo-se a extensão da autonomia do paciente e em que situações essa deve ser respeitada pelo médico de maneira plena.

A transfusão sanguínea em Testemunhas de Jeová é tema complexo e que possui múltiplas variáveis, tais como: na mulher grávida, em pacientes em situação de urgência e emergência e em pacientes em tratamentos eletivos.

Em relação a mulher grávida, ela, quando em risco de morte, tem autonomia para optar pela morte recusando-se a ser transfundida, levando o feto também ao óbito? A autonomia dá a ela este direito? São questionamentos a serem respondidos.

Outra situação é a de um indivíduo Testemunha de Jeová sadio, consciente, gozando de boa saúde, que tenha optado por assinar Termo de Consentimento Livre e Esclarecido estabelecendo não querer ser transfundido. Supondo que este paciente seja vítima de acidente de trânsito e dê entrada no PS com rebaixamento do nível de consciência e em choque hemorrágico. Nesta situação, em risco iminente de morte, será que este paciente manteria a decisão de não transfusão se estivesse lúcido?

A situação aparentemente menos complexa é a do paciente consciente em tratamento eletivo, clínico ou cirúrgico, que faça opção pela não transfusão de sangue. Talvez nessa situação a autonomia do paciente deva ser respeitada pelo médico, desde que este não tenha objeção de consciência de não realizar a transfusão sabendo que esta conduta levará o paciente a morte, porém ela não está contemplada no Código de Ética Médica.

Todos esses pontos têm sido debatidos pela Comissão de Revisão do Código do Conselho Federal de Medicina, e certamente serão contemplados na nova versão da norma.

Apesar de toda discussão e polêmicas existentes, o que existe hoje normatizado é o estabelecido no Artigo 31 do CEM vigente, que obriga o médico a realizar a transfusão em situação de iminente perigo de morte.

15º CASO CLÍNICO

Paciente de 3 anos internado com diagnóstico de pneumonia, sendo acompanhado pelo preceptor e o residente da pediatria, evoluindo para óbito. Ao comunicar o fato à família, com quem tinham ótimo relacionamento, esta lhe solicitou que fornecessem a declaração de óbito, pois queriam levar o corpo para o interior do estado. O residente e o preceptor recusaram-se a fornecer o documento, solicitando necropsia. A família ficou revoltada.

O residente e o preceptor agiram corretamente?

O Código de Ética Médica estabelece no Artigo 80:

"É vedado ao médico deixar de atestar óbito de paciente ao qual vinha prestando assistência, exceto quando houver indícios de morte violenta."

Define-se como morte violenta as causadas por homicídios, acidentes, suicídios e mortes suspeitas. Morte de causa natural é aquela cuja causa básica é uma doença ou estado mórbido.

O médico não pode fornecer a Declaração de Óbito para paciente vítimas de morte violenta, que têm obrigatoriamente de ser encaminhados ao IML para o fornecimento da Declaração de Óbito. Em locais onde não existe IML, a Declaração de Óbito pode ser fornecida por qualquer médico da localidade, investido na função de perito legista eventual, pela autoridade judicial ou policial.

Em relação à morte de causa natural com assistência médica, a Declaração de Óbito deve ser fornecida pelo médico assistente em todas as situações; na sua ausência, pelo médico substituto ou plantonista no caso de pacientes internados em regime hospitalar; pelo médico designado pela instituição que prestava assistência para os óbitos de pacientes em tratamento em regime ambulatorial; pelo médico do Programa de Saúde da Família, do Programa de Internação Domiciliar e outros assemelhados para os óbitos de pacientes em tratamento em regime domiciliar. O Sistema de Verificação de Óbito (SVO) pode ser acionado em todas as situações anteriores, caso o médico não consiga correlacionar o óbito com o quadro clínico concernente ao acompanhamento registrado no prontuário ou fichas médicas das instituições.

Em relação à morte natural sem assistência médica, a Declaração de Óbito deve ser fornecida pelo médico do SVO nas localidades que dispõem deste tipo de serviço. Onde não há SVO, a Declaração de Óbito deve ser fornecida pelo médico do serviço público de saúde mais próximo do local onde ocorreu o evento, e na sua ausência, por qualquer médico. Nos casos de pacientes com morte de causa natural sem assistência médica, deve-se sempre observar se estavam vinculados a serviços de atendimento ambulatorial ou programas de atendimento domiciliar, e se as anotações em seu prontuário ou ficha médica permitem a emissão da Declaração de Óbito por médicos ligados a estes serviços ou programas.

No caso em análise a criança tinha diagnóstico conhecido, estava sendo tratada em regime hospitalar e morreu de causas naturais com assistência médica. Não há nenhuma razão para que a Declaração de Óbito não seja imediatamente fornecida pelo médico assistente.

Há uma grande relutância da maioria dos médicos para o fornecimento da Declaração de Óbito quando seus pacientes falecem, dando a impressão de sentirem-se fragilizados com o fornecimento desse documento, como se ao assiná-la estivessem atestando um erro praticado. Deve ser lembrado que esta relutância é motivo de grande sofrimento para a família do falecido, que está acometida pela dor da perda do ente querido e tem que providenciar toda a documentação necessária para o velório e sepultamento, o que não é possível sem a Declaração de Óbito.

Por fim, deve ser esclarecido que o médico residente está legalmente habilitado para o exercício da medicina, pois está registrado no Conselho Regional de Medicina e tem competência legal para o fornecimento da Declaração de Óbito. Este aprendizado também faz parte do aprendizado do Programa de Residência Médica, devendo o médico residente fornecer a Declaração de Óbito nas situações descritas.

16º CASO CLÍNICO

Paciente de 56 anos, com história de asma, deu entrada em PCR no PS, com cianose intensa e pele fria. Não havia maiores informações sobre a paciente. O residente solicita material para intubação orotraqueal, porém o preceptor orienta para que não se realize as manobras de reanimação cardiorrespiratória.

Qual a conduta correta, a do residente ou a do preceptor?

O Código de Ética Médica estabelece, no Artigo 41:

"É vedado ao paciente abreviar a vida do paciente, ainda que a pedido deste ou de seu representante legal.

Parágrafo único. Nos casos de doença incurável e terminal, deve o médico oferecer todos os cuidados paliativos disponíveis sem empreender ações diagnósticas ou terapêuticas inúteis ou obstinadas, levando sempre em consideração a vontade expressa do paciente ou, na sua impossibilidade, a de seu representante legal."

Não existe consenso na literatura em relação a quando não reanimar um paciente no pronto-socorro.

Nos tratamentos eletivos, o paciente procura o médico de confiança para tratá-lo, estabelecendo relação médico-paciente forte, permitindo ao médico conhecer o paciente, a doença e sua evolução, seu história patológica pregressa, sua inserção social, os familiares, sendo muito mais fácil a decisão de não reanimação futura, pois é possível o diálogo com o paciente e familiares até que se obtenha decisão compartilhada entre médico/paciente/familiares, decisão esta que é firmada em Termo de Consentimento Livre e Esclarecido.

O atendimento no setor de urgência e emergência é totalmente diferente do eletivo. O paciente não procura o médico de sua confiança, sendo atendido pelo plantonista que não conhece. Por outro lado, o médico também não conhece o paciente ou seus familiares, se existem ou não comorbidades, sua inserção social, tornando muito difícil qualquer decisão em relação a condutas a serem adotadas.

No caso em análise, em que discutimos quando reanimar ou não um paciente que chega ao pronto-socorro, esta decisão é ainda mais difícil e complexa, pois envolve inúmeras variáveis, e caso se faça a opção pela não reanimação, significa decretar a morte do paciente.

Por todo o exposto, a princípio, todo paciente que dá entrada no PS em parada cardiorrespiratória deve ser reanimado, exceto os casos já em óbito evidente, portadores de lesões traumáticas, principalmente cranioencefálicas, incompatíveis com a vida ou pacientes caquéticos em fase terminal de doença neoplásica.

17º CASO CLÍNICO

Gestante de 40 semanas, em trabalho de parto, foi atendida pelo obstetra de plantão no hospital, sendo mantida no centro obstétrico. Durante todo o período foi acompanhada, a pedido do médico, somente pela técnica de enfermagem, que realizou vários toques vaginais para acompanhar a dilatação uterina, além de ter auscultado o BCF do feto. No momento do nascimento, a técnica chamou o médico que realizou o parto, com sucesso.

Foi correta a atitude do médico no acompanhamento da gestante?

O Código de Ética Médica estabelece no Artigo 2º:

"É vedado ao médico delegar a outros profissionais atos ou atribuições exclusivos da profissão médica."

Infelizmente, não raramente, nos deparamos nos Conselhos de Medicina com denúncias contra médicos que delegaram a outros profissionais de saúde a realização de atos médicos. Esta atitude é inaceitável e o médico que age desta forma se coloca sob risco de que seus pacientes compliquem, ficando extremamente fragilizado caso tenha que responder administrativa, ética ou judicialmente pelo fato. É importante o médico se conscientizar de que os outros profissionais não são capacitados para realizarem diagnósticos, e que situações clínicas de fácil compreensão para o médico são comumente impossíveis de serem notadas por não médicos, o que pode ter consequências desastrosas para os pacientes.

18º CASO CLÍNICO

Paciente atendida no PS submetida a apendicectomia, tendo a equipe cirúrgica sido composta pelo cirurgião, auxiliado por técnica de enfermagem, já que o cirurgião auxiliar não participou da cirurgia por estar em outro procedimento na sala ao lado. No entanto, como era rotina no serviço, o mesmo assinou a RGO como 1º auxiliar.

O Código de Ética Médica estabelece no Artigo 5º:

"É vedado ao médico assumir responsabilidade por ato médico que não praticou ou do qual não participou."

É muito comum na rotina de um hospital de urgência e emergência que cirurgiões trabalhem em equipe, um auxiliando o outro. Nesses casos, o médico que realizou a cirurgia assina como cirurgião e o outro como auxiliar. Com isso se estabelece uma rotina de trabalho em que os documentos relacionados às cirurgias são preenchidos desta maneira. É preciso estar atento, pois às vezes há infração ao Código de Ética Médica de maneira até inconsciente. Como fica claro no Artigo 5º do CEM, o médico não pode, em nenhuma hipótese, assumir ato médico que não praticou ou do qual não participou. O caso em análise é um exemplo, mas o artigo normatiza para todas as situações clínicas ou cirúrgicas.

19º CASO CLÍNICO

Paciente de 68 anos, atendido pelo médico plantonista do PS com quadro de insuficiência respiratória por pneumonia, apresentando dispneia intensa, esforço respiratório, cianose de extremidades e agitação, tendo sido medicado, solicitado exames laboratoriais e radiológicos, sendo mantido na sala de observação. Após realizar o atendimento, o médico se ausentou do PS para ir ao banco, não comunicando aos outros plantonistas sobre sua ausência temporária do plantão e da presença do paciente na sala de observação. O paciente evoluiu mal, tendo sido necessário realizar intubação orotraqueal, que foi feita por outro plantonista, pois o primeiro não foi encontrado no setor quando procurado pela enfermagem, tendo o paciente evoluído para óbito. O médico plantonista que realizou o atendimento inicial, ao retornar ao setor, foi questionado pela família, que o acusou de ter sido responsável pela morte do paciente, ao que respondeu que o paciente estava bem quando o atendeu e que se algo mais grave aconteceu não foi de sua responsabilidade, mas do segundo plantonista.

O Código de Ética Médica estabelece:

Art. 6º - É vedado ao médico atribuir seus insucessos a terceiros e a circunstâncias ocasionais, exceto nos casos em que isso possa ser devidamente comprovado.

Art. 8º - É vedado ao médico afastar-se de suas atividades profissionais, mesmo temporariamente, sem deixar outro médico encarregado do atendimento de seus pacientes internados ou em estado grave.

Este caso ilustra um comportamento infelizmente não raro de alguns médicos que não assumem sua responsabilidade quando seus pacientes evoluem mal. Insistem em atribuir o desfecho desfavorável a terceiros, que podem ser outros médicos, enfermeiros, familiares ou ao próprio paciente. É um comportamento profissional inadequado, desleal e que deve ser condenado de forma veemente pelos bons médicos, pois chega a extremos, como em casos de paciente que falecem por erro do médico, e este atribui a responsabilidade da morte ao próprio morto, com argumentos de que o mesmo não seguiu suas recomendações médicas.

É óbvio que o médico não pode se ausentar do PS, mesmo que temporariamente, sem comunicar os outros plantonistas e à enfermagem. Tem ainda a obrigação de deixar outro médico como responsável pelo atendimento dos pacientes que estão sob sua responsabilidade, pois eles não podem ficar desassistidos no setor caso apresentem alguma intercorrência.

20º CASO CLÍNICO

Médico plantonista do PS terminou o plantão noturno, e seu substituto não apareceu para substituí-lo, nem fez qualquer contato. Ficou estressado, pois tinha que assumir outro plantão em hospital distante, e o médico a quem iria substituir também tinha outro compromisso profissional e já estava atrasado.

O que fazer?

O Código de Ética Médica estabelece no artigo 9º:

"É vedado ao médico deixar de comparecer a plantão

em horário preestabelecido ou abandoná-lo sem a presença de substituto, salvo por justo impedimento.

Parágrafo único: Na ausência de médico plantonista substituto, a direção técnica do estabelecimento de saúde deve providenciar a substituição."

Ao final do plantão, o médico plantonista do pronto-socorro está exausto física e sobretudo mentalmente, estando emocionalmente preparado para sair do plantão e iniciar outra atividade em outro local. Infelizmente, ao sair do plantão o médico plantonista contemporâneo não vai descansar, mas sim iniciar outra atividade profissional, podendo ser atender no consultório, iniciar outro plantão ou realizar cirurgias. Nesses compromissos profissionais normalmente existem outras pessoas envolvidas, com horários a serem cumpridos. A notícia da ausência do plantonista que irá substituí-lo no plantão é devastadora e altamente estressante, e por essa razão é que o Código de Ética Médica é tão severo na proibição para que a ausência se concretize, exceto por justo impedimento.

É necessário esclarecer que justo impedimento não são razões simples, como ser acometido de problemas físicos leves ou situações de estresse de menor gravidade. As razões que justificam a falta são caso de morte de familiar próximo, catástrofes climáticas, acidentes pessoais com lesão corporal, doenças com comprometimento de funções que impeçam o exercício da medicina, para citar algumas.

No caso de o plantonista não comparecer ao plantão, o plantonista anterior não pode sair do plantão e deixar os pacientes desassistidos, devendo comunicar o fato ao diretor técnico da instituição, que é quem tem a responsabilidade de providenciar o substituto.

21º CASO CLÍNICO

Médico plantonista do PS recebeu estudantes de medicina do internato para acompanhá-lo em estágio na emergência. Orientou-os a "tocar o plantão", dando a eles liberdade para solicitarem exames complementares, além de receitas médicas para os casos mais simples, como atestado para afastamento do trabalho. Para facilitar, deixou carimbado e assinado, em branco, formulários de solicitação de exames, receituários e folhas de atestado. Várias receitas feitas pelos acadêmicos foram expedidas com letra ilegível, o que gerou reclamações dos familiares.

O Código de Ética Médica estabelece no artigo 11:

"É vedado ao médico receitar, atestar ou emitir laudos de forma secreta ou ilegível, sem a devida identificação de seu número de registro no Conselho Regional de Medicina da sua jurisdição, bem como assinar, em branco, folhas de receituários, atestados, laudos ou quaisquer outros documentos médicos."

O ambiente no pronto-socorro é normalmente tumultuado, apressado, estressante, tensionado, cheio de conflitos, o que faz com que o médico tenha tendência a simplificar as suas ações, e ao proceder assim coloca-se sob risco.

O Código de Ética Médica proíbe a emissão de receitas com letras inteligíveis, pois isso coloca em risco a segurança do paciente. Caso essa receita seja levada a farmácia com funcionário sem a capacitação necessária, é possível que o paciente adquira medicação diferente da prescrita, com consequências imprevisíveis e possivelmente danosas a ele.

A norma também proíbe que o médico assine receituários, atestados, laudos ou quaisquer outros documentos médicos em folhas em branco. A razão para esta proibição também é a segurança do paciente, mas principalmente a prevenção de fraudes com a documentação médica, pois esta, quando assinada pelo médico, tem fé pública, e pode ser utilizada de maneira fraudulenta.

REFERÊNCIAS BIBLIOGRÁFICAS

1. Código de ética médica (2009-2010): Disponível em http://portal.cfm.org.br/index.php?option=com_content&view=category&id=9&Itemid=122. Acessado em 03/07/2016.
2. Código de ética do estudante de medicina. Disponível em http://portal.cfm.org.br/index.php?option=com_content&view=article&id=42&Itemid=125. Acessado em 03/07/2016.

102

Qualidade e Segurança em Medicina de Urgência e Emergência

Marcos Freitas Knibel
Christian Nejm Roderjan

INTRODUÇÃO

A crescente incorporação de novas tecnologias e o progresso no desenvolvimento de novos tratamentos vem afastando os novos profissionais de saúde, especificamente os médicos, da medicina preventiva. A maioria das pesquisas e publicações médicas atuais estão voltadas para novos exames complementares sofisticados e para medicações e seus impactos nos prognósticos das enfermidades. Esta mudança no cenário vem sendo reforçada pelo modelo de formação adotado nas Escolas de Medicina, resultando em novos profissionais "diagnosticadores e tratadores de doenças".

Assim como a medicina, a sociedade também evoluiu e o modelo de medicina preventiva praticada no passado deve também ser reforçado. Atualmente, a segurança dos pacientes, ameaçada pela ocorrência de eventos adversos, representa um dos grandes desafios para a medicina preventiva moderna. Publicado em 2000, o relatório do Instituto de Medicina dos Estados Unidos da América, intitulado "Errar é humano: construindo um sistema de saúde mais seguro"[1], talvez tenha sido o marco inicial sobre a segurança dos pacientes. Na ocasião, a estimativa de mortes que ocorriam em consequência de eventos adversos durante a assistência ao paciente nos Estados Unidos da América era de 98.000 em um ano.

Desde então, diversas iniciativas da Organização Mundial da Saúde, como a Aliança Mundial para a Segurança do Paciente; o surgimento do Institute of Healthcare Improvement; a Agency for Healthcare Research and Quality e a Joint Commission vêm apoiando e estudando sobre o cuidado seguro dos pacientes.

São muitas as causas para justificar a ocorrência de eventos adversos durante o cuidado dos pacientes. De modo resumido as principais são:

- A falta ou o mau uso dos recursos diagnósticos e terapêuticos;
- O despreparo técnico ou a escassez dos profissionais de saúde;
- A falha da continuidade dos cuidados dos pacientes, em especial pela fragilidade na comunicação entre equipes e setores.

Por sua vez, o contexto econômico atual, a expansão do sistema da saúde e as práticas de gestão cada vez mais definidas requereram o uso de indicadores para avaliação do desempenho, qualidade e segurança nos hospitais.

SEGURANÇA EM SITUAÇÕES DE URGÊNCIA

Imaginemos que, mesmo conhecendo estas causas, a equipe tenha que trabalhar com grandes números de pacientes, em ambientes com alto nível de estresse, com alta demanda cognitiva e tomando um grande número de decisões, muitas vezes em tempo limitado. Deste modo, as Unidades de Cuidados Intensivos e as de Emergência são ambientes com potencial elevado de ocorrência de eventos que podem comprometer a segurança dos pacientes.

Assim sendo, considerando a estrutura física e de pessoas e cada etapa na linha de cuidados dos pacientes nestes setores, alguns aspectos e medidas de prevenção são fundamentais na definição final dos *outcomes*[2] e serão discutidas a seguir.

ESTRUTURA FÍSICA

As Unidades de Emergência (UE) e as Unidades de Cuidados Intensivos (UCI) devem ser dimensionadas de modo a acomodar de modo confortável tanto os pacientes quanto os seus acompanhantes e ao mesmo tempo permitir uma adequada vigilância por parte da equipe multidisciplinar. As centrais de monitoramento e câmeras de circuito interno podem ser úteis no auxílio da vigilância, no entanto devem ter sempre alguém responsável atento aos alarmes e às chamadas. A tecnologia utilizada deve ser atualizada e em número suficiente para atender a todos os pacientes no setor, além de distribuídas de modo ergonômico para melhor utilização da equipe e permitir uma higienização adequada. Além disso, a manutenção preventiva e a renovação dos equipamentos deve ser respeitada. Deste modo, todo hospital deve contar com um setor de engenharia clínica ativo.

Ainda no que diz respeito à ergonomia do ambiente e à prevenção de infecção, o número de lavabos e dispensadores de sabão ou álcool em gel devem ser adequados ao tamanho do local e da equipe e posicionados de modo a facilitar o acesso e estimular o seu uso.

A informatização da informação através dos prontuários eletrônicos dos pacientes (PEP) é uma valiosa ferramenta na prevenção de eventos adversos. Além de permitir acesso ao histórico pregresso dos pacientes, internações passadas, evita erros consequentes da "letra de médico" e alguns programas nos fornecem um filtro a mais na hora de prescrever, por exemplo, uma medicação cuja substância o paciente seja alérgico, ou nos alertar sobre possíveis interações medicamentosas.

Deve haver também uma restrição no número de pessoas que circulam nestes setores, em especial de estranhos aos cuidados da saúde.

Ainda no que diz respeito à estrutura física, no Brasil, esta é regulada pela RDC-50[3], embora os requisitos de estrutura venham sendo modificados de modo a rever itens que a resolução não contempla. A RDC-07, de 2013, estabelece, além da infraestrutura física, padrões mínimos para o funcionamento das UCI, visando à redução de risco aos pacientes, visitantes, profissionais e meio ambiente.[4]

ESTRUTURA DE PESSOAS

Pelo número de pacientes atendidos e pela gravidade destes, nas UE e nas UCI deveriam trabalhar apenas os profissionais mais experientes e mais bem preparados e em número suficiente. Infelizmente, o número de profissionais jovens e por vezes malformados que trabalham nestes setores é crescente. Deste modo, para compensar esta falta de experiência deve-se investir em treinamento continuado e sempre manter supervisores seniores em cada horário.

Alguns pontos são fundamentais:

- Uma história ou anamnese bem colhida é o primeiro mecanismo de defesa contra os erros diagnósticos. Como disse Pascal: "A maior parte dos erros médicos provém não de maus raciocínios baseados em fatos bem estudados, mas sim de raciocínios bem estabelecidos baseados em fatos mal observados." A anamnese associada a um bom exame clinico permitem uma aproximação diagnóstica acima dos 80%[5-6]. Além disso, certos estudos sugerem que, quando médicos colhem uma boa história, tendem a pedir menos exames e encaminhar menos o paciente a outros médicos, sem gastar tempo adicional.[7-9]
- O uso de novas tecnologias, sejam elas referentes a monitorizações, exames laboratoriais ou de imagem, deve ser feito de modo o mais racional possível. Os profissionais de saúde, em especial os médicos, devem, antes de fazer uso de tais recursos, estar habilitados para interpretar os seus resultados ou tratar suas complicações. Deste modo evitamos não só o não diagnóstico ou diagnósticos incorretos, mas principalmente uma realidade atual, o superdiagnóstico (*overdiagnosis*).[10] O tratamento correto requer o diagnóstico certo – tratar uma enfermidade que foi superdiagnosticada pode ter o mesmo efeito de deixar de tratar uma doença não identificada. Mesmo frente a uma doença corretamente diagnosticada, os tratamentos clínicos, cirúrgicos ou intervencionistas devem ser avaliados de modo judicioso, e suas complicações devem ser sempre discutidas em equipe, com o paciente e seus responsáveis. A tomada de qualquer decisão deve visar o melhor para o paciente (*primum non nocere*) e não baseada em uma medicina defensiva regida pela atual judicialização da prática médica.
- Todos os profissionais envolvidos devem ser treinados para reconhecer qualquer sinal de alerta preditor de "que algo não está bem" ou "chame ajuda".
- Deve haver treinamentos não só teóricos, mas também realísticos através da simulação, por exemplo, para acesso às vias aéreas e vasculares, reanimação cardiopulmonar-cerebral e outras situações emergenciais.
- Infelizmente, em casos raros ou principalmente difíceis, a experiência ou a vivência prévia de tais situações seria fundamental. Se possível, em cada turno de plantão, pelo menos um profissional deveria ser melhor titulado e com mais "tempo de estrada", funcionando como o líder da equipe na ausência do profissional rotineiro ou diarista (este grupo deveria ser todo titulado e experiente).
- Situações de urgência ou emergência podem ainda ocorrer dentro do hospital, mas fora das unidades fechadas e dos setores de pronto atendimento. Deste modo, os times de resposta rápida para atender às unidades de internação (quartos e enfermarias nos andares) devem ser criados. Pacientes que apresentem qualquer ameaça ou sinal de instabilidade devem ser prontamente transferidos para uma unidade especializada.

PROCESSOS E CONTINUIDADE DO CUIDADO

O grande número de pacientes atendidos em um curto intervalo de tempo, a complexidade dos casos, a necessidade de uma tomada de decisão com suas consequências, além da mudança dos pacientes entre os setores do hospital durante a sua internação torna necessário o emprego de uma série de medidas para que não haja perda de continuidade na linha de cuidados.

Na chegada do paciente ao departamento de emergência, os protocolos de triagem devem identificar aqueles com maior gravidade, com necessidade de atendimento imediato ou o mais breve possível. O sistema de cores para categorizar os pacientes de acordo com a gravidade é um dos mais utilizados. Uma vez admitido no setor, o paciente deve ser identificado do modo mais completo possível, com seu nome completo, data de nascimento, registro e informações que permitam evitar a confusão com homônimos, por exemplo.[11] Os riscos devem também ser sinalizados, em especial alergias e a possibilidade de queda. Para este fim, a maioria dos serviços se utiliza de pulseiras coloridas, cada uma com um significado que permite a todos os profissionais identificar os alertas. Estas identificações devem ser removidas apenas no momento da alta hospitalar. Algumas instituições tendem a ter diversos modos de alerta para um mesmo risco, por exemplo, alerta de alergia na identificação do paciente, na prescrição e na beira do leito. Quanto maior o número de barreiras, menor a chance de eventos adversos (Modelo do Queijo Suíço de Reason).[12] Um modo útil de ampliar as barreiras é o mecanismo de dupla checagem, onde o profissional que for administrar alguma medicação, coletar algum exame ou realizar algum procedimento deve tratar o paciente pelo seu nome completo, conferir as informações de identificação e avisar o que vai ser realizado. Por sua vez, o próprio paciente deve ser estimulado a ser informado sobre todas as ações realizadas, atuando como um agente da própria segurança.

A administração de medicamentos e hemoderivados é etapa do cuidado que merece o maior destaque.[13] Além da identificação do paciente e anotação das alergias em prescrição, outros aspectos devem ser verificados: se a data está correta, se há identificação clara do prescritor, quando manuscrita deve estar legível, sem rasuras e com as informações de dose, via e frequência completas, devendo ser evitado o uso de abreviaturas, exceto aquelas permitidas pela instituição. Além disso, o ideal é que as doses sejam dispensadas de modo individual para cada paciente, devidamente identificadas, nela constando não só o nome do paciente, como também o nome do fármaco prescrito.

O uso de protocolos para o tratamento das principais doenças prevalentes dentro das unidades, em especial para aquelas que levam a insuficiências orgânicas, além de serem instrumentos úteis para o treinamento dos profissionais, auxiliam e garantem a qualidade do cuidado, ajudando na tomada de decisões e orientando o uso dos recursos propedêuticos. Estes protocolos devem ter como fonte publicações com base em evidências e conter práticas já bem estabelecidas. Em geral, as referências utilizadas são diretrizes publicadas pelas sociedades médicas de acordo com a especialidade (por exemplo as *diretrizes de sedação e analgesia* ou o *Surviving Sepsis Campain* pela Society of Critical Care Medicine; ou as *diretrizes das doenças coronarianas* ou *doenças cerebrovasculares* pela American Heart Association)

Do mesmo modo, o uso do *checklist* em situações onde o estresse e volume de atendimento é grande, além de instrumentos que aumentam a aderência aos protocolos, reduzem a chance de erro. São ferramentas de controle de processos muito utilizadas na aviação ou em indústrias de montagem de máquinas ou automóveis, que vêm sendo usadas também na área da saúde. Pode parecer redundante e desnecessário ficar checando pequenos itens a toda hora, mas a autoconfiança é uma grande armadilha que pode levar ao erro. A simples elaboração de uma lista de tarefas arranjadas de modo sistemático relacionadas à prevenção de problemas ou complicações do cuidado tem eficácia comprovada na literatura. A publicação pioneira e mais citada até hoje quando o assunto é *checklist* data de 2005, o "*Fast Hug*".[14] Desde então, vários trabalhos foram publicados e diversos são os itens a serem verificados, sendo os principais: avaliação nutricional, posição da cabeceira do leito, sedação e analgesia, *delirium*, controle glicêmico, profilaxias (tromboembolismo, úlceras por pressão, úlceras de estresse), pressões dos balonetes das cânulas traqueais, abstinências, cateteres vasculares e urinários.

Os protocolos clínicos e os *checklists* devem sempre estar disponíveis para consulta de todos no setor, sendo hoje em dia o modo eletrônico a mais utilizada para tal.

Durante o cuidado dos pacientes nas UE e UCI, três são os momentos cruciais para que a linha de cuidado não se rompa. O primeiro é a visita da equipe multidisciplinar (o famoso *round*). Neste momento, além da passagem das informações do estado de saúde dos pacientes, é a oportunidade que temos para:

- Garantirmos que todos os membros da equipe multiprofissional envolvidos no cuidado tenham conhecimento dos casos clínicos e qual a função de cada um em cada contexto;
- Avaliarmos os resultados do cuidado, tirar as dúvidas e corrigir ou acertar os passos propedêuticos a serem seguidos;
- Definirmos a estratégia e tomarmos as decisões em conjunto;
- Revermos os protocolos e realizarmos os *checklists*.

O segundo momento de importância é a passagem de plantão. Todas as informações importantes sobre os pacientes, a evolução das últimas horas e ações pendentes precisam ser passadas de modo claro e objetivo. Mais uma vez, nesta etapa do cuidado, a ferramenta de *checklist* torna-se útil. É preciso que a interação entre o comunicador e o ouvinte seja plena e sem ruído.

O terceiro, mas não menos importante momento na linha de cuidado, é a transferência do paciente. Seja da emergência para as unidades fechadas ou de internação, seja das unidades especializadas para os andares ou do centro cirúrgico para unidades intensivas, enfim, a passagem do caso, como é coloquialmente chamada, precisa ser completa. É preciso lembrar que não apenas na passagem do "*round*" ou na troca de plantão, mas também no ato da transferência entre setores, a comunicação não deve ser como um telegrama, unidirecional.[15] Há a passagem de informações e sempre que necessário deve haver também respostas às perguntas realizadas por aquele que recebe a informação. Há questionamentos que por vezes nos fazem enxergar o problema de outro modo, a pensar "fora da caixa" e em algumas situações a mudar a visão do caso ou ainda a solucionar problemas ainda pendentes.

Todas estas três situações descritas são em síntese momentos de transmissão de conhecimentos para continuidade dos cuidados e têm sido muito estudadas com o objetivo de melhorar a segurança dos pacientes. Os termos mais utilizados para defini-los são *handover, handoff, sign-out* ou *hand-on*.[16-10] Há uma tendência para tentar padronizar esta comunicação, criando-se ferramentas semelhantes aos *checklists* e incorporando a tecnologia informatizada, visando à redução de ruídos e fragmentação das informações.[21-26]

Um documento recente de referência para o Programa Nacional de Segurança do Paciente publicado em 2014 pelo Ministério da Saúde em parceria com a Fundação Oswaldo Cruz e a Agência Nacional de Vigilância Sanitária aborda o assunto de modo abrangente e deveria ser leitura obrigatória para todos os profissionais envolvidos nos cuidados dos pacientes.[27]

IMPLEMENTAR A CULTURA DE SEGURANÇA: COMO?

O estabelecimento da cultura de segurança em uma UTI deverá, como pontuou Reason,[28] ter como bases: uma cultura relacional, uma cultura justa, uma cultura flexível e uma cultura de aprendizado.

Estas bases, se adequadas a sentimento real, interativas, criarão uma cultura de informação. A cultura de segurança deverá navegar em um sentimento positivo, para o alto e criativo, e não disseminar um comportamento negativo e punitivo.

Para que tudo isto realmente aconteça:

1. Devemos ter uma liderança efetiva, atuante e que realmente acredite no valor segurança. Esta liderança deverá estar comprometida com a formação continuada de novos líderes que se comprometam efetivamente com a segurança do tratamento dos pacientes.[29]
2. O líder deverá estabelecer um espírito de Equipe, em que todos os seus componentes realmente pratiquem uma Medicina Intensiva segura, com uma missão de que não devem acrescentar problemas e sofrimentos a quem já os tem de sobra. Estas equipes deverão se dedicar ao cuidado seguro como uma inovação disruptiva, estabelecendo processos compatíveis com esta tarefa fundamental.[30]
3. A comunicação entre todos os membros da equipe deverá ser aberta, responsável, tranquila e clara.
4. Protocolos idealizados por aqueles que os efetivarão na prática e não estabelecidos de cima para baixo.
5. A aceitação por parte de todos de que o estabelecimento de protocolos, *checklists, bundles* e aparentes obviedades será uma regra que salva vidas é a grande meta. O simples e o evidente atingem os melhores resultados.
6. A prevenção dos riscos será a política que levará aos melhores resultados seguros e constituirá a alma condutora do comportamento de todos os intensivistas, independentemente de sua arte: medicina, nutrição, enfermagem, fisioterapia, fonoaudiologia, psicologia e quantas mais artes vierem se agregar a este conjunto.
7. E finalmente, caso ocorra alguém evento adverso, pois afinal, "errar é humano"... este deverá ser compartilhado e avaliado de modo adequado para que medidas corretivas e preventivas sejam implementadas, evitando-se deste modo um comportamento evasivo e desculpador com o mal que infelizmente aconteceu...

Em resumo, cultura de segurança deve envolver:

1. Liderança que acredita e realiza.
2. Equipe que acredita.
3. Prevenir é a grande meta.
4. Evento adverso é aprendizado com oportunidade de aperfeiçoamento, e não grande culpa.

OS INDICADORES NA QUALIDADE

As boas práticas de gestão preconizam que as atividades sejam orientadas por processos e não por resultados, garantindo assim a repetição de uma tarefa com êxito, sem que o mesmo seja fruto apenas do acaso. É neste sentido que o indicador surge como referência.

O resultado mensurável de um processo é o que identifica este êxito e baliza a avaliação do como foi feito. O indicador é parte fundamental do ciclo. PDCA – *to Plan, to Do, to Check to Act* (Planejar, Executar, Controlar e Avaliar) (Figura 102.1). Neste ciclo fundamental do processo de gestão, o indicador garante parâmetro para que se avalie a correção da estratégia adotada ou mesmo das informações utilizadas como

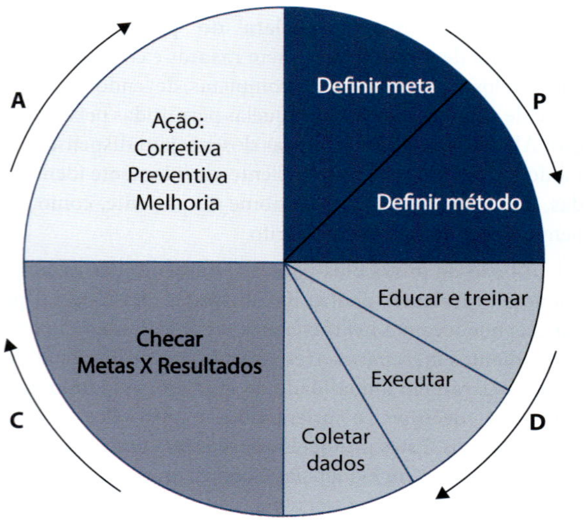

FIGURA 102.1 Ciclo PDCA (Planejar, Executar, Controlar e Avaliar).

base para o planejamento, além de compor série histórica que permite a avaliação evolutiva do mesmo ou sua referência a outro indicador – *benchmarking*.

No entanto, devemos tomar muito cuidado na escolha e no número de indicadores adotados. Só há sentido em mensurar o que é vital que efetivamente propicie uma tomada de decisão. Recomenda-se, portanto, que sejam adotados poucos indicadores, que realmente contribuam para a melhoria da prática e, por conseguinte, dos resultados alcançados.

DEFININDO OS INDICADORES

Para se garantir a utilização de um indicador é necessário que existam critérios comuns entre as bases observadas. Na verdade, estes critérios são possíveis a partir da construção da identidade dos indicadores.

A identidade de um indicador deve conter:

- Sua definição;
- Indicação de seu modo de coleta de dados;
- Fonte;
- Periodicidade;
- Fórmula de cálculo, se houver;
- Responsável pela coleta;
- Padrão de comparação;
- E quaisquer outros atributos que exerçam influência no resultado obtido.

Um indicador pode ser classificado em três níveis hierárquicos, dependendo da sua abrangência e principalmente do tempo despendido para que se faça uma primeira análise de alcance de resultados. Quanto mais alto o nível hierárquico, maior a periodicidade. Este indicador de nível mais alto é resultado de alcance de *n* outros indicadores de nível hierárquico mais baixo.

Tomando como exemplo a missão de uma empresa (Figura 102.2) temos:

- **Nível estratégico:** diz respeito à visão e missão de uma organização. No caso de uma empresa de saúde, por exemplo, a taxa de mortalidade refletindo o *outcome* principal, conforme estabelecido por Donabediam[31] em seu trabalho sobre qualidade em serviços de saúde (qualidade das estruturas e processos e *outcomes*), além do faturamento remetido a cada mês.
- **Nível gerencial:** inclui indicadores que dizem respeito a processos como um todo, o que equivale a setores onde tarefas se completam e geram produtos. Um exemplo é o tempo médio de permanência em uma UCI.
- **Nível operacional:** diz respeito às atividades assistenciais fundamentais e impacta diretamente nos indicadores gerenciais. Por exemplo: em uma UCI, o tempo médio de permanência será tanto maior quanto maiores forem as taxas de infecção, uma vez que podem requerer tratamento ou suporte avançado de vida mais prolongados.

No dia a dia, as ações se dirigem as melhorias operacionais conforme os indicadores acompanhados; a médio prazo, a partir do acompanhamento mensal, temos os indicadores gerenciais pelos quais evidenciamos a gestão. Finalmente, os indicadores estratégicos se relacionam com prazos mais extensos, estando diretamente ligados à missão, visão e sustentabilidade da instituição.

CONCLUSÃO

Pensar em segurança é um dever do médico e de outros profissionais envolvidos no cuidado da saúde. Trabalhar na segurança dos pacientes é a tendência da medicina moderna,

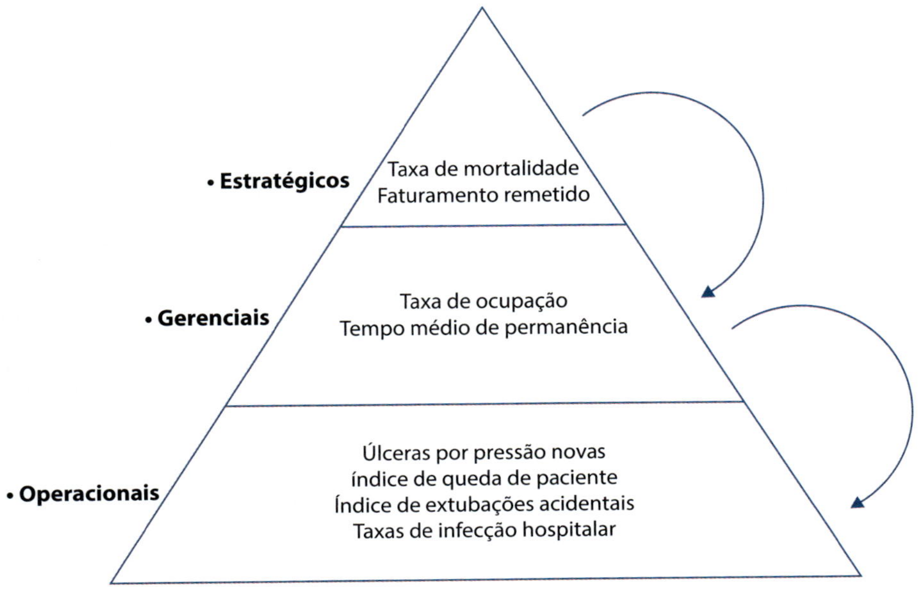

FIGURA 102.2 Exemplo da missão de uma empresa: prestar serviço com qualidade e segurança, norteado pela ética e de modo sustentável.

a nova era da Medicina Preventiva. O objetivo principal na prevenção dos eventos adversos é a redução da morbidade e da mortalidade hospitalar, tendo como resultado uma medicina de melhor qualidade e de menor custo. Ainda que as Emergências ou as Unidade de Cuidados Intensivos sigam os passos acima citados, sempre haverá uma chance de erro. Deste modo, cada hospital deve adequar estes conceitos do melhor modo dentro da sua instituição,[32] e todo e qualquer evento adverso deve ser comunicado, não com o objetivo de "punir culpados", mas sim de serem revistos processos, treinadas pessoas e adotadas medidas preventivas ou corretivas. Deste modo, assumimos uma gestão de melhoria contínua para cuidados de saúde seguros.

No entanto, "quem não mede não controla", ou seja, se o gestor de uma unidade de saúde não mensura seus resultados, não sabe se seus objetivos, sejam econômicos, assistenciais ou de qualidade, foram atingidos. O papel do gestor é transformar em dados mensuráveis e tangíveis os objetivos para o qual sua organização se propõe, criando pontos de controle que tornem possível a análise continua dos processos de assistência e a implementação de novas estratégias que garantam a afetividade, segurança, qualidade e perenidade dos serviços de saúde.

REFERÊNCIAS BIBLIOGRÁFICAS

1. Kohn, L.T. et al. To err is human: building a safer health system. Commitee on Quality of Health Care in America, Institute of Medicine, National Academy Press, Washington, D.C., 2000. O texto do livro está disponível online em http://books.nap.edu/openbook.php?isbn=0309068371..
2. Donabedian, A. Evaluating the quality of medical care. Milbank Man Fund Q, v. 44, n. 3, p. suppl;166-20,1966.
3. Resolução - RDC número 50, de 21 de fevereiro de 2002.
4. Resolução - RDC número 7, de 24 de fevereiro de 2010.
5. Hampton, J.R. et al. Contribuition of hystory-taking, physical examination and laboratory evaluation to diagnosis and management of medical outpatients. BMJ, v.2, n. 5969, p. 486-489, 1975.
6. Sandler, G. The importance of the history in the medical clinic and the cost of unnecessary tests. American Heart Journal, v.100, p. 928-931, 1980.
7. Stewart, M. et al. The impact of patient-centered care on outcomes. Journal of Family Practice, v. 49, n. 9, p. 796-804, 2000.
8. Levinson, W. et al. A study of patients clues and physician responses in primary care and surgical settings. JAMA, v. 284, p. 1021-1027, 2000.
9. Mauksch, L. B. et al. Relationship, communication and efficiency in the medical encounter. Archives of Internal Medicine, v. 168, n. 13, p. 1387-1395, 2008.
10. Moynihan, R. et al. Preventing overdiagnosis: how to stop harming the healthy, BMJ, v. 344, e3502, 2012.
11. Programa Nacional de Segurança do Paciente - Anexo 2: Protocolo de identificação do paciente. Ministério da Saúde/Anvisa/Fiocruz. Portaria do Ministério da Saúde 2095, 24 de setembro de 2013.
12. Reason, J. Human error: models and management. BMJ, v. 320, n.7237, p. 768–770, 2000.
13. Programa Nacional de Segurança do Paciente - Anexo 3: Protocolo de segurança na prescrição, uso e administração de medicamentos. Ministério da Saúde/Anvisa/Fiocruz. Portaria do Ministério da Saúde 2095, 24 de setembro de 2013.
14. Vincent, J.L. Give your patient a fast hug (at least) once a day. Crit Care Med, v. 33, p. 1225–1229, 2005.
15. Cohen, M.D. et al. A handoff is not a telegrama: an understanding of the patient is co-constructed. Critical Care Forum, v.16, n.1, p. 303-308, 2012.
16. Li, P. et al. A prospective observational study os physician handoff for intensive-care-unit-to-ward patient transfer. The American Journal of Medicine, v.124, p. 860-867, 2011.
17. Cheung, D.S. et al. Improving handoffs in the emergency department. Annals of Emergency Medicine, v. 55, n. 2, p. 171-180, 2009.
18. Brandon, C. et al. ED handoffs: observed practices and communication erros. The American Journal of Emergency Medicine, v. 29, p. 502-511, 2011.
19. Manser, T. et al. Effective handover communication: an overview of research and improvement efforts. Best Practice & Research Clinical Anaesthesiology, v. 25, p. 181-191, 2011.
20. Arora, V.M. et al. Hospital handoffs: Systematic review and task force recommendations. J Hosp Med, v. 4, n. 7, p. 433-440, 2013.
21. Apker, J. et al. Exploring emergency physician-hospitalist handoff interactions: development of the handoff communication assessment. Ann Emerg Med, v. 55, p. 161-170, 2010.
22. Farhan, M. et al. The ABC of handover: impact on shift handover in the emergency department. Emerg Med J, v. 29, p. 947-953, 2012.
23. Watkins, L.M. et al. Handoff communication from the emergency department to primary care. Adv Emerg Nurs J, v. 36, n. 1. P. 44-51, 2014.
24. Matic, J. et al. Review: bringing patient safety to the forefront through structured computerisation during clinical handover. J Clin Nurs, v. 20, p. 184-189, 2010.
25. Raduma-Tomàs, M.A. et al. Doctors' handovers in hospitals: a literature review. BMJ Qual Saf, v. 20, p. 128-133, 2011.
26. Manser, T. Fragmentation of patient safety research: a critical reflection of current human factors approaches to patient handover. J Pub Health Res, v. 2: e33, 2013.
27. Documento de referência para o Programa Nacional de Segurança do Paciente. Ministério da Saúde/Fundação Oswaldo Cruz/Agência Nacional de Vigilância Sanitária. Brasília - DF, 2014. Disponível online em http://bvsms.saude.gov.br/bvs/publicacoes/documento_referencia_programa_nacional_seguranca.pdf
28. Reason J. Engineering a safety culture in managing the risks of organizational accidents. England, 1997.
29. Charam R. "O papel fundamental dos chefes". Em: O líder criador de lideres. São Paulo, 2008.
30. Christensen CM Raynorme, "Será que sua organização é capaz de promover o crescimento disruptivo?" Em: O Crescimento pela inovação. São Paulo, 2003.
31. Donabediam A. The quality of care how can it de assesses? JAMA, 1988; 260 (12): 1743-1748.
32. Moreno, R. et al. Patient safety in intensive care medicine: the Declaration of Vienna. Intensive Care Med, v. 35, n. 10, p. 1667-1672, 2009.

Seção 17

Terapias e Novas Tecnologias

103

Uso da Acupuntura nas Urgências e Emergências Médicas: Mecanismos, Evidências e Potencialidades

João Paulo Bittar
Ari Ojeda Ocampo Moré

INTRODUÇÃO

A acupuntura é uma modalidade terapêutica utilizada na medicina tradicional chinesa há mais de 3.000 anos.[1] Diferente de outros procedimentos utilizados na antiguidade que caíram em desuso, a acupuntura nunca deixou de ser praticada e na atualidade é um dos tratamentos mais populares em todo o mundo.[2]

Foi a partir da década de 1970, com a descoberta das endorfinas, que pesquisadores correlacionaram o efeito analgésico da acupuntura com a produção de opioides endógenos e a modulação de diferentes neurotransmissores.[3] Nas décadas de 1980 e 1990, foram conduzidos vários ensaios clínicos que demonstraram a eficácia da acupuntura no tratamento de diferentes condições.[2]

Em 1997, a reunião de consenso do National Institute of Health (NIH) nos Estados Unidos foi um marco na história da acupuntura no Ocidente. Nesta reunião recomendou-se o uso da acupuntura para náuseas e vômitos e dor dentária pós-operatória; além disso, foram listadas uma série de patologias nas quais o tratamento com acupuntura teria um grande potencial terapêutico.[4]

Atualmente, com o avanço das pesquisas, encontram-se revisões sistemáticas com metanálises mostrando a eficácia da acupuntura para tratar condições como náuseas e vômitos, enxaqueca, cefaleia do tipo tensional, dor lombar crônica, osteoartrose (do quadril e joelho) e cervicalgia.[5-6] O crescente interesse da população pela acupuntura, associado ao aumento do volume de evidências científicas na área, fez com que acupuntura fosse incorporada aos sistemas públicos e suplementares de saúde em diversos países. Além disso, a Organização Mundial da Saúde passou a recomendar o tratamento com acupuntura para uma lista de mais de cem doenças.[7]

No Brasil a acupuntura é feita no SUS desde sua criação em 1988. Em 1995 o Conselho Federal de Medicina reconheceu a acupuntura como especialidade médica e até o momento mais de dez mil médicos já fizeram especialização na área.[8] Adicionalmente, o Brasil foi o único país além da China a criar o programa de residência médica em acupuntura, que é ofertado em diversos hospitais e instituições de ensino brasileiras.[9]

O médico especialista em acupuntura busca integrar duas racionalidades médicas na formulação do plano terapêutico de seus pacientes, a racionalidade da Medicina Tradicional Chinesa (MTC) e a racionalidade Biomédica. A MTC baseia-se principalmente na teoria do Yin e Yang, 5 elementos, substâncias fundamentais e meridianos. O raciocínio baseado na MTC fornece ao acupunturista um olhar ampliado sobre o processo saúde-doença e propicia abordagem integral do indivíduo.[10] A abordagem através da MTC tem-se mostrado um modelo útil e resolutivo no manejo de doenças funcionais como fibromialgia, dispepsia, dor torácica atípica, síndrome do intestino irritável, entre outras.[11]

Com base no raciocínio que utiliza a racionalidade Biomédica, o tratamento com acupuntura está consolidando-se junto à chamada "prática convencional" da medicina. Isto ocorre porque o médico especialista em acupuntura, ao avaliar um paciente, realiza um diagnóstico médico e um prognóstico para evolução do quadro clínico. A partir disso, o acupunturista utiliza estímulos percutâneos com agulhas em regiões específicas do corpo com o objetivo de modular as respostas fisiológicas do organismo, buscando deste modo reverter processos disfuncionais ou mal-adaptativos.[12] É importante salientar que a acupuntura é frequentemente utilizada em conjunto com fármacos, cirurgia ou outros procedimentos, de acordo com as necessidades do paciente.

Neste capítulo, vamos dar enfoque ao manejo de situações urgência com acupuntura utilizando conceitos e avanços científicos da racionalidade Biomédica. Para isso, é fundamental revisarmos alguns aspectos relacionados a processos fisiológicos relacionados à manutenção da homeostase.

Os livros de fisiologia descrevem de modo detalhado mecanismos regulatórios de controle da pressão arterial, temperatura, balanço ácido-base, glicemia, entre outros. No entanto, apesar desse conhecimento ter auxiliado a compreendermos o funcionamento do organismo em situações normais ou patológicas, pouco se discute sobre métodos terapêuticos que potencializem estes mecanismos regulatórios na prevenção de agravos de saúde ou no tratamento de doenças.[13] Com base nesta lacuna de conhecimento, uma das principais contribuições das pesquisas em acupuntura para a área médica está na descrição de como estímulos percutâneos com agulhas em diferentes regiões do sistema nervoso periférico podem potencializar mecanismos regulatórios endógenos.[14] A aplicação destes conhecimentos pode auxiliar no controle de sintomas de diversas doenças e, em alguns casos, alterar a evolução natural de patologias graves.[14-15]

A inserção da agulha de acupuntura estimula terminações nervosas existentes na pele e em tecidos somáticos profundos, principalmente os músculos. Os estímulos gerados através da penetração das agulhas são transmitidos pelos nervos periféricos até o sistema nervoso central. Estes estímulos deflagram, através da liberação de diversos neurotransmissores, a modulação de mecanismos endógenos de controle da nocicepção, da inflamação, do tônus muscular, da atividade do sistema límbico, entre outros.[16] Os principais estudos na área da acupuntura se referem ao tratamento de patologias relacionadas à dor e à inflamação. Por isso, nos próximos parágrafos faremos uma breve revisão de alguns sistemas endógenos de controle da nocicepção e inflamação.

A transmissão do estímulo nociceptivo pode ser modulada em vários níveis, desde os nervos periféricos até regiões medulares e encefálicas no sistema nervoso central. Em 1965, Melzack e Wall sugeriram que o estímulo nociceptivo conduzido pelo sistema nervoso periférico ao central sofre a atuação de sistemas moduladores, mesmo antes de a percepção dolorosa ser evocada.[17] Essa modulação ocorre na substância gelatinosa do corno posterior da medula espinal (CPME), após ativação de fibras aferentes de grosso calibre. Estas fibras podem ativar interneurônios que inibem a transmissão do estímulo nociceptivo. O balanço entre a atividade das fibras de grosso calibre, transmitindo estímulos não nociceptivos, e das fibras de pequeno calibre, transmitindo estímulos nociceptivos, no CPME resulta na modulação segmentar da sensação dolorosa.

Essa teoria é conhecida como "Teoria da Comporta" e foi o marco inicial para o entendimento da inter-relação entre as vias ascendentes de transmissão dos impulsos nociceptivos e os sistemas endógenos de modulação da dor.[17] Posteriormente verificou-se que, além dos mecanismos da teoria da comporta, existe uma complexa via neural descendente que se origina em estruturas do SNC, que, quando ativada, induz a liberação de opioides endógenos na substância gelatinosa do CPME, inibindo a transmissão do impulso nociceptivo a regiões superiores do SNC. Esta via neural é chamada de via inibitória descendente da dor.[18]

Há demonstrações experimentais de que a estimulação elétrica do córtex pré-frontal ou da substância cinzenta periaquedutal (SCP) inibe a resposta nociceptiva em ratos. Os estímulos aplicados tanto no córtex quanto na SCP induzem a liberação, nesta última região, de opioides endógenos que inibem interneurônios inibitórios GABAérgicos, ativando a via descendente. Estímulos no núcleo magno da rafe e no núcleo do *locus coeruleus* são conduzidos ao CPME por axônios de neurônios serotonérgicos e noradrenérgicos, respectivamente, onde, na substância gelatinosa, promovem a liberação de opioides endógenos.[18]

O estímulo com eletroacupuntura (associação de corrente elétrica no estímulo com agulhas de acupuntura) promove o aumento da atividade de neurônios de áreas relacionadas às vias inibitórias descendentes, como a SCP, o núcleo magno da rafe e o *locus coeruleus*. Adicionalmente, foi verificado que a lesão do trato lateral da medula espinal, o qual transmite o impulso das vias descendentes, inibe o efeito analgésico da acupuntura.[19] A Figura 103.1 ilustra a potencialização da atividade das vias inibitórias descendentes da dor promovida pela acupuntura.

Outro importante efeito promovido pelo estímulo com acupuntura é o controle da inflamação. Devido ao fato de a inflamação estar presente na gênese de diversas doenças, o controle de processos inflamatórios pode auxiliar na recuperação ou na prevenção do agravo de doenças, inclusive em situações de urgência e emergência.[20]

Dois mecanismos de controle da inflamação podem ser potencializados através do estímulo com acupuntura. Um deles é a ativação do eixo hipotálamo-pituitária-adrenal (HPA).

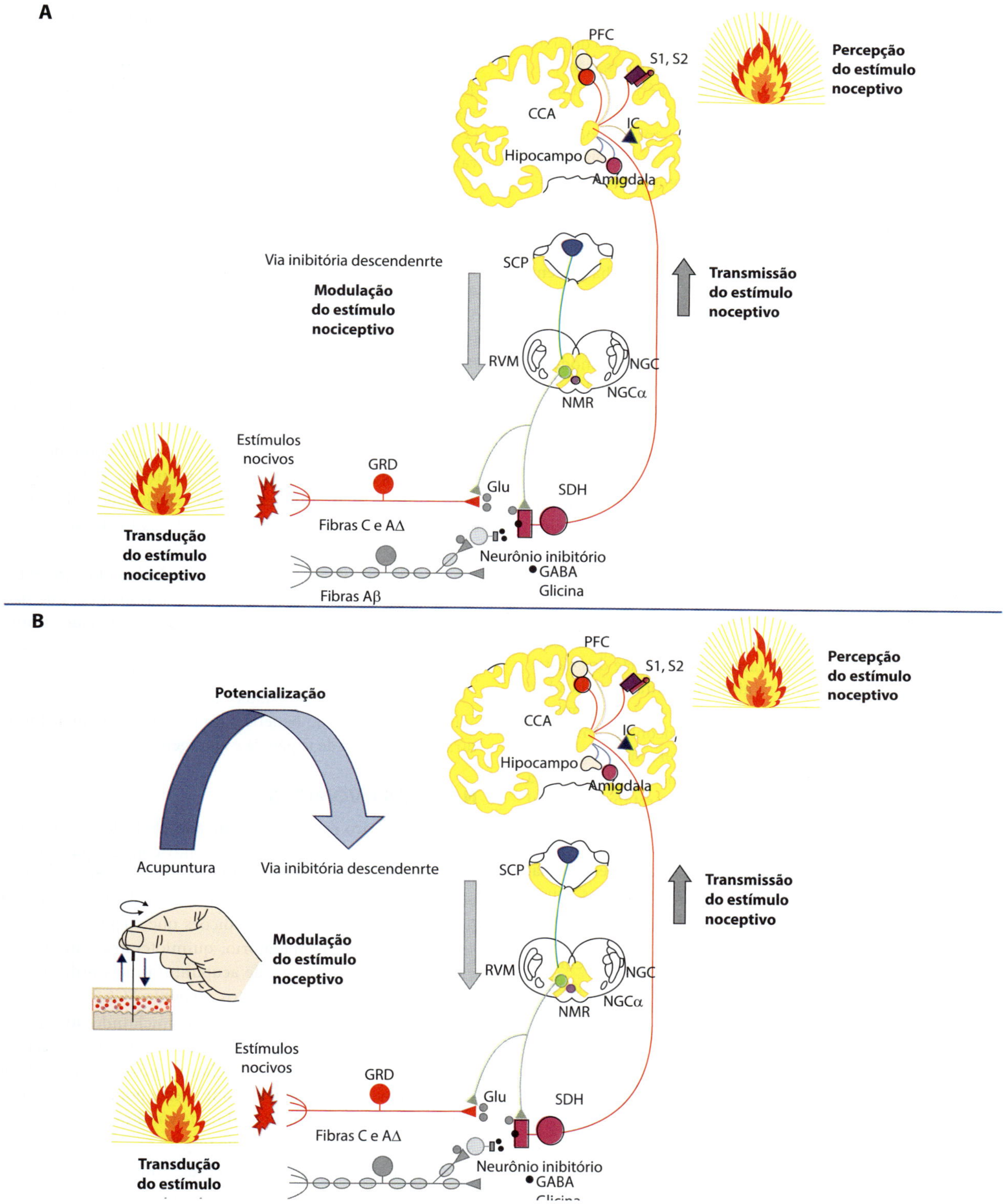

FIGURA 103.1 (A): Representação da ativação da via inibitória descendente da dor quando o organismo é exposto a um estímulo nociceptivo. (B): A potencialização da atividade da via inibitória descendente da dor promovida pelo estímulo com acupuntura influencia a sinalização do estímulo nociceptivo no sistema nervoso central, diminuindo a percepção deste estímulo. GRD - Gânglio da raiz dorsal; NMR- Núcleo magno da rafe; SCP- Substância cinzenta periaquedutal; CCA - Córtex cingulado anterior; S1 e S2- Áreas somatossensoriais primária e secundária.

Pesquisadores da Universidade de Maryland demonstraram que o estímulo com eletroacupuntura com 10 Hz é capaz de controlar o processo inflamatório através da ativação do eixo HPA.[21] O outro mecanismo de controle da inflamação potencializado pela acupuntura é o reflexo colinérgico (também conhecido como reflexo inflamatório). Neste reflexo, a liberação da TNF alfa (uma citocina pró-inflamatória) produzida por macrófagos é inibida pela liberação de acetilcolina por fibras eferentes do nervo vago. Os macrófagos têm em sua superfície receptores nicotínicos que quando modulados pela acetilcolina fazem com que o macrófago iniba a liberação de TNF alfa.[22] O estímulo com acupuntura em tecidos somáticos profundos e na região da concha cava da orelha podem aumentar o tônus vagal e potencializar o reflexo colinérgico.[23,24] Recentemente, um estudo publicado na revista *Nature Medicine* demonstrou que o estímulo com eletroacupuntura reduz a mortalidade de camundongos submetidos a modelos de sepse (ligadura cecal e injeção de lipopolissacarídeos). O estudo verificou a importância da integridade de vias de sinalização do nervo periférico para núcleos do nervo vago e do nervo vago para a adrenal na redução do processo inflamatório relacionado à sepse.[15]

Estão disponíveis várias publicações evidenciando outros mecanismos regulatórios modulados pelo estímulo com acupuntura, como por exemplo o controle da pressão arterial e o controle do metabolismo da glicose.[14] Estudos clínicos e experimentais estão sendo conduzidos para identificar quais doenças têm os maiores potenciais de reversão ou controle e quais grupos de indivíduos teriam maior benefício com o estímulo pela acupuntura.[13] No entanto, grande parte dos efeitos neurobiológicos da acupuntura ainda não foram explicados. A condução de estudos clínicos nesta área ainda é complexa, principalmente devido à dificuldade de se encontrar um grupo controle adequado para acupuntura. As intervenções-controle desenvolvidas para a acupuntura até o momento – acupuntura sham – tem apresentado efeito superior ao tratamento usual em diversas condições, superando o efeito placebo esperado e confundindo a interpretação dos resultados. Por outro lado, os estudos pragmáticos (estudos de alta validade externa) demonstram que acupuntura associada aos cuidados usuais melhoram o resultado dos tratamentos médicos e que é uma intervenção custo-efetiva.[25] Neste contexto, cabe ressaltar a importância do ensino dos mecanismos e evidências clínicas da acupuntura na formação médica. Desse modo, o médico terá maior possibilidade de identificar as situações em que seu paciente poderá ter potenciais benefícios ou riscos ao realizar o tratamento com acupuntura.

Outro modo de entender os mecanismos da acupuntura é através da classificação criada por White e colaboradores, que dividem didaticamente os efeitos da acupuntura em 5 tipos: local, segmentar, extrassegmentar, regulatório central e miofascial (Quadro 103.1).[16]

Os efeitos locais da acupuntura estão correlacionados à liberação de histamina e peptídeo relacionada ao gene da calcitonina (CGRP) pelos terminais dos nociceptores ao redor da região onde a agulha é inserida. Esta liberação foi associada a efeitos de vasodilatação local, os quais teriam um papel importante no tratamento de pacientes com xeroftalmia, xerostomia e promoção da cicatrização de úlceras.

Os efeitos segmentares da acupuntura estão associados à inibição da atividade de neurônios transmissores da nocicepção em nível medular, segundo mecanismo da teoria da comporta. Assim como a eletroestimulação transcutânea (TENS), o estímulo com eletroacupuntura poderia despolarizar fibras nervosas de mais grosso calibre, as quais, através de interneurônios inibitórios medulares, influenciariam a transmissão do estímulo nociceptivo.

A ativação das vias inibitórias descendentes da dor estão associadas aos efeitos extrassegmentares da acupuntura.

Estudos com ressonância funcional magnética demonstram que o tratamento com acupuntura pode modular áreas do sistema límbico, como hipocampo e amígdala. A capacidade da acupuntura de exercer efeito sobre estas áreas encefálicas, relacionadas às emoções e integração do estímulo nociceptivo, foi denominada efeito regulatório central. Este efeito sobre o sistema límbico, associado à modulação de outras áreas do sistema nervoso central, faz parte do substrato neurobiológico da acupuntura no tratamento de outros processos não nociceptivos, como depressão, náuseas e vômitos, dependência química, entre outros. Por último, o efeito miofascial está relacionado à desativação dos pontos-gatilho miofasciais através do agulhamento seco da musculatura acometida.

Com base nos mecanismos correlacionados ao tratamento com acupuntura descritos acima, o médico, que não estava familiarizado com a técnica, foi apresentado a uma noção inicial de alguns modelos explicativos do efeito da acupuntura no controle de processos patológicos.

Em seguida serão listadas algumas condições onde há evidências clínicas do benefício do tratamento com acupuntura em situações de urgência e emergência.

NÁUSEAS E VÔMITOS

O primeiro estudo randomizado controlado a mostrar um resultado favorável no tratamento com acupuntura na literatura médica foi relacionado ao controle de náuseas e vômitos.[26] Várias pesquisas foram desenvolvidas nesta área investigando-se diferentes condições que cursam com náuseas e vômitos (pós-operatório, quimioterapia, emese gravídica, cinetose). O ponto de acupuntura mais utilizado no tratamento de náuseas e vômitos é o ponto PC6.[27]

Uma revisão Cochrane de 2009, incluindo 40 estudos com total de 4.858 participantes, avaliou o uso do ponto PC6 para prevenção de náuseas e vômitos no pós-operatório. Esta revisão demonstrou que o estímulo deste ponto reduz sintomas de náuseas, diminui episódios de vômitos e reduz necessidade do uso de antieméticos de resgate.[5]

Em outra revisão Cochrane de 2006, foi analisada a eficácia da acupuntura no tratamento de náuseas e vômitos induzidos por quimioterapia. Foram incluídos 11 estudos envolvendo 1.247 participantes. A revisão demonstrou que a eletroacupuntura reduziu a quantidade de vômitos pós-quimioterapia. Além disso, verificou-se que a digitopressão do ponto PC6 realizada pelos próprios pacientes reduziu a intensidade das náuseas.[28]

QUADRO 103.1 Classificação dos mecanismos da acupuntura utilizada por White e suas respectivas correlações com os efeitos neurobiológicos e condições tratadas

Mecanismo	Efeito Neurobiológico	Condição Tratada
Local	Liberação local de CGRP e histamina	Xerostomia, xeroftalmia úlceras cutâneas
Segmentar	Teoria da Comporta	Dor aguda visceral (ex.: cólica nefrética) Dor aguda somática (ex.: lombalgia aguda)
Extrassegmentar	Ativação das vias inibitórias descendentes da dor	Dor aguda somática e visceral, dor crônica (ex.: fibromialgia)
Regulatório central	Modulação do sistema límbico Ativação do eixo hipotálamo-hipófise-adrenal Ativação do reflexo colinérgico	Transtornos do humor (ex.: depressão, ansiedade), náuseas e vômitos. Condições inflamatórias (ex.: sepse, osteoartrite)
Miofascial	Desativação dos pontos-gatilho miofasciais	Síndrome dolorosa miofascial

Devido à segurança e efetividade demonstradas no uso da acupuntura no tratamento de náuseas e vômitos, pode-se considerar o estímulo do ponto PC6 uma alternativa não farmacológica viável em situações de urgência e emergência que cursam com náuseas e vômitos.

DOR DE DENTE

A dor de dente é uma causa comum de procura por assistência em serviços de urgência. Como existem múltiplas etiologias para dor de dente, é fundamental que a origem do problema seja pesquisada e tratada para que se tenha uma efetiva resolução do quadro. Em geral, até a conclusão do diagnostico etiológico, este tipo de dor costuma ser manejado com o uso de analgésicos e anti-inflamatórios. A acupuntura pode ser uma alternativa não farmacológica útil nesta fase, principalmente para pacientes que apresentam quadros de reações alérgicas a medicamentos ou situações que contraindiquem o uso de drogas anti-inflamatórias (como história de hemorragia digestiva, hipertensão arterial, diabetes).

Em um estudo publicado em 2014, pacientes com quadro de dor de dente foram tratados com acupuntura enquanto esperavam por atendimento odontológico de urgência. Os pontos utilizados neste estudo foram CV23, LI4 e ST44. Os resultados desta pesquisa demonstraram que a acupuntura auxiliou no controle da dor de dente aguda, sugerindo que esta alternativa não-farmacológica pode ser um complemento terapêutico para o controle da dor de dente.[29]

DISMENORREIA

A dismenorreia é uma causa comum de dor aguda nas mulheres com idade reprodutiva. A acupuntura pode ser utilizada como uma alternativa terapêutica segura e efetiva no tratamento da cólica menstrual em unidades de pronto atendimento. No tratamento com acupuntura da dor aguda relacionada à dismenorreia, geralmente indica-se o estímulo dos pontos SP6 e CV3.[30]

Vários estudos já evidenciaram a eficácia do uso da acupuntura para a dismenorreia. Uma revisão Cochrane de 2011, que incluiu 11 estudos e um total de 944 pacientes, concluiu que a acupuntura melhora os sintomas dolorosos de pacientes com dismenorréia.[31]

Em um estudo pragmático conduzido na Alemanha, 656 pacientes com dismenorreia foram tratadas com acupuntura. O estudo demonstrou benefício clínico relevante e custo-efetividade da acupuntura em relação aos cuidados usuais.[32]

CÓLICA NEFRÉTICA

A cólica nefrética é motivo frequente de procura de serviços de pronto atendimento por dor aguda de forte intensidade. A causa mais comum da cólica nefrética é a litíase ureteral. O manejo inicial do quadro consiste no controle da dor. É neste manejo inicial que o uso da acupuntura pode ser uma opção terapêutica útil.

Um recente estudo sobre cólica nefrética demonstrou que, nos primeiros 10 minutos pós-tratamento, o estímulo com acupuntura tem maior efeito analgésico do que fármacos analgésicos ou anti-inflamatórios administrados por via parenteral.[33]

Na prática clínica, o paciente que chega ao pronto atendimento com cólica nefrética pode receber o tratamento com acupuntura (em pontos com correlação segmentar à região do rim e ureter, como SP9 e BL23) para controle inicial da dor, seguido do tratamento farmacológico parenteral com analgésicos e anti-inflamatórios para manutenção do efeito. Este modo combinado de acupuntura com fármacos analgésicos e anti-inflamatórios na crise de cólica nefrética tem sido utilizado em diversos serviços de urgência e emergência do Brasil com bons resultados.[34]

CEFALEIA

A cefaleia é uma das queixas álgicas mais comuns na população brasileira e que leva muitos pacientes aos consultórios e pronto atendimentos. As cefaleias são classificadas em primárias ou secundárias, conforme sua origem. É fundamental para o manejo adequado do paciente com uma crise de cefaleia que o médico assistente investigue a presença de sinais de alarme de doenças graves que possam estar associadas à dor de cabeça (meningite, neoplasia, hemorragia).

A acupuntura pode ser utilizada nos casos de cefaleias tanto no controle da dor das crises agudas, como no tratamento profilático da enxaqueca e cefaleia do tipo tensional.

O tratamento das crises de cefaleias em geral pode ser feito com alguns pontos de acupuntura localizados nas extremidades dos membros (LI4, TE5 e LR3) e com pontos na região da cabeça e pescoço (EX-HN3, GV20, GB20). Em um estudo clínico publicado em 2009, os pesquisadores verificaram que o estímulo dos acupontos, TE5, TE20, GB20, GB34 e GB40, foram eficazes no tratamento da crise aguda de enxaqueca.[35]

Uma revisão Cochrane que incluiu 22 estudos envolvendo um total de 4.419 pacientes avaliou estudos clínicos que compararam a acupuntura com pelo menos um grupo controle (acupuntura sham, tratamento medicamentoso e/ou lista de espera) para o tratamento da enxaqueca. Os autores concluíram que há evidência consistente de que a acupuntura é benéfica no tratamento da enxaqueca, com melhora da frequência da dor e manutenção dos resultados alcançados por pelo menos seis meses.[36]

Tanto nos casos de enxaqueca como no de cefaleia do tipo tensional é importante a avaliação de que músculos possam estar acometidos por pontos-gatilho miofasciais, entre eles: frontal, temporal, masseter, pterigoideo, trapézio, esplênio e esternocleidomastoide. Uma vez identificados estes pontos-gatilho que reproduzem a queixa do paciente, a terapêutica consiste no agulhamento seco ou estímulo com eletroacupuntura dos músculos acometidos.[37]

DOR PÓS-OPERATÓRIA

A dor pós-operatória continua sendo uma condição de alta prevalência e um fator de risco para desenvolvimento de dor crônica. Nas últimas décadas, o manejo farmacológico da dor pós-operatória evolui de modo considerável, no entanto efeitos colaterais das medicações continuam sendo um dos problemas observados. O uso da acupuntura no tratamento da dor pós-operatória, além de reduzir efeitos colaterais de drogas, tem o potencial de reduzir a morbidade decorrente da cirurgia.[38]

A acupuntura pode ser utilizada de modo preemptivo (antes do início da cirurgia) com objetivo de reduzir a necessidade de analgesia de resgate no pós-operatório. Outro modo de se utilizar a acupuntura é no pós-operatório imediato. Uma revisão sistemática publicada no *British Journal of Anesthesia* demonstrou que o uso perioperatório da acupuntura é uma medida terapêutica útil no manejo da dor pós-operatória aguda.[38]

OUTRAS CONDIÇÕES

Estudos experimentais em animais demonstram o benefício do estímulo com acupuntura para tratamento de patologias como acidente vascular encefálico, infarto agudo do miocárdio, trauma raquimedular, sepse, entre outras.[13-15] Neste contexto, são necessários mais estudos com abordagem translacional. A medicina translacional é uma área de pesquisa que busca aplicação dos achados da ciência básica no manejo clínico. Desse modo, as abordagens translacionais na área da acupuntura podem ser úteis para confirmar os potenciais benefícios do tratamento com acupuntura na área clínica (Figura 103.2).[25]

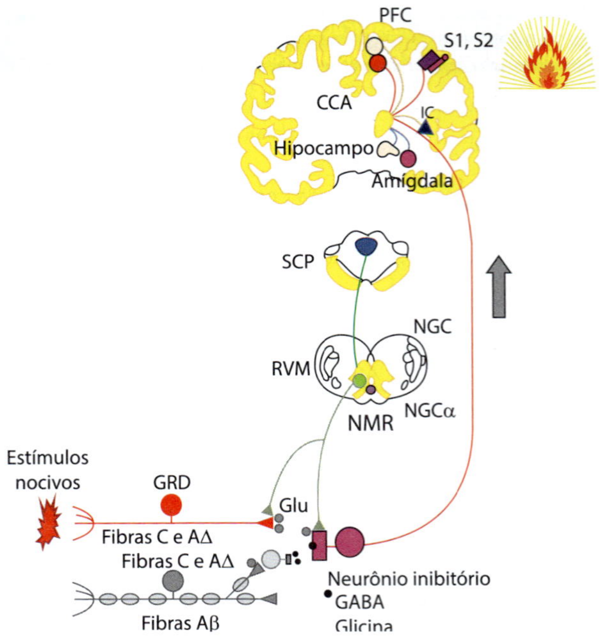

FIGURA 103.2 A medicina translacional pode ser útil para confirmar os potenciais benefícios do tratamento com acupuntura na área clínica.

REFERÊNCIAS BIBLIOGRÁFICAS

1. Ulett GA, Han S, Han JS. Electroacupuncture: mechanisms and clinical application. Biol Psychiatry. Jul 15 1998;44(2):129-138.
2. Stux G, Hammerschalg R. Acupuntura clínica - Bases Científicas. São Paulo: Manole; 2005.
3. Han JS. Acupuncture and endorphins. Neurosci Lett. May 6 2004;361(1-3):258-261.
4. Schnyer R, Lao L, Hammerschlag R, et al. Society for Acupuncture Research: 2007 conference report: "The status and future of acupuncture research: 10 years post-NIH Consensus Conference". J Altern Complement Med. Sep 2008;14(7): 859-860.
5. Lee A, Fan LT. Stimulation of the wrist acupuncture point P6 for preventing postoperative nausea and vomiting. Cochrane Database Syst Rev. 2009(2):CD003281.
6. Vickers AJ, Cronin AM, Maschino AC, et al. Acupuncture for chronic pain: individual patient data meta-analysis. Arch Intern Med. Oct 22 2012;172(19):1444-1453.
7. WHO. Acupuncture: Review and Analysis of Reports on Controlled Clinical Trials. 2003; http://www.who.int/medicinedocs/library.fcgi?e=d-01dedmweb--000-1-0--010---4----0--0-10l--1en-5000-0--50-about-01en-5000-01131-0011xyI4uDve9ee-80ca800000000459bc6c2-0utfZz-8-0-0---01001-001-110utfZz-8-0-0&a=d&c=edmweb&cl=CL1.1.11.1&d=Js4926e.
8. Min LS, Costi JM. Brief presentation of Brazilian medical acupuncture. J Altern Complement Med. May 2009;15(5):471-473.
9. Costi JM, da Silva JB, Min LS, et al. Teaching acupuncture: the Brazilian medical residency programme. Acupunct Med. Dec 2012;30(4):350-353.
10. Tesser CD. Práticas Complementares, racionalidades médicas e promoção da saúde: contribuições pouco exploradas. Caderno de Saúde Pública. 2009;25(8):1732 – 1742.
11. Tan S, Tillisch K, Mayer E. Functional somatic syndromes: emerging biomedical models and traditional Chinese medicine. Evid Based Complement Alternat Med. Jun 1 2004;1(1):35-40.
12. White A, Cummings M, Filshie J. An Introduction to Western Medical Acupuncture. London: Churchill Livingstone; 2008.

13. Xia Y, Ding G, Wu G-C. Current Reserach in Acupuncture. New York: Springer; 2013.
14. Harris RA, Jenner P. International review of neurobiology. Neurobiology of Acupuncture. Vol 111. London: Elsevier; 2013.
15. Torres-Rosas R, Yehia G, Pena G, et al. Dopamine mediates vagal modulation of the immune system by electroacupuncture. Nat Med. Mar 2014;20(3):291-295.
16. Zhao ZQ. Neural mechanism underlying acupuncture analgesia. Prog Neurobiol. Aug 2008;85(4):355-375.
17. Melzack R, Wall PD. Pain mechanisms: a new theory. Science. Nov 19 1965;150(3699):971-979.
18. Millan MJ. Descending control of pain. Prog Neurobiol. Apr 2002;66(6):355-474.
19. Li A, Wang Y, Xin J, et al. Electroacupuncture suppresses hyperalgesia and spinal Fos expression by activating the descending inhibitory system. Brain Res. Dec 2007;1186:171-179.
20. Zijlstra FJ, van den Berg-de Lange I, Huygen FJ, Klein J. Anti-inflammatory actions of acupuncture. Mediators Inflamm. Apr 2003;12(2):59-69.
21. Zhang R, Lao L, Ren K, Berman BM. Mechanisms of acupuncture-electroacupuncture on persistent pain. Anesthesiology. Feb 2014;120(2):482-503.
22. Kavoussi B, Ross BE. The neuroimmune basis of anti-inflammatory acupuncture. Integr Cancer Ther. Sep 2007;6(3):251-257.
23. He W, Wang X, Shi H, et al. Auricular acupuncture and vagal regulation. Evid Based Complement Alternat Med. 2012;2012:786839.
24. da Silva MA, Dorsher PT. Neuroanatomic and clinical correspondences: acupuncture and vagus nerve stimulation. J Altern Complement Med. Apr 2014;20(4):233-240.
25. Moré AOO, Li SM, Costi JM, Santos AR. Acupuntura e dor numa perspectiva translacional. Cienc. Cult.. 2011;63(2):44-48.
26. Dundee JW, Chestnutt WN, Ghaly RG, Lynas AG. Traditional Chinese acupuncture: a potentially useful antiemetic? Br Med J (Clin Res Ed). Sep 6 1986;293(6547):583-584.
27. Aikawa L, Malheiros PC, Bittar JP. Náuseas e vômitos. In: Bittar JP, Moré AOO, eds. Manual Clínico de Acupuntura. São Paulo: Atheneu; 2014.
28. Ezzo JM, Richardson MA, Vickers A, et al. Acupuncture-point stimulation for chemotherapy-induced nausea or vomiting. Cochrane Database Syst Rev. 2006(2):CD002285.
29. Grillo CM, Wada RS, da Luz Rosario de Sousa M. Acupuncture in the management of acute dental pain. J Acupunct Meridian Stud. Apr 2014;7(2):65-70.
30. Moré AOO, Bittar JP. Dismenorréia. In: Bittar JP, Moré AOO, eds. Manual Clínico de Acupuntura. São Paulo: Atheneu; 2014.
31. Zhu X, Hamilton KD, McNicol ED. Acupuncture for pain in endometriosis. Cochrane Database Syst Rev. 2011(9):CD007864.
32. Witt CM, Reinhold T, Brinkhaus B, et al. Acupuncture in patients with dysmenorrhea: a randomized study on clinical effectiveness and cost-effectiveness in usual care. Am J Obstet Gynecol. Feb 2008;198(2):166 e161-168.
33. Kaynar M, Koyuncu F, Buldu I, et al. Comparison of the efficacy of diclofenac, acupuncture, and acetaminophen in the treatment of renal colic. Am J Emerg Med. Jun 2015;33(6):749-753.
34. Bittar JP, Yamamura Y, da Silva JB. Acupuntura nas Urgências Médicas. PROURGEN. Vol Ciclo 5, Módulo 3, 2012. Porto Alegre: Artmed/Panamericana.
35. Wang LP, Zhang XZ, Guo J, et al. Efficacy of acupuncture for acute migraine attack: a multicenter single blinded, randomized controlled trial. Pain Med. May 2012;13(5):623-630.
36. Linde K, Allais G, Brinkhaus B, et al. Acupuncture for migraine prophylaxis. Cochrane Database Syst Rev. 2009(1):CD001218.
37. Andrade JA. Cefaléia Tensional. In: Bittar JP, Moré AOO, eds. Manual Clínico de Acupuntura. São Paulo: Atheneu; 2014.
38. Sun Y, Gan TJ, Dubose JW, Habib AS. Acupuncture and related techniques for postoperative pain: a systematic review of randomized controlled trials. Br J Anaesth. Aug 2008;101(2):151-160.

104

Aplicações da Medicina Hiperbárica na Urgência e Emergência

Mariza D'Agostino Dias

INTRODUÇÃO

A medicina hiperbárica estuda as modificações fisiológicas do ser humano submetido a pressões acima de 1 ATA (atmosfera absoluta), equivalente a 760 mmHg, ou seja, a pressão ao nível do mar.

Ocupa-se também do treinamento adaptativo dos seres humanos para enfrentarem pressões elevadas, assim como da profilaxia e tratamento das doenças e acidentes decorrentes de descompressão não programada.

Outra vertente da medicina hiperbárica é a oxigenoterapia hiperbárica (OHB), que é o emprego científico de oxigênio puro (100%) sob pressão para tratamento de doenças. As doenças que respondem a essa modalidade de tratamento são aquelas cujas alterações teciduais envolvem hipóxia, isquemia, inflamação, infecção e alterações autoimunes.

Algumas das aplicações da oxigenoterapia hiperbárica são atualmente enquadradas em "Medicina de Catástrofes ou Medicina de Lugares Remotos" (*Wilderness Medicine*).[1] São os tratamentos de doenças ou acidentes de mergulho, intoxicações por fumaça ou substâncias voláteis e outras ameaças à vida descritas neste capítulo.

Para identificar os potenciais pacientes e encaminhá-los para o tratamento mais adequado, o médico emergencista deve ter conhecimentos básicos de medicina hiperbárica e estar familiarizado com as alterações orgânicas ou doenças que possam beneficiar-se com o tratamento específico, realizado em clínicas de medicina hiperbárica, com o emprego das câmaras hiperbáricas.

Além de identificar os possíveis pacientes, os médicos do pronto-socorro devem ser capazes de avaliar a possibilidade de encaminhamento de pacientes às clínicas hiperbáricas e os meios de realizar o transporte de modo seguro.

Também devem ter condições de indicar e realizar o tratamento inicial adequado até que o paciente possa ser encaminhado para o médico hiperbarista.

FISIOLOGIA HUMANA SOB PRESSÃO

O corpo humano é constituído de tecidos sólidos (como músculos, pele e órgãos parenquimatosos), líquidos (sangue e linfa) e vários compartimentos gasosos (cavidades e vias aéreas, gases do tubo digestivo). Ao serem submetidos à pressão, os sólidos não se alteram, os líquidos se deformam sem mudar o volume total e os gases se comprimem, modificando seu volume na razão direta da pressão exercida sobre eles.

Outro efeito da maior importância para os tecidos submetidos à pressão é aquele exercido sobre os gases dissolvidos em líquidos. O volume de gás dissolvido é diretamente proporcional à pressão exercida sobre o corpo, afetando sua quantidade dissolvida no sangue.[2]

As atividades humanas em ambientes hiperbáricos são de dois tipos: mergulho na água salgada ou doce com fins recreacionais ou profissionais e trabalho realizado na construção civil em escavação de túneis ou de tubulações. Essa modalidade de trabalho, chamada de "mergulho a seco", é realizada em ambientes nos quais a pressão é elevada artificialmente, em geral para impedir a infiltração de água ou desabamentos.

Sempre que o ser humano entra ou sai de um ambiente hiperbárico, as alterações fisiológicas são relacionadas aos efeitos da pressão sobre o corpo de forma desigual nos vários tecidos e, principalmente, à dissolução aumentada de ar ou outro gás no sangue.

Em pressões acima de 3 ATA, o que corresponde aproximadamente a um mergulho de 20 m de profundidade, o oxigênio e o nitrogênio do ar começam a apresentar efeitos tóxicos para o ser humano, sendo, então, necessário substituir o ar por outras misturas gasosas.[2]

Devido às alterações dos volumes gasosos, sobretudo no ouvido médio e nos pulmões e, fundamentalmente, pela dissolução dos gases no sangue, tanto a entrada como a saída dos ambientes hiperbáricos devem obrigatoriamente ser realizadas de modo gradual e programada para possibilitar a adaptação fisiológica e não causar danos ao corpo humano.

Existem tabelas tanto para uso em mergulhos como para construção civil que relacionam a pressão e o tempo de exposição e indicam como realizar a compressão e a descompressão de modo seguro para evitar acidentes e doenças relacionadas.[3]

DOENÇAS DISBÁRICAS

DOENÇA DESCOMPRESSIVA

Doença inflamatória aguda causada por bolhas do nitrogênio que foi dissolvido no sangue e nos tecidos durante exposição hiperbárica em mergulhos ou atividades de construção civil e que se desprendem durante a descompressão. As bolhas de nitrogênio podem formar-se no sangue, causando obstrução e inflamação em microcirculação e também se formam em vários tecidos, como pele, sistema nervoso e articulações.

Pode acontecer quando o paciente não respeita as tabelas de descompressão preconizadas, mas não obrigatoriamente porque há múltiplas causas e fatores que facilitam o aparecimento da doença, como hipotermia, fadiga, estresse, desidratação, jejum prolongado, etc. Assim, em certas condições, a doença pode manifestar-se mesmo quando as tabelas de descompressão são seguidas.[4] Portanto, o emergencista deve sempre considerar a possibilidade de doença descompressiva se atender um paciente que apresente sintomas agudos após ter mergulhado ou trabalhado em ambiente hiperbárico.

Uma importante e pouco lembrada causa de doença descompressiva é a realização de viagens aéreas após mergulhos, como acontece com frequência em mergulhos recreacionais realizados em áreas distantes. A maioria dos autores concorda com a recomendação[5] de que tais viagens devem ser evitadas durante as 24 horas posteriores a qualquer mergulho para que haja tempo de eliminação total do nitrogênio residual dissolvido no sangue.[6] Durante os voos em avião, a pressão sempre mais baixa que ao nível do mar facilita a formação das bolhas de nitrogênio, o que pode desencadear ou agravar a doença descompressiva.

QUADRO CLÍNICO

O diagnóstico da doença descompressiva é clínico e baseado na história de exposição prévia a ambiente hiperbárico e nos sinais e sintomas. Apesar de ser desnecessária a realização de exames subsidiários, é possível observar-se ocasionalmente a presença de ar na veia porta. Em nove pacientes atendidos com doença descompressiva no Japão, que realizaram tomografia na emergência devido a dispneia ou a outros sintomas, observou-se presença de ar na veia porta em quatro deles e, em três, havia também ar na veia mesentérica e na cava, sem nenhum sintoma abdominal.[7]

Esses dados são irrelevantes para a maioria dos casos, porém podem ter eventualmente utilidade para auxiliar no diagnóstico, sobretudo quando o paciente está sendo atendido na emergência por equipe de saúde com pouca experiência nessa patologia. A doença descompressiva pode manifestar-se logo após a descompressão ou nas horas e dias seguintes, até alguns dias depois. De modo geral, quanto mais grave é o quadro, mais cedo os sintomas se evidenciam. Os sintomas clínicos da doença descompressiva podem ser dores articulares geralmente intensas e nas grandes articulações; lesões cutâneas pruriginosas e fadiga; além de sintomas neurológicos periféricos ou centrais como paralisia (vertigens, monoparesia ou plegia por lesão medular, hemiplegia e coma por lesão cerebral). A doença articular e cutânea, é denominada doença descompressiva tipo I e, quando há sintomas neurológicos, doença descompressiva tipo II.

Se não tratada, a doença descompressiva neurológica pode levar à morte ou a sequelas neurológicas graves. As doenças com sintomas mais benignos inicialmente podem evoluir para o modo neurológico se não receberem tratamento.[8] Pacientes repetidamente expostos à descompressão inadequada, como mergulhadores amadores ou de pesca artesanal e trabalhadores de construção civil mal orientados, podem ter sintomas sobrepostos de sequelas e sintomas agudos.

O socorrista deve lembrar que a manifestação da doença descompressiva pode ser tardia em relação ao evento e, por isso, o próprio paciente pode não relacionar seus sintomas à causa. De modo geral, qualquer sintoma que ocorra em paciente com histórico de exposição hiperbárica deve ser avaliado para confirmar ou descartar possível doença descompressiva e, em caso de dúvida, deve-se fazer um tratamento de prova com recompressão terapêutica.

TRATAMENTO

O tratamento da doença descompressiva consiste em suporte clínico, com hidratação e oxigenoterapia normobárica (administração de oxigênio sob pressão ambiente) como medidas iniciais. Esse tratamento prévio não deve ser omitido, pois foi demonstrado que leva a melhores resultados após a recompressão e diminui o número de recompressões necessárias posteriormente, quando o paciente for encaminhado ao tratamento hiperbárico.[9]

Podem ser usados analgésicos, sem efeito em sistema nervoso central (SNC) para não mascarar os sintomas, e anti-inflamatórios, incluindo corticosteroides. Em casos graves, intubação traqueal e ventilação mecânica podem ser necessárias.

O tratamento específico da doença descompressiva é a recompressão terapêutica, que deve ser iniciada assim que estiver disponível, qualquer que seja a gravidade do paciente. A recompressão pode ser realizada em câmaras *multiplace* ou câmaras *monoplace* conforme a disponibilidade, com resultados equivalentes.[10]

Apenas em casos muito graves, quando podem ser necessárias tabelas especiais que atingem pressões mais elevadas, passa a ser obrigatória a recompressão em câmaras *multiplace*. O encaminhamento do paciente deve ser rápido, não sendo adequado aguardar a melhora clínica para isso. Em 195 pacientes tratados com doença descompressiva, observou-se que quanto mais tempo decorrido entre o início dos sintomas e o início do tratamento, mais sessões de recompressão foram necessárias para controle dos sintomas residuais. No tratamento realizado com menos de 24 horas, a maioria dos pacientes necessitou apenas de uma recompressão para controle do quadro.[11]

BAROTRAUMAS

Causados por incapacidade de equalização de pressão em cavidades fechadas. Ao ser realizada a descompressão, o ar se expande e pode traumatizar as paredes das cavidades, provocando dor, hematomas, sangramentos ou perfurações.

A cavidade mais comumente afetada por barotraumas é a da orelha média, podendo haver ruptura de tímpano.

A lesão ocorre quando não se consegue fazer a equalização das pressões dentro da orelha média com o meio exterior através da trompa de Eustáquio. Por mecanismo semelhante, pode haver barotraumas nos seios da face ou em outros espaços aéreos, como cavidades fechadas em dentes ou na face, dentro de máscaras de mergulho e, mais raramente, da orelha interna com síndrome vertiginosa aguda.[12]

QUADRO CLÍNICO

No quadro clínico de barotraumas, geralmente há dor e hipoacusia; porém, pode haver casos completamente assintomáticos, com diagnóstico possível apenas por inspeção direta do tímpano ou pelo aparecimento de hematomas e petéquias ao redor dos olhos ou sangramento nasal.

TRATAMENTO

Apesar do desconforto, os barotraumas são autolimitados e curam-se espontaneamente em alguns dias, desde que não haja nova exposição. Deve ser realizada a profilaxia das recorrências com orientação ao paciente de como fazer a equalização das pressões e tratamento adicional, com uso de descongestionantes e vasoconstritores nasais, bem como treinamento individual.

Em 11.400 sessões de OHB, foi relatada incidência de dor em 17% dos pacientes, a grande maioria apenas na primeira sessão; e de alterações visíveis no tímpano em 3,4%, indicando que a dificuldade de acomodação à pressão causa distúrbios funcionais e que o treinamento pode impedir essas alterações.[13]

Em pacientes sintomáticos, que não conseguem equalização das pressões e que estejam sendo tratados com OHB e não possam interrompê-la, pode ser realizada a miringotomia, que consiste em uma secção cirúrgica do tímpano e colocação de pequeno dispositivo tubular para manter o orifício aberto, permitindo, assim, um constante equilíbrio com o meio externo.[14] Quando não for mais necessário, o dispositivo é retirado com cicatrização do orifício. Mais recentemente, tem-se realizado a miringotomia a laser ou térmica sem colocação de tubos, com resultados equivalentes.

EMBOLIA TRAUMÁTICA PELO AR

Causada por descompressão acidental súbita após exposição hiperbárica. Ocorre quando o mergulhador, por algum acidente (ataque de animais, perda do tanque de ar ou do sistema respiratório, mal súbito, etc.), sobe diretamente sem paradas para a superfície mantendo o ar dentro dos pulmões sem o expirar. Também foi descrita em pacientes que escapam de acidentes em veículos submersos.[15]

Há lesão de parênquima pulmonar, com escape do ar para a pleura (pneumotórax) ou mediastino. Também pode entrar ar em artérias e veias, com embolia gasosa e óbito rápido.

QUADRO CLÍNICO

Baseia-se na observação do acidente, com descompressão súbita, e no aparecimento imediato dos sintomas de insuficiência respiratória aguda grave e síncope. Pode haver enfisema subcutâneo, de maior ou menor intensidade, e também sintomas cerebrais de embolização, como anisocoria ou outros sinais de localização.

TRATAMENTO

A presença de enfisema de mediastino ou em pescoço na ausência de sintomas neurológicos geralmente indica uma lesão pulmonar benigna e autolimitada; significa que houve ruptura do pulmão sem penetração de ar em veias nem artérias. O tratamento é somente repouso e medidas gerais com regressão em 2 a 3 dias. Caso ocorra pneumotórax, deve ser drenado e o paciente, mantido em observação.

Os casos em que há perda de consciência ou outros sintomas neurológicos são extremamente graves e com alta mortalidade, pois apenas 0,5 mL de espuma de sangue com ar chegando ao sistema nervoso pode ser fatal.[15] A única chance de salvar o paciente com embolia traumática neurológica pelo ar é realizar a recompressão o mais rápido possível e os demais procedimentos em paralelo, tais como intubação, ventilação mecânica, drenagem de tórax etc.

OXIGENOTERAPIA HIPERBÁRICA (OHB)

Consiste na respiração de oxigênio puro (100% ou $FiO_2 = 1$) dentro de uma câmara hiperbárica.

Existem dois tipos de câmaras hiperbáricas: as monoplace ou monopacientes, e as *multiplace* ou multipacientes.

As câmaras hiperbáricas monoplace ou monopacientes são aquelas que comportam apenas um paciente por vez e cuja elevação de pressão se faz por meio da injeção controlada de oxigênio até atingir o nível desejado. Portanto, desde o início do tratamento, o paciente respira oxigênio puro (Figura 104.1).[16]

As câmaras hiperbáricas multiplace ou multipacientes comportam vários pacientes simultaneamente e são pressurizadas com ar até o nível de pressão predefinido. Uma vez atingida a pressão desejada, o paciente passa a respirar oxigênio puro através de máscara sem vazamentos, que, nessas condições, fornecerá oxigênio na mesma pressão ambiente hiperbárica da câmara (Figura 104.2).[17]

Na OHB, o oxigênio puro hiperbárico é inspirado pelas vias aéreas, atinge os alvéolos e é distribuído a todos os tecidos do corpo pela circulação. À pressão de 3 ATA, a dissolução do oxigênio no plasma, que normalmente é desprezível, aumenta muito, e a quantidade de O_2 dissolvido no plasma pode chegar a mais de seis volumes percentuais, o que significa uma quantidade equivalente ao consumo de oxigênio normal do corpo humano transportada não pelas hemácias, mas pelo plasma.[18]

Além da hiperoxigenação tecidual, outros efeitos importantes da OHB são a vasoconstrição e a redução do líquido intersticial acumulado (edema). Além desses, existem outros efeitos já comprovados da OHB, como: modulação inflamatória;[19] redução de radicais livres de oxigênio;[20] e ativação das defesas antibacterianas celulares e teciduais.[21]

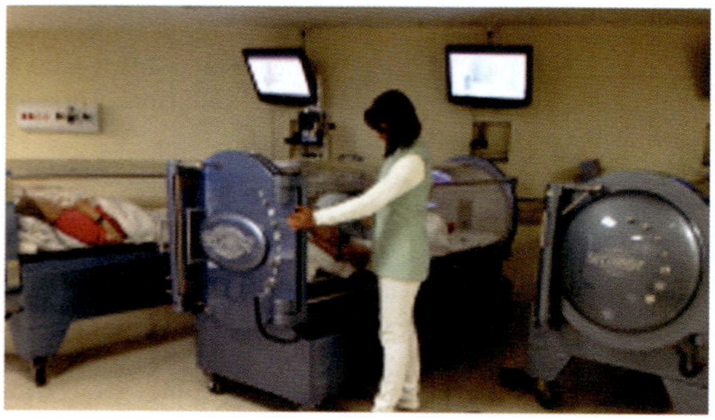

FIGURA 104.1 Câmaras hiperbáricas monoplace. Paciente respira livremente em ambiente de oxigênio puro. Controle e comunicação por um operador único (a presença de médico na sala é obrigatória pelo Conselho Federal de Medicina (CFM)).

Com a OHB, há estímulo à reparação tecidual, como proliferação de fibroblastos, neovascularização e epitelização das áreas cruentas.[22] Esses efeitos, ocorrendo simultaneamente ou em sequência, são a base para a indicação clínica de OHB no tratamento de vários tipos de feridas refratárias ou de difícil cicatrização, como úlceras diabéticas, osteomielites, infecções necrosantes etc.

Deve-se observar que, mesmo em caso de doenças que possam ser tratadas exclusivamente com recompressão a ar, como a doença descompressiva e a embolia traumática pelo ar, normalmente prefere-se empregar também oxigênio em períodos alternados. Esse modo de tratamento faz com que a reversão dos quadros seja muito mais rápida, sendo mais prático para o paciente e para a equipe de saúde.[8]

Pode também haver indicação de OHB em outras situações de urgência, que é o objeto deste capítulo e será discutida a seguir.

USO DE OXIGENOTERAPIA HIPERBÁRICA EM URGÊNCIAS

EMBOLIAS GASOSAS

Ocorre pela entrada de ar ou outro gás, como CO_2, no sistema venoso ou arterial, a partir do meio externo. Na maioria das vezes, deve-se à presença de cateteres venosos centrais ou periféricos, cateteres de longa permanência para realização de diálise[23] ou para tratamentos a longo prazo[24] ou mesmo em punções venosas periféricas,[25] sendo relatada a presença de ar visível em 4,8% dos pacientes com canulação venosa periférica.[26] Há casos em que a embolia ocorre com o fio-guia colocado na veia, antes da introdução do cateter.[27]

Também há ocorrências relatadas de óbito por embolia gasosa durante a inserção ou retirada de cateteres posicionados em veias centrais.[28] Esses acidentes, em geral, acontecem em pacientes hospitalizados e, portanto, em ambiente com todos os recursos para o atendimento. Entretanto, podem também acontecer em pacientes submetidos a tratamento domiciliar (*home care*),[29] cujo número vem aumentando.

Podem ocorrer embolias gasosas por meio de dispositivos colocados em artérias[30] e também durante manipulação de aparelhos que utilizem gás sob pressão, como em

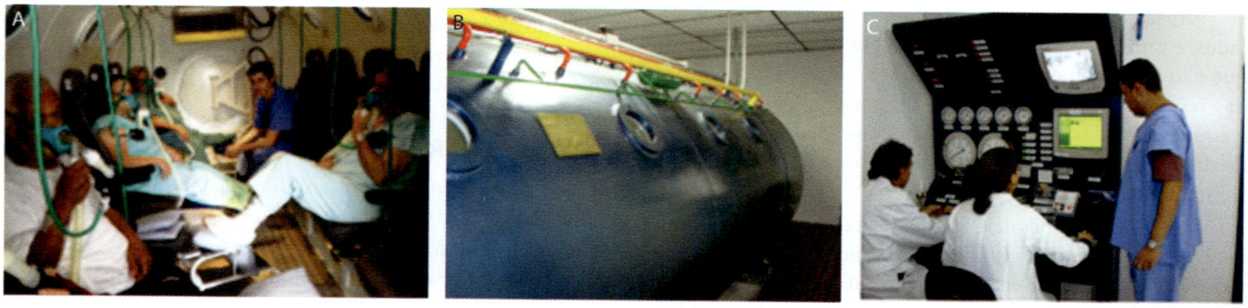

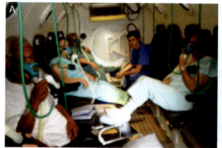

FIGURA 104.2 Câmara hiperbárica multiplace. (A): Pacientes durante a sessão. Ao fundo à direita, técnico de enfermagem, o "guia interno" obrigatório por lei. (B): Vista externa da câmara. (C): Painel de controle com dois médicos e "guia externo". A observação dos pacientes pode ser feita por vídeo ou pelas escotilhas. A comunicação é feita por fone especial.

procedimentos laparoscópicos ou endoscópicos. Existem nove casos descritos de embolia cerebral por endoscopia digestiva alta, com gás visível na tomografia de crânio.[31]

Nos aparelhos laparoscópicos, o gás usado não é o ar, e sim o CO_2, que é cerca de 25 vezes mais solúvel no sangue do que o nitrogênio;[32] o volume letal de CO_2, quando injetado acidentalmente nas veias, é cinco vezes maior do que o de ar.[32]

Pode ocorrer também embolia gasosa pela ingestão intencional ou não de água oxigenada (peróxido de hidrogênio H_2O_2) causando embolia cerebral ou em veia porta.[33] O peróxido de hidrogênio concentrado causa embolia arterial e venosa, gastrite hemorrágica, sangramento intestinal, choque e morte em adultos e crianças.[34] Em 11 pacientes com intoxicação por H_2O_2 sendo 10 acidentais e uma intencional, tratados na Universidade de Oregon, foi observado gás na veia porta. Foram tratados com OHB com rápida reversão do quadro após um único tratamento em 10 pacientes com alta no mesmo dia. Um único paciente precisou de mais de um tratamento e teve alta em 2 dias.[35] Para esse tipo de acidente, todos os autores concordam com a indicação de tratamento com OHB assim que estiver disponível.

Outra possibilidade de entrada de ar no sistema circulatório ocorre durante traumatismos com lesão pulmonar. Nesses casos, pode haver ruptura de vasos e de vias aéreas simultaneamente. Se o paciente estiver em ventilação espontânea, a pressão dos vasos é maior e deverá haver hemoptise. Porém, se o paciente for submetido à ventilação mecânica, o aumento da pressão nas vias aéreas levará a embolias venosas e/ou arteriais, com óbito, se não for corrigida a comunicação.[36] Também já foram descritos casos de embolia aérea após biópsia de tumores pulmonares[37] e fibrinólise pleural[38] por mecanismo semelhante.

QUADRO CLÍNICO

Os sintomas da embolia gasosa são de início súbito, resultantes de embolia pulmonar e semelhantes aos de tromboembolia, com insuficiência respiratória aguda.

Pode haver embolia cerebral, algumas vezes, devida à persistência do *foramen ovale* (embolia cerebral paradoxal), mas não obrigatoriamente, pois quando há entrada maciça de gás na circulação, microbolhas podem passar da circulação pulmonar ao coração e, daí, ao cérebro.[39] Foi verificado que a presença de 30 mL de volume de gás no sangue venoso é suficiente para que seja ultrapassada a circulação pulmonar e ocorra embolia sistêmica.[39] A embolia cerebral leva a óbito em casos não tratados e sintomas neurológicos diversos, como hemiparesia ou plegia, hemianopsia, convulsões e coma. Apesar de quase todos os casos de embolia gasosa cerebral ocorrerem dentro de hospitais, é comum que o diagnóstico não seja feito por não ser lembrado.

Deve-se suspeitar de embolia gasosa sempre que surjam sintomas respiratórios e/ou cerebrais súbitos em pacientes durante manipulações médicas ou anormalidades no funcionamento de cateteres venosos, como desconexões ou vazamentos.[40] Em muitas situações, é possível escutar um ruído de sucção pela aspiração do ar, que não é valorizado por equipe de saúde menos experiente. Entretanto, esse sinal indica situação de extrema gravidade e urgência e deve desencadear atendimento imediato para evitar óbito nos momentos seguintes.

A confirmação diagnóstica da embolia gasosa é realizada com qualquer exame de imagem, que distingue facilmente a presença de gás dentro de vasos ou do coração. Em pacientes graves, empregam-se o ultrassom ou o doppler cardíaco ou transesofágico por serem exames facilmente realizados à beira do leito.[41]

Para comprovar que pode haver entrada de ar nos procedimentos terapêuticos mais comuns que invadem o sistema circulatório, foi pesquisada a presença de bolhas de ar na circulação de uma série de 677 pacientes submetidos a tomografias rotineiras de tórax com injeção de contraste endovenoso. Encontraram-se bolhas de ar em 12% das tomografias. As bolhas estavam localizadas em artéria pulmonar, veia cava superior, átrio ou ventrículo e, em todos esses casos, sem causar sintomas.[42] Não houve associação entre a velocidade ou o local de aplicação do contraste e a presença de ar, o que indica que a entrada de ar na circulação deve ser muito mais frequente do que se imagina. Entretanto, existem casos em que as bolhas são muito pequenas e não podem ser visualizadas. Por isso, o tratamento deve ser instituído sempre que houver suspeita clínica, mesmo que não haja nenhuma confirmação de imagens.[32]

TRATAMENTO

Classicamente, foram sugeridas medidas heroicas para o tratamento das embolias gasosas, como punção cardíaca transtorácica para remoção de ar; porém, esse tratamento não é eficiente.

A colocação do paciente em posição lateral direita ou em Trendelenburg, como se preconizou no passado para evitar a chegada de bolhas no cérebro, é inútil porque as bolhas se deslocam com a corrente sanguínea.

O tratamento imediato das embolias gasosas consiste em oxigênio por inalação, hidratação, intubação e assistência ventilatória mecânica, com oxigênio puro nos casos mais graves. Assim que possível, deve-se realizar a compressão em câmara hiperbárica com oxigênio, o que deve, de imediato, controlar o quadro.[43] A mortalidade dos casos de embolia gasosa é alta quando não há agilidade nas medidas terapêuticas; o tratamento hiperbárico pode salvar a vida do paciente.

Estudos mostraram que em 16 pacientes com embolia aérea cerebral, tratados com OHB, houve recuperação de 80% deles; dois pacientes não se recuperaram do quadro neurológico e dois morreram (12%),[44] o que pode ser considerado um resultado muito favorável diante da mortalidade relatada de 36% em pacientes com embolia gasosa cerebral sintomática sem tratamento hiperbárico.[45]

PNEUMOENCÉFALO OU PNEUMOCRÂNIO

Entrada acidental de ar no crânio, ocupando espaço dentro dos ventrículos ou nas circunvoluções cerebrais. O mecanismo do pneumoencéfalo pode ser por trauma com fratura de ossos da caixa craniana e formação de fístula do líquido cefalorraquidiano (LCR). À medida que o LCR escoa para fora, a pressão torna-se negativa e o ar externo pode ser aspirado, principalmente se o paciente permanecer em pé ou com o tronco erguido. Outra possibilidade é a entrada de ar durante cirurgias para remoção de hematomas, higromas ou tumores. A remoção cirúrgica das massas líquidas ou sólidas pode criar espaço que, em seguida, é ocupado por ar.[46]

QUADRO CLÍNICO

Os sintomas são muito variáveis, dependendo da pressão que o ar está exercendo. Cefaleia leve ou intensa incapacitante é o sintoma predominante. Pode haver sinais de localização com paresias ou plegias. Quando a quantidade de ar aspirado é muito grande, pode haver presença de bolhas nos espaços perimedulares, com sintomas compressivos.[47] Os sintomas podem piorar muito se o paciente apresentar hipertermia, que causa aumento de volume da bolha de ar retido.

TRATAMENTO

Na maioria das vezes, o quadro do pneumoencéfalo é benigno e pode ser tratado conservadoramente, com medidas de suporte; o ar é reabsorvido em 10 a 20 dias, e os sintomas regridem. Entretanto, em alguns casos de entrada maciça de ar, cefaleia intratável ou sinais neurológicos graves, o pneumoencéfalo pode tornar-se uma situação de urgência com indicação de tratamento com oxigênio hiperbárico.

O alívio dos sintomas ocorre rapidamente após a primeira sessão, e o tratamento completo demanda de 4 a 5 sessões. O efeito da OHB consiste na redução do volume das bolhas gasosas e na troca do ar por oxigênio, facilitando a reabsorção do gás retido.[48]

INTOXICAÇÕES POR SUBSTÂNCIAS GASOSAS

Existem vários tipos de intoxicações intencionais ou acidentais causadas por gases venenosos. A mais frequente é a intoxicação por monóxido de carbono (CO) por exposição a gás de aquecedores ou gerada pela combustão incompleta de carbono, como em fumaça de incêndios ou em gás proveniente de escapamentos de veículos.

No Brasil, os aquecedores a gás quase sempre são usados para aquecimento de água e não para aquecimento de ambiente em invernos rigorosos, o que torna a intoxicação por CO menos frequente; porém, há ocorrências de óbitos descritas em notícias policiais.

O gás butano, usado em botijões de cozinha, é menos tóxico e tem odor característico acrescentado artificialmente para poder ser detectado. As ocorrências de intoxicação acidental são menos prováveis do que as explosões e incêndios.

Outros gases tóxicos quando inalados são: metano (gás de cozinha encanado) cianídrico, sulfúrico, sulfídrico, clorídrico e amoníaco, que ocorrem por reações químicas mal controladas ou por formação espontânea na decomposição de material orgânico (lixo). Deve-se também lembrar que em 42% de pacientes atendidos com inalação intencional de CO houve outros tóxicos associados, mais comumente álcool.[49]

O óbito causado pelos gases tóxicos é devido à interferência na respiração celular e no transporte de oxigênio pelas hemácias.[50] A dose tóxica depende da concentração no ambiente e do tempo de exposição, sendo variável para cada gás. A afinidade da hemoglobina com CO é 210 vezes maior do que com O_2.[51]

Nos casos de intoxicação por substâncias gasosas, além das medidas de suporte avançado de vida, o oxigênio hiperbárico tem indicação pelo seu mecanismo de ação único, capaz de realizar a oxigenação através do plasma enquanto o gás é metabolizado ou neutralizado com antídotos.

Outro efeito útil da OHB para pacientes com intoxicação por fumaça é a comprovada ação anti-inflamatória, com redução da adesão dos neutrófilos à parede dos capilares pulmonares.[52]

QUADRO CLÍNICO

A história de exposição à substância gasosa tóxica é de grande valia para o diagnóstico. Os sintomas são de início rápido, com piora progressiva, perda da consciência, com ou sem convulsões. Alguns gases têm odor característico, podendo ser detectados pelo olfato do examinador.

O CO é inodoro, e a inalação dele confere aspecto rosado à pele do paciente, apesar da hipóxia. Pode ser dosado no sangue por exames laboratoriais, mas não é de grande interesse para a indicação do tratamento.[51]

O médico socorrista deve sempre se lembrar da possibilidade de intoxicação por CO em pacientes inconscientes trazidos de ambientes fechados e, principalmente, de locais de incêndios. Dependendo da substância queimada no incêndio, pode haver associação de CO e gás cianídrico[53] ou gás sulfídrico,[54] o que é uma indicação a mais para o tratamento com oxigênio hiperbárico.

TRATAMENTO

Medidas imediatas no atendimento a paciente com intoxicação por CO são suporte básico e administração de oxigênio. Deve-se intubar o paciente e iniciar ventilação mecânica com O_2 a 100% nos casos com rebaixamento de consciência ou dificuldade respiratória. A OHB aplicada precocemente traz melhora rápida.

É muito importante lembrar-se da OHB como possibilidade de tratamento antes que se instalem lesões neurológicas pela hipóxia mantida e, principalmente, antes que tenha havido parada cardíaca, pois, nesses casos, é relatado que nenhum paciente sobreviveu.[55] É realizada uma sessão com duração de 2 horas a 2,5 ATA, que geralmente não precisa ser repetida. Além de poder significar uma medida salvadora, a OHB também pode servir como teste terapêutico.

Mesmo em casos menos dramáticos de intoxicação com CO, desde que exista a suspeita diagnóstica deve-se sempre tratar com OHB devido à possibilidade das sequelas tardias como maior incidência de doença de Parkinson e distúrbios cognitivos ou comportamentais.[56,57]

INFECÇÕES GRAVES COM RISCO DE VIDA

Pelo seu potente efeito anti-inflamatório e imunomodulador, a OHB em pacientes com processos infecciosos graves pode ser considerada um tratamento de urgência para casos selecionados. Para pacientes em estado grave ou instável, é preferível que sejam empregadas câmaras do tipo monoplace porque permitem tratar os pacientes sob ventilação mecânica assistida, e/ou em uso de drogas vasoativas, além de proporcionarem maior rapidez no atendimento e total individualização do perfil das sessões (Figura 104.3).

GANGRENA GASOSA

A gangrena gasosa, ou mionecrose clostridiana, é uma infecção muito grave, de alta mortalidade, que se inicia pela inoculação bacteriana em músculos, causando rapidamente necrose tecidual.

Os agentes causais são bactérias anaeróbias do gênero *Clostridium* das espécies *perfringens* ou *septicum*, que liberam na circulação sua potente toxina, que causa sepse e insuficiência orgânica múltipla. A infecção ocorre por inoculação direta dos esporos da bactéria nos músculos lesados pós-trauma ou pós-cirurgia.[58]

QUADRO CLÍNICO

O quadro clínico da gangrena gasosa é característico, com sepse, enfisema intramuscular e subcutâneo pela infiltração do gás produzido pelas bactérias. Os músculos comprometidos apresentam-se desvitalizados, de cor enegrecida ou acinzentada, com secreção líquida serossanguinolenta, misturada com gás e odor fétido de "carne podre". O tecido subcutâneo e a pele são acometidos mais tardiamente, com pontos de necrose que progridem rapidamente.

O tempo de aparecimento dos sintomas é de 6 horas a 3 dias após a contaminação e, sem tratamento, a morte é inevitável.[59]

O que justifica o uso de OHB como adjuvante para tratamento da gangrena gasosa, além das experiências clínicas em vários serviços de OHB, é a comprovação experimental em ratos, cães e coelhos. Seu mecanismo de ação combina efeitos bactericida e bacteriostático diretos; inibição da toxina clostridiana; restauração da oxigenação tecidual.[60]

Os estudos comparativos em animais têm sido aceitos como comprovação suficiente dos efeitos benéficos semelhantes da OHB também em humanos. Devido à extrema gravidade dessa infecção, acredita-se não ser eticamente aceitável propor estudos comparativos que neguem a OHB para qualquer paciente portador de gangrena gasosa.

A doença ocorre classicamente nos ferimentos de guerra, porém, na vida civil, está ligada a traumatismos abertos, contaminados com poeira ou terra, lesões em membros isquêmicos, na evolução de tumores com grandes necroses ou, ainda, em contaminação de úlceras crônicas de membros inferiores.[61]

Verificou-se que o prognóstico do tratamento da gangrena gasosa é melhor nos casos de trauma que apresentaram mortalidade de 7,1% do que nos outros tipos de pacientes que tiveram 28,6% de óbitos ($p < 0,05$).[61] A sobrevida é significativamente maior nos pacientes que conseguem passar da quinta sessão de OHB, o que coincide com o observado em pacientes do Hospital das Clínicas de São Paulo.[62]

Apesar de mais raras, também foram descritas gangrenas clostridianas pós-abscesso perirretal,[63] pós-cirurgia ortopédica ou vascular,[64] em órbita,[65] após injeção subcutânea de vasoconstritor (epinefrina) em um paciente asmático,[66] na musculatura da parede abdominal após colecistectomia e drenagem de abscesso hepático.[66] Em todos os casos, houve recuperação de *Clostridium* nas culturas.

TRATAMENTO

No mundo todo, o que se preconiza para o tratamento das gangrenas gasosas há várias décadas é: profilaxia antibiótica em ferimentos contaminados; diagnóstico precoce pelo quadro clínico e, se disponível, por cultura de tecidos lesados; emprego imediato de penicilina ou outros antibióticos com efeito antianaeróbico ou de espectro mais ampliado se houver suspeita de associação com outras bactérias ou

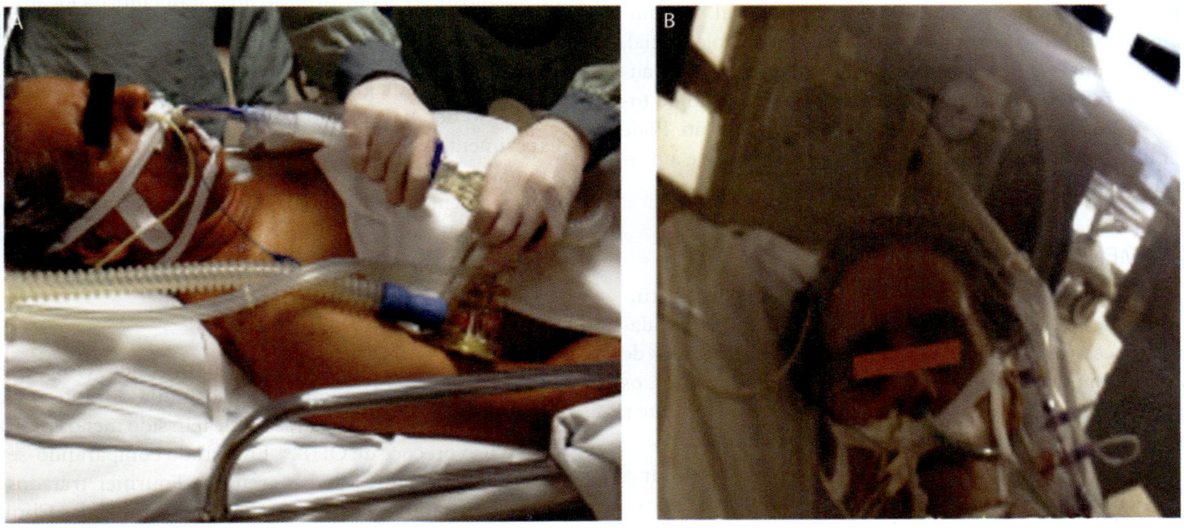

FIGURA 104.3 Paciente em estado grave na câmara hiperbárica monoplace. (A): Preparo do paciente em sepse e suporte avançado de vida para entrada na câmara. (B): Paciente sob respiração mecânica, sedação e droga vasoativa durante a sessão.

leveduras; cirurgia para desbridamento dos tecidos, podendo ser amputadas áreas claramente necrosadas, preservando áreas duvidosas; suporte avançado de vida em UTI; tratamento adjuvante com OHB, o mais precocemente possível, com uma sessão a cada 12 horas, até melhora clínica, e sessões a cada 24 horas a seguir.[68]

O número necessário de sessões de OHB para o tratamento das gangrenas gasosas é de no mínimo cinco. O número máximo é indeterminado, sendo realizadas sessões até a recuperação dos tecidos, podendo, em casos excepcionais, chegar a 50.[69] A mortalidade geral por gangrena gasosa até 1960, no início da era da OHB, de 70% passou a 41% e, depois, a 22% com todos os novos tratamentos.[70,72] A mortalidade em trauma atualmente está em torno de 7%.[61]

FASCIITES NECROSANTES

São as doenças mais comuns do grupo das necroses agudas. São desencadeadas por traumas ou soluções de continuidade da pele, como úlceras de pressão, picadas de insetos ou até injeções intramusculares, podendo também ocorrer em incisões cirúrgicas infectadas. Pacientes fumantes e diabéticos são mais predispostos à fasciite necrosante, todavia ela pode também acometer pessoas previamente saudáveis.[73]

QUADRO CLÍNICO

As fasciites necrosantes são processos infecciosos acompanhados de necrose, potencialmente muito graves e de rápida progressão, causados por infecção sinergística bacteriana de partes moles, envolvendo inicialmente estruturas mais profundas, como músculos e fáscias e, posteriormente, o subcutâneo e a pele.

Caracteristicamente, quando a lesão já se torna evidente pelo aparecimento de necrose na pele, os tecidos mais profundos apresentam um comprometimento muito mais extenso, com infecção e necrose. O processo progride rapidamente por meio de proliferação bacteriana descontrolada pela momentânea incapacidade de fagocitose local. Atribui-se à isquemia/hipóxia a impossibilidade de controle inicial, criando-se um círculo vicioso de: edema – hipóxia local – aumento da infecção – aumento da necrose – liberação de toxinas – choque – piora a perfusão – piora da infecção. Pode haver alta mortalidade devido ao diagnóstico tardio e à progressão rápida da doença.[74]

TRATAMENTO

Inicialmente, consiste na identificação dos tecidos atingidos e sua cuidadosa remoção por cirurgia em desbridamentos sucessivos e uso de antibióticos, além de medidas de suporte. É importante observar que, na maioria das vezes, os tecidos a serem removidos são fáscias e subcutâneo porque a pele está pouco comprometida e deve ser preservada.

A indicação de OHB como adjuvante visa restaurar a função leucocitária, reduzir o edema, delimitar claramente os tecidos inviáveis, recuperar os tecidos parcialmente viáveis.

Assim, os procedimentos cirúrgicos podem ser muito menos mutilantes, o que contribui para a melhor evolução do paciente.[75] Segundo estudo, em 42 pacientes com fasciite necrosante tratados depois que se introduziu OHB na rotina do tratamento, a melhora evidente foi obtida por volta da sétima sessão e, nesse grupo, comparando-se com os relatos prévios do serviço, foi constatada redução da mortalidade de 34 para 11,9%, e do índice de amputações de 50% para zero.[76]

GANGRENA (OU SÍNDROME) DE FOURNIER

Tipo específico de fasciite necrosante que atinge os tecidos do períneo. Foi descrita inicialmente em homens jovens, previamente saudáveis e sem fatores desencadeantes aparentemente. Posteriormente, verificou-se que a doença acomete mulheres e homens de todas as faixas de idade, desde lactentes até idosos e que existem alguns fatores predisponentes: diabetes; alcoolismo; tabagismo; imunossupressão; obesidade; higiene precária. Os fatores desencadeantes mais comuns são as doenças ou cirurgias proctológicas ou urológicas e os pequenos ou grandes traumatismos locais.[77]

A gangrena de Fournier é uma infecção causada por associação de bactérias anaeróbias e aeróbias com padrão de sensibilidade de infecções comunitárias, que atingem inicialmente a gordura subcutânea e as fáscias perineais e evoluem para as regiões contíguas, alcançando escroto, pênis, parede abdominal e coxas.

Caracteristicamente, observa-se trombose de arteríolas subcutâneas, causando a isquemia local que facilita a progressão da infecção.[78] A pele é comprometida a seguir, com aparecimento de isquemia e necrose, o que indica a alta gravidade do processo e, geralmente, identifica onde foi o ponto de partida da infecção.[79]

QUADRO CLÍNICO

A dor local é um sintoma precoce e antecede de dois até 12 dias as manifestações infecciosas de sepse e choque séptico. A evolução pode ser fulminante em horas ou progressiva, e a mortalidade é variável, dependendo do tempo do diagnóstico e da instituição do tratamento, da localização do processo e das comorbidades do paciente. Não há modelo animal para estudo de gangrena de Fournier, nem exame específico para o diagnóstico, que é essencialmente clínico. A indicação de OHB para o tratamento baseia-se em modelos experimentais de infecções necrosantes e de gangrena gasosa e na resposta clínica obtida em séries de pacientes, que é extremamente variável, dependendo das outras medidas terapêuticas tomadas simultaneamente, como cirurgia, antibióticos, curativos e outras.

TRATAMENTO

Por envolver região anal e urinária, pode ser necessária a realização de colostomia ou cistostomia durante o tratamento, em casos selecionados, o que tem sido menos indicado com o uso precoce de OHB.[80] Em estudo comparando-se 159 pacientes portadores de gangrena de Fournier tratados em dois centros universitários brasileiros (Hospital das Clínicas, em São Paulo, e Hospital Cajurú, em Curitiba), ao longo de 10 anos, verificou-se mortalidade global de 29,2%. O grupo de 84 pacientes não tratados com OHB teve mortalidade de

32,1%, e a mortalidade dos 75 pacientes tratados com OHB foi de 12%, isto é, significativamente menor ($p < 0,002$).[81]

INFECÇÕES NÃO NECROSANTES (INESPECÍFICAS) DE PARTES MOLES

Incluem os abscessos, erisipelas, celulites e as deiscências de incisões cirúrgicas causadas ou acompanhadas por processos infecciosos. Na maioria das vezes, essas infecções são causadas por bactérias de origem cutânea (estafilococos); porém, em alguns casos, podem ser devidas a gram-negativos ou fungos e, muitas vezes, são poli microbianas.

QUADRO CLÍNICO

Na enorme maioria das vezes, os sinais e sintomas de infecção, como edema, dor, eritema, bolhas, descamação, são muito evidentes. Em alguns abscessos profundos, a dor precede os demais sinais.

Os sintomas sistêmicos de infecção não necrosante de partes moles são muito importantes para definição da necessidade de medidas de urgência. O comprometimento sistêmico depende das defesas orgânicas e da virulência dos germes causadores da infecção.

TRATAMENTO

Consiste em remoção de corpos estranhos, como fios de sutura, tecidos desvitalizados, realização de curativos locais e uso de antibióticos sistêmicos, com o que, em geral, há evolução favorável. As coleções purulentas devem ser drenadas, e o material, encaminhado para identificação de bactérias e antibiograma. Em casos refratários, a lesão se estende aos planos profundos, podendo resultar em comprometimento de funções orgânicas e sequelas por perda tecidual. A infecção pode prolongar-se por tempo indeterminado, trazendo outras consequências, como queda do estado geral, desnutrição, outras infecções e elevação de custos do tratamento.

Nesses pacientes, indica-se OHB com a finalidade de reverter a evolução desfavorável atribuída à hipóxia localizada,[82] obtendo-se resultados estéticos melhores, período de internação mais curto e custos menores, como tem sido publicado em vários serviços cirúrgicos.[83,84] Se o estado do paciente estiver muito grave, pode-se realizar duas sessões de OHB nos 2 primeiros dias e prosseguir com uma sessão diária até estabilização.

QUEIMADURAS TÉRMICAS, ELÉTRICAS E QUÍMICAS

As queimaduras são lesões de pele habitualmente bem delimitadas e de extensão variável. Os agentes agressores são fogo ou líquidos ferventes ou objetos aquecidos, passagem de corrente elétrica ou produtos químicos ácidos ou alcalinos com atividade cáustica. A lesão pode ser de pele parcial (1º e 2º graus) ou total (3º grau). Em queimaduras mais graves, a lesão pode estender-se além do subcutâneo, comprometendo músculos, fáscias e até ossos.

QUADRO CLÍNICO DAS QUEIMADURAS

Todas as queimaduras são lesões com hipóxia localizada pela intensa inflamação. As queimaduras de 1º grau são idênticas àquelas que ocorrem após exposição ao sol, com eritema e dor. As de 2º grau são lesões bolhosas também dolorosas. As de 3º grau tipicamente são menos dolorosas devido à destruição das terminações nervosas, e mais profundas, com necrose de tecidos inicialmente brancas, mas que, nos dias seguintes, se torna escura.

Normalmente, classificam-se os pacientes queimados pelo percentual de superfície do corpo atingido. A avaliação do paciente deve ser repetida após 48 horas, pois algumas lesões não são aparentes na fase inicial.

TRATAMENTO DAS QUEIMADURAS COM OHB

As queimaduras de 2º e 3º graus necessitam sempre de algum tipo de tratamento, enquanto as superficiais tendem a curar-se espontaneamente.

A OHB pode ser utilizada em queimaduras na fase inicial imediata, com intenção de reduzir o edema inflamatório, restaurar a função leucocitária, bloqueando a invasão tecidual por bactérias da pele, preservar tecidos parcialmente viáveis, impedindo a extensão e o aprofundamento da lesão. Em fases mais tardias da queimadura, a OHB pode auxiliar no tratamento de infecções, na restauração de áreas doadoras de enxertos, na garantia de integração destes. Embora todas essas aplicações de OHB sejam de extrema utilidade, muito poucos serviços de queimados do mundo contam com esse tratamento, que ainda não é considerado como rotina.

As queimaduras de grandes áreas do corpo têm alta mortalidade devido à infecção secundária, levando à sepse. Nesses casos, assim que se estabiliza o paciente, o uso de OHB pode ser uma medida salvadora, impedindo a infecção e a progressão do processo inflamatório.

Queimaduras extensas desencadeiam mediadores inflamatórios, que podem ser reduzidos pelo uso de OHB,[85] conforme já mencionado. Em estudo com voluntários apresentando queimadura de 2º grau por ultravioleta, foi verificado que o grupo tratado com OHB teve 42% menos hiperemia, 35% de redução no tamanho da lesão e 22% da exsudação ($p = 0,05$; 0,03 e 0,04), concluindo-se que o tratamento com OHB é benéfico para esse tipo de ferida.[86]

Os relatos clínicos são controversos, o que reforça a afirmação de que a utilização de OHB precisa ser realizada em conjunto com as outras medidas e individualizada. Em um serviço de Los Angeles, com acompanhamento de 800 pacientes em 6 anos, foi relatado que a adoção de OHB em conjunto com as outras terapias resultou em modificações definitivas na abordagem desses pacientes, com redução de mortalidade, sequelas e tempo de hospitalização.[87]

TRAUMAS ISQUÊMICOS DE EXTREMIDADES

Os traumas isquêmicos de extremidades são lesões teciduais agudas causadas por agentes externos, atingindo pele, subcutâneo, músculos e ossos, com graus variáveis de comprometimento, desde escoriações até esmagamentos de membros. Sua denominação se deve ao fato de sempre existir hipóxia localizada pelo edema inflamatório da agressão tecidual.

Em estudo comparativo realizado na França e que se tornou clássico, Bouachour e colaboradores acompanharam 36 pacientes, de gravidade equivalente, com lesões traumáticas por esmagamento de extremidades, com protocolo fechado e sessões com 2,5 ATA, de 90 minutos, aplicadas duas vezes ao dia, durante 6 dias. Em 18 pacientes, a compressão foi realizada com O_2 a 100% e, nos demais, com ar (21% de O_2) de modo duplo-cego e randomizado, de modo que todos os pacientes foram submetidos à pressurização, mas só a metade deles à OHB. Verificou-se que houve cicatrização completa das lesões em 17/18 pacientes do grupo O_2HB e 10/18 do grupo controle ($p < 0{,}01$); foram necessários procedimentos cirúrgicos em 1/18 pacientes de O_2HB e em 6/18 do grupo sem O_2HB ($p < 0{,}05$).[88]

Mais recentemente, em ferimentos de guerra, foi verificado que houve desenvolvimento de infecção em tecidos profundos em 68% dos pacientes com tratamento convencional e em 35% daqueles que, por terem ferimentos mais graves, acrescentou-se OHB ao tratamento ($p < 0{,}001$); houve necrose de retalhos em 51% dos pacientes com tratamento convencional e em 15% dos tratados com OHB ($p < 0{,}001$).[89]

QUADRO CLÍNICO

A simples inspeção visual da lesão identifica os sinais da hipóxia localizada. Existem destruição tecidual, edema intenso, laceração de pele, tecidos expostos, incluindo ossos e tendões. Após alguns dias, a lesão apresenta infecção, secreção purulenta, pontos de necrose e eritema nas áreas adjacentes. O paciente evolui com sinais clínicos de infecção sistêmica e insuficiências orgânicas múltiplas.

É importante que o médico emergencista saiba reconhecer as feridas potencialmente graves nas fases iniciais, para indicar precocemente o tratamento mais correto, reduzindo, assim, a morbidade e a mortalidade.[90]

TRATAMENTO DOS TRAUMAS ISQUÊMICOS DE EXTREMIDADES

As medidas de ressuscitação inicial do trauma, com infusão de volume por via venosa, geralmente resultam em piora do edema na área traumatizada, o que é inevitável, pela intensa inflamação. Como consequência, há agravamento da hipóxia local e aceleração da isquemia tecidual. Nessa fase, pode ocorrer síndrome compartimental pelo edema muscular e subcutâneo agravado.

O que justifica o uso de OHB como adjuvante para o tratamento dos traumas isquêmicos de extremidades é, em um primeiro momento, o potente efeito antiedematoso nas áreas inflamadas, melhorando as condições teciduais. Nas sessões subsequentes, há efeito sobre os mecanismos locais de defesa tecidual, impedindo a proliferação bacteriana e, portanto, a infecção.

É importante lembrar que o efeito ocorre pelo estímulo da função leucocitária, além de outros mecanismos naturais de defesa contra qualquer tipo de bactéria e de fungos. No decorrer do tratamento pelo estímulo à neovascularização, a oxigenação tecidual é restaurada, levando à cicatrização em conjunto com as outras medidas.[91]

Em revisão de 43 estudos clínicos publicados, foi verificado que as indicações mais frequentes de OHB em infecções ortopédicas foram naquelas associadas a cicatrização difícil de feridas, fraturas com retardo ou ausência de cicatrização, isquemias traumáticas de extremidades, enxertos e retalhos comprometidos, queimaduras.

Praticamente todos os estudos concluíram que a OHB é uma modalidade de tratamento efetiva para problemas musculoesqueléticos graves e refratários. Identificando-se cuidadosamente os pacientes candidatos ao tratamento, a terapêutica salva membros e vidas, reduz significativamente o tempo de hospitalização, a incidência de amputações e os curativos caros, sendo custo-efetiva.[92]

MISCELÂNEA

Existem outras condições de urgência em que a OHB pode ser indicada, que, por serem menos frequentes, serão abordadas em conjunto e mais resumidamente.

PICADAS DE ARANHAS, ABELHAS E COBRAS

Provocam lesões dermatológicas graves, acompanhadas de injeção de toxinas, com efeito local necrótico, podendo resultar em feridas extensas e mutilantes. Os antídotos específicos contra os venenos não impedem as lesões locais. Nesses casos, o encaminhamento precoce ao tratamento com OHB previne a extensão e aprofundamento das lesões.[93]

LESÕES MUSCULARES POR USO DE DROGAS OU MEDICAMENTOS

Alguns medicamentos como estatinas ou drogas como heroína podem provocar miosite aguda com rabdomiólise e insuficiência renal aguda por mioglobinúria. Pelo extenso edema muscular, pode haver síndrome compartimental, geralmente nas pernas. A realização de fasciotomias melhora os sintomas, mas não age nas causas. A aplicação rápida de OHB é indicada para reduzir o edema e impedir a extensão da necrose muscular, dispensando procedimentos invasivos.[94]

OCLUSÃO DA ARTÉRIA CENTRAL DA RETINA E EDEMA MACULAR

Alterações oftalmológicas agudas que levam à diminuição ou perda da visão. Pela gravidade dos sintomas, pobre resposta aos tratamentos convencionais e urgência do problema, tem sido indicada OHB, com a qual se tem obtido, em parte dos casos, evolução favorável com recuperação da visão. Justificam o uso desse tratamento o potente efeito anti-inflamatório e a redução da isquemia. A recomendação é que, havendo disponibilidade, o uso de OHB deve sempre ser acrescentado ao tratamento convencional.[95,96]

SURDEZ SÚBITA

Caracterizada pela perda súbita da capacidade de audição uni ou bilateral, por isquemia da cóclea. O tratamento é realizado com dextran de baixo peso e corticosteroides. Acrescentando-se OHB dentro de horas ou até 2 dias do início dos sintomas, obtém-se reversão do quadro com melhora de 50 a 70% da audição em comparação ao tratamento sem OHB.[97]

ANEMIA AGUDA NA IMPOSSIBILIDADE DE TRANSFUSÃO

A indicação de OHB para casos de anemia aguda na impossibilidade de transfusão é aceita no mundo todo, inclusive no Brasil, pelo CFM, como um tratamento para casos selecionados. Fundamentam essa indicação a sustentação da oxigenação por meio do plasma que se consegue durante o tratamento com OHB e o potente estímulo eritrogênico criado pela hipóxia relativa nos intervalos pós-hiperoxigenação.

Sempre deve ser realizada em conjunto com administração de eritropoetina. Nos casos graves, com hemoglobina abaixo de 4 g%, o paciente deve ser intubado e permanecer em ventilação mecânica a 100% de oxigênio. O tratamento com OHB tem sido a medida salvadora em pacientes com hemorragia que não podem ou não querem receber reposição de hemácias.[98] Deve ser indicado apenas se e quando a hemorragia estiver controlada.

ENXAQUECA REBELDE

Em casos graves selecionados, pode-se indicar OHB para alívio das crises, com base no efeito vasoconstritor do oxigênio em altas pressões, sem haver isquemia simultaneamente. Existe pouca experiência no mundo; porém, há relatos de alta eficiência para controle de pacientes com enxaqueca rebelde, não só durante as crises, como na redução das recidivas. Embora não seja uma indicação habitual, poderá ser considerada pelo emergencista se o hospital dispuser de uma câmara hiperbárica.[99]

CRISES DE FALCIZAÇÃO

A anemia falciforme cursa com crises isquêmicas causadas por obstrução em pequenos vasos pelas hemácias deformadas. Existe dor intensa nos locais preferenciais, como articulações e ossos e, mais raramente, isquemias cerebrais com alterações neurológicas. Esses trombos de hemácias são criados por desidratação e acidose, com pH baixo.

O uso de OHB justifica-se nas crises de falcização, pois alivia rapidamente a dor isquêmica, promovendo oxigenação através do plasma, e porque a oxidação eleva o pH e corrige a acidose, apesar de, *in vitro*, não haver mudança no formato das hemácias com OHB. Pode ser empregada desde o início do atendimento, juntamente com a hidratação, para reverter a crise rapidamente.[100]

CONCLUSÃO

Empregado corretamente, o tratamento hiperbárico é seguro e eficaz para muitas condições clínicas específicas de urgência. Não é uma panaceia e deve obrigatoriamente ser realizado por médico habilitado e treinado.

O médico emergencista que tiver um serviço de OHB disponível em seu hospital ou nas proximidades deve compreender os efeitos do tratamento hiperbárico para encaminhar o paciente precocemente, logo após as medidas iniciais de estabilização, com o que deverá conseguir os melhores resultados nas situações de urgência.

É conveniente que todos os serviços de urgência tenham o próprio serviço de OHB de referência não apenas para encaminhar os pacientes, mas também para poder discutir os casos com o médico hiperbarista. Além disso, devem-se avaliar quais pacientes graves necessitam ser tratados com OHB e removê-los com toda a segurança ao serviço para não terem suas condições agravadas.

REFERÊNCIAS BIBLIOGRÁFICAS

1. Sward DG, Bennett BL. Wilderness medicine. World J Emerg Med. 2014;5(1):5-15.
2. Kindwall E. The physics of diving and hyperbaric pressures in "Hyperbaric Medicine Practice". 3. ed. Kindwall & Whelan Best Publishing Co. 2008; 25-37.
3. Francis TJR, Gorman DF. Pathogenesis of the decompression disorders. In: The physiology and medicine of diving. 4. ed. Bennett PB, Elliott DH W.B. Saunders. 1993; 454-80.
4. Newton HB, Padilla W, Burkart J, Pearl DK. Neurological manifestations of decompression illness in recreational divers - the Cozumel experience. Undersea Hyperb Med. 2007 Sep-Oct;34 (5):349-57.
5. Eberhardt O, Nägele T, Dichgans J. Delayed spinal decompression sickness after air flight. J Neurol. 2005 Nov;252(11):1414-5.
6. Laursen SB, Grønfeldt W, Jacobsen E. Decompression sickness after diving and following flying. Ugeskr Laeger. 1999 Jul 26;161(30):4293-4.
7. Morita S1, Yamagiwa T, Inokuchi S. Portal venous gas on computed tomography imaging in patients with decompression sickness. J Emerg Med. 2013 Jul;45(1):e7-11.
8. Elliott D, in Kindwall E. Decompression sickness in "Hyperbaric Medicine Practice". 3. ed. Kindwall & Whelan. Best Publishing Co. 2008; 445-516.
9. Longphre JM, Donoble PJ, Moon RE, Vann RD, Freiberger JJ. First aid normobaric oxygen for the tratment of recreational diving injuries. Undersea Hyper Med. 2007 Jan-Feb, 34(1):43-9.
10. Cianci P, Slade JB Jr. Delayed treatment of decompression sickness with short, no air-break tables: review of 140 cases. Aviat Space Environ Med. 2006 Oct;77(10):1003-8.
11. Lee J1, Kim K2, Park S3. Factors associated with residual symptoms after recompression in type I decompression sickness. Am J Emerg Med. 2015 Mar;33(3):363-6
12. Plafki C, Peters P, Almeling M, Welslau W, Busch R. Complications and side effects of hyperbaric oxygen therapy. Aviat Space Environ Med. 2000 Feb;71(2):119-24.
13. Beuerlein M, Nelson RN, Welling DB. Inner and middle ear hyperbaric oxygen-induced barotrauma. Laryngoscope. 1997 Oct;107(10):1350-6.
14. Fiesseler FW, Silverman ME, Riggs RL, Szucs PA. Indication for HBO treatment as a predictor of tympanostomy tube placement. Undersea Uyperb Med 2006Jul Aug;33(4):231-5.
15. Kindwall E. Gas embolism. In: Hyperbaric Medicine Practice. 3. ed. Kindwall & Whelan. Best Publishing Co. 2008; 517-34
16. Hart G The monoplace chamber. In: Hyperbaric medicine practice. 3. ed. Kindwall & Whelan. Best Publishing Co 2008; 89-114.
17. Kindwall E. The multiplace chamber. In: Hyperbaric medicine practice. 3. ed. Kindwall & Whelan. Best Publishing Co. 2008; 191-208.
18. Iazzetti P. Hiperoxigenação hiperbárica. In: Equilíbrio ácido-básico e transporte de oxigênio. Terzi RGG. São Paulo: Manole; 1992; 180-204.
19. Al-Waili NS, Butler GJ. Effects of hyperbaric oxygen on inflammatory response to wound and trauma: possible mechanism of

action. Scientific World Journal. 2006 Apr 3;6:425-41.
20. Gürdöl F, Cimşit M, Oner-Iyidogan Y, Körpinar S, Yalçinkaya S, Koçak H. Early and late effects of hyperbaric oxygen treatment on oxidative stress parameters in diabetic patients. Physiol Res. 2008;57(1):41-7.
21. Top C, Yildiz S, Oncül O, Qydedi T, Cevikbaş A, Soyogul UG, Cavuşlu S. Phagocytic activity of neutrophils improves over the course of therapy of diabetic foot infections. J Infect. 2007 Oct;55(4):369-73.
22. Buettner MF, Wolkenhauer D. Hyperbaric oxygen therapy in the treatment of open fractures and crush injuries. Emerg Med Clin North Am. 2007 Feb;25(1):177-88.
23. Cooney DR1, Kassem J, McCabe J. Electrocardiogram and X-ray findings associated with iatrogenic pulmonary venous gas embolism. Undersea Hyperb Med. 2011 Mar-Apr;38(2):101-7.
24. Vesely TM air embolism during insertion of central venous catheters. J Vasc Interv Radiol 2001 Nov;12(11):1291-5.
25. Fortrat JO, Saumet M, Savagner C, Leblanc M, Bouderlique C. Bubbles in the brain veins as a complication of daily managementof a scalp vein catheter. Am J Perinatol 2005 Oct;22(7):361-3.
26. Groell R, Schaffler GJ, Rienmueller R. The peripheral intravenous cannula: a cause of venous air embolism. Am J Med Sci 1997 Nov;314(5):300-2.
27. Poterack KA, Aggerwal A. Central venous air embolism without a catheter. Can J Anaesth 1991 Apr;38(3):338-40.
28. Sing RF, Stefle TJ, Branas CC. Fatal venous air embolism after removal of a central venous catheter. J Am Osteopath Assoc 1995 Mar;95(3):204-5.
29. Laskey AL, Dyer C, Tobias JD. Venous air embolism during home infusion therapy. Pediatrics. 2002 Jan;109(1):E15.
30. Dube L, Soltner C, Daenen S, Lemarieé J, Aslar P, Alquier P. Gas embolism: an exceptional complication of radial arterial catheterization. Acta Anaesthesiol Scand 2004 Oct;48(9):1208-10.
31. Pandurangadu AV1, Paul JA, Barawi M, Irvin CB. A case report of cerebral air embolism after esophagogastroduodenoscopy: diagnosis and management in the emergency department. J Emerg Med. 2012 Dec;43(6):976-9.
32. Culp WC Jr, Culp WC. Gas embolism revisited. Anesthesiology 2007;107:850-1.
33. Anthony MH, Ho MS, Manoj K, Karmakar MB, Lester AH Vascular air embolism: lung injury and its pathophysiology also need to bee considered. Anesthesiology. 2007;107:853.
34. Byrne B1, Sherwin R2, Courage C1, Baylor A3, Dolcourt B2, Brudzewski JR2, Mosteller J4, Wilson RF3 Hyperbaric oxygen therapy for systemic gas embolism after hydrogen peroxide ingestion. J Emerg Med. 2014 Feb;46(2):171-5.
35. Burns RA1, Schmidt SM. Portal venous gas emboli after accidental ingestion of concentrated hydrogen peroxide. J Emerg Med. 2013 Sep;45(3):345-7.
36. French LK1, Horowitz BZ, McKeown NJ. Hydrogen peroxide ingestion associated with portal venous gas and treatment with hyperbaric oxygen: a case series and review of the literature. Clin Toxicol (Phila). 2010 Jul;48(6):533-8.
37. Hiraki T, FujiwaraH, Sakurai J, Iguchi T, Gobara H, Tajiri N, Mimura H, Kanazawa S. Nonfatal systemic air embolism complicating percutaneous CT-guided transthoracic needle biopsy: four cases from a single institution. Chest. 2007 Aug;132(2):684-90.
38. Menendez-González M, Oliva-Nacarino P, Alvarez-Cofiño A. Cerebral gas embolism caused by peural fibrinolitic treatment. Stroke. 2007 Sep;38(9):2602-4.
39. Schlotterbeck K, Tanzer H, alber G, Müller P Cerebral air embolism after central venous catheter. Anasthesiol Intensivmed Notfallmed Schmerzther. 1997 Jul;32(7):458-62.
40. Collyer TC, Yates DR, Bellamy MC. Sever air embolism from a perforated cap on a high-flow three-way stopcock connected to a central venous catheter. Eur J Anaesthesiol. 2007 May;24(5):474-5.
41. Maddukuri P, Downey BC, Blander JA, Pandian NG, Patel AR Echocardiographuc diagnosis of air embolism associated with central venous catheter placement: case report and review of the literature. Echocardiography. 2006 Apr;23(4):315-8.
42. Groell R, Schaffler GJ, Rienmueller R, Kern R. Vascular air embolism: location frequency, and cause on electrom-beam CT studies of the chest. Radiology 1997 Feb;202(2):459-62.
43. Benson J, Adkinson C, Collier R Hyperbaric oxygen therapy of iatrogenic cerebrla arterial gas embolism. Undesea Hyperb Med. 2003 Summer;30(2):117-26.
44. Murphy BP, Harford FJ, Cramer FS. Cerebral air embolism from invasive medical procedures. Treatment with hyperbaric oxygen. Ann Surg. 1985 Feb;201(2):242-5.
45. Heckmann JG, Lang CJ, Kindler K, Huk W, Erbuguth FJ, Neundörfer B. Neurologic manifestations of cerebral air embolism as a complication of central venous catheterization. Crit Care Med. 2000 May;28(5):1621-5.
46. McIntosh BC, Strugar J, Narayan D.Traumatic frontal bone fracture resulting in intracerebral pneumocephalus. J. Craniofac Surg. 2005 May;16(3):461-3.
47. Cayli SR, Koçak A, Kutlu R, Tekiner A. Spinal pneumorrhachis. Br J Neurosurg. 2003 Feb;17(1):72-4.
48. D'Agostino DM, Trivellato SV, Monteiro JA, Esteves CH, Menegazzo LM, Sousa MR, Bodon LA. Pneumoencephalus treatment with hyperbaric oxygen. Undersea & Hyperbaric Medicine V. 24 Supplement p. 35-1997.
49. Hampson NB1, Bodwin D. Toxic CO-ingestions in intentional carbon monoxide poisoning. J Emerg Med. 2013 Mar;44(3):625-30.
50. Thom S, Myers R, Carbon monoxide and cyanide poisoning. In: Hyperbaric medicine practice. 3. ed. Kindwall & Whelan. Best Publishing Co 2008; 399-442.
51. Prockop LD, Chichkova RI Carbon monoxide intoxication: an update review. J Neurol Sci. 2007 Nov 15:262(1-2):122-30.
52. Thom SR, Mendiguren I, Fisher D Smoke inhalation-induced alveolar lung injury is inhibited by hyperbaric oxygen. Undersea Hyperb Med 2001 Fall;28(4):175-9.
53. Hart GB, Strauss MB,Lennun PA, Withcraft DD. Tratment of smoke inhalation by hyperbaric oxygen. Emerg Med 1985;3(3):211-5.
54. Smilkestein MJ, Bronstein AC, Pickett HM, Rumack BH Hyperbaric oxygen for acute hydrogen sulfide poisoning. J Emerg Med 1985;3(1):27-30.
55. Hampson NB, Zmaeff JL Outcome of patients experiencing cardiac arrest with carbon poisoning treated with hyperbaric oxygen. Ann Emerg Med 2001 Jul;38(1):36-41.
56. Lai CY1, Chou MC, Lin CL, Kao CH. Increased risk of Parkinson disease in patients with carbon monoxide intoxication: a population-based cohort study. Medicine (Baltimore). 2015 May;94(19):1-6.
57. Karaman D1, Metin S, Kara K, Ozdemir A, Yildiz S, Durukan I, Almbaidheen M Neuropsychological Evaluation of Children and Adolescents With Acute Carbon Monoxide Poisoning. Pediatr Emerg Care. 2015 May 22.
58. Pailler JL, Labeeu F Gas gangrene: a military disease? Acta Chir Belg. 1986 Mar-Apr;86(2):63-71.
59. Cohen RF, Yourofsky LA. Gas gangrene: a postoperative complication. J Foot Surg. 1980 Winter;19(4):202-6.
60. Holland JA, Hill GB, Wolfe WG, Osterhout S, Saltzman HA, Brown IW Jr. Experimental and clinical experience with hyperbaric oxygen in the treatment of clostridial myonecrosis. Surgery. 1975 Jan;77(1):75-85.
61. Erttmann M, Havemann D. Treatment of gas gangrene. Results of a retro- and prospective analysis of a traumatologic patient sample over 20 years. Unfallchirurg. 1992 Oct;95(10):471-6.
62. D'Agostino Dias M, Fontes B, Poggetti RS, Birolini D. Hyperbaric oxygen therapy: types of injury and number of sessions - a review of 1506 cases. Undersea Hyperb Med. 2008 Jan-Feb;35(1):53-60.
63. Fowler DL, Evans LL, Mallow JE. Monoplace hyperbaric oxygen therapy for gas gangrene. JAMA. 1977 Aug 22;238(8):882-3.
64. Desola J, Escola E, Moreno E, Munoz MA, Sanchez U, Murillo

F. Combined treatment of gaseous gangrene with hyperbaric oxygen therapy, surgery and antibiotics. A national cooperative multicenter study. Med Clin (Barc). 1990 May 5;94(17):641-50.
65. Fielden MP, Martinovic E, Ells AL. Hyperbaric oxygen therapy in the treatment of orbital gas gangrene. J AAPOS. 2002 Aug;6(4):252-4.
66. Hallagan LF, Scott JL, Horowitz BC, Feied CF. Clostridial myonecrosis resulting from subcutaneous epinephrine suspension injection. Ann Emerg Med. 1992 Apr;21(4):434-6.
67. Haerty W, Schelling G, Haller M, Schonfelder R, Maiwald G, Nerlich A, Kohz P, Grabein B, Briegel J. Generalized gas gangrene infection with rhabdomyloysis following cholecystectomy. Anaesthesist. 1997 Mar;46(3):207-10.
68. Stephens MB. Gas gangrene: potential for hyperbaric oxygen therapy. Postgrad Med. 1996 Apr;99(4):217-20, 224. Naval Hospital Bremerton, WA 98312, USA.
69. Ferrau S, Sallusti R, Lozano Valdes A, Gonzales C, Jonsson M, Gunnlaugsson G, Gullo A. HBO and gas gangrene. A case report. Minerva Anestesiol. 2001 Oct;67(10):745-9.
70. Pailler JL, Labeeu F Gas gangrene: a military desease? Acta Cir Belg 1986 Mar-Apr;86(2):63-71.
71. Hirn M, Niinikoski J. Hyperbaric oxygen in the treatment of clostridial gas gangrene. Ann Chir Gynaecol. 1988;77(1):37-40.
72. Korhonen K, Klossner J, Hirn M, Niinikoski J. Management of clostridial gas gangrene and the role of hyperbaric oxygen. Ann Chir Gynaecol. 1999;88(2):139-42.
73. Edlich RF, Winters KL, Woodard CR, Britt LD, Long WB Massive soft tissue infections: necrotizing fasciitis and purpura fulminans. J Long Term Eff Med Implants 2005;15(1):57-65.
74. Clark LA, Moon RE.Hyperbaric oxygen in the treatment of life-threatening soft-tissue infections. Respir Care Clin N Am. 1999 Jun;5(2):203-19. Review.
75. Jallali N, Withey S, Butler PE.Hyperbaric oxygen as adjuvant therapy in the management of necrotizing fasciitis. Am J Surg. 2005 Apr;189(4):462-6. Review.
76. Escobar SJ, Slade JB Jr, Hunt TK, Cianci P. Adjuvant hyperbaric oxygen therapy (HBO2) for treatment of necrotizing fasciitis reduces mortality and amputation rate. Undersea Hyperb Med. 2005 Nov-Dec;32(6):437-43.
77. Hollabaugh RS Jr, Dmochowski RR, Hickerson WL, Cox CE. Fournier's gangrene: therapeutic impact of hyperbaric oxygen. Plast Reconstr Surg. 1998 Jan;101(1):94-100.
78. Olsofka JN, Carrillo EH, Spain DA, Polk HC JrThe continuing challenge of Fournier's gangrene in the 1990s. Am Surg. 1999 Dec;65(12):1156-9.
79. Paty R, Smith AD. Gangrene and Fournier's gangrene. Urol Clin North Am. 1992 Feb;19(1):149-62.
80. Benchekroun A, Lachkar A, Bjijou Y, Soumana A, Faik M, Marzouk M, Belahnech Z, Farih MH. Gangrene of the external genital organs. A propos of 55 cases. J Urol (Paris). 1997;103(1-2):27-31.
81. D'Agostino MD, Mehl A. 2007 dados não publicados.
82. Zamboni WA, Browder LK, Martinez J. Hyperbaric oxygen and wound healing. Clin Plast Surg. 2003 Jan;30(1):67-75.
83. Clark LA, Moon RE. Hyperbaric oxygen in the treatment of life-threatening soft-tissue infections. Respir Care Clin N Am. 1999 Jun;5(2):203-19.
84. Sugihara A, Watanabe H, Oohashi M, Kato N, Murakami H, Tsukazaki S, Fujikawa K. The effect of hyperbaric oxygen therapy on the bout of treatment for soft tissue infections. J Infect. 2004 May;48(4):330-3.
85. Xu N, Li Z, Luo X. Effects of hyperbaric oxygen therapy on the changes in serum sIL-2R and Fn in severe burn patients [Article in Chinese]. Zhonghua Zheng Xing Shao Shang Wai Ke Za Zhi. 1999 May;15(3):220-3.
86. Niezgoda JA, Cianci P, Folden BW, Ortega RL, Slade JB, Storrow AB. The effect of hyperbaric oxygen therapy on a burn wound model in human volunteers. Plast Reconstr Surg. 1998 May;101(6):1738-9.
87. Grossman AR Hyperbaric oxygen in the treatment of burns. Ann Plast Surg. 1978 Mar;1(2):163-71.
88. Bouachour, G.; Cronier, P.; Gouello, J.P. Hyperbaric oxygen therapy in the management of crush injuries: a randomized double-blind placebo-controlled clinical trial. J. Trauma. 1996:41(2). 333-8.
89. Roje Z, Eterovic D, Druzijanic N, Petricevic A, Roje T, Capkun V. Influence of adjuvant hyperbaric oxygen therapy on short-term complications during surgical reconstruction of upper and lower extremity war injuries:retrospectiv cohort study. Croat Med J 2008 Apr;49(2):224-32.
90. Younggren BN, Denny M Emergency management of difficult wounds. Emerg Med Clin North Am 2007 Feb;25(1):123-34.
91. Strauss MB, Bryant B.Hyperbaric oxygen. Orthopedics. 2002 Mar;25(3):303-10.
92. Wang J, Li F, Calhoun JH, Mader JT. The role and effectiveness of adjunctive hyperbaric oxygen therapy in the management of musculoskeletal disorders. J Postgrad Med. 2002 Jul-Sep;48(3):226-31. Review.
93. Tutrone WD, Green KM, Norris T, Weinberg JM, Clarke D. Brown recluse spider envenomation: dermatologic application of hyperbaric oxygen therapy. J Drugs Dermatol.2005 Jul-Aug;4(4):424-8.
94. Abdullah MS, Al-Waili NS, Butler G, Baban NK Hyperbaric oxygen therapy as adjunctive therapy for bilateral compartment syndrome, rhabdomyolysis and acute renal failure after heroin intake. Arch Med Res 2006 May;37(4):559-62.
95. Murphy-Lavoie H1, Butler F, Hagan C. Central retinal artery occlusion treated with oxygen: a literature review and treatment algorithm. Undersea Hyperb Med. 2012 Sep-Oct;39(5):943-53.
96. Aisenbrey S, Krott R, Heller R, Krauss D, Rossler G, Heimann K Hyperbaric oxygen therapy in retinal artery occlusion. Ophtalmology 2000 Jul;97(7):461-7.
97. Murphy-Lavoie H1, Piper S, Moon RE, Legros T. Hyperbaric oxygen therapy for idiopathic sudden sensorineural hearing loss. Undersea Hyperb Med. 2012 May-Jun;39(3):777-92.
98. Van Meter KW The effect of hyperbaric oxygen on severe anemia. Undersea Hyperb Med. 2012 Sep-Oct;39(5):937-42.
99. Schnabel A1, Bennet M, Schuster F, Roewer N, Kranke P. Hyper- or normobaric oxygen therapy to treat migraine and cluster headache pain. Cochrane review]. Schmerz. 2008 Apr;22(2):129-32, 134-6.
100. Mychaskiw G 2nd, Woodyard SA, Brunson CD, May WS, Eichhorn JH. In vitro effects of hyperbaric oxygen on sickle cell morphology. J Clin Anesth. 2001 Jun;13(4):255-8.
101. Wiese S, Beckers S, Siekmann U, Ballus T, Rossaint R, Schroder S Hyperbaric oxygenation: characteristics of intensive care and emergency therapy Anaesthesist 2006 Jun;55(6):693-705.

105

Telemedicina: Aplicações Atuais

Antonio Carlos Marttos
Bruno Monteiro Tavares Pereira

INTRODUÇÃO

Um dos grandes avanços da ciência médica nos últimos anos vem acontecendo no campo tecnológico. O avanço tecnológico em outras áreas como informática e telecomunicações tornou possível a criação e o desenvolvimento da telemedicina, que pode ser definida como o uso de tecnologia de telecomunicações e de informação para apoiar a prestação de cuidados de saúde a distância.[1,2]

A telemedicina vem sendo largamente utilizada na medicina atual principalmente no auxílio à formação médica e no diagnóstico e acompanhamento do paciente à distância. O uso da telemedicina também tem se mostrado importante no auxílio a médicos de diferentes especialidades e/ou médicos não especialistas em áreas rurais, inóspitas ou catastróficas e em zonas de guerra.[3-7]

O conceito de telemedicina engloba desde a simples utilização do telefone comum como instrumento de comunicação até a transmissão de dados digitais em alta velocidade em conjunto com computadores, fibra ótica, satélites e outros sofisticados equipamentos periféricos e softwares.

Atualmente, a telemedicina vem se tornando um contínuo e envolvente sistema para a educação, administração e distribuição de informação em saúde. Seu benefício potencial inclui, entre outros, a diminuição no custo de viagens e transporte para os pacientes que necessitam de cuidados especializados, melhoramentos na continuidade do tratamento por meio de *follow-up à* distância ou *home care*[8] e a integração de entidades de ensino médico, possibilitando a contínua troca de experiências e expansão do conhecimento médico, atingindo, assim, as necessidades dos pacientes, médicos e estudantes da área de saúde e a comunidade.[2]

A telemedicina é uma tecnologia de fácil implementação, mesmo em países em desenvolvimento. No Brasil, por exemplo, o Ministério da Ciência e Tecnologia do Governo Federal investiu na criação de uma rede de telemedicina denominada RUTE (rede universitária de telemedicina). O objetivo desse projeto é conectar inúmeros hospitais universitários do país, incluindo todas as especialidades médicas, em uma única rede de informação.[9]

Avanços nos campos de rádio comunicação, comunicação eletrônica e tecnologia computadorizada têm tornado o uso da telemedicina cada vez mais constante no cuidado do paciente crítico nas últimas décadas.[10]

Atualmente, nos Estados Unidos, é prática comum dos provedores de atendimento médico pré-hospitalar comunicar-se com o hospital de base para onde o paciente será encaminhado fornecendo informações críticas como seus dados, mecanismo do trauma, lesões inicialmente identificadas, procedimentos realizados, entre outros. Essa comunicação prévia à chegada do paciente ao hospital é utilizada para alertar a equipe de trauma ou de emergência, anestesia, radiologia e outras especialidades, centro cirúrgico e unidade de terapia intensiva (UTI), possibilitando o atendimento rápido e especializado ao paciente no momento em que este é recebido pela equipe hospitalar (Figura 105.1).

combate ao redor do mundo. Essencialmente, essa tecnologia leva os olhos e ouvidos dos melhores especialistas a qualquer local onde haja um meio de comunicação. Atualmente, o Ryder Trauma oferece suporte remoto 24 horas por dia para hospitais distantes, que se conectam através de uma ponte de rede quando for necessário o atendimento especializado para a troca de informações vitais de pacientes ou para participar em educação médica continuada.

Um grande exemplo da tecnologia de telemedicina que se encontra disponível para o atual cuidado e tratamento do paciente crítico em situações remotas é o LSTAT (Life Support for Trauma and Transport). Desenvolvido em conjunto pelo exército americano e uma empresa na Califórnia nos Estados Unidos, cada unidade é composta por uma plataforma de transporte em formato de maca desenhada para o socorro médico e transporte de pacientes em campo.[18,19] A unidade LSTAT tem ainda equipamentos *on board* para o tratamento continuado do paciente crítico, incluindo monitor para sinais vitais básicos e bioquímica do sangue, equipamento de ventilação mecânica e suplementação de oxigênio para pacientes que necessitem de suporte ventilatório avançado, uma bomba infusora e um aspirador. Um desfibrilador externo automático também faz parte de cada unidade LSTAT. Todos os dados do paciente obtidos em cada unidade LSTAT podem ser passados em tempo real para o hospital receptor durante o transporte do paciente, por via aérea ou terrestre, sem a necessidade do uso de rádio comunicadores.[19] O LSTAT vem sendo testado atualmente em campo militar, principalmente devido a seu peso e estará disponível para a população em um futuro breve (Figuras 105.5 e 105.6).

A cirurgia do trauma por telepresença é o mais novo desenvolvimento da telemedicina. Estudos experimentais têm sido realizados por Bowersox,[20-22] usando um sistema telemanipulador para cirurgias remotas, incluindo anastomoses vasculares e procedimentos em trauma. Nessa série, cirurgiões utilizaram um sistema de telecirurgia para reconstrução vascular, reparação de vísceras, controle da hemorragia e sutura em animais de laboratório (suínos).

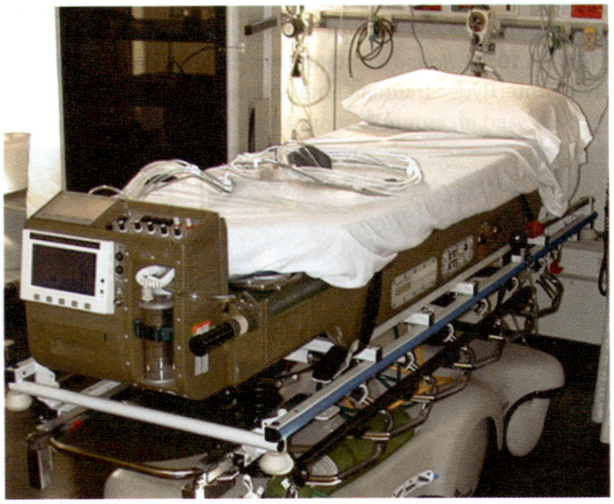

FIGURA 105.5 LSTAT – Life Support Trauma and Transport. Fonte: <http://www.lstat.com/Content/Products.html>.

Infelizmente, o tempo requerido para procedimentos simples foi três ou até quatro vezes maior do que em condições cirúrgicas tradicionais. Todavia, em ambiente eletivo, Himpens e colaboradores[22] descreveram na Bélgica a primeira colecistectomia videolaparoscópica por telepresença no paciente humano em 1997 (Figura 105.7).

Aplicações de telemedicina no centro cirúrgico oferecem o potencial para aumentar a segurança do paciente, fornecendo um mecanismo para clínicos trocar informações para *proctoring* e para consultas, e melhorar a educação para os estagiários. Teleconsulta pode ser particularmente útil para os médicos que necessitam de uma segunda opinião de colegas especialistas remotos. No Ryder Trauma Center/Jackson Memorial Hospital/Universidade de Miami, estudos têm sido realizados para promover ajuda específica em cirurgia de trauma utilizando telemedicina em locais remotos onde não existam cirurgiões em trauma. Outras atividades da telemedicina na mesma instituição incluem novas pesquisas com as Forças Armadas americanas para utilização de robô em sala de trauma e no centro cirúrgico, verificando, assim, se o cirurgião à distância percebe com a mesma sensibilidade do cirurgião no local as lesões e os ferimentos do paciente (Figura 105.8).

Resultados indicaram que sistemas robóticos de videoconferência são ferramentas eficazes para a telepresença.[23,24] Pesquisas têm sido realizadas também, inclusive no Hospital das Clínicas da Universidade Estadual de Campinas

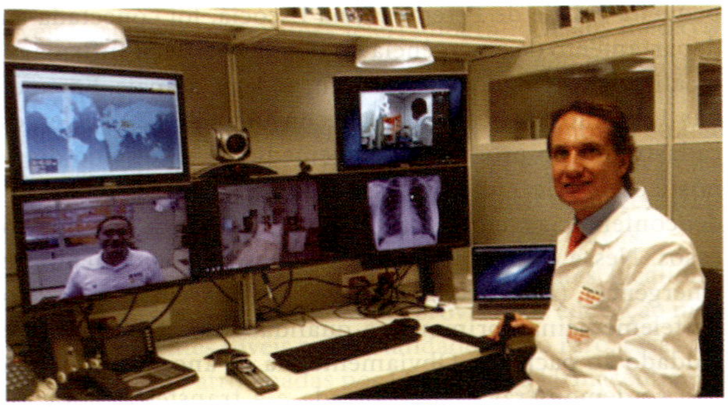

FIGURA 105.6 Estação de Controle. Ryder Trauma Center, Miami, Flórida.

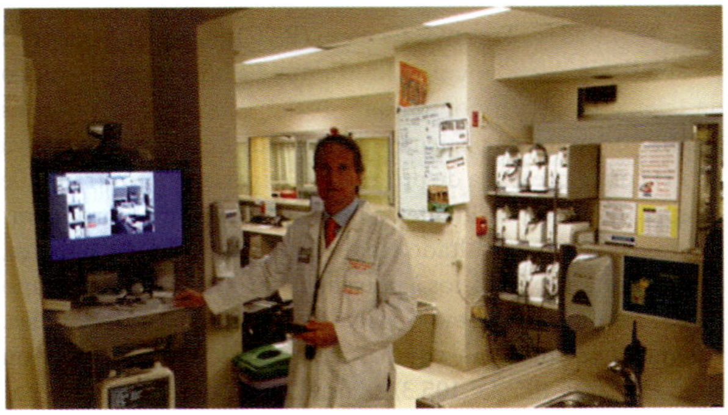

FIGURA 105.7 Veículo com equipamento de videoconferência na sala de trauma. Fonte: Ryder Trauma Center, Miami, Flórida.

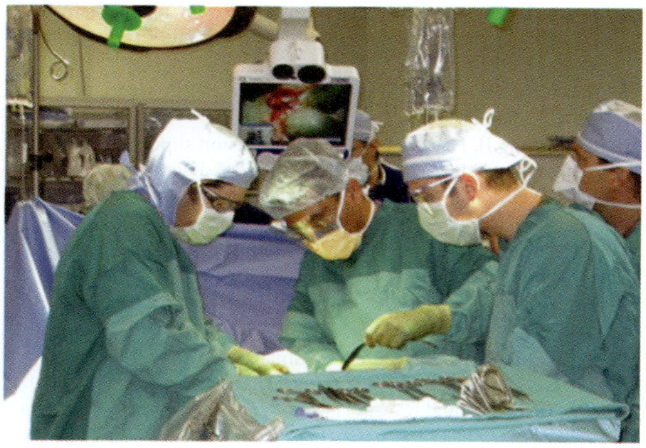

FIGURA 105.8 Telepresença e instrução via telemedicina na sala de cirurgia. Fonte: Ryder Trauma Center, Miami, Flórida.

(HC-UNICAMP) para utilização da telemedicina em outros campos como em catástofres e desastres e teleducação (Figura 105.9).

A telemedicina também vem sendo utilizada no cuidado dos pacientes vítimas de queimaduras. Nguyen, Massman e colaboradores[25] descreveram há 4 anos o uso da telemedicina para o acompanhamento desses pacientes críticos após alta hospitalar. O estudo incluiu 294 pacientes de diferentes estados americanos e, por meio de teleconsultas, envolveu cirurgiões plásticos, fisioterapeutas, terapeutas ocupacionais e psicólogos. Os autores concluíram que o seguimento do paciente queimado pode ser complementado com sucesso via telemedicina. Do ponto de vista do paciente, o uso da telemedicina, nesses casos, teve efeito positivo relacionados à redução dos custos com o deslocamento para a unidade de saúde, ganho de tempo e conforto. Contudo, o alto custo dos equipamentos envolvidos na tecnologia de telemedicina ainda são um desafio.

A Telemedicina também funciona na triagem de pacientes em situações de transferências ou em emergências, especialmente em acidentes com múltiplas vítimas. Estudos realizados no Ryder Trauma Center/Jackson Memorial Hospital/Universidade de Miami com o Centro de Treinamento de Trauma do Exército Americano (US ATTC) demonstraram que, mesmo à distância, cirurgiões consegue fazer a mesma avaliação clínica e plano de tratamento que um especialista presente na cena local. Por meio da telemedicina, em situações de transferências de pacientes, especialistas são capazes de orientar o pessoal de emergência em intervenções caso o paciente tornar-se instável.

Finalmente, a telemedicina tem sido considerada uma ferramenta importante na área de desastres. Desde a década de 1980, o uso da telemedicina tem sido avaliado para ajudar remotamente em várias fases de resposta a desastres em diversos cenários, tanto em eventos reais como em exercícios de simulação. Durante a resposta ao terremoto de 2010 no Haiti, a telemedicina desempenhou papel fundamental, sendo que o sismo destruiu as linhas de comunicação e ensejo um surto de pacientes de trauma necessitando de cuidado imediato. Telecomunicação foi estabelecida nos primeiros dias por meio de satélites e móveis de telemedicina entre as tendas clínicas improvisadas e o Ryder Trauma Center/Jackson Memorial Hospital/Universidade de Miami. A conexão permitiu uma triagem médica mais eficiente, além de possibilitar consultas com especialistas em outras partes do mundo. Com os avanços recentes na tecnologia combinada com o aumento de eventos de desastres em todo o mundo, tem havido um interesse renovado na utilização de telemedicina em resposta à gestão de desastres (Figura 105.10).

CONCLUSÃO

Telemedicina já provou ser efetiva[26,27] como instrumento de auxilio no tratamento e seguimento de pacientes e na promoção e expansão da educação medica. Entretanto, muitos problemas ainda precisam ser solucionados no campo técnico, logístico e ético,[28] antes de essa tecnologia alcançar seu potencial máximo e atingir uma maior parcela da comunidade de modo significativo.

O futuro parece promissor. Novas tecnologias surgem continuamente no cenário mundial e até mesmo especulações sobre cirurgias em ambientes microgravitacionais aparecem como uma realidade próxima.[29,30]

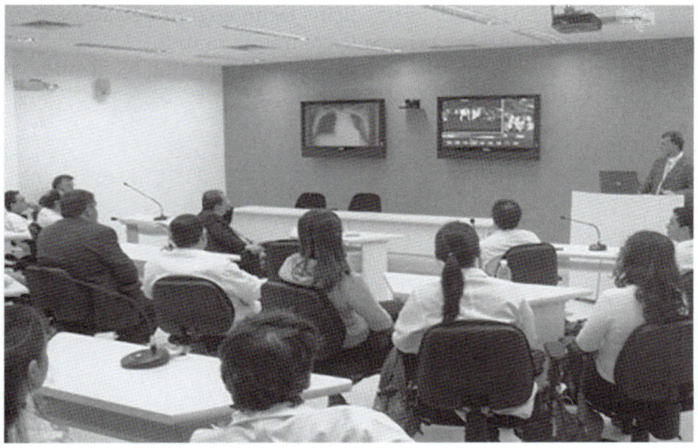

FIGURA 105.9 *Rounds* via teleconferência no HC-UNICAMP. Fonte: Universidade Estadual de Campinas.

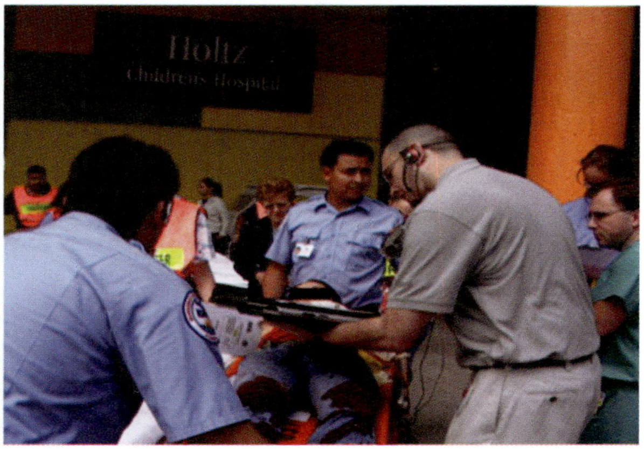

FIGURA 105.10 Telemedicina e triagem em catástrofes. Jackson Memorial Hospital, Miami, FL.

O acesso a teleconferências tem aumentado o interesse dos estudantes da área médica e tem ajudado os departamentos médicos a manterem-se atualizados e a seguir protocolos mundialmente empregados no tratamento de diversas patologias. A telemedicina encurtou as distâncias entre diferentes centros nacionais e internacionais e essa proximidade virtual acabou por possibilitar maior atividade entre as instituições, promovendo pesquisas conjuntas, intercâmbio de professores, residentes e estudantes.

Finalmente, a telemedicina tem desempenhado papel potencial no auxílio à saúde em regiões mais inóspitas ou de difícil acesso, e regiões que padecem por falta de atendimento médico especializado, como cidades longínquas da Amazônia, no Brasil.[7,30]

REFERÊNCIAS BIBLIOGRÁFICAS

1. Latifi R. Telepresence and telemedicine in trauma and emergency. Stud Health Technol Inform. 2008;131:275-80.
2. Bashshur RL. On the definition and evaluation of telemedicine. Telemed J. 1995 Spring;1(1):19-30.
3. Ereso AQ, Garcia P, Tseng E, Gauger G, Kim H, Dua MM, et al. Live transference of surgical subspecialty skills using telerobotic proctoring to remote general surgeons. J Am Coll Surg. 2010;211(3):400-11.
4. Garcia Jorda E. Telemedicine: shortening distances. Clin Transl Oncol. 2010;12(10):650-1.
5. Hede K. Teleoncology gaining acceptance with physicians, patients. J Natl Cancer Inst. 2010;102(20):1531-3.
6. Mauer UM, Kunz U. Management of neurotrauma by surgeons and orthopedists in a military operational setting. Neurosurg Focus. 2010;28(5):E10.
7. Latifi R, Stanonik Mde L, Merrell RC, Weinstein RS. Telemedicine in extreme conditions: supporting the Martin Strel Amazon Swim Expedition. Telemed J E Health. 2009;15(1):93-100.
8. Landers SH. Why health care is going home. N Engl J Med. 2010 Oct 28;363(18):1690-1.
9. Rede Universitária de Telemedicina, Ministério da Ciência e Tecnologia, Brasil. Disponível em: http://rute.rnp.br/. Acessado em: 20 jan 2011)
10. Alverson DC. Telehealth tools for public health, emergency, or disaster preparedness and response: a summary report. Telemedicine and e-Health. 2010;16(1):112-4.
11. Motoi K, Ogawa M, Ueno H, Kuwae Y, Ikarashi A, Yuji T, et al. A fully automated health-care monitoring at home without attachment of any biological sensors and its clinical evaluation. Conf Proc IEEE Eng Med Biol Soc. 2009;2009:4323-6.
12. Nakajima I. Japanese telemedical concept of ambulatory application. J Med Syst. 2009.
13. Castle CH. Regional Medical Programs: Implications for the Intermountain Area. Rocky MT Med J. 1967: 64:51-57.
14. Swartz D. The Saint Francis Emergency Room Telemedicine System: marriage of technology and business models. Telemed Today. 1997:5:28-29
15. Smith RS. Telemedicine and trauma care. South Med J. 2001;94(8):825-9.
16. Armstrong IJ, Haston WS. Medical decision support for remote general practitioners using telemedicine. J Telemed Telecare. 1997;3(1):27-34.
17. The State of Science in America Magazine. Oct 2007, in: The Edge of Medicine. Disponível em: http//www.jmhi.org/English/15566-d-jackson.pdf.
18. Hudson T, Grimes S. Life support for trauma and transport: first field use. Mil Med. 2002;167(9):705-10.
19. Velmahos GC, Demetriades D, Ghilardi M, Rhee P, Petrone P, Chan LS. Life support for trauma and transport: a mobile ICU for safe in-hospital transport of critically injured patients. J Am Coll Surg. 2004;199(1):62-8.
20. Bowersox JC, Cordts PR, LaPorta AJ. Use of an intuitive telemanipulator system for remote trauma surgery: an experimental study. J Am Coll Surg. 1998;186(6):615-21.
21. Bowersox JC. Telepresence surgery. Br J Surg. 1996;83(4):433-4.
22. Bowersox JC, Shah A, Jensen J, Hill J, Cordts PR, Green PS. Vascular applications of telepresence surgery: initial feasibility studies in swine. J Vasc Surg. 1996;23(2):281-7.
23. Marttos A, Kuchkarian F, Palaios E, et al. Surgical telepresence: the usability of a robotic communication platform. World J Emerg Surg. 2012 Aug 22;7 Suppl 1:S11.
24. Marttos A, Kelly E, Graygo J, et al. Usability of telepresence in a level 1 trauma center. Telemedicine and e-health. April 2013, 19(4): 248-251.
25. Himpens J, Leman G, Cadiere GB. Telesurgical laparoscopic cholecystectomy. Surg Endosc. 1998;12(8):1091.
26. Nguyen LT, Massman NJ, Franzen BJ, Ahrenholz DH, Sorensen NW, Mohr WJ, 3rd, et al. Telemedicine follow-up of burns: lessons learned from the first thousand visits. J Burn Care Rehabil. 2004;25(6):485-90.
27. Ekeland AG, Bowes A, Flottorp S. Effectiveness of telemedicine: a systematic review of reviews. Int J Med Inform. 2010;79(11):736-71.
28. Scuffham P. Systematic review of cost effectiveness in telemedicine. Quality of cost effectiveness studies in systematic reviews is problematic. BMJ. 2002; 14;325(7364):598;
29. Rezende EJ, Melo Mdo C, Tavares EC, Santos Ade F, Souza C. Ethics and e-health: reflections for a safe practice. Rev Panam Salud Publica. 2010;28(1):58-65.
30. Doarn CR, Anvari M, Low T, Broderick TJ. Evaluation of teleoperated surgical robots in an enclosed undersea environment. Telemed J E Health. 2009;15(4):325-35.
31. Haidegger T, Sandor J, Benyo Z. Surgery in space: the future of robotic telesurgery. Surg Endosc. 2010.
32. Machado FSN. Use of telemedicine technology as a strategy to promote healthcare of riverside communities in the Amazon: experience with interdisciplinary work, integrating NHS guidelines. Ciência & Saúde Coletiva. 2010;15(1):247-54.

Seção 18

Radiologia na Emergência

106

Radiografia de Tórax

Fabricius Andre Lyrio Traple
Thais Dantas
Luiz Carlos Donoso Scoppetta

INTRODUÇÃO

Apesar dos avanços de outros métodos de imagem, a radiografia de tórax ainda tem grande importância nos serviços de urgência e emergência. Seu baixo custo, a ampla disponibilidade, rapidez na realização e a possibilidade de realização à beira do leito em pacientes politraumatizados e com dificuldades de locomoção fazem com que a radiografia seja, na maioria das vezes, o primeiro exame a ser solicitado no pronto-socorro.

INDICAÇÕES

As principais indicações da radiografia de tórax nos serviços de urgência e emergência estão demonstradas na Tabela 106.1.

TABELA 106.1 Principais indicações de radiografia de tórax nos serviços de urgência e emergência.

Principais indicações da radiografia de tórax nos serviços de urgência e emergência	
Tosse	Dor torácica
Trauma	Dispneia
Febre de etiologia não definida	Avaliação do posicionamento de drenos e tubos

INCIDÊNCIAS

A despeito de haver várias incidências radiográficas disponíveis, quatro são as mais comumente utilizadas nos serviços de urgência e emergência, a saber:[1-3]

- **Posteroanterior (Figura 106.1):** nesta incidência, o paciente encontra-se de costas para o feixe de raio X e com a parede torácica anterior encostada no filme

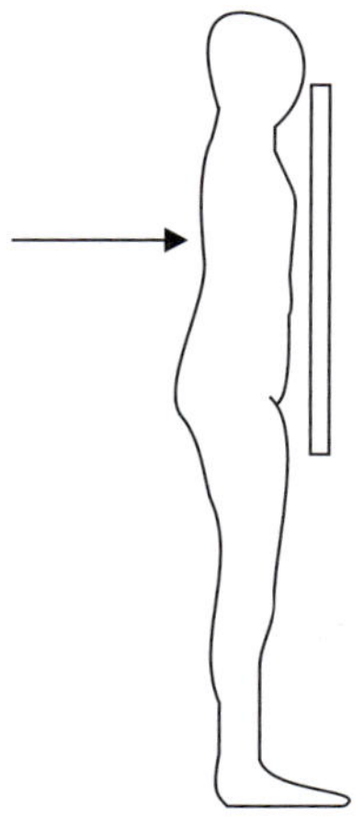

FIGURA 106.1 Incidência posteroanterior.

radiográfico. O feixe, então, é emitido na direção do dorso para o tórax do paciente.

- **Anteroposterior (ou AP) (Figura 106.2):** utilizada, sobretudo, em radiografias no leito do paciente, é obtida quando o feixe de raios X é emitido na direção da parede torácica anterior para o dorso do paciente.

  A incidência posteroanterior deve ser preferivelmente utilizada, uma vez que a anteroposterior produz um aumento das estruturas mediastinais, prejudicando a avaliação dos campos pulmonares, sendo reservada a casos selecionados.
- **Perfil (Figura 106.3):** por convenção, o paciente é posicionado com o lado esquerdo do tórax junto ao filme radiográfico e o feixe de raio X é centralizado no plano médio coronal (linha axilar média), sendo emitido da direita para a esquerda do paciente.
- **Decúbito lateral com raios horizontais (ou incidência de Hjelm-Laurel) (Figura 106.4):** indicada, na maioria das vezes, para diagnosticar e quantificar derrame pleural. O paciente é posicionado em decúbito lateral (sendo que o lado suspeito de derrame pleural deve estar junto à mesa do aparelho) com o filme radiográfico posicionado no tórax posterior. O feixe de raio X é emitido perpendicularmente ao filme radiográfico, na direção do tórax anterior para posterior.

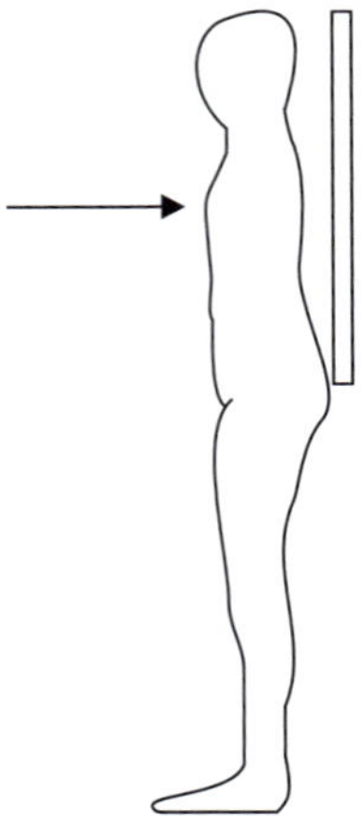

FIGURA 106.2 Incidência anteroposterior.

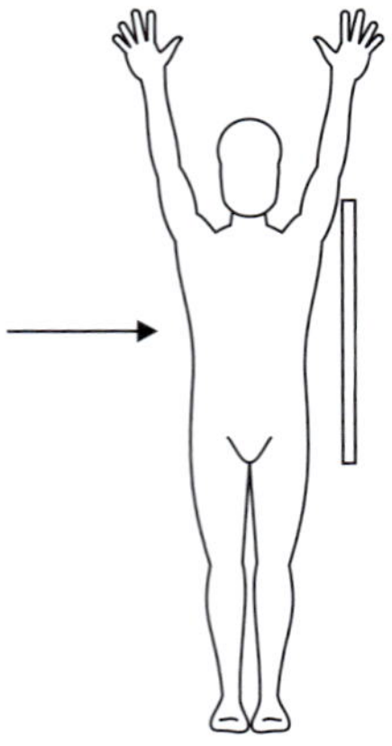

FIGURA 106.3 Incidência perfil.

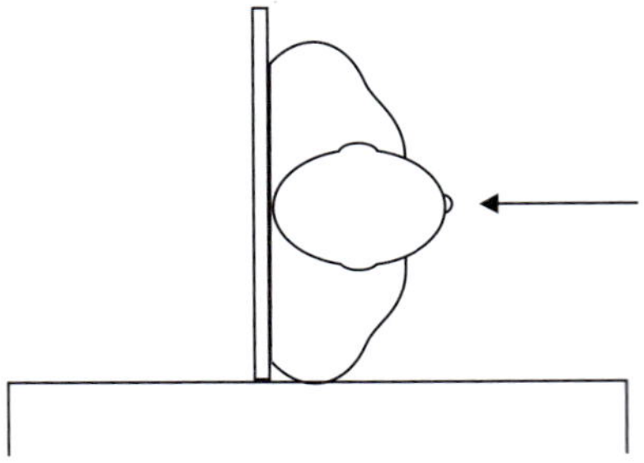

FIGURA 106.4 Incidência decúbito lateral com raios horizontais.

ANATOMIA NORMAL E INTERPRETAÇÃO RADIOLÓGICA

Os limites superiores e inferiores da caixa torácica são:[3,4]

- Superiores:
  - Posteriormente - primeira vértebra torácica;
  - Anteriormente - borda superior do esterno;
  - Lateralmente - primeiras costelas.
- Inferiores:
  - Posteriormente - 12ª vértebra torácica;
  - Anteriormente - articulação xifoesternal;
  - Lateralmente - 12ª costela e cartilagens costais inferiores;
  - Fechado pelo diafragma.

A radiografia de tórax possibilita a visualização do coração e grandes vasos, traqueia, pulmões, arcabouço ósseo torácico (costelas e vértebras torácicas), diafragma, clavícula e a escápula, além dos tecidos moles que constituem a parede torácica (Figuras 106.5 e 106.6).[1-3,5]

Uma radiografia é passível de análise quando atinge determinados parâmetros:[2,3,5,6]

- **Exposição ao raio X (dose adequada):** as vértebras torácicas devem ser vistas facilmente somente até T8/T9. Diz-se que a radiografia está muito penetrada quando mais vértebras podem ser visualizadas e pouco penetrada quando não se consegue visualizar os corpos vertebrais até T8/T9.
- **Apneia inspiratória máxima:** devem ser visualizadas entre 9ª e 11ª costelas posteriores, dependendo do biotipo do paciente.
- **Radiografia centralizada:** diz-se que a radiografia está "centralizada" quando as bordas mediais das clavículas se encontram equidistantes do centro da coluna.

A interpretação da radiografia de tórax tem de ser sistematizada para que todas as estruturas sejam avaliadas. Para tanto, pode-se utilizar a regra mnemônica "ABCDEFG" detalhada a seguir:

A. *Airway*: vias aéreas (traqueia, brônquios e bronquíolos). Observar se a traqueia está centralizada e se

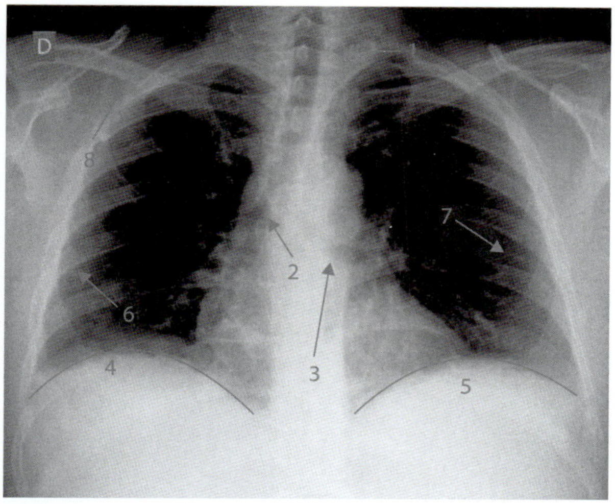

FIGURA 106.5 Radiografia em posteroanterior demonstrando a anatomia radiológica. 1: Traqueia; 2: Brônquio fonte direito; 3: Brônquio fonte esquerdo; 4: Hemicúpula diafragmática direita; 5: Hemicúpula diafragmática esquerda; 6: Costela posterior; 7: Costela anterior; 8: Clavícula.

há algum corpo estranho impactado ou alteração de sua luz. Se houver tubo endotraqueal, avaliar se o ele está corretamente posicionado.

B. *Breathing*: respiração (pulmões, hilos e pleuras). Procurar por massas, consolidações, broncogramas aéreos, pneumotórax e infiltrados pulmonares. Realizar estudo comparativo entre os hilos, analisando sua morfologia e posicionamento.

C. Coração e mediastino: avaliar o diâmetro cardiotorácico e calcular o índice cardiotorácico, que é a razão entre o diâmetro transversal cardíaco máximo e o diâmetro da caixa torácica em inspiração profunda (Figura 106.7). Usualmente, corresponde a 0,5 cm no adulto. O mediastino de um adulto normal deve medir menos de 8 cm.

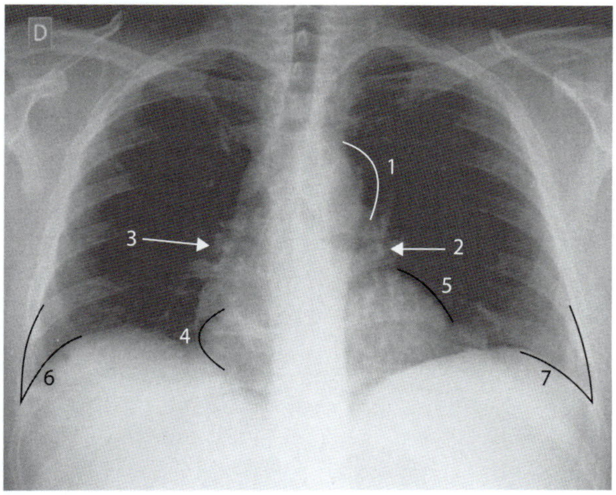

FIGURA 106.6 Radiografia em posteroanterior demonstrando esquema de anatomia radiológica. 1: arco aórtico; 2: artéria pulmonar esquerda; 3: artéria pulmonar direita; 4: átrio direito; 5: ventrículo esquerdo; 6: seio costofrênico direito; 7: seio costofrênico esquerdo.

D. Diafragma: observar se as cúpulas diafragmáticas estão convexas e se a hemicúpula direita está 1 a 3 cm mais baixa que a esquerda. Avaliar seios costofrênicos à procura de derrames pleurais. Se houver sonda nasogástrica, observar se está corretamente posicionada.

E. Estruturas ósseas (clavículas, costelas, esterno e coluna dorsal): avaliar alinhamento, espaços ósseos, forma, contornos e densidade. Recomenda-se procurar ativamente sinais de fratura.

F. *Fat*: partes moles (tecido subcutâneo, músculos e mamas). Observar se há enfisema subcutâneo ou alterações mamárias e musculares.

G. Alterações externas. Observar se há drenos, sondas, materiais de osteossíntese ou marca-passos e se estão corretamente locados.

RADIOGRAFIAS PATOLÓGICAS – PRINCIPAIS ACHADOS

TRAUMA

Pneumotórax

Presença de ar/gás na cavidade pleural, que pode ser decorrente de algumas doenças ou lesões pulmonares. Na radiografia, observam-se a presença de uma linha de pleura visceral separada da pleura parietal, ausência de vascularização pulmonar periférica, além do sinal do sulco profundo (aumento da transparência do quadrante abdominal superior e aprofundamento do seio costofrênico).[3,7-12] Pode-se observar enfisema subcutâneo (Figuras 106.8 e 106.9).

Se há desvio do mediastino para o lado contralateral ao pneumotórax, diz-se que ele é hipertensivo, causando risco de morte eminente ao paciente.[3,7-12]

Hemotórax

Deriva-se de laceração de vasos pulmonares ou veias intercostais. Quando há pouco extravasamento de sangue para dentro do espaço pleural, não há detecção pela radiografia. São necessários ao menos 200 mL de sangue no seio costofrênico para causar o velamento deste em radiografias ortostáticas. Radiografias em decúbito lateral com raios horizontais conseguem detectar quantidades menores de

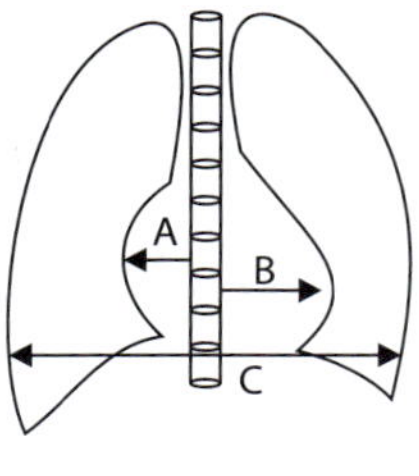

$$\text{Índice cardiotorácico} = \frac{A + B}{C}$$

FIGURA 106.7 Índice cardiotorácico.

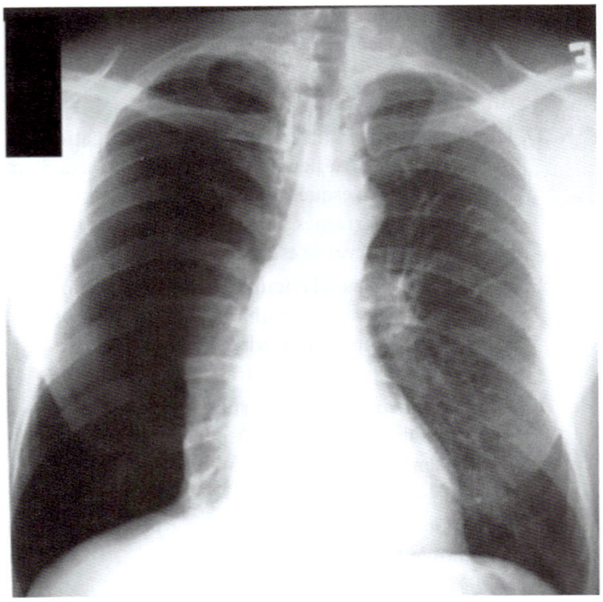

FIGURA 106.8 Radiografia em posteroanterior demonstrando pneumotórax à direita. Observar ausência de trama vascular pulmonar à direita, associada a aumento da hipertransparência pulmonar ipsilateral.

sangue no espaço pleural, porém são de difícil realização no paciente politraumatizado. Por tratar-se, na maioria das vezes, de paciente politraumatizado, há normalmente fraturas ósseas associadas.[3,7-12] O hemotórax surge na radiografia como um velamento pulmonar, conforme demonstrado na Figura 106.10.

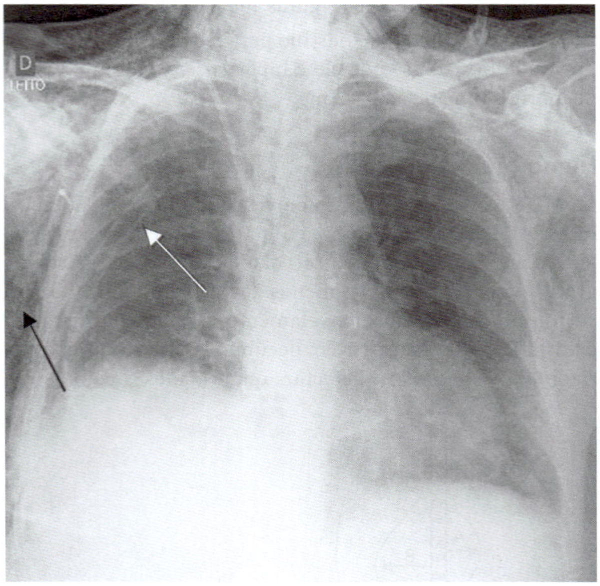

FIGURA 106.9 Radiografia de tórax em anteroposterior. Observar enfisema subcutâneo (seta preta) e dreno torácico à direita (seta branca).

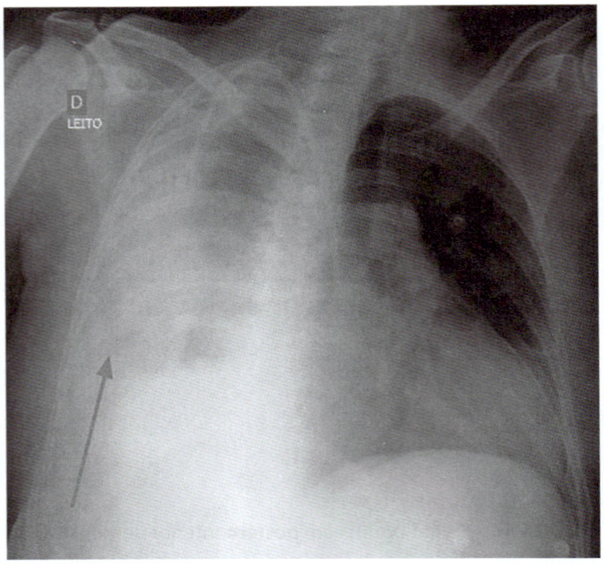

FIGURA 106.10 Radiografia de tórax em anteroposterior: velamento do hemitórax direito (seta). Considerar a possibilidade de hemotórax em pacientes politraumatizados.

Fraturas de arcos costais

As fraturas do arcabouço ósseo são importantes, pois predizem a gravidade do trauma e a possibilidade de lesões de outros órgãos adjacentes. Normalmente, fraturas de primeiro, segundo e terceiro arcos costais estão associadas a trauma de maior gravidade, podendo estar relacionadas com lesões de aorta e de grandes vias aéreas. As fraturas de 9°, 10°, 11° e 12° arcos costais podem ocorrer em casos de menor gravidade, porém há a possibilidade de estar associadas a lesões hepáticas, esplênicas e renais.[3,13,15,16-19] Na Figura 106.11, observa-se uma radiografia de tórax em posteroanterior com fratura do 5º arco costal posterior. As fraturas antigas de arcos costais são identificadas como calos ósseos, como demonstrado na Figura 106.12.

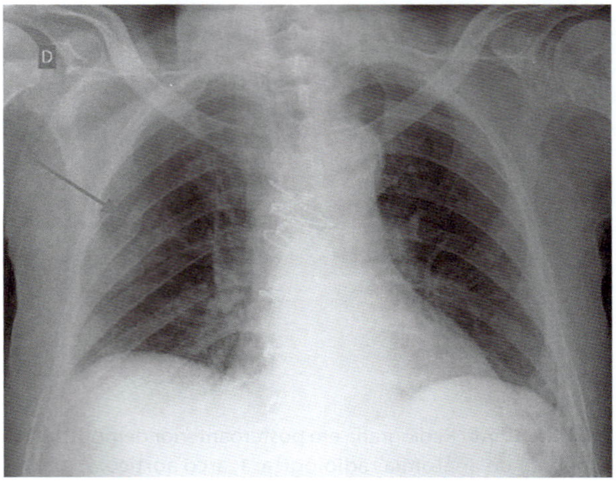

FIGURA 106.11 Radiografia de tórax em posteroanterior evidencia fratura do 5º arco costal posterior (seta).

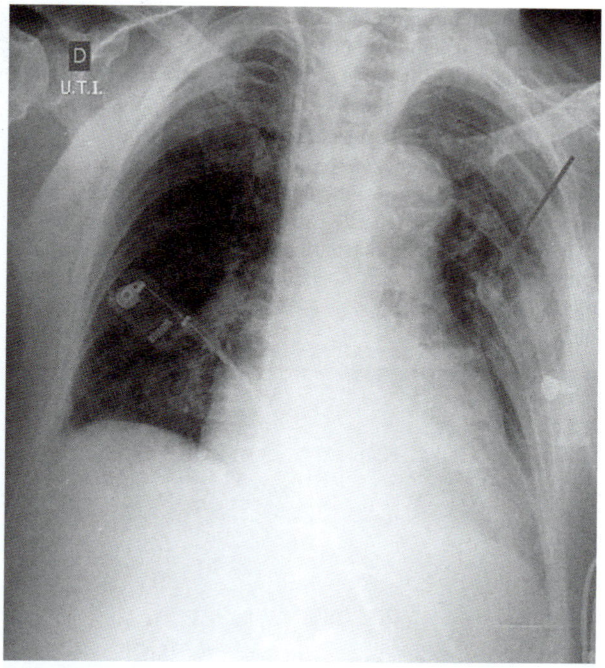

FIGURA 106.12 Radiografia de tórax em anteroposterior demonstra fratura antiga de 7º arco costal posterior (seta).

CLÍNICA MÉDICA

Pneumonias

As pneumonias bacterianas surgem na radiografia de tórax como dois padrões principais, que podem ser broncopneumonias (causadas normalmente por *Staphylococcus aureus, Streptococcus pyogenes, Haemophilus influenzae, Pseudomonas aeruginosa* e bactérias atípicas) ou lobares (causadas normalmente por *Streptococcus pneumoniae, Haemophilus influenzae, Klebsiella pneumoniae* e *Legionella pneumophila*).

A pneumonia lobar se inicia, tipicamente, nas regiões subpleurais e evolui até atingir todo o lobo pulmonar. Nesta doença, os brônquios continuam pérvios, contendo ar em seu interior, formando o sinal do broncograma aéreo (visualização do brônquio com ar em seu interior rodeado por consolidação pulmonar). Pode haver derrame pleural, normalmente de pequena monta. A Figura 106.13 demonstra uma radiografia de tórax em posteroanterior, com consolidação no campo pulmonar inferior esquerdo, evidenciando broncograma aéreo. A Figura 106.14 demonstra consolidação lobar no pulmão esquerdo.[3,20-24]

A broncopneumonia acomete inicialmente os bronquíolos e pode progredir ao ponto de acometer todo o lobo pulmonar. Normalmente, as áreas de consolidação são mais esparsas, acometendo mais de um lobo pulmonar de modo simultâneo. Assim como na pneumonia lobar, pode haver derrame pleural em pequena quantidade. A Figura 106.15 evidencia uma radiografia de tórax em posteroanterior com infiltrados pulmonares difusos.[3,21,25-27]

As infecções de vias aéreas causadas por vírus podem evoluir em traqueíte, bronquite, bronquiolite ou broncopneumonia. A traqueíte e bronquite não costumam causar alterações nas radiografias de tórax. Bronquiolite também pode não causar alterações nas radiografias de tórax ou pode ser evidenciada como um aumento da trama pulmonar ou até mesmo como um padrão reticulonodular difuso, como demonstra a Figura 106.16.[28-31]

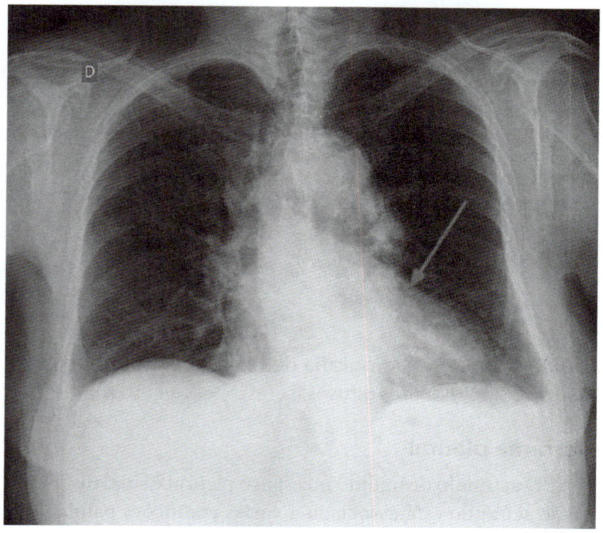

FIGURA 106.13 Radiografia de tórax em posteroanterior. Consolidação no campo pulmonar inferior esquerdo com broncograma aéreo (seta).

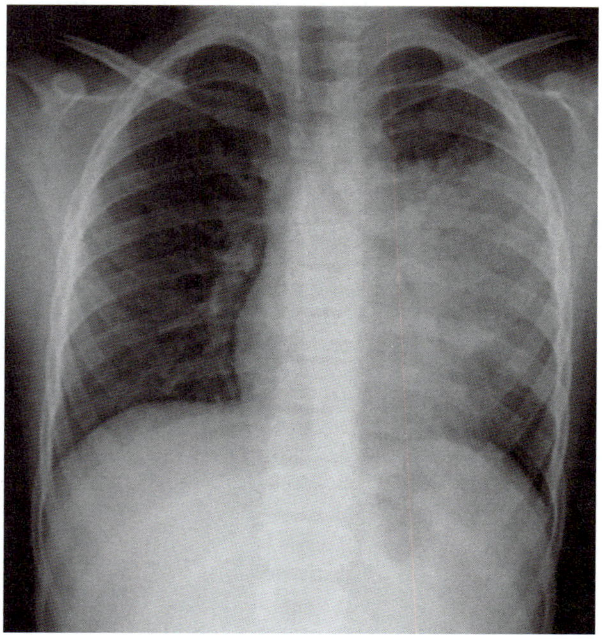

FIGURA 106.14 Radiografia de tórax em posteroanterior, demonstrando consolidação lobar à esquerda.

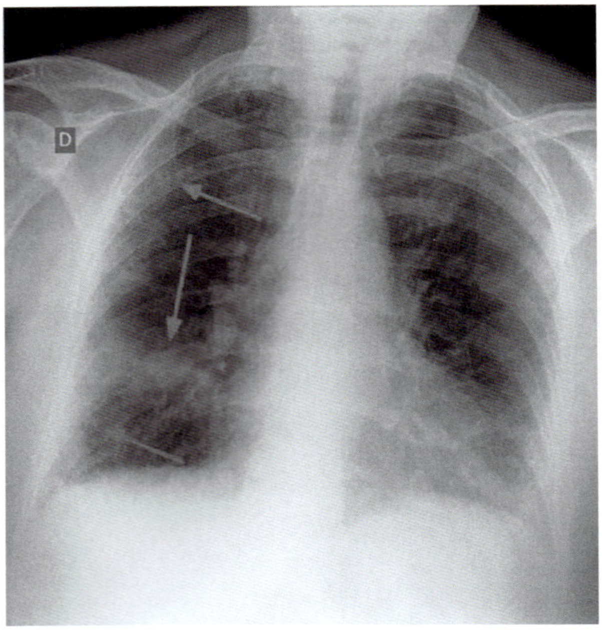

FIGURA 106.15 Radiografia de tórax em posteroanterior. Infiltrados pulmonares difusos (setas).

Derrame pleural

O acúmulo de líquido no espaço pleural é sinal de doença e esse acúmulo está associado a várias condições patológicas, entre elas o aumento da pressão capilar pulmonar, diminuição da pressão oncótica, aumento da permeabilidade da membrana pleural e obstrução da drenagem linfática. As causas mais comuns de derrame pleural na emergência são pneumonias, insuficiência cardíaca e hepática e hipoalbuminemia.[3,32-35]

Alguns fatores podem interferir na avaliação radiológica do derrame pleural: natureza do líquido (se está livre no espaço pleural ou loculado); a quantidade de líquido; e a incidência radiológica. Um pequeno volume de derrame pleural causa elevação do hemidiafragma e, conforme o volume aumenta, o líquido tende a acumular nos seios costofrênicos, formando o sinal do menisco, que pode ser visto na Figura 106.17.[3,33]

Derrames muito pequenos podem não ser visualizados nas radiografias em posteroanterior. Sendo assim, nesses casos, a melhor incidência a ser utilizada é decúbito lateral com raios horizontais, que é a incidência mais sensível para detectar derrame pleural (10 a 25 mL de líquido já são detectáveis). A Figura 106.18 demonstra uma radiografia de tórax em decúbito lateral com raios horizontais que evidencia derrame pleural à direita.[3,36,37]

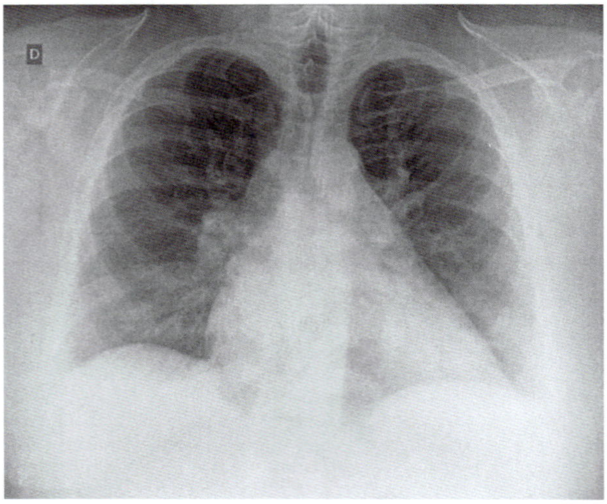

FIGURA 106.16 Radiografia de tórax em posteroanterior demonstra infiltrados intersticiais difusos bilaterais

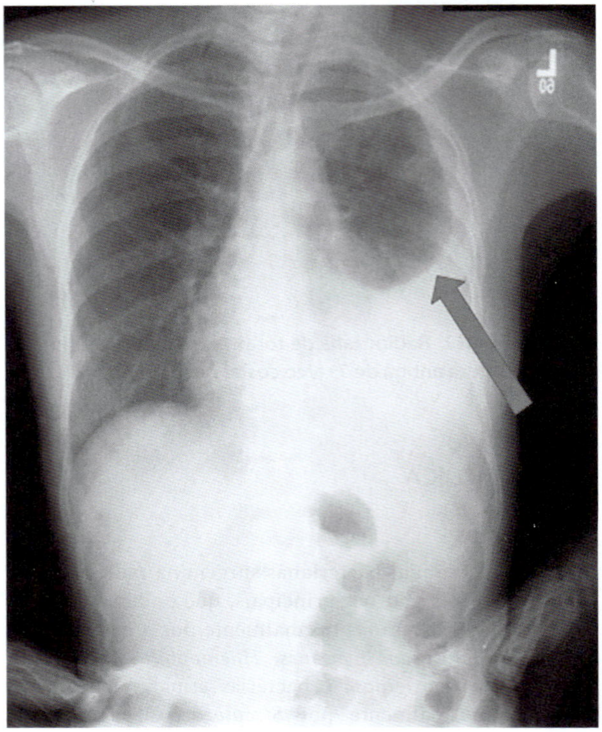

FIGURA 106.17 Radiografia de tórax em posteroanterior demonstra derrame pleural extenso, com sinal do menisco (seta).

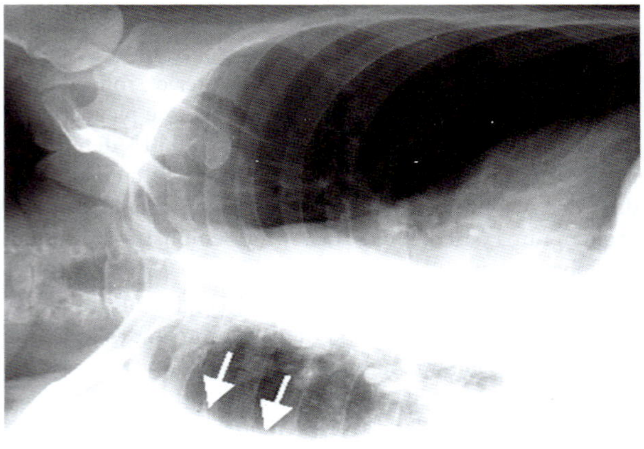

FIGURA 106.18 Radiografia de tórax em decúbito lateral com raios horizontais demonstra derrame pleural à direita (setas).

Síndrome da angústia respiratória aguda (SARA)

Comum em pacientes das unidades de terapia intensiva (UTI), a SARA ocorre tipicamente em pacientes sépticos que evoluem com hipoxemia de início agudo. O principal sintoma da SARA é a dispneia, acompanhada de alcalose respiratória causada por acúmulo de fluidos nos alvéolos. A partir da fisiopatologia, é possível inferir que a radiografia de tórax evidencia infiltrados pulmonares difusos, que correspondem ao fluido alveolar, como visto na Figura 106.19.

EDEMA PULMONAR E INSUFICIÊNCIA CARDÍACA

O edema pulmonar é definido como acúmulo anormal de fluido nos compartimentos extravasculares do pulmão (interstício e espaço aéreo), podendo ser dividido em dois tipos: cardiogênico e não cardiogênico. O edema pulmonar de origem cardiogênico normalmente é causado por aumento da pressão da artéria pulmonar, decorrente da hipertensão do átrio esquerdo (geralmente causada por falência ventricular ou obstrução da via de saída do átrio). Contudo, o edema pulmonar não cardiogênico resulta da injúria do endotélio alveolar, causando acúmulo de proteínas e fluidos no espaço interalveolar, sendo que sua manifestação mais grave é a SARA.[3,38,39]

A radiografia demonstra, nos estágios iniciais, espessamento peribroncovascular e opacidades que predominam nas bases. O derrame pleural está presente na maioria das vezes, acompanhado de cardiomegalia. A melhora radiológica ocorre em questão de horas após a reversão do quadro clínico. A Figura 106.20 demonstra radiografia de tórax com opacidades bibasais e cardiomegalia, compatíveis com quadro de edema pulmonar.[3,38,39]

A insuficiência cardíaca, quando estabilizada, demonstra somente aumento da área cardíaca na radiografia de tórax, como visto na Figura 106.21. Quando o paciente se encontra com o quadro descompensado, há sinais de congestão pulmonar associado ao aumento da área cardíaca, como demonstra a Figura 106.22.

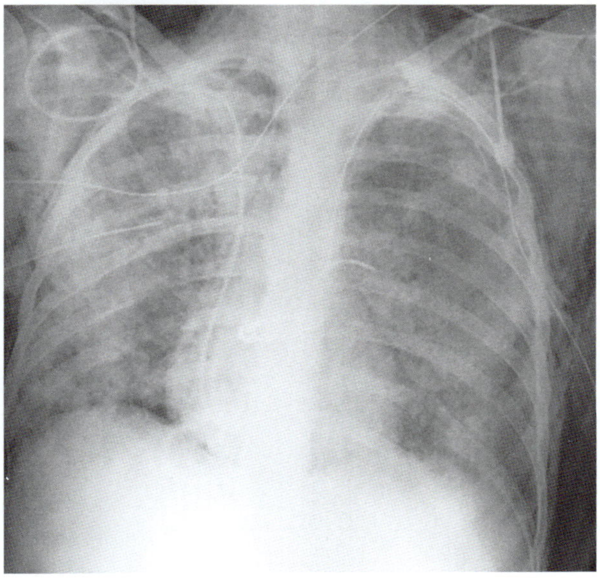

FIGURA 106.19 Radiografia de tórax em anteroposterior demonstrando infiltrado pulmonar difuso, sugestivo de SARA.

Tromboembolismo pulmonar agudo (TEP)

O TEP é a terceira causa de morbimortalidade entre as doenças agudas de origem cardiovascular e, na maioria das vezes, resulta de uma trombose venosa profunda (TVP) formada no sistema venoso profundo dos membros inferiores. A radiografia tem como função principal excluir outros diagnósticos diferenciais, uma vez que a tomografia computadorizada realizada com protocolo TEP dará o diagnóstico

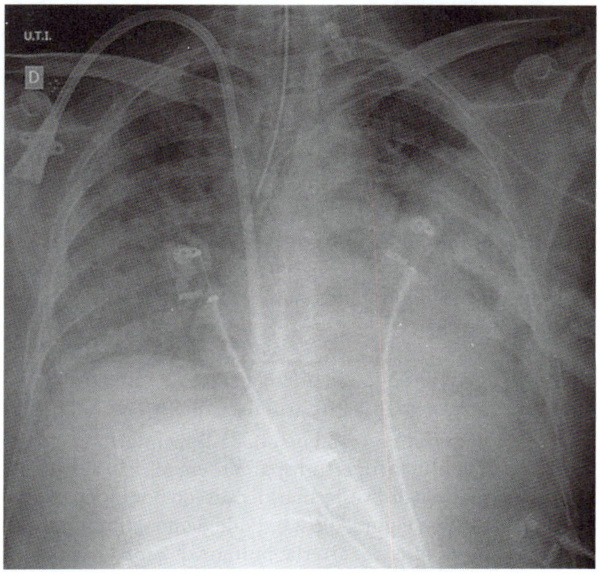

FIGURA 106.20 Radiografia de tórax em anteroposterior. Opacidades pulmonares bibasais com aumento da área cardíaca.

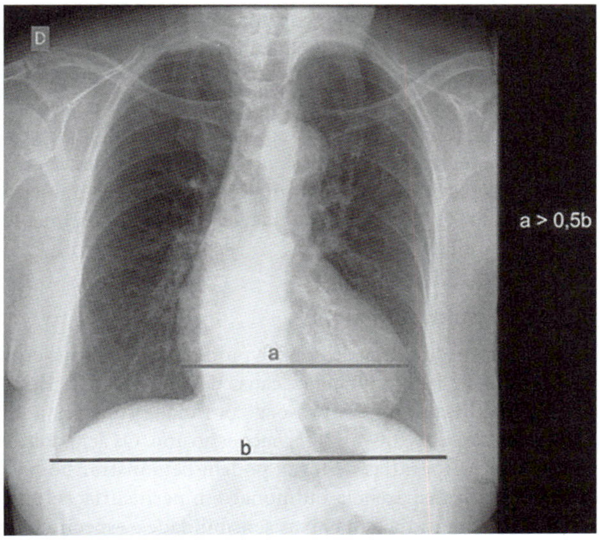

FIGURA 106.21 Radiografia de tórax em posteroanterior demonstrando aumento da área cardíaca.

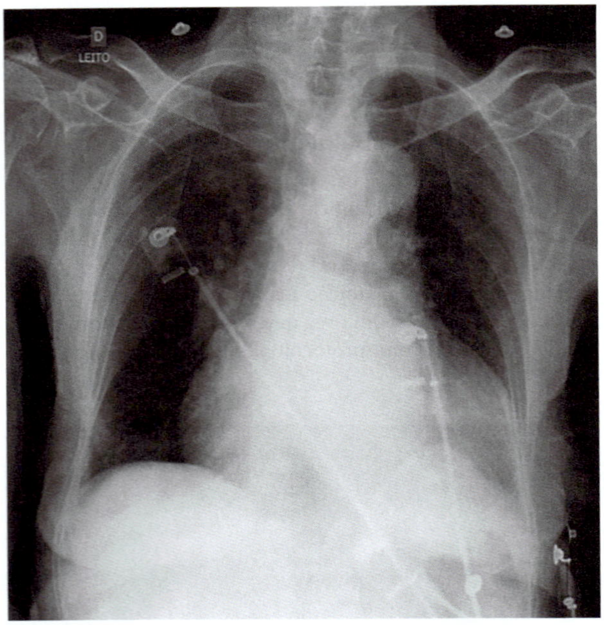

FIGURA 106.22 Radiografia de tórax em anteroposterior demonstrando aumento da área cardíaca e sinais de congestão pulmonar (hilos ingurgitados, aumento e cefalização da trama vascular pulmonar).

final.[3,40-43] O TEP pode ser diferenciado, na radiografia, em tromboembolia sem infarto e tromboembolia com infarto.

A radiografia na tromboembolia sem infarto pode demonstrar um pulmão hipertransparente em relação ao pulmão contralateral (sinal de Westermark), causado por hipoperfusão pulmonar difusa (Figura 106.23). Pode demonstrar, também, aumento do calibre da artéria pulmonar central (sinal de Fleischner), sendo mais relatado na artéria pulmonar direita. Também pode haver perda de volume pulmonar, levantamento de hemicúpula diafragmática e atelectasias laminares.[3,40-43]

Os achados de imagem na tromboembolia com infarto podem evidenciar consolidações parenquimatosas multifocais e habitualmente nas regiões pulmonares inferiores, que têm como causa a hemorragia alveolar ou infarto do parênquima pulmonar. Pode haver uma consolidação pulmonar periférica, de forma triangular, com o ápice do triângulo voltado para a região hilar e a base na superfície da pleura pulmonar ("corcova" de Hampton). O derrame pleural está associado ao TEP em até 55% das vezes, sendo geralmente pequeno e unilateral.[3,40-43]

Enfisema pulmonar

Faz parte da chamada doença pulmonar obstrutiva crônica (DPOC) e é a quinta maior causa de internação no sistema público brasileiro, em pessoas com idade superior a 40 anos, com cerca de 200 mil internações ao ano. Os achados de DPOC nas radiografias de tórax podem demonstrar bolhas, aumento da transparência pulmonar e hiperinsuflação pulmonar. A radiografia tem baixas sensibilidade e especificidade nos casos de enfisema pulmonar, sendo útil para excluir outros diagnósticos.[2,3,44,45]

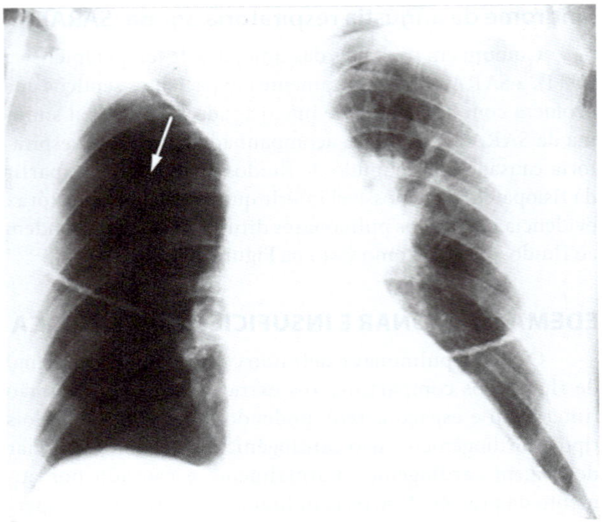

FIGURA 106.23 Radiografia em posteroanterior demonstrando uma hipertransparência pulmonar direita em relação ao pulmão esquerdo - sinal de Westermark.

As bolhas podem ser identificadas na radiografia como áreas avasculares com maior radiotransparência. Estão presentes somente em cerca de 33% dos pacientes e são os únicos achados específicos de enfisema nas radiografias. O aumento da transparência pulmonar resulta do maior volume de ar em relação à quantidade de parênquima pulmonar e sangue que os feixes de raio X encontram em seu trajeto, conforme pode ser visto na Figura 106.24. O principal sinal de hiperinsuflação pulmonar é a retificação do diafragma, que se encontra, nesses casos, abaixo do sexto espaço intercostal.[2,3,44,45]

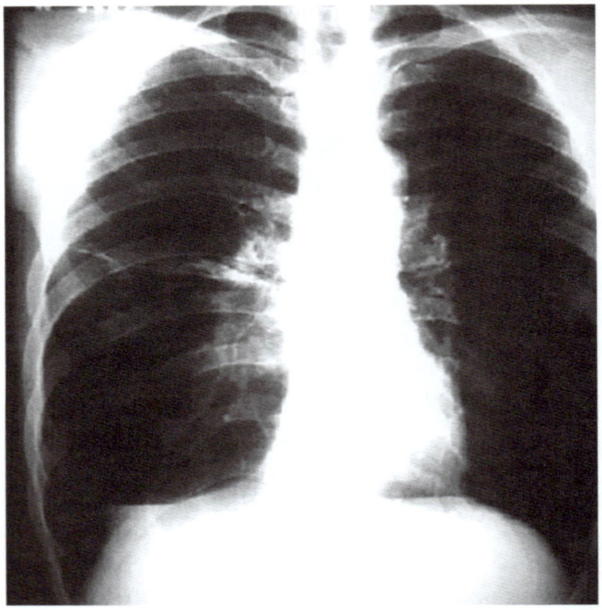

FIGURA 106.24 Radiografia de tórax em posteroanterior. Observar o aumento da transparência dos campos pulmonares, além da hiperinsuflação bilateral.

Atelectasia

Atelectasias são comuns em pacientes submetidos à anestesia geral, mas podem ocorrer em qualquer paciente acamado, sendo mais frequentes em obesos, idosos, tabagistas e portadores de doenças pulmonares. É a primeira causa de febre nas primeiras 24 horas de pós-operatório.[3]

Aparecem mais frequentemente nos lobos inferiores, principalmente o esquerdo, principalmente após cirurgia cardíaca e trauma torácico. As radiografias variam desde exames normais até opacidades semelhantes a pneumonias, inclusive com consolidação lobar, podendo desviar o mediastino para o lado ipsilateral à consolidação. É importante considerar que a persistência de atelectasias após 3 a 4 dias de pós-operatório devem ter como principal diagnóstico diferencial as pneumonias.[3]

A Figura 106.25 demonstra opacidade na base pulmonar esquerda, aspecto compatível com atelectasia. A Figura 106.26 demonstra opacidade pulmonar esquerda e calcificações pleurais, além de desvio do mediastino para o lado ipsilateral à consolidação.

Avaliação de drenos e tubos

Entre os vários dispositivos de manutenção e monitorização da vida, os mais importantes, no setor de urgência e emergência, são os tubos endotraqueais, a sonda nasogástrica, o dreno torácico e os acessos venosos centrais. É de suma importância que o médico emergencista saiba avaliar o posicionamento correto destes dispositivos.[3]

A ponta do tubo endotraqueal deve estar localizada cerca de 5 a 7 cm da carina (altura das vértebras T5 a T7), quando o paciente está em posição neutra. Quando há flexão da coluna cervical, o tubo pode estar entre 3 e 5 cm da carina. O diâmetro do tubo deve ocupar pelo menos dois terços do diâmetro da traqueia. O mau posicionamento mais comum é a inserção do tubo no brônquio fonte direito, quando dizemos que o tubo está seletivo, conforme demonstrado na Figura 106.27. A Figura 106.28 demonstra uma radiografia da mesma paciente, com o tubo normolocado.[3]

A sonda nasogástrica pode ser utilizada para alimentação e administração de medicamentos. O tubo deve seguir a linha média até abaixo do diafragma e sua ponta deve estar no antro gástrico ou duodeno. Quando há grande risco de broncoaspiração, a ponta da sonda deve estar locada no duodeno. Se a ponta ficar no esôfago ou no cardia, pode haver broncoaspiração. Uma complicação menos comum é a sonda nasogástrica ser locada na árvore brônquica. Se houver liberação de dieta, o paciente desenvolve pneumonia química severa.[3] A Figura 106.29 demonstra uma sonda nasogástrica normolocada e a Figura 106.30 demonstra uma radiografia da mesma paciente, com a sonda nasogástrica na árvore brônquica.

A localização do dreno torácico depende de sua função. Para o tratamento do pneumotórax, o dreno deve estar localizado anterossuperiormente. Para drenar derrames pleurais, a posição do dreno deve ser posteroinferior. Se o dreno não estiver em posição ideal, pode não ser totalmente efetivo.[3] A Figura 106.31 mostra o dreno de tórax à direita.

Os acessos venosos centrais podem ser inseridos através de veias do antebraço, subclávia, jugular interna ou externa ou veia femoral. A ponta do cateter deve estar na porção inferior da veia cava superior ou na porção superior do átrio direito. O posicionamento inadequado pode ocasionar

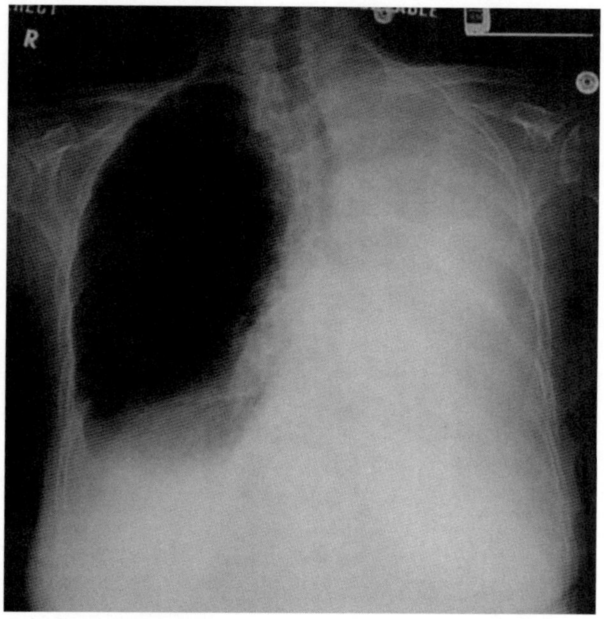

FIGURA 106.25 Radiografia de tórax em posteroanterior, demonstrando atelectasia do pulmão esquerdo. Observar o desvio do mediastino para o lado ipsilateral à atelectasia.

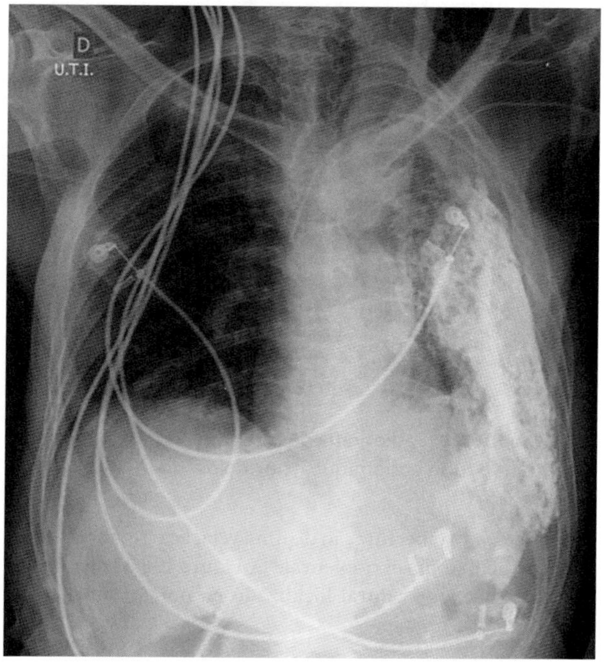

FIGURA 106.26 Radiografia de tórax anteroposterior. Opacidade pulmonar esquerda associada a calcificações pleurais, além de desvio do mediastino para o lado ipsilateral à atelectasia.

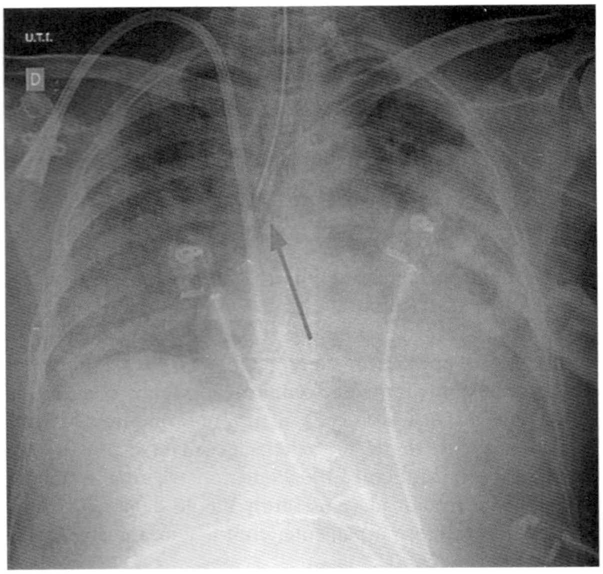

FIGURA 106.27 Radiografia de tórax em anteroposterior evidencia tubo endotraqueal seletivo no brônquio fonte direito.

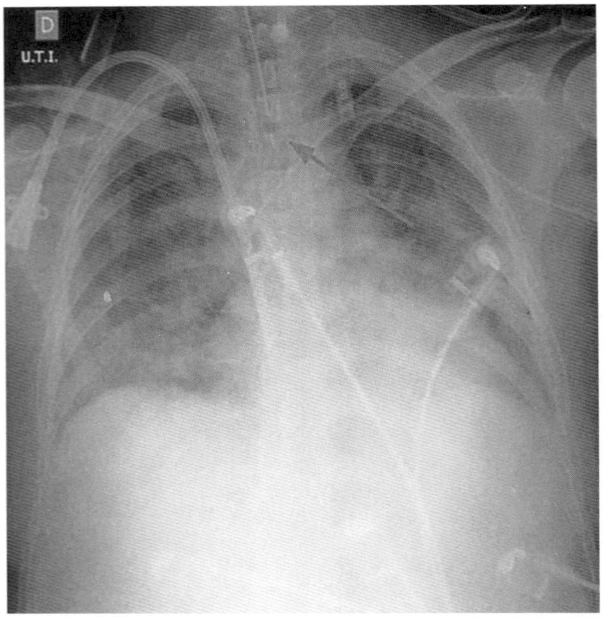

FIGURA 106.28 Radiografia de tórax em anteroposterior demonstrando tubo endotraqueal normolocado.

pneumotórax ou perfuração de uma veia, acarretando hemotórax ou hematoma extrapleural.[3] A Figura 106.32 demonstra um acesso venoso central localizado na porção superior do átrio direito.

AGRADECIMENTOS

Agradecemos o Dr. Marcio Luis Duarte por ceder algumas das imagens deste capítulo.

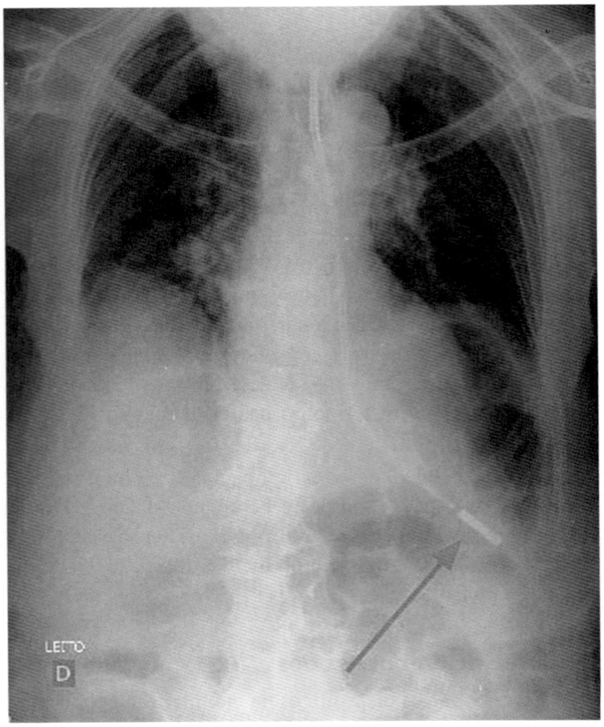

FIGURA 106.29 Radiografia de abdome em anteroposterior demonstrando sonda nasogástrica normolocada.

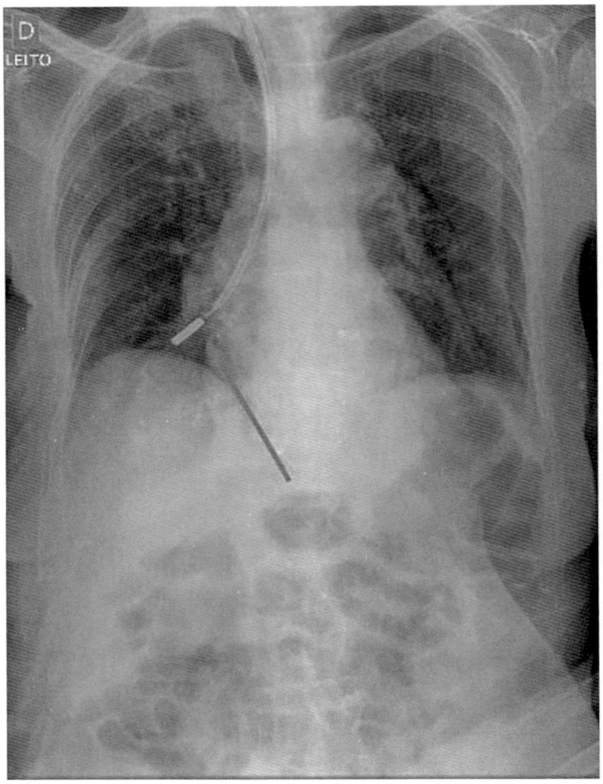

FIGURA 106.30 Radiografia de abdome em anteroposterior evidenciando a sonda nasogástrica no brônquio fonte direito.

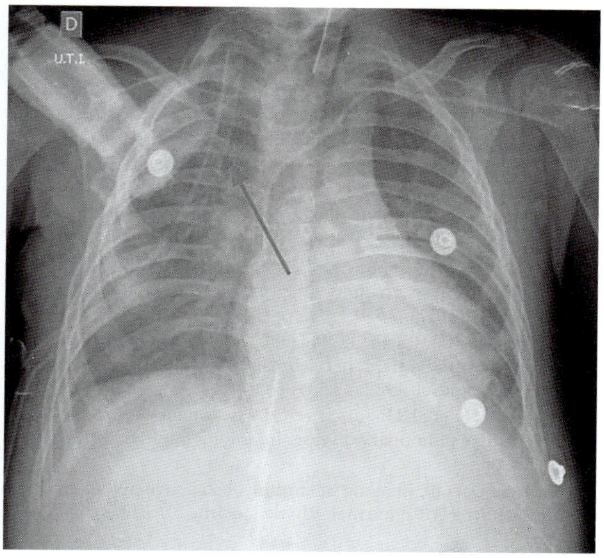

FIGURA 106.31 Radiografia de tórax em anteroposterior demonstra dreno de tórax localizado no lobo superior do pulmão direito.

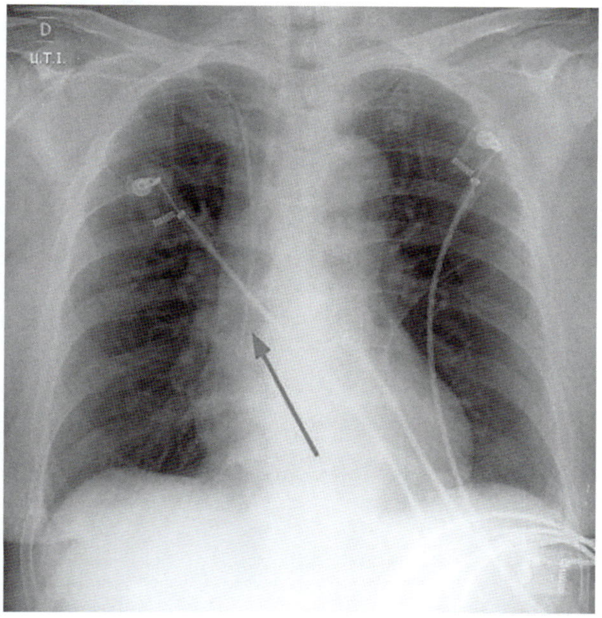

FIGURA 106.32 Radiografia de tórax em anteroposterior demonstrando acesso venoso central com sua extremidade locada na porção superior do átrio direito (seta).

REFERÊNCIAS BIBLIOGRÁFICAS

1. Juhl JH, Crummy AB, Kuhlman JE. Paul & Juhl: Interpretação radiológica. 7. Ed. Rio de Janeiro: Guanabara Koogan; 2000.
2. Sutton, D. Tratado de radiologia e diagnóstico por imagem. 6.ed. São Paulo: Revinter; 2003.
3. Silva IS, D'ippolito G. Tórax. Série CBR: Colégio Brasileiro de Radiologia e Diagnóstico por Imagem. Rio de Janeiro: Elsevier; 2010.
4. Lauand LSL, Junior EBS, Andrade BJ, Sprovieri SRS. Contribuição da interpretação da radiografia simples de tórax na sala de emergência. In: Arq Med Hosp Fac Cienc Med Santa Casa. São Paulo; 2008; 53(2):64-76.
5. Fleckenstein P. Anatomia em diagnóstico por imagens. São Paulo: Manole; 2004.
6. Goodman LR, Felson B. Princípios de radiologia do tórax: estudo dirigido. São Paulo: Atheneu; 2001.
7. Kuhlman JE, Pozniak MA, Collins J, Knisely BL. Radiographic and CT findings of blunt chest trauma: aortic injuries and looking beyond them. In: Radiographics 1998;18(5):1085-1 06.
8. Brink M, Deunk J, Dekker HM, Kool DR, Edwards MJ, Van Vugt AB, et al. Added value of routine chest MDCT after blunt trauma: evaluation of additional findings and impact on patient management. In: AJR Am J Roentgenol 2008;190(6):1591-8.
9. Christopher M, et al. Pneumomediastinum revisited. In: RadioGraphics. 2000; 20:1043–1057.
10. Creasy JD, et al. Overview of traumatic injury of the thoracic aorta. In: RadioGraphics. 1997; 17:27-45.
11. Restrepo CS. et al. Imaging patients with cardiac trauma. In: RadioGraphics. 2012; 32:633–649.
12. Tocino IM. Pneumothorax in the supine patient: radiographic anatomy. In: RadioGraphics. 1985; 5: 557-586.
13. Sadro CT, et al. Geriatric trauma: a radiologist's guide to imaging trauma patients aged 65 years and older. In: RadioGraphics. 2015; 35:1263–1285.
14. Bonne S, Schuerer DJ. Trauma in the older adult: epidemiology and evolving geriatric trauma principles. In: Clin Geriatr Med. 2013;29(1):137–150.
15. Ziegler DW, Agarwal NN. The morbidity and mortality of rib fractures. In: J Trauma. 1994;37(6):975–979.
16. Holcomb JB, McMullin NR, Kozar RA, et al. Morbidity from rib fractures increases after age 45. In: J Am Coll Surg 2003;196(4):549–555.
17. Sirmali M, Türüt H, Topçu S, et al. A comprehensive analysis of traumatic rib fractures: morbidity, mortality and management. In: Eur J Cardiothorac Surg. 2003;24(1):133–138.
18. Testerman GM. Adverse outcomes in younger rib fracture patients. In: South Med J. 2006;99(4):335–339.
19. Guttentag AR. Keep your eyes on the ribs: the spectrum of normal variants and diseases that involve the ribs. In: RadioGraphics. 1999; 19:1125-1142.
20. Franquer T. Imaging of pneumonia: trends and algorithms. In: Eur Respir J. 2001;18(1):1 96-208.
21. Herold CJ, Sailer JG. Community acquired and nosocomial pneumonia. In: Eur Radiol. 2004 Mar; 14:2-20.
22. Sverzellati, N, et al. American Thoracic Society–European Respiratory Society Classification of the Idiopathic Interstitial Pneumonias: advances in knowledge since 2002. In: RadioGraphics. 2015; 35.
23. Walsh SL, Hansell DM. Diffuse interstitial lung disease: overlaps and uncertainties. In: Eur Radiol. 2010;20(8):1859–1867.
24. Aziz ZA, Wells AU, Hansell DM, et al. HRCT diagnosis of diffuse parenchymal lung disease: inter-observer variation. In: Thorax. 2004;59(6):506–511.
25. Akira M, Inoue Y, Kitaichi M, et al. Usual interstitial pneumonia and nonspecific interstitial pneumonia with and without concurrent emphysema: thin-section CT findings. In: Radiology. 2009;251(1): 271–279.
26. Kurashima K, Takayanagi N, Tsuchiya N, et al. The effect of emphysema on lung function and survival in patients with idiopathic pulmonary fibrosis. In: Respirology. 2010; 15(5):843–848.
27. Silva CI, Müller NL, Hansell DM, et al. Nonspecific interstitial pneumonia and idiopathic pulmonary fibrosis: changes in pattern and distribution of disease over time. In: Radiology. 2008;247(1):251–259.
28. Kim EA, et al. Viral pneumonias in adults: radiologic and pathologic findings. Ib: RadioGraphics. 2002; 22:S137–S149.
29. Kligerman SF. Nonspecific interstitial pneumonia: radiologic, clinical, and pathologic considerations. In: RadioGraphics. 2009; 29:73–87.

30. Collard HR, King TE Jr. Demystifying idiopathic interstitial pneumonia. In: Arch Intern Med 2003;163: 17–29.
31. Mueller-Mang C, et al. What every radiologist should know about idiopathic interstitial pneumonias. In: RadioGraphics. 2007; 27:595– 615.
32. McGrath EE, Anderson PB. Diagnosis of pleural effusion: a systematic approach. In: American Journal of Critical Care. 2011; 20: 119-128.
33. Raasch BN, Carsky EW, Lane EJ, et al. Pleural effusion: explanation of some typical appearance. In: AJR. 1982; 139: 899-904.
34. Ferrer J, Roldán J. Clinical management of the patient with pleural effusion. In: European Journal of Radiology. 2000; 34: 76-86.
35. Gallardo X, Castañer E, Mata JM. Benign pleural diseases. In: European Journal of Radiology. 2000; 34: 87-97.
36. Fraser RS, Coleman N, Muller NL. Pleural abnormalities and pleural effusion chapters. In: Fraser and par's diagnosis of diseases of the chest. 4. ed. Philadelphia: Saunders; 1999: 563-94, 2739-79.
37. Eibenberger KL, Dock WI, Ammann ME, et al. Quantification of pleural effusions: sonography versus radiography. In: Radiology. 1994 jun. 191(3):681-4.
38. Glueker T, et al. Clinical and radiologic features of pulmonary edema. In: RadioGraphics. 1999; 19:1507–1531.
39. Schnyder PA, Sarraj AM, Duvoisin BE, et al. Pulmonary edema associated with mitral regurgitation: prevalence of predominant involvement of the right upper lobe. In: AJR. 1993; 161:33–36.
40. Worsley DF, Alavi A, Aronchick JM, et al. Chest radiographic findings in patients with acute pulmonary embolism: observations from the PIOPED Study In: Radiology. 1993; 189:133–136.
41. Castañer E, et al. CT diagnosis of chronic pulmonary thromboembolism. In: RadioGraphics. 2009; 29:31–53.
42. Han D, et al. Thrombotic and nonthrombotic pulmonary arterial embolism: spectrum of imaging findings. In: RadioGraphics. 2003; 23:1521–1539.
43. Greenspan RH, Ravin CE, Polansky SM, McLoud TC. Accuracy of the chest radiograph in diagnosis of pulmonary embolism. In: Invest Radiol. 1982; 17:539–543.
44. Matsuoka S. et al. Quantitative CT assessment of chronic obstructive pulmonary disease. In: RadioGraphics. 2010; 30:55–66.
45. Capone D, et al. Imaging in chronic obstructive pulmonary disease. In: HUPE Journal: Rio de Janeiro; 2013;12(2):50-57.

107

Radiografia de Abdome

Luiz Carlos Donoso Scoppetta
Fabricius Andre Lyrio Traple

INTRODUÇÃO

Apesar da crescente disseminação dos métodos axiais de diagnóstico por imagem como a ultrassonografia, a tomografia computadorizada e a ressonância magnética, a radiologia convencional e, principalmente, a radiografia simples do abdome ainda são responsáveis por um grande número dos exames radiológicos realizados nos serviços de pronto atendimento.[1]

Contribuem para isso o advento da radiologia digital, que tornou o exame mais rápido, preciso e com menor exposição do paciente à radiação, a facilidade de realização do exame, o baixo custo quando comparado aos outros métodos e a sua ampla disponibilidade nos serviços de urgência e emergência.[2]

Constitui-se em uma ferramenta útil na avaliação inicial dos pacientes com a síndrome do abdome agudo.

PRINCIPAIS INDICAÇÕES DA RADIOGRAFIA ABDOMINAL NO PRONTO ATENDIMENTO

As principais indicações para a realização da radiografia do abdome nos serviços de pronto atendimento estão resumidas na Tabela 107.1.[3]

TÉCNICA DO EXAME

PREPARO DO PACIENTE

Não existe a necessidade de preparo específico para se obter uma radiografia simples do abdome (exceção se faz na pesquisa de cálculos urinários, quando o uso prévio de laxante e a restrição alimentar podem contribuir para melhorar a qualidade de imagem).[4]

AQUISIÇÃO DA IMAGEM

As imagens são obtidas preferencialmente em apneia ou ao fim da expiração.

PRINCIPAIS TIPOS DE INCIDÊNCIAS

Variam conforme a condição clínica do paciente e a indicação do exame. A mais comumente utilizada é a incidência anteroposterior (AP), sendo as demais incidências (oblíqua, perfil, etc.). Indicadas caso a caso.[1,5]

Radiografia panorâmica em decúbito dorsal (anteroposterior)

TABELA 107.1 Principais indicações da radiografia simples do abdome no pronto atendimento.

- Investigação de dor abdominal e pélvica
- Distensão abdominal
- Constipação
- Pesquisa de corpo estranho
- Suspeita de pneumoperitônio
- Massa abdominal palpável
- Visceromegalia

É a principal incidência utilizada. O paciente encontra-se em decúbito dorsal, com o raio central incidindo ao nível da sua crista ilíaca. É importante incluir na imagem o diafragma e, lateralmente, os flancos (Figura 107.1).[4]

Radiografia panorâmica ortostática em anteroposterior

Utilizada na rotina para abdome agudo, esta incidência permite a identificação de pneumoperitônio (desde que inclua as cúpulas diafragmáticas) e níveis hidroaéreos nas alças intestinais em casos de obstrução.[5,6]

O paciente deve ser mantido na posição ortostática ou sentado por pelo menos 5 minutos antes da realização do exame.

O raio central deve ser orientado paralelo e perpendicular à mesa de exame e centrado a cerca de 5 cm acima da crista ilíaca do paciente. É necessária a inclusão total da cúpula diafragmática (Figura 107.2).[7]

Radiografia em decúbito lateral

Utilizada em pacientes com suspeita de pneumoperitônio ou de obstrução intestinal que não apresentam condições clínicas para se manter em posição ortostática.[5]

O paciente pode ser posicionado tanto em decúbito lateral direito quanto esquerdo, sendo o direito preferível pela maior facilidade em se demonstrar o pneumoperitônio. O raio central deve ser emitido paralelamente à mesa de exame e incidindo cerca de 5 cm acima da crista ilíaca. É necessária a inclusão total da cúpula diafragmática (Figura 107.3).[7]

Radiografia em perfil

Geralmente realizada antes do início da pesquisa de fístulas abdominais (em exames contrastados), juntamente com a incidência em AP. Pode também ser utilizada na localização de massas abdominais e corpos estranhos.[5]

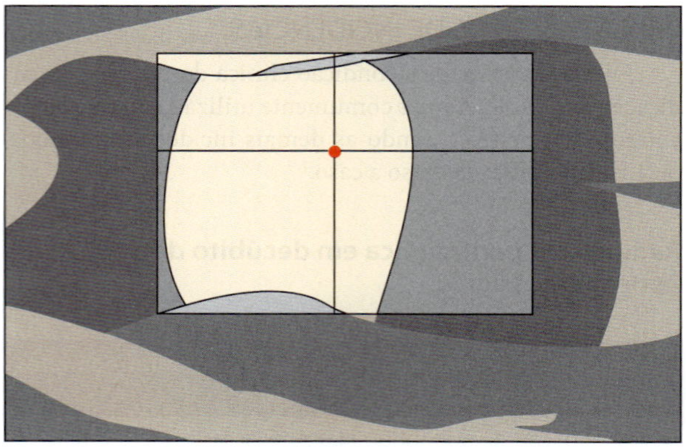

FIGURA 107.1 Esquema demonstrando o posicionamento do paciente na radiografia panorâmica em decúbito dorsal (AP): paciente encontra-se em decúbito dorsal, com o raio central sendo emitido perpendicularmente à mesa de exame e incidindo ao nível da crista ilíaca. Deve-se incluir a sínfise púbica, o polo superior do rim mais elevado e, lateralmente, os flancos.

O paciente deve ser posicionado em decúbito lateral, com o lado afetado para baixo, braços elevados e sob a cabeça e pernas flexionadas para melhor estabilizar o corpo. O raio central deve ser emitido perpendicularmente à mesa e incidir cerca de 5 cm acima da crista ilíaca (Figura 107.4).[7]

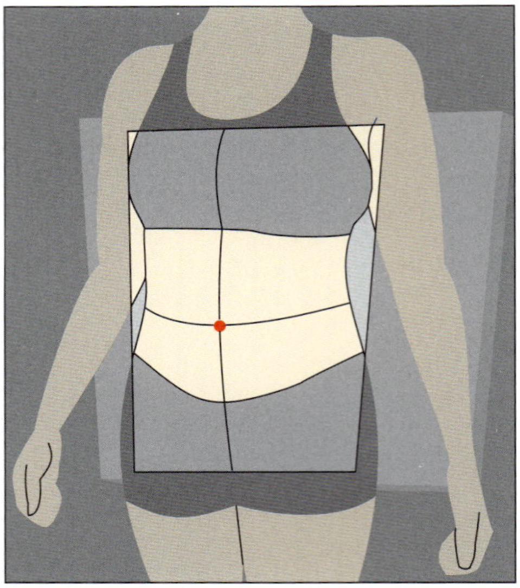

FIGURA 107.2 Esquema demonstrando o posicionamento na radiografia ortostática em anteroposterior: paciente encontra-se em ortostase e o raio central deve ser emitido paralelo ao piso e incidir cerca de 5 cm acima da crista ilíaca. É necessária a inclusão total da cúpula diafragmática.

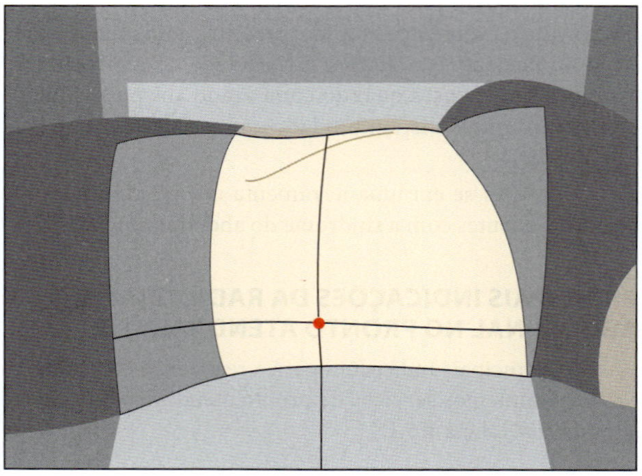

FIGURA 107.3 Esquema demonstrando o posicionamento na radiografia em decúbito lateral: paciente encontra-se em decúbito lateral esquerdo, com raio central emitido paralelamente à mesa de exame e incidindo cerca de 5 cm acima da crista ilíaca. É necessária a inclusão total da cúpula diafragmática.

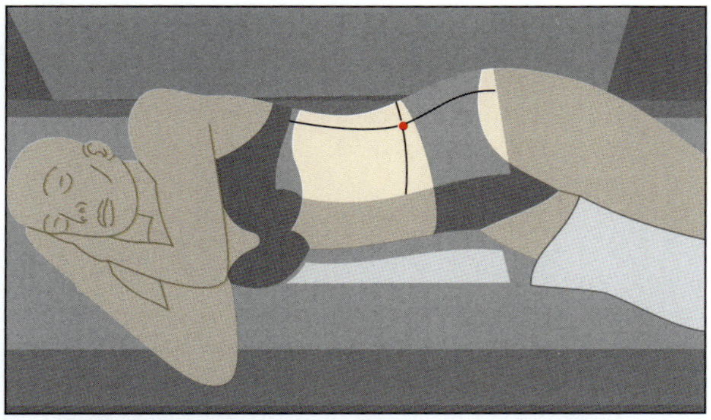

FIGURA 107.4 Esquema demonstrando o posicionamento na radiografia em perfil: paciente em decúbito lateral esquerdo, com o raio central incidindo a cerca de 5 cm acima da crista ilíaca, perpendicularmente à mesa.

Radiografia oblíqua

Geralmente indicadas para melhor identificação de cálculos urinários, corpos estranhos e outras imagens indefinidas em outras incidências devido à superposição de estruturas abdominais.[5]

O paciente deve permanecer em decúbito lateral direito ou esquerdo, pernas fletidas com os joelhos apoiados e braços fletidos e elevados à altura da cabeça. O feixe central deve ser emitido com uma determinada angulação em relação à mesa de exame (geralmente 45°) e incidir 5 cm acima das cristas ilíacas de forma oblíqua (Figura 107.5).[7]

AVALIAÇÃO DO ABDOME AGUDO

A avaliação de pacientes com a síndrome do abdome agudo é uma indicação importante das radiografias de abdome.

Nesse caso, comumente se utiliza um conjunto de incidências chamado de série (ou rotina) radiográfica, que deve incluir:

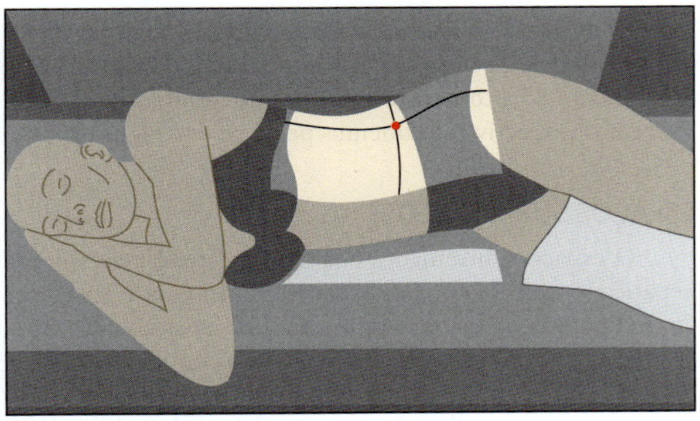

FIGURA 107.4 Esquema demonstrando o posicionamento na radiografia em perfil: paciente em decúbito lateral esquerdo, com o raio central incidindo a cerca de 5 cm acima da crista ilíaca, perpendicularmente à mesa.

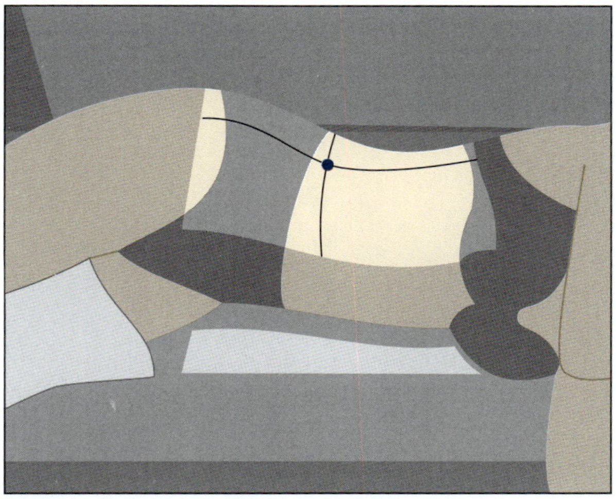

FIGURA 107.5 Esquema demonstrando o posicionamento na radiografia oblíqua. O paciente deve permanecer em decúbito lateral direito ou esquerdo, pernas fletidas com os joelhos apoiados e braços fletidos e elevados à altura da cabeça. O feixe central deve ser emitido com uma determinada angulação em relação à mesa de exame (geralmente 45°) e incidir 5 cm acima da crista ilíaca de forma oblíqua.

- Uma radiografia para a cúpula diafragmática (pode ser utilizada também a radiografia de tórax) com o paciente em ortostase;
- Duas radiografias do abdome, uma com o paciente em ortostase e outra em decúbito dorsal.

A radiografia da cúpula diafragmática é útil para afastar causas de abdome agudo transição toracoabdominal (p. ex.: pneumonia) e também é a melhor incidência para a identificação de pneumoperitônio (é importante lembrar que, para pesquisa de pneumoperitônio, é a radiografia das cúpulas diafragmáticas em posição ortostática que demonstrará mais facilmente acúmulo de gás nos espaços subdiafragmáticos).[3]

INTERPRETAÇÃO DA RADIOGRAFIA DO ABDOME

Como a radiografia é um método que utiliza raios X, a imagem formada é representada em tons de cinza, em que diferentes tecidos apresentarão tons (densidades) diversos. As quatro densidades básicas da radiografia e que podem ser identificadas em um exame radiológico do abdome, do mais escuro para mais branco, são:

- Gás
- Gordura
- Líquido
- Cálcio (esqueleto)

Órgãos sólidos, como fígado, baço e rins, apresentam densidade semelhante a líquido (Figura 107.6).

Para interpretar uma radiografia simples do abdome, é recomendável seguir uma sistemática que envolva a análise de todas as estruturas visualizadas, podendo variar de acordo com o interpretador e a sua experiência. Uma recomendação da sistematização está descrita na Tabela 107.2.[1]

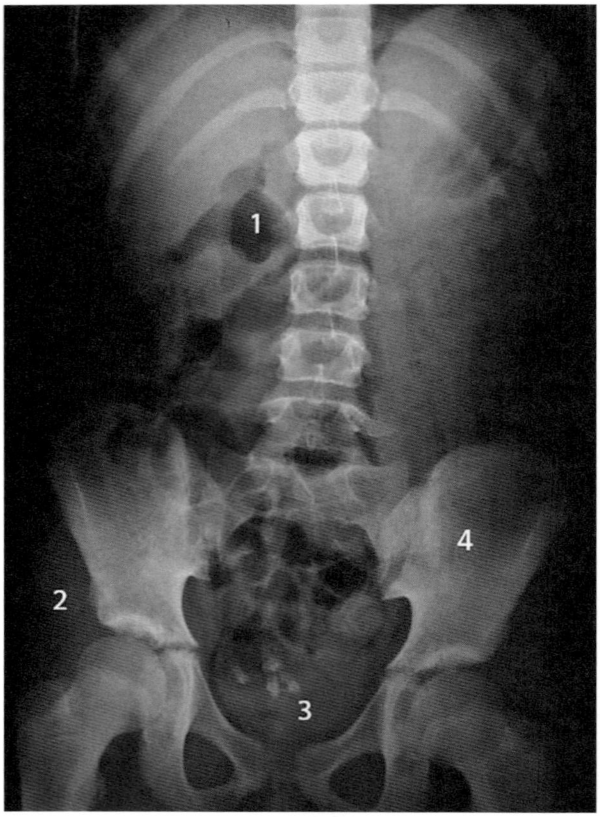

FIGURA 107.6 Radiografia simples do abdome com o paciente na posição ortorstática em AP demonstrando as densidades observadas: (1): gás; (2): gordura; (3): líquido; e (4): cálcio.

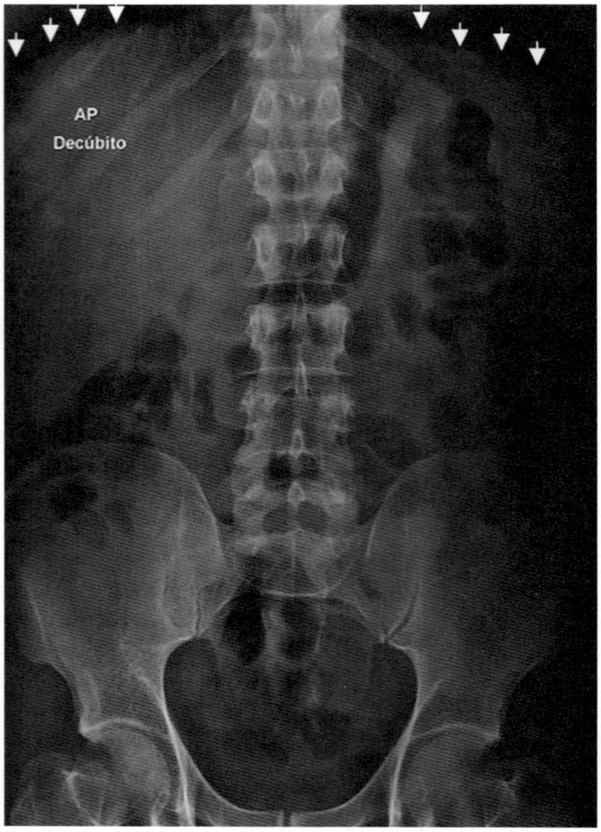

FIGURA 107.7 Radiografia em decúbito dorsal em anteroposterior demonstrando as cúpulas diafragmáticas direita e esquerda (setas). A cúpula diafragmática direita encontra-se levemente elevada em relação à esquerda, achado habitual.

TABELA 107.2 Sugestão de sequência sistemática para a análise das estruturas abdominais em uma radiografia de abdome

- Cúpulas diafragmáticas
- Espaços subfrênicos
- Órgãos parenquimatosos
- Trato gastrointestinal
- Cavidade peritoneal e parede abdominal

CÚPULAS DIAFRAGMÁTICAS

As cúpulas diafragmáticas de um indivíduo adulto são curvilíneas, bastante móveis com a respiração, sendo a da direita mais elevada do que a esquerda.

Ao exame, verificam-se a sua forma, posição e mobilidade, esta através da manobra de inspiração profunda (Figura 107.7). É necessário lembrar que há deformidades do diafragma sem importância patogênica e que a mobilidade nos idosos é menor. Ambas as cúpulas são imóveis nos processos peritoníticos.

Os sinais encontrados que podem indicar algum processo patológico abdominal são:

- Elevação da cúpula ipsilateral, com imobilidade desta;
- Irregularidade do diafragma;
- Alteração do parênquima pulmonar e da pleura adjacentes (p. ex.: derrame pleural).

Nos processos em que há aumento da pressão intra-abdominal, como nas grandes ascites, pneumoperitônios e nos processos obstrutivos intestinais, as cúpulas encontram-se muito elevadas.[4]

Com relação à integridade das cúpulas, deve-se verificar a existência de hérnias diafragmáticas, em consequência do aumento brusco de pressão intra-abdominal nas contusões e nos respectivos ferimentos perfurantes (Figura 107.8).

ESPAÇOS SUBFRÊNICOS

O espaço subfrênico é ocupado à direita pela sombra hepática, a qual se confunde com o diafragma e apresenta em sua porção superior, na zona de superposição com o parênquima pulmonar, uma área mais clara com estrias correspondentes à trama vascular do pulmão; à esquerda, são vistos, às vezes, a bolha gástrica e também o ângulo esplênico do colo, os quais contrastam com a cúpula diafragmática esquerda.[1]

Em seu estudo, procura-se visibilizar coleções gasosas ou líquidas.

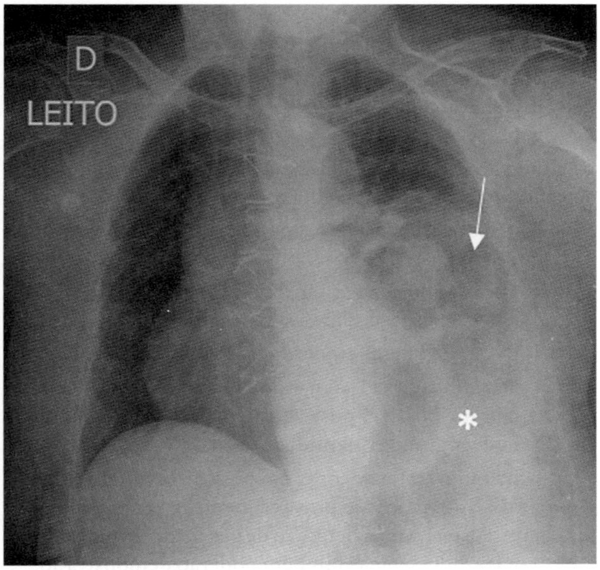

FIGURA 107.8 Radiografia simples do tórax em anteroposterior em decúbito dorsal demonstrando opacificação (*) dos dois terços inferiores do hemitórax esquerdo, juntamente com focos gasosos de permeio (seta). A cirurgia confirmou o diagnóstico de hérnia diafragmática com alças colônicas no hemitórax esquerdo.

As coleções líquidas, além de opacidade localizada, podem demonstrar elevação da cúpula ipsilateral, ressecamento de vísceras ocas e, eventualmente, níveis líquidos.

ÓRGÃOS PARENQUIMATOSOS

Para avaliação de órgãos sólidos, como fígado e baço, a radiografia abdominal é muito limitada. É possível, em alguns pacientes, identificar variações de tamanho, formato e localização, mas não se consegue diagnosticar tumores, exceto quando forem muito grandes a ponto de determinar efeito de massa sobre as demais estruturas abdominais.[1]

O fígado é a maior sombra radiológica que se vê na radiografia simples, ocupando todo o hipocôndrio direito e ultrapassando a linha média.

A vesícula biliar, geralmente, não é caracterizada, mas pode tornar-se visível em seus processos inflamatórios quando aumenta de volume, muitas vezes contrastada pelo colo, em que imprime a sua forma ou mesmo como uma sombra radiopaca piriforme saindo do bordo inferior do fígado em direção à fossa ilíaca direita. Também é possível visibilizar imagens radiopacas na sua topografia que podem corresponder a cálculos. Eventualmente, em pacientes com histórico de colecistectomia, é possível visibilizar o clipe metálico pós-cirúrgico.

O baço pode ser visto frequentemente, contrastado pela bolha gástrica, especialmente nos pneumoperitônios.

O pâncreas, por ser um órgão retroperitoneal, não é visto normalmente; pode, porém, ser visibilizado nos processos inflamatórios e em determinadas complicações, como no pseudocisto pancreático.

Os rins podem ser avaliados quanto ao tamanho e localização se a técnica radiográfica for adequada e as características físicas do paciente permitirem. Rins de tamanho normal se estendem pelo diâmetro de 3 a 3,5 corpos vertebrais quando comparados à coluna.[3]

A bexiga urinária pode ser identificada na pelve quando repleta (Figura 107.9).

TRATO GASTROINTESTINAL

O tubo gastrointestinal, por ter uma densidade radiológica semelhante à de partes moles, não é caracterizado habitualmente. A sua luz só se torna visível graças ao contraste fornecido pelo gás existente no seu interior, uma vez que esse gás apresenta densidade radiológica bastante inferior à das partes moles. Por esse motivo, com frequência, o estômago (pela sua bolha gástrica) e o colo são as únicas imagens do tubo gastrointestinal vistas ao exame radiológico de um indivíduo adulto e saudável.

A quantidade de gás nas alças intestinais de indivíduos normais é extremamente variável, mas a radiografia pode ser muito útil na identificação da distensão intestinal por obstrução. Na maioria dos pacientes, é também possível a diferenciação entre alças de colo e intestino delgado por meio de sua localização e padrão mucoso – pregas no intestino delgado e haustrações no colo (Figura 107.10).[1]

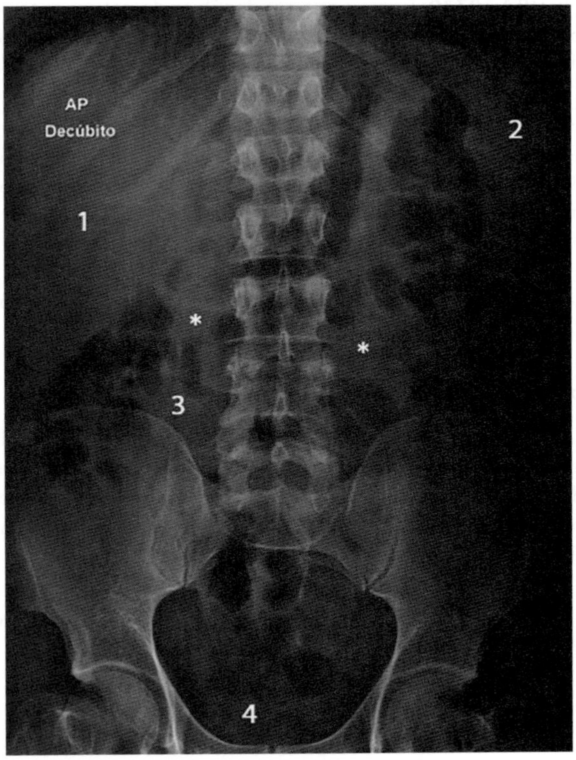

FIGURA 107.9 Radiografia em decúbito dorsal em anteroposterior demonstrando alguns órgãos parenquimatosos: (1): fígado; (2): baço; (3): sombra renal direita; (4): bexiga. Observa-se também o músculo psoas (asteriscos).

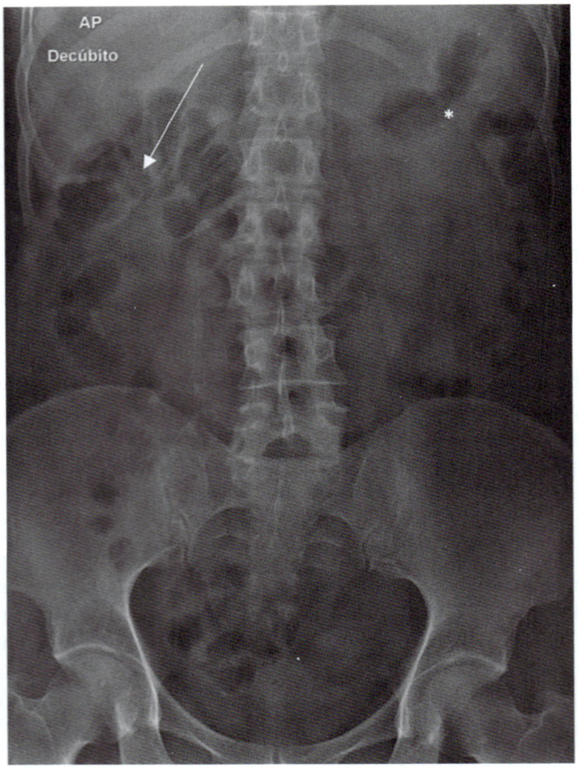

FIGURA 107.10 Radiografia em decúbito dorsal em anteroposterior demonstrando gás no interior das alças colônicas na flexura esplênica (seta) e a bolha gástrica (*).

CAVIDADE PERITONEAL E PAREDE ABDOMINAL

Os planos de gordura do retroperitôneo e da parede abdominal anterior delimitam os contornos dos órgãos abdominais, permitindo sua identificação. Estes planos de gordura não são identificados em pacientes que apresentem pouca quantidade de gordura retroperitoneal, como nas crianças, e também podem desaparecer na presença de líquido ou processo inflamatório.

PRINCIPAIS PATOLOGIAS

Os achados patológicos nas radiografias abdominais apresentam um amplo espectro de apresentação (dependem da doença apresentada pelo paciente) e, geralmente, são inespecíficos, sendo, então, indicados outros exames para a continuidade da investigação e o diagnóstico definitivo.

Porém, existem três situações em que as radiografias do abdome são muito úteis para seus diagnósticos no pronto atendimento:[1,8]

- Obstrução intestinal;
- Abdome agudo perfurativo;
- Localização de corpo estranho radiopaco ingerido.

PNEUMOPERITÔNIO

Define-se como a presença de ar na cavidade abdominal. Geralmente é uma condição patológica e tem na perfuração de vísceras ocas sua principal etiologia, porém não única, como demonstrado na Tabela 107.3.

Torna-se radiologicamente evidente quando a quantidade de ar no abdome oscila entre 30 e 90 cm^3.

A radiografia pode demonstrar a presença do pneumoperitônio, mas não a sua causa, que deverá ser investigada de acordo com cada suspeita clínica.

Na sua suspeita, deve-se obter uma das seguintes radiografias:

- Tórax em ortostase ou abdome em ortostase com incidência para as cúpulas diafragmáticas
- Decúbito lateral esquerdo (com raios horizontais)
- Decúbito dorsal com raios horizontais/verticais (se não for possível posição ortostática; só é positiva se houver grande quantidade de ar).

Uma radiografia de tórax em posição ortostática ou das cúpulas diafragmáticas é, provavelmente, a radiografia simples mais sensível para a detecção de gás intraperitoneal livre, porém outras incidências também poderão demonstrá-lo.[3,8]

O pneumoperitônio é visível nas radiografias em posição ortostática, quando o ar descola o diafragma do fígado no lado direito, a bolha gástrica, colo e, às vezes, o baço (o qual se torna visível). Assume a forma característica em meia lua e sua amplitude varia de acordo com a quantidade de gás. Muitas vezes, o ar fica como se septado pelo ligamento falciforme, adquirindo o aspecto de uma alça; outras vezes, o colo distendido se interpõe entre o fígado e o diafragma, simulando um pneumoperitônio (Figura 107.11).

No decúbito dorsal, pode-se encontrar uma coleção de ar sobre o fígado, além da demonstração do ligamento falciforme ou dos ligamentos laterais do umbigo.

Eventualmente, observa-se na radiografia o sinal de Rigler, que é a visualização das paredes dos intestinos em contraste com o ar presente na cavidade peritoneal (Figura 107.12).

TABELA 107.3 Causas de pneumoperitônio.
▪ Vísceras ocas perfuradas
▪ Úlcera péptica perfurada
▪ Isquemia intestinal
▪ Obstrução intestinal
▪ Enterocolite necrosante
▪ Apendicite
▪ Diverticulite complicada
▪ Neoplasia
▪ Doença inflamatória do intestino
▪ Perfuração mecânica
▪ Trauma
▪ Colonoscopia
▪ Corpos estranhos
▪ Iatrogênica
▪ Pós-operatório de laparotomia com gás intraperitoneal livre
▪ Diálise peritoneal
▪ Ventilação mecânica
▪ Pneumomediastino
▪ Pneumotórax

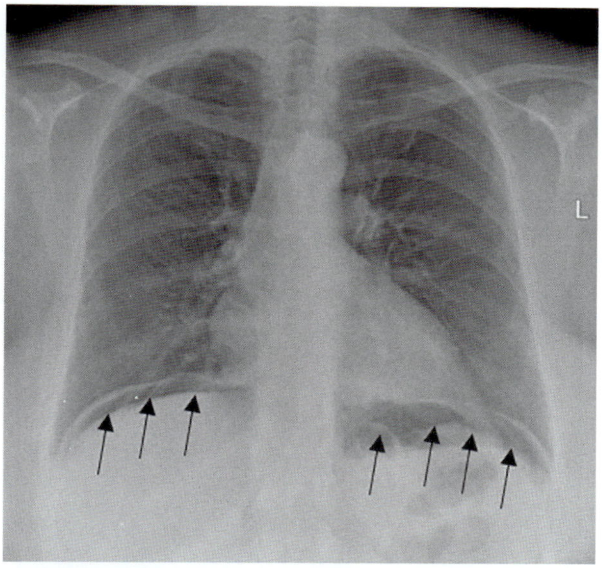

FIGURA 107.11 Radiografia do tórax em posição ortostática demonstrando pequeno pneumoperitônio subdiafragmáticos, tanto à direita quanto à esquerda (setas).

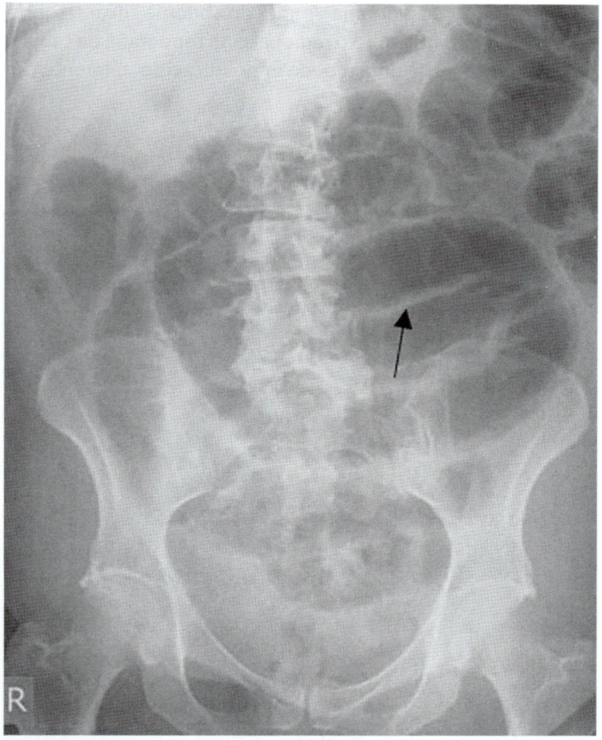

FIGURA 107.12 Radiografia simples do abdome em decúbito dorsal anteroposterior demonstrando o sinal de Rigler (seta).

Em pacientes que não apresentam condições clínicas para a ortostase, pode-se lançar mão da radiografia em decúbito lateral, sendo o direito preferível pela maior facilidade em se demonstrar o pneumoperitônio. Nesse caso, observa-se ar junto à parede abdominal (Figura 107.13).

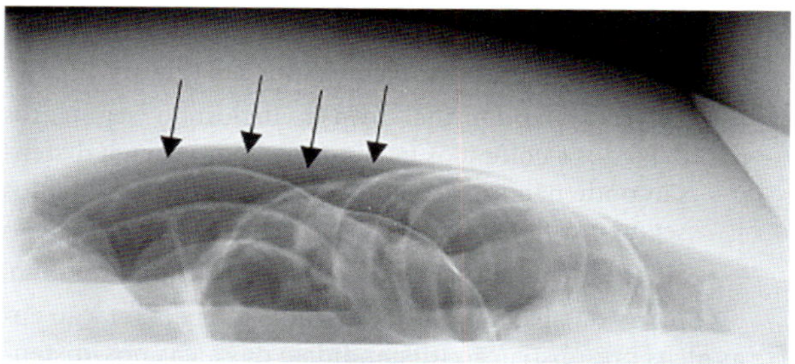

FIGURA 107.13 Radiografia simples do abdome em decúbito lateral direita demonstrando pneumoperitônio junto à parede abdominal lateral (setas).

OBSTRUÇÃO INTESTINAL

Ocorre quando a propulsão do conteúdo intestinal em direção ao ânus sofre interferência. Ela pode ocorrer tanto nas alças de delgado como nas colônicas.[8]

A radiografia do abdome é utilizada como método inicial na avaliação de casos suspeitos de obstrução. Deve-se confirmar o diagnóstico de obstrução, localizar o sítio, o grau e, se possível, a etiologia.

Obstrução das alças de delgado

Os sinais radiográficos encontrados são (Figura 107.14):

- Alças dilatadas com níveis hidroaéreos;
- Válvulas coniventes proeminentes e calibre do intestino delgado proximal à obstrução maior do que 3 cm.

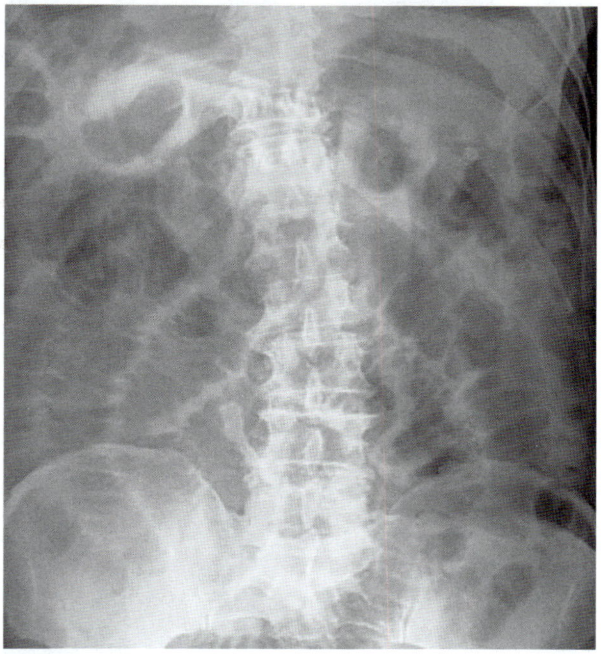

FIGURA 107.14 Radiografia simples do abdome em anteroposterior com o paciente em ortostase demonstrando aumento de calibre difusamente das alças de delgado, notando-se também as válvulas coniventes proeminentes.

Obstrução das alças colônicas

Os sinais radiográficos encontrados são (Figura 107.15):

- Distensão abdominal difusa, incluindo segmentos delgados e colônicos (atentar que, por vezes, a distensão pode não ser detectada pela repleção líquida dos segmentos intestinais);
- Sinais de complicação como ascite e pneumoperitônio.

O plano da obstrução pode ser inferido pela relação entre as alças pré-obstrução (distendidas) das alças pós-distensão (pouco distendidas ou em colapso).

CORPOS ESTRANHOS

A ingestão de corpos estranhos é uma ocorrência comum e intencional na infância ou em adultos e acometem crianças de 1 a 3 anos de idade.[6]

A maioria dos corpos estranhos passa sem intercorrências clínicas, mas em uma minoria dos casos podem existir complicações. Elas dependerão do tipo de corpo estranho ingerido, localização e duração da impactação, sendo que objetos grandes e pontiagudos são os mais comumente aplicados. Variam desde desconforto abdominal, sensação de plenitude gástrica, náuseas, vômitos, anorexia e perda de peso, passando por quadros mais dramáticos como obstrução ou perfuração intestinal.[6]

A maioria dos corpos estranhos é radiopaca, podendo ser facilmente diagnosticada na radiografia simples do abdome, sendo que a sua forma e localização variarão de acordo com o objeto ingerido (Figura 107.16 e 107.17).

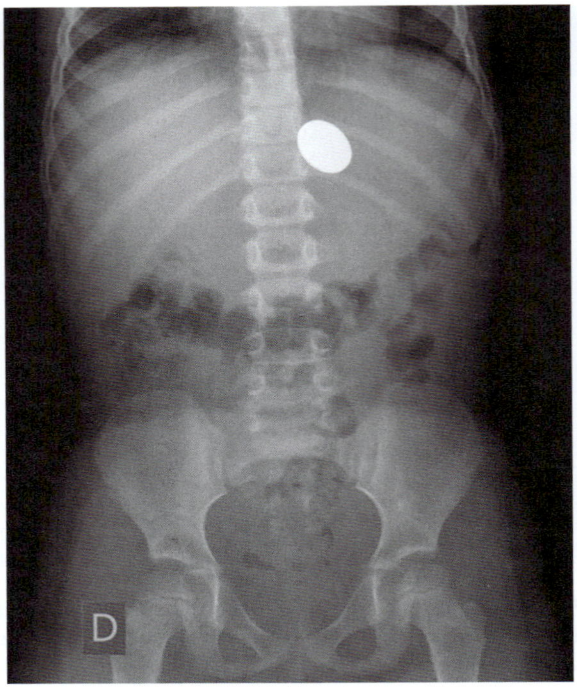

FIGURA 107.16 Radiografia simples do abdome em anteroposterior demonstrando objeto radiopaco na topografia da câmara gástrica (trata-se de uma moeda engolida acidentalmente por uma criança).

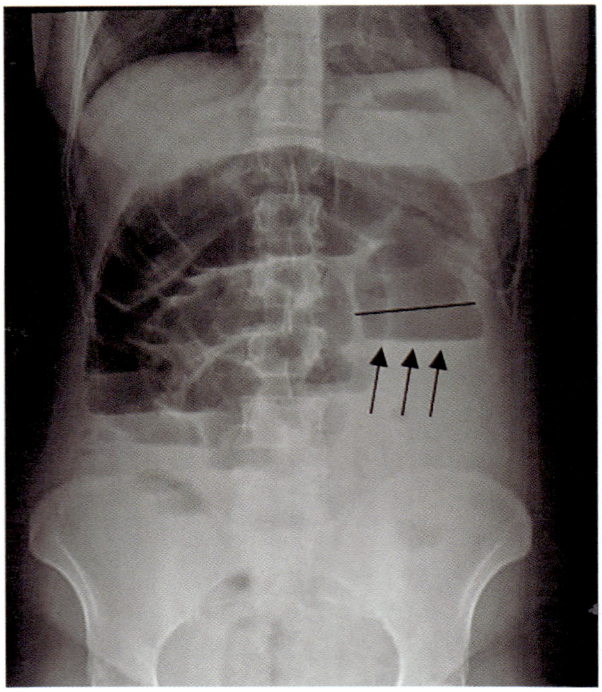

FIGURA 107.15 Radiografia simples do abdome em anteroposterior com o paciente em ortostase demonstrando aumento de calibre de alças colônicas (traço) com formação de níveis hidroaéreos.

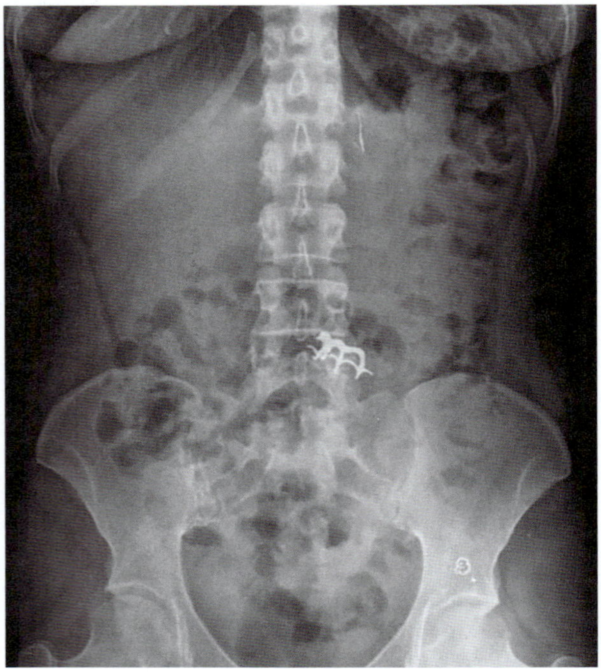

FIGURA 107.17 Radiografia simples do abdome em anteroposterior demonstrando objeto radiopaco na topografia colônica (trata-se de uma dentadura ingerida acidentalmente).[7]

REFERÊNCIAS BIBLIOGRÁFICAS

1. Rocha AJ, Silva CIS, D'ippolito G. Gastrointestinal - Série Cbr. Brasil: Elsevie; 2011.
2. Novelline RA, et al. Helical CT in emergency radiology. s.l.: Radiology; 1999. 213:321-339.
3. Moreira FA, Prando A. Fundamentos de radiologia e diagnóstico por imagem. São Paulo: Elsevier; 2007. 832.
4. Brant W, Helmes E. Fundamentos de radiologia - diagnóstico por imagens. São Paulço: Guanabara Koogan; 2009.
5. Torsten M, Emil R. Pocket atlas of radigraphic positioning. New York: Thieme; 2009.
6. Pugmire BS, Lim R, Avery LL. Review of ingested and aspirated foreign bodies in children and their clinical significance for radiologists. 5. ed. Boston: Radiographics; 2015, Vol. 35.
7. Limpgnano JP, Bontrager KL. Manual prático de técnicas e posicionamento Radiográfico. s.l.: Mosby; 2014.
8. Soto JA, Brian CL. Emergency radiology - the requisites. s.l.: Elsevier; 2008.
9. Ralph W, et al. Primer of diagnostic imaging. St Louis: Mosby; 2006.

108

Radiografias de Fraturas e Luxações

Márcio Luís Duarte
Daniel Pires Penteado Ribeiro
Luiz Carlos Donoso Scoppetta

IMPORTÂNCIA E INDICAÇÃO

As fraturas e luxações estão entre os eventos traumáticos mais encontrados pelos médicos nas unidades de urgência e emergência. De modo geral, o pronto atendimento das fraturas e luxações tem por objetivo estabilizar clinicamente o paciente e fornecer o diagnóstico e avaliação do trauma ortopédico, dado que estes influirão na conduta e no prognóstico do paciente.[1]

Na maioria dos traumas musculoesqueléticos, a radiografia convencional é o primeiro método diagnóstico a ser solicitado (Tabela 108.1), com duas incidências ortogonais (anteroposterior (AP) e lateral/perfil, com 90 graus entre elas), consegue fornecer as informações necessárias para os objetivos propostos. Entretanto, estruturas complexas como pelve, punho, cotovelo e tornozelo podem requerer incidências adicionais – oblíquas e especiais.[2]

A tomografia computadorizada (TC) é reservada para casos complexos – planejamento cirúrgico e envolvimento da placa de crescimento.[3] O conhecimento da suspeita clínica ou queixa do paciente aumenta a acurácia diagnóstica do radiologista em cerca de 72 a 80%.[4]

DEFINIÇÕES

FRATURA (TIPOS DE FRATURA)

É a ruptura completa da continuidade de um osso – simples e cominutiva. Se apenas partes das trabéculas ósseas estiverem completamente divididas enquanto outras estiverem curvadas ou permanecerem intactas, a fratura é incompleta – curvatura plástica aguda, curvatura da cortical e fratura de uma cortical[2] (Figura 108.1).

FRATURAS DAS MÃOS E DAS PERNAS

Fraturas expostas mais comuns (Figura 108.2).[6] Sempre atentar para a possibilidade de fratura intra-articular (Figura 108.3).[7]

LUXAÇÃO E SUBLUXAÇÃO

Luxação é ruptura completa da articulação; as superfícies articulares não estão mais em contato.[8] Subluxação é a ruptura menor da articulação, na qual permanece ainda algum contato articular.[2]

TABELA 108.1 Indicação de radiografias

Incidências radiográficas a serem solicitadas no trauma[5]			
Ombro	AP	Perfil escapular em y	
Clavícula	AP bilateral em filme único		Axial AP em 30°
Braço	AP	Perfil	
Cotovelo	AP	Perfil	
Antebraço	AP	Perfil	
Punho	AP	Perfil	
Mão	AP	Obliqua	Desvio ulnar
Bacia	AP	Rã bilateral	
Quadril	AP	Rã unilateral	
Coxa	AP	Perfil	
Joelho	AP	Perfil	Axial da patela
Perna	AP	Perfil	
Tornozelo	AP	Perfil	Oblíqua
Pé	AP	Perfil	Oblíqua
Calcâneo	Axial	Perfil	

AP: anteroposterior

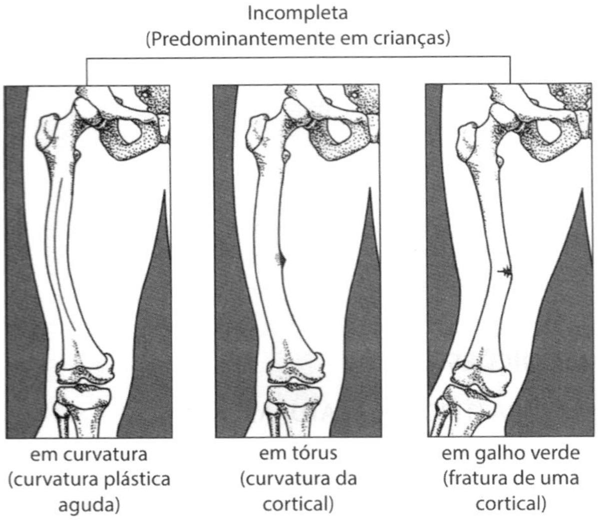

FIGURA 108.1 Exemplos de fraturas incompletas. Fonte: Greenspan A. Radiologia ortopédica: uma abordagem prática. 4. ed. Philadelphia: Editora Guanabara Koogan; 2006.

ARTICULAÇÕES

OMBRO E BRAÇO

A fratura do úmero proximal é uma das mais comuns do esqueleto apendicular, representando 5,7% de todas as fraturas de extremidades e pode ser denominada conforme a classificação de Neer – uma parte (tratamento conservador); duas partes (pode precisar de tratamento cirúrgico); três e quatro partes (tratamento cirúrgico) (Figuras 108.4 e 108.5).

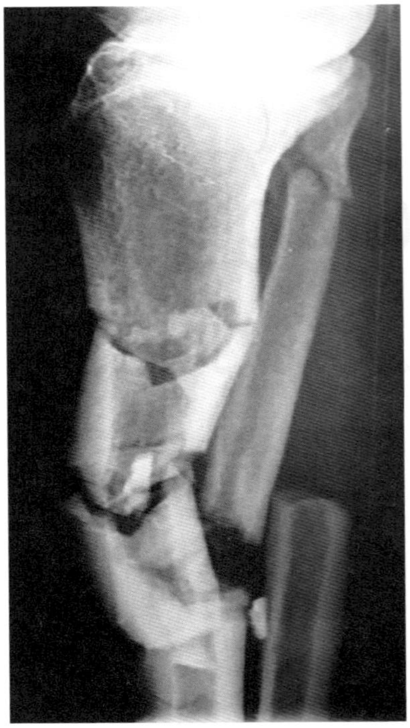

FIGURA 108.2 Fratura exposta cominutiva da tíbia e da fíbula. Fonte: Cortesia da Dra. Jael Brasil de Alcântara Ferreira.

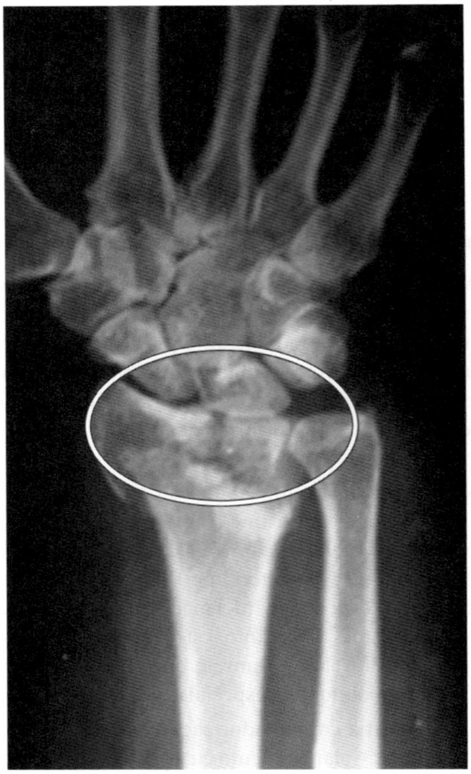

FIGURA 108.3 Fratura intra-articular do rádio distal – círculo branco. Fonte: Cortesia do Dr. Caio Eduardo Ferreira Rezieri.

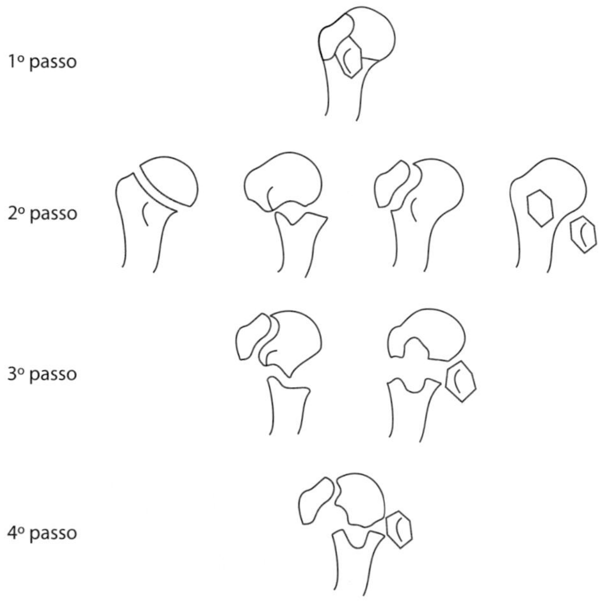

FIGURA 108.4 Classificação de Neer.[4]

Nestas fraturas, deve-se atentar para o colo do úmero, pois sua lesão aumenta a chance de necrose avascular.[7]

Quando existe associação entre a fratura do úmero proximal e luxação glenoumeral (Figura 108.6), o fragmento articular da cabeça tende a ir para a axila.[7] Fraturas intra-articulares da fossa glenóidea podem precisar de reparação cirúrgica.[7]

A luxação glenoumeral é a luxação mais comum das grandes articulações,[7] sendo que a luxação anterior (mais comum: 85 a 98% dos casos) pode causar lesão labral e lesão óssea do aspecto anterior da fossa da glenóidea (lesão de Bankart óssea: sua quantificação orienta diretamente o tratamento) que, quando significativa, predispõe a novas luxações (instabilidade glenoumeral) e à piora do prognóstico,[7,9] além da fratura do aspecto póstero-lateral da cabeça umeral - lesão de Hill-Sachs (Figura 108.6). A artrorressonância magnética proverá dados para a caracterização da lesão labral.[7]

A luxação glenoumeral posterior é mais rara, estando associada a contrações musculares involuntárias como convulsões e choques elétricos, sendo mais bem caracterizada na radiografia na incidência axila, que nunca deve ser substituída, na suspeita de luxação posterior, pela incidência de perfil escapular.[7,10] Pode provocar lesões de Bankart e Hill-Sachas reversas.[7]

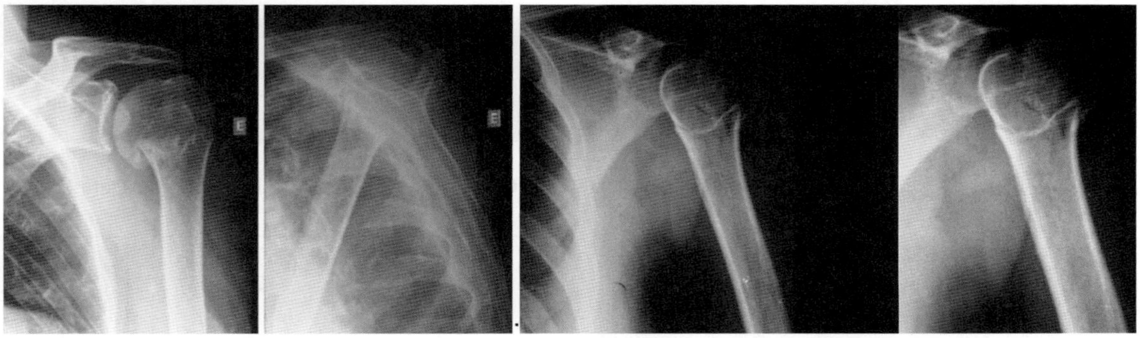

FIGURA 108.5 A primeira e a segunda imagem exibem fratura da cabeça do úmero; as outras exibem fratura cominutiva da cabeça do úmero. Fonte: Cortesia da Dra. Jael Brasil de Alcântara Ferreira.

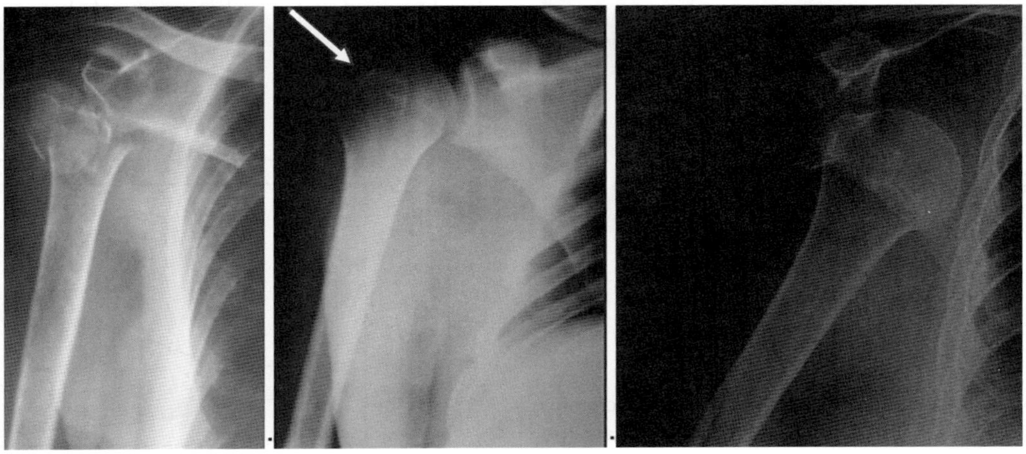

FIGURA 108.6 Fratura-luxação da cabeça do úmero, fratura de Hill-Sachs (seta branca), luxação glenoumeral anterior, na sequência da esquerda para a direita. Fonte: Cortesia da Dra. Jael Brasil de Alcântara Ferreira.

Na suspeita clínica de luxação esterno-clavicular, a radiografia específica em AP e perfil da articulação, assim como do esterno, deve ser realizada. Em casos duvidosos, a complementação com a TC deve ser solicitada.[10]

A maioria das fraturas escapulares (menos de 1% das fraturas de extremidades) é de fraturas extra-articulares minimamente deslocadas do corpo da escápula, processo acromial ou coracoide e são tratadas conservadoramente, apresentando, quase sempre, lesões concomitantes.[7] No entanto, as fraturas do colo da glenóidea ou da superfície articular são mais propensas à reparação cirúrgica[7] (Figura 108.7).

Ocorrendo isoladamente, as fraturas da clavícula e as luxações acromioclaviculares estão entre as lesões traumáticas mais frequentes da cintura escapular, sendo a fratura do terço medial da clavícula a mais rara (Figura 108.8).[11]

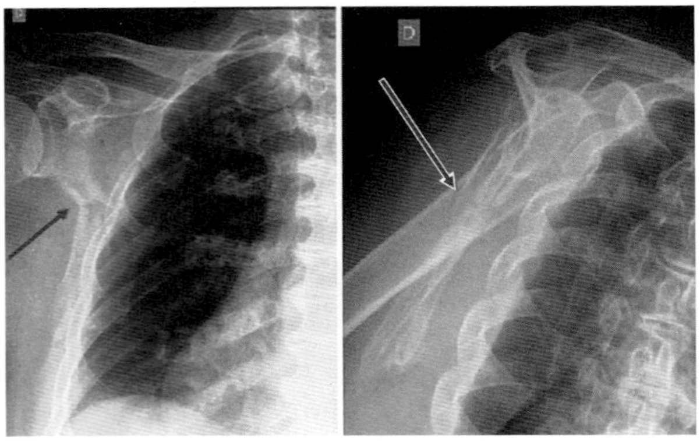

FIGURA 108.7 Fratura da escápula (setas).

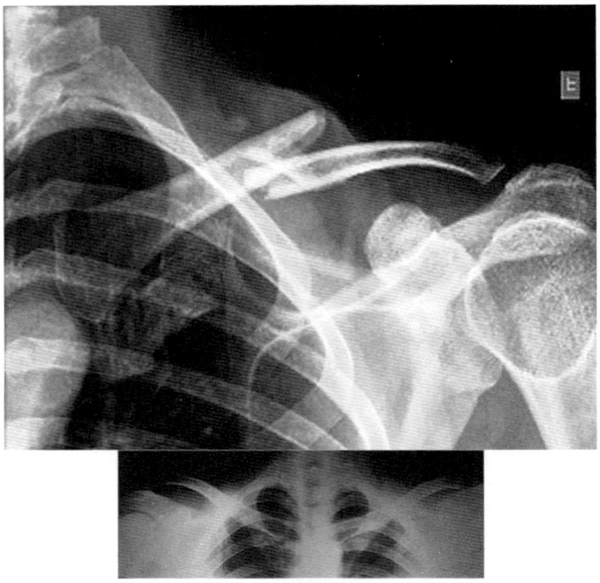

FIGURA 108.8 A imagem da esquerda exibe luxação acrômio--clavicular (ocorre após trauma direto no ombro), que exige radiografia AP bilateral para comparação; a imagem da direita exibe fratura da clavícula. Fonte: Cortesia da Dra. Jael Brasil de Alcântara Ferreira).

COTOVELO E ANTEBRAÇO

Lesões do cotovelo e antebraço correspondem a cerca de 15% das lesões dos membros superiores.[12] As fraturas da cabeça e do colo do rádio são as mais comuns do cotovelo de adultos, representando cerca de 33 a 50% das fraturas dessa articulação e presentes em 20% dos casos de trauma.[12] A necessidade cirúrgica é baseada no grau de deslocamento dos fragmentos, superfície articular envolvida e luxação articular associada[12] (Figuras 108.9 e 108.10).

A conduta cirúrgica ou não nas fraturas distais do úmero depende, diretamente, do tipo de fratura (cominutiva ou avulsão), do envolvimento dos côndilos e do grau de deslocamento dos fragmentos[12] (Figura 108.11).

A fratura do olécrano resulta de queda direta sobre o cotovelo flexionado, promovendo cominuição e deslocamento

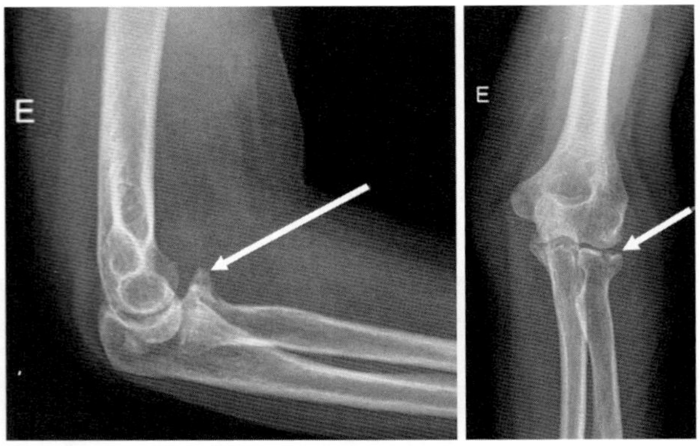

FIGURA 108.9 Fratura da cabeça do rádio (setas).

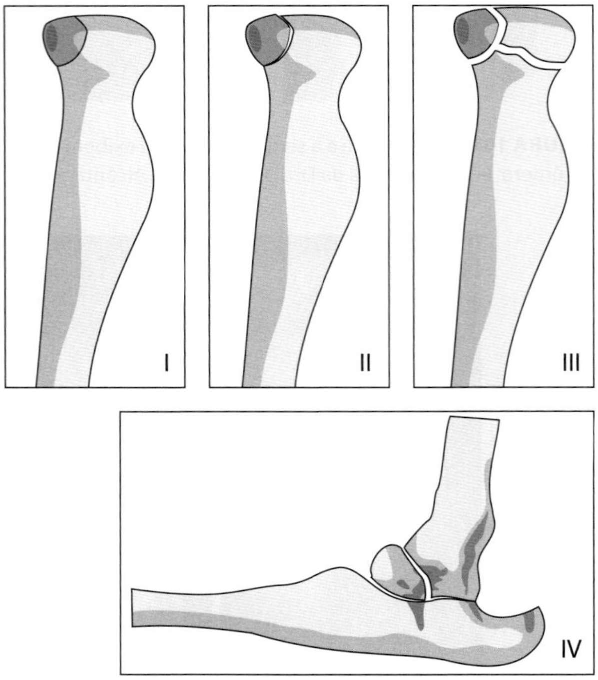

FIGURA 108.10 Imagens I e II: tratamento conservador. Imagens III e IV: tratamento cirúrgico.[7]

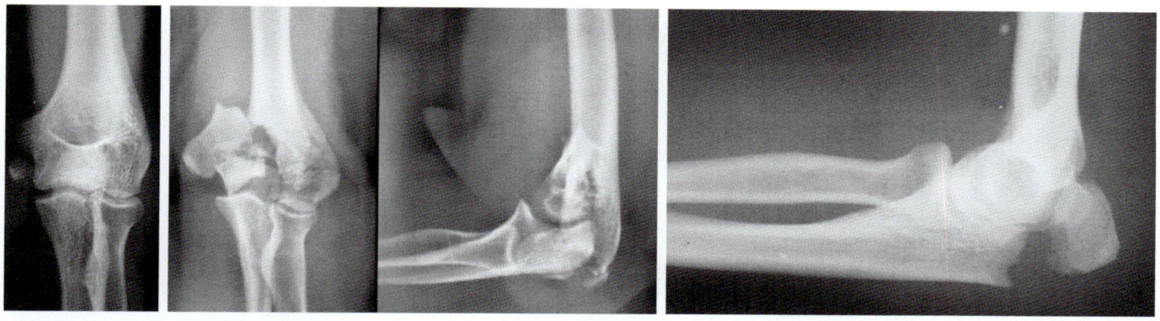

FIGURA 108.11 Da esquerdada para a direita, fratura por avulsão do côndilo medial do úmero, fratura do côndilo medial do úmero e fratura do olecrano. Fonte: Cortesia da Dra. Jael Brasil de Alcântara Ferreira.

do fragmento. A conduta na fratura do olécrano depende da cominuição e do deslocamento dos fragmentos – fraturas cominutivas e/ou com deslocamento dos fragmentos maiores do que 2 mm são cirúrgicas[12] (Figura 108.11).

Fraturas do processo coronoide estão comumente associadas a luxação do cotovelo, fraturas cominutivas da ulna proximal e cabeça do rádio.[12]

Não há fratura por avulsão do processo coronoide.[12]

Fratura-luxação de Essex-Lopresti

Consiste na fratura da cabeça do rádio com luxação da articulação radio-ulnar distal – quase sempre cirúrgica.[12]

A luxação do cotovelo é a segunda mais comum do corpo humano (a do ombro é a primeira), sendo a luxação posterior a mais comum nos adultos (comumente associada à fratura da cabeça do rádio e do processo coronoide) e a anterior em crianças.[12] Esta comumente associada à lesão de partes moles, sendo sua conduta definida pelo grau e severidade da luxação.[12]

A combinação da luxação posterior do cotovelo, fratura da cabeça do rádio e do processo coronoide é conhecida como tríade terrível – associada a extensas lesões ligamentares, podendo provocar instabilidade crônica e artrose avançada.[12] (Figura 108.12).

Fratura de Galeazzi

Fratura distal do rádio com subluxação da ulna decorrente de lesão da membrana interóssea[10] (Figura 108.13).

Fratura-luxação de Monteggia

Fratura da ulna com luxação rádio-capítulo[12] (Figura 108.13).

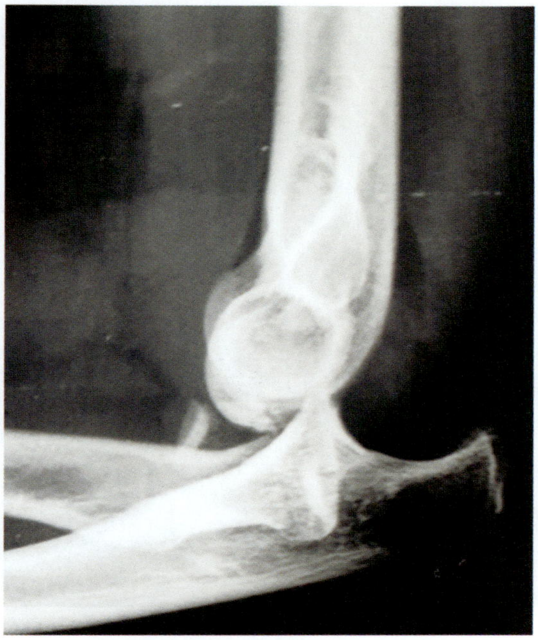

FIGURA 108.12 Luxação do cotovelo com fratura da cabeça do rádio e do processo coronoide da ulna. Fonte: Cortesia da Dra. Jael Brasil de Alcântara Ferreira.

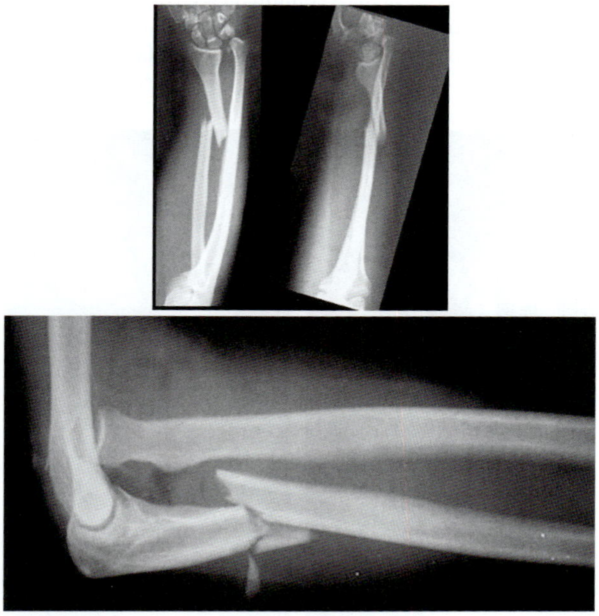

FIGURA 108.13 À esquerda, fratura de Galeazzi; à direita, fratura de Monteggia. Fonte: Cortesia da Dra. Jael Brasil de Alcântara Ferreira.

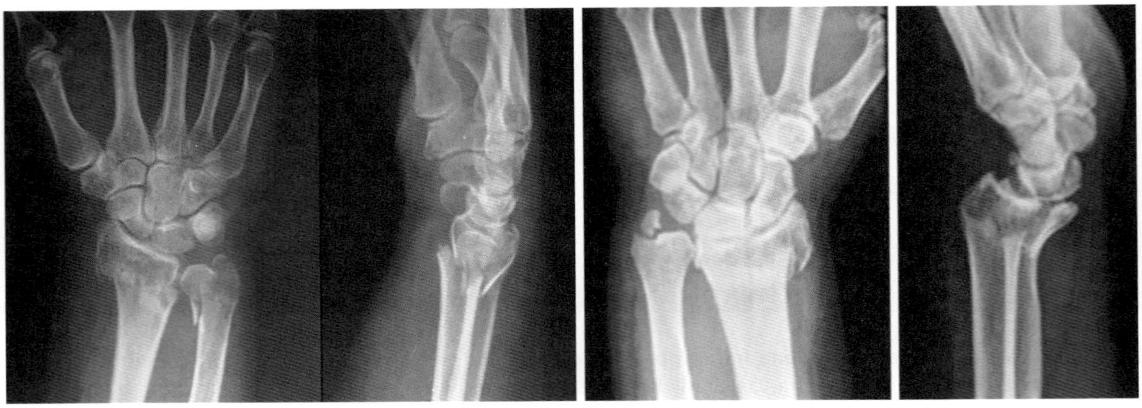

FIGURA 108.14 À esqueda, fratura de Colles; à direita, fratura de Smith com fratura do processo estiloide da ulna. Fonte: Cortesia do Dr. Caio Eduardo Ferreira Rezieri.

PUNHO E MÃO

A fratura de Colles é a lesão mais comum do antebraço distal, também conhecida como fratura de Pouteau, sendo mais comum no sexo feminino a partir dos 50 anos. Corresponde à fratura do rádio distal com desvio dorsal – em alguns casos, observa-se fratura do rádio distal associada ao processo estiloide da ulna[2] (Figura 108.14).

A fratura de Smith é menos comum do que a fratura de Colles, e ao contrário do que se verifica na fratura de Colles, há desvio volar do fragmento distal. Frequentemente, observa-se que o traço de fratura se estende até a articulação radiocarpal, sendo intra-articular, precisando de tratamento cirúrgico[2] (Figura 108.14).

As fraturas dos metacarpos são muito comuns e, em cerca de 50% dos casos, são do colo do 5º metacarpo (fratura do pugilista) – fratura mais comum da mão dominante, principalmente em homens jovens, sendo comumente instável com angulação volar. O tratamento depende da angulação da fratura e se é exposta ou não, pode ser conservador ou cirúrgico[13] (Figura 108.15).

As fraturas do carpo (18% das fraturas da mão e punho e 6% do corpo) são de difícil caracterização nas radiografias – o erro diagnóstico ou uma fratura oculta na radiografia pode levar a complicações tais como osteonecrose, não consolidação da fratura e artrose, resultando em dor e limitação funcional.[9] Logo, em casos em que a radiografia está normal, mas existem sintomas de fratura, a TC é necessária para complementação diagnóstica.[14] Fratura do rádio e do escafoide é observada na radiografia em cerca de 81 a 100% dos casos (Figura 108.16), enquanto do semilunar, piramidal, capitato e

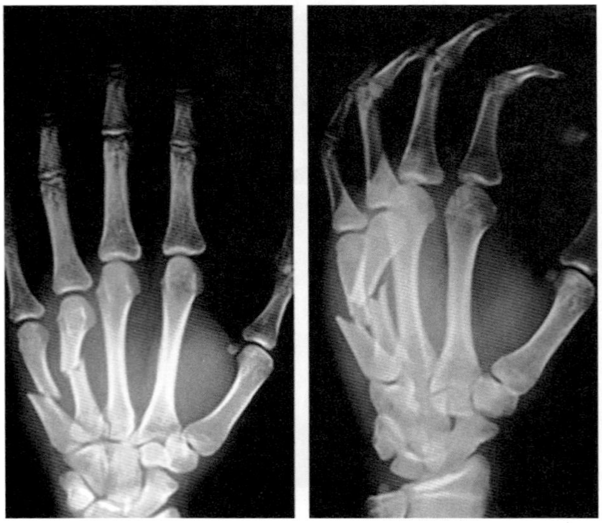

FIGURA 108.15 Fratura do pugilista. Fonte: Cortesia da Dra. Jael Brasil de Alcântara Ferreira.

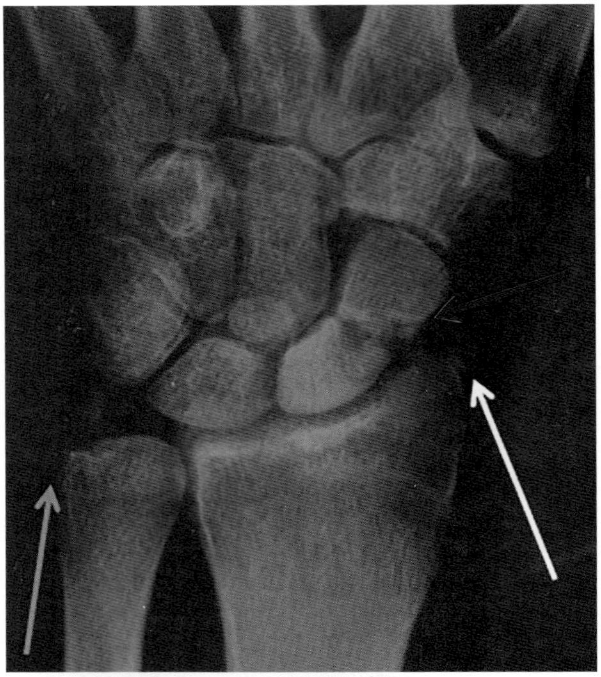

FIGURA 108.16 Fratura do processo estiloide da ulna (seta cinza); fratura do processo estiloide do rádio (seta branca); fratura do escafoide (seta azul). Fonte: Cortesia da Dra. Jael Brasil de Alcântara Ferreira.

hamato é de cerca de 0 – a 40%. Em geral, a radiografia não diagnostica 30% das fraturas caracterizadas na TC.[14]

A associação de fraturas deve ser levada em conta, por exemplo, a fratura do hamato está estatisticamente ligada às fraturas proximais dos metacarpos. Sendo assim, a TC, com refomatação multiplanar se possível, pode ser indicada para melhor investigação. O mesmo pode ser dito em relação ao rádio e ao escafoide.[14]

A fratura do escafoide compreende de 60 a 70% das fraturas dos ossos do carpo – 10% das fraturas da mão.[10,14] Na suspeita dessa fratura, a radiografia com devido ulnar deve ser solicitada[10] (Figura 108.17). Em casos de suspeita de fratura trabeculada, na qual a TC esteja normal, a ressonância magnética (RNM) e, até mesmo, a cintilografia óssea estão indicadas.[14]

Luxações carpometacarpianas são lesões criadas por um trauma de alta energia direto na mão, devendo-se avaliar o nervo mediano, pois ele pode ser lesado nesses casos, resultando na síndrome aguda do túnel do carpo. O deslocamento volar ou dorsal dos metacarpos é determinado pela direção do trauma[15] (Figura 108.18).

A pesquisa para rotura do ligamento escafosemilunar, que leva à instabilidade, é realizada com radiografia de estresse – a distância maior do que 4 mm entre esses ossos sugere lesão ligamentar.[10]

QUADRIL E COXA

Fraturas na pelve de idoso (pessoas com mais de 65 anos) apresentam mortalidade de 10 a 20%. Fraturas do fêmur em pessoas com 40 anos ou mais apresentam maior incidência de trombose venosa e tromboembolismo venoso.[16]

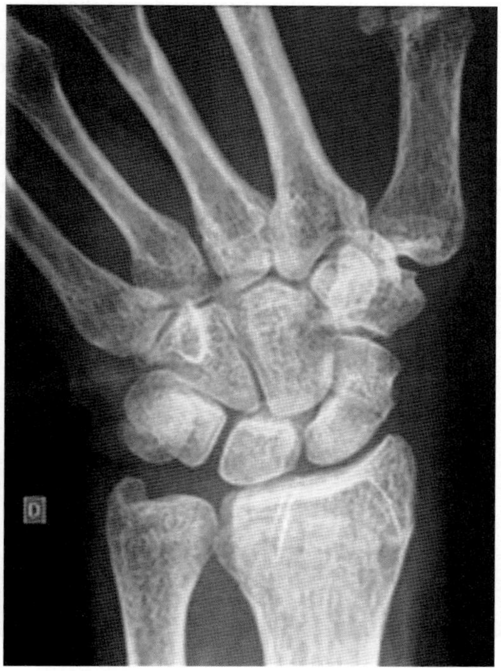

FIGURA 108.17 Radiografia do punho com desvio ulnar – incidência para o escafoide.

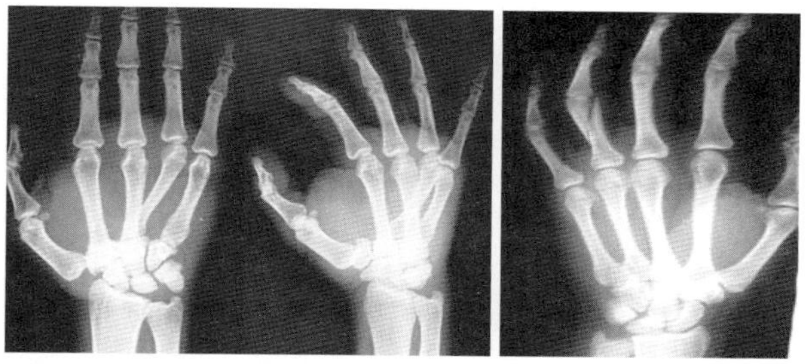

FIGURA 108.18 Luxação carpometacarpo do 4º dedo e fratura da falange proximal do 4º dedo. Fonte: Cortesia da Dra. Jael Brasil de Alcântara Ferreira.

Fraturas verticais de cisalhamento são resultantes de trauma de alta energia.[17] A fratura de Malgaigne (fratura instável) consiste na disjunção da sínfise púbica ("livro aberto") com fratura do ramo púbico e do íleo com luxação ou fratura-luxação sacroilíaca ou fratura do 4º ou 5º processo transverso lombar ipsilateralmente.[17] Quando a sínfise púbica apresentar 1 cm de diástase, é sinal de disjunção, porém quando apresentar mais de 2,5 cm, a maioria dos autores concorda que há lesão associada na articulação sacroilíaca, podendo provocar hemorragia (urgência ortopédica)[18] (Figura 108.19).

As fraturas de acetábulo, geralmente, são de importante gravidade por estarem associadas a traumas de alta energia e velocidade, como em acidentes automobilísticos e diversas vezes em pacientes politraumatizados, sendo mais comuns em homens de até 40 anos[19] (Figura 108.20).

As fraturas diafisárias do fêmur apresentam prevalência de 3:10.000 habitantes, com dois grupos mais acometidos: jovens (entre homens de 15 a 40 anos) envolvidos em acidentes de alta energia e idosos (mulheres acima de 60 anos) envolvidos em acidentes de baixa energia – estes últimos, mais comuns dentro de casa[20,21] (Figura 108.21). As fraturas patológicas associadas à osteoporose, principal fator que leva ao aumento da incidência de fraturas em idosos,[20] ocorrem nas regiões metafisárias (osso esponjoso) ou na diáfise quando a

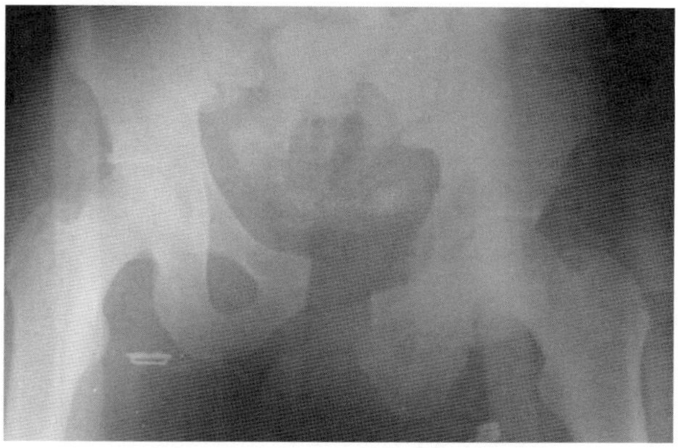

FIGURA 108.19 Disjunção da sínfise púbica ("livro aberto"). Fonte: Cortesia do Dr. Caio Eduardo Ferreira Rezieri.

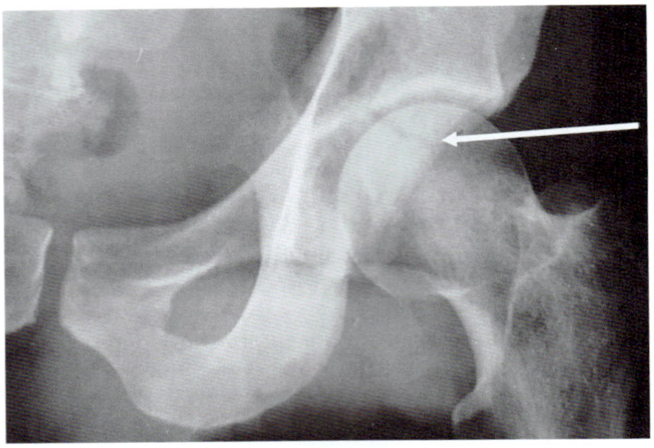

FIGURA 108.20 Fratura do acetábulo. Fonte: Cortesia da Dra. Jael Brasil de Alcântara Ferreira.

cortical é mais fina. Ossos patológicos são propensos a fraturas espirais após pequenas cargas torcionais.[21]

A morbidade das fraturas ocorre em consequência dos encurtamentos, rotações e consolidações viciosas, infecções, rigidez articular, retardo de consolidação, pseudoartrose, lesões neurais e ossificação heterotópica.[21]

A mortalidade nos casos de fratura do terço proximal do fêmur, cujo tratamento é cirúrgico, é significativa, atingindo 5,5% dos pacientes na internação e 24,9% em 2 anos de seguimento.[20] Apenas 40,5% dos pacientes com fraturas

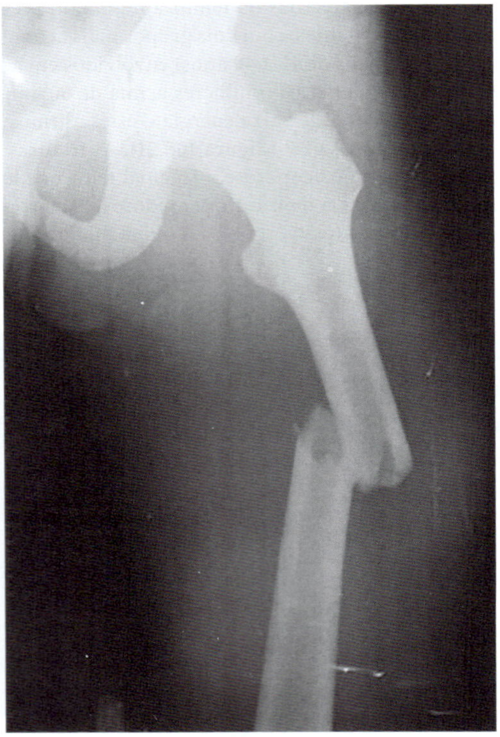

FIGURA 108.21 Fratura diafisária do fêmur. Fonte: Cortesia da Dra. Jael Brasil de Alcântara Ferreira.

proximais do fêmur encontram-se totalmente independentes após 1 ano.[20] As transtrocanterianas predominam nas 8ª e 9ª décadas de vida, enquanto as fraturas do colo do fêmur – que se apresentam comumente deslocadas levando à osteonecrose em 6 a 30% dos casos – predominam nas 7ª e 8ª décadas e apresentam maior sobrevida [22] (Figura 108.22).

A luxação do quadril ocorre em traumas de alta energia – acidentes automobilísticos e quedas de grandes alturas e necessitam de redução urgentemente, sendo, em mais de 90% dos casos, posterior, estando a fratura da cabeça femoral associada em 7 a 15% dos casos (Figura 108.23). Nesses casos de luxação do quadril, deve-se atentar para a fratura oculta do colo femoral, cuja presença mudará a abordagem cirúrgica – visualização possível na incidência radiográfica oblíqua ou de Judet, além da TC e RM. Já nas fraturas transtrocanterianas, que se estendem do trocanter maior para o menor, geralmente após trauma de baixa energia, a radiografia simples normalmente basta para o diagnóstico, assim como a subtrocanteriana.[23]

As fraturas isoladas do trocanter menor nos adultos devem ser consideradas patognomônicas para a infiltração do tumor.[23]

JOELHO E PERNA

Apesar de incomum, a luxação do joelho pode condicionar uma grande morbidade para o paciente, culminando na incapacidade funcional e até amputação do membro, caso o diagnóstico e terapêutica passem despercebidos. Acrescenta-se a esses dados, o fato de metade das luxações se reduzir espontaneamente antes de chegar ao atendimento de urgência, seja pelo atendimento primário, seja por movimentos involuntários realizados pelo paciente. Desse modo, a história clínica e a radiografia simples do joelho podem ajudar na abordagem inicial do paciente.[24]

A luxação mais frequente é a anterior, respondendo por 40% dos casos.[24]

As fraturas patelares, de maneira geral, estão associadas a traumatismos diretos na face anterior do joelho ou à tração excessiva exercida pelo tendão do quadríceps. Podem ser classificadas de acordo com o traço de fratura em: verticais;

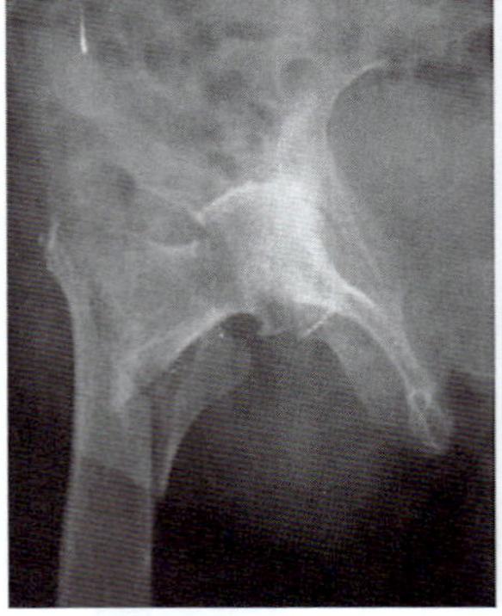
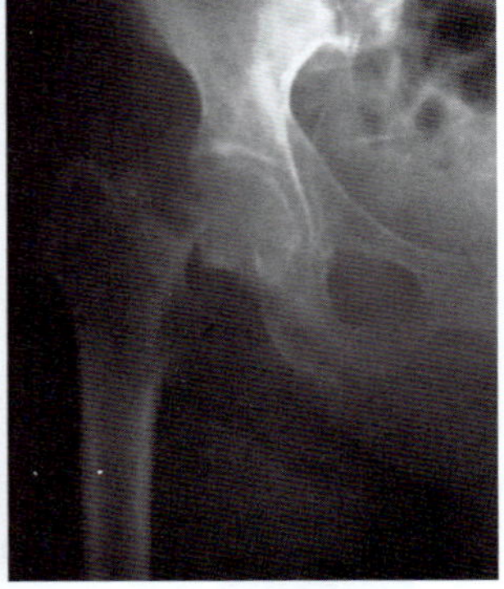

FIGURA 108.22 À esquerda, fratura transtrocanteriana do fêmur; e, à direita, fratura do colo do fêmur. Fonte: Cortesia da Dra. Jael Brasil de Alcântara Ferreira.

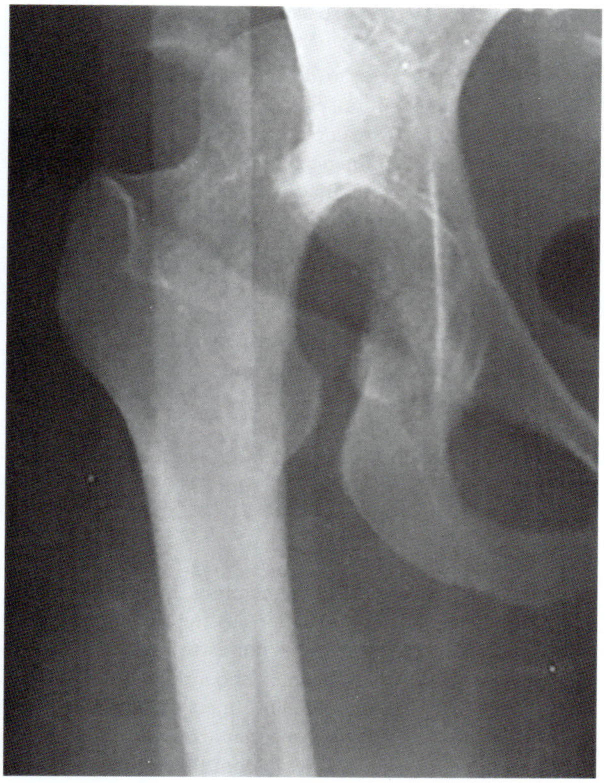

FIGURA 108.23 Luxação do quadril direito em paciente após acidente automobilístico. Fonte: Cortesia do Dr. Caio Eduardo Ferreira Rezieri.

transversais; ou cominutivas – não devem ser confundidas com a patela bipartida ou tripartida – fragmentos apresentam cortical enquanto na fratura não. Destas, as fraturas horizontais representam 60% dos casos, sendo o terço médio da patela o mais acometido em tais situações.[2] (Figura 108.24)

Luxações agudas da patela, apesar de mais incomuns do que as subagudas, são facilmente diagnosticadas com as incidências radiológicas básicas. Nestas, é vista uma luxação lateral da patela na grande maioria dos casos[2] (Figura 108.25).

Fraturas do terço distal do fêmur estão geralmente associadas a quedas e acidentes automobilísticos, podendo ser classificadas de acordo com o local e a extensão do traço da fratura em: supracondilar; condilar; e intercondilar e são mais bem demonstradas pelas incidências anteroposterior e lateral[2] (Figura 108.26).

Fraturas do terço proximal da tíbia acometem mais comumente os platôs tibiais medial e lateral. Quando existem dúvidas quanto ao acometimento articular, pode-se lançar mão da incidência lateral transversa à mesa radiológica, a qual mostrará um traço de fratura intra-articular. Deve-se sempre lembrar que o mecanismo de trauma pode trazer informações úteis que serão detectadas nos exames de imagem[2] (Figura 108.27).

Em alguns casos, a radiografia pode não ser suficiente para a detecção da fratura, principalmente quando não houver afundamento.[2]

As fraturas envolvendo o joelho, por sua vez, também podem ser por avulsão, dadas a complexidade de numerosas estruturas ligamentares, tendinosas e capsulares que se originam e inserem-se nessa topografia.[25]

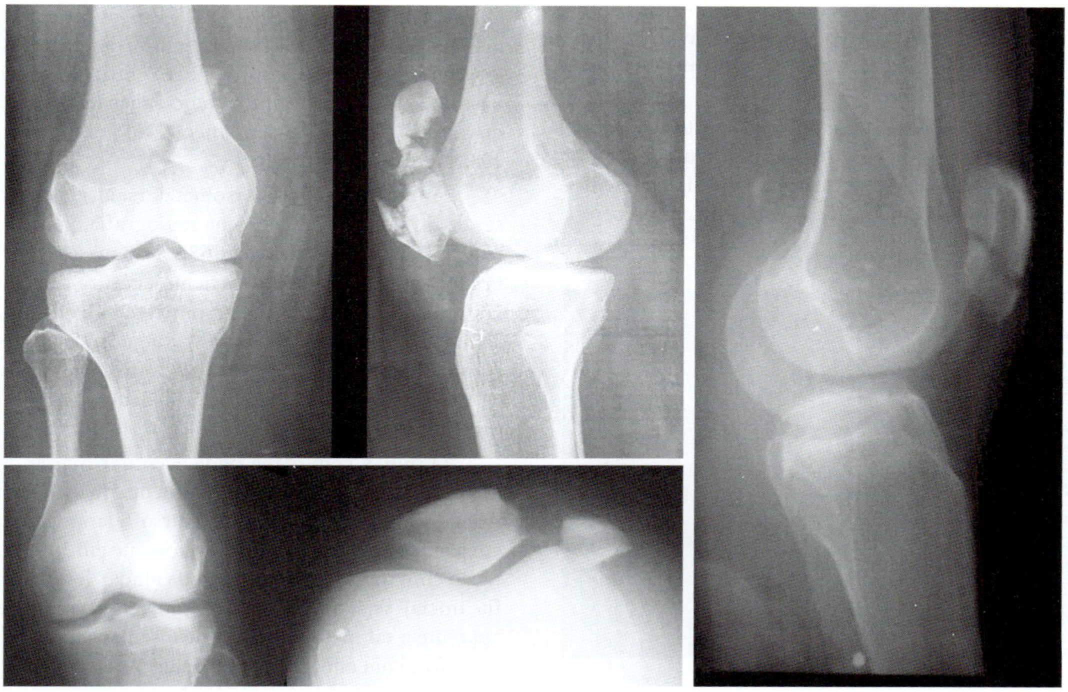

FIGURA 108.24 Da esquerda para a direita, fratura cominutiva, horizontal e vertical da patela. Fonte: Cortesia da Dra. Jael Brasil de Alcântara Ferreira.

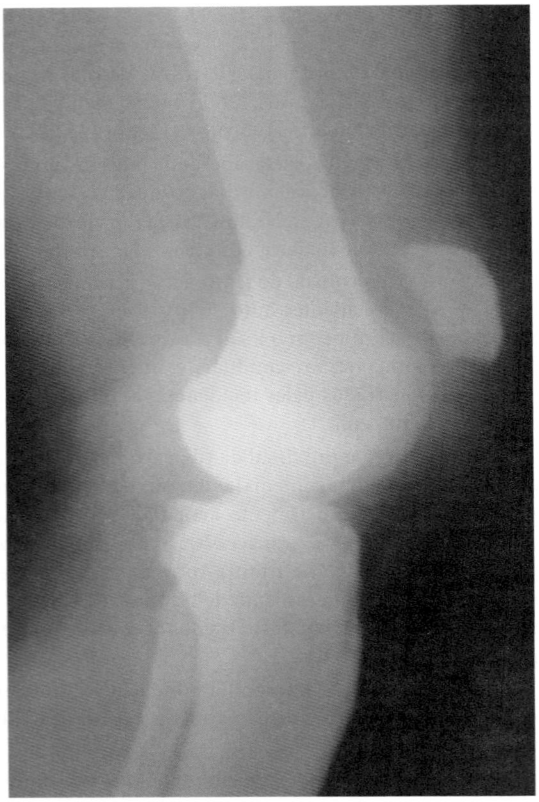

FIGURA 108.25 Luxação da patela. Fonte: Cortesia da Dra. Jael Brasil de Alcântara Ferreira.

A fratura de Segond é a fratura por avulsão mais conhecida e estudada do joelho, na qual ocorre uma avulsão cortical da tíbia pela tração exercida da cápsula ligamentar lateral do joelho[25] (Figura 108.28).

Na fratura de Segond reversa, ocorre o oposto ao mencionado anteriormente, isto é, há a fratura por avulsão cortical tibial em virtude da tração exercida pela cápsula ligamentar medial.[25] Também é recomendada a complementação com a RNM em razão de lesões associadas de menisco e/ou ligamento cruzado posterior.[25]

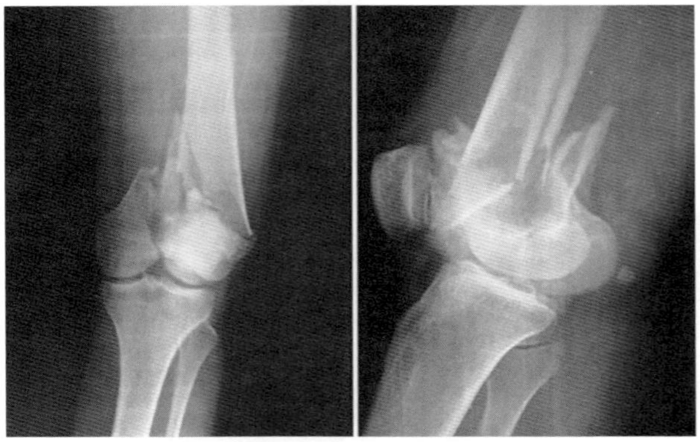

FIGURA 108.26 Fratura cominutiva intra-articular e intercondilar do fêmur distal. Fonte: Cortesia da Dra. Jael Brasil de Alcântara Ferreira.

A fratura por avulsão do ligamento cruzado anterior (LCA), apesar de incomum, está geralmente associada à lesão de Segond, a avulsão óssea no local da inserção do LCA (porção anteromedial da eminência intercondiliana da tíbia) é tipicamente descrita na população jovem. É difícil a detecção de tal avulsão na radiografia convencional – em alguns casos, é possível detectar um fino fragmento ósseo no espaço intercondilar associado à irregularidade cortical na tuberosidade anterior da tíbia[25] (Figura 108.29).

A fratura por avulsão do ligamento cruzado posterior, apesar de rara, pode causar uma grande morbidade em longo prazo. Em 55 % dos casos, a avulsão ocorre em sua inserção tibial. Na radiografia convencional, nota-se uma descontinuidade focal da superfície articular posterior da tíbia mais evidente na incidência lateral[25] (Figura 108.29).

TORNOZELO E PÉ

Fraturas por estresse nos membros inferiores são comuns em atletas, militares, bailarinas, representando cerca de 80 a 90% de todas as fraturas por estresse e 0,7 a 20% de todas as lesões esportivas, acometendo a tíbia em 23,6%, navicular em 17,6% (Figura 108.30) e metatarsos em 16,6% – principalmente, o 2º e o 3º metatarsos.[22] Muitas vezes, a radiografia não detecta essa lesão com menos de 3 semanas de evolução, sendo o padrão-ouro para o seu diagnóstico a RNM.[26]

A fratura por avulsão do 5º metatarso é comum, causando dor no aspecto dorsolateral do pé (fratura pseudo-Jones).[27] A fratura na junção da diáfise proximal e a metáfise do 5º metatarso é a fratura de Jones.[27] Em jovens com centros de ossificação, a ossificação sem edema de partes moles não deve ser confundida com fratura.[2] No centro de ossificação na base do 5º metatarso, a linha radiotransparente é vertical; enquanto na fratura, normalmente, é transversal[2] (Figuras 108.31 e 108.32).

Fraturas-luxações tarsometatarsais (Lisfranc) podem ser de difícil caracterização na radiografia, pois o exame detecta tal alteração em cerca de 68,9% dos casos [28,29,30] apresentando, em quase todos os pacientes, rotura do ligamento de Lisfranc da 2ª articulação tarsometatarsal, cujo discreto desalinhamento é a chave para o diagnóstico correto, assim como uma diástase maior do que 2 mm entre as bases do 1º e 2º metatarsos, indicando instabilidade e rotura ligamentar[28,29] (Figura 108.32).

O raio X com carga pode acentuar o grau da lesão de Lisfranc, assim como o direcionamento do foco na incidência AP para a 2ª articulação metatarso-falangeana, incidência em perfil e oblíqua rodada internamente em 30.[28,31] A comparação com o pé contralateral pode ajudar.[31] Caso a radiografia inicial seja normal, essa lesão, provavelmente, só será aparente a tal método dentro de 6 semanas, sendo indicada, nos casos com alto grau de suspeita clínica, a TC.[31]

A fratura de Lisfranc é mais comum em acidentes de automobilísticos e em praticantes de atividades como futebol, balé e ginástica nos pacientes adultos,[29,31] apesar de

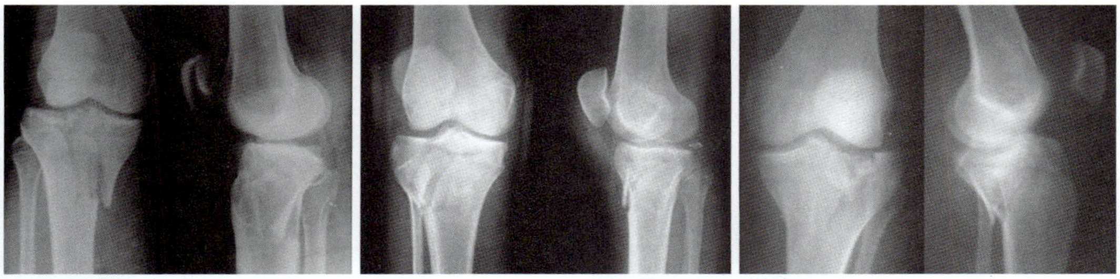

FIGURA 108.27 Da esquerda para a direita, faz imagens exibem fratura do côndilo tibial medial, fratura do côndilo tibial lateral e fratura por afundamento do côndilo tibial lateral. Fonte: Cortesia do Dr. Caio Eduardo Ferreira Rezieri.

corresponder a apenas 0,2% de todas as fraturas.[29] Na faixa etária pediátrica, é conhecida como fratura do beliche (*bunk bed fracture*), sendo mais comum em crianças que pulam ou caem de altura com a ponta do pé.[32]

A fratura do pilão tibial é incomum, representando cerca de 5 a 10% das fraturas dos membros inferiores, comumente apresentando extensa lesão de partes moles. É a fratura intra-articular da tíbia distal com o tálus, sendo complexa e de difícil tratamento cirúrgico, em que a infecção e o atraso na consolidação dos fragmentos são complicações comuns[8] (Figura 108.33).

A fratura do tálus é mais comum em homens jovens, sendo diagnosticada primeiramente por radiografias – a radiografia em oblíquo deve ser solicitada para a avaliação do colo do tálus,[33] cuja importância consiste em avaliar se há desvio significativo e o grau de cominuição da fratura para determinar se a cirurgia é necessária.[33,34] A radiografia também é importante para a avaliação das lesões associadas – a mais comum é a fratura do maléolo medial ipsilateral, presente em 21,2% dos casos[34] (Figura 108.34). Representa cerca de 1% das fraturas do corpo humano e 3 a 6% do pé,[33] apresentando como causa mais comum os acidentes automobilísticos, seguidos de queda de altura.[34] A RNM tem papel importante para a visualização da osteonecrose do tálus, pois é uma complicação comum (21 a 58% dos casos de fratura do colo e de 88% do corpo) nesse tipo de fratura,[33,34] além da avaliação da fratura osteocondral do domus talar que não é detectada pela radiografia.[33]

A fratura trimaleolar consiste nas fraturas dos maléolos medial e lateral e do aspecto posterior da tíbia (maléolo posterior), sendo instável, pois comumente está associada a lesões ligamentares[2] (Figura 108.35).

A fratura do processo posterior do tálus não deve ser confundida com o "os trigonum" – ossículo acessório posterior. A fratura apresenta contornos irregulares, enquanto o ossículo não, sendo arredondado e corticalizado – em 66% dos casos, o "os trigonum" é bilateral – a radiografia do lado contralateral pode ajudar em casos duvidosos[33] (Figura 108.35).

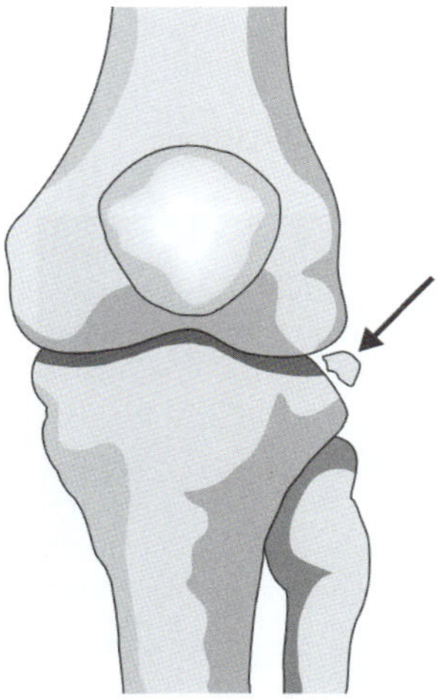

FIGURA 108.28 A aparência desta fratura na radiografia convencional é de um fragmento ósseo elíptico disposto lateralmente ao platô tibial, determinando o sinal "capsular lateral" (seta). Sempre que possível, recomenda-se a complementação com a RNM, dada a associação com lesão meniscal e/ou do ligamento cruzado anterior.[2]

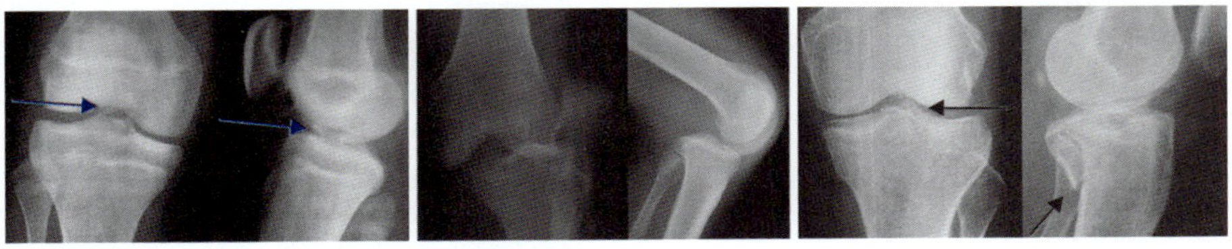

FIGURA 108.29 Avulsão da porção anteromedial da eminência intercondiliana da tíbia por rotura do ligamento cruzado anterior (seta azul), luxação do joelho por rotura completa do ligamento cruzado posterior e avulsão da porção posterior da superfície articular tibial por rotura completa do ligamento cruzado posterior – seta preta. Fonte: Cortesia dos Drs. Caio Eduardo Ferreira Rezieri e Leonardo Buzo Kowalesky.

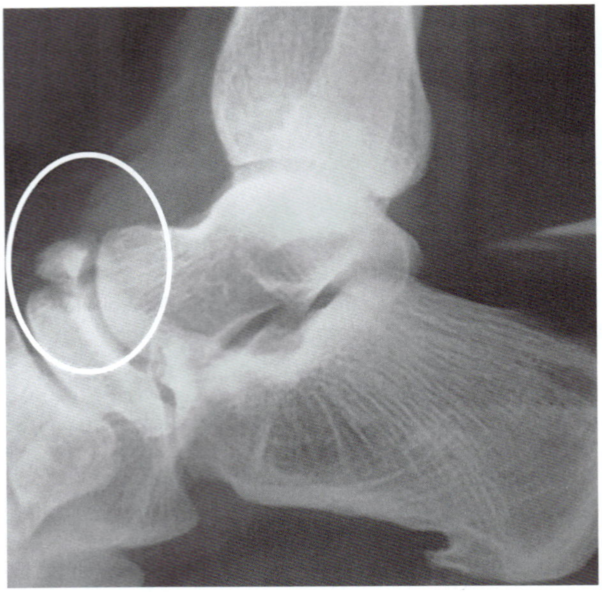

FIGURA 108.30 Fratura do navicular (círculo). Fonte: Cortesia da Dra. Jael Brasil de Alcântara Ferreira.

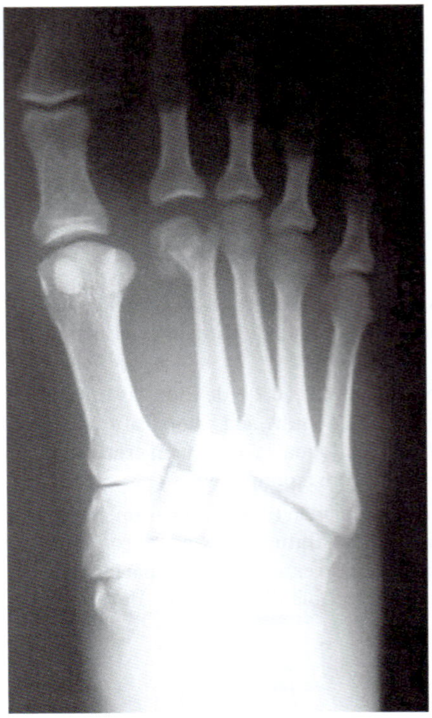

FIGURA 108.32 Fratura de Lisfranc.

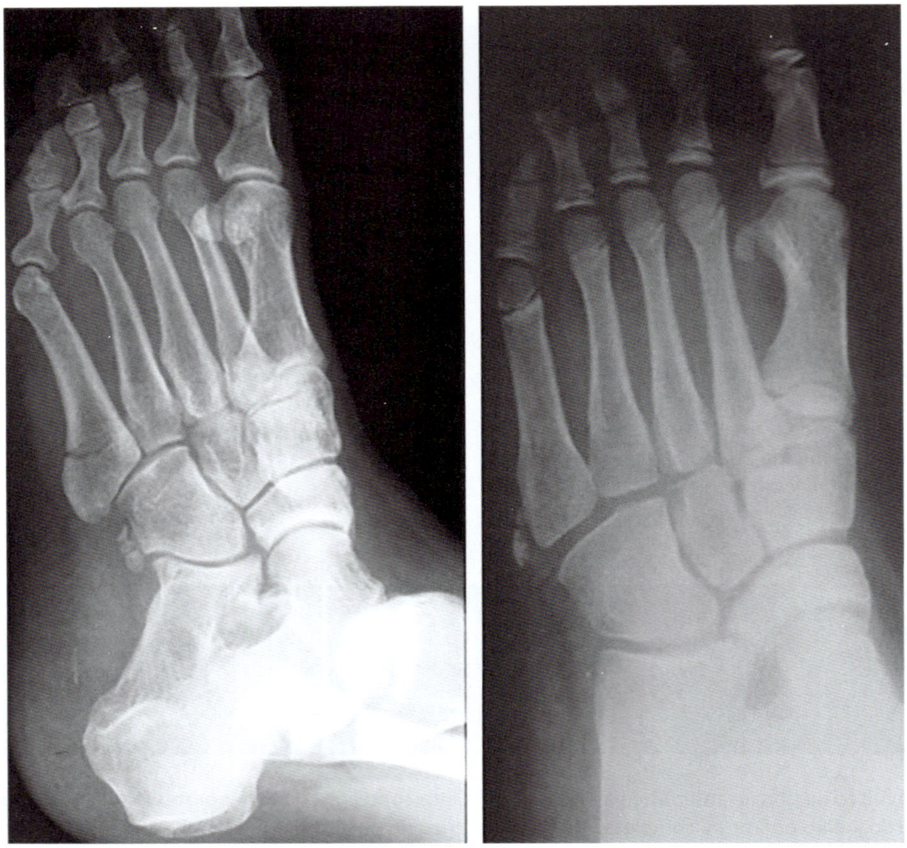

FIGURA 108.31 À esquerda, fratura de Jones; à direita, centro de ossificação normal na base do 5º metatarso.

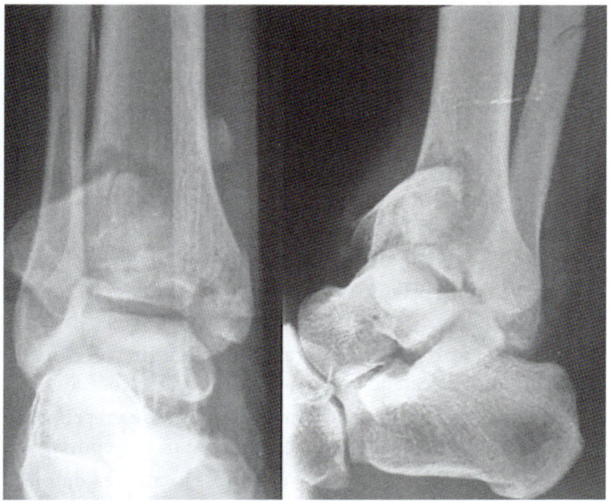

FIGURA 108.33 Fratura do pilão tibial. Fonte: Cortesia do Dr. Caio Eduardo Ferreira Rezieri.

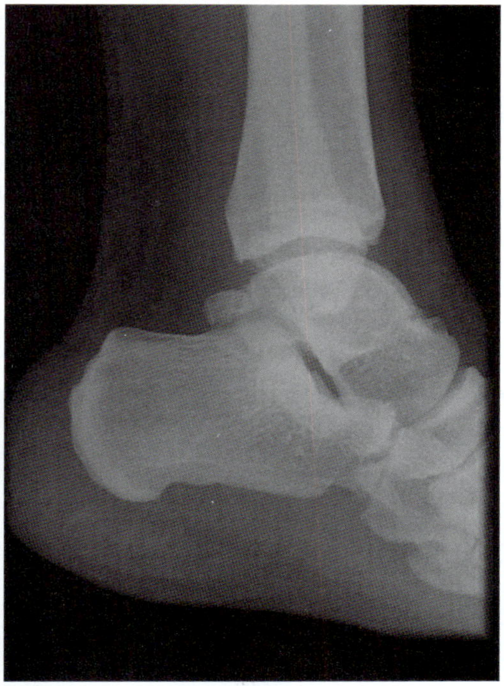

FIGURA 108.34 "Os trigonum" – centro de ossificação acessório.

A fratura de Maisonneuve compreende a fratura em espiral proximal da fíbula por eversão associada à lesão do tornozelo (rotura da sindesmose tibiofibular) rotura do ligamento tibiofibular e fratura do maléolo medial podem estar presentes, representando uma lesão instável.[2,35] Quanto mais proximal a fratura, maior a lesão da membrana interóssea[2] (Figura 108.36).

A fratura de Tillaux consiste em avulsão da margem lateral da porção distal da tíbia.[31] Em crianças, consiste em uma lesão de Salter-Harris tipo III (Figura 108.37). Caso exista deslocamento lateral do fragmento maior que do 2 mm ou irregularidade da superfície articular da porção distal da tíbia, o tratamento é cirúrgico. Quando a fratura é no aspecto medial da fíbula com o ligamento talofibular anterior preservado, denomina-se fratura de Wagstaffe-LeFort.[2]

O calcâneo é o osso do tarso mais comumente fraturado, correspondendo de 1 a 2% de todas as fraturas, não apresentando bom prognóstico – 75% são fraturas intra-articulares, além de estarem, em muitos casos, associadas a fraturas vertebrais – comum em quedas de altura ("fratura do amante")[2,36] (Figuras 108.38 e 108.39). Ocorrem mais em homens e promovem morbidade substancial, sendo a TC essencial para o planejamento terapêutico.[36]

A luxação subtalar é incomum, estando a maioria dos casos associada a fraturas do retropé – calcâneo, processo posterior e tubérculo talar, além de fraturas osteocondrais. A luxação total do tálus (luxação pantalar - tálus extruso) é muito rara, com literatura médica limitada (Figura 108.40).[33]

Observem-se na Tabela 108.1 as fraturas e luxações e seus mecanismos de lesão mais comuns.

LESÕES PEDIÁTRICAS

Aproximadamente metade de todos os atendimentos pediátricos corresponde a lesões ortopédicas nos Estados Unidos, sendo as lesões não intencionais a principal causa de morte e incapacidade em crianças.[3] A clavícula é o osso mais comumente fraturado na criança, bastando, na maioria dos

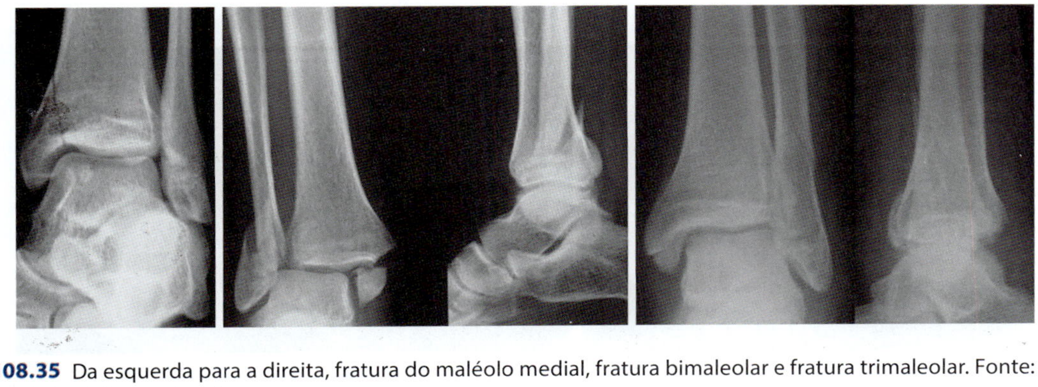

FIGURA 108.35 Da esquerda para a direita, fratura do maléolo medial, fratura bimaleolar e fratura trimaleolar. Fonte: Cortesia da Dra. Jael Brasil de Alcântara Ferreira.

casos, apenas a radiografia em incidência anteroposterior para o seu diagnóstico.[3]

Existem quatro tipos de fraturas nas crianças.[3]

1. Deformidade plástica: o osso é deformado para além da sua capacidade, mas não ao ponto de uma fratura definitiva; aparece como um osso excessivamente curvado sem interrupção cortical (Figura 108.41).
2. Fratura em torus: ocorre na junção da metáfise e diáfise por forças de compressão (Figura 108.42)
3. Fratura em galho verde: ocorre quando o osso é fraturado no lado oposto ao do choque, mas é uma fratura incompleta com córtex e periósteo intactos (Figura 108.42).
4. Fraturas envolvendo a placa de crescimento: resulta em distúrbio do crescimento, apresentando a classificação de Salter-Harris para orientar o tratamento[37] (Figuras 108.43 e 108.44).
   - Tipo I: Fratura através da placa de crescimento, sem envolvimento ósseo. A epífise pode aparecer deslocada em relação à metáfise.
   - Tipo II: Fratura através da placa de crescimento que se estende para a metáfise. É a mais comum.
   - Tipo III: Fratura através da placa de crescimento que se estende para a epífise.
   - Tipo IV: Fratura através da placa de crescimento que se estende para a metáfise e para a epífise.
   - Tipo V: Fratura por compressão através da placa de crescimento. É a mais grave.

Normalmente, os tipos III, IV e V necessitam de tratamento cirúrgico, enquanto I e II, se não apresentarem luxação da epífise, o tratamento é conservador.[37]

A fratura supracondiliana do úmero é mais comum em meninos entre 3-10 anos – necessário analisar a presença de lesões neurovasculares (sinais clínicos de isquemia).[3] (Figura 108.45).

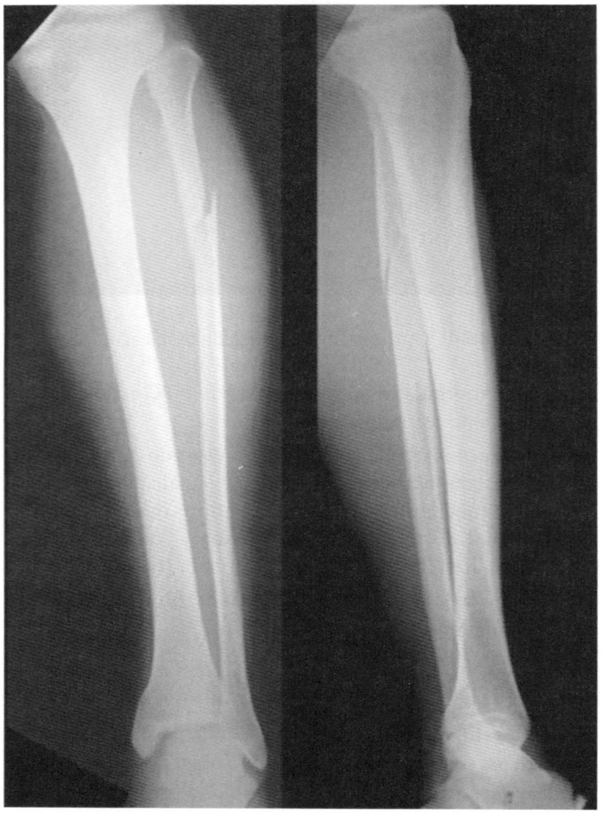

FIGURA 108.36 Fratura de Maisonneuve. Fonte: Cortesia do Dr. Caio Eduardo Ferreira Rezieri.

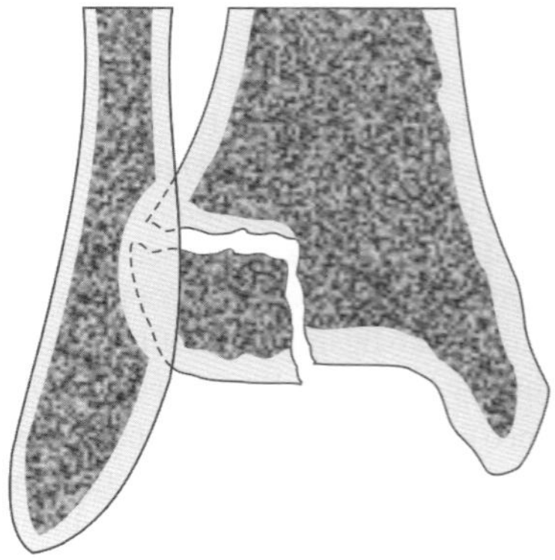

FIGURA 108.37 Fratura de Tillaux. Fonte: Greenspan A. Radiologia ortopédica: uma abordagem prática. 4. ed. Philadelphia: Editora Guanabara Koogan; 2006.

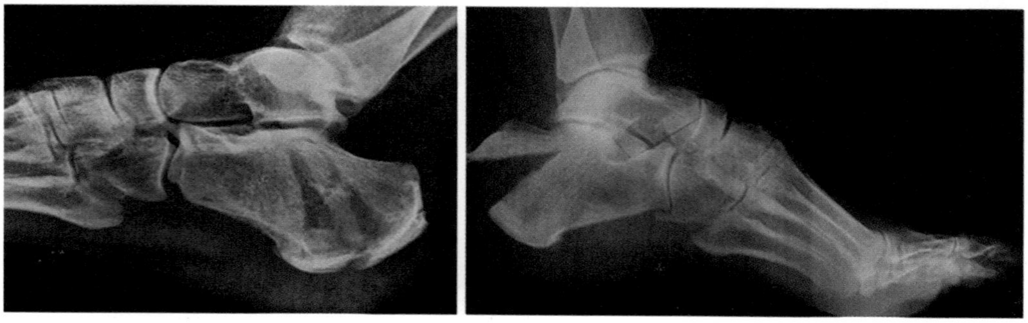

FIGURA 108.38 Fratura do calcâneo.

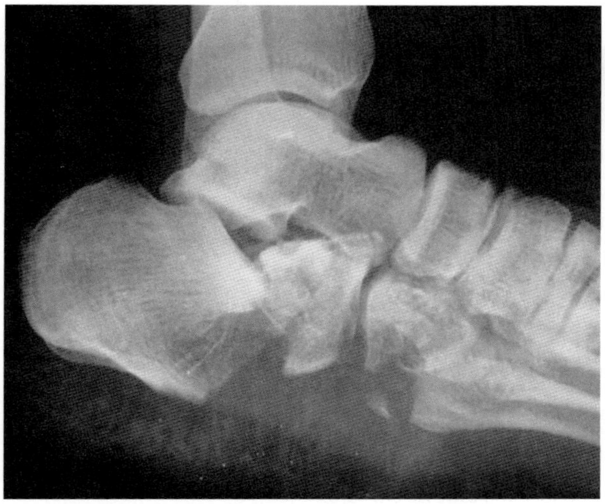

FIGURA 108.39 Fratura do calcâneo, cuboide e base do 5º metatarso (pseudo-Jones). Fonte: Cortesia da Dra. Jael Brasil de Alcântara Ferreira.

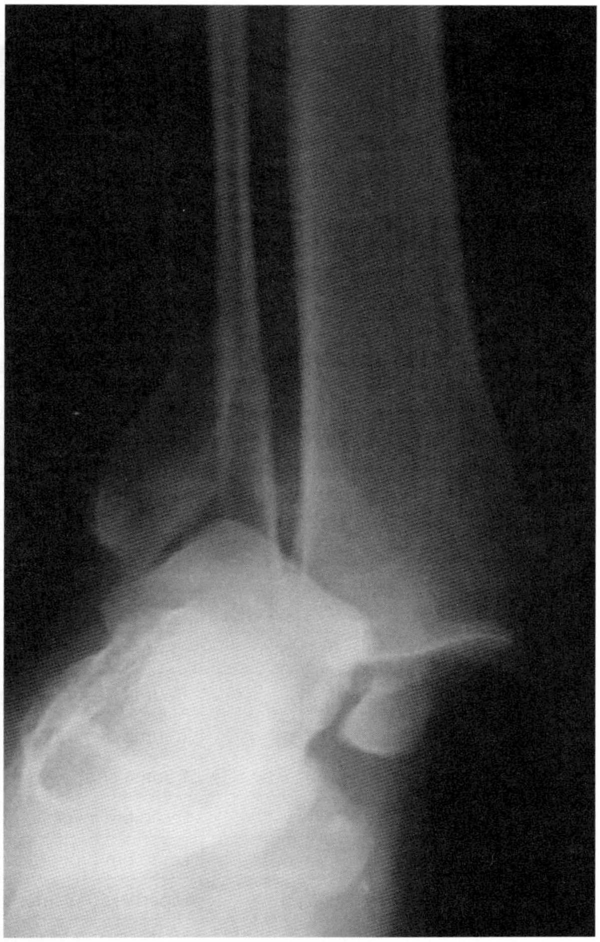

FIGURA 108.40 Fratura-luxação do tornozelo. Fonte: Cortesia do Dr. Caio Eduardo Ferreira Rezieri.

Fraturas da pelve, quando ocorrem na faixa etária pediátrica, apresentam lesões concomitantes que podem levar à morte.[3]

SÍNDROME DA CRIANÇA ESPANCADA

Um milhão de casos por ano nos Estados Unidos, com 2 a 3 mil óbitos em decorrência da agressão, principalmente devido a lesões na cabeça. A radiografia é essencial para a avaliação das lesões, caracterizando-as em diferentes partes do corpo em diferentes estágios evolutivos. Na suspeita de lesão cerebral, a TC deve ser realizada.[38]

TABELA 108.1 Fraturas, luxações e seus mecanismos de lesão

Fratura	Mecanismo de lesão mais comum
Hill-Sachs e Bankart	Luxações recorrentes do ombro.[7]
Úmero	Traumas de alta energia. Baixa energia, associados à osteoporose.[7]
Clavícula	Trauma direto na clavícula.[11]
Cabeça e colo do rádio	Foça axial com o antebraço pronado em extensão ou flexão de 0-80°, causa impacto da cabeça do rádio com o capítulo.[12]
Escápula	Trauma direto na clavícula ou de alta energia.[10]
Olécrano	Queda direta sobre o cotovelo flexionado.[2]
Essex-Lopresti e processo coronoide	Queda sobre a mão estendida.[12]
Galeazzi	Queda sobre a mão estendida.[10]
Monteggia	Trauma direto na ulna ou queda sobre a mão estendida.[12]
Colles	Queda com a mão estendida com pronação e flexão dorsal do antebraço.[2]
Smith	Queda sobre o dorso da mão ou por impacto direto na região em flexão palmar, a qual proporciona o deslocamento ventral do fragmento ósseo.[2]

Continua

Continuação

TABELA 108.1 Fraturas, luxações e seus mecanismos de lesão

Fratura	Mecanismo de lesão mais comum
Metacarpos	Força compressiva longitudinal com a articulação metacarpofalangeana fletida da mão dominante.[13]
Carpo	Queda sobre a mão estendida.[14]
Malgaigne	Trauma de alta energia.[17]
Acetábulo	Trauma de alta energia.[19]
Fêmur	Jovem: trauma de alta energia. Idoso: trauma de alta ou baixa energia (osteoporose).[20]
Patela	Trauma direto na face anterior do joelho.[2]
Tíbia	Queda com torção ou trauma de alta energia.[2]
Segond	Trauma com rotação interna do joelho e estresse em varo.[25]
Segond reversa	Trauma com rotação externa do joelho e estresse em valgo. [25]
Avulsão do ligamento cruzado anterior	Flexão do joelho com rotação interna da tíbia.[25]
Avulsão do ligamento cruzado posterior	Trauma com hiperextensão do joelho.[24]
Tillaux	Abdução e rotação externa do tornozelo.[2]
Pilão tibial	Trauma de alta energia.[8]
Tálus	Trauma de alta energia.[33]
Maisonneuve	Trauma com eversão do tornozelo.[2]
Unimaleolar e Bimaleolar	Lesão em inversão do tornozelo, sendo os casos mais intensos, bimaleolares.[2]
Trimaleolar	Lesão em pronação-rotação lateral do tornozelo.[2]
Lisfranc	Hiperflexão plantar ou queda com o pé em flexão plantar.[29]
Base do quinto metatarso	Supinação com flexão plantar do tornozelo, levando a uma tração prolongada do tendão fibular curto.[27]
Calcâneo	Trauma direto comum após queda da altura.[2,36]
Metatarsos	Trauma direto.[2]
Falanges mão e pé	Trauma direto[2] (Figura 108.40).
Esterno-clavicular	Trauma direito ou indireto.[10]
Glenoumeral anterior	Forças indiretas que resultam em rotação externa e abdução.[7]
Glenoumeral posterior	Choques elétricos e convulsões.[7]
Cotovelo	Queda sobre a mão estendida.[12]
Carpometacarpianas	Trauma de alta energia direto na mão.[15]
Luxação	**Mecanismo de lesão mais comum**
Quadril	Trauma de alta energia.[23]
Joelho	Trauma de alta energia.[24]
Patela	Resultante trauma direto ou rotura do tendão do quadríceps ou patelar.[2]
Tornozelo	Trauma de alta energia[2] (Figura 108.40).
Subtalar	Trauma de alta energia ou atividades esportivas – basquete.[33]
Interfalangeanas mão e pé	Trauma direto[2] (Figura 108.41).

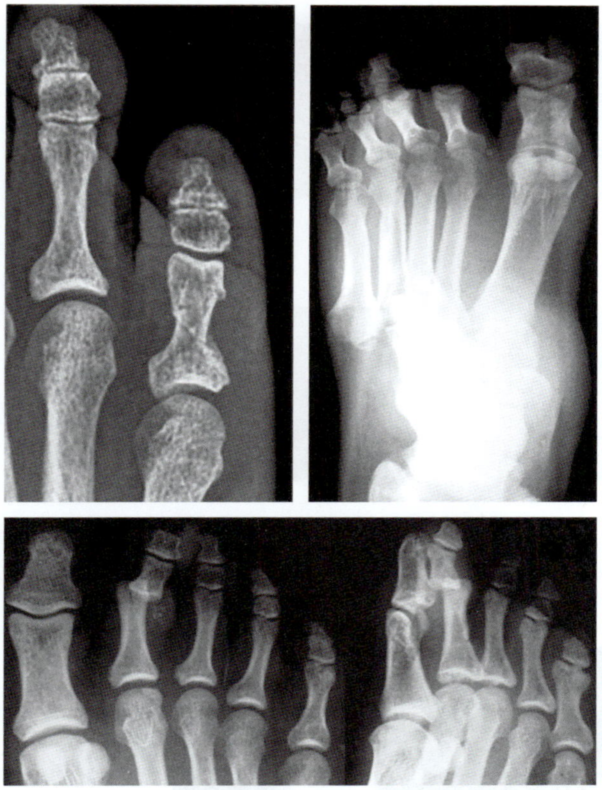

FIGURA 108.41 Da esquerda para a direita, fratura sem desalinhamento da falange proximal do 5º dedo do pé, luxação da articulação interfalangeana proximal e do 2º dedo e tarso-metatarso. Fonte: Cortesia do Dr. Élcio Roberto Duarte e da Dra. Jael Brasil de Alcântara Ferreira.

Em crianças com 2 anos ou menos, quando existe a suspeita médica, radiografias de todo o corpo devem ser feitas. Não se deve tentar fazer uma imagem com todo o corpo da criança, pois a qualidade da imagem não é satisfatória, podendo "perder" lesões.[38]

LESÕES GERIÁTRICAS

Os Idosos estão em risco de ferimentos graves após trauma relativamente pequenos por causa da fragilidade global, comorbidades e efeitos colaterais de medicações. Quedas são responsáveis por aproximadamente 75% dos traumas em pacientes geriátricos e, em 90% dos casos, são da própria altura; os outros 25% compreendem, basicamente, acidentes automobilísticos e atropelamentos. As lesões graves resultam de 5 a 10% dessas quedas, incluindo lesões na cabeça e fraturas – o tratamento em instituições com UTI aumenta a sobrevida em 30%.[16]

As fraturas em idosos incluem aquelas por traumas de alta ou baixa energia, por insuficiência (incidência aumentando mundialmente, sobretudo de ossos longos e da pelve), relacionadas ao uso de bifosfonados, patológicas e periprotéticas, apresentando morbidade maior quando ocorre no fêmur por causa da limitação da mobilidade e marcha. Radioterapia, corticoterapia, osteoporose, artrite reumatoide e insuficiência renal são fatores de risco para fraturas por insuficiência.[16]

Em casos de radiografias normais com grande suspeita clínica, a RNM demonstrou ser o melhor método para o diagnóstico de fraturas ocultas em idosos, avaliando, também, as partes moles. Em casos graves, a TC é mais ágil, devendo ser realizada em vez da RNM.[16]

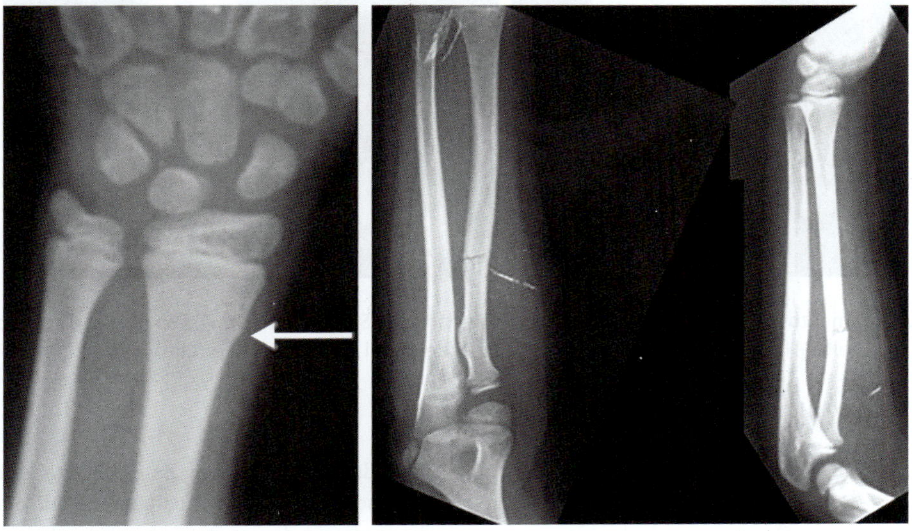

FIGURA 108.42 À esquerda, fratura em tórus (seta); à direta, fratra em galho verde. Fonte: Cortesia Dra Jael Brasil de Alcântara Ferreira).

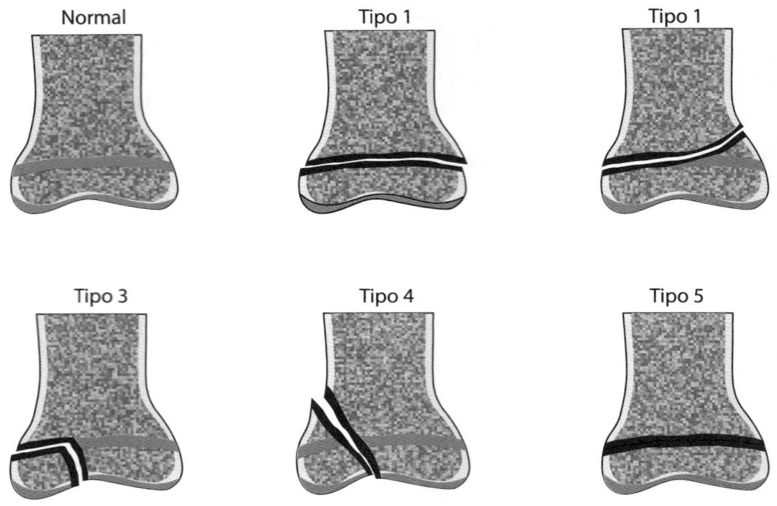

FIGURA 108.43 Classificação de Salter-Harris.

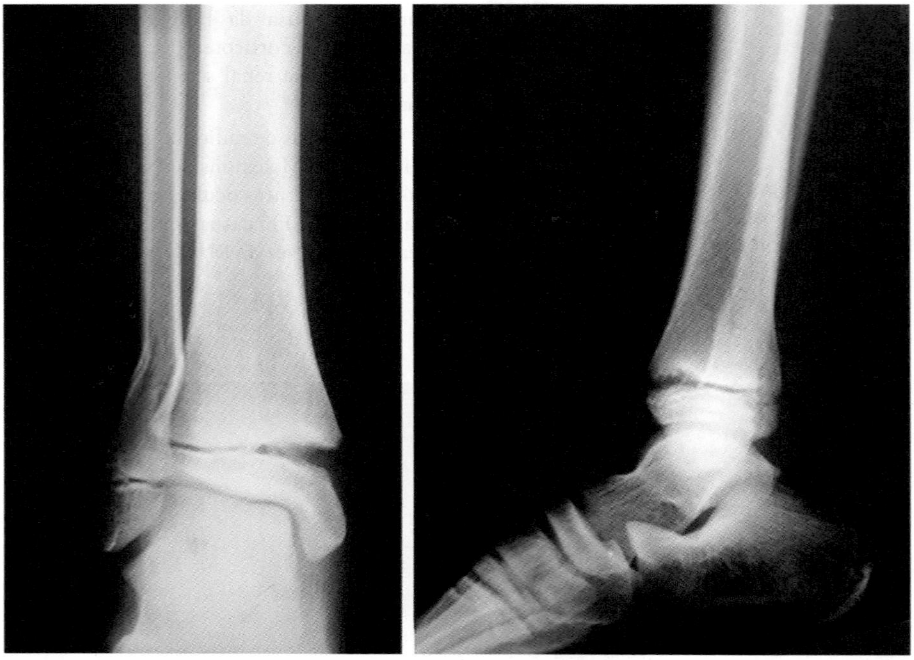

FIGURA 108.44 Alargamento do aspecto medial da placa de crescimento Salter-Harris tipo I com fratura do aspecto distal da fíbula e fratura da tíbia distal Salter-Harris tipo II. Fonte: Cortesia da Dra. Jael Brasil de Alcântara Ferreira.

GESTANTES

O trauma afeta 5 a 7% das gestantes, provocando mortalidade materna de causa não obstétrica – 50% dos casos ocorrem por acidentes automobilísticos. A avaliação do feto deve ser feita com a ultrassonografia.[9]

Doses de radiação fetais menores do que 50 mGy não estão associadas ao aumento das anomalias fetais ou à perda fetal durante a gravidez. Esse conceito é importante porque as doses de radiação de qualquer método diagnóstico que utiliza radiação devem ser, na gestante, abaixo de 50 mGy[9].

Lesões pélvicas carregam um risco significativamente aumentado de morte fetal – até 35% em relatórios mais recentes. Fraturas pélvicas aumentam em 9% a chance de morte materna.[9]

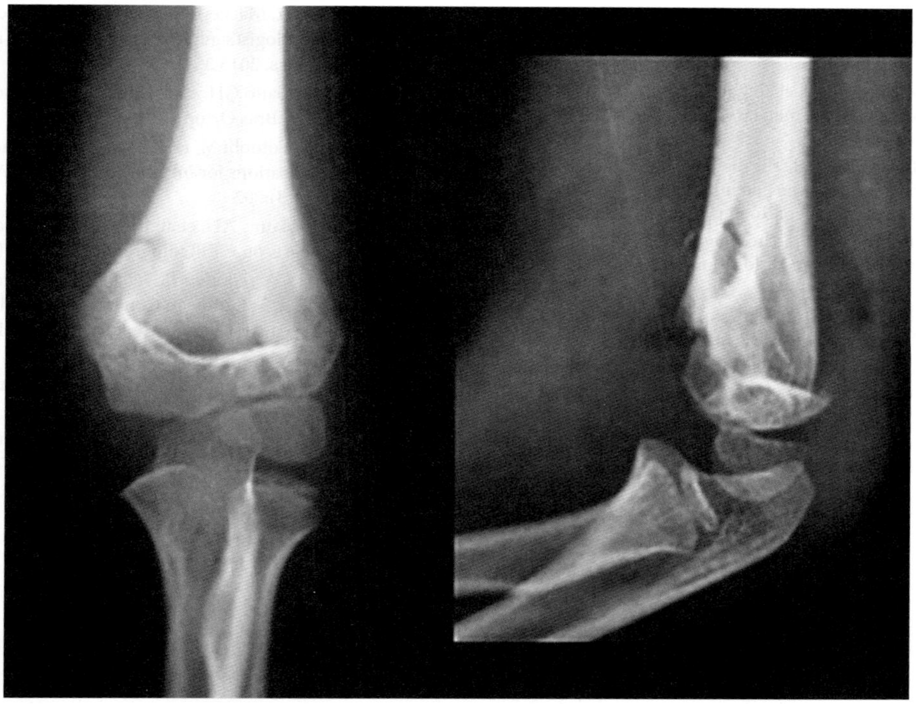

FIGURA 108.45 Fratura supracondiliana do úmero. Fonte: Cortesia Dra. Jael Brasil de Alcântara Ferreira.

REFERÊNCIAS BIBLIOGRÁFICAS

1. Golin V, Sprovieri SRS. Condutas em urgências e emergências para o clínico. São Paulo: Atheneu; 2006. p. 1057.
2. Greenspan A. Radiologia ortopédica: uma abordagem prática. Vecchi A, et al (trad.). 4. ed. Philadelphia: Editora Guanabara Koogan; 2006.
3. Fayad LM, Corl F, et al. Pediatric skeletal trauma: use of multiplanar reformatted and three-dimensional 64-row multidetector CT in the emergency department. Radiographics. 2009;29(1):135-150.
4. Sarwar A, Wu JS, Kung J, et al. Graphic representation of clinical symptoms: a tool for improving detection of subtle fractures on foot radiographs. Am J Roentgenol. 2014;203(4):W429-33.
5. Santos AR, et al. Bontrager. Tratado de posicionamento radiográfico e anatomia associada. (trad.). 6. ed. Phoenix: Editora Elsevier; 2006.
6. Cunha FM, Braga GF, et a. Epidemiologia de 1.212 fraturas expostas. Rev Bras Ortop, 1998;33:451-456.
7. Sandstrom CK, Kennedy SA, et al. Acute shoulder trauma: what the surgeon wants to know. Radiographics. 2015;35(2):475-492.
8. Topliss CJ, Jackson M, Atkins RM. Anatomy of pilon fractures of the distal tibia. J Bone Joint Surg Br. 2005;87 (5): 692-697.
9. Griffith JF, Antonio GE, et al. Anterior shoulder dislocation: quantification of glenoid bone loss with CT. Am J Roentgenol. 2003 May;180(5):1423-1430.
10. Gyftopoulos S, Chitkara M, et al. Misses and errors in upper extremity trauma radiographs. Am J Roentgenol. 2014;203(3):477-491.
11. Correa MC, Gonçalves LBJ, et al. Fratura extra-articular da extremidade medial da clavícula associada à luxação acromioclavicular tipo IV: relato de caso. Rev Bras Ortop. 2011;46(5):596-601.
12. Sheehan SE, Dyer GS, et al. Traumatic elbow injuries: what the orthopedic surgeon wants to know. Radiographics. 2013;33(3):869-888.
13. Boussakri H, Elidrissi M, et al. Fractures of the neck of the fifth metacarpal bone, treated by percutaneous intramedullary nailing: surgical technique, radiological and clinical results study (28 cases). Pan Afr Med J. 2014;4:187.
14. Welling RD, Jacobson JA, et al. MDCT and radiography of wrist fractures: radiographic sensitivity and fracture patterns. Am J Roentgenol. 2008;190(1):10-16.
15. Prokopis PM, Weiland AJ. Volar dislocation of the fourth and fifth carpometacarpal joints: a case report and review of the literature. HSSJ. 2008;4(2):138-142.
16. Sadro CT, Sandstrom CK, et al. Geriatric trauma: a radiologist's guide to imaging trauma patients aged 65 years and older. Radiographics. 2015;35(4):1263-1285.
17. Dalbayrak S, Ayten M, et al. Surgical treatment of a Malgaigne fracture. Ulus Travma Acil Cerrahi Derg. 2014;20(4):300-304.
18. Schwartsmann CR, Schmiedt I, et al. Fratura de Malgaigne em grávidas: relato de dois casos. Rev Bras Ortop.1995;30;8
19. Maia MS, Santos DSM, et al. Análise epidemiológica das fraturas acetabulares. Rev Bras Ortop. 2011;46(1):23-26.
20. Neto JSH, Dias CR, et al. Características epidemiológicas e causas da fratura do terço proximal do fêmur em idosos. Rev Bras Ortop. 2011;46(6):660-67.
21. Moraes FB, Silva LL, et al. Avaliação epidemiológica e radiológica das fraturas diafisárias do fêmur: estudo de 200 casos. Rev Bras Ortop. 2009;44(3):199-203.
22. Pereira GJC, Barreto AA, et al. Estudo epidemiológico retrospectivo das fraturas do terço proximal do fêmur na região de Botucatu. Rev Bras Ortop. 1993:28;7.
23. Sheehan SE, Shyu JY, et al. Proximal Femoral Fractures: What the Orthopedic Surgeon Wants to Know. Radiographics. 2015;35(5):1563-1584.
24. Walker REA, McDougall D, et al. Radiologic review of knee dislocation: from diagnosis. AM J ROENTGENOL. 2013; 201:483–495.
25. Gottsegen CJ, Eyer BA, et al. Avulsion fractures of the knee: imaging findings and clinical significance. RadioGraphics. 2008; 28:1755–1770.

26. Kahanov L, Eberman LE, et al. Diagnosis, treatment, and rehabilitation of stress fractures in the lower extremity in runners. J Sports Med. 2015:27;87-95.
27. Mehlhorn AT, Zwingmann J, et al. Radiographic classification for fractures of the fifth metatarsal base. Skeletal Radiol. 2014;43(4):467-474.
28. Rankine JJ, Nicholas CM, et al. The diagnostic accuracy of radiographs in lisfranc injury and the potential value of a craniocaudal projection. American Journal of Roentgenology. 2012;198:365-369.
29. Kalia V, Fishman EK, et al. Epidemiology, imaging, and treatment of Lisfranc fracture-dislocations revisited. Skeletal Radiol. 2012;41(2):129-136.
30. Norfray JF, Geline RA, et al. Subtleties of lisfranc fracture-dislocations. Am J Roentgenol. 1981;137(6):1151-1156.
31. Siddiqui NA, Galizia MS, et al. Evaluation of the tarsometatarsal joint using conventional radiography, CT, and MR imaging. Radiographics. 2014;34(2):514-531.
32. Johnson GF. Pediatric Lisfranc injury: "bunk bed" fracture. Am J Roentgenol. 1981;137(5):1041-1044.
33. Melenevsky Y, Mackey RA, et al. Talar fractures and dislocations: a radiologist's guide to timely diagnosis and classification. Radiographics. 2015;35(3):765-779.
34. Sakaki MH, Saito GH, et al. Estudo epidemiológico das fraturas do tálus. Rev Bras Ortop.2014;49(4):334–339.
35. Hanson JA, Fotoohi M, et al. Maisonneuve fracture of the fibula: implications for imaging ankle injury. Am J Roentgenol.1999:173(3):702
36. Daftary A, Haims AH, et al. Fractures of the calcaneus: a review with emphasis on CT. Radiographics. 2005;25(5):1215-1226.
37. Monforte JS, Arredondo IM, et al. Pediatric fractures: not just small bones. 25º European Congress of Radiology; 7-11 de Março de 2013; Austria Vienna Center. Viena: ECR; 2013.C-1393.
38. Radkowski MA, Merten DF, Leonidas JC. The abused child: criteria for the radiologic diagnosis. RadioGraphics 1983;3(2):262-297.
39. Raptis CA, Mellnick VM, et al. Imaging of trauma in the pregnant patient. Radiographics. 2014;34(3):748-763.

109

Tomografia Computadorizada do Crânio e da Coluna

Thiago Luiz Pereira Donoso Scoppetta
Luiz Carlos Donoso Scoppetta

INTRODUÇÃO

A tomografia computadorizada (TC) de crânio e da coluna vertebral é a modalidade de escolha na grande maioria das condições clínicas no cenário de urgência e emergência pelo fácil acesso, ampla disponibilidade e rápida aquisição de imagens. Com exceção de algumas enfermidades, incluindo a encefalite herpética e o traumatismo raquimedular, as quais serão melhor detalhadas em capítulo específico, a ressonância nuclear magnética (RNM) do encéfalo e da coluna é considerada o método de escolha.

CRÂNIO

TRAUMATISMO CRANIOENCEFÁLICO

Traumatismo cranioencefálico (TCE) é a principal causa de mortalidade e morbidade, nos Estados Unidos, nos pacientes com menos de 44 anos.[1] Adultos jovens são mais frequentemente vítimas de acidentes automobilísticos e agressões físicas, enquanto crianças e idosos são mais suscetíveis a quedas. Atenção especial deve ser dada diante da possibilidade de trauma não acidental em crianças e idosos, cujas peculiaridades de imagem devem ser prontamente reconhecidas.[1-4]

A indicação dos métodos de imagens deverá seguir diretrizes já bem definidas de indicação e acompanhamento de pacientes vítimas de TCE (Tabela 109.1).[5]

TABELA 109.1 Critérios de indicação da rotina canadense de TC de crânio

TC se Glasgow de 13 a 15 e caracterização de perda de consciência, amnésia ou confusão mental
Alto risco para intervenção cirúrgica
Glasgow < 15 em 2 horas
Suspeita de fratura de crânio aberta ou com afundamento
Sinais clínicos de fratura de base do crânio
Dois ou mais episódios de vômitos
Idade ≥ 65 anos
Médio risco para lesão encefálica pela TC de crânio
Amnésia anterógrada ≥ 30 minutos
Mecanismo perigoso (atropelamento, ejeção do automóvel, entre outros)

A investigação por imagem permite definir a extensão da lesão inicial, estabelecer critérios prognósticos e realizar acompanhamento do quadro neurológico. Nesse cenário, a radiografia convencional do crânio não é mais utilizada na rotina, tendo em vista a sua baixa sensibilidade para a identificação de traços de fratura. Contudo, a TC sem contraste é o método de escolha para a maioria dos casos de TCE. Em casos selecionados, estudos angiográficos devem ser realizados diante da possibilidade de eventuais lesões vasculares associadas, incluindo as dissecções e os pseudoaneurismas traumáticos.[6]

Lesões de partes moles extracranianas

As lesões traumáticas de partes moles extracranianas podem ser classificadas de acordo com sua localização em bossa serossanguínea, hematoma subgaleal e cefalo-hematoma (Figura 109.1). A bossa é definida como coleção serossanguinolenta localizada no tecido subcutâneo do couro cabeludo, sendo considerada o trauma craniano mais comum no recém-nascido. Geralmente, apresenta evolução benigna e sem complicações, resolvendo-se em dias a semanas. O hematoma subgaleal é caracterizado por coleção serossanguinolenta localizada sob a aponeurose galeal. Em recém-nascidos, está associado à instrumentação cirúrgica durante o parto, entretanto é mais comum na população adulta, representando a lesão das partes moles extracranianas mais comum nessa faixa etária (Figura 109.2). Cefalo-hematoma é uma coleção serossanguinolenta localizada sob o periósteo da tábua óssea externa da calota craniana, sendo tipicamente limitada às suturas do osso adjacente.[1]

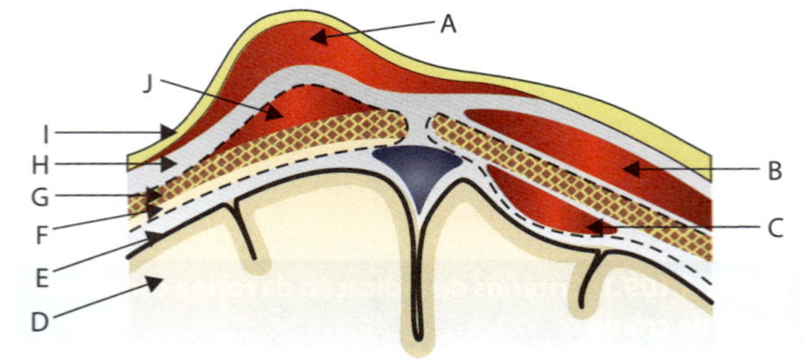

FIGURA 109.1 Ilustração esquemática das lesões das partes moles extracranianas, seus respectivos compartimentos e delimitações espaciais. (A): bossa serossanguínea; (B): hematoma subgaleal; (C): hematoma extradural; (D): giro da convexidade cerebral; (E): dura-máter; (F): crânio; (G): periósteo; (H): aponeurose extracraniana; (I): pele; (J): cefalo-hematoma. Fonte: Encéfalo. Série CBR: cap.; p. 567.

Fratura de crânio

Definida por descontinuidade óssea na base do crânio ou na calota craniana, podendo ser classificada em: linear (Figura 109.3); cominutiva (Figura 109.4); composta, de base de crânio (Figuras 109.5 e 109.6); com afundamento (Figura 109.4); e "fratura em pingue-pongue", esta última especificamente na faixa etária pediátrica.[1,2]

Achados associados e complicações devem ser buscados ativamente, como a presença de aumento das partes moles extracranianas adjacentes, enfisema subcutâneo, fístula liquórica, sinais e sintomas de hipertensão intracraniana e herniações cerebrais. O comprometimento da base do crânio pode estar associado ao envolvimento de nervos cranianos e vasos sanguíneos (Figuras 109.5 e 109.6), particularmente o canal carotídeo e seios cavernosos, que, quando suspeitos, justificam a complementação diagnóstica com estudo por angiotomografia computadorizada (ângio-TC) arterial.[6]

Os principais diagnósticos diferenciais são os sulcos vasculares na calota craniana e as suturas cranianas, principalmente as acessórias. A análise da TC com reconstrução 3D permite a identificação confiável das variações anatômicas e assegura o diagnóstico correto das fraturas cranianas.[7]

Hematoma extradural (HED)

Definido como coleção hemorrágica localizada externamente à dura-máter, mais comum em adultos jovens.[1]

A maioria dos HED ocorre adjacente ao local do golpe, geralmente supratentorial, de fonte arterial, e comumente adjacente à porção escamosa do osso temporal (85% dos casos)[1] (Figuras 109.7 e 109.8). Hematomas extradurais de origem venosa são mais raros, ocorrendo mais frequentemente na fossa craniana posterior e no aspecto anterior da fossa craniana média, secundários às lesões dos seios transversos e esfenoparietais, respectivamente (Figura 109.9).[1,8]

A apresentação clínica clássica ocorre em até metade dos casos, com perda de consciência no momento do trauma seguida de um período de intervalo lúcido, quando há uma recuperação do nível de consciência. Em seguida, observa-se a deterioração neurológica, evoluindo para coma. Apesar de ser considerada uma emergência neurocirúrgica, o HED tem um melhor prognóstico em relação ao HSD agudo.[1]

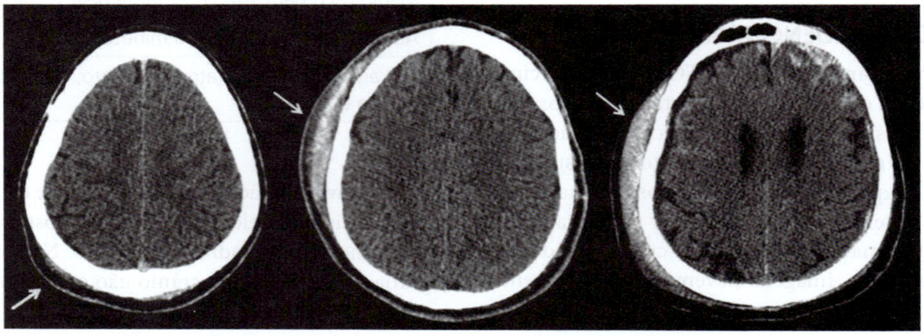

FIGURA 109.2 Imagens axiais de TC sem contraste de três pacientes diferentes vítimas de TCE mostrando hematomas subgaleais pequeno, médio e volumoso, respectivamente, determinando abaulamento local.

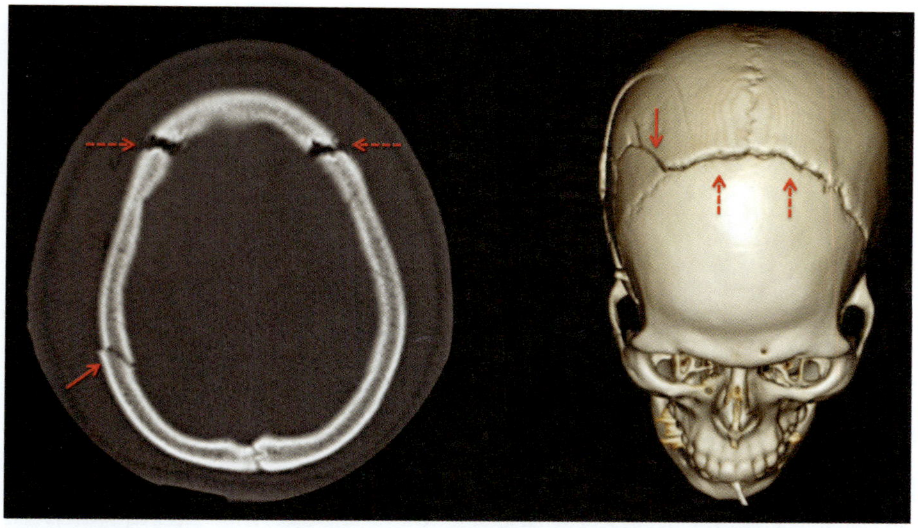

FIGURA 109.3 Imagem axial de TC com janela óssea mostrando traço de fratura linear comprometendo o osso parietal direito (seta), além da disjunção da sutura coronal bilateral (setas tracejadas). Reconstrução 3D mostrando o traço de fratura parietal direito (seta) se estendendo para a sutura coronal (setas tracejadas), que se apresentam afastadas.

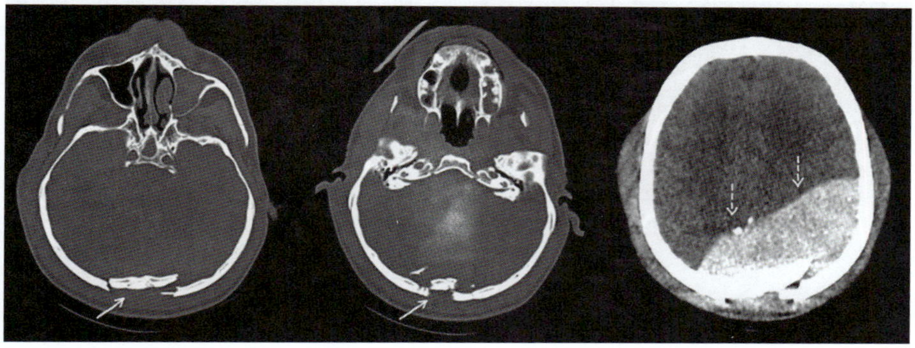

FIGURA 109.4 Imagens axiais de TC com janela óssea mostrando fratura cominutiva (setas) comprometendo o osso occipital com afundamento e desvio dos fragmentos. Imagem axial de TC sem contraste evidencia volumoso hematoma extradural agudo parietoccipital bilateral (setas tracejadas), cruzando a foice inter-hemisférica.

O HED caracteriza-se por coleção extra-axial, biconvexa, de limites nítidos, que tipicamente não cruza as suturas cranianas, porém pode ultrapassar as reflexões durais, como foice cerebral e tentório cerebelar (Figura 109.9). Deve-se destacar a presença de áreas hipoatenuantes no interior da coleção, achado descrito como "sinal do redemoinho" e relacionado a sangramento ativo e pior prognóstico (Figura 109.10). Fraturas de crânio devem ser ativamente procuradas, pois ocorre na vasta maioria (90%) dos adultos com HED.[1]

Os principais diagnósticos diferenciais são HSD agudo e as neoplasias durais primárias e secundárias, principalmente os meningiomas (Figura 109.11), que se apresentam espontaneamente hiperatenuantes na TC sem contraste.[1]

Hematoma subdural

O HSD é uma coleção hemorrágica localizada entre a aracnóidea e o folheto interno da dura-máter. A maior parte se origina da laceração vascular de pequenas veias cerebrais superficiais.[1]

O quadro clínico pode variar desde a ausência de manifestações neurológicas até a presença de cefaleia, crise epiléptica, déficits neurológicos focais, rebaixamento do nível de consciência.

O aspecto típico do HSD agudo é uma coleção espontaneamente hiperatenuante, com morfologia "em crescente", mais frequentemente localizada do lado do contragolpe.[1] Quando de localização ao longo da foice inter-hemisférica em crianças, deve-se considerar a possibilidade de trauma não acidental.[3,4]

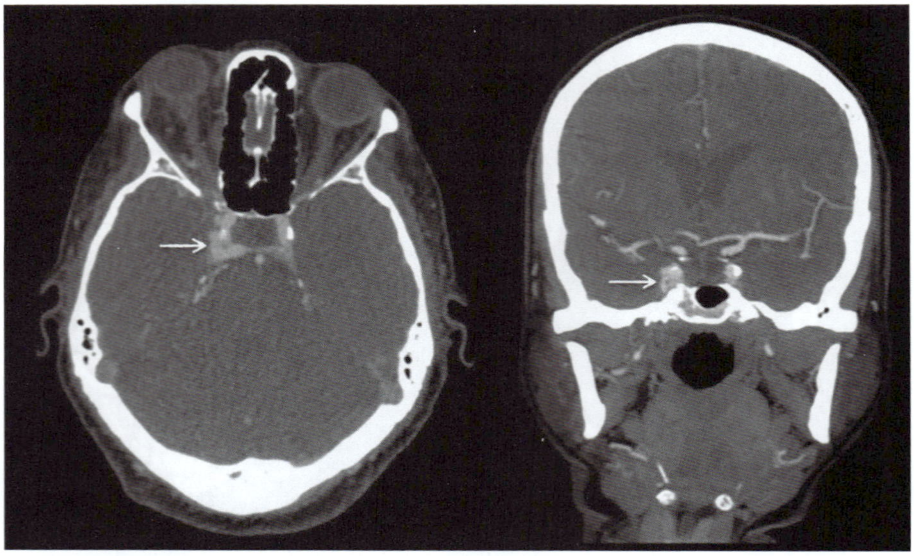

FIGURA 109.5 Fratura de base de crânio. Imagens axiais de ângio-TC das artérias intracranianas mostrando a presença de opacificação precoce do seio cavernoso direito (setas), compatível com fístula carotidocavernosa, em um paciente politraumatizado com fratura de base do crânio (não mostrado).

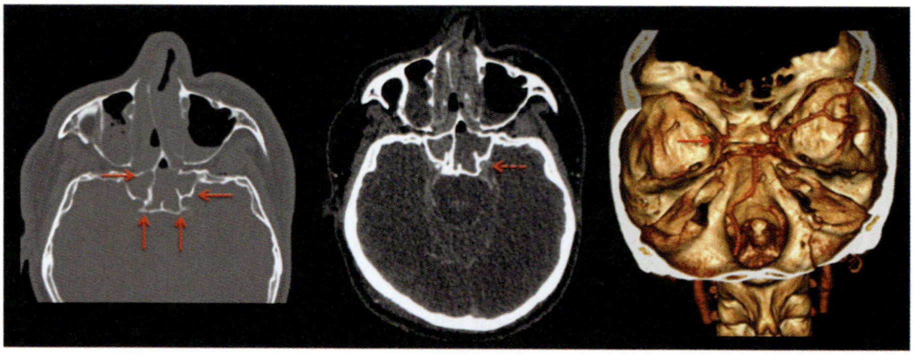

FIGURA 109.6 Fratura de base de crânio. Imagem axial de TC com janela óssea mostra traços de fratura comprometendo as parede posterior e lateral do seio esfenoidal, com extensão aos respectivos canais carotídeos (setas). Diante da possibilidade de lesão vascular associada, foi realizada a complementação com estudo de ângio-TC das artérias intracranianas, que evidencia o comprometimento da artéria carótida interna esquerda (setas tracejadas).

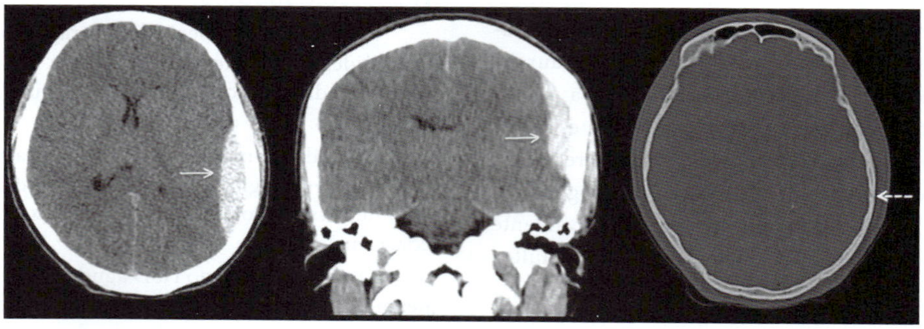

FIGURA 109.7 Imagens axial e coronal de TC sem contraste mostrando hematoma extradural (setas) caracterizado por coleção biconvexa, espontaneamente hiperatenuante, localizado na convexidade temporal esquerda. Imagem axial de TC com janela óssea mostrando a presença de fratura linear comprometendo a porcão escamosa do osso temporal homolateral (seta tracejada).

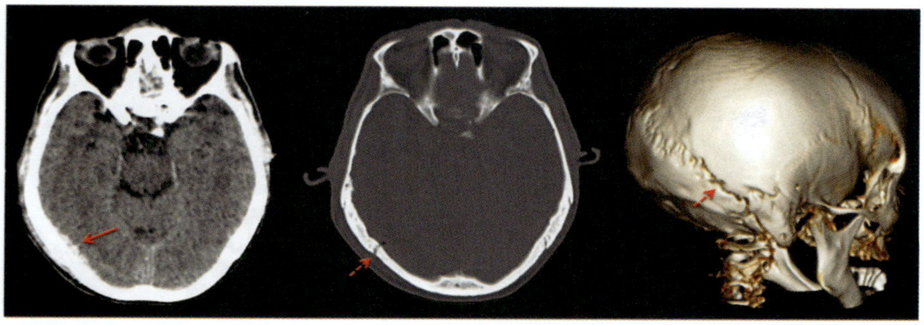

FIGURA 109.8 Imagem axial de TC sem contraste mostrando pequeno HED occipital direito (seta). Imagem axial de TC com janela óssea e reconstrução 3D evidenciam traço de fratura linear comprometendo o osso occipital direita, que se estende para a mastoide deste lado (setas tracejadas).

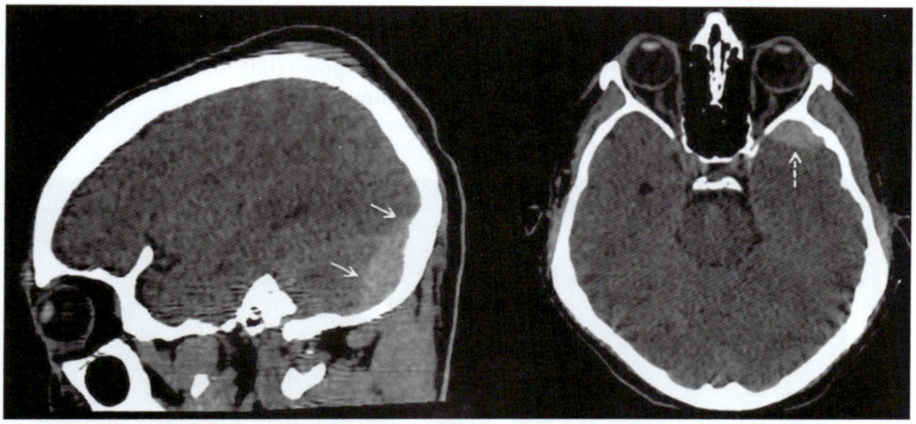

FIGURA 109.9 Imagem sagital de TC sem contraste mostrando HED na fossa posterior direita que se estende superiormente através da tenda cerebelar. Imagem axial de TC sem contraste evidencia os aspectos típicos de HED venoso na fossa craniana média esquerda.

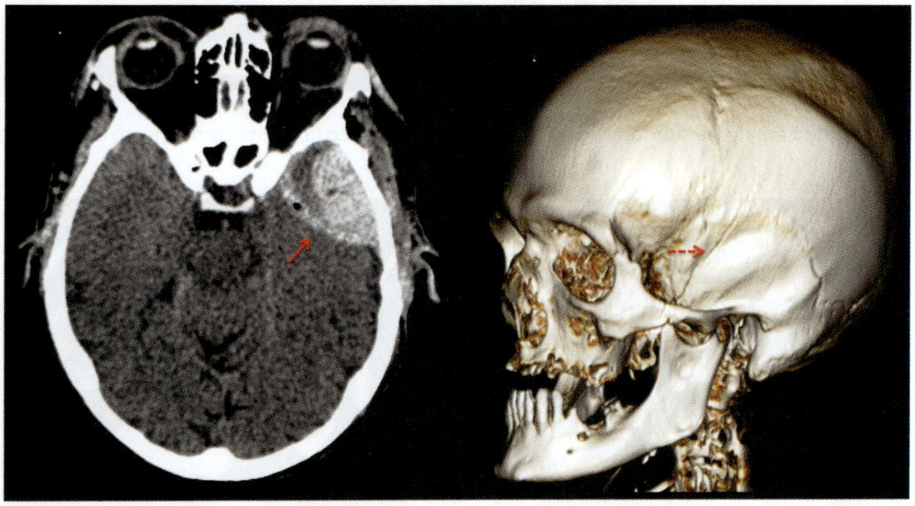

FIGURA 109.10 Imagem axial de TC sem contraste mostra HED temporal esquerdo com atenuação heterogênea, configurando o "sinal do redemoinho" (seta). Reconstrução 3D evidencia traço de fratura linear comprometendo a porção escamosa do osso temporal esquerdo (seta tracejada).

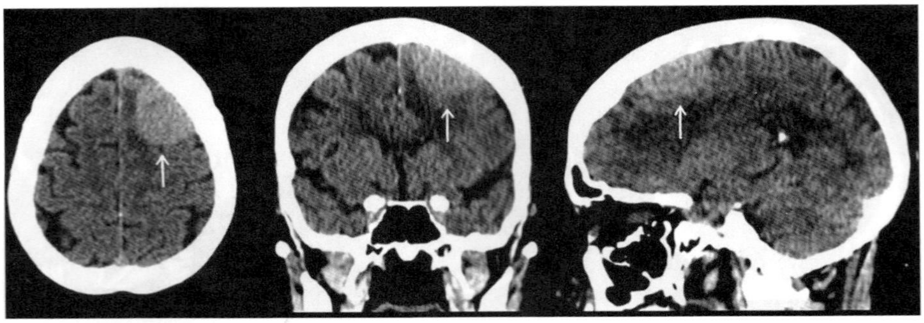

FIGURA 109.11 Imagens axial, coronal e sagital de TC sem contraste evidenciam formação expansiva extradural, espontaneamente hiperatenuante, localizada na convexidade frontal esquerda.

Pode ser classificado em agudo quando se apresenta espontaneamente hiperatenuante e com menos de 1 semana; subagudo quando é isoatenuante e com 1 a 3 semanas; e crônico quando hipoatenuante e com mais de 1 semana de evolução (Figura 109.12). Quando crônico, tem como principal diagnóstico diferencial o higroma subdural. A RNM permite facilmente a distinção, uma vez que o hematoma apresentará sinal alto na sequência FLAIR e o higroma, sinal semelhante ao líquido cefalorraquidiano.

HSD agudo em crianças, principalmente quando inter-hemisférico, deve ser prontamente identificado, além de sugerir a possibilidade de lesão não acidental em crianças (Figura 109.13).

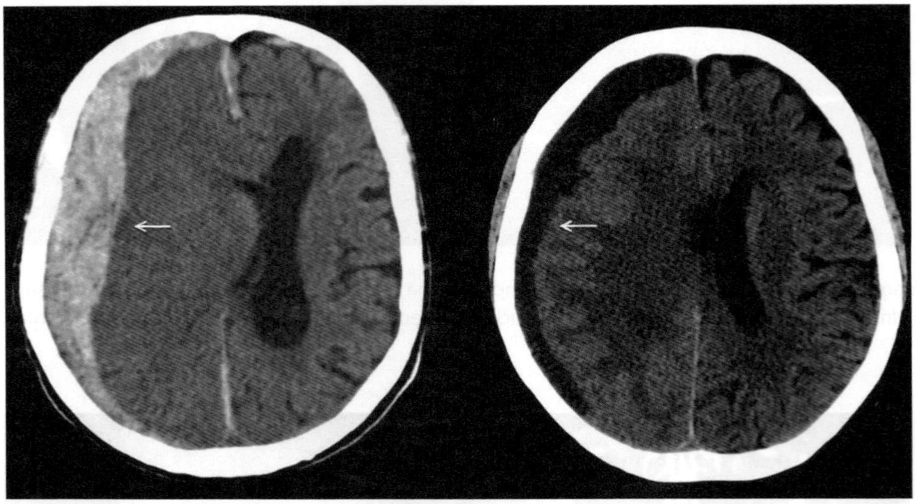

FIGURA 109.12 Imagens de hematoma subdural agudo (à esquerda) e crônico (à direita com aspecto de higroma).

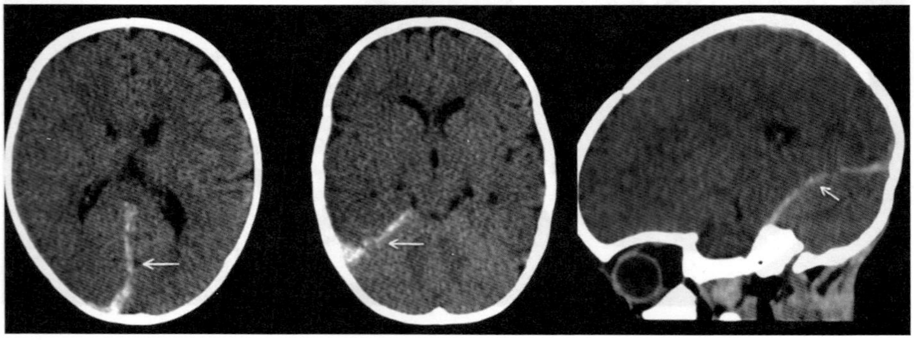

FIGURA 109.13 Imagens axiais e sagital de TC sem contraste evidenciam HSD agudo no aspecto posterior da foice inter-hemisférica à direita, que se estende inferiormente para o tentório cerebelar homolateral (setas).

Hemorragia subaracnóidea (HSA)

Definida pela presença de material hemático localizado entre a pia-máter e a aracnóidea, podendo ter origem traumática (mais comum) ou espontânea.[1]

As manifestações clínicas dependem do volume de sangue e, principalmente, dos outros achados associados ao trauma. Pacientes com HSA podem se apresentar com cefaleia de forte intensidade, náuseas e vômitos, sinais de irritação meníngea e redução do nível de consciência.[1]

A HSA traumática tipicamente apresenta-se com material espontaneamente hiperatenuante preenchendo os espaços liquóricos dos sulcos corticais, fissuras cerebrais e cisternas encefálicas, com maior frequência nos sulcos da convexidade dos hemisférios cerebrais ou adjacentes às contusões cerebrais (Figura 109.14).

Um importante diagnóstico diferencial é a pseudo-hemorragia subaracnóidea, observada na presença de edema cerebral difuso, situação que a congestão vascular pial determina aumento da atenuação meníngea, simulando a presença de material hemático no espaço liquórico.

Contusão cortical e hematoma cerebral

Contusões corticais são lesões necro-hemorrágicas que comprometem mais frequentemente a superfície cortical dos giros, podendo se estender para a substância branca em traumas de maior energia. Tipicamente, comprometem a base dos lobos frontais, os polos temporais e a convexidade cerebral longa da foice inter-hemisférica (Figura 109.15).[1]

As manifestações clínicas dependem das suas dimensões, número e localização, podendo ser assintomática ou, em casos mais severos, evoluir com alteração do nível de consciência e crises epilépticas.

Apresentam-se na TC como área hipoatenuante heterogênea, de localização periférica, podendo exibir focos hemáticos de permeio (Figura 109.14), que, caracteristicamente, tendem a aumentar de dimensões e determinar maior efeito expansivo em até 3 a 5 dias. Em traumas de alta energia, os focos hemáticos tendem a coalescer, formando um hematoma cerebral (Figura 109.16).[1] Contusões corticais são mais bem demonstradas pela RNM do que pela TC. Nas fases crônicas, identifica-se a evolução para encefalomalacia/gliose, caracterizada por área hipoatenuante com efeito atrófico regional.

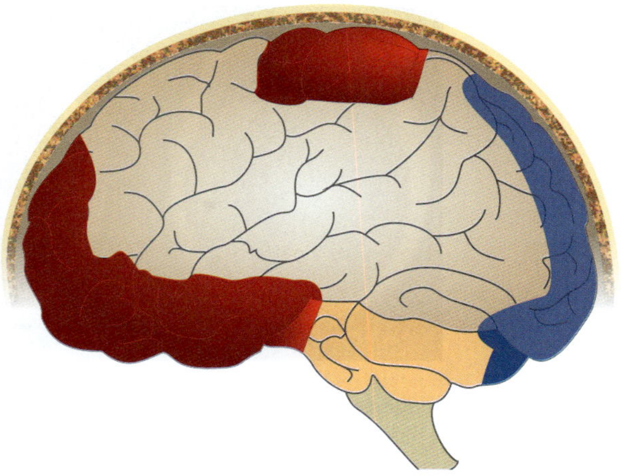

FIGURA 109.15 Diagrama das contusões: As porções anterobasais dos lobos frontais e temporais (em azul acima e à esquerda da imagem) representam as localizações mais frequentes das contusões, pelo choque contra as superfícies rugosas das fossas anterior e média, nas asas do esfenoide e rochedos. Na convexidade frontoparietal (azul do lado direito da imagem), as contusões podem decorrer de forças inerciais translacionais. As contusões são raras nos lobos occipitais e no cerebelo (azul na parte de baixo à direita). Fonte: Adaptado de Encéfalo. Série CBR: cap. 20; p. 592.

No cenário clínico de trauma de alta energia, o diagnóstico por imagem não impõe dificuldade. Do ponto de vista radiológico, deve-se considerar entre os diagnósticos diferenciais a possibilidade de acidente vascular encefálico hemorrágico (AVEh), angiopatia amiloide e infarto venoso.[1,9]

Lesão axonal traumática (LAT)

LAT é causada pelo estiramento axonal decorrente do movimento de rotação do encéfalo no momento do trauma, como consequência do cisalhamento entre tecidos de densidades diferentes.

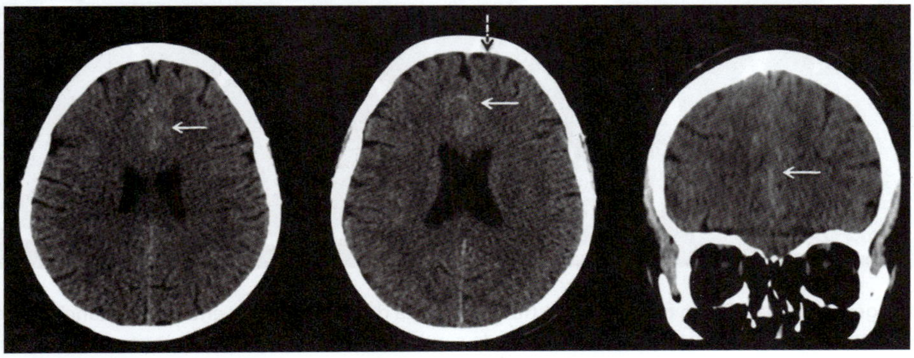

FIGURA 109.14 Imagens axiais e coronal de TC sem contraste mostram hemorragia subaracnóidea na profundidade dos sulcos corticais mediais dos lobos frontais (setas). Nota-se, ainda, área hipoatenuante corticossubcortical no aspecto anterior do giro frontal superior esquerdo (seta tracejada), compatível com contusão cerebral.

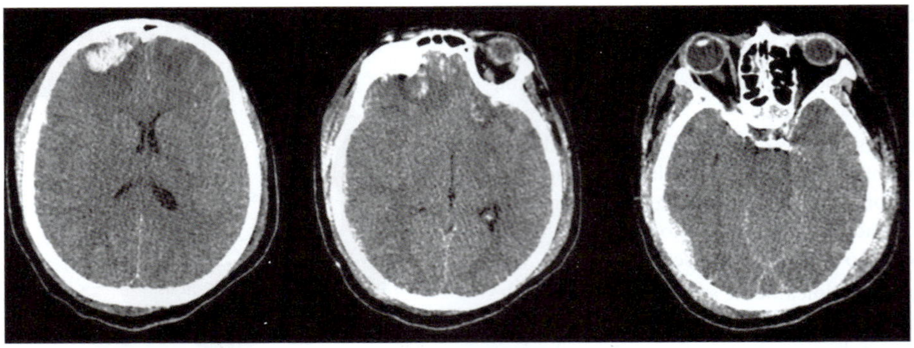

FIGURA 109.16 Imagens axiais de TC sem contraste evidenciam múltiplas áreas de contusões hemorrágicas comprometendo os aspectos anterior e basal dos lobos frontais (setas), principalmente à direita, bem como o polo temporal esquerdo (seta tracejada).

Caracteristicamente, compromete a transição das substâncias cinzenta e branca dos hemisférios cerebrais. À medida que as forças rotacionais tornam-se maiores, mais áreas centrais são envolvidas, como o corpo caloso e o tronco encefálico, consecutivamente.

A apresentação clínica clássica da LAT consiste na perda da consciência desde o momento do TCE associada à dissociação clinicorradiológica no exame admissional, frequentemente com o estudo de TC inicial é normal. Nesse cenário, a RNM oferece maior sensibilidade no diagnóstico da LAT.[1]

ACIDENTE VASCULAR ENCEFÁLICO ISQUÊMICO (AVEI)

O AVE é causa importante de morte e sequela a longo prazo, podendo ser isquêmico ou hemorrágico.[10,11] A maioria dos eventos vasculares é isquêmica, sendo o território da artéria cerebral média (ACM) o mais acometido.[10] Nesse contexto, é importante a definição do acidente isquêmico transitório (AIT), caracterizado pela disfunção cerebral transitória causada por isquemia, podendo ou não apresentar sinais de infarto, tipicamente durando menos de 10 minutos em cerca de dois terços dos casos.[12]

A neuroimagem revolucionou o diagnóstico e o tratamento de pacientes com AVEi agudo. Nesse cenário, o exame de imagem permite não só excluir o sangramento, como também detectar a presença de trombo intravascular e definir o *core* isquêmico e a penumbra.[10,11,13-16] Desse modo, pacientes com suspeita de AVEi agudo e sem hemorragia são candidatos à terapia de reperfusão.

Achados tomográficos precoces do AVEi são a hipoatenuação do parênquima encefálico secundário ao edema citotóxico, com consequente perda da diferenciação entre a substância cinzenta e branca, além de discreto efeito expansivo associado, determinando apagamento dos espaços liquóricos regionais (Figuras 109.17, 109.18 e 109.19).[10,13,16] A detecção da hipoatenuação precoce pode ser difícil e um modo de aumentar a sensibilidade é utilizar as imagens-fonte da ângio-TC (Figura 109.17).[16] Nesse contexto, a difusão por RNM é mais sensível do que por TC para detectar isquemia aguda (Figura 109.18).[10,17,18]

Outro sinal tomográfico importante é a ACM hiperdensa, secundária à presença intraluminal do trombo, achado que está relacionado a pior prognóstico e menores taxas de recanalização. Quando causa impacto em ramos distais da ACM, configura o *dot sign* (Figura 109.20).[10,13]

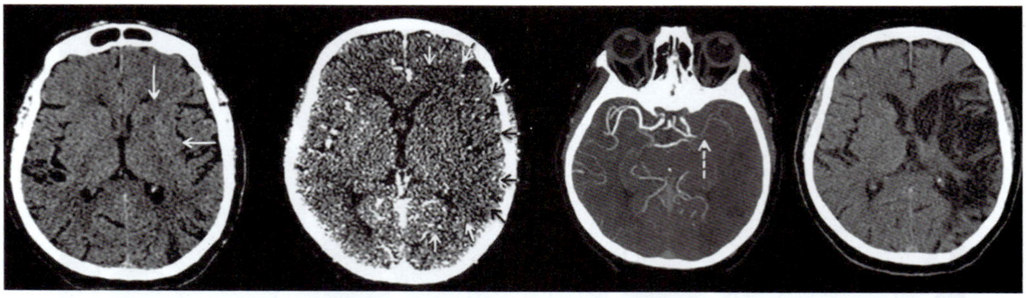

FIGURA 109.17 Imagem axial de TC sem contraste mostrando a perda da diferenciação entre a substância cinzenta profunda e a substância branca, principalmente na cabeça do núcleo caudado e putâmen esquerdos (setas). Imagem fonte da ângio-TC do mesmo paciente evidenciando área hipoatenuante comprometendo todo o território da ACM esquerda (setas pequenas), destacando-se a importância e a maior sensibilidade da interpretação das imagens-fonte da angiotomografia computadorizada (ângio-TC) para caracterizar a área de isquemia precoce. Reconstrução MIP da ângio-TC do mesmo paciente mostrando trombo intraluminal localizado no segmento proximal da ACM esquerda (seta tracejada), além de caracterizar pobre circulação colateral na área isquêmica.

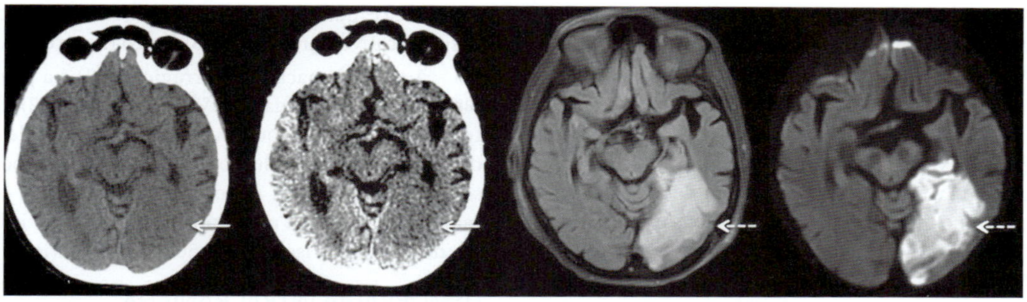

FIGURA 109.18 Imagem axial de TC sem contraste mostrando área hipoatenuante comprometendo o território da artéria cerebral posterior (ACP) esquerda. Imagem axial de TC sem contraste com janela modificada mostrando a melhor caracterização da área hipoatenuante, destacando-se a importância do uso da janela modificada na interpretação das imagens (setas). Imagens axiais de RNM ponderadas em FLAIR e difusão confirmando a área de infarto no território da ACP esquerda (setas tracejadas).

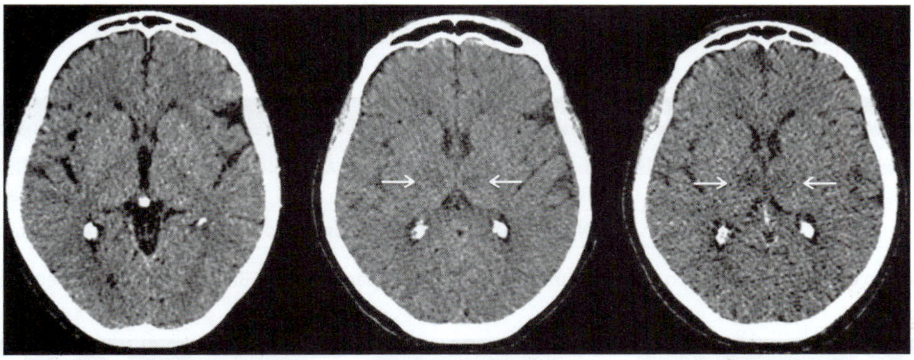

FIGURA 109.19 Imagens axiais de TC sem contraste em dias consecutivos desde o dia de entrada do paciente no hospital mostrando a presença de infarto bilateral do tálamo e do território da artéria de Percheron (setas), achados inexistentes no exame realizado no dia da admissão.

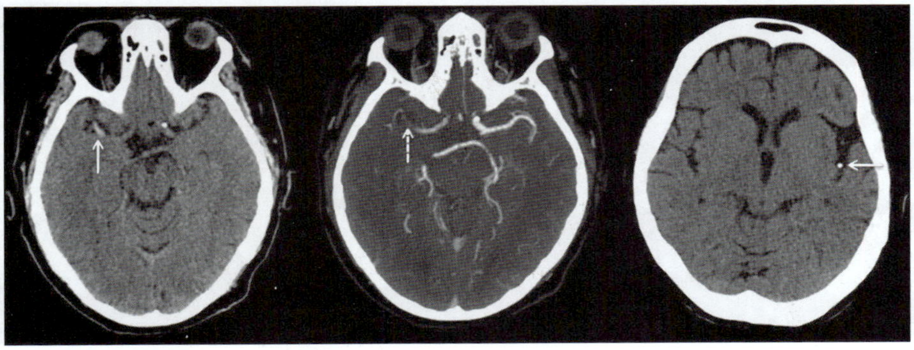

FIGURA 109.20 Imagem axial de TC sem contraste mostrando o sinal da ACM hiperdensa, caracterizada pela presença do trombo intraluminal nessa topografia (seta). O estudo de ângio-TC confirma a presença do trombo nessa localização (seta tracejada). Imagem de TC sem contraste de outro paciente mostra a presença do *dot sign*, caracterizado pela presença de trombo luminal nos ramos distais da ACM (seta).

Estudos têm demonstrado que pacientes com hipoatenuação > a 1/3 do território da ACM ou Alberta Stroke Program Early CT Score (escala de ASPECTS) menor do que 7 não devem receber trombolíticos.[10,16,19]

A ângio-TC é uma ferramenta diagnóstica fundamental no paciente com AVEi, pois permite estudar a localização e extensão de eventual trombo vascular, além de avaliar a circulação colateral no território comprometido, características importantes para a definição de conduta e prognóstica nessa população (Figura 109.17).[10,16,20]

Perfusão por TC amplia o papel da TC na avaliação do AVCi agudo, fornecendo informações fisiológicas da hemodinâmica cerebral (microcirculação), de maneira que complementa o estudo de ângio-TC (macrocirculação), determinando as consequências das oclusões e estenoses vasculares. Os mapas de perfusão por TC (MTT, TTP e CBF) permitem identificar as áreas de infarto irreversível (*core*), de penumbra e oligoemia benigna e, consequentemente, a área de *mismatch* (tecido cerebral em risco potencialmente salvável) (Tabela 109.2). Na TC, a diferença entre o volume sanguíneo cerebral - CBV (< 2 mL/100 g) e o tempo médio de trânsito - MTT (MTT relativo > 145%) define a penumbra isquêmica e, quando > 20%, é considerado tecido clinicamente significativo para o manejo clínico (Figura 109.21).[11,14,15]

A transformação hemorrágica (TH) é a principal complicação na fase aguda do AVCi (Figura 109.22). Diversos estudos demonstram que pacientes com grande volume de déficit perfusional, oclusão proximal e área hipodensa extensa na TC inicial têm maior chance de TH. A complicação mais grave do AVCi no território da ACM é o infarto maligno, definido pela isquemia > 50% do território da ACM.

HEMORRAGIA INTRACRANIANA

Hemorragia intracraniana (HIC) não traumática é uma das causas mais comuns de déficit neurológico focal nos adultos, correspondendo a aproximadamente 13% de todos os acidentes vasculares.[9,21,22] Pode ser classificada quanto à localização (extradural, subdural, subaracnoide, intraventricular e/ou intraparenquimatosa) e etiologia. Além disso, pode ser dividida em primárias, como observada no contexto de hipertensão arterial sistêmica (HAS) crônica e angiopatia amiloide; e secundárias, na minoria dos casos, em associação a malformações vasculares, neoplasias ou mesmo distúrbios da coagulação (Tabela 109.3).[9,21,22]

TABELA 109.2 Parâmetros perfusionais e penumbra isquêmica

Parâmetros perfusionais	CBV	MTT	TTP	CBF
Core isquêmico	Reduzido	Aumentado	Aumentado	Reduzido
Pneumbra	Normal ou discretamente aumentado	Aumentado	Aumentado	Reduzido

CBV: volume sanguíneo cerebral; MTT: tempo médio de trânsito; TTP: tempo para o pico; CBF: fluxo sanguíneo cerebral.

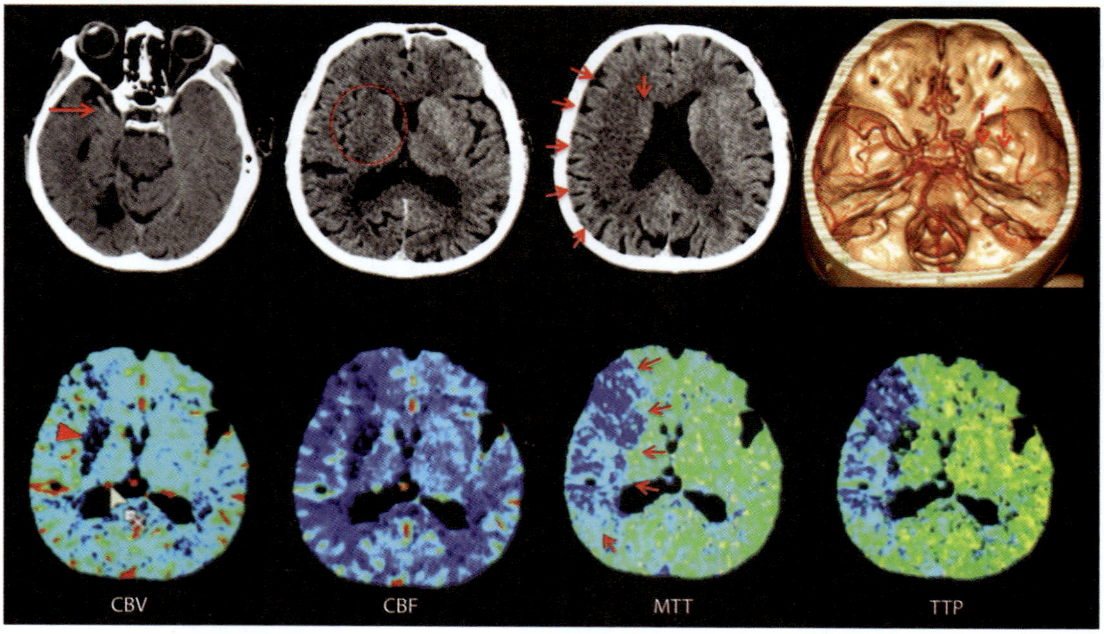

FIGURA 109.21 Imagens axiais de TC sem contraste mostrando ACM hiperdensa no segmento de M1 direito (seta) e extenso infarto isquêmico recente no território da ACM homolateral (circulo pontilhado e setas pequenas). Reconstrução 3D da ângio-TC mostrando a falha de enchimento da ACM direita (setas pontilhadas). Perfusão por TC com mapas de CBV, CBF, MTT e TTP mostrando *core* isquêmico nucleocapsular direito (cabeça de seta) com extensa área de penumbra (setas pequenas).

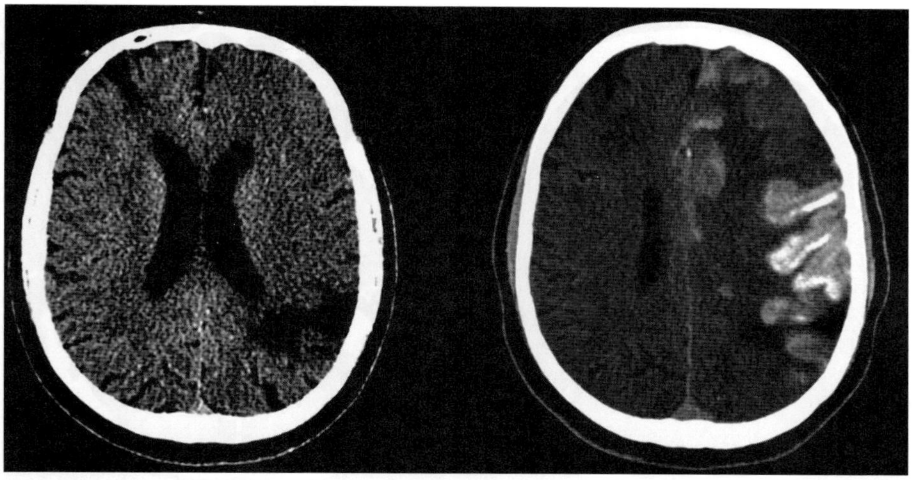

FIGURA 109.22 Imagem axial de TC sem contraste mostrando extensa área hipoatenuante comprometendo a região corticossubcortical nos territórios da artéria cerebral anterior (ACA) e ACM esquerdas, determinando efeito expansivo local, caracterizado pelo apagamento dos espaços liquóricos adjacentes. Nota-se, ainda, sequela de AVEi no lobo parietal esquerdo. Imagem de TC sem contraste realizada após procedimento hemodinâmico evidencia a presença de contraste intravascular, porém com extensa área espontaneamente hiperatenuante intraparenquimatosa, compatível com transformação hemorrágica.

TABELA 109.3 Principais causas e aspectos de imagem de HI na população adulta

	Etiologia	Principais características
Primárias	Hipertensão arterial sistêmica	Hemorragias profundas comprometendo principalmente os tálamos, núcleos da base e ponte (Figura 109.23). A RNM pode auxiliar na identificação de micro-hemorragias com padrão de distribuição central característica.
	Angiopatia amiloide	Hemorragias lobares em pacientes com mais de 70 anos de idade; siderose superficial e micro-hemorragias periféricas ajudam no diferencial, achados que são mais bem avaliados por estudo dirigido de RNM (Figura 109.24).
Secundárias	Infarto isquêmico com transformação hemorrágica	Principal complicação do AVEi na fase aguda. Áreas de hemorragia (petequial ou hematoma) no território vascular comprometido, geralmente durante a reperfusão tecidual após uso de trombolítico ou pela circulação colateral.
	Coagulopatia (intrínseca ou medicamentosa)	Lesões hemorrágicas extra ou intraparenquimatosas formando nível líquido pela deposição dos produtos de degradação da hemoglobina.
	Aneurisma	HSA predominando na região do aneurisma roto; estudo de ângio-TC é essencial para o diagnóstico rápido e correto. Hemorragias intraparenquimatosas ou subdurais podem estar associadas ou, mais raramente, ocorrer de modo isolado.
	Malformação vascular	Estudo de ângio-TC é fundamental para o diagnóstico. Estrutura(s) vascular(es) anômala(s) adjacente(s) ou de permeio ao hematoma intraparenquimatoso sugere(m) o diagnóstico (Figura 109.25).
	Angioma cavernoso (cavernoma)	Malformação vascular críptica. Hemorragia intraparenquimatosa multiloculada e de diferentes densidades permite considerar essa possibilidade diagnóstica, que poderá ser confirmada por exames evolutivos ou de RNM.
	Trombose venosa cerebral	Infarto venoso nos territórios de drenagem específicos, podendo complicar com HSA e/ou intraparenquimatosa, as quais são geralmente observadas quando há o comprometimento de veias corticais.
	Vasculite e uso de drogas ilícitas	Pacientes jovens com hemorragia subaracnóidea localizada nos sulcos da alta convexidade cerebral ou com hematomas intraparenquimatosos. Estudos angiográficos são as principais ferramentas diagnósticas (Figura 109.26).
	Neoplasia	Neoplasias primárias ou secundárias hipervasculares; procurar componente sólido associado, o qual apresentará realce pelo meio de contraste iodado.

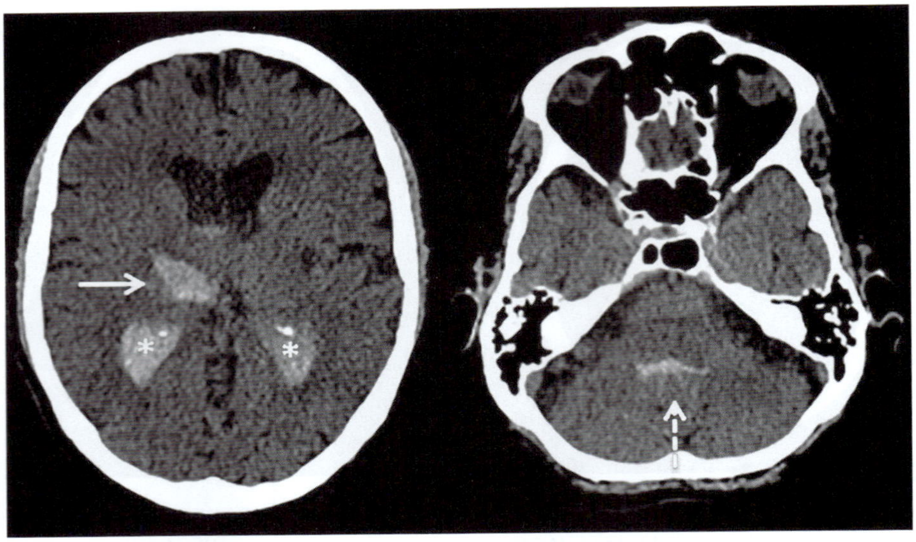

FIGURA 109.23 Imagens axiais de TC sem contraste mostrando hemorragia intraparenquimatosa nucleocapsular direita (seta), destacando-se a extensão intraventricular, caracterizada pela presença de hemorragia nos cornos occipitais dos ventrículos laterais (asteriscos) e no interior do IV ventrículo (seta tracejada).

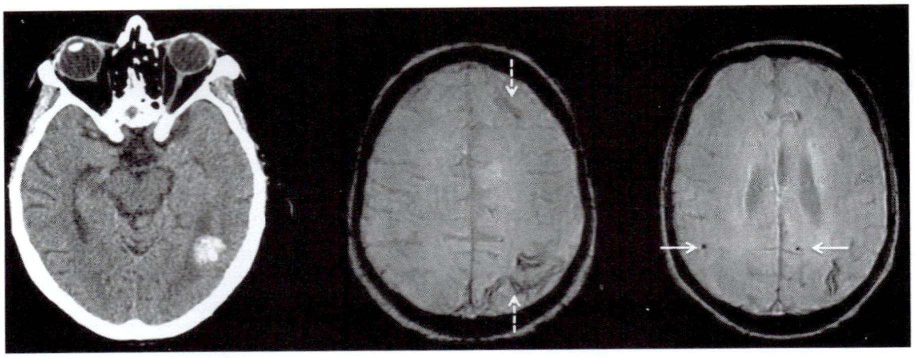

FIGURA 109.24 Imagem axial de TC sem contraste mostrando hemorragia lobar na transição occipitotemporal esquerda. Imagem de RNM na sequência SWI evidenciando a presença de siderose superficial na profundidade dos sulcos da convexidade frontal e parietal esquerda (setas tracejadas), além de múltiplos focos de hemorragia na periferia dos hemisférios cerebrais (setas).

O diagnóstico rápido da HlC e de sua etiologia influencia diretamente na morbidade, na mortalidade e no prognóstico dos pacientes. Nesse cenário, a TC e a angiotomografia computadorizada (ângio-TC) é fundamental para o correto diagnóstico e definição da conduta, podendo identificar causas secundárias além de fornecer informações prognósticas relevantes (extravasamento do contraste no interior do hematoma intraparenquimatoso – *spot sign*).[9,21-23]

As HlC manifestam-se mediante instalação súbita de déficit neurológico focal, crise epiléptica ou redução do nível de consciência. A compressão ou a obstrução do sistema ventricular pode determinar graus variados de hidrocefalia.[9,21,22]

Os estágios evolutivos do sangramento intraparenquimatoso são: hiperagudo (até 12 horas); agudo (12 a 48 horas); subagudo precoce (2 a 7 dias); subagudo tardio (8 a 30 dias); e crônico (> 1 mês). A densidade do hematoma vai aumentando de modo gradativo por aproximadamente três dias. Após o 3º dia, a atenuação diminui progressivamente, de fora para dentro. Entre 6 dias e 6 semanas, pode-se observar realce anelar do hematoma, achado que merece interpretação cuidadosa. Na fase crônica, o hematoma residual torna-se hipoatenuante.[9,21,22]

Informações essenciais com implicação na definição de conduta e no prognóstico devem ser extraídas dos exames, incluindo a atenuação, forma e volume estimado do hematoma, bem como a sua repercussão sobre as estruturas cerebrais adjacentes, como a presença de eventuais herniações intracranianas e de hidrocefalia. Hemorragias precocemente volumosas, contornos irregulares e atenuação heterogênea têm maior potencial de expansão.[9,21,22] A ângio-TC, além de permitir identificar causas de HIC secundárias, também fornece informações preditivas e prognósticas por meio da caracterização de focos hiperatenuantes de extravasamento no interior do hematoma (*spot sign*), resultando em um maior risco de expansão nas primeiras 3 horas (Figura 109.27).[9,21-23]

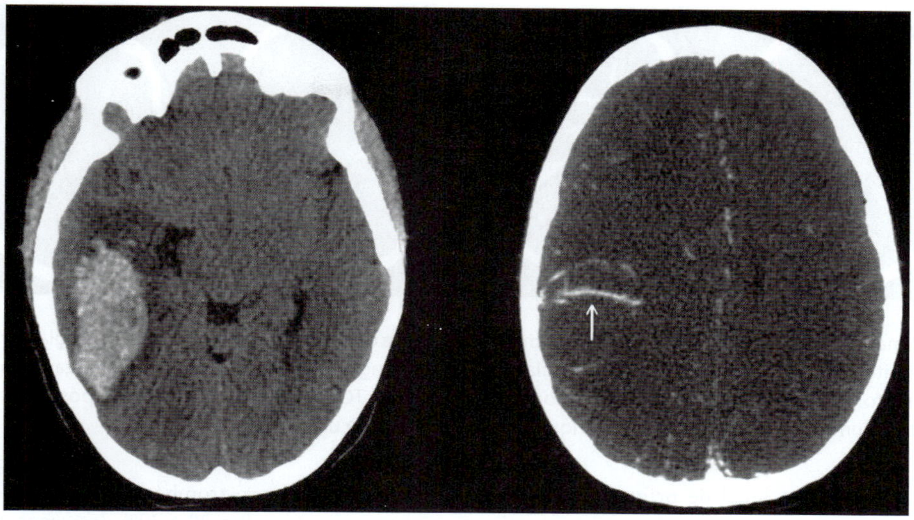

FIGURA 109.25 Imagem axial de TC sem contraste evidencia volumosa hemorragia lobar occipitotemporal direita, com halo hipoatenuante perilesional, compatível com edema vasogênico. Devido à baixa faixa etária do paciente, causas secundárias devem ser investigadas, sendo, então, realizada a complementação com o estudo de ângio-TC, mostrando a presença de estruturas vascular anômala no interior da hemorragia (seta), sugerindo a possibilidade de malformação vascular como causa primária. Estudo por angiografia digital (não mostrado) confirmou a suspeita diagnóstica.

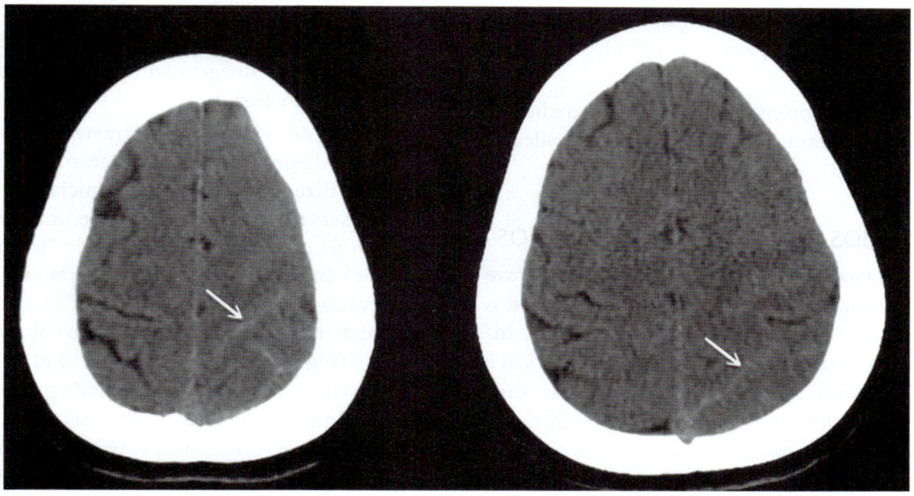

FIGURA 109.26 Imagens axiais de TC sem contraste demonstrando a presença de HSA na convexidade frontoparietal esquerda. Ângio-TC não evidenciou aneurisma ou malformações vasculares (não mostrado).

HEMORRAGIA ARACNÓIDEA (HSA)

Definida pela presença de sangue no espaço entre a aracnóidea e a pia-máter, constituindo cerca de 5% de todos os acidentes vasculares, resultando em uma mortalidade que pode chegar a 60% dos casos.[9] A ruptura de aneurisma sacular representa a maior causa de HSA (cerca de 85%), seguida por malformações vasculares, trauma e discrasias sanguíneas.[9]

O principal sintoma da HSA é uma cefaleia intensa, de início súbito, descrita como "a pior da vida". Outros achados menos comuns são sinais neurológicos focais, rigidez de nuca, crises epilépticas e paralisia de nervos cranianos.[9]

O principal exame laboratorial é a análise do liquido cefalorraquidiano (LCR), podendo confirmar a presença de hemácias íntegras ou xantocromia. Entretanto o advento da TC e RNM reduziu sobremaneira a aplicabilidade do estudo do LCR, de tal modo que a TC é considerada o exame de 1ª escolha na fase aguda, atingindo uma sensibilidade superior a 90% em até 2 dias do icto.[9]

Presença de material espontaneamente hiperatenuante nos espaços subaracnóideos preenchendo as cisternas basais, os sulcos corticais e as fissuras encefálicas. A presença e a quantidade de sangue em localizações específicas

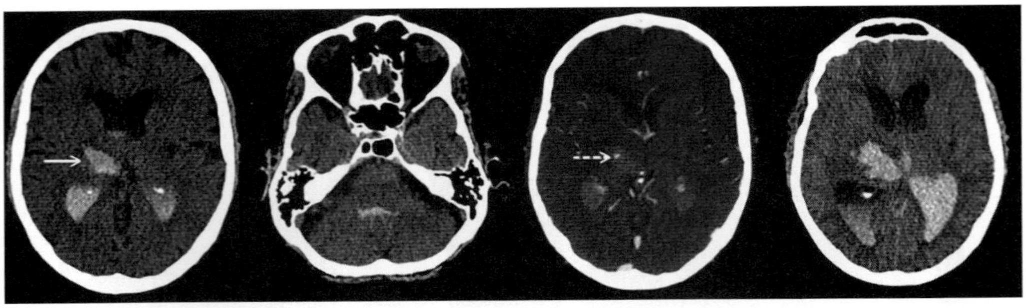

FIGURA 109.27 Imagens axiais de TC sem contraste do mesmo paciente da figura 23 mostrando hemorragia intraparenquimatosa nucleocapsular direita (seta) com extensão intraventricular. Imagem de ângio-TC na fase venosa caracterizando a presença do *spot sign* – extravasamento do contraste no interior da hemorragia. Imagem de TC sem contraste realizada após 2 dias mostrando o significativo aumento volumétrico da hemorragia parenquimatosa e intraventricular.

podem ajudar a pressupor o local de origem do sangramento, considerando que os aneurismas cerebrais estão localizados frequentemente nas bifurcações arteriais e constituem a principal causa de HSA não traumática (Figura 109.28). São descritas sensibilidade e especificidade de 100% na detecção de aneurismas pela ângio-TC.[9] A presença de fraturas e contusões pode indicar outras causas que não a rupturade aneurisma.

O diagnóstico rápido é essencial para a instituição da terapêutica adequada, visando à prevenção de complicações como edema cerebral, vasoespasmo e principalmente o ressangramento.

Deve-se ter cuidado com edema cerebral difuso e hematócrito elevado que simulam hemorragia subaracnóidea, a chamada pseudo-HSA.

AFECÇÕES DOS SEIOS VENOSOS INTRACRANIANOS

A trombose venosa cerebral (TVC) é uma afecção grave com apresentação clínica diversa, definida pela oclusão dos vasos responsáveis pela drenagem venosa do encéfalo, incluindo a trombose venosa dural, trombose da veia cortical e trombose venosa profunda. A TVC constitui umas das principais causas de AVE em jovens e mulheres. Os principais fatores envolvidos incluem uso de contraceptivos orais, gestação e puerpério, malignidade, processos infecciosos locais, fatores pró-trombóticos, trauma e procedimentos neurocirúrgicos. Em 20 a 30% dos casos, nenhuma causa é identificada.[24]

As manifestações clínicas dependem principalmente da localização, extensão e eventuais complicações associadas da TVC. O quadro clínico é, na maioria das vezes, inespecífico, sendo a cefaleia o sintoma mais comum, presente em cerca de 75% dos casos.[24] As quatro principais síndromes clínicas descritas em pacientes com trombose cerebral são hipertensão intracraniana isolada, déficits neurológicos focais, crises epilépticas e rebaixamento do nível da consciência. Portanto, a investigação por imagem tem papel fundamental para o seu correto diagnóstico.[24]

A TC do crânio sem contraste por ser um método amplamente disponível e de fácil acesso pelo paciente crítico é ainda utilizada como método inicial de investigação em muitos serviços. A visualização de uma veia (sinal da "corda") ou de um seio venoso (sinal do "triângulo denso") espontaneamente hiperatenuante é um sinal de TVC, sinais observados em um terço dos casos.[24,25] A ângio-TC demonstra o defeito de enchimento nos seios durais (sinal do "delta vazio") (Figuras 109.29 e 109.30).[24] Entretanto a RNM tem maior sensibilidade e especificidade para demonstração do trombo intramural pelas sequências convencionais ou mesmo pela angiorressonância e, principalmente, na caracterização das áreas de infarto venoso (Figura 109.31 e 109.32).

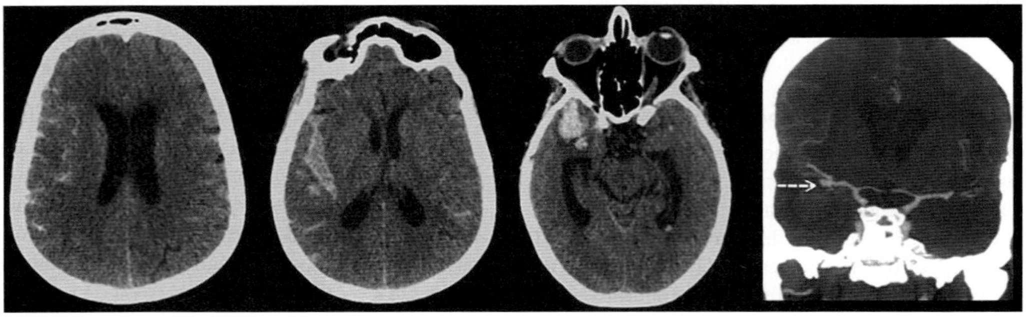

FIGURA 109.28 Imagens axiais de TC sem contraste mostrando HSA na fissura Sylviana e sulcos corticais no hemisfério cerebral direito, predominando na porção proximal da fissura (seta). Ângio-TC identifica a causa da HSA por meio da demonstração de aneurisma sacular na bifurcação da AMC direita (seta tracejada), local onde se observa maior volume de material hemático.

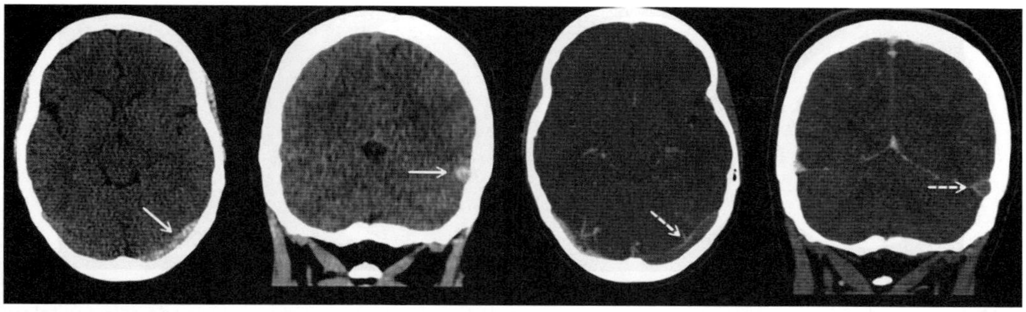

FIGURA 109.29 Imagens axial e coronal de TC sem contraste evidencia a hiperdensidade no seio transverso esquerdo, configurando o sinal do "triângulo denso" (setas). Ângio-TC confirma a presença de trombose dural, caracterizada pela falha de enchimento pelo meio de contraste no seio transverso esquerdo, configurando o sinal do "delta vazio" (setas tracejadas).

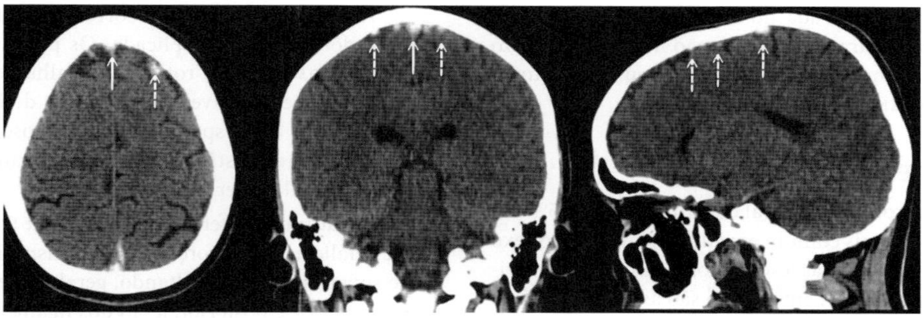

FIGURA 109.30 Imagens axial, coronal e sagital de TC sem contraste mostram a hiperdensidade do seio sagital superior (setas) e de veias corticais (setas tracejadas) na convexidade frontoparietal bilateral, configurando os sinais do "triângulo denso" e "da corda", respectivamente.

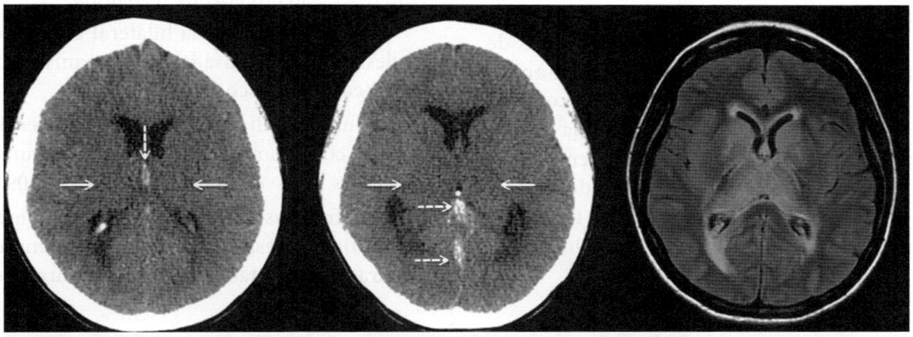

FIGURA 109.31 Imagens axiais de TC sem contraste mostra a hiperdensidade das veias cerebrais internas e seio reto (setas tracejadas), além de área hipoatenuante comprometendo a região nucleocapsular bilateral (setas), compatível com trombose venosa com infarto venoso profundos. Imagem axial de RNM na sequência FLAIR mais bem caracterizada mostra o extenso infarto venoso profundo, caracterizado por hipersinal nessa sequência.

Fenestração ou septação no interior do seio dural, particularmente da confluência dos seios, e granulações de aracnoide proeminentes podem simular TVC.[24,25]

INFECÇÕES INTRACRANIANAS

A TC é útil para uma avaliação preliminar das infecções intracranianas, tendo em vista sua ampla disponibilidade e velocidade necessária para avaliar esses indivíduos com alterações do estado mental ou outras complicações sistêmicas, particularmente antes da punção lombar.[26] A TC pode ser fundamental para excluir doenças com clínica semelhantes à meningite, tais como hemorragia intracraniana; para avaliação de complicações associadas; como também para detectar eventual foco parameníngeo.[26] No entanto, a TC tem várias limitações. Além da baixa sensibilidade para demonstrar o realce das meninges, também não fornece dados suficientes para o diagnóstico de abscesso. A RNM tem maior sensibilidade e especificidade do que a TC nesse cenário, tema que será abordado em capítulo específico.

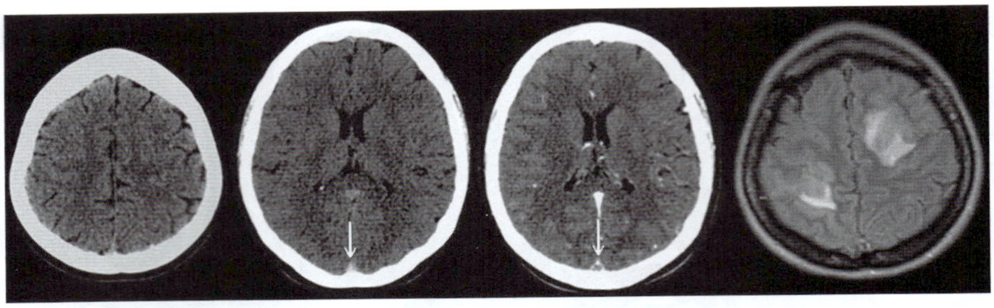

FIGURA 109.32 Imagens de TC sem contraste mostra a presença de trombose no aspecto posterior do seio sagital superior (seta). Ângio-TC confirma a trombose dural através da falha de enchimento do seio sagital superior (seta tracejada). Imagem de RNM na sequência FLAIR mostra a presença de infarto venoso na convexidade dos hemisférios cerebrais (setas tracejadas), pouco definidas nas imagens de TC.

A TC pode ser utilizada no acompanhamento desses pacientes e indicada para aqueles que não melhoram dentro de 48 horas de tratamento com antibióticos ou com o surgimento de sinais focais.

COLUNA VERTEBRAL

O trauma da coluna vertebral constitui cerca de 5% das lesões ósseas, sendo mais comum em adultos jovens e no sexo masculino.[27-30] A maioria das lesões ocorre nas regiões cervical inferior e toracolombar, entretando são as lesões da transição craniovertebral e região cervical que impõem maior risco de comprometimento mielorradicular.[27-30]

A radiografia simples, além de ser um método amplamente disponível e acessível, permite diagnosticar a maioria das fraturas vertebrais. A TC também é muito utilizada, principalmente nas suspeitas de fraturas das transições craniovertebral e cervicotorácica, apresentando resolução de contraste superior. Do ponto de vista prático, deve-se analisar a coluna vertebral nos três eixos: axial; sagital; e coronal. A RNM também desempenha papel importante na avaliação do paciente politraumatizado, sendo nitidamente superior na avaliação de eventual comprometimento da medula espinhal, em particular nos casos de mielopatias traumáticas que não são acompanhadas de fraturas ou deslocamentos significativos.[27-30]

As fraturas vertebrais ocorrem em padrões previsíveis de acordo com a força aplicada. Os principais mecanismos são a flexão, extensão, rotação e cisalhamento. De maneira geral, as lesões instáveis apresentam deslocamento vertebral, aumento dos espaços interespinhosos ou interfacetários, aumento da distância entre os pedículos ou ruptura da linha vertebral posterior.

A fratura de Jefferson (C1) resulta de trauma na convexidade cefálica, com as forças axiais transmitidas para a superfície superior de C1, resultando, geralmente, em fraturas dos arcos anterior e posterior, lesão dos ligamentos transversos e deslocamento lateral das massas articulares (Figura 109.33).

A fratura do enforcado (C2) é definida pela fratura nos pedículos de C2 com luxação de C2-C3 e estiramento/transecção da medula cervical, determinada pela hiperextensão com distração dos corpos vertebrais.

A luxação facetária bilateral corresponde a outro tipo de deslocamento causado pelo mecanismo de flexão extrema da cabeça e do pescoço.

Outra peculiaridade das fraturas cervicais é a possibilidade do comprometimento vascular e neural nas fraturas dos processos transversos (Figuras 109.33 e 109.34).

As fraturas dos segmentos torácico e lombar, de acordo com o tipo de lesão, podem ser por compressão, explosivas, fraturas com afastamento e fraturas-luxações.

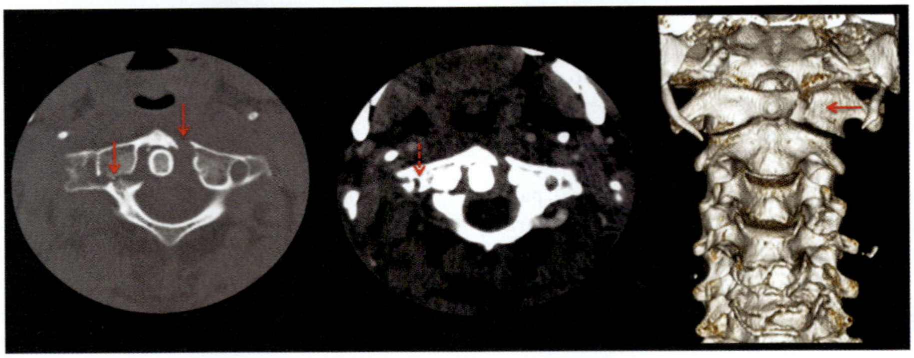

FIGURA 109.33 Imagem axial de TC com janela óssea mostrando fratura dos arcos anterior e posterior de C1 (setas), destacando-se o comprometimento do forame transverso direito. Ângio-TC das artérias cervicais demonstrando o comprometimento do segmento V3 da artéria vertebral direita. Reconstrução 3D evidencia a fratura do arco anterior de C1 (seta).

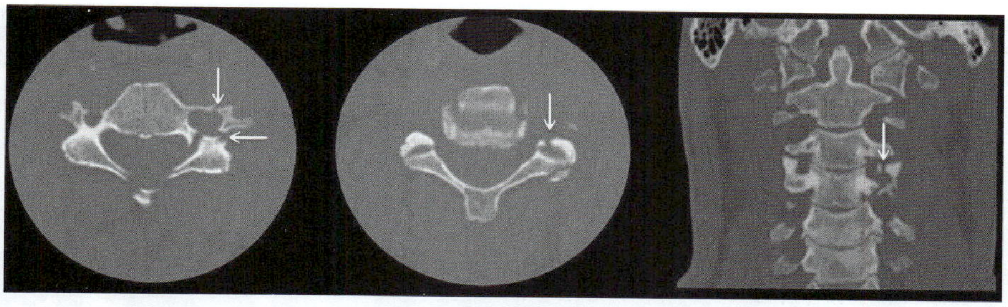

FIGURA 109.34 Imagens axiais e coronal de TC com janela óssea mostrando traço de fratura comprometendo o processo transverso esquerdo, que se estende à superfície articular da respectiva faceta (setas).

As lesões por compressão são causadas por flexão anterior ou lateral, determinando acunhamento anterior e lateral dos corpos vertebrais, com preservação dos elementos posteriores (Figura 109.35).

As fraturas em explosão resultam de uma força compressiva axial, que determina redução da altura posterior ou de todo o corpo vertebral, associada ao aumento da distância interpedicular e interfacetária.

As fraturas de Chance (do "cinto de segurança") ocorrem principalmente na transição toracolombar, secundária à flexão anterior e distração anteroposterior, caracterizada pela fratura horizontal do corpo vertebral e elementos posteriores (Figura 109.36).

As fraturas-luxações são resultantes de forças em rotação, afastamento ou cisalhamento anteroposterior ou posteroanterior e são causadas por falha das três colunas, sendo consideradas instáveis (Figuras 109.37 e 109.38).

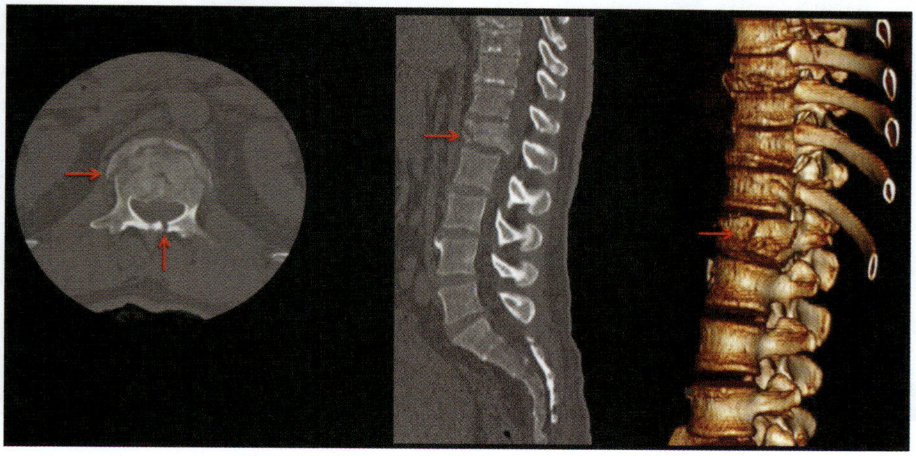

FIGURA 109.35 Imagens axial e sagital de TC com janela óssea evidenciam fratura compressiva de L1, com acunhamento anterior do seu corpo vertebral, bem como da lâmina esquerda neste nível (setas). Reconstrução 3D caracterizada de maneira mais elegante a fratura compressiva de L1 (seta).

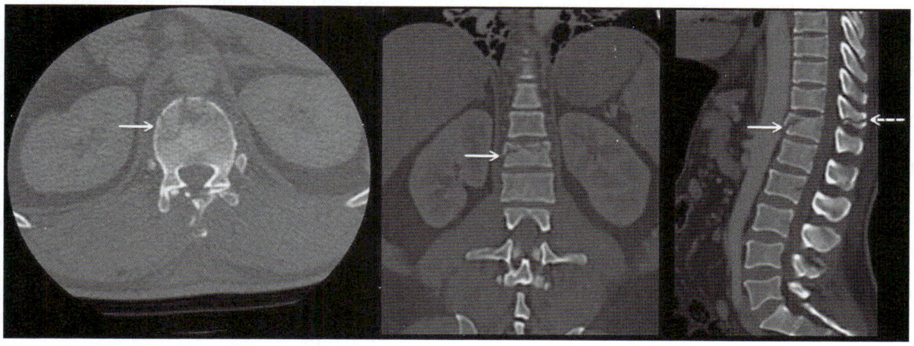

FIGURA 109.36 Imagens axial, coronal e sagital de TC com janela óssea, evidenciam fratura horizontal do corpo vertebral de T12 (setas) que se estende posteriormente para os elementos posteriores (seta tracejada).

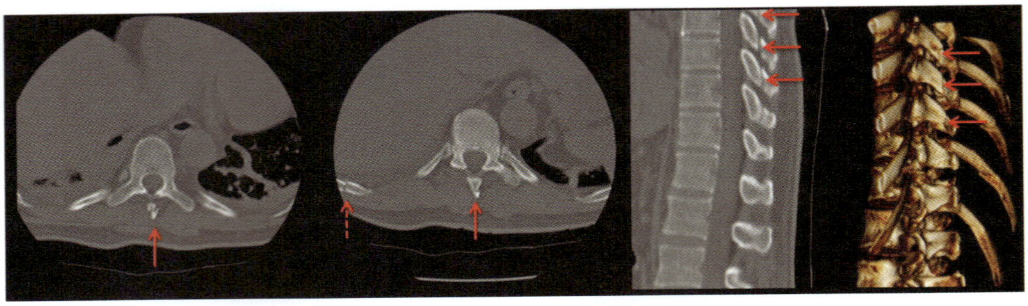

FIGURA 109.37 Imagens axiais e sagital de TC com janela óssea mostram fraturas dos processos espinhosos torácicos baixos (setas). Observa-se traço de fratura no segmento posterior do 10° arco costal direito (seta tracejada). Reconstrução 3D mostra as fraturas dos processos espinhosos torácicos.

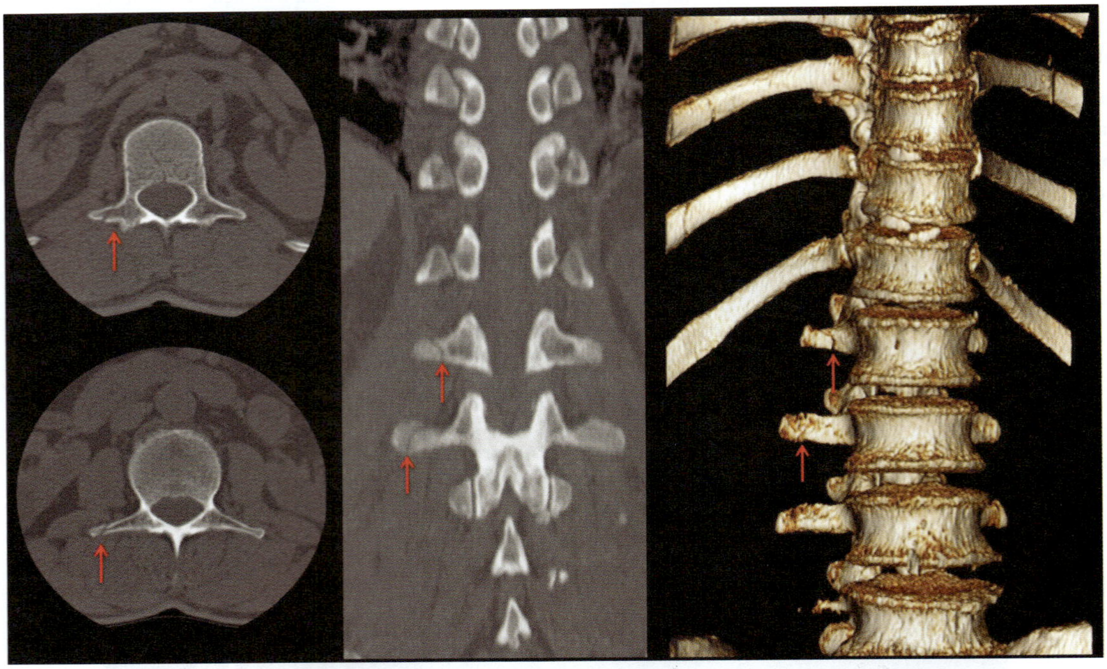

FIGURA 109.38 Imagens axiais e coronal de TC com janela óssea mostram fraturas dos processos transversos direitos de L1 e L2 (setas). Também é possível observar as fraturas na reconstrução 3D (setas).

REFERÊNCIAS BIBLIOGRÁFICAS

1. Gean AD, Fischbein NJ. Head Trauma. Neuroimaging Clinics of NA. Elsevier Ltd; 2010 Nov 1;20(4):527–56.
2. Tang PH, Lim CCT. Imaging of accidental paediatric head trauma. Pediatr Radiol. 2009 Jan 6;39(5):438–46.
3. Fernando S, Obaldo RE, Walsh IR, Lowe LH. Neuroimaging of nonaccidental head trauma: pitfalls and controversies. Pediatr Radiol. 2008 Jan 4;38(8):827–38.
4. Hobbs CJ, Bilo RAC. Nonaccidental trauma: clinical aspects and epidemiology of child abuse. Pediatr Radiol. 2009 Feb 7;39(5):457–60.
5. Stiell IG, Wells GA, Vandemheen K, Clement C, Lesiuk H, Laupacis A, et al. The Canadian CT Head Rule for patients with minor head injury. The Lancet. Elsevier; 2001 May 5;357(9266):1391–6.
6. Stallmeyer MJB, Morales RE, Flanders AE. Imaging of Traumatic Neurovascular Injury. Radiologic Clinics of North America. 2006 Jan;44(1):13–39.
7. Sanchez T, Stewart D, Walvick M, Swischuk L. Skull fracture vs. accessory sutures: how can we tell the difference? Emerg Radiol. 2010 May 23;17(5):413–8.
8. Gean AD, Fischbein NJ, Purcell DD, Aiken AH, Manley GT, Stiver SI. Benign Anterior Temporal Epidural Hematoma: Indolent Lesion with a Characteristic CT Imaging Appearance after Blunt Head Trauma 1. Radiology. 2010 Oct;257(1):212–8.
9. Fischbein NJ, Wijman CAC. Nontraumatic Intracranial Hemorrhage. Neuroimaging Clinics of North America. 2010 Nov;20(4):469–92.
10. Leiva-Salinas C, Wintermark M. Imaging of Acute Ischemic Stroke. Neuroimaging Clinics of NA. Elsevier Ltd; 2010 Nov 1;20(4):455–68.
11. El-Koussy M, Schroth G, Brekenfeld C, Arnold M. Imaging of acute ischemic stroke. Eur Neurol. Karger Publishers; 2014;72(5-6):309–16.
12. MD AGS, MD HA. Transient Ischemic Attack: Definition, Diagnosis, and Risk Stratification. Neuroimaging Clinics of NA. Elsevier Ltd; 2011 May 1;21(2):303–13.

13. Kucinski T. Unenhanced CT and Acute Stroke Physiology. Neuroimaging Clinics of North America. 2005 May;15(2):397–407.
14. PhD AAKM, MD MW, MD MHL. CT Perfusion Imaging in Acute Stroke. Neuroimaging Clinics of NA. Elsevier Ltd; 2011 May 1;21(2):215–38.
15. Shetty SK, Lev MH. CT Perfusion in Acute Stroke. Neuroimaging Clinics of North America. 2005 Aug;15(3):481–501.
16. MD BKM, MD VP, MD PK, FRCPC AMDM. ASPECTS and Other Neuroimaging Scores in the Triage and Prediction of Outcome in Acute Stroke Patients. Neuroimaging Clinics of NA. Elsevier Ltd; 2020 Nov 5;21(2):407–23.
17. Schaefer PW, Copen WA, Lev MH, Gonzalez RG. Diffusion-weighted imaging in acute stroke. Neuroimaging Clinics of North America. 2005 Aug;15(3):503–30.
18. MD SHF, MD LR, PhD RGGM, MD PWS. MR Diffusion imaging in ischemic stroke. Neuroimaging Clinics of NA. Elsevier Ltd; 2011 May 1;21(2):345–77.
19. Demchuk AM, Coutts SB. Alberta Stroke Program Early CT Score in Acute Stroke Triage. Neuroimaging Clinics of North America. 2005 May;15(2):409–19.
20. Liebeskind DS. Collaterals in Acute Stroke: Beyond the Clot. Neuroimaging Clinics of North America. 2005 Aug;15(3):553–73.
21. MD JEDA, MD JMR. Advanced CT imaging in the evaluation of hemorrhagic stroke. Neuroimaging Clinics of NA. Elsevier Ltd; 2011 May 1;21(2):197–213.
22. Smith EE, Rosand J, Greenberg SM. Hemorrhagic stroke. Neuroimaging Clinics of North America. 2005 May;15(2):259–72.
23. Rosa Júnior M, Rocha AJD, Saade N, Maia Júnior ACM, Gagliardi RJ. Active extravasation of contrast within the hemorrhage (spot sign): a multidetector computed tomography finding that predicts growth and a worse prognosis in non-traumatic intracerebral hemorrhage. Arq Neuropsiquiatr. Associação Arquivos de Neuro-Psiquiatria. 2013 Oct;71(10):791–7.
24. Poon CS, Chang J-K, Swarnkar A, Johnson MH, Wasenko J. Radiologic diagnosis of cerebral venous thrombosis: pictorial review. American Journal of Roentgenology. 2007 Dec;189(6_supplement):S64–S75.
25. Rodallec MH, Krainik A, Feydy A, Hélias A, Colombani J-M, Jullès M-C, et al. Cerebral venous thrombosis and multidetector CT angiography: tips and tricks. RadioGraphics. 2006 Oct;26(suppl_1):S5–S18.
26. Aiken AH. Central Nervous System Infection. Neuroimaging Clinics of NA. Elsevier Ltd; 2010 Nov 1;20(4):557–80.
27. Sundgren PC, Philipp M, Maly PV. Spinal Trauma. Neuroimaging Clinics of North America. 2007 Feb;17(1):73–85.
28. Bagley LJ. Imaging of Spinal Trauma. Radiologic Clinics of North America. 2006 Jan;44(1):1–12.
29. MD SZ, MD RW, MD JH, BS JT, BS KJ, MD BG. Spine and spinal cord trauma. Neurologic Clinics of NA. Elsevier Inc; 2013 Feb 1;31(1):183–206.
30. Munera F, Rivas LA, Nunez DB Jr, Quencer RM. Imaging evaluation of adult spinal injuries: emphasis on multidetector CT in cervical spine trauma. Radiology. 2012 Jun;263(3):645–60.

110

Ultrassonografia

Danielle Tani Alves
Fabricius Andre Lyrio Traple
Luiz Carlos Donoso Scoppetta

INTRODUÇÃO

Um dos principais métodos de diagnóstico na radiologia é a ultrassonografia, altamente difundido na medicina. Trata-se da formação de imagens através das propriedades físicas do som, permitindo a visualização e o estudo de estruturas anatômicas internas. Essa técnica é de grande interesse dadas suas diversas vantagens em relação a outros exames radiológicos. Além do baixo custo envolvido no exame, trata-se de um procedimento facilmente encontrado em centros hospitalares e de rápida execução; é o exame de imagem que permite maior contato entre o paciente e o radiologista, o que propicia uma maior obtenção de dados clínicos e ajuda a focar a pesquisa ultrassonográfica; permite a obtenção de imagens em diversos planos; com o advento do doppler, pode-se estudar o perfil hemodinâmico de uma estrutura; é seguro pois não utiliza radiação, como outros exames; e possui a grande vantagem de ser um exame em tempo real, em que a imagem é obtida no mesmo instante – permitindo ao operador ter uma noção funcional do órgão, além da realização de manobras que auxiliem no estudo anatômico e patológico (como compressão de veias, inspirações profundas etc.).[1-3] É amplamente utilizado nos serviços de pronto atendimento.

PRINCIPAIS INDICAÇÕES DA ULTRASSONOGRAFIA NO PRONTO ATENDIMENTO

As principais indicações da ultrassonografia no ambiente de urgência e emergência[3] estão resumidas na Tabela 110.1.

PATOLOGIAS

ABDOME

Apendicite

A apendicite é definida como inflamação aguda do apêndice cecal, secundária a obstrução luminal e infecção superposta. É a causa mais comum de dor abdominal de tratamento cirúrgico, com pico de incidência na segunda década de vida.[3]

A fisiopatologia da apendicite aguda inclui a obstrução luminal por fecalitos, hiperplasia linfoide, tumores primários, metástases, parasitas, corpos estranhos, doença de Crohn ou bridas, levando a aumento da pressão intraluminal. Após ultrapassar a pressão de perfusão capilar, há redução das drenagens venosa e linfática, promovendo isquemia e

TABELA 110.1 Principais indicações dos exames de ultrassonografia no pronto atendimento
Abdome
Dor abdominal inespecífica Suspeita de patologias inflamatórias da cavidade abdominal (apendicite, apendagite, diverticulite etc.) Suspeita de ureterolitíase (quando a tomografia não está disponível).
Vascular
Trombose venosa profunda
Trauma
FAST
Testículo
Orquite e epididimite Torção testicular
Obstetrícia
Aborto Gestação ectópica
Pediatria
Intussuscepção intestinal Estenose hipertrófica do piloro
Ginecologia
Torção ovariana Doença inflamatória pélvica aguda (DIPA)
Tórax
Derrame pleural

translocação bacteriana. A inflamação transmural pode levar à perfuração e extensão para estruturas adjacentes, cursando com peritonite local ou generalizada.

O quadro clínico clássico de apendicite aguda ocorre em metade a dois terços dos pacientes e consiste em dor abdominal periumbilical com migração posterior para a fossa ilíaca direita. Associa-se a náuseas e vômitos, além de dor à palpação no ponto de McBurney e leucocitose com predomínio de neutrófilos.

A ultrassonografia pode ser utilizada para a confirmação diagnóstica, e os principais achados estão descritos a seguir: (Figura 110.1)[3-4]

- Apêndice não compressível, com calibre aumentado (maior que 7 mm de diâmetro);
- Apendicolito com sombra acústica posterior;
- Hiperecogenicidade dos planos adjacentes ao apêndice;
- Fluxo aumentado ao doppler na parede apendicular;
- Líquido periapendicular, flegmão e abscesso na fossa ilíaca direita.

Colecistite aguda

Colecistite aguda refere-se à inflamação aguda da vesícula biliar. É a principal complicação primária da colelitíase (aproximadamente 90 a 95% dos casos são devidos a cálculos biliares) e a causa mais comum de dor aguda no quadrante superior direito (QSD). Eventualmente podemos encontrar a colecistite acalculosa, associada à história de pacientes acamados em graves condições médicas, em jejum prolongado/nutrição parenteral, grandes queimados e pacientes com síndrome da imunodeficiência adquirida (SIDA).[1]

O desenvolvimento da colecistite aguda litiásica obedece a uma sequência de eventos:

- Obstrução de cálculos biliares do colo da vesícula biliar ou ducto cístico;
- Hiperconcentração de bile;
- Irritação química da mucosa da parede vesicular levando a uma hipersecreção de bile;
- Aumento da pressão intraluminal com consequente distensão vesicular e restrição de fluxo sanguíneo para a parede da vesícula;
- Aumento da espessura da parede, com infecção bacteriana secundária em 66% dos pacientes.

Os achados clínicos podem incluem dor no quadrante superior direito, febre, náuseas e vômito. No entanto, os sintomas podem ser bastante brandos e não específicos, especialmente em pacientes idosos e portadores de doenças sistêmicas.

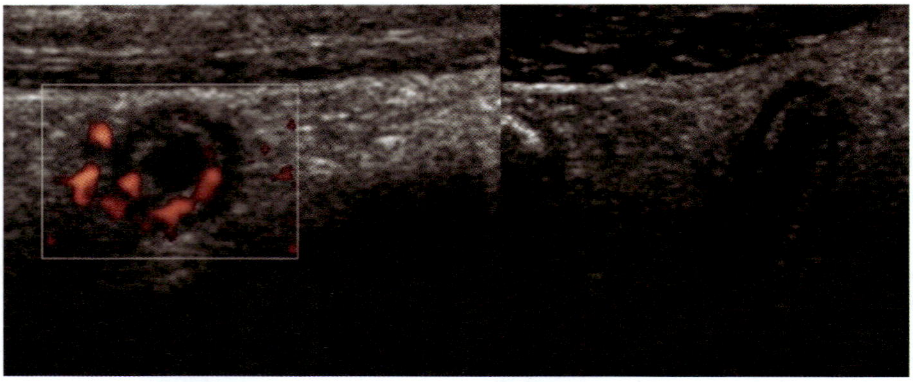

FIGURA 110.1 Ultrassonografia em corte axial e oblíquo da fossa ilíaca direita demonstrando apendicite aguda, sendo caracterizado por apêndice cecal com calibre aumentado (0,9 cm), hiperecogenicidade dos planos adiposos adjacentes e aumento da vascularização ao doppler. Durante a manobra de compressão, o apêndice demonstrou-se incompressível.

A ultrassonografia é o método de escolha no diagnóstico da colecistite aguda (Figura 110.2), e os principais achados estão descritos a seguir:[1,3]

- Vesícula biliar distendida (diâmetro transverso maior que 4 cm);
- Espessamento das paredes vesiculares (maior que 0,4 cm);
- Cálculo impactado no infundíbulo vesicular ou ducto cístico, fixo às mudanças de decúbito, no caso de colecistite calculosa;
- Líquido entre as camadas da parede vesicular, com delaminação;
- Líquido perivesicular;
- Sinal de Murphy ultrassonográfico (dor à compressão do ponto de Murphy pelo transdutor).

Urolitíase

A urolitíase é um problema comum, afetando 12% da população em torno dos 70 anos, sendo mais comum em homens.[1]

A sensibilidade da ultrassonografia no diagnóstico dos cálculos renais é superior àquela da radiografia abdominal, porém inferior à da tomografia.[3]

A aparência dos cálculos renais depende do seu tamanho e não da sua composição. Cálculos iguais ou maiores que 5 mm produzem um foco ecogênico no seio renal, com uma sombra acústica posterior (Figura 110.3). Cálculos menores podem aparecer apenas como um foco ecogênico, sem sombras. Cálculos pequenos acarretam um problema diagnóstico, porque é difícil distingui-los do próprio seio renal ecogênico. A aquisição de imagens pelo doppler pode ajudar, porque alguns cálculos vão produzir um curto artefato anular profundo, designado como artefato pisca-pisca.

A sensibilidade ultrassonográfica na detecção de cálculos ureterais depende da sua localização. Embora os cálculos possam ser vistos na região média do ureter, sua detecção é consideravelmente mais fácil no ureter proximal e na junção ureteropélvica e especialmente no ureter distal e na junção ureterovesical.[2]

O papel exato da ultrassonografia na avaliação dos pacientes com cólicas renais e suspeita de cálculos ureterais é algo controverso. Ele pode demonstrar as alterações morfológicas da hidronefrose, coleções perinéfricas e os cálculos ureterais (Figura 110.3). Apesar disso, a tomografia computadorizada é atualmente o primeiro exame recomendado por ser mais rápido, mais fácil e em muitos casos mais confiável do que a ultrassonografia.[2]

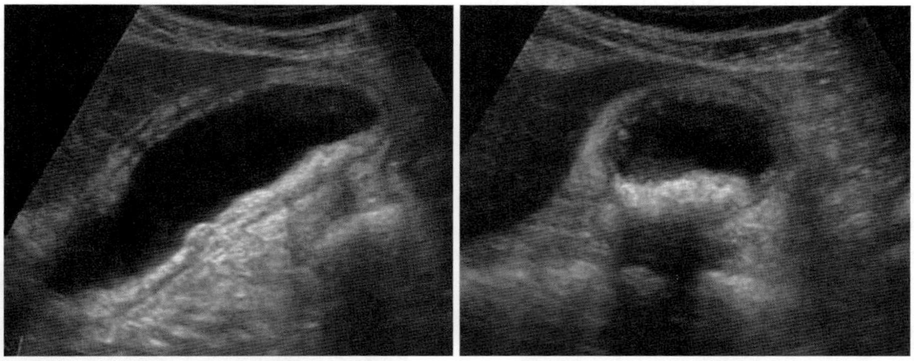

FIGURA 110.2 Ultrassonografia em corte longitudinal e axial demonstrando um quadro de colecistite aguda litiásica. Observam-se as suas paredes espessadas e delaminadas, hiperecogenicidade dos planos adiposos adjacentes e múltiplos pequenos cálculos formadores de sombra acústica posterior.

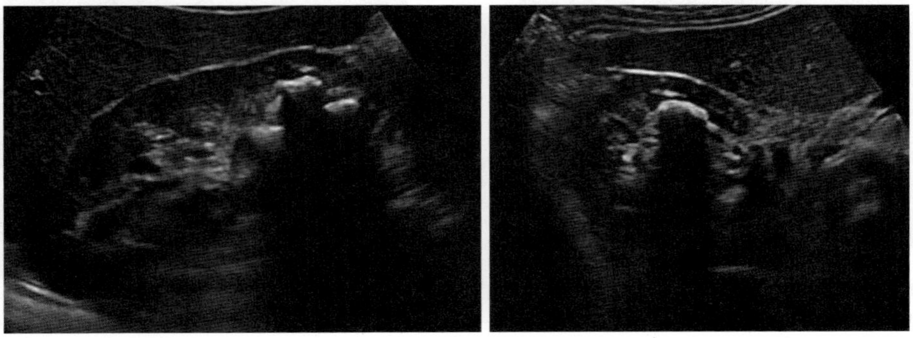

FIGURA 110.3 Ultrassonografia em cortes longitudinal e transversal do rim direito demonstrando grande cálculo não obstrutivo no grupamento calicinal inferior caracterizado por uma imagem hiperecogênica formadora de sombra acústica posterior.

Diverticulite

Diverticulite é a complicação mais comum da doença diverticular, acometendo cerca de 40% dos pacientes num período de 20 anos. Surge após obstrução do divertículo, com consequente acúmulo de secreção, proliferação bacteriana, distensão, isquemia, inflamação e microperfuração. Essa sequência de eventos leva à formação de abscessos, mais frequentemente de localização extramural, os quais podem evoluir com aderências e/ou peritonite.[3]

O quadro clínico clássico da diverticulite do colo sigmoide consiste em dor na fossa ilíaca esquerda, massa palpável, febre e leucocitose. Essa apresentação é menos evidente em pacientes idosos, imunossuprimidos ou com doença renal crônica, sendo o diagnóstico feito eventualmente já na presença de perfuração e pneumoperitônio.[3]

A tomografia computadorizada é o método padrão ouro para o seu diagnóstico. Por vezes, a ultrassonografia pode ser o primeiro método a ser solicitado devido a sua ampla disponibilidade e seu caráter inócuo. Os achados ultrassonográficos estão descritos a seguir (Figura 110.4):[2]

- Espessamento parietal segmentar da alça (maior que 4 mm);
- Aumento da ecogenicidade da gordura pericolônica e perda da compressibilidade;
- Caracterização do divertículo inflamado, evidenciado através de saculação da parede colônica com ecogenicidade variável e centrada na inflamação pericolônica;
- Aumento da vascularização do divertículo ao doppler.

Apendagite

Apêndices epiploicos são estruturas adiposas pedunculadas relacionadas com a superfície serosa do colo e que se projetam da face externa da alça para a cavidade peritoneal. São distribuídos em duas fileiras longitudinais, desde o ceco até a transição retossigmóidea. Estão sujeitos a torção ou trombose venosa, pois possuem pedículo estreito, por onde passam um ou dois ramos arteriais terminais, além de veia tortuosa. Localizam-se mais frequentemente na junção retossigmóidea (57%), seguido de ileocecal (26%), colo ascendente (9%), transverso (6%) e descendente (2%).[3]

A apendagite manifesta-se com dor abdominal aguda, tipicamente localizada, e que pode ser acentuada. Apesar do quadro, o paciente não costuma apresentar sinais infecciosos, como febre, toxemia, alteração do hábito intestinal ou leucocitose. Geralmente a dor ocorre nos flancos e fossas ilíacas, já que o ceco e o sigmoide são os locais mais comumente afetados.[3]

Os achados ultrassonográficos são (Figura 110.5):[3]

- Nodulação hiperecoica, não compressível, projetando-se a partir da parede colônica e envolta por halo hipoecoico;
- Aspecto de massa hiperecoica da gordura pericolônica.

Pielonefrite aguda

A doença inflamatória aguda envolvendo o trato urinário está entre os distúrbios infecciosos mais comuns que afetam a espécie humana. Geralmente os pacientes apresentam dores no flanco, febre, disúria, leucocitose, piúria, bacteremia e resultados positivos da cultura de urina.[1]

Na maioria dos adultos, a infecção é confinada ao trato urinário inferior; o diagnóstico é estabelecido por exames clínicos e laboratoriais, não sendo necessários exames nessa fase. Quando o próprio rim está envolvido ou quando há dificuldade para diferenciar uma infecção do trato urinário inferior de um envolvimento do parênquima renal, os exames por imagem geralmente são solicitados, tanto para diagnóstico como para planejamento do tratamento.

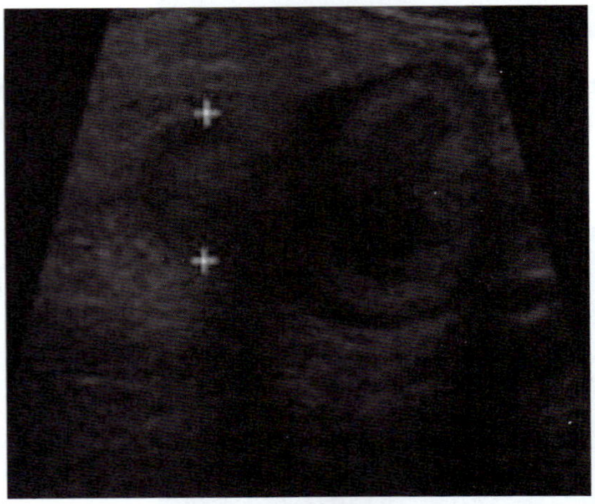

FIGURA 110.4 Ultrassonografia em corte axial da fossa ilíaca esquerda demonstrando saculação da parede colônica, notando-se espessamento das suas paredes e aumento da ecogenicidade dos planos adiposos adjacentes. Nota-se também espessamento concêntrico de alça colônica adjacente ao divertículo.

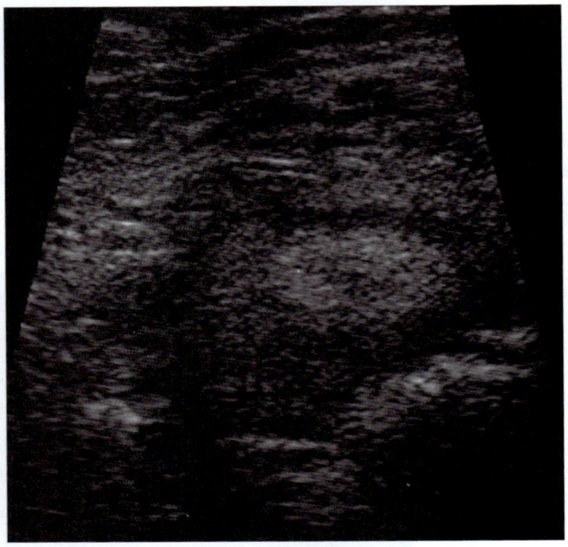

FIGURA 110.5 Ultrassonografia da fossa ilíaca esquerda demonstrando nodulação hiperecoica, não compressível, projetando-se a partir da parede colônica e envolta por halo hipoecoico, achados compatíveis com apendagite.

Os achados ultrassonográficos em muitos casos de pielonefrite não complicada são normais. Quando observamos alguma alteração, podemos encontrar (Figura 110.6):[2]

- Espessamento urotelial;
- Aumento das dimensões renais;
- Áreas de aumento ou diminuição da ecogenicidade;
- Áreas com aumento ou diminuição da vascularização evidenciadas ao doppler colorido.

Os modos graves de pielonefrite podem persistir além de 72 horas, sendo essa a principal indicação dos exames de imagem, visando o diagnóstico de complicações, como abscessos ou obstruções.

Os abscessos renais aparecem como coleções líquidas complexas ou massas císticas complexas. Os abscessos perinéfricos aparecem como coleções líquidas perinéfricas complexas.

Pancreatite

A pancreatite aguda (PA) é uma das mais complexas doenças abdominais e é frequentemente um desafio diagnóstico e terapêutico. As principais causas de PA são o álcool, litíase biliar, metabólica, infecciosa, traumática e provocada por drogas (captopril, estatinas, estrógenos, tetraciclina, isoniazida, metronidazol, codeína). Até 30% das PA têm causa desconhecida.[3,5]

Um dos principais papéis da ultrassonografia em pacientes com pancreatite é a avaliação do trato biliar à procura de uma litíase biliar. O pâncreas propriamente dito pode parecer normal nos casos de pancreatite aguda leve e a ultrassonografia não deve ser utilizada para excluir o diagnóstico.[2] Quando alterado, podemos evidenciar (Figura 110.7):

- Aumento volumétrico do pâncreas;
- Ecogenicidade heterogênea do parênquima pancreático;
- Líquido peripancreático.

Há várias complicações que podem ser decorrentes da pancreatite aguda; são elas:[3]

- Pseudocistos;
- Obstrução do ducto biliar;
- Abscesso pancreático;
- Necrose pancreática;
- Trombose venosa;
- Pseudoaneurisma.

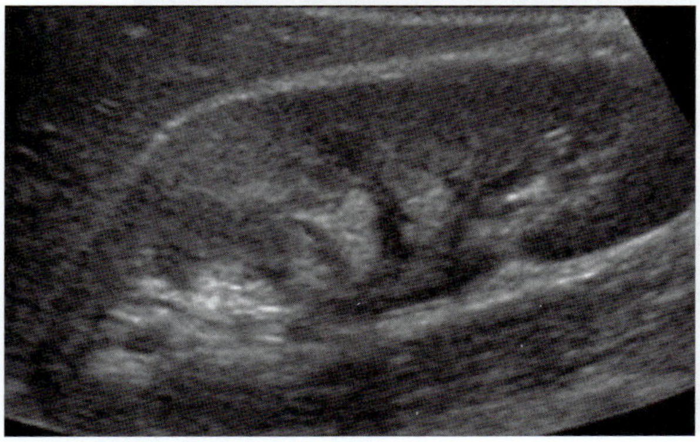

FIGURA 110.6 Ultrassonografia em corte longitudinal demonstrando rim direito com aumento focal da ecogenicidade do parênquima no terço médio em um paciente com diagnóstico de pielonefrite aguda.

BOLSA ESCROTAL

Torção testicular

É uma emergência urológica, e o seu diagnóstico e tratamento precoce é essencial, já que o tempo é fator crítico para a viabilidade do testículo.

Mais comum em crianças, pode também ocorrer em fase pós-púberes. A maioria origina-se de defeitos anatômicos que resultam em cordões espermáticos redundantes e suspensão anômala do escroto, aumentando a mobilidade testicular e as chances de o cordão rodar sobre si.[17]

Inicialmente, a drenagem venosa é interrompida, pois a compressibilidade do sistema venoso é mais fácil. Posteriormente, há redução do fluxo arterial, o qual termina por progredir para obstrução completa. Nesse contexto, há uma rápida progressão para infarto do parênquima. Portanto, o diagnóstico preciso é necessário para preservar a fertilidade. É descrito que após seis horas de obstrução completa há uma queda significativa na possibilidade de salvamento tecidual. O ultrassom é uma ferramenta complementar, mas que tem se tornado essencial ao diagnóstico.[18]

Ao ultrassom, os testículos podem aparecer aumentados, perdendo a homogeneidade usualmente observada nos testículos normais, com tendência a hipoecogenicidade. O

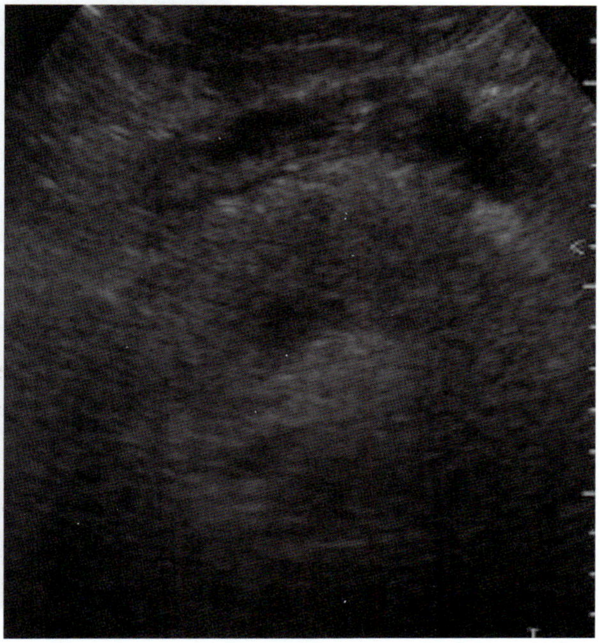

FIGURA 110.7 Ultrassonografia em corte axial demonstrando aumento volumétrico do pâncreas, que se apresenta hipoecogênico. Associa-se fina lâmina líquida peripancreática adjacente.

modo doppler é importante, pois em alterações precoces em que não se tem alterações anatômicas evidentes no modo B podem-se verificar pequenas alterações de fluxo capazes de sugerir esse diagnóstico. Nesse sentido, deve-se sempre comparar ao lado contralateral, tanto na avaliação de fluxo sanguíneo do modo doppler como na avaliação posicional e estrutural pelo modo B (Figura 110.8).

Epididimite

É a causa mais comum de dor escrotal aguda em homens pós-púberes.[19] Classicamente, os pacientes apresentam-se na emergência com um escroto doloroso ao toque, por vezes disúria e febre. Progressão retrógrada da doença a partir da bexiga e da próstata é geralmente a etiologia da doença, com a cabeça do epidídimo primeiramente envolvida. O ultrassom é capaz de indicar alterações anatômicas que sugerem o diagnóstico. O epidídimo usualmente está aumentado nessa patologia, com espessamento parietal, associado a uma hidrocele reativa (aumento do líquido livre na bolsa escrotal). Ao modo doppler, observa-se aumento de fluxo no epidídimo comparado ao lado contralateral, sugerindo processo infeccioso/inflamatório em atividade (Figura 110.9).

Orquite

É uma infecção aguda dos testículos geralmente precedida por uma epididimite e comumente referida como orquiepididimite.[19] A apresentação clínica é semelhante à da epididimite. Ao ultrassom, há aumento testicular, com ecogenicidade heterogênea do parênquima. Essa aparência não é específica e pode ser vista em condições tumorais, metástases e infarto por torção. O modo doppler é utilizado para ajudar na diferenciação entre orquite e torção, mostrando um fluxo aumentado na patologia com fundo inflamatório/infeccioso (Figura 110.10).

Trauma escrotal

Trauma fechado pode levar a lesão testicular e de estruturas adjacentes. Pode ocorrer laceração, hemorragia ou contusão. O ultrassom é capaz de demonstrar alterações no testículo, assim como avaliar a preservação das estruturas vasculares.[20] A observação de um testículo normal ao ultrassom exclui trauma dessa estrutura. Ao ultrassom, há perda da ecogenicidade padrão do tecido, com possibilidade de haver coleções hemorrágicas, bem como perda do aspecto anatômico do órgão com linhas de fratura, acometimento pouco comum. Hemorragias mais agudas se manifestam como

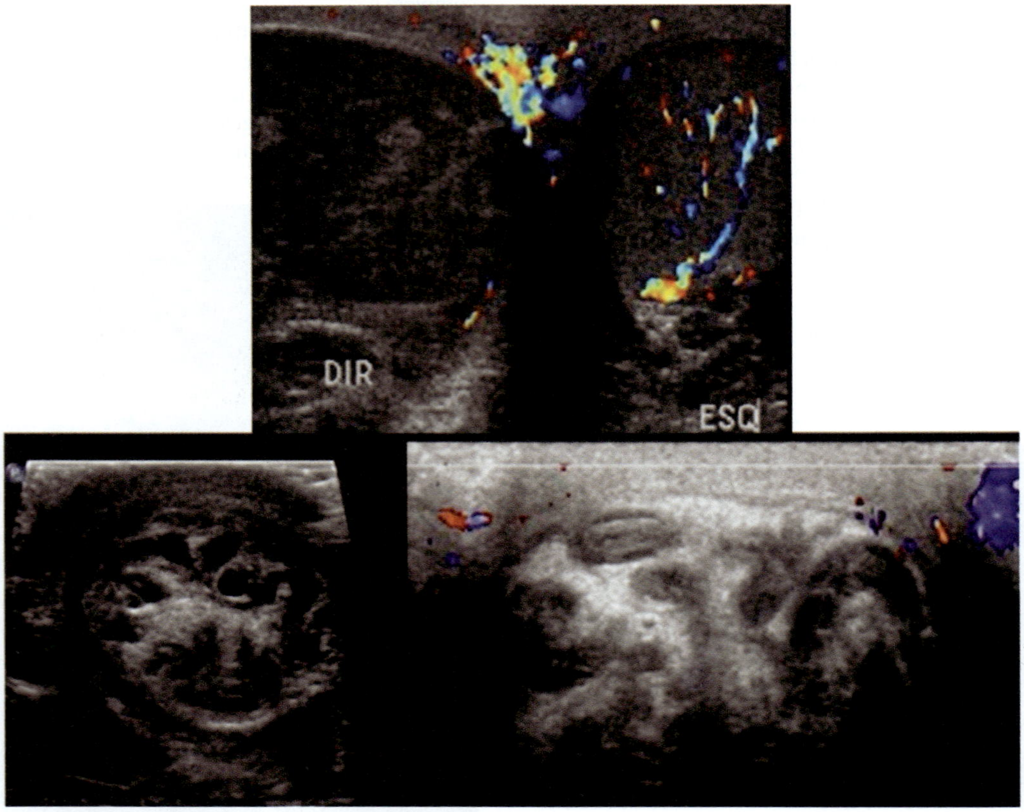

FIGURA 110.8 Ultrassonografia testicular demonstrando testículo direito com textura heterogênea, predominantemente hipoecogênico na análise ao modo B. Notase um posicionamento invertido nas imagens axiais (o testículo está horizontalizado). No aspecto inferior, imagem que corresponde a enovelado de vasos, linfáticos e canais espermáticos, ingurgitados e sem fluxo ao doppler. Na imagem superior, o doppler demonstra ausência de fluxo testicular caracterizando a torção.

componentes heterogêneos mais ecogênicos, evoluindo para áreas de baixa ecogenicidade tardiamente, sempre sem fluxo em seu interior ao estudo doppler (Figura 110.11).

Hérnia inguinoescrotal

Também conhecida como hérnia indireta inguinal, é uma das hérnias abdominais mais comuns.[23] Ocorre devido a persistência do processo vaginal durante a descida testicular no desenvolvimento.

Aparece lateral e superiormente ao curso dos vasos epigástricos inferiores, lateralmente ao triângulo de Hasselbach e então protruindo através do anel inguinal interno, passando inferomedialmente em direção ao escroto.

Pode conter gordura mesentérica (mais comum), alças do intestino delgado e segmentos móveis do colo (sigmoide, ceco e apêndice cecal).

Muitos pacientes convivem com a hérnia sem apresentar queixas, podendo em algum momento apresentar complicações como encarceramento e estrangulamento de alças, levando a obstrução intestinal.

Ao ultrassom, deve-se avaliar o funículo espermático desde o polo superior do testículo até sua passagem pelos

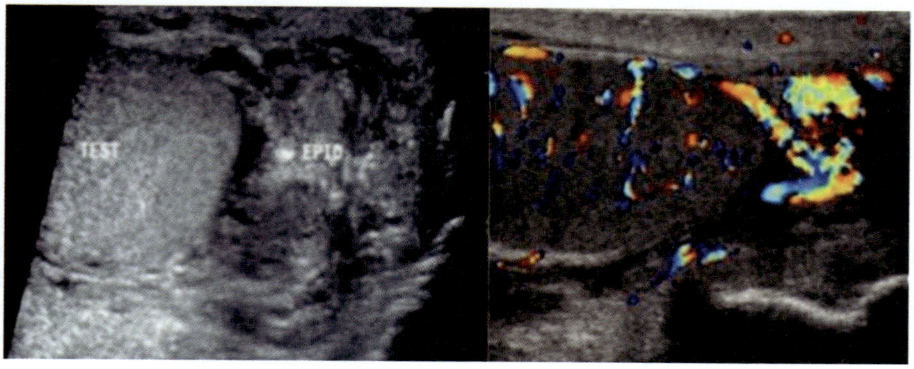

FIGURA 110.9 Ultrassonografia da bolsa escrotal demonstrando epidídimo aumentado, hipoecogênico e com aumento de sua vascularização, achados compatíveis com epididimite.

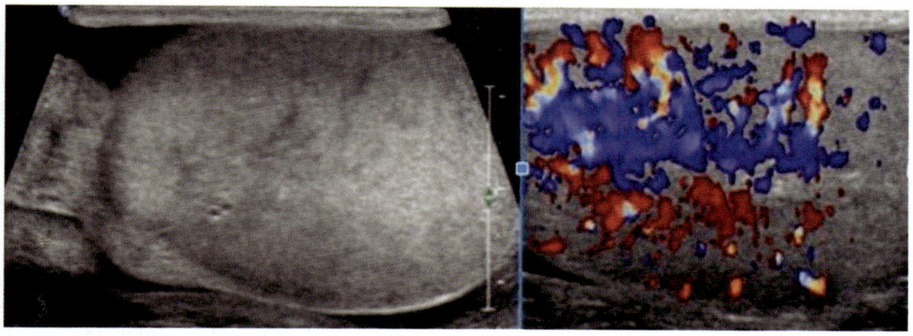

FIGURA 110.10 Ultrassonografia da bolsa escrotal demonstrando o testículo direito em corte sagital, com textura heterogênea, sem lesões focais. Nas imagens com doppler colorido, evidencia-se hiperemia vascular no testículo e epidídimo (padrão de inferno testicular visto nos processos inflamatórios, compatível com orquite).

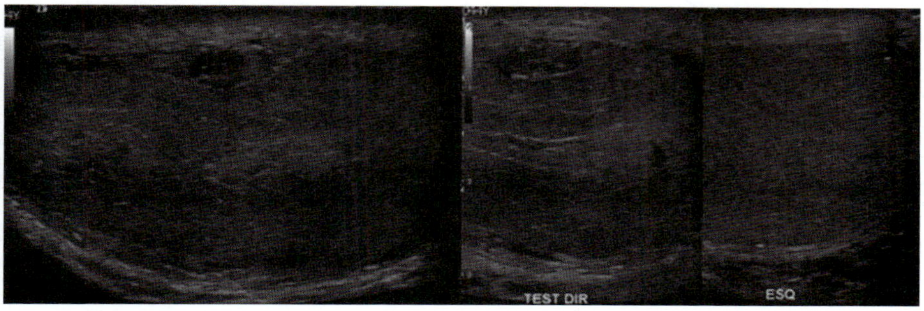

FIGURA 110.11 Ultrassonografia testicular demonstra testículo com textura heterogênea com lesão nodular focal hipoecogênica intraparenquimatosa compatível com coleção pós-trauma.

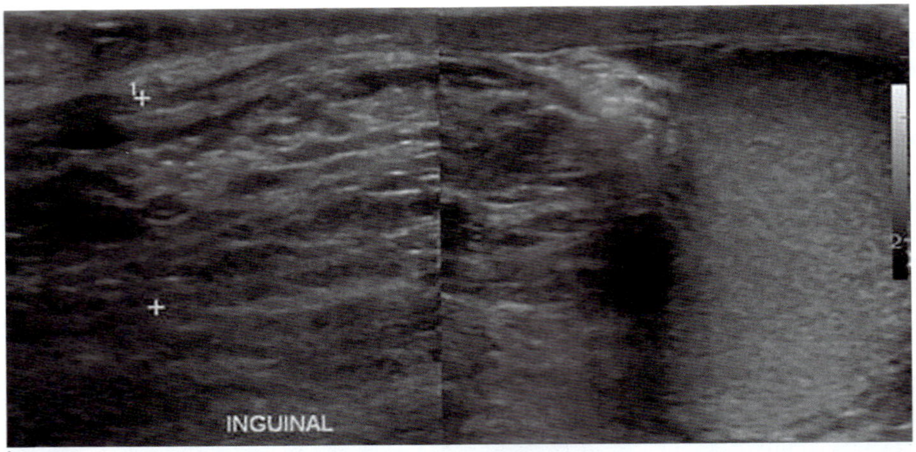

FIGURA 110.12 Ultrassonografia da bolsa escrotal em corte sagital do canal inguinal. Observase alargamento do canal inguinal, com passagem de tecido ecogênico, que deve representar gordura mesenterial.

anéis inguinais (Figura 110.12). Pede-se ao paciente que simule manobras de aumento da pressão intraabdominal, para verificar a passagem ativa e em tempo real das estruturas abdominais para o interior do canal inguinal.

PEDIATRIA

Estenose hipertrófica do piloro

A estenose hipertrófica do piloro (EHP) é caracterizada por uma hipertrofia progressiva da musculatura pilórica, causando estreitamento e alongamento persistentes do canal pilórico (Figura 110.13).[6]

A EHP é uma condição comum em crianças com duas a 12 semanas de idade e cujo exato mecanismo fisiopatológico permanece sem elucidação.[2-3] Há um predomínio no sexo masculino, com uma proporção de 3:1 a 4:1 em relação às meninas.[7]

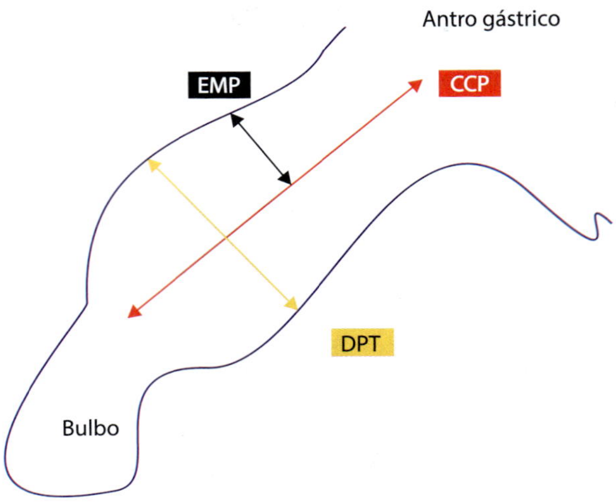

FIGURA 110.13 Desenho esquemático das medidas realizadas no diagnóstico de EHP.

O diagnóstico clínico é baseado em história de vômitos não biliosos, "em jato", a partir da terceira/quarta semanas de vida, associada a achados, ao exame físico, de hiperperistalse gástrica, distensão do andar superior do abdome e "tumor" pilórico palpável, também chamado "oliva pilórica".[8]

As duas modalidades no diagnóstico da EHP são as seriografias do trato gastrointestinal superior (STGS) e a ultrassonografia (US); a sensibilidade da ultrassonografia varia entre 85% e 100%.[9,7]

Na EHP, várias alterações estão presentes e podem ser visualizadas pela ultrassonografia, sendo que os principais parâmetros se encontram na Tabela 110.2 a seguir e ilustradas conforme o desenho esquemático (Figura 110.14).

Outros achados ecográficos compreendem: esvaziamento gástrico retardado do líquido para o bulbo, ondas peristálticas exageradas e peristalse retrógrada.

Intussuscepção intestinal

A intussuscepção intestinal é uma das causas mais comuns de abdome agudo na infância,[10] com uma predominância masculina de 2:1. A incidência mais elevada ocorre nos lactentes com cinco a nove meses de vida.[6]

Consiste em uma invaginação do intestino proximal para dentro da luz intestinal distal, e pode ser classificada segundo a localização (alça delgada ou colônica) ou ainda de acordo com a etiologia (neoplásica, não neoplásica ou idiopática).

Em mais de 90% das intussuscepções não existe um ponto inicial patológico, sendo esses casos considerados idiopáticos. A maior parte das intussuscepções pediátricas é ileocólica.

A tríade clássica (dor abdominal em cólica, fezes em "geleia de framboesa" ou hematoquezia, e uma massa abdominal palpável) está presente em menos de 50% das crianças com intussuscepção. Ao exame físico, pode ser observada massa palpável, de aspecto tubular, no quadrante superior direito do abdome.

TABELA 110.2 Principais parâmetros utilizados na ultrassonografia para o diagnóstico de estenose hipertrófica do piloro

Comprimento do canal pilórico (CCP)	Medida da base do bulbo duodenal ao antro gástrico	> = 17 mm	Sensibilidade de 100% e especificidade de 84,85%.[3]
Espessura do músculo pilórico (EMP)	Medida da parede externa do músculo pilórico à margem externa da mucosa	> = 3 mm	Especificidade e sensibilidade de aproximadamente 100%.[3]
Diâmetro pilórico transverso (DPT)	Medida entre as margens externas opostas do piloro	> = 13 mm	Considerado o parâmetro menos fidedigno.[6]

Atualmente, o método diagnóstico por imagem de eleição é a ultrassonografia abdominal, com sensibilidade de 98% a 100% e especificidade de 88% a 100%.[10]

Existem vários sinais ecográficos descritos na intussuscepção intestinal e os mais conhecidos são o sinal do "alvo/rosquinha" e o sinal do "pseudorrim". Esses sinais consistem em um halo hipoecoico margeando um centro hiperecoico, em tomadas transversal e longitudinal ao eixo da intussuscepção, respectivamente (Figura 110.15).

Em mais de 50% dos casos podem ser encontradas pequenas quantidades de líquido peritoneal livre, não estando necessariamente relacionadas a isquemia/ou maior risco de perfuração.[10]

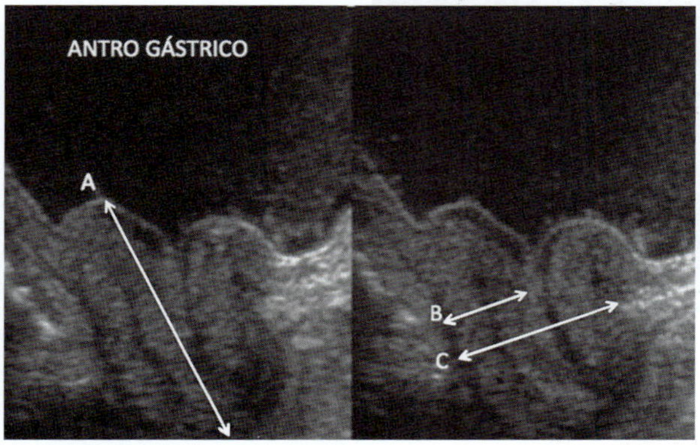

FIGURA 110.14 Ultrassonografia em cortes axial e oblíquo demonstrando estenose hipertrófica de piloro: Destaca-se importante distensão líquida da câmara gástrica. A= CCP (comprimento do canal pilórico); B= EMP (espessura do músculo pilórico); C= DPT (diâmetro pilórico transverso).

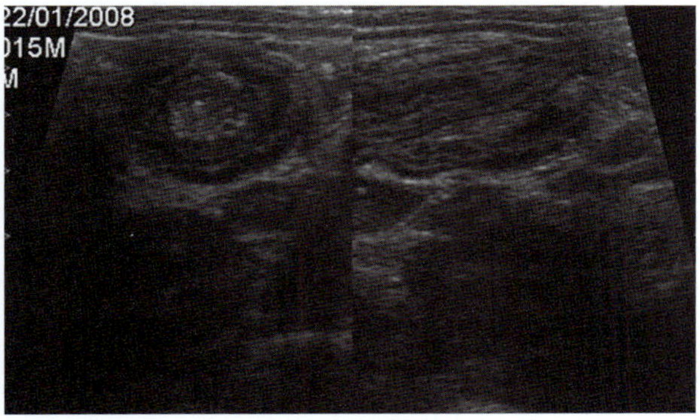

FIGURA 110.15 Intussuscepção intestinal em corte transversal: sinal do "alvo/rosquinha" e corte longitudinal: sinal do "pseudorrim".

GINECOLOGIA

Torção ovariana

A torção ovariana é a quinta emergência cirúrgica mais comum,[11] e consiste na torção do ovário nos seus suportes ligamentares, resultando no comprometimento do seu suprimento sanguíneo.

A torção ovariana pode acontecer em todas as idades, entretanto é mais frequente em mulheres durante a idade reprodutiva. Os fatores predisponentes mais comuns consistem em cistos volumosos, cistos com conteúdo espesso e neoplasias císticas, como teratomas císticos benignos maduros.

Alguns estudos têm mostrado que o ovário direito é mais suscetível à torção, pois o espaço ocupado pelo colo sigmoide no lado esquerdo protege o ovário esquerdo.[12]

Os sintomas não são específicos, e incluem dor de intensidade variável no abdome inferior, podendo ser encontrados no exame físico a presença de massa palpável pélvica e sinais de irritação peritoneal. Náuseas, vômitos e febre também podem ser observados em alguns casos.

A torção de cisto ovariano ou anexial pode ser diagnosticada por meio da ultrassonografia associada ao doppler colorido, e os principais achados estão listados na Tabela 110.3.

Doença inflamatória pélvica aguda (DIPA)

A doença inflamatória pélvica aguda (DIPA) caracteriza-se pela invasão de microrganismos patogênicos no trato genital superior da mulher .[11]

TABELA 110.3 Principais achados da torção ovariana na ultrassonografia

Ovário de dimensões aumentadas e com ecotextura heterogênea (Figura 110.16 A e B).
Massa anexial complexa, podendo ser predominantemente cística, sólida ou mista
Achados ao doppler colorido altamente variáveis, dependendo do grau de comprometimento vascular.
Achado clássico: ausência ou redução de fluxo arterial
Fluxo de alta impedância com ausência de diástole ou diástole reversa[6] (Figura 110.16).
Líquido livre em fundo de saco posterior

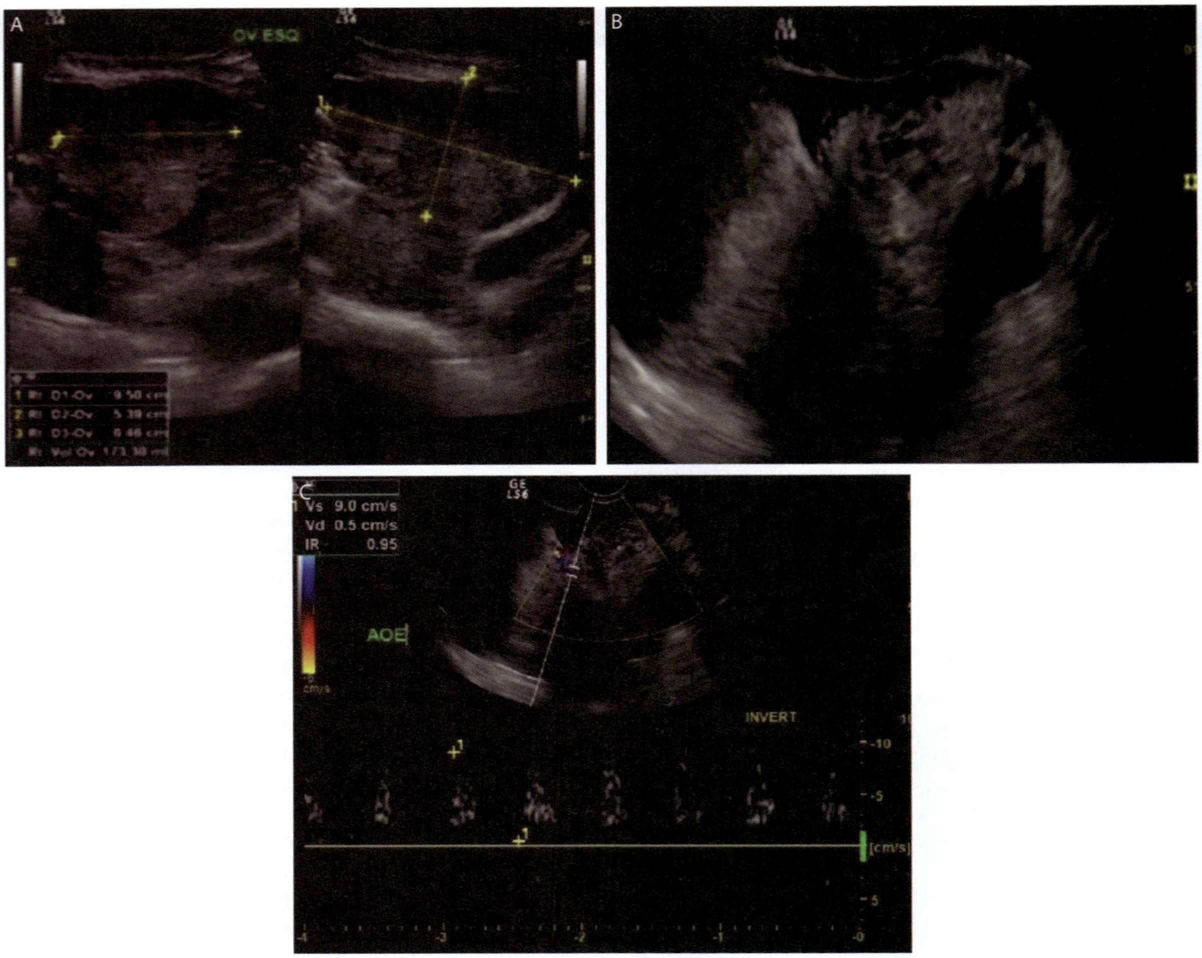

FIGURA 110.16 (A e B): Ovário esquerdo com dimensões aumentadas e ecotextura heterogênea; (C): estudo com doppler colorido evidenciando redução da vascularização da artéria ovariana.

A etiologia da DIPA é considerada polimicrobiana, sendo *Neisseria gonorrhoeae* e *Chlamydia trachomatis* os agentes primários mais frequentes.

O principal sintoma é a dor pélvica, que pode variar quanto a intensidade, localização e irradiação. Muitas vezes os sintomas são insidiosos e inespecíficos, portanto o diagnóstico de DIPA deve ser considerado em todas as pacientes sexualmente ativas e com as mais diversas queixas.[11]

No exame físico destacam-se queda do estado geral e febre. A propedêutica do abdome pode revelar sinais de irritação peritoneal, sugerindo quadro de abdome agudo inflamatório. Muitas vezes a dor impossibilita um exame ginecológico adequado, devendo-se prosseguir com exames subsidiários.

A ultrassonografia pélvica, via abdominal ou transvaginal, é amplamente utilizada em tocoginecologia por ser considerada um método não invasivo, inócuo, acessível e de fácil utilização. O método por via transvaginal apresenta superioridade na avaliação dos órgãos e estruturas pélvicas em relação à via suprapúbica. Entretanto, é necessário ressaltar que a ultrassonografia normal não exclui um diagnóstico de DIPA.[11]

Os achados ultrassonográficos da DIPA dependem da extensão e do local da doença e encontram-se listados na Tabela 110.4.

Trombose venosa profunda (TVP)

A apresentação de extremidades dos membros edemaciadas e dolorosas é comum na emergência. Estima-se que 42% dos pacientes recebam anticoagulação desnecessariamente quando o diagnóstico de TVP é baseado apenas nos achados clínicos e do exame físico,[24] por isso a ultrassonografia se faz um método complementar importante, diminuindo os riscos de iatrogenia. Os pacientes com TVP estão em risco para embolia pulmonar, o que pode ocorrer em três meses em até 50% dos casos não tratados. O ultrassom possui alta sensibilidade e especificidade no diagnóstico de trombose venosa.

O sistema venoso pode ser dividido em superficial e profundo. A trombose venosa superficial tem risco muito baixo para tromboembolismo pulmonar, por isso é pouco significativa em nível de emergência.

O sistema profundo segue o eixo central dos membros e recebe os mesmos nomes do sistema arterial. É circundado

TABELA 110.4 Principais achados ultrassonográficos na doença inflamatória pélvica aguda

No início da afecção	Exame normal ou pequena quantidade de líquido livre em fundo de saco posterior.
Endometrite	Hiperecogenicidade e aumento da espessura endometrial.
Alterações uterinas	Aumento volumétrico e indefinição dos contornos uterinos. Alças de delgado aderidas ao fundo uterino.
Regiões anexiais	Dilatação da tuba uterina, com conteúdo líquido e ecos refringentes no interior, inferindo líquido espesso. Abscesso tubo-ovariano caracterizado por massa anexial complexa, com septos variados, margens irregulares e debris em seu interior.
Alterações ovarianas	Aumento volumétrico e ecotextura heterogênea. Líquido periovariano

por músculos e aponeurose e responsável pela maior parte da drenagem muscular. A TVP do membro superior é mais rara, cerca de 10% de todos os casos,[25] mas tem se tornado cada vez mais comum devido a um expressivo aumento no uso de cateteres venosos centrais para quimioterapia, transplante de medula óssea, diálise e nutrição parenteral.

Ao ultrassom, a TVP manifesta-se basicamente como incompressibilidade do vaso (Figura 110.17), que pode ser complementada, demonstrando-se a ausência ou debilidade de fluxo ao doppler colorido, assim como ausência de pulsatilidade ao modo doppler espectral. Ocasionalmente consegue-se visualizar o trombo diretamente através do ultrassom, que se apresenta como estrutura ecogênica, por vezes aderida à parede do vaso (Figura 110.18).

Os diagnósticos diferenciais se fazem com doenças infecciosas como linfangite infecciosa, adenopatias secundárias a neoplasias, rupturas musculares traumáticas, entre outras causas (Tabela 110.5).

Gestação ectópica

Qualquer mulher capaz de engravidar está em risco para uma gestação ectópica, porém há um grupo de mulheres que têm maior risco, que são aquelas com prenhez ectópica prévia, doença tubária, uso de DIU (dispositivo intrauterino) e tratamentos para infertilidade. No último caso, podem chegar a 4,5% de todos os pacientes.[27]

A tríade clássica na gestação ectópica é dor, sangramento e massa anexial. Entretanto, essa tríade está presente em apenas 45% dos pacientes.[28] Outras causas se apresentam com dor e sangramento e podem confundir o diagnóstico, como gestações iniciais normais e abortos espontâneos.

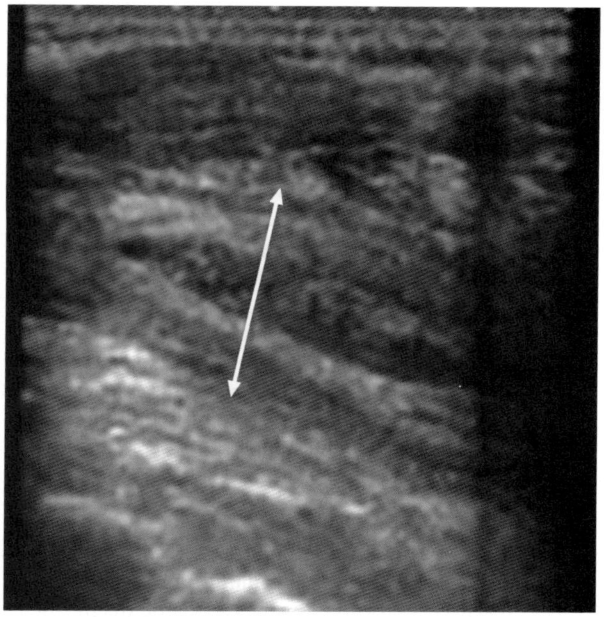

FIGURA 110.18 Veia poplítea preenchida por material ecogênico, ocupando sua luz, com aumento do diâmetro total do vaso, sugestivo de trombose venosa aguda.

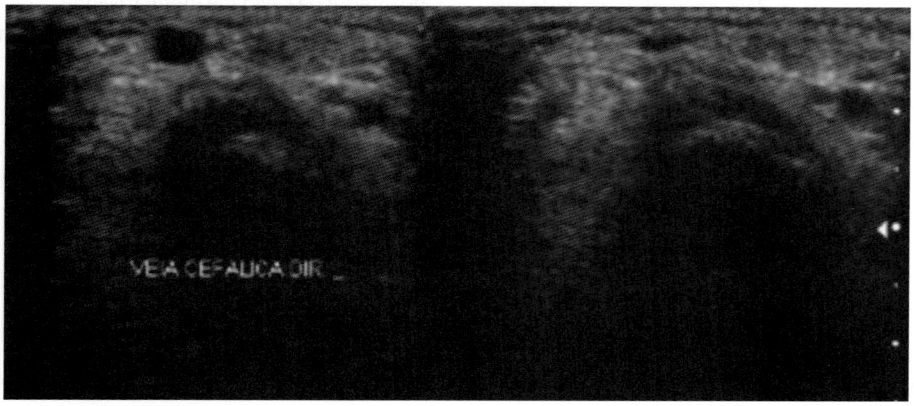

FIGURA 110.17 Manobra realizada ao ultrassom modo B para testar compressibilidade do vaso.

TABELA 110.5 Diagnósticos diferenciais de TVP

	Diagnósticos diferenciais
Infeccioso	Adenopatia inflamatória, artrite articular, linfangite.
Neoplásica	Adenopatia neoplásica, tumor de partes moles (lipoma, hemangioma, tumor dos nervos periféricos, sarcomas)
Traumática	Ruptura da musculatura adutora, hematoma pós-punção, pseudoaneurisma.
Inflamatória	Iliopsoas, bursite íliopectínea e tendinite adutora.
Vascular	FAV, pseudoaneurisma pós-punção, hematoma, hematoma por anticoagulação

Outra condição a ser lembrada são os casos de mola hidatiforme, em que, apesar de não usual, a dor pode se manifestar pelo aumento repentino do útero. O ultrassom é o método inicial para diferenciar tais condições.

Quando o limite discriminatório da gonodatrofina coriônica humana (β-HCG) é atingido, definido como acima de 2000 mUI/mL (referência internacional para o β-HCG), um saco gestacional deve ser visualizado dentro do útero. Uma das questões a serem respondidas é se o saco gestacional está presente e se está em posição esperada dentro do útero.

Os achados precoces de prenhez ectópica descritos ao ultrassom são: cistos deciduais (imagens císticas na cavidade endometrial), cistos simples anexiais, massas/cistos complexos extra-anexiais (o principal modo de apresentação), sinal do anel tubário, que representa um anel ecogênico ao redor de uma imagem cística complexa, e, por fim, detecção do embrião com batimentos cardíacos (Figura 110.19). Ao se caracterizar grande quantidade de fluido complexo em fundo de saco, com ecos ecogênicos em suspensão, deve-se levantar a suspeita de prenhez ectópica rota, com o fluido representando possivelmente um hemoperitônio.

Aborto

O aborto é um assunto complexo, cercado por questões éticas e legais. O ultrassom, em conjunto com as medidas séricas do β-HCG, se tornou a principal via de diagnóstico e definição terapêutica de problemas no primeiro trimestre de gestação. Embora os benefícios dos testes sejam reais, o seu mau uso e interpretação incorreta podem levar a intervenções desnecessárias.

Aproximadamente 20 a 25% de todas as gestações apresentam ameaça de aborto (sangramento leve, dor em baixo-ventre e contrações, com colo fechado). Destes, 15 a 50% resultam no aborto em si.[30] É uma queixa frequente nas emergências, mesmo aquelas que não possuem um ginecologista-obstetra para atendê-las. Dependendo da posição do saco gestacional, abertura do orifício externo uterino ao toque, bem como dos níveis de β-HCG, pode-se classificar o aborto em ameaça, inevitável, retido, incompleto ou completo (Figura 110.20).

Na emergência, talvez o maior desafio seja definir como viável, de viabilidade incerta ou inviável uma gestação com saco gestacional tópico. Para isso, existem critérios estabelecidos em um painel internacional.[31]

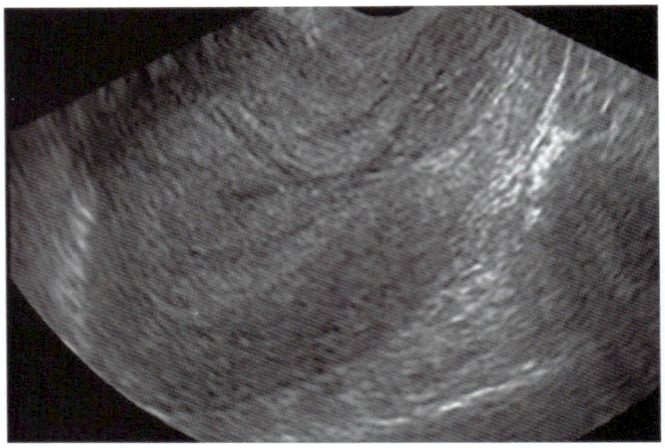

FIGURA 110.20 Ultrassonografia pélvica transvaginal demonstrando útero com dimensões aumentadas e material ecogênico no interior da cavidade uterina. Não se caracteriza embrião. Os aspectos são compatíveis com aborto incompleto.

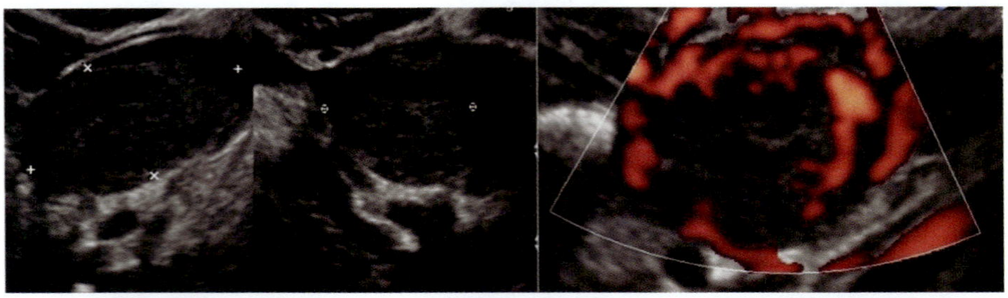

FIGURA 110.19 Ultrassonografia pélvica transvaginal em cortes longitudinal, transversal e com doppler demonstrando saco gestacional sem embrião na topografia da tuba uterina direita, com fluxo periférico ao doppler em paciente feminina com 14 dias de atraso menstrual. β-HCG positivo. A cirurgia confirmou tratar-se de gestão ectópica tubária.

Para os casos de gestação inviável, deve-se ter um comprimento cabeça-nádegas (CCN) maior do que 7 mm e sem batimentos cardíacos, diâmetro do saco gestacional maior do que 25 mm (sem embrião) e ausência de embrião com batimentos cardíacos duas semanas após um exame ter demonstrado um saco gestacional sem saco vitelínico.

Os achados suspeitos de viabilidade incerta podem ser descritos como CCN menor do que 7 mm, sem batimento cardíaco, saco gestacional de 16 a 24 mm sem embrião, ausência de embrião mais de seis semanas depois do último período menstrual, saco gestacional pequeno em relação ao embrião.

REFERÊNCIAS BIBLIOGRÁFICAS

1. Charboneau JW, Rumack CM. Tratado de ultrassonografia diagnóstica. Rio de Janeiro: Elsevier, 2006.
2. Middleton, WD e Kurtz AB. Requisitos em ultra-sonografia. Rio de Janeiro: Elsevier. 2005.
3. Muller CIS, D'ippolito G, Rocha AJ. Gastrointestinal - Série CBR. Rio de Janeiro: Elsevier, 2011.
4. Pacharn P, et al. Sonography in the evaluation of acute appendicitis: are negative sonographic findings good enough?: Journal of Ultrasound, 2010, 12, Cincinnati, Vol. 29.
5. Shyu JY, et al. Necrotizing pancreatitis: diagnosis, imaging, and intervention. Boston: Radiographics, 2014, vol. 34. http://dx.doi.org/10.1148/rg.345130012.
6. Oshiro K, Puri P. S.l Pathogenesis of infantile hypertrophic pyloric stenosis: recent progress. Pediatr Surg Int 1998;13: 243-252.
7. Mandell GA, et al. Cost-effective imaging approach to the nonbilious vomiting infant. Pediatrics 1999; 6: 1198-2020.
8. Lowe LH, Banks WJ, Shyr Y. Pyloric ratio: efficacy in the diagnosis of hypertrophic pyloric stenosis. S.l.: J Ultrasound Med 1999; 18: 773-777.
9. Hernanz-Schulman M, Sells R, ll, Ambrosino MM. Hypertrophic pyloric stenosis in the infant with out a palpable olive: accuracy of sonographic diagnosis. S.l.: Radiology 1994; 6: 193-771.
10. Del-Pozo G, et al. Intussusception in children: current concepts in diagnosis and enema reduction.. S.l.: Radiographics 1999; 19: 299–319.
11. Pastore AR. Ultrassonografia em ginecologia e obstetrícia. Rio de Janeiro: Revinter, 2003.
12. Albayramf HUM. Ovarian and adnexal torsion: spectrum of sonographic findings with pathologic correlation. S.l.: j Ultrasound Med 2001; 20: 1083-1089.
13. Seibert JJ, Glaseir CM, Leithiser reRE. O tórax pediátrico. In: Rumack CM, Wilson SR, Charboneau JW, editores. Tratado de ultrassonografia, Rio de Janeiro: Guanabara Koogan, 1998.
14. American College of Surgeons (ACS). Chicago: advanced trauma life support for physicians. Chicago, ACS. 1997.
15. Bisset GS e Kirks DR. Intussusception in infants and children: diagnosis and therapy. S.l.: Radiology 1988; 5: 141-145.
16. Bhatt S, Dogra VS. Role of US in testicular and scrotal trauma. Radiographics 2008;28 (6): 1617-29.
17. Vijayaraghavan SB. Sonographic differential diagnosis of acute scrotum: real-time whirlpool sign, a key sign of torsion. J Ultrasound Med 2006.
18. Blaivas M, Brannam L.Testicular Ultrasound. Emerg Med Clin North Am 2004;22(3):723-748.
19. Bhatt, S, Dogra V S. Role of US in testicular and scrotal trauma. Abdominal emergencies. Radiographics 2008;28(6).
20. Ragheb D, Higgins JL Jr. Ultrasonography of the scrotum: technique, anatomy, and pathologic entities. J Ultrasound Med 2002; 21: 171–185.
21. Yang DM, Lim JW, Kim JE et al. Torsed appendix testis: gray scale and color Doppler sonographic findings compared with normal appendix testis. J Ultrasound Med 2005;24 (1): 87-91.
22. Zarvan NP, Lee FT, Yandow DR et al. Abdominal hernias: CT findings. AJR Am J Roentgenol 1995;164 (6): 1391-5.
23. Useche JN, MD, et al. Use of US in the evaluation of patients with symptoms of deep venous thrombosis of the lower extremities. Radiographics 2008; 28:1785–1797.
24. Saseedharan S, Bhargava S. Upper extremity deep vein thrombosis. International Journal of Critical Illness and Injury Science 2012;2(1):21-26. doi:10.4103/2229-5151.94891.
25. Meissner MH. Lower extremity venous anatomy. Seminars in Interventional Radiology 2005;22(3):147-156. doi:10.1055/s-2005-921948.
26. Maymon R, Shulman A. Controversies and problems in the current management of tubal pregnancy. Hum Reprod Update 1996; 2:541–551.
27. Schwartz RO, Di Pietro DL. Beta-hCG as a diagnostic aid for suspected ectopic pregnancy. Obstet Gynecol 1980;56:197–203.
28. Mehta TS, Levine D, Beckwith B. Treatment of ectopic pregnancy: is a human chorionic gonadotropin level of 2,000 mIU/mL a reasonable threshold? Radiology 1997;205: 569 –573.
29. Chudleigh P, Thilaganathan B. Obstetric ultrasound, how, why and when. Churchill Livingstone ,2004. ISBN:0443054711.
30. Doubilet PM et al. Diagnostic criteria for nonviable pregnancy early in the first trimester. N Engl J Med 2013 Oct 10; 369:1443.

111

Tomografia de Abdome e Tórax

Eduardo Sena
Renata Bahrum
Luiz Carlos Donoso Scoppetta

INTRODUÇÃO

A tomografia computadorizada (TC) é utilizada com bastante frequência para a avaliação de patologias agudas do tórax e abdome em doentes nos centros de emergência. Os principais objetivos da avaliação por TC são identificar a causa da patologia torácica ou abdominal aguda, auxiliar na gestão otimizada da dor, orientar o paciente para o tratamento médico ou cirurgia, evitar a internação hospitalar daqueles que podem ser tratadas com sucesso em ambulatório, e, quando indicado, planejar aspiração percutânea guiada por imagem e drenagem por cateter. O valor da TC em centros médicos de emergência é reforçado pela aquisição de imagem rápida. No estudo de Rosen et al.,[1] os achados na TC evitaram internação em 17% dos pacientes e mudaram a conduta cirúrgica para 40% dos pacientes que estavam com suspeita de apendicite aguda, por exemplo.

A realização do estudo tomográfico, entretanto, deve ser avaliada com cuidado em algumas situações. A radiação ionizante e o uso do contraste endovenoso devem ser evitados especialmente em crianças, gestantes, pacientes alérgicos ao iodo, portadores de nefropatias ou com fatores de risco preexistentes para nefropatia:

- doença renal preexistente (Cr > 1,5 mg/dL);
- diabetes mellitus;
- desidratação;
- doença cardiovascular;
- idade avançada (> 70 anos);
- mieloma múltiplo;
- hipertensão;
- hiperuricemia;
- uso de drogas nefrotóxicas.

A utilização de meio contraste na TC abdominal e torácica tem por base dois princípios fundamentais: o estudo morfológico dos órgãos e vasos e a dinâmica funcional dos órgãos. É importante considerar a implementação dos protocolos específicos para a utilização do contraste via oral, via retal ou via endovenosa para um adequado estudo.

- **Indicações para administração do contraste oral negativo (água) na TC de abdome:** O objetivo do uso do contraste oral é promover a distensão do estômago e das alças intestinais delgadas durante a realização do exame.
- **Indicações e instruções para administração do contraste oral positivo (iodo) na TC de abdome:** Utilizar contraste iodado iônico diluído a 3% (30 mL em 1 litro de água). Indicações para uso de contraste oral com iodo são as patologias que acometem esôfago, estômago e intestino delgado como fístulas, abscessos, coleções, pós-operatório recente de cirurgia abdominal.

- **Indicações e instruções para uso de contraste por via retal:** Indicações são patologias que acometem reto e colo: fístulas, diverticulite e apendicite, tumores pélvicos, neoplasias colorretais, obstrução intestinal baixa de origem a esclarecer.
- **Indicações e instruções para uso de contraste iodado endovenoso:** Indicações são avaliação de órgãos parenquimatosos, alterações vasculares e eventuais dúvidas diagnósticas. A contraindicação absoluta inicial para uso de contraste endovenoso é história de alergia grave pregressa ao iodo. Há contraindicações relativas em situações específicas como pacientes asmáticos (com broncoespasmo em atividade), cardiopatas descompensados, hipertireoidismo exacerbado sem tratamento em vigência, feocromocitoma, mieloma múltiplo, doenças autoimunes em atividade, gravidez e lactação exclusiva.

Vamos agora comentar sobre alguns aspectos específicos das principais patologias torácicas e abdominais agudas. A emergências traumáticas não foram abordadas neste capítulo em virtude da extensão do tema.

APENDICITE AGUDA

O diagnóstico definitivo de apendicite aguda pode ser feito quando um apêndice inflamado é identificado. Na maioria dos pacientes, a apendicite aguda se manifesta na TC como aumento do calibre do apêndice (> 0,7 cm de diâmetro); espessamento e realce parietal, densificação da gordura periapendicular e às vezes com um apendicolito.[2] Em casos leves ou iniciais de inflamação do apêndice, o mesmo aparece como uma estrutura tubular cheia de fluido, ligeiramente distendido, medindo geralmente 0,6 a 0,7 cm de diâmetro. Uma obstrução por apendicolito é frequentemente detectada no ponto de transição entre o colo proximal do apêndice e o apêndice distal inflamado. Reconstruções tomográficas multiplanares podem permitir uma identificação mais confiável de um apêndice distal inflamado por facilitar a detecção de toda a extensão do apêndice.[2]

Defeito focal na parede do apêndice, apendicolito extraluminal ou pneumoperitônio indicam apendicite perfurada. Flegmão ou abscesso pericecal é fortemente sugestivo de apendicite perfurada. No entanto, esses achados são inespecíficos e podem ser vistos com outras entidades envolvendo o ceco e o íleo terminal.[3]

Embora imagens tomográficas axiais sejam sensíveis e específicas para o diagnóstico e estadiamento da apendicite, imagens multiplanares podem ser particularmente úteis para os clínicos com menos experiência na avaliação de exames tomográficos, fornecendo uma visão geral anatômica da relação entre o apêndice inflamado e as estruturas circundantes (Figura 111.1).[4]

COLECISTITE

Os cálculos biliares estão implicados em mais de 90% dos casos de colecistite aguda. Os cálculos biliares obstruem o ducto cístico ou a região infundibular da vesícula biliar e irritam a mucosa da vesícula biliar, levando à liberação de vários mediadores inflamatórios e progressivamente a inflamação da parede. Colecistite aguda acalculosa é a causa de 5% a 10% dos casos de colecistite. Essa condição ocorre tipicamente em pacientes gravemente doentes e está associada a uma maior mortalidade e morbidade.

Apesar de a ultrassonografia (USG) ser a modalidade de escolha para avaliação de colecistite aguda, a TC muitas vezes é utilizada em virtude de algumas condições patológicas que podem mimetrizar colecistite, tais como pancreatite, gastrite ou obstrução intestinal. O valor preditivo negativo da TC para o diagnóstico de colecistite aguda é de 89%, e, embora esse valor seja menor do que o da USG, a TC pode excluir o diagnóstico em pacientes com baixa suspeita clínica de doença da vesícula biliar e sintomas clínicos não específicos.[5]

Os cálculos biliares são classificados por sua concentração de colesterol. Pedras de colesterol tipicamente contêm mais de 70% de colesterol, enquanto pedras de pigmento contêm menos de 25% de colesterol e são compostas principalmente de bilirrubinato de cálcio. Um cálculo de pigmento ou de colesterol puro é incomum. Os cálculos podem ser visualizados em TC somente se eles possuírem uma atenuação diferente da bile circundante.

Achados tomográficos da colecistite aguda incluem cálculos biliares, espessamento parietal da vesícula biliar superior a 0,3 cm, distensão da vesícula biliar superior a 5 cm no eixo curto e superior a 8 cm no eixo longo, fluido perivesicular, densificação inflamatória e edema subseroso. O tratamento de

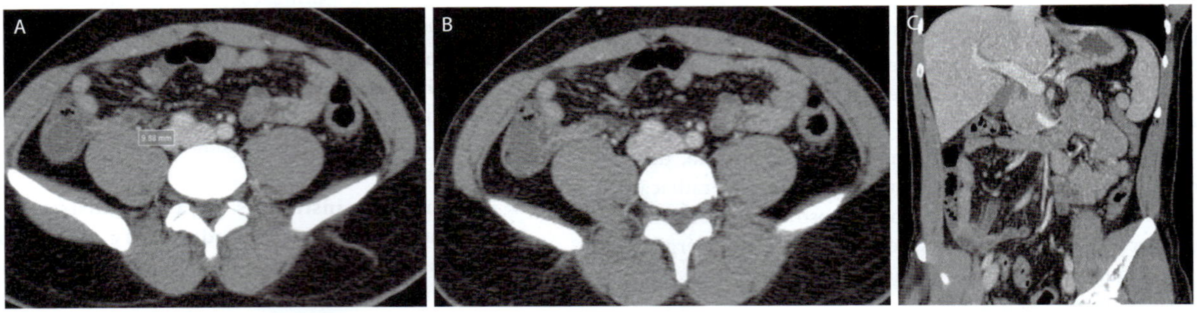

FIGURA 111.1 Apendicite aguda à TC. Cortes axiais (A e B): e reconstrução coronal (C): mostrando estrutura tubular distendida com conteúdo fluido no seu interior, com aumento do diâmetro medindo 0,9 cm (normal até 0,7 cm), espessamento parietal e densificação da gordura periapendicular.

colecistite aguda se baseia na gravidade dos sintomas e risco cirúrgico do paciente (Figura 111.2).[6-7]

APENDAGITE

A torção de apêndice epiploico com oclusão arterial ou venosa conduz a isquemia e leva a apendagite aguda. O diagnóstico préoperatório pode ser suspeitado em pacientes com sinais e sintomas de apendicite aguda e uma história de apendicectomia ou em pacientes com sinais e sintomas de diverticulite.[8] Os locais mais comuns de apendagite aguda, em ordem decrescente de frequência, são áreas adjacentes ao colo sigmoide, colo descendente e hemicolo direito.

O aspecto mais comum da apendagite aguda na TC é uma lesão oval menor do que 5 cm de diâmetro com atenuação semelhante a gordura e circundada por alterações inflamatórias. Espessamento do peritônio parietal, secundário a disseminação da inflamação, também pode ser observado.[9] A parede do colo pode ser espessada, mas é frequentemente normal. Embora na maioria dos pacientes os sinais clínicos desapareçam dentro de duas semanas, os achados da TC duram mais tempo (Figura 111.3)

INFARTO OMENTAL

Infarto omental é uma causa rara de abdome agudo. Ele normalmente simula apendicite aguda, com características clínicas que incluem dor abdominal mais frequentemente localizada no quadrante inferior ou superior direito. A manifestação de dor do lado direito pode levar à suspeita diagnóstica de apendicite ou colecistite; assim, as imagens de TC são necessárias para um diagnóstico preciso e evitar laparotomia ou terapia antibiótica.

Os achados típicos da TC são uma grande massa solitária omental com atenuação heterogênea, que não realça e é mais frequentemente localizada no quadrante inferior direito. Embora o infarto omental possa ter uma aparência semelhante à da apendagite epiploica na TC, faltalhe o anel hiperatenuante que é visto na apendagite. Além disso, enquanto a lesão focal central na apendagite é na maioria das vezes menor que 5 cm de comprimento e está localizada ao lado do colo sigmoide, a lesão no infarto omental é maior e mais geralmente está localizada ao lado do ceco ou colo ascendente.[10]

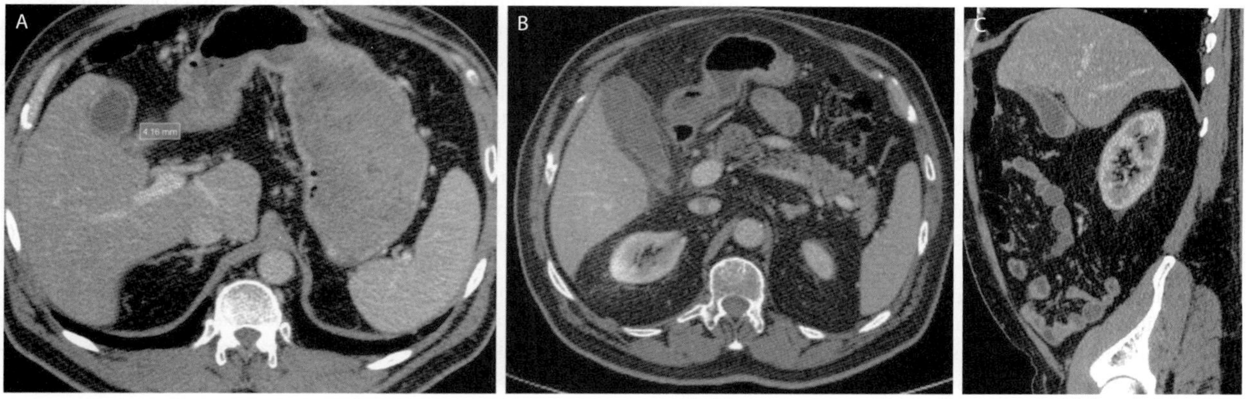

FIGURA 111.2 Colecistite aguda à TC com contraste. Cortes axiais (A e B): e reconstrução coronal (C): mostrando a vesícula biliar distendida, com espessamento e realce parietal, e leve densificação dos planos perivesiculares.

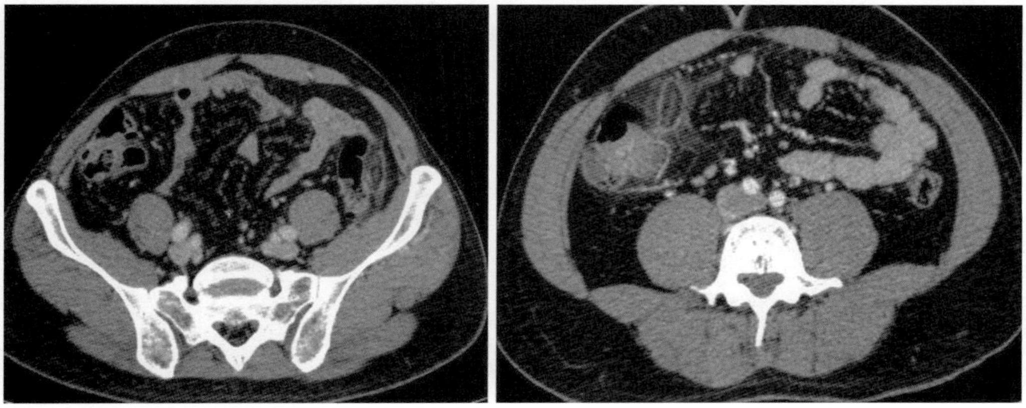

FIGURA 111.3 Apendagite à TC com contraste endovenoso. Cortes axiais mostrando densificação da gordura pericolônica, de configuração alongada (em "dedo de luva"), sem espessamento parietal do colo.

DIVERTICULITE AGUDA

Diverticulite aguda ocorre em pacientes mais velhos. Em geral, os pacientes com diverticulite aguda são mais propensos a sentir náuseas, vômitos, febre e leucocitose (Figura 111.4).

Os achados típicos da TC em casos de diverticulite aguda incluem inflamação dos divertículos do colo, inflamação na gordura pericólica e espessamento da parede do colo adjacente que se estende normalmente por mais de 5 cm. Pode haver pneumoperitônio, acúmulo de líquido ou formação de abscessos em torno da luz do colo. Fístula é uma complicação incomum dessa condição patológica.[9,11]

PANCREATITE

Pancreatite aguda leva a cerca de 300.000 internações hospitalares nos Estados Unidos a cada ano, a um custo de aproximadamente US$ 2,2 bilhões.[12-14] Essa entidade é dividida em dois subtipos morfológicos: pancreatite edematosa intersticial e pancreatite necrosante. Pancreatite necrosante, a forma mais grave, é definida como a necrose do parênquima pancreático com ou sem necrose dos tecidos peripancreáticos. Ela ocorre como uma complicação em 20% a 30% dos doentes com pancreatite aguda e tem sido historicamente associada a altas taxas de morbilidade (34% a 95%) e de mortalidade (2% a 39%).

A conduta na pancreatite começa com o diagnóstico, a avaliação da gravidade e a identificação de complicações. O sistema de classificação revisado de Atlanta, introduzido em 2012, define com maior precisão o diagnóstico clínico, o curso da doença e as manifestações tomográficas da pancreatite aguda.[15] De acordo com o sistema de nomenclatura revista, pancreatite aguda é definida clinicamente como um distúrbio que inclui a dor abdominal (epigástrica tipicamente em localização e irradiando para a parte de trás) e aumento dos níveis da amilase e lipase no soro de mais de três vezes os limites da normalidade. Se esses resultados estão presentes, a imagem não é necessária para fazer o diagnóstico. Se os sinais de síndrome da resposta inflamatória sistêmica ou falência de órgãos não estão presentes, a imagem não é indicada. O sistema de classificação revista subdivide a evolução clínica de pancreatite aguda em precoce (< 1 semana) e tardia (> 1 semana); a fase tardia pode persistir por semanas a meses. Durante a fase clínica precoce, a gravidade da pancreatite é determinada predominantemente pela presença de síndrome de resposta inflamatória sistêmica e falência de órgãos. O papel da imagem é limitado durante a fase inicial, pois as alterações morfológicas precoces não se correlacionam com achados clínicos nem ajudam a prever o curso clínico subsequente. TC é realizada para confirmar o diagnóstico de pancreatite se os sintomas forem atípicos, nos casos em que os níveis de amilase ou lipase forem menores que três vezes o limite superior, quando a causa da pancreatite é incerta e há suspeita de uma neoplasia subjacente e para confirmar o diagnóstico de necrose quando a condição do paciente não melhorar ou se deteriorar.

O sistema de classificação revisada de Atlanta divide necrose pancreática em três subtipos morfológicos, dependendo se ele envolve apenas o parênquima pancreático, somente tecidos peripancreáticos ou tanto parênquima pancreático quanto tecidos peripancreáticos.[15] De acordo com o sistema de classificação de Atlanta, as coleções subdividem a pancreatite necrotizante de acordo com o início da doença. Na presença de necrose pancreática, uma coleção que se desenvolve dentro de quatro semanas do início e sem parede é definida como uma coleção necrótica aguda (ANC).[15-16] Uma coleção que persiste após quatro semanas e desenvolve uma parede discreta é definida como WON.[15-16] Tanto ANC quanto WON podem ser estéreis ou infectadas.[15]

Balthazar et al.[17-18] estabeleceram um índice tomográfico de gravidade da pancreatite com base no grau de inflamação, presença de coleções líquidas e extensão da necrose. O aumento da pontuação do índice tomográfico de gravidade está associado ao aumento de morbidade e mortalidade. Embora a TC possa ser utilizada para identificar necrose pancreática com precisão 72 horas após início da pancreatite, necrose não pode ser excluída se TC é realizada antes desse período.[17]

Para os casos estabelecidos de pancreatite necrotizante, é realizado acompanhamento tomográfico quando há

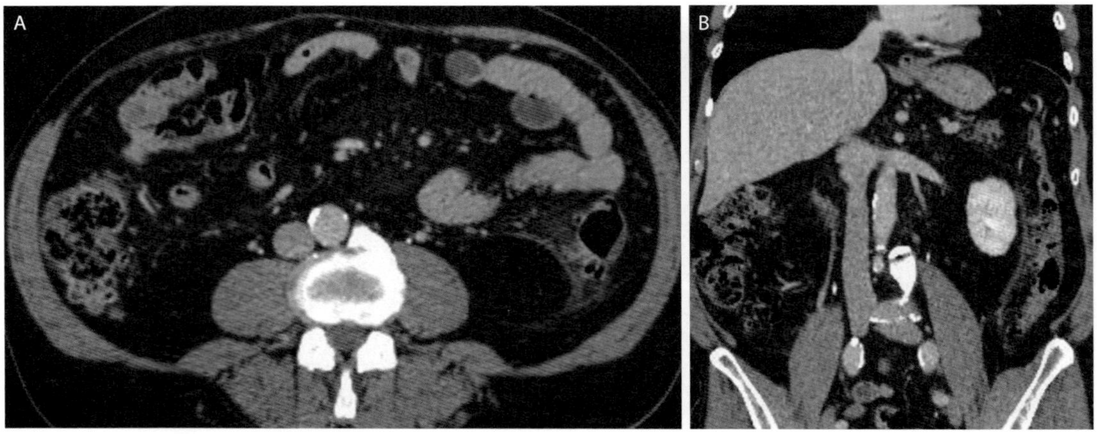

FIGURA 111.4 Diverticulite aguda à TC com contraste. Corte axial (A): e reconstrução coronal (B): demonstrando espessamento segmentar do colo descendente e de alguns divertículos, com densificação inflamatória da gordura circunjacente.

deterioração do estado clínico do paciente, suspeita de complicação e para planejamento e realização de intervenção. Em cerca de 40 segundos após a administração intravenosa do contraste, habitualmente o parênquima pancreático apresenta realce máximo (tipicamente, de 100 a 150 UH).

Esse período é considerado a fase pancreática do parênquima. Qualquer região do parênquima pancreático que demonstra uma atenuação inferior a 30 HU em relação às demais porções do parênquima durante a fase pancreática é compatível com necrose. A gravidade da pancreatite necrosante é determinada com base no grau de envolvimento do parênquima por necrose (< 30%, 30% a 50% e > 50%).[17]

Necrose peripancreática é um diagnóstico mais difícil de ser realizado na TC, uma vez que essa modalidade não é capaz de demonstrar a presença ou ausência de perfusão da gordura (Figura 111.5). Assim, o diagnóstico de necrose peripancreática é sugerido pela presença de atenuação aumentada, estrias lineares e coleções na gordura peripancreática. Reconhecimento de necrose peripancreática é difícil, na primeira semana após o início, devido ao aumento de atenuação, estrias lineares e coleções na gordura peripancreática associadas a pancreatite edematosa intersticial aguda. No entanto, o diagnóstico de necrose peripancreática pode ser favorecido quando as regiões de atenuação aumentada têm uma aparência heterogênea. Após uma semana, a gordura peripancreática heterogênea e os componentes liquefeitos na gordura se tornam mais aparentes, levando a maior confiança no diagnóstico de necrose peripancreática.

ISQUEMIA MESENTÉRICA AGUDA

Três categorias de isquemia mesentérica aguda são reconhecidas: oclusão arterial, isquemia não oclusiva e trombose venosa.[19] Achados não específicos na radiografia podem incluir o sinal da sentinela ou íleo paralítico, bem como pneumatose intestinal e pneumoportia. Em associação, podem ser vistos espessamento da parede do intestino secundário a hemorragia e/ou edema submucoso.

Achados específicos da TC com contraste em pacientes com isquemia mesentérica tipicamente incluem espessamento focal ou segmentar da parede do intestino, causado por hemorragia submucosa ou edema, pneumatose intestinal ou ar venoso portal. Êmbolos nas artérias mesentéricas podem aparecer como defeitos de preenchimento com atenuação de partes moles. Na trombose venosa mesentérica, achados típicos são trombo e ausência de realce nas veias mesentéricas após a administração intravenosa do contraste.[20]

Isquemia mesentérica não oclusiva envolve uma diminuição na perfusão, sem oclusão das artérias mesentéricas. A condição é geralmente causada por diminuição do débito cardíaco com resultante hipoperfusão esplâncnica e geralmente afeta pacientes com mais de 50 anos que têm história de infarto do miocárdio, insuficiência cardíaca congestiva, insuficiência aórtica, doença renal ou hepática.

COLITE INFECCIOSA

Existem muitas causas de colite infecciosa. Causas bacterianas incluem *Shigella*, *Salmonella*, *Yersinia*, *Campylobacter*, *Staphylococcus* e *Chlamydia trachomatis*. Infecções fúngicas incluem histoplasmose, mucormicose e actinomicose. Causas virais incluem herpesvirus, citomegalovírus e rotavírus. Em geral, são diagnosticadas clinicamente. Contudo, a colite infecciosa pode ser vista na tomografia incidentalmente ou em casos com queixas clínicas atípicas.

Na TC, os pacientes com colite infecciosa apresentam espessamento homogêneo da parede cólica. Outros achados que podem estar presentes são densificação da gordura pericólica, ascite e níveis arlíquido. O diagnóstico do organismo específico é frequentemente difícil. A parcela do colo afetado pode sugerir um organismo específico. A maioria dos casos de colites infecciosas afeta o colo ascendente (*Shigella*, *Salmonella*), embora em alguns casos haja envolvimento difuso (citomegalovírus, *E. coli*).[21] Por outro lado, gonorreia, herpesvírus e *C. trachomatis* (linfogranuloma) acometem preferencialmente a

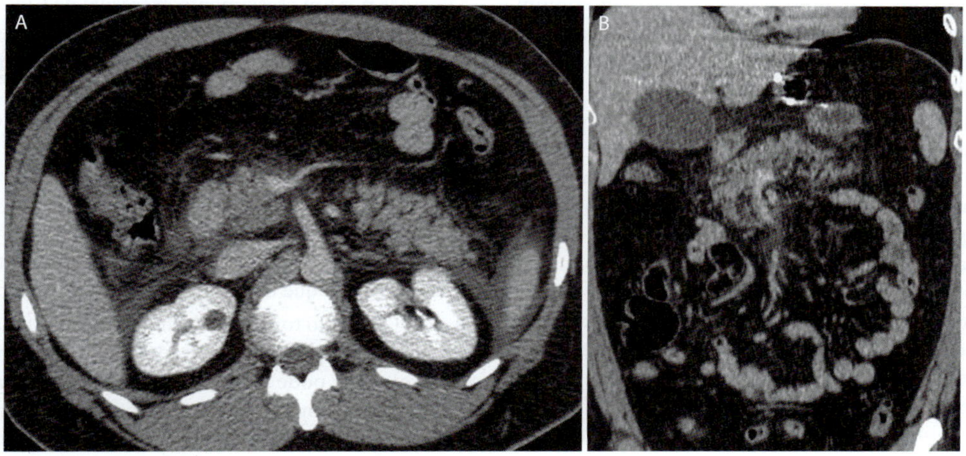

FIGURA 111.5 Pancreatite aguda à TC com contraste. Corte axial (A): e reconstrução coronal (B): mostrando aumento do volume pancreático, com densificação dos planos peripancreáticos.

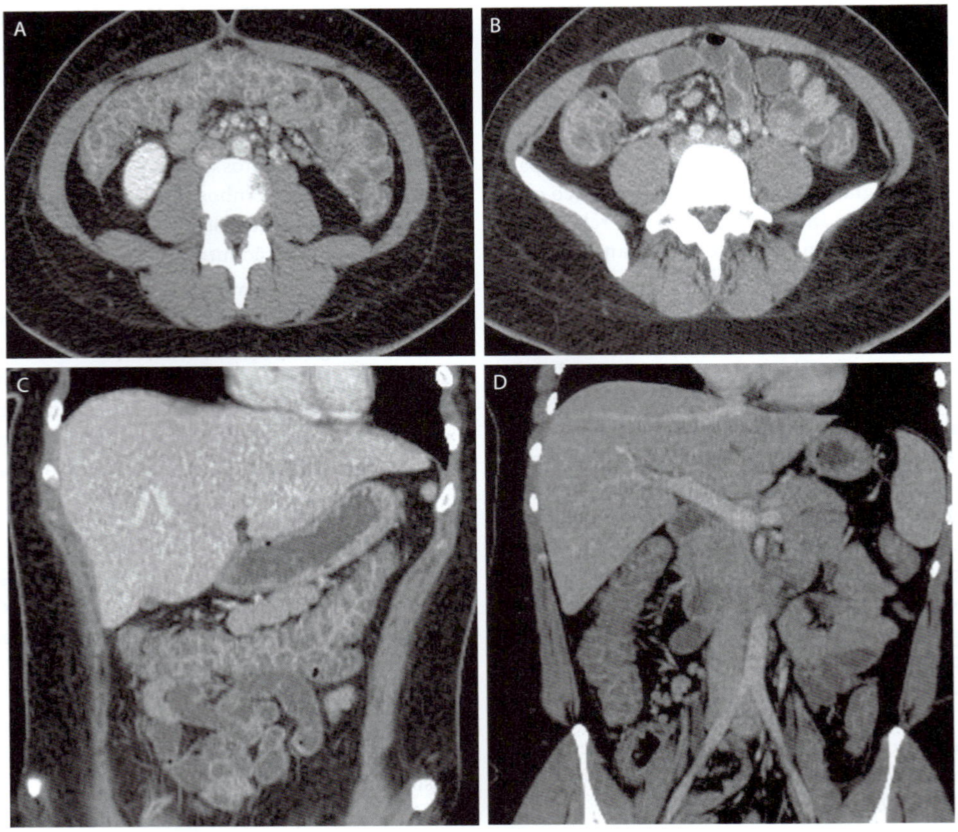

FIGURA 111.6 Colite à TC com contraste. Cortes axiais (A e B): e reconstrução coronal (C e D): mostrando segmento do colo transverso e colo ascendente com espessamento homogêneo e hiperrealce da parede cólica com densificação da gordura pericólica.

região retossigmoide. A esquistossomose envolve preferencialmente os colos descendente e sigmoide (Figura 111.6).

DOENÇA INFLAMATÓRIA INTESTINAL

Há sobreposição entre os achados tomográficos na doença de Crohn e na retocolite ulcerativa. Extenso envolvimento do colo direito e do intestino delgado é mais comum na doença de Crohn. A colite ulcerativa normalmente acomete o lado esquerdo ou é difusa, raramente acomete exclusivamente o lado direito (Figura 111.7).

Os achados tomográficos são espessamento da parede, sendo o espessamento simétrico e difuso na colite ulcerativa e excêntrico e segmentar na doença de Crohn, com áreas preservadas intercaladas. Proliferação de gordura mesentérica é vista quase exclusivamente na doença de Crohn. Linfadenopatia mesentérica sugere a doença de Crohn, em vez de retocolite ulcerativa, embora esse achado não seja específico para a doença inflamatória do intestino. As complicações da doença inflamatória intestinal podem ser diagnosticadas com o uso da tomografia. Abscessos são detectados quase exclusivamente na doença de Crohn.[22-23] Um abscesso pode se limitar à parede intestinal e à gordura pericólica ou envolver estruturas adjacentes.

Fístulas também podem ser detectadas com a tomografia. Fístulas enterovesicais, enterocutâneas, perianais e retovaginais têm sido detectadas tomograficamente. TC pode também ser utilizada para guiar procedimentos, como drenagens percutâneas.

COLITE PSEUDOMEMBRANOSA

A colite pseudomembranosa é resultado de toxinas produzidas por um crescimento excessivo de *Clostridium difficile* e resulta em uma diarreia aquosa profusa associada a dor abdominal e febre.[24] A apresentação clínica é inespecífica e o diagnóstico é feito com a pesquisa da toxina C nas fezes. Os radiologistas devem estar familiarizados com os achados tomográficos porque a patologia pode não ser suspeitada clinicamente. A colite pseudomembranosa, se não for tratada de modo agressivo, pode resultar em morbidade e mortalidade significativas.[25-26] Kawamoto et al.,[27] entretanto, sugere que os achados tomográficos por si sós não permitem a previsão dos pacientes que necessitarão de tratamento cirúrgico.

O achado tomográfico mais comum (mas não específico) na colite pseudomembranosa é o espessamento parietal do colo, que pode ser circunferencial ou excêntrico. Em geral, o espessamento parietal na colite pseudomembranosa é maior do que em qualquer outra colite inflamatória ou infecciosa. Em pacientes com colite pseudomembranosa, a parede do intestino pode ter baixa atenuação pelo edema e pode aumentar significativamente após a administração

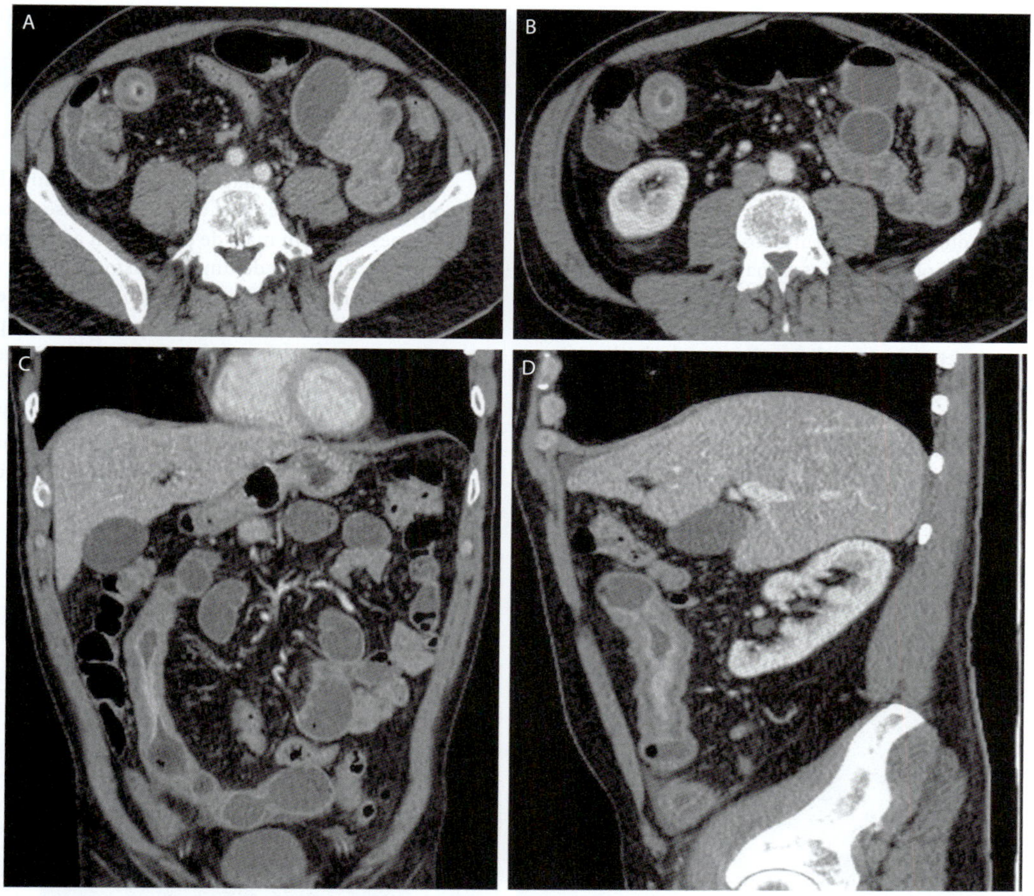

FIGURA 111.7 Doença de Crohn à TC com contraste. Cortes axiais (A e B): e reconstruções coronal. (C): e sagital (D): mostrando espessamento excêntrico e segmentar da parede com estenose de segmento do intestino delgado com áreas de intestino preservadas intercaladas.

intravenosa de contraste secundário à hiperemia. Quando as haustrações espessam significativamente, o colo fica com aspecto em acordeão. O sinal do acordeão é muito sugestivo de colite pseudomembranosa, mas geralmente só ocorre em casos graves.

Em seu modo clássico, a colite pseudomembranosa é uma pancolite. Em alguns casos pode começar no reto e progredir retrogradamente, envolvendo o colo esquerdo. Pode ainda ser limitada ao colo ascendente. A ascite foi relatada em até 35% dos pacientes com colite pseudomembranosa. A ascite pode ser secundária à própria doença, a complicação infecciosa ou a condições coexistentes como hipertensão portal.

TIFLITE

Tiflite, também conhecida como enterocolite neutropênica, ocorre em pacientes neutropênicos submetidos a tratamento para doença maligna, sendo mais frequente em pacientes com leucemia recebendo quimioterapia.[28] No entanto, também tem sido relatada tiflite em pacientes com anemia aplástica, linfoma, síndrome da imunodeficiência adquirida e após transplante.[21] Os sintomas principais são febre, diarreia aquosa ou sanguinolenta e dor abdominal, essa última principalmente no quadrante inferior direito.

Tiflite é caracterizada por edema e inflamação do ceco, colo ascendente e íleo terminal. A inflamação pode ser tão grave que determina necrose transmural, perfuração intestinal e morte. O mecanismo da doença não é conhecido, mas é provavelmente devido a uma combinação de isquemia, infecção (sobretudo por citomegalovírus), hemorragia da mucosa e infiltração neoplásica.[21]

A cirurgia é indicada em pacientes com sangramento gastrointestinal incontrolável, obstrução, abscesso, necrose transmural, perfuração intramural ou sepse. Ao final da cirurgia, todos os tecidos do intestino necrosado devem ter sido ressecados.[29-30] A TC é o estudo de escolha para o diagnóstico de tiflite devido ao risco de perfuração do intestino com enema opaco ou colonoscopia. A TC demonstra distensão cecal e espessamento circunferencial da parede cecal, o qual pode ter baixa atenuação secundária ao edema.[31] Densificação inflamatória da gordura mesentérica adjacente é um achado comum. Detecção de complicações como pneumatose, pneumoperitônio e coleções líquidas pericólicas é importante porque indica uma necessidade de urgência cirúrgica.[30-31] TC também é útil na avaliação da resposta ao tratamento.[21] Devido ao envolvimento do ceco, diferenciação entre tiflite e apendicite ou doença de Crohn pode ser difícil com base nos achados tomográficos. No entanto, a apresentação clínica e a história são geralmente distintivas.

OBSTRUÇÃO INTESTINAL

Vinte por cento dos casos cirúrgicos de abdome agudo.[61] Principais causas de obstrução intestinal: aderências intestinais, hérnia, fecaloma, obstrução pilórica, volvo, intussuscepção, cálculo biliar, corpo estranho, bolo de áscaris. Clinicamente, caracterizase por distensão, parada de eliminação de flatos e fezes, náuseas/vômitos (Figuras 111.8 e 111.9).

Principais sinais tomográficos que descrevem quadro abdominal obstrutivo: dilatação de alças intestinais, níveis ar-líquido no conteúdo intestinal, ponto de transição abrupta entre o calibre dos segmentos intestinais e sinal de fecalização do delgado (alteração do padrão de imagem do conteúdo intestinal nas obstruções do intestino delgado).

ROTURA DE ANEURISMA DA AORTA ABDOMINAL

Dilatação aneurismática da aorta abdominal é definida como um diâmetro de mais de 2,9 cm. Nesse critério, 9% de todas as pessoas com mais de 65 têm um aneurisma de aorta abdominal.[32] A rotura de um aneurisma da aorta abdominal é uma das principais emergências abdominais e exige intervenção rápida. Em estudos de autópsia relatados por Lederle et al.,[33] a incidência de um ano de rotura de aneurisma de acordo com diâmetro inicial foi de 9,4% para diâmetros de 5,5 a 5,9 cm, 10,2% para os diâmetros de 6,0 a 6,9 cm, 19,1% para o subgrupo de 6,5 a 6,9 cm, e 32,5% para diâmetros de 7,0 cm ou mais. Outros pesquisadores têm relatado taxas de rotura semelhantes.[34-35]

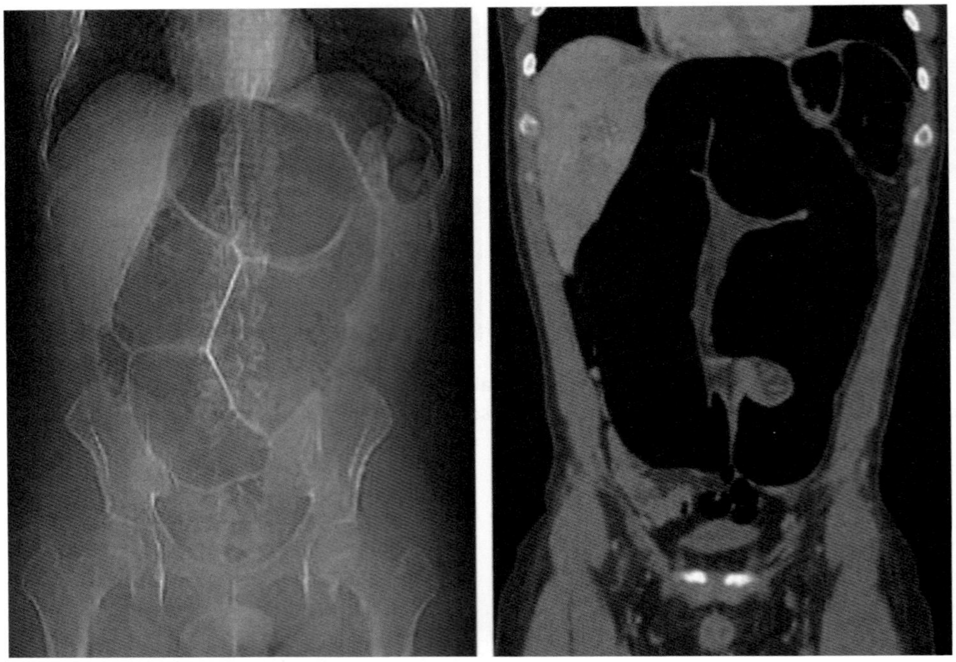

FIGURA 111.8 Imagem clássica de distensão gasosa intestinal em forma de grão de café em topograma de um estudo tomográfico.

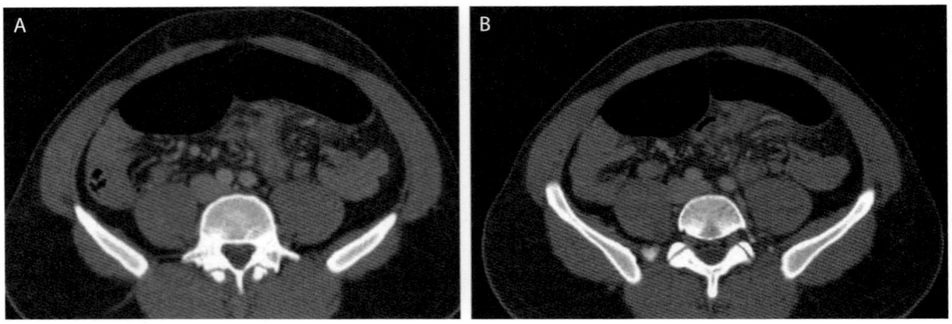

FIGURA 111.9 Volvo de sigmoide à TC. Cortes axiais mostrando grande distensão do segmento de obstrução em alça fechada. É possível observar a área de estreitamento luminal (A): associado a rotação dos vasos mesentéricos (B).

O diagnóstico de aneurisma da aorta abdominal roto pode ser feito com base na tomografia computadorizada, sem contraste, que mostra o aneurisma associado a hemorragia periaórtica adjacente que se estende para dentro dos espaços perirrenal e pararrenal.[36] Angiotomografia pode descrever sangramento ativo, extensão do aneurisma; presença e extensão da trombose mural; anatomia dos ramos arteriais e estenose ou oclusão dos vasos. Essa informação adicional é importante para a escolha do tratamento. Reparo cirúrgico aberto é cada vez mais substituído por reparação endovascular.[37-38] Lee et al.[39] descobriram que a elegibilidade de pacientes para o tratamento endovascular depende da anatomia do colo do aneurisma proximal. A maioria das medições necessárias para a determinação das dimensões ideais e tipo de endoprótese de aorta agora é obtida com angiotomografia (Figuras 111.10 e 111.11).

ROTURA DE ANEURISMA DA AORTA TORÁCICA

A aorta torácica consiste na raiz da aorta, aorta ascendente, arco aórtico e aorta torácica descendente. A aorta ascendente estende-se desde a raiz até a origem da artéria inominada direita; o arco, a partir da artéria inominada direita até a fixação do ligamento arterioso; e a aorta descendente, a partir do ligamento arterioso até o hiato no diafragma.[40] A raiz aórtica é definida como aquela parte da aorta ascendente que contém a válvula, o ânulo e os seios.[40] O aneurisma da aorta torácica (AAT) é definido como uma dilatação anormal, permanente, da aorta torácica.[41] Embora o diâmetro da aorta aumente com a idade, o diâmetro normal da aorta ascendente deve ser sempre inferior a 4 cm, e o da aorta descendente, não mais do que 3 cm.

O risco de rotura de AAT aumenta com o tamanho do aneurisma.[42] Isso está em conformidade com a lei de Laplace,

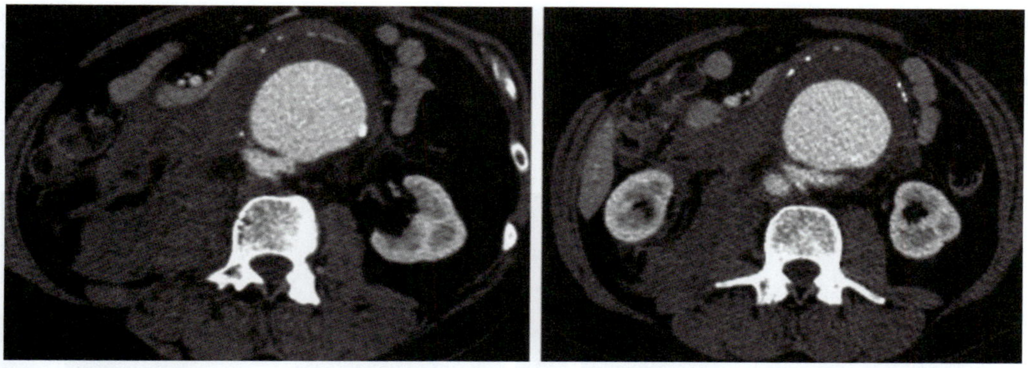

FIGURA 111.10 Cortes axiais de TC de abdome com contraste mostrando rotura de aneurisma da aorta abdominal com sangramento ativo representado pelo extravasamento do contraste associado a hemorragia periaórtica se estendendo para dentro dos espaços perirrenal e pararrenal à direita.

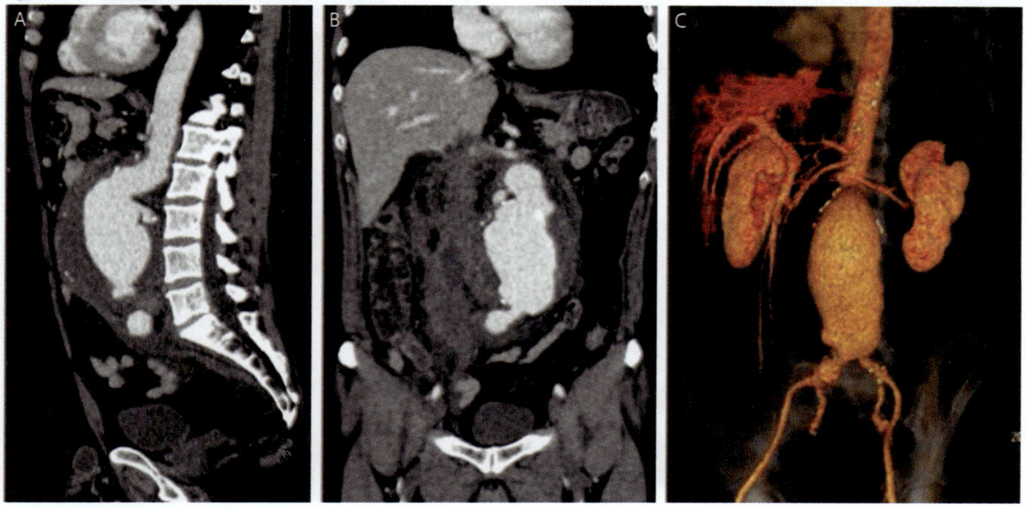

FIGURA 111.11 Reconstruções coronais (A e B): e reconstrução angiográfica com técnica MPR colorida (C): mostrando grande aneurisma de aorta abdominal.

o que indica que a tensão da parede aumenta com o diâmetro da aorta. Correção eletiva do aneurisma tem uma taxa de mortalidade mais baixa (9%) do que a reparação na urgência (22%). Os aneurismas são considerados para reparo quando são sintomáticos ou têm diâmetro superior a 5 a 6 cm.[43-45] Coady et al.[46-47] descreveram o tamanho médio de rotura-dissecção de aneurismas da aorta ascendente e descendente de 5,9 e 7,2 cm, respectivamente, e defenderam a intervenção cirúrgica para AAT ascendente com diâmetro superior a 5,5 cm e para AAT descendente superior a 6,5 cm. Intervenção precoce é recomendada em pacientes com síndrome de Marfan e é indicada com diâmetros superiores a 5 cm da aorta.[46] É importante monitorar anualmente, com o uso da TC, o tamanho dos aneurismas, uma vez que existe uma variabilidade na taxa de crescimento anual de aneurismas (0,07 a 0,42 cm).[42-43] Uma taxa de crescimento anual superior a 1 cm é indicação para reparo cirúrgico.[48]

A TC é a modalidade de escolha para a identificação de rotura do aneurisma. Aneurismas da aorta podem romper para o mediastino, pleura, pericárdio ou estruturas luminais adjacentes, como a via aérea ou o esôfago, manifestandose como um hematoma de alta atenuação nos exames tomográficos sem contraste e podendo ser caracterizado extravasamento ativo do meio de contraste após injeção do mesmo (Figura 111.12). Um trombo mural com alta atenuação e em crescente no AAT pode representar rotura iminente.[41] Outro sinal de rotura contida é quando a parede posterior da aorta está intimamente próxima à coluna.[49] O AAT pode desenvolver comunicação fistulosa com a árvore brônquica, conhecida como fístula aortobrônquica, que se manifesta clinicamente como hemoptise[50] e na TC como a consolidação no pulmão adjacente devido à hemorragia. A maioria das fístulas aortobrônquicas (90%) ocorre entre a aorta descendente e o pulmão esquerdo.[51] A comunicação com o esôfago (fístula aortoesofágica) é menos comum e é geralmente associada a hematêmese e disfagia.[52]

TROMBOEMBOLISMO PULMONAR

Tromboembolismo pulmonar (TEP) é uma causa comum de morbidade e mortalidade. A imagem desempenha um papel crítico no diagnóstico dessa condição potencialmente fatal. Embora diversas modalidades de imagem possam ser usadas, a TC é o método de imagem de escolha. A TC demonstra diretamente coágulo intraluminal como um defeito de preenchimento. Além disso, em pacientes sem TEP, a TC muitas vezes fornece diagnósticos alternativos.[53] Com o advento da TC multidetector, mesmo as artérias pulmonares

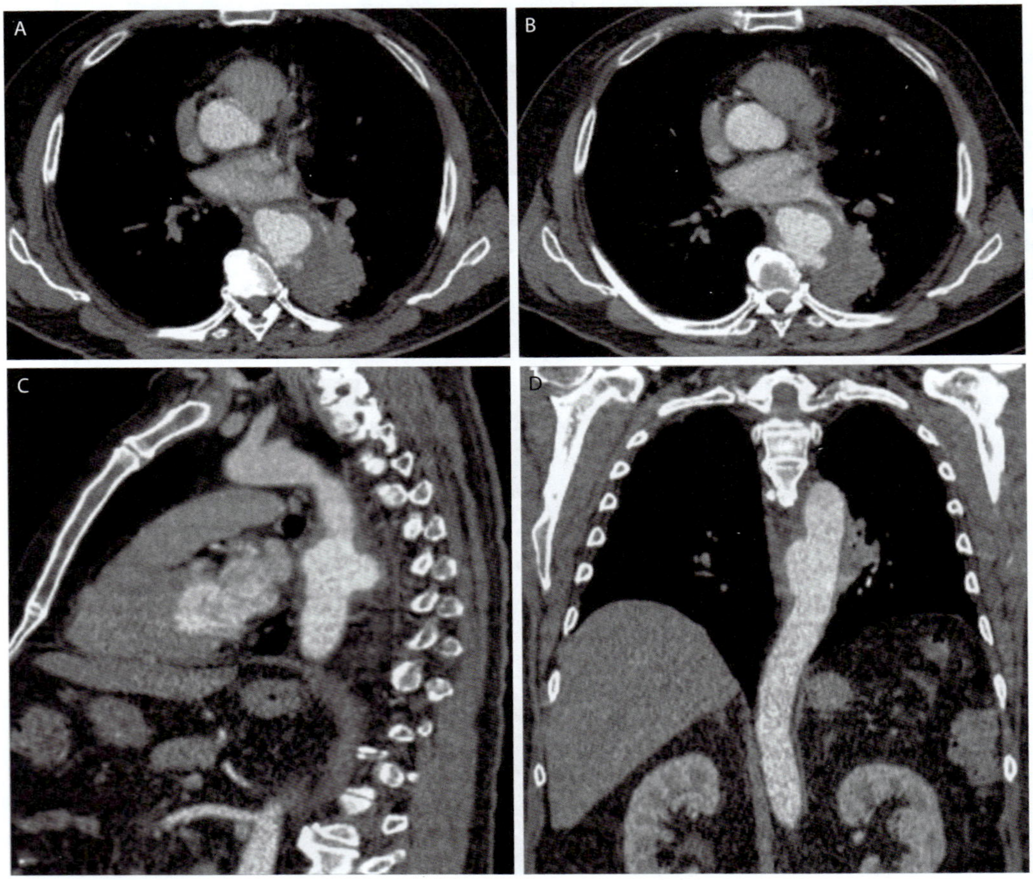

FIGURA 111.12 Aneurisma roto de aorta torácica: cortes tomográficos axiais (A e B): e reconstruções sagital (C): e coronal (D): mostrando extravasamento ativo do meio de contraste após injeção do mesmo.

subsegmentares podem ser avaliadas.[54] Outra vantagem da TC é permitir a avaliação da trombose venosa no abdome, pelve, coxas e panturrilhas. Essa avaliação pode ser realizada sem a injeção intravenosa adicional de contraste com aquisição tardia de imagens dos membros inferiores, cerca de três a quatro minutos após a aquisição dos vasos pulmonares (venografia indireta). Em dois estudos com correlação ultrassonográfica, a sensibilidade e a especificidade da venografia tomográfica foram de 93% e 97% e de 97% a 100%, respectivamente (Figura 111.13).[55-56]

MEDIASTINITE AGUDA

Mediastinite aguda é uma condição que ameaça a vida, com alta taxa de mortalidade e morbidade. É resultado de inflamação aguda do tecido conectivo e da gordura que envolvem as estruturas do mediastino. A mediastinite aguda pode ser classificada, com base na sua causa, como pósoperatória, secundária a perfuração do esôfago, em consequência da propagação de osteomielite do osso adjacente, extensão direta de infecção de cabeça e pescoço ou resultado de disseminação hematogênica de infecção.[57] É importante saber a causa da mediastinite aguda porque o prognóstico pode variar, em função da causa. A maioria dos casos de mediastinite aguda é secundária a complicações pósoperatórias e perfuração esofágica.[58] Embora haja achados comuns entre os diferentes tipos de mediastinite aguda, os achados de imagem podem variar dependendo da causa.

Clinicamente, os pacientes apresentam dor aguda no peito, febre alta, calafrios, falta de ar e leucocitose. Os pacientes com uma infecção cervical podem ter inchaço do pescoço, disfagia e dor de garganta. Os sinais na radiografia de tórax incluem alargamento e perda dos contornos normais do mediastino e bolhas de gás no mediastino.[57,59] O diagnóstico de mediastinite aguda pode ser confirmado e a extensão da doença determinada na TC, a modalidade de imagem de escolha para avaliar essa condição. Achados comuns na TC incluem aumento da atenuação da gordura mediastinal, bolhas de gás livres no mediastino, coleções de fluidos localizadas, aumento dos gânglios linfáticos, derrame pleural e empiema.[60]

HEMATOMA INTRAMURAL DO ESÔFAGO

Hematoma intramural do esôfago é uma condição rara caracterizada por hemorragia no interior da parede do esôfago e formação de hematoma. Faz parte do espectro de lesões esofágicas, que incluem lesões mucosas (por exemplo, de MalloryWeiss) e transmurais (por exemplo, síndrome de Boerhaave).[61] Um episódio hemorrágico dentro da camada submucosa do esôfago é o primeiro evento para o desenvolvimento do hematoma intramural. Sangramento contínuo leva à formação de um hematoma, que pode dissecar a submucosa superiormente ou inferiormente.[61] O esôfago distal é o local mais comum de hematoma intramural,[61] e comumente ocorre em pacientes de meiaidade, com uma leve predominância do sexo feminino. Dor aguda no peito, disfagia e odinofagia são os sintomas mais comuns.[61] Hematêmese é geralmente um sintoma final do hematoma intramural e é indicativa de rotura da superfície da mucosa.

A TC é a modalidade de escolha para avaliação e tipicamente detecta um espessamento parietal simétrico ou

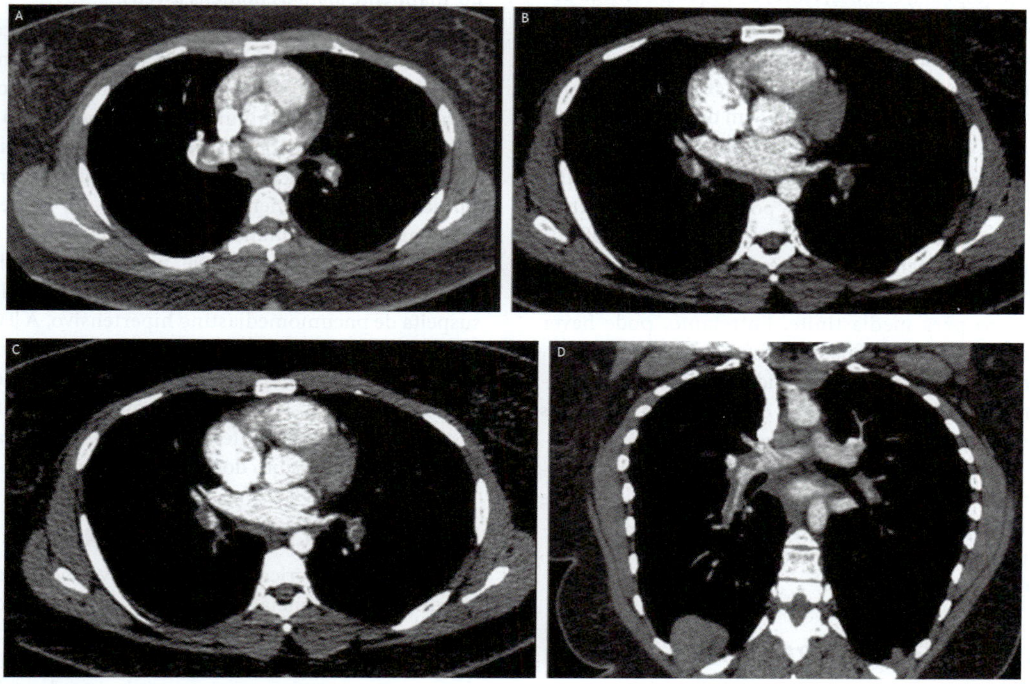

FIGURA 111.13 Tromboembolismo pulmonar à TC com contraste endovenoso. Cortes axiais (A, B e C): e reconstrução coronal (D): mostrando coágulo intraluminal com defeito de preenchimento da artéria pulmonar direita e esquerda.

assimétrico e uma formação com alta densidade na parede esofágica que não realça.[61-62] Valores de atenuação do hematoma podem variar em função da sua idade. A TC também pode detectar ar dentro do hematoma, um achado indicativo de lesão da mucosa ou infecção com bactérias formadoras de gás.[61]

Fístula aortoesofágica (FAE) é um subtipo de hematoma esofágico intramural. FAE é uma causa rara de hemorragia digestiva alta e pode ser secundária a patologias da aorta ou esofágicas. As causas secundárias da aorta são responsáveis por 75% de todos os casos de FAE.[61] Causas da aorta incluem rotura de aneurisma da aorta, úlcera penetrante, complicações de enxerto em prótese aórtica e cirurgia de reconstrução aórtica. Causas esofágicas incluem ingestão de corpo estranho, neoplasia de esôfago e esofagite cáustica.[63] Na TC, a fístula aortoesofágica pode ser suspeitada quando há aumento da densidade pós- contraste do hematoma intramural.[61] O diagnóstico diferencial de FAE inclui esofagite, espasmo esofágico difuso, leiomioma, leiomiossarcoma e carcinoma da parede esofágica.

SÍNDROME DE BOERHAAVE

Síndrome de Boerhaave é definida como laceração transmural completa do esôfago que resulta de esforço violento principalmente secundário a vômitos de repetição. É mais comum em homens de meiaidade, e 50% dos pacientes têm uma história de alcoolismo. Clinicamente, os pacientes apresentam dor epigástrica e subesternal excruciante após um episódio de vômito grave ou vômitos de repetição. Os pacientes tipicamente apresentam a tríade de sintomas que inclui vômitos, dor no peito súbita e grave e enfisema subcutâneo.[64] Odinofagia, taquipneia, cianose, febre, e choque podem se desenvolver mais tarde no decurso da doença.

Lacerações esofágicas são mais comumente localizadas na parede posterior esquerda do terço inferior do esôfago.[65] Em média, são lacerações de cerca de 2 cm de comprimento e 36 cm acima do diafragma.[66]

Esofagografia com contraste é a modalidade de escolha para avaliar a rotura do esôfago. Ela pode demonstrar extravasamento do contraste, coleção submucosa e fístula esofagopleural, mais comumente no lado esquerdo.[58,60] O uso do contraste hidrossolúvel é preferível ao bário em pacientes, devido ao risco para mediastinite. Entretanto, pode haver cerca de 10% de resultados falsonegativos com o uso de contraste hidrossolúvel. A TC é a modalidade de escolha em pacientes com resultados duvidosos na esofagografia. Os sinais tomográficos de perfuração do esôfago incluem espessamento parietal do esôfago, coleções de ar periesofagianas, pneumomediastino, coleções líquidas no mediastino, derrame pleural, extravasamento de contraste e fístula esofagopleural.[64] Raramente, a tomografia mostra o ponto de laceração na parede do esôfago.

FÍSTULA ESOFAGORRESPIRATÓRIA

Fístula esofagorrespiratoria adquirida em adultos é uma entidade clínica rara, mas grave. Dependendo da causa, a fístula pode se desenvolver entre o esôfago e a traqueia; com os brônquios ou parênquima pulmonar; fístulas traqueoesofágicas são as mais comuns. Fístulas esofagorrespiratorias adquiridas podem ser secundárias a causas benignas ou malignas. As causas benignas incluem lesões corrosivas do esôfago, intubação prolongada, procedimentos cirúrgicos ou endoscópicos, infecção do esôfago, rotura simultânea de gânglios linfáticos do mediastino para o esôfago e vias aéreas e ingestão de corpos estranhos.[41,59] Causas malignas incluem carcinoma de esôfago, carcinoma broncogênico e linfoma.[42,59]

As características clínicas incluem ataques de tosse ao engolir líquidos, boca seca, dor na garganta e no peito e expectoração com partículas de alimentos. Na suspeita de fístulas esofagorrespiratorias, esofagografia com contraste deve ser realizada com contraste hidrossolúvel, no lugar do bário, devido ao risco de aspiração. Um trajeto da fístula pode ser demonstrado pela passagem do contraste ingerido na traqueia, nos brônquios ou no parênquima pulmonar. A TC desempenha um papel importante na determinação do local, número e extensão dos tratos fistulosos, além de avaliar o parênquima pulmonar.[44]

PNEUMOMEDIASTINO HIPERTENSIVO

Pneumomediastino é caracterizado pela presença de ar livre em torno das estruturas do mediastino. As causas mais comuns de pneumomediastino incluem trauma contuso ou penetrante, perfuração esofágica, intervenções recentes no esôfago ou na árvore traqueobrônquica, infecções pulmonares, infecções formadoras de gás no mediastino, inalação de cocaína e extensão de um pneumotórax.[53-54]

Além disso, a presença de ar mediastinal pode ser espontânea, uma condição rara, autolimitada e benigna que normalmente afeta os homens jovens.

Pneumomediastino hipertensivo é uma complicação rara e potencialmente fatal. É causado por um aumento substancial na pressão intramediastinal que pode comprimir o coração, levando a diminuição do retorno venoso e compressão da árvore traqueobrônquica. Todas essas mudanças podem levar a colapso cardiovascular e respiratório repentino.[56] Clinicamente, os pacientes apresentam dor no peito, falta de ar e enfisema subcutâneo. Nesses pacientes, o desenvolvimento súbito de hipóxia grave, hipotensão, taquicardia, acidose metabólica e alta pressão de ventilação deve levar à suspeita de pneumomediastino hipertensivo. A TC é a modalidade de escolha na suspeita de pneumomediastino. Achados tomográficos incluem ar livre no mediastino, achatamento do contorno cardíaco anterior, compressão do átrio direito, distensão da veia cava inferior, compressão dos vasos do mediastino e achatamento dos principais brônquios.[57-59]

PNEUMOPERICÁRDIO HIPERTENSIVO

O pneumopericárdio hipertensivo é causado por uma quantidade substancial de ar dentro do saco pericárdico, que conduz ao tamponamento e efeitos hemodinâmicos. Trauma é a causa mais comum de pneumopericárdio e pode ser fechado ou penetrante, iatrogênico ou relacionado ao barotrauma secundário à ventilação com pressão positiva. Causas não traumáticas de pneumopericárdio incluem pericardite com organismos formadores de gás e extensão direta de um processo inflamatório de estruturas adjacentes. Os sintomas de pneumopericárdio incluem dor no peito, dispneia, cianose, hipotensão e taquicardia. A TC pode demonstrar quantidades substanciais de ar na cavidade pericárdica com compressão e deslocamento do coração, colapso das câmaras cardíacas, achatamento da borda anterior do coração e distensão da veia cava inferior.[63]

DISSECÇÃO DA AORTA

Dissecção aguda da aorta (DAA) é a emergência mais comum que afeta a aorta. Sua prevalência ultrapassa a de roturas dos aneurismas torácicos e abdominais combinadas.[1] Se não for tratada, AAD pode ser rapidamente fatal: 32% a 72% dos doentes morrem dentro de 48 horas, e 62% a 91% morrem dentro da primeira semana.[2] Avanços no tratamento cirúrgico e médico da AAD, incluindo reparação cirúrgica e medicação antihipertensiva, melhoraram significativamente a sobrevida.[3] Exames de imagem não invasivos permitem o diagnóstico rápido e confiável de AAD e têm largamente suplantado a aortografia. No entanto, recursos de imagem limitados podem atrasar o diagnóstico.

A característica clássica de dissecção aórtica é uma divisória entre os canais verdadeiros e falsos; uma tal partição, que é formada pela aba da íntima, é encontrada em cerca de 70% dos casos. Achados secundários incluem o deslocamento interno de calcificações íntima ou uma íntima hiperatenuante; realce tardio da falsa luz; alargamento da aorta; e hematoma do mediastino, pleural ou pericárdico.[4]

Na classificação de Stanford, todas as dissecações envolvendo a aorta ascendente são designadas como de tipo A, independentemente do sítio da rotura da íntima ou da extensão distal da dissecção. Aproximadamente 60% das dissecções aórticas são do tipo A. Existe um consenso geral de que a dissecção aguda do tipo A necessita de intervenção cirúrgica imediata. As complicações mais comuns são rotura da dissecção no pericárdio com tamponamento cardíaco progressivo, oclusão dos vasos coronários ou supraaórticos e insuficiência aórtica grave com insuficiência cardíaca aguda. A presença, a localização e a extensão de uma aba da íntima podem ser facilmente determinadas com CT helicoidal, mas a técnica é limitada na avaliação do envolvimento da artéria coronária e insuficiência aórtica.[5] As dissecções envolvendo qualquer parte da aorta distal à artéria subclávia esquerda são designadas como de tipo B na classificação de Stanford. Aproximadamente 40% das dissecções aórticas são do tipo B. (Figuras 111.14 e 111.15)

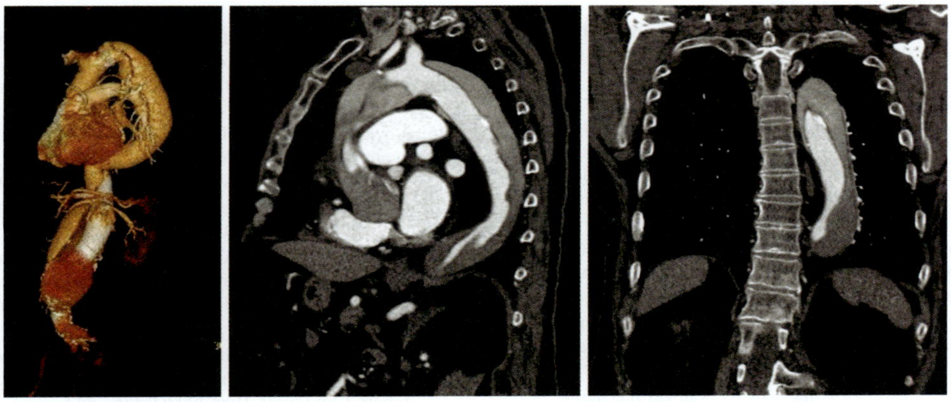

FIGURA 111.14 Dissecção de aorta torácica logo após a emergência da artéria subclávia esquerda. Reconstruções angiográficas à TC mostrando divisória entre as luzes verdadeira e falsa.

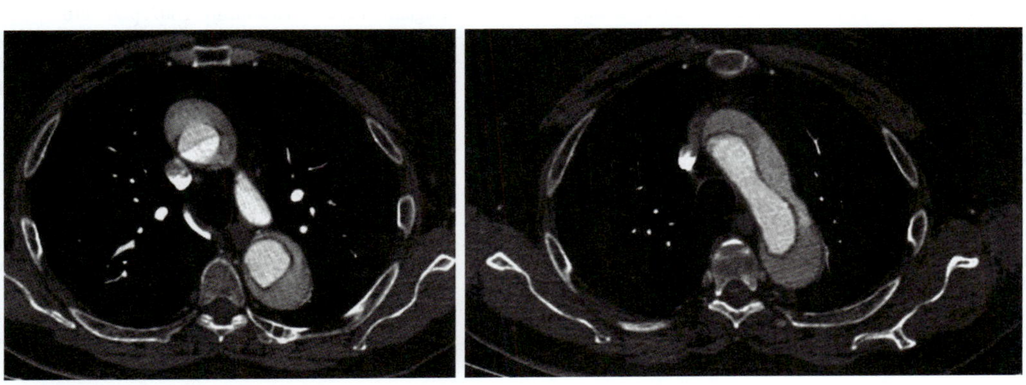

FIGURA 111.15 Cortes tomográficos axiais mostrando trajeto da luz verdadeira e da luz falsa da aorta torácica dissecada.

REFERÊNCIAS BIBLIOGRÁFICAS

1. Rosen MP, Siewert B, Sands DZ, Bromberg R, Edlow J, Raptopoulos V. Value of abdominal CT in the emergency department for patients with abdominal pain. Eur Radiol 2003;13(2):418–424.
2. Birnbaum BA, Wilson SR. Appendicitis at the millennium. Radiology 2000; 215(2):337–348.
3. Hoeffel C, Crema MD, Belkacem A, et al. Multi–detector row CT: spectrum of diseases involving the ileocecal area. RadioGraphics 2006;26(5): 1373–1390.
4. Pinto Leite N, Pereira JM, Cunha R, Pinto P, Sirlin C. CT evaluation of appendicitis and its complications: imaging techniques and key diagnostic findings. AJR Am J Roentgenol 2005;185(2):406–417.
5. Poon RT, Liu CL, Lo CM, et al. Management of gallstone cholangitis in the era of laparoscopic cholecystectomy. Arch Surg 2001;136:11–16.
6. Rahman SH, Larvin M, McMahon MJ, Thompson D. Clinical presentation and delayed treatment of cholangitis in older people. Dig Dis Sci 2005;50: 2207–2210.
7. Yu AS, Leung JW. Acute cholangitis. In: Clavien PA, Baillie J, eds. Diseases of the gallbladder and bile ducts. Oxford, England: Blackwell, 2001, p. 205–225.
8. Thomas JH, Rosato FE, Patterson LT. Epiploic appendagitis. Surg Gynecol Obstet 1974;138:23–25.
9. Singh AK, Gervais DA, Hahn PF, Rhea J, Mueller PR. CT of acute appendagitis. AJR Am J Roentgenol 2004;183:1303–1307.
10. Puylaert JB. Rightsided segmental infarction of the omentum: clinical, US, and CT findings. Ra diology 1992;185(1):169 –172.
11. Son HJ, Lee SJ, Lee JH, et al. Clinical diagnosis of primary epiploic appendagitis: differentiation from acute diverticulitis. J Clin Gastroenterol 2002; 34(4):435–438.
12. Sandler RS, Everhart JE,Donowitz M,et al. The burden of selected digestive diseases in the United States.Gastroenterology 2002;122(5):1500–1511.
13. Fagenholz PJ, Castillo CF, Harris NS, Pelletier AJ, Camargo CA Jr. Increasing United States hospital admissions for acute pancreatitis, 1988–2003. Ann Epidemiol 2007;17(7):491–497.
14. Fagenholz PJ, Fernandezdel Castillo C, Harris NS, Pelletier AJ, Camargo CA Jr. Direct medical costs of acute pancreatitis hospitalizations in the United States. Pancreas 2007;35(4):302–307.
15. Banks PA, Bollen TL, Dervenis C, et al. Classification of acute pancreatitis 2012: revision of the Atlanta classification and definitions by international consensus. Gut 2013;62(1):102111.
16. Thoeni RF. The revised Atlanta classification of acute pancreatitis: its importance for the radiologist and its effect on treatment. Radiology 2012;262(3): 751764.
17. Balthazar EJ, Robinson DL, Megibow AJ, Ranson JH. Acute pancreatitis: value of CT in establishing prognosis. Radiology 1990;174(2):331336.
18. Balthazar EJ. Acute pancreatitis: assessment of severity with clinical and CT evaluation. Radiology 2002;223(3):603613.
19. Sheeran S. Acute mesenteric ischemia: recent advances in diagnostic and endovascular therapy. Emerg Radiol 2000; 231–236.
20. Taourel PG, Deneuville M, Pradel JA, Regent D, Bruel JM. Acute mesenteric ischemia: diagnosis with contrastenhanced CT. Radiology 1996; 199632–636.
21. Wall SD, Jones B. Gastrointestinal tract in the immunocompromised host: opportunistic infections and other complications. Radiology 1992; 185:327–335.
22. Philpotts LE, Heiken JP, Westcott MA, Gore RM. Colitis: use of CT findings in differential diagnosis. Radiology 1994; 190:445–449.
23. Gore RM, Marn CS, Kirby DF, Vogelzang RL, Neiman HL. CT findings in ulcerative, granulomatous, and indeterminate colitis. AJR Am J Roentgenol 1984; 143:279–284.
24. Kelly CP, Pothoulakis C, LaMont JT. Clostridium difficile colitis. N Engl J Med 1994; 330:257–262.
25. Jobe BA, Grasley A, Deveney KE, Deveney CW, Sheppard BC. Clostridium difficile colitis: an increasing hospitalacquired illness. Am J Surg 1995; 169: 480483.
26. Morris JB, Zollinger RM Jr, Stellato TA. Role of surgery in antibioticinduced pseudomembranous enterocolitis. Am J Surg 1990; 160:535–539.
27. Kawamoto S, Horton KM, Fishman EK. Pseudomembranous colitis: can CT predict which patients will need surgical intervention. J Comput Assist Tomogr 1999; 23:79–85.
28. Wagner ML, Rosenberg HS, Fernbach DJ, Singleton EB. Typhlitis: a complication of leukemia in childhood. AJR Am J Roentgenol 1970; 109:341–350.
29. Moir CR, Scudamore CH, Benny WB. Typhlitis: selective surgical management. Am J Surg 1986; 51:563–566.
30. Shamberger RC, Weinstein HJ, Delorey MJ, Levey RH. The medical and surgical management of typhlitis in children with acute nonlymphocytic (myelogenous) leukemia. Cancer 1986; 57:603– 609.
31. Frick MP, Maile CW, Crass JR, Goldberg ME, Delaney JP. Computed tomography of neutropenic colitis. AJR Am J Roentgenol 1984; 143:763–765.
32. Alcorn HG, Wolfson SK Jr, SuttonTyrrell K, Kuller LH, O'Leary D. Risk factors for abdominal aortic aneurysms in older adults enrolled in the Cardiovascular Health Study. Arterioscler Thromb Vasc Biol 1996; 16:963–970.
33. Lederle FA, Johnson GR, Wilson SE, et al. Rupture rate of large abdominal aortic aneurysms in patients refusing or unfit for elective repair. JAMA 2002; 287:2968 –2972.
34. Reed WW, Hallett JW Jr, Damiano MA, Ballard DJ. Learning from the last ultrasound: a population based study of patients with abdominal aortic aneurysm. Arch Intern Med 1997; 157:2064 –2068.
35. Conway KP, Byrne J, Townsend M, Lane IF. Prognosis of patients turned down for conventional abdominal aortic aneurysm repair in the endovascular and sonographic era: Szilagyi revisited. J Vasc Surg 2001; 33:752–757.
36. Novelline RA, Rhea JT, Rao PM, Stuk JL. Helical CT in emergency radiology. Radiology 1999; 213: 321–339.
37. Moore WS, Kashyap VS, Vescera CL, Quinones Baldrich WJ. Abdominal aortic aneurysm: a 6year comparison of endovascular versus transabdominal repair. Ann Surg 1999; 230:298 –308.
38. Zarins CK, White RA, Schwarten D, et al. Aneurx stent graft versus open surgical repair of abdominal aortic aneurysms: multicenter prospective clinical trial. J Vasc Surg 1999; 29:292–308.
39. Lee WA, Huber TS, Hirneise CM, Berceli SA, Seeger JM. Eligibility rates of ruptured and symptomatic AAA for endovascular repair. J Endovasc Ther 2002; 9:436 –442.
40. Rajagopalan S, Sanz J, Ribeiro VG, Dellegrottaglie S. CT angiography of the thoracic aorta with protocols. In: Mukherjee D, Rajagopalan S, eds. CT and MR angiography of the peripheral circulation: practical approach with clinical protocols. London, England: Informa Healthcare, 2007, p.91–110.
41. Green CE, Klein JF. Multidetector row CT angiography of the thoracic aorta. In: Boiselle PM, White CS, eds. New techniques in cardiothoracic imaging. New York, NY: Informa Healthcare, 2007, p. 105–126.
42. Gotway MB, Dawn SK. Thoracic aorta imaging with multislice CT. Radiol Clin North Am 2003;41: 521–543.
43. Kouchoukos NT, Dougenis D. Surgery of the thoracic aorta. N Engl J Med 1997;336:1876–1888.
44. Mitchell RS, Dake MD, Sembra CP, et al. Endovascular stentgraft repair of thoracic aortic aneurysms. J Thorac Cardiovasc Surg 1996;111:1054–1062.
45. Criado FJ, Clark NS, Barnatan MF. Stent graft repair in the aortic arch and descending thoracic aorta: a 4year experience. J Vasc Surg 2002;36: 1121–1128.

46. Coady MA, Rizzo JA, Hammond GL, Kopf GS, Elefteriades JA. Surgical intervention criteria for thoracic aortic aneurysms: a study of growth rates and complications. Ann Thorac Surg 1999;67:1922–1926, 1953–1958.
47. Coady MA, Rizzo JA, Hammond GL, et al. What is the appropriate size criterion for resection of thoracic aortic aneurysms. J Thorac Cardiovasc Surg 1997;113:476–491.
48. Dapunt OE, Galla JD, Sadeghi AM, et al. The natural history of thoracic aortic aneurysms. J Thorac Cardiovasc Surg 1994;107:1323–1333.
49. Halliday KE, alKutoubi A. Draped aorta: CT sign of contained leak of aortic aneurysms. Radiology 1996;199:41–43.
50. Lesko NM, Link KM, Grainger RG. The thoracic aorta. In: Grainger RG, Allison D, eds. Diagnostic radiology: a textbook of medical imaging. 3rd ed. Edinburgh, Scotland: Churchill Livingstone, 1997, p. 854–857.
51. MacIntosh EL, Parrott JC, Unruh HW. Fistulas between the aorta and tracheobronchial tree. Ann Thorac Surg 1991;51:515–519.
52. Cho Y, Suzuki S, Katogi T, Ueda T. Esophageal perforation of aortic arch aneurysm treated free of mediastinitis without manipulating esophagus. Jpn J Thorac Cardiovasc Surg 2004;52:314–317.
53. Goodman LR, Lipchik RJ, Kuzo RS, Liu Y, McAuliffe TL, O'Brien DJ. Subsequent pulmonary embolism: risk after a negative helical CT pulmonary angiogramprospective comparison with scintigraphy. Radiology 2000; 215:535–542.
54. Ghaye B, Szapiro D, Mastora I, et al. Peripheral pulmonary arteries: how far in the lung does multi- detector row spiral CT allow analysis? Radiology 2001; 219:629–636.
55. Loud PA, Katz DS, Bruce DA, Klippenstein DL, Grossman ZD. Deep venous thrombosis with suspected pulmonary embolism: detection with com bined CT venography and pulmonary angiography. Radiology 2001; 219:498–502.
56. Coche EE, Hamoir XL, Hammer FD, Hainaut P, Goffette PP. Using dualdetector helical CT an giography to detect deep venous thrombosis in patients with suspicion of pulmonary embolism: diagnostic value and additional findings. AJR Am J Roentgenol 2001; 176:1035–1039.
57. Akman C, Kantarci F, Cetinkaya S. Imaging in mediastinitis: a systematic review based on a etiology. Clin Radiol_ 2004;59(7):573–585
58. Athanassiadi KA. Infections of the mediastinum. Thorac Surg Clin 2009:19(1):37–45, vi.
59. Gimenez A, Franquet T, Erasmus JJ, Martínez S, Estrada. Thoracic complications of esophageal disorders. RadioGraphics 2002;22:S247S258.
60. Exarhos DN, Malagari K, Tsatalou EG, et al. Acutemediastinitis: spectrum of computed tomography findings. Eur Radiol 2005;15(8):1569–1574.
61. Goliger, J. Cirurgia do Ânus, Reto e Colo. 5 ed. Ed. Manole, 1990. Vol. 1, 4:1149-1161.

112

Aplicações da Ressonância Magnética na Emergência

Diego Cardoso Fragoso
Augusto Lio da Mota Gonçalves Filho
Thiago Luiz Pereira Donoso Scoppetta
Luiz Carlos Donoso Scoppetta

INTRODUÇÃO

A ressonância magnética (RM) está cada vez mais disponível nos departamentos de emergência dos grandes hospitais terciários, apresentando a vantagem da não utilização da radiação ionizante, além de fornecer excelente resolução de contraste em múltiplos planos.

A RM requer a cooperação do paciente para que se assegure uma qualidade de imagem satisfatória para o correto raciocínio diagnóstico, tarefa essa muitas vezes dificultada diante dos pacientes críticos. Desse modo, caso haja indicação, é necessário adaptar e individualizar o protocolo do estudo de RM para responder aos principais achados clínicos em questão.

Existem indicações bem-estabelecidas da utilização da RM no cenário do paciente que chega à emergência, sendo o acidente vascular encefálico hiperagudo não evidenciado no estudo de tomografia computadorizada, o trauma raquimedular (TRM), a dissecção arterial carotídea ou vertebral, a trombose venosa cerebral aguda, a encefalopatia aguda e o abdome agudo em gestantes (p. ex.: apendicite e torção ovariana) as principais indicações.

Existe uma extensa lista de contraindicações para o estudo de RM que fogem do escopo desta obra, sendo os principais o uso de marca-passo e de desfibriladores cardíacos, de implante coclear e de alguns implantes ferromagnéticos, como alguns clipes para tratamento de aneurismas. A lista das principais contraindicações pode ser pesquisada *on-line* em www.MRIsafety.com. Situações que impedem o uso intravenoso do agente de contraste paramagnético (gadolínio) são a doença renal com taxa de filtração glomerular $\leq$ 30 mL/min/1,73 m^2, em razão da conhecida associação com a fibrose sistêmica nefrogênica, e a gravidez. Segundo as diretrizes de segurança do American College of Radiology, recomenda-se que os pacientes com doenças renais crônicas e com taxas de filtração glomerular entre 30 e 60 mL/min/1,73 m^2 não recebam agentes de contraste à base de gadolínio, a menos que os benefícios claramente excedam os riscos.[1]

O objetivo deste capítulo é o de descrever as principais condições que se beneficiam do estudo de RM no ambiente hospitalar emergencial, ressaltando as principais peculiaridades por imagem.

ACIDENTE VASCULAR ENCEFÁLICO (AVE)

A RM é um método muito eficaz na avaliação do paciente com AVE agudo, permitindo o estudo do parênquima e a identificação da área com dano irreversível (*core* isquêmico) e da região potencialmente recuperável (penumbra), sendo também adequada para a avaliação da presença de hemorragia intracraniana e para o diagnóstico de doenças que simulam AVE, além do estudo da vascularização cervical e intracraniana pela angiorressonância (ARM).[2-3]

Na avaliação do parênquima encefálico, a sequência ponderada em difusão (DWI) é a mais importante e sensível para a detecção do *core* isquêmico nos pacientes com AVE agudo (Figuras 112.1 e 112.2). A área de isquemia pode ser detectada precocemente já com 30 minutos do icto vascular, apresentando-se com sinal hiperintenso na sequência DWI e sinal hipointenso no mapa de ADC, compatível com edema citotóxico. O volume da área de dano irreversível detectada pela DWI se correlaciona com o prognóstico e o risco de transformação hemorrágica.[4]

A alteração de sinal observada nas sequências ponderadas em FLAIR e em T2 só fica evidente com o dano à barreira hematoencefálica, ocorrendo após seis horas e oito horas, respectivamente.[5]

O estudo da perfusão por RM permite a avaliação da viabilidade tecidual do parênquima comprometido (área de penumbra). A demonstração da área de penumbra é importante não somente para avaliação prognóstica, mas também para uma melhor seleção de pacientes para o tratamento trombolítico. O objetivo do estudo de viabilidade é demonstrar a área de *mismatch* clínica-imagem, em que se acredita que aqueles pacientes com alteração clínica relevante (escore NIHH alto, acima de 8) com pouca extensão do *core* isquêmico (*mismatch* perfusão-difusão) terão maior benefício com a trombólise.[6]

Além disso, a RM tem maior sensibilidade que a TC sem contraste na avaliação da presença de hemorragia intracraniana, em especial as sequências gradiente-eco (T2*) e ponderadas em suscetibilidade (SWI)[2-3] (Figuras 112.3 e 112.4).

É fundamental o estudo dos vasos da circulação intra e extracraniana, uma vez que a maioria dos eventos agudos é causada por anormalidades nessas regiões, podendo inclusive definir o tratamento. A trombólise intra-arterial e a trombectomia são indicadas em casos de obstrução proximal, e a trombólise venosa tem melhor indicação nas obstruções distais. Ao mesmo tempo, o prognóstico é mais desfavorável quanto mais proximal for a obstrução. A ARM pode ser uma alternativa à angio-TC, tendo maior sensibilidade e especificidade para a detecção de lesões extracranianas e menor acurácia para lesões intracranianas. As técnicas mais utilizadas são a *time of flight* (TOF 3D) para a circulação intracraniana e a ARM com contraste para a circulação extracraniana com sequências GRE T1 3D e TOF 3D.[3,7]

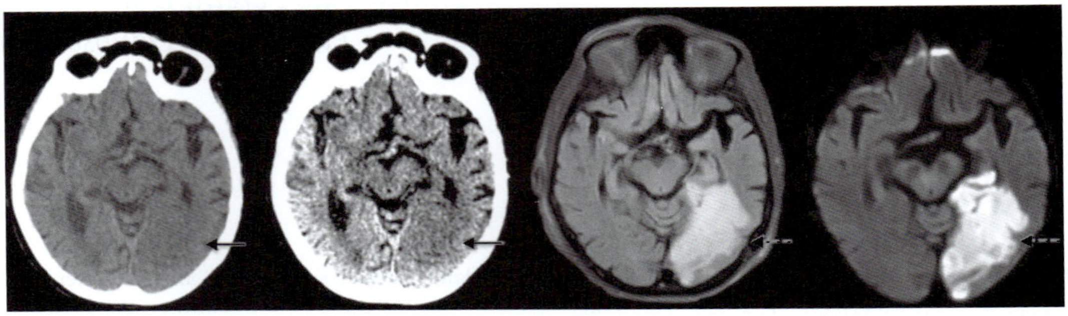

FIGURA 112.1 Imagem axial de TC sem contraste mostrando duvidosa área hipoatenuante comprometendo o território da artéria cerebral posterior (ACP) esquerda. Imagem axial de TC sem contraste com janela modificada mostrando a melhor definição da área hipoatenuante (setas). Imagens axiais de RM ponderadas em FLAIR e difusão confirmando a área de infarto no território da ACP esquerda (setas tracejadas).

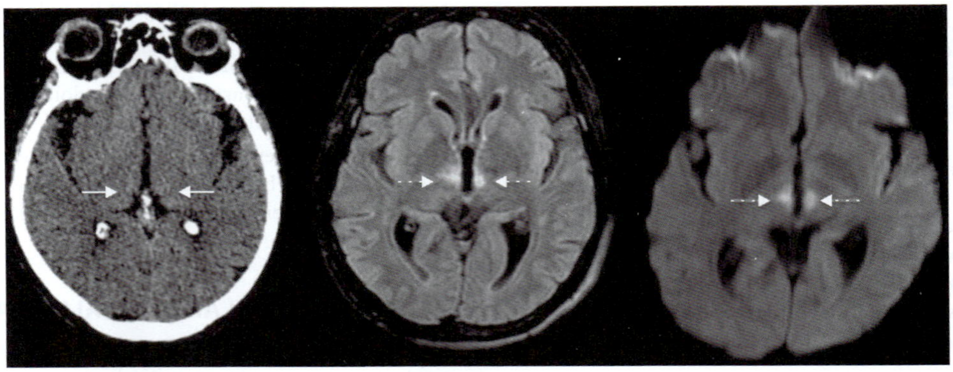

FIGURA 112.2 Imagem axial de TC sem contraste do dia de entrada do paciente no hospital sem alterações significativas. Imagens axiais de RM ponderadas em FLAIR e DWI mostrando a presença de infarto bilateral do tálamo, território da artéria de Percheron, (setas tracejadas), exemplificando a melhor sensibilidade da RM na detecção precoce do *core* isquêmico.

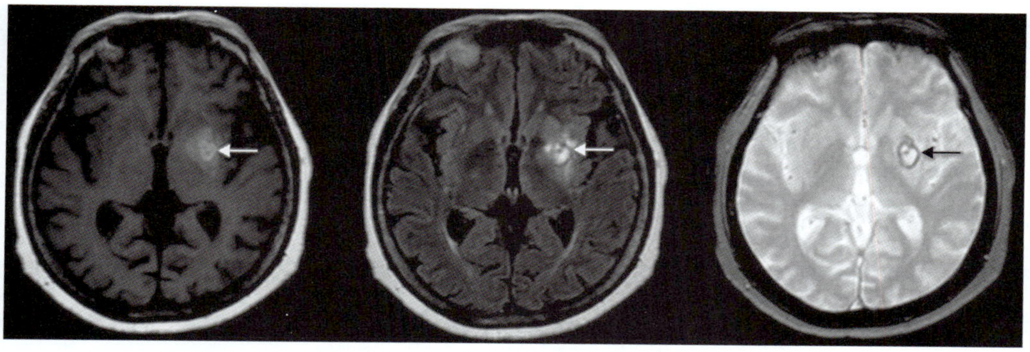

FIGURA 112.3 Imagens axiais de RM ponderadas em T1, FLAIR e T2* mostrando hemorragia subaguda nucleocapsular esquerda (setas).

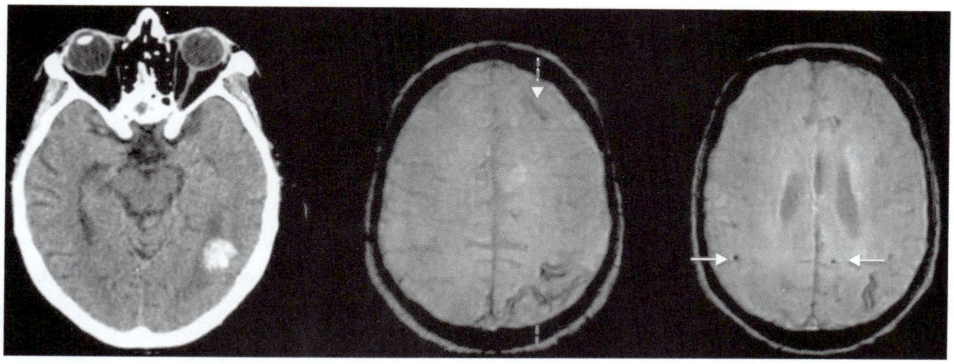

FIGURA 112.4 Imagem axial de TC sem contraste mostrando hemorragia lobar na transição occipitotemporal esquerda. Imagens de RM na sequência SWI evidenciando a presença de siderose superficial na profundidade dos sulcos da convexidade frontal e parietal esquerda (setas tracejadas), além de múltiplos focos de hemorragia na periferia dos hemisférios cerebrais (setas), compatível com angiopatia amiloide, achados não visualizados pela TC, exemplificando a maior sensibilidade da RM na detecção de pequenas hemorragias.

Apesar de apresentar como fatores limitantes a menor disponibilidade, o alto custo e o maior tempo para realização do exame, a RM apresenta como vantagem sobre a TC a avaliação superior do parênquima encefálico com maior sensibilidade para o diagnóstico precoce (Figuras 112.1 e 112.2). Outra vantagem da RM no AVE agudo é a melhor demonstração de isquemia comprometendo as estruturas infratentoriais ou eventos lacunares agudos, cuja avaliação pela TC é bastante limitada.

DISSECÇÃO ARTERIAL CRANIOCERVICAL

A dissecção arterial craniocervical (DACC) apresenta uma incidência estimada de 2,5 a 5 casos a cada 100 mil habitantes na população geral, sendo mais prevalente em adultos jovens.[3]

O mecanismo fisiopatológico da dissecção é complexo e usualmente multifatorial, podendo estar relacionado a uma anormalidade vascular subjacente, como a aterosclerose, a displasia fibromuscular, a síndrome de Marfan, a síndrome de Ehlers-Danlos tipo 4, a doença renal policística autossômica dominante, anormalidades estruturais vasculares, entre outras.[3,7] A dissecção arterial ocorre devido a uma laceração da íntima, podendo evoluir com estenose/oclusão da luz vascular, ruptura ou pseudoaneurisma.

Os pacientes com DACC geralmente apresentam cefaleia intensa e dor cervical. No entanto, as manifestações clínicas são variáveis, já que dependem do segmento vascular comprometido e também de outras condições associadas, usualmente decorrentes de fatores embólicos e/ou hemodinâmicos, porém em raras ocasiões as dissecções podem ser assintomáticas. A Tabela 112.1 demonstra os principais achados clínicos da DACC, correlacionando-os ao segmento vascular comprometido.

As dissecções das artérias carótida interna e vertebrais ocorrem com mais frequência próximas à base do crânio, no nível do corpo vertebral de C2, podendo estender-se superiormente até a origem do segmento petroso na base do crânio. As dissecções intracranianas ocorrem com mais frequência na circulação posterior.[7]

As sequências convencionais de RM, associadas ao estudo de angiorressonância (ARM) dos sistemas arteriais cervical e intracraniano, permitem topografar o vaso comprometido e demonstrar as possíveis complicações associadas.

As sequências estruturais de RM demonstrarão a ausência do sinal de fluxo habitual em parte ou em todo o vaso afetado (Figura 112.5). Nesse cenário, a sequência ponderada em T1 com saturação de gordura é fundamental, pois permite identificar o trombo intramural subagudo, caracterizado por hipersinal nessa sequência (Figura 112.6).

TABELA 112.1 Correlação entre as manifestações clínicas e o local da DACC

Circulação Anterior	Manifestações Clínicas	Frequência dos Sintomas
ACI extracraniana ▪ Segmento C1	Síndrome de Horner – paralisia oculossimpática AIT AVE no território de irrigação carotídeo	50% 10% 2%[a]/20 a 25%[b]
ACI intracraniana ▪ Segmentos C2 a C7	AIT/AVE HSA	-
Circulação Posterior	**Manifestações Clínicas**	**Frequência dos Sintomas**
AV extracraniana ▪ Segmentos foraminal (V2) e pré-dural (V3)	AVE no território de irrigação da circulação posterior ▪ Vertigem, náuseas, vômitos, diplopia, turvação visual, disfagia, rouquidão, ataxia ▪ Fraqueza palatal e das cordas vocais ▪ Fraqueza braquial Síndrome de Horner Paralisia de nervos cranianos ▪ Síndrome de Collet-Sicard (IX – XII NC) ▪ Síndrome de Wallemberg ▪ Zumbido pulsátil ▪ Cegueira monocular transitória	90%
AV intracraniana ▪ Segmento intradural (V4)	AVE no território de irrigação da circulação posterior ▪ Embolia ▪ HSA	-

ACI: artéria carótida interna; AV: artéria vertebral; NC: nervo craniano; HSA: hemorragia subaracnóidea; AVE: acidente vascular encefálico; a: população geral; b: adultos jovens.

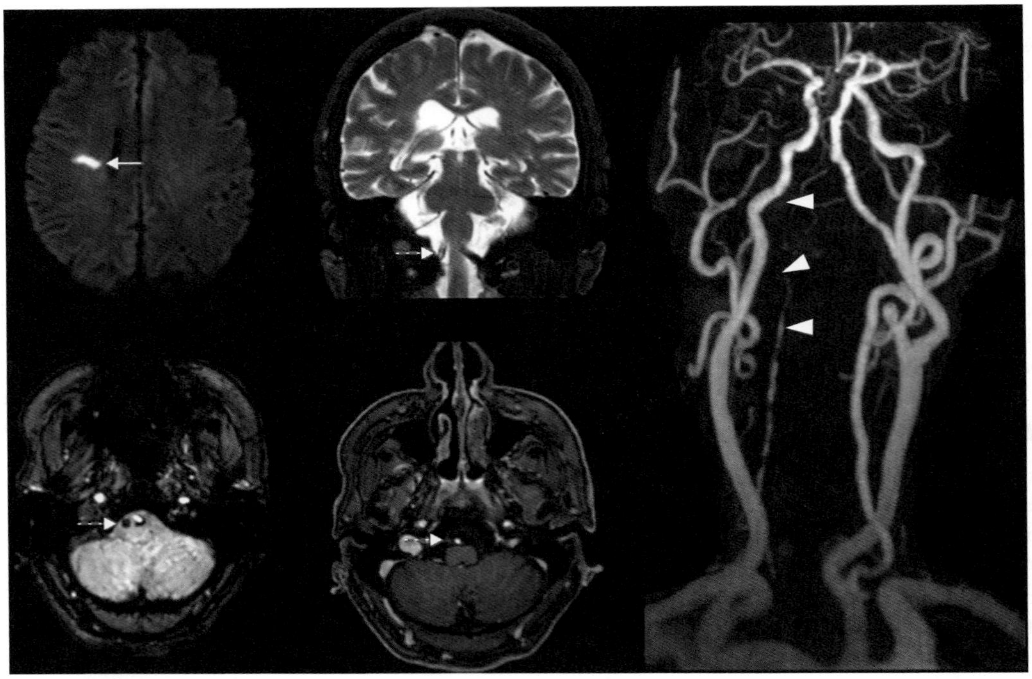

FIGURA 112.5 Imagem axial ponderada em DWI mostrando infarto lacunar agudo na substância branca periventricular direita (seta). Imagens coronal ponderada em T2, axial ponderada em SWI e axial ponderada em T1 pós-gadolínio mostrando a perda do sinal habitual do segmento V4 da artéria vertebral direita (setas tracejadas), exemplificando a importância da análise das sequências estruturais para o diagnóstico de dissecção arterial. Reconstrução da ARM evidenciando irregularidade do contorno de toda a artéria vertebral direita com ausência de contraste do segmento V4 homolateral (cabeças de seta).

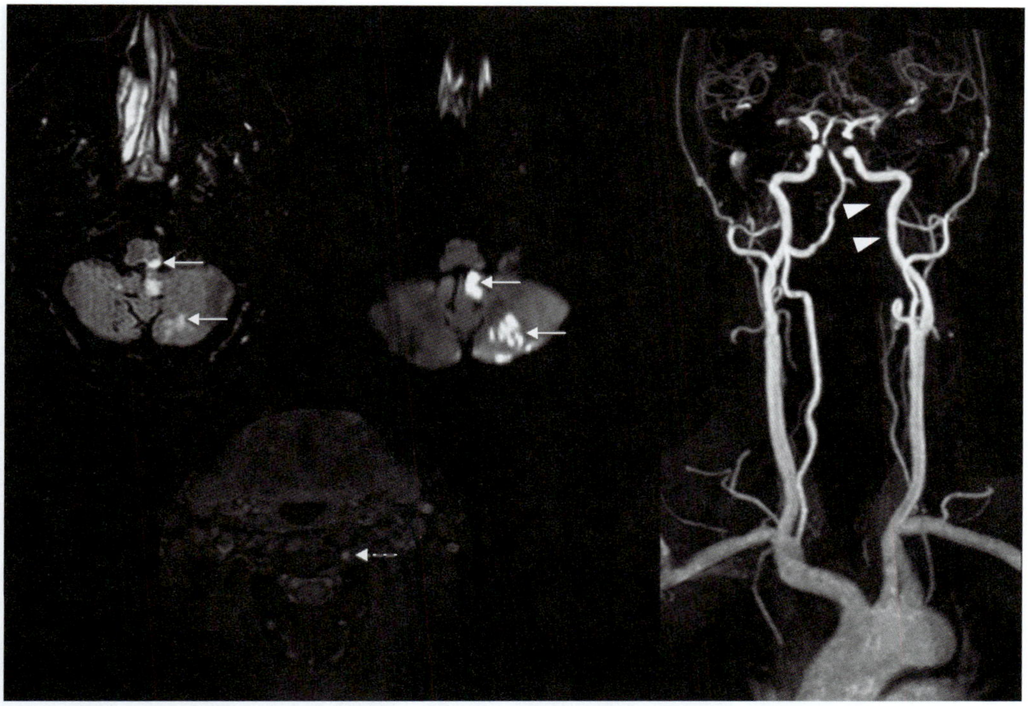

FIGURA 112.6 Imagens axial ponderadas em FLAIR e DWI mostrando infarto agudo comprometendo o território da artéria cerebelar posteroinferior esquerda (setas). Imagem axial ponderada em T1 com saturação de gordura demonstrando a presença de trombo intramural no segmento V3 da artéria vertebral esquerda (seta tracejada), compatível com dissecção arterial. Reconstrução da ARM mostrando ausência de contraste do segmento V4 homolateral (cabeças de seta).

A ARM das artérias cervicais e intracranianas demonstrará estreitamento ou oclusão da luz do vaso, com um aspecto afilado em "cauda de rato" (Figura 112.7), e ocasionalmente poderá evidenciar uma dupla luz com um *flap* intimal. Os pseudoaneurismas também podem estar presentes, sendo demonstrados como dilatações em adição ao contorno do vaso.

Os principais diagnósticos diferenciais incluem as vasculites (p. ex.: arterite de Takayasu e doença de Behçet), a displasia fibromuscular, a aterosclerose e a carotidínea.[3]

ENCEFALOPATIA AGUDA

O termo encefalopatia compreende uma variedade de disfunções encefálicas reversíveis, permanentes, difusas ou multifocais, variando desde alterações estruturais (p. ex.: trauma, isquemia, hemorragia etc.) a não estruturais (p. ex.: metabólicas, tóxicas e infecciosas). A encefalopatia é definida, segundo a American Psychiatric Association, como um rebaixamento do nível da consciência, com alteração da cognição e/ou distúrbios da percepção, que se desenvolve ao longo de horas ou dias e que não pode ser explicada por uma demência preexistente.

A encefalopatia aguda constitui um desafio diagnóstico aos médicos que assistem os pacientes com alteração neurológica na emergência, e o atraso na identificação da entidade nosológica responsável pelas manifestações pode ser catastrófico, interferindo no prognóstico desses pacientes. O diagnóstico é alcançado, na maioria das vezes, pela associação das características clínicas, neurofisiológicas e bioquímicas com os vários estudos de imagem,[8] especialmente a RM (Figuras 112.8 e 112.9).

Existem inúmeras causas de encefalopatia aguda, incluindo principalmente os distúrbios metabólicos, os insultos hipóxico-isquêmicos, as infecções, as doenças autoimunes, as toxinas, o estado epilético e o trauma. A Tabela 112.2 lista as principais condições relacionadas à encefalopatia aguda, descrevendo sucintamente as peculiaridades fisiopatológicas e os achados por imagem mais constantes de cada condição em particular.

Além das condições listadas na Tabela 112.2, merecem destaque outras entidades em que o estudo de RM é fundamental na elucidação diagnóstica.

ENCEFALOMIELITE DISSEMINADA AGUDA (ADEM)

- A ADEM é uma doença inflamatória desmielinizante aguda que usualmente ocorre após um quadro infeccioso ou vacinal recente (quatro a 21 dias antes do início dos sintomas).[3] O exato mecanismo é desconhecido, embora evidências suportem provável mecanismo autoimune. O quadro clínico geralmente é monofásico, e os sintomas resultam do comprometimento de estruturas corticais e subcorticais, bem como da medula espinal.[8]
- A presença de encefalopatia de instalação rápida é uma condição *sine qua non* para o diagnóstico de

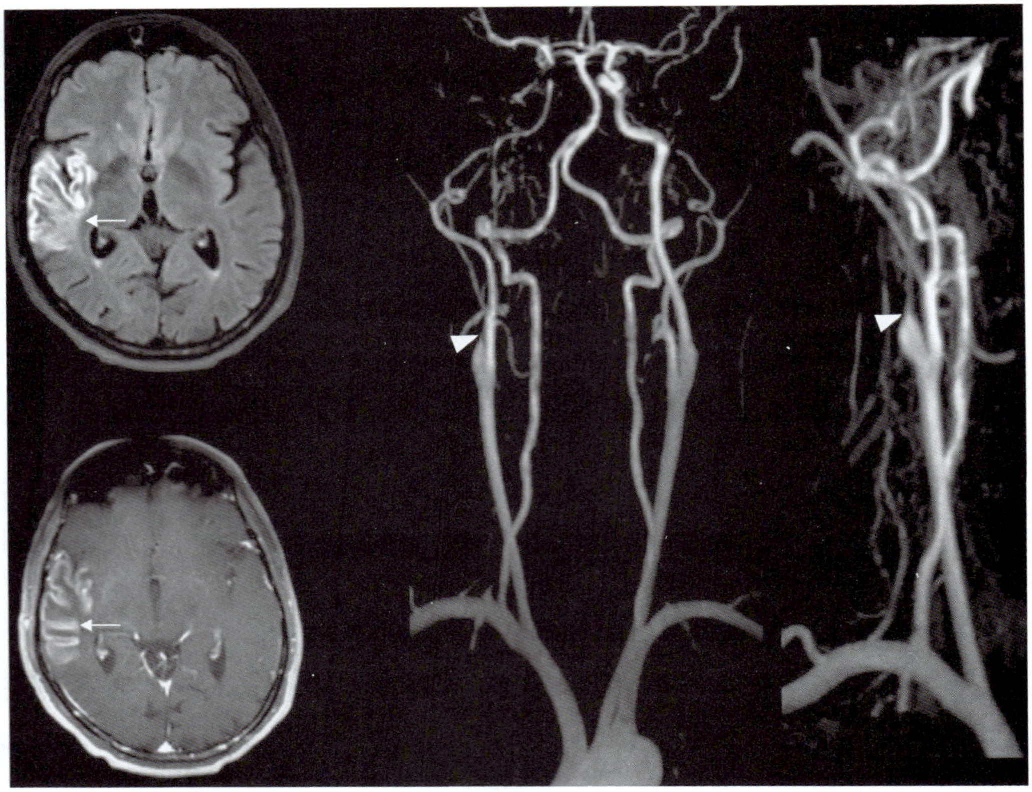

FIGURA 112.7 Imagens axiais ponderadas em FLAIR e em T1 pós-gadolínio mostrando infarto subagudo comprometendo parcialmente o território vascular da ACM direita (setas). Reconstrução da ARM mostrando o aspecto característico de dissecção da emergência da ACI direita.

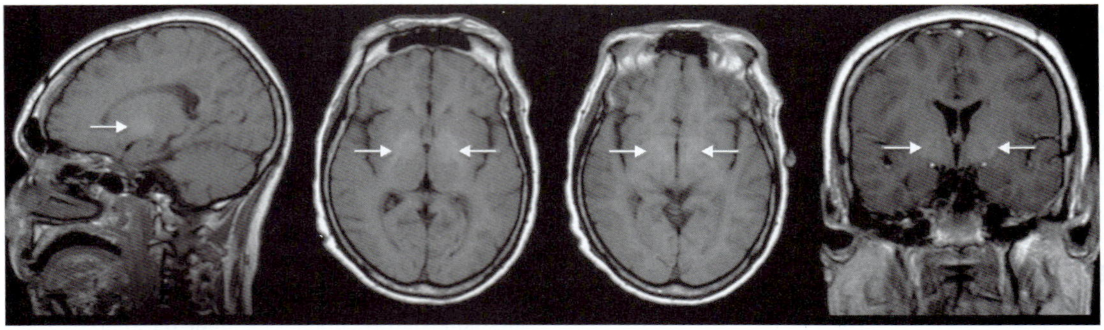

FIGURA 112.8 Imagens de RM ponderadas em T1 nos planos sagital, axial e coronal mostrando hipersinal dos globos pálidos e núcleos subtalâmicos bilaterais (setas).

ADEM. A presença de outros achados depende das áreas acometidas, podendo ocorrer em diferentes combinações (p. ex.: déficits focais, neurite óptica, crises epiléticas, mielopatia inflamatória, prejuízo da fala, entre outros).[3]

- A ADEM pode demonstrar um espectro de alterações ao estudo de RM, sendo os achados mais característicos o hipersinal nas sequências ponderadas em T2/FLAIR comprometendo grandes áreas da substância branca periventricular e profunda, bem como os núcleos da base, os tálamos e o acometimento medular extenso (≥ três corpos vertebrais). A impregnação concomitante de todas as lesões pelo agente de contraste paramagnético corrobora o diagnóstico, denotando atividade inflamatória simultânea, embora sua ausência não invalide esse diagnóstico.

ENCEFALITE HERPÉTICA

- As encefalites infecciosas são importantes causas de alteração do nível de consciência. Dentre os possíveis

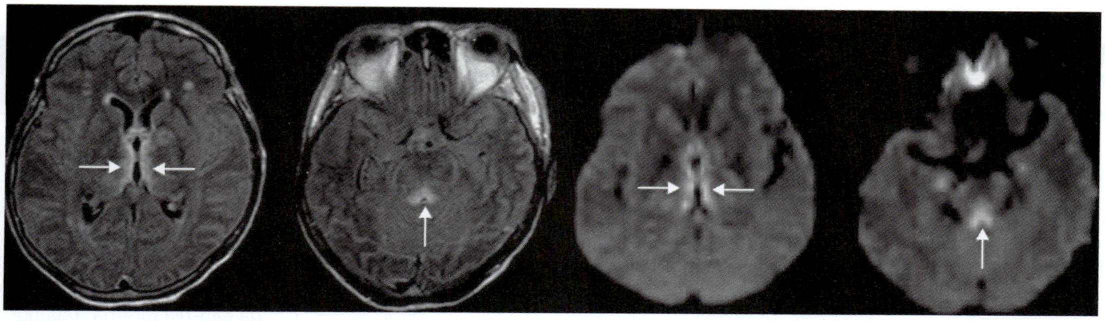

FIGURA 112.9 Imagens axiais ponderadas em FLAIR e difusão mostrando alteração de sinal caracterizada por hipersinal comprometendo o aspecto medial dos tálamos e a substância cinzenta periaquedutal (setas).

agentes causadores, merece destaque a encefalite pelo herpesvírus do tipo 1 (HSV-1), pois, além de ser o responsável pela maioria das encefalites esporádicas em indivíduos imunocompetentes, usualmente apresenta um curso clínico grave, com alta mortalidade (50% a 70%) e morbidade. O quadro clínico é variável e depende do local acometido, da idade e do estado imune do paciente, sendo mais grave em imunocomprometidos e em crianças.[3,9] Os principais sintomas compreendem a encefalopatia, com redução do nível da consciência, associada a déficit neurológico focal, crise epilética e febre.

- A terapia antiviral deverá ser instituída com a simples suspeita clínica.
- A RM é o método de imagem de escolha para a avaliação e deve ser uma prioridade do atendimento. Os achados por imagem refletem o tropismo do HSV 1 pelas estruturas do sistema límbico (Figura 112.10), as quais demonstram hipersinal nas sequências ponderadas em T2/FLAIR e restrição à livre movimentação das moléculas de água na fase aguda (Figura 112.11). A extensão do comprometimento encefálico na admissão é um fator de risco independente para um pior prognóstico.[10]

TABELA 112.2 Principais causas de encefalopatia aguda

Causas	Fisiopatologia	Fatores Predisponentes	Imagem (RM)
Hipóxico-Isquêmicas	▪ Falha da oxigenação cerebral decorrente de colapso circulatório e/ou respiratório agudo ▪ A severidade da lesão depende da duração e do grau do colapso, da temperatura corporal e dos níveis séricos de glicose ▪ A reperfusão cerebral pode causar dano secundário	▪ Parada cardíaca ▪ Intoxicação por monóxido de carbono ▪ Asfixia/Afogamento	▪ Restrição à DWI da SC cortical e profunda (tálamos e NB) na 1ª hora após a PCR ▪ Apagamento difuso dos sulcos e das fissuras encefálicas
Relacionadas à sepse	▪ Distúrbios metabólicos + inflamatórios + hemodinâmicos + resposta inflamatória sistêmica	▪ Infecção sistêmica	▪ Maioria dos pacientes não apresenta alterações ▪ Edema vasogênico, múltiplas lesões na SB, lesões isquêmicas no centro semioval, ventriculite
Urêmicas	▪ A exata fisiopatologia não é conhecida ▪ Maioria dos casos ocorre após o tratamento dialítico (rápida retirada da ureia), conhecido como síndrome do desequilíbrio da diálise ▪ Reversibilidade dos achados clínicos com a melhora da uremia	▪ Insuficiência renal ▪ Tratamento dialítico	▪ Hipersinal (T2 e FLAIR) dos NB e das cápsulas internas e eventualmente da região cortical ▪ Sinal do lentiforme bifurcado (edema vasogênico na periferia dos núcleos lentiformes) ▪ Reversibilidade dos achados
Hiperamonêmicas	▪ Efeito tóxico da amônia (metabolismo astrocitário) → Edema cerebral	▪ Prejuízo da degradação ▪ Doenças hepáticas ▪ Produção excessiva ▪ Mieloma múltiplo ▪ Bactérias produtoras ▪ Drogas (divalproato sódico)	▪ Alteração de sinal (FLAIR e T2) bilateral da ínsula e do giro do cíngulo ▪ Restrição difusa à difusibilidade das moléculas de água (DWI) da região cortical

Continua

Continuação

TABELA 112.2 Principais causas de encefalopatia aguda

Causas	Fisiopatologia	Fatores Predisponentes	Imagem (RM)
Hepáticas	▪ Complexa alteração metabólica ▪ Edema astrocitário devido a um acúmulo de metabólitos ▪ 2 distúrbios principais: ▫ Hiperamonemia (Perda da função metabólica do hepatócito) ▫ Hipermanganismo (*Shunts* portossistêmicos)	▪ Descompensação da cirrose ▪ Falência Hepática Aguda	▪ Hipersinal em T1 dos GP, SN, NST e tegmento mesencefálico, refletindo depósito de Mn[a] ▪ Alteração característica da ERM, refletindo o metabolismo astrocitário ▪ Hiperintensidades (FLAIR e DWI) da SB periventricular, braço posterior da cápsula interna, tálamos, região dorsal do tronco encefálico e comprometimento cortical difuso em uma série de casos[4]
Wernicke	▪ Deficiência da tiamina (vitamina B1) → Distúrbio osmótico com consequente edema neuronal e perineural ▫ Tropismo pelas regiões periventriculares devido ao alto metabolismo focal dependente da tiamina	▪ Álcool ▪ Má absorção ▪ Nutrição ▪ Aumento do metabolismo ▪ Hemodiálise	▪ Hipersinal em T2/FLAIR da regiões periaquedutal, mediais dos tálamos, corpos mamilares, hipotálamos, teto mesencefálico e cerebelo ▪ Impregnação dos corpos mamilares pelo gadolínio ▪ Atrofia corpos mamilares e do verme cerebelar[a]
Hipoglicêmicas	▪ Hipoglicemia → Liberação de aspartato devido ao prejuízo da função da bomba ATPase	▪ Hiperinsulinismo ▪ Drogas hipoglicemiantes	▪ Restrição à difusão (DWI) dos NB, braço posterior das cápsulas internas, hipocampos e região cortical
Hiperglicêmicas	▪ Estado hiperosmolar → Dano encefálico difuso na área subtalâmica, no putame e no caudado	▪ Diabete Melito descontrolado	▪ Hipersinal em T1, unilateral ou bilateral, do estriato ▪ Os exames de neuroimagem podem variar, na dependência de convulsões ou estado epilético associados
Hiponatrêmicas	▪ Distúrbio osmótico → Dano à BHE e perda de células gliais e de oligodendrócitos ▪ A rápida correção dos níveis séricos de sódio pode determinar a mielinólise pontina central e extrapontina	▪ SIADH; Causas renais, cardíacas, vômitos e diarreia (desidratação), entre outras	▪ Hipersinal (T2 e FLAIR) e restrição à difusão (DWI) da ponte, tegmento e TCS ▪ Desmielinização extrapontina isolada (10% dos casos) ou associada às alterações da ponte (40% dos casos)

DWI: diffusion weighted imaging; FLAIR: *fluid attenuated inversion recovery*; ERM: espectroscopia por ressonância magnética; PCR: parada cardiorrespiratória; SB: substância branca; SC: substância cinzenta; NB: núcleos da base; GP: globo pálido; SN: substância negra; NST: núcleo subtalâmico; TCS: trato corticoespinal; a: alteração crônica; SIADH: secreção inapropriada do hormônio antidiurético.

ENCEFALOPATIA HIPERTENSIVA

- A encefalopatia hipertensiva é uma síndrome caracterizada pela perda da autorregulação vascular cerebral.[7] Existem diferentes hipóteses que tentam explicar o mecanismo fisiopatogênico dessa condição, sendo a lesão dos capilares e a vasoconstrição reflexa secundária à hipertensão arterial as mais aceitas.[11]
- Sinônimo: Síndrome da encefalopatia posterior reversível (PRES).
- Frequentemente está associada a hipertensão arterial sistêmica (HAS) grave e descontrolada, embora também possa ocorrer com outras condições associadas, como pré-eclâmpsia, sepse, desordens do tecido conectivo, quimioterapia e transplante de órgãos.[7]
- Alteração de sinal nas sequências ponderadas em T2 e FLAIR com ou sem restrição à difusão comprometendo os territórios de fronteira posterior (parieto-occipital) (Figura 112.12 e 112.13) e, menos frequentemente, anterior (frontal e temporal). As alterações tendem a regredir após dias ou semanas.

TROMBOSE VENOSA CEREBRAL

A trombose venosa cerebral (TVC) tem uma incidência de 2 a 7 casos a cada 1 milhão de pessoas na população geral,[12] afetando principalmente mulheres jovens.[7] A maioria dos pacientes com TVC apresentam estado de hipercoagulabilidade (congênita ou adquirida) ou mesmo outras condições sistêmicas conhecidas (Tabela 112.3). Existem também casos de TVC relacionadas com fatores locais, sejam intrínsecos ou mecânicos (p. ex.: trauma, compressão ou invasão neoplásica). No entanto, em cerca de 30% dos casos a causa permanecerá desconhecida mesmo após investigação minuciosa.[3]

A apresentação clínica da TVC é variável, dependendo de múltiplos fatores como o local, a extensão e o tempo da sua instalação, além da presença de veia colaterais. A Tabela 112.4 sumariza os principais achados clínicos, relacionando-os com o local da TVC.

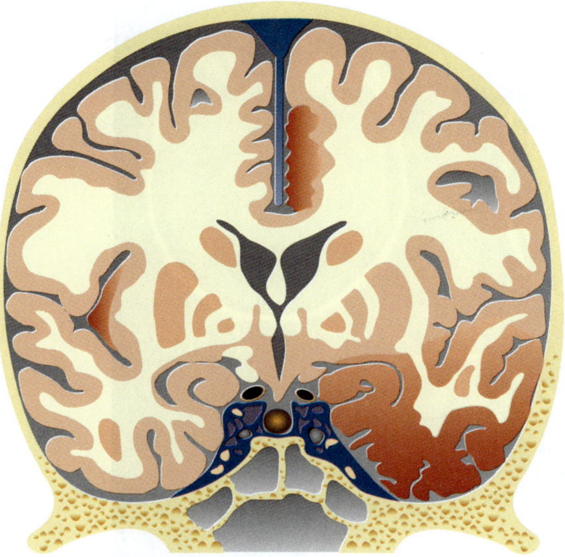

FIGURA 112.10 Representação gráfica coronal demonstra o comprometimento bilateral e assimétrico dos lobos temporais, do córtex insular, do giro do cíngulo e das regiões orbitofrontais (não demonstradas).

A TVC ocorre em ordem decrescente de frequência no seio sagital superior (62%), seios transversos esquerdo e direito (44,7% e 41,2%, respectivamente), seio reto (18%), veias corticais isoladas (17,7%), sistema venoso profundo (10,9%) e seio cavernoso (7,3%).[13]

O estudo por imagem desempenha um papel fundamental no diagnóstico, uma vez que o reconhecimento precoce da TVC tem implicações prognósticas importantes,[7] pois permite a instituição terapêutica apropriada, reduzindo os sintomas clínicos e também os potenciais riscos de complicações agudas e de sequelas.[3] Nesse contexto, a ressonância magnética (RM) é o método diagnóstico com maior sensibilidade e especificidade para a demonstração do trombo venoso intraluminal.[14]

No entanto, de um modo geral, o trombo intraluminal é caracterizado pela ausência do sinal do fluxo, com sinal vascular anormal em todas as sequências (Figura 112.14).[3] A angiorressonância magnética da drenagem venosa do encéfalo com a utilização do gadolínio auxilia na identificação da falha de enchimento do segmento trombosado (Figura 112.14). Apesar disso, existem algumas situações que podem mimetizar a TVC, como a presença de fluxo lento ou turbulento e de variações anatômicas (p. ex.: hipoplasia do seio transverso). A RM também auxilia na identificação do comprometimento parenquimatoso do encéfalo (edema vasogênico, edema citotóxico e hemorragia), mais frequentemente observado nos casos de TVC das veias superficiais ou da extensão retrógrada da trombose dos seios durais às veias corticais (Figuras 112.15 e 112.16).

A trombose do seio cavernoso apresenta particularidades clínicas (usualmente relacionadas a infecções das cavidades paranasais e orbitárias) e também por imagem distintas daquelas descritas para a trombose das veias corticais e dos seios durais. Destaca-se a importância do seu reconhecimento, pois necessita de protocolo por imagem específico, direcionado para o estudo da sela turca e das órbitas.

TRAUMA RAQUIMEDULAR (TRM)

Os exames de imagem são essenciais para a avaliação das lesões traumáticas da coluna vertebral, principalmente por permitir a investigação de lesões em todos os compartimentos da coluna – ósseo, capsuloligamentar, discal, nervoso e paravertebral. O trauma vertebral corresponde a cerca de 3% a 6% das lesões do esqueleto, e são mais comuns em indivíduos entre 20 e 50 anos, com predomínio do sexo masculino. Os locais mais comumente acometidos são os segmentos com maior mobilidade, a coluna cervical baixa e a transição toracolombar.[15]

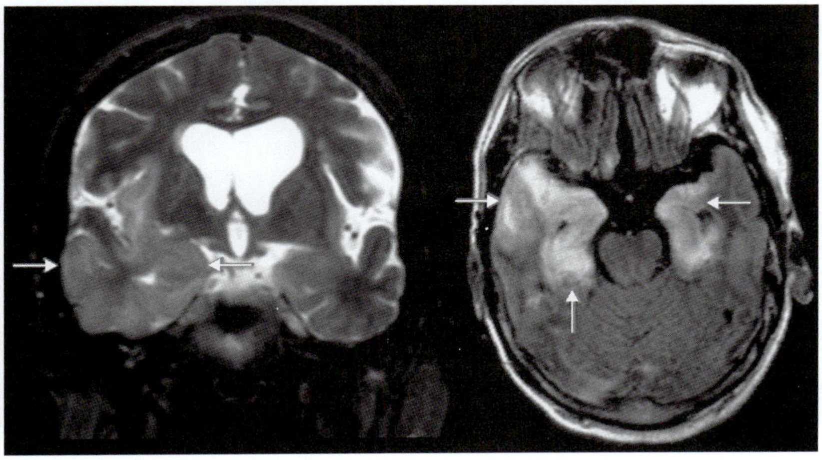

FIGURA 112.11 Imagens coronal ponderada em T2 e axial ponderada em FLAIR evidencia hipersinal comprometendo o córtex e a substância branca dos lobos temporais, principalmente o direito, destacando-se o envolvimento das estruturas mesiais (setas). A sequência de DWI tipicamente demonstra restrição à livre movimentação das moléculas de água (não mostrado).

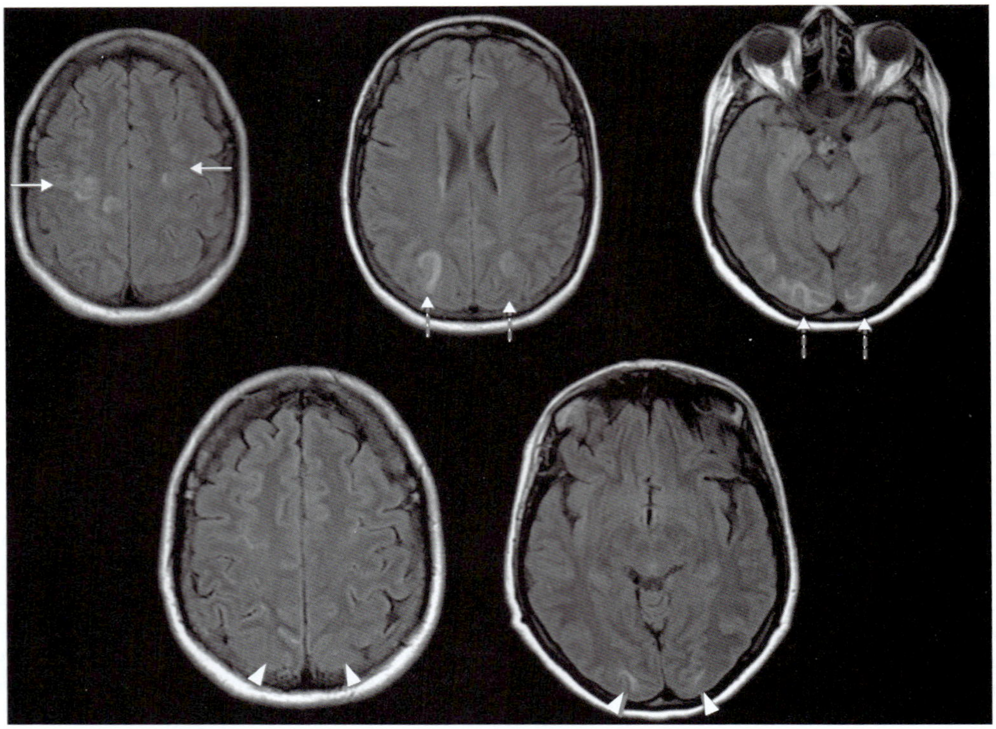

FIGURA 112.12 Imagens axiais de RM ponderadas em FLAIR mostrando áreas de hipersinal comprometendo a substância branca subcortical dos lobos frontais (setas) e principalmente parieto-occipital bilateral (setas tracejadas). Imagens ponderadas em FLAIR de RM de controle, realizada após uma semana, evidenciam importante redução das áreas de edema vasogênico.

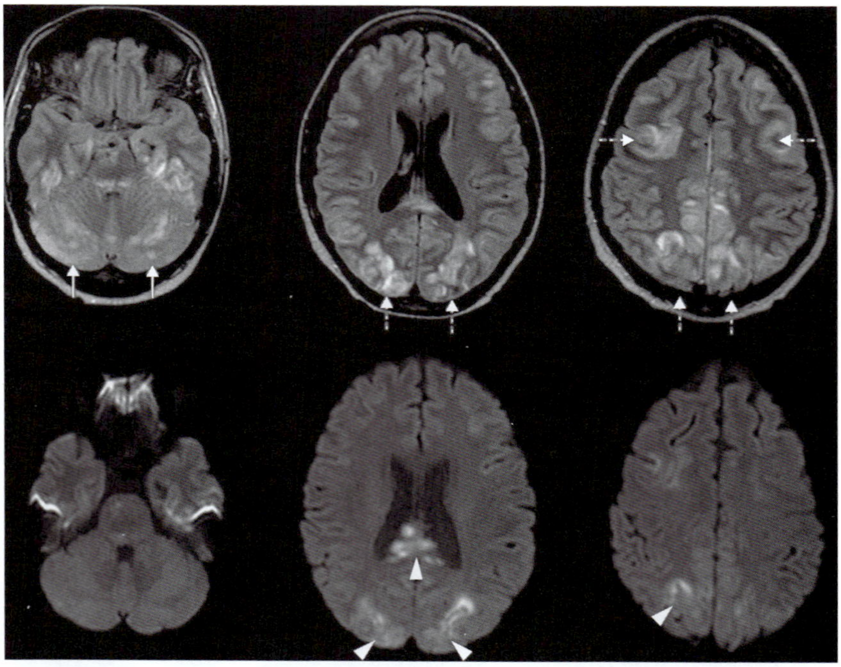

FIGURA 112.13 Imagens axiais de RM ponderadas em FLAIR mostrando múltiplas áreas de hipersinal comprometendo a substância branca subcortical dos hemisférios cerebrais (setas tracejadas) e dos hemisférios cerebelares (setas). Imagens axiais de DWI mostrando restrição (edema citotóxico) apenas das lesões supratentoriais (cabeças de seta). Não há restrição à difusão nas lesões cerebelares, compatível com edema vasogênico.

TABELA 112.3 Causas sistêmicas de trombose venosa cerebral

Estado de Hipercoagulabilidade	▪ Gestação/puerpério ▪ ACO ▪ Coagulopatia primária ▪ Doença intestinal inflamatória ▪ Doença vascular do colágeno (p. ex.: LES, doença de Behçet, artrite reumatoide) ▪ Policitemia ▪ Síndrome nefrótica ▪ Sarcoidose ▪ Estado pós-operatório ▪ Neoplasias malignas ▪ Distúrbios eritrocitários: policitemia, doença falciforme, hemoglobinúria paroxística noturna
Medicações	▪ L-asparaginase ▪ ACO
Metabólicas	Tireotoxicose
Infecções Sistêmicas	▪ Bacteremia ▪ Sarampo, hepatite ▪ Malária ▪ Aspergilose
Circulatória	▪ Desidratação[a] ▪ Choque hipovolêmico[a]

ACO: anticoncepcional oral; LES: lúpus eritematoso sistêmico; a: causas frequentemente relacionadas à TVC em neonatos.

TABELA 112.4 Correlação entre as principais manifestações clínicas e o local da TVC

Local da trombose	Síndrome clínica	Principais Manifestações

Seio cavernoso	Síndrome do seio cavernoso	▪ Alteração da movimentação ocular
		  ▫ III, IV e VI NC comprometidos
		▪ Neuralgia trigeminal
		  ▫ V NC comprometido
		▪ Edema periorbital, proptose e quemose

Veia cerebral profunda	Encefalopatia	▪ Déficits multifocais ▪ Crises epiléticas ▪ Rebaixamento do nível de consciência (26%)
Veia cortical superficial	Déficit focal	▪ Crise epilética focal ou generalizada ▪ Déficit focal
Seio dural	Hipertensão intracraniana isolada	▪ Cefaleia (74 – 90%) ▪ Distúrbios visuais ▪ Papiledema (45%) ▪ Vômito ▪ Paralisia do sexto nervo

Adaptado de Rocha AJ, Vedolin L, Mendonça RA. Encéfalo. Série do Colégio Brasileiro de Radiologia. Rio de Janeiro:Elsevier, 2012.[3]

A TC e o raio-X convencional ainda são os métodos mais apropriados para a avaliação rápida e custo-efetiva do trauma vertebral, principalmente na detecção das lesões ósseas, conforme já bem detalhado em capítulo específico. Em contrapartida, a RM é essencial para a pesquisa de lesão ligamentar, compressão medular e herniação discal traumática. As sequências em T1 são importantes para fornecer informações anatômicas, enquanto as sequências ponderadas em T2 permitem a avaliação do eventual comprometimento da medula espinal, rotura ligamentar, edema da medular óssea dos corpos vertebrais e herniação discal traumática (Figura 112.17).

As lesões dos ligamentos longitudinais anterior e posterior, bem como dos ligamentos amarelos e interespinhosos, podem ser visualizadas como áreas de descontinuidade focal com ou sem hematoma associado, podendo também estar associadas a distração das articulações interfacetárias, que irão se apresentar alargadas e com aumento do sinal de líquido. O comprometimento discal pode ainda ser classificado em lesão discal traumática, que se caracteriza pelo achatamento ou alargamento do espaço discal associado a alteração do sinal T2 pela ruptura do conteúdo discal; ou herniação traumática, que se apresenta de maneira similar às herniações não traumáticas. Os hematomas extradurais associam-se comumente à hérnia discal traumática, e se localizam mais frequentemente posteriormente ao saco dural, por vezes se estendendo por mais de um segmento intervertebral.[16]

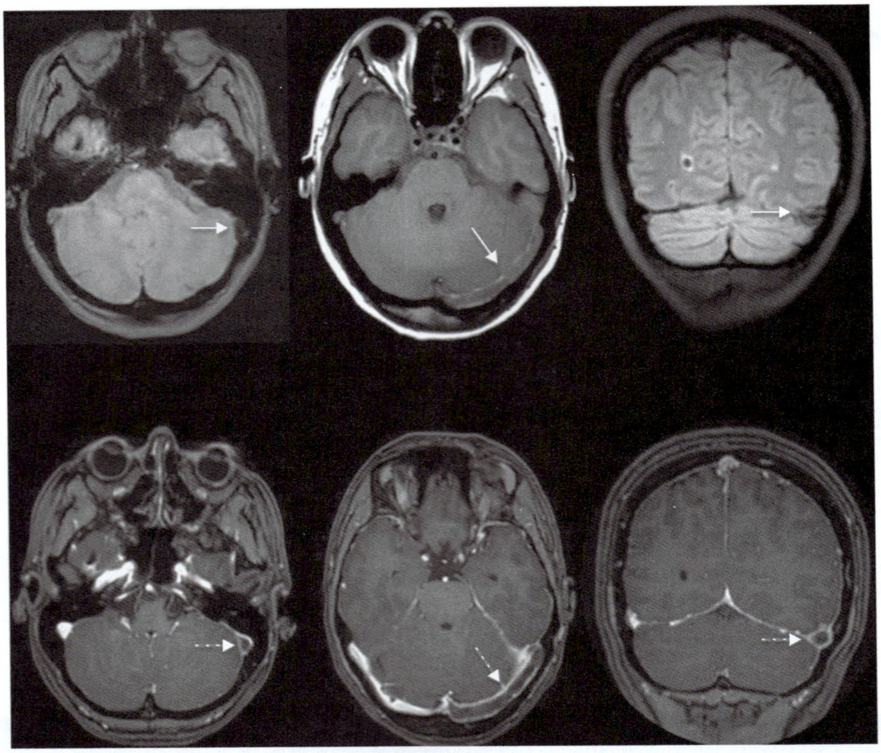

FIGURA 112.14 Imagens axial ponderada em SWI, axial ponderada em T1 e coronal ponderada em FLAIR mostrando a presença de trombo nos seios transverso e sigmoide esquerdos, caracterizada pela perda do sinal habitual (setas). Imagens axiais e coronal ponderada em T1 pós-gadolínio evidenciam a falha de enchimento nessas topografias, compatível com trombose dural (setas tracejadas).

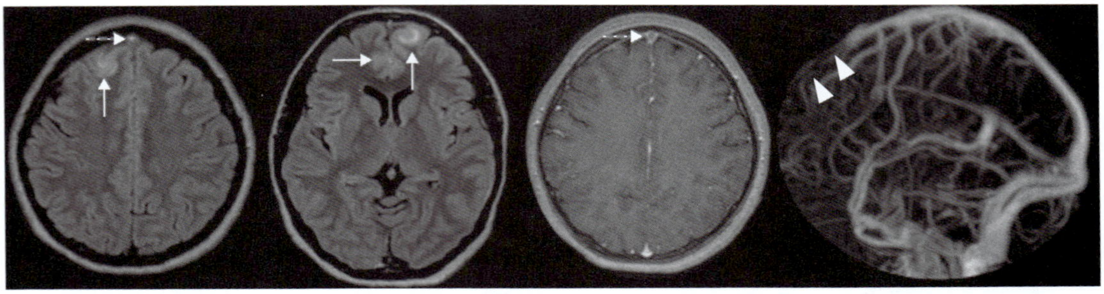

FIGURA 112.15 Imagens axiais ponderadas em FLAIR e T1 pós-gadolínio mostrando a presença de trombose no aspecto anterior do seio sagital superior (setas tracejadas), bem como a presença de áreas de infarto venoso na convexidade anterior dos lobos frontais (setas). Reconstrução da ARM venosa mostrando a não contrastação do aspecto anterior do SSS, compatível com trombose (cabeças de seta).

A lesão medular é a complicação mais temida do TRM, e pelo menos um terço dos pacientes acometidos irá desenvolver quadriplegia ou paraplegia completa.[15] O edema medular resultante do trauma apresenta-se com hipersinal em T2, e pode estar associado a ingurgitamento e aumento do calibre da medula no nível do trauma (Figura 112.18). A hemorragia medular associa-se frequentemente ao edema e ocorre mais comumente na substância cinzenta central, no local de maior impacto mecânico, e manifesta-se por focos de hipossinal em T2 ou T2*, que geralmente indicam pior prognóstico.[16]

As lesões medulares agudas podem ser categorizadas em reversíveis (contusão leve ou concussão) e irreversíveis (contusão grave, laceração ou transecção). A RM também irá ter papel fundamental na avaliação das mielopatias traumáticas não acompanhadas de fraturas ou deslocamentos significativos, que são conhecidas pelo acrônimo em inglês *SCIWORA* (*spinal cord injury without radiologic abnormality*). Essa condição ocorre mais frequentemente em crianças, devido à hipermobilidade das estruturas da coluna, determinando maior propensão ao deslocamento que à fratura.[17]

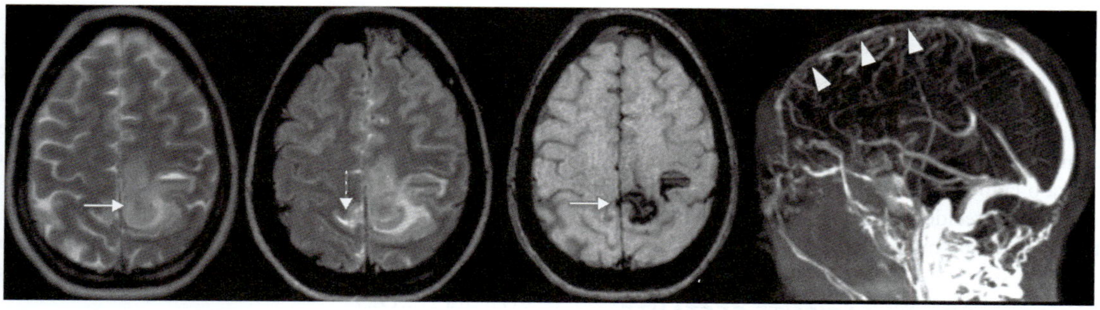

FIGURA 112.16 Imagens axiais ponderadas em T2, FLAIR e SWI evidenciam hematoma intraparenquimatoso formando nível líquido na convexidade frontoparietal esquerda (setas), além de hemorragia subaracnóidea (seta tracejada). Reconstrução da ARM venosa mostrando a não contrastação do aspecto anterior do SSS, compatível com trombose (cabeças de seta).

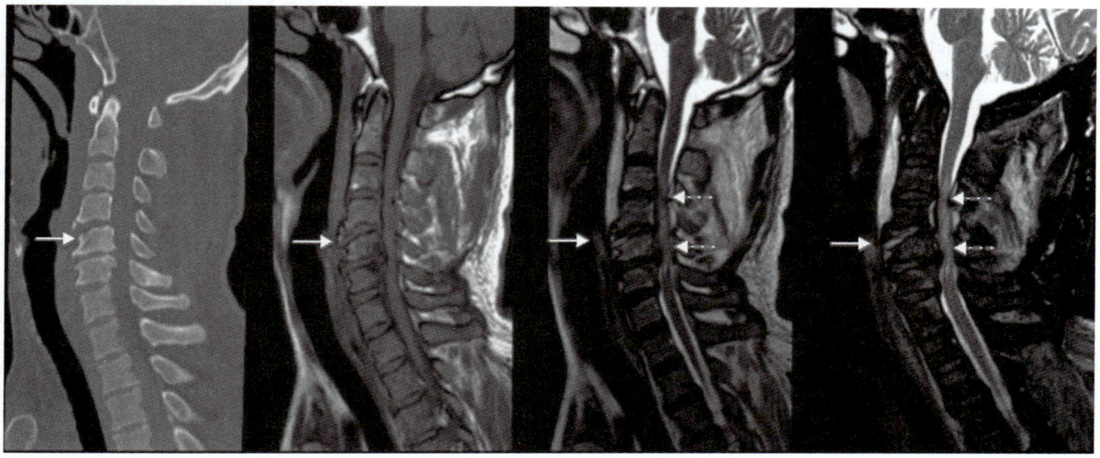

FIGURA 112.17 Imagem sagital de TC na janela óssea mostrando fratura com acunhamento do aspecto anterior do corpo vertebral de C5 (seta). Imagens sagitais de RM ponderadas em T1, T2 e T2 com supressão de gordura evidenciam a fratura aguda do corpo vertebral de C5 (setas) e lesão dos ligamentos interespinhosos cervicais altos, o conjunto determinando compressão e edema da medula espinal cervical (setas tracejadas).

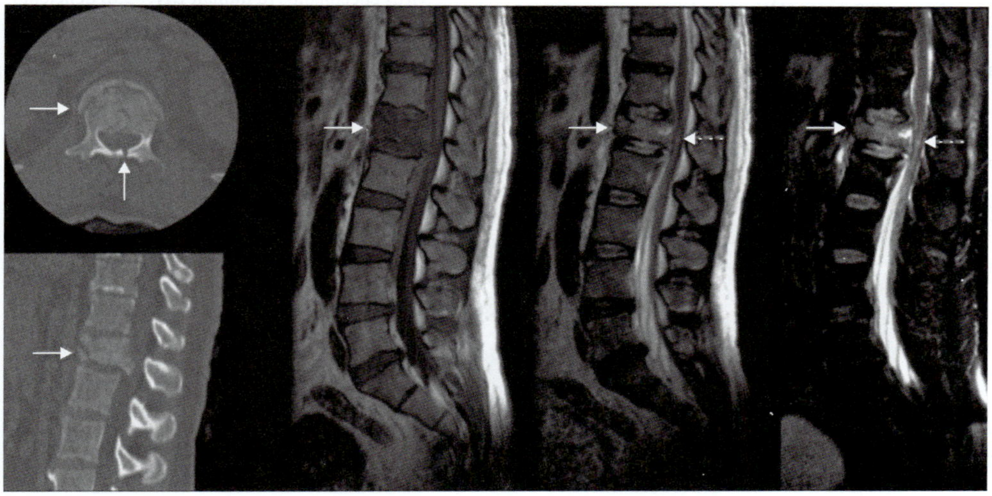

FIGURA 112.18 Imagens axial e sagital de TC na janela óssea mostrando fratura compressiva de L1, com acunhamento anterior do seu corpo vertebral, bem como da lâmina esquerda nesse nível (setas). Imagens sagitais de RM ponderadas em T1, T2 e T2 com supressão de gordura mostrando o edema da medula óssea do corpo vertebral comprometido (seta), denotando a natureza aguda da fratura, além de comprometimento da medula espinal neste nível (seta tracejada).

Outro papel importante da RM é a substituição da mielografia e da mielo-TC na avaliação das lesões radiculares. A RM permite a visualização da avulsão radicular que decorre do destacamento da raiz nervosa da medula espinal com retração distal, associada à solução de continuidade do revestimento meníngeo, podendo também haver o deslocamento da medula para o lado preservado. Quando há extravasamento de liquor para os tecidos moles adjacentes, forma-se uma pseudomeningocele ou meningocele pós-traumática.

APENDICITE AGUDA NA PACIENTE GESTANTE

A dor abdominal de causa não obstétrica constitui um dos principais riscos para a gestação normal, e está relacionada a maiores taxas de parto prematuro e maior morbimortalidade fetal. Os exames de imagem são ferramentas fundamentais na avaliação das condições clínicas ou cirúrgicas que podem acometer a paciente grávida. A apendicite aguda, a litíase urinária e a doença biliar são as causas mais frequentes de abdome agudo durante a gestação.[18] A apendicite é a principal urgência não obstétrica que requer abordagem cirúrgica na paciente gestante.[19]

Há ainda certa controvérsia sobre qual o melhor método de imagem para esses casos, considerando-se que há também uma preocupação em reduzir ou eliminar a exposição do feto à radiação ionizante. Com isso, os métodos de imagem sem o uso de radiação ionizante (US e RM) são preferíveis. De modo geral, o US deve ser o método inicial, porém apresenta dificuldades inerentes ao método que reduzem a acurácia diagnóstica. A RM vem ganhando um papel cada vez maior diante da crescente disponibilidade, e deve ser considerada método primário ou complementar a um exame ultrassonográfico inconclusivo, visando chegar no diagnóstico de certeza o mais rápido possível.[20-21]

A RM pode ser realizada durante toda a gestação, não se recomendando o uso de contraste com gadolínio intravenoso. O protocolo de exame pode variar com a instituição, mas deve incluir sequências T2 em múltiplos planos, com e sem saturação de gordura. O apêndice normal não deve estar distendido, e apresenta um diâmetro máximo de até 6 mm, com espessura da parede de até 2 mm.[22]

A RM apresenta alta sensibilidade e especificidade, bem como alto valor preditivo negativo para apendicite aguda. Além disso, permite identificar alguns diagnósticos diferenciais para a dor abdominal da paciente, como cistos ovarianos hemorrágicos, dermoide, leiomiomas degenerados e torção ovariana, além de doença intestinal, pielonefrite e doença biliopancreática. Apesar do custo relativamente maior da RM em relação a outros métodos, a possibilidade de realização do diagnóstico de modo precoce e confiável confere uma grande vantagem ao uso desse método nesse grupo de pacientes (Figura 112.19).

REFERÊNCIAS BIBLIOGRÁFICAS

1. Kanal E, Barkovich AJ, Bell C, et al. ACR guidance document for safe MR practices: 2007. AJR 2007;188:1447-1474.
2. Lövblad K-O, Altrichter S, Mendes Pereira V, et al. Imaging of acute stroke: CT and/or MRI. Journal of Neuroradiology 2015 Feb;42(1):55–64.
3. Rocha AJ, Vedolin L, Mendonça RA. Encéfalo, Série Colégio Brasileiro de Radiologia e Diagnóstico por Imagem. Rio de Janeiro: Elsevier, 2012.
4. Wintermark M, Sanelli PC, Albers GW, et al. Imaging recommendations for acute stroke and transient ischemic attack patients: A joint statement by the American Society of Neuroradiology, the American College of Radiology, and the Society of NeuroInterventional Surgery. AJNR Am J Neuroradiol 2013 Nov;34(11):E117–27.
5. Allen LM, Hasso AN, Handwerker J, Farid H. Sequence-specific MR imaging findings that are useful in dating ischemic stroke. RadioGraphics 2012 Sep;32(5):1285–97–discussion1297–9.
6. Vachha BA, Schaefer PW. Imaging patterns and management algorithms in acute stroke: an update for the emergency radiologist. Radiol Clin North Am, Elsevier; 2015 Jul;53(4):801–26–ix.
7. Naidich TP, Castillo M, Cha S, Smirniotopoulos JG. Imagem do encéfalo. Rio de Janeiro: Elsevier, 2015, 412-415.
8. Sutter R, Kaplan PW. What to see when you are looking at confusion: a review of the neuroimaging of acute encephalopathy. Journal of Neurology, Neurosurgery & Psychiatry, 2015 Apr;86(4):446–59.
9. Casrouge A, Zhang SY, Eidenschenk C, et al. Herpes simplex virus encephalitis in human UNC-93B deficiency. Science, 2006;314:308–12.
10. Sili U, Kaya A, Mert A, et al. Herpes simplex virus encephalitis: clinical manifestations, diagnosis and outcome in 106 adult patients. J Clin Virol 2014;60:112–18.

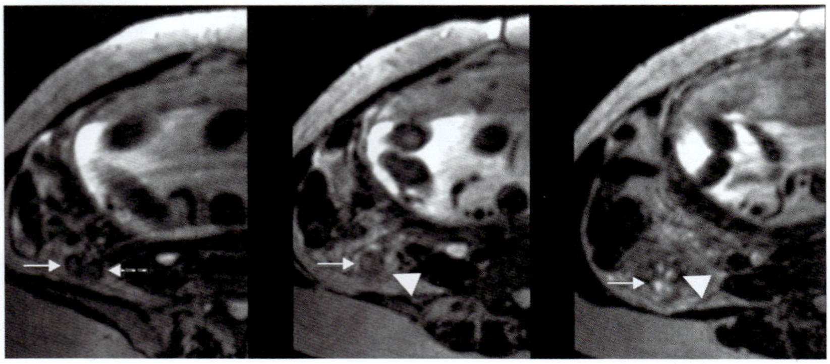

FIGURA 112.19 Imagens axiais de RM ponderadas em T2 mostrando o aumento do calibre (1,7 cm) e da espessura parietal do apêndice cecal, de localização retrocecal (setas). Notam-se, ainda, linfonodomegalia pericecal (seta tracejada) e alteração de sinal da gordura adjacente, compatíveis com extensão do processo inflamatório apendicular (cabeças de seta). Observe a presença de útero gravídico com feto no seu interior.

11. Bartynski WS. Posterior reversible encephalopathy syndrome, part 2: controversies surrounding pathophysiology of vasogenic edema. AJNR Am J Neuroradiol, 2008;29:1043–9.
12. Stam J. Cerebral venous and sinus thrombosis: incidence and causes in ischemic stroke. Adv Neurol 2003;92:225–232.
13. Renowden S. Cerebral venous sinus thrombosis. Eur Radiol 2004:14215-226.
14. Leach JL, Fortuna RB, Jones BV, Gaskill-Shipley MF. Imaging of cerebral venous thrombosis: current techniques, spectrum of findings, and diagnostic pitfalls. RadioGraphics, 2006;18:1–24.
15. Fernandes JL, Junior FM. Coluna vertebral. Série Colégio Brasileiro de Radiologia e Diagnóstico por Imagem. Rio de Janeiro: Elsevier, 2011.
16. MD SL, MD AF. Spine trauma. Radiologic Clinics of NA. Elsevier; 2011 Jan 1;49(1):129–63.
17. Dreizin D, Kim W, Kim JS, et al. Will the real SCIWORA please stand up? Exploring clinicoradiologic mismatch in closed spinal cord injuries. American Journal of Roentgenology 2015 Oct;205(4):853–60.
18. Katz DS, Klein MAI, Ganson G, Hines JJ. Imaging of abdominal pain in pregnancy. Radiol Clin North Am Elsevier; 2012 Jan;50(1):149–71.
19. Ditkofsky NG, Singh A, Avery L, Novelline RA. The role of emergency MRI in the setting of acute abdominal pain. Emerg Radiol. Springer Berlin Heidelberg; 2014 May 15;21(6):615–24.
20. Freeland M, King E, Safcsak K, Durham R. Diagnosis of appendicitis in pregnancy. AJS. Elsevier Inc; 2009 Dec 1;198(6):753–8.
21. Yu HS, Gupta A, Soto JA, LeBedis C. Emergency abdominal MRI: current uses and trends. BJR 2015 Nov 19; 20150804–12.
22. Lam M, Singh A, Kaewlai R, Novelline RA. magnetic resonance of acute appendicitis: pearls and pitfalls. current problems in diagnostic. Radiology 2008 Mar;37(2):57–66.

Índice Remissivo

A

B

D

E

F

G

H

J

K

L

M

N

O

T

U

V

Z